U0358845

《活体形态学（*VIVOMORPHOLOGY*）》的姐妹篇

当代医学影像误诊学

CONTEMPORARY MEDICAL IMAGING MISDIAGNOSIS

第五卷

VOLUME Ⅴ

总主编　巫北海

天津出版传媒集团

天津科学技术出版社

编者名单

总 主 编 巫北海 主任医师、教授、博士生导师（原第三军医大学第一附属医院，现陆军军医大学第一附属医院）

副总主编 刘 筠 主任医师、教授、博士生导师（天津南开大学人民医院）

刘昌华 副主任医师（厦门大学成功医院）

颜志平 主任医师、教授、硕士生导师（厦门弘爱医院）

吕维富 主任医师、教授、博士生导师（中国科学技术大学附属第一医院 / 安徽省立医院）

黄学全 主任医师、教授、博士生导师（陆军军医大学第一附属医院）

陈 伟 副主任医师、副教授、博士生导师（陆军军医大学第一附属医院）

韩 丹 主任医师、教授、博士生导师（昆明医科大学第一附属医院）

秦 伟 主任医师、教授、硕士生导师（重庆北部宽仁医院）

秦将均 主任医师、教授、硕士生导师（海南三亚中心医院 / 海南省第三人民医院）

邝 菲 副主任医师、副教授（厦门大学第一医院）

第一卷（颅脑与脊髓卷）主编 巫北海 颜志平 张伟国 黎海涛 陆 明 张晓宏

第二卷（面颈及多系统多部位疾病卷）主编 巫北海 刘 筠 韩 丹 秦 伟 唐 震

第三卷（胸心卷）主编 巫北海 吕维富 俞安乐 牟 玮 邱明国

第四卷（腹盆上卷）主编 巫北海 刘昌华 黄学全 秦将均 王 毅

第五卷（腹盆下卷）主编 巫北海 蔡 萍 邝 菲 周代全 薛跃辉 傅 绢

第六卷（肌骨及脊柱卷）主编 巫北海 陈 伟 汪庆华 刘士辰 胡荣惠

编写人员（按姓氏笔画为序）

马 奎 王 毅 邓 学 刘 筠 刘士辰 刘昌华 邝 菲 冯 浩 吕维富
牟 玮 伍宝忠 张伟国 张晓宏 陈 伟 陈丙丁 陈思敏 陈春梅 陈海燕
汪庆华 陆 明 杨利根 巫北海 巫登锦 肖贵玉 邱明国 周代全 林怀雄
林建坤 俞安乐 郑妙琼 秦 伟 秦将均 胡 雄 胡荣惠 韩 丹 唐 震
谢 斌 曾英琅 常 诚 黄学全 蔡 萍 郭春生 康绍磊 颜志平 傅 绢
黎海涛 薛跃辉

序

在62年的医疗实践中，个人深深体会到一个问题，作为临床影像诊断的医务工作者，日常工作中，为成千上万的患者诊断正确是理所应当的，没有人在意这些工作，但是如果出现误诊或漏诊，则将引起不小的震动，小则上级领导批评，大则引发医疗纠纷、医疗事故，甚至导致不良的社会影响，对于患者、医务工作者个人、医疗单位等都可能造成不必要的损失。

1996年，拙著《影像诊断中的误诊》问世后，许多读者来信称该书对于临床工作帮助甚大，但唯一的缺点是该书主要是文字，没有图像可供阅读，希望再版时增加内容和配以图像，以对临床工作更有益处。

误诊学是医学诊断学的一部分，它是一门专门研究诊断错误的学科，其内容涵盖甚广，既包括医学，又包括医学以外的许多学科。

作为《活体形态学（Vitomorphology）》的姐妹篇，《当代医学影像误诊学（Contemporary Medical Image Misdiagnosis）》也分为六卷：颅脑与脊髓卷、面颈与多系统多部位疾病卷、胸心卷、腹盆上卷、腹盆下卷、肌骨与脊柱卷。

《当代医学影像误诊学》是医学诊断学中专门研究影像诊断错误的专著，它既包括医学影像诊断学，又包括医学影像诊断学以外的许多学科；它主要讨论医学影像诊断中的误诊和漏诊，既有影像诊断学的丰富内容，又有许多相应临床各科的资料。

众所周知，作为影像诊断医生的我们，在多年临床工作中，诊断正确者成千上万，一点都记不住，可是，对误诊的病人却会牢牢记住一辈子，因为误诊给人的印象太深了，甚至于可以这样说，误诊给人的打击太重了。

误诊和漏诊在临床上的重要性是我们编写《当代医学影像误诊学》的动力，几十年来，我们一边工作，一边学习，一边收集资料，一边整理总结，一边深入研究、分析和编写，现在终于完成了这项艰巨的任务，呈送给同仁和读者们，由于我们才疏学浅，手边资料十分有限，难免存在许多错误和瑕疵，敬请同仁和读者们不吝批评和指正。

我们深知，医学影像的误诊学确实是一门很深奥的学问，涉及面十分广泛，而且相当有深度，从编写过程中我们学习到许多以往从未接触到的知识，真是长见识不少，这对提高我们的工作水平和质量十分有益。

本书编写时间跨度较大，长达三十余年，收集文献较多，由于出版规定参考文献篇幅有限，在此只能将5年内的外文文献和8年内的中华系列杂志文献列出，参考的绝大多数文献都无法一一列出，敬请各位作者鉴谅，在此谨致谢意。

由于作者们才疏学浅，对医学影像学的学习和研究甚感力不从心，对诊断思维的深入研究更是欠缺，加之收集资料范围有限，今冒昧将点滴学习和研究的经验和体会整理成册，与同仁们进行学术交流，因此，本书多有不当之处，衷心希望各地同仁和读者不吝批评指正。

致谢：本书编写历时甚长，编写过程中得到了全国各地多位老师的大力支持和热情关怀，学生有幸登门拜见多位老师，老师们不厌其烦地介绍他们亲身经历的误诊病例，并对误诊的教训和经验进行归纳和总结，昔日谆谆教诲，至今仍历历在目，在此，请允许学生向众多老师致谢：荣独山、汪绍训、朱大成、邹仲、左立梁、孔庆德、郭庆林、江海寿、杨竞飞、王其源、刘国相、周成刚、陈官玺、刘承志、魏大藻、刘玉清、吴恩惠、王云钊、曹来宾、兰宝森、蔡锡类、贾雨辰、郭俊渊、陈种、和毓天。

在本书的编写过程中，得到了厦门大学成功医院领导及医学影像科同仁们的大力支持，在此一并致谢。

巫北海

谨识于厦门

2020年9月

Preface

In the past 62 years of medical practice, I, as a medical professional dealing with radiological diagnostics, recognize that making correct diagnoses for thousands of patients in our routine work has been taken for granted. Nobody cares about our daily activities. However, if we make a misdiagnosis or overlook a diagnosis, an unneglectable shock triggered by our mistake would be initiated around our working environment. If the consequence of misdiagnosis is not serious, we may just incur fierce criticism from our administration and related parties. If serious, we will be involved in disputes of malpractice and law sues and the mistakes we made even may directly lead to medical accidents. Furthermore, the impacts given rise from our mistakes on our society would be negative, causing unnecessary losses to the patients, medical personnel and hospitals.

After my book Misdiagnosis in Imaging Diagnostics was published in 1996, I successively received positive feedbacks from the readers. They stated that the book was helpful for their clinical work. However, one obvious drawback in that book was that it only had character descriptions but had no medical images as illustrations. The readers hope more character contents and medical images could be added in the upcoming edition. It is expected that supplemented contents and medical images will be more beneficial to their clinical practice.

Misdiagnosis is a part of medical diagnostics. It is a discipline that specializes in studying diagnostic mistakes, covering a wide range of topics in medicine as well as in many other non-medical fields.

As a sibling of serial works Vitomorphology, Contemporary Medical Image Misdiagnosis also composes of six volumes: Cranial and Spinal Cord, Face, Neck and Diseases in Multi-systems and Multi-locations, Heart and Thorax, Abdomen and Pelvis I, Abdomen and Pelvis II, and Musculoskeletal and Spine.

Contemporary Medical Image Misdiagnosis is a series of works that specialize in studying mistakes of imaging diagnosis in medical diagnostics. This series of books cover but are not limited to medical-imaging diagnostics, instead, the books also cover extensive information in other specialties of clinical medicine. This series of books discussed misdiagnosis and overlook of diagnosis in imaging diagnosis, containing affluent contents in diagnostic radiology as well as in a variety of other relevant clinical specialties.

It is known that we, radiologists, can' t remember correct diagnoses we had made for thousands of cases in the past years. However, if we make mistakes in diagnosis, we will keep the misdiagnosed cases in mind for life because misdiagnosis gives us impression too deeply to be forgotten. In another word, we will be severely injured by the misdiagnosis.

That misdiagnosis and overlook are clinically important motivates us to work on this series of books Contemporary Medical Image Misdiagnosis. During the past decades, while we were working and studying, we collected clinical data, and organized and summarized those raw materials. In the meantime, we did researches and analyses on the data we accumulated and then started writing. After continuously hard working for decades, we eventually completed this mission which seemed to be impossible at the very beginning and we are pleasant to present the works to our fellow colleagues and readers today. Since we can' t be experts in all fields the works involved in, and the data and references in our hands can' t cover everywhere in details, our works, more or less, are unable to be free of drawbacks and mistakes. Additionally, our ability in studying medical imaging may not always help reach our goals and furthermore, we might be short of further study on diagnostic logics. Regardless of those excuses, we still daringly accomplished this series of books with our experiences accumulated in our long term of studies and researches in attempt to deal with academic exchanges with our fellow colleagues and readers. Therefore, we sincerely welcome that our fellow colleagues and readers feel free to express their critics and advices on this series of books.

We deeply recognize that misdiagnosis in the field of radiological diagnostics is indeed a discipline of sciences. It involves a lot of fields and its contents are extensive in scope and depth. Meanwhile, we were also filled of knowledge which was unknown to us before. We really learnt a lot during working on the books, which is beneficial to improve the quality of our daily clinical work.

The timeframe we spent on this series of books spanned more than 30 years. During the period, huge amount of references were searched and collected. Due to the limited space of reference listing, only abroad literature published five years ago and the Chinese national journals of medicine published eight years ago were listed in this series of books. We would specifically pay our apology to the authors whose publications had been referenced but had no chances to be listed in this series of books, meanwhile, we would like to express our sincere respect and gratitude to them.

Acknowledgement: It spanned long time for us to edit this series of books, during which we have been blessed to receive the generous supports and warmhearted cares from many well-known senior academic experts in radiology nationwide. I was honored to have chances to meet some of them. They had done a lot of work in abstracting and summarizing the lessons they learnt from their past clinical practice and always patiently shared their own experiencing misdiagnoses with me. With their mentoring opinions and advices being so deeply impressed in my mind, I feel that our conversations, which have past years and even decades, just took place minutes ago. On behalf of my fellow authors in this series of books, I would like to cordially express our gratitude to them whose names are listed as follows: Rong Dushan(荣独山), Wang Shaoxun(汪绍训), Zhu Dacheng(朱大成), Zou Zhong(邹仲), Zuo Liliang(左立梁), Kong Qingde(孔庆德), Guo Qinglin(郭庆林), Jiang Haishou(江海寿), Yang Jingfei(杨竞飞), Wang Qiyuan(王其源), Liu Guoxiang(刘国相), Zhou Chenggang(周成刚), Chen Guanxi(陈官玺), Liu Chengzhi(刘承志), Wei Dazao(魏大藻), Liu Yuqing(刘玉清), Wu Enhui(吴恩惠), Wang Yunzhao(王云钊), Cao Laibin(曹来宾), Lan Baosen(兰宝森), Cai Xinei(蔡锡类), Jia Yuchen(贾雨辰), Guo Junyuan(郭俊渊), Chen Zhong(陈种), and Ho Yutian(和毓天).

In the process of writing this book, I am grateful for the strong support of the leaders of Xiamen University Hospital and colleagues in the medical imaging department.

Beihai Wu, Professor
At Xiamen, Fujian, China
In September 2020

前　言

影像诊断学误诊对临床学科的影响

我们不敢奢谈医学的误诊问题，因身处医学影像诊断学，只是临床医学的一部分，在此谨讨论分析影像诊断中的误诊和漏诊问题，至于涉及影像诊断的临床科室和临床病理学的有关误诊的问题，我们也进行了一些研究，在本书有关章节向读者逐一介绍，也许对有关科室的临床工作有所帮助。

影像诊断与临床

关于影像诊断学与临床医学的关系问题讨论甚多。我们认为，说影像诊断引导临床诊断不合适，将医学影像科室说成是辅助科室，不仅不符合实际情况，而且早已过时。影像诊断学对于临床医学不是指导，也不是领导、辅助、辅导，是侦察、是检查、是寻找、是探索症状与体征的根源，是分辨体内正常与异常，区别生理情况与病理表现，辨别病灶的部位、大小、范围及性质等。

我们大力提倡影像诊断学工作者与临床各科及病理学工作者合作进行科学研究，一起筹划、申报、完成同一课题，一起分析研究、撰写文章，使影像诊断与临床及病理结合更为紧密，更好地减少和避免出现误诊和漏诊。

关于临床医师的职责

临床医师申请影像诊断时，申请单上寥寥数语，未能提供病人主要的症状及体征。这种简单、潦草一是对病人不负责，二是浪费影像诊断的资源。影像诊断医师毫无重点地读片，浪费观察、分析、研究图像的时间，不但导致诊断质量明显降低，以致造成误诊和漏诊，还会耽误诊断的时间，这在临床上屡见不鲜。

我们认为，临床各科的医师应正确认识自己应尽的职责，应认真研究病人的症状和体征，倾听病人的主诉，重点扼要地填写影像诊断申请单，让不在门诊坐诊和病房查房的影像诊断医师基本了解病人的情况，重点地观察、分析、研究可能产生症状和体征的部位，这对减少和避免误诊和漏诊十分重要。

诊断的个性化

临床和中医诊断的个性化，与病人直接接触，深入了解病情、病史、症状和体征，再做出诊断，进行个性化的治疗，可能会比我们不接触病人即做出诊断的误诊少许多！如何在影像诊断中应用这类个性化原则？真值得研究！在此，我们不得不联想到临床科室医生的职责，如果临床医生能够真正做到尽职尽责，尽量多给予病人的信息资料，对于减少和避免影像诊断误诊将起到十分重要的作用。

不断更新知识，防止误诊与漏诊

努力学习新的知识是避免和减少误诊的最重要、最行之有效的方法和途径。不断更新知识，扩大知识面，广开思路，对防止误诊与漏诊十分有用！本书在有关章节对近期出现的影像组学、精准医学、人工智能等，以及近年影像诊断的新理论、新技术、新仪器等作了简要介绍，力图帮助读者更新有关方面的认识和了解。

新式仪器或新技术与活体形态学研究

对新式仪器或新技术钻研不够，过于迷信、盲从，导致误诊。例如 PET 等影像技术手段，对于“异常”的发现过于敏感或敏感性过高，常造成过度诊断。

由于新的影像诊断技术问世不久，人们积累的临床经验相对不足，或对正常与异常间差别掌握较差，对正常标准研究少，了解肤浅，认识不清，直接影响诊断的能力和诊断的水平。如何区分正常与异常？这就要求活体形态学进一步深入研究，这也是我们当年编写《活体形态学》的初衷。

影像诊断各项诊断技术的通力协作是减少误诊的基础

目前，在一所普通的综合医院，医学影像科一个科室的固定资产占全院固定资产总额的30%左右，是高科技，也是高成本。各项影像诊断手段虽然都是独自工作，各项影像诊断手段和技术理应通力协作，尊重兄弟科室，扬长避短，发挥各自优势，合力最大，经常讨论、协商、会诊，形成比较一致的诊断意见，对提高影像诊断水平十分重要，这对院内院外都是这样。然而，纵观近三十年临床影像诊断工作，一些医院的临床经验证明，影像诊断各项手段之间不协作是导致影像诊断误诊的一大原因。

影像诊断与病理

目前，免疫组织化学检测是病理学诊断金标准，它有无误诊的可能？标本的采集，观测的准确性，选择检测的项目是否合适，如何结合临床，如何结合影像等问题都值得我们深入学习和分析研究。

为了确保影像诊断的正确性，本书中所介绍的病例都是经过手术病理证实的，如无病理证实者都属于淘汰之列。我们认为，对于影像诊断的研究，应该有病理的证实，千万不要用影像证实影像，对于部分杂志上发表的一些文章中的病例要辨证地看，有的是经过病理证实的，有的却不一定经过病理证实，只是滥竽充数而已。

关于肿瘤分类的一些思考

四肢短骨的软骨瘤，根据组织学检查可能有恶性征象，但临床上此种肿瘤很少有恶性发展者；反之，扁骨或长骨的软骨瘤，从显微镜下的组织表现为良性，而发展为恶性者却甚多。

还有长骨的骨软骨瘤或软骨瘤，临床表现确已恶性变，且有转移，而显微镜下的组织学改变仍不明显。因此，对骨软骨瘤或软骨瘤恶变而来的骨软骨肉瘤或软骨肉瘤的病理诊断，必须密切结合临床和影像学表现。

子宫肌瘤一直划归良性肿瘤，可是有的子宫肌瘤却可沿着血管转移到其他部位，这种生物学行为是恶性？还是良性？

这里提出一个问题，就是如何处理病理组织学观察与病变的生物学行为之间的关系，因此，单纯按照组织细胞学表现称良性、恶性似有不妥之处。

关于“四结合”的临床诊断模式的建议

实践是检验真理的唯一标准，在与疾病的斗争中，诊断治疗是否正确？检验的唯一标准是疗效，诊断错误者疗效绝对不可能满意，疗效满意就是检验临床影像学诊断是否正确的唯一标准。

临床诊断金标准的讨论一直在进行。普遍认为，临床诊断的金标准以前是病理诊断，长期临床实践告诉我们，临床诊断的金标准，应为临床、影像、病理和疗效追踪随访四个方面的资料适当结合起来分析研究的结果（简称“四结合”），才更为正确，更符合病人的实际情况。

建议国内一些杂志放开对“个案报告”的字数的限制

国外一些杂志的“个案报告”深受读者的欢迎，因为那些个案报告不只是简单地报告一个病例，而是通过一个病例具体情况报告一类新发现的疾病；或是通过一个病例深入分析研究某种疾病的误诊和漏诊；或是通过一个病例深入浅出地讨论临床和影像诊断对某种疾病的诊断和治疗的新的动向；或是通过一个病例全面系统地综述全球对该类疾病的研究进展和趋势……。此类个案报告，无字数的限制，让作者畅所欲言，讨论十分深入细致，让读者受益匪浅。反观国内一些杂志对“个案报告”的字数的限制十分严格，我们建议应放开限制，让作者畅所欲言，深入讨论。

怎样阅读本书

我们建议读者阅读本书的方法是：在临床上有需要分析和研究的病例时，按照病人影像表现的异常征象所在的器官和组织，查阅有关章节；然后再按拟诊的可能性，及可能性的大与小，分别查阅该章节内该疾病的有关部分，这样就可以事半功倍地取得效果。自然，如果你有时间愿意将本书通读，然后再用上述方法查阅，那效果更好。

在学习和研究误诊学期间，我们发现一些疾病可以出现在多个系统，多个器官和某个器官的多个部位,导致误诊和诊断困难。我们特地将多系统多器官疾病尽可能集中在一起,安排于本书面颈与多系统多部位疾病卷进行介绍和讨论,作为该卷的第二部分内容,以供读者参考。但对每一种病常见部位、常见器官,则在该常见部位、常见器官另写一章或一节,更为具体、详细,这样全书合成一体,互相呼应,更有利于读者在临床实践中查阅。

病理学与影像诊断关系十分密切,病理学基本知识的了解,对于影像诊断十分必要,非常重要,尤其是免疫组织化学检测对疾病的最后诊断所起的决定性作用,更应让现代的影像诊断医生有所初步了解,我们专门在本书面颈与多系统多部位疾病卷作一简介,作为该卷的第三部分。

随着现代科技的飞跃发展,现代医学进展也非常迅速,作为影像诊断医生,知识更新是每天的必修课,近期出现的影像组学、精准医学、人工智能等,我们安排在本书面颈与多系统多部位疾病卷第四部分进行简要的介绍,只能起到扫盲的作用。该部分还介绍了一些规范及专家共识。

《当代医学影像误诊学》讨论内容非常广泛,前言与总论的内容十分庞杂,但限于前言与总论篇幅有限,只能扼要地提纲挈领地进行简要的介绍,有关前言与总论内容的更详细的介绍和讨论,集中安排在本书面颈与多系统多部位疾病卷,作为该卷的第五部分内容,欢迎同仁和读者们参阅并提出宝贵意见。

有关活体形态学的资料,请查阅科学出版社 2006 年出版,巫北海总主编《活体形态学》第一版各卷,在此不再赘述。

Forward

Misdiagnosis in radiology and its Impacts on disciplines of clinical medicine.

It might be beyond the scope of this series of books to discuss the diagnostic errors in medical sciences since diagnostic radiology is just a discipline of clinical medicine. However, we are focusing on discussing and analyzing the misdiagnosis and overlook of diagnosis in imaging diagnosis. We also analyzed and discussed misdiagnosis caused by other clinical disciplines including pathology, which is closely relevant to imaging diagnosis, hoping benefit our colleagues in other clinical departments.

Radiological diagnostics and clinical medicine

There have been a myriad of discussions regarding the relationship between radiology and clinical medicine. From our standpoint of view, diagnostic imaging should not be improperly treated as guiding discipline over other clinical disciplines in diagnosis, nor is it just an auxiliary branch of clinical medicine, a misperception, which had existed for a while and was outdated now. Diagnostic radiology does not function as a guideline for clinical medicine, nor does it bear features of leadership, auxiliary and consultancy. Instead, it is an approach to explore sources of symptoms and signs, identify normality and abnormality in human anatomy, differentiate physiological and pathological manifestations in the body, disclose location, size, scope and nature of a lesion and so forth.

We strongly encourage radiologists to work with physicians in other clinical departments and pathologists to practice clinical medicine and scientific research in a collaborative manner, including drafting proposals and applying for research funding on the same subjects and sharing data analyses and research results, a way of cooperation, which is able to establish a closer link between radiology and other clinical disciplines as well as pathology to reduce and avoid misdiagnosis and overlook of any lesions.

Responsibilities of clinical physicians in imaging diagnosis

It is not a good practice for clinical physicians to request diagnostic imaging assessment with no basically required information regarding signs and symptoms from the patients. Simplicity of imaging request forms which have no detailed main description regarding the symptoms and signs is irresponsible for the patients and wastes sources of imaging study. Radiologists have no focus in reading, which is time-consuming in observing, analyzing and studying the images, resulting in poor quality of imaging diagnosis, even bringing about misdiagnosis and overlook. As a result, processing of clinical diagnosis could be delayed. Unfortunately, it is not individual case in the clinical practice.

We do believe that clinical physicians should bear full awareness of their responsibilities when requesting imaging examinations. They should tell radiologists main findings they collect from their patients as much as possible. By this way, radiologists, who don't meet the patients in person, still are knowledgeable of cases, being able to focus on potential locations of lesions which are possibly implicated by the symptoms and signs. It is very important for reducing and avoiding misdiagnosis and overlook.

Individualization of diagnosis

Doctors of the traditional Chinese medicine make diagnosis by directly contacting patients via a cascade of process which consists of 4 steps, i.e. wang-wen-wen-qie (Literally they are observation, auscultation and olfaction, inquiry as well as pulse feeling and palpation, respectively). They exhaustively collect medical history, symptoms and signs from their patients and make individualized treatment plans. Their misdiagnosis ratio could be prospectively lower than ours, probably because radiologists don't directly obtain information from the patients. It is remarkably worthy of studying how to apply the principle of individualization in imaging diagnosis. Thus, it reiterates responsibilities from the clinicians. Should the clinicians provide us the information of the patients as in detail as they can when requesting imaging examinations, it would be much more helpful for us to reduce and avoid radiological misdiagnosis.

Prevention of misdiagnosis and overlook via knowledge update

The most significant and efficient method and approach to reduce and avoid misdiagnosis and overlook are to diligently update our knowledge. In order to reach this goal, we need to continuously learn new technologies, broaden our scope of view on other clinical specialties and establish closer communications with other clinical departments. In the relevant chapters of this series of books, we briefly introduce recently developed edging-cut technologies such as radiomics, precision medicine, and artificial intelligence, as well as new imaging theories, new techniques, and the-state-of-art equipment in imaging diagnosis in an effort to help readers refresh their understanding and knowledge.

Innovative equipment, new technologies and research on vitomorphology

If we lack fully understanding of unique features each of innovative equipment or new techniques possesses or if we are over confident to depend upon those latest developed technologies, misdiagnosis still may occur. For instance, overdiagnoses are coming out from time to time when detected "abnormalities" result from oversensitivity produced by imaging approaches such as PET, etc.

Along with advent of innovative imaging approaches, continuous education of radiologists may not be timely in pace of development of new imaging technologies. With less experience, or poor recognition between normality and abnormality, or insufficiency of study on standards of normality, or lack of deep understanding, or incapacity of judgement, our capability in imaging diagnosis could be impacted. How to tell normality vs. abnormality? An opportunity for further study has been brought to the vitomorphology.

Basics of reducing and avoiding misdiagnosis upon comprehensive collaboration of various diagnostic imaging techniques

At present, in a general hospital, the fixed assets for a department of radiology usually account for about 30 percent of the total fixed assets of the hospital. Diagnostic imaging is an advanced technology but expensive in cost. Various imaging techniques are working independently but they should be collaboratively and fully used in order to take the advantages and avoid disadvantages each of them possesses. In clinical work, we should pay respect to our colleagues in other clinical departments and make full use of each other's advantages to maximize efficiency in diagnosis and treatment. We, radiologists and clinicians in correspondent departments, should take an active engagement by academic conferences, discussions and consultations. Eventually we are able to reach consents upon diagnoses. It would magnificently help improve quality of radiological diagnosis, a model of cooperation, which not only should be used in internal consultations in a hospital but also in any other consultations among hospitals. However, throughout the past 30 years of clinical practice in imaging diagnosis, our lessons are that lack of effective collaboration among imaging diagnostic techniques in some hospitals is a major cause of imaging misdiagnosis.

Radiological diagnosis and pathology

At present, immunohistochemistry testing is the golden standard for pathological diagnosis. Is it possible for a misdiagnosis made by this technique? Is every procedure, including the collection of specimens, the accuracy of observation, and the suitability of the applied techniques, appropriate? How to combine the pathological observation with clinical data and imaging data? To answer those questions, we need to do further broad investigations and studies.

In order to ensure the accuracy of the image diagnosis, the diagnoses of cases illustrated in this series of books all had been confirmed by pathological testing. Those with no pathological results were all excluded. We believe that the imaging diagnosis must be supported by the pathological testing. It is extremely inappropriate to confirm an imaging diagnosis with another imaging techniques. When we go over literature, we need to read with a dialectical view because cases in some of articles had been confirmed with pathological evidences, whereas some of others might not but just made up numbers in amount.

Thoughts on Tumor Classifications

The chondroma in the short bones of the four limbs may have malignant signs on histological examination, but clinically those tumors rarely witness malignant development. On the contrast, the chondroma in the flat or long bones appears benign under the microscope but many of cases evolve to malignant stages.

Furthermore, osteochondroma or chondroma located in long bones clinically may manifest as malignancy because metastases in remote organs already occur, but histologically, malignant signs under microscope are still not obvious. Therefore, pathologically diagnosing osteochondrosarcoma or chondrosarcoma cancerated from osteochondroma or chondroma should reference clinical manifestations and imaging findings.

Hysteromyoma has been classified as benign tumor, but in some cases, the tumors can be transferred along the blood vessels to other sites. Biologically, is this kind of behavior malignant or still benign?

Therefore a question is raised on how to deal with the relationship between pathological-histological observations and the biological behaviors of lesions. As the result of fact, it appears to be inappropriate to judge benign or malignancy only simply based on histological cytology.

Suggestions on the four-in-one model of clinical diagnosis

Practice is the sole criterion for judging true or false. Are a diagnosis and a treatment plan correct in the battle against illness? Treatment effectiveness is the sole criterion for judging the accuracy of diagnosis and intervention. Incorrect diagnosis absolutely is unable to produce satisfying treatment effectiveness. Satisfying therapeutic effectiveness is the only criterion for judging the accuracy of clinical diagnosis, in which, diagnostic radiology plays a role.

Discussions on the golden standard of clinical diagnoses continuously are ongoing. In the past, it was generally believed that the golden standard for clinical diagnoses was pathological testing. Nevertheless, long term of clinical practice indicates that the golden standard of clinical diagnoses could be regarded as a combination of results obtained from analyses and studies via clinical examination, imaging diagnosis, pathological testing as well as therapeutic follow-up (Briefly called Four-in-One model). The description of the golden standard based on acknowledgement of Four-in-One model appears to be more accurate and therefor, more realistic in clinical medicine.

Suggestion for restriction of word count on "Case Report" by domestic journals

"Case Report" in some oversea journals is very popularly welcome by readers, because "Case Report" not only simply reports cases, but by analyzing and studying a typical individual case, it may lead to find new entities of diseases, or it may investigate misdiagnosis and overlook on a certain category of diseases, or it may explore the new trend of diagnosis and treatment made by clinical methods and radiology on a type of diseases, or it may systematically illustrate the development status and trend of global researches on the same species of diseases and so on.

"Case Report" in abroad journals has no restriction on number of words. The authors are able to fully express their opinions. Discussions in "Case Report" cover broad scope of topics, which much better benefits the readers.

On the other hand, some domestic journals have strict limitation on word count. We suggest the limitation on word count should be lifted and the authors are allowed for making full discussions on reported cases in scope and depth.

How to read this series of books

We would recommend some tips on how to read this series of books: Whenever clinically needed in analyzing and studying cases, the readers are able to search for correspondent chapters based on tissues and organs where abnormal imaging findings are located at, and then read relevant sessions of the diseases in that specific chapter based on impression of potential diagnoses and priority of possibilities. Thus, the readers may double efficiently obtain information they are searching for. Absolutely, it is recommended for readers to go over all the chapters of this series of books and then employ the tips suggested above.

While doing analyses and studies on misdiagnosis, we found that some diseases could occur in multiple systems, multiple organs and multiple sites within a certain of organ, leading to difficulty in making diagnosis and even resulting in misdiagnosis. We specifically tried our best to collect those diseases which involve in multi-systems and multi-organs in one book, Volume of the Face and the Neck, particularly arranging them as the second part of the volume for readers' references. However, for common locations and organs of the diseases, more detailed description and discussion in specific chapter or section can be found in volumes which cover the locations and organs the diseases are commonly located at. By doing so, all the volumes of this series of books are consistently integrated and reciprocally cited each other, which is more productive for the readers to search for literature in clinical practice.

The relationship between pathology and radiological diagnostics is very close. Understanding the basics of pathology in imaging diagnosis is necessary and important. Specifically, the decisive role immunohistochemical testing plays in finalizing diagnoses of diseases requires radiologists be knowledgeable in this field. We particularly brief the immunohistochemical technology which has been arranged in the third part of the Volume of the Face and Neck.

With the rapid development of modern sciences and technologies, the progress of modern medicine is also very speedy. As radiologists, updating our knowledge should be our daily requirement. Regarding the recent advent of radiomics, precision medicine and artificial intelligence, we arranged the topics in the fourth part of the Volume of the Face and Neck. Since our introductory contents are very concise, it is just elementary for our readers' awareness of those new imaging technologies.

The spectrum of discussion on misdiagnosis is very extensive. The information contained in the Preface and the Executive Summary is giant in amount and complex in structure. However, due to the limitation of space for the Preface and the Executive Summary, we are only able to synopsize hot spots of misdiagnosis. More detailed description and discussion about the contents mentioned here have been arranged as the fifth part of the Volume of Face and Neck. We sincerely welcome the feedbacks and comments from our readers.

With regard to detailed information on vitomorphology, please refer to the first edition of Vitomorphology edited by Professor Beihai Wu and published by Science Publishing House, China in 2006.

总论一　医学影像误诊研究

与前人比较，我们这一代是相当幸运的，赶上了前所未有的好时代，科技发展突飞猛进，知识大爆炸，信息交流活动日新月异，信息种类之多，信息量之大，传送速度之快，真让人喘不过气来，影像诊断技术的飞跃，更让人力不从心，我们的先辈、同辈、晚辈都忙于学习、研究影像诊断的新技术、新设备在临床的应用和科研教学，成了影像诊断各方面的专家，在影像诊断的进步和诊断水平的提升做出了傲人的成绩。

随着影像诊断的新技术、新设备的引进和广泛应用，临床上一些问题逐渐暴露出来：检查技术的规范化，各个疾病诊断标准的建立，正常与异常的鉴别，健康与疾病的划界，亚健康情况的出现，过度诊断和过度治疗的发现，误诊和漏诊的情况都是我们必须面对的问题。

误诊、漏诊研究相当复杂

我们在工作中发现，日常临床工作中所遇到的疾病大约有80%是教科书上写的典型表现，工作一段时间后，不少医生都可胜任诊断，其诊断的准确性也较高；另外20%左右的疾病没有教科书上描写的那么典型和简单，准确地对其诊断存在着一定的难度，常常导致误诊，这就是误诊学研究的主要内容；在典型疾病中有时出现漏诊，其原因有时颇耐人寻味；在常见疾病中偶尔见到十分少见的表现，也给诊断带来相当困难；在少见疾病中时不时表现为教科书上的典型表现，引起诊断混淆；在临床工作中，经常暗藏着诊断陷阱，导致误诊与漏诊。凡此等等，都是误诊学应该研究的对象。

由于误诊和漏诊的研究是一类相当复杂的问题，涉及的内容的深度远比以往想象的深刻，误诊和漏诊的原因是多方面的，多层次的，且涉及面十分广泛，因此《当代医学影像误诊学》研究和讨论的内容甚为丰富多彩：既有误诊原因的分析，又有鉴别诊断的内容；既有误诊、漏诊的经验教训介绍，又有防止误诊、漏诊的理论性研究；既有诊断思维的研究，又有知识更新的信息；既有活体形态学的研究，又有发育变异的表现；既有影像检查技术的进展，又有影像诊断研究的学术总结；既有临床常见症状、体征的观察分析，又有病理学、免疫组织化学的研究简介；既有少见疾病影像学表现，又有常见疾病的不典型征象；既有按照断面影像分卷、分章讨论，又有各个生理解剖系统疾病的分析；既有各个系统特有疾病的研究，又有多系统多部位疾病的介绍。本书不是一般的诊断学教科书，而是适用于临床工作的参考书，本着有话则长，无话则短的原则进行撰写和编纂。

国内、外对误诊的研究

造成误诊的原因有很多,国内、外学者研究不少,但专著不多,而且都是从单一的角度进行研究和分析,例如:有的从发育变异入手,专门研究导致误诊的发育变异,尤其是骨骼系统的发育变异,国内也有译本;有的从检查手段入手,专门研究影像检查中因机器设备和检查技术不当引起的各类伪影,专业期刊中不断有文章发表;有的从影像诊断的思维分析方法研究入手,还在专业期刊上辟专栏进行讨论;有的地方专业学会学术活动每次都讨论误诊病例,但报告的多,讨论分析的少,多只是以吸收错误的教训而告终;不少作者对误诊都感兴趣,许多专业期刊的个案报告都是此类内容,只不过一些作者诚实地承认对该病例发生了误诊,一些作者却碍于情面,放不下架子,不提误诊这两个字,只提经验教训一笔带过。

在研究误诊学时,我们发现,在临床工作中,对待误诊的态度真是千奇百怪:有的老实承认错误,仔细分析研究导致错误的原因,认真总结经验教训,写出研究误诊的文章,诊断水平不断提高;有的医生避重就轻,称"太忙,我只看了一眼"不负责任的推脱;有的主任在科室内是"权威",当有人告诉他出现误诊时,他只是一笑置之,立刻转移话题,从不总结经验,故步自封,当有人追究责任时,则推给下级医生,自己永远都是"正确"的。

活体形态学研究

现代影像学的发展给我们研究活体形态学提供了前所未有的条件,研究活体形态学是时代给我们的要求,临床影像诊断医生应加大研究活体形态学的力度,这是临床影像诊断医生工作的主要研究范围之一,活体的功能、形态学研究应该是将来工作的重点。

我们一直认为,临床诊断标准的建立——金标准是活体研究而非尸体研究。每个人青壮年时期健康的活体形态学表现,可作为该个体的正常活体形态学最佳标准,可用它来检查和发现该个体患病早期出现的轻微异常,这是早期发现疾病较好的方法。因此,可以这样说,个人青壮年时期健康的活体形态学资料是检查和发现该个体患病的早期表现的最佳标准。

本书讨论活体形态学的具体内容有:关于发育变异;活体研究与非活体研究;对发育变异与先天异常的认识;变异的观点——先天发育与后天发育;关于影像诊断的个性化;正常与异常;动态生理与影像诊断的误诊;医学生物学的发展;活体的动态观察;从目前情况看,活体形态学的研究任重而道远。

诊断方法研究

对于诊断方法的研究,本书着重指出,影像诊断报告务必要留有余地。关于循证放射学和循证医学的出现和进展,我们进行了深入介绍。在影像诊断中,一定要注意保证正确诊断必需的时间。我们对于避免误诊的思维方法研究、误诊与鉴别诊断、影像诊断中的讨论、综合影像检查和诊断试验研究等也作了讨论。

影像诊断报告务必要留有余地，我们告诉读者关于四点注意事项：影像诊断应有自知之明；关于文责自负；现代问题，人人都是专家，见仁见智；放射科医生应该如何在现代环境下进行工作。希望在临床工作中，尽量减少和避免误诊和漏诊的出现。

本书还着重讨论放射科医生的视野问题，内容包括：放射科医生的视野必须超越影像；影像征象的定义；影像征象的特点；影像征象的分类；基本功训练点滴；知识更新与诊断标准。

常见共性征象的研究与分析

常见的有共性的CT或/和MRI征象的研究与分析，包括：颅脑及脊髓占位、脑病、脑白质疾病、癫痫、痴呆、面颈部病变、颅颈连接区病变、颈胸连接区病变、肺门包块、肺门与纵隔区域的淋巴结肿大、孤立性肺结节、肺磨玻璃密度影、肺肿块、弥漫性肺疾病、慢性阻塞性肺病与通气障碍、乳腺癌、冠状动脉疾病、胸腹连接区病变、肝占位、黄疸、胆胰管十二指肠连接区疾病、门静脉疾病、上腹包块、血尿、腹腔积液、腹膜外间隙疾病、妊娠与胎儿病变、软组织疾病、骨肿瘤及肿瘤样病变、脊柱占位性病变、骨质疏松、骨髓疾病的分析与鉴别诊断。

影像学技术

影像学技术不当造成的误诊有：不同影像手段选择应用程序的研究，投照因素不正确，投照角度不准确，伪影出现的识别和造成伪影的原因的认识，扫描序列选择和组合的应用不恰当，CT三维重建技术不当，对不同技术（如CT与MR）的诊断标准及诊断能力的评价与其评价的年代关系甚为密切，因为近年技术进步相当快速，如不注意此点，难免出现一些完全可能避免的误诊和分析意见。

相关学科与医学影像学

在相关学科与医学影像学通力合作方面，本书详细介绍了相关学科与医学影像学；手术学科对医学影像学的依赖性越来越高；医学影像学科自身的发展；医学影像学信息系统的发展；携手兄弟科室共同发展；影像诊断与临床；观察者的差异；CT肺动脉成像之肺动脉栓塞的影像诊断读片者间的一致性研究；影像诊断各项诊断技术的通力协作是减少误诊的基础。

规范及与误诊学相关的部分资料

本书详细介绍了目前我们可以收集到的有关规范、专家共识及诊断标准，并对新的设备与检查技术的进展作了讨论，关于新近出现的影像组学、精准医学和人工智能有关资料，本书不仅介绍，而且还建议读者更深入地学习和研究。

关于病理学检查的认识

我们认为应当重视临床病理的工作和科学研究，欢迎临床病理医生到影像科室指导工作，还讨论了：病理误导与误诊；关于临床诊断金标准的认识；关于病理证实的问题；关于病理报告与误诊；临床生物学行为和组织病理表现。

影像学诊断质量评价和管理

在影像诊断学中十分重要的一个问题是影像学诊断质量评价和管理,本书对此作了比较详尽的介绍,首先简介关于影像学诊断质量评价和管理问题的重要性,并对医学生物学的发展;我国医学影像学的发展;开展影像诊断的质量保证诸多事项进行必要的讨论。

此外,本书在有关章节内,还对下述问题分别进行了详尽的研究和讨论。

影像变化与临床症状:颈椎序列及颈椎椎间盘的研究,活体的功能变化与机械的观察的矛盾,有的椎间盘膨出明显,可见突出,却一点症状都没有;有的症状明显,却未见膨出和突出;可见临床症状与膨出和突出的关系值得研究,也说明具体有无临床症状,其中还有其他许多因素在起作用。

对于误诊与病变的发现问题:我们着重强调指出,只有熟悉正常才能发现异常,并对阴影的意义,对疾病的早期发现、早期诊断,及关于读片的程序进行了深入讨论。

动态观察:在讨论动态观察与影像诊断的误诊时,除了简单扼要地分析研究身体各部位的动态观察与影像诊断的误诊以外,本书着重强调指出,一定要注意检查时间与观察的时间的差异。

影像诊断学近来的发展:本书介绍了不少疾病影像诊断研究的进展,一些检查技术及扫描序列的研究,新近发现的疾病或综合征的影像诊断学表现。

本书不是一般的诊断学教科书,而是适用于临床工作的参考书,适用于临床影像诊断医务工作者、临床各科医生、医学院校学生阅读,有利于扩大知识面,增加信息量,是有关临床影像诊断继续教育和自学较好的参考资料。

Pandect Ⅰ Study on Misdiagnosis (Medical Imaging)

Executive Summary

We are much more blessed than our last generation because we catch up an unprecedented era, during which, science and technology are developing speedily. Intellectuality and knowledge are explosively increasing. The activities of information exchange keep changing at daily base. We are experiencing shortness of breath when we have to deal with the information which is numerous in categories, giant in amount as well as fast in velocity of transmission. Facing speedy development of new technologies and the-state-of-art equipment, we are worry about that our capability in imaging diagnosis may not be able to confront the challenges. Our pioneers, peers and younger generation all are busy in learning and studying those new imaging technologies and equipment which are successively employed in clinical practice, research and teaching. They grew up to become professional experts in imaging diagnostics. We are proud of their accomplishment in improving accuracy and quality of imaging diagnosis.

Along with applications of innovative techniques and equipment in radiological diagnostics, some clinical problems gradually are surfacing, including standardization of examination procedures, establishment of diagnostic criterion for individual disease, differentiation between normality and abnormality, discrimination between healthy status and morbidity, appearance of sub-healthy status, discoveries of overdiagnosis and overtreatment as well as misdiagnosis and overlook of diagnosis, all of them need to be resolved.

Complexity in studying misdiagnosis and overlook of diagnosis

We found that 80% of diseases clinically manifest as typically described in the textbooks and are able to be diagnosed by most of physicians who already have had some clinical experiences. The ratio of diagnostic accuracy on those diseases is relatively high. Nevertheless, the manifestations of remaining percentage of diseases are not so straightforward and typical as appeared in the textbooks, bringing about difficulty in diagnosis and even leading to misdiagnosis. As a result of fact, it gives rise to a research subject for misdiagnosis. Clinically, some of typical diseases sometimes are overlooked. We need to explore the reasons why we miss the diagnoses. Sometimes, unusual manifestations may occur in typical diseases, bringing about difficulty for diagnosis, too. Meanwhile, classic manifestations described in the textbooks could be seen in non-typical diseases, causing confusion in diagnosis. The traps of diagnosis are hidden in clinical practice from time to time, leading to misdiagnosis and overlook. All of these phenomena constitute subjects the misdiagnosis is studied on.

Since misdiagnosis and overlook are complicated, the meaning of the involved contents in scope and depth is beyond what we imagined before. Misdiagnosis and overlook may result from varying causes and may occur at multi-levels of diagnostic processing. With touching each of aspects in diagnostic radiology, the topics discussed and studied in Contemporary Medical Image Misdiagnosis are diverse and plentiful, which involve in analyses on causes of misdiagnosis as well as differential diagnosis, demonstration of lessons and experiences from misdiagnosis and overlook as well as theoretical research how to prevent them, study on diagnostic logics as well as information of knowledge update, research on vitomorphology as well as findings of developmental anomaly, the latest progress of imaging technologies as well as academic summarization of researches on imaging diagnostics, observation and analysis on clinically typical symptoms and signs as well as introduction on the progress of immunohistochemical technique, discussion about sectional imaging by separate chapters and volumes as well as analysis on the diseases by their physiological and pathological systems, study on special diseases by systems as well as introduction on diseases which appear in multi-systems and multi-sites in one system, etc. This series of books are not general textbooks in diagnosis but reference books which are citable in clinical work. The books are edited based on the principles that describe topics as fully as possible if needed and just brief them if no details are required.

Domestic and abroad studies on misdiagnosis

Misdiagnosis could be brought about by varying causes. A number of domestic and abroad scholars had done researches on it, but a few of specific works on the topic had been published, almost all of them conducted studies and analyses from a single of viewpoint. Some abroad researchers, for instance, started with developmental anomaly, focusing on developmental anomaly which gives rise to misdiagnosis, specifically on developmental anomaly in skeletal system. Their research reports in Chinese version were published in domestic publications. Some started with procedures of examinations, specializing in a variety of artificial imaging resulting from inappropriate use of facilities and procedures during the imaging examinations. Their publications continuously appear in journals. Some began with the methods of logic analysis in imaging diagnosis, opening forums on the topics in special columns of academic journals. Discussions on misdiagnosed cases almost exclusively appear in academic seminars and conferences, but most of them were just case reports with little exploration and analysis in depth, ending up with a conclusion that lessons should be learnt from the mistakes.

A lot of authors expressed interest in misdiagnosis and case reports published in academic journals almost were about the topic related. However, only some of authors honestly confessed that they mistakenly diagnosed the cases, whereas some of others embarrassedly never mentioned "misdiagnosis" but just concluded that the lessons must be learnt from the reported cases.

When studying misdiagnosis, we found that the people's attitudes toward misdiagnosis were strangely diverse in clinical practice. Some of them honestly accepted the facts that they made mistakes. They carefully studied possible causes which resulted in the misdiagnosis and seriously thought of lessons they experienced. And they published research reports of the cases and had quality of their diagnosis improved. Some didn't willingly touch key factors in misdiagnosis and irresponsibly gave their excuses, for instance, "too busy to carefully deal with the case". Some ones who were in leadership positions in the departments were absolutely "authoritative" in making diagnosis. When being aware of mistakes they made, they dismissed with smile and skipped the topic. They never recalled lessons they experienced. They stopped at what they learnt, which might be outdated years ago and were self-constrained. When being blamed of responsibility, they exclusively attributed the charges to others whom they supervised and kept themselves "correct" forever.

Study on vitomorphology

Development of modern imaging provides us with unprecedented conditions to study vitomorphology. We are given of an accountability for studying vitomorphology by the era we are currently in. Radiologists should pay much more efforts to the research of vitomorphology, which will be one of our major research subjects. Study on functions and morphologies of live bodies will be emphasized in our future work.

We always believe that the establishment of clinical diagnostic criterion, golden standard, should be dependent upon study on live bodies rather than on cadavers. Everyone's healthy vitomorphological findings in 30s of adulthood could be regarded as optimal reference standard of normal vitomorphology for the individual body, which could be employed to examine and find any subtle early stage of abnormality in the individual body in future. It is a better solution to find early stage of diseases. Therefore, it is reasonably to state that information of healthy vitomorphology in the adulthood is the best standard for examining and detecting early stage of morbidity which occurs in the individual body.

The following contents in this series of books which will be discussed in detail include developmental anomaly, study on live bodes and cadavers, recognition on developmental anomaly and congenital anomaly, standpoint of view on anomaly – congenital development and acquired development, individualization of diagnostic imaging, normality and abnormality, dynamic physiology and misdiagnosis in imaging diagnostics, the progress of medical biology, dynamic observation on live bodies, etc. All in all, we have a lot of work to do and a long way to go in vitomorphology.

Study on diagnostic approaches

Regarding study on diagnostic approaches, we highlighted that the diagnostic reports of imaging should be necessarily conservative for conclusions. We also introduced the latest progress of evidence-based radiology and evidence-based medicine in depth. In order to make correct imaging diagnosis, enough time should be guaranteed. We also discussed study on logic thinking how to avoid misdiagnosis, misdiagnosis vs. differential diagnosis, forums in imaging diagnosis, combined examinations of imaging approaches as well as study on diagnostic experiment.

We are trying to tell our readers that conclusions of imaging diagnosis should necessarily be conservative and attention should be paid to the following four aspects: It is out of question that diagnostic imaging is important in clinical diagnoses, but radiologists also should clearly recognize its own limitations; We are responsible for what are recorded in the imaging reports; With regard to existed problems in the modern society, everyone is professionally able to make their own annotation from their standpoints of view and how radiologists should implement their work under modern environment. We hope that we always try our best to decrease and avoid misdiagnosis and overlook in our clinical work.

In this series of books, we specially emphasized radiologists' scope of view, which always should be beyond the imaging. We also discussed definitions, features and categories the imaging signs possess, tips of basic training and knowledge update as well as diagnostic criteria.

Study and analysis on common generality of imaging signs

Study and analysis on common generality of signs displayed on CT and/or MRI cover the following diseases: Occupying lesions in brain and spinal cord, encephalopathy, white matter diseases, epilepsy, dementia, lesions in face and cervix, Lesions in junction of cranium and cervix, Lesions in junction of cervix and thorax, masses in hilus pulmonis, enlargement of lymph nodes in hilar and mediastinal areas, solitary pulmonary nodules, ground-glass like density shadow in lungs, masses in lungs, diffuse pulmonary diseases, chronic obstructive pulmonary diseases and dysfunction of ventilation, breast cancer, coronary artery disease, Lesions in junction of thorax and abdomen, occupying lesions in liver, jaundice, lesions in junction of biliary-pancreatic duct and duodenum, lesions in portal vein, masses in upper abdomen, hematuria, ascites, lesions in extraperitoneal space, Lesions in pregnancy and fetus, lesions in soft tissues, tumors and tumor-like lesions in bones, occupying lesions in spine, osteoporosis, analysis and differential diagnosis on lesions in bone marrow.

Imaging techniques

Misdiagnosis due to inappropriate application of imaging techniques includes incorrectly selected procedures of imaging approaches, incorrect projection and inaccurate angles of projection, identification of artificial shadows and unawareness of causes for the shadows, improperly selected scanning sequences, inappropriate 3D-reconstruction of CT. Evaluation on diagnostic criteria and ability of different imaging approaches such as CT, MRI, etc. is closely in correlation with time when the evaluation had been completed. Since the progress of techniques is very fast in the recent years, if neglect the facts, it is hard for us to avoid misdiagnosis and incorrect analytic opinions which originally are avoidable.

Relevant disciplines and medical imaging

With regard to collaboration among clinical specialties, this series of books introduced relevant disciplines and medical imaging, increased dependency of surgical specialties upon medical imaging, development of medical imaging as well as development of information system on the imaging's own, collaborative development with other specialties, imaging diagnostics and clinical medicine, differences among observers, study on consensus among readers with regard to imaging diagnosis of pulmonary artery thrombosis on CT imaging of pulmonary artery. Full collaboration among a variety of imaging approaches is basic in decreasing misdiagnosis.

Standard and information relevant to misdiagnosis

This series of books described in details about standard, experts' consensus and diagnostic criteria and discussed the progressive status of innovative equipment and techniques. In term of latest developed radiomics, precision medicine and artificial intelligence, we not only had description but also suggested readers to do further investigation and research.

Recognition on pathological testing

We are emphasizing the importance of clinical pathology and its scientific research, and always welcome pathologists to come to departments of diagnostic radiology for consultations and guidance. We also discussed pathology and misdiagnosis, pathological misleading and misdiagnosis, recognition on golden standard of clinical diagnosis, pathological evidences and clinically biological behaviors vs. histologically pathological manifestations.

Quality assurance and management of imaging diagnostics

An important issue in radiology is the quality assurance and management of imaging diagnostics, which had been fully detailed in this series of books. First of all, we emphasized why they were important, and then necessarily discussed the development of medical biology, domestic development of medical imaging and how to implement quality assurance of imaging diagnostics, etc.

Additionally, the following topics also had been fully discussed and studied in correspondent chapters of the books.

Radiological manifestations vs. clinical symptoms: We studied the sequence of cervical spine and cervical intervertebral discs, discrepancy between functional changes of live bodies and mechanical observation. We found that in some cases, herniation of intervertebral disc was obvious and protrusion was clearly displayed, but the patients had no symptoms at all. Whereas some demonstrated very obvious symptoms, but no herniation of intervertebral disc was seen. Obviously, it deserves further study on the relationship between clinical symptoms and extrusion or herniation. Meanwhile, it indicates that existence of clinical symptoms lies on many other factors.

Misdiagnosis vs. discovery of morbidity: We reiterate that only normality has been well recognized, can abnormality be detected. We also discussed in depth significance of shadows, early detection and diagnosis of diseases as well as procedures of image reading.

Dynamic observation: When discussing dynamic observation vs. imaging misdiagnosis, we briefly analyzed and studied dynamic observation on organs and systems. In addition, we specifically emphasized lapse between time of examination and time of observation.

The latest development of diagnostic radiology: In this series of books, we introduced the latest research progress of imaging diagnostics on a number of diseases, exploration on techniques of examination and scanning sequences along with the radiological manifestations of newly discovered diseases and syndromes.

This series of books are not general textbooks in diagnosis but reference books which are citable in clinical work. So the objects our books are edited for are radiologists, physicians in clinical departments and medical students. They are beneficiary in broadening scope of knowledge and obtaining additional information. Therefore, this series of books are good tutorials in continuous education and self-learning.

总论二　客观评价人工智能在医学影像学中的作用

在过去几十年间，计算机科学有了快速的发展，给人工智能（AI）的开发带来了前所未有的机遇。随着卷积神经网络（CNN）在2012年的引入，使得深度学习（DL）升级到更高台阶，其结果就是人工智能在医学影像领域日益地活跃起来。

深度学习算法不需要事先预设的资料，它可以通过训练数据集学习，而训练数据集可以是来自研究机构或医院多年积累起来的样本，或是来自已经构建起来的对公众开放的数据库。在训练期间，深度学习算法从样本提取特征和参数，然后构建模型。模型要经过验证数据集的评估，如有必要，其参数会得到修订。训练和验证的连续迭代，可以使算法得到最佳化，从而避免过度拟合。训练完成后，测试数据集会用于确认模型的分类，准确及泛化能力。除了两端的输入和输出，居于中间的层次及处理过程都是看不见的，被称作为隐藏层，或黑匣子。

人工智能在处理医学影像中的优势

接受训练后，借助强大的计算能力，人工智能能够在短时间内处理数据繁杂的图像，并能从正常人体解剖中辨识出异常。于是，人工智能有可能把医学影像医生从繁重的工作中解脱出来。这些医学影像医生每天花费大量时间在海量的医学影像中试图寻找异常。这样他们可以专注于病灶的分析与判断。大量研究报告显示，人工智能在检测病灶及做出鉴别诊断方面的能力能够达到高年资放射科医生的水平。于是人工智能有助于帮助低年资医学影像医生改善他们的诊断质量。对于肺癌的早期检测，卷积神经网络积分也能达到现有积分模型的水平，如像Brock模型等。但在假阴性判断方面，卷积神经网络积分系统优于Brock模型。卷积神经网络还能增强现有的影像诊断辅助设施的执行能力，如像计算机辅助检测（CADe）、计算机辅助诊断（CADx）及计算机辅助容积测量（CADv）等。卷积神经网络还能使影像组学（Radiomics）技术得以升级换代。

人工智能的局限性与减少和避免误诊

在医学影像中，人工智能对于良、恶性病灶的鉴别诊断及预测的高准确率已经有了广泛的报道，但同时它的一些局限性也引起了人们的注意。

首先，为了训练的目的，卷积神经网络需要大量的数据来学习，从中提取各种不同的影像特征。如果数据集来自一家研究机构及它的协作单位，所包含的病种总是有限的。对公众开放的数据库也难以解决这个问题，因为在设计之初，这些不同来源的数据集的组合彼此之间难以保持高度一致。有了组合数据集,病种是增加了,但基于这些组合数据集的模型难以避免地带有偏差。

其次,人工智能在胸部放射学有着令人鼓舞的应用,其成就主要聚焦在肺部结节。然而,如果结节过大(直径 >5cm),或者邻近胸膜,或者晚期肿瘤已经侵犯到了相邻结构,人工智能检测病灶的能力显著下降,于是导致误诊。

再其次,人工智能在检测病灶的假阳性率也是不能忽略的。文献中有报道指出,人工智能的假阳性率可以高达41%,其构成包括肺异常膨出症(dystelectases)、肺内血管、肺门钙化淋巴结、肋骨、呼吸伪影等。

在知悉人工智能的优势及局限性后,我们认识到人工智能在医学影像的临床应用方面的确有着光明的前景,但目前仍然在继续开发中。人工智能所接受的训练过程其实也就是医学影像医生经历过的。这就解释了人工智能的诊断能力只是与高年资放射科医生的水平相当,还未实现超越。虽然人工智能有其独特的能力测量医学影像上密度及信号的细微差别,而这些细微差别有时是人的肉眼所不能感知的,它甚至可以直接去利用在扫描时获取的原始数据,但这些技术所提供的帮助仍然是有限的。因此,当我们在临床和研究工作中应用人工智能的时候,时刻警惕它的局限性,在某种特定情况下,例如假阳性、晚期肿瘤等,随时准备人为的干预。

Pandect Ⅱ Objectively Evaluate the Role of artificial intelligence in Medical Imaging

In the past decades, the computer science has been experiencing a speedy progress. It brings about an unprecedented chance to the development of artificial intelligence (AI). With convolutional neural network (CNN) introduced in 2012, deep learning (DL) has been escalated to a higher level. As a fact of result, exploration and study of AI in medical imaging are increasingly active.

Deep learning algorithms do not require an intermediate feature extraction or preprocessed data. It is able to learn from training data set assigned from examples and/or from existing tremendous amount of data accumulated in the institutes and hospitals in the past years or from publicly available databases. During training, the DL algorithms abstract features and parameters, and then establishes the models. The models will be evaluated by validation data set and parameters for the models get tuned if needed. Successive iterations of training and validation may be performed to optimize the algorithms and avoid overfitting. After the training is completed, testing data set is used to confirm the models' performance of classifications, accuracy and generalizability. The whole processing experiences input of imaging, convolutional layer, pooling layer, flatten, fully connected layer and output of classification. Except input and output, all those layers and processes are invisible. So those invisible structures also are called hidden layers or black box.

Advantages of AI in Processing Medical Images

After training, with powerful computation, AI is able to deal with huge amount of images in short time and discriminate abnormalities from normal human anatomy. So it is possible for AI to free medical image doctor from spending a lot of time on a sea of images at daily work in searching for abnormalities and let them pay special attentions to analyze and judge the lesions. A lot of studies have showed that capability of AI in detecting lesions and making differential diagnosis could reach the level of senior medical image doctor. Thus, AI is useful to help junior medical image doctor improve their quality of diagnosis. With respect to early detection of lung cancer, CNN score are at the lever of existing models like Brock model, etc. but CNN score is superior to Brock model in false negative. CNN is able to improve performance for existing auxiliary utilities of imaging diagnosis, such as, computer-aided detection (CADe), computer-aided diagnosis (CADx), computer-aided detection of volume (CADv), etc. and escalate Radiomics technology.

Limitations of AI Versus Misdiagnosis

While the high accuracy of AI in differentiating and predicting benign and malignant lesions are widely reported, some limitations also have been noticed. First of all, CNN needs to learn from a large amount of data for the purpose of training and then is able to abstract a variety of imaging features from the training. If dataset comes from one institute and its collaboration institutes, the categories of diseases are always limited after all. Publicly available databases can't resolve this issue either because if combination of datasets from diverse resources is unable to be consistent each other in designs, the models based on the combined datasets could be inevitably biased.

Secondly, while AI encouragingly displays its application in chest radiology, its achievements are mainly focusing on pulmonary nodules. However, if nodules are too large in size (>5cm) or their locations contact pleura or the advanced tumors invades structures adjacent to the lung, the capability of AI in detecting lesions could be remarkably decreased. Thus misdiagnosis would take place.

Thirdly, the false-positive rate of AI in detecting lesions also is not negligible. In the literature, it was reported that false-positive of AI could be as high as 41%, among which are dystelectases, intrapulmonary vessels, hilar calcified lymph nodes, detection of ribs, and a breathing artifact.

Being aware of advantages and limitations of AI, we realize that AI indeed displays promising future in the clinical application of medical imaging but currently is still under development. The training processing AI received actually is what medical image doctor experienced. It may explain that diagnostic capability of AI has not been beyond but is just equivalent to senior medical image doctor. Though AI has its unique ability to measure the minute differences of densities and signals which may not be discerned by human's eyes, and it even is able to directly use raw data acquired from scanning, the assistance provided by these technologies is still limited. Therefore, while we make use of AI in study and clinical work, we should be alert to its limitations and be prepare to manual intervention anytime under certain circumstances, such as false-positive, advanced tumore, etc.

全书总目录

第一卷(颅脑与脊髓卷)

第二卷(面颈及多系统多部位疾病卷)

第三卷（胸心卷）

第四卷（腹盆上卷）

第五卷（腹盆下卷）

第六卷（肌骨及脊柱卷）

第五卷（腹盆下卷）目录

第一篇　腹膜与腹膜腔

第三篇　肾上腺疾病

第四篇 肾及肾周疾病

第五篇　尿系疾病

第六篇 前列腺疾病

第七篇 男性生殖系统

第八篇　卵巢疾病

第九篇　女性生殖系统

第十篇　妊娠与胎儿

第十一篇　腹盆腔其他包块和恶性肿瘤

第十二篇　腹盆部结核

第十三篇　腹盆部其他疾病之一

第十四篇 腹盆部血管疾病

第十五篇 腹盆部创伤

第十六篇 小儿腹盆部疾病(下)

第十七篇　腹盆部淋巴

第十八篇　腹盆部其他疾病之二

第一篇　腹膜与腹膜腔

第一章　腹膜肿瘤

第一节　腹膜弥漫性病变

腹膜病变常为炎性或肿瘤性，CT 表现多样且存在重叠，确诊较困难。然而，不同性质腹膜病变的 CT 表现各自具有其相应的病理基础，仔细分析，有可能提供诊断信息。

1. 影像学研究基本征象

（1）腹膜结构改变：该组统计资料表明，壁腹膜、大网膜、肠系膜改变中，前两者在三组病变间差异显著。壁腹膜光滑的均匀增厚伴大网膜、肠系膜污垢样改变，多见于结核性腹膜炎；壁腹膜及大网膜不规则结节样增厚多为腹膜肿瘤性病变，其中以“网膜饼”最具特征。此外，壁腹膜受累部位和范围对诊断具有一定的提示意义：结核性腹膜炎累及范围广；腹膜转移癌则以右侧壁腹膜改变为主，与右结肠旁沟解剖特点、腹腔内液体流动积聚方向及膈下间隙的负压影响有关；原发性腹膜浆液性乳头状腺癌盆壁腹膜的增厚程度较其他部位更为明显，这与 Chopra 等（2000）的报道一致。

（2）腹腔积液：该组发现低密度腹腔积液多见于腹膜肿瘤性病变，CT 值常小于 20 HU；且量多，常围绕腹盆腔脏器，其中 2 例累及小网膜囊，而 Walkey 等（1988）的研究表明，小网膜囊内积液对鉴别良、恶性无意义。与大多数学者的研究结果一致，该组结核性腹膜炎患者腹腔积液密度相对较高，可能与结核性渗出液内蛋白和细胞成分丰富有关；且量可多可少，这与其病理类型相关，湿性结核性腹膜炎充血、水肿，积液量较多，而干性结核性腹膜炎以结核性肉芽肿和干酪样坏死为特点，积液量少，并可因大量纤维组织增生造成粘连而形成局部包裹。经统计分析，3 组间腹腔积液密度及量差异均无统计学意义。腹腔积液的 CT 表现与多种因素有关，如积液成分、病变阶段、机体免疫应答状况及并发症等，因此单纯依据其表现对鉴别诊断价值不大。其他征象：三组病变均可见淋巴结肿大，其部位及数目有提示意义。结核性腹膜炎肠间淋巴结增大明显，且多呈环形强化；癌性病变肿大的淋巴结则多根据癌灶扩散途径而分布于腹盆腔。

（3）CT 诊断：结核性腹膜炎累及腹膜范围广且程度相对一致。CT 表现与病理类型及病程进展相关。当腹膜出现增厚、粘连时，其上密布着无数血供丰富的粟粒样结节，相应 CT 上壁腹膜呈轻度均匀的增厚和较明显强化，大网膜和肠系膜因炎性渗出呈污垢样改变，表现为弥漫性模糊絮状影；随结核肉芽肿进一步形成，大网膜可不规则增厚并伴有小结节形成，不同病变阶段伴随的腹腔积液量亦有所差别。总之，壁腹膜光滑均匀增厚高度提示结核性腹膜炎；结合患者年龄较轻、存在结核病史及抗痨治疗有效等临床特点，常有助于确诊。

腹膜结核常见于有其他胃肠结核的病人中，结核性腹膜炎分 3 型：湿型见于大多数，其特征是大量游离或包裹性的黏液；纤维混合型和干型较少见。恶性肿瘤、间皮瘤和非结核性腹膜炎也可见到相似的腹膜表现。

腹膜转移癌患者常有明确的原发癌灶，CT 上腹膜多以不规则较大结节样改变为主，强化程度不等，且腹膜改变的部位及程度、腹内肿大淋巴结的分布多与原发灶及肿瘤细胞播散途径相关。其中“网膜饼”最具特征性，同时常伴有大量低密度腹腔积液。

原发性腹膜浆液性乳头状腺癌多见于绝经后女性，以腹腔内多发肿瘤结节不累及或轻微累及卵巢表面并没有可以辨认的原发瘤为特征，多伴 CA125 明显增高。CT 上腹膜结构以不规则增厚为主，盆壁腹膜受累常较重。文献报道网膜饼多伴钙化，然而该组原发性腹膜浆液性乳头状腺癌的网膜改变多不显著而未显示此征象。另外,腹膜后及盆腔淋巴结转移相对少见,少数病例于心膈角区可见肿大的淋巴结,可能与腹腔的淋巴引流有关。

2. 鉴别诊断　壁腹膜及大网膜改变对于两者的鉴别有重要意义,壁腹膜均匀增厚和大网膜饼状增厚分别是诊断结核性腹膜炎及腹膜肿瘤性病变较为可靠的 CT 征象。腹腔内尤其是肠系膜根部出现环形强化淋巴结对诊断结核性腹膜炎有提示意义。值得注意的是,由于结核性腹膜炎的病理类型相互移行演变以及腹膜肿瘤的扩散方式多样,从而造成腹膜结构的各种异常表现可以共存,此时应密切联系临床以获得有助于诊断的依据。

腹膜肿瘤性病变以继发性常见,原发灶以消化道和卵巢居多。对于原发灶不明者,原发与继发性肿瘤鉴别较为困难。原发性腹膜浆液性乳头状腺癌盆壁腹膜受累程度较重,多数病例可于陷窝处发现结节,腹膜后及盆腔的淋巴结转移相对少见,且主要见于绝经后妇女;腹膜转移癌多见右侧壁腹膜不规则增厚,且常伴有肠壁增厚、肠粘连甚至肠梗阻的表现。

同时,还需与腹膜间皮瘤相鉴别:腹膜间皮瘤多见于中老年男性,常有石棉接触史。文献报道其壁腹膜结节少见且常局限于右上腹,腹腔积液量多且包裹常见;小肠浆膜易被侵犯,常表现为肠管聚拢、粘连;腹盆腔内肿块钙化较原发性腹膜浆液性乳头状腺癌少见。

总之,腹膜弥漫性病变主要表现为腹膜结构的改变并伴有腹腔积液,但不同病变在部位、形态等方面均存在一定的差异。仔细分析腹膜弥漫性病变的 CT 征象,不仅可以确定病变的范围及程度,且结合临床表现多能对其做出鉴别诊断,有助于治疗方案的选择。

附具体研究资料:有作者报告一组 41 例腹膜弥漫性病变,分为三组。①腹膜转移癌 18 例;②原发性腹膜浆液性乳头状腺癌 12 例;③结核性腹膜炎 11 例。腹膜病变的 CT 表现按 Cooper 等(1986)的标准分型:①污垢样腹膜改变,即网膜、系膜区正常脂肪密度消失,代以散在絮状密度增高;②肿块与结节状改变;③网膜饼状增厚;④腹腔积液。一些作者在其基础上将指标细化,主要包括:①壁腹膜、大网膜、肠系膜改变的部位、形式、强度、密度及强化方式;②腹腔积液的密度、量及分布范围;③淋巴结改变。

第二节　腹膜腔和腹膜后混合型脂肪肉瘤

患者,男,66 岁。左腹膜后神经纤维瘤切除术后复发 8 年。查体:左上腹可触及大小约 8 cm × 9 cm 的包块,边界不清,活动度差。患者于 8 年前行"左腹膜后肿瘤切除术",术后病理示"神经纤维瘤"。6 年前行"左腹膜后复发神经纤维瘤切除术",术后痊愈出院,于今年 7 月发现左腹部肿物,并感胀痛不适。查体:左上腹可触及大小约 8 cm × 9 cm 包块,边界不清,活动度差。全腹部 CT 平扫 + 增强:左侧腹膜后巨大混杂脂肪密度团块较前增大,软组织成分增多并侵犯腰大肌;继发左肾积水;肝多发小囊肿(图 1-1-1)。

病理检查:左上腹肿物切除标本,近椭圆形肿物一块,重 1 300 g,大小 19 cm × 18 cm × 7.5 cm,切面灰黄,质中偏软,包膜完整。另见多结节状肿物一块,重 700 g,大小 19 cm × 14 cm × 7 cm,切面灰白,质中,包膜完整。肿物一侧附着于一小段肠腔,肠腔管径 2~2.5 cm,腔内含灰黄色黏液样物。腰大肌前方肿物切除标本,多结节状肿物一块,重量 280 g,大小 16 cm × 11 cm × 2.5 cm,切面灰黄,质中偏软,包膜完整。周围附着成熟的脂肪组织一堆,大小 4 cm × 4 cm × 3 cm,其中检出淋巴结样物 2 枚,直径为 0.1~1 cm。左侧肾脏切除标本,肾脏一具,重 180 g,大小 11 cm × 6 cm × 4 cm,被膜完整,易剥离。肾脏切面呈实性,皮质髓质均结构清晰,肾脏壁厚 2~2.5 cm,附着输尿管一段,长 6 cm,直径 0.2 cm,肾门及肾周未检出淋巴结。部分区域肾被膜下可见灰白区,大小约 3 cm × 3 cm × 2 cm,质中偏软,与周围肾组织界限不清。

常规病理诊断:左上腹及腰大肌前方肿物切除标本,两处肿瘤组织学图像相似,初步诊断为恶性脂肪源性肿瘤,待做免疫组化进一步明确肿瘤类型。其中所检出的一小段肠腔未见肿瘤组织累及,并检出淋巴结 2 枚,亦均未见肿瘤组织转移。左侧肾脏切除标本,肾脏实质局部区域被前述肿瘤组织累及,输尿管断端切缘为阴性。免疫组化检测:阳性,Vimentin,S-100(灶+),CD34,SMA(灶+),Bcl-2(散在+),β-catenin(散在+),Ki-67(+,约 35%);阴性,CD117,DOG1,Actin,MyoD1,Myogenin,H-caldesmon,Desmin,GFAP,CD57,NSE,CD99,HMB45,MelanA。免疫组化诊断:左上腹及腰大肌前方肿物切除标本,结合免疫组化检测结果及组织学图像,诊断为混合型脂肪肉瘤(即去分化脂肪肉瘤合并黏液性脂肪肉瘤）。

影像资料见图 1-1-1。

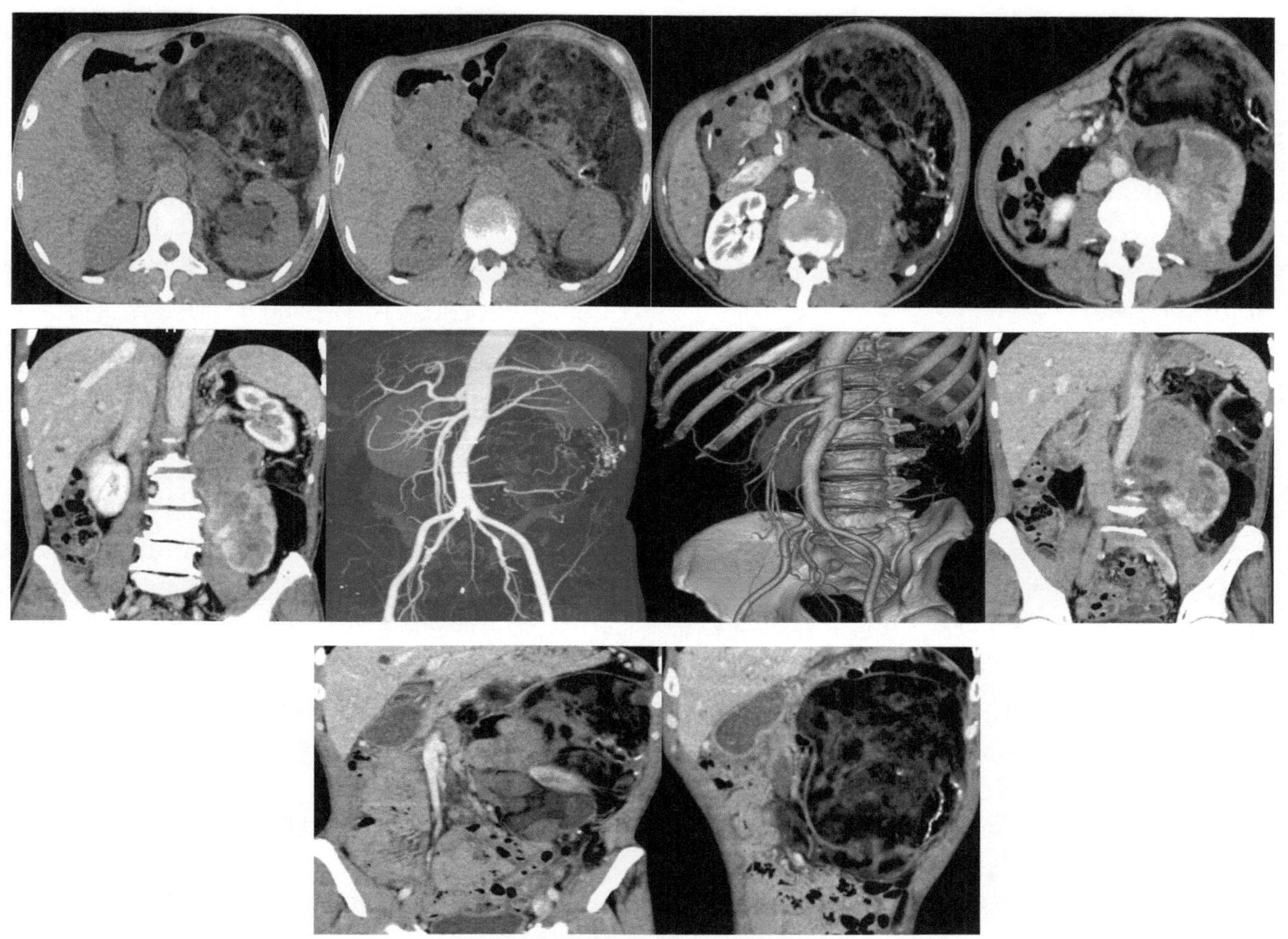

图 1-1-1　腹膜腔和腹膜后混合型脂肪肉瘤

第三节　腹膜癌性转移

1. 腹水的影像学表现　一项研究发现，CT/MRI 证实的分房状腹水共 14 例，占恶性腹水的 40.0%。一般认为，除由于外科术后粘连和腹膜炎可引起腹水分房外，没有良性腹水有分房状的表现。文献中也观察到一个有趣的现象，恶性腹水可广泛分布于除子宫直肠间隙以外的腹腔间隙内。Walkey 等（1988）的资料表明，小网膜囊内腹水的有无和腹水量的大小对预测恶性腹水无意义。一组资料中大量腹水占 62.9%，小量腹水占 22.9%，该作者认为大量腹水和分房状腹水是恶性肿瘤的重要表现。

2. 腹膜转移灶的影像学表现　正常情况下 CT/MRI 一般不显示腹膜结构，在该组 35 例患者中，26 例在 CT/MRI 上发现腹膜有不同形态的增厚和明显强化，以不规则结节状腹膜增厚为主（23 例）；宽带状腹膜增厚少见（2 例）。结节状腹膜增厚可压迫肝、脾实质器官，使其表面产生光滑的压迹。腹膜的恶性肿瘤种植可能是来源于卵巢和胃肠道的原发恶性肿瘤的肿瘤细胞在腹膜腔内扩散种植的结果。但在病变过程的早期阶段，腹内肿瘤细胞被膈下的淋巴管捕获和种植，再通过腹膜的淋巴管播散，大多数肿瘤细胞向上达右膈下间隙，并经过膈下毛细血管达膈胸膜面，胸骨后淋巴管输送大多数腹膜淋巴到前纵隔淋巴结，最后到右胸导管。

在腹膜转移灶的部位上，右侧腹壁的腹膜受累多见。该组经手术证实的26例腹膜转移灶,累及右膈下间隙的腹膜有19例,右结肠旁沟处腹膜13例,其次是左侧腹壁腹膜8例和前腹壁腹膜7例。右侧壁层腹膜转移瘤灶多见的原因主要与腹腔内液体流动及积聚有关,由于膈下间隙的负压影响和左右结肠旁沟的解剖学特征,这些肿瘤细胞以右结肠旁沟作为主要的通道在腹腔内扩散,肿瘤细胞也就易于在此种植,最后腹内肿瘤的播散可累及腹盆腔表面的腹膜,包括游离的腹膜表面、肠浆膜、肝脾周围韧带、肠系膜、网膜。

这些腹膜结构可选择性地作为腹盆腔内邻近或远离部位肿瘤的直接扩散途径。如肝十二指肠韧带可使病变从腹膜后扩散到肝脏或使病变从肝脏扩散到腹膜后。胰腺癌可沿肝十二指肠韧带从腹膜后扩散到肝脏,然后沿门静脉周围组织到镰状韧带,最后到前腹壁。准确了解这些肿瘤扩散的潜在通路,可加深对转移性腹部肿瘤的影像学认知水平,有针对性的设计检查方法,更好地显示腹腔转移灶,提高影像学诊断水平。

3. 比较影像学　许多作者已经评价了CT、超声、MRI在检查腹膜转移性肿瘤中的价值。已有文献报道CT不能发现腹膜及肝表面直径2 cm以下的种植灶。国外文献报道当有大量腹水时,超声虽然能发现腹水衬托下的2~3 mm的腹壁种植结节,但操作者必须具备熟练的技术,扫描部位恰好在转移灶处。而对肠系膜和大网膜较小的种植灶则不能显示。由于肥胖和肠道气体的影响,超声对腹腔转移瘤的诊断受到一定限制,该组28例做了超声检查,除发现腹水和肠梗阻征象外,均未发现转移性肿瘤病灶。

该组资料表明,对CT不能发现的转移灶而言,种植灶的大小并不是一个唯一的因素。该组手术证实的43个直径小于5 mm的种植灶中,25个(58.1%)被CT检查出来。CT发现在膈下间隙种植灶的敏感性是100%(10/10),在大网膜和胃结肠韧带的4例转移中CT均未能发现。在其他区域CT检出率是61.1%(11/18),CT在发现5 mm或5 mm以上的种植灶上,膈下间隙是100%(10/10)、直肠膀胱隐窝是70%(7/10),大网膜和胃结肠韧带是68.4%(13/17),腹膜的其他部位是50%(6/12)。

腹水的有无对发现腹膜转移是非常重要的,该组资料表明,病灶附近有腹水时CT及MRI检出率较高。肠系膜和大网膜上的转移灶为软组织密度,亦能在脂肪组织的衬托下显示出来。该组31例均可显示腹壁或肠系膜及大网膜上的转移灶,表明CT扫描对发现腹腔转移性肿瘤有重要的诊断价值。

MRI诊断腹膜转移性肿瘤的关键是脂肪抑制技术、增强扫描,它通过抑制皮下组织、腹膜后、肠系膜脂肪的高信号而突出轻微的腹膜强化。增强扫描对评估来自胃肠道和其他原发肿瘤的腹膜转移是很有效的方法,它发现微小腹膜肿瘤的能力使MRI成为研究肿瘤病人的一种有效方法。该组5例患者均做了压脂T_1WI、T_2WI增强扫描,均很好地显示腹膜转移灶及其明显的强化。

准确认识腹膜转移性肿瘤的影像学表现,可以鉴别腹膜的转移性疾病和许多其他疾病,明确识别肿瘤的原发部位。准确的肿瘤分期和肿瘤复发的识别取决于在CT/MRI上发现微小的腹膜转移瘤,准确显示早期腹膜转移性肿瘤有助于治疗方案的选择。

该组资料表明,病灶附近有腹水时CT及MRI检出率较高。肠系膜和大网膜上的转移灶为软组织密度,亦能在脂肪组织的衬托下显示出来。该组31例患者均可显示腹壁或肠系膜及大网膜上的转移灶,表明CT扫描对发现腹膜转移性肿瘤有重要的诊断价值。

Gd-DTPA增强压脂SGE MRI对评估来自胃肠道和其他原发肿瘤的腹膜转移是很有效的方法,Gd-DTPA增强MRI可发现微小腹膜肿瘤,该组8例患者均很好地显示了转移灶及其明显的强化。故CT/MRI是发现腹膜癌性转移的重要影像学方法。

第四节　腹膜非典型性脂肪瘤性肿瘤/高分化脂肪肉瘤

患者,男,24岁。体检发现腹膜后占位1个月余入院。

手术所见:左侧盆腔后腹膜可见肿瘤,大小为6 cm×4 cm,质中,肿物未侵出浆膜层,与周围无粘连,未见肿大淋巴结。

病理检查:腹膜后肿物切除标本,灰褐色结节肿物一枚,体积5 cm×4 cm×3.5 cm,切面灰白,分叶状,局灶已出血，质中，似有包膜。常规病理诊断：间叶组织来源的肿瘤。

免疫组化检测：阳性，VIM，CD163（少量），S-100（极少量），Ki-67（<5%）。免疫组化诊断：腹膜后肿物切除标本，非典型性脂肪瘤性肿瘤 / 高分化脂肪肉瘤。

影像资料见图 1-1-2。

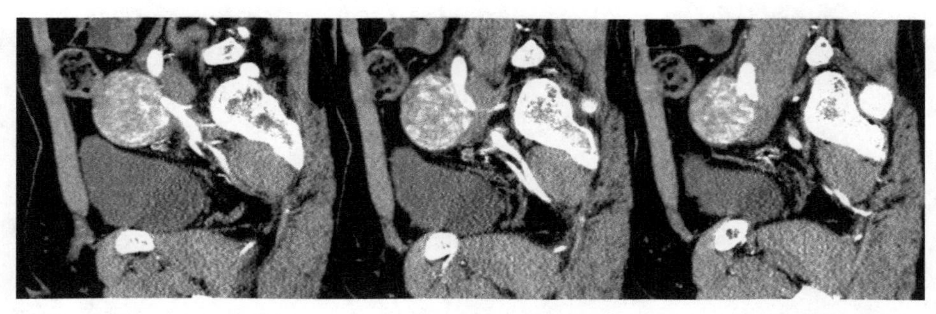

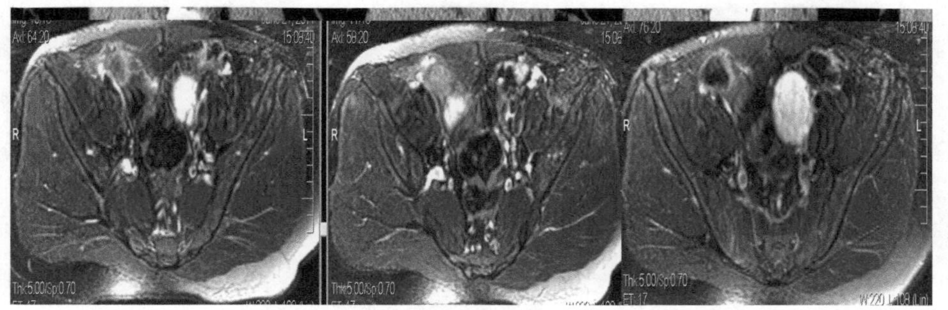

图 1-1-2　腹膜非典型性脂肪瘤 / 高分化脂肪肉瘤

第五节　左侧腹膜后腹膜黏液性囊腺瘤

患者，女，57 岁。于 32 年前无明显诱因发现左上腹一肿物，偶而突出于皮肤，约“鸽蛋”大小，自行按摩后肿物消失，手术所见：腹腔内无腹水，腹膜后胰尾部扪及一大小约 20 cm × 18 cm 的囊性肿块、张力高，上方与膈肌、脾脏广泛粘连，下方与左侧横结肠粘连，胃、脾脏、左侧肾脏被推向前方。病理检查：左侧腹膜后肿物及粘连脾脏切除标本：近圆形肿物一块，体积 18 cm × 17 cm × 6.5 cm，肿物一端与脾脏紧密，粘连不易剥离，脾脏体积 10.5 cm × 8.5 cm × 2 cm，肿物切开有大量咖啡样黏液物质流出，囊内壁尚光滑，局灶有轻微隆起，隆起处体积为 4 cm × 3.5 cm × 2 cm，切面暗褐灰白相间，质中偏脆。脾脏切面及髓质清楚，质中偏软。

病理诊断：左侧腹膜后肿物及粘连脾脏切除标本，左侧腹膜后腹膜黏液性囊腺瘤。注：肿瘤呈巨大囊状，囊壁为纤维性，伴胶原化、钙化；囊壁一侧与脾脏粘连，脾脏充血；另一侧附有少量萎缩胰腺组织（需与源于胰腺的黏液性囊腺瘤鉴别，请结合手术所见其与胰腺关系）；囊内大量血凝块，局部见内衬黏液上皮，单层或小乳头状，无明显异型。

影像资料见图 1-1-3。

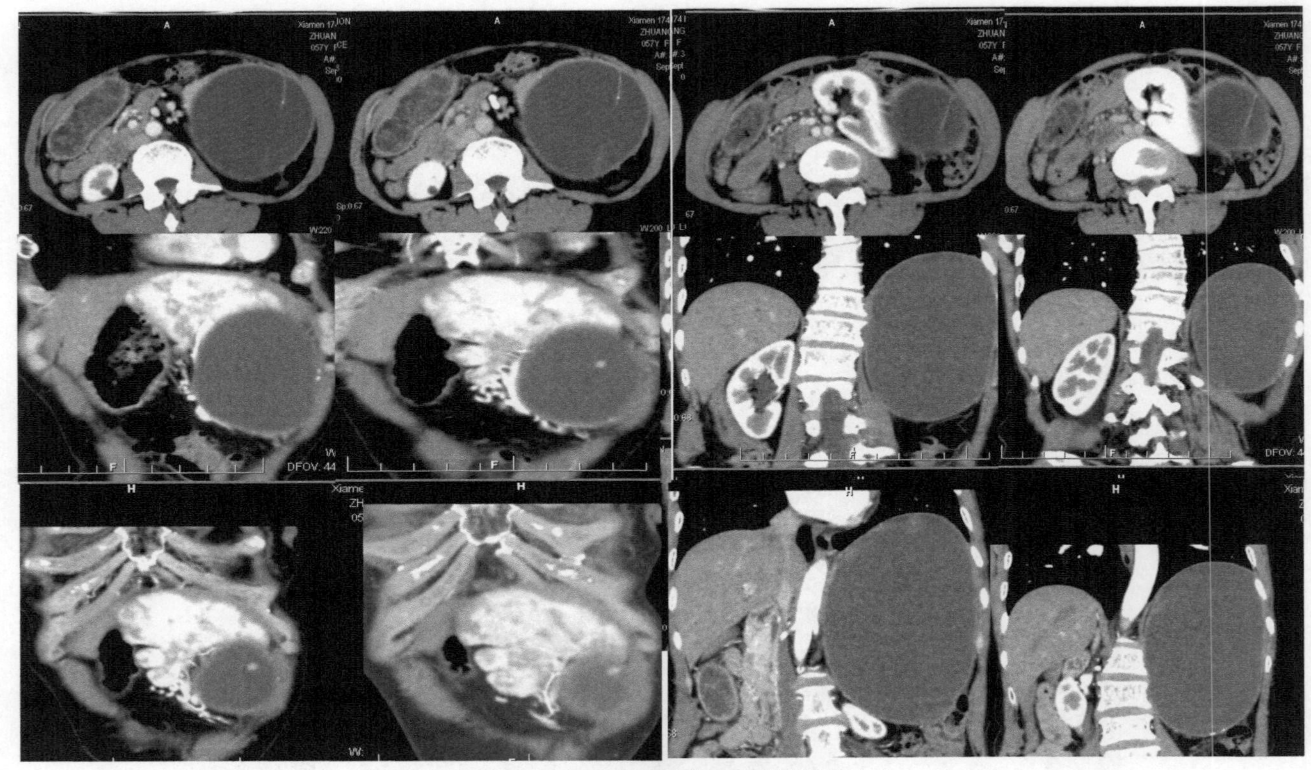

图 1-1-3 左侧腹膜后腹膜黏液性囊肿瘤

第六节 腹膜播散性平滑肌瘤病伴乙状结肠腺癌

患者,女,41 岁。发现盆腔包块伴下腹痛 1 个月入院。

1. 冰冻与常规病理

(1)盆腔病灶:棕黄色脂肪样组织一块,大小 5 cm × 2.5 cm × 0.5 cm,表面散在灰白颗粒状物,直径 0.2~0.3 cm,切面灰白,质韧,其余脂肪组织切面棕黄,质偏软。

(2)右附件;灰白色结节样肿物一块,大小 7.5 cm × 6.5 cm × 4.5 cm,表面呈脑回状,切面灰白,质中,呈编织状,界清;肿物一端附有输卵管一条,长 6 cm,切面管径由针尖大至 0.1 cm,壁厚 0.1 cm,可见伞端,另附有卵巢组织一块,大小 3 cm × 2.5 cm × 1.5 cm,切面灰白灰黄,质中。

(3)部分乙状结肠:肠管一段,长 10 cm,一切缘周径 6 cm,另一切缘周径 9 cm,距一切缘黏膜面见一不规则隆起,大小约 1.2 cm × 0.5 cm × 0.5 cm,切面灰白,质中,侵及全层,肠外膜及肠周灶区密布灰白色颗粒状物,直径 0.1~0.3 cm,另可见灰红色组织一块,大小 4 cm × 2.5 cm × 0.7 cm,表面现象散在灰白色颗粒状物,直径 0.2~0.7 cm,切面灰白,质中,与周围界清。

2. 冰冻病理诊断 第一次送检:盆腔病灶切除标本,送检为脂肪样组织,其中检出数量众多的灰白色平滑肌瘤样结节,需做石蜡切片及免疫组化检测进一步协助诊断,明确病变类型;第二次送检:右附件切除标本,梭形细胞肿瘤,疑似平滑肌瘤;卵巢见黄体结构伴出血;输卵管组织呈慢性炎症;以上需做常规石蜡切片及免疫组化检测进一步协助诊断,第三次送检:部分乙状结肠切除标本,浸润性腺癌,可见癌组织至少侵犯至肌层,另在肠管外膜及肠周检出数量众多的灰白色平滑肌瘤样结节,与前面送检结节图像一致,以上待做常规石蜡切片及免疫组化检测进一步协助诊断。

3. 常规病理诊断 ①盆腔病灶切除标本,于纤维脂肪组织中见多量平滑肌瘤样结节,考虑腹膜播散性平滑肌瘤病,待做免疫组化检测进一步协助诊断;②右附件切除标本:平滑肌瘤;卵巢见黄体结构伴黄体囊肿形成;输卵管组织呈慢性炎症;③部分乙状结肠切除标本:隆起型中分化管状腺癌,侵及外膜纤维脂肪组织,可见疑似脉管内癌栓,肠管两端切缘均为阴性,肿瘤细胞预后及耐药检测待免疫组化报告,肠周检出淋巴结 9 枚,均未见转移;肠周多发散在平滑肌瘤样结节，组织图像与送检的盆腔病灶相同，可见癌组织累及。免疫组化检测：①阳性，Actin，SMA，Calponin，H-caldesmon，Ki-67（+，<1%）；阴性，CD117，CD34，COG1，S-100，SOX-10；ERCC1（3+），TOPO Ⅱ（3+），P-gP（2+），EGFR（+），VEGF（+），Ki-67（+，约80%），Tubulinb（+）；②阴性，5-FU，CD34。免疫组化诊断：1. 盆腔病灶切除标本，免疫组化检测结果支持腹膜播散性平滑肌瘤病；②部分乙状结肠切除标本，隆起型中分化管状腺癌，侵及外膜纤维脂肪组织，未见脉管内癌栓，肠管两端切缘均为阴性，肿瘤细胞预后及耐药检测结果供临床参考。注：余详细情况见常规报告。

影像资料见图1-1-4。

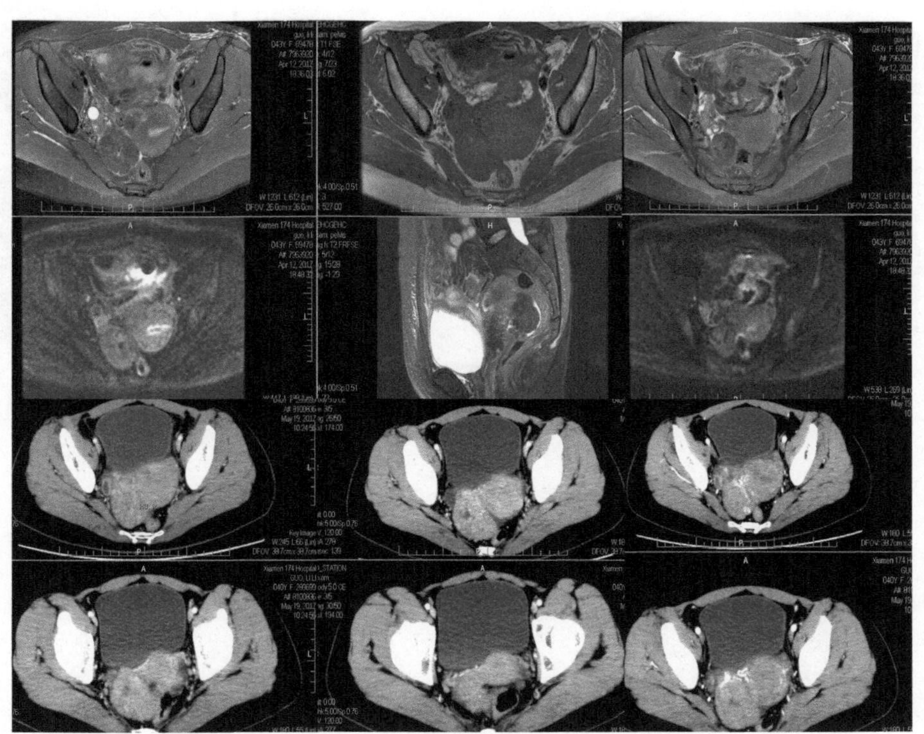

图 1-1-4　腹膜播散性平滑肌流体乙状结肠腺癌

第七节　腹膜恶性间皮瘤

患者，男，37岁。无明显诱因左腹部闷痛1 d入院。

病理检查：腹膜后巨大肿瘤切除标本，灰红色组织一堆，总体积28 cm × 18 cm × 4 cm。最大者为13 cm × 9 cm × 9 cm，切面灰白灰红色，质中；最小者0.3 cm × 0.3 cm × 0.1 cm。左肾切除标本，肾脏一具，重320 g，大小13.5 cm × 5.5 cm × 5 cm，包膜完整，易剥离，皮质、髓质分界清楚，肾脏壁厚2.6 cm，输尿管长0.5 cm，直径0.5 cm，肾周未检出淋巴结。常规病理诊断：腹膜后巨大肿瘤切除标本，腹膜后恶性肿瘤，伴广泛坏死，待免疫组化进一步明确诊断。"左"肾内未见特殊改变。

免疫组化检测：阳性，CK-P（+++），Vimentin（+++），CD56（+++），CD117（++），Calretinin（++），actin（+，局部少量细胞），MC（+，局部少量细胞），Desmin（+，局部少量细胞），Ki-67（+，约90%）；阴性，CK7，CK20，villin，Calponin，Myo D1，CD68，CD163，CD34，DOG1，NSE，CgA，S-100。免疫组化诊断：腹膜后巨大肿瘤切除标本，腹膜后恶性肿瘤，具有上皮与间叶双向分化的免疫表型，考虑为腹膜恶性间皮瘤，并需与滑膜肉瘤或肾外恶性横纹肌样瘤等鉴别。建议补充免疫组化标记或外地会诊，进一步明确诊断。

影像资料见图1-1-5。

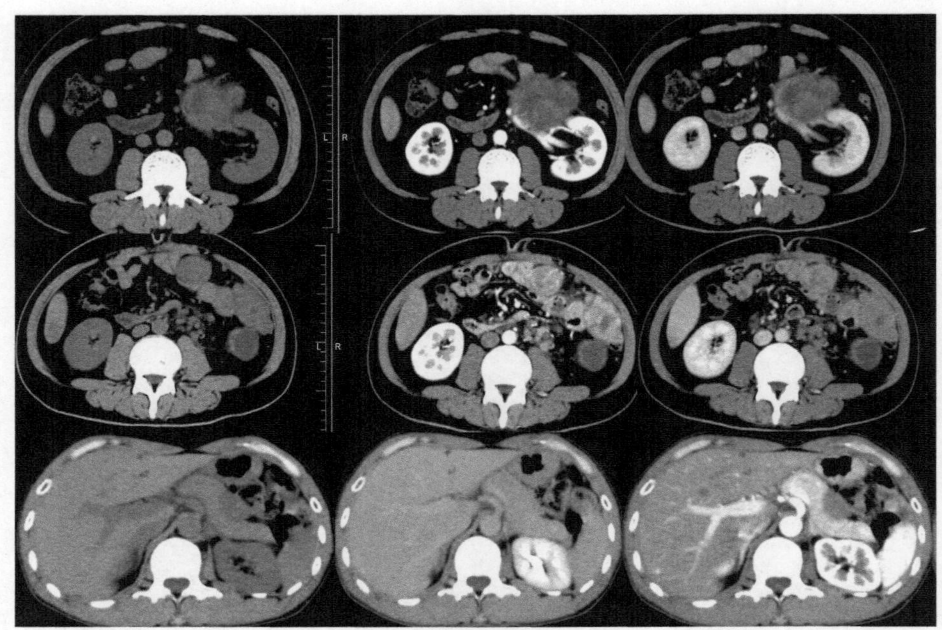

图 1-1-5 腹膜恶性间皮瘤

第八节 腹膜巨大血管平滑肌肉瘤

平滑肌肉瘤占软组织肉瘤的 5%~6%。好发生于老年人,较多见于皮肤、子宫、胃肠道及大静脉壁,而发生于腹膜后、肠系膜及大网膜者较少。一例原发于腹膜,实属罕见。

平滑肌肉瘤在组织学上有不同的恶性标准,以发生部位不同分为 3 组:皮肤和皮下组织平滑肌肉瘤、深部组织的平滑肌肉瘤、血管源性平滑肌肉瘤。

血管源性平滑肌肉瘤是少见的恶性肿瘤,其分布大致与血管内压力呈相反关系,即血管内压力低者血管源性平滑肌肉瘤发生率高,临床上常见发生于下腔静脉及其分支范围的血管平滑肌肉瘤。

临床症状和体征主要取决于肿瘤的位置、生长速度、侧支循环及引流血管所在的部位。

CT 表现为实质性不规则形结节状肿块,瘤体呈浸润性生长,与周围组织界线不清,部分病例有假包膜,可见瘤体内出血和坏死。增强扫描瘤体实质部分明显强化,囊变及坏死区不强化。该病最后确诊需术后病理诊断。

第九节 腹腔内纤维瘤病

患者,男, 48 岁,因间隙性上腹痛 10 余天,到当地医院行超声检查发现胰尾处占位病变,大小约 4.7 cm × 3.8 cm。

影像资料见图 1-1-6。

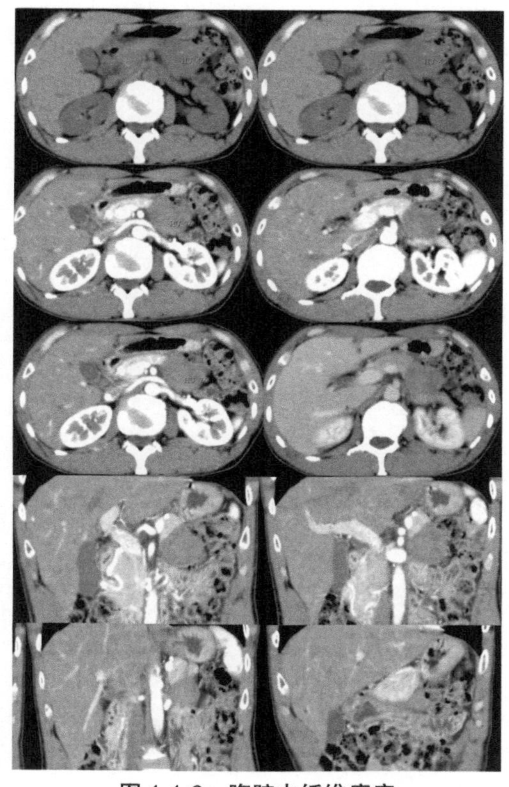
图 1-1-6　腹腔内纤维瘤病

病理检查：胰体尾肿瘤、脾及部分横结肠切除标本，灰褐色不规则组织一块，体积 8.5 cm × 5 cm × 4.5 cm，在中央区有一缺损区，大小 5 cm × 3 cm × 1.5 cm，肿物带有一段肠管，长 6 cm，直径 1.5~2.2 cm，肿物与肠管紧密相连，肿物切面灰白，质中；另带脾脏，大小 7.5 cm × 7.5 cm × 3.5 cm，切面紫红，未触及质硬区。常规病理诊断：胰体尾肿瘤，脾及部分横结肠切除标本，横结肠梭形细胞肿瘤，8.5 cm × 5 cm × 4.5 cm，类型待免疫组化确定，肿瘤累及胰腺边缘，结肠两端切缘皆阴性。“结肠吻合口”阴性。“胃壁”阴性。脾脏 7.5 cm × 7.5 cm × 3.5 cm，脾窦轻度充血。胰腺内部未见特异性改变，“胰上缘”淋巴结阴性，0/1。

免疫组化检测：阳性，梭形细胞 VIM（+），CD99（+，弱）；阴性，CD117，DOG1，SMA，S-100，CD34，CK，Bcl-2，Nestin。免疫组化诊断：腹腔内纤维瘤病。

注：①病变累及结肠肠壁肌层及胰腺边缘组织；②本病属于韧带样型纤维瘤病中的一个类型，可发生肠系膜、胃结肠韧带、大网膜或后腹膜，为中间型（局部侵袭性）肿瘤，有复发倾向。

第十节　左侧腹腔恶性孤立性纤维性肿瘤

患者，女，49 岁。影像资料见图 1-1-7。

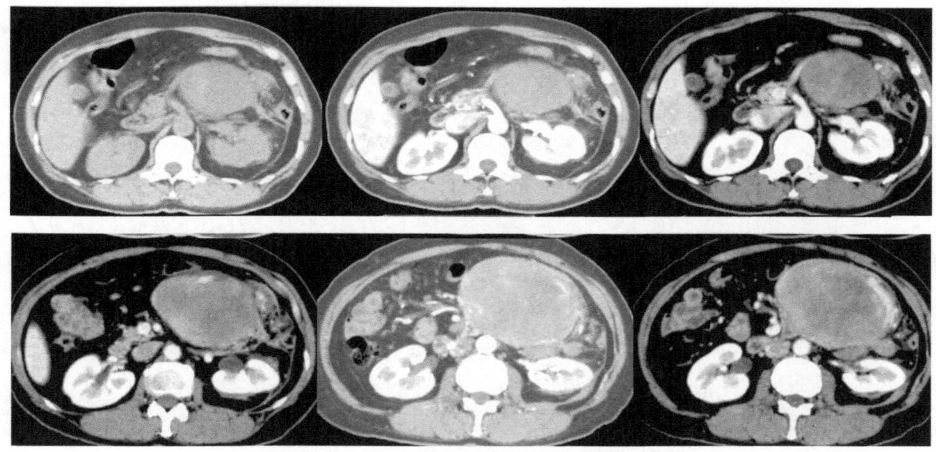
图 1-1-7　左侧腹腔恶性孤立性纤维性肿瘤

病理学检查：结节状肿物一块，大小为 16 cm × 12 cm × 9.5 cm，表面尚光滑，切面灰白灰黄，较均一，局灶灰褐色，质中偏韧。冰冻病理诊断：梭形细胞肿瘤，初步考虑间质瘤，需要做常规石蜡切片及免疫组化检测进一步分析；病理诊断：恶性梭形细胞样间叶源性肿瘤，待做免疫组化检测进一步明确其类型。

免疫组化诊断：结合免疫组化检测结果及组织学图像，符合恶性孤立性纤维性肿瘤。肠周及肠系膜未检出淋巴结样物。瘤组织侵及肠壁外纤维脂肪组织，但未侵犯肠壁。注意与胃肠道外间质瘤的影像和病理差异的研究。

第二章 腹腔积气、积液和出血

第一节 腹 腔 积 液

腹腔积液,一般称作腹水,水在我国似乎是液体的通称,从学术上讲,其概念不甚确切,它可以是漏出液,也可以是渗出液,甚至是血性液体,有鉴于此,本书一般不用“腹水”这个词,改用腹腔积液,泛指腹腔内积存的液体,只包含腹膜腔内积存漏出液和(或)渗出液。另外,腹腔积脓专指腹膜腔内积存的脓液,腹腔积血专指腹膜腔内积存的血液或含血液成分的血性液体,以示病理学和影像诊断学上的区别。腹腔积液在临床医疗工作中比较常见,其性质和来源关系到临床治疗方案的选择,它在影像学方面的表现应引起足够的重视。

一、影像学研究

(1)弥散与局限:有的腹腔积液比较弥散和广泛,常见于漏出液,如结核性腹膜炎、脏器穿孔所致腹膜炎、急性胰腺炎、腹膜癌等。有的腹腔积液比较局限,常见于腹腔脓肿(实应称作腹腔积脓)、腹腔血肿(实应称作腹腔积血)和少量游离性腹腔积液。其积液分布有一定的特点,如肝脓肿破溃入腹腔所致腹腔脓肿和腹部创伤所致腹腔血肿,均分布于原发灶邻近的腹腔间隙内,前者积液量一般不多,其体积常小于该单个积液间隙的解剖境界。

(2)性质和来源:各种性质和来源的腹腔积液的 CT 值波动范围较大,相互重叠,仅凭积液的 CT 值常难以确定积液性质和来源。有作者指出,漏出液的 CT 值一般小于 30 HU,提示在腹腔积液的 CT 值大于 30 HU 时,诊断漏出液应谨慎。CT 值大于 30 HU 者,常为感染(包括腹腔结核)、腹膜癌及腹腔出血等。

(3)腹膜改变:腹腔积液性质和来源不同,所合并的腹膜改变可有一定的差异。脏层和(或)壁层腹膜增厚见于感染性疾病(脓肿、结核、急性腹膜炎)和腹膜癌,有的腹腔脓肿合并腹膜增厚仅见于积液邻近的腹膜,部分脏器穿孔所致的急性腹膜炎的腹膜增厚只显示于穿孔处附近。腹膜增厚,合并结节以及网膜和(或)肠系膜的饼状改变,可见于结核性腹膜炎和腹膜癌。网膜和(或)肠系膜的斑片状改变,多见于急性胰腺炎和脏器穿孔所致的急性弥漫性腹膜炎,其中前者的网膜及肠系膜改变较散在和广泛,后者的网膜及肠系膜改变则多显示于穿孔邻近部位。

(4)肝周间隙积液:上腹部的腹腔积液分布常以右肝周间隙积液多见,这可能与肝周间隙所处的解剖部位有关。由于呼吸运动造成负压抽吸作用,加之仰卧位时右肝下间隙后份位置较低,故游离腹腔积液易积聚在右肝周间隙。此外,右侧结肠旁沟较宽,不像左侧有膈结肠韧带阻挡,故右结肠旁沟积液较易流向右肝周间隙。肝左三角韧带和肝右三角韧带的位置、长度及走行的影像解剖特点,对腹腔积液在左肝上区域的分隔化(分成左肝上前、左肝上后间隙积液)和右肝上间隙及右肝下间隙积液的分隔化,也起了比较重要的作用。

(5)小网膜囊积液:小网膜囊积液表现为部分积液和全囊积液两种类型,这除与小网膜囊内粘连并导致分隔相关外,还与将小网膜囊分为上下两部分的胃胰皱襞的高度、胃胰皱襞下方有无变异腹膜反折存在等有关。

二、不同疾病的表现

腹腔积液因性质和来源不同,部分病例可具有一定的 CT 表现特点,它们与其病理改变密切相关。

肝脓肿破溃入腹腔,引起腹膜充血、纤维素性渗出、坏死、粘连等病理改变，因而其 CT 扫描表现出积液量较少且较局限，腹膜增厚并组成其脓肿壁等。

急性胰腺炎时，除腹腔积液，其受累肠系膜和网膜充血，水肿，脂肪坏死灶形成钙化斑，故 CT 扫描可见肠系膜、网膜有广泛散在的斑片影。

腹腔脏器穿孔后，网膜向穿孔部位移动并包裹病灶，穿孔处肠系膜、网膜和腹膜充血，水肿，渗出，粘连，故 CT 扫描图像可见穿孔部位邻近肠系膜及网膜呈斑片状改变，腹膜也有一定的增厚。

结核性腹膜炎时，腹膜纤维素性渗出，粘连和散在结核性结节，致 CT 图像出现腹膜增厚，结节与腹腔积液合并存在。

癌肿腹腔播散和种植，可引起腹膜不规则增厚和出现癌结节等病理改变，CT 扫描也可见相应的表现。

创伤血肿可出现于腹腔出血部位，这与血液溢出血管后在局部迅速凝结有关。

肝硬化出现的腹腔积液一般均为漏出液，含蛋白较少，其 CT 值近似于水，通常都低于 30 HU。

第二节　不同性质腹腔积液

正常腹膜腔蕴藏着 75~100 ml 由腹膜间皮分泌的浆液性液体，过去这些积液很难被 CT 发现，但随着 CT 空间分辨力越来越高，这些稀薄积液也越来越常见。

（1）胃肠癌腹膜转移：CT 发现胃肠癌腹膜种植最常见的征象是腹腔积液，即使少量腹腔积液也是胃肠癌手术的禁忌证。然而，CT 发现少量腹腔积液有没有临床意义一直困惑着临床医生，要证实少量腹腔积液也是困难的，因为术中出血及生理盐水冲洗不可避免要与少量腹腔积液混淆。

有作者认为，CT 是判断脏器转移非常出色的影像学方法，但以少量腹腔积液判断腹膜种植不可靠。一组结肠癌肝转移和胃窦黏液腺癌患者 CT 检查在直肠乙状结肠周围发现少量液性低密度区，术前考虑有腹膜种植的可能，但手术探察除结肠癌肝多发转移结节外，腹膜、大网膜、肠系膜根部乃至盆腔两侧均未见转移结节。自然，肉眼未见转移也并不可靠，与之相比，镜下观察则更能说明问题。

2 例腹腔癌性转移患者或是表现为“冰冻腹腔”，腹腔内大量包裹性积液，腹膜、肠壁弥漫性增厚且强化，肠襻固定；或是盆腔积液内发现强化结节。故该作者认为中等量或大量腹腔积液的存在，肠壁、腹膜增厚巳强化，或发现存在于腹膜、肠系膜、大网膜的强化结节则是 CT 诊断肿瘤腹膜种植的可靠依据。

（2）肿瘤破裂出血：正常情况下，膈下区域受膈肌呼吸运动影响有一定的负压，少量生理性腹膜腔积液自下向上方流动，该组 2 例盆腔脏器肿瘤破裂因迅速大量出血来不及凝结，加之膈下区负压导致大量积液同时积聚于盆腔、膈下及上腹腔诸间隙内，但盆腔积液 CT 值要明显高于腹腔内及肝脾外周积液，这是由于腹腔，特别是肝脾外周积血因膈肌呼吸运动和附近肠蠕动，妨碍了血液凝固，并使血块迅速溶解所致，而盆腔局部区域血肿受此类运动的影响少，CT 值往往达 60 HU 以上，提示邻近有脏器破裂、出血，被称为“哨兵血块”。

（3）溃疡穿孔：该组 4 例溃疡穿孔病例均在盆腔直肠、膀胱及直肠旁偏右侧间隙发现少量积液，由于胃肠道穿孔导致肠内容物不同程度外漏至腹膜腔产生化学性腹膜炎，虽有网膜向穿孔部分移位、包裹病灶，但腹膜炎性反应积液无法完全局限，这些炎性纤维蛋白渗出液在体位和重力的影响下，特别容易流向人体立位时腹膜腔的最低洼处，即盆腔直肠、膀胱及直肠旁间隙。优先积聚于右侧，是因为右侧结肠旁沟远比左侧深、宽，以利于积液在右肝间隙和右髂窝之间通过右侧结肠旁沟流动，在工作中遇到临床怀疑胃肠穿孔的病例均作全腹 CT 扫描，密切关注这两个间隙积液情况，往往对诊断有很好的提示作用。

（4）肠破裂：该组 1 例直肠、乙状结肠破裂患者，腹腔积液 CT 值为 44~48 HU，手术证实小肠及结肠表面有许多粪性纤维素样沉着，腹腔内大量粪性渗液。结肠破裂后肠管内粪便外溢，产生化学性腹膜炎以及随后的细菌性腹膜炎，其腹腔积液 CT 值较高是因为渗出物的主要成分为粪性纤维素、细胞成分及其他炎性渗出物的原因。

（5）小肠糜烂坏死伴穿孔：腹腔积液 CT 值为 23~31 HU，手术所见为大量血性液体，应为小肠穿孔、出血、坏死,血液、炎性坏死组织刺激腹膜腔产生腹腔积液后形成的混合物,该例盆腔上部穿孔小肠壁内及穿孔周围脂肪间隙针尖样游离气体有助于小肠穿孔的准确定位。

(6)结肠穿孔伴肠系膜脓肿:该组1例乙状结肠穿孔伴肠系膜脓肿患者,CT表现为乙状结肠增粗,轮廓模糊,肠周脂肪间隙炎性渗出、粘连呈蟹足样改变,呈现炎性病变的一些特征。

(7)结核性腹膜炎:有学者认为,结核性腹膜炎患者年龄较轻,尤其是35岁以下者,临床表现以腹胀、低热为主。该组1例腹腔积液型结核性腹膜炎患者仅14岁,腹腔大量积液,CT值8~10 HU,这种低密度腹腔积液可能是免疫反应早期或处于疾病的早期阶段,腹膜、大网膜、肠系膜以充血、水肿、大量炎性渗出为主,此时肠管间无明显粘连,诊断主要依靠腹腔积液穿刺检验。

第三节 假性腹腔积液

(1)内脏漂浮综合征:Shi等(1979)介绍2例病人因为腹围增加,物理检查有移动性浊音和液体波,临床诊断为腹腔积液。腹部X线片显示磨玻璃样表现,小肠肠曲位置居中,肠间隔增宽,支持腹腔积液的诊断。然而,CT横断扫描却发现腹膜后和腹膜腔内脂肪堆积过多,两侧肾脏位置较正常靠前和靠外,小肠肠曲挤向腹中部。1例病人曾用过皮质类固醇,1例病人为肥胖。只从X线表现,诚如上述2例,很难将腹腔积液与脂肪积聚区分开来,因为X线平片只能观察间接征象,故难免不混淆。采用CT检查,对鉴别此类情况则有其独到之处,值得推荐。内脏漂浮大多由腹腔积液推挤,故常用其诊断腹腔积液,但需牢记,脂肪聚积也可将内脏“漂浮”起来。

(2)膈下脂肪过多类似腹腔积液:肝-肺核素显像是发现右膈下腹腔积液的一种敏感的检查方法。但许多原因均可产生肝-肺分离,Pozderac等(1979)报告1例类似腹腔积液的右膈下脂肪增多病例。膈下脓肿、肺灌注溢入右肺底、肝脏顶部局限性缺损以及肺下积液可引起核素显像上肝-肺分离。一些学者证明腹腔积液可引起核素显像异常,且在前方观察时可能与膈下脓肿混淆。还有作者提出要注意右侧观察对评价膈下腹腔积液的重要性,他描述一个提示腹腔积液的征象,即肝、肺的间隔由前向后逐渐变窄,这是因为液体在肝和右膈之间流动,后方受到冠状韧带的限制。

(3)系膜囊肿伪似腹腔积液:小网膜与系膜囊肿生长缓慢,有时显示无症状和(或)腹围不同程度的增加,这些囊肿的硬度宛如软组织。Mortensson(1971)报告1例1岁幼儿,X线腹部平片显示腹壁与腹内结构距离增加,症状一直很少,观察一年只见腹围增加,所有其他征象皆未见异常。进行肠系膜上动脉与腹腔动脉造影显示肝、脾与肠曲移位,腹壁与肝、脾的距离均增加;在钡灌肠检查时也发现同样的现象。手术见肠系膜有一松软的囊肿,来自于肝十二指肠韧带。术前曾怀疑此患儿为腹腔积液,但又有一些矛盾难以解释。

该作者强调指出,在腹腔积液的X线鉴别诊断时应想到网膜与系膜囊肿,尤其在症状甚少的患者更应如此。侧位腹部X线片或直立位X线束水平投照,超声检查与CT、MR扫描均有助于鉴别诊断。

(4)环形伪影类似腹腔积液:Jolles & Coulam(1980)在讨论腹腔积液的CT鉴别诊断时提到环形伪影可佯似腹腔积液。他们发现沿着肝的外侧缘有一低密度带状影,类似腹腔积液表现,究其原因方了解到此低密度带实为一环形伪影,乃由于CT扫描器中的X线探测器口径不当所致。

(5)新生儿的假腹腔积液:新生儿腹膜腔内发现腹腔积液有各种原因,某些情况下它是预示生命结束的恶性征兆,例如,中央性肠道充气的减少可反映胃肠道穿孔或(和)腹腔内出血,这常是新生儿致死的原因。有的病例,由于扩张充气肠曲甚少,或居于腹中部,或肠曲不完全扩张充气,可疑为腹腔积液。有作者建议,为评估新生儿有无高位胃肠道梗阻或穿孔,可给上消化道注入空气,以观察气体的走行、分布及是否逸出肠腔。

Johnson & Phillips(1981)指出,用此类技术还可确定有无上述腹部X线平片可疑腹腔积液的那种假腹腔积液。当空气注入不完全扩张的肠曲时,肠曲迅速扩张且分布为平常的状态,靠近两侧肋腹线,则可完全排除腹腔积液的诊断。

(6)液体充盈的十二指肠伪似右前肝下间隙积液:有作者报告,在超声检查右上腹的纵断和横断图像发现右前肝下间隙有液体积聚时,不要忘记可能是液体充盈的十二指肠肠襻,为区别二者,可让病人饮水,饮入水中的微小气泡通过十二指肠的蠕动在声像图上清楚可见,从而有助于鉴别。

(7)腹腔积液病人肝脏的假性病变:So mmer等(1979)报告1例腹腔积液病人在肝的右上前部分出现一回声区,类似转移性病变。改变超声换能器倾斜的角度常常可立刻澄清其肝脏是否为正常的肝组织的问题。

第四节　腹腔出血

腹腔出血可发生于各种紧急情况下,原因众多,包括创伤性和非创伤性2大类。CT能区分血液和其他液性成分,可作为腹腔出血病变重要的影像学检查手段。即使对于很少量的腹膜腔血性渗出,CT也具有很高的敏感性。通过分析各种CT表现,尤其是哨兵血块征、血管内对比剂外渗及肠系膜积液等特殊CT征象,可对腹腔出血做出准确诊断。

腹腔出血的原因:①创伤性腹腔出血,包括实性脏器损伤(主要为肝、脾及肾脏)、肠系膜或肠管损伤;②非创伤性腹腔出血,包括医源性损伤(手术并发症、手术区域、介入治疗位置或抗凝治疗病人和介入操作、抗凝治疗等)、肿瘤合并出血、妇科情况(卵巢囊肿破裂、异位妊娠、HELLP综合征等)及脉管性损伤(内脏动脉瘤和假性动脉瘤等)。

一、影像学研究

(1)哨兵血块征:CT具有显示和分辨低密度液体和高密度出血的能力。CT的密度测量能帮助鉴别单纯性腹水、活动性出血、近期出血引起的不凝血液、慢性血肿、胆汁、乳糜液等。创伤患者,自体止血机制使损伤的位置形成血凝块,凝结的血液CT值一般为45~70 HU。

CT图像上,最靠近出血点的位置出现高密度血肿,称之为哨兵血块征;反之不凝结的更低密度游离血液则位于离出血点更远的位置。哨兵血块征主要用于辨别创伤后多发损伤患者合并腹腔积血最严重的出血点,在非创伤性腹腔出血病例中也很有价值。

(2)血管内对比剂外渗:存在活动性出血时,CT增强扫描可显示血管内对比剂外渗,其CT值高于游离或凝结的血液,提示经静脉注射的对比剂存在于外渗的血液内。Shanmuganathan等(1995)对一组创伤性患者的研究中发现,外渗的对比剂CT值范围在85~370 HU,平均132 HU。虽然多数腹腔出血病例采用非外科手术处理能取得满意的结果,但CT增强扫描发现活动性出血则提示需要紧急栓塞或外科手术治疗,其意义重大。活动性出血表现的密度,可以局限性近似于动脉期主动脉内或邻近动脉内的密度影,也可以表现为匍匐状或无固定形态的混杂高密度区域。当调整软组织窗条件观察,活动性出血可能被误认为邻近骨骼密度或骨折改变;调整为骨窗条件观察,可防止这种混淆。

(3)肠系膜积液:肠管或肠系膜损伤的出血通常流入肠襻间区域,使肠系膜内异常液体具有特征性三角形。典型的肝或脾出血常从周围向下沿着结肠旁沟流入盆腔,而不进入肠襻间隙。因此,当确定腹水内存在三角形高密度区域时,应迅速寻找有无肠管或肠系膜损伤。

(4)膜腔解剖结构与腹腔出血:腹腔出血一般从损伤部位周围开始沿着解剖路径流动。典型的肝脏出血从肝周间隙和肝肾隐窝朝尾部方向,沿着结肠旁沟流入盆腔隐窝。女性流入直肠子宫间隙,男性流入直肠膀胱间隙。

同样的,典型的脾脏出血从脾脏周围间隙朝向尾部方向,沿着左侧结肠旁沟流入盆腔。大量的出血可以聚集在盆腔内。因此CT检查中隐窝结构的显示在腹腔积血诊断中很重要,某个区域少量的液体或出血可能只是腹腔内损伤的唯一征象,需要迅速、仔细地查看各实性内脏的影像学表现,判断有无出血。

另外,腹部实性脏器和周围腹膜间隙的相互关系也很重要。例如肝脏裸区紧挨着腹膜后间隙,肝损伤时很少有腹膜后间隙积液的单一征象表现;而腹膜腔内积液则常见于实性脏器损伤。当腹部创伤的患者CT检查时见到腹膜内游离性积血和(或)积液,而没有发现明确实性脏器损伤时,应考虑肠管撕裂或穿孔的可能。

二、腹腔出血的原因分析

1. 创伤性腹腔出血

(1)实性脏器损伤:脾脏和肝脏是最常见的腹部钝性创伤时损伤的脏器,分别在腹部钝性创伤引起的实性脏器损伤中占 40% 和 20%。损伤类型有很多,包括:实质内挫伤或血肿、包膜下血肿、撕裂伤和血管蒂损伤。CT 图像上发现熊爪征、晕征及轨道征的显示有重要价值。肝脏在钝性和贯通性创伤所致单独脏器损伤中最为常见。肝右叶,尤其是右叶后段,较左叶创伤常见,而尾叶损伤罕见。CT 可以准确诊断原发创伤的类型和程度,确定腹腔出血的存在和含量,检出损伤的并发症。CT 增强扫描时肝或脾内存在少量对比剂聚集和邻近的腹腔出血提示存在动脉损伤或假性动脉瘤形成的可能,需要急诊手术或血管介入处理。Poletti 等(2000)报道大部分脉管损伤存在较严重的肝裂伤,包括肝或门静脉分支,或来自活动性出血的位置,当出现这些征象时需要马上行血管造影术进一步诊治。Fang 等(1998)则指出了介入手术和肝、腹膜内出血或实质内对比剂外渗与腹腔出血之间的重要关系。

(2)肠管和肠系膜损伤:腹部钝性创伤患者可出现肠管或肠系膜损伤,二者通常同时发生,也可以单独出现。有时在机动车安全带相关的损伤中甚至可以见到肠系膜完全撕裂。由肠管损伤引起的腹膜炎、败血症和出血具有很高的发病率和死亡率。但临床上发现肠管损伤比较困难,只有 1/3 的患者早期体格检查出现腹壁强直、腹痛和肠鸣音减弱等症状。

腹膜腔内靠近十二指肠悬韧带节段的空肠和靠近回盲瓣节段的回肠是最容易受到创伤的,这可能与这些节段肠管较其他小肠位置相对固定有关。而且肠系膜近侧端通常较肠系膜游离端更容易受到损伤。

CT 在明确肠管和肠系膜损伤方面具有很高的准确性。不同学者在以前的 CT 报道中诊断肠管损伤的敏感度为 84%~94%,准确度为 84%~89%。肠管或肠系膜损伤的主要 CT 征象是肠襻积液,肠系膜血肿或渗出;CT 增强扫描时可见肠壁增厚和肠壁不连续及血管内对比剂外渗等。另外需要提到的一点是,虽然口服对比剂外渗在腹部钝性创伤患者中是很罕见的征象,但它却是肠管破裂的特异性征象。

2. 非创伤性腹腔出血　非创伤性腹腔内出血可以是自发性的,也可以是医源性的。自发性腹腔出血罕见于无外伤、外科或介入手术或抗凝治疗等情况,但常常因为漏诊没有得到正确诊治而产生严重后果。临床表现为剧烈腹痛和腹胀,血小板计数降低,甚至发生低血容量性休克。和创伤性腹腔出血一样,发现有无非创伤性腹腔内活动性出血至关重要。发现活动性出血时应该中止内科保守治疗而选择外科或血管腔内介入手术。在排除活动性出血后,应进一步仔细查找腹腔出血的原因。

(1)医源性腹腔出血:凡是通过腹腔的手术都可引发腹腔出血,即使最低限度的经皮穿刺介入或血管腔内介入也会偶发腹腔出血。使用肝素或华法林抗凝治疗的病人容易发生出血。抗凝治疗中最常见的是出血进入腰大肌和腹直肌内。还有报道抗凝治疗可以致肝或脾破裂及腹腔内出血。

(2)与肿瘤相关的腹腔出血:原发或转移性肿瘤破裂后出血可以进入腹腔,但并不常见。这种类型的出血最常见的原因是肝细胞癌或肝细胞腺癌引起血管过度生长造成的。在全球范围内,实质性脏器的原发恶性肿瘤中以肝细胞癌最常见。肝癌常发生于肝硬化或慢性肝炎病人,亚洲和非洲的肝细胞癌患病率高,其中 6.9%~14% 可发生破裂;这也是所有男性病人非创伤性腹腔出血最常见的病因。但在欧洲和美国很少见肝癌破裂。

巨块型肝癌位置较固定,在没有正常组织覆盖时容易发生破裂出血。所以肝硬化合并肝细胞癌的病人发生肝破裂出血的可能性较高。在这些病例中出血类型较广泛,从微小的肝内出血到包膜下出血和肝包膜破裂出血破入腹腔均可发生。血性腹水在几乎所有的病例中都可以存在。另外,坏死和出血很少发生在血管过多的肝肿瘤中,如肝血管肉瘤。血管瘤尽管比较常见,但与非创伤性腹腔出血无关。

实质性脏器转移性肿瘤自发破裂出血并不多见,通常表现为团块状腹腔内出血。肺癌、肾细胞癌、黑色素瘤的转移瘤病灶都可以引起腹腔出血。

引起腹腔出血的良性肿瘤常见于肝腺瘤,其发病与口服避孕药和雌激素治疗有关,常发生于长期口服避孕药的育龄期妇女。大的肝腺瘤容易出血,因为肿瘤壁的不完整,出血可以扩散到肝外或腹膜腔,可因伴发出血而危及生命。尽管有报告肝腺瘤恶性程度很低,但基于以上原因,还是主张外科手术切除。相反,局灶性结节增生通常不会引起腹腔出血。病理性脾破裂出血可见于病毒感染的并发症:

包括巨细胞病毒感染、疟疾或埃博拉病毒感染；先天性疾患；代谢异常，如高雪病或淀粉样变；少见病，如血管瘤病、血管肉瘤、白血病或淋巴瘤。出血与脾脏重量的增加有着直接的关系。有些脾大的病人有时即使发生类似向前倾倒这样轻微的外伤，也可能造成脾破裂出血。

3. 妇产科疾病的腹腔出血　妇产科疾病检查首选超声。然而，如果临床症状表现不典型，往往要求做 CT 进一步检查明确。育龄期妇女自发性腹腔内出血常见于生殖道疾病，其中最常见的是宫外孕破裂和卵巢囊肿破裂出血，少见于子宫内膜异位和子宫破裂。

育龄期妇女急性下腹痛最常见的原因是卵巢囊肿出血，通常是黄体囊肿或滤泡囊肿。出血进入卵巢囊肿内相对常见，而出血的卵巢囊肿破裂引起腹腔内出血少见。围绕在子宫和附件区周围的出血可表现为液性高密度影、混杂密度肿块伴高密度影，有时可以见到存在密度差异的液 - 液平面。异位妊娠可引起出血并危及生命，因此每一个育龄期妇女伴发腹痛和盆腔痛时要想到此病的可能。异位妊娠占妊娠的 1%，其 97% 发生于输卵管壶腹部（最常见）或峡部。如果人绒毛膜促性腺激素水平超过 2 000 U/L、无宫内妊娠，发现卵巢区肿块应高度怀疑异位妊娠。异位妊娠发生的腹腔出血不一定表现为输卵管破裂。然而，液体积聚越多，输卵管破裂的可能性则越大。

HELLP 综合征是围产期发生的溶血、肝酶升高及血小板降低的一系列综合征。合并 HELLP 综合征和其他并发症的病人 20%~40% 会发生弥漫性血管内凝血，包括肝梗死、肝血肿、肝破裂和胎盘剥离。CT 可以发现肝包膜下出血、肝破裂和腹腔内出血。肝梗死的 CT 表现为肝边缘楔形病灶，灶周有低密度影，无占位效应。

4. 血管源性腹腔出血　来源于血管病变（如腹主动脉瘤破裂）的腹腔出血比腹膜后出血少见。然而，大破口的腹主动脉瘤会造成出血扩散到腹膜腔。脾动脉瘤占到内脏动脉瘤的 60%。女性发病是男性的 4 倍，特别是怀孕期间脾动脉瘤容易发生破裂。3%~10% 的脾动脉瘤可出现自发性脾破裂，死亡率高，接近 36%。肝动脉瘤为第二大常见的内脏动脉瘤，约占 20%。年轻病人发生内脏动脉瘤时应该做全面检查以确定有无系统性血管疾患，最显著的就是Ⅳ型埃 - 丹综合征。它表现为自发性动脉瘤破裂，也可以因为穿刺造成动脉瘤破裂，所以禁忌进行动脉造影检查。另一种少见的由于脉管损伤造成的腹腔出血来源为胰腺炎，在 CT 检查中也需要引起注意。

腹腔出血的原因众多，虽然超声是其主要的常规检查方法，但 CT 成像速度快且更能接近于出血点，所以 CT 应用于此类病变评价日益增多，可以作为其重要的影像检查手段。通过所见的各种 CT 征象分析有无腹腔出血、出血的部位及程度，为临床提供准确信息，以决定临床最佳的处理方法，其意义重大。

三、如何避免误诊

（1）关于腹部血肿吸收期的 CT 表现分析：腹部急性期血肿诊断容易。吸收期血肿若无明确病史，诊断往往比较困难，容易和肿瘤相混淆，引起误诊。颅内吸收期血肿表现典型，融冰征是其重要的影像学表现。腹部吸收期血肿是否有类似影像学特征表现呢？

一些作者报告 11 例腹部血肿吸收期的 CT 表现，其中 4 例 5 例血肿动脉期病灶边缘呈环状强化，中心呈稍高密度，越往边缘密度越低，门静脉期病灶密度未见明显变化；血肿平扫病灶中心呈稍高密度，越往边缘密度越低，边缘模糊，增强扫描病灶边缘呈环状强化，中心不强化，与颅内吸收期血肿表现一致；1 例血肿平扫病灶似呈等密度，增强扫描呈环状强化，调节窗宽、窗位，病灶中心呈等密度、稍高密度，越往边缘密度越低，边缘模糊；1 例血肿平扫呈低密度，增强扫描呈环状强化。

（2）颅内血肿：出血后 3~7 d，血肿内血红蛋白发生破坏，纤维蛋白溶解。这种病理改变从血肿周边向中心发展，形成所谓融冰征。表现为高密度血肿边缘模糊，密度减低，淡薄，周围低密度环影逐渐扩大，血肿高密度影向心性缩小。

血肿根据出血时间长短，分为急性期血肿、吸收期血肿及囊变期血肿，吸收区血肿一般为 2 周至 2 个月。一般认为 3~7 d 后血肿吸收并出现 CT 图像上的密度改变。

（3）腹部急性期血肿诊断较容易，吸收期血肿及囊变期血肿常常因为无明确病史而诊断较困难，容易误诊。该组所搜集的 11 例腹部血肿，平扫病灶中心密度较高，越往边缘密度越低，边缘模糊，增强扫描病灶边缘呈环状强化，中心不强化，符合血肿吸收期的特点,但由于腹部实质器官 CT 值较高(如肝脏 40~60 HU),相对于实质器官密度,血肿中心仅表现为稍高密度、等密度或稍低密度,与颅内血肿中心表现为高密度或稍高密度有区别,但血肿由中心向周围密度减低的分布规律存在,仔细观察或利用窗技术仍可发现。

部分病例显示囊肿出血也可表现为融冰征,因此可推断融冰征不能作为腹部血肿病因诊断依据。部分血肿出血时间太长,而呈等密度、低密度,不表现为融冰征。腹部血肿若表现为混杂密度灶,可能为反复少量出血所致,其吸收期表现不典型,诊断较困难,是否会出现多灶性融冰征,有待进一步证实。

综上所述,融冰征是腹部吸收期血肿的重要征象,具有重要的诊断价值,但不能作为腹部血肿病因诊断的依据。

第五节 腹腔积气的鉴别诊断

有腹腔积气,也不一定是十二指肠穿孔,需详细询问病史,如临床无明确的体征,尚需考虑可能存在下列情况,以免不必要的手术探查。

人工气腹或人工气胸后发生的腹腔积气。

(1)手术后残留的腹腔积气:成人手术后腹腔积气一般可持续 1~2 周,有的甚至长达 20 多天;婴儿与儿童手术后腹腔积气吸收较快,一般在 24 h 内消失。

(2)腹腔穿刺:空气有时可经穿刺针头潜入腹腔。

(3)经输卵管进入的空气:成年女性输卵管通气术后;成年女性取膝胸卧位作检查,或产后锻炼腹肌,腹腔脏器向头侧下沉,以致盆腔内形成负压,空气得以自外界经输卵管窜入腹腔;因妊娠或其他原因引起严重的呕吐,在腹腔内形成高负压,经输卵管吸引外界空气至腹腔内;阴道冲洗也可能有气体进入腹腔。

(4)口腔手术或拔牙后:空气可自空缺处进入颈筋膜间隙,窜入纵隔后,沿着血管周围间隙及食管的径路进入腹膜后间隙。如气体压力不断升高,则可能穿破后腹膜进入腹腔,形成腹腔积气。

(5)肺炎和肺外伤:偶尔也可引起胸腔积气、纵隔积气及腹腔积气。肺内析出的气体经膈肌食管裂孔,或主动脉裂孔进入腹膜后间隙,一旦穿破就形成腹腔积气。如胸部 X 线检查发现有肺炎和肺外伤改变,同时呈现腹腔积气者,应想到这种可能性。

(6)肺 - 腹腔窦道形成:肺底部肺大疱破裂,或支气管 - 胸膜瘘,偶可穿通横膈,形成肺 - 腹腔窦道,气体持续由肺泡或支气管进入腹腔。注意肺底部的病理改变,如有可考虑此种可能性。

(7)子宫、输卵管破裂:子宫、输卵管可由于本身的病理改变,导致自发性破裂而产生腹腔积气。此外,尚可有医源性的原因,如刮宫术引起的子宫破裂。

(8)肠壁气囊肿破裂:腹部平片在肠壁上可见有多数含气小囊的透亮影,颇为特异。此类囊肿破裂后可产生腹腔积气。

(9)急性腹膜炎:由产气细菌所致的急性腹膜炎,可在腹腔内产生大量的游离气体,有的称为产气性腹膜炎,此类病人临床症状较为严重。

第六节 膈下游离气体与假性腹腔积气鉴别

在膈下游离气体量较少时,特别需要与假性腹腔积气鉴别,可嘱病人稍向一侧弯腰,作倾斜位观察,可见其有一定的移动性,而假性腹腔积气则无移动的现象。

假性腹腔积气有以下几种。

(1)膈下脂肪垫:膈肌下方附有脂肪组织,其厚度因人而异,肥胖者较厚。直立位在膈下区呈现条状透亮影,似腹腔积气征象。但转变为仰卧位时,该透亮影仍如前不变,无移动性,不难鉴别。

(2)分叶状膈肌:膈肌呈分叶状者,在正位片有时表现为透亮带,很像腹腔积气,但在侧位观察,膈下并无透亮带影。

(3)胃泡:膈下胃泡巨大者颇似腹腔积气,尤其是胃扩张的病例。膈下游离气体可勾划出肝脾的上缘，如不能衬托出脾上极者，多考虑为胃泡。

（4）内脏反位：内脏反位者可在右侧膈下见胃泡充气影，如看到右位心，肝脏阴影也不在右上腹者，应考虑为内脏反位。

（5）膈下脓肿或肝脓肿：在膈下或肝区可显示包裹性充气影，有时呈气液平征象，也可误认为腹腔积气。但是，在转变体位时，气影位置不改变，而游离积气则是游离可移动的。在脓肿，患侧膈肌多有抬高，运动受限，并可伴存胸膜反应。

（6）间位结肠或间位小肠：这是指结肠或小肠介于横膈与肝脏之间，从而可在膈下形成不规则的透亮带，需与腹腔积气鉴别。在积气的中间，常可见有结肠袋或小肠环状皱襞的阴影，并且，肝上缘不清晰。

（7）肺气肿：气肿的肺组织投影于膈下区域，所见有时很像游离积气，需注意鉴别。

第七节　气肿性膀胱炎伴气腹

气肿性膀胱炎是在膀胱炎的基础上，膀胱壁内出现气泡为其特征，是膀胱急、慢性炎症罕见的特殊类型。发病原因主要是尿路感染和尿路梗阻，主要好发于患有糖尿病的老年女性患者。老年女性泌尿生殖道短而宽，与有大量细菌寄居的肛门接近，而且老年女性绝经后泌尿生殖道黏膜发生退行性变，上皮萎缩，糖原含量减少，乳酸杆菌数量减少，IgA及有机酸分泌减少，局部抗菌能力降低，易发生泌尿生殖道感染。

本病与糖尿病密切相关，原因是在尿糖增高的情况下，更有利于膀胱内细菌生长，细菌酵解葡萄糖产生膀胱内气体，在尿路通畅时，气体可以随尿液排出。一些作者认为高压下膀胱腔内气体可反流入壁内，在尿潴流膀胱高压情况下，气体经炎症破溃或插管损伤处逆行壁内形成气肿性膀胱炎，所以本病也可见于置导尿管后或膀胱穿刺患者。1例患者为老年女性，血糖明显升高却从未进行过治疗，发病前有尿路感染及梗阻症状，亦证明糖尿病、尿路梗阻为本病的主要致病因素。

绝大多数作者认为，大肠埃希菌、产气杆菌和变形杆菌等为本病的致病菌，但该例患者为肺炎克雷白菌。肺炎克雷白菌是引起医院感染最常见的临床条件致病菌之一，不仅可以引起肺炎，也可以导致肺外感染，包括肠炎、脑膜炎、尿路感染和败血症。McCabe等（2004）报道1例肺炎克雷白菌感染的气肿性膀胱炎。

气肿性膀胱炎的临床表现无明显特征性，诊断主要依据影像学检查。由于气体可位于膀胱腔内、壁内及壁外，因此，X线片能发现膀胱影增大，小骨盆腔内见非肠腔内的气体，呈串珠状或不规则分隔状气泡影，一般以膀胱周围最明显，但气体量较少时，不易与正常肠腔内气体区分，诊断较困难。

而CT对小气泡显示要明显优于X线片，且还可以清楚显示气体与膀胱的关系，气体在膀胱腔内可见气液平，气体在膀胱壁内和壁外时，CT可见膀胱壁有泡状气体影，部分连成串珠状，膀胱壁外周可有1~1.5 cm的气体带，膀胱壁内缘毛糙。但是如气体量不多或无明显液平时，低窗位、宽窗宽的气腹窗可明显提高病变的显示。气肿性膀胱炎的CT增强表现，增强后除了更清楚地显示增厚、强化的膀胱壁外，对壁内的小气泡亦较平扫显示清楚。

该例患者除了气肿性膀胱炎外，由于炎症引起膀胱顶壁及局部腹膜糜烂、少量坏疽，导致膀胱内的气体从破损处进入腹腔，从而引起气腹，非常容易误诊为消化道穿孔。

因此，膈下游离气并不是诊断消化道穿孔的唯一标准，对一些老年女性糖尿病患者，应注意盆腔内有无腔外异常气体，并结合临床表现及CT检查，以明确气肿性膀胱炎的诊断。

第八节　关于气腹

（1）膈下脂肪蓄积导致假气腹：内生的和外来的皮质酯酮是脂肪蓄积于不通常部位的原因。类固醇治疗常使消化性溃疡的发病率上升，病人常有腹痛，甚至溃疡穿孔，进行X线检查时在真假气腹的鉴别上可引起混淆。

Mokrobisky(1958)首先报告膈下脂肪蓄积造成假气腹，7例病人皆因膈下脂肪垫引起，其中4例横膈叶片不规则。7例皆侵及左侧。该作者强调切线X线束的作用，指出横膈后份的膈下脂肪垫可见于胸部X线片上，横膈顶部及前份的膈下脂肪垫常见于腹部X线片上，而且顶部及前份的膈下脂肪异常蓄积一般不见于仰卧或直立位胸部照片上。此类假性气腹常呈镰刀状或带状透光影，其厚度不等，1~4 mm，长度为10~50 mm，貌似膈下游离气体但又难以气腹进行解释，此类情况常无急腹症症状，偶尔也有，如Fataar & Schulman(1981)报告的个案，这纯系巧合；透光新月影常仅居左膈下，如为游离气体理应位于双膈下方，并且右膈高于左膈，更易存积气体；无人工气腹或腹部手术史或输卵管通气史；此透光带影不因病人体位改变而变化；有的透光带影并未位于膈顶正中下方，而偏向一侧，不符合气体向最高点汇聚的情况。右膈下也可有脂肪异常蓄积，但因肝脏位于该处，无左侧胃泡或肠气的比衬，难以在X线片上发现，然而CT扫描则可清楚地见到此类脂肪蓄积。

(2)误解的气腹：Chandler等(1977)将5个医疗单位16年所见的29例误诊气腹病案进行分析，复习回顾临床记录和X线检查资料，发现这些资料都支持气腹的诊断。29例分为两组，一组为真正的气腹，缺乏腹膜炎的迹象；另一组为假性气腹，即外来的阴影造成酷似膈下游离气体的影像。真气腹组11例，病种包含肠气囊症，新近的腹腔液体穿刺排放术后，气胸或(和)纵隔积气，剖腹术后腹腔内气体长期存留，其中3例做了完全可以避免的剖腹手术。假性气腹18例皆有腹部创伤史或(和)腹部脏器穿孔相符合的体征和症状，其中5例经受了不必要的剖腹术。

(3)产生假性气腹X线表现的情况：空腔脏器过多膨胀(是造成误诊最常见的原因)，膈下腹膜外脂肪线，基底肺不张，带有脂肪皱褶的偶发肋骨影，以及肝膈之间的间位肠襻。

真正的膈下游离积气在病人侧卧位时观察，积气有可能向不同的方向移动，并且游离积气理应位于横膈最高处的下方。应注意反复仔细观察横膈的分叶和空腔脏器的膨胀程度。

有作者认为，除溃疡穿孔外，气体从胃肠道逸出常常借助于胃肠壁之间的小裂隙，这多与内窥镜检查有关。从理论上讲，此类撕裂缝隙相当小，气体可逸出而液体和固体物质则难至腹腔。此类气腹在婴儿时期与肠气囊症容易混淆，且是一危险诊断而又甚为少见。坏死性肠结肠炎相当常见，当确认气腹时应行手术处理。

(4)倒“V”字征：Weiner等(1973)介绍3例气腹病人，指出倒“V”字征象是气腹X线诊断的一个新征象。在仰卧位照片，气体积聚于腹膜腔前部，其外界可为脐外侧韧带，它从脐走行向下外，形成倒“V”字形。此韧带内含有脐动脉残余，可以为单侧或成断片状。

气腹最可靠的征象为直立位或坐位的膈下积气。但病情不允许立位或坐位时，只能卧位观察，此时可能见到气腹另外的X线征象有：①看见肠的内壁和外壁，称作双壁征；②肝、脾外形为气体描绘出来的；③游离气体在仰卧位时可聚积于前腹壁深处而造成一卵圆形的透光的圆顶区，称足球征；④游离气体勾划出腹前部一些韧带的轮廓，例如镰状韧带、脐尿管以及脐外侧韧带。脐外侧韧带轮廓能否显现，依赖于腹膜腔内的气体量的多少，该韧带本身的大小、形状及明显与否。

第九节　诊断陷阱：含气肝脓肿破裂

产气性细菌感染引起的肝脓肿可见气体，CT诊断含气肝脓肿的报道较少，肝脓肿的死亡率现仍然高达30%，含气肝脓肿破裂引起的游离气体及腹膜炎是严重急腹症，危及患者生命，因此，及时、准确的诊断有利于疾病的处理与治疗。

由于患者症状和体征及X线片表现与胃肠穿孔有相似之处，极易误诊；立位腹部片对腹腔膈下游离气体显示率并不高，为70%~80%，有报道仅有48%。腹部立位片上很难鉴别是含气肝脓肿破裂所致的膈下游离气体还是胃肠穿孔所致。

另外由于脓肿含气量少和肝脏实质及肝包膜的阻隔，气体和液体游离到腹腔量较少，不易发现膈下游离气体。而CT对腹腔游离气体显示率高，可达95.6%，能清晰显示腹腔少量游离气体和腹膜腔积液，腹腔积液少见，对肝脏实质及肝脓肿气液平显示更是立位腹部片所不能及的，因此，CT 扫描有利于找到更多诊断依据。

一组 2 例病例的研究均明确显示肝组织前缘小的新月形气体密度影及腹膜腔积液和肝实质内大小不一的低密度影和气液平，从而易与胃肠穿孔鉴别。

由于临床工作中含气肝脓肿破裂较少见，当立位腹部片出现右侧膈下肝区气液平时易误诊为右侧膈下肠曲积气（如间位结肠），即使合并膈下游离气体，而且有明显临床症状和体征也易惯性思维考虑为胃肠穿孔以致于误诊。该组 1 例 X 线片上见少量膈下游离气体，右侧肝区见一 3 cm 长液平仍然误诊为胃肠穿孔，将液平解释为肠管反应性扩张或者郁张，另一例 X 线片无明显膈下游离气体，仅肝区气液平征象诊断为不排除产气菌引起的肝脓肿。

以上 2 例诊断的经验和教训，使我们认识到当腹部立位片发现右侧肝区膈下气液平和膈下少量游离气体，特别当患者有明显腹痛、腹膜炎体征时要怀疑本病的可能而行 CT 检查。由于 CT 能较好地显示腹腔积液和游离气体，而且患者有明显寒战，高热，白细胞明显升高，肝右叶多发低密度影，多个气液平，肝前缘见小的新月形游离气体，容易考虑到肝脓肿，不易误诊。与右侧膈下肠曲积气鉴别不难，右侧膈下肠曲积气以间位结肠多见，多能看到结肠带，症状和体征亦可帮助鉴别。含气肝脓肿破裂腹腔积气和积液量一般较少，CT 检查更敏感，有利于了解破裂情况，发现少量游离气体与胃肠穿孔鉴别。由于患者病情紧急未行增强扫描。

第十节 假性膈下脓肿

腹腔内空腔脏器穿孔和腹部手术后出现膈下脓肿在临床上并不少见，可是有时却有假的膈下脓肿出来引起诊断的混淆。Fataar & Schulman（1980）报告 5 例假性膈下脓肿，X 线平片均显示膈下脓肿的 X 线征象，实际上膈下却未见到脓肿，那些膈下积气、积液是位于小肠肠襻之内，或幽门梗阻的胃内，或肾切除术后腹膜后的积气。该作者强调，尽管膈下脓肿 X 线诊断并不很困难，但做出诊断时务必考虑全面，慎重为宜。

第十一节 纱布瘤

纱布瘤是较少见的医源性疾病，为手术过程中残留在人体内的医用纱布所形成的肿瘤样病变，最常见于腹腔，在上腹部尤甚，与其他肿瘤性病变鉴别困难，可引起诊断上的混淆。根据组织学和影像学特征，将纱布瘤分为囊性和实性两类，前者为纱布在人体内引起渗出或液化坏死并纤维包裹所形成的异物性脓肿，后者为异物性肉芽肿，病理上主要表现为肉芽组织增生和纤维化。

曾有作者报告阑尾切除术后数年右下腹出现鸡蛋大小包块，X 线检查见回盲部内侧一团密度增高阴影，呈卷发状，有少量钡剂进入其内并持续存在数日，该处肠段轮廓不清，互相粘连，不能分开，但可移动，考虑为肠粘连，肠肿瘤待除外，手术证实为纱布垫。分析纱布最初是被包围在邻近肠壁上，由于异物长期压迫肠壁以至破溃，使其进入肠腔。以后肠壁破口自愈，并与周围粘连。有作者统计文献报道腹腔纱布瘤 65 例，其影像学表现与其病理类型密切相关。行 CT 扫描的 49 例患者中，57%（28/49）的病变呈不均匀低密度，22%（11/49）为囊性密度，14%（7/49）为软组织密度，6%（3/49）为不均匀高密度影。8 例纱布瘤内可见斑点或片状钙化。增强扫描可见 64% 的病变呈不同程度的区域性强化。

行超声检查 42 例中，82%（23/28）的实性病变表现为低回声区，内有不均匀的，伴有或不伴有声影的强回声灶；其余表现为均匀的中等回声，类似于软组织肿块。64%（10/14）的囊性病变呈无回声区的类似囊肿表现，其余为内有不均匀强回声的低回声区。

有 7 例患者进行 MRI 检查，均表现为混杂信号强度。病变中的肉芽组织、渗出液和坏死组织呈 T_1 低信号和 T_2 明显高信号强度；钙化、纤维化以及异物纱布表现为 T_1 和 T_2 低信号强度；合并出血灶则为高信号。静脉注射 Gd-DTPA 增强的 5 例纱布瘤未见强化,另 1 例实性纱布瘤在周边部分呈明显的脑回样强化。

在 CT、超声和 MRI 图像上,所有纱布瘤病变均可见薄而完整的纤维包膜。

有作者报告阑尾切除术后数年右下腹出现鸡蛋大包块,X 线检查见回盲部内侧一团密度增高阴影,呈卷发状,有少量钡剂进入其内并持续存在数日,该处肠段轮廓不清,互相粘连,不能分开,但可移动,考虑为肠粘连,肠肿瘤待除外,手术证实为纱布垫。

分析纱布最初是被包围在邻近肠壁上,由于异物长期压迫肠壁以至破溃,使其进入肠腔。以后肠壁破口自愈,并与周围粘连。

综上所述,位于病变中央区的异物纱布具有以下较特征性的 3 点影像学表现:①超声在低回声病灶中呈强回声团,常伴有声影;② CT 表现为不均匀的中等密度病灶,且无强化;③ MRI 表现为 T_1 和 T_2 不均匀低信号。再结合其良性病变的特征和明确的手术史,则更有助于鉴别诊断。

第十二节　误诊病例简介:右下腹包裹异物性脓肿与右下腹囊实性肿瘤

腹部异物因异物性质及遗留部位不同,临床症状及影像表现不同。一般从术后开始即出现腹部不适,腹痛、腹胀、发热等,白细胞升高,体检多有压痛、反跳痛等体征。

有作者报告一例右下腹包裹异物性脓肿,该例影像学检查发现下腹偏右腹壁下囊实性肿块影,有分隔,边界清晰,病灶边缘、分隔及实性部分有强化,病灶内未见钙化、脂肪组织等,子宫右侧附件显示不清,因此很容易误诊为右下腹囊实性肿瘤,以右侧卵巢囊腺瘤可能性大。患者虽有剖宫产手术史,但术后 8 个月间并无腹痛、发热及手术部位红、肿、热、痛等炎症病史,因此造成了误诊。

该例患者术后 8 个月无任何症状及体征,实属少见。可能与异物主要位于腹腔外有关。如果患者近期有手术病史,腹部出现类似包块,临床症状轻微或无症状,应考虑异物的可能性。另外,本病还需与囊性畸胎瘤、错构瘤等囊实性肿瘤进行鉴别。

第十三节　分成小腔的气腹酷似肠壁内气体

详见本书 腹盆上卷第二十五篇第十章第四节　分成小腔的气腹酷似肠壁内气体。

第三章　腹膜其他疾病

第一节　原发性腹膜疾病

原发性腹膜疾病发病率低，但腹盆腔脏器多数病变累及腹膜和腹膜腔，这些病变主要分为炎症与肿瘤 2 大类，由于腹膜形态、组织成分具有特殊性，CT 诊断中常无法认识腹膜是否发生病变，或对受累腹膜范围估计不足，难以为外科治疗提供准确的信息，受累腹膜手术时未被充分处理，致病变残留、复发。在原发病变 CT 表现不典型、同时对受累腹膜异常表现认识不足的情况下，对原发疾病的诊断出现错误。

Okino 等（2001）细致阐述了小肠系膜根部的解剖与解剖标志，研究继发性疾病累及该处的 CT 表现与向周围传播的途径；其他文献多为腹膜肿瘤与腹膜结核的回顾性分析，非特异性腹膜感染、炎症与肿瘤性病变的鉴别诊断方面报道较少。

1.5 种表现：有作者将一组 63 例原发性腹膜疾病患者 CT 表现基本上归为：①磨玻璃样改变；②线条状腹膜增厚；③粗乱不均的条索与结节；④软组织肿块；⑤饼状腹膜等 5 种。其中，以磨玻璃样改变，与粗乱条索、结节改变在鉴别诊断上有意义，前者主要见于炎症，CT 图像的特点为病变纤细模糊，病理改变为小血管充血，纤维组织增生，炎性细胞渗出；后者主要见于肿瘤，CT 图像的特点为病变边缘清楚，其病理改变为粗乱排列的胶原纤维与肿瘤细胞团。

另外，磨玻璃样表现需与肝硬化所致的腹膜水肿鉴别，后者多于系膜根部、腹膜后见结节样、片状高密度区，边缘模糊，部分似肿大的淋巴结。

线条状腹膜增厚可见于炎症与肿瘤，单靠此征象无法对两者进行鉴别，原发病有助于诊断。软组织肿块与饼状腹膜多由肿瘤所致，软组织肿块 CT 表现为密度均匀，病理成分为与原发瘤相同的瘤细胞与间质组成，饼状腹膜 CT 上见散在分布的脂肪密度区，病理为肿瘤细胞与腹膜脂肪相间隔。在少数肿瘤病例，肿瘤所致腹膜病变也有磨玻璃样 CT 表现，是因为合并有炎症，另有少数病例的粗乱条索与结节、软组织肿块及饼状腹膜为炎症，主要是因为纤维瘢痕与肉芽组织增生、粘连所致，但炎症时，病变边缘常常模糊不清，周围腹膜可见磨玻璃状改变；而在肿瘤，则腹膜病变边界与周围脂肪分界相对清楚，即使有周围腹膜病变，也为边界清楚的粗乱不均的条索与结节。

（2）4 种类型：目前国内外腹膜 CT 表现均按 Cooper 等（1986）分型，即：污垢状腹膜改变；肿块与结节状改变；饼状腹膜；腹腔积液等。

一些作者提出在 CT 表现中，可将 Cooper 分型中的 1 型污垢状腹膜分为磨玻璃样改变与粗乱的条索与结节，以便更细致地对炎症与肿瘤性病变进行鉴别。值得提出的是，该组病例肿瘤侵犯腹膜时，病理上见瘤细胞生长的同时，伴有远侧腹膜与炎症不同的粗乱的胶原纤维增生，这是属于机体防御反应，还是肿瘤转移病变的一部分，尚无从定论。

另外，有作者通过对 5 例结核性腹膜炎患者的 CT 表现观察，发现结核性腹膜炎的 CT 表现具有多样化，可见磨玻璃样、粗乱条索与结节、肿块和饼状腹膜，与肿瘤难以鉴别，这与它的病理基础密切相关。其病理改变可见渗出与增生性改变，渗出与轻度增生在 CT 上为炎症征象，结核性肉芽肿干酪样坏死团块似肿瘤样 CT 表现，但病变内见钙化灶与病灶边缘模糊可帮助诊断。一些学者通过腹膜腔碘水造影，显示腹膜转移瘤，此方法虽然对显示腹膜病变，特别是对显示壁层腹膜病变有价值，但属于创伤性检查，患者不易接受。

为了CT能较清楚地显示腹膜与病变,有作者研究首先测量了1组正常人的腹膜CT值,并与病变组腹膜的CT值对比,可见当腹膜发生病变时,CT值平扫会增高。同时调整窗宽、窗位,以便在不行腹膜腔造影时,CT能更好地显示壁层、脏层腹膜情况。

第二节 腹膜腔囊性病变

1. 腹膜腔与腹腔 腹膜腔是腹膜壁层和脏层在腹腔内相互连接、融合形成的腔隙,腹膜腔与腹腔在解剖学上是两个不同的概念。腹腔内包含胃肠道、肝、胆、胰、脾以及泌尿、生殖等系统的一些器管和组织,还有这些器管和组织之间的一些腹膜的皱褶结构,如大、小网膜,肠系膜,韧带,以及在它们之间穿行的血管、淋巴、神经等。

腹膜腔也是腹腔的一部分,它是由紧贴于腹腔壁上面较厚的壁层腹膜和覆盖于脏器的表面呈半透明状菲薄的脏层腹膜相互连接、融合形成的。腹膜属浆膜组织,腹腔内所有的脏器均位于腹膜腔之外,一些部位的腹膜在CT上不易显示。腹膜腔可划分为上腹膜腔、下腹膜腔和盆部腹膜腔。也可分为大腹膜腔和小腹膜腔两部分,小腹膜腔也称网膜囊,它是小网膜(由肝门移行至胃小弯、十二指肠上部的肝-胃韧带和肝十二指肠韧带构成)后方的一个间隙,借网膜孔(Winslow孔)与大腹膜腔相交通。腹膜腔左侧的胃肝隐窝、胃脾隐窝、脾肾隐窝、肝肾隐窝,还有直肠子宫(直肠膀胱)隐窝为腹膜腔在背部的最低处,易积液。

2. 影像学研究 腹膜腔间隙里单纯的浆液性、黏液性囊肿,CT表现多为边界清晰、呈水样均匀密度的囊性包块,其包膜可有轻度强化或见到纤细的滋养血管,而黏液囊腺瘤或黏液囊腺癌则表现为囊壁不均匀增厚,囊壁有强化的结节影。发生在网膜和系膜上的浆液性或黏液性囊性肿瘤,其形态可随胃肠道的蠕动而改变,有作者报告12例病人,其中有3例贴附并顺着网膜和系膜爬行生长,呈蔓藤飘浮状。而生长在胃、脾、肾间隙和胃、肝等组织间隙内的囊性病变,则其外形和境界受周围邻近组织结构的限制而不同,且有一定的张力感。肠系膜囊肿常见于小肠系膜根部,有一定的活动度,检查位置可有变化是它的特点。若黏液囊性肿瘤(包括阑尾、卵巢黏液囊性肿瘤)破裂,黏液流入腹膜腔时,就会形成腹膜腔假性黏液瘤,术中可见大量透明的胶冻样黏液。

典型的腹膜腔假性黏液瘤CT可见肝、脾周边波浪样或扇贝状水样密度影,黏液也可在盆腔和结肠下间隙积聚。腹膜腔间皮瘤起源于腹膜间皮细胞,均为恶性,可为实性、囊性和囊实性。该组3例为囊性,表现在腹膜腔间隙里的囊性肿块,若间皮瘤发生在网膜和系膜上,可见网膜和系膜呈僵硬、收缩表现,周围肠管固定、集中,呈扇形分布。

先天性腹膜腔淋巴管瘤很少见,腹膜腔淋巴管瘤多数为胃、脾、肾及肠腔等脏器及系膜和网膜上淋巴管的炎症、堵塞、扩张而引起,该组4例腹膜腔淋巴管瘤位于胃、脾、肾间隙和胃肝间隙。腹膜腔血肿表现为腹部器管间隙内边缘清晰的囊性肿块,CT值略高于水,多发生在上腹膜腔。

腹膜腔脓肿多见于腹腔手术后高热不退的患者,CT可在手术区域发现囊性包块,与其他腹膜腔囊性病变相比较,它有环形强化的稍厚的壁,急性期囊腔内有时可见小气泡影,这些是它的特征性表现。发现手术区域脓肿后,应进一步通过CT检查胃肝隐窝、胃脾隐窝、脾肾隐窝、肝肾隐窝、直肠子宫(直肠膀胱)隐窝以及结肠旁沟等处,寻找位于腹膜腔较低部位可能存在的脓肿。

3. 鉴别诊断 腹膜腔囊性病变需与腹腔脏器和腹膜后腔的囊性病变相鉴别,如胰腺、肝、脾、肾等实质性脏器和卵巢、阑尾等器官的囊性病变相鉴别。

胰腺的囊性病变最多见于假性囊肿,结合有胰腺炎病史可资鉴别,部分胰腺的囊性病变在CT的多平面重建图像上可显示囊灶与胰管相通。肝、脾、肾等实质脏器位于包膜下的囊性病变和卵巢、阑尾的囊性病变也可根据临床病史和CT的多平面重建图像鉴别。

一些作者通过观察腹膜的各种CT异常表现来鉴别腹膜的炎症与肿瘤性病变,但该组未发现有相邻腹膜的异常表现。有作者用腹膜腔碘水造影来显示腹膜腔和腹膜腔病变,但此法系创伤性检查,患者不易接受,且易引来腹膜腔广泛的粘连。

腹膜腔囊性病变不主张采用CT引导下的穿刺

活检、抽液，因为黏液性肿瘤在破壁时，黏液容易流入腹膜腔，会形成腹膜腔假性黏液瘤。但是保守治疗无效的腹膜腔脓肿的穿刺、抽脓、外置引流管是治疗腹膜腔脓肿的好办法，有事半功倍的效果。该组12例术后腹膜腔脓肿，大量抗生素治疗无效，经CT引导抽脓冲洗、脓腔引流后而治愈。

第三节　腹膜腔内疝及其误诊与漏诊的分析

一、概述

围绕腹膜腔的结构先天性或后天性的异常开放均可导致不同类型的腹疝发生。

1. 内疝和外疝　腹疝可分为内疝和外疝。经腹壁缺损突出的外疝更为常见。疝内容物可包括多种不同的腹部组织，诸如腹膜外脂肪、大网膜、肠襻及被腹膜包绕的内脏器官。当疝内成分基本由脂肪构成时，类似于脂肪瘤表现或导致临床上的隐性梗死。

2. 腹膜腔内疝孔和小疝　腹膜腔内疝是指腹腔内脏器或组织通过腹膜或肠系膜正常或异常的孔道、裂隙离开原有位置而进入腹腔内的某一解剖间隙，其发病率低（0.2%~0.9%），为小肠梗阻的少见病因（约5.8%）。然而，腹膜腔内疝易并发肠绞窄或缺血，致死率高（>75%），因此早期诊断和手术治疗至关重要，但由于其缺乏特异性症状和体征，且除十二指肠旁疝外，多与性别和年龄无关，因此，术前诊断困难。疝孔可以是先天存在的解剖结构，诸如小网膜孔，也可以是先天性及后天性原因所造成的病理性缺损。认识小疝非常重要，因为小疝临床上难以诊断，并可能导致肠梗阻、局部缺血或肠穿孔。

3. 关于名称　腹膜腔内疝，在以往都被统称做腹腔内疝，或腹内疝，一般认为，在腹部一些部位之所以出现疝，主要是有腹膜的存在，如不存在腹膜腔，则难以发生内脏的疝出，所谓腹膜腔内疝事实上很多都是腹膜腔内的疝，因此，将它称之为腹膜腔内疝似乎更为恰当。以往，对腹膜腔内疝的研究只限于手术或尸体解剖观察，如今，影像诊断学在大多数情况下都能在术前做出内疝的正确诊断。内疝的命名，常常是以疝环的部位来决定，而不是以疝囊或侵犯的肠曲的最终位置来确定。内疝进入小网膜囊，可以从不同的方向，或是通过网膜孔，或是通过横结肠系膜或小网膜的缺损。

4. 发病率：腹膜腔内疝的尸体解剖发病率在0.2%~0.9%之间，许多小的腹膜腔内疝容易还原，所以在世时，患者常常一直不出现症状。另外的病例，病人出现间断性的含糊的上腹不适史，脐周绞痛、恶心、呕吐（特别在大吃一餐后），出现反复的小肠梗阻。此种不适，可因体位变化而改变或解除。

腹膜腔内疝出现于肠梗阻病例的0.5%~3%，但却有相当高的死亡率，大多数情况下不超过50%。如延误诊断，则可导致范围扩大的，常常是不能挽回的肠的损伤。介于肠曲之间的粘连，或肠和疝囊之间的粘连，进一步的结果则是梗阻或循环的危害。

5. 先天异常　腹膜腔内疝大部分来自于小肠旋转先天异常和腹膜附着的先天性异常，系膜或腹膜的获得性缺损多继发于腹部手术或外伤所造成的疝环。腹膜腔内疝的腹膜后组更常见于成人，而经系膜类型的内疝则更常见于儿童。

二、分型

1. 根据发生位置分型　Meyers提出的腹膜腔内疝传统分型已被广泛接受，包括十二指肠旁疝（53%）、盲肠周围疝（13%）、小网膜孔疝或Winslow孔疝（8%）、经肠系膜疝（8%）、疝入盆腔结构（7%）、乙状结肠周围疝（6%）、吻合口后方疝（5%）。此外，还有较少见的经网膜疝及发生在盆腔的膀胱上疝、经子宫阔韧带疝、道格拉斯疝等。

2. 根据发生原因分型　腹膜腔内疝又可分为先天性和后天性两类。

（1）先天性：是指因胚胎发育过程中肠管旋转或腹膜附着异常等先天性因素所致腹膜隐窝大而深，腹膜、网膜或肠系膜存在缺损，或小网膜孔过大，肠管可经此疝入。包括十二指肠旁疝、小网膜孔疝、部分乙状结肠周围疝、部分盲肠周围疝、部分经肠系膜疝等。

（2）后天性：是指后天因素，手术、外伤、炎症等所致腹膜或肠系膜的异常孔隙，肠管可经此疝入。包括部分经肠系膜疝、吻合口后疝、部分乙状结肠周围疝和部分盲肠周围疝等。

3. 根据疝的结构分型　可按有无疝囊分为真疝和假疝。脏器疝至另一个腹膜囊隐窝，具有疝囊而称真疝。若网膜或肠系膜存在裂孔,或因手术、创伤等构成一异常孔隙,肠管因此疝入,不具有疝囊而称假疝。先天性腹内假疝指肠管经大网膜、肠系膜裂孔疝入的内疝,而后天性腹膜腔内疝均为假疝。

三、临床表现

腹膜腔内疝临床发病率不高,占所有肠梗阻的1%~2%。临床表现常无特征性,起初多引起单纯性肠梗阻,腹痛为突发或逐渐加重伴恶心、呕吐,腹胀及肠鸣音亢进,腹痛可以呈阵发性或持续性,于站立或进食时加重,禁食、胃肠减压或卧位后症状可以缓解,发作间歇期疝内容物可自动还纳,此时临床或影像学检查呈阴性。病变随后发展可出现肠绞窄、肠坏死,可有腹膜炎体征,肠鸣音消失,血性腹水,严重时可出现感染性休克。

根据疝口的大小及疝入肠管的长度,疝入的肠管可自行回复或发生嵌顿。其临床表现不一,轻者可无任何症状,或表现为暂时或间断发作的轻微、位置模糊、不特异的腹部不适;重者出现急性肠梗阻症状,表现为腹痛,恶心,呕吐,腹胀,停止排气、排便等。禁食或卧位可缓解疼痛,进食或站立可致疼痛加剧。疝入的肠管若发生绞窄,则出现绞窄性肠梗阻的症状和腹膜炎体征。体检时,疼痛剧烈,可有触痛,有时可扪及囊状包块。在其自发缓解或无症状期间临床及影像学检查可无任何阳性发现,使诊断更为困难。因腹膜腔内疝并发肠绞窄及缺血的概率高,因此,即使是小的内疝,也应手术治疗。

四、影像学研究

腹膜腔内疝的临床诊断困难,而影像学检查可在其诊断中发挥重要作用。腹膜腔内疝的影像学检查有超声、X线腹部平片、肠系膜血管造影、小肠钡餐造影和CT扫描等。目前,小肠钡餐造影和CT检查是诊断小肠内疝最有价值的检查方法。

1.X线检查　X线平片可显示一团小肠固定于某一部位且有多个气-液平面,少数可显示疝内容物压迫腹内其他脏器移位。在腹膜腔内疝的影像学诊断上,小肠X线钡灌检查起着主要作用,它可以做到:①对小肠异常及其所涉及的范围进行定位;②可见几个小囊和几个小肠曲挤在一起,它们之所以如此,乃因进入疝囊后被包围于疝囊中(连续的X线透视检查及扪诊,病人体位变化所引起的肠襻的变化,肠襻可稍有运动,但不被分隔开等);③进入疝囊的肠襻的节段性扩张和延续的郁滞。血管造影在显示肠系膜血管移位或扭曲方面有一定价值。胃肠道造影及腹部CT在内疝诊断中提供的价值最大,且MSCT动态增强扫描因其具有扫描速度快、可多平面重建等优势已成为内疝诊断的首选检查方法。

腹膜腔内疝的影像学表现包括肠管改变及肠系膜血管的改变。前者表现为位于异常位置的一簇固定的、扩张的肠襻聚集形成一个囊袋状肿块,被或不被膜性结构包绕,输入段及输出段狭窄;后者表现为肠系膜血管在疝口处聚集、充血、拉伸、移位和扭曲。疝入的肠襻完全梗阻时显示扩张、积液。若发生绞窄,缺血的肠襻可显示肠壁水肿性增厚,肠壁积气,增强后无强化或强化程度降低,并出现腹水或肠系膜积液。

对腹腔内解剖结构及各型内疝的解剖学位置、影像学表现的熟悉和掌握是腹膜腔内疝诊断的关键。由于内疝致死率高、诊断困难,且近年来发病率增高,影像科医生应提高对内疝的认识,以协助临床及时做出诊断,避免肠管及肠系膜发生不可逆性损伤,减少死亡率。

2.CT　常见腹膜腔内疝主要CT表现如下。

(1)囊袋状肿块:左侧十二指肠旁疝可表现为胃与胰腺之间或胰腺后方见囊袋状肿块,其位置可平行或高于屈氏韧带水平。胃后壁向前推移、横结肠下移及十二指肠-空肠曲内移或下移,其疝囊为降结肠系膜,它和右结肠动脉构成疝囊的前壁,肠系膜下静脉位于疝环的前缘。而右侧十二指肠旁疝则表现为十二指肠降段外方的囊袋样肿块或胰头附近的肿块,十二指肠降部向右推移,疝囊由升结肠系膜构成,它和右结肠静脉构成疝囊的前壁,肠系膜上动脉和回-结肠动脉位于疝环口的前缘。多次检查于同一位置发现类似的囊袋样肿块应高度怀疑本病。

(2)肠系膜血管走行异常:常见系膜血管聚集、扭转,于增强扫描后血管三维重建更加直观、明了。肠系膜血管干左移或右移超过一个主动脉宽度有临床诊断意义。

(3)"占位征":由于疝囊及疝内容物的形成,各个部位的内疝均具有相应占位征象。

(4)肠襻异常聚集和包裹:疝囊内的肠襻可扩张或不扩张,口服对比剂不能进入形成内疝的小肠襻,如遇聚集肠襻空虚并有肠梗阻征象应考虑到本病。

（5）肠壁水肿增厚、形态僵硬：当肠襻绞窄，可见"靶征"、腹水等，绞窄肠壁增厚、僵硬。

（6）小肠梗阻，扩张积液。

五、不同类型的腹膜腔内疝

（一）十二指肠旁疝

十二指肠旁疝是腹膜腔内疝最常见的类型，其病例报告超过总数的一半，它们的基础是先天性的原因。小肠襻陷于其中，在结肠系膜下面，与中肠的胚胎性旋转和腹膜固定及血管皱褶的变异有关。虽然如此，小肠襻是反复被以包膜，能使腹膜缺损增大而造成小肠的整个或部分形成疝。与其他类型内疝不同，十二指肠旁疝的发生有性别倾向，男性发病率约为女性的 3 倍。据 Gardner（1950）报告，后腹膜的隐窝能形成各种内疝者有 13 处之多，其中 9 处是在十二指肠空肠附近，另外 4 处在盲肠附近。Andrews（1923）认为，十二指肠旁疝是因胚胎发育过程中，中肠系膜与后腹壁的融合有部分不全，在十二指肠空肠交界处的下方形成隐窝，致小肠可能进入而发生内疝。根据解剖特点，此疝又有左侧与右侧之分，而以左侧疝更为常见，大约 75% 出现于左侧，25% 出现于右侧。两者临床表现相似，均为先天性疝，有疝囊，但胚胎学发育病理基础却不同。

1. 左侧十二指肠旁疝　左侧十二指肠旁疝，其隐窝开口向右，而疝囊是向左伸展在降结肠及其系膜的内后方，此隐窝又称 Landzert 隐窝，它位于十二指肠升段的左后方，前界为覆盖走行于陷窝左侧的肠系膜下静脉及左结肠动脉升支的腹膜皱襞，认为其形成与发育中降结肠系膜的先天性缺损有关。虽然早有作者对正常和异常的十二指肠旁皱襞和隐窝已描述有 9 型，但只有一个陷凹在十二指肠左侧，能够发展成为疝囊，称为十二指肠旁隐窝。此隐窝出现于大约 2% 的尸解病例，位于十二指肠升段左侧，为一腹膜皱襞，肠系膜下静脉转而沿着该凹的外侧面，然后位于其上。小肠可能通过此孔后、下向左疝入到十二指肠升段外侧，扩展进入下降的结肠系膜和横结肠的左部分，降结肠的内侧。疝的自由缘包含肠系膜下静脉和上升的左结肠动脉。如果了解了疝孔是在十二指肠旁，而疝的内容肠襻离该处有一定距离，疝可以下降到结肠系膜，这样，就可减少许多诊断上的混淆。这种表现可解释为什么有的外科医生常称此疝为结肠系膜疝。

左侧十二指肠旁疝疝囊位于肠系膜下静脉和左结肠动脉后、十二指肠升段左侧、十二指肠空肠曲处，向右开口，疝向左，常在左结肠系膜后的腹膜后间隙内。上界为十二指肠空肠曲或空肠、胰腺和肾脏血管的起始处，前界为肠系膜下静脉和左结肠动脉，右界为主动脉，左界为左肾。疝可以只含有少许肠襻，而且可自发地还原。在无症状的间歇期进行评价可误诊为阴性。因为输入肠襻从后面进入疝囊，该处十二指肠从它固定的腹膜周围部位露出，而只有肠襻的输出肠曲才真正通过疝孔。在胃肠道造影检查中，表现为左上腹十二指肠升段左侧的小肠肠襻聚集成团，可致远端横结肠、十二指肠空肠曲向下移位，压迫胃后壁使其呈锯齿状。

CT 可以更清楚地显示疝入肠襻的位置，可位于屈氏韧带左侧、胃与胰腺之间，或胰腺后方，或横结肠及左侧肾上腺之间，肠系膜血管的改变包括供应疝入肠段的肠系膜血管向疝口处拉伸、纠集、扩张充血，肠系膜下静脉及左结肠动脉升支位于疝囊颈前界并可向左侧移位。

患者常并发肠梗阻，表现为肠管扩张，管腔内气液平面。应注意有无并发肠扭转及急性肠缺血，"C"形或"U"形肠管、鸟嘴征及漩涡征提示肠扭转，肠壁增厚、增强后无强化、肠系膜积液、肠壁积气提示肠缺血。罕见并发肠套叠，可见由软组织密度肠壁及低密度肠系膜脂肪、更低密度肠管内气体交替排列形成的靶环状肿块。由于此型疝具有较特异的发生部位及边界清晰的疝囊，较易诊断。

2. 右侧十二指肠旁疝　右侧十二指肠旁疝，其隐窝的开口向左，而疝囊向右伸展在肠系膜与升结肠的后面，有时并可伸展到横结肠的后方。此隐窝为系膜壁隐窝或称 Waldeyer 隐窝，该隐窝位于十二指肠降段及水平段下方、肠系膜上动脉后方，为空肠系膜起始部的缺损，认为与胚胎发育中中肠旋转异常有关。此隐窝的孔看来在左侧，它的盲端在右下，直接位于后壁层腹膜的前方。此隐窝约见于 1% 的病人。右侧十二指肠旁疝最常见侵犯系膜壁隐窝。小肠曲被以包膜，在上升的结肠系膜后边，和结肠系膜的右半，更准确地说，可能是疝入升结肠系膜，肠系膜上动脉和回结肠动脉位于疝囊的自由缘。由于输入与输出肠曲二者都通过疝孔，与左侧十二指肠旁疝比较，右侧十二指肠旁疝通常更大和更为固定。

右侧十二指肠旁疝疝囊位于肠系膜上动脉或回结肠动脉后，向左开口，疝囊向右，常在右结肠或横结肠系膜后间隙内。上界为十二指肠，后界为腰椎，前界为肠系膜上动脉或回结肠动脉。胃肠道造影显示位于十二指肠降段后下方的由小肠肠管聚集而成的较大且固定的卵圆形团块。CT 表现为右中腹部一簇小肠肠襻被膜性结构包绕所形成的团块,可见肠梗阻表现,血管的改变包括肠系膜血管充血,肠系膜上动脉、静脉的空肠支环绕至主干的右后方,以供应疝入的空肠,还可见肠系膜上动脉、右结肠静脉位于疝囊颈的前界,且受推压向前移位。由于此型疝与中肠旋转异常有关,还可发现其他发育异常,如肠系膜上静脉位于腹侧或左侧,或无十二指肠水平段,从而有利于此型疝的诊断。

3. 十二指肠旁疝的临床表现　临床上,十二指肠旁疝病人常表现为慢性食后腹痛、恶心,症状可间断发作,并能自行缓解。临床表现可包括从慢性或间断性轻微的消化不适,到急性小肠梗阻,伴存坏疽和腹膜炎。不消化或间发性痛性痉挛、呕吐、频发性肠曲扩张,还可回溯到儿时诱出类似病史。餐后疼痛是较特征性症状,因其可由于体位改变而变化使其容易诊断。典型的肠襻扩张是轻度的,因为梗阻通常在肠道的位置较高。肠系膜下静脉压迫在左疝囊的颈部,可造成血管性梗阻伴痔的发展、前腹壁静脉的扩张、静脉瘀血和肠梗死。

十二指肠旁疝有时可完全无症状,仅在手术时偶然发现或在尸检时才证实它的存在。一旦发生症状即表现为急性、慢性或反复发作的完全或不完全的肠梗阻现象。

4. 十二指肠旁疝的影像诊断　十二指肠旁疝的术前诊断,只有影像诊断才能进行评价。在症状出现期间,钡剂检查是最好的方法。在出现症状的间歇期,检查再发的内疝可能是阴性,或只见到轻微的肠襻扩张、停滞、黏膜皱襞水肿,此时,可以被误诊为粘连所致,但如果连续观察与照片,则可见其与症状密切相关。

X 线钡餐检查可见一团小肠聚集在异常部位,肠襻不易分离,与装在口袋内相似,而整个边缘呈圆形,胃与结肠有移位,下腹部与盆腔内小肠甚少,而末段回肠则仍在疝囊之外。

在小的左侧十二指肠旁疝的病人,可在左上腹见到少数空肠曲的圆形包块,直接位于十二指肠升段的外侧,疝的肠襻可以压迫近远端横结肠,使胃后壁凹陷。钡剂在疝囊内和稍现扩张的十二指肠内的停滞,可以为伴存的征象。小的右侧十二指肠旁疝出现一个类圆形的小肠襻聚集,位于十二指肠降段的外侧和下面。

大的十二指肠旁疝能含有几个或大多数的小肠曲,它们形成一个圆形或卵圆形的包块,包块的主要轴线是从外侧到中线,它的下缘凸向下。被覆的包膜进入疝囊可呈现分隔,或者在透视的扪压下可见个别肠曲从疝囊所在处移位,对比剂的停滞和疝囊内肠襻的扩张也可显现。在疝孔处,左侧十二指肠旁疝的输出肠襻显示一个口径的突然变化。

在右侧十二指肠旁疝,输入和输出肠襻出现紧密相对而且狭窄。对于发现疝内容的腹膜后的移位,显示肠襻突出重叠于脊柱,侧位照片特别有用。钡灌肠检查时,降结肠可以到达前面或到达左侧,或后面,成为左侧十二指肠旁疝的内容。在右侧十二指肠旁疝,升结肠总是位于外侧,然而,盲肠多在正常位置。

在十二指肠旁疝疝囊颈部前缘大的系膜血管位置,在胚胎学、外科学和影像诊断学都是重要的。不只是肠襻,而且它们的系膜和血管都加入疝囊中。在动脉造影时观察到的这些血管,特别是供应小肠肠襻的血管分支的位置,能够帮助十二指肠旁疝的诊断。

在右侧十二指肠旁疝,正常出现于肠系膜上动脉左侧的空肠动脉,此时却完全改变它们的方向,走行向后,供应进入系膜壁隐窝疝入的空肠襻。在左侧十二指肠旁疝,近端空肠动脉显示走行的一个突然变化,沿着疝孔的内缘,该处它们重新向后,在肠系膜下血管的后边伴随着疝入的肠襻。

(二)盲肠周围疝

约占全部内疝的 13%,可为先天性或后天性。盲肠周围的腹膜皱襞形成 4 个不同的隐窝,分别为位于升结肠内侧回肠上方的回盲上隐窝、回盲部下方的回盲下隐窝、盲肠后下方的盲肠后隐窝以及位于盲肠外侧的结肠旁沟,肠管可向以上 4 个隐窝疝入。这 4 个亚型的诊断特征和手术治疗近似。最常见为一段回肠经盲肠系膜的缺损疝至右结肠旁沟。

上述回盲区的 4 个腹膜隐窝,及回盲肠或阑尾的先天性和获得性系膜缺损,均可导致盲肠周围疝的出现。盲肠周围疝的其他名称为:回结肠疝、盲肠后疝、回盲肠疝、盲肠旁疝等。

另有作者指出,回盲部有 3 个隐窝:①回结肠窝,在升结肠内侧,回肠上方;②回盲肠窝,在阑尾内侧,回肠的下后方;③盲肠后窝。解剖学研究这些隐窝都是在回肠动脉分支时,腹膜发生褶皱形成的。

临床上，仅前两个隐窝可以发生肠襻的嵌顿。

临床表现通常是间歇性的右下腹痛、压痛、小肠膨胀、恶心、呕吐。慢性箝闭可以产生症状，与阑尾周围脓肿、克罗恩病或粘连性小肠梗阻难以区别。当临床表现为反复发作的剧烈右下腹痛时，易与肠炎性疾病、阑尾病变或其他原因导致的肠梗阻相混淆，临床诊断困难。此型疝常快速进展至肠绞窄，据报道致死率高达 75%。在大多数病例，盲肠部分通过盲肠系膜的缺损出现于右结肠旁沟。正确的诊断可以由腹部 X 线平片所提示，而更为有用的方法是小肠钡剂灌肠检查的延迟照片，或钡灌肠检查，可发现返流进入末端回肠。细心地透视观察与侧位、斜位照片特别有价值，疝入的肠襻位于盲肠的后外侧。少见的情况下，肠襻可通过缺损的升结肠系膜。CT 表现为盲肠及升结肠后外方的一簇固定扩张的小肠肠襻，可占据右结肠旁沟，可见肠梗阻征象，盲肠受压向前内方移位。

（三）小网膜孔内疝

请详见本章第四节　小网膜孔内疝。

（四）乙状结肠周围疝

正常人 65%~70% 有乙状结肠间隐窝的存在，它经常出现于儿童期，至成人后即渐趋消失。此隐窝在乙状结肠系膜的左侧，其入口呈圆形，而隐窝呈漏斗形，以向下、向左的方向伸入。囊前壁为乙状结肠系膜，内含供养乙状结肠的血管；囊后壁即为后腹膜；下即为左髂总动脉、静脉及输尿管。乙状结肠周围疝约占全部内疝的 6%，分为 3 种类型，即乙状结肠间疝、经乙状结肠系膜疝和乙状结肠系膜内疝。这 3 种类型中最严重者为腹膜处的乙状结肠间疝，也最常见，是指肠管（多为回肠）疝至相邻两段乙状结肠及其系膜所形成的乙状结肠间隐窝内，为先天性，有疝囊，它通常为一个可复性疝，含有少数小肠襻，箝闭十分少见。在影像学检查时，最好的办法是钡灌肠检查，有目的的使小肠逆行充盈，可见小肠与乙状结肠之间的特殊关系。

经乙状结肠系膜疝是指小肠经一累及双层乙状结肠系膜的完全性缺口，疝至左下腹乙状结肠的后外侧，为后天性，无疝囊。乙状结肠系膜内疝是指脏器经一个仅累及一层乙状结肠系膜叶的不完全性缺口疝入两层乙状结肠系膜之间，疝囊即乙状结肠系膜，该情况少见，有研究者认为是先天性缺损。这 3 型在影像学上鉴别困难，但因外科治疗术式近似，故鉴别并不重要。临床上，这种类型疝在病史及体格检查上并无确切或特征性表现。钡灌肠检查显示囊袋状的回肠襻占据左下腹，乙状结肠受压向右前移位。CT 可显示扩张的小肠肠管疝入乙状结肠的左后方，乙状结肠受压向右前移位，疝口多位于乙状结肠及左侧腰大肌之间，或乙状结肠肠襻之间。

（五）经肠系膜疝（肠系膜裂孔疝）

系肠管经小肠系膜或结肠系膜缺孔的疝出，为后天性，无疝囊，约占全部内疝的 8%。

近年来随着原位肝移植及胃分流术等伴有 Roux-en-Y 吻合术式的广泛应用，经肠系膜疝发病率增加，在某一项研究中已超过十二指肠旁疝。它可分为经结肠系膜疝和经小肠系膜疝，前者较为常见。发病年龄呈双峰分布，可发生在成人及儿童。在儿童中，经肠系膜疝为腹膜腔内疝的最常见类型，约占 35%，多起自于靠近屈氏韧带或回盲部的小肠系膜局部先天性缺损，其他理论还有腹腔内炎症、创伤等。

肠道经横结肠系膜的缺损可形成内疝。CT 征象包括：系膜血管增粗扭曲，主要系膜血管移向旁侧，降结肠内移，疝入的小肠扩张，扩张小肠与不扩张的小肠之间可见移行段。疝入的小肠襻前方一般无大网膜，且无疝囊，疝入的小肠与前腹壁相贴，可以见到肠扭转和肠绞窄的征象。小肠系膜上有时可有先天性缺损或裂孔，因而另一个小肠襻可穿过此裂孔而发生箝闭，称之为肠系膜裂孔疝。肠系膜缺损也可发生于横结肠系膜或胃结肠系膜，因而发生相似的内疝。严格说来，这些情况均不能称作疝，因为它们都不具有疝囊。小肠穿过此种裂隙以后容易发生绞窄。

肠系膜缺损可发生在小肠、横结肠或乙状结肠系膜，疝环边缘常有肠系膜上动脉或肠系膜下动脉的分支。因为此类疝无疝囊，故一般可见梗阻肠襻。所有内疝中，有 5%~10% 是通过小肠系膜的缺损，一个病因学因素可能与以往的小肠系膜缺血性损害有关。因为在婴儿肠闭锁的肠段，系膜的缺损与疝的出现常常伴存。事实上，这些疝约有 35% 出现于儿童组，此时期中，它们构成腹膜腔内疝的最常见类型。

在成人，病因多为医源性，与以往的腹部手术有关，尤其是 Roux-en-Y 吻合术，此外还可因创伤或炎症所致。Roux-en-Y 吻合结肠后术式造成横结肠系膜缺损，易导致术后并发经结肠系膜疝，结肠前术式则形成 Roux 肠襻与横结肠之间的空隙，术后易并发吻合口后疝。尽管术者在手术中尽量封闭肠系膜破口,但其不可能被完全封闭且有可能破裂。

经肠系膜疝多发生肠梗阻,且较其他类型内疝更易发生肠扭转,从而导致肠绞窄、缺血,甚至坏疽,致死率高。经横结肠系膜破口疝入网膜囊的肠管可再次经小网膜孔、肝胃韧带或胃结肠韧带的缺口疝入腹膜腔,易并发肠绞窄。胃分流术后孕妇发生内疝的概率增加,且在孕期子宫增大、分娩中胎头下降、产后子宫迅速复旧时易并发肠梗阻。

系膜缺损常常局限于紧靠十二指肠空肠曲或回盲瓣处。稍小的缺损(通常直为 2~5 cm)和疝囊境界的阙如,肠绞窄和肠坏疽有相当高的发生率,有作者指出,如及时进行手术可有一半病人有救,如不行手术一般患者死亡率极高。

经肠系膜疝临床多表现为肠梗阻症状和体征,包括脐周痛、腹绞痛、恶心、腹胀,因残胃分泌少且 Roux 肠襻可接受梗阻上方的分泌物,呕吐较少见。症状发生较其他类型内疝迅速。腹部触诊有时可扪及疝入肠管所形成的包块。有时此型疝也可自行缓解,症状间断发作,进一步增加了诊断的困难。此型疝多数发生于手术 1 个月之后,而不同于术后第 1 个月内最常见的并发症肠粘连。

影像学表现依疝的不同类型及疝入肠管的长度而变化多样,疝入的肠管因无疝囊包绕限制,可位于腹膜腔内的任何潜在间隙,致诊断困难。其中右中腹为好发位置。

腹部 X 线平片通常可看到机械性小肠梗阻,偶尔,一个单纯的扩张的“闭襻肠曲”可出现。小肠钡剂检查和钡灌肠可见钡剂反流,显示一个缩窄环,紧靠输入襻和输出襻。虽然在临床上和 X 线诊断上区别内疝与小肠扭转有时有一定的困难,但这都是急症手术的信号。

CT 表现为疝入的肠襻紧邻腹壁,无网膜脂肪被覆,聚集成簇,位于结肠外侧,致邻近结肠向中央移位,如横结肠向背侧和(或)尾侧移位,升、降结肠向内侧移位;输入及输出段肠管在疝口处受压、拥挤、可呈“鸟嘴征”改变;并可见肠梗阻征象,近段肠管扩张,远端肠管萎陷;肠系膜血管改变包括肠系膜动、静脉主干向右侧移位,系膜血管向疝口纠集、充血、拉伸、移位。

疝入的肠襻可发生扭转,形成闭襻性肠梗阻,易致肠缺血,出现相应表现。此型疝与肠管自粘连带下方脱出形成的闭襻性肠梗阻鉴别困难。

动脉造影可显示在肠系膜上动脉走行上,突然出现变化,内脏血管支移位,提示内疝伴存该处血管走行的改变。

横结肠系膜的缺损是罕见的供给内疝的入口,小肠曲可在横结肠后进入小网膜囊。虽然这些缺损可以来自于损伤、炎症或手术,但大多数都是先天性因素。由于该孔通常很大,伴存一无血管的横结肠系膜根部的间隙,许多肠襻可以疝入而无绞窄、坏死,或者不出现明显的肠梗阻。有时,再途经小网膜孔、胃肝韧带和胃结肠韧带,小肠襻再进入腹膜腔下部。

(六)吻合口后疝(手术后内疝)

是指肠管向后疝入手术吻合口后方的间隙,约占全部内疝的 5%,为后天性,无疝囊。和肠系膜裂孔疝类似的情况,临床上不少,这些内疝都是手术后造成的,手术时,如能注意这些,即可防其发生。

(1)胃切除术(Billroth Ⅱ式吻合)或胃肠吻合术后,特别是结肠前吻合,如输入肠襻较长者,可发生此并发症。吻合后的内疝多出现于部分胃切除术后和胃空肠造瘘吻合术后,特别是结肠前种种手术之后。疝环的上缘是横结肠系膜,下缘为屈氏韧带,前部是胃空肠造瘘吻合术同空肠输入襻。最常疝入的肠管为空肠输出段,过长的输入段、回肠、盲肠或网膜也可疝入。这些疝的大约半数出现在手术后 1 个月内,另外 25% 出现于手术后一年内, 25% 发生在术后第 2~12 个月内,而不同于好发于手术 1 个月之后的经肠系膜疝。

临床表现与术式有关。若为结肠后术式,症状可有腹痛、恶心,呕吐较少见,体格检查中,有时可触及左上腹包块。若为结肠前术式,多表现为持续上腹痛及触痛,不含胆汁的呕吐,淀粉酶升高。因此型疝疝口较大,较少发生肠绞窄。

临床症状有腹痛、痛性痉挛、高位小肠梗阻。这些非特异征象可以误诊为胃水肿、倾倒综合征、胰腺炎,导致正确诊断延迟到绞窄发生时才做出。细心的透视观察可以发现梗阻不是位于胃的吻合口,而是更为远侧的吻合肠襻。输出肠襻部分梗阻的逐渐显影可显示出它的异常位置,恰恰在胃空肠造瘘吻合的外侧和后面。通常都有某种程度的肠襻扩张和郁滞。

因肠管多自右向左疝入吻合口后方间隙,平片可显示左上腹聚集扩张的肠襻,亦可见残胃明显扩张。胃肠道造影及 CT 可显示胃肠吻合口左后方异常聚集的肠襻，多伴有一定程度的扩张以及积气、积液。

（2）直肠腹会阴联合切除术后，或其他情况下的结肠造瘘，小肠可钻入造瘘口的旁侧，引起内疝。

（3）直肠根治切除术后，盆腔底的腹膜缝合不严密而形成空隙，小肠可进入空隙造成绞窄。

（4）子宫脱垂行悬吊术后，如阔韧带发生撕裂，肠襻也可嵌入此阔韧带缺损内。

（5）总胆管"T"形管引流后，或胃、肠道在行导管造瘘后，如导管的位置放得不妥当，肠襻也可能钻过引流管所产生的空隙而发生肠梗阻。

（七）肠壁疝

肠壁疝（Richter 疝）为一侧肠壁从开放处突出，通常不会导致肠梗阻，但可引起腹痛、血管受损和肠穿孔。疝需要与有类似表现的其他解剖结构鉴别。认识这些疝的解剖位置有助于建立正确诊断并避免误诊。

（八）腹膜隐窝疝

正常的后腹膜本来有若干隐窝，但一般都很浅小，不致引起病变。但如隐窝较深，小肠则可进入而形成内疝，且形成的趋势一旦开始，疝则可能逐渐增大，以致大部分小肠都可以进入疝中，即被包裹在一层后腹膜囊内。腹膜隐窝疝较少见。发生部位有十二指肠旁疝、盲肠旁疝、乙状结肠窝疝等。

（九）腹壁疝

有作者专门讨论腹壁各类疝的解剖后指出：

（1）脐疝：后天性脐疝疝环由融合的腹壁全层缺损所构成。在大网膜突出形成的脐疝，有时可见小血管影像进入疝囊，这种小疝不应忽略，因其可导致隐性腹痛和网膜梗死。

（2）腹壁疝（白线疝）：由腹白线纤维构成疝环，发生在剑突和脐之间或在脐旁。

（3）半月线疝（斯皮格尔疝，Spigelian 疝）：沿腹直肌外缘半月线发生疝，多见于半月线和半环线交叉处，疝环由腹内斜肌和腹横肌腱膜组成。脐平面以上者，疝环为腹横肌撕裂和腹内斜肌腱膜缺损，其特点为疝颈坚硬，疝囊由腹膜外脂肪覆盖。结肠可沿着半月线在腹横肌与内、外斜肌腱膜结合处疝出。此疝由腹横筋膜后层先天性发育薄弱所致，常发生于髂嵴平面。

（4）腰疝：可分为腰下三角和腰上三角。

腰下三角可出现腰三角疝（Petit 疝）：前（腹侧）界为腹外斜肌后缘；后（腰侧）界为背阔肌前缘；下界为髂嵴；底界为腰背筋膜、腹内斜肌和腹横肌。

腰上三角可出现先天性腰上三角疝（Grynfelt 疝）：前界为腹内斜肌后缘；后界为骶棘肌前缘；上界为后下锯肌和第 12 肋；底界为腹横肌腱膜。

（5）闭孔疝：上内方为耻骨上支的闭孔沟，后外方为闭孔血管和神经，下方为闭孔肌膜，闭孔内肌、闭孔外肌缘的盆筋膜（详见本节　闭孔疝）。

（十）腹壁切口疝

结肠造瘘术附近的腹壁切口疝，有时可见小肠襻疝出，位于结肠旁。此类疝临床诊断常感困难，但却容易为 CT 显示而确诊。

（十一）股疝

应与腹股沟疝鉴别，股疝颈部在腹股沟韧带下方和耻骨结节外侧。由于股疝更易发生嵌顿和绞窄，并且临床诊断困难，利用影像学确定有无股疝的存在相当重要。有作者报告在腹股沟韧带外侧的髂腰肌囊内的脂肪在 CT 图像上被误诊为股疝。

（十二）会阴疝

是通过尿生殖膈发生的疝，是由于肛提肌或尾骨肌阙如所致。发生在左侧坐骨直肠窝的巨大会阴疝可将直肠挤向右侧。

此外，腹壁疝还有腹股沟疝（斜疝和直疝）、闭孔肌疝及坐骨疝等。

（十三）其他少见内疝

（1）经网膜疝：为一罕见类型，占全部内疝的 1%~4%。可分为 2 型：第一型指肠管经大网膜游离部的一个缺损疝出，相对常见，无疝囊，易致肠绞窄，疝口多位于大网膜右侧外周部，多为先天性异常；此型又称大网膜裂孔疝，比较少见，疝环完全为大网膜，临床上与其他腹膜腔内疝相近，手术钳夹后，分离网膜便可松解疝环。

第二型指肠管经胃结肠韧带的一个缺损疝入网膜囊内，较少见，罕见的是网膜重复疝，即经胃结肠韧带疝入网膜囊的肠管再次经肝胃韧带疝入腹膜腔。小肠、盲肠及乙状结肠均可疝入。肝脏、网膜囊、肠系膜的先天异常，粘连带的存在及腹内压的增高为经网膜疝的好发因素。其临床、影像学表现均与经肠系膜疝相似。

（2）盆腔内疝：前腹壁壁层腹膜反折覆盖在膀胱底表面，在脐正中韧带与两侧脐内侧韧带之间形成膀胱上隐窝，肠管疝入其内则形成膀胱上疝；若疝囊向前经下腹壁突出为膀胱上外疝；若进入膀胱前、后或两侧间隙则形成膀胱上内疝。后者虽然罕见，但为盆腔内疝的主要类型。CT 表现为膀胱周围可见扩张的肠管,并压迫膀胱。在女性盆腔,先天或手术所致的较深的道格拉斯陷窝(直肠子宫陷窝)可导致肠管向后疝入,CT 显示直肠子宫陷窝处有一簇聚集的萎陷的小肠,其近端肠管可见明显扩张、积液。

若子宫阔韧带存在缺口,盆腔内脏器可经其疝出,称为经子宫阔韧带疝,占全部内疝的 4%~5%。多为回肠疝入(约占 90%),少见结肠、卵巢、输尿管疝入。约 85% 发生于中年经产妇。疝口可为先天性缺损,也可因手术、怀孕、创伤(包括产伤)、阴道操作及盆腔炎症等后天因素所致。临床症状无特异性,可有腹痛、恶心、腹胀,若发生嵌顿,则出现急性肠梗阻表现。CT 表现为盆腔内一簇聚集的扩张的小肠,管腔内可见气 - 液平面,压迫直肠、乙状结肠向背外侧移位,压迫子宫向腹侧移位。疝入的肠管若发生扭转或绞窄,则出现相应的影像学表现。

(3)胰后结肠疝:胰后结肠疝是一种先天性腹内疝,可见结肠位于胰腺的后方。

六、误诊与漏诊的分析

有时,小肠的影像诊断与手术所见不尽符合,其原因可能有:在手术时,腹膜腔内疝可以自发地减轻;或手术时不当心地牵拉肠襻使其缓解;剖腹探查常常可能不充分;对于一些重要的,可为疝的潜在位置的腹膜凹陷或可能的系膜缺损不认识;由于一些腹膜凹陷的潜伏间隙的口相当狭小而未能发现等。

有作者报告 10 例患者术前 CT 均表现为小肠梗阻,其中仅 2 例考虑腹膜腔内疝。手术证实为十二指肠旁疝 4 例,腹部手术后腹膜粘连形成疝环而引发内疝 3 例,先天性肠系膜裂孔 1 例,小网膜疝 1 例,盲肠周围疝 1 例。

CT 提示腹膜腔内疝的 2 例中,1 例为小肠系膜裂孔致空肠疝入形成腹膜腔内疝,另 1 例为小肠通过十二指肠、肝与膈肌之间的间隙疝入,部分小肠绞窄、坏死, CT 表现为小肠走行僵硬,肠壁增厚。10 例中 8 例行疝松解术;2 例因小肠绞窄、坏死而行部分切除。

如有液体常聚集在乙状结肠陷凹内,则可能呈现肿块或疝样表现。乙状结肠间隐窝内液体积聚常伪似一盆腔囊性肿块,正确的诊断依赖于这一占位病变的三角形形态,这是乙状结肠系膜包裹形成的典型积液形态。

诸如在脊柱侧弯时体形改变所导致的肠襻排列异常可产生特殊的表现,在横断面图像上难以解释。此时,图像重建有助于建立正确的诊断。有作者报告显著胸腰段脊柱侧弯导致右侧腹壁假疝形成。在 CT 横断图像上,右肋骨外侧可见腹腔积液,肝脏内移,由于变形严重,以至于结肠突向膈肌后方。

可能漏诊和误诊的原因:由于本病少见,发病率低,对其临床表现和 CT 表现认识不足;满足于肠梗阻的诊断,不深究梗阻的原因;部分病例与原发性小肠扭转、粘连性肠梗阻的 CT 表现极为相似,鉴别诊断困难;临床表现无特征性。如临床既往有手术史和复发性腹痛史、病情发展迅速、呕吐出现早、腹部扪及压痛性肿块。若仔细观察 CT 表现,即有可能对本病做出早期诊断或提示诊断。

附:具体研究资料。可能发生腹膜腔内疝的部位:①左侧十二指肠旁疝,可进至降结肠后方;②右侧十二指肠旁疝,可进至肠系膜后,甚至升结肠后;③肠系膜裂孔疝,最多发生在末段回肠的系膜中;④升结肠系膜后疝;⑤大网膜的裂孔疝;⑥网膜孔疝进入小网膜囊内。

第四节 小网膜孔内疝

游离的小肠和部分结肠有时可能通过网膜孔进入小网膜囊内,称网膜孔疝,为先天性,约占全部内疝的 8%, Venner(1949)称文献报告过的病例不过 70 例,男性占绝大多数,发病年龄为 5~77 岁。与其他类型内疝不同,小网膜孔(Winslow 孔)为一正常解剖结构,位于小网膜游离缘后方,上界为肝尾叶,下界为十二指肠上部,前界为肝十二指肠韧带及其内走行的胆总管、肝固有动脉及肝门静脉,后界为腹膜覆盖的下腔静脉,小网膜囊借此孔与腹膜腔其余部分相通。小网膜孔,这个潜在的开口的位置,通常允许一指通过,偶尔可通过两指。在活体,它的前缘和后缘通常互相接触,当躯干处于屈曲时,如坐位,此孔可以开放到某种范围。此网膜囊前面限局于胃、小网膜和胃结肠韧带,后面为后腹壁。

此型疝约 2/3 疝内容物只包含小肠,余 1/3 尚可包括盲肠和升结肠,偶有胆囊、横结肠及网膜疝入。

小网膜孔的扩大、小肠系膜过长或升结肠系膜未与壁腹膜融合而持续存在所导致肠管的活动度增加均为易患因素。

1. 发病机制　造成小网膜孔疝的原因，包括一个常见的或异常长的肠系膜，或长的升结肠系膜，允许肠过度活动；同时还有网膜孔的扩大；腹内压的改变，包括分娩、挣扎和饱餐，都可以诱发此疝的出现。有时，一个肿大的肝右叶也可以促使运动的肠襻趋向于小网膜孔。发作时，通常是急性，伴严重的进行性疼痛和肠梗阻的征象。采用身体的前弯或膝胸卧位，可使疼痛有一定程度的缓解。疝入的肠襻所致的肝外胆管的压迫和扩张，偶尔可产生一个肿大的胆囊，并引起黄疸。

嵌顿在小网膜囊内的肠襻，长短有时差别很大；有的病例表现为全部小肠及大部分结肠（如阑尾、盲肠、升结肠、横结肠或胆囊等）均可进入小网膜孔内，有的病例则仅累及一小段肠襻。但因疝囊口前壁肝胃韧带内有肝外胆管、门静脉和肝动脉，其后壁又为下腔静脉和脊柱，这些结构很容易压迫肠襻，故多数病例都可产生绞窄现象。

临床多为中年病人，典型表现为突发的严重、进展性腹痛及肠梗阻体征，也可因疝内容物压迫胃而产生相应的症状，偶见因疝内容物压迫胆总管导致的黄疸或胆囊扩张。症状发作前常有腹内压增高，如分娩、排便等。

2. 影像学研究　影像学表现根据疝内容物不同而异。

（1）X 线检查：特征性腹部 X 线平片征象是含气肠襻的环形集中，位于胃的后内方，伴有机械性肠梗阻。其他较具特征性的表现是小网膜囊内的气体（即穿孔性消化性溃疡或脓肿），及疝入肠襻的黏膜像和液体平面的存在。液体平面实际上与小网膜囊解剖上的隐窝关系不大。如果结肠疝入，它可以是单纯的气 - 液平；如果是小肠节段性疝入，则可能出现几个液平。胃移位向左前方。扩大的小肠襻一般累及全腹部。当盲肠和升结肠疝入时，右髂窝可显示空虚，而结肠袋之间的分隔呈现，对于确定疝入肠襻的部位更有价值。当小肠节段性受累成疝时，当它上达小网膜孔，表现为进行性向前到达结肠肝曲，此处的压迫可导致盲肠和升结肠的扩张。

钡餐检查容易确诊。胃是特征性前移，并且到左侧，十二指肠第一、二段也向左移位。小肠部分的梗阻位置相当于在十二指肠球部与肝门之间的小网膜孔的解剖位置。钡灌肠检查时，如果疝含有盲肠和升结肠时，可显露梗阻伴同一个靠近肝曲的弄尖的地方。如果只是小肠疝入，因为疝入的小肠导致小肠系膜的牵引，可使钡剂被阻止于横结肠而不能上达。胃肠道造影可显示梗阻点位于右上腹，并可见疝内容物压迫胃及十二指肠球、降段向前方移位。若盲肠、升结肠疝入，则正常位置不再显示，疝入的盲肠可发生扭转。有时，如果伴发胃结肠或胃肝网膜的缺损，允许疝入的肠襻再进入大腹膜腔，则可使 X 线表现更为复杂。

（2）CT：在 CT 扫描时，了解上述知识，对于识别、观察和分析扩张和聚集成团的肠襻都大有帮助。CT 表现为门腔静脉间隙、胃与胰之间多发充气的肠襻，管腔内可见气液平面，朝向小网膜孔的肠襻逐渐变尖呈“鸟嘴征”，且肠系膜血管拉直，进入小网膜孔内，胃受压向前移位。胃后方见疝入的肠管及其系膜和腹腔内的脂肪组织等，疝入肠管的解剖部位见不到原有的肠管；胃向前、外侧移位；小网膜孔扩大，小网膜孔处疝入的肠管的输入和输出襻呈鸟嘴样狭窄，门静脉、肝固有动脉和胆总管受压前移，肝内胆管扩张。小网膜孔处见因牵拉移位而聚集的受累肠管的系膜血管。如果胃结肠韧带或肝胃韧带存在缺损，疝入小网膜囊内的肠管可再次疝入腹膜腔，此时易致肠绞窄、缺血。因盲肠及胆囊可疝入，所以必须确定两者的位置，以防漏诊。

小网膜孔疝的影像学表现常与左侧十二指肠旁疝相似，两者之间重要的鉴别点为后者有包绕疝入肠管的膜性结构，而前者则无；此外，前者疝入点相对较高，且位于脊柱的右侧，前方有肝门，而后者疝入点相对较低，且位于脊柱的左侧，前方有肠系膜下静脉及升结肠动脉左支，而横结肠受压向下移位更多见于左侧十二指肠旁疝。

第五节　闭　孔　疝

闭孔疝是指腹腔脏器通过骨盆侧壁髋骨的闭孔管突出于腹三角区的腹膜疝。闭孔疝是少见的腹外疝,占所在腹壁疝的 0.05%~1.4%, 0.2%~0.4% 的小肠梗阻系闭孔疝所致。闭孔疝的临床表现不典型,术前确诊率低,疝入肠管极易发生嵌顿和绞窄,其病死率为 10%~50%。

1. 发病机制　闭孔位于髋臼的下前方,耻骨与坐骨之间。上界为耻骨上支的闭孔面(有耻骨闭孔沟),内侧界为耻骨体和耻骨下支,下界为坐骨支,外侧界为坐骨体的前缘及髋臼切迹边缘。闭孔除其上方由一管状裂隙(即闭膜管)形成通连盆腔与大腿之间的潜在通道外,几乎均被附着于其周缘的闭孔膜封闭。

闭孔的前上缘与耻骨上支之间有一裂隙称闭膜管,位于耻骨上支的下方,长 2~3 cm,宽约 1 cm,自外上向前下斜行。闭孔管为闭孔神经和动、静脉自盆腔通至大腿内侧的通道,大小约可容纳一指尖。盆腔口即闭孔内口,有腹膜及腹膜外组织掩盖,由耻骨闭孔沟的起端与闭孔内肌及其筋膜围成;外口(下口)位于耻骨肌的深面,由闭孔沟的末端与闭孔外肌及其筋膜围成。有闭孔疝时,进入闭孔管内的内脏将盆腔腹膜、腹膜外组织和筋膜均推入闭孔中。最常见的是疝块被推到闭孔外肌的上方,耻骨肌的后方。闭孔疝的形成基础是盆壁组织薄弱和腹内压增高。脊柱后凸或侧弯畸形,长期便秘、肺气肿、妊娠等均可使盆壁腹膜和筋膜松弛,诱发闭孔疝形成,其过程可分为 3 个阶段:腹膜外脂肪和结缔组织进入闭膜管。腹膜在闭膜管口部形成凹陷并逐渐内陷形成疝囊。腹内脏器进入疝囊。

疝内容物通常为小肠,罕见网膜,偶尔也可以有盲肠、阑尾、胆囊、膀胱、卵巢、输卵管等疝入闭膜管内。由于闭膜管系骨壁和坚韧的肌肉及腱膜边缘围成,缺乏伸展性,一旦肠管疝入,极易发生嵌顿和绞窄。女性骨盆宽大,闭膜管内口较男性略宽,加之老年人组织退变,多胎生育导致骨盆肌肉筋膜松弛,或因慢性消耗性疾病致闭孔管脂肪减少,闭孔管扩大,是诱发本病的因素,故其发病率是男性的 6~9 倍。

闭孔疝发病率极低,仅占所有疝的 0.05%~0.14%。卵巢疝发病率更低,少见报道,卵巢疝由于输卵管过长、卵巢活动度大等原因,致卵巢进入盆壁薄弱的闭孔内,当发生嵌顿时,卵巢大小可有变化,呈囊状改变或不规则形,当腹压减轻时,囊的大小可有变化。

2. 临床表现　闭孔疝为罕见的隐匿性腹外疝,多见于年老体弱的女性患者,特别是经产妇,消瘦者。男女之比约为 1:6,屡次妊娠是发病的重要原因,因其不但能增加腹内压,而且脏层腹膜也由此变得更为松弛,长期咳嗽、便秘、消瘦,均为发病诱因。由于乙状结肠对左侧盆壁的保护作用,故闭孔疝多见于右侧,也可发生于双侧或合并其他类型的腹壁疝。

本症常缺乏特异性症状和体征。90% 的患者表现为急性小肠梗阻,部分患者可出现闭孔神经受压引起的疼痛,即 Howship-Romberg 征,表现为大腿根部疼痛并向膝部放射,伸膝、内收或内旋可加重疼痛,屈膝疼痛可缓解。

尽管 Howship-Romberg 征被视为闭孔疝较典型的临床表现,但其发生率仅为 20%~50%(该组为 33%, 4/12),且容易与骨关节炎、创伤所致疼痛相混淆。曾有将闭孔疝所致的膝关节疼痛诊断为风湿性关节炎的报道。

与腹股沟斜疝等常见的腹壁疝不同,闭孔疝的疝囊较小,位置更深,偶可在腹股沟韧带内下方的大腿根部触及压痛性包块,易误诊为股疝。直肠或阴道检查触及闭孔区包块虽有助于诊断,但检出率低。该组 2 例在肠梗阻症状不甚明显时即有疝侧大腿根部疼痛和膝部放射痛,误诊为腰椎间盘突出。术前诊断斜疝嵌顿致小肠梗阻 1 例,术中发现小肠梗阻的真正原因为闭孔疝嵌顿。

Richter 疝是闭孔疝的常见类型,疝入肠壁极易发生绞窄、缺血和坏死,该组 4 例 Richter 疝术中发现肠壁均有肿胀、黏膜溃烂、肠壁穿孔及片状坏死。由于疝入肠管早期可回缩,部分患者的肠梗阻症状早期可自行减轻,症状呈间歇性,后逐渐加重,随着病程延长,发生绞窄、坏死的概率可高达 75%;同时,由于闭膜管口径较小,充血水肿的肠管术中回纳困难,易造成肠管破裂,行肠切除吻合的概率更高,加之患者体质较差,常有基础疾病,术后易出现并发症,也是导致本病死亡率较高的一个重要原因。

3. 影像学研究　小肠梗阻是闭孔疝的 X 线平片主要表现,可见空、回肠扩张,肠腔积液及"阶梯"状气 - 液平面等小肠梗阻征象。但平片对闭孔疝的诊断价值有限,术前确诊率低,仅在闭孔区有扩张、积液或含气肠曲显示时对诊断方有提示作用,该组仅 1 例显示此征象。

CT 除显示小肠梗阻征象外,还可显示闭孔疝的特征性表现,即疝侧耻骨上支闭孔沟内(闭膜管内口)、闭孔外肌和耻骨肌之间(闭膜管外口)有疝囊和疝内容物显示，其诊断准确性和特异性可达100%，一组6例患者术前CT均诊断为闭孔疝。

CT对闭孔疝的术前诊断度和敏感度均甚佳，主要是由于闭孔的解剖结构清楚，耻骨肌和闭孔上肌、闭孔后肌解剖结构清晰，周围有脂肪衬托，易显示病变。CT表现为耻骨肌和闭孔外肌间出现软组织密度块影，形态不规则，大小不一，其内常呈低密度，并与腹内肠管相通，近端肠管明显扩张，且常伴有液平。

当肠管疝入闭膜管内口时可见扩张的肠管突然塌陷，管腔变窄，呈"鸟嘴"样伸入闭孔沟和闭孔内肌之间（此处相当于疝囊颈部）。当疝囊坠入闭膜管内，在耻骨闭孔沟的下方层面，闭孔外肌和耻骨肌之间通常有囊性低密度团块。当疝囊疝出闭膜管外口时，囊性团块可位于耻骨肌深面与长收肌之间。当疝入肠管空虚时，可呈条状或结节状软组织密度。增强扫描不仅能清楚显示疝入的肠管及其系膜，还可根据疝入肠壁的强化程度评价是否发生绞窄和缺血。通常认为，同时具备下列2~3种征象时对判断绞窄和缺血具有较高的敏感性：肠壁增厚、水肿或肠壁积气；肠壁强化程度减弱，肠壁不强化或延迟强化；肠系膜浑浊、水肿，肠系膜血管强化减弱或显示不良；腹腔积液。

该组CT检查6例患者中有4例经手术证实为绞窄性闭孔疝，可见肠壁增厚、水肿，强化程度减弱，肠系膜水肿，腹腔积液等征象，术中见嵌顿肠壁呈暗紫色，穿孔、坏死及盆腔渗液均较明显。

腹壁疝是临床常见疾病，主要通过体检确诊。由于闭孔疝的疝囊很小，体表难以触及，故既往超过2/3的闭孔疝是在小肠梗阻探查手术中才得以诊断。随着成像技术的发展，MSCT显著提高了闭孔疝的术前诊断水平，诊断准确性可达100%，具有重要的临床应用价值，主要体现在以下几个方面。

术前早期诊断。MSCT容积扫描覆盖范围大，密度和空间分辨率高，各向同性，结合多平面重建可在横断位、冠状位、矢状位及任意斜面上全方位显示闭孔疝的特征性征象，显著提高了术前诊断的准确性。术前早期诊断的意义在于能尽早实施手术治疗，避免病程延长，降低发生绞窄、坏死和出现严重并发症的风险，改善其预后。

MSCT成像质量高，对肠壁增厚、肠系膜浑浊等细节信息显示清楚，结合增强扫描，有助于判断有无绞窄和肠壁缺血。

MSCT具有强大的图像后处理功能，多平面重建能精确测量疝囊和疝颈的大小，对合并的其他类型腹壁疝亦能清楚显示，有利于全面掌握病情及手术方案的制订。多平面重建结合容积再现技术能提供盆壁结构的三维空间信息，清楚显示闭孔疝的解剖层次关系，有利于开展无张力补片修复手术。

MSCT成像速度快，操作简便，一般平扫即可达到术前诊断的目的，尤其适合急诊病例检查。有助于开展疝修补术疗效的随访和评估。

闭孔疝为临床少见疾病，虽缺乏特异性的症状和体征，但其CT诊断却不难。单纯性闭孔疝的复位、修补手术亦较简单，改善其预后的关键在于早期诊断、避免手术延迟。因此，对于原因不明的小肠梗阻，尤其年老体弱、有多次生育史的女性患者，应首选MSCT检查。MSCT能精确显示疝及其邻近结构间的解剖细节和层次关系，在包括闭孔疝在内的各种腹壁疝的无创性诊断、外科修补的术前评价中均具有重要价值。

另有1例患者是作股骨头平扫时偶然发现，次日增强扫描时疝囊又明显缩小，考虑为滑动性闭孔疝。

临床上对老年患者不明原因的下肢放射状疼痛，在排除腰椎间盘突出和股骨头病变时应高度重视闭孔疝的可能。CT检查一般能明确诊断闭孔疝，但对疝的内容物辨别要紧密结合临床体征。

第六节　腹膜、大网膜、肠系膜与超声及误诊分析

现代影像学的发展使得大多数腹部疾病得以明确诊断，但腹膜、大网膜、肠系膜疾病仍是各种影像诊断的难题，有报道"三膜"的各种影像诊断正确率不超过40%，如何进一步提高"三膜"疾病的诊断水平，应作为影像领域深层次课题加以研究。超声影像技术以其实时，动态，可全方位、全腹腔、任意观察腹腔各种结构以及相互间关系，对"三膜"及腹腔全景观察有独特优势，值得进一步研究。

1."三膜"病变的超声表现　一些作者报告62例"三膜"病变，除5例良性肿瘤外，其余病例"三膜"增厚、"三膜"结节或肿块、粘连团块、淋巴结肿大及腹水5种声像图特征有较高的发生率，尤其腹水、

腹膜增厚发生率高达 79% 和 68%,“三膜”病变声像图改变的趋同性反映了相同的病理解剖学基础,因此,该组作者提出,超声在对疑难腹水、腹部肿块检查时,如同时发现上述 5 种声像图改变,要考虑“三膜”疾病的最大可能性。再通过高频超声观察“三膜”的个性化表现,结合临床可做出定位、定性诊断。

(1)急性腹膜炎:超声 5 种表现相对较轻,但增厚的大网膜呈团块状强回声游走到原发病灶区,病灶周围分布的不等量腹水回声和探头压痛、反跳痛,结合腹腔感染、穿孔、梗阻及手术等病史,定性诊断符合率较高。而结核性腹膜炎的 5 种声像图改变较为明显,其中粘连团块和腹水尤为常见,该组可见于所有病例(11/11),而“三膜”结节则在用高频扫查时隐约可见等回声或低回声毫米级结节,附加触诊全腹壁柔韧感,结合临床表现及病人较年轻,定性诊断有一定的把握性。

(2)良性肿瘤:表现为腹腔内、肠管外囊性或实性肿块回声,包膜完整,位于大网膜和肠系膜的肿瘤随呼吸可移动;“三膜”假性黏液瘤多来自卵巢或阑尾的黏液瘤破裂种植所致,超声 5 种表现中最具特征性的声像图为:“三膜”多发或单发性多囊状肿块回声 + 非移动性腹水回声、超声引导腹水穿刺呈胶冻状或难以抽取 + 卵巢或阑尾区多囊状肿块回声。

(3)恶性肿瘤:腹膜原发性恶性肿瘤中以腹膜恶性间皮瘤较为常见,增厚、增强的腹膜回声伴宽底尖顶或“丘陵”状中等回声结节 + 大量点状腹水回声(血性腹水)+ 探头下方腹壁的板状感为其特征性表现;大网膜及肠系膜恶性淋巴瘤以大网膜或肠系膜的低或无回声肿块伴肿大的低回声淋巴结为主,因未见腹膜受累无腹水显示。

癌性腹膜炎的超声 5 种表现也最为常见,而特征性的声像图为“三膜”大小不等、多发低回声结节较其他病变显而易见,多数病例有原发肿瘤病史,因此不难诊断。

2. 鉴别诊断　该组误诊的 12 例患者为腹腔结核、腹膜恶性间皮瘤及未找到原发肿瘤病灶的恶性腹膜炎之间的交叉误诊,后一种病变常见于早期卵巢癌超声不确定时已有“三膜”转移的 5 种超声表现,有时很难与腹腔结核区别,鉴别诊断需密切结合临床资料和与疾病的病理学特点相联系加以分析。

结核性腹膜炎病理改变为腹膜充血、水肿、粟粒状结节、腹水、大量纤维蛋白渗出、附着、粘连,导致腹膜、大网膜、肠系膜、肠管广泛粘连,与声像图表现相对应主要为“三膜”呈广泛性增厚伴腹腔粘连团块回声,腹水回声形态多样化,可呈包裹性、多囊性、间隙性、游离性或大量性,内含条带状强回声漂浮,而结核结节在高频超声检查时表现为模糊中等回声小结节;而恶性腹膜炎“三膜”以多发转移结节为主,大小不等,轮廓清晰、形态饱满,呈低回声。恶性腹膜间皮瘤的病理特点为肿瘤呈弥漫浸润性生长,在体腔内散播,形成大量血性积液,转移到局部淋巴结和远方器官者少见,超声表现除腹膜增厚伴基底宽厚的不规则结节外,大量腹水暗区内可见密集点状回声(血性腹水),而腹腔脏器和淋巴结无异常发现,腹腔粘连也不明显,合并胸腔心包腔积液时可提供有力诊断依据。

(1)“三膜”病变超声诊断程序:“三膜”病变是超声诊断的难题,诊断要求操作者除有较厚实的临床及病理学基础外,检查的方法和程序对提高“三膜”病变的诊断正确率十分重要,该组采用 5 步检查法和排除性诊断程序:①全腹腔扫查发现阳性声像种类;②腹腔脏器扫查排除脏器病变;③高频探头微观定点扫查腹膜、大网膜、肠系膜,发现特征性表现;④采用呼吸运动观察病变与脏器、腹膜相离性判断粘连和浸润情况;⑤附加触诊感觉腹壁柔韧度,综合所有阳性声像图表现,结合临床和联系病理改变与声像图对应性,大多数病例可做出定位、定性诊断。该组定位定性诊断显示较高的准确性,与规范检查的方法及程序有很大关系。

(2)超声诊断的价值和局限性:超声检查能全方位、任意切面、实时动态观察整个腹腔结构,加之低高频超声互补扫查优势,可对“三膜”病变的形态、位置、大小、多少、内部结构与脏器的关系、有无粘连、腹水的多少与性质做出较确切的判断,为超声诊断提供重要依据。该组病例结合临床超声定性诊断正确率达 80%,定位诊断正确率达 90%,显示超声对“三膜”疾病的诊断有较大价值。但当肿瘤过大,占据整个腹腔、腹腔广泛粘连或冰冻腹腔、大量腹水、孕晚期等,超声检查受到限制。此外,仪器分辨力、检查者经验均直接影响“三膜”病变的检出率,对此仍需积累更多的经验。

附:具体研究资料。此研究报告 18 年间积累的 62 例腹膜、大网膜、肠系膜病变,含:癌性腹膜炎 22 例,急性炎症 13 例,结核 11 例,囊肿、假性黏液瘤、恶性间皮瘤各 4 例,恶性淋巴瘤 3 例,纤维瘤 1 例。

第四章　肠系膜肿块

第一节　肠系膜恶性肿块

1. 肠系膜血管外皮细胞肉瘤　肠系膜血管外皮细胞肉瘤罕见，为肠系膜血管源性肿瘤的主要类型，发生在血管外皮细胞，故凡有血管之处均可发生本病。

Slout(1942)首先报道，迄今仅报道300余例，多发生在颅骨、头颈、胸部、大腿、骨盆、腹膜腔，发生在肠系膜者仅数例。多见于40~50岁，男女无差别。腹部可触及痛性肿块，最大肿瘤直径达15 cm，挤压周围器官，肿块有包膜，界限清，表面光滑或呈结节状、分叶状，血管多，常有出血、坏死、囊变。CT平扫呈均匀或不甚均匀的低密度区，强化后呈囊实性，与X线血管造影、彩超、病理所见一致。

2. 肠系膜平滑肌肉瘤　肠系膜平滑肌肉瘤罕见，为肠系膜平滑肌源性原发恶性肿瘤，多见于小肠系膜。瘤体中等硬度，为数个肿块粘连在一起，或为一个大的多囊性肿物，或为一个巨大实性肿瘤，一般说来，所报告的病例多属后者，它常可伴存坏死、液化。肿瘤可含多数扩张、薄壁的血管，易出血。临床症状通常不明显，不易及早发现，肿瘤较大时，常有胃肠压迫症状，可在腹膜上形成种植性转移瘤结节及腹主动脉旁淋巴结肿大，偶可血行转移到肝。

CT平扫和增强扫描与小肠肉瘤相似，边界清，表面光滑，呈分叶状，密度不均，活动度尚好，周围肠管受压推移，呈厚壁环状强化。应与小肠恶性肿瘤、胰腺囊腺癌(瘤)、腹膜后恶性肿瘤鉴别，小肠钡剂造影有助于鉴别诊断。彩色超声显示血流丰富，提示恶性肿瘤。

3. 肠系膜恶性淋巴瘤　全身恶性淋巴瘤或肠壁恶性淋巴瘤可沿淋巴途径播散到肠系膜淋巴结，使之增大，粘连成块。见于60%的非何杰金病，5%的何杰金病。CT图像上表现为单个或多个软组织块，多为小圆形或很大的不规则形，直径1~20 cm，包绕肠系膜脂肪和血管，形成三明治征，此为该病特征性表现，但也可见于转移瘤。个别病例腹膜后间隙的非何杰金淋巴瘤内，可有数条大致平行的低密度细线影，将肿瘤分割成数个长条，与一般所见到的结核、转移瘤不一样，故有一定的鉴别意义。

CT平扫密度多均匀，增强后多数呈轻度均匀强化。但10%~20%的病例平扫和增强扫描均见低密度区，有的可呈密度均匀与不均匀区共存，与结核所见不同。低密度区的出现与病变组织类型不同，与血供不足，放、化疗有关，多见于非何杰金病和Burkit瘤，提示恶性程度高，预后差。此病多同时伴有腹膜后病变，或腹膜后病变沿肠系膜根部向腹腔蔓延，两者连为一体，形成三明治征。但有时肠系膜淋巴瘤与腹膜后淋巴肿块之间仍存在脂肪分界面，少数病例全身仅呈现唯一的肠系膜孤立肿块，此时，诊断难度较大，有赖于活检确诊，需与肠系膜淋巴结结核、转移瘤等鉴别。

4. 肠系膜转移瘤　有作者报告一组研究的2例患者，1例来自子宫癌肉瘤，另1例来自结肠癌。后者最易转移到肠系膜根部淋巴结，其中黏液性结肠癌的转移灶常发生钙化。文献报道，钙化也可见于肠系膜淋巴结结核、类癌及治疗前后，特别是治疗后的淋巴瘤，应予以注意。CT示单个或多个实性肿块，多为杂乱无章状和球形，直径为1~20 cm，其次呈饼形、不规则形，肠系膜叶增厚，也可呈囊性肿块和小结节。

上述各种类型可共存或互相移行，为病变不同阶段的表现，尚具有一定的原发肿瘤的CT特征，有的表现为系膜血管边缘毛糙，小肠系膜边缘增厚，有的只呈孤立的肿块，或同时伴有腹膜后肿块，甚至腹腔积液,应与结核性腹膜炎、间皮瘤鉴别。

第二节　横结肠系膜肿瘤

(1)横结肠系膜原发肿瘤:肠系膜原发肿瘤少见,其组织来源广泛。其中,良性肿瘤多为纤维瘤、淋巴管瘤、脂肪类肿瘤、神经纤维瘤等;常见恶性肿瘤为肉瘤。淋巴管瘤CT表现为巨大囊性分叶状肿块,其内有分隔,并推移邻近肠管。横结肠系膜神经纤维瘤CT上表现为横结肠系膜上一界限清楚,活动性差的囊实性肿块,大小约20 cm。

(2)邻近脏器癌肿侵及横结肠系膜:胰腺癌可直接侵及横结肠系膜根部,并可经横结肠系膜蔓延至横结肠。胆管癌亦可侵及横结肠系膜根部,进而累及横结肠系膜。横结肠癌可直接侵及横结肠系膜,结肠癌时可见到沿边缘血管、横结肠系膜根部和胰周增大的淋巴结,增大的淋巴结可侵及胰腺,从而造成与胰腺癌鉴别困难。

(3)横结肠系膜转移性肿瘤:CT上表现为结节状、饼状、污垢状、囊状,且有不均匀强化或呈条状、粟粒状强化。螺旋CT增强扫描对横结肠系膜转移瘤显示率达83.3%。

第三节　误诊病例简介:肠系膜血管周上皮样细胞肿瘤与胃肠道间质瘤

血管周上皮样细胞肿瘤(perivascular epithelioid cell tumor, PEComa)是一组少见的、在组织学和免疫表型上具有血管周上皮样细胞特征的间叶源性肿瘤。Bonetti等(1994)最先提出了血管周上皮细胞(perivascular epithelioid cell, PEC)的概念,将构成血管平滑肌脂肪瘤(angiomy-olipoma, AML)、淋巴管平滑肌瘤(lymphangioleiomyomatosis, LAM)、肺透明细胞"糖"瘤(clear cell"sugar"tumor of the lung, CCST)的这类具有相似组织学及免疫表型的细胞定义为PEC。Zambom等(1996)将这类由特殊细胞构成的病变家族称为血管周上皮样细胞肿瘤。WHO(2002)软组织疾病分类中正式将血管周上皮样细胞肿瘤定义为一种由组织学和免疫组织化学特异性血管周围上皮样细胞组成的间叶源性肿瘤,除血管平滑肌脂肪瘤、淋巴管平滑肌瘤和肺透明细胞"糖"瘤外,还包括发生在其他部位的透明细胞肿瘤,其中最多见于子宫、胃肠道。

来源于肠系膜的血管周上皮样细胞肿瘤非常罕见,国内外报道不超过20例。

血管周上皮样细胞肿瘤临床症状、体征均无特异性,不同部位的血管周上皮样细胞肿瘤所引起的症状有所不同。一例患者的阵发性上腹痛、恶心呕吐、生化指标异常均系胆管梗阻所致,未见与血管周上皮样细胞肿瘤相关的临床表现。既往有关肠系膜血管周上皮样细胞肿瘤的报道显示CA199并不升高,也未见两者具有相关性的报道。该例CA199升高可能由胆系疾病致肝功能受损引起。

血管周上皮样细胞肿瘤好发于中年人,女性多见,男女比例为1∶7。病理学检查是血管周上皮样细胞肿瘤的主要诊断依据,免疫组织化学染色可见黑色素细胞标志物HMB-45等和肌细胞标志物SMA等呈阳性,不表达CK,上皮性标志物均为阴性。

血管周上皮样细胞肿瘤生物学行为难以确定,多表现为良性,但偶有恶性报道, Folpe等(2005)总结了恶性血管周上皮样细胞肿瘤高风险特征:肿瘤直径大于5 cm;浸润性生长方式;高度核异型性;核分裂象大于1个/50 HPF;细胞坏死;脉管侵犯,"良性"不具有上述特征,"恶性"具有两种以上特征,"不确定恶性潜能"仅具有以下特征之一:核多形性/多核巨细胞或直径大于5 cm。

该例血管周上皮样细胞肿瘤的体积较大(直径大于5 cm),病理上未见上述高危特征,根据上述标准,应考虑为"不确定恶性潜能"血管周上皮样细胞肿瘤。根治性手术切除是血管周上皮样细胞肿瘤的主要治疗方法,术后应定期随访观察。化疗被应用于一些恶性病例中,但作用仍不明确。

1. 影像表现　有关肠系膜血管周上皮样细胞肿瘤的影像报道几乎均为其CT表现。Wejman等(2015)报道1例位于末端回肠系膜的血管周上皮样细胞肿瘤，CT表现为类圆形等密度肿物，边界清楚，增强后明显均匀强化，其内见斑点状血管影。

Shi等（2015）报道了一例肠系膜恶性血管周上皮样细胞肿瘤，CT表现为不规则分叶状软组织肿块，边界不清，增强后轻中度不均匀强化，坏死区不强化，病灶内见明显强化血管影，这与Fu等（2013）报道的一例小肠系膜恶性血管周上皮样细胞肿瘤影像表现一致。

既往文献未见有关肠系膜血管周上皮样细胞肿瘤MRI的报道。该例MRI表现为胰腺下方腹腔内等T_1、稍长T_2信号肿块，边界尚清，可见包膜，其内见低信号分隔。动态增强，动脉期包膜及病灶边缘部分呈斑片状明显强化；静脉期呈均匀明显强化，其内分隔不强化，包膜明显强化；延迟期病灶持续均匀强化，对比剂逐渐向内填充，中央低信号分隔范围缩小。DWI示肿块明显高信号，ADC图上明显低信号，扩散受限明显，这与血管周上皮样细胞肿瘤肿瘤细胞丰富、排列紧密有关。肿块边界清晰，包膜完整，未见明确侵袭征象。

2. 鉴别诊断　该例血管周上皮样细胞肿瘤术前影像误诊为胃肠道间质瘤，主要原因为肠系膜血管周上皮样细胞肿瘤实属罕见，医师对其影像学表现缺乏认识，临床工作中通常倾向于考虑具有相似影像表现的常见肿瘤。肠系膜血管周上皮样细胞肿瘤主要需与其他胃肠道间叶源性肿瘤鉴别。

（1）胃肠道间质瘤：CT和MRI主要表现为向腔外生长的肿物，肿块较小时为均匀密度或信号，增强后显著均匀强化；肿块较大时因囊变或液化坏死而密度或信号不均，与消化道相通时，肿块内可含气或气液平，增强后实体部分强化明显。

（2）平滑肌肿瘤：肿瘤可向腔内、腔外或同时向腔内外突出，平滑肌瘤多呈圆形，边界清楚、密度及信号均匀，增强呈均匀显著强化；平滑肌肉瘤通常较大，血供丰富、生长速度较快，肿块中央常见较大范围液化坏死区，可向外侵犯邻近脏器及发生转移，增强后实性部分显著强化。

（3）神经鞘瘤：肿瘤多呈圆形或类圆形，边缘多光滑，易发生囊变，甚至完全呈囊性，MRI表现为T_1WI低信号，T_2WI不均匀高信号，肿块周围可见低信号纤维包膜，增强后为进行性延迟强化，坏死囊变区不强化。

综上所述，肠系膜血管周上皮样细胞肿瘤在临床上罕见，其临床症状及体征缺乏特异性，但影像表现具有一定的特征性，当发现动脉期肿瘤不均匀明显强化，静脉期及延迟期向内填充呈均匀强化，病灶内部见低信号间隔，肿瘤包膜显著强化时，应考虑肠系膜血管周上皮样细胞肿瘤的可能，最终诊断有赖于病理学检查。

第四节　肠系膜肠源性囊肿病例

患者，男，32岁。反复中上腹闷胀不适伴腹痛1年，加重1周入院。病理检查：肠管及系膜肿物切除标本，肠管长20 cm，切缘直径2 cm，肠管直径2 cm，肠管腔内含食糜，肠黏膜未见明显异常，肠管中段系膜处见一近椭圆形肿物，大小8 cm × 5 cm × 4.5 cm，肿物已切开，切面呈囊性，腔内含米黄色油脂样物，壁厚0.3~1 cm，质中偏韧。病理诊断：肠及肠系膜肿物切除标本，送检为小肠肠管，肠管中段肠系膜处见一囊性肿物，囊内含有米黄色油脂样物，囊内壁未见上皮细胞衬覆，囊壁纤维组织增生增厚，其中伴大量的淋巴滤泡形成，符合肠源性囊肿。

影像资料见图1-4-1。

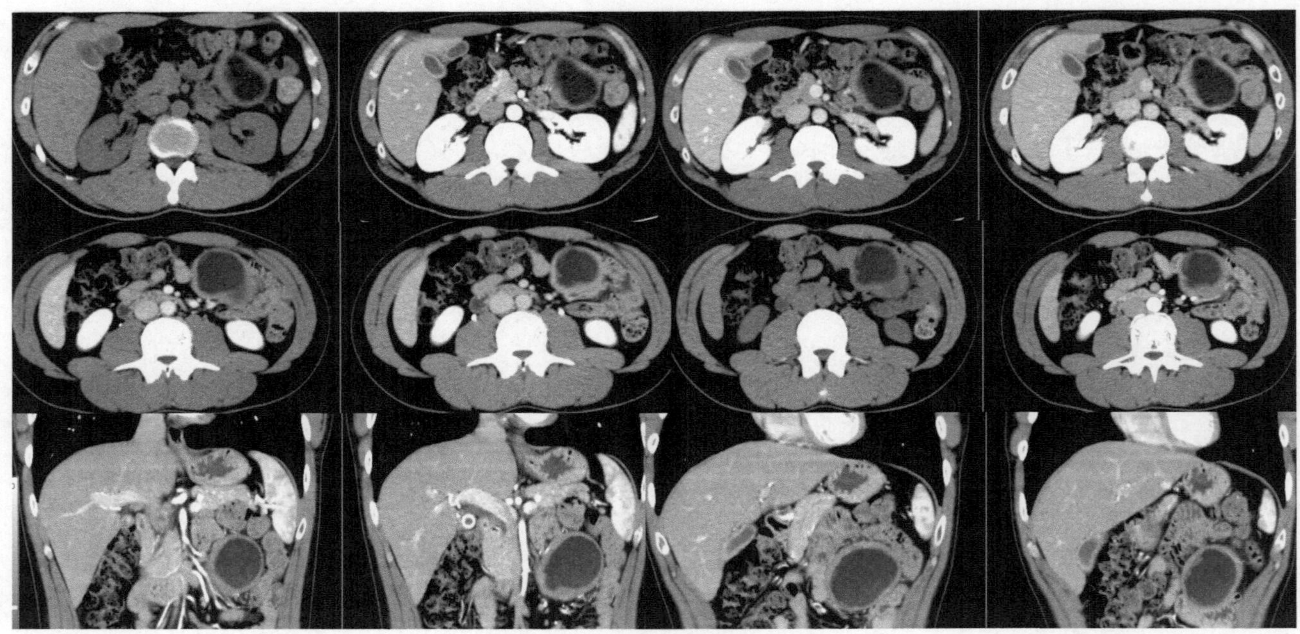

图 1-4-1 肠系膜肠原性囊肿

第五节 肠系膜良性肿块

(1)肠系膜纤维瘤:肠系膜纤维瘤少见,可发生于任何年龄,术后易复发。CT示圆形或类圆形实性肿块,密度均匀,界限清(有包膜),不侵犯肠管,无粘连,活动性好。较大者可呈分叶状,囊性变,钙化或骨化,明显强化,CT上难与硬纤维瘤区别。但两者的病理所见迥然不同,前者纤维组织呈编织、漩涡状排列;后者则平行分布,宛如韧带,且具有局部侵袭性,故也称韧带状瘤或侵袭性纤维瘤病。

(2)肠系膜单纯性囊肿:肠系膜单纯性囊肿分真性囊肿(其内衬覆上皮细胞,属先天性,单发,又分为浆液性、乳糜性、表皮样囊肿)和假性囊肿(其内无上皮细胞衬覆,多由外伤性、感染性及肿瘤性病变所致)。两者CT表现相似,呈单发,边缘清晰,圆形或卵圆形,大小不一的均质囊性肿块,CT值近似水或大于水,囊壁不强化。表皮样囊肿的CT值低于水,感染性囊肿壁厚,密度不均,强化明显,CT值略高,需与脂肪瘤、局限性积液、胰外假性囊肿、淋巴管瘤等鉴别。

(3)肠系膜淋巴管瘤:肠系膜淋巴管瘤多见于小儿,是一种发育畸形,囊内衬覆内皮细胞,属真性囊肿。易侵犯小肠系膜(因系膜的淋巴网丰富)。一组研究中3例患者均发生在回肠系膜根部。有单纯性、海绵状、囊性3种,其中囊性多见,常有分房,体积较大。该组3例均较大,1例有分房,CT呈单发,圆形,囊壁菲薄,边界清晰的均质水样密度肿块,颇似囊肿。1例CT值为10~26 HU,另1例CT值为38 HU(合并感染),两者与肠管紧贴,肠系膜明显模糊,切面呈蜂窝状,内有淡黄色淋巴液(后者合并有脓肿),属海绵状;1例为囊性,脓肿形成,CT值增高至38~42 HU,故合并感染或出血者CT值可升高,且密度不均匀,诊断时应注意与血管瘤、脂肪瘤、淋巴管肉瘤鉴别。

(4)肠系膜炎性假瘤:细菌或其他病因所致慢性局限性腹膜炎,由于炎性肉芽组织过度增生,在肠系膜上引起非特异性炎性假瘤。镜下见大量增生的结缔组织和慢性炎性细胞浸润。CT平扫呈局限不规则的液性(厚壁)或软组织密度实性肿块,边缘模糊毛糙,周围有粗长索条影,较僵直,粗细不均,肠系膜明显模糊,偶见气体或钙化影以及附近淋巴结肿大。一组研究中2例患者发生在右下腹,1例在脐下部,均呈软组织密度影。手术见回肠系膜炎性肿块,内有少量脓液,侵及乙状结肠浆膜,肠壁明显水肿增厚,回肠正常。病理诊断为回肠系膜炎性肉芽肿。此病CT表现颇似肠系膜类癌,但分析时结合发热、白细胞增高、无内分泌改变等临床症状、体征，一般可排除类癌。

第六节　病理误诊病例简介：肠系膜淋巴管肌瘤病与脂肪肉瘤

患者，男，49岁。因发现左上腹包块10年余入院，无便血、黑便、腹胀等任何消化道症状。

CT：左中腹部一不规则混杂密度肿块，大小约11 cm×8 cm×13 cm，CT值-43~21 HU，增强后强化不明显，肿块边界欠清楚，邻近肠系膜增厚呈饼状，其内见多发肿大淋巴结，周围肠道受推压（图1-4-2）。CT拟诊：①左中腹部肿块，考虑为脂肪肉瘤可能；转移性肿瘤？②腹腔多发淋巴结肿大；饼状腹膜。手术所见：腹腔内有少量黄色稀薄分泌物，腹腔内无明显结节。距屈氏韧带2.5 m小肠的肠系膜上见一巨大肿物，约18 cm×15 cm×12 cm，质软，包膜完整，边界清楚，与周围组织无粘连，部分小肠沿其周围包绕；下段一长约1.5 m小肠的肠系膜增厚，内有散在的多发结节，直径为3~5 cm不等，边界亦清晰，与周围无明显粘连。

病理检查：肠系膜上见一巨大肿物，大小为17 cm×13 cm×12 cm，切面灰褐淡黄，海绵状，有乳糜样和血性液体流出，质中偏软。部分与回肠壁粘连。其余稍正常，肠系膜增厚，肿物与周边肠系膜界线不清，肠系膜检出淋巴结55枚。病理诊断：回肠系膜淋巴管肌瘤病并累及肠系膜淋巴结50/55枚。上下切缘均阴性。该病按WHO定义是由组织学和免疫组化特征的血管周上皮样细胞（PEC）构成的间叶性肿瘤，即PEComa。它代表一组肿瘤家族，其中有血管周上皮样细胞（PEC）经常出现在PEComa肿瘤中。在这家族中包括肺、肝、肾的血管平滑肌脂肪瘤、肺和肺外透明细胞“糖”瘤以及淋巴管肌瘤病。PEComa可发生在腹内和躯体软组织及多种器官。多数病例似乎具有良性过程。但也有少数亚型可发生转移。原冷冻切片报告为高分化脂肪肉瘤诊断予以更正。

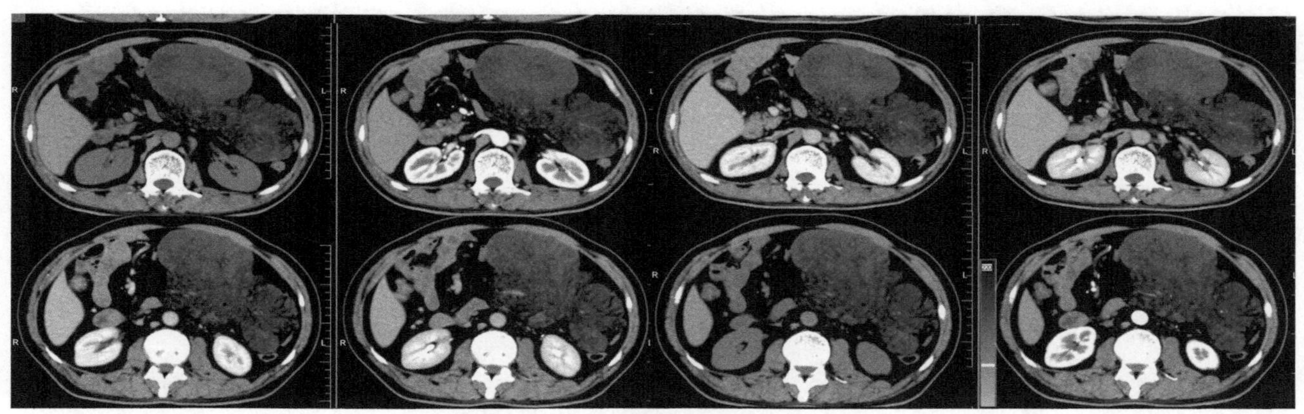

图1-4-2　肠系膜淋巴管肌瘤与脂肪肉瘤

而该例淋巴管肌瘤直径大于5 cm，瘤细胞密度不高，无明显核异形、病理性核分裂、血管侵犯及坏死，虽然有脂肪组织与淋巴结累及，但并未侵及肠壁肌层，所检出的淋巴结均来自该肿瘤周围的肠系膜部位且无远隔器官或组织转移，我们认为此是多灶性生长而非真正的淋巴结恶性转移，认为发生于腹部的淋巴管肌瘤病也许是一种播散性腹膜淋巴管肌瘤病，因此我们将该例评判为低度恶性。患者术后状况良好，复查胸部及腹部CT未发现异常，仍处于随访之中。本病例中病灶含较多脂肪成分，病变广泛，肠系膜广泛增厚且分界不清，并有多发淋巴结肿大，以上影像学征象与恶性的脂肪肉瘤有很多相似之处，且对腹部淋巴管肌瘤病认识不足是造成误诊为脂肪肉瘤的主要原因。此例肿块较大，边缘光整，分界较清，而肠系膜的广泛异常改变应为乳糜腹，并不是恶性肿瘤的侵袭造成，以此可作为诊断的重要依据。

第七节　误诊病例简介:肠系膜、网膜及淋巴结结核与间质瘤

患者,男,57岁。因腹痛伴停止排气、排便1 d入院。CT诊断:小肠外生性间质瘤;腹腔神经鞘瘤或神经纤维瘤,邻近小肠不全性梗阻;腹腔淋巴结稍肿大;胆囊结石,胆囊息肉,胆囊炎;左肾囊肿(图1-4-3)。

手术所见:腹腔少量腹水。肿块位于小肠系膜,距回盲部15 cm,侵犯至浆膜外,与周围肠管粘连缠绕,其中一处肠管与腹壁粘连,游离后,可见大小为1 cm×2 cm的灰绿色穿孔灶,考虑穿孔后与腹壁粘连,大网膜及腹膜可见多发白色质硬结节,考虑转移灶。遂行肠系膜肿块切除术和胆囊切除术。

病理检查:免疫组化检测,阳性,PAS染色(散在+),抗酸染色(散在+),CD68(组织细胞+),CD163(组织细胞+),SMA(间质纤维+),Actin(间质纤维+),Ki-67(+,约10%);阴性,CD34,CD117,DOG1,Desmin,S-100,H-caldesmon。免疫组化诊断:腹腔肠系膜肿物及大网膜切除标本,结合免疫组化、组织化学染色检测结果及HE组织学图像,符合肠系膜、网膜及淋巴结结核,建议临床完善结核杆菌相关检测以进一步佐证。

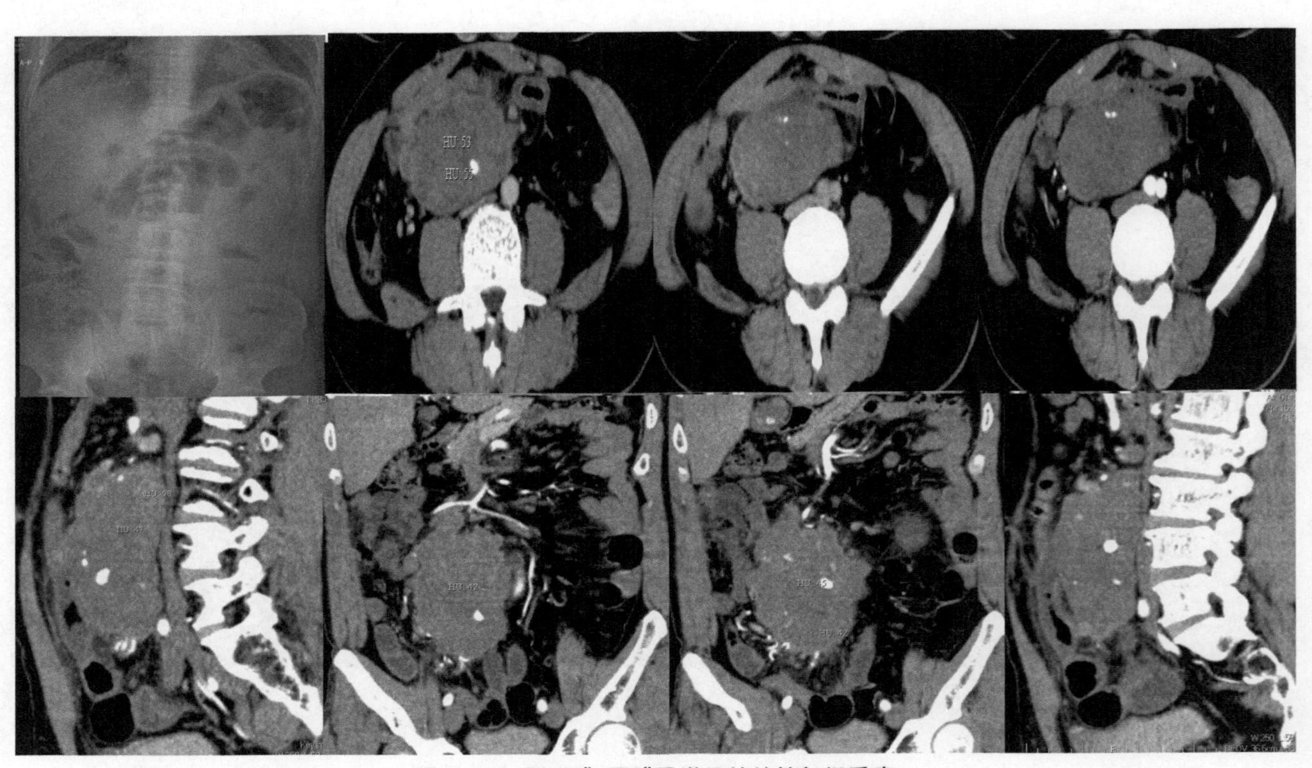

图1-4-3　肠系膜、网膜及淋巴结结核与间质瘤

第八节　小肠系膜炎性肌成纤维细胞瘤

位于肠系膜及腹膜后者,肿瘤常较大,血供丰富,可有液化与坏死灶。部分有潜在恶性,能发生局灶浸润,少数病例见周边淋巴结稍增大,甚至发生远处转移。

肠系膜炎性肌成纤维细胞瘤的影像表现报道较少,表现为单发软组织肿块样病变呈现不同密度/信号。CT、MRI增强扫描呈均匀/不均匀中度至明显强化,较大病变显示中心区坏死,可出现钙化,可侵犯周围组织,与周围肠管壁、腹膜、肝、肾、肾上腺和膀胱等腹腔内邻近组织和脏器有粘连。如病变有

包绕和侵袭邻近血管倾向，提示该肿瘤有恶性倾向，但影像学无明显特征性。

有作者报告一例患者肿瘤较大，位于腹腔内侵犯周围的肠管腹膜及血管，CT 增强肿瘤呈中、重度强化，且伴多部位转移。手术见小肠系膜肿块，大小约 10 cm × 10 cm × 8 cm，表面凹凸不平，质地硬，活动欠佳，自空肠屈氏韧带开始肠段受累，肿瘤侵及横结肠中段，肠系膜上动脉受侵犯。应与其他腹腔恶性肿瘤鉴别，如腹腔淋巴瘤、神经母细胞瘤、恶性纤维组织细胞瘤等。单纯依靠影像学检查鉴别困难，确诊需依赖病理组织学和免疫组织化学检查。

对较大的肠系膜肿瘤与周围脏器局部或广泛粘连及多枚淋巴结肿大，CT 增强肿瘤有中、重度强化，外周血象多显示白细胞和中性粒细胞稍增高，尤其是血小板增高较为明显，在诊断时应考虑本病的可能。

第九节　腹腔囊性淋巴管瘤病例

患者，男，47 岁。因右下腹隐痛不适 1 个月余入院。查体：右下腹腹肌稍紧张，右下腹有深压痛，无明显反跳痛，可扪及一质中包块，边界范围不清，可推动，肝脾肋下未扪及，墨菲征阴性；腹部叩诊呈鼓音，移动性浊音阴性；肠鸣音正常，未闻及血管杂音。

手术所见：腹腔肿瘤位于大网膜上，呈多房囊性，范围大小约 15 cm × 12 cm，边界清楚，未侵及肠管壁及周围组织器官；切除标本送病理检查。病理检查：腹腔肿瘤切除标本，囊性肿物一个，大小 15 cm × 13 cm × 6.5 cm，切面呈多囊性，个别囊腔含淡黄色胶冻样物，内含淡黄色液体，囊内壁光滑，壁厚 0.1~2.5 cm，包膜完整，境界清楚。常规病理诊断：腹腔肿瘤切除标本，初步诊断囊性淋巴管瘤。免疫组化检测：阳性，D2-40，F8，LCA（淋巴细胞 +），CD31，MC，CD34，Actin，SMA，Ki-67（+，<1%，主要集中于淋巴细胞）；阴性，Calretinin，CK（P）。免疫组化诊断：腹腔肿瘤切除标本，囊性淋巴管瘤。注：纤维脂肪间质中血管丰富。

影像资料见图 1-4-4。

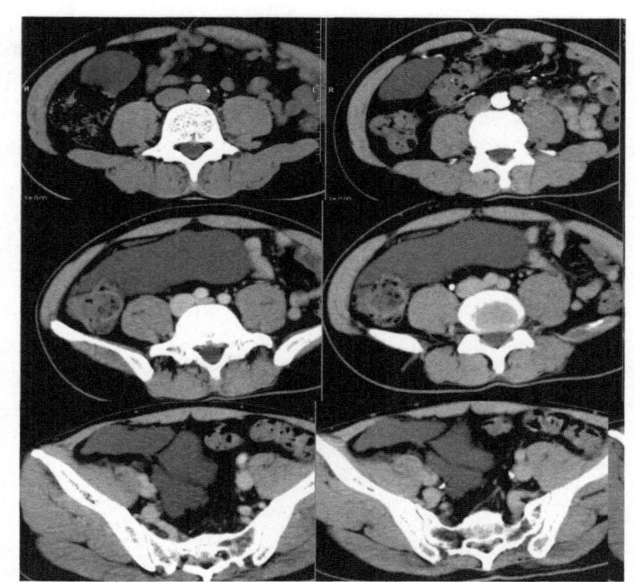

图 1-4-4　腹腔囊性淋巴管瘤

第十节　横结肠系膜囊性淋巴管瘤

患者，男，18 岁。

手术所见：探查腹腔无腹水；肿块位于横结肠系膜稍偏左侧，大小约 5 cm × 5 cm × 6 cm，囊性透明状，呈不规则圆形，后半部分被结肠系膜包裹，与周围肠管、脏器无粘连。

病理诊断：横结肠系膜囊性淋巴管瘤。

影像资料见图 1-4-5。

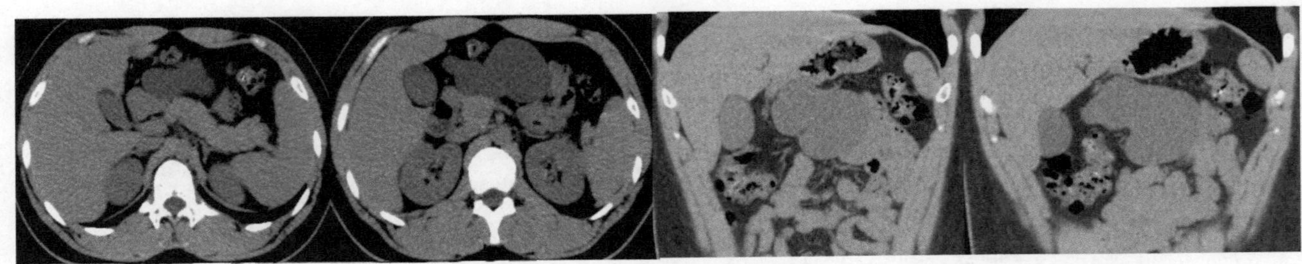

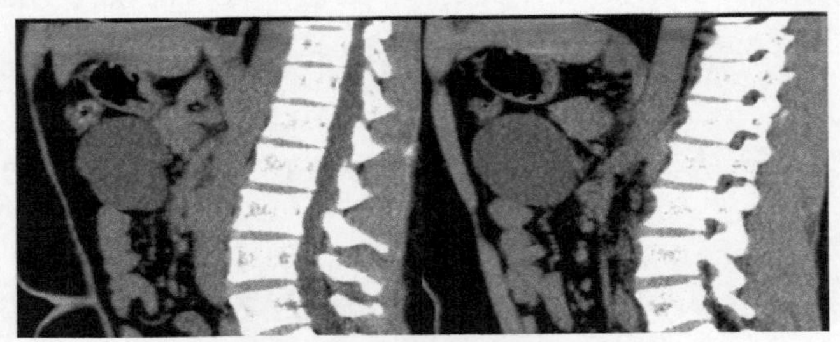

图 1-4-5 横结肠系膜囊性淋巴瘤

第五章　肠系膜缺血性疾病

第一节　急性肠系膜血管梗死

急性肠系膜血管梗死包括肠系膜上动脉、肠系膜上静脉及肠系膜下静脉的梗死。肠系膜上动脉梗死占急性肠缺血的60%~70%，肠系膜上静脉梗死占5%~10%，而非血管梗死性肠缺血占20%~30%。肠系膜上动脉急性梗死的血栓来源于心房颤动、动脉粥样硬化、肠系膜动脉夹层动脉瘤等。螺旋CT是诊断急性肠系膜血管梗死快捷、正确及无创伤的影像学检查方法之一。最初Smerud等（1990）报道CT对于肠缺血诊断的敏感性仅39%。而随着螺旋CT，特别是MSCT的迅速发展，目前诊断符合率已提高到95%以上。急性肠系膜上动脉梗死是一种少见急腹症，该病发病急，缺乏特异性的临床症状和体征，早期诊断困难，其病死率非常高，为57%~100%。

1. 病理学　急性肠系膜上动脉梗死是由于肠系膜上动脉突然阻塞引起血运减少或中断，肠管营养障碍的一种综合征。肠系膜上动脉急性栓塞的血栓多来源于心脏，常见于瓣膜性心脏病、充血性心力衰竭、心律失常特别是心房颤动等患者。

2. 临床表现　急性肠系膜上动脉梗死发病急，缺乏特异性临床症状和体征。Bergan等（1975）提出“三联征”：剧烈而没有相应体征的上腹部或脐周疼痛、器质性心脏病、早期胃肠排空等，目前仍作为临床早期诊断急性肠系膜上动脉梗死的主要依据。近年来，对急性肠系膜上动脉梗死的诊治水平有了一定的提高，但病死率仍很高。Safioleas等（2006）报道病死率达59%。急性肠系膜上动脉梗死早期诊断困难。一些作者报道其误诊率高达60%~80%。

3. 影像学研究　急性肠系膜上动脉梗死主要依靠影像学诊断。B超对诊断有一定的帮助，但腹内常有积气，影响肠系膜上动脉的显像。MRI对诊断有重要意义，但其检查时间较长，造成了对急腹症诊断的局限性。DSA以往被认为是最有价值的检查方法，是诊断急性肠系膜上动脉梗死的“金标准”，但由于价格昂贵、有创性及对其他急腹症诊断的局限性，其应用受到限制。现在普遍使用的MSCT在CTA方面取得了长足的进步，显示肠系膜上动脉及其分支非常好，立体感强；图像后处理功能强大，图像可以任意角度旋转，观察血管的走向、狭窄及范围等非常方便、直观。MSCT扫描层厚达到了0.5~0.6 mm，甚至更薄。空间分辨率和时间分辨率的大幅度提高，对诊断血管性病变有极大帮助。

首先，可直接观察到血管内充盈缺损的血栓，这是直接征象，同时也是最重要的征象，可做出初步诊断。其次，可以观察到一些重要的间接征象有助于诊断。

（1）直接征象：血管内充盈缺损，在增强扫描时动脉期及静脉期图像显示肠系膜上动脉或肠系膜上静脉内充盈缺损，其代表血管内血栓形成，这是急性肠系膜血管梗死的可靠CT征象。

（2）间接征象：缺血肠段的扩张和积液，这是由于肠壁缺血，肠蠕动消失以及肠壁渗出液体和血液所致。Wiesner等（2003）认为56%~91%的急性肠系膜血管梗死可出现此表现。

（3）肠壁厚度的改变：肠壁增厚，急性肠系膜血管梗死最常见的CT征象是肠壁增厚，占26%~96%。肠壁厚度取决于肠腔扩张的程度，Wiesner等（2003）和Desai等（1991）报道肠壁厚度大于3 mm为异常；结肠挛缩时，肠壁厚度大于5 mm才可认为异常；结肠扩张时，肠壁厚度仅3 mm就可认为异常。肠系膜上静脉梗死所引起的肠壁增厚明显往往是由于肠壁出血或重复感染所致。肠系膜上动脉梗死由于发病急而无重复感染，因此可以表现为“薄纸样肠壁”。

（4）肠壁密度改变：CT平扫显示缺血肠壁呈低密度或高密度。肠壁呈低密度是由于肠缺血、水肿引起的，肠系膜上静脉闭塞产生的肠壁水肿更为明显。而肠壁高密度是由于弥漫或局限于黏膜下层的肠壁内出血所致。

（5）肠系膜血管缆绳样改变、肠系膜积液和腹水：“缆绳征”表现为扇形缆绳状增粗，边缘毛糙，系肠系膜血管充血、水肿所致。肠系膜积液是肠系膜充血、水肿的表现。而腹水表现取决于发病状况、致病机制和缺血的严重程度。

（6）肠系膜上动脉增粗：肠系膜上动脉增粗，表现为肠系膜上动脉管径与肠系膜上静脉管径比值大于1。正常人群中肠系膜上静脉管径绝大多数大于肠系膜上动脉管径。有学者在100名正常人群中发现肠系膜上静脉管径绝大多数大于肠系膜上动脉（95%），少数相等，未见一例相反。该组5例肠系膜上动脉管径大于肠系膜上静脉管径。因此，肠系膜上动脉管径与肠系膜上静脉管径比值大于1时，是急性肠系膜上动脉梗死重要的间接征象。CT平扫急腹症患者时，如发现肠系膜上动脉管径大于肠系膜上静脉管径，需首先考虑急性肠系膜上动脉梗死，并建议进一步检查。

（7）肠管缺血和肝缺血：当肠系膜上动脉广泛栓塞或闭塞后，肠管将广泛缺血，肠系膜上静脉血流先是减慢，继而肠系膜上静脉及门静脉弥漫性血栓形成，最后引起肝缺血。门静脉栓塞引起肝缺血后，肝内沿着门静脉分布片状低密度缺血区，增强扫描肝门静脉无强化，片状低密度区由于缺血亦无明显强化。出现这种累及静脉的征象时，病情已非常严重，基本失去治疗的时机。该组病例中，1例伴有门静脉广泛栓塞的患者，不能接受治疗而死亡。

（8）肠壁、肠系膜和门静脉积气：据CT征象肠壁和门静脉的积气提示为肠系膜静脉梗死。肠壁和门静脉内积气是肠系膜血管梗死的少见征象。该征象对急性肠系膜血管梗死更具特征性，发生率分别为6%和28%。这是由于肠腔内气体穿破脆弱的缺血肠壁进入肠黏膜肌层内或浆膜下，此征象对肠系膜血管梗死的特异度达100%。当出现此征象时预示该患者的预后较差。该组中1例显示十二指肠壁、胃壁、小肠壁及门静脉内大量积气，发病急骤，未及时手术而死亡。

3. 分型与分期

（1）分型：Horton等（2000）将急性肠系膜血管梗死的病因分为3种类型：肠系膜上动脉梗死；肠系膜上静脉或肠系膜下静脉梗死；血流缓慢及血管痉挛。

（2）分期：急性肠系膜血管梗死的肠缺血分为3期。①初期：肠壁可逆性缺血，发生肠壁缺氧，首先引起肠曲痉挛，肠壁显示充血、水肿，由于黏膜层对缺氧最敏感，故变化最严重，出现浅表溃疡，临床表现为严重腹部疼痛和腹泻，最后可以痊愈。②中期：缺血损害扩展至肠壁深部，导致黏膜下和肌层、肠壁继而出血，该期无特征性症状。③末期：全层肠壁坏死（即肠梗死），临床表现为脓毒血症及虚脱，由于肠壁坏死而产生麻痹症状，该期死亡率很高。

有研究表明，肠缺血耐受时间为12 h。所以，一般将发生急性肠系膜上动脉梗死12 h内称为栓塞早期，12 h后称为栓塞晚期。栓塞早期显示肠壁强化程度减轻或不强化，肠壁水肿变厚、肠腔扩张；栓塞晚期肠壁内平滑肌坏死，神经调节能力丧失，肠壁会变薄、出现腹腔积液等。该组中有3例患者表现为一部分肠管壁增厚，另一部分肠管壁变薄。究其原因，可能是两部分肠管发生缺血的时间不同，一部分肠管缺血时间较长（>12 h）；另一部分肠管缺血时间小于12 h。

肠缺血是由肠系膜动脉及静脉闭塞所产生的肠壁水肿、出血及肠系膜水肿。因此任何缺血的肠壁屏障破坏后均可以产生感染，这样的重复感染可以认为是肠壁坏死最重要的发病机制。肠系膜血管梗死的CT表现包括肠腔扩张和积液、肠壁增厚、肠壁密度改变、肠壁异常增强对肠系膜血管闭塞诊断缺乏特异性，而肠系膜血管内血栓形成、缆绳征、肠壁及门静脉内积气这些征象对肠系膜血管梗死具有很高特异性。可以认为CT对肠系膜血管梗死的诊断是一种快捷、正确的、无创伤的影像学检查方法之一。

第二节　肠系膜缺血性病变

肠系膜缺血分为急性、慢性、非闭塞性等。急性肠系膜缺血是一种以急性腹痛为主要临床表现的外科急症，治疗不及时可导致肠坏死，死亡率高达60%~80%。

急性肠系膜缺血并非一种单一疾病，而是由急性肠系膜上动脉栓塞、急性肠系膜上动脉血栓形成、急性肠系膜上静脉血栓形成和非阻塞性肠系膜缺血组成的疾病群，研究表明，75%~80%的急性肠系膜缺血是由于肠系膜上动脉栓塞（SMAE）和肠系膜上动脉血栓形成（SMAT）所致。慢性肠系膜缺血多由于动脉粥样硬化所致。由于肠系膜缺血性疾病的症状、体征不典型，与其他急腹症有相似之处，治疗时常为时过晚，故早期诊断是关键。而快速、安全的MSCT肠系膜血管成像目前已成为肠系膜缺血性疾病诊断的首选。有研究表明，MSCTA对肠系膜上动脉缺血病变诊断的敏感度和特异度分别达到93%和100%，诊断阳性和阴性预测值分别达到100%和94%，其对肠系膜静脉血栓形成的诊断优于DSA，诊断符合率达90%以上。因此，MSCTA是检查肠系膜缺血性疾病最有价值的方法。

第三节　肠系膜血管压迫性病变

MSCT肠系膜血管成像除可以观察肠系膜血管本身的病变外，也越来越多地用于观察肠系膜血管同周围血管间的空间解剖关系，其中肠系膜上动脉由于与腹主动脉及左肾静脉之间有较特殊的解剖关系，因此在临床上常引起一系列的症状。而MSCT的多平面重建和容积再现影像对肠系膜上动脉与腹主动脉夹角能进行准确测量，同时对左肾静脉扩张程度也能清楚观察，因此可以解决肠系膜上动脉综合征的诊断问题。

肠系膜上动脉压迫综合征：肠系膜上动脉压迫综合征是由于先天性或后天性的病理解剖因素导致肠系膜上动脉压迫十二指肠水平段造成十二指肠淤滞产生症状。其发病机制主要为：①肠系膜上动脉与腹主动脉的夹角变小（6°~15°），正常时该角度为25°~60°；②屈氏韧带过短和十二指肠水平段位置过高。另外，肠系膜上动脉根部附近的淋巴结增大、纤维化及粘连的纤维组织横跨十二指肠均可导致本病。

MSCTA横断位及多平面重建影像能够清晰地显示腹腔动脉及肠系膜上动脉主干及其夹角，并可显示十二指肠第一、二段扩张伴有或不伴有胃扩张以及十二指肠水平部受压情况，同时可以排除其他病变。Laffont等（2002）认为，CT对于复杂的肠系膜上动脉压迫综合征具有较高的诊断价值，可提高病变的检出率和诊断的精确度，并且具有无创性。

第六章 肠系膜静脉血栓形成

急性肠系膜上静脉血栓形成

急性肠系膜上静脉血栓形成是一种危重急腹症,影像学检查对其早期诊治极为重要。

1. 分类 急性肠系膜上静脉血栓形成可分为原发性和继发性两类,原因不明确的肠系膜上静脉血栓形成称原发性,存在发病诱因的肠系膜上静脉血栓形成称继发性,继发性病因很多,例如:血液高凝状态、外科手术史、既往静脉血栓史、门静脉高压症、腹部创伤等。

门静脉高压症所致的门静脉系表现包括肠系膜上静脉血液淤滞和术后及各种原因所导致的血液高凝状态是急性肠系膜上静脉血栓形成形成的两个基本因素。

2. 临床表现 肠系膜上静脉血栓形成相对急性肠系膜上动脉栓塞而言,起病缓慢,患者多表现为持续数日的腹部不适,恶心,大便习惯改变等。早期多未引起重视,随着病情的发展,患者症状突然加重,腹部剧痛(呈持续性),可有腹胀,恶心、呕吐,此时患者体征少与症状重不相符是其特点。病情进一步发展肠管缺血更加严重,肠壁水肿、渗出,继发腹膜炎,出现相应体征。病情进入晚期,肠管出现透壁性坏死,继发穿孔导致弥漫性腹膜炎,表现为剧烈全腹痛,腹胀,呕吐咖啡色液体,血便。体检可见腹部膨隆,腹膜刺激征明显,腹水征阳性,肠鸣音减弱或消失,腹腔穿刺可抽出血性液体。此时应与消化道穿孔、急性阑尾炎、胆囊炎等相鉴别。

3. 影像学研究 先进的影像学技术的应用对肠系膜上静脉血栓形成早期非手术性诊断治疗具有重要的指导意义。在肠系膜上静脉血栓形成早期,症状由缓转急,由轻转重,出现体征与症状不相符的特点。尤其是合并存在高危因素的患者,及时的超声检查可发现腹腔内积液,肠管扩张,肠系膜上静脉内径增粗和低回声血栓充填;彩色多普勒血流显像可见门静脉、肠系膜上静脉内无血流信号或血流异常。彩超可作为首选检查方法,但高诊断率有赖于高水平的彩超医师,高质量的彩超显像仪和良好的腹部超声检查条件(较少肠道气体干扰)。急诊超声检查还可对该病作初级筛选检查及帮助对其他急腹症做出鉴别诊断,如不能确诊,应进一步行 CT 扫描。X 线立位腹部平片或透视可显示肠管扩张,肠积气,积液伴液面,腹腔积液者下腹部密度增高,膈肌抬高等非特异征象。

CT 平扫肠系膜上静脉血栓形成的直接征象是肠系膜上静脉密度增高, CT 值较正常血管高 20~30 HU,这与早期血栓中血红蛋白成分有关。随着血栓中血红蛋白的分解,血栓变为低密度的充盈缺损。门静脉和肠壁内积气少见,此征象提示患者预后较差。肠系膜上静脉明显增粗,该组 16 例患者,未发现肠系膜内低密度病例,还可见到肠道缺血性改变,肠壁增厚呈多层状、肠腔狭窄和腹腔积液、肠系膜积液等非特异性间接征象。增强 CT 扫描诊断肠系膜上静脉血栓形成最直接征象是肠系膜上静脉内低密度血栓形成的充盈缺损,周围静脉血管壁的环形强化,这说明血管壁由动脉供血。通常门静脉主干及分支内也显示血栓(该组 16 例患者,伴脾静脉血栓 2 例)。增强 CT 是诊断肠系膜上静脉血栓形成最准确的方法,研究表明诊断率达 90% 以上。CT 不仅可以发现肠系膜上静脉、门静脉、脾静脉的血栓,还能显示发病后腹腔内的病理改变,对疾病严重程度的评估及指导手术提供了有价值的信息。特别是随着 CT 三维重建技术的完善,对肠系膜上静脉血栓的诊断更加直观、准确。

该组作者主要运用多平面重建、曲面重建和仿真内镜三项技术进行观察。多平面重建能够在任意平面重建图像,多平面、多角度观察病变,操作简便,缺点是重建的结构都在同一平面上,超出此平面结构不能显示。多平面重建在显示门静脉主干和肠系膜上静脉内血栓的范围、部位清晰直观,只是走行曲度大的血管不能很好地显示病变,而曲面重建弥补了多平面重建的不足,应用曲面重建进行弯曲血管的重建观察其全程,在血管显示不清时更具优势,它对于全面立体地观察血栓范围、长度及与血管壁的关系具有重要的临床意义，但曲面重建图像质量依赖于划线，如果划线不准会造成血管狭窄或不显示的假象。仿真内镜重建图像可以逼真地显示血栓的形态、大小及与血管壁的关系。一般不采用最大密度投影和表面遮盖显示重建。肠系膜上动脉造影在延迟静脉期可见肠系膜上静脉和(或)门静脉不充盈或充盈延迟。此方法已不用于诊断肠系膜上静脉血栓形成，而常用作进一步鉴别或进行肠系膜上动脉药物溶栓治疗。Klein 等对 X 线平片、超声、造影和 CT 几种检查方法进行比较后认为 X 线平片和超声的诊断敏感性均较低，而 CT 和血管造影具有高度敏感性。一般认为 CT 和彩超对肠系膜上静脉血栓形成诊断敏感性无明显差异，且彩超适合临床多次复查，观察病情；而 CT 与 B 型超声对肠系膜上静脉血栓形成的诊断敏感性有明显差异。

4. 鉴别诊断　肠系膜上静脉血栓形成应与肠系膜动脉栓塞和其他非血管阻塞性缺血鉴别。

(1)肠系膜动脉栓塞：起病急骤，症状与体征不相符的剧烈腹痛，并发房颤的器质性心脏病，胃排空异常亢进三联征是肠系膜动脉栓塞临床特征，尤其是老年动脉硬化，高血压伴上述三联征者，常是肠系膜动脉栓塞的征象。慢性肠缺血持续数日，数周，甚至数月是肠系膜上静脉血栓形成的特点。

(2)非血管阻塞性肠缺血：非血管阻塞性肠缺血与急性肠系膜动脉闭塞相似，但前者病程较缓慢，其他非血管因素引起的急腹症彩超和 CT 可以协助鉴别。

第七章 肠系膜创伤

第一节 闭合性腹部损伤致肠和肠系膜损伤及误诊分析

由于肠和肠系膜在一定范围内可以移动,所以在急性腹部闭合性外伤中,受外力因素致伤的机会相对较少,占腹部外伤的5%。常见的是相对固定的实质性器官损伤,但腹部外伤因素复杂,如交通事故、高空坠落、重物挤压等引起腹部脏器复合损伤,包括肠和肠系膜损伤,如不及时诊断、救治后果严重。因此急性闭合性腹部损伤行CT检查时,除实质性脏器外,应注意观察肠和肠系膜,以免漏诊。

1.影像学研究 肠和肠系膜损伤分肠道破裂和肠系膜损伤、肠系膜血管断裂出血,其中肠系膜侧受损易发生出血,非肠系膜侧损伤易出现肠穿孔,尽管CT平扫难以显示肠管破裂口、血管中断直接征象,但出现以下CT表现可以做出肠和肠系膜损伤的定性诊断。

(1)腹腔游离气体:正常腹腔肠管外无气体,肠道内气体进入腹腔是肠破裂或穿孔的一种直接CT征象,具有肯定诊断价值。文献报道损伤后出现腹腔游离气体者占所有病例的1/2,一组研究中,肠破裂86/115例,占74.8%,高于文献报道,原因可能与该组病例损伤较重有关。

正常时胃十二指肠和结肠可以有气体,破裂后大都有气腹征象,由于气体比重轻,仰卧位CT扫描,气体大多聚集在前腹壁下、膈下;而小肠和阑尾一般无气体,破裂后很少有气腹出现,或仅有少量游离气体。CT表现仅见点状或气泡状低密度影,见于肝门区、系膜间、腹膜后间隙,为局部粘连组织所包裹,容易漏诊。

CT对气腹敏感可靠,腹腔游离气体仅5 ml即可发现。由于气体CT值为-1 000 HU,脂肪组织CT值-100 HU左右,通过CT值测量两者可以鉴别,部分气体量少或局限者,通过调整窗宽、窗位,采用宽窗或肺窗仔细观察,较易发现腹腔内零星小气泡。

(2)腹腔和肠间隙积液、积血:腹腔和肠间隙积液、积血是腹部闭合伤中常见CT征象。该组有74例患者,占64.3%。积液在腹腔相互连通的间隙、隐窝之间是可以游离的,单纯肠和肠系膜损伤积液多位于肠曲间;实质性脏器破裂损伤,积液多见于肝脾周围、肝肾隐窝、结肠旁沟、盆腔和腹膜后间隙。损伤所产生的积液成分不同于其他急腹症的渗出液或漏出液,由于含有血液成分,CT值相对较高,该组腹腔积液CT值多高于30 HU。

(3)肠壁增厚:肠壁增厚是肠和肠系膜损伤的提示征象。该组71例患者,占61.7%。正常情况下,小肠肠壁厚度1~3 mm,结肠壁厚度5 mm,由于肠管直接损伤或肠系膜血管损伤导致肠壁缺血,均可引起受累肠壁水肿增厚。

(4)肠系膜渗出、血肿:该组有78例患者。正常肠系膜在CT上主要呈含有分支状血管的低密度脂肪影,CT值-100 HU左右,肠系膜损伤导致水肿、渗出,表现为肠间隙系膜脂肪组织结构模糊,如有血管断裂出血,可伴有不同形状高密度血肿影,CT值大于50 HU。

以上征象中,肠壁增厚、肠间隙局限性积液、肠旁小的游离气体,肠系膜渗出、血肿有助于判断损伤的大致范围,尤其局部高密度的血肿可以提示损伤的位置,做出定位诊断。

文献报道对腹部外伤性患者行CT检查前口服碘水,可以发现碘水从破裂处漏出形成腹膜阳性造影,由于病情危重或临床疑有肠破裂腹膜炎,一般不使用此方法。

2.误诊分析 该组有11例术前未做出明确肠

和肠系膜损伤诊断，分析原因：①多脏器复合伤的大量腹腔积液掩盖了肠和肠系膜损伤的征象，该组4例；复合伤除观察实质性脏器外，应仔细观察有无合并肠或肠系膜损伤；特别是有中等或大量腹腔积液而无实质性脏器损伤时，更应该仔细观察以免遗漏；②窗宽、窗位选择不合适，该组3例；回顾性分析采取宽窗或肺窗发现肠系膜少量渗出1例，肠管外少量气体影2例；③CT诊断医师经验不足，认识不够，该组2例；回顾性读片均可见肠和肠系膜损伤CT征象；④由于伤情危重，患者不自主地运动，造成了CT图像不佳导致漏诊，该组2例。

Allen等（2004）认为，在腹部闭合性损伤中，CT是肠和肠系膜损伤术前诊断的最好影像学检查方法，对患者是否需要外科手术治疗做出判断。从该组患者的手术结果可以看出，CT检查是腹部闭合性损伤有效的辅助检查手段，对肠和肠系膜损伤的诊断十分敏感，有助于临床及时救治并提高疗效。

第二节　误诊病例简介：肠系膜血肿与间质瘤

肠系膜血肿的相关报道少见，往往因没有足够的认识而误诊为间质瘤。

有作者报告一例肠系膜血肿，回顾性分析该病例，部分特点符合间质瘤的诊断：老年男性，发生在胃肠道区域的囊实性肿块，与十二指肠水平段分界不清，有包膜，有占位效应。

但也存在较多的不支持点：无消瘦、呕血及黑便等临床病史，影像上病灶液性成分较多，实性成分在平扫时CT值较高，达60 HU左右，应考虑到出血的可能，且无明显强化；病灶对十二指肠呈外压性改变。十二指肠无明显破坏，提示病灶属肠管外起源。

因此，该作者认为：①胃肠道区域的肿块应考虑到间质瘤的可能性，但其他相关病变亦不容忽视；②重视定位诊断，区别胃肠道与邻近组织（如肠系膜）来源的病变，可以考虑利用增强、薄扫、放大等扫描技术；观察病变与胃肠道的相关性与连续性；③综合分析各种影像学表现，有助于诊断和鉴别诊断。

第八章　网膜及门腔间隙疾病

第一节　右侧网膜节段性梗死

右侧网膜节段性梗死是一种少见但易于识别的急腹症。Puylaert(1992)报告7例病人在住院期间及随访过程中的临床、超声和CT表现,其中女性5例,男性2例,年龄10~77岁,所有病人均为脐右侧痛,无发烧及恶心、呕吐,全部病人经使用止痛药保守治疗最后症状完全消失。7例病人临床皆拟诊为阑尾炎,其中3例疑胆囊炎,1例疑肾盂肾炎。超声显示为脐平面右半结肠前外侧卵圆形或饼样的中高回声实质性病变,病灶紧贴腹膜,压之不变形;CT显示为境界清楚的脂肪密度病灶,其内散在高密度条纹状影,结肠、末端回肠及阑尾无异常;随访显示所有病人的临床和超声的异常表现逐渐消失。

虽然该组病例因最终避免了手术而未得到组织学的证实,但所有病人的临床、超声和CT表现相似甚至相同。

第二节　原发性大网膜扭转伴梗死

大网膜扭转发生率是阑尾炎发病率的0.001 6%~0.37%,原因不清,临床表现不典型。一例为原发性大网膜扭转。大网膜扭转后易发生梗死,大网膜梗死为自限性过程。

腹部X线片对大网膜扭转的诊断价值不大。超声表现为前腹壁旁的卵圆形中等回声肿块。T_1WI上表现为高信号肿块,内部多发低信号索条。MSCT能清晰显示大网膜扭转的特征表现:结肠前方,以脂肪密度为主、境界清楚的肿块,其内可见“同心圆”排列的软组织密度条纹(可能是栓塞、水肿的血管),呈“漩涡征”。

肿块内或者肿块前方可见一血管蒂,沿前腹壁走行至胃体下缘,垂直于横结肠,分散为许多小血管影。大网膜血供主要来自胃网膜左动脉、胃网膜右动脉,胃网膜左、右动静脉在横断面上呈点状,冠状面上呈弧形、条状,沿胃大弯走行,不同断面显示的胃网膜动静脉可作为寻找大网膜的标志。利用最大密度投影法可以清晰显示血管蒂及其来源,有助于诊断。

大多数病例可见少量腹水。

第三节　小网膜囊脓肿

在解剖上,小网膜囊经过小网膜孔与肝肾隐窝相通连。非感染性腹膜腔内液体最初进入大腹膜腔,可以容易地遇到小网膜囊。然而,这缝状的连接通道很容易被粘连所闭塞,所以,在弥漫性腹膜炎时,除非这最初的感染出现于小网膜囊本身的壁上,小网膜囊通常不受污染。小网膜囊的脓肿最常出现于胃后壁溃疡穿孔、十二指肠球部溃疡穿孔和胰腺炎。

小网膜囊脓肿典型的表现是,胃向前移位,横结肠向下移位。粘连可沿着腹膜皱襞出现,以胃左动脉清楚地区别脓肿到两个隐窝中的一个。偶尔，感染可出现于急性胆囊破裂，大概是因为在网膜孔能闭塞之前，胆汁已进入小网膜囊的缘故。

分型：小网膜囊脓肿可分为两型，即下隐窝型与全囊型。

1. 下隐窝型脓肿

（1）肿块征象：脓肿，尤其是无脓腔气影的脓肿所致的肿块征象，是此型最突出的表现。肿块与胃及左半横结肠相重叠，并使后者受压，一般都呈半圆形（靠上方为直线缘，弧形缘突向左下方），胃腔因严重受压，仅偏小弯侧和胃底才有气体。肿块实际位于胃与左半横结肠之后，并位于两者之间，将胃推向右上前，将左半横结肠推向左下前。胃窦、胃体和左半横结肠的后壁均显示压迹，与腰椎体前缘间的距离明显增宽（水平侧位观较为准确），与肿块相邻的胃黏膜皱襞可显示一定程度的扭曲。在部分病例，其胃大弯缘还可有局限压迹。如为十分巨大的肿块，其下界可很低，甚至低达第 4 腰椎平面。

（2）炎性征象：由于脓肿邻近组织的炎性浸润，可见左肾周脂线和双侧腰大肌上部脂线都有不同程度的肿胀；钡餐可显示胃及小肠上段黏膜皱襞皆显增粗。与脓肿相邻的胃、小肠和结肠常显示积气，郁张，表现为肠无力。部分病例还可有下胸部异常表现，诸如：肺底炎症、左胸腔积液、下胸椎椎旁软组织影增宽等。

（3）原发病灶或（和）并发症的表现：有的病例可发现急性胰腺炎、急性胆囊炎、腹膜炎、腹腔脓肿等。

2. 全囊型脓肿　除炎性征象与下隐窝型相似外，脓肿本身还可有一定的 X 线特征性表现。

在全囊型脓肿，多位于胃的上后方，其形态为卵圆形或不定形，胃移位的方向是向左下前，常在胃小弯和胃后壁显示压迹。全囊型脓肿可分为单房和多房两类，单房者表现为单个气液腔，可在脓腔气影对比下，显示出脓腔内界，常为卵圆形，横结肠中段受胃间接推压向下前移。多房者可见上腹后部多个小气泡，常合并急性胰腺炎的表现，十二指肠环可增大，降段内缘可有压迹，横结肠中段和脾曲受胃间接推压并向下前方移位。

小网膜囊脓肿之所以可出现不同的类型，其原因可能为：胃胰襞向囊内突出的高度，它与胃后壁间所形成的孔道的大小及局部有无粘连等，都与脓肿是否被局限在下隐窝或全囊受累密切相关。胃胰襞下方可有一发育变异，为腹膜反折形成的隔膜，当隔膜较完整时，可将小网膜囊上部分与下隐窝完全分隔开；当隔膜左侧方呈游离缘时，封闭并不完全，绕过游离缘，上部分与下隐窝可迂曲相通，但是，在下隐窝有炎性渗液，内压升高时，则可使该隔膜受压上移，从而封闭胃胰襞平面孔道，使脓肿局限于下隐窝。

胃胰襞及其下方的隔膜易使脓肿局限于下隐窝；下隐窝在范围上远远大于上部分；下隐窝相邻脏器较多，易受邻近脏器炎症波及。尤其是小网膜囊脓肿常继发于胃后壁溃疡穿孔和急性胰腺炎，下隐窝又恰好与胃、胰紧邻，因此，炎症扩散自然首先累及下隐窝。

下隐窝型脓肿，由于其上方可能受胃胰襞处粘连或解剖变异——腹膜隔膜的限制；其下左方都是韧带，相对较为松弛，可允许一定程度的扩张，因此，肿块征象多呈上缘平直，下左缘弧形的半圆形投影。

全囊型脓肿，由于小网膜囊上下两部分同时被累及，全囊内压增高，向四周扩展，因而呈卵圆形。在脓腔气影对比下，除显示卵圆形脓腔外，其中还可显示部分胃胰襞和（或）腹腔动脉的轴位投影。

小网膜囊脓肿位于上腹部较深的部位，症状和体征都不够典型，术前确诊常有一定的困难。小网膜囊脓肿 X 线表现中的炎性征象，可将小网膜囊脓肿与发生于小网膜囊或（和）其紧邻脏器的非炎性肿块（例如：小网膜囊积液、胰腺囊肿、起于胃后壁的肉瘤等）相区别。

小网膜囊脓肿下隐窝型与全囊型各有其特征性 X 线表现，因而可通过 X 线检查将不同类型小网膜囊脓肿加以明确区分，并准确定位。根据 X 线解剖分析，考虑下隐窝型脓肿宜从胃结肠韧带处切开引流，而全囊型脓肿则宜从小网膜（或同时于胃结肠韧带）处切开引流。

第四节　右肝胆管细胞癌累及大网膜病例

患者，男，55 岁。术后病理检查：网膜标本内散在分布多枚灰白色结节，直径 0.2 cm × 1.5 cm，切面灰白，质中。病理诊断：肝内外胆管结石；肝外胆管下端结石；免疫组化诊断：右肝胆管细胞癌累及大网膜组织。

影像资料见图 1-8-1。

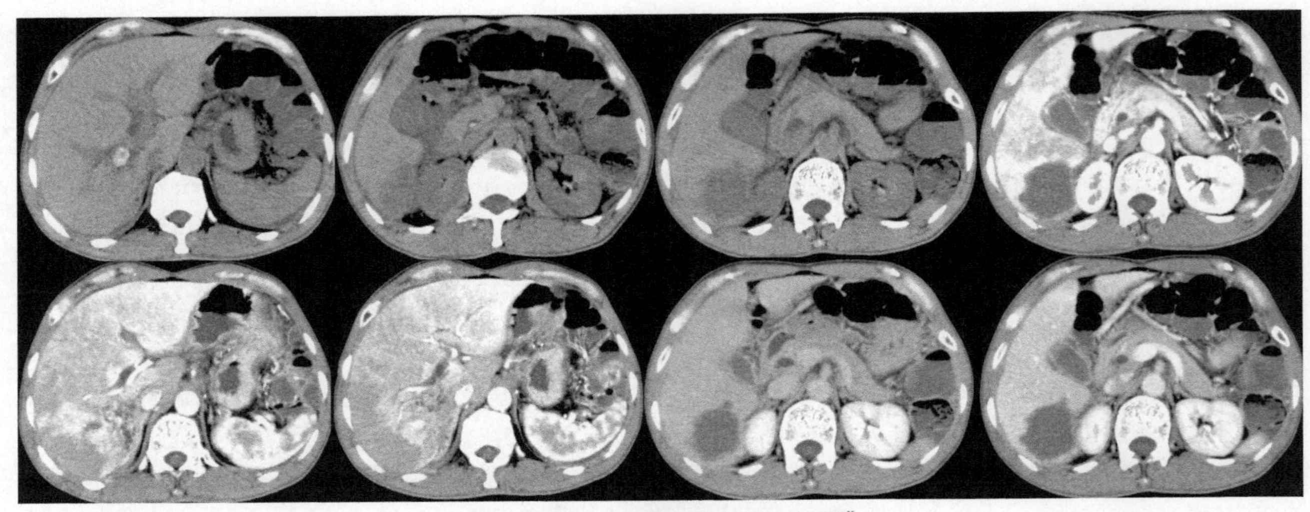

图 1-8-1 右肝胆管细胞癌累及大网膜

第五节 与网膜有关的诊断陷阱

网膜是一种特殊的韧带。小网膜即肝胃韧带，是连接胃小弯与肝脏的双层膜状结构。

大网膜即胃结肠韧带，由四层腹膜构成，是连接胃与横结肠的类似围裙状的结构。大网膜由于富含脂肪及血管而易于确认。大网膜大小变异较大，有时呈肿块状改变。一些病人大网膜的前层和后层没有融合，使液体从小网膜囊流入下方网膜夹层之间，似一网膜肿块。

偶尔，大网膜梗死似一腹膜肿块的表现。类似的表现也以可发生在下述情况：当腹膜腔感染局限处于恢复期时，大网膜（腹部警察）可呈肿块状表现，似一网膜肿瘤。网膜的任何钙化都应疑有恶性肿瘤。腹膜腔通过 Winslow 孔，即小网膜孔与小网膜囊相通。小网膜囊前界为胃，后界为胰腺前面的腹膜。液体聚集在小网膜囊可被误认为肿瘤。肝尾状叶凹入形成小网膜囊上隐窝。小网膜囊上隐窝的积液或肿块在横断面图像上可类似于肝内肿块。

第六节 类似盆腔内囊性肿块的大网膜

Engel 等（1980）报告 3 例盆腔内大网膜伪似囊性包块，在超声诊断上引起误诊。

手术时，可见非囊性子宫旁结缔组织附近有成簇的大网膜，2 例大网膜有炎性改变，另 1 例正常大网膜充填于盆腔前部以前手术所遗留的缺损区。该作者对超声检查辨别脂肪的技术作了讨论。

第七节 门腔间隙病变

门静脉由肠系膜上静脉和脾静脉在胰颈上后方汇合而成，斜向右上方行走，进入肝十二指肠韧带，经肝固有动脉和胆总管的后方，继续上行至肝门。Zirinsky 等（1985）首先对门腔间隙进行研究，通过观察 5 具尸体并结合 CT 和 MRI 影像，指出门静脉与下腔静脉之间的间隙内有以下结构：肝尾叶的尾状突和乳状突、门腔淋巴结、副右肝动脉或替代右肝动脉、胰十二指肠上后血管、胆囊管，以及网膜孔。提出门静脉与下腔静脉之间的间隙为门腔间隙这个概念。随后，Dorfman 等（1991）、Mori 等（1991）、Aspestrandt & Kolmannskog（1992），以及 Ito 等（1993）相继报道了门腔间隙正常影像学表现及病理改变。除门腔间隙内病变可引起门腔间隙异常外，邻近的肝脏、胆系、胰腺、十二指肠、胃以及远处脏器病变也可扩散至此间隙。

肝癌侵犯门腔间隙可位于门腔间隙的中央、偏左或偏右，且多位于门腔间隙的上份，此类分布特点可能与肝癌侵犯门腔间隙的途径有关。原发于右肝后上段的肝癌向左直接侵入相邻的肝尾叶尾状突，或位于肝尾叶尾状突的转移性肝癌均可导致门腔间隙的异常；原发于其他部位的肝癌经肝内淋巴引流至肝门，向下侵犯门静脉淋巴结也可造成门腔间隙出现异常。

胆囊癌侵及门腔间隙者，多位于门腔间隙中上或右上部份，这是由于胆囊管可位于肝十二指肠韧带内，并成为门腔间隙内结构，胆囊的淋巴液可经胆囊胰后引流途径到达门静脉后方淋巴结，由此导致门腔间隙的异常；或者，癌肿直接侵犯位于门腔间隙内的胆囊管而造成门腔间隙的异常。

胃癌侵犯门腔间隙时，常常位于其中央偏上方，这大概与胃癌常经胃的淋巴引流侵犯肝十二指肠韧带淋巴结，从而出现门腔间隙内淋巴结肿大有关。

十二指肠癌累及门腔间隙多位于门腔间隙上份中央或偏右，其侵犯途径可为淋巴引流，也可为直接侵及。

胰头癌造成门腔间隙的异常，多在其中央偏下份。门静脉多位于胰腺头部上份，当胰头癌向门腔间隙出现侵犯时，常可由下方向上方直接浸润。

淋巴源性肿瘤门腔间隙病变，常呈多个结节或肿块包绕门静脉和（或）下腔静脉，一般位于门腔间隙的下份。它们多出现在腹腔动脉以下平面及腹膜后大血管的周围。

感染性病变侵及门腔间隙时，依病因不同，在 CT 或 MRI 图像上各具一定的特点，例如肝脏感染病例可出现脓腔充气影及气液平，肝脏泡状棘球蚴病显示的肝内较大范围钙化灶并边缘模糊，以及淋巴结结核病所示淋巴结中心液化坏死并周边环状强化。

根据病变的 CT 和 MRI 图像，结合临床及其他影像学表现，可初步区分病变的性质（肿瘤或感染）、来源（淋巴源性或邻近某一脏器），了解扩散的趋势和途径（淋巴扩散、直接侵犯、沿筋膜侵犯、沿韧带侵犯）。这些资料皆有助于全面诊断原发性疾病及可能存在的门腔间隙异常，对临床制订治疗方案（尤其是手术探查的范围）以及评估预后提供依据。

第八节　门腔间隙活体形态学

详见本书 腹盆上卷第二十八篇第十章第三节　门腔间隙。

第九节　肝胃韧带和小网膜囊：正常及病理改变

一项课题通过对 18 具非活体、1 具冰冻尸体断层上肝胃韧带和小网膜囊的观察与测量，以及 169 例正常活体对照组、6 种病变共 592 例患者上腹部 CT 平扫和强化扫描进行对照研究。

研究内容包括：①肝胃韧带起止点、走行方向、内部结构，小网膜囊各边界的确定；②尸体组和正常对照组相应层面肝胃韧带宽度、长度测量和比较；③对照研究正常人组和疾病组肝胃韧带、小网膜囊显示率，及影响小网膜囊显示率的原因；④正常对照组和各疾病组肝胃韧带内血管结构、数目、大小正常范围，着重分析肝硬化组胃左静脉、门脉直径与门脉高压三者间关系；⑤正常对照组和疾病组胃左淋巴结显示率、直径的正常范围值；组间比较常见的上腹部恶性肿瘤胃左淋巴结转移率。

研究结果发现：①尸体组与正常活体组肝胃韧带起始平面和肝门平面的宽度及其长度无显著性差

异；②正常活体组肝胃韧带和小网膜囊的 CT 显示率为 82.8% 和 84.6%；胃癌、胰腺癌组的小网膜囊显示率和正常人组有显著性差异；③肝左叶外段形态、胃充盈程度、胖瘦是影响正常活体组小网膜囊显示率的因素；疾病状态下肝左叶、尾状叶的形态，及脾、肝总体积的改变和小网膜囊积液、肝胃韧带浸润、转移，胃左淋巴结增大均影响显示率；④正常活体组肝胃韧带内血管数目多为 1~4 个（92.4%），胃左静脉直径范围为（4.3 ± 0.9）mm，其上界为 5.8 mm；肝硬化组门脉及胃左静脉直径较正常活体组有统计学差异；两者可以用直线回归方程：Y=0.003 383 4+0.473X 表示；门脉高压时胃左静脉不一定扩张；⑤经 Reed 方法行非参数统计计算得到胃左淋巴结直径的正常上限值为 6.7 mm（我们发现，如何判断正常与异常该组非活体解剖对象都是无异常的个体。正常活体对照组的标准？该项研究的作者皆没有交代）；⑥肝硬化组，恶性病变组和正常活体组间胃左淋巴结显示率有显著性差异；恶性病变组的组间胃左淋巴结转移率有差异，转移率由高到低排列为：胃癌、胰腺癌、胆囊癌和肝癌；⑦肝胃韧带在恶性病变中的改变为水肿、渗出、癌性浸润、转移、直接侵犯，它可以作为病变向周围扩散的途径。

该项研究得出结论：CT 是目前显示和观察肝胃韧带、小网膜囊正常结构（胃左淋巴结、胃左静脉）和病变（水肿、渗出、癌性浸润、转移、直接侵犯，肝胃韧带在疾病扩散中的桥梁作用）表现的优良影像学手段，CT 可以作为活体测量肝胃韧带宽度和长度的方法。

第十节　门腔静脉间隙

详见本书 腹盆上卷第二十八篇第十章第一节　门腔静脉间隙。

第九章　病变在腹腔内扩散、种植和转移

第一节　感染在腹腔内扩散

1. 通道与栅栏　腹膜腔被腹膜反折和系膜分隔为数个间隙，这些间隙彼此相通，因此腹腔内的恶性或炎性病变易于扩散。了解各个间隙间相通的途径是很重要的。膀胱直肠陷窝与两侧结肠旁沟相通，双侧结肠下区均与右侧膀胱直肠陷窝相通。右侧结肠旁沟可直接与右侧膈下间隙和右肝肾隐窝相通。

左侧结肠旁沟常被膈结肠韧带所阻而不与左膈下间隙直接相通，只有当该韧带发育不全或左结肠旁沟内液体量过多时，才可跨越该韧带而进入左膈下间隙。肝肾隐窝外侧与右膈下间隙相通，内侧与小网膜囊相通，向下可达左膈下而与左侧膈下间隙相通。腹腔脏器切除后形成的人工残腔，也是术后脓肿的好发部位。

一些作者指出，近年来，膈下和肝下脓肿在流行病学上出现了值得注意的变化。在过去，最常见的病因包括胃前壁或十二指肠溃疡穿孔，或坏疽性阑尾炎的破裂，而目前，大约有一半的此类脓肿都出现于手术后，特别常见于胃、胆系和结肠手术后。许多手术后脓肿的出现，都与上述这些结构上的裂隙有关。

后腹壁的腹膜反折，深达肠曲、肝和脾。横结肠及其系膜，尤如大栅栏一样，将腹腔分成结肠系膜上和结肠系膜下两部分。小肠系膜根的斜行走向，又将横结肠系膜下部分再分为两个大小不等的间隙：①较小的右结肠下间隙，以系膜与升结肠的附着相连接，在下面限制；②较大的左结肠下间隙，解剖开口面向骨盆腔。

不论是在仰卧位，还是直立位，骨盆腔都是腹膜腔最下伸的部分，它在解剖上与两侧结肠旁沟相连接，腹膜突出外伸到升结肠和降结肠。右侧结肠旁沟是宽的和深的沟槽，连续向上与右肝下间隙相连接，后者的后上又伸展深达肝肾隐窝。右肝下间隙在解剖上连接于右膈下间隙，环绕于肝的右冠状韧带的外侧缘。相反，左结肠旁沟是既狭窄又很浅，并且有膈结肠韧带阻碍它伸展连续到左膈下间隙（脾周间隙或/和左肝周间隙），难于从结肠脾曲扩展到左膈下。

2. 腹腔内脓肿播散与局限　腹腔内脓肿的播散可能与下列因素有关：①脓肿的部位及患病器官的性质；②脓肿发展的速度；③脓液（感染物质）的毒性；④脓肿内容物流动的速度；⑤脓肿与腹腔内系膜及腹膜的隐窝的关系；⑥重力的作用；⑦腹膜腔内压力梯度；⑧病人的全身状况及抵抗病原物的能力；⑨病人常处的体位及其变化。

腹膜腔内液体流动的道路及动力性表现，已为不少病例的腹膜腔造影的发现所证实。腹膜反折和腹膜隐窝的存在，恰似脓肿的分水岭，常常造成脓肿引流的限局和感染病灶的局限。腹内脓肿的影像学表现一般都有：①软组织团块；②胃肠腔外的气体聚积；③正常脏器结构的移位；④正常能看见的结构消失；⑤正常活动的器官不同程度地固定；⑥有时还可见瘘道或窦道。

3. 盆腔脓肿　当液体进入横结肠系膜下区时，几乎立即进入骨盆腔。它首先充盈直肠子宫陷窝的中心部分，然后进入外侧的膀胱旁隐窝。在左侧结肠下间隙，少量液体即可显露此过程。而在右侧，在它下降抵达骨盆腔下垂的陷窝之间，首先则被小肠系膜根与结肠会合处阻挡。当液体进入直肠子宫陷窝时，很容易在仰卧位 X 线照片上和 CT 图像上确定。它们为软组织密度，常在膀胱上方，当液体汇入膀胱旁隐窝时，则呈对称性环状分布。在腹部外伤病例，这是一个器官破裂和撕裂最早却最可靠的征

象。如有怀疑,改变体位为俯卧位时,该处液体则逸出,该区密度下降。脓肿可使器官和组织移位,膀胱顶变形,直肠乙状结肠连接处受压,乙状结肠通常向后上移位。如果脓肿在中线旁,还可出现乙状结肠的侧方移位。巨大的盆腔脓肿可从骨盆上升,使肠襻向上和向侧方移位。

4. 小网膜囊脓肿　请详见本书 本卷 本篇第八章第三节　小网膜囊脓肿。

5. 左膈下脓肿及其扩散　可以为胃前壁溃疡或十二指肠球部溃疡穿孔所致,但特别常见的是胃、结肠手术和脾切除术后的并发症。在左上腹,液体流动优先直接向上,到达膈下区,这与呼吸所造成的负压有关。在吻合口瘘出现的左膈下脓肿,常常是分房性,并且较小。

如果左膈下脓肿具有相当的体积,则可经两条路线发生扩散:①扩散可出现横穿正中线,在镰状韧带游离缘之下,到右膈下间隙、右肝下间隙,然后进入右结肠旁沟;②更常见的是,感染物可单纯地溢出,跨过膈结肠韧带,但在一般情况下,这常被强大的腹膜反折所阻止而难以下达。然而,当脓肿具有相当体积时,它则可跨越该韧带,到左结肠旁沟,然后向下达盆腔,并可从盆腔经右结肠旁沟再向上达右膈下间隙和右肝下间隙。

盆腔的感染可以伸展向上达左结肠旁沟,由于膈结肠韧带的有力阻拦,加上此沟甚为浅小,脓液流动相当缓慢,造成停滞不前,有助于该处产生粘连,从而合并成为一个大的脓肿,导致降结肠向内侧明显移位,代表腹膜前脂肪的胁腹线轮廓变得不清楚,提示感染已从腹膜腔进入腹壁。完整的膈结肠韧带通常可妨碍感染扩散到左膈下间隙,这可以解释在弥漫性腹膜炎时左膈下脓肿发病率并不高。然而,如果膈结肠韧带在以前已被手术切除(如脾切除和结肠脾曲手术后),感染则容易从左结肠旁沟向上扩散到左膈下间隙。

第二节　腹腔恶性纤维组织细胞瘤

患者,男,66 岁。因左侧腰腹部胀痛 1 个月余入院。患者近 1 个月无明显诱因出现左侧腰腹部胀痛不适,未引起重视。10 d 前疼痛再次发作,性质同前,难于耐受,就诊查,CT 提示:左侧腹膜后巨大占位伴瘤内出血,考虑左肾上腺来源肿瘤并伴瘤内出血。

病理检查:冰冻病理,腹腔肿瘤切除标本,灰红灰黄色组织两块,大小分别为 5.3 cm × 4.5 cm × 1.5 cm 和 5.8 cm × 4.5 cm × 2 cm,切面均灰红灰黄、质软。冰冻病理诊断腹腔肿瘤切除标本,初步考虑恶性肿瘤,倾向于间叶源性,待做常规石蜡切片及免疫组化检测进一步确定肿瘤类型。常规病理诊断:腹腔肿瘤切除标本,梭形细胞肿瘤伴显著出血坏死,初步考虑间叶源性恶性肿瘤,待做免疫组化进一步确定肿瘤类型。免疫组化诊断:腹腔肿瘤切除标本,梭形细胞肿瘤伴显著出血坏死,结合免疫组化,考虑为恶性纤维组织细胞瘤。

影像资料见图 1-9-1。

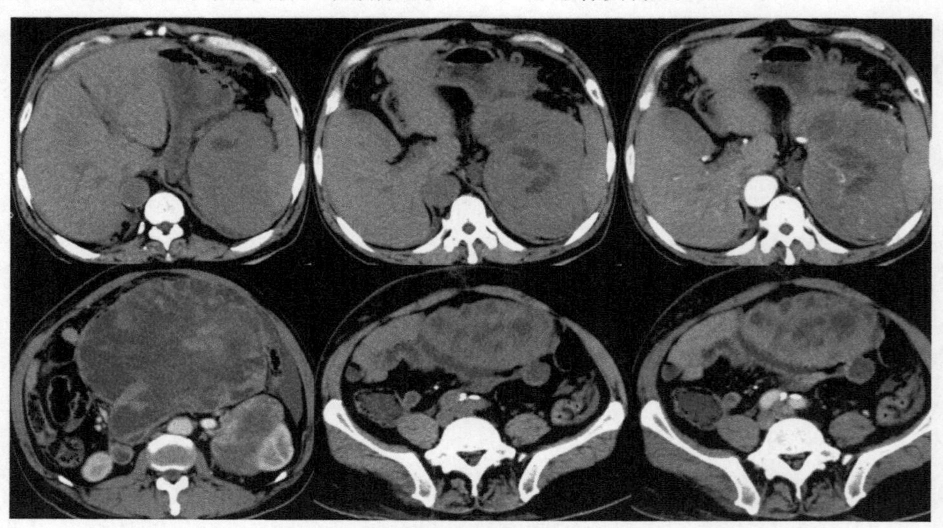

图 1-9-1　腹腔恶性纤维组织细胞瘤

第三节　恶性肿瘤的腹膜腔内播散

一、恶性肿瘤的腹膜腔内播散的方式

恶性肿瘤的腹膜腔内播散的方式为直接侵犯、腹膜腔内种植、瘤栓转移以及淋巴扩散。由于播散的方式不同,原发病灶的情况不同,影像学表现也多有差异。这与一定的大体解剖关系、腹腔积液流动的动力学因素、血源性播散的情况密切相关。大量的临床资料分析说明，3 种主要播散方式(直接侵犯、种植转移和血源性转移)对于肠道的继发性转移病例说来,粗略估计其发生率几近相等。非邻近的原发肿瘤的直接侵犯,包括沿着肠系膜反折的侵犯、淋巴扩散的侵犯两类。

1. 沿着肠系膜反折的侵犯　肠系膜反折为肿瘤的侵犯提供了重要的自然通道,而不是直接相邻。在上腹部,胃结肠韧带和横结肠系膜构成介于胃、横结肠和胰腺之间的解剖学通道。在此通道上,横结肠是常见的继发性胃癌和胰癌扩散的道路。

(1)胃癌:从原胃癌扩散,向下达胃结肠韧带,横结肠首先受犯,沿着它的结肠袋的上缘,介于结肠系膜带和网膜带(独立带)之间。结肠壁变得固定、僵直,结肠袋的轮廓选择性丧失,而最特征性的表现是黏膜皱襞显著地“被束缚”或紊乱。“被束缚”是指黏膜皱襞缺少它们正常的那种表现(即皱襞的轴线方向互相平行,且与肠腔垂直),而变得胡乱地成角。此变化反映伴存的胃结肠韧带本身的粘连,实际上已形成一粘连团块。横结肠下缘未受侵犯的结肠袋保持着通常的轮廓及一定的柔软性而变成假囊。黏膜皱襞更严重的紊乱,可出现固定的起皱,偶尔还产生鹅卵石样的线形和横行溃疡。原发性胃癌通常为硬癌,在临床上常常症状隐蔽。结节样腺癌播散,主要在黏膜和黏膜下层,伴有小的浆膜的播散;而硬癌的播散则主要在黏膜下层和肌层,这大概与淋巴道有关。

最初,钡剂灌肠时可见到复合的表现,可以误为感染,诸如肉芽肿性结肠炎等。这些征象包括:一侧壁的受犯,皱襞的结节性不规则变化,假囊,外囊袋状,偶尔还有溃疡出现。然而,这些病变主要定位于横结肠上缘,黏膜皱襞受犯更局限于上缘,则应考虑到胃癌的转移。甚至于出现病变广泛的四周浸润,较大程度的侵犯和固定,黏膜皱襞成角,但其占位的影响还是主要位于横结肠上缘,这确实是其特征性表现。

系膜反折的解剖连续性限局于左侧,在膈结肠韧带处,从解剖脾曲趋向于横膈。在该点,系膜的横结肠连接到腹膜外降结肠,那样,典型的播散过程即可突然终止于结肠的解剖脾曲,恰位于脾尖的下面,而肿瘤播散则可延伸至膈结肠韧带本身。上述这些表现在超声检查和 CT 扫描时都可以观察到,不仅可见到肠壁的异常增厚,而且可显示出腹膜腔内肿瘤的扩散,这对于估计手术是否可以切除肿瘤,切除术后有无肿瘤的复发都十分重要。

(2)胰腺癌:与胃癌相反,胰腺癌的横结肠播散是沿着横结肠系膜,首先是侵犯横结肠的下部分,而横结肠的上部分则是未受犯处的表现,柔软的上缘可出现假囊。当其四周都受到侵犯时,通常其受累及固定的程度不及胃硬癌那样严重。在钡剂灌肠时,首先出现的征象是横结肠下后缘的受犯,这提示原发病灶来自于胰腺。肿瘤扩散可达解剖脾曲,再沿着膈结肠韧带播散,可能进一步侵犯脾肾韧带和胃脾韧带。

(3)结肠癌:胃结肠韧带和横结肠系膜为其他部位病变到横结肠,或横结肠病变到其他部位,提供了相同的道路。结肠肝曲交叉到十二指肠降段的前面,此二结构有着非常密切的解剖关系,当结肠肝曲出现癌肿时,最近最容易受到侵犯的就是沿着横结肠系膜抵达十二指肠降段。在右半结肠癌,临床症状常常隐蔽,在上腹或右上腹可扪及一包块时,病人常常首先进行上消化道检查,可能在十二指肠降段发现一些蛛丝马迹,但千万不要忘记,在此时,务必还要进行结肠的检查。

直接淋巴的侵犯是沿着淋巴结的引流链进行的。结肠的淋巴管引流一般都与供应的动脉平行走行,引流右侧结肠的淋巴结定位靠近肠系膜上动脉起点处,与十二指肠水平段关系密切。引流横结肠远端和降结肠的淋巴结,部分定位于横结肠系膜,靠近肠系膜下动脉的左结肠动脉的升支,它经过外侧到达十二指肠升段。在影像诊断的图像上可以观察分析十二指肠水平段上缘或十二指肠空肠连接区外侧部分的结节状压迫,这对于术前确定结肠癌的范围或术后可能发生的淋巴结转移的范围都有所帮助。少见情况下,术后淋巴结转移可以经历坏死,从而形成十二指肠 - 十二指肠瘘。类似的,横结肠癌也能向上扩展,沿着胃结肠韧带,出现胃大弯的特征性异常,更甚者,还可造成恶性的胃 - 结肠瘘。

(4)胆囊癌:对于恶性病变沿着腹膜面直接扩展,小网膜也提供一定的通道。当来自胃和胰的新生物播散到达肝门时,则是通过此路进行的。对于胆囊癌,小网膜也常常被作为扩展的通道。

(5)子宫、卵巢癌:临床资料证实,子宫癌与卵巢癌的扩展,可以通过子宫阔韧带提供的通道进行播散。

在肠的继发性新生物的播散上,淋巴扩散承担较小的作用。淋巴可从一个肠的原发性新生物,运走肿瘤栓子,而不停留于沿着引流链的最近的淋巴结,走得相当远,在通常的通道以外,引起远处的淋巴引流障碍及肿瘤的远处转移。这在临床上,尽管不多见,但必须知道,也必须重视。

2. 沿着下部小肠系膜(末端回肠与盲肠)的侵犯 小肠系膜根,从第 2 腰椎左侧,向下伸展到右侧,横过主动脉与下腔静脉,到达右侧骶髂关节,一般长约 15 cm。从系膜根部,一系列的小肠系膜皱褶,支持着小肠肠襻。这些扇状的系膜伸展,资助着这特征性的自然波动和小肠肠襻的位置,平均长 4~5 m。在系膜根部末端,小肠系膜最常插进盲肠与升结肠连接处。沿着小肠系膜皱褶的右侧,从左上腹斜行伸展向右下腹,形成一系列的腹膜隐窝。

从上面一个系膜皱褶到下方一个系膜皱褶的液体流动,尤如一个个小的瀑布,或小的河流,沿着系膜的轴线,从左上腹走向右下腹,直到末端回肠曲和盲肠,该处是小肠系膜最低的陷窝,液体如盛满该陷窝,即可溢出,下流到盆腔。

在临床上,肿瘤种植于右结肠下间隙的小肠系膜下端陷窝者超过 40%。它可使末端回肠出现移位,多半伴存着对盲肠和升结肠内缘的压迫性影响。多数邻近系膜陷窝的对称性生长,可造成右下腹回肠肠襻的分离,黏膜皱褶成角、紊乱表示伴存有纤维性反应。重要的是,这些异常改变和任何浆膜的肿块都是确定于悬吊于系膜皱褶的凹缘。此狭窄的肠曲,可以排成一线,或一个平行的结构,有作者称之为栅栏。

此类浆膜肿块的轴线,是受累小肠曲按其系膜轴排列而形成的。如肿瘤的种植包块较大,则可以使肠曲移位,形成一个和缓的弓形排列。从肠曲系膜缘的肿块移位,右下腹系膜皱褶的方向、大小、范围显著对称,是此类陷窝受累的特点。在右下腹回肠曲浆膜面的肿瘤转移种植,典型的都局限于凹的系膜缘。这些特点,在钡餐检查时,在 CT 图像和 MRI 图像以及图像重建上常常可以观察到。

如果肿瘤种植引起严重的纤维性反应,右下腹回肠肠曲则出现显著的固定、成角,这常常来自于胰腺癌和产生黏液的胃癌。可见浆膜肿块明显移位,在肠系膜的轴上可形成肠曲僵硬的锐角,不论管腔狭窄或锐角走行,一般说来,梗阻并不明显。如果纤维性反应不重,此类肿瘤的种植可导致出现较大的肠壁外系膜的包块,并且常为多发性,它们可使回肠肠襻向下内移位,升结肠向外移,横结肠近端向上移位。

因为小肠系膜最常插入于盲肠结肠连接处,盲肠部种植转移的影像,典型地显示于它的内缘和下缘,侵犯的水平通常低于回盲部,多在盲肠的远端。此类外部的包块导致盲肠的压迹,可以是光滑的或呈分叶状,大小不一,有时它们还可环绕盲肠。盲肠本身一般没有肿块的变化。此类种植转移有时可类似于阑尾的异常、其他的系膜肿块,甚或是盲肠的原发病变。

然而,它们总是不变地以更特征性改变伴随着末端小肠肠襻的侵犯,如果首先使用钡灌肠检查,这些压迹反映在末端回肠或伴随一段其他部位的小肠曲。此类征象偶尔可类似于肉芽肿性大小肠炎。

小肠的改变通常与其他常见的病变不难区别,感染征象(如痉挛、溃疡、瘘管等)的缺乏和特征性改变的范围,都有助于与局限性肠炎、结核、阿米巴病、腹膜粘连等区别。肿瘤种植继发粘连时可以类似于类癌和放射性肠炎,此时它表现为固定的成角、狭窄与扩张交错、伴存系膜缘的浆膜肿块、黏膜皱襞紊乱等。

二、乙状结肠的播散

在左下腹,肿瘤种植沉积的立脚点和生长,可以阻止于乙状结肠系膜的障碍,引起特征性的变化,一般多定位于乙状结肠上缘,伴随的纤维性粘连反应可引起黏膜皱襞的紊乱,它们的轴不再像正常那样与肠腔垂直,而是成角,常常共同集中于一点,即系膜的继发性病变所在处，甚至当种植转移处出现环状侵犯时也是这样。在临床上，肿瘤种植于此处者大约占 20%。

邻近原发肿瘤的直接侵犯：腹部消化道及其他器官的邻近原发肿瘤的直接侵犯，通常指的是局部侵袭的肿瘤已经打破其周界，突破筋膜面，侵及邻近器官与组织，最常见的原发肿瘤出现于卵巢、子宫、前列腺和肾脏。

在盆腔肿瘤，主要的征象是软组织包块和邻近肠壁的受犯，常常范围较广，一般没有突出的边缘，黏膜皱襞紊乱十分常见。在女性，最常见的原发性直接侵犯大肠的肿瘤是卵巢癌。在左侧，乙状结肠的下缘是特征性的首先受犯，病变过程是肠襻的固定、出现不规则的结节状、大块纤维组织增生粘连、黏膜皱襞成角及紊乱等。

进行性前列腺癌能够穿过直肠膀胱筋膜侵犯直肠前面或直肠四周。有作者报告 225 例前列腺癌病人中有 26 例侵犯直肠，约占 11%。有作者尸解 800 例前列腺癌病例中，发现有 12 例直肠黏膜受侵，其发病率为 1.5%。直肠的环形狭窄可引起部分或完全性梗阻。

肾脏肿瘤可直接侵犯邻近肠襻，可能出现于原发肿瘤切除许多年以后复发，有作者报告可迟至术后 30 年，从肾切除位置的扩展延迟可能是由于瘢痕和血液循环的较差。肠内继发肿瘤的生长，可能产生巨大的包块，无明显的梗阻，因为它们一般不诱发纤维组织增生。偶尔，它们可产生肠腔的狭窄，伴随黏膜的损害，从而类似于肠的原发性肿瘤。任何腔外的软组织包块的确定，和受侵位置的特点，都有助于诊断。肾脏肿瘤侵犯肠道，在右侧主要是十二指肠降段；在左侧则多为远端横结肠或近端降结肠，有时空肠肠襻也可受犯。

第四节　系膜、韧带、网膜

由腹膜反折所形成的系膜、韧带、网膜通常均由两层腹膜及其间的脂肪、血管、淋巴、神经等所组成，连接于腹、盆壁与腹内脏器之间。它们既是腹内脏器的支持结构，又是前述解剖结构中血管、淋巴、神经等的通连途径。腹内肿瘤、炎症、外伤、出血等病变，可以沿其两层腹膜之间的间隙，也可沿腹膜表面进行扩散，特别是从腹膜后间隙通过系膜、韧带、网膜等而扩散到腹内脏器。即它们可以成为病变扩散的解剖基础；另一方面，由于系膜、韧带、网膜伸入到腹腔、盆腔中，与腹内脏器一起，进一步将腹膜腔和盆腔分隔成若干间隙、隐窝、陷窝。因此它们是使病变分隔化的解剖基础。

系膜、韧带、网膜既可以成为病变扩散的载体，又有利于病变的局限化。

系膜、韧带、网膜 CT 检查始于 CT 应用于腹部影像学检查之后数年。MRI 的应用更晚一些。Oliphant(1982)率先将这部分解剖结构称之为腹膜下间隙，后由 Meyers 加以强调，逐渐引起重视。近 20 多年来已成为腹部活体形态学的研究热点之一。MSCT 及超高场 MRI 的应用，提供了高清晰度的多平面重建或扫描图像，为系膜、网膜、韧带疾病影像学检查方法及诊断的研究提供了重要的前提条件，因此近年来取得了重大进展。其研究成果应用于临床影像学诊断，也显著提高了腹部疾病影像诊断水平。

系膜、韧带、网膜所具有的结构特点，决定了它在腹部疾病影像学诊断中具有重要意义。在诊断腹膜后间隙疾病或腹内脏器疾病时，都必须观察腹膜下间隙结构有无受累。

需要采用动态的、发展的观点，从一事物与相关事物间的联系来看待腹膜下间隙病变和它与腹内脏器、腹膜后间隙的关系。这样才能不仅看到病变局部，更看到它的扩散途径上的改变。腹膜腔与盆腔实为一相互通连的连续体。通常以盆缘为界，盆缘以上、横膈以下为腹膜腔。后者又由横结肠及其系膜将其分隔成上腹腔(也称广义的肝周)和下腹腔。

此处介绍腹膜腔范围内的横结肠系膜、小肠系膜、乙状结肠系膜；冠状韧带、肝左三角韧带、胃肝韧带、胃脾韧带、膈结肠韧带；小网膜及大网膜等。将结合解剖基础对临床病例 CT、MRI 扫描所见，阐明上述系膜、韧带、网膜病变的影像学表现及其结构基础，特别强调病变原发部位及扩散途径的影像学表现及其与活体形态学、病理基础之间的相关性，以利于做出准确、全面、精细的影像诊断，也有利于临床做出恰当处理。

第五节　腹膜、腹壁腹膜后甲状腺滤泡型乳头状癌转移

患者,女,40岁。反复右侧腹部疼痛20余天入院。外院CT增强扫描提示右侧腹腔占位,建议进一步检查。

CT示腹膜、腹壁皮下、右结肠旁沟、腹膜后、肠系膜多发占位性病变性质待定(图1-9-2),怀疑恶性肿瘤,其具体性质待明,恶性间皮瘤?肉瘤?建议进一步检查;右侧附件区占位性病变,性质待定,建议进一步检查;子宫体积稍增大,宫颈囊肿。

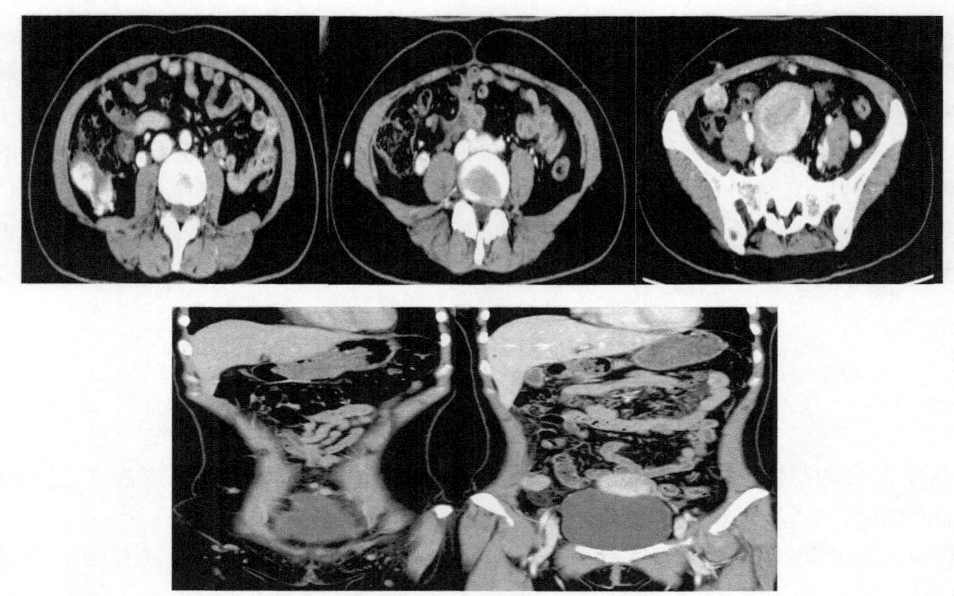

图1-9-2　腹膜、腹壁腹膜后甲状腺滤泡型乳头状瘤转移

手术所见:盆腔少量腹水(约200 ml),肝肾之间及肾后方外侧见大小约11.0 cm×5.0 cm×8.0 cm肿物,包膜完整,右下腹壁见大小约2.5 cm×2.0 cm肿物,向腹腔内突出,包膜完整;左下腹壁见大小约1.5 cm×1.0 cm肿物,包膜完整,向腹腔内突出;结肠系膜、乙状结肠系膜、降结肠沟、升结肠沟近结肠处见多发大小不等肿物,包膜完整,其中最大的一枚直径约2.0 cm,肝脏、脾、胰、胃、十二指肠、空肠、子宫附件均未见异常,腹腔未见肿大淋巴结。

第一次病理检查:冰冻及常规病理示腹壁肿物切除标本,灰白暗紫色组织一块,大小3 cm×3 cm× 2.5 cm,切面灰白,质中偏软。冰冻病理诊断:腹壁肿物切除标本,倾向转移性癌伴坏死,来源及类型待定。常规病理诊断:腹壁(腹腔?)肿物切除标本,初步考虑转移性腺癌伴坏死,待做免疫组化检测进一步明确肿瘤来源及类型。免疫组化检测:阳性,CK19,TTF-1,Galectin-3(灶+),PAX-8,CK7,TG,CD56,p53(+,约5%),Ki-67(+,约30%);阴性,Vimentin,CA125,WT-1,Villin,CK20,ER,PR,P16,NSE,CDX-2,NC,Mucin-2,CK5/6,CgA,SyN,CD30,CEA,AFP。免疫组化诊断:腹壁(腹腔?)肿物切除标本,结合组织学图像及免疫组化检测结果,支持转移性甲状腺滤泡型乳头状癌,建议检查甲状腺或卵巢。

第二次病理检查:腹膜后肿物切除标本,淡紫色组织一块,大小11 cm×7.0 cm×4.5 cm,切面暗褐,质中,切面可见数个囊腔,内含血性液体,直径0.7~2.0 cm;另见淡黄色组织一堆,总体积5.5 cm×4.5 cm×2.0 cm,未触及明显结节及质硬区。另见暗褐色血凝块组织一堆,大小3.5 cm×3.0 cm×1.0 cm。腹壁肿物切除标本,暗褐色不规则组织一堆,总体积4.5 cm×4.0 cm×1.5 cm,切面灰褐,质中。病理诊断:腹膜后及腹壁肿物切除标本:初步考虑转移性癌伴出血坏死,其组织学表现类似上次送检标本。参见免疫组化检测报告。

第三次病理检查:左侧甲状腺肿物切除标本,甲状腺内结节状病变,直径约1.2 cm,镜下见局灶性滤泡上皮增生,呈实体性、小滤泡状或假乳头状,细胞轻度异型,胞质嗜酸性,

局部可见嗜酸性包涵体样小球(PAS+),挤压细胞核。本例形态结构及病史特殊,结合组织学图像及免疫组化检测结果,考虑可能为甲状腺滤泡型乳头状癌或其他特殊类型。

第六节　肿瘤在腹膜内的种植

(1)种植的途径:肿瘤在腹膜腔内的落足和生长,依赖于腹膜腔隐窝内积液的自然流动。腹膜腔内的原发性肿瘤,当其出现腹内淋巴转移时,或破裂入腹膜腔时,即有肿瘤细胞脱落于诱发的腹腔积液中。对于恶性肿瘤细胞的转运和沉积说来,积液的量并不需要很大。系膜的反折、腹膜腔内的各个隐窝以及肠道的蠕动、腹膜腔积液的液体静力学和液体动力学因素、横膈的呼吸运动等都有利于肿瘤细胞的转运和种植。

横结肠系膜是分隔腹膜腔的主要栅栏,在系膜下,又被斜行走向的肠系膜再分为左、右结肠下间隙,左结肠下间隙解剖开口于盆腔,在左侧被乙状结肠系膜所局限;右结肠下间隙终止于末端回肠与盲肠连接处。右侧和左侧结肠旁沟是升结肠和降结肠腹膜反折外侧的沟槽,它们是两侧上、下腹膜腔的交通要道,右侧特别具有此功能,左侧因膈结肠韧带将结肠旁沟与脾周(左膈下)间隙分隔,而常有阻碍。膈结肠韧带从结肠脾曲伸展到第11肋水平处的膈肌。

在腹腔积液的流动途径上,横结肠系膜、小肠系膜、乙状结肠系膜、升结肠与降结肠的腹膜附着处等都是分水岭,它们决定着腹腔积液流动的方向,限制着流动的速度和流动的量。重力的作用使少量液体进入下垂的隐窝。结肠系膜下区的液体优先从左结肠下间隙进入盆腔,一些液体被乙状结肠系膜暂时阻挡而逐渐下降入盆腔。

从右结肠下间隙,播散沿着小肠系膜行进,此间隙不是一个水池,它有一个尖,位于回盲末端处,当此尖积满液体后即开始溢出进入盆腔。在盆腔,女性的直肠子宫陷窝和男性的直肠膀胱陷窝首先充盈,然后,对称地充盈外侧膀胱旁隐窝。从该处,液体可再上升到两侧结肠旁沟。液体走行向上时,较浅的左侧结肠旁沟中液体行进缓慢并且量少,向颅侧扩展时还为膈结肠韧带所限。从盆腔上升的液体主要是流向右结肠旁沟,这是主要的上行下达的通道。

由此可见,腹腔积液流动及积蓄过程中,优先选择者有4个部位,依次为:①骨盆腔,特别是直肠子宫陷窝和直肠膀胱陷窝;②右下腹,小肠系膜的末端处;③乙状结肠系膜的上部;④右结肠旁沟,再上行到肝肾隐窝。

腹腔积液的瘀滞和合流,有利于恶性肿瘤细胞的沉积、安置、生长,最后种植。肿瘤细胞的种植是以纤维的粘连安置在浆膜的表面,然后快速变成肿瘤组织。一系列已证实的病例分析显示,腹腔内肿瘤种植性转移的立脚点及其生长,清楚地着腹腔积液流动的道路分布。据统计,直肠子宫陷窝及直肠膀胱陷窝受侵超过50%,下部小肠系膜大约占40%,乙状结肠系膜大约占20%,右结肠旁沟大约占20%。在男性,原发肿瘤最多见于胃肠道(胃癌、结肠癌、胰癌),而在女性,则是生殖系的卵巢癌最多见。

(2)直肠子宫陷窝及直肠膀胱陷窝(直肠与乙状结肠连接区的腹腔面):腹膜腔内的液体最常见恒定的落脚于直肠子宫陷窝及直肠膀胱陷窝,这是腹膜腔最尾端部分和最后面的部分。它与外侧膀胱旁隐窝的腹膜反折位置最低,一般投影在第2骶椎下部到第4骶椎上部水平。有可能出现变异,这主要与直肠阴道隔或直肠膀胱隔的腹膜固定扩展,和膀胱及直肠扩张的程度有关。它有一个特别的界标,是直肠与乙状结肠连接区的腹腔面(即前面)。

直肠子宫陷窝及直肠膀胱陷窝的肿瘤种植是最常见的。在钡灌肠检查时,直肠与乙状结肠连接区的腹腔面出现固定的平行的皱襞和结节状凹痕。此类肿瘤沉积常伴随着致密的纤维性反应,临床上可扪及典型的 Blumer 棚,实际上,这是直肠阴道隔或直肠膀胱隔最上部分的病理性固定。但须注意,直肠与乙状结肠连接区的腹腔面出现固定的平行的皱襞和结节状凹痕,不仅可来自于直肠子宫陷窝及直肠膀胱陷窝的肿瘤种植,也可以出现于子宫内膜组织异位、肛门周围炎、原发性肿瘤、精囊的炎症或放射治疗的改变。然而,腹腔积液的存在,常常可提示病变的恶性性质。

(3)右结肠旁沟(盲肠和升结肠):腹腔积液从

盆腔向上流动时,优先进入右结肠旁沟,沉积和生长于这些腹膜陷窝中,显示盲肠和近端升结肠的外侧和后侧的肿块性改变。黏膜皱襞的紊乱和该区附近小肠肠襻的成角固定,都是伴存纤维性反应的结果。该区的肿瘤种植大约占腹部肿瘤种植的病例的18%。

(4)小网膜:小网膜也可以成为肿瘤种植立脚点的附加部位。虽然此处的发病率各作者报告不一,但在CT和MRI图像上,通常都应将它与产生于食管胃连接区的假性肿瘤进行区别。

(5)肿瘤的多发性种植:肿瘤的多发性种植比孤立性种植稍微多见,在钡剂检查时常常可以见到。钡灌肠时可见钡剂从结肠返流入末端回肠,甚或进入一段小肠内。在以往的感染处,或在腹部手术所致的粘连处也可以出现肿瘤的种植。CT和MRI可清楚地观察到腹膜及其反折、隐窝的局限性或弥漫性侵犯。曾有作者报告,如在CT扫描时加用腹膜腔对比剂的注入,可以更好地观察小的多发性肿瘤种植。

第七节 肿瘤的转移

1. 栓塞性转移 最常见的原发新生物栓塞到肠曲者,包括黑色素瘤和乳腺及肺的肿瘤,临床上表现通常为不全性梗阻,或肠道出血,常常出现于原发肿瘤治疗的几年后。有时,肠道转移的症状可以是最早的临床表现。部分性或完全性肠梗阻多为转移性肿瘤增大的结果,可伴存肠管走行的成角、套叠。血源性转移到肠的表现,依赖于疾病的特点,这些包括肿瘤血管分布的程度,它直接关系着肿瘤生长的速度和粘连形成的能力。

2. 肠道的转移性黑色素瘤 在临床上,转移性黑色素瘤相当常见,可以称作一种特殊类型。血源性沉积通常在肠道的黏膜下层,该处它们可以较早地被发现,尤如壁上的小结节,典型生长的结果是息肉状肿块,不同程度地伸向肠腔内,无明显的粘连性反应。中心性溃疡特别常见,乃因转移性肿瘤的生长超过其血液供应的缘故。

在较小的病变,它可以凹入成一个“牛眼”或“靶”状病灶,其特征是,充盈缺损的边缘清楚,溃疡十分大,与转移性肿瘤的大小相称。肿块表面上的线样裂隙,明显呈放射状向中心会聚,产生一个“车轮状的辐辏”表现。在较大的病变,坏死可以反映在一个大的开凿样病变上。较大的息肉状肿块可伴随出现肠套叠。

播散可以是单个的,但常常更多见的是多数性病灶。转移性黑色素瘤可侵犯消化道任何部分,它们趋向于数目更多,常发生于小肠。在一组1 000例尸解报告中,继发性小肠侵犯占58%。当出现多数病灶时,它们既可广泛播散,也可只限于犯及小肠的一个节段。这反映了它们播散的方式、血管的分布和周期性。弥漫性转移的程度不同,取决于周期性栓塞的显示。有时,一次继发性沉积出现在一个特殊动脉分布地区内,典型者,结节的大小几乎相同。栓塞转移呈现黏膜下肿块,与它们在肠壁上的特殊位置有关。当病变定位于一侧肠壁时,一个特殊的偏爱是显示于反系膜缘。在小肠,容易确定肠襻的凸面,因为系膜支持于凹面。在升结肠和降结肠,外侧缘构成反系膜缘。这些征象特别明显关系到系膜缘上肠襻血管的进入,其壁内的分支走向反系膜缘。

3. 乳腺癌的胃肠道转移 乳腺癌转移到胃肠道有不同的类型,据尸解报告,乳腺癌转移到胃肠道的发病率高达8.2%~16.4%。需要手术处理转移的腹部并发症并不少见。有作者指出,乳腺癌转移病变需要手术,常常在乳腺切除术的许多年才出现。引起胃肠转移的类型常是低分化乳癌。无明显粘连,伴形成的大量细胞继发性沉积于肠壁。肠壁的整个层次都可有弥漫性癌细胞浸润。栓塞沉积大多数见于黏膜下层,该处它们更容易为影像学诊断所识别。整个广泛播散性的腹膜转移可以存在,一个成形性胃蜂窝织炎常为X线检查发现。虽然乳腺癌转移不引起明显的粘连反应,但大量癌细胞的黏膜下沉积,却可使管腔狭窄和变形,呈现出硬癌的表现。肠壁变硬、增厚、伴蠕动的显著减少或丧失、黏膜皱襞的刺状表现和成角等征象都可以出现。假性溃疡产生于黏膜的歪斜或冗长。这些变化可为弥漫性,也可相当局限,但更常见的是突出呈现于胃的远侧端2/3。胃窦部偶尔可出现明显的环形狭窄。乳腺癌所引起的胃蜂窝织炎与胃原发性硬癌、淋巴瘤的表现不容易区别。继发性溃疡可显著显现。乳癌转移到小肠，可以表现为狭窄与扩张交替出现。

乳癌常见的血源性转移是到达结肠。在一组337例乳腺癌尸解报告中，转移到结肠者占4.5%。有作者报告75例进行性乳腺癌病人中，经剖腹术或尸解发现，有16%转移到结肠，而且大多出现于乳癌根治术后许多年。在临床上和影像诊断方面，播散到大肠的病变都容易被误为原发性感染性病变，诸如：肉芽肿性或溃疡性结肠炎、感染性结肠炎（克罗恩病等）。腹泻可以是明显的临床表现，偶尔出现于几年，大半伴有血和黏液。

特征性的X线表现包括：黏膜增厚、结节状肿块、多发性和偏心性狭窄、非对称性侵犯、假囊状病变、黏膜皱襞的针状轮廓等，并且常常并发回肠末端的侵犯。上述征象可局限于右半结肠，少有侵犯直肠者。对腹腔积液和肠道病变活检的细胞学检查常常有助于确定诊断。

4. 支气管肺癌转移　支气管肺癌转移到大肠比较少见，一组676例死于肺癌的病例中，只有2.2%尸解显示出转移到大肠，它们常常是小的浆膜性沉积。此类转移也可出现肠壁的僵硬或环状狭窄，偶尔，它们还造成大的系膜的肿块伴肠壁的浸润、肠和黏膜皱襞的固定和成角。罕见的情况下，中心性溃疡可见于黏膜下沉积。上述表现难与其他来源的广泛播散的腹腔内转移区别。

5. 肾癌的肠道转移　肾癌血源性转移到肠道十分少见。在某些病例，Botson脊柱静脉丛可能是一个播散途径，它产生典型的膨大的肠壁内病变。

第八节　腹膜腔疾病向盆腔外的蔓延

临床上有时见到胃肠道穿孔患者，却在臀部、髋、大腿，甚至小腿，以及腹膜后间隙出现疼痛、包块或皮下气肿。有作者发现腿部的皮下气肿可来源于肠穿孔、憩室炎、阑尾炎，以及结肠癌穿孔、子宫癌、直肠异物及外伤。

近年不少作者研究此类向盆腔外蔓延的解剖途径、蔓延机制，并在影像学检查资料及临床解剖资料中得到证实。提肛肌和尾骨肌形成盆底（盆膈），这是体腔最低处，且封闭盆腔。闭孔内肌与梨状肌起于骨盆，为盆壁的一部分，但它们却是真正的下肢的肌肉。

盆内筋膜是盆腔内被覆的筋膜，其壁层覆盖提肛肌、尾骨肌和闭孔内肌的盆内部分及梨状肌。它直接延伸向上连续横筋膜衬里腹腔。盆内筋膜脏层覆盖膀胱、输尿管下1/3、子宫、阴道及直肠。

有四个骨盆肌肉参与骨盆内、外的交通。它们是：①腰大肌，起于腰椎横突及椎体，止于股骨小粗隆；②髂肌，主要起于髂窝的上2/3及骶骨翼，与腰大肌一起止于股骨小粗隆；③梨状肌，起于骶骨和坐骨大孔边缘，止于股骨大粗隆；④闭孔内肌，起于闭孔边缘，止于股骨大粗隆。

髂内动脉的臀上和臀下动脉从盆腔离开，须穿通盆内筋膜，且有筋膜伴其到达臀区。梨状肌及其筋膜延伸向外，通过坐骨大孔，连接于臀筋膜。髂内血管及其分支位于腹膜下组织中，在筋膜前面分支到臀区。髂腰肌、梨状肌和闭孔内肌及其被覆的筋膜和臀上动脉及其筋膜鞘的解剖走行，供给了到臀、髋和大腿的途径。

盆腔组织覆盖提肛肌和尾骨肌，又连续于腹部的腹膜外部分，给腹膜腔内外交通提供了解剖途径。肠道及腹腔内感染时，气体的产生主要源于粪便中产气微生物的活动。肠管蠕动时肠腔内气压上升可超过6.0 kPa（60 cm H_2O），而软组织内张力大约仅0.5 kPa（5 cm H_2O）。膈肌与腹肌的收缩大大增高腹腔内压，作用于肠道内容物，加速它们的排出，也促进盆腔内气体及其他内容通过上述途径向盆腔外排出，从而出现感染等疾病的蔓延。

从盆腔到臀部和大腿的扩散：在影像学检查时，发现征象后，首先是确定原发病灶的存在、范围和定位。皮下气肿为气体存在于肌肉与间质组织之间的筋膜面，与气性坏疽相反，后者的气体是位于肌肉内。在髋关节，它可首先出现于大转子或小转子周围。

蜂窝织炎或皮下气肿的最大发展区域，或首先出现的地方，将标志着主要的解剖层面和肠穿孔可能的性质。影像学研究可以证实原因及播散的解剖通路。

乙状结肠开始于大骨盆面的上部分，完全为腹膜覆盖，反折覆盖于后盆壁，为一皱襞，即成乙状结肠系膜。直肠位于骶尾弯曲中，终止于肛管。腹膜覆盖直肠近侧 2/3 的前面、侧面和远侧 1/3 的前面。覆盖直肠的外侧腹膜反折称直肠旁隐窝。在下方,腹膜反折覆盖男性的精索及女性的后阴道壁。

腹部疾病的骨盆外播散的途径,可通过髂腰肌、梨状肌、闭孔内肌的插入及其筋膜的包被,抵达臀部、髋关节及大腿与小腿。从直肠的外伤性穿孔播散到臀部,偶尔为钡剂灌肠所发现。从骨盆到臀区,外渗的对比剂通过坐骨大孔进入臀上动脉的筋膜进行扩散。气体在此筋膜鞘内,显示为显影的管状中的充盈缺损。

第九节 腹股沟胸膜外孤立性纤维性肿瘤,腹腔内外穿通病例

患者,女,27 岁。

术后病理诊断:腹股沟梭形细胞肿瘤,细胞丰富,纤维脂肪组织内异物性肉芽组织形成,并检出淋巴结 4 枚,均呈反应性增生;免疫组化诊断:胸膜外孤立性纤维性肿瘤。

影像资料见图 1-9-3。

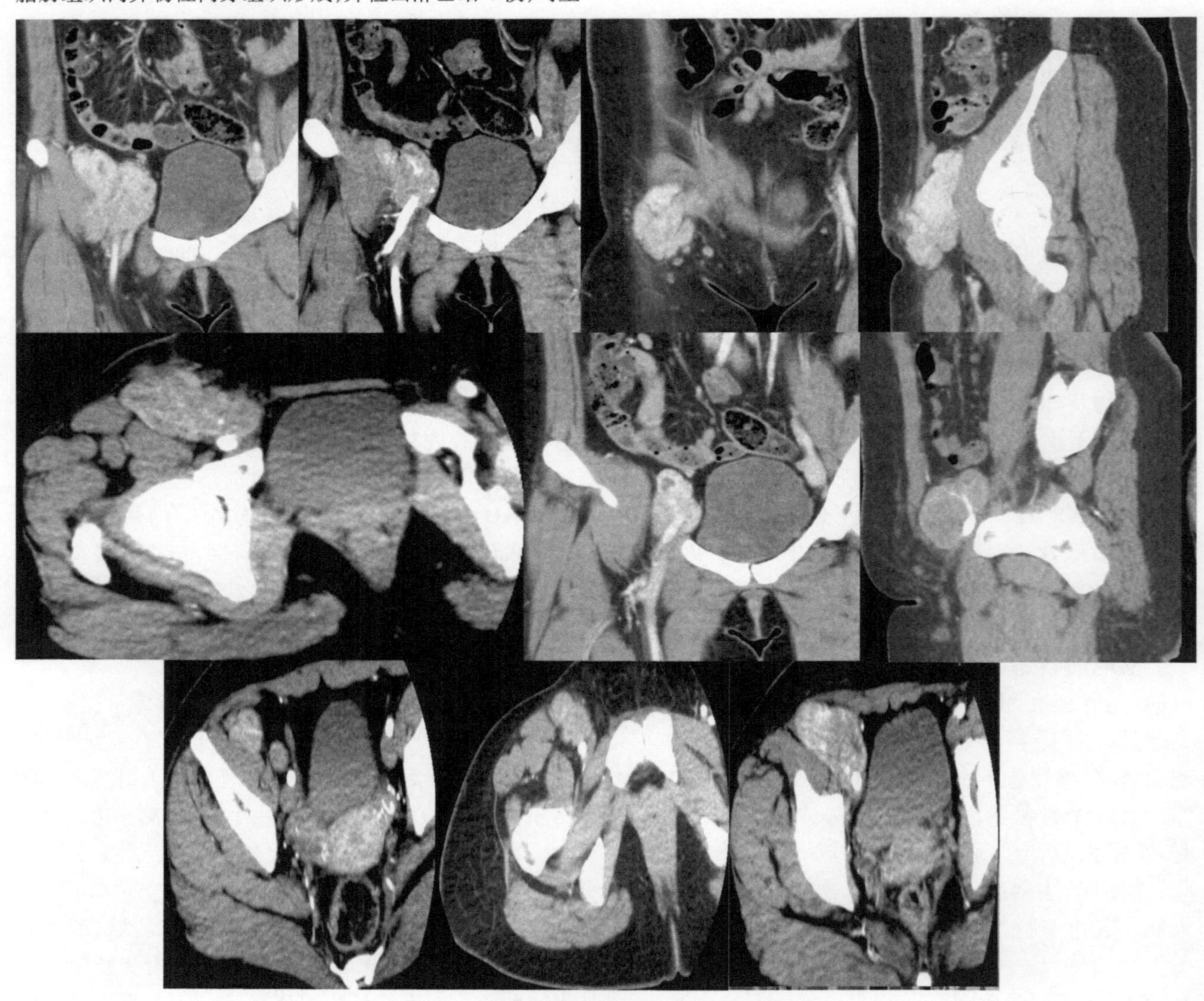

图 1-9-3 腹股沟胸膜外孤立性纤维性肿瘤

第十节　肠道穿孔的腹部外扩展

肠道穿孔最常见的腹部以外的扩展，除产生坐骨直肠脓肿以外，还可到达臀部、髋和下肢。大腿，甚至小腿的皮下气肿的来源可为肠穿孔、憩室炎和阑尾炎等，结肠癌伴穿孔、子宫癌、直肠异物或外伤则是另外的原因。这些病例曾被误诊为栓塞性静脉炎、坐骨神经痛、胃坏疽、腹股沟脓肿、疝（脱出腹壁半月线的腹疝），甚至髋部骨折，一直到手术或尸解时才明确真实的诊断。临床表现常常是髋部或臀部疼痛，伴随捻发音的发展，特别在大腿，如果切开则可显示严重的坏死性肌膜炎。

1. 病理学　亚急性蜂窝织炎和肠道原因的气肿的病理学，有赖于4个基本因素。肠的穿孔；介于肠道和主要的皮下间隙之间的适当的压力梯度；穿孔的位置；感染。

肠道内气体来源于吞咽与肠道内容物及粪便的产气。肠腔与周围组织之间压力梯度的增加，多为肠道蠕动收缩所致。在蠕动收缩时，肠腔内气压上升可超过6.0 kPa（60 cm H_2O），而软组织内张力通常大约为0.5 kPa（5 cm H_2O）。腹肌和横膈的收缩大大增加腹内压，它作用于肠道，促使肠道内气体的排出，当各部括约肌机制完整时，更增加气体从胃肠内外逸的力量。

2. 临床表现　臀部的触痛继发于气体的扩散，乙状结肠穿孔到臀部，病人出现发烧，臀部含糊的疼痛，穿孔后直接沿着臀上动脉扩散，从坐骨大孔到臀部，乙状结肠憩室穿孔扩展进入梨状肌的筋膜被覆内，病人可有发热和左髋疼痛，气体沿着梨状肌表面扩展到左臀和左髋关节。阑尾炎穿孔后，气体和脓液可沿着髂腰肌群蔓延，导致右髋关节和右大腿坏死性蜂窝织炎和间质性气肿。盆腔内恶性肿瘤，沿着闭孔内肌的走行，可扩散进入大腿。

3. 扩散的途径　穿孔的位置大都取决于窦道到皮下位置的播散途径。肠气的外渗常见途径是直接通过体壁腹膜或筋膜上的病理性缺损，从而进入肌间隙和皮下间隙。硬的实质脏器和浆膜对于气体的弥散有相当大的阻力，疏松的小区和筋膜结构容易允许气体通过。乙状结肠或降结肠憩室炎或癌的穿孔病例的气体，通常可出现于左侧下肢或臀部；而阑尾炎或盲肠穿孔时，则多在右侧腿部或臀部。但由于阑尾的位置和长度的变化，乙状结肠的冗长，它们穿孔时也可扩展到对侧。直肠的创伤性穿孔或新生物穿孔，气体可见于双腿或两臀部。骨盆的气体播散也可进入腹壁，而且向上形成一腹膜外脓肿。骨盆脓肿可有特殊的播散途径，即趋向于腹股沟区、腹膜、大腿、髋关节、臀和脊柱旁沟。

第十章　系膜、网膜与间质瘤

第一节　原发于肠系膜的胃肠道间质瘤

1. 影像学研究　肠系膜的胃肠道间质瘤罕见,一组 8 例原发于肠系膜的胃肠道间质瘤,包括小肠系膜 6 例,横结肠系膜与乙状结肠系膜各 1 例。8 例肠系膜的胃肠道间质瘤多表现为巨大的类圆形或分叶状边缘清楚的肿块,常因出血、囊变和钙化而内部密度不均匀,部分病例可因为瘤体中心化脓性感染而出现气液平面;增强后实性部分表现为轻至中度不均匀强化,囊变坏死区不强化。肿块较大者,囊变坏死或出血更加明显,在 CT 表现为不规则大片状无强化低密度区。Kim 等(2004)报道胃肠道外的胃肠道间质瘤,因为不与肠管相通其内不会出现空洞和气体,而该组 1 例表现为下腹部中线部位巨大分叶状肿块,其内中空,可见液平面;这种表现与瘘道形成致肠管与瘤内相通从而使肠管内容物等进入瘤内的表现不同,推测可能的机制是巨大肿瘤中央坏死合并化脓性感染后形成液平面。该例术中见肿瘤位于小肠系膜,局部系膜颜色变暗,从瘤内引流出约 1 500 ml 脓性液体的证据支持这种假设,在以往胃肠道的胃肠道间质瘤报道中也有类似表现。

2. 几点体会　肠系膜肿瘤的定位有时较困难,当有以下征象时,应考虑肿块来自肠系膜。肿瘤一面较平整或连于肠系膜走行区域,周围肠管与之关系较固定且受推挤而全部或部分围绕肿瘤,如肿块与腹膜后脏器间可见肠管,则更有意义。肠系膜血管被肿块包绕或移位,腹主动脉、腔静脉及肾动静脉向后移位。盆腔内空间较小,肿瘤巨大时常挤压或侵犯邻近结构使定位诊断更加困难,该组 1 例乙状结肠系膜胃肠道间质瘤术前 CT 定位于卵巢,在文献中也有类似报道;1 例定位于腹膜后位置。如在肿瘤下方可见受压推移的肠管及改变体位后肿块可回纳入腹腔者,则提示可能为肠系膜肿瘤。

3. 鉴别诊断

(1)胃肠道外生性胃肠道间质瘤:本病定位诊断时,应和胃肠道外生性胃肠道间质瘤鉴别。前者常发生于腹部近中线部位,多表现为巨大类圆形或分叶状边缘清楚的肿块,常因出血、囊变、液化坏死和钙化而内部密度不均匀,与发生于胃肠道的间质瘤相比有更广泛的中心低密度区;而后者可发生于任何肠管部位,影像表现相近,仅当黏膜破溃,瘤内出现空洞、气体或对比剂时较易诊断;而该组 1 例小肠系膜胃肠道间质瘤内见大量脓液和液平面提示该征象并非特异。原发于肠系膜的肿块病理类型复杂,影像学表现多样且缺乏特异性,如平滑肌肉瘤、脂肪肉瘤、恶性神经源性肿瘤、恶性纤维组织细胞瘤及纤维肉瘤均可表现为体积巨大、伴有明显液化坏死的囊实混合性肿块,依靠影像学检查对肠系膜的胃肠道间质瘤进行定性诊断非常困难,但胃肠道间质瘤较其他肉瘤而言侵袭性表现更少。

(2)硬纤维瘤:生物学行为偏良性的、较小的肠系膜的胃肠道间质瘤多表现为发生于肠系膜的类圆形肿块,应注意和硬纤维瘤鉴别,后者常为边界清晰或不清晰、密度均匀的肿块,瘤周可见纤维组织增生形成的星芒状表现;增强后均匀强化。

(3)囊性肿块:囊变或出血非常明显的肿瘤还应注意与囊性肿块(如淋巴管瘤、重复囊肿、肠源性囊肿和间皮囊肿)鉴别。囊性肿块通常壁较薄,缺乏实性强化部分,有助于鉴别。

总之,肠系膜的胃肠道间质瘤相当少见,多表现为类圆形或分叶状边缘清楚的巨大肿块,常因出血、囊变、液化坏死和钙化而内部密度不均匀,增强后实性部呈轻中度不均匀强化。当遇到发生于肠系膜的巨大肿块伴有中心明显的低密度区时应考虑到该病的可能性。

第二节　腹腔多发性胃肠道间质瘤

患者,男，79岁。因腹胀1个月余入院。行腹部CT检查考虑腹腔肿瘤(图1-10-1),腹部平片提示腹部肠管积气较多,诊断为腹腔肿瘤,不全性肠梗阻。

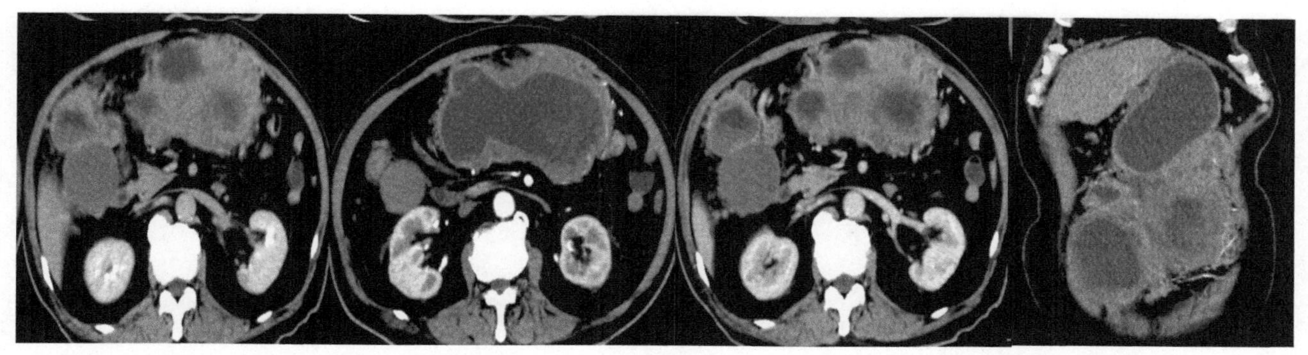

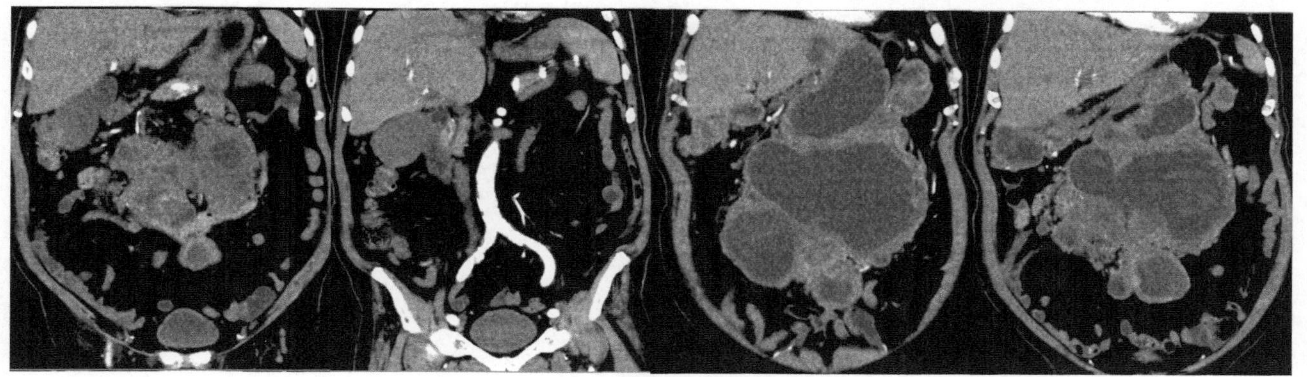

图1-10-1　腹腔多发性胃肠道间质瘤

病理检查:腹腔包块穿刺组织标本,灰白色条索状组织两条,长分别为1.2 cm和1 cm,直径均为0.1 cm,另见灰白色组织一枚,大小0.1 cm×0.1 cm×0.1 cm。常规病理诊断:腹腔包块穿刺组织标本,梭形细胞肿瘤,需做免疫组化进一步确诊。

免疫组化检测:阳性，CD34，CD117，DOG1，Vimentin，Bcl-2，NSE(局灶+)，Ki-67(+,约20%);阴性，CK(P)，CK(H)，CK(L)，Calponin，EMA，Actin，Calretinin，MC，CA199，S-100，PSA。免疫组化诊断:腹腔包块穿刺组织标本,胃肠道间质瘤。

第三节　误诊病例简介:反应性结节状纤维性假瘤与间质瘤

患者,女，48岁。左上腹部外伤后疼痛伴发热20 d入院。CT提示:上腹部囊性乏血供占位性病变(网膜囊内)伴周围腹腔炎症。复查CT:小网膜囊内见一囊性肿块影，大小约10.8 cm×8.0 cm×4.0 cm,内见分隔，CT值15 HU,病灶内缘见少许实性部分，CT值33 HU,增强三期呈不均匀轻至中度强化,CT值45~60 HU,肿块与胃壁粘连分界不清,胰腺受推压分界欠清。CT诊断:小网膜囊内囊性肿块影性质及来源不明,考虑胃肠道间质瘤可能,肠系膜来源？建议进一步检查确诊。

手术所见:肝脏、肠管、盆腔未见肿瘤转移灶,无腹水，胃体后壁近胃角处可见一大小约

11 cm × 9 cm 囊实性肿物，内含透明清亮液体，壁较厚，由外向内侵犯胃壁肌层，并与胃体后壁浆膜层、大网膜广泛粘连，后方与胰腺包膜紧密粘连，胃旁未见明显淋巴结肿大。

病理检查：腹腔占位切除标本，部分胃组织及囊性肿物一具，总体积 13 cm × 12 cm × 5 cm，其中部分胃组织大小为 7.0 cm × 4.3 cm × 3.5，胃黏膜皱襞存在，胃角后壁见一囊性肿物，肿物大小 10.5 cm × 9.0 cm × 1.8 cm，表面呈黑褐色，送检前已剖开，囊内壁呈黑褐色，壁厚 0.1~1.0 cm，局部区域呈实性，实性区大小约 5.0 cm × 3.0 cm × 2.8 cm，切面灰褐，质中偏脆，肿物部分区域界限不清，与胃壁融合。常规病理诊断：腹腔占位切除标本，初步诊断梭形细胞肿瘤，需做免疫组化检测进一步明确肿瘤类型。肿瘤组织自外向内侵至胃浆膜纤维脂肪组织，贴近胃壁肌层。免疫组化检测：阳性，Actin，SMA，CD68，CD163，H-caldesmon（灶 +），Catenin-b（点状 +），S-100（散在 +），CD34（血管内皮 +），Ki-67（+，约 8%）；阴性，DOG1，CD117，Desmin，ALKP80，CK（P）。免疫组化诊断：腹腔占位切除标本，结合免疫组化检测结果及组织学图像，符合反应性结节状纤维性假瘤，肿瘤组织自外向内在胃浆膜纤维脂肪组织中延伸，并贴近胃壁肌层，建议治疗后复查及随访。

第十一章　腹膜及腹膜腔其他疾病

第一节　肠系膜网膜及淋巴结结核误诊为小肠间质瘤

详见本书 本卷 本篇第四章第七节　误诊病例　　简介：肠系膜、网膜及淋巴结结核与间质瘤。

第二节　肠系膜异位脾种植

脾外伤破裂或手术后，脾组织通过各种不同的方式在其他部位再生，称为脾组织植入或脾异位。脾破裂、脾切除患者发生脾植入的可能性可高达67%。脾静脉栓子、脾髓血行播散也可能是脾种植的一种方式。脾植入可以局限在腔隙内的任何位置或者在实质性器官内，如肝脏、盆腔、胸腔、心包、皮下组织等部位，最常见的种植部位是腹腔。

临床上患者多数无症状，亦有植入的脾组织位于特殊部位而引起临床症状，如肠道脾植入可引起消化道出血。也有异位脾种植结节因肠系膜动静脉血流量较大而发生功能亢进的报道。一例肠系膜异位脾种植患者，因导致肠粘连而出现急腹症。种植脾可以部分代偿脾功能，常见于脾切除术后，从而可降低暴发性感染的发生率。脾组织植入一般体积不大，直径多在 1~2 cm，可单发可多发，巨大肿块状少见。CT 平扫其密度和正常脾组织相似，稍高于肝实质，但增强扫描动脉期缺乏正常脾组织花斑状增强的征象，增强扫描动脉期及门脉期均呈均匀强化，结合脾外伤或手术病史即可明确诊断。

第三节　腹　茧　症

硬化包裹性腹膜炎是导致肠梗阻的一个不常见的因素，其特点是一层较厚的蚕茧样纤维包膜将小肠部分或全部包裹，同时这层纤维包膜可继续向周围或远处蔓延，将腹腔内其他脏器包裹，如结肠、肝脏和胃等。本症由 C1eland（1868）首次报道，近来硬化包裹性腹膜炎均以个案报道。由于该病临床不常见，对该病缺乏认识，故术前诊断率较低，误诊与漏诊较多，最终的诊断一般是在剖腹术后。在术前检查中，如果能较好地结合硬化包裹性腹膜炎的临床特点及其特征性的影像学表现，则可以较容易地做出诊断。

1. 命名及分类　硬化包裹性腹膜炎分为原发性硬化包裹性腹膜炎和继发性硬化包裹性腹膜炎。最早由 Owtschinnikow（1907）对硬化包裹性腹膜炎进行详细描述，并命名为慢性纤维包裹性腹膜炎。该病曾经有多种命名，但最终被确定为硬化包裹性腹膜炎。Foo 等（1978）将原发性硬化包裹性腹膜炎命名为腹茧症。如今，常说的腹茧症即原发性硬化包裹性腹膜炎。其特点是全部或部分小肠为一层致密、灰白色的纤维膜所包裹，形似“蚕茧”，故称为腹茧症，又称为特发性硬化腹膜炎、硬化性腹膜炎、肠茧症、小肠茧状包裹症、先天性小肠禁锢症、小肠禁锢症、小肠纤维膜包裹症等。该病术前诊断困难，影像学检查，特别是胃肠道造影和 CT 检查具有重要意义。

2. 病因　目前,关于硬化包裹性腹膜炎的病因和发病机制尚不清,主要有原发性硬化包裹性腹膜炎的病因学说和继发性硬化包裹性腹膜炎的病因学说。

(1)原发性硬化包裹性腹膜炎的病因学说:①先天性发育畸形;②性别因素;③地区性因素;④病毒感染。鉴于上述学说,Foo等(1978)认为月经不正常的青春期女性,逆行流入腹腔的月经血加上病毒的感染,使得腹腔发生化学性腹膜炎,出现亚临床型原发性腹膜炎,导致纤维组织增生形成纤维包裹脏器。

(2)继发性硬化包裹性腹膜炎的病因学说:①连续的非卧床式的腹膜透析;②药物的不良反应;③血源亚临床性腹膜炎;④小儿胎粪性腹膜炎残留的表现。推测上述原因在炎症和异物刺激下,腹腔内大量纤维蛋白析出,吸收障碍和结缔组织增生而形成包膜,包裹肠襻,产生本症。Pepels等(2006)认为,后腹膜静脉插管、β-肾上腺素能受体阻滞剂可能导致腹膜炎,而系统性红斑狼疮是一少见原因。有作者综合文献报道认为,其发病原因有先天性畸形腹膜透析、药物诱发特异性浆膜炎、结核性腹膜炎3个方面。总之,硬化包裹性腹膜炎的病因为多元因素,很难用某种学说解释所有病例包裹形成的原因。

3. 病理学　熟悉硬化包裹性腹膜炎的病理改变是理解相关影像学表现并作出正确诊断的基础。硬化包裹性腹膜炎的病理改变主要包括以下几个方面:①纤维包膜为一层乳白色、灰白色或淡黄色结缔组织;包膜表面较光滑,厚0.3~0.5 cm,镜下观察,为正常腹膜样组织或增生的纤维结缔组织,常伴有透明变性、慢性炎症;②包膜为蚕茧样,表面光滑,单房或多房;③纤维包膜可包裹部分小肠或全部小肠,也可局限于某一部位,如胃、结肠、肝、脾、子宫等,甚至可包裹整个腹腔脏器;④整个肿块能活动,不受壁层腹膜的影响;⑤肿块与腹膜壁层可有疏松的纤维样结缔组织粘连,易于分离;⑥包膜内的小肠环绕成蛇纹网状,小肠间可有导致小肠梗阻的纤维粘连或束带;⑦由于小肠被局限包裹,小肠长度往往较正常为短,肠系膜亦较短,并可有肠壁增厚、肠腔狭窄和扩张。部分肠壁表面为增生的致密纤维结缔组织伴透明变性,肠壁黏膜层和肌层无显著变化。

病理上小肠均包裹在纤维囊袋中,当部分囊壁薄弱、肠功能紊乱或肠内容物黏稠时,小肠穿破薄弱的囊壁,引起部分梗阻,最终导致小肠部分扭转,出现绞窄性肠梗阻。

4. 临床表现　硬化包裹性腹膜炎多见于青春期女性,男、女发病率为1:5.8。年龄16~48岁,25岁以下者占80%。Rao等(1979)报道最小发病者为4岁。硬化包裹性腹膜炎无特征性临床表现,主要表现为腹痛、腹胀、腹鸣、恶心、呕吐及腹部出现活动性或较为固定的包块。可出现急性、亚急性或慢性肠梗阻。以下情况下可诱发完全性肠梗阻:①肠壁炎症致黏膜增厚;②暴饮暴食致肠内容物增多;③体位突然改变致肠襻曲折过度。

腹茧症常无特异性临床表现,只有如腹部包块、腹痛、腹胀、呕吐等急性或慢性肠梗阻症状。病程长短不一,部分患者病情可自行缓解,但往往反复发作。临床上常慢性起病,患者反复腹胀、腹痛、呕吐,以隐痛为主,肠梗阻导致患者食欲下降并消瘦,应与肿瘤相鉴别。

典型的术中表现为:小肠全部或部分为一层灰白色、质韧的纤维膜所包裹,形似"蚕茧",邻近脏器,如胃、结肠等也可被包裹其中,伴或不伴有大网膜阙如或其他先天发育异常。部分病例可见腹腔积液。病理显示该膜结构为致密纤维组织,伴或不伴局部炎性反应。根据术中分析,腹茧症患者的临床症状主要是由于纤维膜局部不规则增厚压迫肠管或使肠管扭曲所致。由于被包裹的脏器及其数量不同,临床可有不同的表现。根据纤维包膜包裹的脏器及其数量将硬化包裹性腹膜炎分为3型:单纯小肠包裹,临床多见,可再分为部分小肠包裹和全部小肠包裹;非空腔脏器包裹,如肝、脾、子宫及其附件;多脏器包裹,除了小肠包裹外,还有其他脏器的包裹,如胃、结肠、肝、脾、子宫及其附件、膀胱等。

Garosi等(2006)在大量的动物实验、尸检病理、大样本研究、病因学和发病机制研究的基础上,发现临床表现上差别很大,一般为数年腹膜透析后轻度的、相对稳定的腹膜硬化,但较少见的病例是严重、致命的病例。他认为硬化性腹膜炎是一种单一的疾病。不同的临床表现是单一疾病的不同发展阶段的表现。

5. 影像学研究　硬化包裹性腹膜炎的术前诊断能为治疗提供必要的参考,尤其对需行手术的病例,可为其选择合适的途径。影像学检查对本病具有重要价值。根据患者反复出现的临床表现和病史,仔细研究影像学资料有助于术前正确诊断腹茧症。

(1)超声:可提示肿物为聚集的肠管,外被一层厚的弱回声区包绕,不能探及实性或囊性肿物,并可观察有无腹腔积液及包裹肠管有无蠕动。显示包块内由粘连的肠管及厚度不一的纤维膜形成的混杂回声。超声对于检查和随访腹膜透析管的出口以及判断有无管道感染有很大作用。

(2)X线检查:①腹部平片, X线腹部平片可以表现为肠梗阻,即能观察到扩张的小肠肠襻及气-液平面,也可表现为正常,无特异性;②钡餐造影,病人常常由于出现腹痛、腹胀、腹鸣、恶心及呕吐等胃肠道症状而行钡餐检查。因此了解钡餐造影的特征,有助于硬化包裹性腹膜炎的诊断。硬化包裹性腹膜炎钡餐造影的主要表现为被包裹的小肠排列呈典型的菜花状、交错盘绕、手风琴状、拧麻花状及分节状变;加压后包裹的肠管不易分离,推动腹部包块该段小肠随之移动。近端小肠扩张或发现气液平面时说明已有梗阻存在。Navani等(1995)认为小肠钡剂造影显示"菜花"样征象即提示被包裹小肠;Sieck等(1983)也认为"菜花"样征象具有诊断学意义;而Maguire等(2001)认为"菜花"样征象意义不大,钡剂通过时间延长更具有诊断学意义。

在钡餐透视过程中应注意观察钡头的前进方向,以了解小肠的排列关系。钡柱前端的前进方向呈"M"形,而非正常情况下的"Z"形;Hur等(2004)在2例腹茧症患者中均观察到扩张的肠襻聚集成团,呈"菜花"样表现,如同Sieck等(1983)所描述的一样,但没有观察到钡剂通过时间延长的征象。部分病例还可以观察到小肠黏膜消失,产生类似"结肠袋"样改变,产生这种征象考虑是由于短缩的肠系膜及小肠与纤维囊内壁粘连所致。

但有时胃肠道造影可以表现为无异常。

(3)CT:对腹部脏器病变的诊断, CT较其他影像学检查能够提供更加全面、更加直观的影像。CT不仅能够更好地显示梗阻的程度及包块内肠管的情况,表现为小肠聚集成团,其周围见低密度的纤维包膜,呈茧样或新月形;被包裹的小肠内可见低密度的分隔,低密度变窄的肠腔,以及明显增厚的肠管;能够直接显示类似茧样包裹在肠管周围的纤维包膜。临床上一旦观察到包膜便可诊断腹茧症。典型的CT表现为扩张的小肠肠襻固定在腹部的某一部位,被增厚的包膜所包裹或分割。增强扫描包膜强化明显,被包裹的肠管明显强化,被包裹的小肠交错盘绕,呈拧麻花状改变。对比剂长时间不能排空,近端肠腔或胃扩张。部分病例可见到腹腔积液及肠管间积液。

MSCT还可进行冠状位、矢状位及多平面重建,显示聚集肠襻的整体形态、在腹膜腔的位置,以及纤维包膜与周围结构的关系。对一些腹茧症患者行MSCT检查及多平面重建,不仅观察到肠襻周围的纤维包膜,还观察到系膜根部的包膜开口,为临床提供更有价值的信息,指导临床手术。若患者胃肠道无梗阻或出现半梗阻,口服对比剂2 h后CT扫描示腹中部小肠对比剂潴留,胃腔已排空,回盲部对比剂充盈。如再结合胃肠道钡餐透视钡头的前进方式以及长时间形态位置不变、排空延迟等,也应该考虑到腹茧症的可能。

X线腹膜造影和CT腹膜造影单独或联合使用对于判断腹膜透析的并发症,例如硬化性腹膜炎可以认为是诊断的金标准。MRI以及腹膜闪烁显像可以用于特殊病例。选择适当的影像诊断方法可以明显提高患者的生存率。

(4)MRI:腹部MRI检查同样对硬化包裹性腹膜炎中被包裹脏器进行全面观察,使用快速小角度激发(FLASH)序列T_1WI、真实稳态进动快速成像(true-FISP)序列T_2WI,可见近端肠管或胃腔扩张,其内可见长T_1、长T_2液体信号,被包裹的肠管内可见呈点片状较分散的长T_1、长T_2液体信号,周围可见包绕肠管的长T_1、短T_2信号(纤维包膜),同时包裹的肠管间可见长T_1、短T_2信号的分隔。被包裹的肠襻明显肥厚、迂曲,肠腔内未见气体信号,肠液稀少,可见片状长T_2信号。冠状位及矢状位成像还有助于观察聚集肠襻的整体形态、空间结构,以及与腹腔其他脏器的关系。MRI因多方位,多参数成像,能直接显示肥厚、迂曲的肠管、肠管内气体、液体以及大网膜的粘连情况,为手术前提供更明确的依据。

6. 鉴别诊断　主要与腹膜包裹征、先天性肠旋转不良、腹膜炎鉴别,腹膜包裹征属先天发育异常,临床不易产生肠梗阻症状,而后二者无硬化包裹性腹膜炎的特殊改变。

第四节 横结肠系膜病变

详见本书 腹盆上卷第二十六篇第七章第一节 横结肠系膜病变的CT研究。

横结肠系膜肿瘤:请详见本书 本卷 本篇第四章第二节 横结肠系膜肿瘤。

第五节 继发性非结核性肠系膜炎

小肠系膜、横结肠系膜和乙状结肠系膜均为双层腹膜结构,一端包绕对应肠曲。肠系膜与肠管相互关系十分密切,腹内脏器(尤其是肠管)和(或)腹膜的炎症与肠系膜的炎症可以交互影响或扩散。

1. 病理学 腹膜炎分为原发性和继发性两种,后者为腹腔内原发灶,如脓肿、脏器破裂等原因致继发性炎症蔓延所致。病理上为腹膜充血、水肿、纤维蛋白沉着等。当系膜内有积液、细胞增多聚集、出血或纤维化时,系膜脂肪密度会增高,达 -40~-60 HU。继发性肠系膜炎指腹腔内原发灶,如脓肿、炎症、脏器破裂等原因导致炎症蔓延至肠系膜。

2. 影像学研究 阑尾炎、肠炎和憩室炎时,可引起邻近系膜局灶性炎性反应。克罗恩病继发蜂窝织炎时,病变肠管邻近系膜密度增高和显示条索影,系膜内有纤维脂肪组织增生。乙状结肠憩室炎累及系膜时,可见系膜密度增高,血管增粗,系膜根部积液,而在乙状结肠癌中,未见到此征象。这可作为乙状结肠憩室炎和乙状结肠癌的鉴别点。该组资料中,肠系膜改变包括系膜脂肪密度增高,结节影,条索影,系膜缘积液,系膜血管增粗边缘模糊;这是由于肠系膜充血水肿,纤维组织增生所致。

肠系膜血管边缘模糊原因可能为:①肠系膜血管渗出;②肠系膜脂肪密度增高;③肠系膜血管边缘与邻近脂肪对比度减弱。

病理上,炎性反应时,渗出和增生是按一定顺序出现的,急性炎症以渗出为主,慢性炎症以增生病变为主。该组资料中,肠系膜密度增高(以渗出为主)的出现率高于结节影和条索影的出现率,而结节影和条索影是纤维组织增生所致。因此,该研究结果提示,肠系膜继发性炎症可能为先出现系膜脂肪密度增高,随着病变的发展,可因纤维组织增生而出现结节影和条索影。

回结肠动脉旁出现增大淋巴结时,需注意回肠末段、阑尾、盲肠和升结肠有无异常改变。肠系膜淋巴结炎性增大时,直径多小于 1 cm;当直径大于 1 cm 时,需注意排除邻近肠道肿瘤。该组资料中,5 例(15.6%)肠系膜淋巴结增大,短径均小于 1 cm。在 CT 图像上,发现局部肠系膜淋巴结增大时,需注意邻近肠管和间隙内有无病变。

继发性非结核性腹膜炎与原发灶的关系:一组 32 例患者的资料中,行全腹扫描的 19 例,其中仅 1 例表现为空肠系膜、回肠系膜、横结肠系膜和乙状结肠系膜均有改变。这一结果提示:继发性非结核性肠系膜炎多表现为原发灶邻近的局部肠系膜的受累。

临床工作中,当局部肠系膜出现密度增高和(或)条索影及结节影时,需注意邻近脏器有无异常,它能为发现原发灶提供帮助。

该组病例中,越接近原发灶,肠系膜炎性改变越明显。5 例胆囊炎中,均有横结肠系膜右侧部改变,其中 1 例仅系膜缘有改变;4 例肠系膜缘和系膜面均有改变(其中 3 例同时伴有系膜根部改变)。1 例右侧膈下脓肿,横结肠系膜右侧部系膜缘、系膜面和系膜根部均有改变,同时伴有小肠系膜根部改变,这一结果表明,感染灶先累及邻近系膜,并沿系膜蔓延;累及系膜根部时,可通过系膜根部累及其他相邻肠系膜。

该组资料中,肠系膜的改变以系膜缘和系膜面多见,这是因为该组病例中的原发灶更多的是与肠系膜缘而不是与系膜根部相邻近,同时亦支持感染灶先累及邻近系膜,然后沿系膜蔓延这一观点。该组资料中,横结肠系膜的右侧部显示出炎性改变者 16 例,左侧部显示出炎性改变者 6 例,左、右均有改变者仅见于 4 例患者。上述结果表明炎症沿系膜蔓延时,可呈纵向和(或)横向,但以纵向蔓延多见。

壁层腹膜、大网膜等邻近结构改变:阑尾炎时,阑尾邻近肠系膜肿胀，脂肪组织密度升高，出现条索影，并有淋巴结显示，邻近的腹膜增厚，可有少量积液。该组资料中，右侧髂肌肿胀，周围脂肪水肿 12 例，见于阑尾炎和回盲部炎性病变的患者。当 CT 显示右侧髂肌肿胀，周围脂肪水肿，可能对病变性质的判断有帮助。

该组 32 例中，68.8%（22 例）显示腹膜增厚，多数为感染灶处局部腹膜均匀增厚；腹腔积液 15.6%（5 例），均为少量积液；大网膜肿胀增厚仅 21.9%（7 例），均为“污迹”样增厚；上述改变按 Levy 等（2009）的观点不同于癌性腹膜炎的影像学表现。

总之，CT 扫描可良好显示继发性非结核性肠系膜炎的病变细节及其与腹腔内原发病灶的关系，从而为临床诊断和治疗提供影像学依据。

第六节　先天性腹腔多器官异位

先天性腹腔多器官异位（一例表现为胸腔肝并肝后胆囊，右侧胸腔异位肾）少见，其病因病理尚不明确，而单纯胸腔肾、肾旋转异常、肝后胆囊较为多见。

胸腔肾为异位肾的一种，一般认为是肾脏在胚胎发育过程中过度上升，经胸腹孔或膈肌薄弱点进入胸腔所致。胸腔肾由于输尿管伸长变直，引流良好，一般无症状。

肝后胆囊少见，系先天发育变异中胆囊异位的一种，胆囊位于肝右叶后方，右肾前方，因胆囊位置异常，常合并肝脏形态的改变。CT 可确立异位肾的诊断、类型以及有无并发症，并容易与其他胸腹腔包块鉴别。CT 可确诊肝脏变异。CT 结合 B 超可以诊断肝后胆囊，口服或静脉胆囊造影后 CT 检查可明确诊断。

第七节　硬化性上皮样纤维肉瘤病例

患者，女，72 岁。患者于 2 个月前无明显诱因于左下腹扪及一拳头大小肿物，无发热、寒战、胸闷、气促、腹胀、腹痛，大便习惯性改变，患者未在意，直至 15 d 前患者出现左下腹疼痛，性质呈持续性闷痛，另疼痛向左下肢放射，行走时疼痛加重，患者自觉肿物较之前明显增大，为进一步明确病因，就诊于门诊，行 CT 检查提示：左侧盆腔占位，门诊拟“盆腔肿瘤”收住入院（图 1-11-1）。患者自诉近 1 个月来，精神可，饮食及睡眠一般，大便形状较之前略细，小便正常，体重约下降 2 kg。

手术所见：探查见肿瘤来源于后腹腔，约 15 cm 大小，质地硬，向前突破侧腹膜侵犯乙状结肠，外侧与髂骨固定，内侧与髂血管、左输尿管固定。考虑肿瘤晚期，无法行手术。

病理检查：左侧腹腔肿瘤穿刺组织标本，穿刺组织 4 条，长分别为 1.5 cm、1.2 cm、1.1 cm 及 1 cm，直径均为 0.1 cm。常规病理诊断：左侧腹腔肿瘤穿刺组织标本，初步考虑间叶组织源性恶性肿瘤，待做免疫组化进一步探讨肿瘤类型。免疫组化检测：阳性，Vimentin，Actin，SMA，Calponin（灶 +），Desmin（散在 +），Catenin-β，CD10，Ki-67（+，约 70%）；阴性：CK（P），CD117，DOG1，H-caldesmon，MyoD1，Myogenin，GFAP，S-100，NSE，NF，CD57，HMB45，MelanA，CD34，CD31，F8。免疫组化诊断：左侧腹腔肿瘤穿刺组织标本，间叶源性恶性肿瘤（肉瘤），结合免疫组化检测结果及组织学图像，符合硬化性上皮样纤维肉瘤。

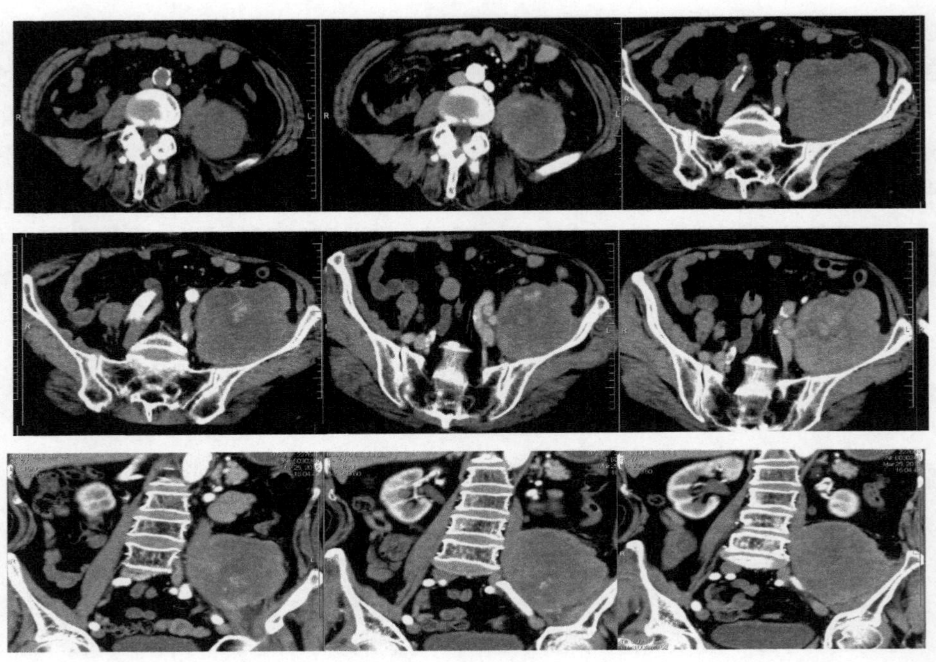

图 1-11-1 硬化性上皮样纤维肉瘤

第八节 关于小肠系膜根的疾病

1. 正常解剖 小肠系膜是将空、回肠连系于后腹壁的双层腹膜反折。固定于后腹壁处的部分称小肠系膜根，自十二指肠空肠曲向下斜行止于回盲区，全长 15 cm，含两个重要的血管，即肠系膜上动脉和肠系膜上静脉。与小肠系膜根相邻接的重要结构有肝十二指肠韧带、结肠系膜、胰头区神经丛及淋巴组织。

2. 继发性小肠系膜病变 包括恶性肿瘤和炎症。

(1)恶性肿瘤：①直接侵犯，胰腺本身没有纤维包膜，因此胰体癌可直接侵犯邻近结构和小肠系膜根；空肠、十二指肠恶性肿瘤也可直接侵犯小肠系膜根；②沿神经丛侵犯：最常见于胰头癌和远端胆管癌，CT 表现为胰十二指肠下动、静脉或肠系膜上动脉周围不规则肿块或腹膜后脂肪密度增高；③经邻近韧带侵犯，胰头癌经横结肠系膜、肝胆管癌或胃十二指肠癌经肝十二指肠韧带、降结肠癌或腹膜后肉瘤经横结肠系膜或降结肠系膜侵犯小肠系膜根；④沿淋巴管侵犯，表现为胰周、胰十二指肠淋巴结增大及肠系膜上动脉周围淋巴结增大。

(2)炎症：胰腺炎。含消化酶的渗出液可沿小肠系膜根、横结肠系膜蔓延至结肠肝、脾曲和回盲部。空肠憩室穿孔。漏出的气体可经小肠系膜达其根部，CT 可显示小肠系膜根部、系膜血管附近的气体。

3. 原发性小肠系膜病变 包括先天异常、血管性病变、水肿或充血、外伤、炎症、肿瘤或肿瘤样病变。

(1)先天异常：①中肠旋转异常，包括未旋转、旋转不全和逆旋转，CT 可观察到小肠、结肠、肠系膜上动、静脉位置异常以及肠扭转或梗阻；②腹内疝最常见的是十二指肠旁疝。CT 上可显示扩张的肠曲推压肠系膜下静脉或右结肠静脉前移。

(2)血管性病变 ①肠系膜上动脉血栓形成，可引起严重的肠系膜缺血，平扫 CT 表现为肠系膜上动脉密度增高，增强后管腔内出现充盈缺损或环性强化；②急性肠系膜上静脉血栓形成，平扫 CT 表现为肠系膜上静脉管腔扩张和密度增高，增强后可见到管腔内充盈缺损、肠壁和肠系膜水肿；③肠系膜上动脉夹层，常发生于起始部几厘米范围内，CT 表现为肠系膜上动脉直径扩张但管腔变窄、肠系膜上动脉根部脂肪界面消失；④肝外和肠系膜动脉 - 门静脉瘘，罕见，临床表现为腹痛、上消化道出血或腹水，CT 表现为小肠系膜密度增高，血管扩张，胰腺、胰周肠系膜或腹膜后也有强化的病变；⑤门静脉积气，胃肠道黏膜破坏时腔内气体进入肠系膜静脉系统所致，CT 表现为门静脉系统内气体密度影，常伴肠壁积气。

（3）水肿或充血：多种原因都可引起肠系膜水肿和充血，CT 上表现为弥漫或局限的肠系膜密度增高或脂肪界面消失。

（4）外伤：腹部钝伤剖腹探查术中见约 5% 的病人有肠道或肠系膜损伤，有时可延伸至小肠系膜的根部。CT 见小肠系膜根部脂肪密度增高或出现血肿应可疑肠系膜损伤。

（5）炎症：肠系膜脂膜炎罕见，可累及小肠系膜根部，CT 表现为不均一脂肪密度的肿块。

（6）肿瘤或肿瘤样病变：①腹膜后纤维化，通常表现为腰椎前方孤立的纤维化斑块，密度近似肌肉，大血管常常受到包绕，小肠系膜根受累罕见；②淋巴瘤，小肠系膜根受累，CT 表现为多发或团状密度增高或星状浸润。肠系膜血管可受累或被包绕，但通常保持开放性；③其他肿瘤，肉瘤，如脂肪肉瘤、平滑肌肉瘤等、恶性纤维组织细胞瘤和纤维肉瘤最易侵犯此区域。CT 可清楚显示肿瘤的起源和肠系膜血管的包绕和开放性。

第九节　误诊病例简介：左下腹急性化脓性炎及脓肿形成与间质瘤

患者，男，45 岁。左下腹疼痛 2 个月余入院。患者于 2 个月前无明显诱因出现左下腹疼痛不适，伴食欲减退，近日就诊于外院查彩超示左下腹低回声团块，性质待查（肠管癌？）。肠镜：所见结肠未见明显异常，未予以诊治。查 CT 示：左侧髂窝占位，间质瘤？（图 1-11-2）

查体：左下腹压痛，无反跳痛，可触及一大小约 5 cm × 7 cm 质硬包块，肝脾肋下未触及，右肋下未及胆囊，墨非征阴性，余未见异常。实验室检查：血常规：白细胞升高（10.57×10^{-9}/L），中性粒细胞升高（6.67×10^{-9}/L），单核细胞升高（0.71×10^{-9}/L）。

手术所见：左下腹可见一大小约 7 cm × 6 cm 肿瘤，包膜尚完整，边界尚清楚，质较软，与后腹膜、肠系膜、髂血管、部分结肠粘连明显。打开肿瘤包膜，沿着包膜逐步剥离肿瘤，结扎包膜周围小血管，最终完整切除肿瘤，标本送检。病理检查：左下腹肿物切除标本，结节样肿物一块，11 cm × 8 cm × 5 cm，切面淡黄，质软，境界清楚，似有包膜。病理诊断：急性化脓性炎及脓肿形成，其中夹杂大量吞噬细胞及泡沫细胞，局部可见间质纤维组织增生，并见少量淋巴细胞，嗜酸性粒细胞及浆细胞浸润，需要做免疫组化进一步协助诊断。

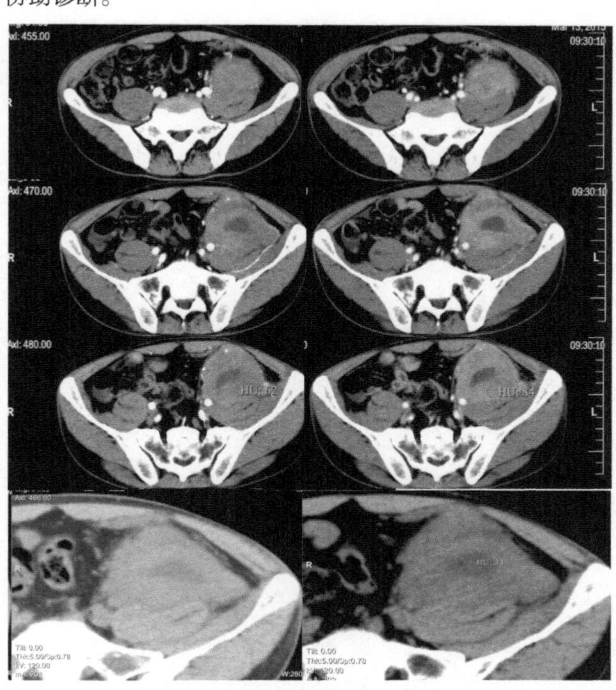

图 1-11-2　左下腹急性化脓性炎及脓肿形成间质瘤

第二篇　腹膜外间隙疾病

第一章　腹膜外间隙

第一节　腹膜后间隙研究

腹膜后间隙，又称腹膜外间隙，指腹膜壁层后部份与腹横筋膜之间的解剖结构。20世纪70年代以前，以Congdon和Edson（1941）为代表的解剖学家侧重对筋膜结构的解剖学研究。20世纪70年代初，腹部放射学家Meyers（1972）将解剖学和X线影像结合起来，进行了大量放射学研究，明确提出腹膜后间隙划分为肾旁前、肾周和肾旁后3个间隙。20世纪70年代后期CT的出现，为腹膜后间隙的活体放射解剖学研究提供了最理想的研究工具。从此，众多学者把尸体冷冻切割，尸体标本间隙灌注同CT扫描技术有机结合起来，进行大量深入研究，进一步阐明了各间隙的解剖界限及组成，促进了腹膜后间隙的影像学发展。近年来，众多学者将腹膜后间隙研究重点转移到各间隙的解剖通连关系上，并逐渐从尸体精细解剖学、活体影像学走向活体形态学的研究，提出了不少与以往研究相悖的新观点，引起了激烈的争论。迄今为止，特别是在肾周间隙的内侧和下方通连关系上仍存在诸多分歧。

一、腹膜后各间隙的划分和组成

早期的传统模式将腹膜后间隙简单地分为肾圆锥和肾旁脂肪体。Congdon（1941）从尸体解剖中发现，腹膜后间隙在肾周间隙前、后都可能存在另外的间隙。Meyers（1972）利用尸体断面和间隙灌注对比剂后进行X线摄影，证明了Congdon（1941）的发现，并进一步阐明各间隙的解剖界限和组成，提出了较完整的腹膜后3个间隙的Meyers模式。

（1）肾旁前间隙：位于腹后壁壁层腹膜与肾前筋膜、侧锥筋膜之间。内有胰腺、十二指肠第二段及第三段、升结肠、降结肠及脂肪组织，腹主动脉发出的几个主要分支和汇入下腔静脉的几个主支均通过此间隙。

（2）肾周间隙：位于肾前、后筋膜之间，形似倒置的锥体。内有肾上腺、肾、输尿管和出入肾门的血管，以及较丰富的肾周脂肪组织。

（3）肾旁后间隙：位于肾后筋膜、侧锥筋膜和腹横筋膜之间，内无脏器，含中等量脂肪组织，其外侧向前借腹膜外脂肪层相连续，上连膈下间隙，下方一直伸至盆腔。

二、腹膜后3个间隙与周围的通连关系

20世纪80年代中期以后，众多学者将腹膜后的研究焦点转移到寻找各间隙（尤其是肾周间隙）的邻近通连关系上。此时，他们主要以精细的尸体断层解剖、间隙灌注、实验研究方法和CT、MRI等影像设备为研究手段，进行了大量研究，结果表明，腹膜后间隙之间（尤其是肾周间隙）的通连情况相当复杂，各学者意见也存在很大分歧，现分述如下。

1. 肾周间隙

（1）肾周间隙的内侧通连：情况复杂，分歧较多。Zuckerkandl（1883）和Gerota（1895）早期的非活体解剖学研究表明，两侧肾前筋膜跨中线相续，并且位于腹部大血管（腹主动脉、下腔静脉）前方。这暗示双侧肾周间隙之间存在潜在的交通。

Southam（1923）的研究指出，在肠系膜上动脉起始平面以上，肾前、后筋膜和腹腔动脉、肠系膜上动脉周围结缔组织融合，在此平面以下，肾前筋膜经腹部大血管前方与对侧同名筋膜相续，提示两侧肾周间隙在肠系膜上动脉起始平面以上不通连，在此平面以下通连。Whalen（1976）用尸体间隙灌注研究，认为两侧肾周间隙仅在盆部间接经肾旁间隙

通连。

20 世纪 70 年代末 CT 的出现,使腹膜后间隙的研究进入临床活体研究。Somogyi(1979)等在临床 CT 研究中发现,右肾外伤性破裂后血液和(或)尿液经腹主动脉、下腔静脉前方延伸至对侧肾周间隙内,未经损伤的肾筋膜内积液也被证明跨中线向对侧延伸。

Pariently(1981)发现,正常肾筋膜在 CT 上可以见到,他连续统计了 100 例无肾和肾周间隙疾病的病人,结果发现,至少有一层 CT 扫描能显示两侧正常肾前、后筋膜者占 54%。

Feldberg(1983)对肾筋膜的 CT 研究指出,肾前筋膜只在左肾静脉平面或稍下方偶尔越过中线相续,但他从未发现一例肾周积液向对侧扩散。

Kneeland(1987)在尸体肾周间隙内灌注水或低浓度对比剂后进行 CT 扫描研究也发现在腰 3~5 间任何平面以下区域越过下腔静脉和腹主动脉前方相通,同时还测出通道前后径为 2~20 mm。他认为以前的灌注研究未发现向对侧扩散,可能是由于对比剂浓度太高所致。他在 20 例 CT 上统计了在肾下 1/3 或该平面以下约有 50% 的肾前筋膜越过中线与对侧同名筋膜相续,在中份平面占 10%,在肾上极及以上平面不连续。

Mindell(1995)的尸体灌注实验不仅证实了 Kneeland(1987)的结论,他还进一步观察到对比剂并未环绕大血管,大血管前壁组成前述通道的后界,因而提出主动脉和腔静脉并不在肾周间隙内,而位于其后方。同时, Mindell(1995)还指出:临床上肾周间隙内积液罕有跨中线向对侧扩散并不奇怪,因为在他们的研究中发现:跨中线区域的通道较狭窄,并且对比剂只有大量时才跨过中线向对侧扩散。而且,这些间隙内充满脂肪和横跨的桥隔,一定程度上阻止液体从一侧向另一侧自由流动。

Lim(1998)在临床 CT 中观察到:两侧肾周间隙内侧没有明显的筋膜分隔,肾周间隙内的血肿和气体可在肾下极或更低平面相通。

Thornton(2001)将尸体灌注同 MSCT 设备结合起来研究也证实了越过中线两侧肾周间隙内侧相交通。而早期 Mitchell(1950)在 64 例尸体(55 例婴儿和 9 例成人)的肾周间隙灌注硫酸钡乳胶液后,对其进行影像学和横断解剖研究,结果发现肾前筋膜不跨中线与对侧同名筋膜相续,而是并入腹部大血管周围的致密结缔组织,在腰骶部钡剂延伸到对侧约占 69%,但他认为这是由于医源性的因素使肾周间隙明显扩张,使肾前筋膜破裂所致。

Meyers(1972)则认为肾前筋膜在胰和十二指肠后方,与围绕肠系膜根部血管的致密结缔组织融合,并不与对侧同名筋膜相续。这意味着两侧肾周间隙并不相互通连。Tobin(1946)和 Martin(1942)虽然同意两侧肾前筋膜经腹部大血管与对侧同名筋膜相续,但他们认为该筋膜与大血管壁紧密附着,肾前、后筋膜向内侧分别分出深层的结缔组织在肾内侧互连,导致两侧肾周间隙不通连。

Raptopoulos(1997)等顺应了两种观点,提出通路 - 屏障理论,认为肾周间隙内脂肪中窗孔状桥隔隔开了肾周间隙和中线大血管区,这既便利又阻碍了其间的交通。

(2)肾周间隙的外侧通连:多数学者认为肾前、后筋膜于外侧方融合成侧锥筋膜,呈封闭状。

(3)肾周间隙的上方通连:肾周间隙上方的解剖叙述及与肝裸区的关系是有争议的, Meyers 等(1988)认为肾前、后筋膜在肾上腺上方牢固地融合并固定于膈筋膜上,致肾周间隙上方呈封闭状态。因此肾周间隙上方不与肝裸区相通。这一观点得到了 Mindell(1995)和 Raptopoulos(1997)等学者的支持。Walfram-Gabel(2000)等用胎儿组织学切片研究也发现肾周间隙是封闭的。他们认为,在尸体上用乳胶、对比剂注射研究的方法,会破坏和通过肾筋膜薄弱处,从而得出肾周间隙存在开放的结论。而 Lim(1990, 1998)、Patten(1993)、Kneeland(1987)和 Thornton(2001)等却否认了上端封闭的观点,他们认为,右侧肾周间隙上方与肝裸区相通连。Patten(1993)、Lim(1998)等在临床实践中也观察到源于肝裸区或右肾周间隙的疾病可通过该区域相互蔓延。同时, Lim(1998)等还指出左肾周间隙与邻近左膈下腹膜外间隙(胃裸区)间有自由交通。我们认为,这种相互矛盾的观点,可能是活体与非活体的差异所造成的。

(4)肾周间隙的下方通连:肾周间隙向下开放与否尚未达成一致意见。普遍认为肾前、后筋膜在尾侧缺乏融合,形成一锥形开口,允许肾周间隙与盆腔腹膜外间隙自由相通,骶前注气研究也证实肾周间隙下端是开放的。

Meyers(1988)认为肾筋膜下方与输尿管鞘呈疏松的融合,部分与髂筋膜相融合,因而认为下方是开放性的,可以与肾旁前、后间隙相通。Mindell

(1995)也认为下方至少在一定程度上是开放的,因此,即使少量对比剂(35~50 ml)也能从肾周间隙到达肾下间隙。

而 Dodds(1986)和 Raptopoulos(1995)等认为肾筋膜锥在髂窝封闭成一个单独的多层筋膜结构,其前方与壁层腹膜疏松连接,后方与肾旁后间隙尾侧相续。其中含有髂血管及近侧输尿管。同时,Raptopoulos(1995)还指出,这种多层特征的筋膜扮演了一个过滤作用,允许层与层之间的部分渗透,但这种潜在性的层状通道在 CT 上是罕见的,只表现为筋膜板层状增厚。Thornton(2001)等在研究中也一定程序上暗示了肾前、后筋膜下方的融合,但他们认为在下内侧有一个明确的缺损,于冠状位 CT 重建图上最能看到:对比剂连续进入盆腔腹膜外间隙。另外,对比剂沿着腹膜前脂肪间隙涂抹,强烈地暗示肾周间隙下方与肾旁后间隙下方相交通。另一方面, Raptopoulos(1995)等在大量的 CT 中发现某些疾病和积液的分布情况不支持目前提出的盆腔和肾周间隙有自由交通的观点。为了解释这些观察的冲突, Korobkin(1992)和 Moss(1992)又提出了“粘连理论”,认为由于粘连封闭住肾筋膜锥向下方的开口,从而限制了肾周间隙与盆腔的通连。我们通过临床实践体会到,在活体,病理情况下与非病理情况下腹膜后间隙的筋膜影像学表现确实是不一样的,在病理情况下,粘连封闭开口经常可以见到。

(5)肾周间隙内的桥隔:Kunin(1986)认为肾周间隙脂肪组织内不只是简单地充满脂肪的腔室,其中存在着由纤维结缔组织形成的桥隔,并根据桥隔的走行 Kunin(1986)将其分为 3 组:一组,连接在肾包膜和肾筋膜之间;二组,附着在肾包膜上平行肾表面走行的肾 - 肾桥隔;三组,连接在肾前、后筋膜之间。Moclennan(1986)在临床 CT 病例中亦证实了 Kunin(1986)的观点。Korobkin(1992)认为, CT 上最能见到的是沿后外侧肾包膜走行的背侧肾 - 肾桥隔。他还指出肾周间隙内的桥隔扮演了肾 - 肾筋膜间平面之间疾病蔓延的通道作用。

2. 肾旁前间隙　Meyers(1972)认为肾旁前间隙右侧上方与肝裸区相通,左侧与膈下胃裸区相互通连。Dodds(1986)和 Gore(2000)从腹膜后间隙胚胎发育的角度提出胰周肾旁前间隙与胃裸区之间存在直接通连。Dodds(1986)认为,肾和肾筋膜在原始的后腹膜区发生,而所有的消化道结构在系膜内发生,两者经系膜根部通联;原始后腹膜和肾前筋膜紧密结合,因而不存在肾旁前间隙,而是由于系膜内层的折叠与融合所致。

另有继发的腹膜后间隙出现,它分为胰十二指肠间隙,和腹膜后结肠间隙之间借筋膜分隔,彼此不相通。虽然 Dodds(1986)的观点能解释活体的某些 CT 现象,但这并没有得到非活体的解剖学证实,我们认为,这也许也是活体与非活体之间的差异,非活体解剖学研究未观察到的情况并不能否认活体研究观察到的事实。

Molmenti(1996)用针穿入 3 具新鲜尸体的胰尾部注入乳胶,模拟急性胰腺炎的渗出液,进行精细解剖和螺旋 CT 扫描观察,发现乳胶从肾旁前间隙向上延伸到膈附近的食管裂孔,向下沿侧锥筋膜或腰大肌表面深入盆腔,向后达降结肠及其系膜,并进入肾旁后筋膜与肾旁后间隙之间的肾后平面,由于胰腺本身特殊的位置关系就是一个潜在的交通,因而其左右两侧是相互通连的,急性胰腺炎有时侧重于一侧,但并无明显的界限,肾旁前间隙的外侧界为后腹膜和侧锥筋膜融合所封闭。

3. 肾旁后间隙　一般认为,肾旁后间隙上连膈下,下抵盆腔,其外侧方一直延伸到胁腹,与腹膜外脂层相续。因此,两侧肾旁后间隙借前腹壁腹膜外脂肪间隙相通连。这里值得一提的是内侧界, Meyers(1976)认为是腹横筋膜与腰肌筋膜的融合,这无疑是不妥的。

Raptopoulos 等认为,肾后筋膜内侧附着于腰方肌浅面,虽然它可以附着在腰方肌内侧、中间或外侧,但并不是附着在腰大肌的筋膜上。因此,肾后间隙的内侧并不是非常靠内侧。Marks(1986)认为后肾筋膜分为两层,内(前)层与肾前筋膜相续,外(后)层外侧与侧锥筋膜相续,内侧与腰方肌筋膜相融合。

Lim 等(1990)对 2 具尸体和 50 例活体 CT 病例进行研究认为,肾后筋膜在不同平面与腰方肌的附着位置各不相同,越靠上方越附着于腰方肌后外侧筋膜上,上达膈肌筋膜,越向下越靠内附着于腰方肌前方的筋膜上。

三、有关肾筋膜的分层及其筋膜间平面

自从 Gerota(1895)首次绘出了肾筋膜的图解以来,一些作者对肾筋膜结构的组成做了大量研究:提出肾筋膜并不是单层的膜结构,而是可以分层的。

Vechi（1910）首先描述肾筋膜分为两层。

Marks 等（1986）用组织学、间隙注射、断面解剖和 CT 扫描的方法证实，肾后筋膜分为内（前）、外（后）两层，内（前）层与肾前筋膜延续，外（后）层续侧锥筋膜，肾前筋膜和侧锥筋膜间为薄弱的结缔组织。

Raptopoulos 等（1986）采用新鲜尸体标本做精细解剖，肯定了 Marks 等（1986）所提出的肾前筋膜由内（前）、外（后）两层融合而成的观点。Dodds 等（1986）从胚胎发育的角度提出：肾筋膜并不是由一单层膜构成的，而实际上可能是在胚胎发育时，遗留下的胚胎肠系膜相互融合形成可分离的多层膜结构。

Molmenti 等（1996）在尸体解剖研究中也证明了这一多层筋膜结构的存在。并把肾前筋膜层间的潜在平面（肾前筋膜间平面）命名为"系膜后平面"，这一层状的筋膜间平面上至膈下，下至盆腔，内侧跨过中线与对侧相同筋膜间平面相续，外侧在肾前、后筋膜与侧锥筋膜交叉处与另外两个潜在可扩张的筋膜间平面［即肾后间隙（肾后筋膜间平面）和侧锥间隙（侧锥筋膜间平面）］相交通。他们还指出：肾后间隙是一个较复杂的潜在间隙，位于肾周间隙与肾旁后间隙之间。肾后间隙积液、腹腔积液或肾旁前间隙积液可位于肾后间隙内，腹膜后疾病可从"系膜后平面"或肾后间隙扩散到侧锥间隙内。

Molmenti 等（1996）也支持 Raptopoulos（1995）提出的观点：认为肾前、后筋膜在髂窝封闭成一个单独的多层筋膜结构，阻止肾周间隙积液向盆腔扩散。然而，下面融合的筋膜间平面却与盆腔相续，因此，筋膜间积液不像肾周间隙积液，能扩散到盆腔。

四、研究腹膜后间隙的临床意义

Meyers（1972）提出，腹膜后间隙在解剖学、临床诊断和放射诊断方面都被认为是较困难和有争议的区域。在解剖学上，这一区域的筋膜及其界限一直难于确定，并且意见存在分歧，在临床上，一般要诊断腹膜后间隙的疾病是困难的，因为这一区域很难靠临床的望、触、叩、听等方式来协助诊断，而且疾病的症状和体征多为隐匿性、迟发性和非特异性的，误诊率常高达 25%~50%。并且这一区域的疾病如果不能早期诊治，常有较高的死亡率。

在影像诊断上，因其位置深藏于腹后部，并被多器官覆盖，给疾病的早期诊断造成困难。Aizenstein（1997）认为，肾周间隙内的桥隔具有潜在的临床意义，因为 CT 上增厚的桥隔虽然没有特异性，但可能是肾或肾周间隙疾病的早期征象。桥隔也可妨碍经皮肾周间隙引流的彻底性，其也可能作为积液、炎症和新生物在肾和肾筋膜间平面间扩散的通道。

Gore（2000）也认为，肾周筋膜间平面可扩张的概念能帮助我们解决一些有关肾周间隙周围通连关系的冲突。Thornton（2001）指出，正确理解肾周间隙的正常解剖是预测炎性或其他疾病形成的液体在这一区域分布的先决条件。

弄清各间隙的解剖交通情况，有助于准确评估积液的病因、性质，预测其蔓延的范围，以及为该区积液提供最佳的引流途径。

目前，腹膜后间隙的研究已取得了很大的进展，虽然在某些方面（特别是在肾周间隙的通连关系上）仍存在分歧和不清，进行深入研究，对于改进和提高腹膜后间隙疾病的早期诊断和治疗，必将起到很大的推动作用。

第二节 腹膜后脉管瘤囊性变病例

患者，女，56 岁。反复腹痛，外院 MRI 检查提示腹膜后一大小约 4.5 cm 的占位，考虑血管瘤，拟增强扫描了解腹腔后肿物性质（图 2-1-1）。

病理检查：腹膜后肿瘤切除标本，暗褐色组织一块，大小 5 cm × 4 cm × 2 cm，切面呈囊性，囊腔大小为 3 cm × 2 cm × 2 cm，囊内含暗褐色液体，内壁灰白、光滑，壁厚 0.1~0.2 cm。常规病理诊断：腹膜后肿瘤切除标本，良性囊肿，囊壁纤维组织增生，衬覆扁平上皮，部分区可见大小不等的管腔样结构，周围或有淋巴细胞聚集，考虑囊性淋巴管瘤，待做免疫组化检测进一步明确诊断。免疫组化检测：阳性，F8，CD31，CD34，Actin（平滑肌 +），SMA（平滑肌 +），Desmin（平滑肌 +），Ki-67（+，<1%）；阴性，D2-40，CK（P），CR，MC，S-100，HMB45。免疫组化诊断：腹膜后肿瘤切除标本，良性囊肿，囊壁纤维组织增生，衬覆扁平上皮，囊壁可见大小不等薄壁血管和淋巴管弥漫分布，符合脉管瘤囊性变。

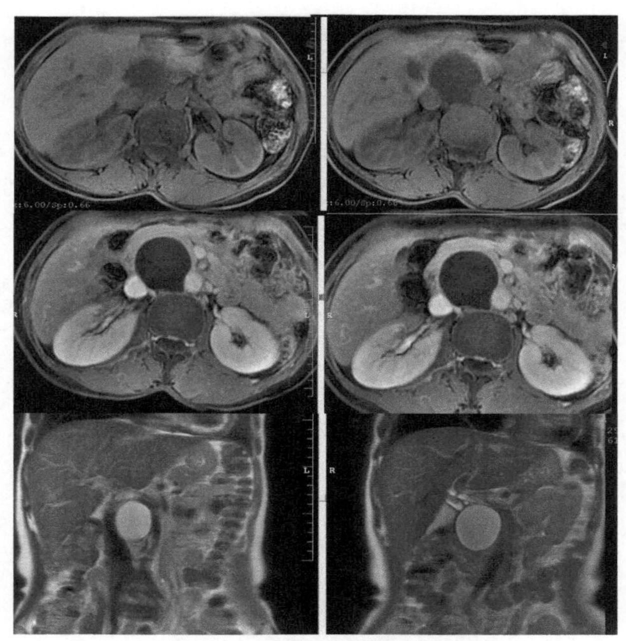

图 2-1-1 腹膜后脉管瘤囊性变

第三节 肾筋膜间平面

腹膜后间隙是以壁层腹膜为前界，腹横筋膜为后界，上起横膈，下达盆腔的立体间隙。以肾筋膜为主要标志，将腹膜后间隙分为：肾旁前间隙、肾周间隙和肾旁后间隙。

1. 筋膜间平面　近年来提出筋膜间平面的概念是对肾筋膜的进一步认识和丰富，有助于正确认识腹膜后各间隙扩散的路径、部位和范围。

肾筋膜是由多层致密的胚胎系膜融合而成的多层膜状结构。肾脏在发育和移行过程中，降结肠系膜的左层与肾前筋膜融合，背侧系膜与肾旁后间隙脂肪融合，升结肠系膜与右侧肾前筋膜融合，并与肾旁后脂肪融合；在上方层面，背侧系膜与胃脾韧带融合形成横结肠系膜。经过上述变化，形成了肾筋膜间平面。

2. 肾前筋膜间　肾前筋膜间平面上起膈肌，下至盆腔，内侧跨过中线与对侧同名筋膜间平面相续，外侧在肾前、后筋膜与侧锥筋膜交叉处与另外两个潜在可扩张的筋膜间平面，即肾后筋膜间平面和侧锥筋膜间平面相交通。

3 个平面可相互通连，前后筋膜间平面向下融合成 1 个平面并与盆腔相通。迅速集聚的液体（出血或积液）易于从液体产生的间隙进入肾筋膜间平面。

急性重症胰腺炎时，胰腺周围可迅速产生大量的液体，而 CT 是目前诊断急性胰腺炎浸润范围最准确的影像学方法，因此，有研究选取急性重症胰腺炎的病例，以便于观察肾前筋膜间平面的解剖和两侧的通连关系。

解剖学、组织学和急性胰腺炎的 CT 研究发现，肾后筋膜分为前、后两层，前层是肾前筋膜的延续，后层与侧锥筋膜相续，肾前筋膜借菲薄的纤维条索与侧锥筋膜相连。急性胰腺炎产生的肾旁前间隙积液等病变向后扩散很容易破坏肾前筋膜与侧锥筋膜间菲薄的纤维隔，而进入肾后筋膜两层间。

尸体单纯精细解剖和临床研究发现：从 Toldt 线入路，降结肠系膜均可从肾前筋膜钝性剥离，二者间有一潜在间隙;升结肠系膜亦可从肾前筋膜钝性剥离,二者间有一潜在间隙。上述潜在间隙位于升、降结肠系膜后方,肾前筋膜前方。

一项研究中,积液与降结肠系膜血管分界清晰者 19 例,即积液与降结肠系膜血管之间的脂肪密度存在,表明积液位于筋膜内,即肾前筋膜间平面内,而非肾旁前间隙内。

对于肾前筋膜间平面的液体能否解释为肾后筋膜两层间液体的向前延伸?液体是位于肾前筋膜间平面还是肾后筋膜两层间的间隙内?该研究中,左侧肾前筋膜内积液 28 例,积液主要位于内侧者 7 例,积液主要位于外侧者 1 例,说明液体位于筋膜间平面内,而非肾后筋膜两层间的积液向前内侧延伸所致。

急性胰腺炎在腹膜后间隙的扩散主要包括 2 种途径:一是沿同一解剖间隙或相通间隙扩散;二是因胰酶破坏筋膜或病变直接通过筋膜薄弱处(如血管、神经穿行处)而导致跨筋膜扩散。解剖上,胰腺后方紧贴肾前筋膜,由于胰酶的破坏与溶组织作用,急性胰腺炎的炎性胰液很容易先渗透到肾前筋膜间的系膜后平面,然后沿肾筋膜扩散至肾后平面和锥侧筋膜平面。该研究中,胰周积液进入肾前筋膜内(肾前筋膜间平面)主要通过筋膜的薄弱处或渗入的方式,3 例(7.5%)为直接破坏筋膜进入肾前筋膜内(肾前筋膜间平面)。积液进入肾前筋膜内(肾前筋膜间平面)的途径为胰酶破坏筋膜进入和(或)积液直接通过筋膜薄弱处进入和(或)积液经筋膜渗入。

3. 两侧肾前筋膜跨中线相连续 Meyers 等(1976)则认为肾前筋膜在胰和十二指肠后方,与围绕肠系膜根部血管的致密结缔组织融合,并不与对侧同名筋膜相续。Raptopoulos 等(1997)提出通路 - 屏障(pathway-barrier)理论,认为肾周间隙内脂肪中窗孔状桥隔隔开了肾周间隙和中线大血管区,这既便利又阻碍了其间的交通。

另有研究表明,两侧肾前筋膜跨中线相连续,并且位于腹部大血管(腹主动脉、下腔静脉)前方。部分个体中,肾前筋膜在肾中下 1/3 平面或以下与对侧同名筋膜相续,在肾中份平面约 10%,而在肾上极平面及以上两侧不相续。

创伤性腹膜后血肿主要集中在筋膜间平面内,而只有少量血液位于肾旁前间隙、肾周和肾旁后间隙内。筋膜间平面的血肿横向通过肾前筋膜间平面蔓延,纵向通过肾前、肾后和侧锥筋膜间平面三者混合途径蔓延。

有作者研究认为,肾周间隙的积液和肿瘤等病变主要经筋膜间平面向中线大血管区域扩散。该项研究中,在肾脏下方层面,8 例显示双侧肾前筋膜通过中线相互通连,其中 2 例为肾前筋膜内(肾前筋膜间平面)的积液相互通连。这提示肾筋膜间平面这一概念可以解释临床工作中的关于腹膜后各间隙的通连问题,但其普遍性意义尚不确定,用单一模式不能解释肾前筋膜的左右两侧通连关系。

因此,有必要通过对大样本的尸体标本解剖研究和临床研究,以明确肾筋膜间平面相互通连情况,以进一步明确筋膜间平面的解剖概念。

第四节 左侧腹膜后腹膜黏液性囊腺瘤病例

患者,女,57 岁。于 32 年前无明显诱因发现左上腹一肿物,偶可突出于皮肤,约“鸽蛋”大小,自行按摩后肿物消失,偶有轻微疼痛及麻木感,休息片刻好转,疼痛与进食无明显相关,未引起重视,未诊治,后肿物渐增大。

影像资料见图 2-1-2。

手术所见:腹腔内无腹水,腹膜后胰尾部扪及一大小约 20 cm × 18 cm 的囊性肿块、张力高,上方与膈肌、脾脏广泛粘连,下方与左侧横结肠粘连,胃、脾脏、左侧肾脏被推向左前方。

病理检查:左侧腹膜后肿物及粘连脾脏切除标本:近圆形肿物一块,体积 18 cm × 17 cm × 6.5 cm,肿物一端与脾脏紧密,因粘连而不易剥离,脾脏体积 10.5 cm × 8.5 cm × 2 cm,肿物切开有大量咖啡样黏液物质流出,囊内壁尚光滑,局灶有微隆起,隆起处大小为 4 cm × 3.5 cm × 2 cm,切面暗褐灰白相间,质中偏脆。脾脏切面及髓质清楚,质中偏软。

病理诊断:左侧腹膜后腹膜黏液性囊腺瘤。注:肿瘤呈巨大囊状,囊壁为纤维性,伴胶原化、钙化;囊壁一侧与脾脏粘连,脾脏充血;另一侧附有少量萎缩胰腺组织(需与源于胰腺的黏液性囊腺瘤鉴别,请结合手术所见其与胰腺关系);囊内大量血凝块,局部见内衬黏液上皮,单层或小乳头状,无明显异型。

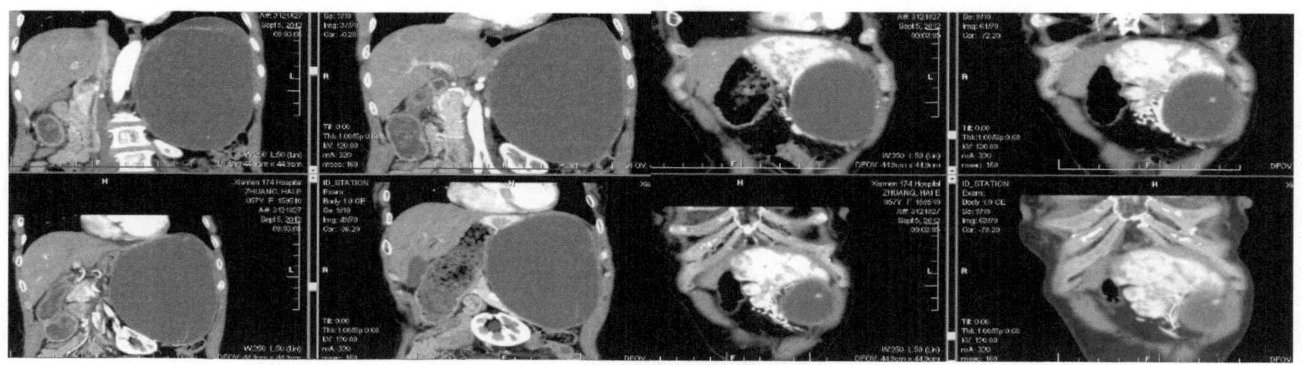

图 2-1-2　左侧腹膜后腹膜黏液性囊腺瘤

第五节　腹膜后海绵状血管瘤病例

患者，男，64 岁。左上腹疼痛 2 d 入院。查体：左上腹稍压痛，扪及局部充实感，质地稍硬，边界不清。手术所见：术中见肿块位于小网膜囊后壁，上方与肝下缘相邻，左侧贴近脾门处，右侧压迫胰体中部，下方位于左肾前，大小约 10 cm × 10 cm × 9 cm，呈囊性，边界尚清楚，胃小弯浆膜紧密相连。

病理诊断：腹膜后海绵状血管瘤。

影像资料见图 2-1-3。

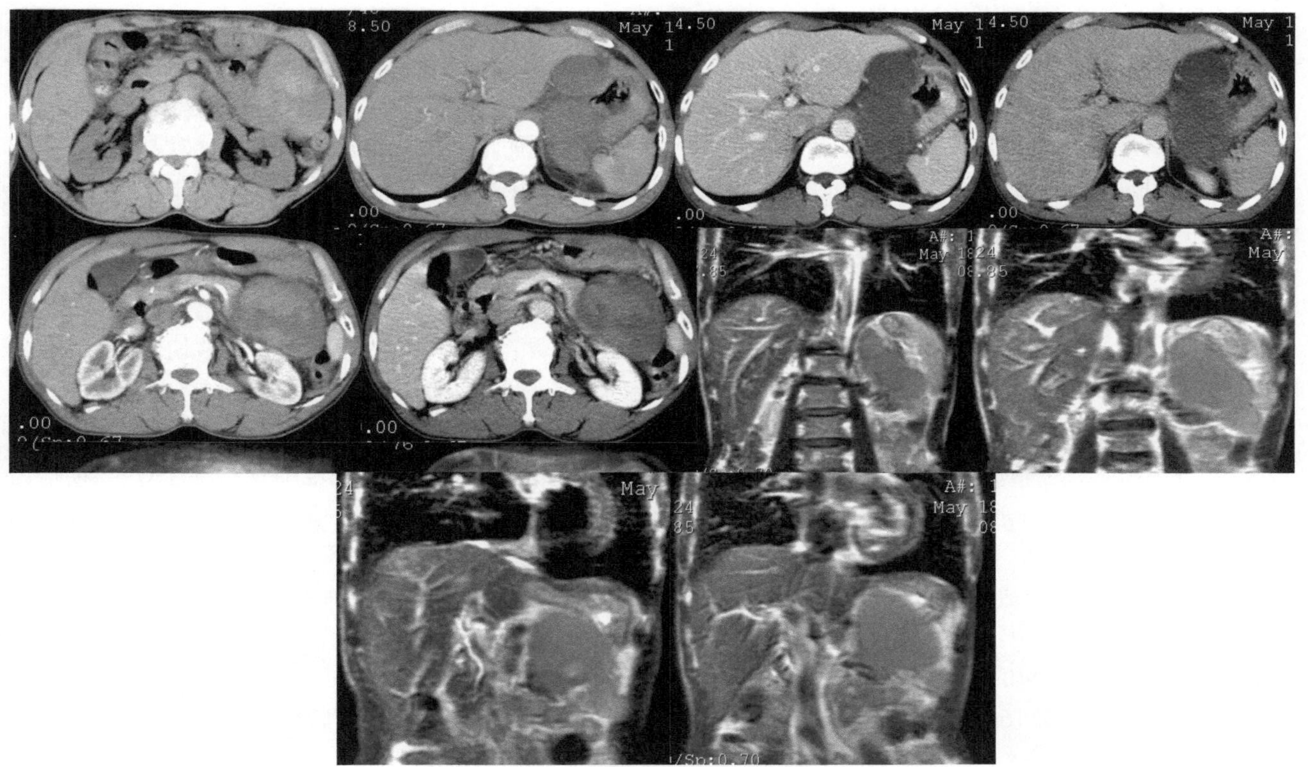

图 2-1-3　腹膜后海绵状血管瘤

第二章　腹膜外间隙肿块概述

第一节　腹膜外间隙肿瘤

腹膜外间隙肿瘤是指原发于腹膜后间隙内筋膜、脂肪、神经、血管、淋巴组织、肌肉及胚胎残留组织的非器官来源的各种肿瘤,发病率很低,仅占全身肿瘤的0.07%~2.00%及全部恶性肿瘤的0.5%以下,且以恶性居多,其中77%~90%为恶性,其中间叶组织源性多为恶性,而胚胎和神经源性肿瘤多为良性。

国内报道腹膜后和腹膜恶性肿瘤的死亡率仅占全部恶性肿瘤的0.09%,占死因的0.08%,男女分布相同。因其位置较深,来源复杂,周围脏器多,故其定位、定性诊断较为困难;因其临床表现不明显且缺乏特异性,周围器官多而常常被误诊和漏诊。

Van Dalus等(2001)报道的138例原发性腹膜后肿瘤中,有超过1/3的病例被误诊为其他疾病。因此,如何对原发性腹膜后肿瘤进行早期诊断,以争取尽早手术切除,改善预后,越来越引起人们的重视。

1. 病理学　原发性腹膜后肿瘤按组织学分类分为5类:腹膜后肿瘤按组织来源可分为间叶组织、神经组织、淋巴组织、生殖胚胎组织、分类不清或来源不明肿瘤等5个类型。腹膜后原发肿瘤的发病率很低,术前诊断符合率低。脂肪肉瘤占腹膜后原发肿瘤一半以上,神经源性肿瘤占第二位。肿瘤组织类型多:腹膜后组织成分丰富,发生的肿瘤组织类型繁多,增加了影像学诊断的难度。有作者综合国内4组原发性腹膜后肿瘤168例,其中起源于间叶组织者占40.48%,神经组织35.72%,胚胎残留组织15.48%,其他组织8.34%。在一项研究的168例患者中,良性占47.02%,不到一半,其中神经组织起源为58.2%,胚胎组织起源24.05%;恶性占52.98%,其中间叶组织起源为58.42%,神经组织起源16.9%。

2. 临床表现

(1)临床症状隐匿:腹膜后间隙位置深,范围广,组织松软,肿瘤的临床症状隐匿,肿瘤较小时可无明显临床症状,常不易发现;就诊时,瘤体常巨大,多已挤压、侵犯邻近脏器及周围组织结构。腹膜后空间大,肿瘤的生长较为隐蔽,难以早期发现,部分肿瘤甚至体积已经很大,仍不至于引起病人的注意,这是导致原发性腹膜后肿瘤预后较差的主要因素。一组研究中近半数(11/24例)病例没有任何主诉症状,仅以超声体检偶然发现。同时,即使患者具有一定的不适主诉或体检异常,还常常是由于肿瘤压迫侵犯周围脏器而导致的症状,容易被误诊为脏器肿瘤。该组1例患者表现为上腹部饱胀不适2周,大便稀2~3年,临床怀疑结肠癌;2例误诊为胰腺癌;1例误诊为肾癌。

(2)术后容易复发:腹膜后肿瘤由于瘤体大、位置深、易侵犯周围结构,故不易完整切除,术后容易复发;恶性肿瘤血行转移多,淋巴转移少。

3. 影像学研究　影像检查的作用为定位诊断、定性诊断,指出肿物侵犯范围及监测疗效,早期检出复发。各组织炎型肿瘤大部分的影像学表现无特征性。掌握活体的腹膜后间隙正常形态学,对肿瘤定位非常有用,熟知各种肿瘤的发病率、好发部位、病理组织学特点及影像学表现特征是正确诊断必要的基础。

(1)定位:原发性腹膜后肿瘤的定位诊断,应根据肿瘤与腹膜后固有脏器之间的位置关系来判断。一组材料中,发现上腹部的胰腺、肾脏、十二指肠水平段向前移位是可靠的定位征象。其次,腹膜后大血管如下腔静脉、腹主动脉被包埋,向前或向两侧移位,均表明肿瘤原发于腹膜后;另外,脊柱直接受侵犯，腰大肌受压变形亦提示肿瘤来源于腹膜后。

（2）检查技术：CT是原发性腹膜后肿瘤的首选影像学检查方法。对于原发性腹膜后肿瘤的定位、定性诊断有较大帮助，且定位优于定性。对于腹膜后肿瘤的诊断，首先应该正确定位，然后根据肿瘤的好发部位、年龄、密度、邻近脏器情况、强化特征进行综合考虑，重点寻找肿瘤特征性的CT征象，这些征象的把握有助于对其定性诊断，力求获得最接近病理结果的定性诊断，为临床手术治疗提供重要的参考依据。分析病变的CT征象及临床资料，大部分病例可做出正确的诊断。但部分病例确诊仍需依靠病理学检查。优质的图像质量是反映病变及其与周围组织器官的关系，显示复杂的解剖关系，使诊断医师对病灶整体有完整立体认识的基础。应注意以下4方面：①患者制动，训练呼吸，要求其在扫描过程中尽量屏住呼吸，以减少运动性伪影；②选择适当的重建间隔；③巧妙应用窗技术，以更好的显示不同的组织密度；④选择能充分显示病变及其与周围组织器官关系的多平面重建层面。

（3）影像学表现：影像学检查内容为病灶位置、大小、内部性状、血管增生程度。内部性状包括有无脂肪成分、钙化、囊肿变性、出血和坏死等。

血管增生程度在病灶内最明显部位进行评价。按视野分为三级：1级，无新生血管或极少；2级，有中等度新生血管；3级，有高度的新生血管。行造影CT或MRI的病例，按增强程度分为三级：1级，无增强效果；2级，与周围组织相同程度的强化；3级，比周围组织强化效果明显。MSCT扫描结合三维重建技术，能准确对原发性腹膜后肿瘤进行定位诊断；并且能清晰显示肿瘤内部组织结构、边缘形态、强化特点以及与邻近器官之间的关系等特点，对大部分肿瘤可作出定性诊断。

4. 追踪随访　原发腹膜后肿瘤的治疗主要采用手术切除，其预后取决于肿瘤是否能完全切除。大血管受累是限制肿瘤完整切除最常见的原因。术后易复发，76%发生在术后2年内，腹内复发占85%。术后应密切随诊，最好在原发肿瘤术后3个月作CT基线扫描，以后每6个月检查1次至2年。2年后每年仍需作全面的影像检查随诊。

第二节　腹膜后腹膜恶性间皮瘤

患者，男，36岁。

术后病理诊断：腹膜后恶性肿瘤，具有上皮与间叶双向分化的免疫表型，考虑为腹膜恶性间皮瘤，并需与滑膜肉瘤或肾外恶性横纹肌样瘤鉴别。

影像学资料见图2-2-1。

第三节　诊断陷阱：腹膜后脂肪引起肾脏输尿管移位

Flatman（1978）介绍一例66岁老妇，曾用不同剂量的强的松进行治疗，排泄性尿系造影发现双侧肾脏向前外移位，双侧输尿管向内侧移位，病人死于心脏和肺部疾患，尸检证实肾脏和输尿管移位是由过多的腹膜后脂肪所致，这是相当少见的情况。

输尿管上段内移一般被视作非常健壮的人髂腰肌肥大的一种正常的发育变异。

输尿管内移也可出现于肾交叉异位，马蹄肾，腔静脉后输尿管，腹膜后纤维化和腹膜后含尿囊肿。淋巴结肿大一般导致输尿管中上段外移。在临床上，腹膜后脂肪过多，一般不引起输尿管中上段移位。

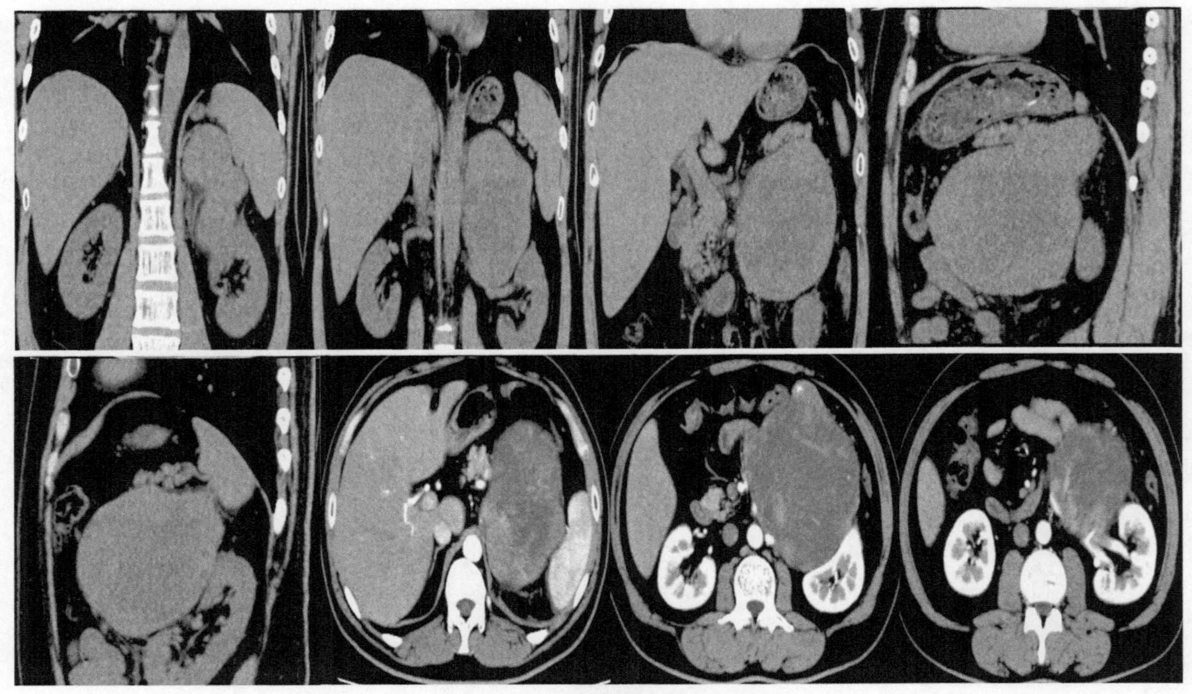

图 2-2-1　腹膜后腹膜恶行间皮瘤

第四节　误诊病例简介:腹膜后海绵状血管瘤伴出血与囊肿出血或间质瘤出血

患者,男，64 岁。左上腹疼痛 2 d,患者于 2 d 前感到左上腹闷痛不适,饭后明显,能自行好转,陈发性发作,无放射痛,无恶心、呕吐、畏寒、发热。

CT 平扫:左上腹胃与胰腺之间巨大占位,内部有出血可疑,性质待定,胃间质瘤?建议增强扫描。CT 增强扫描:左上腹胃与胰腺之间巨大囊性占位,内部有出血,考虑囊肿出血的可能。MRI:左侧上腹部囊性占位,考虑肠系膜间质瘤伴少量出血(图 2-2-2)。手术所见:术中见病变位于小网膜后壁,上方与肝下缘相邻,左侧贴近脾门处,右侧压迫胰体中部,下方位于左肾前,大小约 10 cm×10 cm×9 cm,呈囊性,边界尚清楚,胃小弯浆膜紧密相连。病理诊断:腹膜后海绵状血管瘤伴出血。

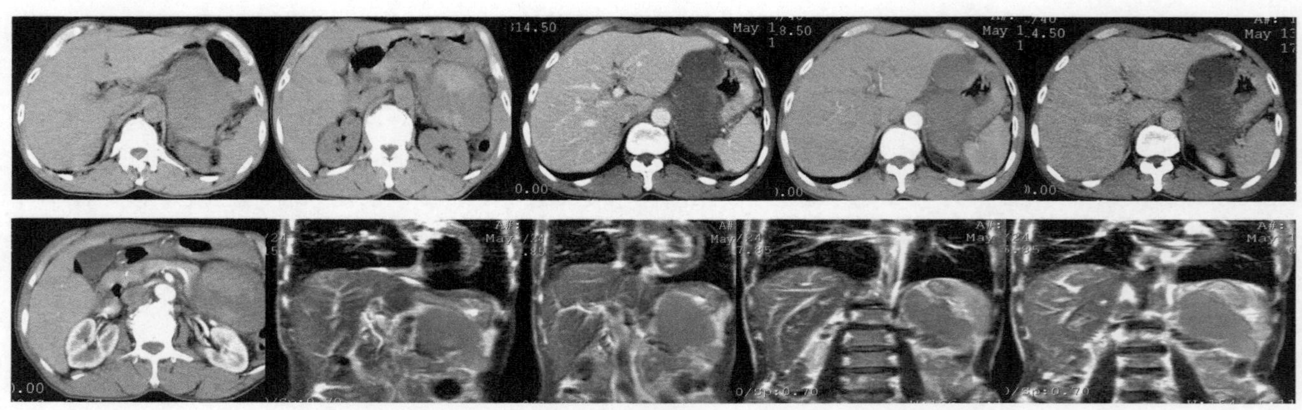

图 2-2-2　腹膜后海绵状血管瘤体出血与囊肿出血或间质瘤出血

第五节　腹膜外间隙肿瘤的鉴别诊断

1. 鉴别诊断的程序　首先，原发性腹膜后肿瘤需与腹膜后器官的肿瘤相鉴别。实质性肿块需与肝脏、肾脏、肾上腺以及胰腺等肿瘤相鉴别。囊性肿瘤需与肾脏、胰腺、附件囊肿相鉴别。仔细分辨肿瘤与周围组织的关系，一般不难诊断，但当肿瘤较大，与周围脏器紧密粘连、侵犯时鉴别有一定的困难。其次，腹膜后原发肿瘤需与腹膜后转移性肿瘤相鉴别。转移性肿瘤多表现为形态不规则、境界不清的多发肿块，与周围脏器粘连，典型者呈“饼状”，伴有腹腔积液和淋巴结、远处脏器转移，发现原发灶则可以明确诊断。再次，腹膜后原发肿瘤应同腹膜后肿瘤样病变相鉴别。肿瘤样病变多表现为境界不清的肿块，术前诊断很困难，有赖于组织穿刺病理诊断。

2. 鉴别诊断的常见病种

（1）淋巴瘤：淋巴瘤可以侵犯身体的任何部位。常表现为腹、盆腔淋巴结受侵，散在分布或融合成团，边缘较清楚，密度常较均匀。

（2）转移瘤：腹膜后转移淋巴结主要来自消化道、泌尿生殖系的恶性肿瘤，也可以来自肺癌、鼻咽癌等。肾门水平以上的转移瘤多来自于上消化道及肺；肾门水平及以下者多来自泌尿生殖系的恶性肿瘤。影像学表现为腹主动脉、下腔静脉周围，多结节状，可孤立存在也可以融合成团，病灶密度可均匀或不均匀强化，内可有坏死。应注意子宫颈鳞癌的腹膜后转移淋巴结常可呈大的低密度囊性改变，不可误认为良性囊肿。

（3）巨淋巴增生症：巨淋巴增生症少见，仅 4% 发生在腹膜后及盆腔。多发生在肾门周围，影像学表现呈边缘光整、密度均匀的软组织肿物，偶有钙化，增强后肿物明显强化、均匀，有时可与血管的密度相似。偶尔在病变内和（或）周围可见粗大迂曲的供血血管。

（4）特发性腹膜后纤维化：特发性腹膜后纤维化原因不明，可能与服用麦角类药物有关，也可能是动脉粥样硬化斑块溢出刺激所致。病变好发于大血管周围，自肾门水平到盆腔（髂动脉周围）。肿块前后径及横径小，上下范围长。肿物呈帆状、盘状或块状，包绕或覆盖在大血管周围，粘连、牵拉输尿管，引起单侧或双侧肾盂积水。8%~10% 为恶性，常由乳腺癌、肺癌、甲状腺癌、胃肠道癌转移刺激纤维增生所致。

特发性腹膜后纤维化的肿物较大，轮廓清楚，而恶性者轮廓不清楚，常呈斑片状，增强扫描可有强化。

第六节　误诊病例简介：恶性孤立性纤维性肿瘤与脂肪肉瘤

患者，女，42 岁。腹部闷胀 1 个月余伴左腰部疼痛 1 周入院。磁共振成像检查考虑腹部多发囊性肿物，不排除胰腺癌；今为求进一步诊治入院。

CT：左侧腹膜后巨大占位，考虑恶性肿瘤，脂肪肉瘤？黏液腺囊腺癌？建议 MRI 平扫＋增强扫描；肝多发占位，转移瘤？血管瘤？建议 MRI 检查；多发子宫肌瘤（图 2-2-3）。

手术所见：腹腔无腹水，胰腺及脾脏被肿瘤挤压向上，左中上腹可见一大小约 15 cm × 15 cm × 11 cm 肿瘤，包膜尚完整，边界尚清楚，质较软，与后腹膜、肠系膜、胰尾、部分小肠、肠系膜粘连明显。

病理检查：腹膜后肿瘤切除标本，结节型肿物一块，大小 16 cm × 13 cm × 12 cm，表面粗糙，切面呈囊实性，囊腔直径 1.6~6 cm，壁厚 0.1~0.5 cm，实性区面积约 5 cm × 4 cm，切面灰黄、灰褐，质中，伴局部出血及坏死，境界尚清，似有完整包膜。常规病理诊断：腹膜后肿瘤切除标本，初步考虑恶性间叶源性肿瘤，待做免疫组化及组织化学特染检测进一步协助诊断。

免疫组化检测：阳性，Vimentin，网染，CD34（血管内皮＋），Bcl-2，CD99（小灶弱＋），CD31（血管内皮＋），PAS 染色，Ki-67（＋，约 20%），S-100（散在＋），β-Catenin；阴性，CK（P），CK5/6，EMA，D2-40，Desmin，SMA，H-caldesmon，CD117，DOG1，SOX-10，GFAP，PAX-8，WT-1，CgA，Syn，NSE，MyoD1，Myogenin，HMB45，MelanA。免疫组化诊断：腹膜后肿瘤切除标本，该肿瘤包膜完整，切面呈囊性变，镜下示肿瘤组织大部分区瘤细胞密集，病理性核分裂象 ≥ 4/10HPF，瘤细胞间可见鹿角状血管及血管外皮瘤样结

构,少部分区瘤细胞相对稀疏,间质黏液水肿及胶原纤维增生,灶区瘤细胞异型性显著并出现坏死,结合免疫组化检测及组织化学特染结果,符合恶性孤立性纤维性肿瘤。

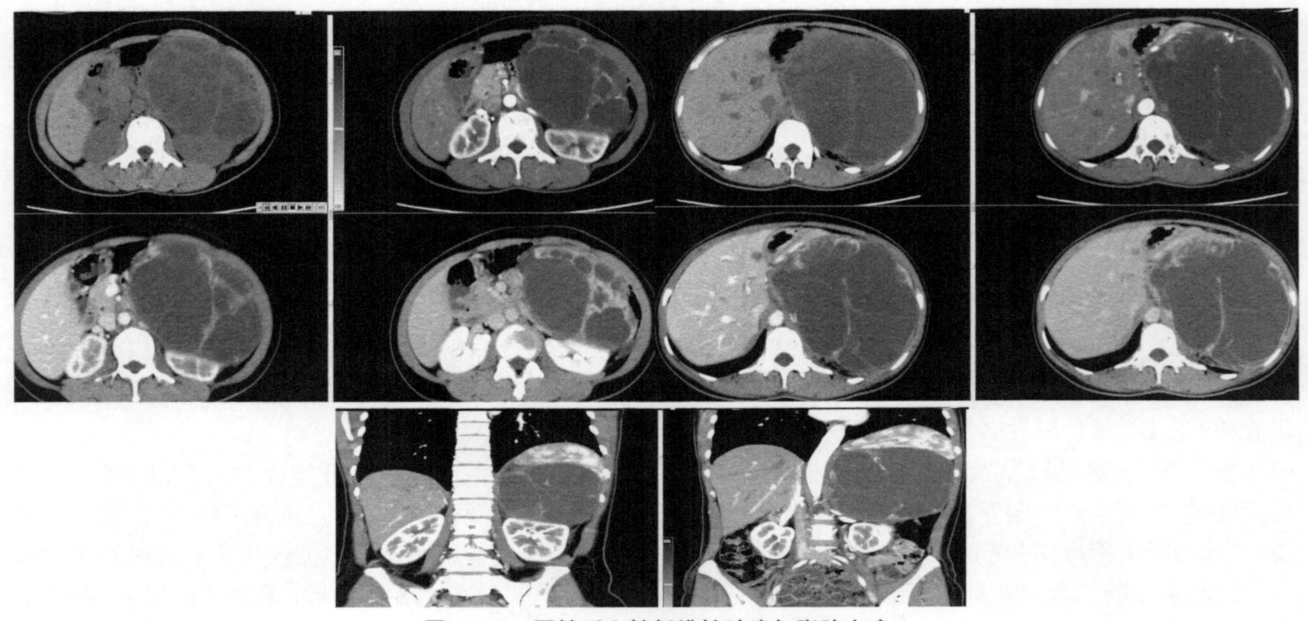

图 2-2-3 恶性孤立性纤维性肿瘤与脂肪肉瘤

第七节 误诊病例简介:腹膜后血管畸形与肠系膜囊肿

1. 发病机制 腹膜后血管畸形是由于腹膜后血管管腔先天发育异常所致。发生于腹膜后的血管畸形多由下腔静脉的变异及发育畸形所引起,可由大小不等的血管组成,而发生于下腔静脉本身的病变较少,大多数下腔静脉先天发育异常或畸形多无症状,少数可伴发其他脏器及血管畸形,这些畸形均可为胚胎发育过程中的发育障碍或正常退化中断而形成的畸形。

2. 影像学研究 在 CT 和 MRI,腹腔内可见类圆形或不规则的软组织肿块影,密度不均。当病变血管因某种原因破裂后,血液可进入腹腔形成积液,可在肿块周围见到低密度区。增强扫描可见轻度强化或周边强化。

3. 鉴别诊断

(1)肠系膜囊肿:肠系膜囊肿是发生于腹膜中肠系膜的囊性病变,可附着于腹膜或肠系膜。CT 表现为腹腔内囊性肿块,呈类圆形,多数单发及单房,少数多发多房,常见其基底贴于系膜面上,境界清晰锐利,壁薄均匀,无壁结节,囊肿内呈均匀的水样密度,如合并感染或出血密度可增高。增强扫描囊肿无强化。

(2)淋巴管囊肿:淋巴管囊肿亦称囊性淋巴管瘤,是一种缺乏上皮衬里的异常淋巴积液。淋巴管囊肿的囊壁由间皮及少数纤维组织构成,囊壁较薄,不到 1 mm。 CT 平扫囊肿多呈圆形或形态不规则,其内为均匀的液性密度, CT 值接近于水,呈单囊亦可分隔改变,囊壁清晰,囊肿多数对周围压迫不明显,较大时可致邻近器官移位,同时可累及多个间隙。增强扫描肿块无强化。

第八节　超声误将肾皮质认作腹膜后包块

有作者介绍超声检查通过肾皮质的断面图像佯似腹膜后包块。在矢状旁断面，通过右肾内侧皮质见一孤立弱回声包块；再向左侧扫描，见此假肿瘤与肾脏其余部分同一解剖位置，且回声相同，偶尔在下腔静脉后也见类似回声的包块，横断图像更好分析包块的病因。

矢状旁断面见到孤立包块应考虑腹膜后淋巴结异常肿大，或肾上腺包块，但不应忘记肾皮质偶尔也可能伪似上述孤立的腹膜后包块。

腹膜后肿瘤病理分类请参阅表 2-2-1。

表 2-2-1　腹膜后肿瘤病理分类

组织来源	良性	恶性
神经组织	神经节细胞瘤、嗜铬细胞瘤、神经鞘瘤、神经纤维瘤	神经母细胞瘤、神经节母细胞瘤、恶性嗜铬细胞瘤、恶性神经鞘瘤、神经纤维肉瘤
生殖细胞源性	良性畸胎瘤	恶性畸胎瘤、卵黄囊瘤、绒毛膜上皮细胞癌、精原细胞瘤、胚胎癌
淋巴组织		淋巴瘤
间叶组织	脂肪瘤、淋巴管瘤、纤维瘤、血管瘤、血管外皮瘤、平滑肌瘤、横纹肌瘤	横纹肌肉瘤、脂肪肉瘤、纤维肉瘤、平滑肌肉瘤、血管内皮肉瘤、血管外皮肉瘤

第九节　左腹膜后与右髂窝尤文肉瘤

患者，男，46 岁。术后病理诊断：左腹膜后横纹肌肉瘤，与腰肌及腹壁肌难分开；右髂窝同种性质肿瘤？免疫组化诊断：两者为同一肿瘤，恶性间叶肿瘤，符合尤文肉瘤。

影像资料见图 2-2-4。

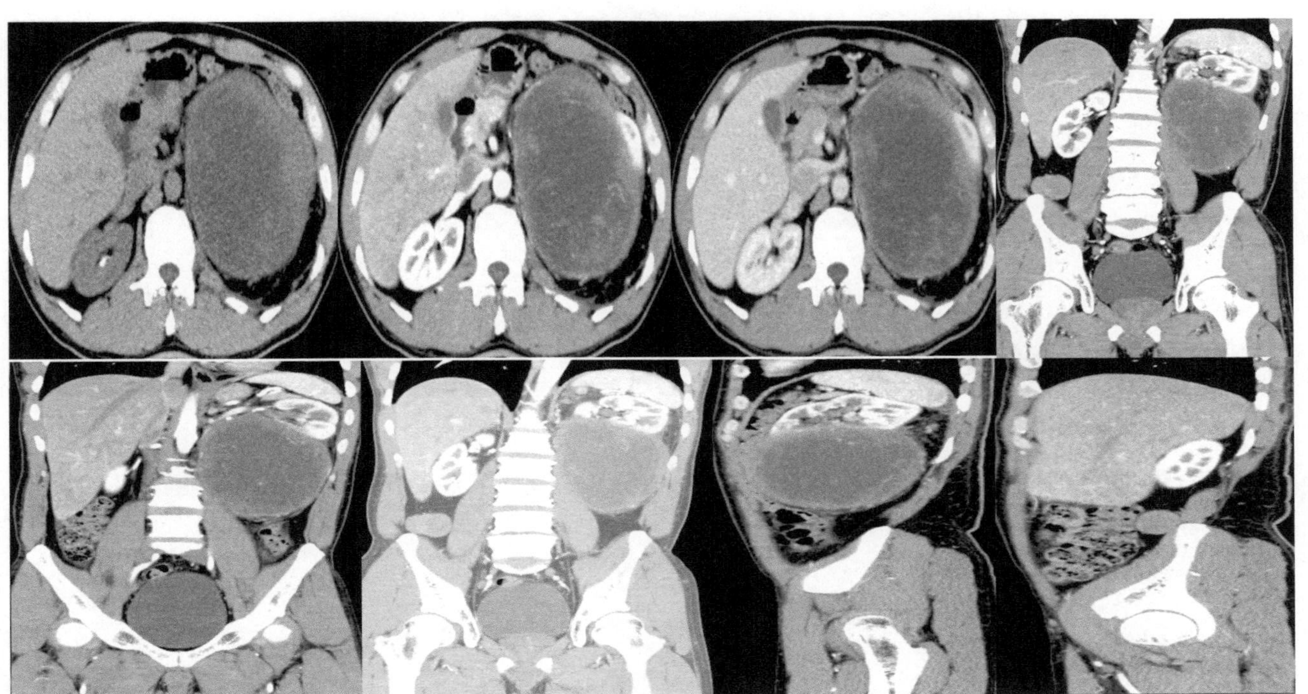

图 2-2-4　左腹膜后与右髂窝尤文肉瘤

第十节 腹膜后肠源性囊肿

患者,女,30 岁。因发现宫颈病变 2 个月余入院。

手术所见:打开后腹膜,右下腹可见一大小约 16 cm × 12 cm 巨大囊性包块,包膜完整,边界清楚,与后腹膜、肠系膜、下腔静脉、腹主动脉部分粘连。

病理检查:腹膜后肿物切除标本,囊性肿物一个,大小 13 cm × 10 cm × 2.5 cm,囊内含清亮液体,壁厚 0.1~0.2 cm。常规病理诊断:腹膜后肿物切除标本,腹膜后囊肿,内衬柱状上皮,局部呈乳头状增生,囊壁含平滑肌样及纤维性成分,局部见灶性淋巴细胞增生,待免疫组化进一步协助分类。

免疫组化检测:阳性,CK(H),CK(L),CK7,CA125,EMA,MC,Calponin,H-caldesmon,CD45,Ki-67(+,约 1%);阴性,CK5/6,CK20,Villin,Calretinin,CEA,Syn,NSE,S-100。免疫组化诊断:腹膜后肿物切除标本:腹膜后囊肿,内衬柱状上皮,局部呈乳头状增生,囊壁含丰富平滑肌及纤维成分,局部见灶性淋巴细胞增生。结合免疫组化及囊肿部位,考虑为肠源性囊肿。

影像资料见图 2-2-5。

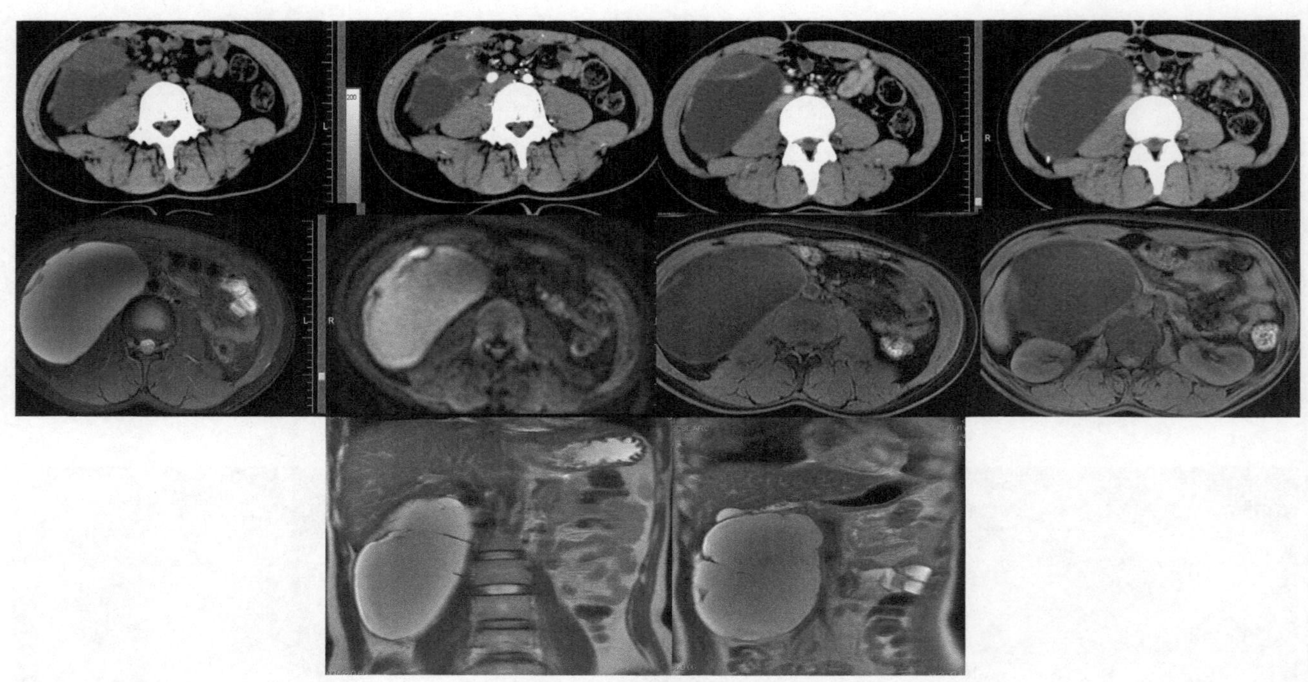

图 2-2-5 腹腔后肠原性囊肿

第十一节 腹膜后血管平滑肌脂肪瘤

患者,男,28 岁。因发现右肾下极占位性病变 2 年余入院。患者于 2 年前因肝多发血管瘤行肝肿物射频消融术,术后予以预防感染、保肝等对症处理。CT 检查示:右肾下极混杂密度肿块(图 2-2-6)。

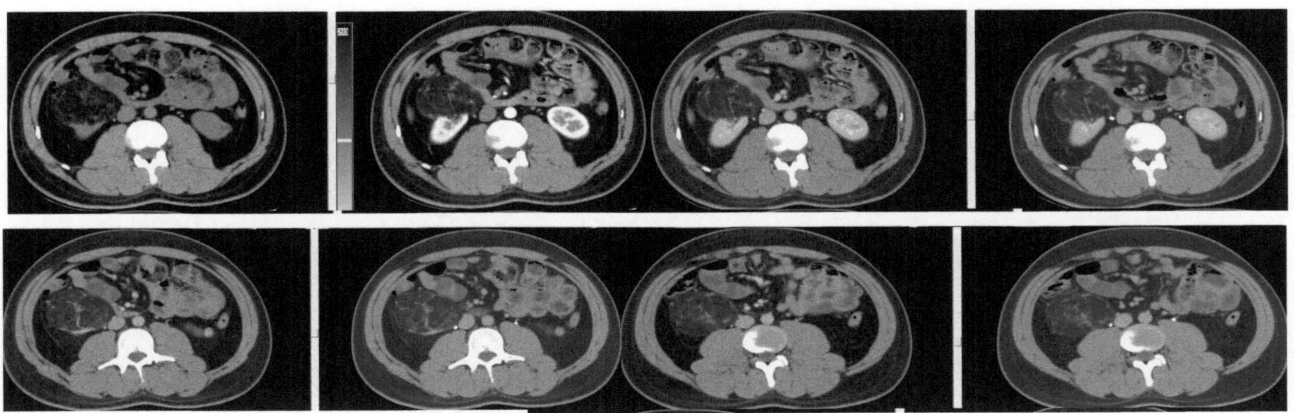

图 2-2-6　腹膜后血管平滑肌脂肪瘤

手术名称;剖腹探查 + 腹膜后肿瘤切除术 + 右肾部分切除术 + 肝肿物射频消融术 + 肝穿刺活检术 + 左肾输尿管支架置入术。

病理检查:腹膜后肿瘤组织切除标本,灰红色碎组织一堆,总体积 15 cm × 11 cm × 4 cm,部分切面灰白、质软。病理诊断:腹膜后肿瘤组织切除标本,送检组织中可见破碎的肾组织及肿瘤组织成分,由大量脂肪、少量梭形细胞及厚壁血管构成,初步考虑血管平滑肌脂肪瘤(PEComa),待做免疫组化检测进一步明确诊断。免疫组化诊断:结合免疫组化检测,诊断为血管平滑肌脂肪瘤(PEComa)。病理检查:肝穿刺组织标本,慢性肝炎,轻度,G1S1,伴轻度脂肪变性。

第三章 腹膜后神经源性肿瘤

第一节 腹膜后神经源性肿瘤及误诊分析

腹膜后神经源性肿瘤发生率仅次于原发性间叶组织肿瘤。生物学特点是倾向于膨胀式生长。神经组织起源的肿瘤以良性居多。神经组织来源肿瘤为腹膜后常见的肿瘤,包括神经鞘瘤、神经纤维瘤、副神经节瘤(异位嗜铬细胞瘤)和神经节瘤等,以神经鞘瘤最为常见。

神经组织来源肿瘤,主要来自脊柱旁脊神经鞘、交感神经干、嗜铬系统,靠近中线分布,相对体积较小,类圆形多见,有一定的好发部位。腹膜后组织间隙较大,器官相对少,肿瘤临床症状出现迟,因此,腹膜后神经源性肿瘤体积较大,具有其他外周神经肿瘤不同的影像学特征。不同神经源性肿瘤临床症状不同,术前准备不同,预后不同。盆腔腹膜外间隙是指盆腔腹膜与盆壁筋膜之间由盆内筋膜、韧带分隔的含疏松结缔组织和脂肪组织的间隙。

一、分类

腹膜后神经源性肿瘤,根据细胞分化可分为良性和恶性。腹膜后神经源性肿瘤包括:①神经鞘源性,即神经鞘膜来源肿瘤(神经鞘膜瘤和恶性神经鞘瘤、神经纤维瘤);②副神经节系统源性,即副神经节瘤(良性和恶性副神经节瘤)、腹膜后副神经节瘤多为异位嗜铬细胞瘤;③神经节细胞源性,即交感神经节细胞来源肿瘤(节细胞神经瘤、神经节神经母细胞瘤、神经母细胞瘤)。

二、位置

腹膜后神经源性肿瘤通常沿脊柱旁区域的交感神经节分布,或起源于肾上腺髓质或含嗜铬体的器官。腹部神经源性肿瘤分布于脊柱旁交感神经链、肾上腺髓质和含 Zuckerkandl 细胞的器官,偶尔源于膀胱、肠壁、腹壁、胆囊。腹膜后来源的神经源性肿瘤主要发生于脊柱两侧。神经源性肿瘤倾向于沿神经走行生长,呈上下径长,前后径短的形态特点。外观多为圆形或卵圆形,界限清楚,瘤内血管较丰富,并有完整的包膜。肿瘤大小不一,大的可如小儿头,肿瘤多为软组织肿块,有囊变倾向。无转移神经源性肿瘤的治疗首选手术治疗。术前对腹部神经源性肿瘤准确地定位和定性,对手术至关重要。CT 对神经源性肿瘤可做出定性诊断或缩小鉴别诊断的范围。

三、病理学

在胚胎发育过程中形成的交感神经系统和肾上腺髓质的神经嵴细胞不断分化为成神经细胞,成神经细胞再进一步分化为成熟的神经节细胞,神经节细胞源性肿瘤即为分化不同阶段所形成的肿瘤。

病理学根据成神经细胞在肿瘤中所占的比例又划分为神经节细胞瘤、成神经细胞瘤和神经节成神经细胞瘤。神经节细胞瘤是良性肿瘤,成神经细胞瘤是高度恶性肿瘤,神经节成神经细胞瘤是介于两者之间的低度恶性肿瘤。起源于肾上腺髓质的嗜铬细胞肿瘤称嗜铬细胞瘤;起源于肾上腺髓质以外副交感神经节的嗜铬体肿瘤称异位嗜铬细胞瘤,不含嗜铬体的肿瘤称副神经节瘤;副神经节瘤又有良、恶性之分,副神经节瘤发生转移的概率高于肾上腺的嗜铬细胞瘤。一组研究中中 7 例嗜铬细胞瘤均为良性,而副神经节瘤均为恶性。神经鞘膜瘤和神经纤维瘤均起源于神经鞘的肿瘤,两者不同之处在于神经纤维瘤无包膜, Antoni A 区与 Antoni B 区缺乏清晰的分界,Antoni A 是高度细胞化区域,由梭形细胞组成; Antoni B 区的肿瘤细胞被富含水肿液的囊变区分隔开来。

四、临床表现

除了成神经细胞瘤和神经节成神经细胞瘤发生于婴儿、儿童以外，所有的神经源性肿瘤均见于成人。而神经节细胞瘤倾向发生于青少年和年轻人。一组研究中 11 例成神经细胞瘤和 2 例神经节成神经细胞瘤患者平均发病年龄为 5 岁，3 例神经节细胞瘤平均发病年龄为 25 岁。嗜铬细胞瘤多见于 30~40 岁患者，而一组研究中 7 例平均年龄为 43 岁。神经鞘膜源性良性肿瘤多见于青、中年人，一组研究中的 6 例平均年龄为 39 岁。

过去认为交感神经节细胞来源肿瘤一般不引起高血压，但是，最近有关节细胞神经瘤引起香草扁桃酸升高的报道增多，一些泌尿外科医生认为应采用类似副神经节瘤的术前准备。一组 30 例患者的研究中有 19 例肿瘤位于肾上腺，11 例位于交感链上。术前 CT 定位于肾上腺上者偏高，主要是由于肿瘤偏大，较小的肾上腺难以显示。术前定位于交感链上者偏低，5 例定位不明，主要是由于对神经源性肿瘤的特点认识不足。此外由于胚胎组织的迷走，肿瘤还可以发生于腹膜后脏器内。

五、影像学研究

腹膜后神经源性肿瘤最常位于脊椎旁交感神经链上和肾上腺，常常表现为一个边界清楚、光滑的肿块。囊性变和钙化可以见于各种神经源性肿瘤。除了恶性肿瘤可显示局部的侵犯及远处的转移灶外，良、恶性神经源性肿瘤具有类似的 CT 表现。因为成人神经源性肿瘤大多数是良性的，影像学检查的作用就是帮助进行鉴别诊断并确定肿瘤的范围。对于恶性肿瘤，其他的成像方法如 MRI 和 ECT 等多用于肿瘤的分期。

各种神经源性肿瘤均可累及腹膜后间隙，除了成神经细胞瘤和神经节成神经细胞瘤好发于婴儿和儿童以外，其他肿瘤均好发于成人。它也是腹膜后最常见的良性肿瘤。可根据肿瘤的 CT 表现，包括肿瘤的位置、形态、内部结构提示神经源性肿瘤的诊断。

（1）盆腔腹膜外神经源性肿瘤的邻近间隙侵犯的 CT 表现：在格氏解剖学中，由于直肠生殖隔将盆外间隙分隔为前后两个独立的区域，从而阻止直肠腹膜外间隙与前方的盆筋膜间隙相通。Auh 等（1986）通过临床观察到膀胱前积液时，液体可向后扩散至直肠后方，骶尾骨前方。

一组资料中，膀胱腹膜外间隙的 3 例肿瘤，有 2 例累及同侧直肠腹膜外间隙。这是因为直肠生殖隔在前方能阻止膀胱、直肠腹膜外相通，但是直肠生殖隔并不在膀胱或阴道与直肠之间水平移行于盆侧壁，而是向后，绕过直肠两侧后与直肠筋膜连接。

该组 6 例直肠腹膜外间隙肿瘤，均表现为推移直肠和前方的膀胱，而未见累及同侧的膀胱周围间隙，为直肠生殖隔阻挡其向前侵犯。盆腔腹膜外间隙与腹膜后间隙相通，腹膜后间隙迅速积聚的积液可通过筋膜间平面蔓延至盆外间隙。6 例患者中，5 例表现为沿中线向上生长，推移 / 包绕血管，累及中线大血管区域 / 腹膜后间隙。

（2）增强扫描：增强扫描对于腹膜后神经源性肿瘤的诊断和鉴别诊断具有很大价值。节细胞神经瘤强化程度最弱，峰值出现时间很晚，常规动态增强动脉期和静脉期图像中肿瘤强化难以辨认；除了钙化，节细胞神经瘤囊变、坏死、出血罕见。神经母细胞瘤强化复杂，部分实体成分具有节细胞瘤样强化，部分实体成分中等程度强化；由于肿瘤钙化、出血、坏死常见，增强扫描密度极不均匀。

六、误诊分析

误诊与病理：根据上述征象，3 类神经源性肿瘤中的多数能够被鉴别。但是，误诊时有发生，误诊原因与其病理结构有关。交感神经节细胞来源肿瘤富含黏液间质，肿瘤密度很低，强化不明显；副神经节瘤血窦丰富，肿瘤密度最高；而神经鞘膜来源肿瘤细胞稀疏区比例和排列差异很大，富细胞区为主或者只含有富细胞区，病变密度较高，强化较明显，与副神经节瘤相仿；细胞稀疏区为主或者只含有细胞稀疏区时，肿瘤密度很低，强化不明显，与节细胞神经瘤相仿。局灶性神经纤维瘤由 Antoni A 区和 Antoni B 区构成，少数病变有浅分叶，容易被误诊为恶性神经鞘瘤。

此外，同一类肿瘤良性和恶性之间存在一些重叠征象，如良性与恶性副神经节瘤、良性与恶性神经鞘瘤、节细胞神经瘤与神经节神经母细胞瘤之间都存在一些重叠征象。磁共振成像对于鉴别诊断有一定的帮助。

深入认识疾病的基本征象并与其他征象相结合可减少误诊：节细胞神经瘤爬行生长（伪足、铸型）

为诊断的根本,密度最低且密度均匀、强化轻微为主要征象;副神经节瘤显著强化为诊断的根本,球形高密度和囊变为主要征象,实验室检查和症状可提供参考。

神经鞘瘤和神经纤维瘤 Antoni A 区和 Antoni B 区共存、Antoni A 区显著强化是诊断的根本。神经鞘瘤有包膜、神经纤维瘤分叶和不规则、恶性神经鞘瘤包膜外浸润为各自主要征象,是鉴别诊断的要点。恶性神经鞘膜瘤多为分化很差的梭形细胞肉瘤,邻近水肿和毛刺明显,但是,少数分化较好的恶性神经鞘瘤(虽然罕见)水肿和毛刺可不明显。

神经母细胞瘤血管和腹膜后脏器被完全包绕以及钙化为诊断的根本,混杂密度和混杂强化中存在密度很低、强化轻微的实体成分为重要征象。神经节神经母细胞瘤为分化不良的神经母细胞与分化充分的节细胞共存的肿瘤。

总之,盆腔腹膜外神经源性肿瘤与腹部其他神经源性肿瘤 CT 表现相似,CT 可良好显示其与邻近间隙的交通关系。依据部位和肿块的特征,多可做出神经源性肿瘤的诊断,某些肿瘤可做出定性诊断。但在肿瘤良恶性的判断上,未出现脏器转移、腹膜种植或淋巴结转移时,诊断尚需病理检查予以确定。

第二节 腹膜后神经鞘瘤

患者,男,40 岁。体检发现腹膜后占位 1 年余入院。患者于 1 年前体检行彩超检查提示腹膜后肿物,无其他不适;未予以诊治,之后定期复查彩超及 CT,均未见肿块明显增大,今门诊拟“腹膜后占位”收住入院。

影像资料见图 2-3-1。

实验室检查:钙降低(2.13 mmol/L)、铁升高(225.80)、球蛋白降低(22.7g/L)、乳酸升高(20.10)、血渗透压降低(262.72)、无机磷降低(0.94 mmol/L)、铁饱和度升高(83.4%)、未饱和铁降低(44.8μg/dL);血常规、凝血指标等未见明显异常。

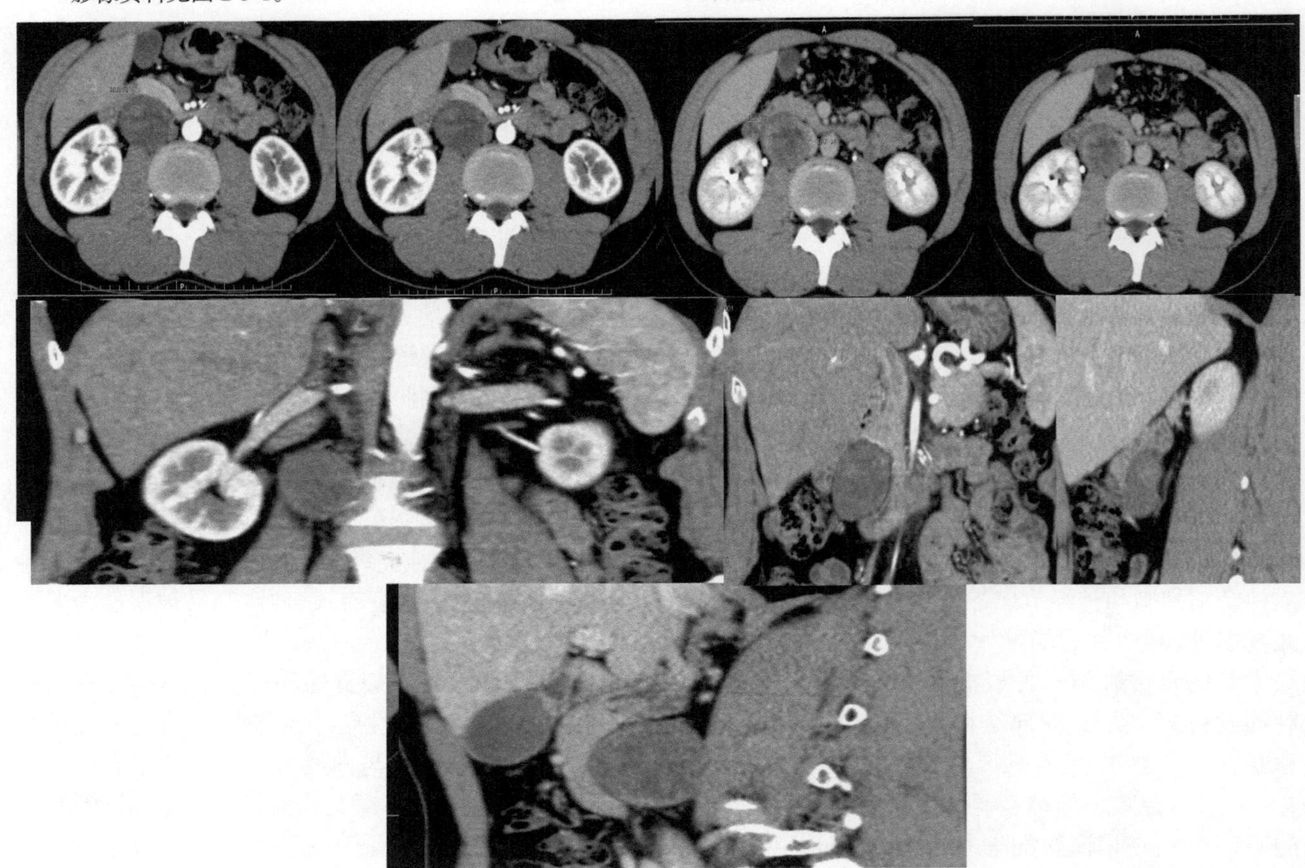

图 2-3-1 腹膜后神经鞘瘤

手术所见：见右肾及下腔静脉之间一大小约 5 cm × 5 cm 的肿物，表面光滑、包膜完整，与周围组织分界清楚。病理检查：已剖开结节状肿物一个，大小 4.5 cm × 4.3 cm × 1.8 cm，切面见两个囊腔，直径均为 0.6 cm，其余切面灰白灰黄暗红。常规病理诊断：腹膜后梭形细胞肿瘤，待免疫组化确定类型。

免疫组化检测：阳性，S-100(+++)，Vimentin(++)；阴性，Dog-1，CD34，CD117，SMA，H-calponin。免疫组化诊断：免疫组化结果支持神经鞘瘤。

第三节　神经鞘膜来源肿瘤

脊神经肿瘤常位于脊柱周围肾脏水平及骶髂部，包括神经鞘瘤和神经纤维瘤，以神经鞘瘤多见。源于神经鞘细胞的肿瘤分神经鞘瘤和神经纤维瘤，以神经鞘瘤多见，常为良性，恶变时可侵犯邻近组织并远处转移，好发位置偏向于脊柱两侧，多有坏死和囊变。

1. 病理学　一组 28 例神经鞘膜来源肿瘤中，神经鞘瘤 26 例，神经纤维瘤 2 例。26 例神经鞘瘤中，囊实性 12 例，实性 9 例，囊性 5 例。神经鞘瘤主要发生于脊柱旁周围神经的神经鞘，多为良性，恶性变少见。肿瘤实体部分由较高密度的细胞密集区（Antoni A 区）和较低密度的细胞稀疏区（Antoni B 区）构成。细胞密集区 CT 为中等密度，密度与肌肉相仿或者略低于肌肉，中等程度以上强化；细胞稀疏区 CT 为较低密度，密度与肾脏相仿，CT 增强强化不明显或明显强化，双期增强为进行性延迟强化。一些学者认为，神经鞘瘤、神经纤维瘤和恶性神经鞘瘤常常伴发，如神经纤维瘤病Ⅰ型患者中，神经纤维瘤与神经鞘瘤常伴发，而实际工作中超过 50% 的恶性神经鞘瘤伴发于Ⅰ型神经纤维瘤病。

2. 临床表现　神经鞘膜来源肿瘤的症状包括腹痛、背痛、下肢运动减弱、下肢感觉下降等，恶性神经鞘瘤的症状更为明显。恶性神经鞘瘤多为恶性度很高的梭形细胞肉瘤，多有包膜外浸润，切除不彻底，极易引起复发。

3. 影像学研究　腹膜后神经鞘瘤与腹膜后神经关系密切，大多位于脊柱周围腹膜后间隙内，其密度变化多样。神经鞘膜来源肿瘤的密度与 Antoni A 区和 Antoni B 区的比例、分布和排列有关，Antoni B 区的密度与节细胞神经瘤相仿，Antoni A 区的密度较高；只出现其中之一的结构时可能引起误诊。与四肢软组织神经源性肿瘤呈梭形不同，腹膜后神经源性肿瘤很少呈梭形。良性神经鞘瘤呈圆形或类圆形，边缘光整，境界清楚。恶性神经鞘瘤可呈不规则形、类圆形，病灶边缘可见晕样改变、毛刺。

神经鞘瘤呈球形或卵圆形，表面光滑，包膜完整，质实，可有囊性变，增强扫描后实质部分明显增强，应为其较特征的 CT 表现。典型的神经鞘瘤表现为进行性延迟强化。一组 2 例实质成分较多伴轻微增强，病理证实为低度恶性。

神经鞘膜肿瘤强化多不均匀，良性肿瘤 AntoniA 区显著强化，强化程度介于节细胞神经瘤和副神经节瘤之间，Antoni B 区强化不明显；神经纤维瘤 Antoni A 区和 Antoni B 区强化与神经鞘瘤类似，变性少见。

尽管一些文献认为良性和恶性神经鞘瘤强化相仿，一组恶性神经鞘瘤 Antoni B 区的强化程度较良性神经鞘瘤明显，而 AntoniA 区的强化与良性神经鞘瘤相仿或者降低，有的文献认为靶征可用以鉴别良性和恶性神经鞘瘤。该组恶性神经鞘瘤也可出现靶征，只是出现靶征的比例明显低于良性神经鞘瘤。

一组 4 例神经鞘瘤表现为软组织密度肿块，2 例呈实性肿块，轻度不均匀强化，2 例伴有囊性变，其中 1 例骶骨右前缘可见弧形压迹。

第四节　腹膜后神经鞘瘤伴退变及黏液变,局灶钙化

患者,女, 64 岁,因上腹闷痛,嗳气,反酸反复发作半个月,加重 5 d,来院行 CT 检查,发现腹部占位。CT 发现:软组织肿块 CT 值为 9~38 HU,钙化影 CT 值为 106 HU。增强后肿块内见条片状逐渐强化,CT 值: 51~58 HU、64~105 HU、80~111 HU。肾脏 CT 灌注成像显示,肿瘤未见明显血管影进入(图 2-3-2)。

1. 病理诊断　左腹膜后肿物切除标本,梭形细胞肿瘤伴退变及黏液变,局灶钙化,待免疫组化检测进一步明确肿瘤类型。免疫组化诊断:左腹膜后肿物切除标本,神经鞘瘤伴退变及黏液变,局灶钙化。

腹膜后神经鞘瘤是来源于腹膜后神经鞘膜的包裹性肿瘤,良性多见,恶性极少见,常伴出血、坏死、囊变;恶性神经鞘瘤可浸润周围组织器官。在 CT 上表现为密度不均匀的圆形或类圆形肿块,多位于脊柱前外方,边界光整,易囊变,CT 值可从近似水密度到肌肉组织密度;增强呈均匀或不均匀中等强化。在 MRI 上, T_1WI 信号高低不定,多为稍低信号或等信号,信号较均匀; T_2WI 为不甚均匀高信号,有时中心可见更高信号,与神经鞘瘤的囊变坏死有关;增强后多有明显强化。

2. 鉴别诊断

(1)异位嗜铬细胞瘤:异位嗜铬细胞瘤多发生于腹膜后中线两旁沿交感神经链分布的区域,肿块密度一般较均匀,增强后动脉期明显强化,门静脉期持续强化。起源于肾上腺的肿块密度均匀或不均匀,可发生钙化,可发生囊变及坏死,增强后动脉期及门静脉期肿块可以呈轻度强化。常有阵发性高血压及儿茶酚胺升高等。

(2)神经纤维瘤:神经纤维瘤和神经鞘瘤均属于周围神经肿瘤,可呈单发或多发的软组织肿块,在 CT 平扫上常呈边缘光滑的软组织密度均质肿块,常位于脊柱两侧,形状可呈哑铃状。增强可均匀强化,也可增强不明显。在 MRI, T_1WI 较肌肉组织信号略高, T_2WI 为高信号,增强可见神经纤维瘤有较明显的强化。

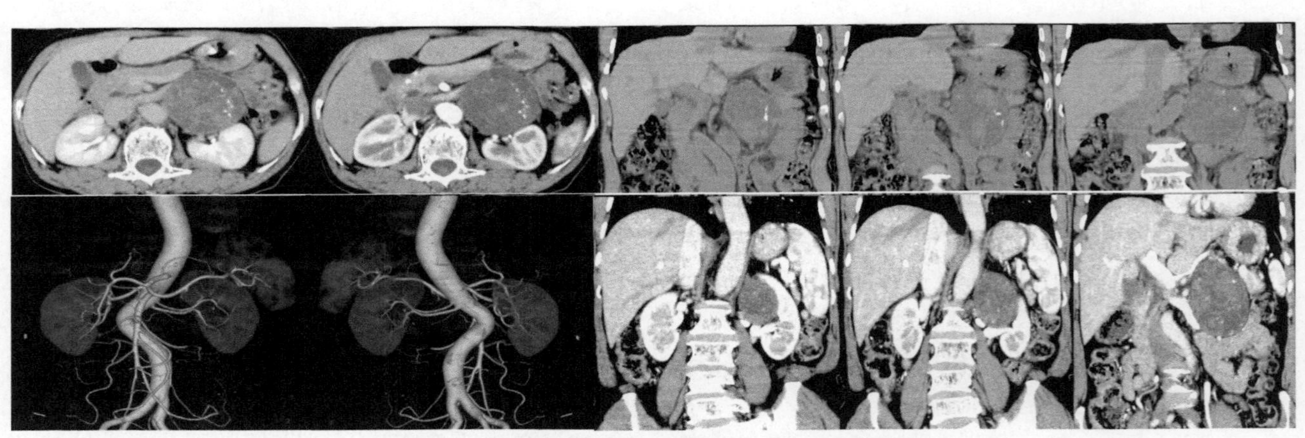

图 2-3-2　腹膜后神经鞘瘤伴退变及黏液变,局灶钙化

第五节　腹膜后节细胞神经纤维瘤

患者,女, 23 岁。腰痛 3 年加重 1 个月入院。外院 CT 示: $L_{4/5}$ 间盘轻度膨出; L_5/S_1 间盘轻度中央型突出。入院 CT:平扫示腹膜后右侧腰大肌前方, 2.9 cm × 4.3 cm × 7 cm 的囊样低密度影, CT 值 27 HU,增强三期无明显强化。病变边界清楚,有一包膜,壁不厚,增强稍有强化,周围组织受压稍向外侧推移(图 2-3-3)。超声:腰大肌前方实性低回声团,见条索状血流信号。手术所见:后腹膜一大小约 7 cm × 4 cm 的肿块,长轴与人体长轴平行,紧贴下腔静脉,质软,色偏黄,边界清楚,包膜完整,未向周围组织浸润生长,切开见黄色质地细腻均匀组织。病理诊断:节细胞神经纤维瘤。

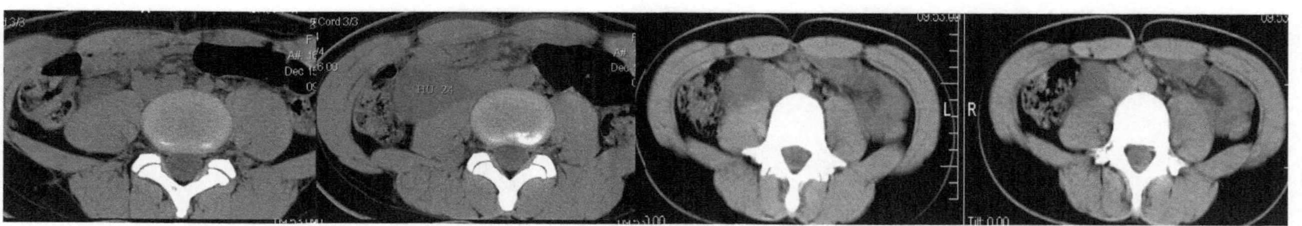

图 2-3-3　腹膜后节细胞神经纤维瘤

第六节　腹膜后富于细胞性神经鞘瘤

患者，男，55 岁。

术后病理免疫组化诊断：腹膜后富于细胞性神经鞘瘤，伴淋巴细胞浸润（主要见于周边部）。

影像资料见图 2-3-4。

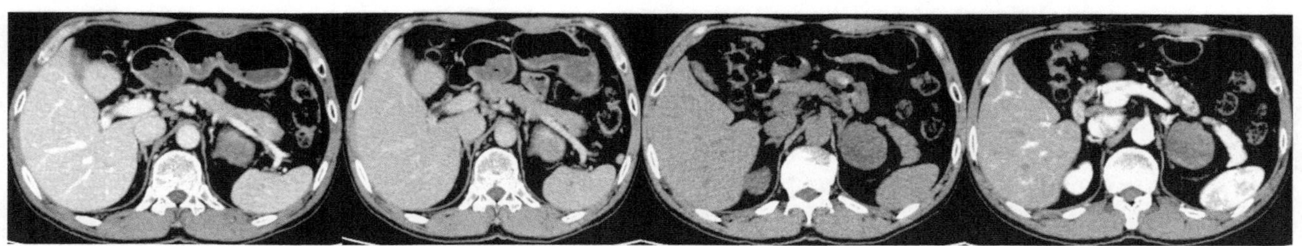

图 2-3-4　腹膜后富于细胞性神经鞘瘤

第四章　腹膜后脂肪类肿瘤

第一节　腹膜后去分化脂肪肉瘤

脂肪肉瘤为常见的软组织肿瘤之一,发病率仅次于恶性纤维组织细胞瘤,而在腹膜后间隙,则居发病率第1位,病理上脂肪肉瘤由不同的亚型组成,生物学行为从低度恶性到高度恶性,CT表现也有所不同,这与其病理组成密切相关。去分化脂肪肉瘤作为脂肪肉瘤的一个特殊亚型,属高度恶性肿瘤,据报道约占脂肪肉瘤的10%,其发病率尚未十分确定,手术和病理常常误诊为其他的软组织肿瘤。

1. 病理学　恶性间叶瘤作为独立的软组织肉瘤是Stout(1948)首先提出的,定义为非上皮间质起源的、由不同的2种或更多的不相关的恶性成分组成的肉瘤。Newman(1991)再次强调了诊断标准,不管组织学,还是免疫组织化学均应看到肿瘤至少由2种及2种以上不同的和有明确分化倾向的间叶组织细胞组成,但要排除未分化肉瘤、纤维肉瘤样的、血管上皮样的、不能分类的黏液肉瘤、梭形恶性纤维组织细胞瘤样的及不肯定分化倾向的肿瘤。

去分化脂肪肉瘤名称,由Evans(1979)首次引入,借用了骨去分化软骨瘤的分类方法类推而命名,指在低度恶性分化好的脂肪肉瘤旁边出现了一分隔的高度恶性分化差的非脂肪源性肉瘤,组织学上无不同分化阶段的脂肪母细胞。显微镜下分化差的成分至少占据1个低倍视野。去分化脂肪肉瘤生物学行为属于高度恶性的软组织肿瘤。

由于脂肪肉瘤起源于原始间充质细胞并向脂肪细胞分化而形成,所以脂肪肉瘤可发生于原先没有成熟脂肪组织存在的部位,去分化意味着肿瘤向原始间充质细胞的反向分化,代表肿瘤的倒退及返祖现象及肿瘤恶性程度增高。这就不难理解它的发生并含有多种间叶细胞成分,这些成分多数类似于恶性纤维组织细胞瘤,少数为纤维肉瘤、横纹肌肉瘤样,甚至骨肉瘤、软骨肉瘤样。

去分化脂肪肉瘤向单一成分分化者占76%,向多种成分分化者占24%。之前此类肿瘤被划入恶性间叶瘤,但WHO(2002)新的软组织病理学分类中,恶性间叶瘤不再单独成一类。目前恶性间叶瘤病理诊断名词很少应用,绝大多数学者改用去分化脂肪肉瘤这个名称。

随后病理上这一定义扩大, Henricks等(1997)将去分化脂肪肉瘤分为2组,一组去分化成分为有高度恶性的组织学特征,一组为低度恶性肉瘤,如纤维瘤病、低分级的纤维肉瘤,其去分化成分虽属低度恶性,但生物学行为属高度恶性,其恶性程度的高低与去分化成分的多少无相关性。有作者报告一组15例去分化成分中有14例为高度恶性,组织学上多数呈恶性纤维组织细胞瘤样,尚包括1例为胚胎性横纹肌肉瘤样, 1例为纤维肉瘤样,仅1例为低度恶性黏液纤维肉瘤样。本病发病率至今尚未十分确定,呈逐年增高的趋势,这与病理医师对该病认识的逐渐深入,越来越多的病例得以正确诊断有关,文献报道多数过去诊断为腹膜后恶性纤维组织细胞瘤者其实为去分化脂肪肉瘤。

去分化脂肪肉瘤的发生从时间上来说可分为同时性、异时性,即可以为原发,也可以继发于分化好的脂肪肉瘤手术切除后,文献认为, 90%为原发肿瘤, 10%为继发肿瘤。该组11例中5例为原发, 5例为继发病例, 1例有脂肪肉瘤切除病史,但类型不详。

病理上去分化脂肪肉瘤的准确诊断有赖于对两种不同组织成分的同时或异时发现,病理取材的不彻底性是导致误诊的主要原因,去分化成分细胞学形态不典型,常常难以确定其组织学来源。对外科医生而言，少数情况下肿瘤中的脂肪肉瘤成分分化极好，与周围正常脂肪组织不易识别而易导致肿瘤残留。

2. 临床表现　去分化脂肪肉瘤多见于中老年人，最常见于 60~80 岁，男性略多于女性，临床发病率很低，国内外均为少量病例报道，以腹膜后及大腿为其好发部位，极少发生在纵隔。

临床症状与发病部位、肿瘤大小及毗邻脏器受累有关，但缺乏特征性表现，实验室检查亦无特异性指标。病理上，Henricks 等（1997）曾报道最大一组病例 155 例，发病年龄 21~92 岁，平均 61.5 岁，儿童未见有发病者。68% 以上的病例发生于腹膜后，21% 发生于胸部和深部的肢体组织，8% 见于精索，罕见于皮下脂肪组织、内脏及头颈部。

一组 15 例患者中女性略多于男性，全部病例均原发于腹膜后区。86.67%（13/15）的病例为多发，多为大的肿瘤旁散在小的子灶，肿瘤大时，小的子灶 CT 不易显示（3/13），肿瘤可同时见于腹股沟区域精索或阴囊内，故 CT 检查应包括全腹盆腔部位，以避免病灶的遗漏。

3. 影像学研究　CT 表现可分为 3 型：Ⅰ型（混合密度型），瘤内同时见脂肪密度成分及等或高于肌肉密度成分，脂肪密度肿块位于肿瘤表浅部，等或高于肌肉密度成分集中分布于深部，二者分界清楚，显微镜下观察分界部位见 2 种组织学成分突然过渡。Ⅱ型（少脂肪型），瘤内脂肪密度成分少于 10%，肿块旁有少量脂肪密度组织，与正常腹盆腔脂肪无明确分界。Ⅲ型（单一密度型），为腹盆腔内多发病灶，脂肪密度肿块与等或高于肌肉密度肿块分别散发于不同部位。一组 CT 表现以Ⅰ型为主，即脂肪样肿块深部见一分隔的无脂肪实性肿块，平扫与肌肉密度相似，注入对比剂后早期呈中度到显著强化，且不均匀，延迟期强化较早中期明显且趋于均匀，囊变坏死区无强化。2 种成分之间分界截然，显微镜下观察见 2 种细胞组织成分突然过渡，2 种成分间无包膜或纤维间隔。脂肪瘤样脂肪肉瘤成分不强化。Ⅱ型及Ⅲ型仅见于复发病例，患者的脂肪肉瘤病史有助于本病诊断。

去分化脂肪肉瘤瘤体大，呈膨胀性生长，境界清晰，质地不均，其内伴大量骨化或钙化是其相对特征性组织构成，因而 CT 表现为密度不均匀的巨大肿块，其内见大块骨样密度、软组织密度及脂肪密度区。增强扫描病灶多为不均匀强化。MSCT 对确定此种不同密度极其敏感，且多平面重建能更直观显示病变生长方式、病变与毗邻脏器的关系。

肿瘤境界清楚，直径 9~40 cm，平均 23 cm。66.67%（10/15）的病例肿块较大，自上腹部向盆底部延伸，占据大部分腹盆腔区域，肿瘤沿间隙呈侵袭性生长，对胃、胰腺等脏器及大血管以压迫推移、包绕为主，占位效应明显，常推移肠曲向一侧移位，位于肾周者见肿瘤包裹并推移肾脏（6 例），位于肾前者可压迫肾向后紧贴腹壁。该组 6 例 CT 可见明显的腹壁或盆壁结构的浸润，2 例侵及肾脏，提示肿瘤生物学行为高度恶性。肿瘤内坏死出血较常见，可伴骨化或钙化。

CT 的优势在于识别瘤内 2 种不同组织学成分，特别是对瘤内脂肪瘤样脂肪肉瘤成分的高度识别能力，将有利于显示该肿瘤间叶来源并向脂肪肉瘤分化的特征，正确定性。肿块巨大者有明显的占位效应，有利于将其与周围腹盆腔正常脂肪成分区分开来。CT 术前准确定性及对 2 种成分包括肿瘤范围的显示，一方面有助于肿瘤的完全切除，另一方面对病理取材有指导作用。

去分化脂肪肉瘤因其内明显的脂肪密度成分，易与其他软组织肿瘤鉴别。增强扫描特别是动态增强扫描有助于去分化脂肪肉瘤与其他亚型脂肪肉瘤鉴别，如硬化型脂肪肉瘤，该肿瘤属分化良好型低度恶性肿瘤，平扫表现同去分化脂肪肉瘤，增强扫描不强化，而去分化脂肪肉瘤增强后明显强化，可与之鉴别。

就病理基础而言，硬化型者以含有大量胶原纤维组织为主，细胞成分少，所以增强扫描强化不明显，而去分化脂肪肉瘤往往细胞丰富，且病理显示肿瘤血供丰富。该组中 1 例去分化成分提示为低分化黏液性纤维肉瘤，细胞含量相对少，但肿瘤供血异常丰富，CT 增强扫描有明显强化。

文献报道去分化脂肪肉瘤在 MRI 的 SE 序列上表现为长 T_1 及长 T_2 信号，静脉注射钆喷替酸葡甲胺（Gd-DTPA）后去分化成分显著强化，而分化良好的脂肪瘤样区域强化极轻微。该组为回顾性资料，缺少 MRI 检查资料，但就增强方式而言与文献具有一致性。

去分化，即逆向分化，分化程度的减低甚至逆转意味着肿瘤恶性程度的增加，文献提示去分化可能是一个时间依赖的现象，从分化良好的脂肪肉瘤到去分化脂肪肉瘤的发生概率，在肢体约为 6%，在腹膜后更高,但脂肪肉瘤发生去分化的原因及病理机制并不十分明了。CT 术前定性对于治疗方式的选择、判断疾病预后及转归有着积极的意义。

总之,对于 CT 扫描发现大腿、纵隔和(或)腹腔内巨大病变,呈混合性多种密度的肿块,即内有脂肪密度、软组织密度、斑状及大块状骨样高密度影,应首先考虑到去分化脂肪肉瘤的诊断。

第二节 误诊病例简介:血管平滑肌脂肪瘤与脂肪肉瘤

患者,男, 28 岁。发现右肾下极占位性病变 2 年余入院。近日门诊 CT:右肾下极可见混杂密度肿块, CT 值 -96~25 HU,大小约 7.7 cm × 5.8 cm,边界模糊,增强后其内见迂曲血管影,实性部分强化明显。CT 诊断:右肾下极混杂密度肿块,脂肪肉瘤?含脂的肾癌?建议进一步检查。

手术所见:右肾旁结肠旁沟处触及一大小约 9 cm × 5 cm 条索状肿物,边界欠清,与周围组织粘连。肿物与右肾下极明显粘连,分离肿块下方疏松结缔组织,并切除部分肾脏,继续钝锐性分离,最后完整切除肿块。

病理检查:腹膜后肿瘤组织切除标本,冰冻病理与常规病理示灰红色碎组织一堆,总体积 15 cm × 11 cm × 4.0 cm,部分切面灰白,质软。冰冻病理诊断:腹膜后肿瘤组织切除标本,送检组织中可见破碎的肾组织及肿瘤组织成分,后者初步考虑为血管平滑肌脂肪瘤(PEComa)或者脂肪源性肿瘤,需做石蜡切片及免疫组化检测进一步明确诊断。常规病理诊断:腹膜后肿瘤组织切除标本,送检组织中可见破碎的肾组织及肿瘤组织成分,由大量脂肪、少量梭形细胞及厚壁血管构成,初步考虑为血管平滑肌脂肪瘤(PEComa),待做免疫组化检测进一步明确诊断。

免疫组化诊断:腹膜后肿瘤组织切除标本,结合免疫组化检测及组织学表现,符合血管平滑肌脂肪瘤(PEComa)。

第三节 腹膜后去分化脂肪肉瘤病例

患者,男, 64 岁。右下腹闷胀不适 2 年,发现腹膜后占位入院。患者缘于 2 年前无明显诱因出现右下腹闷胀不适,无恶心、呕吐,无畏寒、发热、腹泻,无胸闷、胸痛,无眼黄、尿黄等不适,未予诊治。昨日外院发现"腹膜后占位"。

影像资料见图 2-4-1。

手术所见:腹部正中切口右侧绕脐(长约 30 cm),上至剑突,下至耻骨联合上缘 5 cm。腹腔内失去正常解剖结构,腹腔内脏器整体以脊柱为轴心向左旋转移位,瘤体上下径长

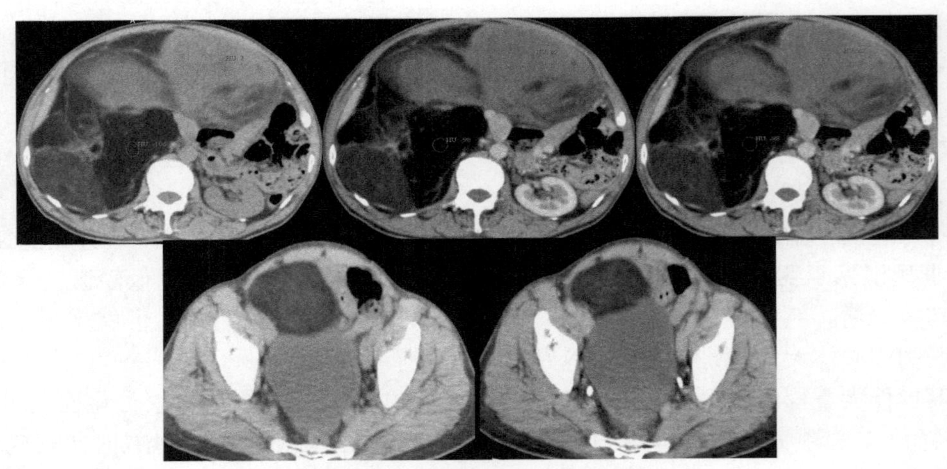

图 2-4-1 腹膜后去分化脂肪肉瘤

约 38 cm,左右径长约 30 cm,瘤体前缘可见完整包膜,后缘与下腔静脉部分侵犯,上缘侵及部分肝脏组织,下缘与小肠部分粘连,右侧缘后方与侧腹膜部分粘连,右肾及右肾动静脉被瘤体组织包绕。病理诊断:腹膜后去分化脂肪肉瘤。注:腹膜后脂肪肉瘤,体积巨大,分化程度不同,预后不良。建议临床随访。

第四节 肾上腺外髓样脂肪瘤

髓样脂肪瘤是一种无功能的良性肿瘤,组织学上主要由脂肪组织和骨髓造血细胞构成,它明显区别于真正的骨髓;因为没有网状窦状隙或骨刺,也明显区别于髓外造血组织,髓外造血组织多无脂肪组织参与。本瘤绝大多数发生在肾上腺,发生在肾上腺外少见,包括骶前区域、纵隔、腹膜后、肾周、肝、胃等,其中一半发生在骶前区域。病因尚不清楚。病灶常为单发,有假包膜,多为分界清楚的肿块,质地较软,切面呈明亮的黄色与棕色相间。多见于老年人,无性别差异。

1. 临床表现 临床上无明显症状,可因肿瘤过大出现压迫、牵拉等症状,不伴有血液学疾病,其他器官亦无髓外造血现象,大多数病例为 CT 扫描或尸解时偶然发现。有的髓样脂肪瘤较大,有自发性破裂出血导致休克的危险。

2. 影像学研究 肾上腺外髓样脂肪瘤 CT 检查多表现为混杂密度肿块,呈圆形或类圆形,有假包膜,边界清楚,内见不均匀的脂肪密度,病灶内的骨髓组织呈斑片状、索条状高密度,可见有瘤内出血、坏死,时有钙化,但少见。增强后脂肪组织无强化,实性部分的骨髓组织呈不同程度强化。MRI 检查瘤内的脂肪成分在 T_1WI 和 T_2WI 上均表现为高信号,脂肪抑制序列高信号被抑制为低信号;骨髓组织呈低信号,增强后有强化。

3. 鉴别诊断

(1)畸胎瘤:畸胎瘤发生在纵隔内时多位于前纵隔,特别是心膈角处,除脂肪密度外,还可见毛发、骨骼、牙齿等,有的可见脂液平面。

(2)脂肪瘤:脂肪瘤边界清晰,有真包膜,多由单一的脂肪成分构成,与本病鉴别不难。

(3)脂肪肉瘤:脂肪肉瘤发现时体积多较大,呈浸润性生长,边界不清,可有远处转移。

(4)神经源性肿瘤:发生在后纵隔的髓样脂肪瘤还应与神经源性肿瘤鉴别,神经源性肿瘤常有脊柱、肋骨压迹及椎间孔扩大,瘤内一般少有脂肪密度。

(5)异位骨髓:异位骨髓平扫以脂肪密度为主,内亦可见散在分布的斑片状、条索状高密度,但增强后多不强化。

(6)局灶性髓外造血组织:多有血液病的病史,病灶仅见造血组织,无脂肪组织存在。

第五节 腹膜后黏液性脂肪肉瘤

患者,男, 61 岁。因右上腹闷痛 4 年,进食后饱胀不适半年入院。查体:左上腹锁骨中线内侧可及一大小约 10 cm 的包块,质地韧,边界欠清,活动度差,无触痛。

手术所见:腹腔无明显粘连,肿瘤位于后腹膜,大小约 15 cm,上方为胰腺,底为左侧肾上腺、肾,外侧为脾,内侧为肠系膜上静脉间,包膜尚完整,质地中偏软。横结肠系膜上见一质硬圆形结节,直径约 3 cm,肠系膜根部见一脂肪瘤,约 5 cm × 4 cm。病理检查:腹膜后巨大肿瘤,扁圆形肿物一块,大小 14 cm × 14 cm × 4 cm,切面淡黄,呈胶状,光滑细腻,质中,似有包膜。常规病理诊断:腹膜后巨大肿瘤切除标本,恶性黏液样间叶性肿瘤,待做免疫组化检测进一步明确肿瘤类别。

免疫组化检测:阳性,Vimentin,S-100(散在 +),CD34,Bcl-2,Catenin-β(散在 +),Ki-67(+,约 10%);阴性,MyoD1,Myoglobin, Desmin, SMA, NSE, HMB45, Actin, CD117,DOG1,MelanA,Calponin,CK(P)。免疫组化诊断:腹膜后巨大肿瘤切除标本,结合组织学图像及免疫组化检测结果,符合黏液性脂肪肉瘤。

影像资料见图 2-4-2。

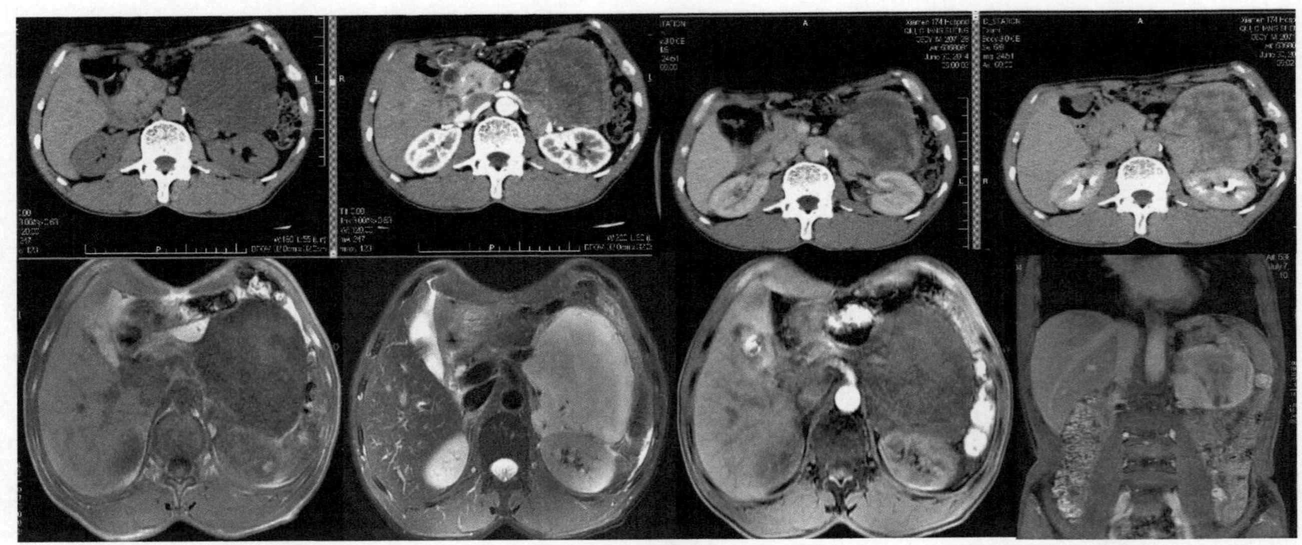

图 2-4-2 腹膜后黏液性脂肪肉瘤

第六节 腹膜后混合型脂肪肉瘤,即去分化脂肪肉瘤合并黏液性脂肪肉瘤

患者,男,62 岁。左腹膜后神经纤维瘤切除术后复发 8 年入院。患者于 8 年前在行"左腹膜后肿瘤切除术",术后病理示"神经纤维瘤"。6 年前在行"左腹膜后复发神经纤维瘤切除术",术后痊愈出院,于 2 个月前发现左腹部肿物,并感觉胀痛不适。

外院全腹部 CT 平扫 + 增强:左侧腹膜后巨大混杂脂肪密度团块较前增大,软组织成分增多并侵犯腰大肌;继发左肾积水;肝多发小囊肿(图 2-4-3)。

病理检查:左上腹肿物,近椭圆形肿物一块,重 1 300 g,大小 19 cm × 18 cm × 7.5 cm,切面灰黄,质中偏软,包膜完整。另见多结节状肿物一块,重 700 g,大小 19 cm × 14 cm × 7 cm,切面灰白,质中,包膜完整。肿物一侧附着一小段肠腔,肠腔管径 2~2.5 cm,腔内含灰黄黏液样物。腰大肌前方肿物:多结节状肿物一块,重量 280 g,大小 16 cm × 11 cm × 2.5 cm,切面灰黄,质中偏软,包膜完整。周围附着成熟的脂肪组织一堆,大小 4 cm × 4 cm × 3 cm,其中检出淋巴结样物 2 枚,直径从 0.1~1 cm。左侧肾脏:肾脏一具,重 180 克,大小 11 cm × 6 cm × 4 cm,被膜完整,易剥离。肾脏切面呈实性,皮质髓质均结构清晰,肾脏壁厚 2~2.5 cm,附着输尿管一段,长 6 cm,直径 0.2 cm,肾门及肾周未检出淋巴结。部分区域肾被膜下可见灰白区,大小约 3 cm × 3 cm × 2 cm,质中偏软,与周围肾组织界限不清。

常规病理诊断:左上腹及腰大肌前方肿物切除标本,两处肿瘤组织学图像相似,初步诊断恶性脂肪源性肿瘤,待做免疫组化进一步明确肿瘤类型。其中所检出的一小段肠腔未见肿瘤组织累及,并检出淋巴结 2 枚,亦均未见肿瘤组织转移。左侧肾脏切除标本:肾脏实质局部区被前述肿瘤组织累及,输尿管断端切缘为阴性。免疫组化检测:阳性,Vimentin,S-100(灶 +),CD34,SMA(灶 +),Bcl-2(散在 +),β-Cattenin(散在 +),Ki-67(+,约 35%);阴性,CD117,DOG1,Actin,MyoD1,Myogenin,H-caldesmon,Desmin,GFAP,CD57,NSE,CD99,HMB45,MelanA。免疫组化诊断:左上腹及腰大肌前方肿物切除标本,结合免疫组化检测结果及组织学图像,诊断为混合型脂肪肉瘤(去分化脂肪肉瘤合并黏液性脂肪肉瘤)。

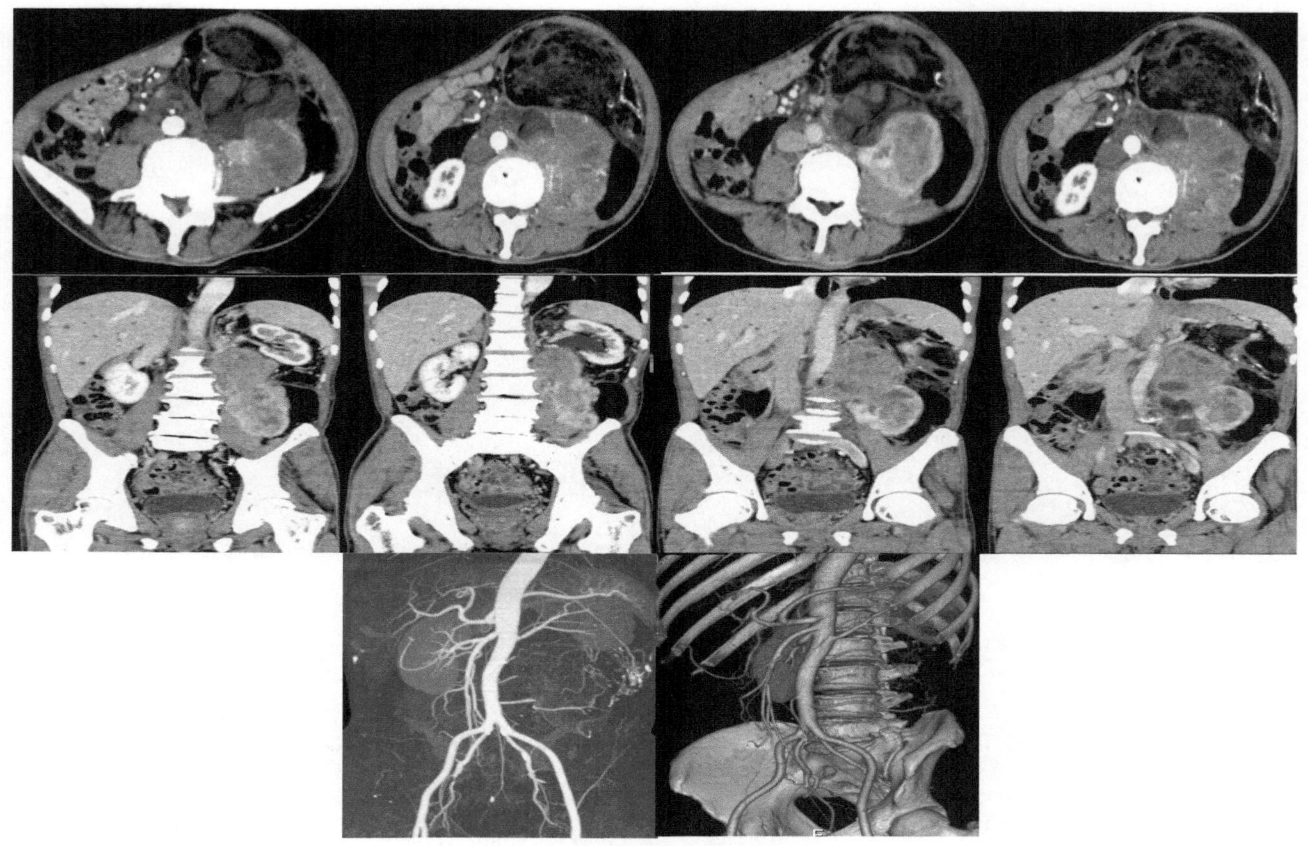

图 2-4-3　腹膜后混合型脂肪肉瘤

第七节　腹膜后非典型性脂肪瘤性肿瘤 / 高分化脂肪肉瘤

患者，男，24 岁。体检发现腹膜后占位 1 个月余。手术所见：肝、脾、胰、胃、十二指肠、空肠、回肠、结肠均未见异常，盆腔及腹膜未见种植转移，左盆腔后腹膜可见肿瘤，6 cm × 4 cm 大小，质中，肿物未侵出浆肌层，与周围无粘连，未见肿大淋巴结。

病理检查：灰褐色结节肿物一枚，体积 5 cm × 4 cm × 3.5 cm，切面灰白，分叶状，局灶已出血，质中，似有包膜。间叶组织来源的肿瘤。

免疫组化检测：阳性，VIM，CD163（少量），S-100（极少量），Ki-67（<5%）。免疫组化诊断：腹膜后肿物切除标本，非典型性脂肪瘤性肿瘤 / 高分化脂肪肉瘤。

影像资料见图 2-4-4。

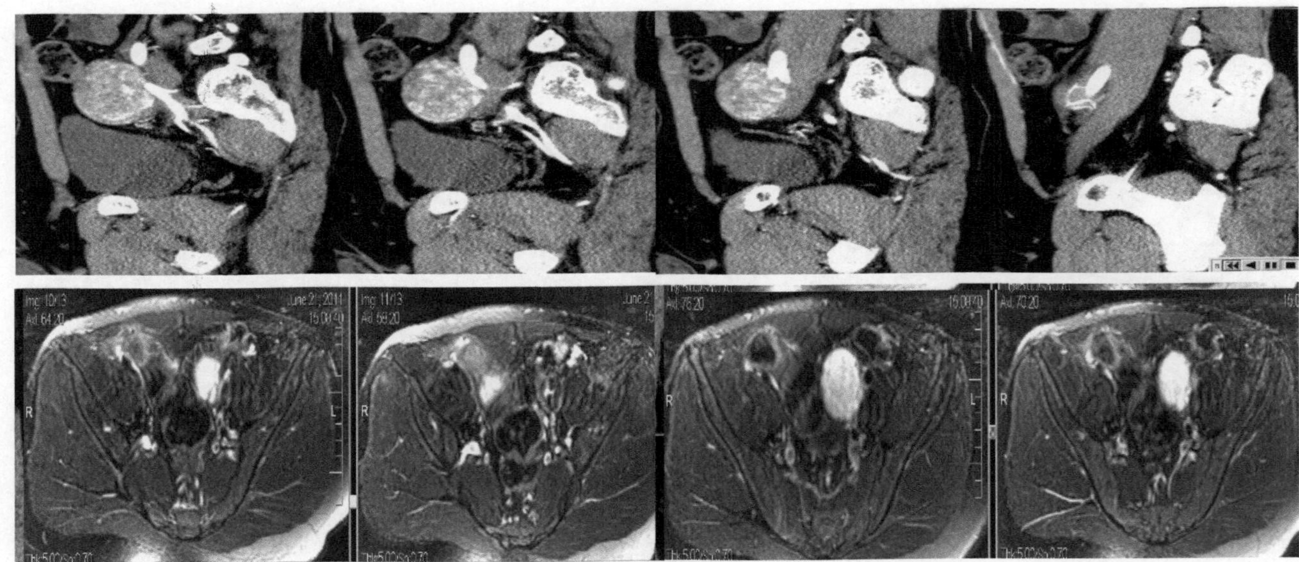

图 2-4-4 腹膜后非典型性脂肪瘤性囊肿 / 高分化脂肪肉瘤

第八节 误诊病例简介:黏液性脂肪肉瘤与神经源性肿瘤

患者,男,60 岁。右上腹闷痛 4 年,进食后饱胀不适半年入院。门诊腹部超声发现脾内下方、肾脏上方、胰腺尾部之间实性包块,来源性质待定。

(1)CT 平扫 + 增强:胰尾部下方层面至左肾下极水平,左侧腹腔内见一巨大类圆形混杂密度块影,大小约 9.8 cm × 9.8 cm × 8.9 cm,边界较清楚,平扫 CT 值 21~29 HU,增强扫描见不均匀强化,动脉期 CT 值 25~63 HU,静脉期及延迟期强化更为均匀,CT 值 69~78 HU,其内较低密度液化坏死区无明显强化。病灶与左侧肾上腺分界不清,胰腺受推压上移,密度尚均匀,胰管稍扩张。腹膜后及腹腔内见多发肿大淋巴结,较大者直径约 2.5 cm,增强扫描中度强化。CT 诊断:左侧腹腔内占位,与左侧肾上腺分界不清,性质待定:神经鞘瘤,嗜铬细胞瘤?间质瘤?建议 MRI 检查。腹腔及腹膜后多发肿大淋巴结。

(2)MRI:左上腹可见一类圆形软组织块影突起,大小约 11.8 cm × 9.4 cm × 8.7 cm,T_1WI 低信号,T_2WI 压脂不均匀高信号,内见多条增粗迂曲的流空血管影;增强扫描肿块动脉期轻度不均匀强化,静脉期及延迟期强化逐渐明显,内见多个条状无强化区,边界清楚,胰腺尾部及胃体部向前上推移,胰管轻度扩张,脾脏及其血管向上移位,分界尚清楚,左侧肾上腺略受推压,结构尚清楚。MRI 诊断:左上腹占位,考虑神经节瘤,间质瘤?

(3)手术所见:腹腔无明显粘连,肿瘤位于后腹膜,直径大小约 15 cm,上方为胰腺,底为左侧肾上腺及肾,外侧为脾,内侧为肠系膜上静脉间,包膜尚完整,质地中偏软。横结肠系膜上见一质软硬圆形结节,直径约 3 cm,肠系膜根部见一脂肪瘤,约 5 cm × 4 cm。

(4)冰冻病理与常规病理:腹膜后巨大肿瘤切除标本,扁圆形肿物一块,大小 14 cm × 14 cm × 4 cm,切面淡黄,呈胶冻状,光滑细腻,质中,似有包膜。冰冻病理诊断:腹膜后巨大肿瘤切除标本,黏液样间叶性肿瘤,倾向恶性,待做石蜡切片及免疫组化检测进一步明确肿瘤类型。常规病理诊断:腹膜后巨大肿瘤切除标本,恶性黏液样间叶性肿瘤,待做免疫组化检测进一步明确肿瘤类别。

(5)免疫组化检测:阳性,Vimentin,S-100(散在 +),CD34,Bcl-2,Catenin-b(散在 +),Ki-67(+,约 10%);阴性,MyoD1,Myoglobin,Desmin,SMA,NSE,HMB45,Actin,CD117,DOG1,MelanA,Calponin,CK(P)。免疫组化诊断:腹膜后巨大肿瘤切除标本,结合组织学图像及免疫组化检测结果,符合黏液性脂肪肉瘤。

（6）病理检查：肠系膜肿物切除标本，灰黄色组织一块，大小 9 cm × 5 cm × 3 cm，切面灰黄，质软，包膜完整。横结肠系膜结节切除标本：灰黄色组织一块，大小 2.5 cm × 2.5 cm × 2.5 cm，切面灰白，质韧。常规病理诊断：肠系膜肿物切除标本，脂肪瘤，局灶钙化。横结肠系膜结节切除标本，纤维结缔组织瘤样增生，待免疫组化排除肿瘤性病变。

（7）免疫组化检测：阳性，Bcl-2，Calponin（灶+），SMA（灶+），desmin（灶+），Ki-67（+，约 1%）；阴性，CK（P），p63，NF，S-100，MyoD1，CD34，CD117，ALK。免疫组化诊断：横结肠系膜结节切除标本，符合纤维结缔组织瘤样增生。

第五章　腹膜外纤维化

腹膜后纤维化是以腹膜后脂肪组织亚急性和慢性非特异性炎症伴大量纤维组织增生为特点的少见疾病，发病率仅为1/20万，增生的纤维组织常包绕腹主动脉、髂动脉、输尿管等而产生一系列临床表现。腹膜后纤维化这一概念的形成经历了漫长的过程，由法国泌尿科医生Albarran(1905)首次报道，后经Ormond(1948)用英语详细阐述了2例腹膜后纤维化病例，并于1960年提出该病为独立疾病，故腹膜后纤维化又称Ormond病(奥蒙德病)。Mitchinson(1984)提出特发性腹膜后纤维化属于慢性主动脉周围炎的一个发展阶段。

一、病理学

腹膜后纤维化组织分析显示病变带有局部黏液退变及慢性炎性改变的反应性成纤维细胞增殖，可见玻璃样变及脂肪坏死，没有细胞的恶性病变。

本病病理上可分为良性和恶性两类。良性者表现为腹膜后一种慢性纤维化过程，早期为不成熟纤维化，表现为疏松的胶原纤维网内含有丰富的成纤维细胞、炎性细胞和增生的毛细血管，病灶内组织液较多；晚期为成熟的纤维性病变，表现为胶原纤维发生玻璃样变性，细胞成分减少，纤维化组织包裹血管和输尿管等器官。恶性者少见，表现为在早期胶原纤维网眼内的炎性细胞间可见恶性细胞散在分布。

绝大多数腹膜后纤维化发生于第二腰椎至上段骶椎水平的腹膜后区域，包裹腹主动脉、髂总动脉、下腔静脉及一侧或双侧输尿管，导致下肢水肿、一侧或双侧肾积水。极少数病变可发生于腹腔或盆腔内，包绕小肠系膜、十二指肠、结肠、膀胱等组织器官。

(1)大体观：典型的特发性腹膜后纤维化主要位于肾动脉水平至骨盆入口处的腹膜后间隙，呈一致密的灰白色厚薄不均的围绕腹主动脉、髂动脉的纤维包块。多数病例还包绕下腔静脉和输尿管等周围组织器官。有些病例会延伸至骶骨前缘，但极少向前延伸至肠系膜根部或向后延伸至脊椎后。病变也可发生在一些少见部位，如肾周、胰周、肾门、盆腔等，常表现为边界不规则的腹膜后包块。

(2)镜下观：特发性腹膜后纤维化的镜下表现为硬化组织被炎性细胞浸润，但在不同的时期两者有着不同的含量。早期炎症阶段，斑块周围大量炎性细胞浸润，大量成纤维细胞、毛细血管增生和胶原蛋白形成。炎性细胞主要包括淋巴细胞($CD20^+$B淋巴细胞常多于$CD4^+$T淋巴细胞)、巨噬细胞、浆细胞和嗜酸性粒细胞等。晚期出现大量无血管及无炎性细胞的纤维化组织，以显著的硬化斑块和散在的钙化为主。早期病变多以腹主动脉为中心，其前缘一般为后腹膜边界，境界清晰，后缘与其周围组织结构分解不清，形态不规整，致密，呈灰白色。光镜下，病变早期疏松的胶原纤维网内见大量的成纤维细胞、炎性细胞及毛细血管增生，病变组织内富含水分，此时称为不成熟纤维组织。随着病情进展，成纤维细胞、炎性细胞和毛细血管逐渐减少，甚至消失。胶原纤维增生，形成肉芽肿并机化，病变内水分逐渐减少，形成致密的硬化纤维组织，即为成熟纤维组织。

二、临床表现

特发性腹膜后纤维化与继发性腹膜后纤维化在临床上表现相似，为非特异性，一般与形成的腹膜后包块压迫邻近脏器、血管、淋巴组织、神经组织等有关。从发病到确诊往往需要较长时间(该组病例平均14个月)，因此影像学检查在发现及提示病变方面具有重要价值，而CT及MRI被认为在诊断腹膜后纤维化和确定其病变范围方面具有明显优势。

最常见的临床表现为背痛和腹痛，与体位无关的持续性钝痛为临床主要症状，部分伴有肾功能异常及下肢水肿，这与病变的部位密切相关。腹膜后纤维化临床症状取决于病变对输尿管、下腔静脉、腹主动脉及其分支等部位的压迫和侵犯，其中最早并最易受压的器官为输尿管，常表现为单侧或双侧输尿管受压梗阻而引起的一系列症状，可引起肾区绞痛；疲劳乏力、体重减轻、食欲减退、低热等为其常见的全身症状。较少见的临床表现有恶心呕吐、便秘、睾丸疼痛、精索静脉曲张、睾丸鞘膜积液、下肢水肿、跛行等。罕见的表现有尿频、少尿、多尿、男性勃起功能障碍等。

多数文献报道其好发于 50~60 岁，但也见于儿童，男性多发，男女比例大约 2:1。

实验室检查对于腹膜后纤维化的诊断无特异性，文献报道腹膜后纤维化病例中常有血沉增快、C-反应蛋白增高，有些病例中可见铁蛋白及免疫球蛋白的增高等。但均缺乏特异性，故在诊断和鉴别腹膜后纤维化及鉴别特发性与继发性方面意义不大。

三、影像学研究

（1）超声：超声检查属简单易行的无创检查，应首先采用，尤其临床提示病人有氮质血症时，其主要表现为腹膜后边界清楚的等低回声包块包绕腹主动脉、下腔静脉和输尿管，并引起单侧或双侧的肾积水。多普勒超声可区别血管和肿块，并了解它们之间的关系。此外超声还可用于测量炎性腹主动脉瘤及动脉瘤周围腹膜后纤维化肿块的大小。

（2）X 线检查：静脉尿系造影既往使用较多，当肾功能严重不全时可行逆行性肾盂造影，常显示输尿管在第 3~5 腰椎水平变窄、中段输尿管偏移、输尿管扩张、肾积水等表现，但缺乏特异性。腹膜后纤维化多因肾积水使静脉尿系造影显影不良或不显影，易造成充盈缺损的假象，而逆行造影即使输尿管梗阻严重，插管也多无困难且显影良好，提示输尿管梗阻是源于输尿管蠕动消失，而非管腔受阻。

（3）CT：CT 和 MRI 是诊断腹膜后纤维化的重要方法。该病常起始于第 4~5 腰椎水平处，典型表现为盘状团块影，包绕腹主动脉和下腔静脉，其收缩可使输尿管向内侧移位。CT 和 MRI 能清晰显示腹膜后软组织团块和它所包绕的腹主动脉、下腔静脉、输尿管，以及所引起的肾盂扩张。在病变发展的不同阶段，CT 平扫、增强扫描的密度及 MRI（T_1WI，T_2WI）的信号有不同的表现。CT 平扫可以显示病变及其范围，但不能判断病变的进程；增强扫描则不同，无明显强化的病变相对应病变的中晚期或静止期，轻中度强化提示进展期。

病例影像学表现与临床症状及实验室检查有较好的对应性，外科手术或活检的组织学特征与 CT 及 MRI 影像特点有明显的相关性。此外，在治疗过程中，通过对病变组织 CT 及 MRI 影像变化的分析，并结合临床及实验室检查，还可以了解疾病的治疗效果和判断其预后。

腹膜后纤维化典型的出现于肾门平面及其下方，偶尔见于上腹部，它可形成膨隆的包块，也可表现为薄片状。特发性腹膜后纤维化 CT 平扫的典型表现为腹膜后质地均匀的近似于肌肉密度的不规则软组织肿块病变，边缘可清晰或模糊，呈对称或非对称性分布，包绕下段腹主动脉和髂动脉，常常累及输尿管和下腔静脉，也可累及十二指肠、胰腺、腰大肌、脾等组织。而继发于某些恶性肿瘤的恶性腹膜后纤维化有增大并向外延伸的趋势，且腹主动脉及下腔静脉常被向前推移，此与血管后的淋巴结肿大有关。

增强扫描有利于特发性腹膜后纤维化的观察，病变增强表现不一，多为轻至中度增强，其强化程度取决于病变纤维化分期、炎性细胞浸润的程度以及病灶内血管的多少。早至中期病灶增强多较明显，多呈小片状强化，晚期（成熟期）因主要为大量无血管及无炎性细胞的纤维化组织，故几乎无强化。一般认为增强程度与其良恶性无关。

MSCT 多平面重建技术处理对诊断本病有很大的帮助，可以观察软组织病变与受累及血管之间的毗邻关系，表现为腹膜后软组织病灶处的大动脉管腔完整，壁旁有轻度弧形压迹，管腔略显受压变形，此表现为病灶与大血管之间的良性毗邻关系。CT 引导下穿刺可以早期明确诊断，并除外恶性肿瘤。

（4）MRI：腹膜后纤维化表现为主动脉和（或）下腔静脉周围的类圆形或不规则软组织肿块，包绕主动脉和下腔静脉，分界不清，此时病变组织只是逐渐“填充”腹膜后间隙，并包裹大血管、神经等组织，其邻近组织器官受压移位现象并不明显，中晚期病变范围较大时对邻近组织器官可产生一定的推挤作用，致使其移位。这与腹膜后恶性肿瘤的生长特点有所不同，有助于鉴别诊断。腹膜后纤维化早期病变范围较小，多位于主动脉及下腔静脉周围，极少数病例可呈条带状紧贴于盆腔后壁。由于病变组织内富含新生毛细血管及水分，因此 MRI 示病变呈均匀稍长 T_1、稍长 T_2 信号。

MRI 除能显示 CT 所见外，尚能从 T_1WI 和 T_2WI 上所显示异常信号的强弱来推测其组织成分，对疾病的确诊较 CT 有一定优势。由于流空效应，在 MRI 平扫图像上主动脉及下腔静脉呈低信号，与周围病变组织的高信号形成明显对比，清晰的勾勒出病灶的范围，在 DWI 图像上更明显。这是 MRI 的一个优势，而 CT 平扫则难以分辨病变的边界。

在 MRI 平扫中，本病 T_1WI 表现为低信号团块影；T_2WI 上不同时期表现不同，早期表现为高信号，晚期表现为低信号。增强时早期表现为明显强化，晚期轻度强化。动态增强对于评价该病的活动性、监测治疗效果及是否复发具有重要意义，DWI 有利于腹膜后肿块的鉴别诊断。腹膜后纤维化是大量纤维组织增生并伴随亚急性和慢性炎性反应，因此病变内部及周围常有炎性渗出，T_2WI 对水样组织敏感度高，所以稍高的 T_2 信号提示病变在活动期。

MRI 不但可以避免碘对比剂的过敏反应，还具有更高的组织分辨力，尤其是脂肪抑制序列能很好地将病灶与周围组织分辨出来。利用血管的流空信号可以较好地显示血管狭窄的程度。特发性腹膜后纤维化早期或活动期组织内含较多的液体和细胞数量，晚期则较少，所以 T_1WI 信号较为稳定，均呈等低信号，T_2W1 信号多变，早期呈高信号，晚期呈低信号。

注射对比剂后动脉期病变即呈明显强化，随时间推移强化逐渐显著，时间 - 密度曲线呈缓慢上升的斜坡形。这可能是由于病变内的炎性反应以及新生血管通透性较高，对比剂很容易经毛细血管渗透至组织间隙内。

由于病灶内含水分较多，且以胶原纤维为主，水分子扩散受到一定的限制，因此 DWI 检查示病变呈稍高信号。少数病例可仅局限于一侧肾门周围，包绕一侧输尿管导致肾积水。MRU 可显示一侧输尿管中上段局限性管腔狭窄变细，病变水平以上的输尿管及肾盂肾、盏扩张积水。随着病情进展，病变范围增大呈不规则形，肉芽肿形成并机化，毛细血管、炎性细胞及水分逐渐减少，因此中晚期病变 T_2WI 上信号逐渐减低，呈等信号或低信号。增强扫描动脉期及静脉期病变无明显强化，延迟期可有轻度强化，一般病灶中心强化程度低于周边，这可能是由于病变中心纤维组织较周边更成熟、毛细血管含量更少的缘故。

同时由于毛细血管的内皮细胞已逐渐发育完善，其通透性降低，对比剂经毛细血管渗透到周围组织间隙以及从组织间隙重吸收入血管的时间较长，因此病变强化较慢，且持续时间较长。当病变向两侧发展时，可包裹一侧或双侧输尿管、肾门甚至部分肾皮质，但是很少累及肾实质，因此 T_2WI 及增强图像上肾皮质一般较完整。

有学者认为在 T_2WI 上，良性病灶典型表现为稍低信号区，恶性病灶表现为高信号不均质区。MRI 动态增强扫描腹膜后纤维化早期病变区强化；成熟期见病变区早期无强化，延迟期有轻度强化。此外磁共振尿路成像（MRU）能准确显示尿路梗阻的部位和程度，其具有无创伤、无痛苦、无辐射、不需对比剂及能多平面成像等特点，较临床上常用的 B 超、静脉尿系造影、逆行肾盂造影等检查具有一定的优越性。特别适用于静脉冲尿系造影有禁忌证和肾功能丧失的病人。

MRU 检查可见一侧或双侧输尿管管腔变细，走行僵直，病变部位以上输尿管扩张，肾盂积水，肾皮质变薄。由于病变逐渐形成硬化致密的纤维组织，水分子逐渐丢失，因此 DWI 图像上呈不均匀稍低信号，病变中心信号稍低于周边信号。纤维组织成熟度越高，DWI 上信号越低。MRI 多序列检查不仅可以确定腹膜后纤维化病变的大小、范围及受累器官，还有助于鉴别诊断，并可为病变的病理分期提供一定的信息，协助临床做出正确的诊断及制订合适的治疗方案。同时，MRI 由于其较高的软组织分辨力、任意平面成像的优势及多序列扫描的结合，可作为腹膜后纤维化患者随访的一种简单、有效的方法。

（5）PET：FDG-PET 功能成像已广泛应用于肿瘤的诊断与鉴别，近来也常用于评估多种感染性病变，对于腹膜后纤维化的诊断缺乏特异性，但可用于判断腹膜后纤维化组织的代谢活性。在病变早期，病变组织的炎性反应明显，葡萄糖代谢较活跃，摄取 FDG 较多而呈放射性浓聚。病变晚期无明显放射性浓聚。故 PET 可用于衡量炎症的存在及病变的程度。

此外，作为全身成像，可以同时显示其他病灶，如多发的局灶纤维硬化，或判断胸主动脉是否受累。尤为重要的是 FDG-PET 还可以发现引起继发性腹膜后纤维化的病变，如潜在的感染和肿瘤等。

诊断较为困难者是纤维化局限的病例，它们或表现为腹膜后的斑点状或索条状软组织密度影，围绕大血管或输尿管，或者在 CT 上表现轻微，这些病例往往通过手术病理检查才能确诊。一组研究中有 1 例仅在 CT 上表现为右侧输尿管周索条状软组织密度影，MRU 示右侧输尿管中段狭窄，伴右肾重度积水，经手术证实为输尿管周局限性纤维化。随访3年后CT、MRI发现腹主动脉及左侧髂总动脉周围出现不规则软组织病变，累及左侧输尿管，中度不均匀强化，经药物治疗再随访3年后CT发现病变范围缩小，强化程度明显减退，反映了疾病演变过程，也同时进行有效的疗效观察。在腹膜后纤维化中，特发性与继发性者在影像上并无本质的区别，但良性者对周围脏器均表现为包裹，而恶性者可侵及周围组织且进展迅速。

四、鉴别诊断

腹膜后纤维化应与发生于腹膜后的肿瘤相鉴别，特别是肿块型腹膜后纤维化，主要包括淋巴瘤、淋巴结转移瘤、来源于腹膜后组织的间质性肿瘤及副节瘤等。

（1）淋巴瘤：一般淋巴瘤的范围较广泛且符合淋巴引流途径，常呈结节样融合，一般不累及大血管的前方，对主动脉、下腔静脉和输尿管主要是推移；而腹膜后纤维化形态可以不规则，但非结节融合或分叶状，一般包绕大血管，而不引起大血管向前推移，输尿管常可受侵狭窄，可引起输尿管向内侧移位。其他肿瘤对腹膜后组织主要表现为推挤而非包绕。MRI在鉴别诊断方面有一定优势，因为除淋巴结外，其他肿瘤在T_2WI上均呈高信号。

（2）腹膜后炎性肌成纤维细胞瘤：炎性肌成纤维细胞瘤是一种少见肿瘤，多见于青少年，可发生于肺、四肢、中枢神经系统、腹盆腔。发生于腹膜后者较少见，可包绕腹膜后组织及肾门结构，与腹膜后纤维化较难鉴别。病变多呈分叶状或团块状，MRI图像上呈不均匀稍长T_1、长或稍长T_2信号，增强扫描呈持续渐进性强化，确诊依赖于病理及组化。

（3）腹膜后其他原发性肿瘤：淋巴瘤是腹膜后较常见的恶性肿瘤之一，多发生于大血管周围，呈结节融合状，对腹膜后组织呈推移改变而非挤压。MRI平扫病变呈均匀长T_1、稍长T_2信号，其T_1信号较腹膜后纤维化稍低。增强扫描病变无明显强化，有助于鉴别。DWI检查示病变呈稍高信号。另外，腹膜后淋巴瘤常伴有纵隔、颈部等其他部位的淋巴结侵犯。

其他腹膜后肿瘤都有一定的特点，如脂肪（肉）瘤内含有脂肪高信号，应用脂肪抑制技术可确诊；平滑肌肉瘤、神经鞘瘤和副神经节瘤等一般体积较大，多位于脊柱两侧，容易发生坏死、囊变或出血，T_2WI上病灶内可见囊状高信号，增强扫描实体部分可明显强化。

（4）腹膜后转移瘤：腹膜后转移瘤患者多有恶性肿瘤病史，病变呈结节融合状或分叶状软组织影，病灶中心容易坏死、囊变呈长T_1、长T_2信号，增强扫描呈环状强化。

（5）肾脏肿瘤：腹膜后纤维化病变范围较大，包裹一侧肾门或肾实质时，应与肾脏肿瘤鉴别。肾脏肿瘤一般可见包膜，多破坏正常肾实质，增强扫描可见局部肾实质破坏、缺损，晚期可见肾静脉内癌栓形成。而腹膜后纤维化只是包裹、挤压肾脏，一般不造成肾实质破坏，增强扫描肾脏轮廓完整。

另外，腹膜后淋巴结结核信号与腹膜后纤维化相似，呈稍短T_1、短T_2信号，但前者多为结节状或结节融合状，增强扫描呈环状强化，比较容易鉴别。

从发病部位上鉴别：淋巴瘤的范围较广泛，常见腹膜后自胰周水平即出现肿大淋巴结。淋巴结转移瘤符合淋巴引流途径。

从病变生长特征上鉴别：腹膜后纤维化形态可以不规则，但呈非结节融合或分叶状，一般包绕血管而不引起大血管向前推移。淋巴瘤的肿块常呈结节样融合，一般不累及大血管的前方，对主动脉、下腔静脉和输尿管主要是推移。腹膜后组织的间质性肿瘤及副节瘤往往边界较为光整。

此外，腹膜后纤维化还应与动脉瘤、主动脉周围血肿、腹膜后出血、感染等腹膜后良性病变鉴别。动脉瘤所致主动脉不规则扩张，其内部可有附壁血栓形成，并可造成下腔静脉、输尿管的移位，CT增强扫描见动脉瘤内对比剂填充，有时可见到附壁血栓的局部充盈缺损。MRI的流空效应更有利于其与腹膜后纤维化的鉴别。病史在鉴别中有重要作用，主动脉周围血肿及腹膜后出血多为外伤后所致，自发性出血少见且一般有血液病史，发病较急并伴有腹部疼痛，CT平扫可见不均匀的较高密度血肿。感染常伴有发热，可引起肾盂输尿管积水，但结核杆菌感染同样可引起肾盂输尿管积水，往往需要结合病史并依赖病理才能确诊。

五、误诊病例简介

本病少数病例甚至包绕整个肾脏，也可累及腹膜腔、盆腔的其他器官，如病变累及宫颈则类似于宫颈癌；发生于肠系膜根部的病变类似于腹膜腔内肿瘤，该组有1例包绕肠系膜上动脉，类似于腹腔内肿瘤。另一组有1例包绕脾动脉，累及胰体尾，误诊为胰腺癌，回顾性分析可见脾动脉包埋其中，但却未见明显受侵及狭窄，因此应考虑到本病。

腹膜后纤维化侵犯胰腺周围脂肪间隙，类似于胰腺肿瘤。该组中有 1 例误诊为胰腺癌，分析误诊原因为该病变累及胰腺体尾部，与胰腺分界不清，包绕脾动脉，增强后强化不明显，此表现与胰腺癌为少血管性恶性肿瘤相仿，但包埋脾动脉未见明显受侵及狭窄，周围也没有静脉侧支循环建立。这种病灶与大血管之间的良性毗邻关系表现有助于两者之间的鉴别。MRI 对两者鉴别也有一定帮助，由于肿瘤出血、坏死液化等原因，胰腺癌在 T_2WI 上常表现为高低混杂信号，而腹膜后纤维化早期呈高信号，晚期表现为低信号。

第六章　腹膜后胚胎源性肿瘤

第一节　原发性腹膜后内胚窦瘤

内胚窦瘤，又称为恶性卵黄囊瘤，属于生殖细胞来源的恶性肿瘤，临床上较少见，好发于儿童性腺，成年人少见。发生于性腺以外者，多位于胚胎发育过程中生殖细胞自卵黄囊向性腺移行的径路，即身体中线附近，包括纵隔、松果体、骶尾部、阴道及腹膜后等部位，以前纵隔最多见，原发于腹膜后区者极罕见，国外尚有极少数报道内胚窦瘤原发于腮腺。

内胚窦瘤表现为没有包膜的软组织肿块，大多直接浸润邻近的组织器官，肿瘤常可见实体、囊性及坏死区的共同存在；显微镜下表现多样，在瘤细胞内及瘤细胞间隙常可见嗜酸性小体，免疫组织化学可发现肿瘤细胞的胞浆、嗜酸性小体均呈甲胎蛋白阳性反应。大多数内胚窦瘤患者均有甲胎蛋白的高表达。许多学者认为，甲胎蛋白升高是诊断内胚窦瘤的重要依据，并且甲胎蛋白值的变化始终与治疗效果相关联，与病程的缓解及进展有关。但有少部分内胚窦瘤患者甲胎蛋白呈阴性。有作者认为这可能是由于瘤细胞由高分化向低分化发展，丧失合成甲胎蛋白的能力。原发性腹膜后内胚窦瘤的临床症状、实验室检查及影像学特征均缺乏特异性，误诊率高，最终诊断还依赖于病理学检查。

有作者报告一例患者，PET/CT 可见肾上腺占位及全身多处淋巴结肿大，FDG 代谢显著上升，诊断为恶性病变并不困难。但具体定性不易。

PET/CT 检查对恶性肿瘤患者还有监测治疗效果及预后评估的作用，该例开始误诊为左侧肾上腺癌伴淋巴结转移，采用 AFOX 方案化疗及左肾上腺动脉介入栓塞化疗，PET/CT 显示病灶处仍呈高 FDG 代谢，提示治疗效果不佳。而确诊为原发性腹膜后内胚窦瘤后改用 IEP 方案化疗，再行 PET/CT 检查示病灶缩小，FDG 代谢较前显著下降，提示治疗效果良好。PET/CT 融合了功能影像学及解剖影像学的优点，增加了物质代谢方面的信息，在对肿瘤的良恶性鉴别、疗效监测及预后评估等方面有重要价值。

第二节　误诊病例简介：腹膜后恶性米勒管混合瘤与良性病变

腹膜后肿瘤分为原发性和转移性两种。原发性腹膜后肿瘤是指起源于腹膜后潜在腔隙，并排除起源于胰、肾、肾上腺、血管等非器官性良恶性肿瘤，发病率较低，仅占全身肿瘤的 0.01%~0.30%，60%~85% 为恶性。

其组织类型繁多，大体上可分为 4 大类：①来源于间叶组织的肿瘤；②来源于神经组织的肿瘤；③来源于胚胎残余组织的肿瘤；④来源不明的肿瘤。

在胚胎发育早期，男女两性胚胎都发生两套生殖管道：中肾管（即 Wolff 管）和副中肾管（即 Müller 管或米勒管），其分化受雄激素与抗米勒管激素的调控。男性睾丸可产生两种激素，使中肾管保留，米勒管退化；而女性体内无此激素，中肾管退化，米勒管保留并分化为生殖器官；在分化和退化过程中，可发生囊肿或肿瘤（如囊腺瘤、囊腺癌，甚至腺癌等），有报道称以囊腺瘤较多见。

在解剖学上，女性腹膜向下延伸至盆腔，构成了女性生殖系统脏器的浆膜层和盆腔腹膜的壁层，目前认为腹膜间皮具有向米勒管上皮及间质化生的潜能,称之为女性第二米勒系统。当一些致病因素作用引起其发生肿瘤性病变时,其组织学特征及免疫组化的抗原性与女性生殖系统发生的病变相一致。由于米勒管具有向上皮和间质双向分化的潜能,故可发生混合性肿瘤,所以本病在病理学上有时也被称作恶性米勒管混合瘤、中胚叶混合瘤或癌肉瘤。肿瘤结构较复杂,典型的结构由癌及肉瘤成分呈不同比例混合的癌肉瘤。

本病常见于腹膜后,尤其在肾脏下方,亦可发生在骨盆间隙及大网膜以及女性生殖道各部等处。一例患者是来源于女性第二米勒系统,系发生于胚胎残余组织的肿瘤。本病在临床上较罕见,国内外文献大多为个案报道,关于影像学方面的报道更为罕见。

该例患者的CT表现为左侧腹膜后区、肾脏下方、腰大肌前缘的囊性肿物,体积较大,但边界清晰光整,囊内为液体密度,囊内壁上可见一乳头状实性结节,强化较明显。上述表现在多个个案报道中亦均有类似的描述,有作者认为此征象为本病的典型表现。

CT对其良、恶性的鉴别诊断上尚缺乏特征性表现,除非已有周围结构侵犯或所属淋巴结转移及远处转移等可靠征象才可诊断为恶性,该例CT表现似良性病变,但病理显示却为恶性肿瘤。另外有1例个案报道肿块呈多房囊实性混合结构,提示单房囊性肿物并附壁结节虽然较具典型性,但并非本病的唯一表现。

总之,在今后的影像诊断工作中,如遇到女性腹膜后、肾脏下方的囊实性肿物时,除考虑腹膜后常见肿瘤外,在排除生殖系统肿瘤性病变后,应考虑到本病的可能性,肿瘤的最终定性需依靠手术后的病理诊断。

第七章　腹膜外间隙淋巴

第一节　腹膜后淋巴结的影像学和可视人体观察

一、传统非活体解剖学观察

（1）相互沟通：虽然腹腔的淋巴结可以人为地划分成许多组，但实际上各组、各淋巴结间是相互沟通的，而且，总的淋巴流向是从前向后、从下到上，即腹腔脏器的淋巴向腹腔大血管根部淋巴结集中，然后汇入壁侧（后腹膜）淋巴结。下肢、盆腔的淋巴也流入后腹膜淋巴结。

（2）腹膜后淋巴结的分组：腹部壁侧淋巴结群，也称为腹膜后淋巴结，根据尸体解剖研究，腹膜后每侧有 25~30 个淋巴结，分布在主动脉及下腔静脉的周围，自横膈延伸至主动脉分叉处，分为主动脉旁及下腔静脉旁组。自主动脉分叉向下延续为髂总、髂内及髂外组，分布在相应的动脉周围。此外，肾动脉旁为肾组淋巴结；腹腔动脉旁为腹腔淋巴结；胰动脉旁为胰组淋巴结；脾静脉旁为脾门淋巴结；肠系膜根部开始，沿肠系膜血管分布为肠系膜淋巴结。换言之，腹膜后淋巴结甚为丰富，从腹股沟韧带到横膈，形成淋巴结链。许多淋巴结和淋巴管成群地围绕着脏器的大血管干，连接来自下肢、盆腔、腹部和纵隔的淋巴结链。它也可分为两群：①髂淋巴结，成群地围绕着髂外血管、髂总血管，收集几乎所有盆腔内容、腹股沟区、腹股沟下引流的下肢的淋巴；②腰-主动脉淋巴结，可再分为前组与后组，围绕着腹主动脉与下腔静脉，收集肠和肠系膜的淋巴，汇入乳糜池。

二、主动脉外侧淋巴结的非活体观察

1. 最小值与最大值　主动脉外侧淋巴结引流内脏和其他结构主动脉外侧支和背侧支供应者，收集来自于大的伴随于髂动脉的边远群。它们构成了末梢群，为肾上腺、肾、输尿管、睾丸、卵巢、盆腔脏器（部分为肠）和后腹壁。主动脉外侧淋巴结，位于腹主动脉的左侧，故也称主动脉左侧淋巴结，在标本上观察共有 2~14 个淋巴结，平均 6~7 个，有淋巴管相连形成纵行的淋巴结链，其下端在腹主动脉分叉处，与左侧髂总淋巴结连续，上端可达膈的主动脉裂孔。从淋巴结的数目统计可说明一个问题，最小值与最大值相差范围相当大，因为是标本观察的统计，无从了解标本生前患病情况，因此，我们可以设想，最小值者为正常健康人的可能性较大。

2. 集中型与分散型　在标本研究时，有作者根据此群淋巴结的数目、大小及排列形式区分为集中型与分散型，集中型的淋巴结数目较少，但较大，各淋巴结之间的淋巴管较少，见于胎儿及小儿；分散型的淋巴结小而多，各淋巴结之间有较多的淋巴管相连接，仅见于成人，即淋巴结的数目随着年龄的增长而增多，这说明，在人的一生中随着年龄的增长，患病的机会越来越多，淋巴结肿大的可能性越大。从标本观察的集中型与分散型的比较，前者见于胎儿及小儿，基本是属于正常情况，数目较少也验证了上述的设想，淋巴结比较大说明胎儿及小儿对疾病反应的敏感性较强；而分散型的淋巴结小而多，仅见于成人，意味着成人患病的概率比小儿高得多，对疾病反应的敏感性较弱。

3. 以左肾蒂分为 3 群　主动脉外侧淋巴结沿腹主动脉左后外侧缘的全长而分布。它可依左肾蒂分为上、中、下 3 群。在成人标本上观察，上群在左肾蒂之上，数目不定，多为 1~3 个；中群在左肾蒂后方，多为 3~4 个；下群在左肾蒂之下，可有 1~9 个淋巴结，但常为 4~5 个。在横断图像上，左肾蒂呈条状，

连接着肾与腹主动脉及下腔静脉，容易识别。而纵行于主动脉外侧的结构很少，可有腰升静脉、神经，在上下层面上它们有其连续性，从而知道是纵行的结构。而淋巴结是结节状，这个层面见到它，其上或下一个层面则不一定可以见到。

以左肾蒂为标志物，在其上、下及后方观察此组淋巴结较为准确，也较为方便。

（1）前列与后列：主动脉外侧淋巴结也可分为前、后两列，前列位于腹主动脉左前方，淋巴结较少，淋巴结之间的淋巴管较长；后列位于腹主动脉的左后方，淋巴结较多，位置恒定。两列之间借淋巴管相连接，从后列发出左腰淋巴干。此组淋巴结分前、后两列，在横断图像上容易区分，在冠状断面和矢状断面图像上更易观察，且能在一幅图像上观察其上下的关系。

（2）左腰淋巴干：主动脉外侧淋巴结接受左髂总淋巴结的输出淋巴管以及左侧的肾、肾上腺、输尿管腹段、睾丸、卵巢、输卵管、子宫及胰的集合淋巴管。此外，有时还可接受腹腔淋巴结、肠系膜上淋巴结及肠系膜下淋巴结的输出淋巴管，与腰淋巴结的其他群也互相交通。

主动脉外侧淋巴结的输出淋巴管形成左腰淋巴干，注入乳糜池。有时，该淋巴结一部分输出淋巴管直接注入胸导管。

三、可视人体的研究

自从1986年美国国立医学图书馆提出虚拟人计划以后，美国率先于1991年和1994年开始选取有代表性的男性和女性的尸体进行冷冻刨切，获取了横向CT、MRI和冰冻切片图像，随后韩国和日本先后启动各自国家的虚拟人计划，我国也于20世纪90年代初提出了自已的虚拟人计划，其中香山会议是个里性碑。

一方面，大规模真实的人体数据的获得给人类研究自身的结构和功能提供了前所未有的机遇，另一方面，也给基于虚拟人体数据的分割和重建算法带来了史无前例的挑战，如何准确地分割出人体的组织和器官并快速重建出人体的三维模型一直是国内外学者的研究热点。从分割的角度来说，面对大规模的虚拟人体数据和目标组织器官的多样性和复杂性，一方面要充分发挥人的主观能动性，另一方面又要发挥计算机的快速运算性能。

1995年美国用一具冰冻尸体制成1 878片厚1 mm的切片。1997年美国和英国将一女子标本进行人体正常解剖切割断面达5 190片，片厚0.33 mm，最近将三维重构技术进行良好的界面化，在真实标本基础上将各部结构图形化、虚拟以便更好的展现各部分三维结构。日本和韩国也启动了自体的虚拟人体计划，切片更薄，图像更清楚。第三单送大学在2002年和2003年已进行3例（年龄分别为31岁、21岁、20岁）可视人体切割研究，片厚最薄者为0.1 mm，最多者共18 380幅横断图像，利用这些横断图像的数据可任意进行各个角度的图像重建。我们选用腹腔动脉起点平面上下的腹膜后结构的横断图像进行观察与重建，在主动脉外侧未见到典型的淋巴结影像。

单排螺旋CT增强扫描的观察：选择半年内240例患者，年龄2~87岁，平均57.5岁。男性180例，女性60例。增强105例。采用Siemens Somatom Plus 4 CT机扫描。常规空腹。检查前半小时口服1.2%泛影葡胺250 ml。层厚8 mm，螺距1.0，增强扫描用欧乃派克（300mgI/ ml）80 ml，2.5 ml/ s自动高压注射器注射，行三期扫描。以肝门、胰头及肾门三层面观察腹膜后淋巴结影的显示情况。

240例患者中未发现疾病的有52例，腹膜后亦未见淋巴结显示。发现有疾病的188例，其中肝癌34例；肝硬化和（或）腹水21例；肝内胆管或胆囊内结石18例；肝血管瘤14例；脂肪肝13例；肝转移性肿瘤及肝癌介入治疗者各11例；胰腺炎10例；肝囊肿9例；恶性淋巴瘤、肾囊肿及肝癌切除术后各7例；肾癌5例；肝门胆管癌4例；胃癌术后、腹膜炎、肾错钩瘤及肾结核各3例；胃癌及脾梗死2例；先天性胆总管囊肿1例。188例有疾病的患者中腹膜后淋巴结影显示的有23例。其中恶性淋巴瘤7例；肝癌4例；腹膜炎、胰头癌、肝门区胆管癌、胃癌、胃癌术后伴腹膜后淋巴结转移各2例；食管癌术后、转移性肿瘤引起腹膜后淋巴结肿大各1例。资料表明，在正常活体的单排螺旋CT或MRI图像上，主动脉旁或（和）下腔静脉旁看不见淋巴结。认为小于5 mm为正常，介于5~10 mm为可疑，大于10 mm为病理异常，但明确有肿瘤病变存在时，即使小于5 mm，也应疑为肿瘤所致。

笔者所观察的240例上腹CT检查中未发现疾病的52例，腹膜后未见淋巴结显示。在发现有病变的188例中，仅23例显示腹膜后淋巴结，最小者直径8 mm。说明在一般情况下，单排螺旋CT腹部增强扫描难以显示腹膜后淋巴结，而不像非活体解剖研究那样认为，正常成人腹膜后有不少肉眼可见的淋巴结。

四、容易与腹膜后淋巴结混淆的结构

（1）腰升静脉与腰奇静脉：腰升静脉连接于髂总静脉、髂腰静脉和腰静脉。它位于腰大肌之后，腰椎横突根之前。在上方，它连接肋下静脉，可形成一干，覆盖第 12 胸椎椎体侧面，向深层走行，抵达膈脚，上升入胸，在右侧变为奇静脉，在左侧变为半奇静脉。在其转而向上时，常有一钩状弯曲，连接于一支小血管，后者在右侧来自于下腔静脉的后面，在左侧来自于左肾静脉后方，此小血管存在着所谓的“奇静脉线”，常称为腰奇静脉。

腰奇静脉是从下腔静脉后壁或左肾静脉后面起始，向上与肋下静脉和腰升静脉汇合处相连的小静脉。腰升静脉常有不同的走行，在有的病人此静脉可邻近于脊神经背根神经节走行，CT 横断扫描解释图像时，不应将其误认为神经节，认真观察更尾侧层面，常可见到静脉分支，从而容易做出区别。Dorwart 等（1982）曾作详细讨论。

（2）脊神经节：①非活体解剖观察，脊神经节（后根节）位于脊神经后根上，是神经细胞体的集团，大多数脊神经节位于椎间孔内，直接位于该处外侧，该处神经根穿过硬脊膜，被延长的硬脊膜所包裹，骶神经的神经节位于椎管内，尾神经的神经节通常位于硬脊膜中，每个神经节呈卵圆形，粉红色，它的大小相当其所在的神经根，它的内侧分叉，该处的背根的两小束从它接近和进入脊髓处会聚，相对于神经孔来说，61% 背侧根神经节位于孔内，21% 在孔外，18% 在椎管内，并可发现背侧根神经节位置不对称；②位于椎间孔的上份，椎弓根水平的旁矢状面成像，在椎间孔的上份可清楚地见到脂肪衬托下的神经节或神经根，自脊髓发出至背根神经节侧的脊神经根有硬脊膜形成神经根袖包被，背根神经节的远端，前后根汇合成脊神经，提供椎旁组织的运动支配和感觉分布。椎间孔矢状切面显示，腰椎间孔的前壁是上一椎体后外侧面的下半，和相应椎间盘纤维环的后外侧面；后壁主要是椎间关节的上关节突，和融合于椎间关节前份的黄韧带外侧部；相邻椎管的椎骨下切迹和椎骨上切迹则分别构成椎间孔的上下壁，由于椎骨下切迹的上下径和前后径都明显大于相应的椎骨上切迹的上下径和前后径，故在侧位 X 线片上，腰椎间孔通常上大下小呈耳郭形状。神经根和脊神经节位于椎间孔较宽大的上半，周围通常有较充分的缓冲余地；③可以强化与脂肪抑制技术的应用：脊神经节毛细血管内皮细胞由于缺乏细胞间紧密连接，而无血 - 神经屏障，注射对比剂后可强化。辅助以脂肪抑制技术，其强化后的形态更清楚。在根水平的旁矢状面影像上，在周围脂肪的衬托下，可以在神经孔上部清楚地看到神经根或背侧根神经节，背侧根神经节缺乏血 - 神经屏障，因此注射对比剂后正常强化，强化形式常与伴随使用的脂肪抑制有关。有助于诊断与神经根或神经节有关的间盘侧突出。

第二节　误诊病例简介：腹膜后血管滤泡增生性淋巴结，透明血管型

患者，男，43 岁。因体检发现腹膜后肿物 11 d 入院。PET/CT 示腹膜后（十二指肠水平段远端、腹主动脉左前方）肿瘤性病变（神经源性肿瘤？肠道起源间质瘤？）可能；腹膜后多发低代谢小淋巴结；左上肺磨玻璃样小结节、右中肺外侧小结节，代谢不高（图 2-7-1）。手术所见：十二指肠水平段下缘、腹主动脉左侧可触及一约 3.0 cm × 4.0 cm 大小肿物，质地较软，移动度良好，肿物周围组织脂肪较多，内可触及多个略肿大淋巴结。病理检查：腹膜后肿瘤切除标本，灰黄色组织 3 块，最大者大小为 4 cm × 3.5 cm × 2.5 cm，最小者大小为 2.5 cm × 1.8 cm × 1.3 cm，切面各见一结节样肿物，大小从 2.5 cm × 1 cm 到 4.2 cm × 2.8 cm，肿物切面均灰红，质中，与周围界限清楚。常规病理诊断：腹膜后肿瘤切除标本，镜下见送检为淋巴结，其中淋巴滤泡存在，淋巴细胞增生较活跃，待做免疫组化检测进一步协助诊断。免疫组化检测：阳性，CD3（T 细胞 +），CD45RO（T 细胞 +），CD5（T 细胞 +），CD20（B 细胞 +），CD79α（B 细胞 +），Kappa 链（散在 +），Lambda 链（散在 +），CD35（树突细胞网 +），CD21（树突细胞网 +），CyclinD1（个别 +），Bcl-2，CD34（血管内皮 +），Ki-67（+，约 5%）；阴性，Bcl-6，CD15，CD30，CD138，CK（P）。免疫组化诊断：腹膜后肿瘤切除标本：结合组织学图像及免疫组化检测结果，诊断为血管滤泡增生性淋巴结，透明血管型。

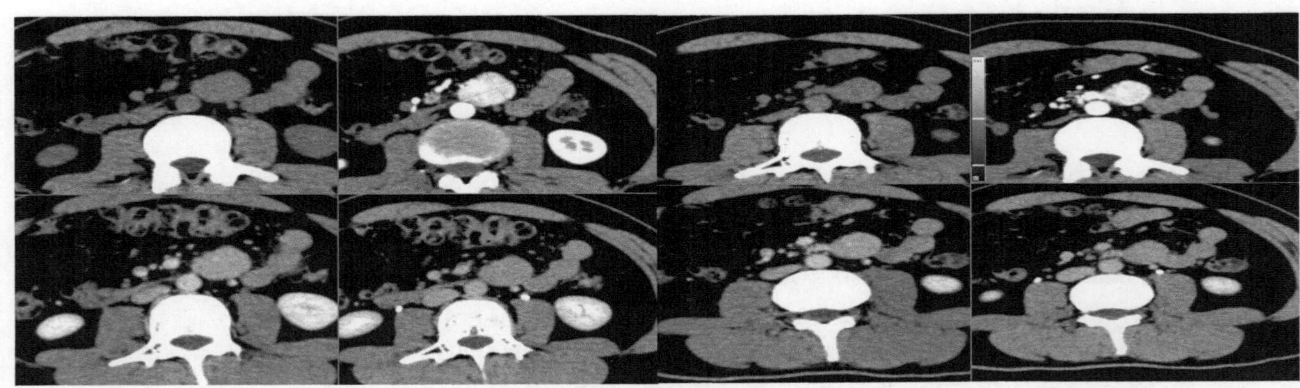

图 2-7-1 腹膜后血管滤泡增生性淋巴结,透明血管型

第三节 腹膜后的假性淋巴瘤

自从 Henmans 等(1966)首次报告 8 例腹膜后的假性淋巴瘤后,在免疫缺陷病人中见到良性淋巴组织增生已有不少报告。Brasch 等(1979)报告 CT 扫描发现 2 例腹膜后淋巴结肿大形成肿块,诊断为淋巴瘤,而病理证实却是良性淋巴组织增生。良性淋巴组织增生最常见的部位为消化道,以空肠和回肠为最常见。腹膜后淋巴组织增生的 CT 征象为:①主动脉和下腔静脉轮廓丧失,由于接近等密度,淋巴组织增生在腹膜后形成一个倒"U"形影;②可见到个别肿大的淋巴结;③主动脉、下腔静脉或其他相邻结构的移位或紊乱。

第四节 腹膜后淋巴结肿大诊断的陷阱

Kochler & Mancuso(1982)总结 4 000 例全身 CT 扫描的临床经验时,发现有 14 例表现为腹膜后淋巴结肿大,实际上并非为淋巴结结构者,作者对其中 6 例进行了详细讨论。

诊断错误的原因包含有:正常静脉、静脉曲张、血管瘤、限局性出血、骨髓外造血以及肠粘连等。更常见的原因,如未容纳对比剂的肠襻,尚未包含于内。尽管上述情况不多见,但如不熟悉、不考虑它们,则极易造成误诊。

第五节 误诊病例简介:腹膜后巨淋巴结增生症与腹部肿瘤

患者,女,26 岁。体检发现腹腔占位 15 d 入院。患者于半个月前体检彩超示右侧第 12 肋缘下右锁骨中线低回声团块(8.5 cm × 5.6 cm),无畏寒、发热,无恶心、呕吐,无腹痛、腹胀、腹泻,大便 2~3 d 一次,大便干结,小便基本正常;CT 示右侧腹膜后富血供占位,一周后 MRI 检查示腹膜后占位,考虑间叶组织来源恶性肿瘤,纤维肉瘤可能,今为进一步治疗,门诊以"腹腔肿瘤(性质未特指)"收住入院,患者自发病来,饮食、睡眠尚可,大小便同前,体重无明显变化。

1.CT 腹膜后占位,考虑偏良性病变,异位嗜铬细胞瘤?(图 2-7-2)

2. 手术所见 十二指肠降部后方、肾脏右前方、下腔静脉及右肾静脉前方、腹主动脉右前方可见一大小约 8 cm × 7 cm 肿物,质硬,呈实性,瘤体前缘包膜完整,瘤体下缘于腹主动脉、下腔静脉间部分粘连。

3. 病理检查 腹膜后肿瘤切除标本:结节状肿物一块,大小 11 cm × 7 cm × 6 cm,送检前已切开,切面灰红灰褐,质中偏软,境界尚清。常规病理诊断:腹膜后肿瘤切除标本,镜下示送检为淋巴结样组织,初步考虑淋巴组织增生性病变,待做免疫组化及原位杂交检测进一步协助诊断。

免疫组化检测：阳性，CD20（B细胞+），CD3（T细胞+），CD79a（B细胞+），PAX-5（B细胞+），CD5（T细胞+），CD7（T细胞+），CD43（T细胞+），PD-1（生发中心T细胞+），CD21（树突细胞网+），CD23（树突细胞网+），MUM1（散在+），Bcl-6（+，集中于生发中心），CD10（+，集中于生发中心），Bcl-2，Ki-67（+，10%，主要集中于滤泡生发中心）；阴性，TdT，CD15，CD30，CyclinD1，ALK，EMA，EBV，CD1a。免疫组化诊断：腹膜后肿瘤切除标本，结合组织学图像、免疫组化及原位杂交检测结果，符合Castleman病（透明血管型，该病又称为巨大淋巴结增生或血管滤泡性淋巴结增生），建议术后复查。

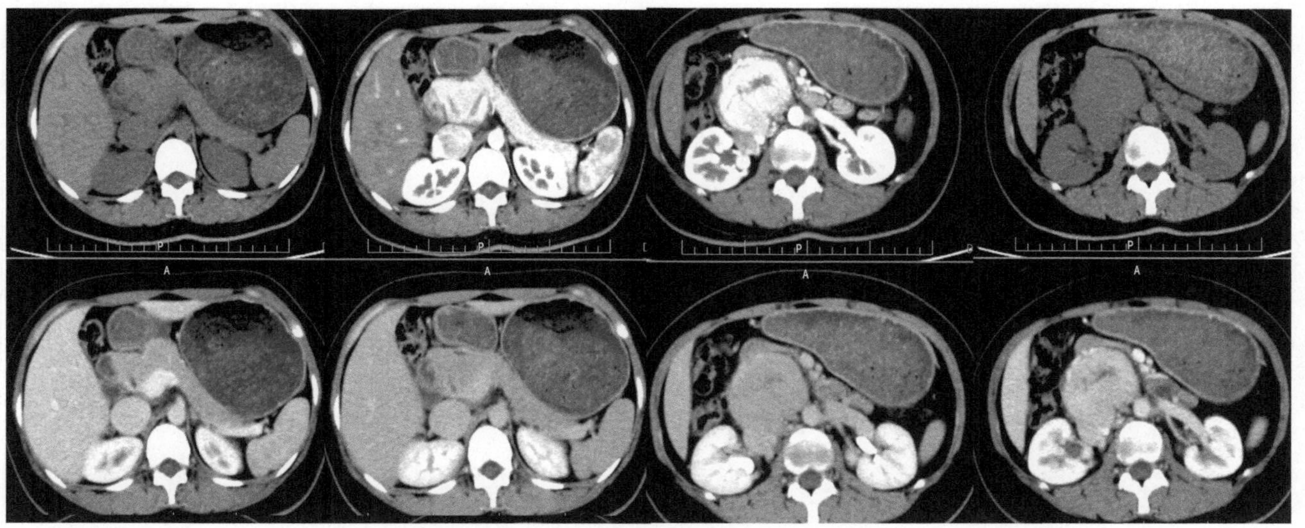

图2-7-2　腹膜后巨淋巴结增生症与腹部肿瘤

第六节　误诊病例简介：弥漫大B细胞淋巴瘤与结肠癌

患者，男，65岁。发现左下腹肿物伴疼痛1个月余入院。

1.CT　左侧腹膜后腹壁下见大小约8.5 cm×12.0 cm软组织肿块影，平扫CT值53 HU，增强扫描三期呈中度强化，CT值69~76 HU，与左后腹壁、左腰大肌及降结肠粘连无界；降结肠肠壁增厚，肠腔变窄；肿块向下累及左盆壁。CT诊断：左侧腹膜后腹壁下肿块影，考虑恶性肿瘤，来源不明，左后腹壁、左腰大肌及降结肠受累，肿块向下累及左盆壁。

2. 气钡双重灌肠检查　降结肠见长约8 cm局限性管腔不规则狭窄及充盈缺损，局部黏膜破坏中断，周围见软组织肿块，钡剂只能少量上行，病变上下肠管未见明显异常。诊断意见：降结肠恶性占位，结肠癌？请进一步检查。

3. 手术所见　腹腔内无明显腹水，左下腹见一大小约15 cm×15 cm肿物，质硬、固定，侵犯隆结肠，与左下腹壁及腰大肌、左盆壁粘连严重，界限不清，肿瘤上缘贴近脾脏下极；左肾上腺可触及一大小约3 cm×3 cm肿物，质硬，边界尚清楚；肝、胆、胃、十二指肠、胰腺、小肠未见明显异常，肠系膜淋巴结未触及明显肿大。

4. 病理检查　左肾上腺及腹膜后肿物切除标本：灰红色软组织一堆，总体积20.0 cm×20.0 cm×13.0 cm，其中可见一肠管，长12.0 cm，肠管外侧壁与结节状肿物相连，肠管外可见一结节状肿物，肿物直径12.5 cm，切面灰白，质中，偏脆；另见肾上腺组织一块，大小5.0 cm×3.5 cm×2.0 cm。常规病理诊断：左肾上腺及腹膜后肿物切除标本，初步诊断小细胞恶性肿瘤，肿瘤组织累及结肠外膜。另送的游离的肾上腺实质皮髓质结构消失，可见组织学图像类似于腹膜后肿物的异型性小细胞呈弥漫浸润，待做石腊切片及免疫组化检测进一步协助确定肿瘤类型。免疫组化检查：肠壁肿瘤，阳性，CD20，CD79a，Ki-67（>90%），Bcl-6，CD10，1轻链；阴性：CD3，

CD5，CD15，CD21，CD23，CD30，CD34，CD43，CD45RO，Bcl-2，CyclinD1，k 轻链，EBV。肾上腺肿瘤：阳性，CD20，CD79a，MUM-1。免疫组化诊断：腹腔巨大肿瘤根治标本（无法明确原发部位），弥漫大 B 细胞淋巴瘤，生发中心型，肿瘤累及肠壁、肾上腺、腹膜及腹膜后。

5. 误诊病例回顾分析　气钡双重灌肠检查怀疑结肠癌，与病理对照清楚表明，误诊明显，是结肠本身疾病？还是结肠被结肠外病变挤压所致？结肠癌是发生于结肠黏膜上皮的癌肿，认真观察黏膜病变是最重要的，这是基本功的问题，应认真对待。在临床上，常常遇见淋巴瘤侵犯范围广泛，有时难以明确病变原发部位，此例即为一典型病例。

第八章　腹膜后间隙间质瘤

第一节　胃肠道外间质瘤

恶性胃肠道外间质瘤发生于腹膜后者极为罕见，好发于50岁以上的人群。其表型与胃肠间质瘤一致，属于异位的胃肠道间质瘤，主要起源于网膜和肠系膜，不累及消化道，因此无胃肠间质瘤消化道出血的常见症状。Castillo-Sang等（2008）报道的1例胃肠外间质瘤CT表现为腹腔巨大的以囊性成分为主的占位。与多数腹膜后肿瘤一样，患者早期无明显症状，检查发现时肿瘤体积已较大并且无任何临床症状。

一组病例的CT表现与Castillo-Sang等（2008）文献报道相似，平扫表现为腹膜后巨大的囊实性占位，增强后实性成分明显强化。但最后诊断还需结合病理。该肿瘤的治疗目前以手术为主，研究表明肿瘤直径大于10 cm时，术后复发率较高，因此治疗后应密切随访。

第二节　腹膜后间质瘤侵入下腔静脉

间质瘤好发于胃肠道，因此通常均称为胃肠道间质瘤。胃肠道间质瘤是消化道最常见的间叶源性肿瘤，最常发生在胃（60%~70%），其次为小肠（20%~30%）、结直肠（10%）和食管（<5%），偶尔可原发于网膜、肠系膜和腹膜后。

好发年龄为50岁以上的中老年人，中位年龄63岁，40岁以前罕见。男女比约为6:5。肿瘤切面呈灰白色，可有假包膜，病理学诊断主要依靠免疫组织化学技术。

MRI可显示肿块的位置、大小、形态、内部信号及对周围器官组织的关系。原发于网膜、肠系膜及腹膜后的胃肠道间质瘤因瘤内出血、坏死及囊变而在MRI表现为混杂性肿块，其中实性部分在增强扫描时可出现强化，而其中的低密度区则无强化，MRI的多平面成像有助于判断其起源部位。一例MRI明确显示病灶位于右上腹腹膜后下腔静脉旁，信号不均匀，肿块与下腔静脉、十二指肠和胰头的关系密切，尤其是下腔静脉受侵的程度较深、范围较广，从而可判断其良、恶性，指导临床合理运用治疗方案。

关于间质瘤良、恶性的鉴别，良性胃肠道间质瘤肿块直径多小于5 cm，信号多均匀，与周围器官或组织分界较清，或仅轻度压迫邻近器官或组织，极少侵犯邻近器官或组织，有时可见假包膜；恶性者肿块直径多大于5 cm，与周围器官或组织分界欠清晰，粘连，形态也欠规则，可呈分叶状，肿块信号多不均匀，可出现大小、形态不一的坏死、囊变灶。增强多呈中等或明显强化，有坏死、囊变者，常表现肿瘤周边实体部分强化明显。

腹膜后间质瘤与腹膜后肉瘤（如平滑肌肉瘤，纤维肉瘤，脂肪肉瘤等）MRI鉴别较困难，最终定性诊断还应依据病理形态的改变和免疫组织化学结果。

第三节　误诊病例简介:腹膜后胃肠道外间质瘤与肾上腺恶性肿瘤

患者,女, 52 岁。因左腋窝肿物 2 个月入院。行 CT 检查提示:左肾上腺区巨大占位性病变,性质待定(图 2-8-1),怀疑肾上腺恶性肿瘤,不除外嗜铬细胞瘤及间质瘤。

病理诊断:左腹膜后肿物切除标本,梭形细胞肿瘤,待免疫组化进一步明确诊断。胃壁组织切除标本:镜下仅见纤维脂肪组织及血管,边缘附微量梭形细胞。免疫组化诊断:左腹膜后肿物切除标本,左腹膜后梭形细胞肿瘤,结合免疫组化标记,符合胃肠道外间质瘤。注:本例肿瘤结节体积较大,大小 9 cm × 8 cm × 6 cm,细胞丰富,局部核分裂象大于 5/50HPF。参照胃肠道间质瘤评价标准,考虑有高度危险性。

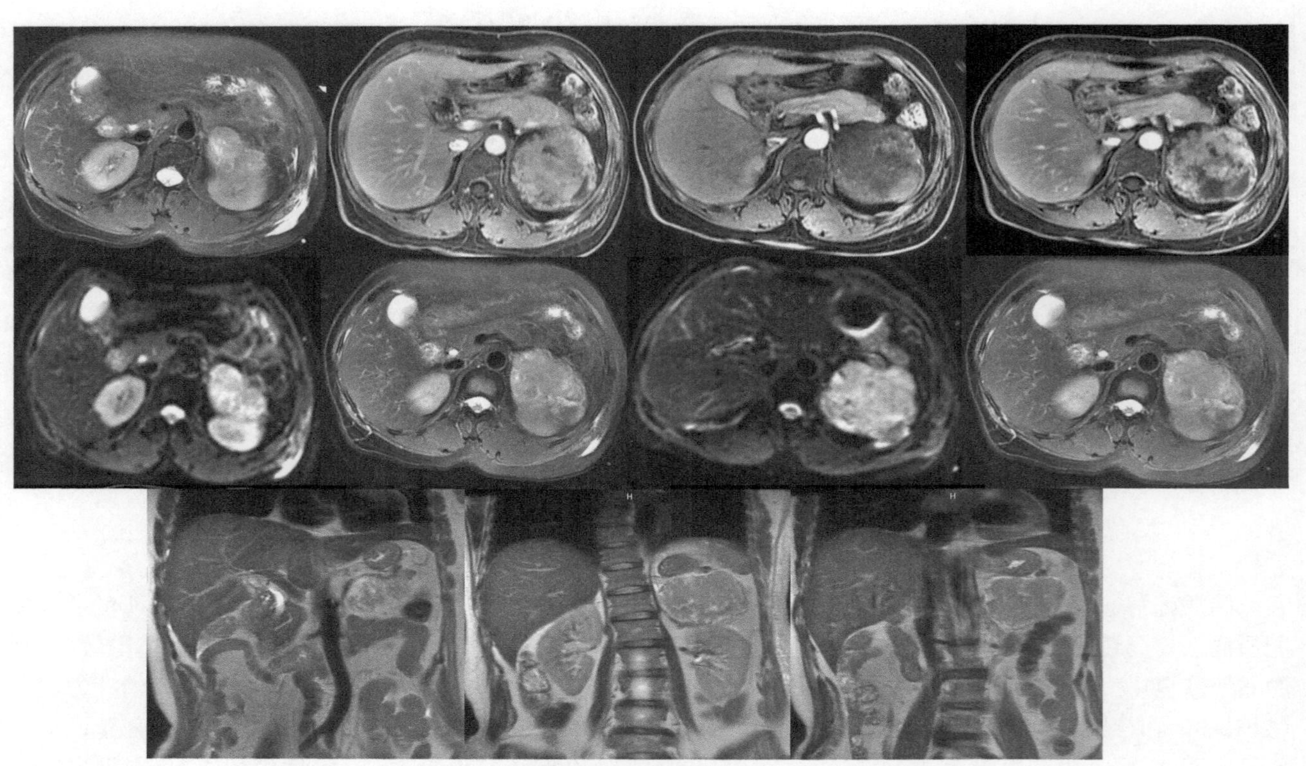

图 2-8-1　腹膜后胃肠道外间质瘤与肾上腺恶性肿瘤

第四节　胃肠道外间质瘤(GIST,高危险度)

患者,男, 76 岁。肝癌切除术后 9 年,发现腹腔肿物 11 d 入院。患者于 9 年前因体检发现肝脏占位 4 d 在外院住院治疗,诊断为原发性肝癌,住院期间全麻下行肝癌根治术 + 胆囊切除 + 肿瘤特殊治疗,术后恢复较好出院,8 年前在行肝动脉介入栓塞治疗 1 次,之后未规律检查及治疗。11 d 前门诊行上腹部增强 CT 扫描检查提示胃脾间隙占位,性质待定,建议 MRI 进一步检查(图 2-8-2)。今门诊拟“肝切除史”收住入院。近半年来,患者精神、饮食、睡眠可,大小便正常,体力无明显下降,体重无明显减轻。

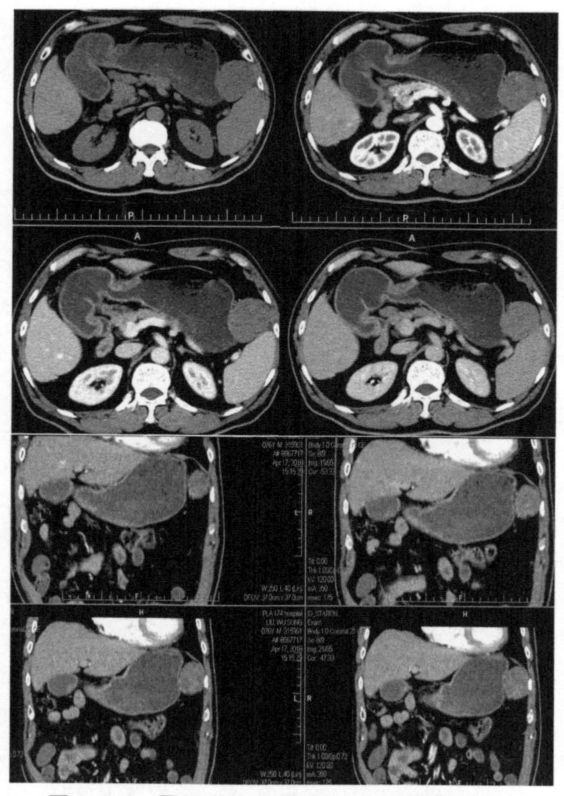

图 2-8-2 胃肠道外间质瘤（GIST，高危险度）

手术所见：左下腹壁大小约 1.0 cm × 0.5 cm 外生性赘生物，腹腔无腹水，肝脏表面光滑，形态规则，肿瘤位于胃大弯、脾脏上极与壁层腹膜间，大小约 6.0 cm × 5.5 cm × 5.0 cm，表面呈菜花状，与周围网膜、胃浆膜层粘连，腹腔淋巴结未触及明显肿大，肠管、脾脏、胰腺、盆腔未见肿瘤转移。

病理检查：腹腔肿物切除标本，结节样组织一块，大小 7.5 cm × 6 cm × 4.5 cm，表面不规则隆起，切面淡棕灰红，质中偏软。腹壁赘生物切除标本：皮赘样组织一块，大小 1.5 cm × 1.2 cm × 0.8 cm，表面附皮肤，切面灰白，质软。常规病理诊断：腹腔肿物切除标本，梭形细胞间叶源性肿瘤，待做免疫组化检测进一步明确肿瘤类型；腹壁赘生物切除标本：皮赘（软纤维瘤）。

免疫组化检测：阳性，CD117，DOG-1，CD34，Vimentin，Ki-67（+，<3%），Bcl-2，β-Catenin（浆 +），H-Cadesmon；阴性，CD99，CK（P），FLI-1，EMA，Desmin，S-100，SMA，SOX10，MyoD1，P16，STAT6，Calponin，ALK，MDM2，TFE3，ERG，CD56。免疫组化诊断：腹腔肿物切除标本，结合影像学提示，符合胃肠道外间质瘤（GIST，高危险度），建议行 C-KIT 及 PDGFRA 等检测以期应用于靶向治疗。

第九章　平滑肌类肿瘤

第一节　原发于腹膜后间隙的平滑肌瘤

原发于腹膜后间隙的平滑肌瘤少见,多数为恶性85%,良性少见,约占1%。原发性腹膜后肿瘤涉及的组织来源繁多,病理类型复杂,因此各家分类意见不一,但大体上可分为4大类:①来源于间叶组织的肿瘤;②来源于神经组织的肿瘤;③来源于胚胎残留组织的肿瘤;④来源不明或不易弄清来源的肿瘤。原发性腹膜后肿瘤多数为恶性肿瘤,来源于平滑肌少见。

1. 比较影像学　以往认为,胃肠道钡剂检查结合排泄性尿系造影是确定腹膜后肿瘤的基本方法。钡剂检查可观察胃肠道受压、推移的现象;排泄性尿系造影可观察肾盂、输尿管受压移位及有无扩张积液等改变,对判断肿瘤部位有帮助。

采用超声、CT、MRI,对腹膜后肿瘤的定位更为准确。超声以其简便、经济、无创性、可重复检查和相对准确等优点成为检查腹膜后肿瘤患者的首选方法。超声可了解肿瘤的大小、部位及其与周围脏器的关系,肿瘤是实质性或囊性还是混合性,腹腔内的大血管,如下腔静脉、门静脉及腹主动脉是否受压和移位。同时,超声检查也是术后监测复发或转移的常用手段。CT检查可清晰地了解肿瘤的部位、大小、质地以及与周围脏器的关系,尤其是一些大血管是单纯被肿瘤挤压、推移、还是被包绕、受侵。对肿瘤是否可被完整切除,或是需联合切除邻近脏器具有很大的参考价值,应视为对腹膜后肿瘤最重要的检查手段。MRI与CT有类似的功能,但可作矢状及冠状面的检查,对构成肿瘤三维结构图像较CT为佳。

至于定性诊断则特别困难,需靠术中组织采取病理检查才能确定。所以强调诊断主要是定位而不是定性,因为只要确定为腹膜后肿瘤就应进行手术探查。

2. 起源于间叶组织的腹膜平滑肌瘤　起源于间叶组织的腹膜平滑肌瘤临床并不少见,该病多无特征性临床表现。MRI常表现为长T_1、长T_2不均匀信号肿块,边界清,增强后多不均匀强化。一些病例的特点是定位存在一定难度,难以与后腹壁病变区别。从各方位MRI表现分析,肿块位于腹膜后肾后间隙,并突向肝肾间隙及挤压右肾脂肪囊。肿块外侧右后侧腹壁肌肉呈受压改变,而不是膨胀性改变。同时肿块与肌肉间有一脂肪层间隔,因此可排除病灶来源于后腹壁。

第二节　腹膜后平滑肌肉瘤病例

患者,男,37岁。因反复右上腹疼痛6个月余入院。行腹部彩超检查提示:腹膜后实性为主的占位,考虑腹膜后肿瘤。今门诊收治住院。查体:腹部正常,右上腹部近剑突下、右上腹压痛,无反跳痛,右上腹肝下3横指处可触及大小约16 cm×15 cm×9 cm肿块,质硬,与肝脏分界不清,触压痛,下缘较清楚。手术所见:右中上腹可见一大小约17 cm×15 cm×11 cm肿瘤,包膜不完整,破裂出血,腹腔见血性液体约1 500 ml,肿瘤质地较软,边界不清,与右肝下缘、后腹膜、肠系膜、胰头、部分十二指肠、右肾上极粘连明显,肿瘤包绕下腔静脉肝下段至右肾静脉开口处,下腔静脉内血栓形成;脾、左肾未见肿瘤侵犯。病理检查:腹腔肿瘤,灰褐色不规则组织一堆,总体积25 cm×25 cm×10 cm。切面灰白，质中，局灶可见暗褐色坏死区伴出血。常规病理诊断：腹腔肿瘤切除标本，恶性梭形细胞肿瘤，25 cm × 25 cm × 10 cm，伴灶性出血坏死。待做免疫组化检测进一步明确肿瘤类型。免疫组化诊断：腹腔肿瘤切除标本，肉瘤伴灶性坏死，免疫组化结果提示平滑肌肉瘤。

影像资料见图 2-9-1。

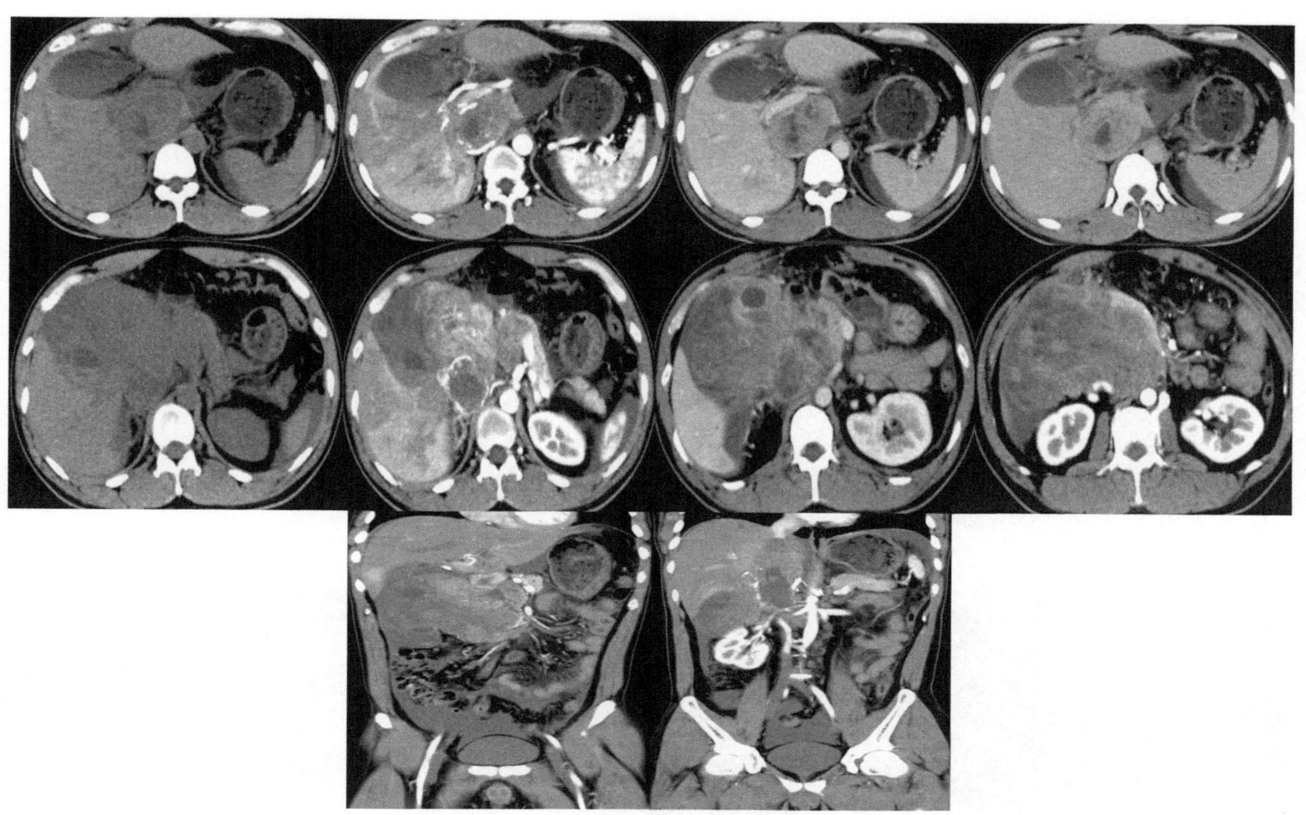

图 2-9-1　腹膜后平滑肌肉瘤

第三节　腹膜后平滑肌母细胞瘤

平滑肌母细胞瘤，又称上皮样平滑肌瘤，多见于成年人，尤以中年以上最多，男女比例为 2:1。平滑肌母细胞瘤绝大多数发生于胃，尤以胃窦部多见，其他部位包括小肠、肠系膜、腹膜后和子宫等，单发者及良性多见。近年来免疫组织化学研究表明，肿瘤细胞或表达 DM 和 SMA，或表达 S-100 蛋白，有时则同时表达或不表达上述标记物，提示肿瘤的免疫表型具有显著的异质性，故有作者将这类肿瘤通称为“胃肠道间质肿瘤”。

该病 CT 表现不具特征性。胃肠道及腹腔内的平滑肌母细胞瘤表现为巨大软组织肿块，外向性生长，中心液化坏死，增强后呈均匀或不均匀强化，内见出血或液化坏死区。上述征象可提示本病可能，但与间质瘤表现有许多相似之处。

第四节　左侧腹膜后平滑肌肉瘤

患者,女，25 岁。因腹痛入院。手术所见:探查见肿瘤位于左肾肾蒂上后方、胰腺及脾血管后方,与周围脏器粘连紧密。输尿管上段可触及一结石,于腰大肌表面找到输尿管,艾利斯钳提起输尿管固定结石,钝锐性分离暴露输尿管,于结石近端表面输尿管纵行切开约 1 cm,用取石钳将结石完整取出,直径约 7 mm,色暗黄,表面粗糙,质硬,与腹部平片所见吻合。触及肿瘤质地硬,大小约 8 cm×7 cm ×6 cm,表面呈结节状,包膜较厚。探查见肿瘤与胰体尾部、左肾上极、左肾门血管、脾脏血管均粘连紧密。切开部分小网膜,切开部分肿瘤包膜,钝锐性分离结合,紧贴肿瘤包膜仔细分离,结扎各肿瘤血管及出血点,将肿瘤完整游离。

影像资料见图 2-9-2。

病理检查:左侧腹膜后肿物,结节样肿物一块,大小 8 cm×7 cm×5 cm,包膜完整,切面灰白质韧。左侧肾上腺组织:灰黄色碎组织一堆,大小 3 cm×3 cm×1 cm。常规病理诊断:左侧腹膜后梭形细胞肿瘤,待做免疫组化检测进一步明确肿瘤类型。左侧肾上腺未见肿瘤组织,局部与上述肿瘤黏连。

免疫组化检测:阳性，Vimentin(+++)，CK-P(++)，EMA(+),CD34(+),CD57(++),CD99(+++),Tubulin(+),SMA(+),H-caldesmon(+++),Calponin(++),Desmin(+),actin(++),Nestin(+),Bcl-2(++),catenin-β(+),Ki67(+,局部 90%);阴性,DOG1,CD117,S-100,HMB45,NSE,CD31。免疫组化诊断:左侧腹膜后梭形细胞肿瘤,符合间叶性软组织肉瘤,免疫组化显示多向分化,以平滑肌分化为主,倾向平滑肌肉瘤。

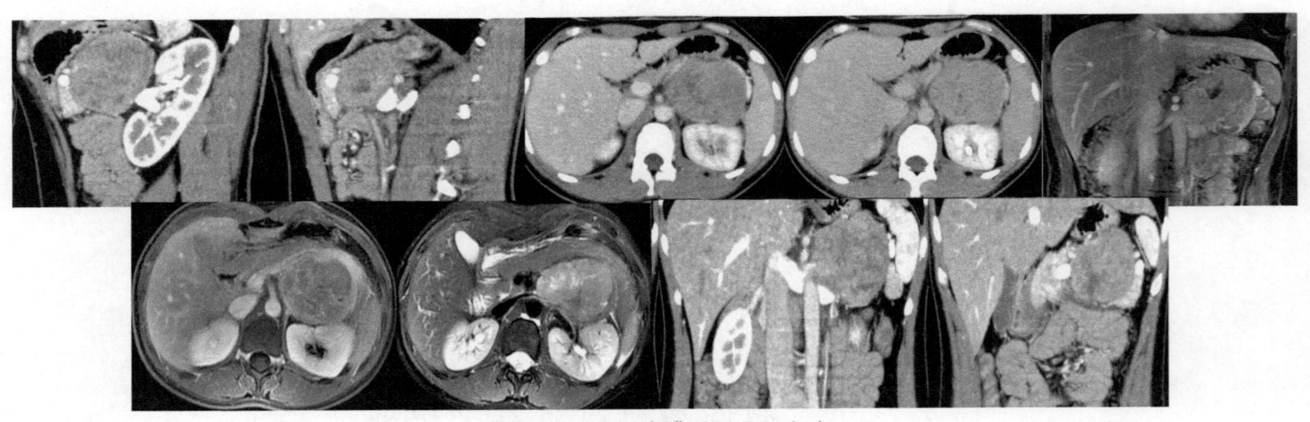

图 2-9-2　左侧腹膜后平滑肌肉瘤

第五节　原发性腹膜后平滑肌肉瘤

平滑肌肉瘤是腹膜后发病率位居第三的常见肿瘤,以中老年女性多见,而发生于儿童者少见。瘤体常较大,形态不规则并向周围器官侵犯,瘤内的坏死区常较其他类型软组织肿瘤大。平滑肌肉瘤最常见于子宫、泌尿系统和消化道空腔脏器。肿瘤直接起源于上述部位的平滑肌,而发生于腹膜后的平滑肌肉瘤则较为少见。

有学者认为,位于四肢、腹膜后等周围组织的平滑肌肉瘤来源于血管壁的平滑肌,与其他部位的平滑肌肉瘤相比,瘤细胞无须突破平滑肌覆盖的静脉或动脉,而是直接突破血管内膜早期发生广泛转移,因此周围软组织的平滑肌肉瘤似乎是恶性程度最高的软组织肉瘤。

1. 病理学　腹膜后平滑肌肉瘤多有包膜而边界清晰,当侵犯周围组织时界限不清。病理类型分为表皮样、黏液样、颗粒状细胞肉瘤。

2. 临床表现　平滑肌肉瘤为腹膜后发病率仅次于脂肪肉瘤与纤维肉瘤的恶性肿瘤。发生于腹膜后间隙的平滑肌肉瘤早期由于瘤体小，一般无明显临床症状，当肿瘤较大时可压迫或推移邻近脏器和腹壁，产生相应症状和体征。晚期平滑肌肉瘤主要通过血行转移，很少淋巴转移，最常见转移至肺，其次为肝脏、纵隔、心包、肾脏等。恶性程度高的平滑肌肉瘤易复发。

3. 影像学研究　平滑肌肉瘤可发生于腹盆腔腹膜后任何部位，典型 CT 表现为密度不均匀的软组织肿块，与周围组织分界不清，常伴有肿瘤中央坏死，因其起源于腹膜后血管平滑肌组织，故容易侵犯腹膜后血管，尤其是大血管是较有特征的表现。

平滑肌肉瘤病变中心多有广泛和不规则的坏死或囊性变，表现为水样密度。增强后对比明显，实质成分增强明显且均匀，呈环状、多中心融合形，其内可见扭曲的血管，具有一定的特征性。CT 平扫为边缘不规则的软组织肿块，中心往往呈低密度，钙化少见，体积较大时对周围器官有推压效应；增强后实性成分强化明显，中央坏死区无强化。该肿瘤与腹膜后其他肉瘤难以鉴别。CT 上密度多不均匀，常见坏死、囊变，如坏死面积很大，可类似囊肿，瘤内可见出血，但钙化罕见，绝大部分瘤内见不同程度坏死。有研究表明瘤内坏死是平滑肌肉瘤发生转移的重要预测因素，坏死面积越大，恶性程度越高。

从一组病例分析，瘤体均较大，最小径大于 7.0 cm，形态不规整，呈分叶改变。肿瘤多位于左上腹膜后，盆底为次要好发部位，而发生于右侧者很少。肿瘤密度多不均匀，多出现囊变、坏死，如坏死区很大，可类似囊肿，但钙化及出血少见，该组无一例出现钙化或出血征象。

肿瘤多有包膜而边界清楚，当其存在周围侵犯时则表现为边界不清。肿瘤血供大多丰富，增强扫描后呈中度至明显强化，部分病例行二期动态扫描，其表现为部分病例动脉期明显强化，而静脉期强化程度减低。原发性腹膜后平滑肌肉瘤与其他部位，如胃肠道、子宫等脏器的平滑肌肉瘤 CT 表现相似。

4. 鉴别诊断　原发性腹膜后肿瘤病理类型较多，良性肿瘤以畸胎瘤、神经鞘瘤、纤维瘤多见；恶性肿瘤以脂肪肉瘤、纤维肉瘤、平滑肌肉瘤、神经纤维肉瘤、神经鞘肉瘤、横纹肌肉瘤、恶性纤维组织细胞瘤和恶性淋巴瘤为多。因此，原发性平滑肌肉瘤需与腹膜后其他肿瘤进行鉴别。

①脂肪肉瘤：脂肪肉瘤多可显示脂肪组织密度，可有纤维间隔，少数有钙化。②纤维肉瘤：纤维肉瘤可有无定形钙化，增强扫描不规则强化。③神经源性肿瘤：神经源性肿瘤多位于中线两侧，表现为边界清楚的软组织肿块，其密度可从水样密度到肌肉密度，大多数为良性，部分肿块延伸至椎间孔。④恶性者往往边界不清并伴有周围骨质破坏及其他结构的侵犯；恶性纤维组织细胞瘤：恶性纤维组织细胞瘤也好发于中老年，同样多出现坏死、囊变，增强扫描中度至明显强化，但其可出现不规则钙化斑，其与平滑肌肉瘤鉴别有时很困难；Nishimura 等（2001）认为，由于恶性纤维组织细胞瘤成分复杂，含有实质部分、囊变、出血、黏液间质及纤维组织等，其在 MR T_2WI 上呈“水果盘征”，此为恶性纤维组织细胞瘤的特征性改变，同时“涡轮征”及“靶征”为神经源性肿瘤的特征改变。⑤淋巴瘤：淋巴瘤为多发肿大淋巴结融合成团，未行放化疗等治疗很少出现坏死、囊变，增强扫描后轻度强化。⑥畸胎瘤：多为良性，起源于 3 个胚层，CT 表现可见液性、脂肪组织、钙化及软组织结构，增强扫描时实质部分可出现强化。

第六节　原发性腹膜后平滑肌肉瘤病例

患者，男，59 岁。患者缘于半年前无明显诱因出现左腹部闷胀伴腿麻不适。

手术所见：腹腔无腹水，右肝可见一大小约 1 cm × 1 cm 肿物，边界清楚，质中；胃、脾、结肠、小肠、右肾未见肿瘤侵犯，左腹可见一大小约 9 cm × 7 cm 肿瘤，包膜尚完整，边界清楚，质较软，与后腹膜、肠系膜、胰尾、部分小肠粘连明显，肿瘤包绕输尿管。

病理检查：①右肝肿物切除标本，灰褐色组织一块，大小 1.6 cm × 1.1 cm × 1.0 cm，切面见一结节，大小 1.2 cm × 0.9 cm × 0.9 cm，切面灰白色，质中，与周边界限欠清；病理诊断：右肝肿物切除标本，肉瘤，肿瘤类型请参考下述免疫组化报告；②冰冻病理与常规病理，腹膜后肿瘤切除标本，灰红色破碎囊壁样组织一堆，总体积 11 cm × 6.5 cm × 3 cm，囊腔内侧附有血凝块及坏死样组织，壁厚 0.3 cm~1.5 cm，切面灰白，质中。冰冻病理诊断：腹膜后肿瘤切除标本，恶性肿瘤，倾向肉瘤，分类待常规多块取材及免疫组化。常规病理诊断：腹膜后肿瘤切除标本,肉瘤,待做免疫组化检测进一步明确肿瘤类型。

免疫组化检测:阳性, Vimentin, AACT, AAT, CD68, CD163, Bcl-2, Desmin, SMA, Actin(+), Ki-67(+,约70%), Masson, S-100(灶+), PAS染色,六胺银染色;阴性, CK(P), CK(L), CK18, CK8, CD34, CD117, DOG-1, SOX-10, CD99, MyoD1, Myogenin, MC, EMA, CR, WT1, CD31, H-caldesmon, HMB45, MelanA, F8, CK5/6, P63。免疫组化诊断:腹膜后肿瘤切除标本。结合组织学图像及免疫组化检测结果,符合平滑肌肉瘤。

影像资料见图 2-9-3。

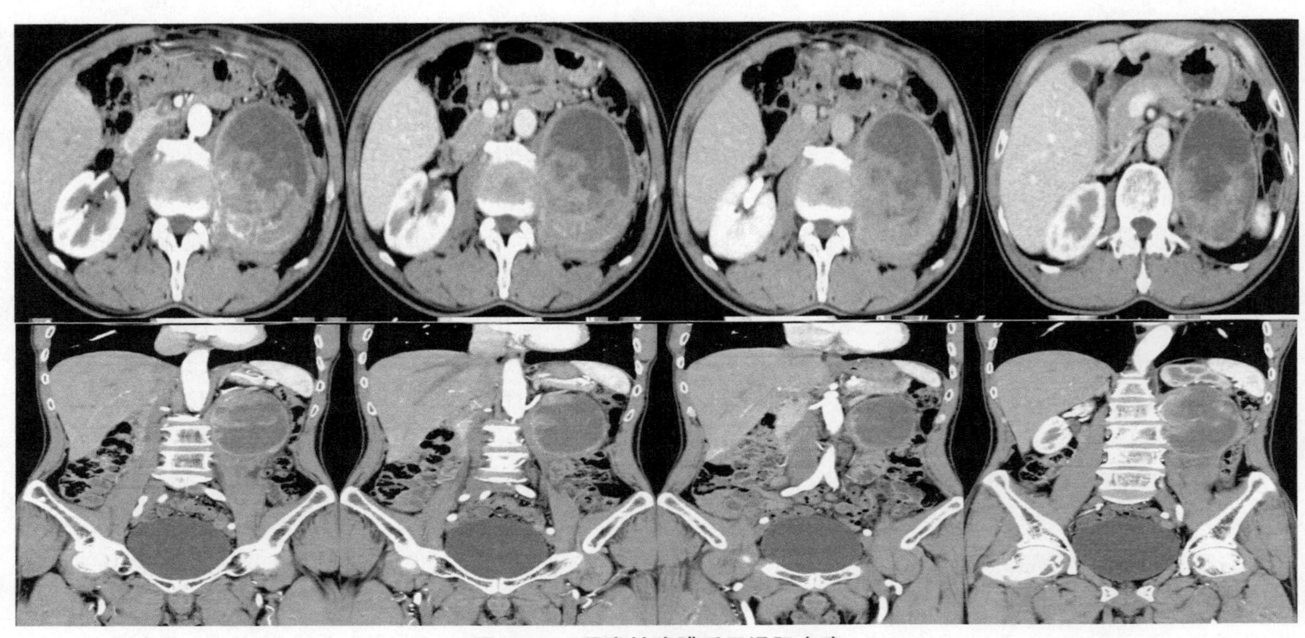

图 2-9-3 原发性腹膜后平滑肌肉瘤

第七节 误诊病例简介:腹膜后平滑肌肉瘤与嗜铬细胞瘤

患者,女, 25 岁。体检发现左肾上腺占位 3 d 入院。

(1)CT:左肾前间隙见一巨大等低混杂密度肿块,大小约 6.6 cm × 6.4 cm × 7.0 cm,边界模糊,胰腺、肾脏及左肾静脉受压,与左侧肾上腺结合部分分界欠清,平扫 CT 值 45~61 HU,增强后明显不均匀强化,CT 值 73~103 HU,静脉期及延迟期逐渐减低, CT 值 91~84 HU。扫描区左侧输尿管腹段高密度结节影,大小约 0.5 cm × 0.3 cm;右侧肾盏点状高密度影。CT 诊断:左肾前间隙占位,肾上腺来源可能,神经源性肿瘤?嗜铬细胞瘤?恶性肿瘤?建议 MRI 检查;左输尿管腹段结石,右肾小结石。

MRI:左侧肾前间隙内可见一类圆形异常信号软组织肿块影,大小约 7.1 cm × 6.8 cm × 6.4 cm,边缘呈分叶状,T_1WI 等低信号,T_2WI 压脂不均匀稍高信号,其内不规则囊变影信号更高;增强扫描动脉期肿块实性部分轻度不均匀强化,静脉期和延迟期强化更明显,且边缘包膜环状强化,边界清楚,胰腺体尾部及脾动脉\脾静脉明显受推压向前移位,左肾及肾上腺略受推压。双侧肾实质信号均匀,增强扫描未见明显异常强化影,双侧肾盂\肾盏无明显扩张。MRI 诊断:左侧肾前间隙占位,考虑嗜铬细胞瘤,神经鞘瘤?请结合临床。

手术所见:肿瘤位于左肾肾蒂上后方,胰腺及脾血管后方,与周围脏器粘连紧密。肿瘤质地硬,大小约 8 cm × 7 cm × 6 cm,表面呈结节状,包膜较厚,肿瘤与胰体尾部、左肾上极、左肾门血管、脾脏血管均粘连紧密。

病理检查:左侧腹膜后肿物切除标本,结节样肿物一块,大小 8 cm × 7 cm × 5 cm,包膜完整,切面灰白质韧；左侧肾上腺组织：灰黄色碎组织一堆，大小3 cm × 3 cm × 1 cm。常规病理诊断：左侧腹膜后肿物切除标本，梭形细胞肿瘤，待做免疫组化检测进一步明确肿瘤类型；左侧肾上腺未见肿瘤组织，局部与上述肿瘤粘连。

免疫组化检测：阳性，Vimentin（+++），CK-P（++），EMA（+），CD34（+），CD57（++），CD99（+++），Tubulin（+），SMA（+），H-caldesmon（+++），Calponin（++），Desmin（+），actin（++），Nest（+），Ki-67（+，局部 90%）；阴性，DOG1，CD117，S-100，HMB45，NSE，CD31。免疫组化诊断：左侧腹膜后肿物切除标本，梭形细胞肿瘤，符合间叶性软组织肉瘤，免疫组化显示多向分化，以平滑肌分化为主，倾向平滑肌肉瘤。

第八节　腹膜后平滑肌瘤

患者，女，38 岁。

因上腹部疼痛半年余入院。查体：腹部膨大，右上腹可触及一约 5 cm × 6 cm 包块，活动度差，右上腹轻压痛，无反跳痛及腹肌紧张，肋下未及肝脾，肠鸣音正常。门诊行血常规、生化全套、甲胎蛋白、癌胚抗原未见异常；乙肝病毒表面抗体阳性。

超声检查：肠系膜血管旁可见一稍低回声区，大小约81 mm × 53 mm，边界清晰，形态规则，CDFI：其内可见血流信号。

手术所见：打开后腹膜，见一大小约 10 cm × 10 cm 的肿物，表面光滑、包膜完整，与周围组织分界清楚。

病理检查：腹腔肿瘤切除标本，灰白色结节状肿物一块，大小 9 cm × 8 cm × 5 cm，切面灰白、质软，有部分包膜。常规病理诊断：腹腔肿瘤切除标本，梭形细胞肿瘤，大小9 cm × 8 cm × 5 cm，待免疫组化检测进一步协助诊断。免疫组化检测：阳性，H-caldesmon，Calponin，Actin，Desmin，SMA，Vimentin，Nestin；阴性，CD117，DOG1，CD34，MyoD1，Myogenin，Tubulin-β，S-100，Ki-67。免疫组化诊断：腹腔肿瘤切除标本：经免疫组化证实为平滑肌瘤。请结合手术所见考虑其来源（图 2-9-4）。

腹膜后平滑肌瘤的定性十分困难，细胞学穿刺和手术也常出错，影像学检查是发现和诊断腹膜后平滑肌瘤的重要手段，通过病变超声显像及 CT 等各种影像学检查的不同表现，有助于早期诊断。

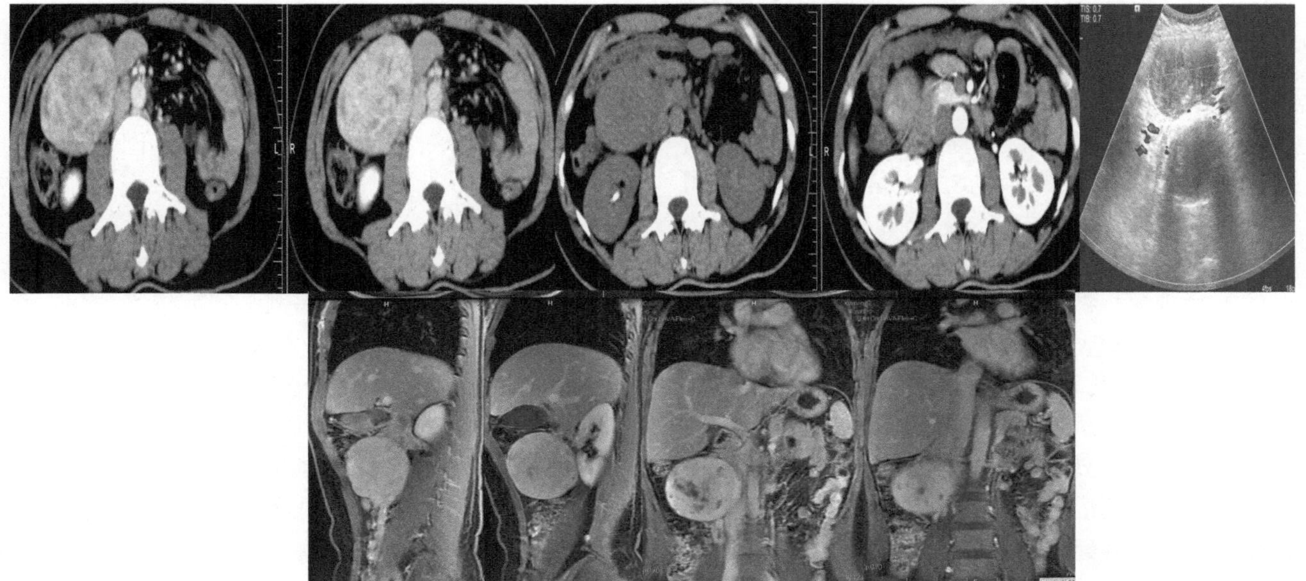

图 2-9-4　腹膜后平滑肌瘤

第十章 腹膜后神经内分泌肿瘤

第一节 腹膜后神经内分泌肿瘤

神经内分泌肿瘤是一组起源于肽能神经元和神经内分泌细胞的异质性肿瘤,属于胺前体摄取及脱羧细胞(APUD)肿瘤,发病率低,可分布全身多个器官,主要发生于肺、胃肠道及胰腺等部位,原发于腹膜后的神经内分泌肿瘤少见。神经内分泌肿瘤具有神经内分泌功能,能摄取胺亲体物质产生肽类物质,此类肿瘤血供丰富。

1. 发病机制 神经内分泌细胞广泛存在于机体内分泌组织和器官,也可见于非内分泌器官和肿瘤,可以分泌特殊胺或肽类物质,组织学特点为神经内分泌细胞和上皮细胞双重分化。人体各器官和组织都可能发生神经内分泌肿瘤,但以内分泌器官相对多见,如垂体、肾上腺等,非内分泌器官的神经内分泌肿瘤以肺、胃肠道及胰腺相对多见。神经内分泌肿瘤发病率为(0.5~1)/10万,而原发于腹膜后者更是罕见,且一般不出现类癌综合征表现,血中也少有激素类物质增高。根据该类肿瘤是否有功能,又可将其分为功能性神经内分泌肿瘤和非功能性神经内分泌肿瘤。

2. 病理学 神经内分泌肿瘤按其瘤细胞分化程度的不同,可分为3种类型:类癌(高分化)、不典型类癌(中分化)及小细胞癌(低分化)。肿瘤细胞常呈器官样、梁状、岛状、栅栏状、带状或菊形团样排列;瘤细胞的形态较一致、异型性小,血窦丰富、间质少。常用的神经内分泌标记物有:嗜铬粒蛋白A、促泌素、突触素、神经元特异性烯醇化酶等。嗜铬粒蛋白A广泛存在于神经内分泌细胞中,血浆中嗜铬粒蛋白A浓度的升高可提示神经内分泌来源的肿瘤。几乎所有类型的神经内分泌肿瘤都会出现嗜铬粒蛋白A水平的升高,因此在神经内分泌肿瘤的诊断中,嗜铬粒蛋白A是极具诊断价值的非特异性肿瘤标志物。

促泌素在正常神经内分泌组织、内分泌器官及其相应肿瘤中均有不同程度表达,尤其高表达于小细胞癌和肾上腺皮质腺瘤,其在临床病理诊断中可作为一种具有广谱性质的神经内分泌标志物。抗突触素抗体通常用来检测细胞中的神经内分泌分化现象,作为不同分化程度的神经内分泌肿瘤的可靠标记物;神经元特异性烯醇化酶是小细胞肺癌的选择性肿瘤标志物,也可作为鳞状细胞肺癌患者疾病进展期的独立预测因子。

3. 临床表现 神经内分泌肿瘤一般具有以下特点:具有内分泌功能者血液中可出现肿瘤分泌产物,如胃泌素、嗜铬粒蛋白等,临床上可表现相关症状;肿瘤组织可提取相应的激素类物质,免疫细胞化学染色呈特异性阳性反应;电镜观察可发现神经内分泌颗粒。以上这些特点可作为诊断神经内分泌肿瘤的依据。

4. 影像学研究 一组病例中病灶均较大,均为单发,其中3例病灶内均有不同程度的坏死,病例1内见多发散在点状钙化,病例2密度较为均匀。增强扫描时病例1、病例3及病例4实质部分强化特点基本相同,均为动脉期轻度强化,门脉期持续强化,且强化程度较动脉期增强。病例2动脉期明显不均匀强化,门脉期持续强化,但强化程度下降,此种表现多为类癌表现,血供丰富。另有报告神经内分泌肿瘤1例,胰体尾部后下方、左肾前侧,实质密度均匀,中央见裂隙状低密度区,增强明显,可见其中的肿瘤血管,边缘清晰,周围无浸润。另一组1例表现为类圆形的高密度影,因肿瘤高血供,增强后见实性成分明显强化。

腹膜后神经内分泌肿瘤具有以下CT表现:肿

瘤多为单发，一般体积较大，密度不均，内可见囊变坏死或点片状钙化；增强扫描有明显的不均匀强化，多为类癌表现；不典型类癌呈不均匀轻中度强化或不强化，肿瘤实性部分动脉期开始强化，至静脉期持续增强；多数肿瘤内或周边可见滋养血管影。

5. 鉴别诊断　原发于腹膜后的肿瘤十分常见，且种类繁多，可来源于脂肪、结缔组织、筋膜、肌肉、血管、神经、淋巴结和胚胎残余组织等。腹膜后神经内分泌肿痛主要与以下疾病进行鉴别。

（1）神经源性肿瘤：神经源性肿瘤多位于脊柱侧前方，呈圆形、卵圆形的肿块，境界清楚，肿块密度不均匀，易囊变，可有斑点状钙化。CT 值可从近水样密度到肌肉组织密度，增强后肿块呈均匀或不均匀中等强化。

（2）腹膜后平滑肌肉瘤：腹膜后平滑肌肉瘤女性多见，发现时常较大，钙化少见，临床症状表现无特异性。CT 平扫多为大的不规则形软组织肿块，中心常有低密度灶；黏液样平滑肌肉瘤表现为较低密度病变，肿块边缘多较清楚；增强后实性肿瘤明显强化，中心坏死及囊变区无强化。

（3）异位嗜铬细胞瘤：异位嗜铬细胞瘤常在腹膜后沿交感神经链分布，典型临床表现为阵发性高血压、头痛、心悸、多汗。实验室检查 24 h 尿去甲肾上腺素、香草基扁桃酸显著高于正常值。CT 平扫呈圆形或椭圆形，易发生坏死和囊变，少数肿瘤中心或边缘可见点状或弧线状钙化。增强扫描：动脉期肿块呈明显不均匀强化，门脉期持续强化，囊变坏死区无强化。

（4）淋巴瘤：淋巴瘤融合成块的淋巴结可包绕腹主动脉和下腔静脉，形成“主动脉掩埋征”。CT 平扫肿块密度均匀，较少有囊变坏死；增强扫描呈轻中度均匀强化。

总之，腹膜后神经内分泌肿瘤少见，CT 平扫加增强有一定特点，且能够为临床提供术前指导，明确病变与周围组织关系。但单靠 CT 表现难以确诊，需结合临床表现、实验室检查肿瘤标记物，确诊依赖于神经内分泌免疫组化染色检查和电镜观察胞浆神经内分泌颗粒。

第二节　类　　癌

有作者认为类癌归属于瘤样病变更合适。大多数类癌发生在胃肠道、支气管，其他部位的罕见。一组病例中有类癌 1 例。该例类癌软组织肿块呈类圆形，位于骶尾骨前方、直肠后壁后，边界清楚，约 7 cm × 8 cm × 9 cm 大小，密度稍欠均匀，骶骨骨质结构完整。术中可见腹膜后，腹膜反折以下有一包块，包膜完整，为囊实混合性，未侵及直肠后壁。最终确诊由病理做出诊断。

第十一章　腹膜外间隙其他肿瘤

第一节　腹膜后原始神经外胚层肿瘤

原始神经外胚层肿瘤是一组临床上少见的发生于中枢神经系统和外周肌肉、骨骼组织的恶性肿瘤，预后较差。

1. 病理学　原始神经外胚层肿瘤是起源于原始神经管胚基细胞的未分化的高度恶性的小圆细胞性肿瘤，具有多向分化能力。根据发病部位不同，分为中枢型原始神经外胚层肿瘤(cPNET)和周围型原始神经外胚层肿瘤(pPNET)。中枢型原始神经外胚层肿瘤主要指起源于幕上大脑组织及脊髓的一类小圆细胞恶性原始神经上皮肿瘤。而起源于颅外软组织、骨骼系统和原始神经沟早期细胞成分的残留或原始基质小圆细胞，则称为周围型原始神经外胚层肿瘤。周围型原始神经外胚层肿瘤与形态及组织学上与其相似的尤文肉瘤家族统称为尤文肉瘤家族肿瘤/周围型原始神经外胚层肿瘤。在WHO(2000)与WHO(2007)神经系统新的肿瘤分类中，将髓母细胞瘤不再列入原始神经外胚层肿瘤中，而是与幕上原始神经外胚层肿瘤并列，同属于胚胎性肿瘤，并将神经母细胞瘤和节细胞神经母细胞瘤归属于幕上原始神经外胚层肿瘤。

腹膜后原始神经外胚层肿瘤属于周围型原始神经外胚层肿瘤的一种，起源于腹膜后小圆细胞恶性原始神经上皮。在组织病理学上，原始神经外胚层肿瘤表现为大量形态单一的原始小圆细胞，核浓染，核-浆比例高。在光学显微镜下原始神经外胚层肿瘤可见特征性的Homer-Wright菊形团；免疫组织化学证实可以向神经元、神经胶质、黑色素或间叶组织分化。有学者认为原始神经外胚层肿瘤与尤文肉瘤同属原始神经外胚层肿瘤家族，只是分化程度不同，后者在光镜下无H-W菊形团，仅少数神经性免疫组织化学标记阳性，电镜下无神经内分泌颗粒。

2. 临床表现　原始神经外胚层肿瘤主要发生于儿童及青少年，成人少见，男性多见，可发生于多种组织和器官，好发部位为肺部、四肢和脊柱旁，腹腔和腹膜后罕见。Ellinger等(2006)统计52例肾原始神经外胚层肿瘤，确诊时的平均年龄为24岁。一组研究中6例发病年龄分别为7岁、22岁、44岁、49岁、58岁和74岁，平均42.3岁，与上述文献不符。该组作者认为主要原因是腹膜后原始神经外胚层肿瘤罕见，且病例少，单个病例的年龄对统计结果影响过大；且男性多见，该组病例与其相符(4/6)。腹膜后原始神经外胚层肿瘤的临床表现取决于肿块发生的部位和大小以及对周围器官的侵袭情况。该组病例中无痛性肉眼血尿4例，腹部生长迅速并伴有疼痛的肿块3例，其中1例伴发低热。实验室检查4例可见肉眼或镜下血尿。

3. 影像学研究　腹膜后原始神经外胚层肿瘤的CT表现主要有：腹膜后大小不等的软组织肿块，病灶一般较大；病灶主要发生在肾周，呈浸润性或膨胀性生长，多累及患侧肾脏；平扫密度不均，部分可见囊变、坏死及出血灶，少数可见钙化灶；病灶血供不丰富，增强扫描呈轻中度不均匀强化；可见肾静脉及下腔静脉癌栓形成；部分病灶患侧肾脏可见双肾动脉供血；侵袭性强，易复发和转移，常见的转移部位为淋巴结、肺、肝脏和骨。

腹膜后原始神经外胚层肿瘤血管造影显示为乏血供占位，供血动脉主要是腰动脉、肠系膜动脉、肾动脉及脾动脉的分支。Thyavihally等(2008)报道，腹膜后原始神经外胚层肿瘤约33%的患者发生静脉癌栓，范围从肾静脉至右心房。该组中有3例患侧肾脏有两支肾动脉供血(1例右侧，2例左侧)，且肾动脉均较细小。Gupta等(1995)认为腹膜后原始神经外胚层肿瘤较少累及胰腺；一些作者报道 2 例肾原始神经外胚层肿瘤胰腺转移。该组 1 例 CT 上病灶与胰腺间的脂肪间隙消失，而镜下可见 2 例病灶累及胰腺被膜。

4. 鉴别诊断　腹膜后原始神经外胚层肿瘤少见，CT 表现无特异性，需与以下肿瘤鉴别。

（1）腹膜后肉瘤：平滑肌肉瘤多见于中老年人，病灶一般较大，血供较丰富，出血少见，容易侵犯腹膜后大血管；纤维肉瘤可见无定形钙化，增强扫描不规则强化；脂肪肉瘤多可显示脂肪密度，较易鉴别。

（2）腹膜后神经源性肿瘤：坏死囊变明显的腹膜后原始神经外胚层肿瘤需与腹膜后神经源性肿瘤鉴别。神经源性肿瘤多位于脊柱旁交感神经链和肾上腺，上下径长，前后径短，囊变和钙化多见，表现为边界清楚的软组织肿块，密度可从水样到肌肉密度，大多数为良性，部分病灶延伸至椎间孔，恶性者边界不清并伴有周围骨质破坏，恶性程度不及原始神经外胚层肿瘤高。

（3）肾癌及肾淋巴瘤：肾癌多见于中老年人，强化明显且不均匀，常侵犯血管；肾淋巴瘤一般为全身淋巴瘤累及肾脏，在腹膜后大血管旁及间隙成串或成片生长，密度较均匀，未行放、化疗者很少出现坏死囊变，增强后轻度强化。

（4）腹膜后恶性间质瘤：腹膜后恶性间质瘤属于胃肠道外间质瘤，与肠系膜关系密切，富血供，坏死多见，很少累及肾脏。

（5）腹膜后恶性纤维组织细胞瘤：好发于老年人，多出现坏死囊变，部分可见不规则钙化灶，增强扫描强化较原始神经外胚层肿瘤明显。

总之，腹膜后原始神经外胚层肿瘤临床上罕见，其 CT 和血管造影表现缺乏特异性；对于腹膜后肾脏周围的囊实性、血供不丰富的具有很强侵袭性的肿块，应考虑原始神经外胚层肿瘤的可能。

第二节　腹膜后尤文肉瘤病例

患者，男，46 岁。左腰酸伴腿麻 5 个月余入院。患者于 5 个月前无明显诱因出现左腰酸伴腿麻不适，无畏寒、发热，无恶心、呕吐，无腹痛、腹胀等不适，未予以重视，近几个月来，上述症状反复发作，查 CT 示：左上腹腹膜后巨大肿块，右侧髂窝软组织肿块影性质待定（图 2-10-1）。门诊拟“腹膜后肿瘤”收治入院。自患者发病以来，精神、睡眠及饮食尚可，大小便正常，体重未见明显增减。既往史：5 年前曾行脑瘤切除术，术后恢复尚可，有输血史，具体不详。

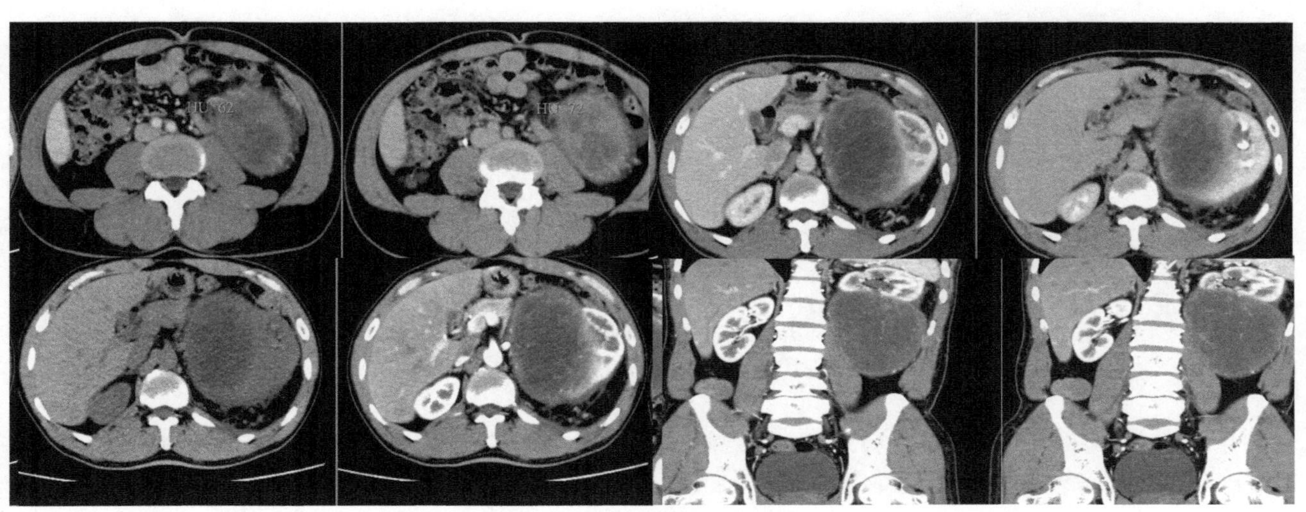

图 2-10-1　腹膜后尤文肉瘤

CT：左侧腹膜后巨大占位，考虑恶性肿瘤，横纹肌肉瘤？脂肪肉瘤？恶性纤维组织细胞瘤？建议 MRI 进一步检查；右中腹椭圆形软组织密度影，考虑为多处起源的同种性质肉瘤？肿大淋巴结？盆腔少量积液。肝胆胰脾 CT 检查未见异常。

手术所见：腹腔无腹水，肝脏、胃、脾、结肠、小肠、右肾未见肿瘤侵犯，右肝下腹膜后可见一肿瘤大小约 5 cm×3 cm，包膜完整，边界清楚，质较软，与周围无明显粘连；左中上腹可见一大小约 15 cm× 11 cm 肿瘤，包膜尚完整，边界尚清楚，质较软，与后腹膜、肠系膜、胰尾、部分小肠、肠系膜粘连明显，肿瘤包绕左肾动静脉及输尿管。

病理检查：左侧腹腔肿瘤切除标本，结节样肿物一块，大小 12 cm×14 cm×11 cm，切面灰白、灰黄，呈鱼肉样，质软，境界不清。右侧腹腔肿瘤切除标本：结节样肿物一块，大小 4.3 cm×4.2 cm×3 cm，切面灰白，质中。左侧肾脏切除标本：左肾脏一具，重 160 g，大小 12 cm×5.5 cm×5 cm，表面光滑，未见脂肪囊和被膜，切面皮髓质分界清楚，皮质厚 0.5~0.7 cm，髓质厚 2 cm，肾盂黏膜呈灰白色，面积约 3.5 cm×1.8 cm，输尿管长 2.5 cm，切面管径直径 0.4 cm，肾门及肾周未检出淋巴结。

病理诊断：左侧腹腔肿瘤切除标本，初步考虑为间叶源性肿瘤，待做免疫组化检测进一步明确其类型。右侧腹腔肿瘤切除标本，初步考虑为间叶源性肿瘤，待做免疫组化检测进一步明确其类型。左侧肾脏切除标本：肾脏未见肿瘤组织累及，输尿管切缘为阴性。免疫组化诊断：双侧腹腔肿瘤切除标本，恶性间叶肿瘤，结合免疫组化检测结果，符合尤文肉瘤。

第三节　腹膜后恶性纤维组织细胞瘤病例

患者，男，66 岁。左侧腰腹部胀痛 1 个月余入院。患者近 1 个月无明显诱因出现左侧腰腹部胀痛不适，无畏寒、发热，无腹泻、黑便，无心慌、胸闷不适，疼痛自行好转，未引起重视。10 d 前疼痛再次发作，性质同前，难于耐受而就诊，CT 提示：左侧腹膜后巨大占位伴瘤内出血（图 2-10-2），考虑左肾上腺来源肿瘤并伴瘤内出血，予以禁食水、止血、输血、补液、静脉营养、纠正水电解质平稳紊乱等对症治疗，患者要求进一步行手术治疗，今门诊拟“腹膜后肿瘤”收住入院。发病以来，患者精神、饮食、睡眠差，大便硬结，小便赤红，量少，体力、体重无明显变化。

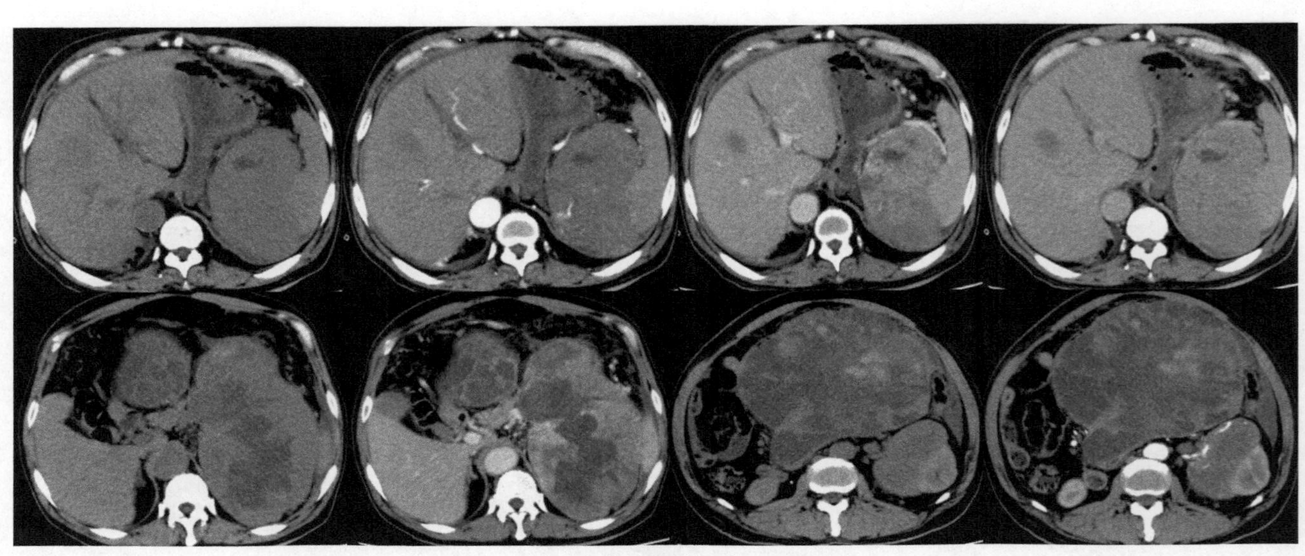

图 2-10-2　腹膜后恶性纤维组织细胞瘤

手术所见：腹腔内失去正常解剖结构，腹腔内脏器整体以脊柱为轴心向右旋转移位，腹腔中较多量血性液体，肿瘤占满整个腹腔，质地脆，周围血供丰富，易出血，侵犯左肾、左半结肠、横结肠、脾脏、胰尾部及小肠系膜，肝、胃及右半结肠未见异常。术中决定做肿瘤姑息切除术＋左半结肠切除术。

病理检查：腹膜后肿瘤及左半结肠切除标本，灰黄、灰褐色软组织肿物一堆，总体积 20 cm×20 cm× 6 cm，切面灰褐、灰黄相间，质软，另见游离肠管一段，肠外膜可见肿物组织附着。常规病理诊断：腹膜后肿瘤及左半结肠切除标本，初步考虑间叶源性恶性肿瘤伴显著出血及坏死，肿瘤类型参见免疫组化检测结果。

病理检查：冰冻病理，腹腔肿瘤切除标本，灰红灰黄色组织两块，大小分别为 5.3 cm×4.5 cm× 1.5 cm 和 5.8 cm×4.5 cm×2 cm，切面均灰红、灰黄，质软。冰冻病理诊断:腹腔肿瘤切除标本,初步考虑恶性肿瘤,倾向于间叶源性,待做常规石蜡切片及免疫组化检测进一步确定肿瘤类型。常规病理诊断:腹腔肿瘤切除标本,梭形细胞肿瘤伴显著出血坏死,初步考虑间叶源性恶性肿瘤,待做免疫组化进一步确定肿瘤类型。

免疫组化检测:阳性,Vimentin,CD68,CD163,CD99,Ki-67(+,约 50%);阴性,CK(P),CK5/6,Calretinin,MC,Calponin,Desmin,MyoD1,myogenin,CD117,DOG1,CD34,b-catenin,EMA,SMA,Nestin,S-100,NSE,Bcl-2。免疫组化诊断:腹腔肿瘤切除标本,梭形细胞肿瘤伴显著出血坏死,结合免疫组化,考虑为恶性纤维组织细胞瘤。

第四节　腹膜后恶性孤立性纤维瘤

孤立性纤维瘤,也称局限性纤维瘤、孤立性间皮瘤,是一种少见的梭形细胞软组织良性肿瘤,起源于CD34 阳性的树突状间叶细胞,其形态学变异大,主要发生在胸部的脏层胸膜,其他部位,如腹膜、腹膜后间隙、纵隔、鼻咽、眼眶、乳腺、肝脏、肺及中枢神经系统等部位也可以发病。

1. 病理学　根据 WHO(2002)软组织肿瘤分类,孤立性纤维瘤定义为少见的梭形细胞间叶肿瘤,可能来源于成纤维细胞,不表达间皮标记,全身各种组织均可发生,常表现为明显的血管外皮瘤样结构。最初被认为发生于胸腔并与胸膜相关,随着免疫组织化学技术的广泛应用,发现其形态多样,发病部位广泛,给临床诊断和鉴别带来一定困难。

典型的孤立性纤维瘤大体标本为边界清楚或具有(假)包膜的分叶状质韧肿块,部分肿瘤可有蒂附着于正常组织,少数肿瘤与周围组织粘连较紧密。病理上孤立性纤维瘤通常表现为有包膜的实性肿瘤,切面灰白色似平滑肌瘤,可伴有黏液样变性及囊性变。镜下示胶原性背景上有大量的梭形细胞似成纤维细胞平行排列,间质血管较丰富,如细胞丰富密集、有异形性、核分裂象增多并有明显坏死,应考虑为恶性。在诊断方面应与梭形细胞脂肪瘤、神经纤维或神经鞘瘤以及良性纤维组织细胞瘤等鉴别,除结合临床的病理观察外,还需要经免疫组化分析确诊,孤立性纤维瘤的免疫组织化学阳性标记主要有Vimentin、CD34、CD99 及 Bcl22。

2. 临床表现　临床特征上,多见于青壮年及中老年,无明显性别差异,好发于胸膜、腹膜和其他浆膜处,常无明显特异症状。

3. 影像学研究　孤立性纤维瘤影像学上多数表现为境界清楚的孤立性软组织肿块,肿块密度均匀或不均匀,增强后实性成分强化明显,对周围组织有压迫但无侵犯。

影像学上表现为边缘清楚、光滑的轻中度分叶性肿块,以推移周围组织器官为主,侵犯较少,血管丰富,因富含胶原成分,在 CT 上密度基本为等密度,而 MRI 的 T_1WI、T_2WI 上呈等信号或低信号强度,可区别于腹部其他恶性肿瘤——间质肉瘤和纤维肉瘤等,后两者常在 T_2WI 上表现为稍高信号,因其细胞成分较多所致。一例 CT 表现虽与文献报道相仿,但 CT 表现为多发肿瘤,临床相对少见。对该病的诊断,尚需要依赖病理学、免疫组织化学的结果,其 CD34 和 Vimentin 阳性是其特征表现。WHO 新分类将其归入中间型肿瘤之列,多数病例在临床上呈良性经过,对于直径大于 10 cm 的肿瘤,需要提示恶性的可能。发生在腹膜后的孤立性纤维瘤需要鉴别的肿瘤有神经源性肿瘤和间质瘤等。

总之,孤立性纤维瘤是一种少见的梭形细胞软组织肿瘤,其发生部位广泛,以胸膜最常见,发生在腹膜后的孤立性纤维瘤 CT 表现有一定特征性,病理检查,尤其是免疫组织化学检查才能做出准确诊断。

第五节　误诊病例简介:腹膜后、肝尾叶炎性假瘤与肝尾叶肝癌

患者,男,47 岁。反复食欲差、乏力 10 余天入院。患者于 10 d 前无明显诱因出现全身乏力、食欲差,伴头晕、畏寒、发热、上腹部持续性闷痛不适,程度较剧烈,难以难受,就诊于当地诊所,予以对症治疗,症状不能缓解。近 10 d 来体重下降 5 kg。

CT 拟诊:第二、三肝门区占位性病变性质待定,恶性肿瘤可能性大,生物学行为侵犯周围组织不明显,来源于肝?腹膜后?建议 MRI 检查;左肝、右肝下极小结节低强化影,性质待定;肝血液灌注异常;腹膜后多发淋巴结。MRI 拟诊:肝尾状叶占位伴内部囊变、坏死,考虑肝癌可能,请结合临床;2、双肾囊肿(图 2-10-3)。

手术所见:肝尾状叶可见一肿瘤,大小约 4 cm × 5 cm,包膜较完整;逐层进腹,探查见前述,决定行肝尾状叶切除术。

病理检查:肝尾状叶肿物,肝组织一块,大小 8.0 cm × 4.5 cm × 4.0 cm,切面见一结节,直径 4.0 cm,淡黄、质中,与周围界清。12L 淋巴结:灰白色组织一块,大小 3.5 cm × 2.5 cm × 1.0 cm,切面灰白质中。常规病理诊断:肝尾状叶肿物切除标本,增生性病变,细胞形态一致,初步考虑恶性肿瘤,待免疫组化进一步明确诊断。12L 淋巴结切除标本:检出淋巴结(1/2)可见肿瘤转移。

免疫组化检测:阳性,CD68,CD163,LCA,Vimentin,PAS,VEGF(+),5-FU(+),TOPO Ⅱ(+),Ki-67(+,约 20%);阴性,CK(P),CK7,CK8,CK18,CK19,CK20,TTF-1,Villin,PSA,AFP,Hepatocyte,HMB45,CD20,CD21,CD23,CD35,CD79a,CD5,ALK80,P63,CyclinD1,BCL-2,BCL-6,CD1a,CD10,TDT,AB,S-100,SMA,Calponin,Desmin,Actin,CD34(血管内皮 +),EGFR,PgP,Tubulin-β,ERCC1。

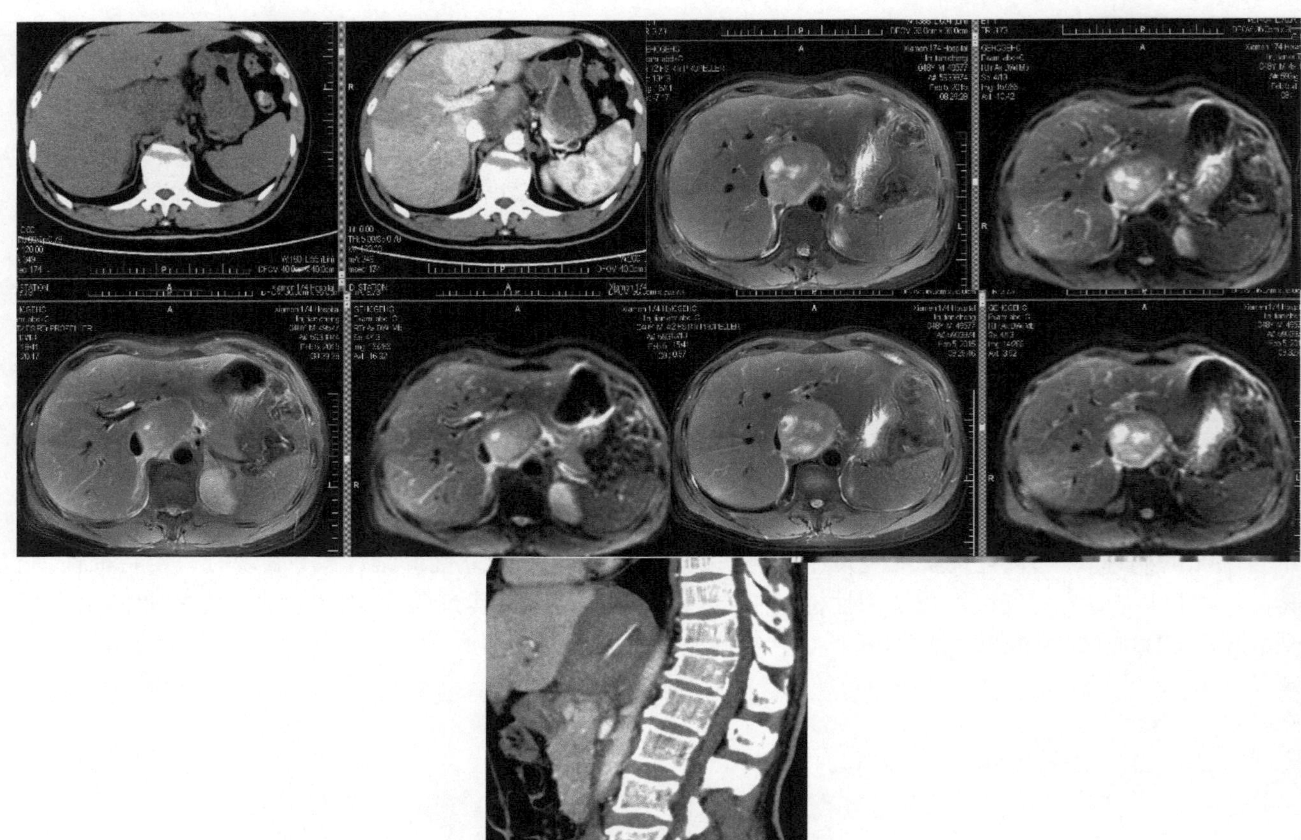

图 2-10-3　腹膜后,肝尾叶炎性假瘤与肝尾叶肝癌

免疫组化诊断：肝尾状叶肿物切除标本，经免疫组化证实，常规病理图像下所见的一致增生的细胞为组织细胞，并伴有小脓肿形成，符合炎性假瘤改变，考虑瘤块较大，且形态不典型，建议外院进一步会诊。外院会诊结果：肝尾状叶，结节状病变主要由显著的组织细胞、泡沫细胞、淋巴浆细胞增生构成，中央可见小脓肿，病变周围见广泛的纤维化及残余或增生胆管及肝组织，结合原单位免疫组化结果，考虑炎性假瘤，建议定期随访。

误诊分析：本例病灶系炎性假瘤，病灶内条状高密度影手术后证实为鱼刺影，系误食鱼刺后，鱼刺穿破食管进入食管肝间隙，局部慢性炎症形成包裹，与肝尾状叶紧密粘连。

该病例炎性肉芽肿较大，与肝尾状叶分界不清，术前误以为来源于肝尾状叶肿瘤，导致误诊为肝脏来源肿瘤，CT 与 MRI 均将肝癌作为首选诊断；该例误诊与 CT 常规横断扫描也有一定关系，如及时做好三维重建，鱼刺的影像一定能够发现，此类误诊即可避免。CT 常规横断扫描图像上看见了小点状高密度影，但却完全被忽略，未进一步分析，误以为病灶钙化，术后回顾再行多平面重建显示为规则长条状高密度影，清楚显示鱼刺，如果术前观察图像认真一些，在诊断时思路开阔一些，再带着问题与病人直接交流病情进展情况，此类误诊也可能避免。腹膜后异物极为少见，食管异物穿破食管进入周围组织，与肝尾叶紧密粘连，导致炎性假瘤形成，术前诊断困难。

第六节　腹膜后多发化学感受器瘤

腹膜后化学感受器瘤临床上少见，多发者更少，临床上良、恶性不易区别，恶性者主要标志为转移，有报道，临床上已发生转移者镜下却未显恶性特点，即生物学行为显示为恶性，但形态学表现却为良性，目前已将此类情况划归于良、恶性之外的中间型。一般认为，该瘤原发于腹膜后者较其他部位更具恶性，而该瘤的良性肿瘤与腹膜后其他肿瘤类同，多为生长缓慢的无痛性包块，少数有分泌功能者可引起高血压、头晕等，肿块较大时引起消化道、胆管、血管和泌尿系统压迫状症。

CT 和 MRI 均能清楚显示瘤体部位、轮廓、内部特点及与周围脏器关系，CT 上呈等密度软组织肿块，较大时中心常有坏死，包膜光整和内脏无直接关系。MSCT 动态增强检查动脉期病变实质部分强化非常明显，接近于同层主动脉密度，肿块表面可见较粗血管襻附；静脉及延迟期强化程度逐渐下降。MRI 呈等 T_1、等 T_2 信号，能多平面多方位观察肿瘤与器官的关系。因此，腹膜后区发现肿瘤性病变时，根据病史结合 CT 与 MRI 的以上特点，对术前确诊有重要作用。

第七节　腹膜后侵袭性纤维瘤病（韧带样型纤维瘤病）

患者，女，48 岁。腹膜后肿瘤术后复发 15 年，上腹部胀痛 2 周入院。患者既往行 6 次手术，病理示恶性神经纤维瘤。CT：腹腔及盆腔内见多个巨大软组织肿块影，边界不清，部分病灶相融，病灶内见多发条片状及弧形高密度影，最大约 11 cm × 12 cm × 12 cm，平扫 CT 值 21~47 HU，增强后不规则强化，CT 值分别为：49~87 HU、41~62 HU 及 42~66 HU，病灶中心液化坏死区无明显强化，周围脂肪间隙模糊，下腔静脉受压变窄，右侧输尿管受侵犯，右侧输尿管上段及右侧肾盂肾盏扩张积液（图 2-10-4）。

病理检查：肿瘤切除标本，巨大结节样肿块③块，近椭圆形，体积分别为：10 cm × 8 cm × 5.5 cm、18 cm × 11 cm × 9.5 cm、12 cm × 10.5 cm × 10 cm，切面均灰白、淡粉、淡黄，质韧，偏硬，有钙化及骨化，大者局部有囊性变，包膜均完整。

免疫组化检测：阳性，Vim（++），SMA（++），β-catenin（++），CD99（++），Ki-67（+<1%）；阴性，S-100，P53，NF，Actin，bcl-2，CD34，CK，CD117，D0G1，Nestin。免疫组化诊断：支持“腹膜后”侵袭性纤维瘤病（韧带样型纤维瘤病），伴胶原化、骨化、钙化、坏死囊性变。

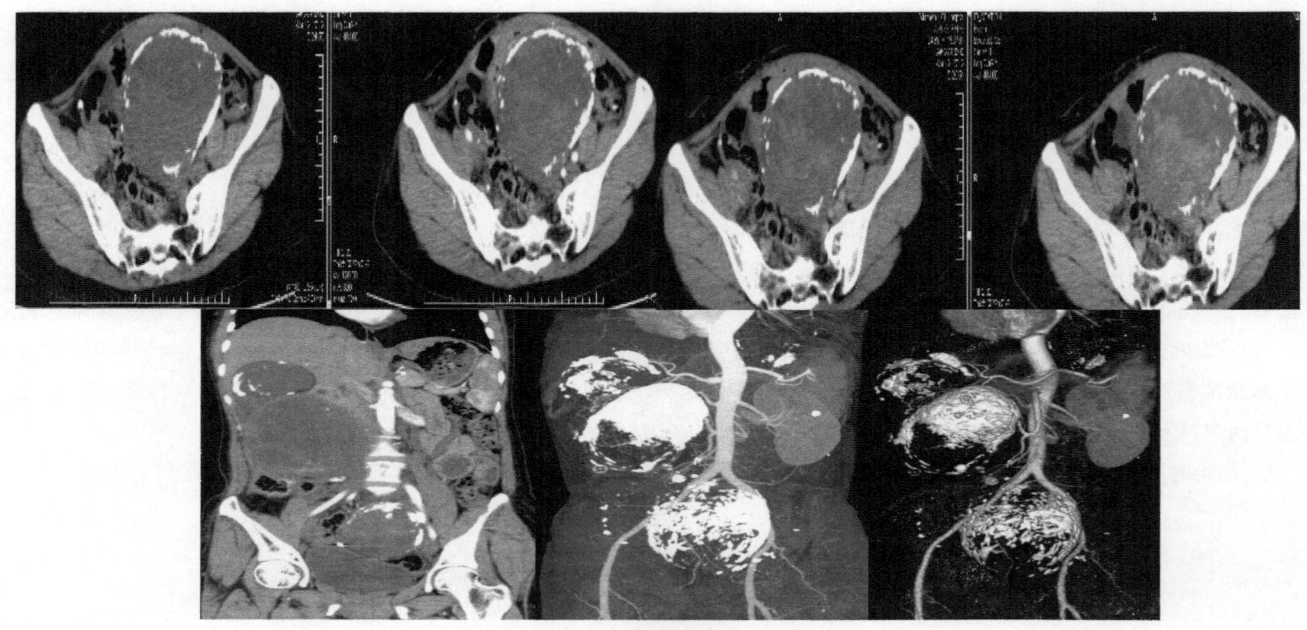

图 2-10-4 腹膜后侵袭性纤维瘤病

第八节 腹膜后炎性肌成纤维细胞瘤

炎性肌成纤维细胞瘤，由肿瘤性肌成纤维细胞和浆细胞、淋巴细胞及嗜酸性粒细胞等炎性细胞组成。WHO 软组织肿瘤分类中将其归为成纤维细胞/肌成纤维细胞肿瘤、中间性、少数可转移类。

1. 病理学　炎性肌成纤维细胞瘤是一种少见而独特的间叶性肿瘤，表现为低度恶性或交界性肿瘤特点。病因不明，部分病例发生于手术、创伤或炎症以后，提示可能是人体对损伤的一种异常或过度的反应，直至最终发展成肿瘤。

2. 临床表现　炎性肌成纤维细胞瘤最常见于儿童或青少年，常见部位为肺部，其他如腹腔、腹膜后、盆腔、躯干等部位也可发生。本病的临床表现及影像特征多取决于发生部位。

发生于腹膜后的炎性肌成纤维细胞瘤可复发、恶性变、浸润甚至转移等，临床表现为腹痛、发热、腹部肿块及胃肠道梗阻等，放疗和化疗对本瘤无效。

3. 影像学研究　腹膜后炎性肌成纤维细胞瘤的影像表现为：腹膜后肿块病变或片块状占位性膨胀性软组织肿块影，肿瘤边缘毛糙同时伴有肾前筋膜和邻近腹膜增厚，这与病变伴有炎性浸润性的病理表现相一致；肿块边界清晰，或呈分叶状，提示肿块向各个方向生长，一般体积较大；肿块呈不同密度影像，提示不同组织类型混合存在，CT 平扫呈均匀软组织密度，MRI T_1WI 呈等低信号，T_2WI 和脂肪抑制序列呈等高信号，信号不均；肿块富含血管，强化形式多样，包括无强化、轻中度不均匀强化及边缘性强化，提示肿瘤的病理组织结构和血供不均；较大肿块可显示中心低密度坏死，还可以出现钙化；病变可包绕或侵蚀邻近脏器、血管，压迫并破坏局部组织，提示炎性肌成纤维细胞瘤有恶性肿瘤倾向。

由于本病少见，多部位、多系统均可发生，发病年龄范围广，加之临床及影像表现都缺乏特异性，术前易误诊，最终确诊有赖病理性诊断。本病需与其他腹膜后占位病变，如腹膜后肉瘤、间质瘤、平滑肌肉瘤和硬化型淋巴瘤相鉴别。

第九节　左侧腹膜后尤文肉瘤

患者，女，38 岁。于 8 年前开始无明显诱因感觉左侧腰背部疼痛，阵发性酸痛，无其他不适，未在意，未行特殊处理。4 年前开始出现左侧腰部及腹股沟区胀痛，呈线性分布，持续性，程度不剧烈，白天症状轻，夜间平卧胀痛加重；在当地按椎间盘突出给予输液治疗，具体不详，症状基本消失，期间无特殊不适。10 d 前患者左侧腰部及腹股沟区胀痛再次出现，性质同前，程度较前减轻，日常活动不受影响，重体力活或奔跑有时感觉左下腹隐痛。今门诊以腰痛待诊收治入院。

病理检查：术后病理，（左侧后腹膜）恶性（外周性）神经鞘瘤伴大片退变坏死，部分区骨化，软骨化生。待免疫组化最后确定。四川大学华西医院会诊后（病理号 H1004457），病理示：（L_{1-3}）结合组织形态，免疫组化及分子细胞遗传学检出 EWSR1 基因易位伴随拷贝数增多，符合尤文肉瘤诊断。

影像资料见图 2-10-5。

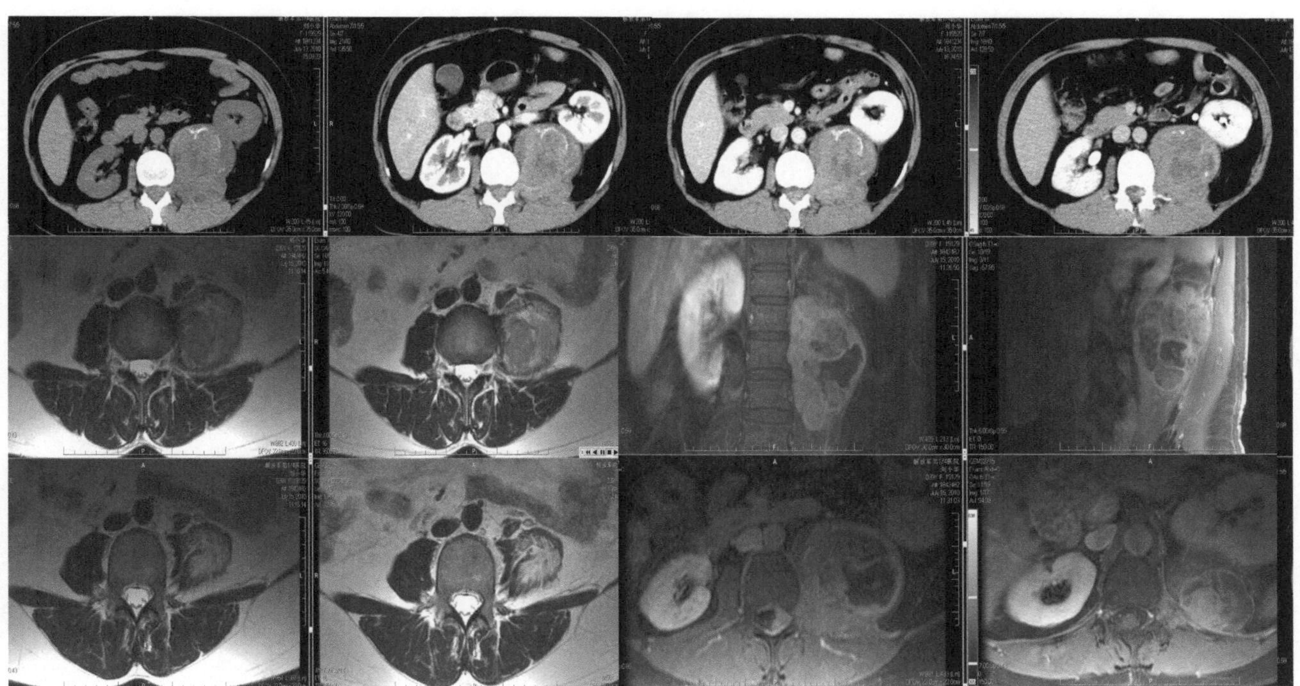

图 2-10-5　左侧腹膜后尤文肉瘤

第十节　腹膜后血管球瘤

血管球瘤是一种少见的血管来源肿瘤，发生于动脉与静脉直接连接的血管球细胞。血管球系小动脉与静脉连接处的神经 - 平滑肌 - 动脉组成的小体，是控制血流量的结构，以肢体末梢分布最多。

1. 病理学　血管球瘤起源于血管球的血管球细胞、血管、平滑肌及神经纤维。组织学上血管球瘤含有丰富的血管结构，管腔扩张、大小不一。瘤细胞围绕在异常增生的血管周围，细胞核较大，呈类圆形，胞浆淡染，有时肿瘤间质内见黏液样组织。根据肿瘤实质与血管的多少，分为血管型、黏液型及实质型。有作者报告一例肿瘤实质细胞较多，结缔组织较少，属实质型。嗜银染色、雪夫蓝染色、及免疫组织化学波形蛋白阳性，提示肿瘤的间叶来源。

2. 临床表现　该肿瘤多发于女性，文献报道以四肢末端较多,偶见于内脏,包括鼻腔、气管、纵隔、胃肠道、肾脏、生殖器官及骨关节组织,发生于腹膜后者罕见。临床上四肢的血管球瘤以疼痛为主要症状,位于内脏者疼痛不明显,类似于局部其他良性肿瘤。

3. 影像诊断 腹膜后血管球瘤的影像学报道甚少。超声检查示腹膜后实质性肿块,缺乏特征性。CT 表现为边缘清楚的腹膜后实性肿瘤,强化轻微或明显,可能与病理上肿瘤实质细胞排列密集与否\细胞外间隙大或小及异常血管多或少有关。血管型者瘤内含较大不规则扩大及丰富的血管,强化显著;而黏液型与实质型肿瘤内血管较少,黏液或肿瘤实质细胞较多,强化不明显。MRI T_1WI 上肿瘤为低到高信号,取决于肿瘤内部血管、肌肉及实性组织的成分比例; T_2WI 上为显著高信号,甚至高于皮下脂肪,此特点类似于肝脏血管瘤的"亮灯征",与肿瘤内血供丰富以及血流缓慢有关。

4. 鉴别诊断 ①间叶组织来源的肉瘤:包括实体型脂肪肉瘤、平滑肌肉瘤及恶性纤维组织细胞瘤等,这些肉瘤就诊时体积一般较大,密度不均匀,实性部分不同程度强化。②神经源性肿瘤:这类肿瘤沿脊柱两侧分布,较小时可密度均匀,但一般均见较明显强化。③腹膜后淋巴结转移:也可为单发淋巴结肿大,增强扫描轻中度强化,有原发瘤病史,尤其是生殖器官恶性肿瘤,易于鉴别。④异位嗜铬细胞瘤:好发于肾门附近的腹主动脉两侧,临床上有高血压及儿茶酚胺代谢产物增高,增强扫描显著强化,MRI T_2WI 上为很高信号,颇具特征性。

有的病例影像学缺乏特征,最后诊断有赖于术后病理检查。

第十一节 腹膜后腹膜恶性间皮瘤

患者,男, 36 岁。反复左中腹疼痛不适半年加重 1 d 入院。

手术所见:腹腔无腹水,肝脏、胃、脾、结肠、小肠、右肾未见肿瘤侵犯,左中上腹可见一大小约 15 cm × 15 cm × 11 cm 肿瘤,包膜尚完整,边界尚清楚,质较软,与后腹膜、肠系膜、胰尾、部分小肠、肠系膜粘连明显,肿瘤包绕左肾动静脉。

病理检查:腹膜后巨大肿瘤切除标本,灰红色组织一堆,总体积 28 cm × 18 cm × 4 cm。最大者大小为 13 cm × 9 cm × 9 cm,切面灰白、灰红,质中,最小者大小为 0.3 cm × 0.3 cm × 0.1 cm。左肾切除标本:肾脏一具,重 320g,大小 13.5 cm × 5.5 cm × 5 cm,包膜完整,易剥离,皮质髓质分界清楚,肾脏壁厚 2.6 cm,输尿管长 0.5 cm,直径 0.5 cm,肾周未检出淋巴结。常规病理诊断:腹膜后巨大肿瘤切除标本:腹膜后恶性肿瘤,伴广泛坏死,待免疫组化进一步明确诊断。左肾内未见特殊改变。

免疫组化检测:阳性,CK-P(+++), Vimentin(+++), CD56(+++), CD117(++), Calretinin(++), Actin(+,局部少量细胞), MC(+,局部少量细胞), Desmin(+,局部少量细胞), Ki-67(+,约 90%);阴性,CK7, CK20, villin, Calponin, Myo D1, CD68, CD163, CD34, DOG1, NSE, CgA, S-100。

免疫组化诊断:腹膜后巨大肿瘤切除标本, 腹膜后恶性肿瘤,具有间叶双向分化的免疫表型,考虑为腹膜恶性间皮瘤,并需与滑膜肉瘤或肾外横纹肌样瘤等鉴别。建议补充免疫组化标记或外地会诊,进一步明确诊断。

影像资料见图 2-10-6。

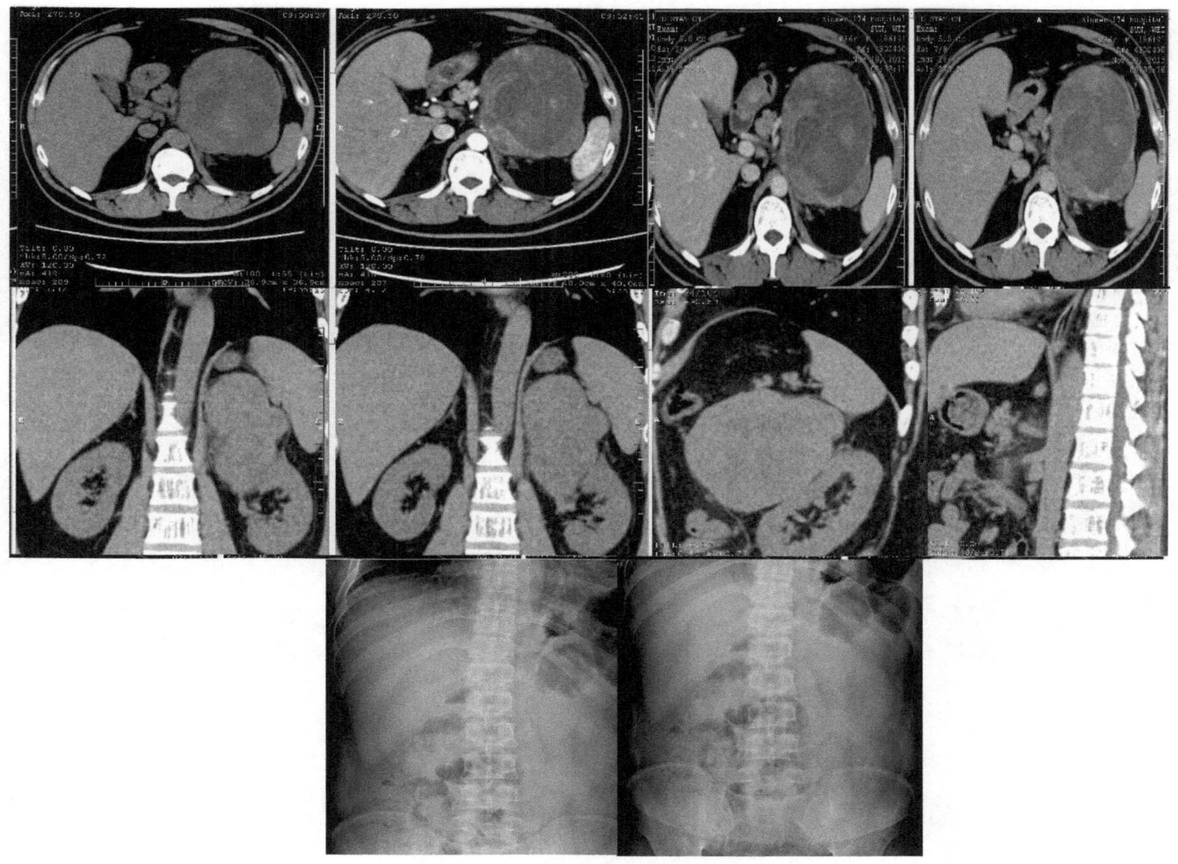

图 2-10-6　腹膜后腹膜恶性间皮瘤

第十二节　腹膜后肠源性囊肿

患者，女，30 岁。因发现宫颈病变 2 个月余入院。2 年前孕 1 个月人工流产后清宫，3 年前在外院行腹腔镜检查 + 子宫浆膜下肌瘤切除 + 双侧输卵管通液术 + 双侧输卵管伞端造口 + 左侧输卵管粘连分离术，继发不孕 5 年，拟行辅助生殖助孕术。

10 d 前不典型增生行宫颈刮片病理提示宫颈低级别上皮内病变；电子阴道镜检查提示鳞状交界可见；病理提示慢性宫颈炎伴不典型增生及腺鳞化，局灶区被覆上皮细胞呈轻度不典型增生，浅中层可见挖空样细胞；免疫组化提示：局灶区被覆鳞状上皮呈高级别上皮内瘤变（CIN Ⅱ级），阳性：P16（部分 +），HPV16/18（散在 +），p63；阴性：HPV6/11。

手术所见：打开后腹膜，右下腹可见一大小约 16 cm × 12 cm 巨大囊性包块，包膜完整，边界清楚，与后腹膜、肠系膜、下腔静脉、腹主动脉部分粘连。

病理检查：腹膜后肿物切除标本，囊性肿物一个，大小 13 cm × 10 cm × 2.5 cm，囊内含清亮液，壁厚 0.1~0.2 cm。常规病理诊断：腹膜后肿物切除标本，腹膜后囊肿，内衬柱状上皮，局部呈乳头状增生，囊壁含平滑肌样及纤维性成分，局部见灶性淋巴细胞增生，待免疫组化进一步协助分类。

免疫组化检测：阳性，CK（H），CK（L），CK7，CA125，EMA，MC，Calponin，H-caldesmon，CD45，Ki-67（+，约 1%）；阴性，CK5/6，CK20，Villin，Calretinin，CEA，Syn，NSE，S-100。免疫组化诊断：腹膜后肿物切除标本，腹膜后囊肿，内衬柱状上皮，局部呈乳头状增生，囊壁含丰富平滑肌及纤维成分，局部见灶性淋巴细胞增生。结合免疫组化及囊肿部位，考虑为肠源性囊肿。

影像资料见图 2-10-7。

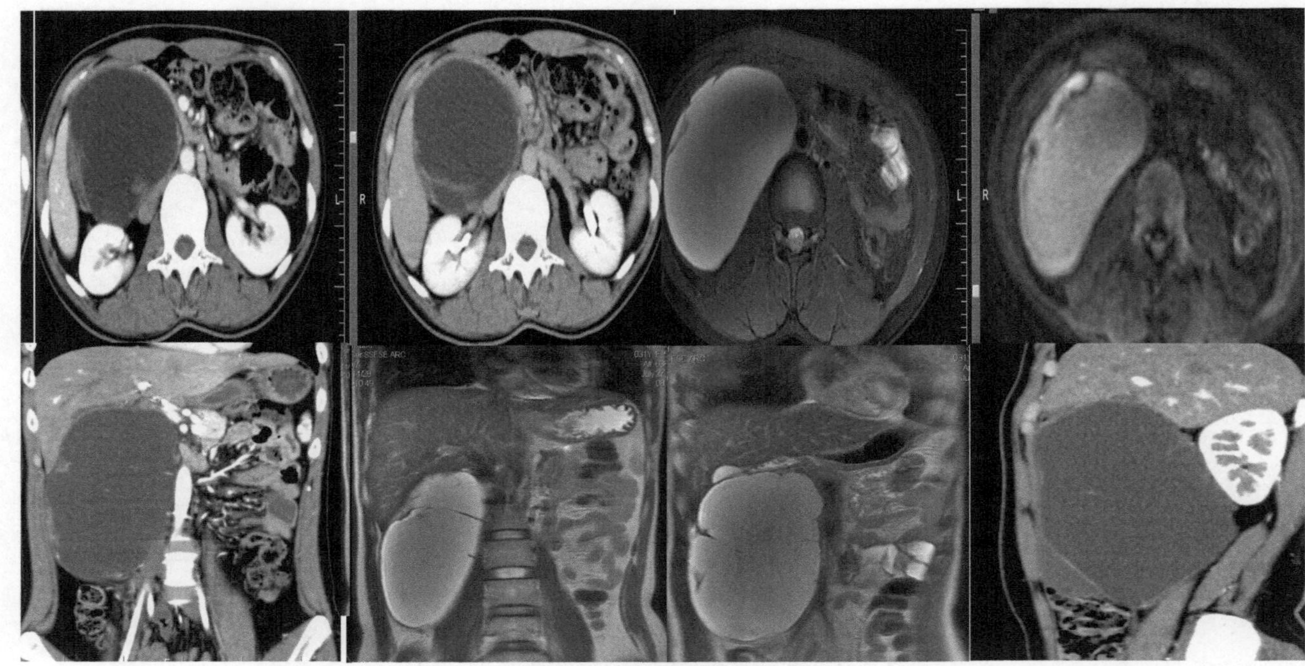

图 2-10-7　腹膜后肠原性囊肿

第十三节　左侧腹膜后腹膜黏液性囊腺瘤

患者，女，57 岁。于 32 年前无明显诱因发现左上腹一肿物，偶有突出于皮肤，约“鸽蛋”大小，自行按摩后肿物消失，偶有轻微疼痛及麻木感，休息片刻好转，疼痛与进食无明显相关，未引起重视，未诊治，后肿物渐增大。

手术所见：腹腔内无腹水，腹膜后胰尾部扪及一大小约 20 cm × 18 cm 的囊性肿块、张力高，与上方与膈肌、脾脏广泛粘连，下方与左侧横结肠粘连，胃、脾脏、左侧肾脏被推向左前方。

病理检查：左侧腹膜后肿物及粘连脾脏切除标本，近圆形肿物一块，体积 18 cm × 17 cm × 6.5 cm，肿物一端与脾脏紧密粘连不易剥离，脾脏体积 10.5 cm × 8.5 cm × 2 cm，肿物切开里面有大量咖啡样黏液物质流出，囊内壁尚光滑，局灶有微隆起，隆起处大小为 4 cm × 3.5 cm × 2 cm，切面暗褐灰白相间，质中偏脆。脾脏切面及髓质清楚，质中偏软。病理诊断：左侧腹膜后腹膜黏液性囊腺瘤。注：肿瘤呈巨大囊状，囊壁为纤维性，伴胶原化、钙化；囊壁一侧与脾脏粘连，脾脏充血；另一侧附有少量萎缩胰腺组织（需与源于胰腺的黏液性囊腺瘤鉴别，请结合手术所见其与胰腺关系）；囊内大量血凝块，局部见内衬黏液上皮，单层或小乳头状，无明显异型。

影像资料见图 2-10-8。

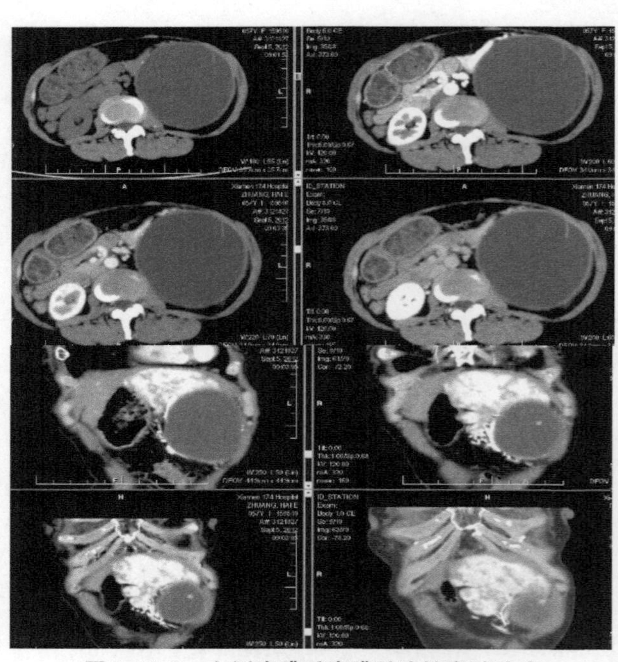

图 2-10-8　左侧腹膜后腹膜黏液性囊肿腺瘤

第十四节　误诊病例简介：腹膜后异位胸腺瘤与良性神经源性肿瘤

胸腺瘤为最常见的纵隔肿瘤之一，起源于胸腺上皮，病理上根据其占优势的细胞可分为淋巴细胞、上皮样、淋巴上皮样和梭形细胞等 4 种，其发生率大致相同。胸腺瘤好发于前上纵隔，多位于主动脉弓至心脏大血管交界水平；少数可发生于后纵隔或纵隔外，如颈部、胸膜和肺，增强扫描呈轻度强化，称为异位胸腺瘤。

异位胸腺瘤临床上较少见，多为个案报道，影像学表现不典型，容易误诊，临床上 10% ~15% 伴发重症肌无力。

常根据肿瘤是否侵犯到胸腺的包膜以外而把胸腺瘤分为侵袭性和非侵袭性两种。非侵袭性胸腺瘤在影像学多呈圆形、卵圆形或分叶状肿块，边缘清晰。大部分肿瘤生长不对称，而居于前纵隔的一侧。CT 密度与正常年轻人的胸腺相似。约 1/4 可见肿瘤内有钙化。影像学通常认为肿瘤 - 血管界面模糊，侵犯包膜或邻近组织，伴胸腔积液或肺内转移者，多提示侵袭性胸腺瘤。一例肿瘤位于腹膜后，瘤体较大，包膜完整、光滑，周围脏器可见受压、推移征象，未见明显侵犯及破坏，增强后仅轻度强化，影像学表现与非侵袭性胸腺瘤类似，但缺乏特征性，故术前主要根据发病部位考虑良性神经源性肿瘤。

鉴别诊断：腹膜后肿瘤以恶性较常见，约占 85%，CT 检查可以明确肿瘤位置、范围、大小，还可以发现局部淋巴结与脏器的转移。该病例肿块大，包膜完整，无明显浸润及转移征象，以推移周围组织为主，应与良性原发性腹膜后肿瘤鉴别。

（1）神经纤维瘤：肿块位于脊柱两旁呈圆形或类圆形，直径以 5~10 cm 多见。平扫密度均匀或不均匀，CT 值 20~30 HU，可有包膜，可见实质或包膜不规则钙化，增强明显，CT 值平均增加 40~50 HU，密度均匀或不均匀；肿瘤包膜完整，大于 5 cm 的肿块密度常不均匀，可有实质斑片状钙化或包膜斑点状钙化，增强后强化均匀或不均匀，中间可见低密度囊变或坏死区域。

（2）节细胞神经瘤：多无临床症状，当出现临床症状被发现时瘤体直径常大于 4 cm，好发于后纵隔及腹膜后，包膜较完整。CT 平扫呈较均匀等密度或低密度，CT 值为 20~40 HU，增强后动脉期强化不明显，仅见包膜或肿瘤内间隔强化，静脉期及延迟期强化稍明显，强化呈渐进性。

（3）嗜铬细胞瘤：病变多为一侧肾上腺区域较大肿块，圆形或类圆形，直径常为 3~5 cm，亦可大于 10 cm。CT 平扫时较小肿瘤密度较均匀，类似肾脏；肿瘤较大时，常因陈旧性出血、坏死而密度不均，少数可出现点状或弧形钙化。增强扫描瘤体呈明显强化，其内低密度区无强化。该病临床上较罕见，影像学表现缺乏特征性，术前诊断及鉴别诊断困难，其最终诊断依赖于病理。

第十五节　恶性孤立性纤维性肿瘤

患者，女，49 岁。体检发现腹部包块 1 d 入院。一天前外院体检行彩色超声检查提示左上腹低回声包块，今门诊以“腹腔肿块”收治入院。患者无何不适。CT：左中腹部占位，怀疑间质瘤，来源于小肠或肠系膜；盆腔少量积液（图 2-10-9）。

手术所见：腹腔无明显积液，肝脏表面光滑，质地及颜色正常，胃、胰腺、脾脏、右半结肠未扪及异常，腹腔未扪及肿大淋巴结，肿瘤位于左中腹部，大小约 13 cm × 10 cm，包膜完整，血供丰富，主要供血动脉为肠系膜动脉分支，内侧与屈氏韧带远侧 20 cm 处空肠紧密粘连，下极及左肾上腺粘连，左肾受肿瘤挤压，呈轻度顺时针方向旋转移位，外侧与左半结肠壁分界不清，上极位于胰体尾下方，间隙清晰。

病理检查：腹腔肿物切除标本，小肠肠管一段，长 10.5 cm，一切缘管径 3 cm，另一切缘管径 1.7 cm，肠黏膜未见明显息肉及病灶，肠外附有结节状软组织肿物一块，大小 16 cm × 12 cm × 9.5 cm，表现尚光滑，切面灰白灰黄，较均一，局灶灰褐，质中偏韧。肠周和肠系膜未检出淋巴结样物。常规病理诊断：腹腔肿物切除标本，恶性梭形细胞样间叶源性肿瘤，待做免疫组化检测进一步明确其类型。瘤组织侵及肠壁外纤维脂肪组织，未侵犯肠壁，其两端切缘均为阴性。免疫组化诊断：腹腔肿物切除标本，结合免疫组化检测结果及组织学图像，符合恶性孤立性纤维性肿瘤。

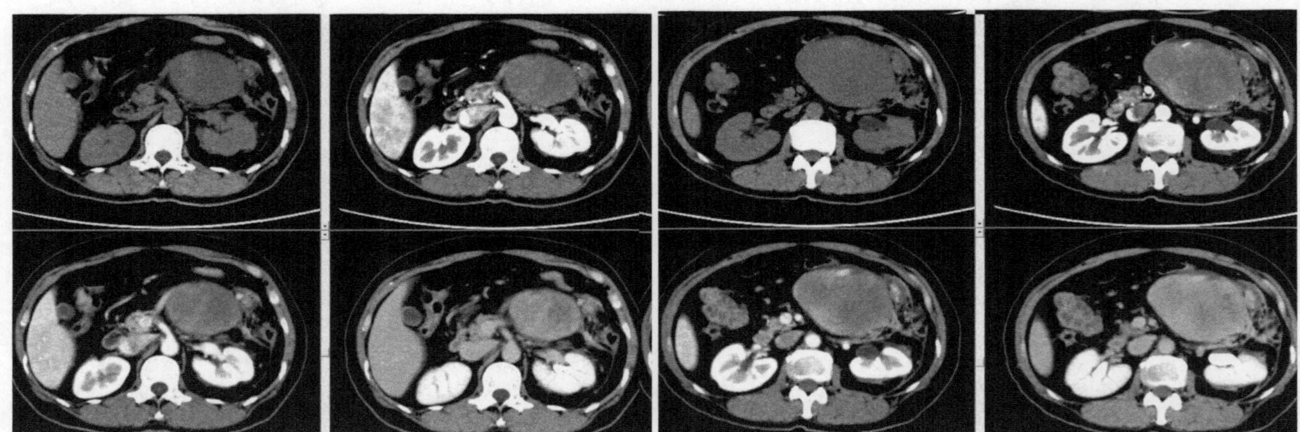

图 2-10-9 恶性孤立性纤维性肿瘤

第十二章　腹膜外间隙其他包块

第一节　泡性肝包虫病侵入右肾周间隙

在我国，宁夏、青海、新疆、甘肃、四川及西藏的高寒山区为泡性肝包虫病的主要疫区。

1. 临床表现　感染早期的患者常无明显不适，泡球蚴在肝脏潜伏寄生，缓慢生长，肝脏代偿增大。中期可触及坚硬如橡胶、无痛的肿块，表面平滑或有结节，边界清楚，易误诊为肝癌。外科手术探查亦可误诊为肝癌，可侵及肝内胆管出现梗阻性黄疸；也可液化继发感染形成脓肿，由于纤维组织及钙化包裹使炎症不明显。晚期侵及肝脏大部分，肝功能失代偿，可出现一系列症状，患者最终因脑、肺转移及恶液质而死亡。因此有“虫癌”之称，为恶性寄生虫病。但如果能早期诊断、及时行根治切除术，则预后良好。

2. 影像学研究　影像学检查方法的应用，使早期诊断和早期手术根治率有所提高。随着日趋积极的治疗方法的进展，临床对其影像学诊断提出了更新、更高的要求。泡性肝包虫病一般病灶较大，在肝脏呈慢性、弥漫性浸润生长，密度不均，呈以低密度为主的混杂密度灶，与正常肝组织界限不清，增强病灶无强化。病灶内可见多发斑点状钙化灶，其病理形态是由众多小泡球蚴相互联接组成的蜂窝状灰白色巨块，形似癌肿。由于症状较轻，患者一般就诊较晚，病程较长，所以在很多小泡囊壁上可见钙盐沉着，呈斑点状、絮状斑片状，其中心较密集，外围稀少、散在，典型呈“同心圆”形分布，为泡球蚴特征性表现。泡球蚴增殖蔓延的病理演变基本规律是：泡球蚴以向囊外芽生子囊的方式繁衍，向周围肝组织侵蚀，无限制地蔓延，千万个泡球蚴聚结成不规则的结节或巨块，如硬质海绵体，多房内含胶冻样液体，周围形成浸润带，无外囊。生长在肝右叶的泡性肝包虫病易经过肝裸区侵入右肾周间隙。

3. 泡性肝包虫病经肝裸区侵入右肾周间隙　肝右叶后面冠状韧带的上下两层之间没有腹膜覆盖，与膈肌之间存在肝裸区，其内有脂肪、血管和神经等。Meyers 等（1988）关于右肾周间隙上份解剖有不同的意见认为肾筋膜前层和后层先在肾脏上方融合，然后附于膈肌筋膜上，肾周间隙是封闭的，将肾脏和肾上腺包裹其中，右肾旁前间隙可能与肝裸区相通连。Lim 等（1988）经尸体解剖发现右肾筋膜前层在肝冠状韧带下层与后腹膜融合，在肝右叶裸区和右肾之间未发现筋膜组织。Congdon & Edson（1941）认为右肾周间隙上份与肝裸区之间是相互通连的。近年来有学者发现，位于肝右叶后段并影响肝裸区的血肿可导致右肾周间隙积血，而右肾周间隙血肿也可引起肝裸区积血，证明肝裸区与右肾周间隙是相互通连的。因此，位于肝右后叶的泡性肝包虫病可侵入右冠状韧带上下层之间无腹膜覆盖的肝裸区，并向下蔓延至右肾周间隙。

一组 11 例泡性肝包虫病腹膜后扩散的 MSCT 表现也具有一定的特征性。泡性肝包虫病病变经肝右叶裸区扩散至腹膜后所侵犯的脏器和组织，绝大部分属右肾周间隙。仅十二指肠和胰头为肾旁前间隙器官，然而，在多平面重建图像上仔细观察，胰头和十二指肠均显示为间接受压、移位，并非直接受侵犯。该组有 3 例肝内原发病灶沿下腔静脉后、外缘向下扩散，直达右肾门，扩散至腹膜后病变的前内缘邻近降主动脉，后内缘靠腰大肌和右膈脚；1 例肝内病变经肝裸区扩散至腹膜后，完全沿右肾筋膜后层及右膈筋膜侵犯至右肾周间隙。

Meyers（1988）认为，肿瘤、炎症、外伤、出血等在腹腔或腹膜后扩散，是有一定的规律和解剖基础的，一部分病变可沿筋膜、韧带或间隙扩散。该组

11 例肝右叶泡性肝包虫病病变,均经肝裸区不同程度扩散至右肾周间隙,原发病灶与扩散病灶不仅在解剖上相互连成一片,在 MSCT 多平面重建图像上,其密度也完全一致,因此这种扩散有其一定的特点和规律。它从影像学角度表明,肝右叶泡性肝包虫病除了向其邻近的右肾周间隙器官、组织直接侵犯以外,根据近期对一部分断面尸体的研究显示,肝裸区与右肾周间隙在解剖上二者可以直接相通,此"解剖通道"可能也是导致肝右叶泡性肝包虫病较易经肝裸区向右肾周间隙扩散的又一重要原因。肝右叶后段泡性肝包虫病蔓延至右肾周间隙的解剖学基础为肝右叶后表面右冠状韧带上、下层之间无腹膜覆盖区通过肝裸区与右肾周间隙彼此相通。位于肝右叶后段的泡性肝包虫病经肝裸区可直接侵犯右肾周间隙。因此,在泡性肝包虫病影像诊断及临床治疗过程中,应仔细分析、判断该区域可能存在的病变,将有助于制订完善的治疗计划以提高疗效,并有利于判断有无术后肝外扩散。

第二节 腹膜后慢性血肿与陈旧性宫外孕

1. 陈旧性宫外孕 陈旧性宫外孕,系宫外孕流产或破裂,腹腔内出血停止,病情稳定,胚胎死亡或吸收,反复内出血所形成的血肿机化变硬,并与周围组织粘连的一种症状和体征均不典型的疾病。腹膜后异位妊娠是腹腔异位妊娠的特殊类型,发生率极低,分析其发生机制,可能有以下两种:受精卵经输卵管脱落到腹腔并着床在后腹膜表面,因腹腔肠襻挤压,使孕卵向腹膜后生长,当胚胎发育到一定程度时,破裂出血形成腹膜后血肿;受精卵经血管或淋巴管播散,种植在腹膜后继续生长,破裂出血而形成血肿。

2. 腹腔或腹膜后异位妊娠 腹腔或腹膜后异位妊娠与人工受精或辅助生育有关,受精卵(一般为 1~2 个)移植入宫腔后,可能经阴道流产或异位种植于子宫外而形成宫外孕,最常见的异位部位包括输卵管、子宫角以及阔韧带,腹腔和腹膜后是罕见的发生部位。有作者报告一例:术后追问其月经史及生育史,患者于 8 年前孕 6 个月时因死胎而行引产, 7 年前和 6 年前分别因双侧输卵管异位妊娠并破裂而行双侧输卵管切除术。1 年前接受人工受精而植入两枚受精卵, 1 个月后出现阴道流血一次,并于 1 周后出现左侧腰部胀痛,持续 3 个月余。

回顾性分析该病例人工受精之前已行双侧输卵管结扎术,移植入宫腔的两枚孕卵其中之一经阴道流产,故引起阴道流血;而另一枚可能经血管淋巴管通路种植于腹膜后,破裂后未及时发现而形成陈旧性宫外孕。

3. 影像学研究 陈旧性宫外孕通常无典型宫外孕的急腹症表现,常以慢性腹痛以及不规则阴道流血,或者盆腔包块就医。可无明确停经史,绒毛膜促性腺激素阴性或弱阳性。超声为首选影像诊断方法。

由于本病发病时间较长,常显示非均质回声包块或实性包块。CT 和 MRI 表现为非均质性肿块,密度 / 信号不均匀,可有出血的密度 / 信号表现,血肿机化形成包膜,包膜可强化,而肿块内部强化不明显。发生于盆腔的陈旧性宫外孕,应与盆腔炎性包块、卵巢良恶性肿瘤鉴别;发生于腹腔和腹膜后的陈旧性宫外孕,应与转移瘤、淋巴瘤及神经源性肿瘤鉴别。

陈旧性宫外孕的临床病史对术前诊断十分重要,术中探查可见有包裹粘连的血肿,有时可取到蜕变的胚胎组织,则更有助于诊断。确诊依靠病理,影像常误诊。该例病灶位于腹膜后,如果忽略相关临床病史,术前诊断非常困难。因此,对于育龄患者(特别是有人工受精或辅助生育史或行输卵管结扎术的患者),出现盆腔或腹部包块而无法用其他疾病解释时,应想到陈旧性宫外孕的可能。包膜完整、有出血征象和无强化的实质成分是提示本病的重要影像征象,应详细询问月经史和生育史,包括近几年内的孕育史,结合临床可避免误诊。

第十三章 腹腔神经丛和神经节

腹腔神经丛由各种交感神经节组成，其中最大的一对，称为腹腔神经节，其除接受内脏大神经的节前纤维外，还与迷走神经及内脏感觉神经纤维共同构成内脏腹腔丛，再由该丛及其丛内的神经节发出分支到腹腔内实质性和空腔性脏器，管理其运动和感觉。

中上腹部病变可侵犯腹腔神经节引起严重的内脏功能障碍及剧烈疼痛，腹腔神经节的显示对腹腔神经节阻滞术有重要指导意义。

此外，认识腹腔神经节的CT表现还有助于避免将结节状表现的腹腔神经节误认为腹膜后淋巴结而导致影响恶性肿瘤患者的肿瘤分期和后续治疗。

以往对腹腔神经节的研究多在尸体标本上进行，但这些研究多需采用对比剂（碘海醇或钆螯合物）标记的方法对腹腔神经节进行分析。这些研究的不足是在使用对比剂之后显示的是对比剂分布形态，而非真正的腹腔神经节。

影像学研究：近年来，有学者通过超声和CT研究了活体腹腔神经节的影像学表现。Ha等（2008）采用超声内镜探测腹腔神经节，只能探测到左侧腹腔神经节，表现为低回声，与同侧肾上腺的回声相同，呈椭圆形或分叶状结构，边缘不规则，周围还可见到细线状结构与之相连，在彩色多普勒超声上为少血流或无血流。内镜超声整体观差，且需内镜经胃进入，操作复杂，对右侧腹腔神经节的显示受到限制。Wang等（2010）对103例患者腹部MSCT扫描发现，双侧腹腔神经节位于腹腔干起始处、肠系膜上动脉水平及膈肌前面，一般呈分叶状或圆盘状，左侧腹腔神经节较右侧易显示，左侧者大于右侧（$P<0.005$）。

一项研究结果与其相仿，通过平扫结合双期增强观察腹腔神经节，但腹腔神经节的显示率高于Wang等（2010）的研究，且左、右侧腹腔神经节的显示率较高，无统计学差异，可能的原因是该项研究中所有病例的CT资料均利用同一CT设备完成，而且层厚均为0.75 mm；但该组作者也注意到左、右侧腹腔神经节显示率差异的P值为0.068，这提示继续增加样本量很有可能影响该项研究的结论。

此外，分析腹腔神经节的CT表现时，横断面CT图像显示优于冠状面重组图像，这是由于腹腔神经节是腹部内脏交感神经、副交感神经和内脏感觉神经在到达所支配的脏器前相互汇合而成的网状结构，是垂直、倾斜生长的。

腹腔神经节有时不易与腹膜后血管、淋巴结鉴别，经过比较发现，腹腔神经节和同侧肾上腺平扫密度相近，而在动脉期、门静脉期腹腔神经节的密度低于肾上腺，在特殊的解剖位置，通过不同的CT增强改变，可以此来区别腹膜后其他组织结构。

该项研究为回顾性研究，所有病例均没有对照研究可以利用，腹腔神经节的确定只是根据解剖及文献上的报道来确定，但在该项研究中观察到的腹腔神经节的位置、大小及形态特征与以往腹腔神经节非活体研究的文献报道一致。

该项研究的病例数较少，继续搜集更大组数据能更好地反映国人腹腔神经节的分布情况。该项研究只局限于腹部CT扫描未见异常的患者腹腔神经节表现，关于腹腔神经节邻近病变对腹腔神经节累及或侵犯的CT表现还有待进一步研究。

总之，MSCT能显示腹腔神经节的位置、大小及形态，左侧腹腔神经节的显示率略高于对侧，但差异无统计学意义。

第十四章 腹膜外间隙损伤和感染

第一节 腹膜外间隙的积气、外渗和感染

在身体的额面和侧面上观察,一般的腹膜外区能考虑为“Y”形。而在前后位观察时,它从骨盆连续伸展到两侧。当腹膜外积气、外渗起源于骨盆内疾病或髂窝水平时,它恒定出现,不进入肾周间隙;更甚者,它可进入肾旁前间隙和肾旁后间隙,这大概是因为肾筋膜圆锥下尖端,被感染性粘连迅速封闭的缘故。

1. 腹膜外气体 腹膜外气体最常继发于感染或溃疡病及肠的穿孔、钝性或穿通性创伤、异物、医源性操作或腹膜外脏器的产气细菌性感染。临床表现是慢性隐蔽的,或只是临床有所怀疑。常常都是影像诊断发现气体后,临床才对诊断有所考虑。腹膜外气体的X线表现是腹膜外组织中斑驳的透光影,或一条线形透光影沿着筋膜面走行。这些考虑提供了起源于骨盆区的疾病产生的气体,通过腹膜外组织双侧弥漫的合理解释。腹膜外气体出现于上腹时,一般不下降,在腰骶椎连接的平面,它足以横过中线到对侧。一个例外是,单侧限制于上腹者,已见于产气的胰腺炎症,大概是依靠消化酶的作用。腹膜外气体起因于,限制于左上腹是少见的,它可以出现于近端降结肠的憩室或癌的穿孔,或胰尾的脓肿。如果腹膜内与腹膜外气体均出现,可能是腹膜外结构的穿孔破坏了后腹壁的腹膜所致。

2. 腹膜外积气征象 横膈可分为解剖性和功能性两部分,工作部分是一宽阔的骨骼肌薄片,它附着于周围体壁,中央部分为被动部分,即中心腱。此腱部形成膈穹隆,部分轮廓见于胸部和腹部X线片上。此腱膜十分光滑。膈的更尾侧几乎平行于身体纵轴,正与水平方向的X线束接近呈直角交叉。横膈附近的空气积聚的位置不外乎四类,即胸膜腔中、胸膜腔外、腹膜腔内、腹膜外间隙。

胸膜外和腹膜外空气通常来自纵隔积气,也可源于腹内,例如十二指肠降段破裂。腹膜腔内游离积气常常只是空腔脏器穿孔的X线征,它一般需行腹部手术处理;气胸也常需手术抽吸;而胸膜外和腹膜外积气则一般不需要特殊治疗。此种处理上的差异要求影像诊断大夫务必将它们鉴别清楚而切勿混淆。

3. 鉴别腹腔内和腹腔外气体 一些作者已描述鉴别腹腔内和腹腔外气体的方法,包含:①腹膜外气体的位置趋向于保持固定,或在直立位和卧位照片上显示只有限局的移动;②腹膜外气体几乎不变地为新月形,在直立位照片上平行于膈的下表面的弧形弯曲,沿膈穹隆往外的范围超过腹腔内气体;③腹膜外气体的量在呼气时增加,吸气时减少,恰与腹腔内气体相反;④腹膜外积气伴存胸膜外积气时可能看见横膈附着于前体壁。

(1)横膈的肌束:Christensen & Landay(1980)指出腹膜外或(和)胸膜外积气有时可以在X线片上看见横膈的肌束,并称之为此类积气的新X线征。壁层胸膜覆盖横膈的上表面,壁层腹膜覆盖其下表面,横膈事实上被这两层间皮层夹着。胸膜外或(和)腹膜外积气直接接触膈肌肌束与中心腱,它分开了胸、腹膜壁层和膈肌,从而可在照片上显示出个别肌纤维束,宛如皮下积气显示胸肌肌束一样。如果空气积聚最颇侧处居于横膈下表面,伴存横膈的增厚,应考虑为腹膜外积聚;如难以看见膈穹隆,空气则可能位于胸膜外。

CT所见盆腹膜后积液(血):由于肝裸区的特殊解剖结构,肝裸区肝组织及包膜撕裂可引起肝裸区及右肾旁后间隙积液,如上腹CT扫描仅见肝裸区或(和)右肾旁后间隙积液,须作增强扫描了解有

无隐匿性肝裸区肝组织及包膜撕裂。

双肾撕裂均可致双肾周间隙积液，如伴输尿管或肾蒂撕裂可致肾旁后间隙积液，可向下沿至腰大肌及髂肌前腹膜后间隙，左右并不相同。若肾破裂伴肾蒂撕裂或腹膜后大血管有损伤，液体可由同侧肾旁前间隙交通到对侧，须在CT读片时不能忽略对侧肾脏情况。双侧盆侧间隙积液固然可由膀胱破裂引起，但骶、髂骨骨折亦可引起，须注意观察不能忽略。

根据CT所示腹膜后间隙积液（血）情况，了解其解剖结构，重点观察外伤后可引起各腹膜外间隙积液的脏器，对急诊CT正确认识及诊断腹盆部内脏器外伤有极大帮助。

（2）直肠穿孔：因为直肠位于腹膜下，又位于中线，气体从其腔内逸出，上升到两侧，进入腹膜外组织。依赖于原发穿孔的正确部位，气体可主要出现于该侧，但两侧仍明显出现气体播散。气体播散常优先选择在后方区域，气体可以平行于腰肌侧缘，外形为肾上积气或膈下积气。

（3）乙状结肠穿孔：乙状结肠位于肾筋膜圆锥境界之下，该处解剖联系着肾旁前间隙和肾旁后间隙。乙状结肠的气体可进入此间隙的一个区域或两个区域。

有作者指出，肠壁上4行乙状结肠袋中，只有1行结肠袋正对着腹膜腔，其余75%都正对着腹膜外间隙或组织，伴发乙状结肠憩室穿孔的腹膜外积气，典型地上升到左侧，气体可向内扩展，重叠于腰肌，形成斑驳的透光影或低密度影，气体常常向后扩展。气体可向胁腹部脂肪内扩展，但是向上弥漫是其特征，在X线腹部平片上，它可勾划出左肾上腺、左肾上极、膈的内脚、脾的后部分的内缘以及腹膜外膈下平面的外形及轮廓。唯一的，如果乙状结肠穿孔出现于结肠系膜分离的中间，腹膜外气体可出现于双侧，进入肾旁前间隙（表2-13-1）。

表2-13-1　腹膜外气体的播散和局限解剖部位

解剖部位	局限的X线征象	最常见的气体来源
肾旁前间隙	内：气体扩展腰肌侧缘，趋向于脊柱，斜位观腰肌外形尚存 外：不扩展到胁腹，除非可能在下面。在肾筋膜圆锥下 上：肾外形可存在	右侧：十二指肠降段穿孔 左侧：乙状结肠憩室穿孔 双侧：乙状结肠穿孔进入结肠系膜，暴发性胰腺炎
肾周间隙	气体积累出现一个下凸外缘，重迭于髂嵴； 肾外形增强； 肾筋膜炎症性增厚和肾筋膜的移位	右侧：肾感染在肾后丰富的脂肪中最显著；偶尔十二指肠降段穿孔 左侧：肾感染
肾旁后间隙	内：气体限局，平行于腰肌缘 外：气体扩展到胁腹线 上：气体外形到肾上区、膈、肝脾的后部分	左侧：乙状结肠憩室炎 双侧：直肠穿孔 膈上的原因，扩展在膈下，导致纵隔积气和颈部皮下气肿

（4）起自膈下的腹膜外气体：请详见本书胸心卷第十八篇第八章胸腹连接区炎症。

（5）腰肌脓肿或血肿：从一原发位置，在筋膜后间隙自然地剖开，深达横筋膜进入腹膜外区域是罕见的。注射研究证实临床观察，强大的腰肌筋膜限制液体积聚于其中，这可为病变到达髋部和大腿的扩展提供道路。更常见者，腰肌脓肿被限制于椎旁部位，而在腹部平片上显示出腰肌外侧缘的消失、肾和输尿管的外侧移位。腰肌脓肿显示于CT图像上是肌肉的肿大和低密度区，多半可见气体伴存。

（6）腹膜外渗出的来源：腹膜外感染的最常见部位是肾旁前间隙。有作者统计160例腹膜外脓肿，有54例限局于肾旁前间隙。大多数原发病灶为消化道，特别是结肠、腹膜外阑尾、胰和十二指肠。渗出来自于穿孔的恶性肿瘤、感染、消化性溃疡穿孔、事故、医源性损伤。

此区出血也可来自于肝动脉或脾动脉，以及自发性腹膜外出血。腹膜外出血，通常为创伤、破裂的动脉瘤、恶性疾病、出血性素质或抗凝过度所引起。

（7）腹膜外间隙积液：在限制腹膜外间隙液体（如出血、尿液外渗、炎症）的蔓延上，肾筋膜有何作用？腹膜后间隙既不是一个腔，也不是真正的间隙，它们主要为脂肪充盈，这可以解释疾病限制于一个或更多间隙，而不是必须完全充满它。

出现液体充盈部分范围的大小，依赖于液体推移脂肪移位的程度。液体首先通过组织面浸润弥散，然后变成一个分开的块状。它可以弥漫覆盖于肾筋膜，引起明显增厚，或者它可以沿着纤维索条播散,特别在肾周组织中,而且形成典型的致密部分或透过脂肪的条索影。

此条索影可一直保持看见,甚至在整个间隙充满液体时,在充满血液时尤其如此。如果它不是充满整个间隙,可出现泡状的征象,而伪似腹膜后气体(表 2-13-2)。

表 2-13-2 腹膜外渗出的放射学诊断的征象

放射学征象	腹膜外渗出		
	肾旁前间隙	肾周间隙	肾旁后间隙
肾周脂肪和肾轮廓	保持	遮蔽	保持
液体渗出致密影的轴	竖直	竖直(急性);下内(慢性)	下外(平行于腰肌外缘)
肾的移位	外、上	前、内、上	前、外、上
腰肌的轮廓	存在	上半遮蔽	下半或整个遮蔽
胁腹线	存在	存在	遮蔽
肝角与脾角	遮蔽	遮蔽	存在或遮蔽
升、降结肠移位	前、外	外	前、内
十二指肠和十二空肠曲移位	前	前	前

液体覆盖筋膜的弥散所引起的增厚或模糊,不只在肾筋膜,似乎表示液体起源于腹膜外 3 个间隙中。然而,由于肾筋膜普遍增厚,常常难以确定增厚起于何处,对病变的定位带来困难。在急性肾周出血的病例,在肾周间隙中的血液,有时可以通过筋膜面而渗入到肾旁后间隙。对于肾周间隙内的液体,以通过筋膜圆锥的胀裂而播散,压力一定程度的升高是必须的。有作者注意到,在急性大量肾周出血时,肾周圆锥下端是保持开放的,血液和其他液体伸展下流到盆区,而在亚急性或慢性发作的肾周出血时,肾周圆锥尖一般都是封闭的。

慢性尿外渗所引起的肾周脂肪的分解,常伴有假性包囊的形成,可以解释为什么在含尿囊肿,外渗可以不总是弥漫于整个肾周间隙。脂肪分解不出现于含尿囊肿的每个病例,这可以仰赖于一个事实,即肾周间隙有时可迅速地被尿所充盈。很少见到尿液或对比剂通过增厚的肾筋膜漏出,在组织学上,这些病例的肾筋膜反应,为增厚的硬的胶原纤维组织形成,使其不能透过液体。血液和尿液因为重量作用而流到腹膜外间隙的较低的部位,这不出现于脓肿,因为化脓常有粘连的形成。在感染中,特别是在胰腺炎中,感染性分泌物可以广泛地沿着确定的组织界面播散,造成肾筋膜的特殊增厚。

认识腹膜后区域的互相交通是重要的,可以按照它们的解剖情况,预测病理性液体的流动方式。有时,例如伴存胰腺炎,液体可抵达腹膜腔内的间隙,这主要是沿着到肠系膜的韧带途径,或可以引起破裂进入腹膜腔的小网膜囊。在炎有症的情况下,诸如肾周脓肿和胰腺炎,此肾筋膜常常不足以强大到可防止穿孔,特别是在多区域液体积聚时。当其计划治疗时,此类知识十分重要。在肾的感染,甚至无肾周扩展时,也可出现肾筋膜的增厚。此问题最好的解释是液体穿透进入肾周间隙。这可以解释,在肾肿瘤种植之后,肾周脂肪密度的增加和肾筋膜的增厚可以出现,这是由于渗出物和漏出物所致,而并不表示已形成肾脓肿。

原发性腰大肌脓肿很少引起筋膜增厚,没有肌肉本身筋膜的穿孔。动脉瘤周围的纤维化可以观察到筋膜的反应为非特异性反应。在特发性腹膜后纤维化,纤维化过程可以沿着筋膜面扩展。可以在某些区域观察到腹腔积液,乃因肾前筋膜与覆盖其上的腹膜有直接的接触。病人可出现肾前筋膜增厚,伴存腹腔积液,这是它们紧密伴随的结果。

在腹腔积液的病人,侧锥筋膜增厚是相当常见的征象。有时,继发于侧锥筋膜的增厚,肾后筋膜也受累于一短距离。这可能不出现一个结肠旁沟的炎症性侵犯。在大腹膜腔的感染,其部位接近于筋膜界面者,前、肾后筋膜均可增厚。腹腔积液时肾后筋膜的增厚,是由于假说的肾病综合征和充血性心衰,沿着筋膜面的纤维组织的水肿的播散的结果。

腹膜外间隙的感染:腹膜外组织不像腹膜腔那样感染可以急性蔓延。引入细菌到腹膜腔,可引起急性腹膜炎和动态性形态学的表现;而同样的细菌引入腹膜外组织时,则不是这样,而是引起更郁积更缓慢的感染，症状发作时间延长，常达 2 个月之久。在临床上屡见报告，腹膜外组织内的感染在 25% 的病人中被漏诊，除非早期诊断和适时地治疗，不然，腹膜外间隙脓肿的发病率和死亡率都会升高。腹膜外间隙的感染通常都是继发性的，为邻近腹膜外间隙的器官或腹腔内器官感染，外伤或恶性病变的并发症。少见的情况是继发于菌血症或化脓性淋巴结炎。腹膜外间隙感染的突出症状是寒战、发烧、腹痛或胁腹痛、恶心、呕吐、夜汗、体重下降等。临床经过通常是隐袭的，并且最初症状多无特殊性。通常都考虑不到正确的意见。在定位体征出现之前，影响全身的症状可以出现数周到数月。腹膜外组织内压力增加，刺激神经，可出现腹股沟、髋、大腿或膝的疼痛，而腹部症状可以不明显。甚至已有肾周脓肿时，也不出现泌尿系症状。在大约 50% 的病例，胁腹部扪诊可发现肿块或肿胀，但只有当其较大，或位于肋缘下才能扪及。扪诊脓肿，几乎所有病人都有触痛。其他临床表现是脊柱侧弯，腰肌痉挛，窦道形成，白细胞增多。

腹膜外脓肿的少见的并发症是脓肿破裂进入自由腹膜腔，并深入到软组织，播散可以犯及前腹壁、背部或胁腹部的皮下组织、膈下间隙、纵隔、胸腔、腰肌、大腿或髋。一个瘘道可以从肾脏扩展到肠的腹膜外部分，或进入一支支气管。

与腹膜后间隙具有的蜂窝组织层相当，有作者将腹膜后的炎症分为腹膜后炎（在腹膜后蜂窝组织内）、肾旁炎（在肾旁组织中）和结肠旁炎（在结肠旁组织内）：①由于胰、十二指肠、盲肠、阑尾、升结肠、降结肠等的损伤或疾病→发生结肠旁炎；②在肾、输尿管创伤或疾病时→发生肾旁炎或输尿管旁炎；③在小骨盆蜂窝组织或胸膜旁蜂窝组织有炎症时可发生腹膜后炎（腹膜后蜂窝织炎）。在化脓性炎症初期，病变通常不超过它所发生的腹膜后蜂窝组织的层次。仅在以后，由于腹膜后间隙压力增大和筋膜隔的毁坏和溶化，脓液才破向邻层，并散播至其他层乃至远隔区域。

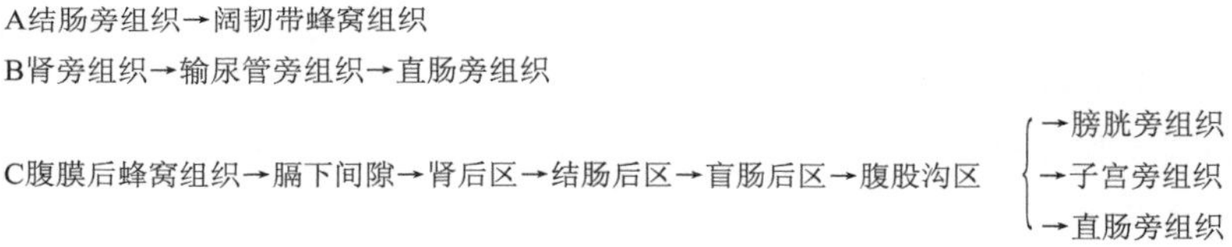

A结肠旁组织→阔韧带蜂窝组织
B肾旁组织→输尿管旁组织→直肠旁组织
C腹膜后蜂窝组织→膈下间隙→肾后区→结肠后区→盲肠后区→腹股沟区 { →膀胱旁组织 / →子宫旁组织 / →直肠旁组织 }

（肾后区与结肠后区，又称为腰区；盲肠后区和腹股沟区又称作髂窝。）

图 2-13-1　腹膜外积液或（和）脓液散播的途径

如上图所示，围绕直肠的蜂窝组织炎症，可有两路直接移行于其上：①因输尿管与直肠局部解剖关系密切，脓性病变可从输尿管旁组织到直肠旁组织；②因髂窝蜂窝组织延续于骨盆外侧间隙的蜂窝组织中，后者沿血管的走行，又与直肠旁组织交通。此两件情况乃指位于骨盆腹膜下腔中的直肠部分。

腹膜外渗出的扩散和蔓延：腹膜后蜂窝组织中的脓液，可以向上散播（于膈下间隙），也可以向下散播（于小骨盆中），或者冲向腰区的被盖组织。脓液到达膈下间隙后，可以从该处经腰肋裂孔穿到胸膜后蜂窝组织中，即到达第 12 肋骨的上方，适在腱弓（腰肋内侧弓和外侧弓）以上。此外，在膈上另有一些裂孔，其中通行有围绕以结缔组织鞘的器官，这些裂孔也可以成为腹膜后和胸膜后蜂窝组织的通路。临床观察证明，脓从腹膜后蜂窝组织到胸膜后蜂窝组织，或者相反，从胸膜后蜂窝组织至腹膜后蜂窝组织，多半是通过膈的腰肋裂孔。

脓液从腹膜后蜂窝组织向下散播，它通常是从髂窝移行于小骨盆，而不是移行于大腿，因为它在腹股沟韧带处被阻遏。由于髂窝处腹膜后蜂窝组织位于髂筋膜表面（在该筋膜与腹膜之间），而髂筋膜以它的大部分与腹股沟韧带相长合。这样，髂筋膜围成两个结缔组织鞘：一个位于前方（在筋膜与腹膜之间），其中有蜂窝组织，该层的脓肿被阻遏于腹股沟韧带；一个位于后方，恰好在筋膜与髂肌之间，在该鞘中有伴随髂肌的蜂窝组织，发生于其中的脓肿可沿肌肉走行而达大腿。最后，脓液可从腹膜后蜂窝组织穿到腰区（腰三角和勒格夫特菱形区内）的肌间和皮下组织中。脓性病变可沿伴随血管和神经（肋间动脉与静脉、神经、及其分支，髂腹下神经和髂腹股沟神经）的蜂窝组织而移行。

流注脓肿或结核性脓肿，具有沿包含蜂窝组织的裂隙而散播的特性,脓的散播通常不穿破它所贮居的囊壁,而囊本身由于囊内流体压力增大,以及部分的重力牵引而与组织分开。流注脓肿或沿血管鞘的蜂窝组织,或沿肌鞘的蜂窝组织而散播。在胸椎结核时的流注脓肿,可以沿胸主动脉及其分支的经过而散播。继之,它可沿腹主动脉和髂血管的经过而下降,再向下,它可以穿到骨盆或大腿中。

在腰椎疾病时发生的流注脓肿,可沿位于腰肌鞘中的蜂窝组织而散播,此时,它常被阻遏于腹股沟韧带的上方,在髂区构成肿胀。这些脓肿也可沿腰肌的经过,通过肌间隙而穿孔至大腿,到达小转子,并在大腿前内侧面形成肿胀。进一步,它们可以沿血管的经过而散播,其结果是流注脓肿可到达腘窝。如流注脓肿穿入腰方肌鞘,即在腰区形成肿胀。

第二节 少见腹膜后闭合伤CT表现

(1)肾上腺:肾上腺体积小,位置较深,包在肾周筋膜内,周围有丰富的脂肪组织包绕作为天然屏障,使之不易受伤,但是肾上腺血供丰富,最终只有单一静脉回流,损伤后容易出血。CT影像特点是肾上腺区肿块,大部分呈边界清楚的圆形或类圆形,也有部分呈不规则团块状,部分病例在强化后能显示或部分显示正常强化肾上腺肢体(一组7例增强病例中6例显示这一征象),在肾上腺周围见到出血浸润及膈肌脚增厚等征象(一组11例中7例显示这一征象)。CT随访显示肾上腺血肿密度逐渐减低,病灶缩小或消散,亦可成为机化性血肿。

(2)肾动脉:肾动脉主干闭塞,平扫多无阳性征象(该组1例见肾影增大,轮廓模糊),增强扫描整个肾实质无明显强化,并可见增强的肾动脉突然截断(该组2例),由于来自包膜动脉的侧支血流可增强,因而显示"边缘征"(该组2例)。有报道少量对比剂通过部分闭塞的动脉到达肾实质可表现为实质期肾实质内小斑片状强化影,该组1例DSA显示肾动脉完全闭塞出现这一征象,考虑可能为侧支血管增强所致。

(3)胰腺:胰腺外伤少见,胰腺断裂多为暴力突然发生,腹肌未能及时收缩,使胰腺撞击脊柱受损,多发生在胰颈部,该组2例,为摩托车把或方向盘挤压上腹部致伤。CT直接征象为垂直于胰腺长轴条带样低密度影,增强扫描是必要的,可清楚显示断裂部位,间接征象有胰腺肿胀、胰周渗液。血清或腹腔穿刺液淀粉酶的升高有助诊断。

综上所述,腹膜后闭合性损伤在临床上发生率不高,且多伴有并发伤,临床症状隐匿,因而给诊断和治疗带来了一定的困难,而腹腔内其他脏器损伤常常掩盖腹膜后损伤的症状和体征,手术前多不易确诊,常规的腹腔穿刺检查作用有限,及时的CT平扫与增强检查显得十分必要。

第三节 误诊病例简介:腹膜后血肿与间叶来源肿瘤

腹膜后血肿最常见来自肾脏、胰腺、十二指肠以及后腹膜大血管。较大血肿机械压迫可造成腹胀和肌紧张,以及压痛、反跳痛等腹膜刺激征。腹膜后血肿因临床缺乏特征性表现,很难与腹膜炎及其他急腹症鉴别,甚至误诊和漏诊。

该例腹膜后血肿术前MRI和CT诊断与手术不符,其原因有:肿块巨大,肾脏被肿块推移;CT平扫后腹膜实质性肿块呈软组织密度,并且忽略了肿块实质成分;MRI和CT增强扫描不强化,仅病灶边缘MRI有强化的特点;对临床病史了解不够,忽视了临床发病急的特点。该例血肿MRI信号基本处于亚急性血肿初期(3 d后),红细胞内形成了正铁血红蛋白,这种蛋白具有较强的顺磁性,导致T_1加权图像血肿外围出现高信号,而T_2不受细胞内正铁血红蛋白影响呈等信号。血肿边缘区强化是由于血肿包膜内纤维细胞增生及周围毛细血管形成所致。

血肿的CT密度与出血后到检查时的时间长短有关,CT所见的等密度其实包含血凝块、新的出血及陈旧出血等多种成分,依靠CT值是不能区分的。该例腹膜后血肿MRI检查易与肿瘤出血混淆,MRI多个方位未见病灶对周围间隙侵犯,与肿瘤侵袭性特征不符。

腹膜后间隙间质组织来源的肉瘤可呈分叶状，在肿块较大时往往中央出现坏死区，且增强后有不均匀强化，CT 鉴别不难。该例后腹膜血肿向前隆起，将后腹膜顶向腹壁，右肾及十二指肠水平段变形迁移，这些 CT 征象均提示此例后腹膜血肿为重度血肿，临床应积极手术探查。

第三篇　肾上腺疾病

第一章　肾上腺的一般情况

第一节　肾上腺先天畸形

肾上腺先天畸形相对少见。形态变异常伴发于肾脏畸形，如肾发育不全或异位。在这种情况下，肾上腺多呈扁平或饼状。但通常保持其固有的位置，而与肾脏异位或发育不全无关。其他相对常见的肾上腺畸形包括先天阙如、发育不全及增生。先天性增生多起因于各种皮质醇的合成缺陷，可导致女性男性化和尿崩症。在异位肾上腺中，循其胚胎发育途径可找到肾上腺组织细胞团。已发现肾上腺组织可异位于肝被膜下和肾脏内。

融合或马蹄状肾上腺多并发有其他畸形，如泌尿生殖器、中枢神经系统的畸形或异位等。在此情况下，融合的肾上腺可能异位于下腔静脉和主动脉之间或主动脉后方。

第二节　诊断陷阱：肾上腺肿块误诊为其他疾病

Shrago 等（1974）报告 2 例肾上腺肿瘤类似于肾内病变。该 2 例有内分泌失调表现。一般说来，肾上腺新生物的血液供应大多来自于肾上腺动脉，此 2 例却呈现颇为少见的情况，血液供应来自于肾内血管，而且肿块凸出于中肾区，也不出现肾的特征性移位。

在腹部正位片上，充盈气液或充盈液体的十二指肠球部重叠于肾上腺区，偶尔可伪似肾上腺肿瘤。

第三节　左侧肾上腺囊肿

患者，女，61 岁。反复左上腹闷胀不适 1 年，CT 发现腹腔肿瘤入院。CT 发现肿物直径约 6 cm，CT 值约 11 HU（图 3-1-1）。

手术所见：可见胰尾、左肾及脾脏之间一大小约 5 cm × 6 cm 的囊性肿物，表面光滑、包膜完整，与周围组织分界清楚。病理检查：囊性肿物一块，大小 5 cm × 2.5 cm × 2 cm，囊内容物已流失，壁厚 0.1~0.7 cm。病理诊断：腹膜后肾上腺囊肿。注：囊壁中见肾上腺组织。

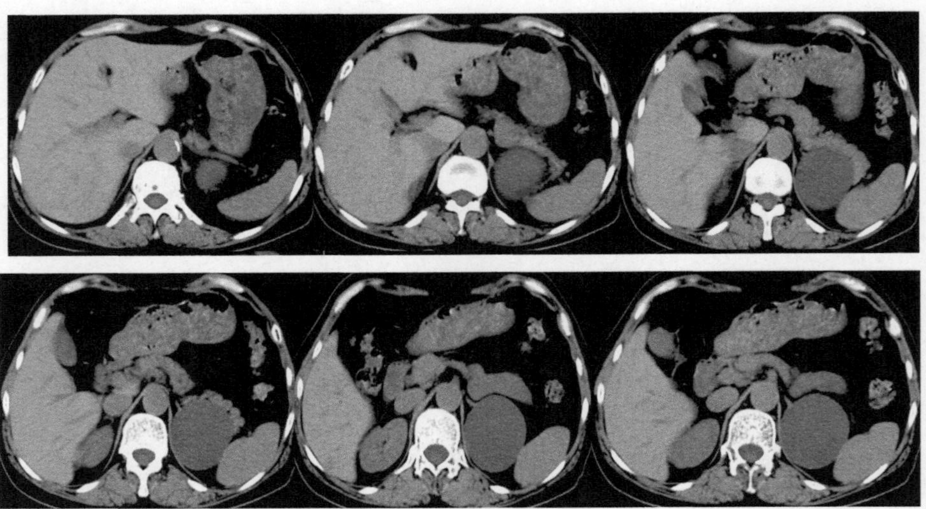

图 3-1-1 左侧肾上腺囊肿

第二章　关于肾上腺肿块

第一节　常见的4类肾上腺肿瘤

1.MSCT 密度　大部分肾上腺腺瘤细胞内含有丰富脂质，因此CT值较低，这给影像学定性诊断提供了基础。有关以肿瘤平扫CT值作为诊断腺瘤的阈值标准有较多报道，使用较低的CT值为诊断阈值时特异性较高但敏感性较低，而使用较高的CT值时则敏感性增高而特异性降低。一组70例肾上腺肿瘤，使用CT值≤15 HU或≤20 HU作为腺瘤的诊断阈值时特异性均为100%，而敏感性很低，大部分病例需辅以动态增强鉴别；当使用CT值≤30 HU作为阈值时敏感性最高，但特异性和准确性相对较低，易导致误诊；而使用≤25 HU作为阈值时敏感性、特异性和准确性均为90%以上。同样标准对醛固酮腺瘤进行统计，则使用平扫CT值≤20 HU作为诊断其阈值时，敏感性、准确性均最高，特异性亦较高。且该研究提示，醛固酮腺瘤平扫CT均值小于皮质醇腺瘤，考虑原因可能为两者均由透明细胞和颗粒细胞构成，但比例不同，前者以透明细胞为主，后者以颗粒细胞为主，故前者所含脂质成分更丰富，由于脂质成分的CT值为负值，因此前者的CT均值更低。

2.MSCT 多期增强扫描　由于腺瘤体积小，质地均匀，故强化较均匀，非腺瘤组体积较大，易出现囊变、坏死和出血造成质地不均，故强化多不均匀。该研究表明，轻度均匀强化可作为醛固酮腺瘤的诊断阈值，而皮质醇腺瘤大部分为中度强化。考虑原因为前者脂质成分丰富但血管缺乏，而后者镜下腺瘤细胞排列呈腺泡状、条索状，有纤细的纤维组织分隔，血窦相对丰富。嗜铬细胞瘤血窦非常丰富，而转移瘤多为相对乏血供的恶性肿瘤，因此以重度不均匀强化作为嗜铬细胞瘤的诊断标准以及以中度不均匀强化作为转移瘤的诊断标准时，敏感性、特异性、准确性均较高。

3. 动脉期强化率、静脉期强化率、相对对比剂清除率　随着MSCT的发展，增强扫描能够获得动脉期及延迟期的影像，从而使研究肿瘤摄入及清除对比剂的模式成为可能。Caoili等（2002）认为，延迟扫描对比剂清除率大于60%可诊断为腺瘤。有研究表明腺瘤的廓清（清除）速度快于非腺瘤。该项研究尝试通过对不同肿瘤的动脉期强化率（APR）、静脉期强化率（VPR）、相对对比剂清除率（RCA）进行统计学分析，从而判断肿瘤对对比剂的摄取和清除规律，结果提示：醛固酮腺瘤的动脉期强化率、静脉期强化率、相对对比剂清除率均最高，说明其对比剂摄入和清除的速度均最快；反之转移瘤的对比剂摄入和清除速度均最慢；皮质醇腺瘤与嗜铬细胞瘤的对比剂摄入和清除的速度居于醛固酮腺瘤与转移瘤之间。

上述结果考虑与肿瘤的组织学结构有关：腺瘤生长缓慢，瘤体内血管丰富，分布均匀，很少出现出血、坏死、囊变，这些都利于对比剂摄入和清除，因此腺瘤的强化率及清除率高于非腺瘤。而醛固酮腺瘤与皮质醇腺瘤两者相比，可能由于两者起源不同，前者起源于肾上腺皮质区靠外排列的球状带，后者主要起源于皮质区靠内排列的束状带及网状带，因此前者的对比剂摄入及清除的速率均比后者快。

恶性肿瘤生长迅速，瘤体内血管分布不均匀，肾上腺转移瘤多数为血行转移，在肾上腺及瘤体中往往会有微小瘤栓形成，既增加了对比剂摄入阻力，又影响了对比剂清除速度，呈缓慢摄入对比剂的状态，在延迟期对比剂可缓慢流出，或进一步摄入呈延迟强化，造成转移瘤的强化率及清除率均最低。

嗜铬细胞瘤的细胞团之间存在大量血窦，所以增强后对比剂很快摄入肿瘤内,动脉期即明显强化且持续强化,并以边缘强化为甚,因此,嗜铬细胞瘤和转移瘤的鉴别主要是在动脉期强化率。

综上所述,肾上腺4种常见肿瘤的MSCT平扫、增强密度特征及其强化率、清除率存在差异,可作为其诊断及鉴别诊断的参考指标。

附具体病例资料:一组70例肾上腺肿瘤,包括:醛固酮腺瘤23例,皮质醇腺瘤18例,嗜铬细胞瘤17例,转移瘤12例(其中2例双侧发病)。

第二节 常规CT横断图像对肾上腺肿瘤大小估计不足

Lau等(1999)对110例因各种肾上腺病变作肾上腺切除的病例作了回顾性复习,选择术前8周内CT确定了肾上腺病变的大小并有手术切除标本的92例进行研究。男性33例,女性59例,年龄15~83岁。肾上腺横断面CT的层厚和间隔均为3~5 mm。在计算机上调整标记测量肾上腺最大横径,并由有经验的放射学家筛选和记录。肿瘤实际大小由病理学家测定福尔马林固定的标本。

病理诊断醛固酮瘤54例、嗜铬细胞瘤17例、柯兴综合征9例、肾上腺皮质癌3例及无功能病变9例(包括神经节瘤3例、皮质肿瘤2例、髓性脂肪瘤2例、肾上腺囊肿和转移癌各1例)。76例作了开腹手术、16例施行腹腔镜切除,其中2例又改行开腹手术。术前CT报告的肾上腺病变最大径与病理学检查测定值作比较。然后将肿瘤分成3组:第1组肿瘤最大径≤ 3.0 cm,第2组为3.1~6.0 cm,第3组为≥ 6.1 cm。

该项研究结果见到,CT对肾上腺肿瘤的实际大小均估计不足。CT估计和病理检查时肿瘤的平均大小分别为3.1 cm和3.6 cm,肿瘤实际大小比CT估价的大16%。肿瘤在3.0 cm以下和3.1~6.0 cm之间时,CT估计存在着明显不足。82例在CT上测量肿瘤≤ 6.0 cm,而肿瘤实际大小有17%不相符。第2组中6个肿瘤实际上大于6.0 cm(平均7.8 cm)。由腹腔镜手术改为开腹的2例中,1例肾上腺神经鞘瘤7 cm,而术前CT估计为5.6 cm。

该作者指出,用常规横断面CT估计肾上腺病变的大小常常估计过小,这在决定手术时应该心中有数。

第三节 左肾上腺囊肿合并肾上腺皮质结节形成

患者,男,25岁。因体检发现左侧肾上腺肿物入院。患者体检CT检查提示左侧肾上腺肿物(图3-2-1),无头痛、头晕,无心慌、胸闷,无四肢乏力,无恶心、呕吐,无腹痛、腹泻,血压:15.69/8.91 kPa(118/67 mmHg)。门诊拟“左侧肾上腺肿物”收住入院。

相关检验结果:肾上腺素36.66 pg/ ml(参考值0~100 pg/ ml)、

去甲肾上腺素113.06(参考值0~600 pg/ ml)、多巴胺47.92 pg/ ml(参考值0~100 pg/ ml)、血管紧张素Ⅰ(37℃)1.93 ng/ ml,血管紧张素Ⅰ(4℃)0.68 ng/ ml、醛固酮169.38 pg/ ml,肾素活性=(血管紧张素 - 血管紧张素)× 0.74=0.93 ng/ (ml · h);醛固酮 / 肾素活性=169.38/0.93= 182.13,>30,考虑原发性醛固酮增多症。超声:左肾上腺区可见一似无回声区,大小约21 mm × 16 mm,边界尚清晰,形态尚规则,CDFI:其内未见明显血流信号。

手术所见:在左肾上极上方脂肪组织内见左肾上腺增大,局部可见一2.0 cm × 2.0 cm肿物,呈淡黄色,为防止术后肿瘤复发,决定行左肾上腺及肿瘤切除术,用超声刀沿左肾上腺周围边止血边切除,直至完整切除左肾上腺及肿瘤,切除组织送病理。

病理检查:左肾上腺区肿瘤及部分腺体切除标本:灰黄灰褐色组织一块,大小4 cm × 3 cm × 1.5 cm,切面部分呈囊性,壁厚0.1~0.2 cm,其余切面灰黄灰褐,质软。病理诊断:左肾上腺区肿瘤及部分腺体切除标本,肾上腺囊肿合并肾上腺皮质结节形成。

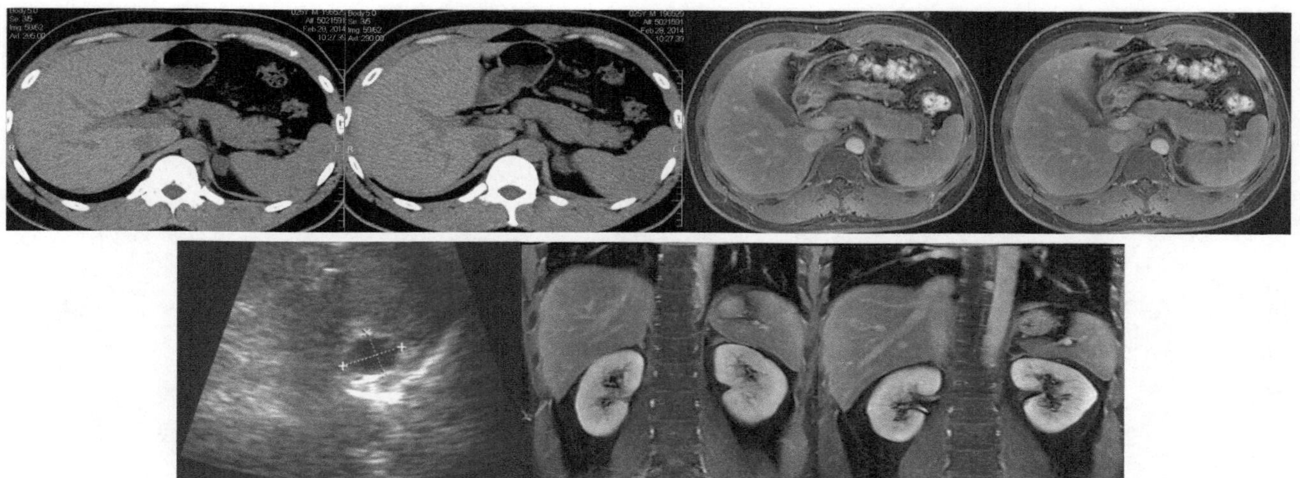

图 3-2-1　左肾上腺囊肿合并肾上腺皮质结节形成

第四节　肾上腺肿块误诊点滴

Shrago 等(1974)报告 2 例肾上腺肿瘤类似于肾内病变。该 2 例患者有内分泌失调表现。一般说来,肾上腺新生物的血液供应大多来自于肾上腺动脉,此 2 例却呈现颇为少见的情况,血液供应来自于肾内血管,而且肿块凸出于中肾区,也不出现肾的特征性移位。

Levin 等(1974)报告 1 例 2 个月婴儿良性肾上腺假性囊肿,表现为胸壁包块, X 线片可见肋骨破坏,而考虑为转移性病变。此假性囊肿经手术引流后消散吸收,肋骨复原。该患儿右下后外胸壁有一 3 cm × 5 cm 硬而固定包块,覆盖于第 10 肋区域,周围无发热、红斑或肌紧。X 线胸片示软组织包块伴右第 10 肋骨外侧部分破坏。右上腹可见一直径 6 cm 边缘钙化影。排泄性泌尿系造影示囊样病变,推移右肾上极向下后外方。肝脾核素显像示肝右叶外在性缺损。超声示右肾上极内上一囊性包块。术中瘘道造影示胸壁包块为钙化的肾上腺假性囊肿向上扩展。假性囊肿约占肾上腺囊肿 50%,常起源于肾上腺内血肿或肾上腺周围血肿,或新生物内血肿。假性囊肿钙化一般呈边缘状,有助于与新生物钙化区别。实质性结节状包块钙化形状常不规则。

第五节　右侧肾上腺皮质腺瘤

患者,女, 26 岁。因进行性肥胖 3 年,闭经 40 d 入院。患者于 3 年前无明显诱因出现进行性肥胖, 3 年体重增加 23 kg,以腹部肥胖为主,四肢相对瘦小,腹部、腋下、双下肢出现多处紫红色条纹。40 d 前开始出现闭经,向心性肥胖,多血质外观,发际低,伴睡眠差。查体:血压 167/113 mmHg(注: 1 mmHg=0.133 kPa),全身皮肤潮红,见痤疮,满月脸、水牛背,腹部、腋下、双下肢有多处紫纹,最大者宽约 1 cm,长约 5 cm。浅表淋巴结未触及。辅助检查:24 h 尿游离皮质醇升高 1921.28 mmol(153.2~789.4nmol),ACTH(0: 00、8: 00、16: 00)正常,血管紧张素、醛固酮、人肾素、尿类固醇正常。尿常规:细菌升高, 117.38/ ml,白细胞 1+,白细胞 10.10/ ml,红细胞 31.09/ ml。

CT:右侧肾上腺区可见一大小为 2.75 cm × 2.1 cm 的类圆形肿块,CT 值 40 HU,增强三期扫描 CT 值分别为 60 HU、80 HU、67 HU,动静脉期逐渐强化,延迟期略减低,内未见高密度钙化影,边界清楚(图 3-2-2)。

手术所见:在右肾上极内侧,可见右肾上腺组织及肿物,呈金黄色,逐渐分离出肾上腺与肿物,肿物大小 2.5 cm × 2.0 cm,呈球状,与周围组织少许粘连。病理检查:常规病理诊断,初步诊断右侧肾上腺皮质腺瘤。免疫组化诊断:免疫组化结果支持右侧肾上腺皮质腺瘤。

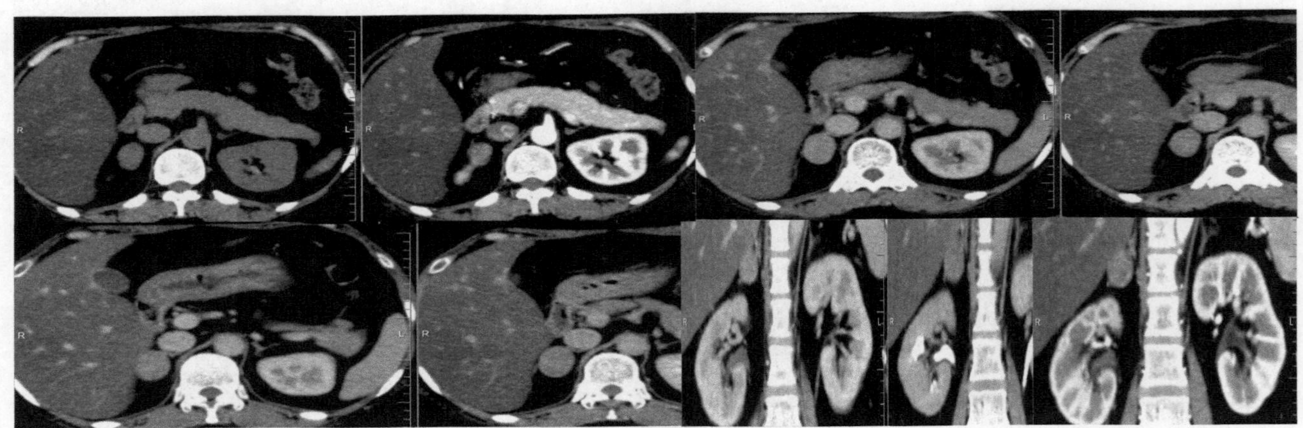

图 3-2-2 右侧肾上腺皮质腺瘤

第三章　肾上腺腺瘤

第一节　动态增强 MRI 鉴别诊断肾上腺腺瘤与非腺瘤

MRI 检查能清晰地显示肿瘤的大小、形态、与周围组织的关系及有无淋巴结转移，也能反映出肿瘤的某些组织学特征，而且由于 MRI 检查的多方位、多参数、多序列成像的特点，为研究应用各种不同的检查方法鉴别肾上腺腺瘤与非腺瘤提供了可能。此处仅就动态增强 MRI 检查技术在鉴别诊断肾上腺腺瘤与非腺瘤时的应用方法及价值进行讨论。

常规腹部 MRI 几种方法的比较：在常规腹部 MRI 检查中，肾上腺肿瘤的发现率约占 1%。依是否起源于肾上腺皮质而分为两类。一类为皮质腺瘤；另一类为非皮质腺瘤。后者包括转移瘤、皮质癌、嗜铬细胞瘤、神经节瘤、神经节母细胞瘤、髓脂瘤等。

对于临床而言，肾上腺腺瘤与非腺瘤的鉴别诊断有重要价值，特别是对有恶性肿瘤病史和内分泌症状的病人。如在恶性肿瘤病人，肾上腺肿块可以是转移瘤，也可能为非功能腺瘤；而皮质功能亢进的肾上腺肿块，可以是皮质腺瘤，也可能为肾上腺皮质癌。两者的鉴别诊断关系到病人能否获得正确有效的治疗。

在肾上腺肿瘤的诊断中，影像学检查占有极其重要的地位。其中，MRI 检查除能清晰显示肿瘤的大小、形态、与周围组织的关系及有无淋巴结转移等，还能反映出肿瘤的某些组织学特征，有利于进一步判断肿瘤的性质。正是由于 MRI 检查的多方位、多参数、多序列成像的特点，为研究应用各种不同的检查方法鉴别腺瘤与非腺瘤提供了可能。

最早是应用 T_2WI 和 T_1WI 序列鉴别肾上腺肿块，但检查时间过长，且由于腺瘤与非腺瘤之间的信号强度有 20%~30% 的重叠而失去了鉴别意义。

化学位移反相位成像是发展较快的 MRI 检查技术。Mitchell 等（1992）最先用此技术的依据是肾上腺多数腺瘤内富含大量脂质成分，而非腺瘤中通常无或极少有脂质存在。Mitchell 等（1992）研究显示，通过梯度回波的反相位成像，约 95% 的肾上腺腺瘤可见到信号强度相对下降，而非腺瘤中无 1 例出现此征象，随后的大量研究也证实了该技术对于鉴别腺瘤与非腺瘤具有较高价值。然而，一些学者在研究中还发现，在腺瘤中有 10%~40% 属于乏脂质性腺瘤，在反相位上并无信号的衰减，与转移瘤等非腺瘤无法区别，在 MRI 其他序列上亦没有特征性的表现。虽然依据临床和实验室表现可鉴别出绝大多数功能性腺瘤，但非功能性腺瘤与转移瘤等其他非腺瘤之间的鉴别仍很困难，而这是临床最为关心的问题。为此，国外一些文献相继报道，在腺瘤与非腺瘤的鉴别诊断中，应用动态增强 MRI 检查这一技术，并获得了高度的敏感性与特异性，从而为临床提供了一种更好的无创性检查方法。

（2）腺瘤与非腺瘤的动态增强 MRI 的表现：根据上述文献报道，腺瘤与非腺瘤各自的动态增强 MRI 的影像学表现具有很多共性，关键在于应用何种扫描程序、采用何种计算方法才能得出最佳的诊断阈值。Slapa 等（2000）对于 77 例肿瘤（腺瘤 36 例，非腺瘤 41 例）的研究显示，36 个腺瘤对比剂廓清迅速，41 个非腺瘤廓清缓慢。在廓清率的拟合曲线上，当以 0.251 为分界点时，鉴别腺瘤与非腺瘤的敏感度为 90.2%，特异度 91.7%。通过计算，Az 值为 0.974，说明应用动态增强 MRI 检查鉴别肾上腺肿瘤有统计学价值。

Slapa 等（2000）认为应用上述逻辑运算模式可以评价动态增强 MRI 检查技术在鉴别诊断中的潜

在能力。与 Krestin 等（1989、1991）相比，Slapa 等（2000）采用了有规律的时间间隔，能更好地观察肿瘤随时间延迟发生的变化有无规律，同时认为，若将以下 4 种参数：肿瘤的大小、T_2WI 上肿瘤 / 肝脏信号强度比、肿瘤的化学位移同、反相位之比与肿瘤廓清率相结合，敏感度与特异度可达 100%。但是，Slapa 等（2000）也强调了因扫描设备及扫描方式的不同而无法确定鉴别诊断的共用阈值。

Krestin 等（1989）在 34 例（19 例腺瘤，15 例非腺瘤）中的研究表明，19 例腺瘤呈轻度强化，病变 / 脂肪信号强度比平均从 0.42 ± 0.12 增加至 0.76 ± 0.13；15 例非腺瘤（主要包括转移瘤及嗜铬细胞瘤、皮质癌等）呈明显增强，在强化最初的几分钟内信号比平均由 0.58 ± 0.16 上升至 1.18 ± 0.42；并且腺瘤与非腺瘤之间的信号比有统计学意义。根据腺瘤与非腺瘤的这种不同的强化特征，可鉴别约 90% 的肾上腺肿瘤。Krestin 等（1991）亦认为屏气快速梯度回波序列与自旋回波相比，不仅明显改善了影像质量，也极大地缩短了检查时间，进一步证实了动态增强 MRI 鉴别不明确肾上腺肿块的能力。

Krestin 等（1991）随后进行了研究并认为，以强化前的病变 / 脂肪信号比为基础，在注入对比剂后，若最大信号比较平扫增加小于 100%，10 min 后增加小于 30% 者，腺瘤可能性大；若增强后最大信号比超过 150%，10 min 后仍超过 75%，则为非腺瘤，且恶性肿瘤可能性大（准确度 88%、敏感度 100%、特异度 91%）。除了进一步确定动态增强 MRI 检查的鉴别价值外，还提出了肿瘤的灌注特性是动态增强 MRI 检查的应用基础。

Ichikawa 等（1995）在其 62 例（腺瘤 28 例，非腺瘤 34 例）的研究中显示，所有 28 例腺瘤均为早期（强化峰值在 2 min 内）、中等强化（强化率在 1.9%~4.8%），且排空迅速，表现为 9 min 内强化率低于峰值的 1/2。非腺瘤中，22 例转移瘤中的 14 例为早、中期强化，强化率在 2.2%~7.0%，晚期强化率超过峰值的 2/3，从而表明排空缓慢。其余 8 例类似腺瘤；7 例嗜铬细胞瘤中的 6 例呈早期明显强化，强化率在 7.8%~12.3%，强化率仅在中晚期轻度减低，1 例与腺瘤相似。5 例神经源性肿物中的 4 例于早中期呈持续强化，晚期达峰值，强化率在 4.5%~5.6%，1 例与嗜铬细胞瘤相似。研究结果显示，若以时间 - 强化曲线的不同类型进行肿瘤的定量分析，鉴别腺瘤与非腺瘤的准确度为 86%，与 Krestin 等（1991）的报道相类似。

综上所述，在动态增强 MRI 检查时腺瘤与非腺瘤具有各自不同的强化与廓清趋势：腺瘤多呈早期、轻 / 中度强化且廓清迅速；非腺瘤多呈早 / 中期、中 / 重度强化且廓清缓慢。正是基于两者在动态增强 MRI 检查中的特异性表现，才使其鉴别诊断水平有了进一步提高。虽然肾上腺腺瘤与非腺瘤的不同强化形式的具体原因不明，但动态增强 MRI 检查在此鉴别诊断中具有的重要价值是不容忽视的，这项检查技术可使大量平扫中较不明确的病例得到确诊。

第二节　左侧肾上腺皮质腺瘤

患者，男，70 岁。因体检发现左侧肾上腺占位病变 7 d 入院。缘于 1 周前于外院体检行腹部彩超检查提示“左侧肾上腺肿物”，进一步行肾上腺 CT 平扫 + 增强检查（图 3-3-1）提示“左侧肾上腺占位，大小约 4.2 cm × 3.9 cm”，平时观察血压稍偏高，无头痛、头晕，无胸闷、心悸，无肢体乏力，无消瘦、水肿等不适。今门诊拟“左侧肾上腺肿瘤”收住入院。体温 36.2℃、血压 16.00/9.84 kPa（120/74 mmHg）。手术所见：在左肾上极内上方脂肪组织内见左肾上腺明显增厚，外侧支见一暗黄色结节，直径约 4 cm。病理检查：左侧肾上腺肿物切除标本，灰黄色结节状肿物一块，大小 5 cm × 4.3 cm × 3.3 cm，切面灰黄，质中偏软，光滑，界清，似有包膜。常规病理诊断：左侧肾上腺肿物切除标本，初步诊断肾上腺皮质腺瘤，待做免疫组化检测进一步证实。免疫组化诊断：左侧肾上腺肿物切除标本，肾上腺皮质腺瘤。

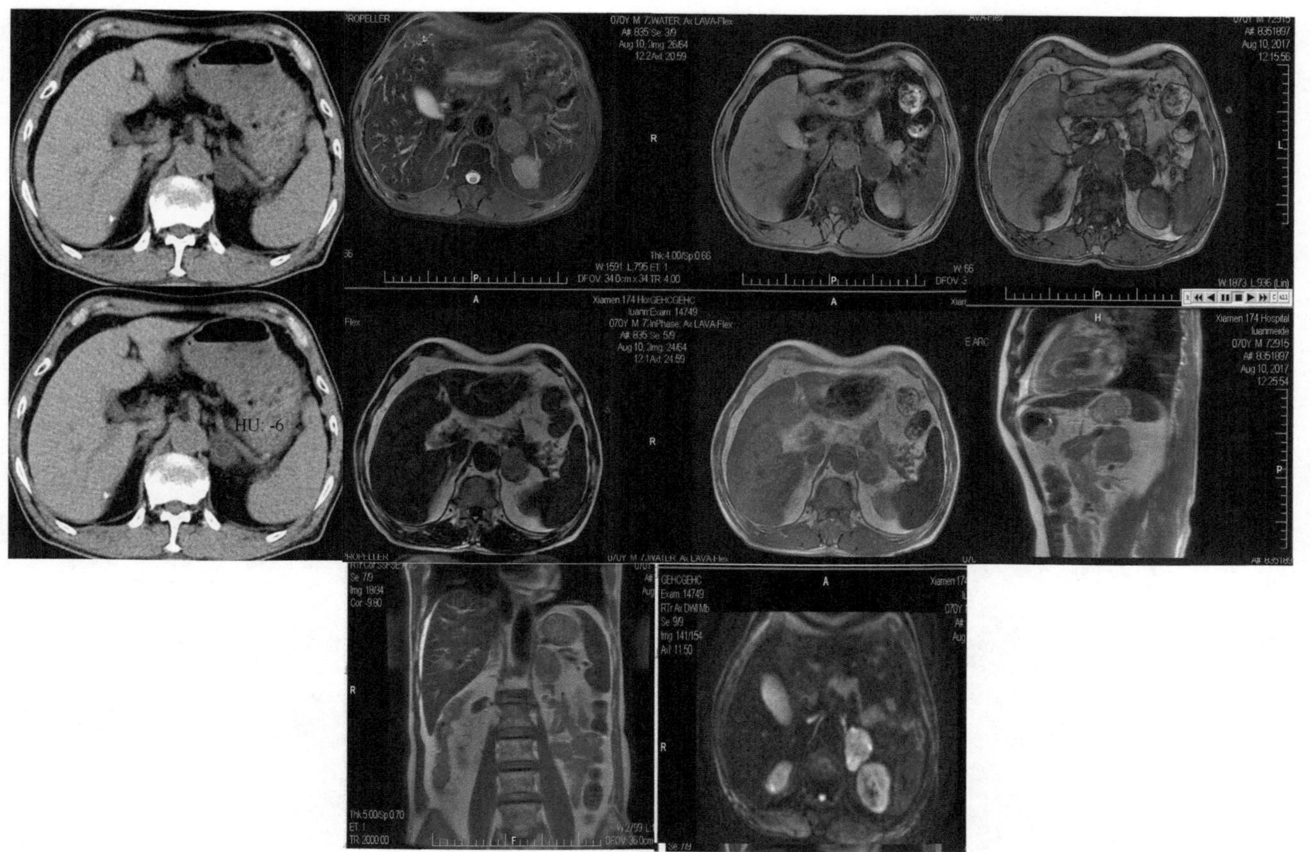

图 3-3-1　左侧肾上腺皮质腺瘤

第三节　原发性醛固酮增多症的 MRI

Sohaib 等（2000）对确诊原发性醛固酮增多症（Conn 综合征）的 20 例病人作了回顾性研究，男性 7 例，女性 13 例，年龄 14~67 岁。用标准的生物化学检查做出原发性醛固酮增多症的诊断。最后确诊醛固酮腺瘤（APA）和双侧肾上腺增生（BAH）各 10 例，前者经手术和组织学证实，后者根据静脉血、临床资料及治疗后随访确诊。

MRI 图像上仅一个结节，而同侧剩余肾上腺和对侧肾上腺光滑无增大，诊断腺瘤，否则考虑双侧肾上腺增生。测定每侧肾上腺体和侧支的宽度，比较醛固酮腺瘤和双侧肾上腺增生的肾上腺大小，肾上腺和其结节的信号强度（以肝和脾的信号强度为参考）。该项研究结果见到，MRI 检出腺瘤的特异度为 100%、敏感度 70%、准确度 85%。腺瘤平均大小为 20 mm × 16 mm，最大直径 8~38 mm，7 例腺瘤的肾上腺体宽平均 7 mm（4~8 mm），小于 10 例双侧肾上腺增生的 8 mm（4.8~11.3 mm）；腺瘤支宽平均 3.2 mm（2.0~3.8 mm）明显小于双侧肾上腺增生的 4.1 mm（2.2~8.7 mm）。在 T_1WI 图像上，腺瘤的信号强度等于或低于肝，等于或高于脾。而在 T_2WI 上略高于肝，等于或低于脾。在化学位移成像上评价相位外信号强度变化（与相位内信号强度比较）表明，腺瘤的 6 例（占 86%）和双侧肾上腺增生的 8 例（占 89%）信号强度减低，1 例双侧肾上腺增生由于运动伪影不能评价。该作者指出，MRI 在检出醛固酮腺瘤上有很高的特异性；腺瘤和双侧肾上腺增生显示与其他腺瘤一样的细胞内脂质征象和信号强度特征；双侧肾上腺增生的肾上腺，特别是其侧支，大于含腺瘤的肾上腺。

第四节　右侧肾上腺皮质腺瘤，包膜强化明显

患者，女，47 岁。

术后病理检查：右肾上腺肿物切除标本，棕黄色结节，大小为 3 cm × 2.6 cm × 1.8 cm，切面棕黄，质中，包膜完整。免疫组化诊断：肾上腺皮质腺瘤。

影像资料见图 3-3-2。

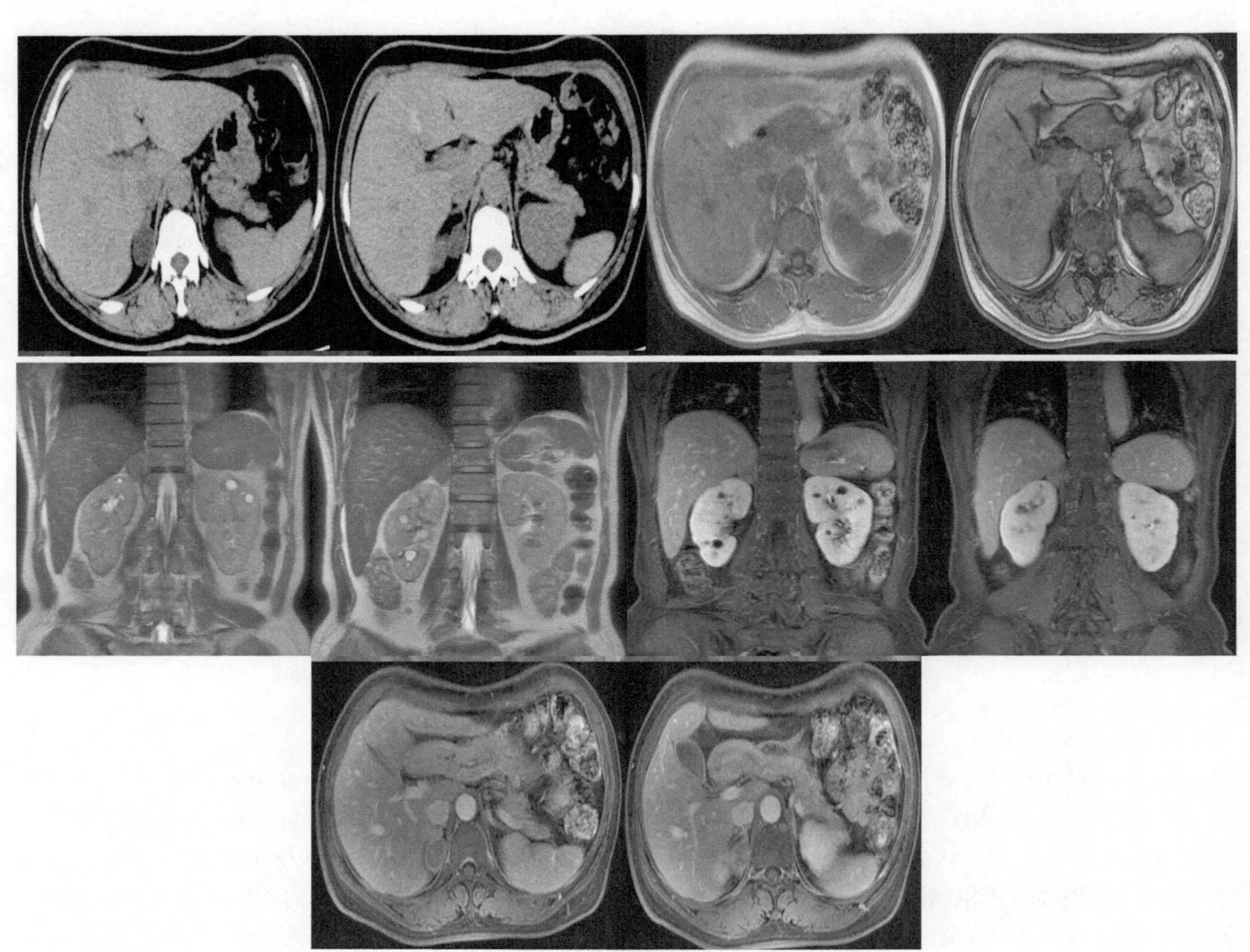

图 3-3-2　右侧肾上腺皮质腺瘤，包膜强化明显

第五节　右侧肾上腺皮质腺瘤

患者，女，25 岁。CT：右肾上腺平扫 CT 值 -25~25HU。增强动脉期可见条片显著强化的线条影（图 3-3-3）。

术后病理免疫组化诊断：肾上腺皮质腺瘤。

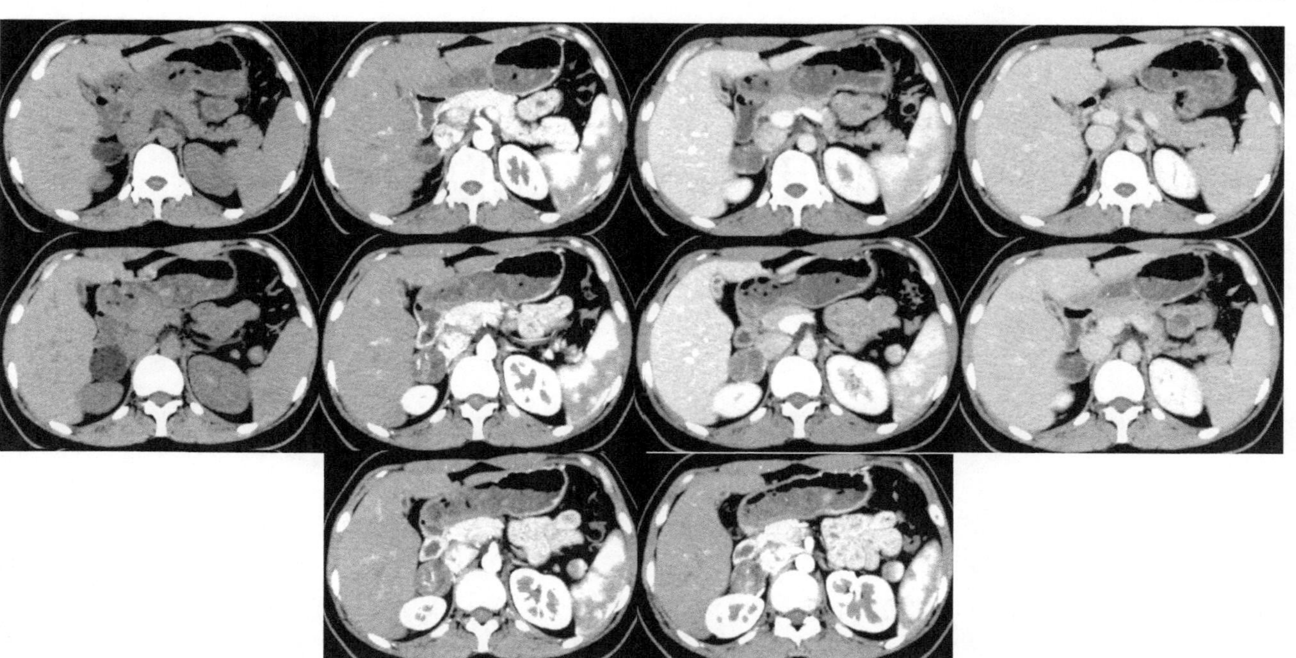

图 3-3-3　右侧肾上腺皮质腺瘤

第四章 嗜铬细胞瘤

第一节 不典型嗜铬细胞瘤

嗜铬细胞瘤是一种较为少见、源于嗜铬细胞的神经内分泌肿瘤。其中,多数肿瘤在临床、实验室检查和影像学检查时具有一定的特征表现,因此诊断常不困难。

然而,有相当高比例的嗜铬细胞瘤或缺乏相应的临床表现或影像学检查无任何特征,而易发生漏诊和误诊。提高对这部分不典型嗜铬细胞瘤的认识,具有重要的临床意义,因为嗜铬细胞瘤诊断不清或治疗不当,则在一些情况下,如挤压、外伤、活检和手术时可发生高血压危象和心律失常,重者威胁病人的生命。在胚胎期,嗜铬细胞的分布广泛且与交感神经节关系密切;出生后大多数嗜铬细胞发生退变,而遗留的细胞主要位于肾上腺髓质。因此,就不难理解大多数(约 90%)嗜铬细胞瘤源于肾上腺髓质,且少数肿瘤亦可发生在肾上腺之外的交感神经副神经节。

1. 病理学　病理检查嗜铬细胞瘤为有包膜的实性肿块,外观依其富血管程度,可为粉色、红色或棕色。在大体切面上,较大肿瘤内常有出血、坏死和囊变等各种退行性改变,个别肿瘤还可发生部分脂肪变性。镜下,瘤细胞被富有血管和血窦的纤维结缔组织分割成不规则的细胞巢。瘤细胞呈圆形或多角形,胞浆丰富,核分裂少见,常见异形核。少数肿瘤的瘤细胞内可有丰富的脂质。在病理检查时,有丝分裂的比例、血管或包膜的侵犯并不能作为良、恶性嗜铬细胞瘤的鉴别依据。

2. 临床表现　临床上,嗜铬细胞瘤可发生在任何年龄,但常见于 30~70 岁,男、女发病率并无显著差别。由于嗜铬细胞瘤常产生或阵发性或持续性分泌过量儿茶酚胺,而于临床上产生不同类型高血压,包括阵发性、持续性或在持续基础上呈阵发加重性高血压,其中阵发性高血压并发作时心悸、头痛、多汗三联表现是其特征,最具临床诊断价值。然而,在全部嗜铬细胞瘤中,具有这一典型临床表现者不足 50%,并且,有少数嗜铬细胞瘤尤其是肾上腺外者(副神经节瘤)由于激素分泌水平较低,因而在临床上并无高血压表现,这些就为临床上拟诊嗜铬细胞瘤带来困难。

(1)不典型表现:嗜铬细胞瘤在发生上具有几个“10%”,故亦称其为“10% 肿瘤”,其中包括 10% 肿瘤发生在肾上腺之外(亦称副神经节瘤)、10% 为多发性或为双侧肾上腺肿瘤、10% 肿瘤发生在儿童、10% 肿瘤为恶性和 10% 肿瘤为家族遗传性。

基于上述嗜铬细胞瘤在发生、临床表现和病理所见的不恒定性、多样性和复杂性,致使有相当高比例的嗜铬细胞瘤在临床和影像学表现上缺乏特征,而难以考虑到这一肿瘤或即使发现肿瘤亦不能做出全面而准确的诊断。然而,作为影像诊断医师若能熟悉这部分嗜铬细胞瘤的不典型临床表现和不典型影像学表现,无疑有助于提高它们的诊断准确率。

(2)临床表现不典型的嗜铬细胞瘤:在初诊高血压病人中,嗜铬细胞瘤所占的比例很低,仅为 0.1%~0.9%。若嗜铬细胞瘤病人发生高血压但无阵发性发作的特征,临床上更常误诊为原发性高血压而中止进一步检查。

此外,嗜铬细胞瘤,尤其是肾上腺外者(副神经节瘤)亦可无高血压症状,临床诊断更为困难。这些临床表现不典型或隐匿性嗜铬细胞瘤常由于其他原因行影像学检查时而意外被发现,或终生不能做出诊断而于尸检时查出。如一些作者在其统计的 1 013 例肾上腺意外瘤中, 3.4% 的意外瘤为隐匿性嗜铬细胞瘤。而另据一文献报告,在嗜铬细胞瘤中,约有 50% 病例是于尸检时方做出诊断。还有一位作者报告在 33 例手术证实的肾上腺嗜铬细胞瘤中，有 19 例为临床未曾怀疑的嗜铬细胞瘤，占 57.6%。由此可见，临床表现不典型或隐匿性嗜铬细胞瘤并非少见，这是我们在临床诊断工作中应提起注意的一个重要问题。

有作者比较了临床症状典型与意外发现的肾上腺嗜铬细胞瘤的 CT 表现和生化检查。结果显示，CT 检查表现包括肿瘤的径线、体积、平扫密度、增强程度以及坏死区的有无，在两组病例间并无差异，并且两组的血、尿儿茶酚胺及其代谢产物的测定多明显增高（症状典型组为 85.75%，意外发现组为 94.4%），其间亦无显著性差异。从中不难得出意外发现的嗜铬细胞瘤 CT 表现同于临床症状典型组，而且还提示 CT 检查若肾上腺意外瘤的表现类似嗜铬细胞瘤时，应行血、尿相关生化检查，这对决定其是否为嗜铬细胞瘤具有重要诊断价值。

3. 影像学表现不典型的嗜铬细胞瘤　嗜铬细胞瘤由于位置上存在很大变异，且能发生多种病理类型的退行性变，致其影像学表现可有很大差异。有作者将其称为影像学上的变色龙，这就足以说明了解、认识和熟悉嗜铬细胞瘤不典型影像学表现的重要性。

CT 和 MRI 检查时，肾上腺嗜铬细胞瘤常见的表现是单侧肾上腺肿块；较小的肿块呈均质表现，CT 上为软组织密度，MRI T_2WI 上由于富含水分和血窦而呈明显高信号，而较大的肿瘤由于坏死、囊变和出血而密度和信号不均；增强检查，由于瘤内含有丰富的毛细血管网而实体部分呈明显强化，且对比剂廓清迟缓而不同于具有快速廓清特点的肾上腺腺瘤。

部分肾上腺嗜铬细胞瘤的 CT 和 MRI 表现可不同于以上所述，且有较大差异：①肿瘤的坏死囊变区广泛，致其呈均一薄壁的囊肿样表现；②肿瘤细胞内因含丰富的脂质，而于 CT 平扫上呈低密度（<10 HU）表现，且 MRI 化学位移成像反相位上信号强度有明显下降，因此易误诊为肾上腺腺瘤；肿瘤内亦可含有明显退变的脂肪组织，致其内有脂肪性低密度灶或高信号区；③肿瘤可发生出血，造成瘤内和（或）瘤周有出血性密度或信号强度区；④ CT 增强检查，肿瘤的对比剂廓清迅速，类似肾上腺腺瘤，这是由于瘤内毛细血管网发生改变所致；⑤ MRI 检查，有 35% 左右的肿瘤在 T_2WI 上不呈常见的高信号，而表现为较低信号或低信号。对于这些表现不典型的肾上腺嗜铬细胞瘤，作为影像学诊断医师应了解和熟知，并在肾上腺肿块的鉴别诊断中，当遇到这些表现时，应考虑到嗜铬细胞瘤的可能性。结合临床及进行必要的相关生化检查，则是做出正确诊断和鉴别诊断的关键。

4. 嗜铬细胞瘤诊断陷阱　我们曾见一例嗜铬细胞瘤，直径 3 cm 左右，与肝分界部分不清楚，与下腔静脉亦紧贴，只存在于右肾上腺体部，内外两肢仍存，且清楚可见，说明此肿瘤可只侵犯肾上腺的一部分，而不一定侵犯整个肾上腺，这是一难得的诊断经验。

由于嗜铬细胞瘤的发生、临床表现和病理所见的不恒定性、复杂性和多变性，这就为影像学检查、诊断和鉴别诊断带来较大困难，而了解和熟悉这些临床和影像学检查不典型嗜铬细胞瘤的表现，将有助于这部分肿瘤的全面而准确的诊断。

第二节　左侧肾上腺嗜铬细胞瘤，肿瘤外见肾上腺组织

患者，女，21 岁。

术后病理免疫组化诊断：肾上腺嗜铬细胞瘤，伴中度核异质及灶区坏死，但未见包膜及血管侵犯。手术病理证实，肿瘤包膜外一薄层黄色肾上腺组织，在 CT 增强扫描静脉期和延迟期均可见到（图 3-4-1）。

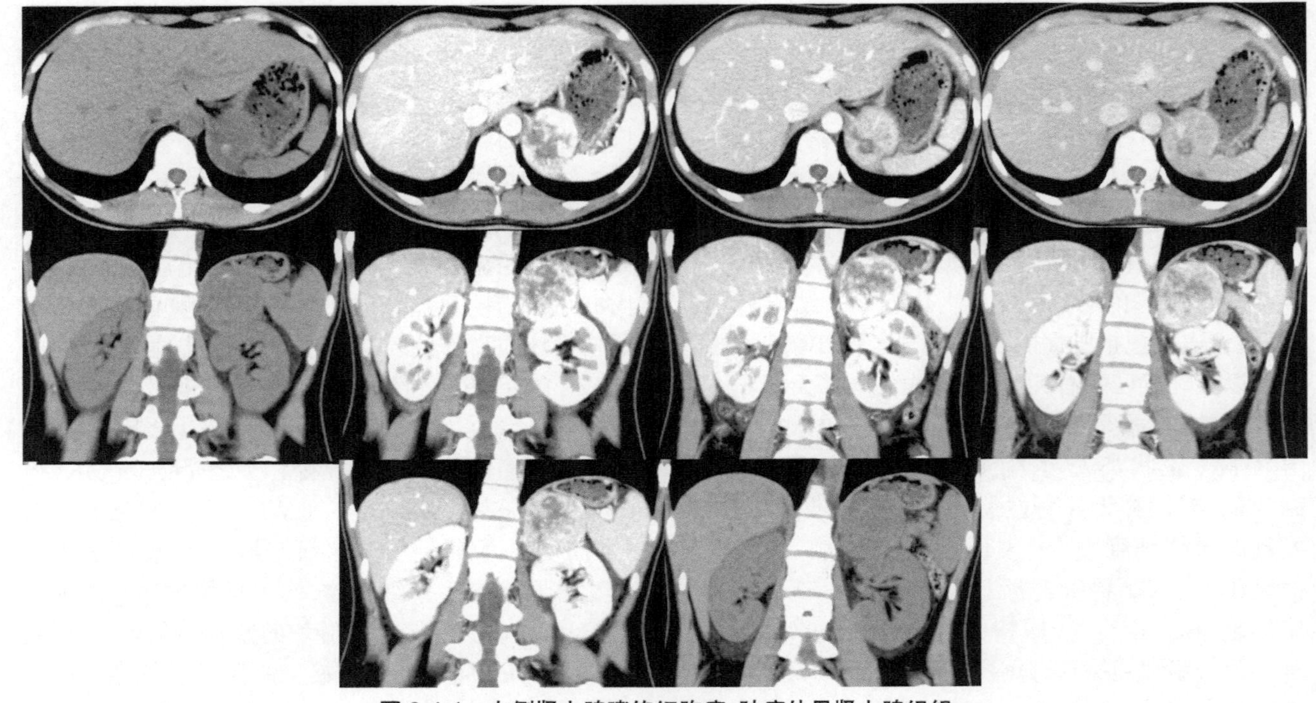

图 3-4-1 左侧肾上腺嗜铬细胞瘤,肿瘤外见肾上腺组织

第三节 右侧肾上腺良性嗜铬细胞瘤

患者,女,46 岁。体检发现右侧肾上腺占位 4 个月余入院,查体血压 17.30/10.64 kPa(130/ 80 mmHg),余无明显阳性体征;影像学检查提示右侧肾上腺区见一软组织团块影,大小为 2.4 cm× 2.7 cm(图 3-4-2);患者无高血压、低血钾,无明显满月脸、向心性肥胖、多毛等。

病理检查:右侧肾上腺肿物切除标本,结节状肿物一块,大小 3.5 cm×2.8 cm×2.5 cm,切面灰黄灰红,质中偏软,境界尚清,周围附脂肪样组织,总体积 3 cm×3 cm×1 cm。常规病理诊断:右侧肾上腺肿物切除标本,初步考虑肾上腺恶性肿瘤,待做免疫组化检测进一步明确肿瘤类型。

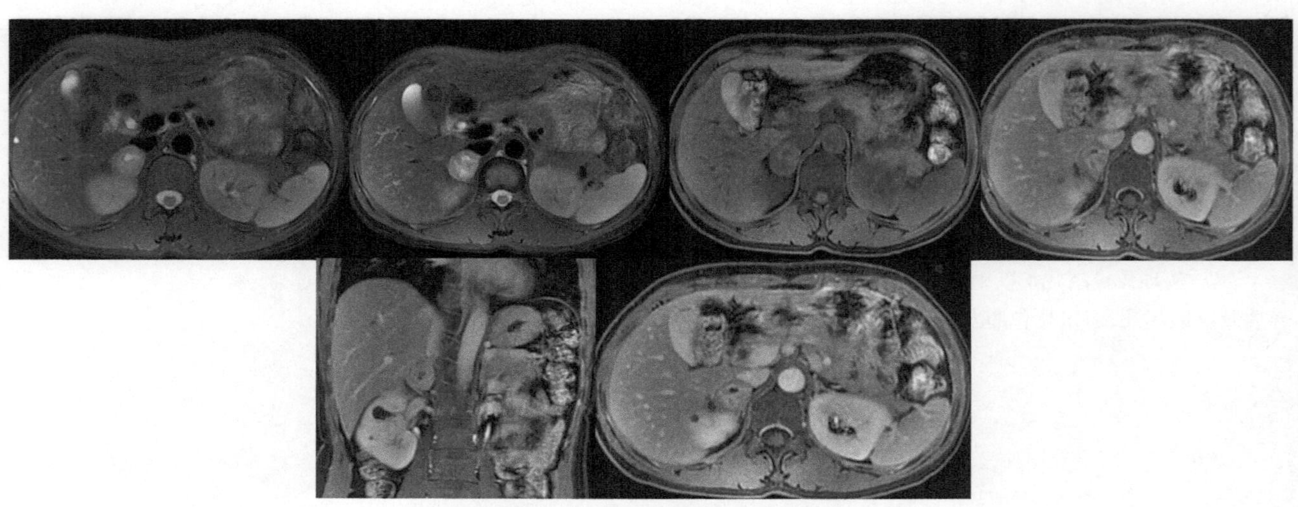

图 3-4-2 右侧肾上腺良性嗜铬细胞瘤

免疫组化检测：阳性，CgA，SyN，NSE，CD56，S-100，Vimentin，p53（+，<1%），CD34（血窦+），CD10（个别+），Ki-67（+，<2%）；阴性，CK（P），CK（L），CK5/6，p63，CK7，CK20，Villin，EMA，CEA，Inhibin-a，TTF-1，Napsin-A。免疫组化诊断：右侧肾上腺肿物切除标本，结合免疫组化检测结果及组织学图像，诊断为良性肾上腺嗜铬细胞瘤，建议切除及治疗后复查。

第四节　原发性副神经节瘤

副神经节瘤是起源于副神经节的非上皮性神经内分泌肿瘤，原发于肾上腺髓质的副神经节瘤称为嗜铬细胞瘤。肾上腺外副神经节瘤称为非嗜铬性副神经节瘤（化学感受器瘤），占10%~20%，可分为两组，一组在头颈部，另1组在交感肾上腺副神经节组织，包括肾上腺髓质、腹后壁至盆腔的交感神经丛和膀胱壁的副神经节组织。

1. 病理学　副神经节瘤是少见的神经系统肿瘤，它起源于胚胎神经嵴细胞，凡是有副神经节分布的区域均可发生，因此分布广泛。其临床症状因发病部位不同而表现较为复杂，部分患者无症状，仅体检发现，术前易误诊。

副神经节瘤是起源于神经嵴组织发育而来的嗜铬细胞的一类，分布一般与副神经节的分布相当。肾上腺髓质是一种特殊的副神经节，故一般也可将肾上腺髓质发生的副神经节瘤称为嗜铬细胞瘤，发生在肾上腺外的副神经节瘤称为异位嗜铬细胞瘤。副神经节瘤以肾上腺髓质最为多见，以往认为肾上腺外占10%，但近几年相关文献报道异位率明显升高，一组异位率为23.8%（10/42）。

2. 临床表现　本病可发生在任何年龄，常见的症状是阵发性高血压、心悸、头昏和多汗等，偶尔出现上腹疼痛，可触到包块。部分患者平时无自觉症状多因高血压而被检查发现。

功能性副神经节瘤占多数，瘤细胞分泌肾上腺素和去甲肾上腺素，引起高血压及代谢紊乱，通过实验室检查可以确诊。无功能性副神经节瘤少见，临床无特异性，必须依靠病理检查确诊，免疫组织化学嗜铬蛋白A（CgA）、S-100蛋白、神经元特异性烯醇化酶（NSE）等染色均呈阳性反应，对鉴别诊断有一定帮助。

副神经节瘤对放疗、化疗不敏感，手术切除是最佳的治疗方法。但术中探查和分离肿瘤时常致血压剧烈上升，引发高血压危象，即使“无症状性”的副神经节瘤在术中或检查中可出现血压升高，该组病例中即有术中轻挤压瘤体，血压升高达29.26 kPa（220 mmHg）。因此，术前能对肿瘤做出明确诊断对进行必要的准备及预防有重要意义。目前无创性影像检查主要是依靠B超、CT、MRI等，而CT被看作当前最主要的检查手段。

3. 影像学研究

CT：平扫；体积较大，多数直径在4~12 cm之间，该组中位于肾上腺区瘤体直径大于4 cm者占90.6%（29/32），肾上腺外大于4 cm者占80%（8/10）。肿瘤形态呈圆形或类圆形，绝大部分表现为包膜光整的软组织肿块，肿瘤密度不均匀，内可见单一或多发由出血和坏死所造成的低密度区，该组比例为90.5%（38/42）。部分坏死相对彻底者，则可形成薄壁假囊肿，并可见分隔。增强扫描，平扫对定性诊断意义不大，除非发生于肾上腺区，有较典型的临床表现基础上可考虑本病的可能，而对肾上腺外的副神经节瘤平扫仅仅起到肿瘤定位作用。增强扫描尤其是双期增强扫描对副神经节瘤的诊断有重要作用，副神经节瘤为富血供的肿瘤，该组平扫肿瘤实性部分CT值37.5~56.2 HU，平均44.6 HU，增强扫描肿瘤实性部分CT值显著上升，该组明显强化者比例占89.6%（26/29），CT值102.0~259.7 HU，平均约为115.5 HU，其病理基础为嗜铬细胞瘤内含丰富血窦，而部分双期扫描病例在门脉期扫描CT值进一步升高，CT值增加幅度均在20 HU以上。

这种注射对比剂后肿瘤实性成分早期明显强化且强化持续时间较长是嗜铬细胞瘤最具特征的影像学表现，在其他肿瘤中很难见到此强化特征，这同嗜铬细胞瘤内血窦丰富，瘤细胞周围的基质有丰富的血管，使对比剂延迟廓清有关，也更加说明副神经节瘤为富血供肿瘤。增强扫描肿瘤实质部分强化时间长，而肿瘤坏死，出血部分不强化，造成肿瘤密度较平扫更显不均匀。该组还有1例呈囊肿样改变者，增强扫描囊壁及分隔中等程度环行强化，附壁结节强化更明显，较具有特点。总之，增强扫描尤其是双期增强扫描对副神经节瘤的诊断及鉴别诊断意义重大。

CT 可显示病灶的大小、范围、组成成分,因而是首选的影像学检查方法，CT 扫描表现有一定的特征,平扫表现为软组织肿块,中央有不规则低密度区,增强后肿块表现为富血供,实质强化明显,而中央坏死无强化,有作者报告一例除以上特征性表现外,还可见部分病灶与大网膜粘连。单纯以肿瘤组织形态难以判断副神经节瘤的良、恶性,主要应看肿瘤的生物学行为,具有以下特征可诊断为恶性:肿瘤复发;肿瘤发生转移;肿瘤侵犯、破坏包膜;肿瘤破坏血管壁或血管腔内有瘤栓存在。该例无上述表现。

4. 误诊病例简介　一般而言,发生于肾上腺区的副神经节瘤,在有较典型临床表现的基础上 CT 定性诊断已不难,部分无功能性者,认真观察增强后的 CT 影像资料亦可为临床做出提示,一组中发生于肾上腺者诊断符合率为 91%(29/32),误诊中有 2 例诊断为肾上腺腺瘤,1 例误诊为肾上腺皮质腺癌。

肾上腺腺瘤为肾上腺常见的肿瘤,边界清楚,周围脂肪间隙清晰,腺瘤坏死囊变极少见,而该组中误诊的 2 例副神经节瘤均由于体积较小,直径约 2.8 cm,仅实行平扫和单期增强扫描,在增强后的图象上表现为均质强化,坏死与囊变未见,与腺瘤鉴别困难,再加上未进行动态增强扫描,未能发现肿瘤强化特征,因而造成误诊。对此,动态增强扫描对此种情况鉴别有重要价值,腺瘤在动态增强中有强化峰值出现早、对比剂消退快等特征,而副神经节瘤则呈进行性强化。

肾上腺皮质腺癌罕见,在增强扫描时其肿瘤实质成分强化持续时间长,与副神经节瘤强化特点相似,鉴别较难,但 Szolar 等(2005)认为动脉期副神经节瘤强化比皮质腺癌明显,门脉期强化趋于均匀,皮质腺癌门脉期扫描肿瘤内血管隐约可见。另外,副神经节瘤坏死囊变程度不如皮质腺癌,在形态上,皮质腺癌多不规则,多数边缘有乳头状突起或分叶,容易突破包膜侵入邻近脂肪间隙,邻近脏器容易受肿瘤组织浸润。而副神经节瘤多呈圆形和类圆形,包膜光整,形态规则。

肾上腺是转移瘤好发部位,转移瘤边界通常不清,周围侵犯及不规则强化,肿瘤多数双侧生长,结合其他部位肿瘤病史则诊断不难。

发生于肾上腺外的原发性副神经节瘤定性则较困难,需要认真结合临床及影像表现,该组正确诊断的 5 例中均有明显高血压等临床表现,其中包括 1 例位于罕见部位的胸腔后纵隔肿瘤。而其他几例副神经节瘤由于症状不典型(喉部表现为进行性呼吸困难,颈部表现为多汗,其他几例为腹痛或无症状体检发现),未能明确诊断,究其原因,一方面为症状不典型难以想到本病存在的可能性,另一方面也同对副神经节瘤增强后的影像学特点缺乏深入认识有关。

即使罕见部位的副神经节瘤亦具有与发生于肾上腺者相同的强化特点,该组中发生于肾上腺外者 90% 的病例增强后明显强化,其增强后特点对于各相应部位其他肿瘤的鉴别有重要意义。

5. 鉴别诊断

(1)肾上腺腺瘤:单侧肾上腺多见,肿块较小,密度均匀,增强扫描轻度强化;平扫、1 min 和 10 min 增强对比可以鉴别肾上腺腺瘤和嗜铬细胞瘤,但对于神经鞘瘤的鉴别诊断价值不大。腹膜后的副神经节瘤主要与淋巴瘤、神经鞘瘤、巨淋巴结增生等相鉴别。此外,该肿瘤需与腹膜后畸胎瘤、成神经细胞瘤相鉴别。

(2)淋巴瘤:腹膜后淋巴瘤常表现为多发融合性肿块,增强扫描呈轻到中度强化,不及副神经节瘤明显。

(3)神经鞘瘤:神经鞘瘤常位于脊柱两旁,可单发和多发,形态可不规则,有时在椎管内外形成哑铃状时鉴别容易,神经鞘瘤易发生囊变。

(4)巨淋巴结增生:巨淋巴结增生为类圆形软组织肿块影,增强后明显强化,但密度均匀,肿瘤周边可见较特征性的迂曲血管影。

其他罕见部位的副神经节瘤(如发生于喉部、肾脏和颈部)需要与咽癌、肾癌等鉴别,后者的强化程度一般不及副神经节瘤明显,可以此作为鉴别要点,最终定性仍要依赖于病理。

副神经节瘤是一类较少见的肿瘤,术前诊断不易,而目前临床有依靠生化检查和临床表现来确认嗜铬细胞瘤的倾向,而忽视 CT 定性的重要性,一些作者曾报道过 5 例 CT 表现典型但因缺乏临床症状过分依赖于生化检查而造成误诊的案例,对此,临床和影像学医师都应引起重视。

鉴于副神经节瘤的分布广泛性及需与之鉴别的肿瘤众多,实际工作中对临床考虑为副神经节瘤的患者检查中应注意:CT 平扫发现异常病灶时,应实行双期增强扫描;对腹部肾上腺区扫描未发现肿瘤的患者，应扩大扫描范围，必要时扩大至胸腔，尽可能发现异位病灶，以利于尽早手术治疗。随着 CT 诊断技术的发展，CT 对副神经节瘤的诊断符合率会越来越高，对临床的参考价值也会越来越重要。

第五节　右侧肾上腺嗜铬细胞瘤

患者，女，66 岁。患者于 2 个月前“感冒”后出现头痛症状，呈阵发性胀痛，活动后明显，休息后可缓解，伴有全身乏力、口干症状，未就医治疗。10 d 前头痛症状加重，并出现头晕、视物旋转、恶心的症状，未吐，无肢体活动不利，无黑蒙、意识障碍。

CTA：右侧肾上腺区可见一个分叶状类圆形软组织肿块影，大小约 5.8 cm × 6.6 cm × 6.5 cm，腹主动脉分出一支较粗大的肾上腺中动脉向肿块内供血，并呈抱球样包绕肿块内侧面，肿块似有一包膜影，增强包膜强化较明显，与邻近血管及脏器分界尚清楚，邻近结构呈受压移位改变，在最大密度投影及容积再现上显示更清楚，增强后肿块不均匀性强化，并可见较粗大的血管影，CT 值为 68~143 HU，中央可见更低密度区（图 3-4-3）。

手术所见：探查见右肾上腺肿物，大小约 5 cm × 6 cm，局部与右肾上极、右肾静脉、下腔静脉关系密切。

病理检查：右肾上腺肿瘤切除标本，灰褐、灰黄软组织一块，总体 8 cm × 6 cm × 5 cm，切面灰白，灰黄金黄，质偏软，并且所带固定液呈金黄色。常规病理诊断：右肾上腺肿瘤切除标本，嗜铬细胞瘤，肿瘤包膜完整。免疫组化检测：阳性，CGA，S-100，SyN，Ki-67（1%）；阴性，EMA，CK（P），CK（H），CK（L）。免疫组化诊断：右肾上腺肿瘤切除标本，嗜铬细胞瘤。

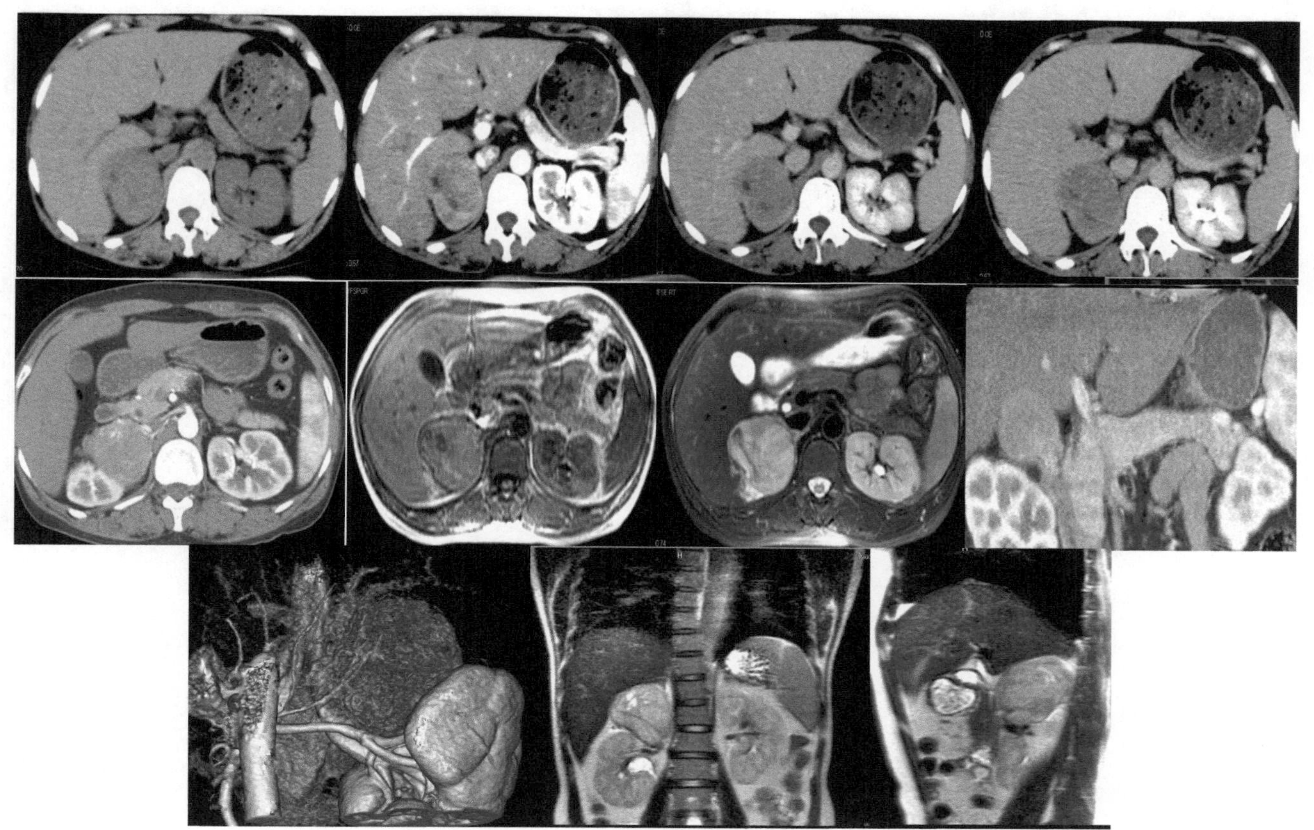

图 3-4-3　右侧肾上腺嗜铬细胞瘤

第六节 右侧良性肾上腺嗜铬细胞瘤

患者,女,45 岁。体检发现右侧肾上腺占位性病变 4 个月余入院。患者因肾结石就诊,行泌尿系彩超示“右肾上极外侧与肝之间混合性包块”,平素无突发性头痛、头晕、心悸、出汗、四肢麻木无力,无一过性晕厥发作等不适,血压正常。

实验室检查:血钾正常,立卧位皮质醇、血管紧张素Ⅱ、醛固酮、肾素均正常,ACTH 正常。

手术所见:在右肾上极上方脂肪组织内见右肾上腺明显增大,肾上腺下极可见一大小约 3 cm×3 cm 肿物,呈淡黄色,为防止术后肿瘤复发,决定行右肾上腺及肿瘤切除术。

病理检查:右侧肾上腺肿物切除标本,结节状肿物一块,大小 3.5 cm×2.8 cm×2.5 cm,切面灰黄、灰红,质中偏软,境界尚清。周围附脂肪样组织,总体积 3 cm×3 cm×1 cm。常规病理诊断:右侧肾上腺肿物切除标本,初步考虑肾上腺恶性肿瘤,待做免疫组化检测进一步明确肿瘤类型。

免疫组化检测:阳性,CgA,SyN,NSE,CD56,S-100,Vimentin,p53(+,<1%),CD34(血窦+),CD10(个别+),Ki-67(+,<2%);阴性,CK(P),CK(L),CK5/6,P63,CK7,CK20,Villin,EMA,CEA,Inhibin-a,TTF-1,Napsin-A。免疫组化诊断:右侧肾上腺肿物切除标本,结合免疫组化检测结果及组织学图像,诊断为良性肾上腺嗜铬细胞瘤,建议切除及治疗后复查。

影像资料见图 3-4-4。

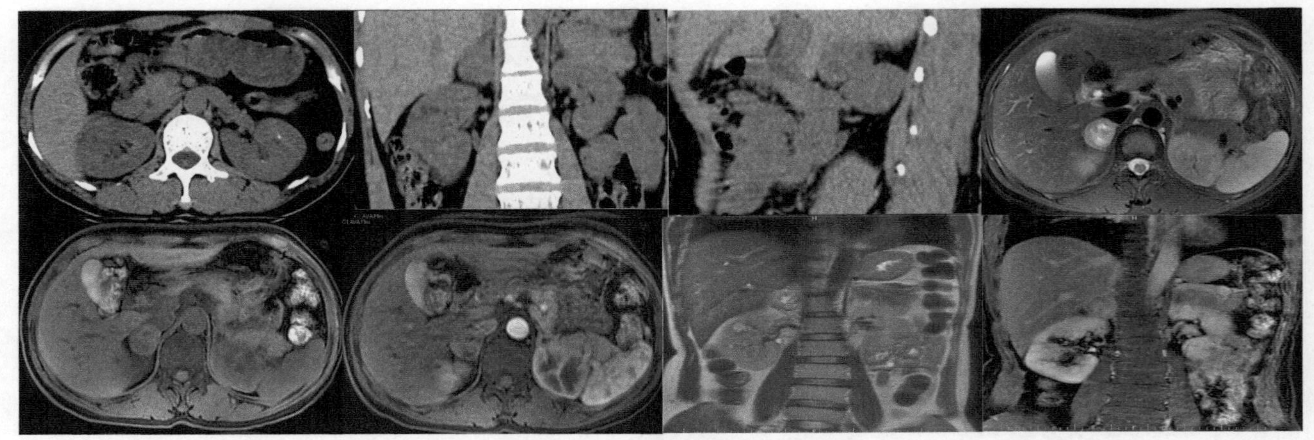

图 3-4-4 右侧良性肾上腺嗜铬细胞瘤

第五章　肾上腺恶性肿瘤

第一节　误诊病例简介：腹膜后肾上腺皮质癌与神经源性肿瘤

病例，女，42 岁。左腹部胀痛 2 个月余入院。CT：左侧腹膜后见巨大软组织肿块影，大小约 12 cm × 13 cm × 14 cm，平扫 CT 值 40~45 HU，内伴大片低密度坏死区，增强动脉期呈不均匀明显强化，CT 值 78~92 HU，静脉期及延迟扫描呈较均匀中度强化，CT 值 68~80 HU，左肾上极受侵分界不清，胰体尾部受压向前移位，分界不清，病灶左缘与脾脏无界，左肾周围见多发增粗迂曲静脉影。CT 诊断：左腹膜后巨大肿物，考虑恶性肿瘤，来源不明，神经源性肿瘤？肉瘤？

手术所见：进入腹腔后即见左侧腹膜后肿瘤突出，大小约 12 cm × 11 cm，可见包膜，包膜表面布满粗大血管，肿瘤质地中等偏软，与大网膜、肠系膜血管、胰腺、脾脏及左肾明显粘连，无法分离。左肾动静脉及肾盂完全黏附于肿瘤表面。只能行肿瘤包膜内剜除术。见肿瘤呈暗红色腐肉状，且见部分黄色可疑肾上腺组织。

病理检查：左侧腹膜后肿瘤，暗褐色碎组织一堆，总体积 18 cm × 18 cm × 6 cm。常规病理诊断：左侧腹膜后恶性肿瘤，伴显著出血坏死，待免疫组化检测进一步明确诊断。

免疫组化检测：阳性：Vimentin（+++），Syn（+++）；阴性，CgA，CA125，Ck5/6，CD34，CK-L，CK-H，CK-P，CK-20，EMA，Desmin，CK7，Calretinin，MC，S-100，NSE。免疫组化诊断：左侧腹膜后肾上腺皮质癌，伴显著出血坏死。

第二节　肾上腺小细胞神经内分泌癌

肾上腺小细胞神经内分泌癌，无论是病理还是影像上国内外报道甚少。

神经内分泌肿瘤（NET），也称为弥漫性神经内分泌系统肿瘤（DNES）或 APUD 瘤。由于这类细胞共有的化学特点，即摄取胺前体、脱羧而命名为“APUD 细胞系统”；因这些细胞胞质内含神经内分泌颗粒，因而又获得“弥漫性神经内分泌系统”的名称。

神经内分泌肿瘤包括上皮性和神经性两部分，前者来源于内胚层衍生物上皮细胞间弥散分布的以分泌胺类和肽类激素为主的神经内分泌细胞，称上皮型神经内分泌肿瘤，如胃肠道类癌、胰腺胃泌素瘤等；后者来源于神经嵴衍生物的以分泌胺类激素为主的各种神经内分泌细胞，称神经型神经内分泌肿瘤，如身体各部位的副神经节瘤。

上皮型神经内分泌肿瘤以类癌多见，其次为非典型类癌、小细胞神经内分泌癌及混合性类癌（腺类癌），小细胞神经内分泌癌常发生于肺、食管、胃肠道、喉、前列腺等部位，一例发生在肾上腺的小细胞神经内分泌癌属少见，且临床上无内分泌增多症则更属少见。

第三节 肾上腺皮质癌伴显著出血坏死病例

病例，女，42 岁。左腹部胀痛 2 个月余入院。1 个月前就诊于外院，查 B 超提示“脾肾间隙混合性回声团（14.1 cm × 11.6 cm），左肾结石（0.4 cm × 0.4 cm）”，查 CT 提示“左侧腹膜后占位（11.3 cm × 13.1 cm）”。今为进一步诊疗而就诊，门诊拟“左腹膜后肿瘤”收治住院。自发病以来，精神、睡眠、饮食良好，大小便如常，体重减轻约 3.0 kg。

查体：左中上腹部可触及一大小约 10 cm × 9 cm 包块，边界尚清楚，表面光滑，质地中等，无明显触压痛，未闻及血管杂音。

CT 诊断：左腹膜后巨大肿物，考虑恶性肿瘤，来源不明，神经源性肿瘤？肉瘤？（图 3-5-1）

手术所见：将腹壁切口用拉钩牵开，即见左侧腹膜后肿瘤突出，大小约 12 cm × 11 cm，可见包膜，包膜表面布满粗大血管，质地中等偏软，与大网膜、肠系膜血管、胰腺、脾脏及左肾明显粘连，无法分离。

病理检查：左侧腹膜后肿瘤切除标本，暗褐色碎组织一堆，总体积 18 cm × 18 cm × 6 cm。左肾切除标本：左肾脏一具，重 120 g，大小 15.5 cm × 5.5 cm × 3.5 cm，包膜完整，易剥离，输尿管长 1.5 cm，直径 0.2 cm，切面肾组织皮髓质分界清楚，皮质厚 1 cm，质中，未见明显肿物，肾盂黏膜灰白。常规病理诊断：左侧腹膜后肿瘤切除标本，左侧腹膜后恶性肿瘤，伴显著出血坏死。待免疫组化进一步明确诊断。左肾慢性肾盂肾炎，轻度；输尿管切缘阴性。

免疫组化检测：阳性，Vimentin（+++），Syn（+++）；阴性，CgA，CA125，CK5/6，CD34，CK-L，CK-H，CK-P，CK20，EMA，Desmin，CK7，Calretinin，MC，S-100，NSE。免疫组化诊断：左侧腹膜后肿瘤切除标本，肾上腺皮质癌，伴显著出血坏死。

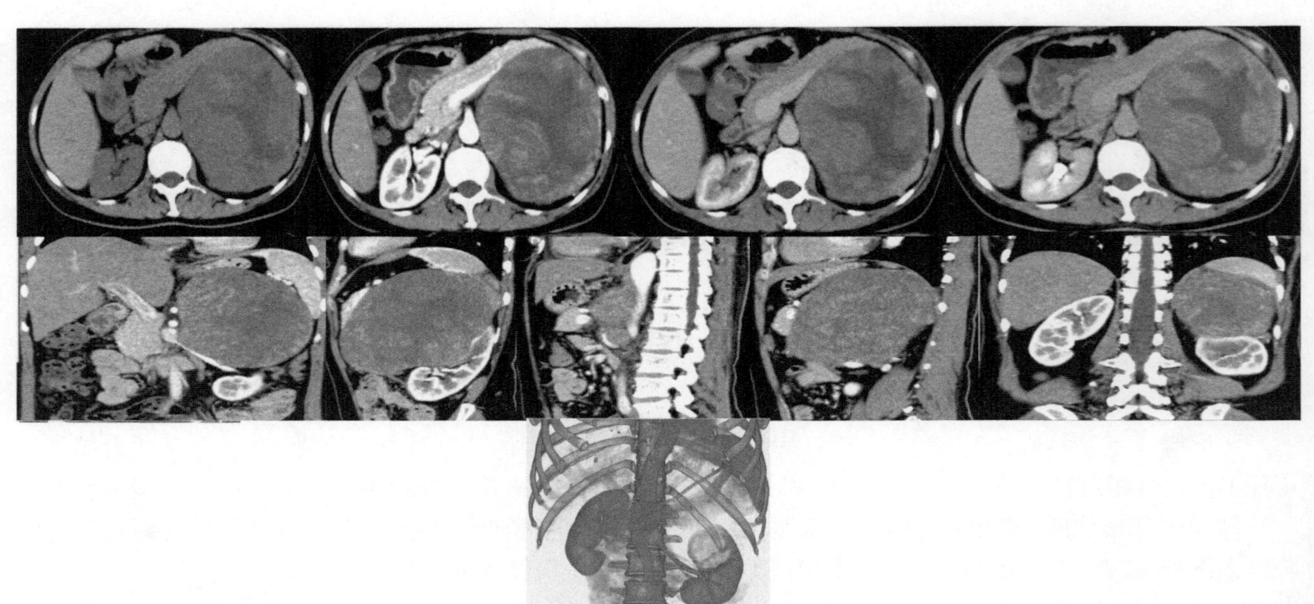

图 3-5-1 肾上腺皮质癌体显著出血、坏死

第四节 小儿神经母细胞瘤

请详见本书 本卷第十六篇第三章第二节 小儿神经母细胞瘤。

第六章　肾上腺节细胞神经瘤

第一节　肾上腺节细胞神经瘤

1. 发病机制　节细胞神经瘤是少见的起源于交感神经节细胞的良性肿瘤，由成熟神经节细胞、雪旺细胞、神经纤维构成，通常起源于脊柱旁的交感神经链，也可发生在肾上腺髓质，腹膜后和后纵隔是最常发生的部位，其次是颈部。

节细胞神经瘤可分为中枢型和周围型，周围型节细胞神经瘤可起源于肾上腺髓质和沿脊柱分布的交感神经丛。节细胞神经瘤 41% 发生于肾上腺，59% 发生于肾上腺外，所有年龄均可发病，其中以儿童和青壮年为主，一般无内分泌功能，少数肿瘤有内分泌功能而表现为高血压症侯群，尿中香草扁桃酸增高，出现这种情况时与肾上腺副神经节瘤鉴别困难。

少数节细胞神经瘤可发生恶性变化，有 2 种分化倾向：一种是发展为神经母细胞瘤，可能与基因改变造成其中的神经节细胞去分化有关；另一种是向恶性神经鞘瘤转变，与其中的雪旺细胞有关，常见的诱因是对肿瘤的放射治疗，或者患者的免疫缺陷状态，但也有极少部分是自发地向恶性神经鞘瘤转变。

肾上腺髓质起源于原始神经嵴交感神经胚细胞，因此可以发生节细胞神经瘤，该肿瘤分化较成熟，恶性病例少有报道，少数节细胞神经瘤由于邻苯二酚胺类合成分泌增多导致高血压症候群，临床上易与其他肾上腺内分泌肿瘤相混淆。有作者统计，肾上腺节细胞神经瘤占周围神经瘤的 2%~3%，在肾上腺无功能肿瘤中占 8%~15%。

2. 病理学　节细胞神经瘤是起源于成熟交感神经节细胞的罕见良性肿瘤，可发生于任何有交感神经节的部位，好发于腹膜后区（32%~52%）肾上腺或肾上腺外以及后纵隔区（39%~43%），又名神经节细胞瘤、真性神经瘤。节细胞神经瘤肿块较软，包膜完整光滑，切面呈灰黄色，显微镜下主要由纺锤形的雪旺细胞和圆形分化成熟胞浆丰富的神经节细胞以及大量的黏液性基质组成。10%~25% 可发生钙化，也可发生囊性变和脂肪变，但很少发生出血和坏死。可沿周围器官间隙呈嵌入式“铸形”生长。

该肿瘤血供不丰富，表现为无髓鞘的神经纤维呈束状排列，交叉或漩涡状，内有成片或散在分化成熟的神经节细胞，可见散在的钙化及黏液性变区。显微镜下主要由纺锤形的雪旺细胞瘤和圆形分化成熟胞浆丰富的神经节细胞以及大量的黏液性基质组成。

3. 临床表现　一般认为，肾上腺节细胞神经瘤属于无功能性良性神经瘤，不分泌儿茶酚胺和类皮质激素，所以在临床上常无症状，也有作者认为肿瘤可分泌儿茶酚胺、血管活性肽或雄激素等而产生相应症状。

任何年龄均可发病，以 40 岁以下成人居多。有作者报道在成人中，男性发病率较高；在小儿中，则以女性多见；在成人中，以右侧发病率较高；在小儿中，则以左侧发病多见。

本病进展缓慢，临床症状不明显，往往在健康体检或因其他疾病检查时被偶然发现。当肿瘤体积增大并产生压迫时，可导致上腹部不适、酸痛；肿瘤细胞分泌血管活性肠肽、前列腺素及儿茶酚胺等可导致腹泻及高血压，并可检测出内分泌指标异常。一组研究的 7 例患者中仅有 1 例因右肾上腺肿块体积较大致下腔静脉受压出现下肢浮肿而就诊，其余 6 例均为无意中或体检时发现腹部包块，无特殊不适。本病肿块体积常较大，可能与其症状、体征不明显、发现较晚有关。该组 7 例中肿块直径均在 3 cm 以上。

4. 影像学研究　肾上腺节细胞神经瘤是一种临床罕见的肿瘤,临床症状不明显,影像学检查是其主要的诊断手段,但常因对其缺乏认识而误诊为其他肿瘤。

(1)CT、MRI:肾上腺节细胞神经瘤的影像表现是由其病理构成决定的。节细胞神经瘤主要由大量的黏液基质和一些雪旺细胞、神经节细胞构成,由于大量黏液基质的存在,构成了肿瘤于 CT 上显示低密度、于 T_2WI 图像上高信号表现的基础,因此在对本病认识不足时常误诊为囊肿性病变。肿瘤内往往可以看到钙化,发生率为 20% 左右,且多为散在的、小点状的钙化,该组病例中有 3 例可见这种类型的钙化。

增强扫描时由于大量黏液基质的存在造成细胞外空间的扩大,导致了对比剂在此空间内的进行性积聚,从而构成了肿瘤在增强扫描后早期轻度强化、延迟后逐渐增强的表现,此特征对肾上腺节细胞神经瘤的诊断具有重要价值。

节细胞神经瘤出血、坏死、囊变较少, CT、MRI 表现增强早期多数病灶仅轻度强化,该组病例中有 7 例病灶于延迟 4~5 min 后强化逐渐增加。此外,该肿瘤可表现为特征性的漩涡征,这种征象是由于瘤内相互交错的雪旺细胞及胶原纤维束所造成,在 T_2WI 图像反映明显,这可能是因为黏液基质与相互交错的雪旺细胞及胶原纤维区域之间信号强度的不同在 T_2WI 上更明显的缘故。

有作者还发现肾上腺节细胞神经瘤也可围绕邻近血管生长,但肿瘤往往并不浸润血管壁,而是沿着血管周围阻力低的间隙延伸,这与 Otal 等(2001)报道的后腹膜节细胞神经瘤生长倾向是一致的。肾上腺节细胞神经瘤 CT、MRI 表现具有一定的特征。通过分析肿瘤强化程度、漩涡征以及包绕血管生长是否侵犯血管壁等征象,诊断一般不难。

Radin 等(1997)报告,如果以下 1~3 个特征存在应考虑节细胞神经瘤的可能:CT 平扫肿瘤表现为等密度或低密度、部分或完全包绕在大血管周围而大血管很少或没有内腔狭窄、MR T_2WI 主要以不同程度的高信号为主。有作者对第 3 点不完全认同,肾上腺其他肿瘤,如副节细胞神经瘤坏死、囊变比较常见,T_2WI 也常表现为高信号,因此单纯 T_2WI 序列对于两者的鉴别价值不大。

一些作者归纳 CT 表现的特点如下:①形态与质地,肾上腺区边界清楚的肿块,多呈卵圆形或椭圆形,少数呈分叶状或半圆形。有学者认为肿瘤质地软,呈"铸形"生长形成"伪足样"改变是其形态学特征,肿瘤可呈水滴样形态,肿块较大时,邻近大血管可受压移位,也可自身变形包绕血管,但血管形态基本正常;②密度与钙化,肿块 CT 平扫密度低于肌肉,均匀或轻度不均匀,常见细小斑点状钙化,基本无囊变和坏死。节细胞胞浆丰富、核仁明显,且瘤内含大量黏液性基质是造成其 CT 平扫低密度表现的组织学基础, CT 值范围为 0~40 HU 或 15~45 HU,有时接近液体密度,可被误诊为腺瘤,或囊肿。

Radin 等(1997)报道的 9 例中 4 例(44.4%)可见小钙化灶, Johnson 等(1997)报道的 4 例中 3 例(75%)有钙化, Ichikawa 等(1996)报道的 11 例中 5 例(45.5%)有钙化,其中 4 例为细点状钙化, 1 例粗大钙化者瘤内含节细胞神经瘤成分。Otal 等(2001)报道, 10%~25% 的肾上腺节细胞神经瘤可发生钙化,为点状、针尖状。由于 CT 是发现肿瘤内钙化最敏感的方法,认真分析钙化特点对肿瘤的诊断和鉴别诊断具有极其重要的价值。

(2)周围情况:较大肿块可引起邻近主要血管等周围结构推移,而很少侵犯周围组织结构。Radin 等(1997)发现肿瘤可包绕邻近主要血管的全部或一部分,而仅有轻度或无血管管腔狭窄,由此可证明该肿瘤是良性的。

(3)增强扫描:肾上腺节细胞神经瘤为乏血供肿瘤,动态增强扫描呈进行性轻、中度不均匀延迟强化,强化程度低于其他的肾上腺实质性肿瘤,动脉期类似囊性肿瘤。Radin 等(1997)报道的 9 例中 6 例呈均匀或稍不均匀,低于或等于肌肉密度强化, 3 例大的肿块呈不均匀强化。间质容量大小与血管多少不一及含较多黏液与纤维组织是造成其强化不均匀且仅为轻、中度强化的组织学基础。Otal 等(2001)报道除少数病例表现为早期即可见肿瘤内薄壁样强化外,大多数表现为早期无明显强化,延迟后为不均一的强化,但此种强化形式并无由周边向中央逐步填充的趋势,并分析大量黏液性基质所导致的细胞外间隙容量扩大是造成其延迟强化的原因。

5. 鉴别诊断　肾上腺节细胞神经瘤是一种临床罕见的肿瘤,临床症状不明显,其 CT 表现有一定的特点,但常因对其缺乏认识而误诊为其他肾上腺或腹膜后肿瘤。常见的易混淆病变有以下几件。

(1)肾上腺腺瘤:皮质醇腺瘤与醛固酮腺瘤多有典型的临床表现与内分泌异常,前者较大,与肢体相连，直径 2~4 cm，密度均匀，CT 值 30~40 HU，有轻度强化，对侧肾上腺往往变小、萎缩，且常伴有肝脂肪浸润；后者较小，直径 0.5~2 cm，大于 2 cm 者少见，肿物呈网格状低密度或不均匀，CT 值 0~20 HU，有轻度强化。无功能腺瘤平扫呈中等密度，增强扫描呈中等强化或明显强化，鲜有钙化。

（2）肾上腺囊肿：CT 值呈水样密度，边界清楚，囊液内含有较多蛋白成分时，CT 值偏高，不易与节细胞神经瘤相区别；少数囊肿壁可发生钙化，而节细胞神经瘤钙化多发生在瘤体内；增强时囊肿无强化，节细胞瘤可稍强化。

（3）肾上腺髓样脂肪瘤：CT 上可发现多少不等的脂肪成分有助于鉴别。

（4）肾上腺皮质腺癌：15%~50% 的肾上腺皮质癌为功能性，绝大多数引起柯兴综合征，肿瘤多为单侧，通常直径大于 6 cm，形态不规则，分叶，边缘模糊，可浸润邻近器官和下腔静脉或下腔静脉内出现瘤栓，肿瘤密度不均匀，瘤内常有出血、坏死，1/3 有钙化，为多形性，非坏死区平扫 CT 值 45~75 HU，较节细胞神经瘤密度高，坏死部位 CT 值 15~20 HU，增强后肿瘤实质有中度不均匀强化，强化较肾上腺节细胞神经瘤略明显。

（5）嗜铬细胞瘤：嗜铬细胞瘤 CT 平扫为肾上腺圆形或椭圆形、边界清晰、有完整包膜的肿瘤，其直径多数为 3~5 cm，密度均匀或不均匀，中央更低密度为出血坏死所致，CT 值 15~55 HU，有明显持续强化，其多血供及早期强化特征有助于与肾上腺节细胞神经瘤鉴别。少数肿瘤具有钙化，或表现为厚壁囊状。恶性嗜铬细胞瘤较大，直径多在 7 cm 以上，分叶状，边缘不规则或模糊，肿瘤与主动脉或下腔静脉等粘连或包埋大血管，同时压迫肾静脉，局部淋巴结转移，肺、肝或骨转移。

（6）节细胞神经母细胞瘤和神经母细胞瘤：节细胞神经瘤与神经母细胞瘤同属于交感神经系统发育中的神经细胞起源，只是在分化程度上有差异，反映在生物学行为上有所不同。神经母细胞瘤可逐渐分化成熟，经节细胞性神经母细胞瘤的过渡阶段，转化成良性的节细胞神经瘤。准确鉴别两者需依靠组织学，但以下特征有助于两者鉴别：首先，神经母细胞瘤是儿童最常见的腹膜后肿瘤，成人非常少见；其次，与节细胞神经瘤相比，神经母细胞瘤细胞密度较高，细胞外基质少，故在 CT 平扫上相对密度较高，且常有出血、坏死，有明显的早期强化；再者，神经母细胞瘤的钙化多为无定形的粗糙的钙化，而节细胞神经瘤一般表现为散在的小点状钙化；另外，神经母细胞瘤边界常不清，可致邻近血管闭塞，而节细胞神经瘤边界清楚，虽可引起邻近主要血管受压推移，但仅有轻度或无血管管腔狭窄。

（7）肾上腺转移瘤：大多数肾上腺转移瘤常累及双侧，体积较大，形态不规则，呈分叶状，密度不均，可有坏死，可侵犯周围结构，肿瘤的同侧常不能见到正常肾上腺，CT 增强扫描呈中度至明显强化。若有原发肿瘤病史则更有助于鉴别。

（8）肾上腺淋巴瘤：罕见，实性肿块，密度均匀，增强后中等均匀强化，多同时伴腹膜后淋巴结肿大。

（9）其他腹膜后恶性肿瘤：CT 薄层扫描与多平面重建有助于明确肿瘤与肾上腺的关系，准确定位。

第二节　左侧节细胞神经瘤（神经节瘤）病例

患者，女，52 岁。体检发现左肾上腺占位入院。血压 16.23/10.64 kPa（122/80 mmHg）。影像资料见图 3-6-1。

手术所见：在左肾上极上方脂肪组织内见左肾上腺稍增大，局部可见一 1.4 cm × 1.2 cm 肿物，呈淡黄色，切除组织送病理。

病理检查：左肾上腺肿瘤切除标本，梭形细胞肿瘤，倾向节细胞神经瘤（神经节瘤），待免疫组化进一步确诊。免疫组化诊断：左肾上腺肿瘤切除标本，免疫组化支持节细胞神经瘤（神经节瘤）。注：肿物边缘附少量肾上腺组织，另有部分肾上腺组织呈囊壁状，是否有肾上腺囊肿并存，请结合手术所见考虑。

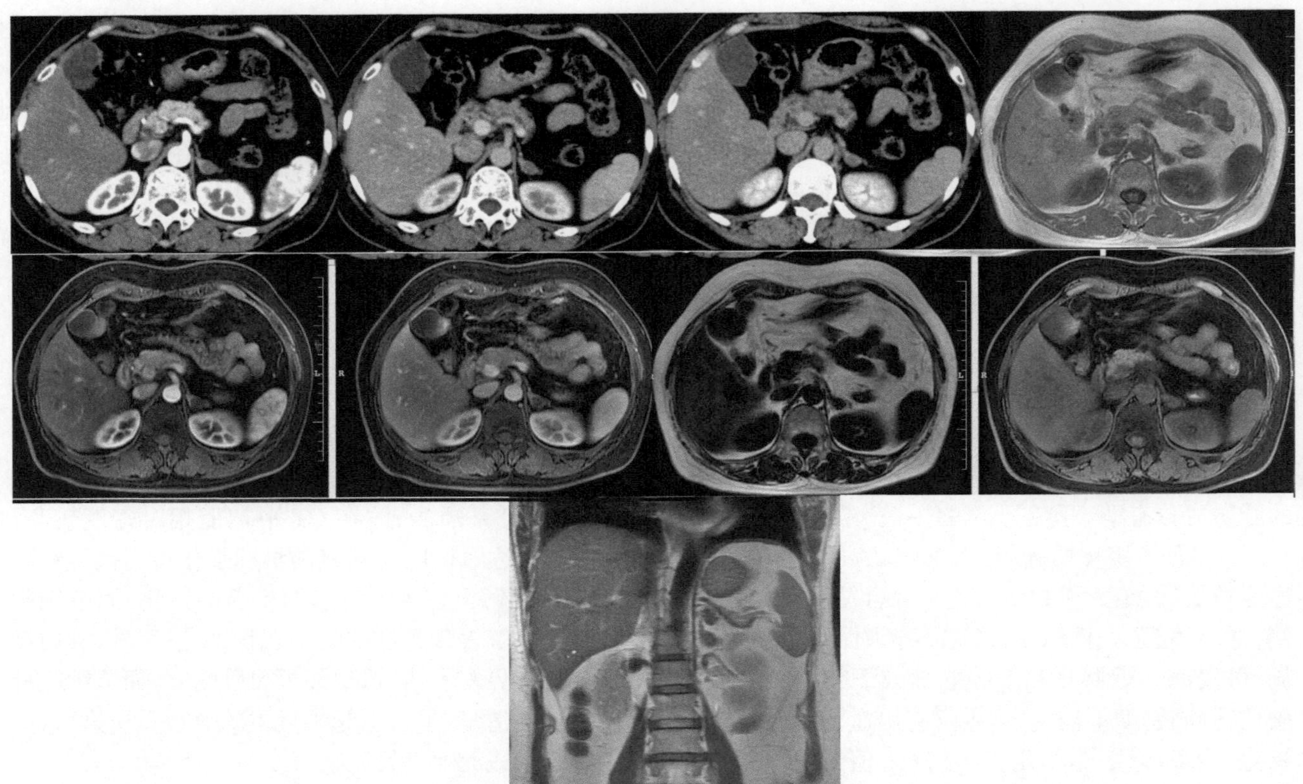

图 3-6-1 左侧节细胞神经瘤(神经节瘤)

第七章 肾上腺囊性病变

第一节 肾上腺囊性病变

一、病理分类

肾上腺囊性病变是肾上腺疾病中少见的病变，尸检发现率为 0. 064%~0.18%。肾上腺囊性病变依病变基础一般分为肿瘤源性和非肿瘤源性两大类。肿瘤源性囊性病变是由各种肾上腺肿瘤内出血或坏死液化导致的囊性病变，包括嗜铬细胞瘤囊变、肾上腺节细胞神经瘤、肾上腺神经鞘瘤囊变、原发性肾上腺癌坏死囊变、肾上腺转移性肿瘤的囊变等。而非肿瘤源性病变包括寄生虫性囊肿，单纯性囊肿，囊肿内出血、感染和自发性出血导致的高密度囊肿等。肾上腺囊性病变为肾上腺的少见病，包括来源于上皮组织的真性囊肿、出血形成的假囊肿、感染性病变、肾上腺肿瘤的囊变，后者包括嗜铬细胞瘤囊变、原发性肾上腺癌坏死囊变、肾上腺转移性肿瘤的囊变和肾上腺神经鞘瘤囊变等。

二、临床表现

肾上腺囊性病变 80% 以上为单侧，男女之比为 1:2，体积小的囊肿可无任何症状和体征，较大的囊肿可引起压迫症状，自发出血性囊肿可伴有发热或贫血，非肿瘤源性囊性变激素水平正常，部分肿瘤源性囊性病变有原发病的表现。Mayo-Smith 等(2001)认为，肾上腺囊性病变中，45% 为上皮性囊肿，39% 为陈旧性出血形成的囊肿，余为感染和肿瘤囊变。

三、影像学研究

1. 一般影像学表现　病变体积大小不等，直径为 4~18 cm。CT 表现为低密度。肾上腺上皮性囊肿一般为圆形或椭圆形低密度肿块，壁非薄，内外壁光整，偶可见囊壁薄层钙化，囊内容物一般为液体成分，密度均匀。肾上腺出血形成假囊肿，形态规则或不规则，囊壁形态与出血时间长短有关，一般较光整；出血的吸收可引起含铁血黄素沉着，形成所谓液 - 液平面。肾上腺感染性病变囊壁厚薄不等，外壁境界模糊或粘连，但囊内壁一般光整。

原发性肾上腺癌坏死囊变一般为厚壁囊性病变，少数病灶坏死彻底，形成薄壁假囊肿，但囊壁多有附壁结节样改变；且原发性肾上腺癌容易突破包膜侵入邻近脂肪间隙，出现条索状改变，邻近脏器容易受肿瘤浸润。一组 2 例原发肾上腺癌囊变显著，形成假囊肿样，与肿瘤生长迅速、肿瘤血管局限于间质以及瘤栓有关。嗜铬细胞瘤和神经鞘瘤易变性导致囊变，多数为小囊变，少数肿瘤囊变彻底，形成囊肿样改变，壁较厚，内外壁光整，无附壁结节。

2.MRI　T_1WI 多为低信号，T_2WI 为显著高信号，肾上腺上皮性囊肿成分单一，壁非薄，MRI 信号与水信号相仿，扩散加权成像(DWI)为低信号；出血性囊肿依据出血时间不同，信号多种多样；而陈旧性出血的成分主要为水，但 T_2WI 在囊肿的下方可见低信号成分，为含铁血黄素。感染性病变 T_2WI 囊壁信号混杂，常可见低信号纤维成分，囊内容物 DWI 多为高信号。原发性肾上腺癌囊变囊壁 T_2WI 多为中等程度高信号；而嗜铬细胞瘤和神经鞘瘤囊变囊壁 T_2WI 为显著高信号。分析该组病例，MRI 更能显示囊性病变的成分，囊的内壁光整度和囊壁厚度，区分出血性和非出血性囊肿。除了显示钙化外，其诊断价值优于 CT。

3. 增强扫描　血液动力学方面，无论肾上腺真性囊肿，还是肾上腺出血等形成的假性囊肿，多数囊壁不强化，少数病例囊壁轻度强化；而肾上腺腺癌为进行性中等程度延迟强化，动脉期轻至中度强化，门静脉期中等程度强化，附壁结节常可见明显强化。

囊变的嗜铬细胞瘤同样为进行性延迟强化，但囊壁强化程度较肾上腺癌更明显。有作者报告一组有关原发性肾上腺癌的病例中，MSCT 平扫、动脉期和门静脉期 CT 值分别为 1.9~46.7 HU（平均 35.3 HU）、30.5~65.8 HU（平均 47.1 HU）、52.6~97.0 HU（平均 74.2 HU）。

而另外一组 MSCT 嗜铬细胞瘤平扫、动脉期和门静脉期 CT 值分别为 32.6~55.1 HU（平均 43.8 HU）、57.8~87.9 HU（平均 77.3 HU）和 72.4~115.6 HU（平均 93.7 HU）。

不少作者认为，动态增强不仅能反映肾上腺囊性病变的血液动力学表现，对良、恶性病变的鉴别也有较大价值。原发肾上腺癌和肾上腺转移瘤囊变一般为中等程度强化，而嗜铬细胞瘤和神经鞘瘤多为明显强化。

4.CT

（1）肾上腺囊肿：病灶呈圆形或椭圆形液体密度肿块，壁薄，内外壁光滑，可见囊壁薄层钙化。CT 表现为密度均一的薄壁囊性肿物，囊内容物为水样密度，增强后囊壁及囊内无明显强化。主要与肾上极囊肿、低密度肾上腺腺瘤及囊变坏死的嗜铬细胞瘤或转移瘤鉴别。肾上极囊肿主要观察增强时肾上极皮质连续性完整与否，低密度肾上腺腺瘤增强有强化，而囊变坏死的嗜铬细胞瘤和转移瘤壁厚且不规则，增强有强化。

（2）肾上腺嗜铬细胞瘤囊性变：肾上腺嗜铬细胞瘤囊性变临床主要表现为高血压，占初诊高血压患者的 0.1%~0.5%，90% 起源于肾上腺髓质；10% 起源于肾上腺外的嗜铬组织，20~40 岁多发，肿瘤大小不等（直径 1~10 cm），呈圆形、椭圆形或分叶状，有完整包膜，较大时内部可有出血和坏死囊变，大多数患者因释放儿茶酚胺而继发性出现高血压、头痛、心悸、多汗，增强检查肿瘤实体部分中等至显著持续性强化，坏死囊变区不强化。与来源于肾脏、肾周脂肪囊及右肝恶性肿瘤鉴别时，结合冠状位及矢状位时定位诊断较为准确。

（3）肾上腺血肿：肾上腺血肿可由败血症、休克、创伤、出血体质、抗凝治疗、肿瘤、肾上腺区手术以及严重的应激反应等原因引起，20% 以上为双侧性急性期肾上腺肿胀、密度大于 50 HU，呈条状阴影延伸到肾上腺周围脂肪内，出血较大可积聚形成血肿，陈旧性出血呈不均质肿块，血肿表现为边缘清晰的高密度肿块，多见于肾上腺髓质、右侧较多，增强扫描血肿无增强，一些病例随访 CT 复查：由早期的高密度变为等密度、低密度，3~5 个月后血肿完全吸收，肾上腺形态逐渐恢复正常，部分成为假性囊肿。

（4）肾上腺囊性淋巴管瘤：肾上腺囊性淋巴管瘤属于内皮性囊肿，是一种良性囊性肿瘤，由扩张的淋巴管组成，含有淋巴基质和光滑的内膜，病理表现为 4 种结构分别是囊性、乳头样、海绵样和血管淋巴畸形。CT 表现为表面光滑、界限清楚的低密度影，CT 值较单纯囊肿偏高（20~25 HU），形态多不规则，呈分叶状、葫芦状或葡萄串状，横断面呈多囊结构，囊的大小相差较大，囊壁较薄、较易钙化，增强扫描不强化。

（5）肾上腺化脓性炎症：囊壁厚薄不均，外壁境界模糊或粘连，但囊内壁一般光整。CT 平扫呈混杂密度影，囊内低密度，囊壁等密度，增强扫描囊壁及分隔持续强化，囊内不强化。

（6）肾上腺神经鞘瘤囊变：肾上腺神经鞘瘤囊变是很少见的肾上腺良性肿瘤，好发于中青年人，女性多见，一般无临床症状。CT 表现，体积通常较大且边缘常呈分叶状，平扫边界清晰，呈均匀低密度，增强后呈轻度强化，强化可不均匀，延迟扫描强化持续。

（7）肾上腺节细胞神经瘤：肾上腺节细胞神经瘤是一种很罕见的神经源性良性肿瘤，起源于原始神经嵴细胞。可见于任何年龄，以成人，尤其是年轻人常见。后腹膜和后纵隔是最常见的 2 个好发部位。肿瘤一般沿周围器官间隙呈嵌入性生长，邻近大血管被包绕穿行于肿物之中或受压移位为其特征性，但不侵犯血管壁及血管腔。CT 表现与腺瘤很相似，有时二者较难鉴别，根据其 CT 特点，如肿瘤的边缘清晰，形态多为圆形、类圆形，瘤体一般较小，直径多在 1.0~3.0 cm，呈等低混杂密度，增强扫描时，仅有轻度强化或无明显强化等特点，10%~25% 的肿瘤出现钙化，为点状、针尖状，如出现大条形或不定形钙化提示肿瘤为恶性。结合临床表现、生化检查进行鉴别。

5. 分析要点　肾上腺囊性病变的特点有：首先，位于肾脏上方，通常患侧肾脏会因受压而下移，但肾盂、肾盏仍较完整；其次，较大病变易向腹侧膨隆，囊的前壁呈弧形前凸，且弧度较大而后壁较平直；再次，病灶位于腹膜后时，相邻的腹膜结构向前内移位。

在 CT 检查中肾上腺囊性病变的表现各异，通过这些特征性的影像表现不仅能够正确定位，明确肿瘤大小及与周围组织的毗邻关系等，而且也能对其中部分肿块做出正确定性；对恶性肿瘤而言，CT通过对肿瘤周围脂肪间隙的观察，也可以判断周围结构有无侵犯，淋巴结有无转移等，再结合病变的临床表现及试验室检查综合考虑，术前准确诊断不困难。

四、鉴别诊断

临床工作中，需要鉴别的肾上腺囊肿包括肿瘤性囊肿和非肿瘤性囊肿、良性肿瘤囊变和恶性肿瘤囊变。

（1）囊壁厚度：有作者认为，在鉴别肾上腺囊肿与肿瘤囊变时，囊壁厚度有重要价值，肾上腺囊肿囊壁厚度多小于 1 mm，内外壁光整；肾上腺肿瘤囊变时，囊壁一般大于 5 mm。然而，囊壁厚度在鉴别囊性病变的良、恶性时价值有限，嗜铬细胞瘤囊壁可以很厚，而肾上腺皮质腺癌囊壁可以很薄。

（2）囊内壁是否光整：囊内壁是否光整对于鉴别肾上腺良、恶性病变有一定的价值，脓肿、嗜铬细胞瘤或神经鞘瘤囊变时，囊内壁多光整；原发肾上腺癌和转移肿瘤囊变时，囊内壁多不光整。

尽管有报道退变的肾上腺腺瘤可以坏死和钙化，但实际工作中，肾上腺腺瘤坏死、囊变极少见，形成假囊肿者更少。嗜铬细胞瘤 MRI T_2WI 信号明显高于原发肾上腺癌，化学位移无信号变化；此外，实验室检查激素也不同。由于含有丰富黏液成分，肾上腺节细胞神经瘤密度低，容易变形并沿脏器血管间隙生长，易被误诊为肾上腺囊肿。

第二节　右侧肾上腺囊肿与淋巴管瘤

患者，女，56 岁。体检发现右肾上腺占位 7 d 入院。手术所见：于右肾上极上方脂肪组织内见右肾上腺增大，局部可见一 3.0 cm × 3.0 cm 囊性肿物，呈淡黄色。

病理检查：右肾上腺及肿瘤切除标本，淡黄色组织一块，大小 5.0 cm × 3.7 cm × 1.8 cm，切面见一囊腔，大小 3.0 cm × 2.5 cm，内容物已流失，内壁光滑，壁厚 0.1 cm，周边附金黄色组织，大小 1.2 cm × 1.3 cm。病理诊断：右肾上腺及肿瘤切除标本，符合肾上腺囊肿。注：囊壁纤维组织增生伴灶性钙化，局部呈淋巴管瘤表现，外侧附少量肾上腺。考虑该囊肿起源于淋巴管瘤。

影像资料见图 3-7-1。

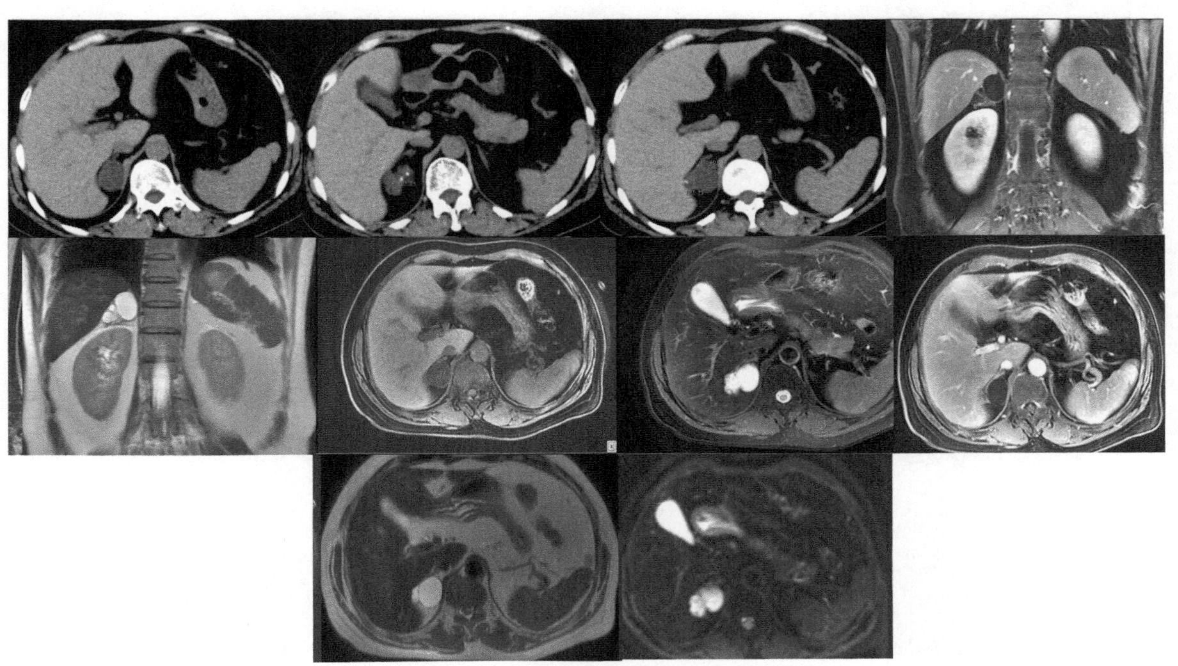

图 3-7-1　右侧肾上腺囊肿与淋巴管瘤

第三节　右肾上腺囊肿起源于淋巴管瘤

患者,女, 56 岁。体检发现右肾上腺占位 7 d 入院。CT:右侧肾上腺占位内伴斑点状钙化,性质待定,肾上腺囊肿? 建议进一步检查。胆囊结石。MRI:右侧肾上腺区囊实性肿块,以囊性为主,性质待定。胆囊新生物? 胆囊结石?(图 3-7-2)手术所见:在右肾上极上方脂肪组织内见右肾上腺增大,局部可见一 3.0 cm × 3.0 cm 囊性肿物,呈淡黄色,决定行右肾上腺囊肿及部分肾上腺切除术。

病理检查:右肾上腺及肿瘤切除标本,淡黄色组织一块,大小 5.0 cm × 3.7 cm × 1.8 cm,切面见一囊腔,大小 3.0 cm × 2.5 cm,内容物已流失,内壁光滑,壁厚 0.1 cm,周边附金黄色组织,大小 1.2 cm × 1.3 cm。病理诊断:右肾上腺及肿瘤切除标本,符合肾上腺囊肿。注:囊壁纤维组织增生伴灶性钙化,局部呈淋巴管瘤表现,外侧附少量肾上腺组织,考虑该囊肿起源于淋巴管瘤。

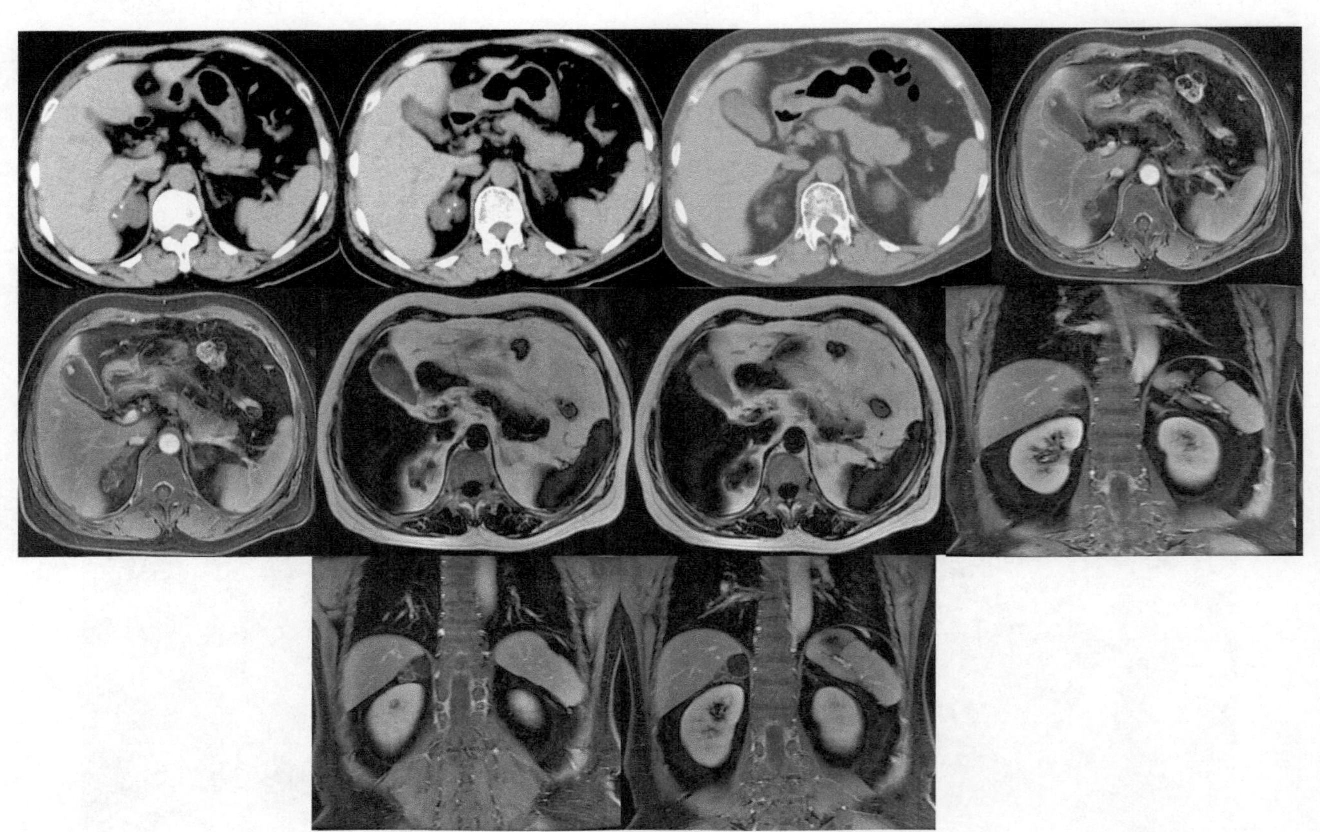

图 3-7-2　右肾上腺囊肿起源于淋巴管瘤

第四节　右肾上腺囊肿病例

患者,女, 37 岁。因体检发现右肾上腺占位 5 个月余入院。5 个月前因"左肺占位",于外院行"胸腔镜下左肺占位切除术",术后病理提示"左肺癌"(具体诊疗经过不详),手术顺利,术后恢复好;检查 CT 提示"右肾上腺占位"。手术所见:在右肾上极上方脂肪组织内见右肾上腺增大,局部可见一 3.0 cm × 3.0 cm 囊性肿物,呈淡黄色,行右肾上腺囊肿及部分肾上腺切除术,切除组织送病理。病理检查:右肾上腺肿物及部分肾上腺切除标本,囊性组织一堆,总体积 3.5 cm × 3 cm × 2 cm,切面呈多囊性。病理诊断:右肾上腺肿物及部分肾上腺切除标本,符合右肾上腺囊肿。注:囊壁纤维组织增生伴灶性钙化，局部呈淋巴管瘤表现，外侧附少量肾上腺。考虑该囊肿可能起源于淋巴管瘤。

影像资料见图 3-7-3。

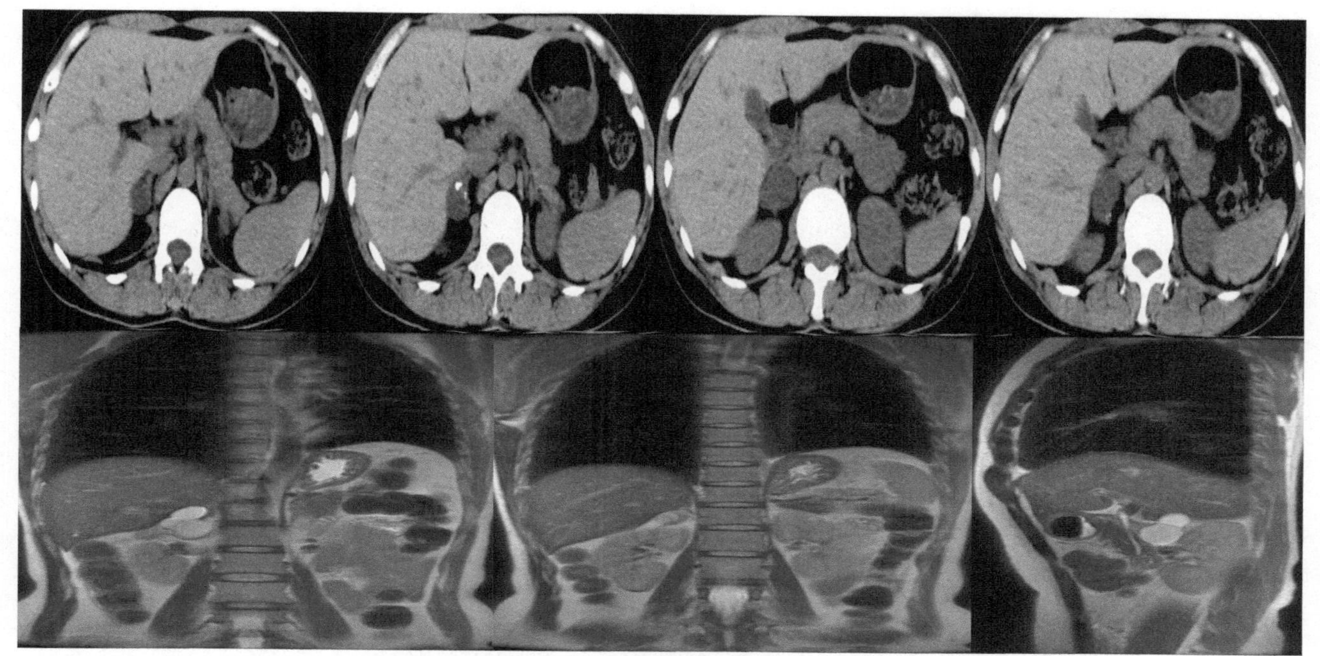

图 3-7-3　右肾上腺囊肿

第五节　左侧肾上腺淋巴管瘤病例

患者，女，24 岁。因发现左肾上腺占位 13 d 入院。影像资料见图 3-7-4。

病理检查：左侧肾上腺肿瘤切除标本：囊性肿物一个，大小 5.5 cm × 4.0 cm × 2.0 cm，切面呈多房状，内含淡红色液体，壁厚 0.1~0.3 cm。病理诊断：左侧肾上腺肿瘤切除标本：考虑淋巴管瘤。

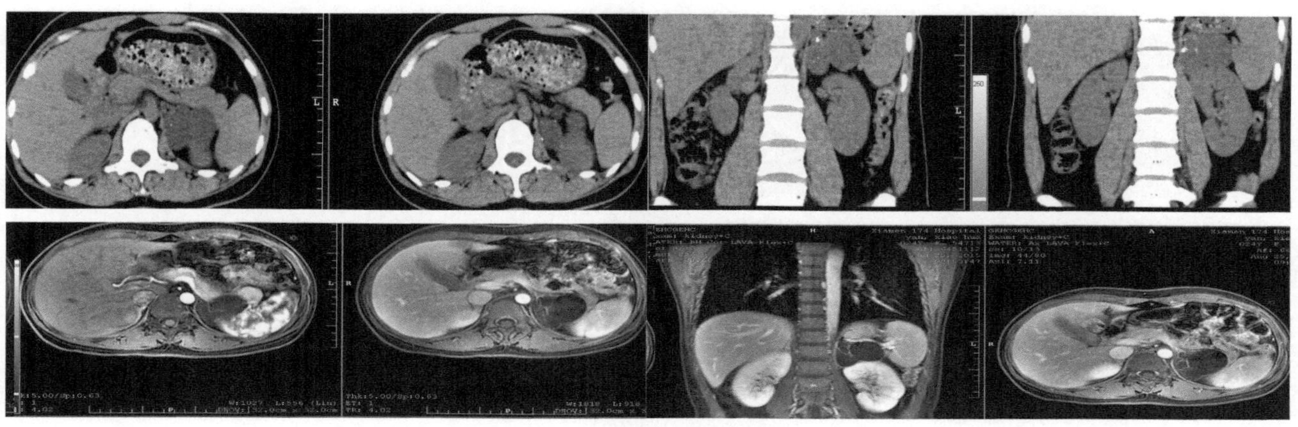

图 3-7-4　左侧肾上腺淋巴管瘤

第六节　左侧肾上腺囊肿病例

患者,女,33 岁。左侧腹部胀痛约 10 d 入院。

手术所见:无腹水,左侧腹膜后囊性肿瘤约 13 cm × 12 cm × 10 cm,包膜完整,边界清楚,其表面与左侧肾上腺、脾脏、胰尾及结肠脾曲粘连明显。

病理检查:腹腔肿瘤切除标本,囊性组织一块,大小 11 cm × 5.5 cm × 3.5 cm,囊内容物已流失,囊内外壁尚光滑,局部囊壁呈金黄色,壁厚 0.1~ 0.3 cm。常规病理诊断:腹腔肿瘤切除标本:初步考虑良性囊肿,待做免疫组化检测进一步探讨囊肿类型。

免疫组化检测:阳性, Syn(肾上腺组织 +), CD34(灶 +), CH-Caldesmon(平滑肌 +), SMA(平滑肌 +), D2-40(灶 +), CD31(灶 +), CD56(肾上腺组织 +), WT-1(血窦 +), CgA(肾上腺组织 +), CK(P)(肾上腺组织 +), Ki-67(+, <3%), p53(+, <5%);阴性, CD10, PAX-8, CR。免疫组化诊断:腹腔肿瘤切除标本,结合免疫组化检测结果及组织学图像,符合肾上腺囊肿,建议术后复查。

影像资料见图 3-7-5。

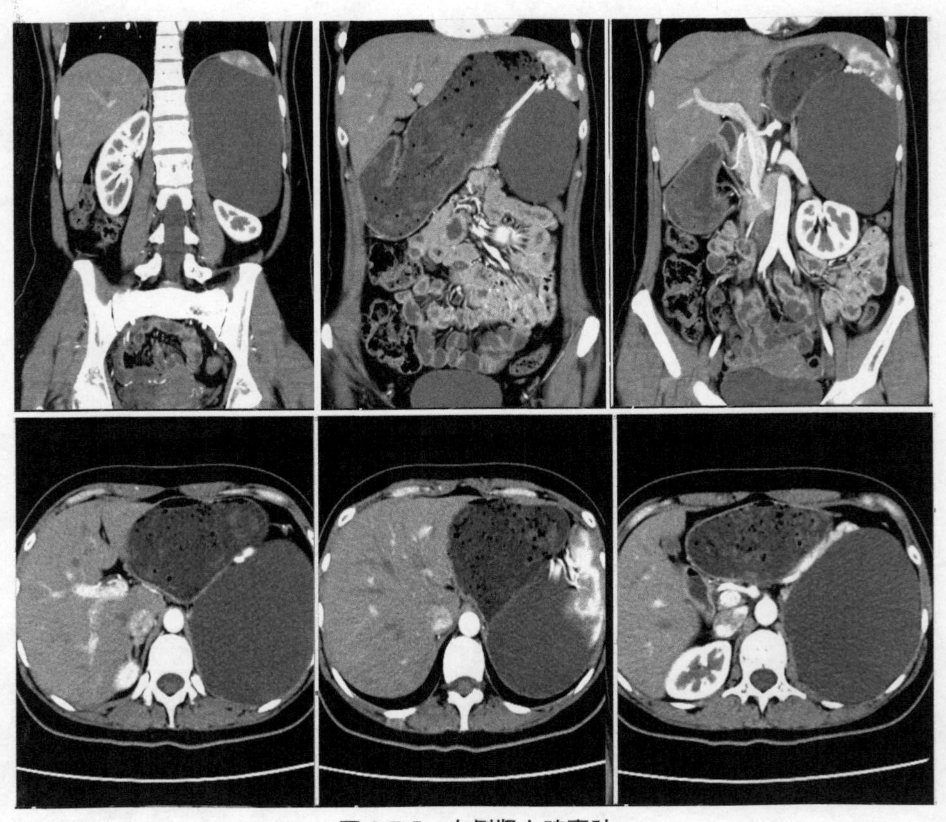

图 3-7-5　左侧肾上腺囊肿

第八章　肾上腺淋巴瘤

双侧肾上腺原发非何杰金淋巴瘤概述如下。

1. 病理学　25% 的恶性淋巴瘤会侵犯肾上腺，但是原发于肾上腺的非常少见。收集国内报道的 23 例患者资料(部分报道没有提供其为原发的证据)，国外报道近 80 例。病理分型：国内报道的 23 例患者资料中 16 例为弥漫性大 B 淋巴细胞瘤(DLBL)，3 例为 T 细胞型，另外 4 例未明确分型。

2. 临床表现　多发生于中老年人，国内报道的病例中，只有 1 例为 18 岁，其他 22 例最小 36 岁，最大 74 岁，平均年龄 51 岁。国内男女发病率为 3:1。临床症状无明显的特异性，多为腰腹部不适，可以有发热、消瘦等症状。如果双侧发病，且肾上腺皮质大部分破坏，可有肾上腺皮质功能减退的临床表现及化验检查。

浅表淋巴结未触及肿大，深部淋巴结影像学检查未发现肿大的淋巴结，或者发现肿大淋巴结，病理证实为其他原因引起。骨髓穿刺及外周血正常。此点是否必须尚有争议，因为即使是原发于肾上腺的非何杰金淋巴瘤，晚期可侵犯骨髓，引起骨髓及外周血异常。

3. 影像学研究　双侧肾上腺发病多见，国内报道的病例中，单双侧发病比例为 1:1.6(部分单侧发病的报道没有提供其为原发的证据，而所有双侧发病的报道均提供了其为原发病灶的证据)；病灶体积通常较大，长径大都超过 5 cm；病灶密度均匀或欠均匀；病灶边界欠清，所有国内报道的病例，手术均发现不同程度的与周围组织的粘连；增强扫描，均匀或欠均匀强化。

4. 鉴别诊断　本病无特异性影像特征，确诊依靠病理。需与下列疾病相鉴别。

(1)转移瘤：转移瘤是发生于双侧肾上腺最多见的病因。临床常有发热、消瘦等恶性肿瘤的共同症状，与原发于肾上腺的非何杰金淋巴瘤难以鉴别，发现原发灶或者淋巴结转移有利于转移瘤的诊断。

(2)嗜铬细胞瘤：嗜铬细胞瘤可单侧或双侧发病，体积通常较大，病灶因出血或钙化密度不均。临床有阵发性的高血压。

(3)肾上腺皮质腺瘤：肾上腺皮质腺瘤分功能性及无功能性。功能性腺瘤，临床有醛固酮或皮质醇增高的表现及化验检查，可鉴别之。无功能性腺瘤与本病鉴别困难。

(4)肾上腺皮质癌：肾上腺皮质癌一般单发，密度及强化不均，可有周围组织侵犯或淋巴结转移的表现。

第九章 肾上腺转移性肿瘤

肾上腺肿瘤少见,肾上腺恶性肿瘤更为少见,肾上腺转移性腺癌是肾上腺较常见的恶性肿瘤之一。

1. 病理学 肾上腺是人体常见的4大转移脏器之一,仅次于肺、肝脏和骨骼。原发癌引发肾上腺转移癌的机制尚不清楚,其途径主要为血行播散,也可经淋巴转移或直接蔓延。

肾上腺供血动脉丰富,包括肾上腺上动脉、中动脉和下动脉3支动脉;肾上腺动脉进入肾上腺后,血管迂曲,粗细分界截然;肾上腺的毛细血管网呈网格状,血管内皮有利于癌细胞附着。总之,血液中癌细胞流经肾上腺的概率高,停留在肾上腺的时间长。因此,尽管肾上腺自重只有5 g,却是转移性肿瘤的好发部位之一。肾癌转移至肾上腺者,左侧多于右侧,可能与癌栓由左肾静脉逆向进入左肾上腺静脉有关。

2. 临床表现 肾上腺转移癌多见于中老年人,男性远多于女性,一般不分泌激素。由于3支血管参与肾上腺供血,肾上腺转移腺癌生长迅速。肾上腺转移腺癌直接影响患者内分泌应急系统,预后差,早期诊断和及时处理有利于改善预后。

肾上腺转移腺癌中,原发癌以肺癌、乳腺癌、胃肠道癌、甲状腺癌多见,其中,肺癌比例一般占1/3~1/2。亦有尚不知原发癌病灶却首先发现肾上腺转移癌者,一组4例患者无原发肿瘤病史,病理证实为肾上腺转移腺癌后,回顾性胸腹部检查发现肺腺癌3例,结肠癌1例。一些作者报告一组病变的病理检查中,来源于肝癌和肾癌的比例明显高于文献报道的比例,可能与该院肝外科和泌尿外科收治患者多有关。

3. 影像学研究 无论检出病灶,还是病灶的定性诊断,CT都是肾上腺转移腺癌首选检查手段。多数肿瘤中等大小,明显小于原发肾上腺皮质腺癌。约一半患者双侧发生,双侧发生者,两侧肿瘤大小相仿或不等。肾上腺转移腺癌形态多不规则,该组病灶形态差异很大,分别呈不规则形、类圆形和圆形。一组超过一半肿瘤呈类圆形或圆形,超过1/3肿瘤形态不规则。肾上腺转移腺癌密度偏高,明显高于肾上腺腺瘤,因为后者富含脂质,故肿瘤密度多低于10 HU。该组肾上腺转移腺癌CT值为15.2~43.7 HU,多高于10 HU。

肾上腺转移腺癌密度差异很大,包括实质性、囊实性和囊性多种表现形式,多数肿瘤密度不均匀,坏死常见,部分肿瘤坏死彻底,形成薄壁假囊肿样,但囊壁厚薄不均匀,囊外壁相对光整,囊内壁毛糙,一般没有附壁结节。

肾上腺转移癌显著囊变,文献很少报道。肾上腺转移腺癌坏死囊变与肿瘤大小无明显关联,部分肿瘤很小,已可见明显坏死。与原发肾上腺癌总是突破包膜侵入邻近脂肪间隙不同,肾上腺转移腺癌境界可清楚或不清楚,该组大部分肾上腺转移腺癌境界相对清楚。

肾上腺转移腺癌多呈进行性延迟强化,多数肿瘤动脉期明显强化,门脉期持续强化。少数强化均匀,大多数肿瘤强化不均匀,其中,动脉期肿瘤强化更不均匀。肿瘤实质部分平扫CT值为15.2~43.73 HU,平均32.8 HU;动脉期CT值27.6~63.2 HU,平均45.9 HU;门脉期CT值为49.4~96.3 HU,平均72.5 HU。

肾上腺转移腺癌很少出现原发肾上腺皮质腺癌的网络状强化。假囊肿样改变者,厚薄不均匀的囊壁有较明显延迟强化,囊内容物中可见条索、斑片或斑点状强化,与肾上腺真性囊肿和原发肾上腺癌形成的假囊肿不同,后两者囊内没有强化。

动态增强扫描不仅有利于反映肾上腺转移腺癌的血液动力学,且有利于显示肿瘤的各种坏死,对肿瘤的诊断和鉴别诊断有意义。

4. 鉴别诊断

(1)原发肾上腺皮质腺癌:罕见,常分泌一种或多种激素,单侧发生,肿瘤体积巨大,坏死几乎见于所有肿瘤,且坏死显著,MR化学位移总有信号变化，动态增强多呈网络状强化并见癌栓形成，且肿瘤容易侵犯邻近脏器。

（2）肾上腺淋巴瘤：为单细胞克隆发展而来，双侧多见，肿瘤密实，密度均匀，动态增强为轻中度强化，且瘤内可见血管漂浮征。

（3）肾上腺腺瘤：尽管有报道退变的肾上腺腺瘤可以坏死和钙化，实际工作中，肾上腺腺瘤坏死囊变极少见，形成假囊肿和网络状改变者更少，腺瘤动态增强强化峰值出现早，对比剂消退快。

（4）嗜铬细胞瘤：多呈球形，动脉期强化比肾上腺转移腺癌明显。

第十章 肾上腺其他疾病

第一节 肾上腺髓样脂肪瘤

肾上腺髓样脂肪瘤是一种少见的肾上腺良性肿瘤,皮质或髓质均可发生,其发病率较低,由成熟的脂肪组织和骨髓样造血组织按不同比例混合构成。

髓样脂肪瘤是一种无内分泌功能的良性肿瘤,组织学上主要由脂肪组织和骨髓造血细胞构成,它明显区别于真正的骨髓;因为没有网状窦状隙或骨刺,也明显区别于髓外造血组织,髓外造血组织多无脂肪组织参与。髓样脂肪瘤绝大多数发生在肾上腺,发生在肾上腺外的罕见,包括骶前区域、纵隔、腹膜后、肾周、肝、胃等,其中一半发生在骶前区域。

1. 病理学 肾上腺髓样脂肪瘤为良性无分泌功能肿瘤,内分泌检查一般无明显异常,来源于肾上腺间胚叶组织,瘤体内主要含成熟的脂肪细胞和骨髓细胞,是较少见的无功能肾上腺良性肿瘤。髓样脂肪瘤的病因目前不明,肿瘤的发病机制目前最被广泛认可的是:髓细胞和脂肪细胞具有共同的起源——前体网织细胞,在坏死、感染、压迫等刺激下使两种细胞同时从网织细胞化生出来,从而形成髓样脂肪瘤。病灶常为单发,有假包膜,多为分界清楚的肿块,质地较软,切面呈明亮的黄色与棕色相间。

大多数学者将肾上腺髓样脂肪瘤分为4型:Ⅰ型,单纯肾上腺髓样脂肪瘤,最多见;Ⅱ型,髓样脂肪瘤合并出血,通常体积较大;Ⅲ型,肾上腺髓外髓样脂肪瘤,多见于后腹膜;Ⅳ型,髓样脂肪瘤发生于肾上腺其他病灶内,瘤体脂肪成分较少,钙化多。一些作者提出,镜下根据瘤内脂肪及骨髓成分比例不同可将髓样脂肪瘤分为Ⅰ型或称黄骨髓型,呈黄或橘黄色,以脂肪组织为主;Ⅱ型或称红骨髓型,呈红褐色,以骨髓成分为主。

2. 临床表现 肾上腺髓样脂肪瘤一般无临床症状,只有当肿瘤较大时对周围脏器产生压迫、牵拉等症状,或者肿瘤内发生坏死、出血时可引起腰、腹部不适、疼痛。本病不伴有血液学疾病,其他器官亦无髓外造血现象,大多数病例为CT扫描或尸解时偶然发现。有的髓样脂肪瘤较大、有自发性破裂出血导致休克的危险。

男女发病率无明显差别,发病年龄在39~70岁,有作者指出多见于老年人,多为单发,且右侧多见。一组研究的24例患者中有16例无明显症状,在体检和其他疾病检查时发现。

3. 影像诊断 肾上腺髓样脂肪瘤CT检查多表现为混杂密度肿块,呈圆形或类圆形,有假包膜,边界清楚,内见不均匀的脂肪密度,病灶内的骨髓组织呈斑片、索条状高密度,可见有瘤内出血、坏死,时有钙化,但少见。增强后脂肪组织无强化,实性部分的骨髓组织呈不同程度强化。MRI检查瘤内的脂肪成分在T_1WI和T_2WI上均表现为高信号,脂肪抑制序列高信号被抑制为低信号;骨髓组织呈低信号,增强后有强化。

CT对于脂肪、钙化敏感,因此,CT检查对肾上腺髓样脂肪瘤的检出具有重要价值。有作者报告,应用GE AW4.3后处理工作站中单位面积脂肪含量测定功能,由于动脉期相上病灶内部脂肪成分与髓样组织的密度差最大,所以选择动脉期进行测定。

测定同一瘤体5个不同平面的脂肪含量,将其平均值视为瘤体中脂肪成分所占的百分比。需要指出的是,此平均值并非病灶中脂肪成分所占比例的精确值,此数值与前期扫描参数及后期软件处理所设阈值有关,因此,为保证数值的有效性,要尽量做到每个病例所使用的参数相同。理论上讲,所测定的层面越多,所获得的数值就越接近真实值。

分析该组病例多数肿瘤以脂肪成分为主,少数以骨髓样成分为主。脂肪含量在50%以上者17例（约占所有病例70.1%），其中9例瘤体大于7 cm者脂肪成分约占75%以上；脂肪含量低于20%者仅2例。可见在多数肾上腺髓样脂肪瘤中脂肪成分占优势，而且病灶越大，脂肪成分所占优势越明显。但无论病灶大小，瘤体内脂肪成分的分布均无规律。

该组病例CT表现较具特征性，为位于肾上腺区域的圆形、类圆形肿块，最大径为5~9 cm，边界光整。病灶密度高低取决于瘤内脂肪组织和骨髓成分的比例，多数病例呈以脂肪密度为主的混杂密度，最低CT值在-22HU以下，骨髓样组织多为轻度强化，动脉期增强幅度小于20 HU，部分中度强化。5例肿瘤内见点状、条状钙化。1例肿瘤自发破裂出血。肿瘤边缘压迫变薄的肾上腺组织形成假包膜，假包膜与同侧残留正常肾上腺组织强化程度一致。该组所有病例与周围组织分界清，具有良性生长的特性。

CT应作为肾上腺髓样脂肪瘤首选检查方法，但有部分育龄或妊娠期女性选择MRI检查。影像医师有时也需要依据MRI表现对肾上腺髓样脂肪瘤做出诊断，利用化学位移技术序列可以判断瘤体是否含有脂肪和水，以评价其中脂肪含量，该组8例MRI检查中均可观察到瘤体病变内大小不等区域在反相位信号较同相位信号降低，提示瘤体内含有脂肪成分。

肾上腺髓脂瘤是一种含有骨髓组织的良性肿瘤，内有脂肪成分，通常CT和MRI容易诊断，其钙化率约为20%。

4. 鉴别诊断　本病需要与其他含有脂肪组织的肾上腺疾病相鉴别，如肾上腺腺瘤、脂肪瘤、错构瘤以及肾上腺畸胎瘤等。

（1）肾上腺腺瘤：肾上腺腺瘤的体积一般较小，为边缘光整的小肿块，肿块大小多在2 cm以下，密度均匀，无钙化，CT值在0~20 HU，增强扫描可有轻度强化，并且部分功能性腺瘤具有典型的内分泌症状。有学者报道肾上腺髓样脂肪瘤合并腺瘤而出现内分泌功能的病例，因此对肾上腺髓样脂肪瘤患者应进行常规内分泌功能检测，警惕合并腺瘤的可能。

（2）肾上腺脂肪瘤：肾上腺脂肪瘤中只含有分化成熟的脂肪组织，因此无论在CT或MRI上均表现为均匀的脂肪密度或信号，瘤体中没有其他成分显示，增强扫描也没有强化表现。

（3）血管平滑肌脂肪瘤：血管平滑肌脂肪瘤，即错构瘤，其内部为脂肪组织与血管结构混合构成，其血管结构在常规平扫难以与髓脂瘤中的髓样造血组织鉴别，但增强扫描可见到错构瘤瘤体内血管结构明显强化。

（4）肾上腺畸胎瘤：肾上腺畸胎瘤有典型的CT表现，瘤体大，钙化明显，呈团块状或不规则钙化，不难鉴别。

少数不典型病例或发生于肾上腺外的髓样脂肪瘤需与肾上腺外的含脂肪成分的肿瘤相鉴别，如来源于肾上极的血管平滑肌脂肪瘤和来源于后腹膜的脂肪瘤、脂肪肉瘤。鉴别关键在于定位，对肿瘤起源判断困难的病例应当进行多平面重建、容积再现及透明重建，提供病灶与周围脏器的结构关系，此时往往能找到受压变形的肾上腺组织，若其形态仍然完整，可排除肾上腺髓样脂肪瘤的可能。

（5）腹膜后脂肪瘤：一般为均匀的脂肪密度，无强化，有真包膜，多由单一的脂肪成分构成，与同侧肾上腺有明显的分界。

（6）腹膜后脂肪肉瘤：为恶性肿瘤，脂肪与软组织同时存在，脂肪密度相对较高，有明显的侵袭性，呈浸润性生长，边界不清，可有远处转移。不具有肾上腺髓样脂肪瘤的良性生长特性，增强有不规则及不均匀的强化。

（7）异位骨髓：平扫以脂肪密度为主，内亦可见散在分布的斑片状、条索状高密度的钙化，但增强后多不强化。

（8）局灶性髓外造血组织：多有血液病的病史，病灶仅见造血组织，无脂肪组织存在。且髓外造血患者常伴有原发性血液系统疾病，如地中海贫血和遗传性球形红细胞增多症。

综上所述，肾上腺髓样脂肪瘤的CT表现具有特异性，CT扫描可发现脂肪且增强后无强化是诊断本病的关键，对诊断肾上腺髓样脂肪瘤具有重要价值。利用CT后处理技术测定瘤体内的脂肪含量虽然不能作为肾上腺髓样脂肪瘤的确诊依据，但可以帮助我们提高对肾上腺髓样脂肪瘤的认识，对其诊断及鉴别诊断具有较大的参考意义。

第二节 肾上腺原始神经外胚叶肿瘤

原始神经外胚叶肿瘤(PNET)是一种少见的可能源于中枢和交感神经系统外神经嵴的恶性小圆细胞肿瘤。根据发生部位不同分为中枢性和外周性，将起源于外周神经系统的原始神经外胚叶肿瘤称为外周性原始神经外胚叶肿瘤(pPNETs)。

原始神经外胚叶肿瘤由 Hart & Earle(1973)正式命名。主要发生在小脑(髓母细胞瘤),也可发生在小脑以外的中枢神经系统、交感神经和外周神经。起源于外周神经系统的原始神经外胚叶肿瘤,即为外周性原始神经外胚叶肿瘤。

1. 病理学　本病的确诊主要根据病理学表现。光学显微镜下,外周性原始神经外胚叶肿瘤为大量形态单一的原始小圆细胞,核浓染,核质比例高,有些肿瘤中可见小灶状坏死和片状坏死,肿瘤细胞可形成典型的 Homer-Wright 菊形团和其他类型菊形团。在免疫组化检查，CD99 在肿瘤细胞膜上呈均匀弥漫表达,并不同程度表达 GFAP、神经特异性烯醇化酶(NSE)、Syn、NF、S-100 蛋白等,原始神经外胚叶肿瘤至少表达 2 种以上神经分化标记物。借助光学显微镜、免疫组化、电镜可与有类似组织病理学特征的其他小圆细胞恶性肿瘤相鉴别。

2. 临床表现　外周性原始神经外胚叶肿瘤可以发生于任何位置,如头面部、脊柱旁、腹盆腔、后腹膜、骨盆及四肢等,常发生于胸肺区域(又称 Askin 瘤)。发病年龄以儿童和青少年为主,大部分发生于 35 岁以前,极少见于 40 岁以上的成年人。主要分布在白种和拉丁裔年轻的人群中,很少发生在黄种和黑种人群中。男女发病比例约为 2∶1。

外周性原始神经外胚叶肿瘤常见的临床症状为生长迅速并伴有疼痛的肿块,以及肿块所引起的压迫症状和骨质破坏时的疼痛,一般无高血压症状。本病易复发及远处转移,多发生于骨,其次为肺。一组 3 例中，1 例术后复发，1 例发生后腹膜淋巴结转移。

3. 影像学研究　肾上腺原始神经外胚叶肿瘤文献报道较少,肿瘤多较大且规则,该组 3 例中有 1 例呈明显分叶改变,可有包膜,也可与周围组织分界不清,密度多不均匀,可见液化、坏死及囊性变。该组中尚有 1 例存在明显斑点状、线状及不规则形钙化,增强后肿瘤呈轻中度不均匀强化,液化坏死区无强化。该组中 3 例均位于右侧,与文献报道一致,提示本病可能右侧多发,但因样本量较小尚难排除抽样误差。

4. 鉴别诊断　本病的影像学表现不具有特征性,与肾上腺区的神经源性肿瘤、皮质腺癌及神经母细胞瘤等疾病鉴别有一定困难,确诊有赖于病理及免疫组化分析。在青少年患者中,如发现肾上腺区占位较大,密度不均匀,伴有出血、囊变及钙化等应考虑本病的可能性。

总之,肾上腺原始神经外胚叶肿瘤好发于青少年,临床一般无高血压表现,肿瘤多较大,密度不均匀,影像学表现缺乏特征性,但 CT 对于显示肿瘤的大小、范围、血供、内部结构及与周围结构的关系方面价值较大,对于定性及制订治疗方案有帮助,并可评价疗效及预后。

第十一章　肾上腺假性肿瘤和诊断陷阱

第一节　脾的发育变异

在传统X线检查中，脾的位置与形状的发育变异可以伪似肾或肾上腺肿块，而导致误诊。Rosenkranz等（1969）报告1例腹膜后的副脾表现类似于肾上腺肿块。Madayag等（1972）报告5例脾的发育变异类似肾与肾上腺肿块，包括：一多块状脾，一横位脾伴突出的上极，一转位而下垂的脾，一下压的脾以及一个副脾。血管造影确诊4例，核素显像确诊1例。

脾有三个表面：后外面或膈面，最大；前外面或胃面；后内面，正对左肾的前面。Michels（1942）描述脾有3类主要形状：橙形，占44%；四面体形，占42%；三角形，占14%。划分脾有2个主要类型：小巧而结实者，有一狭窄的脾门与平坦的边缘；分散者，脾门较宽大，前缘凹陷，下极为一拇指状的叶，一个膨大部分或"结节"位于上内极。此种结节，其宽度变化于2 cm×1.5 cm ~5 cm×2 cm，如较大，则有自己的血液供应，通常来自于上极动脉。

脾肿大致左肾移位常见且易于识别，肾一般移向下和（或）移向内，偶尔可被一下极脾肿瘤推移向上，或被一肿大的脾造成可见的肾变形。左肾下移也见于肾上腺肿瘤，然而移位表现不同。由于肾上腺与肾之间的密切关系，当肾上腺肿大或患肿瘤时，肾的上极通常变平，偶尔上极肾盏还出现移位。在脾肿大时，整个肾只是从其正常位置移位而无上极与上盏变化。

Madayag指出，左肾上极局部变平也能为脾引起，而这并未被一般认识到。处于横位的密实的脾可伪似肾上腺肿瘤。副脾通常较小，少见以块状影出现于X线片上，而与肾及肾上腺包块混淆，血管造影常能明确。

第二节　肾上腺假性肿瘤（血管造影）

偶尔，上腹部X线平片或断层摄影发现软组织肿块，而可能导致临床上疑有肾上腺肿瘤的高血压患者的误诊。Sorenson等（1979）报告13例患者因疑肾上腺肿瘤而作血管造影。临床表现包括：高血压9例，内分泌功能失调3例，无痛性血尿1例。共做主动脉造影12次，肾动脉造影9次，选择性脾动脉和肾上腺动脉造影各4次，肾上腺静脉造影1次。证实这些软组织肿块影皆为肾上腺假性肿瘤，具体表现为：脾脏异常7例，胰尾3例，胃底及十二指肠球部为液体充盈3例。为了避免对上腹部软组织块影解释错误，该作者建议应注意下述事项：了解有无脾功亢进及脾切除史，生化检验有无内分泌功能失调，立位X线片观察上腹液平情况，胃十二指肠钡餐检查，进行超声检查和（或）CT检查以除外肾上腺肿瘤。

第三节 CT 所见肾上腺假性包块

有作者报告 1 例肾上极包块伪似肾上腺包块,CT 横断增强扫描同时口服对比剂,可见一圆形软组织密度包块向左肾上极突入,同时又见正常肾上腺。矢状影像重建见左肾上腺外肢在小的肾包块前方。区别肾上腺包块与肾包块,CT 检查颇优于泌尿系统造影和血管造影,因为肾上腺包块也可由肾动脉分支供应,只用血管造影常常难以区别它们,而 CT 检查只要看见正常形态大小的肾上腺,问题则不言自明。Berliner 等(1982)报告 CT 所见的肾上腺假性肿瘤。上腹部 CT 平扫见左肾上腺位于一软组织块前面,再低 1 cm 层面见左肾上极位于该块影之后,真正肾上腺位于此区前方。注入对比剂后动态扫描,才见该包块清楚表现为血管性结构(脾静脉);再低层面见迂曲的脾静脉颇伪似一包块。

近来,检查肾上腺异常的影像学方法中,CT 是比较常用的手段。正常的解剖结构、发育变异以及邻近器官某些病理情况都可酷似肾上腺肿瘤。

肾上腺假性肿瘤多见于消瘦患者,因腺体周围脂肪少,而与邻近结构不能明确分辨。在左侧,脾内缘突出、副脾、脾动脉近端扭曲,以及胰腺肿块都可产生类似肾上腺肿块的征象;还有邻近的十二指肠,空肠肠襻及胃底等充满液体以及凸出的膈脚也能形成假性肿瘤。

为避免肾上腺假性肿瘤的误解,务必要明确肾上腺周围的正常解剖结构,适当选择检查方法。CT 扫描时,口服对比剂,多可避免胃肠道干扰。静脉注射对比剂后,肝脾的影像增强,也有助于假性肿瘤的鉴别。为排除脾血管迂曲,采用大剂量对比剂滴注及快速扫描即可显示清楚。偶尔右肾血管扭曲可造成右肾上腺假性肿大,但用小的层厚及层距多可避免误诊。

肾上腺及肾上腺周围的静脉系统是门静脉系 - 系统静脉侧支通路的一部分,可因门静脉高压或肝脏病变而扩张,横断扫描影像上此种扩张静脉可伪似肾上腺肿块。Mitty 等(1983)即报告 3 例。正常肾上腺和肾上腺周围的静脉少有干扰肾上腺的评价,CT 扫描区别这些静脉的扩张与小的肾上腺包块颇为困难。CT 平扫依靠肾上腺周围脂肪观察肾上腺, CT 增强扫描有助于与邻近结构区别,但有时增强扫描时扩张血管的密度也可和一血管性包块类似,造成区别困难。

正常肾上腺、肾和腹膜后静脉系统的解剖性灌注研究已观察到其间有明显的静脉管道,在左肾上腺周围区域尤甚。在某些门脉高压的患者,脾 - 肾、脾 - 肾上腺 - 肾的分流可显示出潜在的侧支通道。这些扩大的门静脉系 - 系统静脉的侧支分流通道在 CT 扫描时,横断影像为一小包块,然而,当此种包块影出现于连续几个层面时,一种管状结构(诸如血管)则应予以考虑。我们在临床 CT 工作中,发现一例左肾上腺区结节影,边缘毛糙,密度均匀,其上方层面与胃后壁似有脂肪界线可见,但胃充盈不够,遂请病人口服大量液体,使胃充盈扩张,再重复扫描,该结节影不再见到,故认为,未充盈良好的胃壁也可伪似肾上腺肿块。

第四节 超声所见肾上腺假包块

有作者介绍超声检查左肾上腺时,用纵切左侧向上的卧位观察,见肾周脂肪位于一囊肿的上方,酷似肾上腺包块,该囊肿为肾的向外生长的囊肿。Oppenheimer 等(1983)研究正常新生儿肾上腺的超声扫描时指出,新生儿的肾上腺颇为膨隆,在每肢之中它有一中心回声线状影。出生后几个月内,肾上腺仍可保持膨隆。

第五节　易误诊为肾上腺肿块的邻近器官的病变

肝脏、肾脏和胰腺病变，如肿瘤、囊肿、假囊肿和蜂窝织炎等可以侵犯或挤压肾上腺，使肾上腺呈异常表现。MRI 的多平面成像与不同脉冲序列检查有助于它们的鉴别诊断。冠状面成像对区分肾和肾上腺病变尤其有帮助。肾上腺区域内的巨大肿块，往往很难确定病变是原发于肾上腺，还是肾脏、肝脏、胰腺或腹膜后。大的肿块常包埋肾上腺或推挤其移位，使其更难确定。

以下几条线索可能有助于确诊肾上腺起源的巨大肿块：在右侧，肾上腺位于下腔静脉的后面，起源于右肾上腺的大肿块将使下腔静脉向前移位，而不会像肝脏或右肾肿块那样使其向左或向后移位；起源于左肾上腺的大肿块，可使胰腺及脾静脉向前移位，使肾脏向下移位。超声或 MRI 的矢状与冠状面成像，有助于证实或排除这些邻近器官的侵犯。尽管很难确定许多巨大肿块的起源，但通过研究其邻近器官的移位可有助于诊断。

有作者报告，在胎儿或新生儿期的肺叶外隔离症和支气管肺囊肿可酷似肾上腺的神经母细胞瘤，术前分不清究竟来源何处，术中见肾上腺无异常。另外，虽然很少见，但支气管肺囊肿和先天性食管囊肿在成人中误诊为腹膜后肿块者也有报道。在超声图像上这些肿块通常显示为边界清楚的强回声。在 CT 图像上常呈低密度，增强后轻度强化或无强化。行 MRI 检查时，这些肿块在 T_1WI 上为中等信号强度，在 T_2WI 则为高信号。

第六节　诊断陷阱

酷似肾上腺肿块的邻近正常结构：在肾上腺的影像学检查中有一些常见的误诊。它们多为超过正常界限的组织或变异，例如胃或胃憩室、副脾、肾囊肿或局限性突出，以及呈结节状的膈肌脚。很多情况下，通过在相邻层面仔细追踪正常结构，或者如有可能，更换体位或让病人饮一杯水后，再行 CT 成像，即可避免这些误诊，但在一些病人中，相邻的结构与肾上腺病变极为相似，因此有必要使用不同的成像方式。因为与左肾上腺的毗邻结构更多，左肾上腺比右肾上腺更易于发生误诊。值得注意的是，应采用尽可能多的预防措施以避免对假性肿块进行活检。

（1）血管：血管结构，例如正常或迂曲的脾血管、脾动脉瘤等可与肾上腺肿块相似。在 CT 平扫时，迂曲的脾动脉伴存钙化可出现在左肾上腺区，或与左肾上腺相邻，如不注意仔细观察与分析，常常可将其误诊为左肾上腺的钙化而诊断为肾上腺结核。如有怀疑，可行增强扫描，则清楚显示出该阴影的血管性质。有作者报告，特别是来自左膈下静脉的静脉曲张，可与左肾上腺的肿块非常相似。血管结构可通过 CT 增强前后的对比或 MRI 的血管流空效应以及用多普勒超声等来证实。

（2）脾脏：脾脏形态或轮廓变异很常见。有时脾脏的尖部在一定程度上与左肾上腺肿块相似，在横断图像上，脾脏的尖部显示为一小的软组织密度影，正位于左肾上腺区与左肾上腺外肢紧邻，而再用冠状断面观察，则见脾脏的尖部伸向左肾上腺的上方，导致误诊。靠近左肾上腺的脾脏，尤其是副脾，均可酷似左肾上腺肿块。必要时可进行多层面结构重建，以确定其解剖关系。在 CT 图像上，显示强化的结构更符合脾脏而非肾上腺；而在 MRI 图像上，其信号特征等同于其他脾脏组织。尽管副脾与脾脏的回声相等，但超声在区分副脾和肾上腺方面不如 CT 和 MRI。

（3）胰腺：胰尾与左肾上腺相邻，在 CT 图像上易造成假性肿块影，有作者报告，在横断图像上，胰尾呈三角形，位于左肾上腺区，酷似左肾上腺肿块，但研究相邻层面证实该影实与胰腺相连。如果怀疑肾上腺假性肿块，则应进行薄层扫描，以便确定左肾上腺是否正常。当鉴别困难时，可应用超声和 MRI 均有裨益。通常在 MRI 脂肪抑制序列的 T_1WI 图像上，胰腺的信号强度高于肾上腺，从而容易识别。

（4）胃：胃憩室、胃窦部或是胃的肿块，如平滑肌瘤，在 CT 和 MRI 的横断图像上均可伪似左肾上腺的肿块。如有怀疑,可通过改变病人体位,或给病人口服足够的对比剂或产气粉之后再次成像,可以区分胃憩室和肾上腺病变。胃平滑肌瘤可以通过其他成像手段得到确诊。

(5)膈脚:伸入左肾上腺窝内的呈分叶状的膈肌脚,有时与肾上腺或肾上腺结节十分相似。

(6)右侧肾脏:动态 CT 或 MRI 增强扫描对确诊局限性肾分叶非常有用。因为局限性肾分叶同其他的肾皮质强化一致。有作者报告,肾上腺的腺瘤紧贴肾脏,在 CT 平扫与增强扫描图像上显示为乏血管性的肿块,被误诊为肾细胞癌。事后仔细观察,才发现有正常的肾上腺侧支与该肿块相连,可是术前却未注意到。

(7)胆囊:在横断面图像上,如果胆囊比正常位置靠后,则胆囊颈可与右肾上腺囊肿相似,二者皆位于右肾上腺区,仔细研究相邻层面,方才弄清该阴影的归属。同理,胆囊颈部的环形阳性胆囊结石也容易误诊为右肾上腺结节状钙化。

(8)肠管:在 CT 横断图像上充满液体的小肠和结肠易与右肾上腺肿块混淆。应首先仔细复查其上、下层面图像,如果不能说明问题,则口服对比剂让肠管充填对比剂后再次成像, MRI 或超声也有助于进行区别。

(9)其他原因:形成右肾上腺假性肿块的其他原因包括:膈下静脉扩张、迂曲或扩张的其他血管,或是扩张的下腔静脉等。

第十二章　肾上腺结核

第一节　肾上腺结核

肾上腺结核是少见病,但近年来报道越来越多,一些学者检索文献发现, 2000 年以后的 10 年中,国内有关肾上腺结核的临床报道有 136 篇。原发性肾上腺皮质功能低下,即阿狄森病(Addison 病),最早由英国人 Addison 描述。在 20 世纪 50 年代以前,结核是引起阿狄森病的最常见原因,占 70%~80%。由于结核发病率的下降和诊断水平的提高,目前在欧美国家,自身免疫缺陷已成为阿狄森病的首要致病因素,占 60%~80%,但在我国,目前结核仍是阿狄森病的最常见原因。有作者统计有关 CT 诊断肾上腺结核的文献报道 7 篇共 49 例。复习文献发现临床上肾上腺结核患者并不总是显示阿狄森病的临床表现,CT 诊断上还存在误诊。肾上腺结核常累及双侧且不对称,在急性和非急性期呈无特征性表现的软组织肿块。这种表现和恶性肿瘤的表现类似,病程晚期腺体萎缩和钙化。

1. 病理学　肾上腺结核按病理或病程,分为干酪样期和钙化期,或称急性期和慢性期,不同时期表现不同。

2. 临床表现　肾上腺结核临床表现主要为肾上腺功能不全,但导致肾上腺功能不全的疾病并非只有结核,肾上腺皮质特发性萎缩、肾上腺淀粉样变性、真菌感染、转移性肿瘤等广泛破坏肾上腺的疾病均可以有相同的临床表现。

90% 以上的肾上腺组织遭到破坏时可出现一系列临床表现,常见的有乏力、消瘦、皮肤色素沉积、恶心、呕吐、腹痛、低热及血压降低等,实验室检查是确定原发性肾上腺皮质功能低下的主要手段,常见异常有:血 ACTH 升高、血皮质醇下降、ACTH 刺激试验阳性、尿游离皮质醇下降以及电解质紊乱、贫血等。

一组研究中有 6 例(6/21)没有出现典型阿狄森病的临床症状,可能与病灶没有完全破坏肾上腺皮质和髓质结构有关。6 例中有 3 例反而出现了肾上腺功能亢进的表现,这可能与肾上腺结核同时合并有增生的发生有关。

另外,当肾上腺结核合并有腺瘤或肾上腺增生时临床表现将更为复杂,容易导致误诊。肾上腺结核并发皮质增生、髓质增生和出现功能亢进的症状,其产生机制还不清楚,与结核灶周边的组织增生是否有关,尚须进一步探讨。

还有文献报道,在肾上腺被结核严重破坏的同时发现髓质增生,这一发现恰与临床表现的阵发性高血压及实验室检查儿茶酚胺增高的指标相吻合。有报道观察到结核破坏肾上腺的同时,皮质有增生的细胞集落。由于肾上腺体积小,多种疾病并存时较难在影像学上明确区分。

3. 影像学研究　肾上腺结核的 CT 表现与结核病灶的演变过程一致,干酪样期的肾上腺结核表现为双侧肾上腺增大,形成肿块,肿块长轴与肾上腺长轴一致,肿块密度均匀或不均匀,肿块边缘或中心可有斑点状钙化,增强扫描肿块可有环状强化;钙化期的肾上腺结核表现为肾上腺部分或全部出现斑点状钙化,肾上腺大小常略增大。

早期结核病灶以炎性渗出为主,故表现为肾上腺增大,合并干酪样坏死时,可有局限性低密度;肾上腺结核病程较长时病变以肉芽组织增生为主,此时肾上腺仍增大,而正常肾上腺结构亦随之消失;晚期肾上腺组织完全由钙化组织和(或)纤维增殖组织取代,肾上腺多数较小且形态不规则。CT 对肾上腺结构显示清楚,且对钙化敏感。因此对肾上腺结核的诊断非常有效。正常肾上腺多呈线形、“V”形或三角形。有作者报告CT检查采用非增强扫描，检查内容包括肾上腺大小、形态、密度及钙化特征，以Karstaedt法作为测量肾上腺大小的标准。由于皮肤色素沉着出现早，且具有一定的特异性，一些研究以此作为病程开始的标志。根据病程的长短，将28例肾上腺结核分成A组(病程在1年以内)、B组(病程在1~4年之间)和C组(病程在4年以上)。

有作者认为肾上腺结核的CT表现与其病程密切相关，病程在1年之内的肾上腺结核患者均有双侧肾上腺增大，肾上腺呈局限性或弥漫性增粗，但仍可分辨出肾上腺轮廓。病程2年以下者肾上腺正常或增大，2年以上者肾上腺萎缩或正常。病程在1~4年的肾上腺结核患者，其肾上腺也呈双侧性增大，但肾上腺形态多难以分辨。病程大于4年的病例多数(4/5例)表现为肾上腺大小正常或萎缩，少数可呈条索状不规则增大。

有学者报道CT检查表现为双侧肾上腺钙化，可呈弥漫性、局限性或针尖状，一组研究的21例患者中15例(15/21)出现钙化。钙化可见于各组肾上腺结核患者，但其发生率和形状与病程长短有关，即结核的不同时期对应不同的CT表现。在一组病例报告中，病程短于1年者，10例中仅2例发现钙化，钙化较细微，呈针尖状或点状；病程在1~4年之间者，13例中11例表现钙化，钙化呈斑块状或点状散在分布；而病程大于4年者，所有病例均有钙化且呈致密斑块状。一些作者报告，局限性低密度仅见于病程短于1年的患者，占3/10。通过对上述病例的CT表现分析，可以发现肾上腺形态、大小、钙化及低密度均与病程长短密切相关。

4.鉴别诊断　肾上腺结核与其他肾上腺占位性病变的CT鉴别诊断并不难(表3-12-1)。

(1)单纯肾上腺钙化：单纯肾上腺钙化非常少见，主要见于肾上腺外伤出血后，其钙化呈片状较均匀，无肾上腺萎缩及肾上腺功能减退的临床表现。

(2)肾上腺腺瘤：在CT上表现为均匀强化且强化幅度明显低于正常肾上腺，与结核的边缘强化中央呈低密度不强化明显不同，同时小腺瘤出现钙化少见，也无功能性减低改变。

(3)肾上腺增生：一般伴功能性改变，如上述皮质腺瘤伴向心性肥胖，髓质腺瘤伴高血压等改变，肾上腺结核一般有功能减退改变。肾上腺增生的CT强化与正常肾上腺一样，只是形态上发生改变。

(4)肾上腺单纯囊肿和髓脂瘤：CT表现为不强化，无钙化，CT鉴别不难。

(5)肾上腺复杂囊肿：有时出现不定形钙化，这时CT平扫难以鉴别，CT增强后复杂囊肿无边缘强化，因此与肾上腺结核的边缘强化容易鉴别。

表3-12-1　肾上腺结核的CT鉴别诊断

	肾上腺结核	肾上腺钙化	肾上腺增生	肾上腺腺瘤	肾上腺复杂囊肿
部位	双侧常见	单双侧均有	单双侧均有	单侧多见	双侧少见
大小形态	增大变形为主	正常大小	轻度增大	增大变形	增大变形
CT平扫密度	不均匀增高	不均匀增高	均匀等密度	均匀低密度	不均匀增高
CT增强	环形强化	无强化	无强化	均匀强化	无强化
钙化形态	点，弧，小片状	均匀片状	无钙化	少有钙化	少有钙化
肾上腺功能改变	减退常见	无变化	亢进多见	有亢进或不变	无变化
是否合并肺结核	常有	无	无或少见	无或少见	无

肾上腺结核的分期及治疗：有作者提出，根据肾上腺结核CT表现可以推测病程的长短，并据此分成3期，即：Ⅰ期，双侧肾上腺增大，但仍具正常肾上腺分支结构，钙化出现率低，且较细微，可有局限性低密度，此时病程多在1年以内；Ⅱ期，双侧肾上腺明显增大，形态相对不规则，钙化常见且较粗糙，呈散在分布，无局限性低密度，此时病程在1~4年之间；Ⅲ期，肾上腺大小正常或萎缩，失去正常肾上腺形态，钙化呈致密斑块状，此时病程常在4年以上。肾上腺结核是由血行播散所致，肾上腺结核发病时，其结核病灶常具有活动性，早期患者抗结核治疗有效。正确的肾上腺结核CT分期有助于结核性阿狄森病的治疗。该研究提出的肾上腺结核的3期法符合结核病灶的病理特点，更适合于指导临床诊断和治疗。病程短于1年者，及时正规的抗结核治疗有可能使肾上腺皮质功能恢复；病程在1~4年之间者，

虽然肾上腺功能已难以恢复，但病灶仍可能有活动性，所以除了激素替代治疗外，仍需予以抗结核治疗；病程在 4 年以上者，一般只需予以激素替代治疗。

第二节　肾上腺钙化的少见情况

（1）肾上腺囊肿：本病少见，通常为手术或尸检发现或证实。偶尔，此囊肿可呈现为上腹部软组织包块，而造成肾及邻近器官移位。有作者指出，在肾上方出现曲线状钙化多提示为肾上腺囊肿，而斑点状钙化则多表示为新生物。断层图像有助于更清楚地描绘肾上腺包块。良性肾上腺囊肿的正确诊断，传统 X 线检查可以达到。排泄性泌尿系统造影与胃肠检查常可决定病变的状态，但非特异性。动脉造影可显示血管的变化，从而指出病变为囊肿或是肿瘤，但肾上腺动脉造影的解释有时十分困难，因肾上腺血供有多个起源。

在无 CT 设备条件下，肾上腺静脉造影与经股静脉和腔静脉的选择性中央肾上腺静脉导管插入是最准确的检查方法，可以确定直径小于 1 cm 的病变并可以正确解释。本病的特征性静脉造影表现是围绕一无血管性包块边缘静脉的移位。肾上腺囊肿性病变可为发自于淋巴结构的浆液性囊肿，或来自于坏死和陈旧性出血吸收的假性囊肿，寄生虫性（通常为包虫）囊肿或囊腺瘤。Palubinskas 等（1959）报告 4 例良性肾上腺囊肿伴曲线状钙化，他们认为所有已报告的肾上腺囊肿病例中约 1/6 有典型的边缘状钙化。

（2）肾上腺钙化的少见原因：肾上腺肿块性病变可分为肿瘤样病变、皮质肿瘤、髓质肿瘤、发自结缔组织的肿瘤及转移性肿瘤。所有这些肿块性病变，除转移瘤外，皆以钙化而著称。肿瘤样病变钙化者包括迷芽瘤和肾上腺囊肿。肾上腺迷芽瘤是一小的骨髓与脂肪的包块，为中心性钙化，偶见小梁形成。皮质肿瘤，尤其是腺癌，可钙化，通常为斑驳状散在钙化。几种髓质肿瘤可以钙化。神经母细胞瘤可为淡薄点状钙化或大的浓密钙化，嗜铬细胞瘤可有点刻状钙化。结缔组织肿瘤只有畸胎瘤显示较均匀的钙化。

Twersky & Levin（1975）首次报告肾上腺转移性肿瘤钙化，为少见的原因。该例为转移到肾上腺的恶性黑色素瘤，其 X 线表现因其边缘呈曲线状钙化而伪似良性囊性病变。肾上腺的恶性黑色素瘤几乎总是转移性病变，Das Gupta & Brasfield（1964）描述 126 例恶性黑色素瘤的尸解，63 例转移到肾上腺，其中仅 2 例为孤立单侧性转移病变，其余均为弥漫转移到双侧肾上腺。

（3）嗜铬细胞瘤与蛋壳状钙化：Moir 等（1972）报告 1 例蛋壳状钙化出现于主动脉旁体的嗜铬细胞瘤中，患者为 55 岁老妇，有长期高血压史，腹部平片示第 3 腰椎前外侧可见 6 cm × 5 cm × 4 cm 包块伴钙化边缘。尸解见肿瘤血液供应直接来自主动脉，组织化学染色与镜下检查显示为主动脉旁体之良性嗜铬细胞瘤。本病十分少见，文献报告不到 30 例。嗜铬细胞瘤钙化不多见，有作者统计 30 例嗜铬细胞瘤的钙化中，7 例有蛋壳状钙化。如病人有症状，又在肾上腺区或主动脉旁区发现蛋壳状钙化，应怀疑为嗜铬细胞瘤。

第十三章 肾上腺创伤

第一节 肾上腺损伤

肾上腺损伤在腹部钝性挫伤中较为少见，其原因是由于肾上腺为腹膜后器官，体积小，位置较深，位于器官之间，包在肾周格氏筋膜内，周围有脂肪包绕：前、后、内、外的良好保护，使肾上腺一般情况下不易损伤。因肾上腺是实质器官，血供丰富，结构较脆，因此，当腰腹部肾上腺区受到直接或间接暴力撞击，腰侧受到挤压，身体猛烈旋转及振荡冲击时，肾上腺也可受到损伤，形成血肿。肾上腺为腹膜后器官，肾上腺损伤在腹部钝性伤中较为少见，据较大创伤中心统计，肾上腺损伤的发生率为0.15%~0.80%，一组29例肾上腺损伤约占腹部钝性损伤CT检查患者的1.7%。

在CT应用以前，对肾上腺损伤的发现比较困难，Wilms等（1987）及Murphy等（1988）曾分别探讨CT作为一种无创伤性检查手段在诊断肾上腺血肿中的作用，随着CT应用的日益普及，越来越多的肾上腺血肿被发现。Atif等（2004）总结了2 692例经过CT检查的外伤病人，肾上腺血肿51例，占1.9%。一些作者回顾分析2 000例经过CT检查的外伤病人，共发现13例16个肾上腺血肿，占所有病人的0.65%。在所有胸腹外伤中占6.5%（13/200），单纯的肾上腺血肿极少（1/2 000）。虽然肾上腺血肿的发病率较低，但肾上腺体积小，对未形成较大血肿的损伤诊断比较困难，因此实际的肾上腺损伤较此比例要高许多，应引起重视。

一、发病机制

关于肾上腺损伤的原因，可从以下几点考虑：外部机械作用力直接损伤。由于肾上腺属于腹膜后器官，位置较深且体积小，周围有肝脏、肾脏、脾脏等脏器的保护，故一般的作用力不会使其受损。有作者认为较大的外侧及令躯体伸展的作用力均可使肾上腺被挤压向脊柱而受到损伤。这种直接的损伤常伴有肾上腺周围其他脏器的创伤：左侧肾上腺的损伤多合并左侧肋骨骨折，脾脏及左侧肾脏的损伤；右侧肾上腺的损伤常伴有右侧肋骨骨折及肝脏和右侧肾脏的损伤。

肾上腺出血常为单侧，多见于右侧，在一组病例中右侧肾上腺的损伤明显多于左侧，占75%（12/16）。分析其原因为：与其特殊的解剖位置有关，右侧肾上腺前表面紧贴于肝脏后面，肾脏与脊柱间空间狭小，缺少缓冲空间，故易受到挤压损伤。由于右肾上腺静脉直并且短，直接引流入下腔静脉，因此当腹部受到外力时，压力可直接通过下腔静脉传递到肾上腺，冲击肾上腺造成肾上腺损伤。左侧多先引流入左肾静脉，再进入下腔静脉，少部分直接引流入下腔静脉且较长而弯曲，故受到压力的聚然冲击小，不易受到损伤或损伤较小。

肾上腺损伤以肾上腺出血为主要表现，病理上出血多由肾上腺髓质及髓质旁的小血管及小血窦破裂引起，可能与肾上腺直接受压、突然的剪切力造成肾上腺小血管破裂、下腔静脉受压引起肾上腺静脉压急速升高等机制有关，Hinrichs等（2001）认为下腔静脉血栓形成是外伤性肾上腺出血的机制之一。

95%肾上腺损伤伴有同侧胸腔和腹腔内脏或后腹膜损伤，一组研究21/25例均伴有多处损伤，包括肺挫伤、肋骨多发骨折、气胸、肝挫伤、脾挫伤等。因此，下胸部、肝脏、脾脏、肾脏等肾上腺相邻部位的损伤，往往提示有肾上腺损伤的可能，尤其是右侧的膈下肋骨及胸、腰交界段脊柱的附件骨折，更需要注意是否有同侧肾上腺的损伤。

一组研究的16个肾上腺血肿中，有3例伴有同侧膈肌的损伤增厚,而无肋骨骨折。认为同侧膈肌的损伤增厚可能为受到挤压损伤所致,此点进一步佐证了挤压在肾上腺损伤机制中起到较重要的作用。

二、临床表现

肾上腺损伤的临床症状取决于两侧肾上腺是否同时受累、肾上腺功能受损程度以及出血范围, Stawicki 等(2003)报道肾上腺损伤与损伤严重度评分间有明显相关性,伴有肾上腺损伤患者的严重度评分和死亡率分别是无肾上腺损伤者的 2 倍和 5 倍。因此,对于肾上腺损伤做出及时准确的诊断,对指导临床及时处理以降低肾上腺损伤后严重并发症的发生,以及降低死亡率都有重要的意义。

三、影像学研究

(1)CT:肾上腺血肿呈圆形或卵圆形肿块,平扫为高密度或混杂密度,增强扫描呈弧形线状强化;肾上腺肿胀,表现为受损部肾上腺肿胀,体积增大;肾上腺弥漫性出血,表现为肾上腺被出血包埋,正常肾上腺结构消失。伴随征象主要包括伤侧肾上腺周围条纹状出血浸润影,膈肌脚增粗等。肾上腺血肿随着病程变化,其 CT 表现有一定的特征:由于受周围结构限制,血肿呈圆形或卵圆形,边缘清晰,直径较小,因血肿含血红蛋白为主,故呈均匀或混杂密度增高阴影,CT 值 60~75 HU,增强扫描肾上腺无明显增强。亚急性、慢性期:随着血红蛋白、坏死组织等被吞噬,肾上腺血肿从稍高密度逐渐变低,成为等密度或低密度,血肿最大径逐渐缩小甚至消失,肾上腺外形逐渐恢复。

由于肾上腺所处位置深,体积小,因此和 CT 相比,超声检查的敏感性及特异性较差,且由于肠气和脂肪组织的干扰,肾上腺尤其是左侧肾上腺常常很难识别。而 CT 密度分辨率高,图像清晰,解剖关系明确,检查安全迅速,是肾上腺检查的首选方法。MRI 虽然敏感性也较高,但成像速度慢,不适合于外伤病人的检查。外伤性肾上腺血肿多合并其他脏器的严重损伤,特别是肝脏、肾脏、脾脏和胸部的损伤,病人通常生命垂危,尽管单纯的肾上腺血肿也可发生,但在遇到肾上腺损伤时,一定要仔细阅片,观察其他脏器是否受损,遇到其他脏器的严重损伤时也要认真观察肾上腺是否损伤。

(2)MRI: MRI 诊断肾上腺损伤比其他影像学检查手段更准确,由于血肿内形成了较多的去氧血红蛋白,红细胞完整性还存在,细胞外和细胞内铁的不均匀分布造成体内磁化率不一致,使得血肿内局部磁场发生变化,引起质子失相位, T_2 时间缩短。因此,血肿急性期表现为肾上腺增大, T_1WI 表现为略高或等信号,T_2WI 为高信号,边界清晰,亚急性期呈 T_1WI、T_2WI 像不均匀高信号,以冠状位脂肪抑制序列成像显示最为清晰。

(3)肾上腺外征象:表现为受损肾上腺周围条纹状、斑片状出血浸润影及膈肌脚增粗改变。Sevitt(1955)认为此种表现为肾上腺实质出血侵入皮质导致其局部破裂、出血渗入到肾上腺周围脂肪间隙及肾后间隙、出血平行于膈肌脚所致。

(4)肾上腺内征象:依其损伤程度不同可表现为肾上腺肿胀、肾上腺血肿和肾上腺弥漫性出血。肾上腺轻度损伤时,肾上腺挫伤水肿而无明显出血,CT 上表现为肾上腺弥漫性或局限性肿胀增粗、体积增大,但无明显的高密度血肿形成,增强后肾上腺内挫伤水肿区强化幅度减低,呈片状密度减低区,肾上腺大致轮廓多可辨认。肾上腺表面有一层薄被膜,当肾上腺损伤出血局限于肾上腺实质时,CT 表现为肾上腺区孤立圆形或卵圆形肿块,多数肿块密度较高且均匀,少数血肿由于血凝块尚未形成或血清析出,血肿密度不均,动态增强扫描血肿无强化。由于腹部钝性损伤所致肾上腺出血多源于肾上腺髓质或部分皮质,并为残存绷紧的肾皮质包绕,因此,大部分病例能看到血肿周围呈“人”字形线状明显强化的肾上腺肢体影,手术证实为推移张开的正常肾上腺组织。

肾上腺严重受损发生肾上腺撕裂或碎裂时,肾上腺弥漫性出血,CT 检查肾上腺区被不规则高密度出血灶占据并蔓延到肾上腺周围,肾上腺完全被出血所湮没,正常肾上腺结构消失,增强扫描亦无明确的肾上腺肢体显示或仅有部分不完整的肾上腺肢体显示。

一组 3 例肾上腺弥漫性出血增强扫描均无明确的肾上腺肢体显示, 1 例见对比剂外溢,三期动态增强扫描在动脉期看到对比剂开始溢出,在实质期及延迟期对比剂的溢出范围扩大,形成池状、结节状的对比剂聚集区,具有特征性,手术证实为肾上腺碎裂伴活动性出血。

因此,应特别强调 CT 扫描技术,对肾上腺损伤者不仅要行平扫,也要行动脉期、实质期和延迟期的增强扫描,有助于显示对比剂外溢等特异性征象。

另外,采用多平面重建或最大密度投影等后处理技术可对受损肾上腺进行多方位观察,是横断面图像的有效补充,它能更好地显示损伤情况及其与相邻脏器的空间结构、溢出对比剂的形状,提供信息更全面。肾上腺严重损伤导致血管破裂,发生对比剂外溢,出现此征象可以明确有活动性出血,应急诊手术探查或介入栓塞治疗。

(5)合并损伤:肾上腺损伤合并同侧胸腹腔和腹膜后脏器损伤高达95%,一组25例全部同时伴有其他胸腹部脏器的损伤,分析该组资料,合并伤以肝损伤最多,其次为同侧肾脏损伤。而肝损伤以Ⅱ～Ⅲ级损伤为多,且多累及右肝后叶上段(Ⅶ)肝裸区,因此,对于累及Ⅶ段的肝损伤,应仔细观察是否合并有同侧肾上腺损伤,以免漏诊。

四、鉴别诊断

根据病史及典型的CT表现外伤性肾上腺血肿不难诊断,但应与肾上腺肿瘤及非外伤性血肿进行鉴别,特别是各种肾上腺的无功能性偶发肿瘤,包括肾上腺腺瘤及嗜铬细胞瘤、肾上腺皮质腺癌、肾上腺转移瘤、肾上腺腺瘤、肾上腺髓质脂肪瘤等。①肾上腺腺瘤及嗜铬细胞瘤:多无外伤史,多呈低密度,增强扫描中度以上程度的强化。②功能性腺瘤:多伴有对侧肾上腺的萎缩及肥胖、血压增高和其他肾上腺功能亢进的表现。③非外伤性肾上腺血肿:多与应激反应,凝血功能障碍,肾上腺肿瘤及新生儿有关,部分为特发性,均无外伤史。④肾上腺皮质腺癌、肾上腺转移瘤:CT值一般小于40 HU,如肿瘤内出现坏死时,密度更低,增强扫描为均质或不均质强化。⑤肾上腺腺瘤、肾上腺髓质脂肪瘤:密度更低,部分为负CT值,CT复查随访,肿瘤不缩小。

而外伤性肾上腺血肿多有明显外伤史,多表现为高密度影,无肾上腺功能亢进的表现。血肿CT值一般大于50 HU,明显高于肾脏密度,增强扫描中心无强化, CT复查随访,随时间延迟,密度下降,血肿明显缩小,密度降低。外伤性肾上腺血肿无抗凝治疗、肾上腺肿瘤和肾上腺疾病相关病史,实验室检查正常。当肾上腺周围脂肪囊内出现索条状影,膈肌脚增粗等间接征象及同时伴有其他胸腹腔、后腹膜脏器损伤时更支持肾上腺损伤肿块的诊断。

动态增强扫描肿块无强化、肿块周边出现薄层弧形强化影、CT动态观察显示肿块或肿胀肾上腺呈动态修复过程对鉴别诊断起重要作用。

肿胀型肾上腺损伤尚需要与肾上腺皮质增生相鉴别。

由于右侧肾上腺紧贴肝右叶及右肾上极,因此,右侧肾上腺血肿尚需同肝右叶血肿及右肾上极血肿等其他后腹膜局限血肿相鉴别;而左侧肾上腺血肿尚需与脾的内侧分叶和副脾或扭曲的脾动脉等假肿瘤相鉴别。正确认识肾上腺区的解剖结构有利于减少漏诊和误诊,准确鉴别,而应用多平面重建技术对血肿进行多方位多角度的观察,可以明确出血的解剖位置,不失为两者鉴别简单而快捷的方法。

第二节 钝性肾上腺损伤

钝性肾上腺损伤少见,国外报道占腹部钝伤CT检查病例的1.9%~4%,占全部外伤患者的0.8%。一组40例钝性肾上腺损伤影像学表现如下。

1. 肾上腺血肿(29/40) 随着肾上腺损伤程度的加重,肾上腺髓质的小血管、血窦、小静脉破裂,肾上腺灶性出血,随后出血量逐渐增加,形成肾上腺血肿。当肾上腺被膜仍然完整时,血肿局限于肾上腺实质内, MSCT平扫肾上腺区孤立圆形或卵圆形“肿块”,密度较高, CT值约60 HU,少数血肿由于血凝块尚未形成或血清析出,密度高低不均。

由于肾上腺损伤的出血多源于肾上腺髓质或髓质旁的肾上腺皮质,血肿多位于肾上腺中央或接近中央区。三期动态增强扫描图像上,大部分肾上腺血肿的周围可见“人”字形强化或弧形线状强化的残留肾上腺肢体影,其病理基础为肾上腺血肿使残留的肾上腺组织被推移张开,或肾上腺损伤进一步累及肾上腺全层,巨大血肿推移肾上腺包膜,残留的肢体及包膜因富有血供表现为弧线状强化。MSCT薄层三期动态增强及后处理技术能够很好地显示肾上腺血肿、残留正常肾上腺组织及肾上腺包膜的细微变化。

2. 肾上腺肿胀(8/40) 肾上腺损伤按病理诊断标准可分为4级,即Ⅰ级:小血肿;Ⅱ级:灶性出血;Ⅲ级:散在出血;Ⅳ级:充血水肿。在肾上腺损伤初期或者轻度损伤时，主要表现为肾上腺肿胀，肾上腺组织水肿，可伴有小灶性出血。MSCT 图像上表现为肾上腺肿胀增粗、体积增大，但基本保持“人”字形或“三角”形的肾上腺形态，动态增强扫描肿胀的肾上腺强化密度减低。多平面重建能更清楚地显示肾上腺肿胀形态。肾上腺肿胀是肾上腺损伤较轻的一种表现。该组 1 例右肾上腺严重损伤表现为肾上腺碎裂，而左侧肾上腺损伤程度较轻，仅表现为肾上腺肿胀，MSCT 清楚显示了肾上腺肿胀的形态。

3. 肾上腺碎裂（3/40）　当肾上腺受损严重、包膜破裂时，肾上腺肢体撕裂或碎裂，肾上腺弥漫性出血，MSCT 平扫碎裂的肾上腺呈密度混杂、形态不规则的团块混杂密度血肿，MSCT 薄层动态增强扫描示强化的肾上腺失去正常形态，其肢体断裂、破碎。肾上腺碎裂的病理基础为肾上腺全层碎裂伴弥漫性出血并有血肿形成。MSCT 的多平面重建、最大密度投影后处理技术能更清楚地显示肾上腺肢体的碎裂部位、程度、范围及部分残留的肾上腺肢体。

4. 对比剂外溢（2/40）　严重的肾上腺碎裂伤，当损伤较大的肾上腺静脉等血管时，因活动性出血量较大，此时采用薄层动态 CT 增强可见对比剂从肾上腺血管外溢的征象。动脉期可见细小的点状高密度对比剂，静脉期对比剂呈小片状高密度，延迟期进一步增多，成糊状堆积，但密度有所下降，呈现对比剂随着时间推移而外溢并积聚的征象。该组 3 例肾上腺碎裂有 2 例出现对比剂外溢征象，只有当肾上腺碎裂伤同时累及较大肾上腺血管、活动性出血量相对较大时，MSCT 动态增强扫描方可检出对比剂外溢征象。延迟期溢出对比剂密度有所下降，可能与溢出血管外的对比剂随着时间推移有一定程度的扩散稀释有关。

5. 肾上腺损伤的伴随征象　损伤的肾上腺周围脂肪层中条纹状或索条影（37/40）、膈脚旁积液、膈肌脚增粗（27/40）、腹膜后积液与血肿形成（5/40）等是肾上腺损伤的主要伴随征象。这是由于肾上腺实质破裂出血并渗入到肾上腺周围脂肪间隙及膈肌脚旁的间隙。当血性的液体或出血紧贴膈肌脚时，形成膈肌脚“增粗”的 CT 征象。通过窄窗宽观察，发现“增粗”的膈脚旁的稍低密度积液影。上述伴随征象是早期发现肾上腺损伤的重要线索（肾前筋膜增厚 8/40，下腔静脉受压 2/40）。

6. 鉴别诊断　①自发性肾上腺出血：钝性肾上腺损伤结合病史不难与自发性肾上腺出血鉴别。②肾上腺肿瘤：钝性损伤所致的肾上腺血肿亚急性期、慢性期有其特有的吸收演变规律，结合 MSCT 平扫、动态增强及动态复查的表现不难与肾上腺肿瘤鉴别。③肝右叶血肿及右肾上极血肿：正确认识肾上腺区的解剖结构，同时运用 MSCT 的多平面重建技术对肾上腺血肿进行多方位、多角度地观察，可与肝右叶血肿及右肾上极血肿等鉴别。

第四篇　肾及肾周疾病

第一章　肾及肾周疾病概述

第一节　肾　　窦

1. 肾窦脂肪过多的少见表现　肾窦脂肪过多是一良性疾患，其特征为纤维脂肪组织在肾窦中蓄积。肾窦为含有肾集合系统、血管和淋巴组织的腔隙，普通情况下，肾窦内含有少量脂肪组织，脂肪组织的多寡常与人的胖瘦成正比。一般肾窦脂肪过多症的CT表现都是强调围绕肾窦的脂肪增多，Downey（1982）介绍一少见病例，这是经病理学证实，而CT表现与肾盂旁囊肿无法区别的病例，其密度不是脂肪密度而是如水样密度，考虑此种密度改变取决于脂肪与纤维组织数量的关系。文献上已有脂肪肉瘤呈现水样密度假性囊肿的CT类型的报道。对于难与肾盂旁囊肿区别的肾窦脂肪过多，有时超声扫描能帮助鉴别。

2. 肾盂、肾盏的血管性压迫　Michel & Barsamian（1971）曾分析讨论80例肾盂、肾盏的血管性压迫，将血管造影动脉期、静脉期所见与排泄性尿系造影进行相关性研究，发现血管压迫位于右侧者52例，左侧者12例，双侧者16例。80例中男女各半，40例患高血压，10例为准备提供移植肾者。血管压迹超过一半位于上极肾盏的漏斗部，皆为动脉所致。1/4的病例，血管压迹仅限于肾盂。1/3以上病例为单纯静脉性压迫。

一般说来，压迹横径宽于5 mm者，多为静脉或静脉、动脉共同压迫，而比5 mm窄的压迹，则常只是动脉性压迫。边缘锐利者多为动脉性，边缘模糊者多为静脉性，介于其间者则难辩认。虽然泌尿系造影所见血管性压迫颇具有特征性，但在诊断困难时，或出现血尿及其他伴发症状体征时，动脉造影或CT增强扫描是必不可少的。

3. 诊断陷阱　髓质肾钙质沉着症类似肾窦脂肪：在伴有甲状旁腺功能亢进的肾移植病人，有时在肾内超声扫描可见众多的圆形回声影放射状排列，这提示为髓质肾钙质沉着症，此症影响肾的锥体，使之变为具有回声的组织而可类似于肾窦脂肪。鉴别诊断依赖于有回声的锥体是周围性排列，而肾窦脂肪则更靠肾窦中心分布。有时，本症病人肾窦中心脂肪减少，还提示患者肾移植有拒绝反应。

第二节　其他检查技术及伪影

1. 超声伪影所致的重复肾假象　在肾脏超声检查时，一个常见的伪影就是由于超声波束在脾脏和脾周脂肪间的折射而产生的肾脏上极明显的重复假象，偶尔还可类似肾上极肿块。Middleton和Melson（1989）已用体外模型证实了这种伪影产生的机制。进出脾脏下极的声束产生向下的折射，如果肾脏上极的位置适中，则向下的折射声波可以反射回来。因声波被认为是沿直线传播的，肾上极出现在不正确的位置上，就会产生上极重复的假象。实时检查时为了克服这个问题，操作者需要向上移动探头以使声束完全穿过脾脏而避开脾脏和脾脏周围脂肪之间的界面。让病人深吸气，并重新调整探头位置，以使脾脏覆盖整个肾脏，可准确显示肾上极，并消除重复肾假象。肥胖病人的这种伪影产生的概率高，可能是由于脾周有较多脂肪的缘故。在右侧这种现象较少见，很可能是因为在右肾的大多数纵向影像上，肝脏覆盖了其全部或绝大部分。

(1)CT 伪影:传统 CT 轴面扫描是肾脏一个非常有效的诊断手段。然而,在肾脏 CT 图像上有几种属于技术原因所造成的伪影,其中包括几种不同的部分容积效应和与运动有关的伪影,如假性被膜下血肿。此时,如仔细观察,可发现不同层面中对称性的显示,以及肝脏边缘的类似影像,提示其为伪影,并且前腹壁肌肉的双重影也提示扫描期间有不适当的运动。尽管此类伪影在老人和扫描速度慢时常常出现,但新型的快速扫描有时也可能发生。

(2)部分容积效应:在传统的轴面 CT 平扫和增强扫描像上,肾脏肿块与周围正常肾实质或与肾周脂肪的部分容积效应可导致所测 CT 值不准确。小于两个层厚的小病变恰好不在图像的中心位置时就是一个例子。如果一个小囊肿没有占据一个 CT 切面的整个层厚,覆盖有邻近正常肾实质的部分容积效应就会导致肾囊肿 CT 值的假性增高。用小于肾囊肿直径的薄层 CT 扫描就可以减少或避免这种现象的产生。螺旋 CT 的容积扫描图像以及其以病变为中心重建图像的功能可避免这种部分容积效应。

(3)囊壁假性增厚:另一种误诊是因位于肾脏一极囊肿的部分容积效应所导致的囊壁假性增厚。这种伪影的产生是由于在轴位切面像上肾实质覆盖了囊肿底部周围所致。了解这种现象通常就可以解决这类问题,如果还有疑问,则可考虑薄层扫描或冠状、矢状面重建。在测量肾囊肿的 CT 值时,必须注意囊肿内任何条形伪影的出现都将导致所测 CT 值的升高,故应在囊肿没有伪影的部分测量才准确。

(4)由脾肾关系引起的伪影:邻近肾脏的器官,尤其是脾脏,不管其正常或不正常,都可因部分容积效应而产生伪影。一些病人脾脏内侧面明显突出,与左肾上极因部分容积效应而产生左肾上极肿块的假象。多数情况下轴面薄层 CT 扫描即可确定其为伪影,但有时若确认困难且 CT 无法行冠状面重建或不能诊断时,超声或 MRI 这些具有直接多平面成像功能的影像检查有助于诊断。

(5)CT 的运动伪影:CT 扫描肾脏时病人的运动可导致类似肾被膜下积液样伪影。这种伪影还可与肾周间隙其他病理改变相混淆,如肾周淋巴瘤。如肝脏或对侧肾脏也有类似发现、前腹壁肌肉有运动伪影及邻近层面 CT 图像表现正常,则提示为伪影而非病变。

2. 因对比剂排泄引起的伪影和诊断陷阱　随着螺旋 CT 的应用,现在已可以在静脉注射对比剂后迅速获得肾脏的影像。伴随这种特殊技术的应用,一些新的伪影也随之出现。有些伪影与肾脏的三期增强扫描有关。肾皮质期或皮髓交界期(cmP)通常发生在开始静脉团注对比剂后 25~80 s 之间。在此阶段,肾皮质的密度在 40~50 s 之内有快速和明显的提高,CT 值由平扫时的 30~40 HU 提高到增强后的 145~185 HU。但肾髓质的密度在 40 s 内仅轻度提高到 50~60 HU。皮质与髓质密度强化程度的差别非常明显,可达 100 HU。肾实质期(NP)开始于自静脉注入对比剂后 85~120 s,此阶段肾皮质、髓质强化趋于一致,且没有对比剂进入收集系统。依据注射对比剂的速率和量的不同,此时皮质、髓质的密度均为 120~170 HU。排泄期(EP)开始于对比剂刚进入肾盏时。通常是在开始团注对比剂后 3 min。此时肾皮质、髓质密度仍一致,只是与实质期皮质、髓质相比密度稍低一些。

仅依靠皮质期的影像可能会导致明显的诊断错误。例如,一个乏血供的实质性肾肿瘤在平扫和皮质期的影像上可能被误认为是正常肾髓质。文献报道富血供的肾皮质肾癌在皮质期可与正常肾皮质强化程度一样而不易被识别。如果仅在实质期扫描肾脏,强化较弱的髓质可能被认为是病变而导致假阳性的诊断。行该区域排泄期的延迟扫描可避免这种误诊。

另一方面,在皮质期表现像一个单纯囊肿的肿块,在肾实质期可显示为薄壁强化而提示其为一复杂的囊性病变。其机制可能是坏死的囊性肾癌的壁在皮质期无强化,延迟扫描后方有强化。对可疑病例,超声检查会很有帮助。

皮质期影像不易鉴别小的肾囊肿和没有强化的肾髓质。在实质期和排泄期,囊肿常变得很明显。在皮质期和实质期,由于对比剂还未排入肾盏、肾盂内,所以此期难以区别局限性扩张的肾盏和低密度的肿块,进行该区域的延迟扫描有助于鉴别诊断。如果不进行排泄期扫描,即使相对较大的肾盂肾盏充盈缺损也可能会漏诊。

肾盂周围多发囊肿在皮质期和实质期可与肾盂积水相混淆,因为此期难以判断它们是否相连(超声也是如此)。排泄期 CT 扫描、数字化平片或 CT 定位像可避免这种误诊。偶尔皮质期扫描对诊断动静脉畸形或肾动脉瘤等血管畸形及其与钙化性肾肿瘤的鉴别很有帮助。

排泄期扫描可能遇到的一个问题是收集系统内高密度对比剂产生的条状伪影。非离子型对比剂较离子型对比剂更易出现这种伪影，因为非离子型对比剂的渗透压较低，利尿作用弱。

CT扫描时，另一个与对比剂有关的伪影为口服充盈小肠用的对比剂经泌尿道排泄。这种并不常见的情况在病人患有小肠壁的病变，如炎症性肠病、放射性小肠炎、缺血性疾病和肠穿孔时更容易发生，因为此时对比剂的吸收会增多，随之肾脏排泄也增多。肾盂、肾盏系统内高密度影的鉴别诊断包括结石、出血、脓液和霉菌球。与对比剂排泄的双侧性不一样，这些病变常发生在一侧，但对有疑问的病例，超声和X线平片的配合检查相当有用。

3.MRI伪影和误诊　除了在CT中已讨论过的发育变异、先天异常和部分容积效应、运动相关性伪影外，MRI还有很多其他的伪影。

（1）化学位移伪影：MRI伪影是指图像中与解剖学基础无关的任何信号的出现或缺失。与肾脏影像有关的一种磁场干扰伪影就是化学位移，它是由于质子在不同的化学环境中共振频率的不同所引发的，尤其是脂肪与水中的质子在质子MRI中的差异。脂肪中甘油三酯的质子由于被其电子云所笼罩，因此在同一组织中，与水质子比较它们可在较低频率发生共振。在1.5T场强下，这种共振频率的差别达3.5×10^{-6}，频率相差225 Hz。MRI图像中的空间位置是依据共振频率，沿频率编码方向排列的。如果同一体素中既有水质子又有脂肪质子，由脂类质子发出的信号频率较水质子低。因此如果采集系统设定的是水质子的频率，那么由脂肪质子发出的信号就类似于从较低梯度场的另一体素内发出的水质子信号。当最终成像时，脂肪质子的空间定位就被错误地排列在读出梯度磁场的较低部分。这种像素错位伪影表现为沿着一侧界面边缘呈较低信号，而在其对应界面呈较高的信号，并持续表现为垂直于读出或频率编码梯度磁场方向的线样影。

因此，伪影的表现取决于读出梯度场的方向（如增强或减弱）和磁场内物质的出现顺序（如由水到脂肪或由脂肪到水）。例如，在一个逐渐增强的磁场中，在由脂肪到水的界面上，出现一暗化带，相当于在水与脂肪信号之间的一个间隔。反过来，在一个增强的梯度场中，在由水到脂肪的界面上，由于脂肪和水信号的重叠，就会出现一个明亮的高信号带。

因此，对于靠采集这些信息成像的MRI机（不同的机器其频率编码的方向可不同），尤其是在用腹部轴面像观察正常肾脏时，这种伪影就表现为沿右肾的外侧缘和左肾的内侧缘出现的一个低信号带。同时在右肾的内侧和左肾的外侧又有一个相似的高信号带影，但后者由于与邻近脂肪的高信号相融合有时则难以看到。在冠状面上也可见到类似伪影。

辨别和认识这种化学位移伪影的重要性，在于不要将之与真正的解剖结构，如钙化、积液或肿瘤的假包膜相混淆。必须注意，化学位移伪影可因场强等诸因素的变化而有所变化，因此用不同的机器其表现结果可有不同。有时该伪影的缺失对诊断还会有帮助。例如，对富含脂肪成分的肾错构瘤，这一肾脏起源的外生性肿块，就相应缺少该伪影。在一些肿瘤轮廓不易辨清的区域及其与肾周脂肪融为一体的地方，都有这类相似的MRI特征。

在尽可能保持好的信噪比和最小观察野的情况下，用最宽的接收带宽就可减少化学位移伪影。如果用减少带宽来提高信噪比，则用化学饱和法可以消除脂肪或水的信号。

（2）相位取消伪影：化学位移现象还可引起另一类伪影，即相位取消伪影，也称“第二类化学位移伪影”，尤其是在离相位梯度回波像上易于看到。在用梯度回波序列时，作为回波时间（TE）的功能，脂肪与水的质子相继聚相位和离相位。在1.5T的场强下，其变换时间约4.4 ms。因此，在1.5T场强的梯度回波像中，如回波时间为2.2 ms、6.6 ms、11.0 ms和15.4 ms时则脂肪和水质子相继离相位。凡是使用近似这些参数的回波时间所获得的梯度回波像中都会出现这种伪影。在含有等量脂肪和水的边缘性体素内，如在肾周脂肪和肾脏间的界面，水和脂肪的信号相互取消，导致沿整个脂肪与水界面有一黑环状的无信号影。这是一种相位取消效应，因此不像第一类化学位移伪影那样受限于频率编码方向。

必须强调，因为脂肪和水之间的进动频率的差别取决于主磁场的强度，所以产生这种相位取消伪影的TE值也取决于磁场的强度。在1.5T的磁场中，脂肪的进动频率比水少220 Hz；而在1.0 T的场强中，这个差值变成了147 Hz。在场强为1.0 T时，聚相位图像产生在TE为6.7 ms、13.5 ms和20 ms时；而在场强为1.5 T时，聚相位图像则产生在TE

为 4.5 ms、9 ms、13.5 ms 和 18 ms 时。离相位 TE 在两个聚相位时间的 1/2 点。在用梯度回波脉冲序列时为了减少这种伪影,必须选择一个合适的 TE 值。如上所述,此时脂肪和水质子都在相位上,它们的信号会相互增强。比如,在 1.5T 的场强中,选择一个 4.2 ms 倍数的 TE 值如 8.4 ms 就可以减少这种伪影,然而当 TE 为 10.4 ms 时,就会产生此类化学位移伪影。

(3)包绕伪影:如果观察野比实际的解剖视野小,就会发生包绕伪影或混叠伪影。一种组织或器官可被包绕到对侧去,有时会像肾脏肿瘤。消除这种伪影的方法之一就是扩大观察野,以包括该方向上的整个解剖区域。近年的 MRI 扫描系统中已有了抗混叠、无包绕伪影软件。

4. 钆对比剂强化所致误诊　在用钆化合物作对比剂的肾脏 MRI 动态增强扫描中,也会产生一些类似 CT 增强时的伪影。非增强扫描中同样会漏诊小的肾癌,在动态灌注图像中病变可与正常肾脏具有同样的信号强度。对这些病人,延迟扫描和脂肪饱和技术可提供更多信息。

少见的对比剂外渗:Silver 等(1973)报告一例病人表现出的少见的对比剂外渗的途径。该病人为 86 岁男性,急性肾绞痛,在排泄性尿系造影时见到自发性对比剂外渗难见的分布状态。它从上盏直接进入肾实质,向外侧移行,通过肾包囊抵达肾上极皮质凸面,进入肾周脂肪囊。而一般对比剂外渗是在肾盂周围分布,并移向内侧沿输尿管近段走行。手术见肾周有大量尿液;结石在未受压迫的肾盂中自由活动,未发现肾盂裂口;整个肾床呈现感染与水肿,覆盖上极的包囊与皮质容易分离。

急性肾绞痛时,排泄性尿系造影的对比剂外渗描绘出正常输尿管途径以外的尿液逸出集合系统的可能途径。Schwartz(1967)基于一组病例总结,认为外渗出现于大约 6% 的病例。在大多数病例,24~48 h 内重复检查外渗多消失,在急性肾绞痛所有的肾盂周围外渗者常因结石所致,此结石通常在输尿管肾盏连接处或附近,其次在输尿管近侧 1/3 段。

还有个别报告肾盂肾窦外渗延伸到内侧,进入腹膜后间隙。

第三节　关于间隔与肾柱

肾柱肥大是一种正常变异,也称先天性巨大 Bertin 肾柱、先天性巨大 Bertin 分隔、间隔以及肾叶变形。肾柱是由具有正常功能的肾皮质组织构成,自肾皮质表面延伸至肾窦,将肾髓质分隔成段。法国解剖学家 Bertin(1744)首次将之描述为“cloisons”,意思是间隔,指肾叶之间的隔。在国内,多年来,“cloisons”被错译为“columns”(柱),由于 Hodson 才使其恢复了 Bertin 的原意。当相邻的肾小叶的皮质融合时,即形成了 Bertin 分隔。最明显的分隔发生在肾脏的中部区域,即肾脏的上极和中部连接处,这里是最易发生皮质过度内折的部位,也是先天性 Bertin 分隔肥大和双肾盂畸形好发的部位。部分性重复肾及双肾盂畸形在有先天性 Bertin 分隔肥大的病人中很常见。这种变异有 60% 为双侧。当超声怀疑有肿块磁的病变时,若具有以下全部或大部(至少三种)征象时可做出 Bertin 肾柱的明确诊断:肿块与两个肾窦相连;肿块位于两个肾窦重叠部分之间,通常在肾脏的上 1/3 和下 2/3 的连接处;肿块含肾皮质,而肾锥体的大小及回声均无异常;结合处的肾皮质被一结合线和缺失勾画出来;结合性肾实质内的肾柱与其相应表面的肾皮质相连。为进一步证实可疑的肿块为具有正常功能的肾皮质,可采用同位素显像、增强 CT 扫描或 MRI。

第二章　肾肿瘤和肾包块

第一节　WHO(2016)泌尿系统和男性生殖器官肿瘤分类:肾肿瘤

2015 年于瑞士苏黎世召开的 WHO 共识会议上确定通过后，2016 年发布的第四版世界卫生组织(WHO)泌尿生殖系统肿瘤分类(“蓝皮书”)进行了重要修订。

此处总结了新版分类与之前在肾、阴茎和睾丸肿瘤方面的主要差异。最新确定的肾上皮性肿瘤包括遗传性平滑肌瘤病和肾细胞癌综合征相关性肾细胞癌(HLRCC-associated RCC)、琥珀酸脱氢酶缺陷型肾细胞癌(SDH-deficient RCC)、管状囊性肾细胞癌、获得性囊性疾病相关性肾细胞癌(acquired cystic disease-associated RCC)和透明细胞乳头状肾细胞癌(clear cell papillary RCC)。蓝皮书推荐 WHO/国际泌尿病理学会肾肿瘤分级系统供临床采用,并修改了肾乳头状腺瘤的定义(表 4-2-1)。

基于人乳头瘤病毒的合并感染情况，WHO 对阴茎鳞状细胞癌重新分类,确定了相应的组织学亚型。对于侵袭性生殖细胞肿瘤的前驱病变，WHO 推荐使用睾丸原位生殖细胞瘤(GCNIS)作为规范术语,并将睾丸生殖细胞肿瘤分为完全不同的两类:源自 GCNIS 的睾丸生殖细胞肿瘤和与 CNIS 无关的睾丸生殖细胞肿瘤。

在 WHO(2016)分类中,精母细胞性精原细胞瘤(spermatocytic seminoma)被认定为精母细胞性肿瘤,并隶属于非 GCNIS 相关性肿瘤。WHO(2016)分类中包含新的肾肿瘤类别。男性外生殖器肿瘤中,根据人乳头瘤病毒的合并感染情况来进行阴茎鳞状细胞癌的分类:而睾丸原位生殖细胞瘤作为侵袭性生殖细胞肿瘤前驱病变的推荐术语。

国际泌尿病理学会(ISUP)的温哥华共识会议为肾肿瘤新分类的大部分内容提供了基础。根据病理、流行病学和遗传学方面的新认识对旧版完成修订。

1. 现有肾脏肿瘤类型的重要变更

(1)亚型的命名:主要是基于肿瘤细胞质特征(如肾透明细胞和嫌色细胞癌)、肿瘤细胞排列特征(如乳头状肾细胞癌)、肿瘤解剖位置(例如集合管和肾髓质瘤)、与特定肾脏疾病背景相关(如获得性囊性疾病相关性肾细胞癌)以及有与特定 RCC 亚型相关的分子生物学改变[如家族性 MiT 易位性癌(MiT family translocation carcinomas)和琥珀酸脱氢酶(SDH)缺陷型肾癌或家族性易感综合征(如遗传性平滑肌瘤病和肾细胞癌综合征相关性肾细胞癌)。与 2004 年旧分类不同的是,存在散发病例的家族性肾细胞癌(如发生于 von Hippel-Lindau 综合征的肾透明细胞癌或发生于 Birt-Hogg-Dube 综合征的肾嫌色细胞癌)现在纳入到关联章节内与之相应的散发性肿瘤中。

(2)多房囊性肾细胞癌(multilocular cystic RCC):多项研究提示多房囊性 RCC 患者无复发或转移,因此 WHO 推荐使用低度恶性多房囊性肾肿瘤(multilocular cystic renal neoplasm of low malignant potential)作为多房囊性肾细胞癌的规范术语。这类肿瘤由多个包含低级别肿瘤细胞(WHO/ISUP 1 级或 2 级)的囊肿构成,其囊壁为单层具有丰富透明细胞质的肿瘤细胞,分隔中可含有成团的透明细胞,但无膨胀性生长。

(3)乳头状肾细胞癌(papillary RCC):传统上分为 1 型和 2 型,其中部分肿瘤在组织学上存在两种成分的混合。2 型乳头状 RCC 可能由多种分子生物学背景不同的亚类构成,而非一个单一的类型。例如具有嗜酸性细胞质和嗜酸细胞瘤样低级别细胞核的乳头状肾细胞癌被称为嗜酸性乳头状肾细胞癌

(oncocytic papillary RCCs)。由于对具有这种形态的肿瘤认识尚不充分,其在 WHO 分类中并不作为一个单独的类别,暂将其归为 2 型乳头状肾细胞癌。

表 4-2-1 WHO(2016)肾脏肿瘤分类

Tumour	Code
Renal cell tumours	
Clear cell renal cell carcinoma	8310/3
Multilocular cystic renal neoplasm of low malignant potential	8316/1*
Papillary renal cell carcinoma	8260/3
Hereditary leiomyomatosis and renal cell carcinoma–associated renal cell carcinoma	8311/3*
Chromophobe renal cell carcinoma	8317/3
Collecting duct carcinoma	8319/3
Renal medullary carcinoma	8510/3*
MiT family translocation renal cell carcinomas	8311/3*
Succinate dehydrogenase–deficient renal carcinoma	8311/3
Mucinous tubular and spindle cell carcinoma	8480/3*
Tubulocystic renal cell carcinoma	8316/3*
Acquired cystic disease–associated renal cell carcinoma	8316/3
Clear cell papillary renal cell carcinoma	8323/1
Renal cell carcinoma, unclassified	8312/3
Papillary adenoma	8260/0
Oncocytoma	8290/0
Metanephric tumours	
Metanephric adenoma	8325/0
Metanephric adenofibroma	9013/0
Metanephric stromal tumour	8935/1
Nephroblastic and cystic tumours occurring mainly in children	
Nephrogenic rests	
Nephroblastoma	8960/3
Cystic partially differentiated nephroblastoma	8959/1
Paediatric cystic nephroma	8959/0
Mesenchymal tumours	
Mesenchymal tumours occurring mainly in children	
Clear cell sarcoma	8964/3
Rhabdoid tumour	8963/3
Congenital mesoblastic nephroma	8960/1
Ossifying renal tumour of infancy	8967/0
Mesenchymal tumours occurring mainly in adults	
Leiomyosarcoma	8890/3
Angiosarcoma	9120/3
Rhabdomyosarcoma	8900/3
Osteosarcoma	9180/3
Synovial sarcoma	9040/3
Ewing sarcoma	9364/3
Angiomyolipoma	8860/0
Epithelioid angiomyolipoma	8860/1*
Leiomyoma	8890/0
Haemangioma	9120/0
Lymphangioma	9170/0
Haemangioblastoma	9161/1
Juxtaglomerular cell tumour	8361/0
Renomedullary interstitial cell tumour	8966/0
Schwannoma	9560/0
Solitary fibrous tumour	8815/1
Mixed epithelial and stromal tumour family	
Cystic nephroma	8959/0
Mixed epithelial and stromal tumour	8959/0
Neuroendocrine tumours	
Well-differentiated neuroendocrine tumour	8240/3
Large cell neuroendocrine carcinoma	8013/3
Small cell neuroendocrine carcinoma	8041/3
Phaeochromocytoma	8700/0
Miscellaneous tumours	
Renal haematopoietic neoplasms	
Germ cell tumours	
Metastatic tumours	

The morphology codes are from the International Classification of Diseases for Oncology (ICD-O) {917A}. Behaviour is coded /0 for benign tumours; /1 for unspecified, borderline, or uncertain behaviour; /2 for carcinoma in situ and grade III intraepithelial neoplasia; and /3 for malignant tumours. The classification is modified from the previous WHO classification {756A}, taking into account changes in our understanding of these lesions.
*New code approved by the IARC/WHO Committee for ICD-O.

(4)乳头状腺瘤(papillary adenomas):截至 2015 年,乳头状腺瘤一直被定义为直径在 0.5 cm 以内的肿瘤,供体肾中存在乳头状腺瘤不是肾移植的禁忌证。由于无包膜的 1~2 级肿瘤无发生转移的能力,因此 WHO(2016)分类将乳头状腺瘤定义为具有乳头状或管状结构、无包膜、WHO/ISUP 低等级,且直径在 1.5 cm 以内的肿瘤。

新分类中将肾乳头状腺瘤的最大直径提升至 1.5 cm 后,可能会对相关的临床决策造成重要影响(如在供体肾带有肾乳头状腺瘤是否仍可用于肾移植)。根据穿刺活检的结果诊断乳头状腺瘤时需十分慎重,因为非活检部位的包膜或不同级别的病变可能会被遗漏。

(5)混合性上皮和间质肿瘤(MEST):MEST 包含一系列肿瘤,可分为囊性为主的肿瘤(成人囊性肾瘤)以及实性成分较多的肿瘤。成人囊性肾瘤与儿童囊性肾瘤在旧版中是作为 MEST 之外的单独分类。但由于成人囊性腺瘤的发病年龄、性别分布及组织化学特性均与 MEST 相似,故其目前已被归入 MEST 中。

推荐使用 MEST 作为成人囊性肾瘤与其他 MEST 的规范术语。与成人囊性肾瘤不同,因存在特异性 DICER1 突变,儿童囊性肾瘤仍作为单独的分类。

(6)肾类癌:大多数肾类癌预后差,肾切除术后常发生转移。推荐将肾类癌重新定名为肾脏高分化型神经内分泌肿瘤,并将其纳入肾内分泌肿瘤的分类中,后者包括小细胞神经内分泌癌、大细胞神经内分泌癌及副神经节瘤(肾外嗜铬细胞瘤)。至此,肾类癌这一术语已淘汰。

2. 新的肾肿瘤类型　在过去十年中涌现出数个新的肿瘤类型,WHO 工作组根据是否有足够多的分子临床随访数据和病理资料,来证明它们可否作为现行分类中新的类别。WHO(2016)分类中新认可的上皮性肾肿瘤,包括遗传性平滑肌瘤病和肾细胞癌综合征相关性肾细胞癌、SDH 缺陷性肾细胞癌、管状囊性肾细胞癌、获得性囊性肾细胞癌和透明细胞乳头状肾细胞癌。

小儿囊性肾瘤则用于指代主要发生于儿童的肾母细胞性和囊性肿瘤中的一个新类别(如前文"重要变更"中所述)。

(1)遗传性平滑肌瘤病和肾细胞癌综合征相关性肾细胞癌(HLRCC-associated RCCs):是发生于非肾脏平滑肌瘤病背景下的一类罕见肿瘤,并出现延胡索酸水化酶(fumarate hydratase)的种系突变。镜下这类肿瘤由排列成乳头状结构的特殊瘤细胞构成,瘤细胞富含嗜酸性细胞质,细胞核大,核仁十分明显,且核仁周围存在透明带。该肿瘤预后差。

(2)琥珀酸脱氢酶缺陷型肾细胞癌(SDH-deficient RCC):由空泡状(vacuolated)的嗜酸性或透明细胞组成。免疫组织化学是有力的诊断工具。该肿瘤患者缺乏琥珀酸脱氢酶的表达(琥珀酸脱氢酶是线粒体复合物Ⅱ功能障碍的标志物),主要发生于青壮年;大多数患者存在琥珀酸脱氢酶基因的种系突变。大多数肿瘤呈实性,切面为棕色,间或红色;最显著的特征是胞质中存在空泡,有时还含有絮状包涵物。大多数 SDH 缺陷型肾细胞癌预后良好.若出现肉瘤样分化和坏死,预后相对较差。

(3)管状囊性肾细胞癌:是以囊性为主的肾上皮性肿瘤。大体上由多个中小型的囊组成,切面呈海绵状。镜下见细胞核增大并含有 WHO/ISUP 3 级的核仁,细胞质呈嗜酸性或嗜酸细胞瘤样外观。较少出现骨、肝和淋巴结转移。

(4)获得性囊性疾病相关性肾细胞癌(acquired cystic disease-associated RCC):发生于终末期肾病和获得性囊性肾脏疾病患者。组织学上,这些肿瘤表现多样,呈微囊状或筛状结构,具有嗜酸性和(或)透明的细胞质以及明显的核仁。草酸钙结晶沉积常见。CK7 通常不表达。大多数为惰性肿瘤。

(5)透明细胞乳头状肾细丝癌(clear cell papillary RCC):是由管状和乳头状排列的低级别透明上皮细胞组成的肾上皮性肿瘤。其细胞核多在远离基底膜侧呈线性排列。占所有切除肾肿瘤的 5 %,并散发于终末期肾病和 von Hippel-Lindau 综合征患者中。这类肿瘤中有部分之前被称为肾血管腺瘤样肿瘤(renal angioadenomatous tumours)。肿瘤细胞呈特征性杯状分布并弥漫性 CK7 和碳酸酐酶Ⅸ阳性,CD10 为阴性或仅局灶阳性。这类肿瘤也属于惰性肿瘤。

3. 新出现未归类 / 临时性(emerging or provisional)肾肿瘤类型　2013 年 ISUP 温哥华分类确定了一系列新出现未归类 / 临时性肾脏肿瘤类型,其中一部分已经被 WHO 接受,其余仍未明确分类。尽管这些肿瘤类型似乎是独立的,但由于较罕见,目前尚未充分认识其形态学、免疫组化及分子生物学特征。因此需进一步研究来完善其诊断标准并确定预后。SDH 缺陷型肾细胞癌在温哥华分类中被归为未明确的肿瘤类型,目前已被确立为正式分类。

WHO(2004)分类中包含神经母细胞瘤存活者的肾细胞癌(RCC in neuroblastoma survivors)这一类别;然而,现在已经认识到这类肿瘤中的部分属于家族性 MiT 易位性肾细胞癌,其余部分基于已发表的病理表现则难以分类。因此,尽管它可能是一个单独类型,WHO 仍决定将其从 2016 年版分类中删除,并将其视为未明确的类型。

(1)甲状腺滤泡样肾细胞癌(thyroid-like follicular RCCs)罕有报道,这类肿瘤的大部分是惰性的。与 ALK 基因重排相关的肾细胞癌(RCCs associated with ALK gene rearrangements)文献报道不足 10 例,其中部分为髓质肿瘤。

(2)肾血管肌腺瘤样肿瘤(angiomyoadenomatous):近期有研究报道含有大量血管平滑肌瘤样基质的肾细胞癌病例,是否为透明细胞癌或透明细胞乳头状肾细胞癌的变体,目前尚不明确。其中部分肿瘤为散发,其余则与结节性硬化相关。最近有研究在该种形态的肿瘤中发现了 TCEB1 基因突变。

4. 肾肿瘤分级　目前已提出多种肾肿瘤分级系统。其中 Fuhrman 系统是肾细胞癌最常用的分级系统,但其不应用于肾嫌色细胞癌。此外, Fuhrman 系统尚未在大多数新肾癌亚型中得到验证。基于以上原因,WHO 推荐使用 WHO/ISUP 四级分级体系。对于 1~3 级肿瘤,该系统基于核仁的显著程度划分肿瘤等级。4 级则定义为具有明显的核多形性(nuclear pleomorphism),包括出现肿瘤巨细胞和(或)横纹肌样和(或)肉瘤样分化。这一分级系统已在透明细胞癌和乳头状肾细胞癌中得到验证,但在报道病例较少的其他肿瘤类型中尚未验证。

5. 肾脏肿瘤病理学未来的重要议题　VHL 肿瘤抑制蛋白 pVHL 在大多数透明细胞癌中通过依赖 HIF 的调节作用发挥肿瘤抑制功能。然而,染色体 3p 位点包含多达 7 个潜在的透明细胞癌肿瘤抑制基因包括: VHL、PBRM1、BAP1、SETD2、RASSFIA、TU3A 和 DLEC1。阐明不同突变的组合对透明细胞癌的起始和进展的影响将是重要研究内容。

研制对于具有特异遗传改变的肾癌细胞有效的新型治疗药物,是一个进行中的重要研究课题。该领域包括针对肾细胞癌患者免疫检查点和肿瘤相关抗原的新兴免疫疗法。

与其他实体瘤(如黑素瘤或肺癌)不同,肾肿瘤目前尚无适合常规使用的预测性分子标志物。要开发使用这样的分子标志物,应充分考虑到肿瘤内遗传物质及不同肿瘤克隆在平行进化中产生的异质性。肾癌遗传学方面的认识加深了对肾癌分子病理机制的理解,这些知识将纳入未来的 WHO 分类中,并将阐明一些目前未明确的肾肿瘤(例如携有 TCEB1 突变的肾细胞癌和血管肌腺瘤样肾细胞癌)或乳头状肾细胞癌的分类。

新 WHO/ISUP 分级系统已在透明细胞癌和乳头状肾细胞癌中得到验证,但尚未用于其他肿瘤类型。尽管已经提出了几种用于肾嫌色细胞癌的分级方案来预测其生物学行为及预后,但当务之急是尽快通过国际上认可的肾嫌色细胞癌分级系统。

第二节　关于肾肿块的误诊及诊断陷阱

1. 肠襻伴似肾肿块　Marincek 等(1981)报告口服对比剂和静脉注射对比剂增强 CT 扫描,见左肾门内侧附近两个软块位于主动脉旁,容易被误认为淋巴结肿大或肾肿块伴转移性播散。在这些所谓的包块中如有少量口服的对比剂,则有助于鉴定它为肠襻。一次扫描如不行,可再服对比剂扫描,或等一段时间再扫,或次日又服对比剂再扫。

2. 副脾伪似肾包块　Piekarski 等(1980)介绍的病例为 CT 增强扫描见左肾上极与脾之间有一软组织包块,包块来源显示不清;再于稍高平面扫描,见此包块位于肾外,与正常脾组织等密度,且与脾关系十分密切,后证实为副脾。文献曾报告,副脾从影像学上可伪似肾或肾上腺病变。为认识副脾,可在 CT 强扫时观察它与正常脾脏的关系,并进行比较;脾的核素显像(使用核素标记的硫胶等)常能确诊副脾,解除疑难。

3. 超声扫描所见的肾上腺假肿瘤　在腹膜后超声扫描时,一个常见的不明显的陷阱是左肾上腺区病变实为正常透声的脾脏的尖部,如不认识此情况则可造成误诊。 Rankin 等(1978)专门介绍此类病案 7 例,不仅显示超声图像,而且讨论相关的上胃肠道检查,血管造影及 CT 图像。

4. 肾门唇　Thornbury 等(1980)和 Kolbenstuedt & Lien(1982)报告在肿瘤广泛转移的病人, CT 增强扫描可见左肾内侧有一包块,与肾实质密度相近,其形状和部位恰是肾门唇假性肿瘤的特点。此型假肿瘤可表现为肾内侧部分的肾脏的灶性凸出或与正常肾实质完全分离的肾实质岛,它几乎总是位于上极肾门唇,常源于一脂肪密度的裂隙延伸进入肾门,此裂位于上极漏斗部的内侧。直接冠状面 CT 或冠面重建图像有助于证实肾门唇病变的性质,而那脂肪裂隙不变地出现于图像中,有助于解释影像表现。

肾组织再生:偶尔 CT 平扫或(和)增强扫描见到左肾前外部出现一包块,增强扫描时它呈现正常的肾像的密度。再注入对比剂后 5 min 扫描,示有肾小盏伸入该包块区内,该处肾实质增厚是正常的,它可为正常的发育变异,也可为肾实质邻近区域受某种刺激而产生的肾组织再生,它完全可佯似实质包块。CT 图像结合核素显像可以鉴定此再生的肾组织的功能正常,非为病变。

5. 无血管性原发肾细胞癌与肾囊肿　无血管性

原发肾癌由不同的组织病理学细胞构成。肾转移癌，肾盂浸润性癌和坏死性肾上腺瘤等在肾血管造影时常表现为无血管性或少血管性，而毛细血管性腺癌则可见到血管异常，类似通常的肾细胞癌。

McLaughlin 等（1974）报告本症 6 例，它显示的组织学表现的范围，从典型透明细胞癌到分化差的粘液癌伴显著的浸润。对本症的影像诊断的悲剧性错误是将本症误为良性囊肿，这应努力避免。肾脏断层和血管造影的价值有限。超声是较好的诊断技术，对于直径大于 2 cm 的病变，它的区别诊断价值是可靠的。液体充盈的囊肿的声波从其壁反射，但其间有一透声带，囊肿边缘光滑、锐利。该作者当时评价肾包块的程序是：①在排泄性尿系造影时进行肾及肾包块的断层照片；②所有肾的包块皆行超声检查；③如包块无回声且有囊肿的典型泌尿系统造影表现，可使用超声引导穿刺定位，活检或吸出物进行病理研究；④肾包块如声像表现为硬质或较复杂，可行肾血管造影，必要时应行手术探查。

6.Bertin 隔　有的肾脏内的 Bertin 隔发育较好，陷入肾窦形成假的肾肿瘤，事实上它是正常肾皮质，由于它的块状表现可佯装为肾的新生物，但注意它的特征性位置（在肾的上 1/3 与中 1/3 之间，推挤肾窦中心脂肪）及轮廓规则等表现，均有助于与肾肿瘤进行鉴别。Mahony 等（1983）专门讨论超声检查中的此类假性肿瘤。

7. 肾脏包块的钙化　Daniel 等（1972）分析该院 10 年期间所见 2 709 例肾脏包块，有 111 例含有 X 线片可见的钙化。钙化的发生率在单纯囊肿为 1%~2%，在肾细胞癌为 10% 左右。钙化位于非周围性（即位于包块之中）提示为恶性病变，约占 87% 病例；另外 8%，此包块血管造影难与肾细胞癌区别，此类钙化者则需手术；只有余下的 5% 提示为良性囊肿。

周围性蛋壳状钙化，而没有包块内钙化者通常存在于良性单纯囊肿，但值得注意的是，恶性的危险仍然大约有 20%。

8. 肾脏假性增大　单侧肾脏增大常提示肾脏本身疾病。在 X 线检查中，Levine（1979）介绍 2 例由于后肾旁间隙包块而引起的肾假性增大。此种表面上看来的增大是由于肾脏受压前移远离胶片所致。虽然侧位和大角度斜位照片有助于诊断，但超声与 CT 诊断更为明确。

Cohen 等（1981）报告 7 例肿瘤患者排泄性尿系造影可见单侧或双侧肾脏明显增大，皆因邻近脏器增大单纯压迫所致，其中 5 例还作了超声检查。前后位排泄性尿系造影示肾弥漫性增大，肾盂、肾盏显影不良，肾盏伸直或扭曲，肾厚度减少；侧位可见肾与邻近脏器的毗邻关系，且可明确了解到肾脏厚度虽有减少，但长、宽则相应有所增加。宜仔细分析泌尿系统造影片，必要时可作超声或 CT 以防止误诊为肾转移。该作者指出，由邻近增大的脏器和腹部软组织压迫引起的肾脏假性增大，是肿瘤患者尤其是白血病和淋巴瘤患者的重要表现。

第三节　双侧肾癌病例

患者，女，46 岁。因上腹痛 1 周入院。查体：左腰腹部可触及一包块，大小约 8 cm × 7 cm，轻压痛，边界清楚，与周围组织无明显粘连。

影像资料见图 4-2-1。

1. 手术所见

（1）左肾：探查见左肾肿瘤巨大，大小约 9.0 cm × 8.0 cm × 7.0 cm，钝性分离肿瘤与周围组织粘连，左肾占位位于左肾下极，切开肾周筋膜，分离显露肾脏及肾蒂，左肾中部及上极未见占位；肾上腺未见明显异常征象；腹膜后未及肿大淋巴结。切除左肾下极及肿瘤，移去左肾肿瘤及左肾下极。

（2）右肾：自背侧切开肾周筋膜，分离显露肾脏及肾蒂，见肿瘤位于右肾中部，大小约 4.0 cm × 3.5 cm，质地中等，肿瘤与肾实质分界欠清晰，肾脏及肿瘤与肾周脂肪粘连明显，肿瘤侵犯肾蒂，右侧肾上腺未见明显异常，腹膜后未及肿大淋巴结。右肾肿瘤侵犯肾蒂，无法行保肾单位手术，建议行右肾根治性切除术，患者家属表示理解，强烈要求行右肾根治性切除术。

2. 病理检查

（1）左肾病理检查：左肾下极及肿瘤标本，标本为左肾下极，重 200 g，大小 9 cm × 7 cm × 6 cm，包膜完整，易剥离。切面可见一不规则多结节状肿物，大小为 8 cm × 6 cm × 5 cm，切面多彩状，可见出血、质地软，与周围肾组织分界不清，其余肾组织皮髓质萎缩、界限不清，厚 0.1~1.5 cm，未见输尿管及肾动静脉。肾周未检出淋巴结。常规病理诊断：左肾下极及肿瘤切除标本，恶性肿瘤，待免疫组化进一步明确肿瘤类型。免疫组化检测：阳性，CD10，Vim，Ki-67（+，约 5%）；阴性，CK7，CK（L），CK（H），CK（P），EMA，S-100，HMB45，Actin，SMA，CgA，CD34，CD31。免疫组化诊断：左肾下极及肿瘤切除标本，符合透明细胞型肾细胞癌，Fuhrman 核分级 4 级。

（2）右肾病理检查：右肾根治切除标本，肾脏大小 14 cm × 6 cm × 5 cm，重 110g，被膜完整，易剥离。于肾中部可见一类圆形肿物，大小 4 cm × 3.8 cm × 3 cm，切面灰白、灰黄，质中，与周围肾组织分界尚清，其余肾组织切面灰褐，质中。肾门及肾周未检出淋巴结。附输尿管一段，长 6 cm，切面管腔直径 0.3 cm。常规病理诊断：右肾根治切除标本，初步诊断上皮细胞样恶性肿瘤，待做免疫组化检测进一步探讨肿瘤类型。输尿管残端切缘为阴性，未见肿瘤组织累及。免疫组化检测：阳性，CD10，Melan-A（小灶+），SMA（灶+），Vimentin，Actin（灶+），BcL-2（散在+），CD34（血管内皮+），H-Caldesmon（散在+），CD117（个别+），P53（+，<1%），Ki-67（+，<10%）；阴性，Myogenin，MyoD1，ER，ALKp80，CD30，CD99，EMA，CK7，CK20，CK8，CK18，Villin，Syn，CgA，NSE，CD57，S-100，Desmin，CK（L），CK（P），HMB45。免疫组化诊断：右肾根治切除标本，结合免疫组化检测结果及组织学图像，符合 2 型乳头状肾细胞癌（Fuhrman 核分级 4 级）伴肉瘤样分化，局部合并血管平滑肌脂肪瘤（PEComa）。注：该例肿瘤形态结构极其复杂，若有必要，可建议送外院专家会诊。

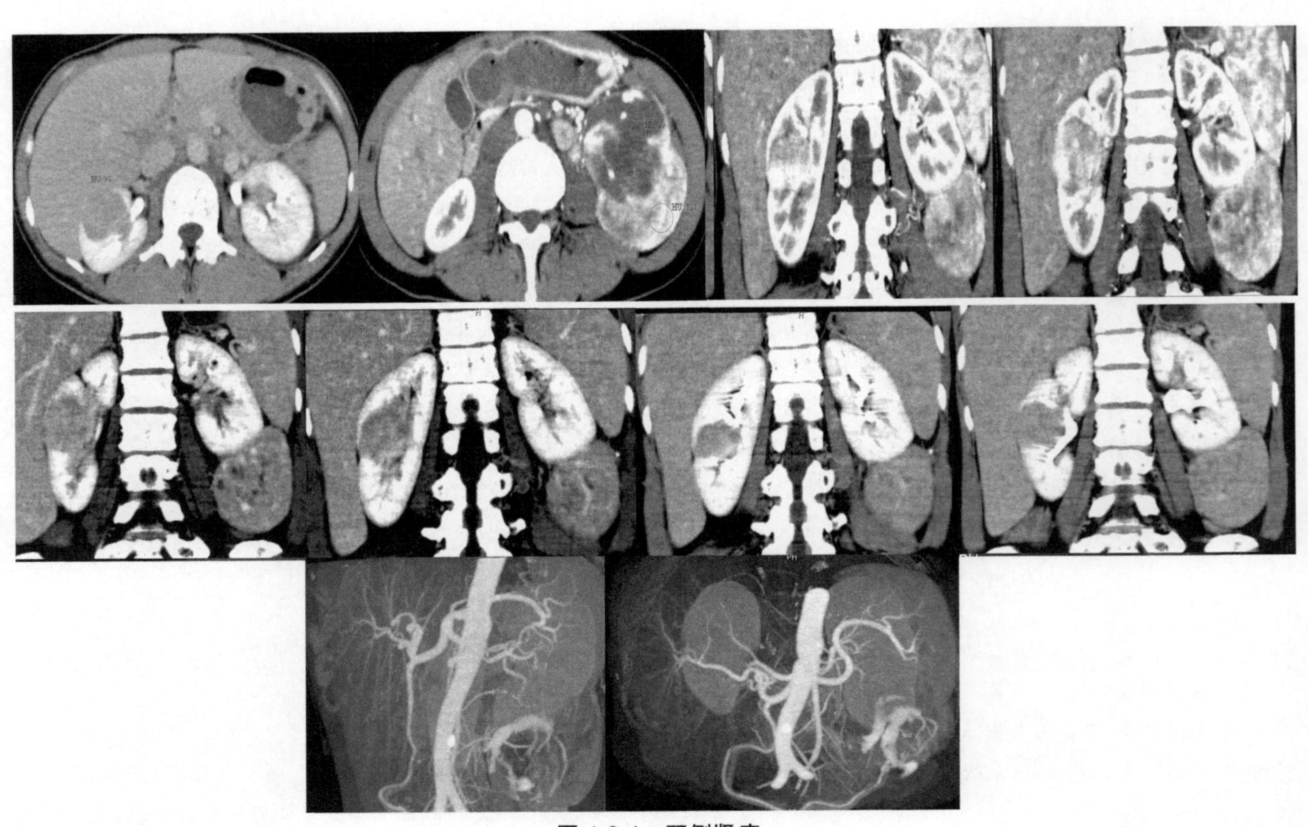

图 4-2-1 双侧肾癌

第四节 肾的假性肿瘤

1. 定义和分类 关于肾的假性肿瘤的定义，文献上讨论甚多，概括起来可以这样说，凡一般影像学检查（包括 X 线平片、泌尿系统造影、断层照片；超声检查；CT 与 MRI 扫描）所见类似肿瘤，而组织学上为非肿瘤性组织者，即为本症。此种非肿瘤性组织包含有：正常肾组织、先天异常、血管性结构，以及由炎症、梗死、手术或外伤等导致的增生的肾组织等。

King 等(1968)将肾假性肿瘤分为 2 型第一型即先天型,第二型即获得型(后天型)。Feldman 等(1968)提出本症的解剖 - 放射学分类,并将所有非正常肾组织的其他组织结构摒除于假肿瘤的原因之外。纵观各作者的意见,我们认为仍按先天性与后天性分类为好,然后再按其具体病因及解剖部位进一步细分。先天型包括先天异常,诸如:巨大 Bertin 分隔、胎叶、脾的隆起、肾门唇或肾门钩、肾形态或位置变异、脾形态或位置变异、脾或肾的血管形态及位置变异、肾叶异位或肾叶同质异形,以及肾的先天异常等。后天型则包括所有获得性疾患所引起的肾组织增生、肥大以及血管变化,诸如慢性肾盂肾炎、手术、梗死及创伤等所导致的肾组织岛状增生、结节状增生及代偿性肥大,肾窦脂肪蓄积过多症,后天原因造成的脾或肾血管的曲张等。

2. 肾的局灶性肥大　肾盏、漏斗及伴存的叶间动脉的扩大,合并一局灶性浓染的肾像,但无肿瘤血管,是肾的局灶性肥大所造成的假性肿瘤的特征性血管造影表现。不同原因对肾的损害皆可导致肾的局灶性肥大,这些原因包括创伤及手术、炎症、梗死及发育不良。在肾盂造影及断层照片上酷似于肿瘤,但组织学上是正常肾组织。

在 King 等(1968)报告 5 例成人病例后,Gooding(1971)首次报告 1 例儿童病案。在儿童,本症需与肾母细胞瘤区别,本症呈现皮质组织的广泛包裹,通常位于肾的上 1/3 与中 1/3 连接处,引起邻近肾盏与漏斗的变形,血管造影可见相应的叶间动脉有类似的移位,但无肿瘤血管或早期的静脉充盈,肾像期该区局灶性浓染。Depner 等(1976)报告 1 例排泄性尿系造影见左肾下极有一包块,左肾其余部分及右肾皆缩小。肾动脉造影示血管供应如常,但左下叶间动脉粗大,其他动脉管径缩小,除左下极外,皮质均有萎缩。活检证实患者原发疾病为慢性肾小球性肾炎。左肾下极呈肿瘤状局灶性肥大。

3. 肾盂周围贮尿性肉芽肿　Olivare 等(1972)报告 1 例 35 岁男性病人,严重的左胁腹疼痛伴呕吐、恶心,尿系平片可见 L_3 平面左侧有一 3 mm × 4 mm 输尿管结石。入院后 48 h 此结石已通过输尿管,但左胁腹痛与低热持续存在。因对碘过敏,仅行膀胱镜、逆行肾盂造影及断层照片,可见一占位性病变邻近于肾盂,引起上、中肾盏伸直、张开与移位,尿检未见恶性细胞。手术见一包块深及左肾,其他正常,遂行肾切除。标本示一 1.7 cm^3 大小边界清楚、质软的黄色包块位于肾中部,造成肾盂肾盏紊乱,镜下见肾盂肾盏上皮如常,诊断为贮尿性肉芽肿。以往报告的此类肉芽肿皆系弥漫性,如本例这样酷似恶性肿瘤,而边界限局于肾门者尚属首例报告。

4. 血管源性肾盂假性肿瘤　Lilienfeid 等(1972)报告 100 例肾断层摄影,其中 4 例肾动脉表现为分散的肾门旁软组织包块,而与腹膜后肿瘤、肾门旁肿瘤及淋巴结肿大混淆。此假性肿瘤为肾动脉主干节段性扭曲或其背侧支矢状方向走行所致。前后位断层正好显示其轴位象,皆见于 50 岁以上患者,且大多伴存肾窦脂肪过多的 X 线征象。如再斜位断层,此假性肿瘤影则不复见,如仍存怀疑,肾动脉造影即可一目了然。

在排泄性尿系造影时,常见肾的集合系统受到血管的压迫,据 Goldstein 等(1974)报告,其发生率可超过检查病人的 42%。最常见的压迫表现为一束带状充盈缺损,较少见为缺口状充盈缺损,酷似一包块。该作者报告 4 例,其中 2 例曾行手术探查,皆一无所获。

肾血管造影可见一支或多支扭曲的血管,通常为供应肾腹侧部分的血管相当于所见的肾盂充盈缺损处。排泄性尿系造影时,此类病例如腹部加压稍重即可掩蔽血管压迹。腹部加压或(和)逆行肾盂造影之肾盂过度扩张,甚至可遮蔽一个真正的新生物。正常肾动脉及其分支在进入肾盂及肾盏时可呈现膨大,从而引起肾盂造影时出现充盈缺损。肾动脉及其分支的动脉瘤也可压迫肾盂,导致诊断混淆。

Kreel & Pyle(1962)回顾 50 例连续的主动脉造影,发现动脉压迫肾盂占 20%,Baum & Gillenswater(1966)分析 100 例主动脉造影及选择性肾血管造影连续照片,发现血管压迫于肾盂占 42%,且引起肾盂造影表现充盈缺损。所有这些皆见于肾内型肾盂,肾盂与肾血管蒂关系密切,肾动脉及其分支容易压迫肾盂。

Ekelund 等(1979)报告 1 例年轻女性急性胁腹痛患者,镜下可见血尿,肾盂造影见肾盂有 3 cm 大小肿块,超声诊断为囊肿,血管造影示为 2 个动脉瘤。肾动脉动脉瘤一般位于肾门,造影时由于动脉分支互相重叠,显示可能困难,如稍向对侧倾斜再向头侧成角投照,则常常显示清楚。据报告 32%~50% 的肾动脉瘤可见钙化,如钙化含钙较少又可能误诊为肾结石。

5. 肾窦的假性肿瘤　Michel 等（1977）总结 4 年期间 20 000 例排泄性尿系造影，发现有 246 例肾窦脂肪过多症，呈现肾窦内假性肿瘤表现。该作者认为，细心地处理技术良好的肾盂造影一般可确定诊断，如有明显临床症状与征象，肾盂造影结果难以圆满解释它时，则行血管造影。该组行动脉造影 20 例，男性 18 例，女性 2 例，年龄为 40~73 岁，大多显示左肾受累，单侧者 15 例中全是左侧，双侧者 5 例，左肾亦较对侧明显。

目前，肾窦脂肪过多症已被描述为出现于老年人的正常表现，因为感染、梗死或动脉硬化致肾实质减少，代以大量脂肪蓄积所致。肾盂造影可见大肾盏漏斗部狭窄，小肾盏杯影外翻。它多出现于正常或稍大的肾脏，其肾盂肾盏表现类似肿瘤而为人们瞩目，对它的正确认识可避免不必要的手术。

Flynn & Gittes（1972）报告 5 例良性皮质胚胎残余（benign cortical rest），表现为一个异位的功能性肾皮质延伸进入肾窦，导致肾窦假性肿瘤。其 X 线征象为：在肾的中心部位内血管组织的圆形或卵圆形包块；排泄性尿系造影肾像期皮质像不鲜明；包块伴随分叉或双重肾盂，以及邻近肾盏和漏斗的变形；血管造影见包块内终末动脉正常而邻近叶间动脉可显示弯曲移位，肾像期见一致密阴影。

6. 来自于血管因素的肾实质假性肿瘤　Zollikofer（1980）报告 11 例血管性肾假性肿瘤，将其造成的充盈缺损分为光滑的充盈缺损与多发性斑点状充盈缺损两类。Goswami（1976）报告一血尿已 4 年的老年女性患者，在右肾中下盏间见一块影，疑为肿瘤而作选择性血管造影。静脉期可见肾内曲张静脉分别引流入位于第 1、3 腰椎平面的下腔静脉。该作者认为，通过排泄性尿系造影显示占位性病变而被确诊为肾静脉曲张者，此为第一例报告。

Hyman（1976）报告 1 例左肾上极假性肿瘤，经选择性血管造影证实为球茎状脾静脉所致。一般情况下，脾的肾面恰位于脾门后方，紧贴左肾腹侧面上部的外半。脾静脉位于脾动脉下方，走行于肾上极的前面。在某种程度上，脾静脉也沿着左肾上极的外侧向前行。此解剖毗邻关系即是在断层摄片时球茎状脾静脉与左肾上极难以分开的原因。

Kyaw & Newman（1971）及 Lams 等（1979）相继报告由异位的副肾动脉造成的肾假性肿瘤。此类异位肾动脉，特别是发自于下段腹主动脉者，可能限制肾的正常旋转，出现正常肾实质的区域性过度生长，从而导致肾下极的发育异常，显示肾假性肿瘤。

Lams 等（1979）与 Dondelinger 等（1981）报告肾梗死表现为肾的假性肿瘤。Lams 的病例为梗死导致局灶性肾毁坏，然后出现正常肾组织的局灶小岛，它可能为正常大小，也可呈现肥大，有无肾组织小岛，取决于肾毁坏的范围及留下的肾组织的完整性，当 50% 或更多的功能性肾组织丧失时则可出现肾的肥大。该例假性肿瘤考虑为正常非肥大的肾组织小岛所致。

肾梗死少见。病人呈现突然持续性腰区深部疼痛，不放射至臀部，无泌尿系统症状，尿无菌无血，体温可稍升高，血常规见白细胞明显升高。Dondelinger 报告病例尿系平片未见不透光结石，排泄性尿系造影可见受累侧肾功障碍，CT 示一局限性肿块伴肾轮廓改变，CT 增强扫描示局限性肿大和一个不规则低密度的絮状区，考虑为肿瘤，肾活检证实为肾梗死。

7. 影像学研究　尽管 X 线肾区平片、断层摄片及肾盂造影可发现肾占位性病变，但难定其是否为假性肿瘤。选择性肾血管造影对定性诊断起着重要作用，常可见叶间动脉移位，包绕肿块，但无肿瘤新生血管，也无静脉早期充盈，无血池。在毛细血管期与肾像期，包块与周围皮质同时显影且密度相同。唯肾叶的同质异形在肾像期可显示中心为锥形的透光性占位病变。自然，血管性肾假性肿瘤按其不同病因而有十分不同的血管造影表现。

肾的核素显像对于区分真性与假性肿瘤相当准确，由正常肾组织构成假性肿瘤者，其核素吸收与周围组织相同，显像一致，而囊肿与癌则显示核素吸收降低，显像则见明显充盈缺损。Williams & Parker（1982）报告使用发射 CT（ECT）和旋转 γ 摄像仪显示 1 例功能性皮质组织伸延穿过左肾的中部，排泄性尿系造影示为占位性病变，经反复超声检查及回顾 X 线片认为属肥大的 Bertin 分隔。Pingoud 等（1979）对 3 例病人的 4 个由正常肾组织构成的肾假性肿瘤作了肾上腺素肾静脉造影。静脉较动脉壁薄，如病变侵犯，静脉受累可能较早且较广泛，因此，以静脉造影诊断（或摒除）非浸润性病变（或浸润性病变）把握较大。该作者发现肾假性肿瘤肾静脉造影皆显示正常肾静脉，从而摒除了浸润性病变。在肾动脉造影时可快速安全地进行肾上腺素肾静脉造影，对于选择病例辅助动脉造影确诊正常肾组织构成的肾假性肿瘤有一定的价值。

第五节　左肾上极血管母细胞瘤病例

患者，男，54 岁。体检发现左肾、右侧肾上腺占位 2 d 入院。两天前外院 CT 提示：双肾小囊肿，左肾上极富血供囊性占位，呈恶性特性，肾癌可能性大，右肾上腺多发小结节，腺瘤可能，双肾盏小结石，中度脂肪肝，盲肠多发小憩室，十二指肠憩室（图 4-2-2）。10 天前外院尿常规提示：蛋白 +，尿糖 4+，生化提示：谷丙转氨酶 81U/L，谷草转氨酶 55 U/L，血钾 2.88 mmol/L，血糖 9.14 mmol/L，糖化血红蛋白 7.4%。彩超提示：肝实质回声细密明亮（脂肪肝可能），胆囊息肉样病变，右肾强回声斑（结石可能）。右肾囊性区（囊肿可能），左肾囊实性结节，前列腺钙化灶，胰、脾未见明显异常。既往有"高血压 2 级、2 型糖尿病" 8 年余，现血压、血糖控制尚可。

病理检查：左肾上极肿物，软组织一块，总体积 5.0 cm × 4.5 cm × 2.0 cm，切面呈囊实性，肿瘤与部分肾组织紧密相连。常规病理诊断：左肾上极肿瘤，结构复杂，并含透明细胞，待免疫组化协助诊断。

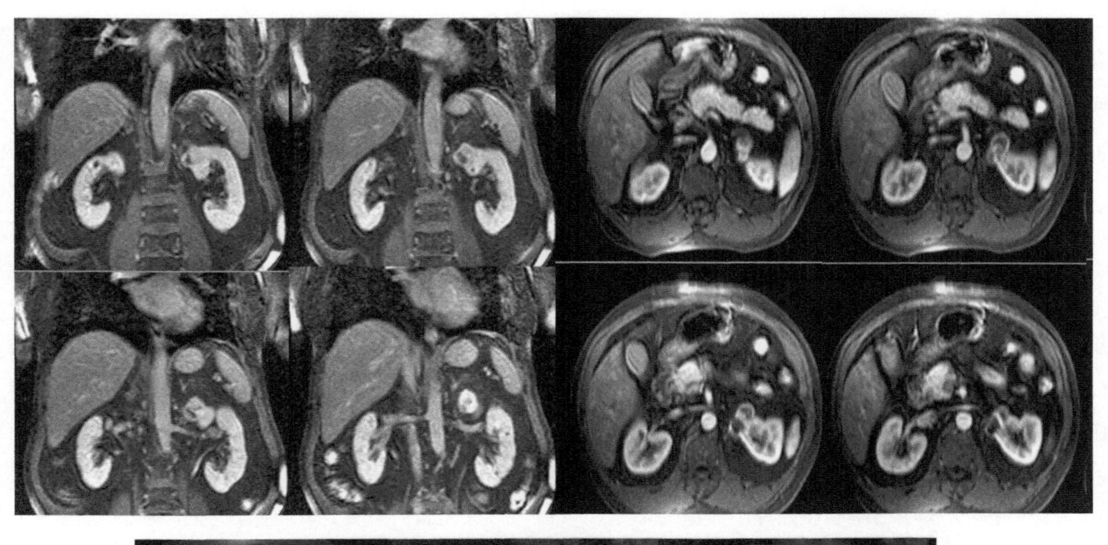

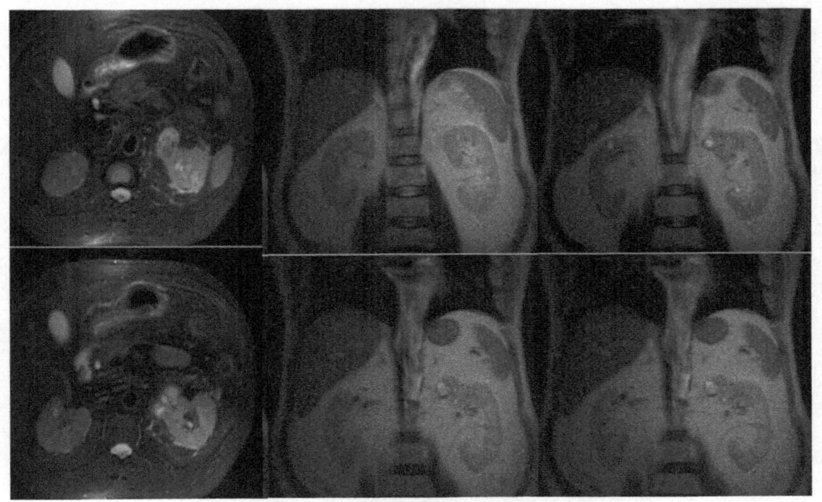

图 4-2-2　左肾上极血管母细胞瘤

免疫组化检测：①阳性，CK-P（+++），CK-H（+++），CK5/6（+++），p63（+++），CK7（++），EMA（+），CEA（+），PAS（+）；阴性，CK-L，Vimentin，S-100，CK20，Ki67；②阳性，EMA（+ 小灶性），CEA（+ 小灶性），inhinbin-α（+ 小灶性），CK（P）（+ 小灶性），CK18（+ 小灶性），CK19（+ 小灶性），bcl-2（+ 小灶性），Vim × 2（+++），CD99（+++）；阴性，CK

(L), CK8, CK20, CK(H), CD10, TTF-1, CK7, PLAP, PS04S, CD117, HMB45, Actin, CD34。免疫组化诊断:左肾上极恶性肿瘤, 6 cm × 4.5 cm × 2 cm,考虑为滑膜肉瘤。注:肾脏原发性滑膜肉瘤罕见。本例组织学及免疫组化表现基本符合滑膜肉瘤。本病诊断金标准为分子遗传学检测 SYT-SSX 融合基因及其表达产物。建议进一步检测确诊。

复旦大学附属肿瘤医院:(左肾上极)血管母细胞瘤,肿瘤大小 2.2 cm × 1.9 cm × 1.5 cm。免疫组化(HI11-9458): S100 蛋白 +,NSE+,CD99+,HMB45-,CD31 血管 +。

第六节　误诊病例简介:左肾巨大透明细胞癌伴大片出血退变坏死与肾周脂肪类肿瘤

患者,男,45 岁。左腰部阵发性疼痛伴肉眼血尿 4 天入院。查体:左腰部稍隆起,左上腹可触及一包块,大小约 15 cm × 10 cm,质地中等,表面欠光滑,移动度差。门诊尿常规示"红细胞 3+,尿蛋白 2+"。超声检查:左肾上极可见一稍强回声团块,大小 66 mm × 156 mm,与左肾关系密切,边界不清晰。

手术所见:探查脾脏、肝脏、胰腺、胃、小肠及结肠未见明显肿物,大网膜、肠系膜未见明显肿大淋巴结。游离肾周筋膜,见左肾中上部巨大肿物,大小约 15 cm × 10 cm × 17 cm,表面呈结节状突起,血管网丰富,左肾下极残余肾组织被挤压至下内侧。肿物呈膨胀性生长推压周围脏器,与周围脏器边界尚可,但与结肠系膜有部分粘连。

病理检查:左肾巨大透明细胞癌伴大片出血退变坏死;肾盂被肿瘤挤压变小,肾盂内见癌组织脱离栓塞。残余的肾肿胀,间质淋巴细胞浸润,近曲小管浊肿。输尿管切端阴性。送检的输尿管和肾蒂旁淋巴结均未见转移。左肾上腺无特殊。病理诊断:左肾巨大透明细胞癌伴大片出血退变坏死。

误诊分析:本例病变的定位,位于胰腺后下方,累及左肾中上极,考虑为腹膜后病变。之所以术前误诊为肾周脂肪类肿瘤,原因是病变主要向外上生长,将胰尾、脾脏向上推移,未注意到实际上它是以侵犯肾外侧中上极皮质为主,而非推压。术后回顾性对病变影像特征进行分析:CT 平扫密度不均,可见多发低密度囊变影,病灶边缘可见散在点状钙化影,无明显脂肪密度,增强后动脉期逐渐强化,平衡期明显不均匀强化,静脉期强化程度逐渐减低,其内液化坏死部分始终未见明显强化,提示血管网丰富且不成熟,病变生长迅速,提示为恶性肿瘤,肾癌可能性大。MRI 示双回波序列反相位示病变信号无明显降低,提示无明显脂肪成分,平扫时信号不均匀,其内可见更低信号坏死区,及散在高信号影,考虑伴有出血,动脉期可见轻度强化,平衡期强化明显,静脉区强化程度减低,其内可见无明显强化液化坏死区,强化方式与 CT 一致,提示病变血管丰富且不成熟,且无明显脂肪成分,考虑恶性肿瘤,肾癌可能性大。

误诊分析后的体会:首先必须定位准确,再结合多平面成像,多种影像技术综合评估定位病灶来源,再根据影像特征,有无脂肪成分,有无强化,强化特征,周围有无其他组织侵犯及远处有无转移再来定性为良性或恶性。

影像资料见图 4-2-3。

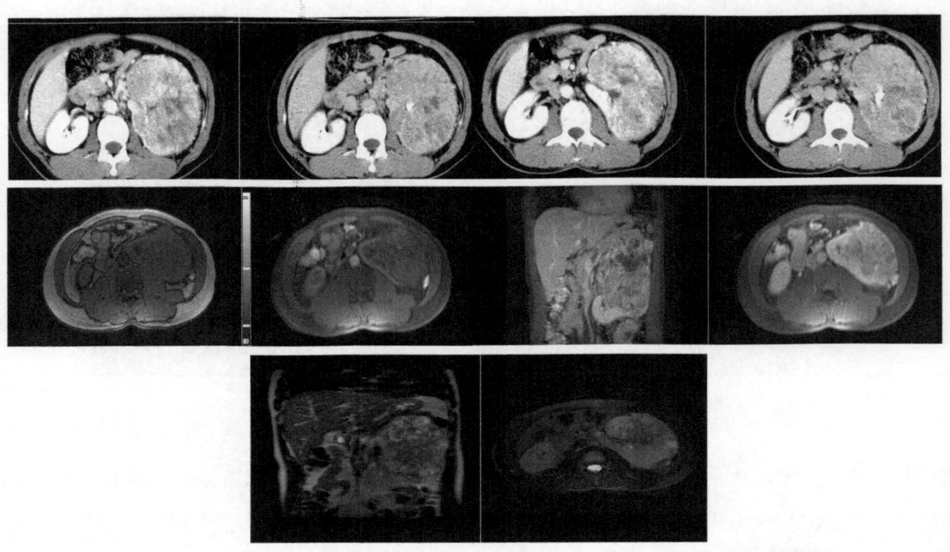

图 4-2-3　左肾巨大透明细胞癌体大片出血退变坏死与肾周脂肪类肿瘤

表 4-2-1　2016 版与 2004 版肾肿瘤分类对比

2016 版分类	2004 版分类
肾细胞肿瘤	**肾细胞肿瘤**
遗传性平滑肌瘤病和肾细胞癌相关性肾细胞癌	—
琥珀酸脱氢酶缺陷性肾细胞癌	—
管状囊性肾细胞癌	—
获得性囊性疾病相关性肾细胞癌	—
透明细胞乳头状肾细胞癌	—
低度恶性潜能的多房囊性肾肿瘤	多房性透明细胞肾细胞癌
集合管癌	Bellini 集合管癌
MiT 家族异位性肾细胞癌	Xpll 基因异位性肾癌
—	肾母细胞瘤相关性癌
主要发生于儿童的肾母细胞及囊性肿瘤	**肾母细胞肿瘤**
肾母细胞瘤	肾母细胞瘤
囊性部分分化的肾母细胞瘤	囊性部分分化的肾母细胞瘤
儿童囊性肾瘤	—
主要发生于成人的间叶肿瘤	**主要发生于成人的间叶肿瘤**
平滑肌肉瘤	平滑肌肉瘤（包括肾静脉）
血管平滑肌脂肪瘤	血管平滑肌脂肪瘤
上皮样血管平滑肌脂肪瘤	上皮样血管平滑肌脂肪瘤
血管母细胞瘤	—
滑膜肉瘤	—
尤文肉瘤	—
—	血管外皮细胞瘤
—	恶性纤维组织细胞瘤
混合性上皮和间质性肿瘤	**混合性间质和上皮性肿瘤**
—	滑膜肉瘤
神经内分泌肿瘤	**神经内分泌肿瘤**
分化良好的神经内分泌肿瘤	类癌
大细胞神经内分泌癌	神经内分泌癌
小细胞神经内分泌癌	
—	原始神经外胚层肿瘤
—	神经母细胞瘤
杂类肿瘤	**造血和淋巴组织肿瘤**
	淋巴瘤
肾造血细胞肿瘤	白血病
	浆细胞瘤
生殖细胞瘤	**生殖细胞肿瘤**
—	畸胎瘤
—	绒毛膜癌

"—"代表两版分类中对应的新加入或删除的病种，空格代表拆分前或统称后的病种

第七节　WHO(2016)肾肿瘤分类简介

2016年WHO出版了第4版泌尿生殖系统肿瘤分类,基于病理学、流行病学及遗传学的新认识,对2004年的第3版WHO分类做了很多重要修订,这些修正意见于2015年在瑞士苏黎世召开的WHO专家共识会议中通过。

一、总体变化

WHO(2016)肾肿瘤分类删除了2004版中的造血和淋巴组织肿瘤,将生殖细胞肿瘤降级并归类至杂类肿瘤中,由旧版的9大类变为新版的8大类。其中肾细胞肿瘤由旧版的12个亚类增加至新版的16个亚类,删除了肾母细胞瘤相关性癌,增加了5种新的亚类。肾母细胞肿瘤更名为主要发生于儿童的肾母细胞和囊性肿瘤,由旧版的2个亚类增加至新版的4个亚类,将旧版中肾母细胞瘤名下的囊性部分分化的肾母细胞瘤列为并列的亚类,增加了儿童囊性肾瘤这一亚类。

主要发生于成人的间叶肿瘤由旧版的14个亚类增加至新版的16个亚类,删除了恶性纤维组织细胞瘤、血管外皮细胞瘤,增加了尤文肉瘤、上皮样血管平滑肌脂肪瘤、血管母细胞瘤,滑膜肉瘤由旧版的混合性间质和上皮性肿瘤类别中归类为新版的主要发生于成人的间叶肿瘤类别中。神经内分泌肿瘤由旧版的5个亚类精简为4个亚类,类癌更名为分化良好的神经内分泌肿瘤,将神经内分泌癌亚类分为大细胞和小细胞神经内分泌癌两个亚类,删除了原始神经外胚层肿瘤、神经母细胞瘤。具体内容见表4-2-1。

二、肾细胞肿瘤新增种类

1. 遗传性平滑肌瘤病和肾细胞癌相关性肾细胞癌　本病最早由Kiuru等(2001)报道,是一种常染色体显性遗传病,基因组学显示延胡索酸水合酶突变。好发于年轻女性,病人易发生皮肤平滑肌瘤、多发性和早发性的子宫肌瘤以及早期发生的肾脏肿瘤。肾肿瘤多为单侧单发病灶,镜下呈乳头状结构,具有丰富的嗜酸性胞质,核大、核仁明显。临床上这类肿瘤具有早期广泛转移倾向,即使小的肿瘤也可发生转移,预后较差。WHO(2004)分类中作为2型乳头状肾细胞癌的遗传性亚型。CT表现为实性或囊性肿块,强化多不均匀,皮质期病灶强化程度低于正常肾皮质,实性病灶直径多数≥1 cm,且强化后CT值大于20 HU。由于病灶可能为等回声,超声不作为肿瘤筛查的首选方法。

2. 琥珀酸脱氢酶缺陷性肾细胞癌　本病因琥珀酸脱氢酶的亚单位B缺陷导致,有该变异的病人容易发生副神经节瘤和胃肠道间质瘤。主要发生于青年人,多数病人存在琥珀酸脱氢酶基因突变。肿瘤大体多为实性病变,镜下由空泡状嗜酸性细胞或透明细胞组成,有时可见絮状包涵体,免疫组化提示肿瘤新生区域琥珀酸脱氢酶亚单位B表达缺失。本病大多数预后良好,如果出现肉瘤样分化和坏死,提示预后不良。此类肿瘤尚未见相关影像表现的研究报道。

3. 管状囊性肾细胞癌　本病多为散发病例,中老年男性多见。肿瘤复发及转移发生率较低。病理学表现呈多囊性,切面呈海绵状,镜下囊壁内衬单层立方上皮,可见鞋钉样表现。细胞核大,胞浆嗜酸性。需与囊性嗜酸细胞瘤鉴别,后者至少有局灶性实性成分,伴有松散的间质及肿瘤细胞区域,核分裂少见,缺乏坏死;而前者缺乏实性成分,存在更加致密的纤维间质成分,伴有核分裂及局灶性坏死;此外,本病免疫组化标志物CD117几乎为阴性,后者为强阳性。

超声多表现为强回声多囊性病灶,病灶后方回声增强,彩色多普勒不能探及肿瘤血管,对比增强可见细小分隔轻度强化。CT可表现为囊性、实性或囊实性,囊性病灶可以没有分隔,对比增强多为轻度强化,CT值增加常小于10 HU。MRI可以较好地区分囊性或实性病灶,多数表现为囊性病灶,对比增强成像可以更好地显示囊壁及分隔。

4. 获得性囊性疾病相关性肾细胞癌　本病发生于终末期肾病和获得性囊性肾病(ACKD)病人,长期透析的男性获得性囊性肾病病人更易出现。无先天性肾囊性病变的终末期肾病病人双肾各出现≥3个囊性病灶,定义为获得性囊性肾病。组织学上可表现为筛网状或微囊状结构，胞浆呈嗜酸性或透明状，核仁明显，常见草酸盐结晶沉积，CK7 表达阴性，多数病人无症状。组织学类型可以是透明细胞、乳头状细胞和嫌色细胞癌，其中乳头状细胞癌是最常见的类型。CT 和 MRI 表现为明显的双肾萎缩并伴有多发囊肿，当有一个或多个不均匀强化实性病灶出现时提示恶性肿瘤，可以发生于囊肿内或囊肿外。推荐采用超声对获得性囊性肾病病人随访。

5. 透明细胞乳头状肾细胞癌　透明细胞乳头状肾细胞癌，又称透明细胞管状乳头状肾细胞癌，由低级别透明细胞排列成小管和乳头组成，约占肾肿瘤的 5%，偶见于终末期肾病和 von Hippel-Lindau（VHL）综合征病人。该类肿瘤具有惰性行为，中老年男性多见。该类肿瘤以前也称为肾血管腺瘤样肿瘤，肿瘤细胞特征性表达 CK7 和 CA Ⅸ，且 a 甲酰基辅酶 A 消旋酶表达阴性，CD10 阴性，或仅有局灶性表达。镜下显示不同程度的管状乳头状、管状腺泡状和囊性结构，特征性线状分布的细胞核。病灶影像表现多为实性，边界多不清楚，CT 平扫可呈略低、等或略高密度，密度多低于乳头状肾细胞癌，但与透明细胞癌密度无明显差别；MRI 上常可见 T_2WI 呈高信号，对比增强表现为不均匀性轻度强化，有些区域无强化。

三、有重要变化的肾脏肿瘤

1. 多房性透明细胞肾细胞癌　新版 WHO 分类将其更名为低度恶性潜能的多房囊性肾肿瘤。这类肿瘤系完全由低级别瘤细胞组成的多房囊性病变，囊壁内衬单层富含透明胞质的肿瘤细胞，间隔至多含透明细胞簇，而无膨胀性生长。文献报道无复发和转移。CT 及 MRI 上病灶常为 3~4 cm 大小，多房囊性病灶周围有纤维包膜，间隔多厚薄不均，囊液如果伴有血性成分则其密度 / 信号多不均匀，囊壁和间隔强化不会出现强化的实性成分，可有钙化。

2. 乳头状肾细胞癌　通常分为 2 个亚型，近年分子水平研究提示 2 个亚型乳头状肾细胞癌的分子学基础不同，其中肿瘤细胞内含有嗜酸性胞浆和嗜酸细胞腺瘤样低级别胞核的称为嗜酸细胞乳头状肾细胞癌，并将这类肿瘤定义为 2 型乳头状肾细胞癌。两型肿瘤均常发生于中年男性，临床多无症状。CT 表现为 1 型密度常较均匀，2 型体积常较 1 型大，边界更加不清楚，两型钙化均少见。MR 上 T_2WI 及强化信号更加不均匀，ADC 值、T_2 值和强化程度高于 1 型，皮质期强化低于正常肾皮质。

3. 乳头状腺瘤　本病成年人多见，多为偶然发现，WHO（2016）分类定义为无包膜的肿瘤伴有乳头状或管状结构，低核分级，直径小于 1.5 cm 的病灶，而在 2015 年前定义直径小于 5 mm 的病灶，新版分类强调细针抽吸活检诊断乳头状腺瘤要十分慎重。

现今主张肾供体内小于 5 mm 的乳头状腺瘤不作为肾移植的禁忌证。彩色多普勒常无肿瘤内血管，CT 上常见中央区或边缘区域钙化，病灶边界清楚，呈轻度强化。

4. 混合性上皮和间质性肿瘤　本病包含一系列囊性为主（如成人肾瘤）或实性为主的肿瘤，以往成人和儿童的囊性肾瘤作为独立的亚型，而现今 WHO 肾肿瘤分类推荐统一使用混合性上皮和间质性肿瘤。由于与成人囊性肾瘤不同，儿童囊性肾瘤存在 DICER1 基因变异，因此新版 WHO 分类将儿童囊性肾瘤归类至主要发生于儿童的肾母细胞和囊性肿瘤。本病主要发生于女性，尤其是围绝经期妇女，生物学行为多为良性，术后复发者少见。CT 表现为边界清楚的囊实性病灶，囊腔小而多，病灶可以疝入肾窦内，实性部分和间隔轻中度持续性强化。MRI 表现为实性部分 T_1WI 呈高信号，T_2WI 呈低信号并可见强化，囊性部分 T_1WI 低信号，T_2WI 高信号。

5. 类癌　WHO 肾肿瘤分类推荐将肾脏类癌更名为分化良好的神经内分泌肿瘤，与小细胞神经内分泌癌、大细胞神经内分泌癌及嗜铬细胞瘤并列于肾脏内分泌肿瘤组中。主要见于胃肠道，罕见发生于肾脏，多数肾脏类癌预后较差，肿瘤切除后复发转移概率较大。病理表现为松散的间质背景下的条带状结构，伴有实性细胞巢和腺样结构。类癌超声多表现为强回声肿块伴有不完全低回声或无回声的薄环或声晕，可伴有中央或周围区域钙化，中央区域低回声提示坏死；CT 表现密度不均匀，轻度强化，肿块可表现为实性或伴有钙化的囊实性病灶；血管造影提示病变为乏血供肿瘤。

6. 其他　新版 WHO 分类中小眼畸形转录因子（MiT）家族异位性肾细胞癌中除包含旧版中的 Xp11 异位性相关性肾癌外，还加入了 t（6；11）异位相关性肾细胞癌，异位基因分别是 TFE3 和 TFEB。这两者都是 MiT 家族的重要成员，能够调节黑色素细胞和破骨细胞的分化，TFEB 异位基因的发生率明显少于前者。

四、暂定的或性质不明的肾脏肿瘤

旧版 WHO 分类中包含神经母细胞瘤病人中发生的肾细胞癌,现在认为这类肿瘤中有些是 MiT 家族异位性肾细胞癌,因此新版 WHO 分类中暂定将其移除。甲状腺样滤泡状肾细胞癌曾有文献报道,这类肿瘤多为散发病例。间变性淋巴瘤激酶(ALK)基因重排相关性肾细胞癌,文献报道不足 10 例,其中有些是以肾髓质为基础的肿瘤。血管平滑肌瘤相关性肾细胞癌,目前仍不确定肾脏血管性腺肌瘤代表透明细胞肾细胞癌变异型还是透明细胞乳头状肾细胞癌。这些肿瘤多是偶发、少见病例,其形态学、免疫组化及分子学方面有待进一步研究。

第三章　恶性肾肿瘤

第一节　小　肾　癌

肾细胞癌是肾脏最常见的恶性肿瘤，占全身恶性肿瘤的2%~3%，以45~50岁以上的人群发病率为高，男性为女性的1.5~2倍。美国的医药统计资料显示，每年新发现的肾癌患者在30 000人左右，而每年死于肾癌的病人约在12 000人。

我国上海的一组人群调查数据表明，男性发病率约为1.6/10万，女性约为1.1/10万。到目前为止，手术切除仍然是肾癌治疗的唯一有效方法。随着超声、CT、MRI体层影像的发展，肾癌的影像学诊断进步很快，约50%的肾癌病人被偶然发现，其中超过20%的病人为早期，这使得临床分期的准确性大大提高，手术方式也有了改进，包括保留肾上腺的肾脏全切除术、肾脏部分切除术以及通过腹腔镜的肾脏切除术被广泛开展。由于肿瘤的早期发现对病人的预后有很大关系，在影像学检查上面临着两大挑战：即鉴别良、恶性和准确分期。

小肾脏肿瘤的概念：通常把直径≤3.0 cm的肿瘤归为小肿瘤，尽管小肿瘤和早期肿瘤并不完全是一个等同概念，但其大多数属于Robson分期中的Ⅰ、Ⅱ期。根据手术切除的大组肾癌病例，淋巴结和脏器的转移在直径≤3.0 cm的肿瘤病人中仅占2.6%，而在直径3~5 cm和直径超过5 cm的两组病人中，同样的转移发生率分别为15.4%和78.6%，足见对小肿瘤的早期诊断意义重大。小肾癌是指直径小于3 cm的肿瘤。肾细胞癌是成人最为多见的肾实质肿瘤，约占75%，早期无典型症状，发现时多数已属晚期，预后较差。以往泌尿外科手术直径3 cm以内的小肿瘤仅占1%~5%，手术后5年生存率仅68%。超声、CT和MRI已广泛用于临床，小肾癌的检出率是以前的5倍，及早发现小肾癌能明显改善其预后。因为病灶小，常规扫描极易漏检，鉴别诊断也有一定困难，因此应探索检查方法和技术，以期提高小病灶的检出和定性能力。

Robson分期：对肿瘤的临床分期采用Robson分期。Ⅰ期：肿瘤局限于肾实质内；Ⅱ期：肿瘤延伸至肾旁间隙，但局限在肾筋膜内；Ⅲ期：肿瘤侵犯肾静脉或有局部淋巴结转移；Ⅳ期：肿瘤侵犯邻近器官（肾上腺除外）或远处转移。

1. 检查方法　小肾癌的检出率与病灶大小有直接关系，病灶越小检出率越低。螺旋CT和MSCT技术的应用大大提高了小肾癌的检出率。技术的优点是：①一次屏气全肾扫描，无遗漏、无重复的扫描；②速度快，可在不同时期进行全程扫描；③三维采集数据有利于进行各种后处理。肾脏螺旋CT动态增强技术：包括团注对比剂，三期时相，薄层，连续扫描。

注意以下几点：①在可疑病灶区薄层扫描是重要的；②增强扫描，于不同时相重复扫描，特别注意增强后实质期和延迟时相；③在平扫和增强后实质期中，任何肾肿块都要测CT值。

MSCT可展示细微的影像学征象：①小的囊性病变，MSCT可示分隔、壁结节及增强的特征；②小的肾肿块性病变，MSCT可测出含脂肪甚少的负性CT值区域，有助肾错构瘤的诊断和鉴别诊断。应注意的是：也有极少见的情况是肾细胞癌也含有极少的脂肪，是由于肿瘤内含有黄骨髓和小梁结构的肿瘤，非上皮基质或骨样化生的结果。直径小于1 cm的肾错构瘤或含脂肪少的肾错构瘤，可因扫描层厚未能测出-40 HU以下的CT值，即时减薄扫描很重要。CT扫描为首选方法，螺旋CT的优势在于能够减少部分容积效应所造成的的伪影和假象，减少呼吸运动引起的层面丢失，得到最佳的对比剂增强扫描时相以及更好的分辨率和扫描速度。平扫常作为基础对照;动脉期(皮髓期)扫描,在注入对比剂后25~40 s,用于观察血管,发现高供血的病灶;实质期(肾影期)扫描,在注入对比剂后80~180 s,此期应是肾癌显示最佳期;延迟期(排泄期)扫描,在注入对比剂后超过180 s,有助于显示肾盂内及中心部的肿瘤。由于较多的小肿瘤位于肾脏皮质部,而动脉期扫描肾皮质强化易掩盖小肿瘤,因此至少两期扫描是必须的。

小肾癌一般为富血供,血流量大且血液流率快,注入对比剂后极短时间内癌灶中对比剂可达到甚至高于正常肾皮质强化程度。由于流率快,含对比剂的血液通过癌灶循环时间短,表现为强化迅速减低。因此其强化方式为"快进快退"型,有助于富血供小肾癌的定性诊断。

少数病例早期强化不明显,除了与肿瘤本身少血供或坏死、囊变有关外,还可能与扫描时期、注入对比剂的剂量和流率有关。一组11例皮质期癌灶明显强化, CT值升高80~113 HU,实质期癌灶与强化的肾实质相比呈低密度,与文献报道一致。

此外,三维采集数据还有利于进行各种后处理,如多平面重建、最大密度投影、表面遮盖成像等,可以清楚显示癌灶、癌栓范围及与周围脏器和血管的关系,有助于临床医师制订手术计划。普通CT受扫描速度的限制,增强扫描层面多为肾实质期,小肾癌与周围肾实质呈低密度,且小肾癌多有假包膜形成,造成癌肿边缘清楚,不易与其他占位病变鉴别。

MSCT一次屏气可作两侧肾脏薄层容积扫描,无遗漏、无重复,对小肾癌的检出率较超声及CT常规扫描明显提高,使病灶显示更清晰,测得的CT值更准确,并结合平扫及增强扫描的结果对小肾癌的边缘、密度、强化程度做出客观评价。故认为MSCT是检出小肾癌较有优势的手段。

2. 影像学研究 CT检查为首选,诊断小肾癌的敏感率为94%,CT分期准确率为90%。

(1)小肾癌的形态:平扫为等密度或稍低密度于肾实质,边界清楚,多数密度均匀,少数不均匀,边界不清。直径小于1 cm的病灶多为等密度,因此难以检出。

(2)小肾癌的特征:表现于增强CT,有半数以上的肾癌是富血供的,少数为少血供的,无血供的极为罕见。多血供的病灶在增强早期示短暂的,一过性的不均匀性明显强化,密度高于、等于或低于正常强化的肾实质,实质期强化消退,密度低于周围的肾实质。

(3)癌灶起于肾皮质,常发生于皮髓质交界处。特别要注意囊性肾肿块伴有更复杂的征象,包括多于2个间隔,间隔厚,有致密的或不规则的钙化,伴有实性成分或增强后有强化等,都有可能是小肾癌。

小肾癌在CT平扫时通常为等密度或略低于肾实质密度的类圆形肿块,多数位于肾皮质部,可略突出于肾轮廓,边界模糊,约10%可有不定型钙化,内部密度不均匀系出血、坏死所致。一般说仅平扫极易漏诊。

磁共振成像对于评价肾癌的分期是最好的,特别是对于Ⅲ、Ⅳ期的病变。检查要确定较薄的层厚和适当的间距,特别对于小肿瘤,选择适当的层厚和间距非常重要。增强扫描是应当的,须做增强后的动态观察,至少应有动脉期(皮髓期)和实质期(肾影期)扫描。冠状位成像有助于观察与病变血管的关系,同/反相位扫描有助于发现少量的脂质。磁共振T_1WI上通常小肾癌表现为等信号或略低于肾实质信号的病灶,如有出血则可为高信号;T_2WI上则表现为较高信号病灶,其周围常可见到"假包膜征",位于较高信号的肿瘤组织与肾实质之间的低信号影。

增强后扫描,大多数肿瘤不论是CT还是MRI快速动态扫描,在动脉期均表现为有不规则明显强化,但由于大量动静脉分流,肿瘤密度迅速降低而往往在实质期扫描呈略低于肾实质的肿块。肿瘤虽可能有假包膜,但肿物与正常肾实质的移行界线常不锐利,边界清楚或不清楚。肾脏小的肿瘤MRI检查因其较高的组织分辨率受到临床重视,部分研究显示高场强MRI动态增强扫描能明显提高肾癌的检出、定性及分期诊断准确率,亦对手术方式的选择有重要价值。

3.MRI主要表现 小肾癌的MRI主要表现为肾脏局部轮廓异常,病灶信号表现复杂多样,动态增强扫描强化的特点也多样化,强化的程度可以是明显强化、轻度强化或不强化,但病灶假包膜的形成及其有较高显示率,对于提高小肾癌的诊断正确率及鉴别诊断具有一定的临床意义。根据肾癌的组织结构将其分为实性、乳头型、小管型和囊性。非乳头型肾癌多为T_1中、低信号,T_2高信号。而乳头型则相反,T_2均为低信号。MRI对鉴别囊性肿瘤内的出血较CT、超声更有优势。呼吸运动可造成图像伪影,影响对小肾癌的清楚显示，在横轴面扫描时采用 T_1WI 屏气扫描、呼吸触发 T_2WI（脂肪抑制）可有效地减少呼吸伪影。而于横轴面 FSPGR 屏气扫描时，常可见主动脉搏动造成的相位编码方向（前后方向）伪影，因伪影与主动脉有一定距离，且双肾位于主动脉的两旁，一般对小肾癌的显示影响不大。

假包膜：对于肾肿瘤，MRI 在显示假包膜、显示病灶内部的组织特性等方面有优势，评价肾周及血管受累效果较好。一般说来 MRI 分期正确性为 80%~82%，CT 为 67%~72%，MRI 术前分期优于 CT。但难以区分Ⅰ、Ⅱ期肾癌，特别是当肿瘤侵犯出肾包膜外很小范围，仅显微镜下才能发现时，MRI 无法显示。同时当肾周有炎性团块、瘢痕粘连时，也不易与肿瘤浸润相鉴别。对于显示肾静脉和下腔静脉的瘤栓，是最好的无创性方法，可以提供和静脉造影同样的信息。

从研究的结果看，MRI 对于肾癌分期的优势主要表现在对假包膜和静脉内瘤栓的显示，总的分期准确率为 80.95%（17/21）。肿瘤周围的假包膜是肾癌膨胀性生长、压迫周围肾实质而发生纤维化形成的，多见于恶性程度较低的肿瘤早期。该研究中 MRI（与病检对比）对假包膜的显示率达 88.89%（16/18），相对于 T_1WI 以 T_2WI 对假包膜的显示最佳（14/18），增强扫描也可以较好显示假包膜（8/9）。文献报告 MRI 的 T_2WI 对假包膜的显示与病理对照的敏感性为 68%，特异性可达 91%，明显优于 CT。

4. 鉴别诊断

（1）肾腺瘤：肾腺瘤常见于 30 岁以上患者，随年龄增高其发病率亦增高，女性约为男性的 3 倍，资料显示占尸检的 7%~22%，为一个或多个包膜下肿瘤，直径多≤ 1 cm，主要有嗜酸细胞合并乳头或曲管生长。长期肾透析病人发生肾腺瘤的比例较高。

过去认为不大于 3 cm 肾腺瘤为“良性”，而大于 3 cm 直径为“恶性”，现在则认为如鉴别癌或腺瘤需用组织学、组织化学或电子显微镜，多数情况下应把腺瘤作为一种潜在恶性的肿瘤来对待。CT 可见肾腺瘤为边界清晰的实性肿瘤，中央可为低密度、带有网格的囊状变化，甚至有细钙点，曲管腺瘤在对比增强后明显增强。MRI 在 T_1WI 显示肿物为略低信号，T_2WI 为略高信号，增强扫描毛细血管期呈弥散增强。

（2）小肾血管平滑肌脂肪瘤：肾血管平滑肌脂肪瘤为良性肿瘤中最常见的，是一不具备包膜的肿瘤样肿块，为成熟特异细胞组织的错构，其肾肿块内可见平滑肌、脂肪、血管组织，发病率为 3% 左右。血管平滑肌脂肪瘤在出生时就已发生，因此也常称为错构瘤，在儿童及青少年时继续生长。小肿瘤一般无临床症状，大者引起肿块压迫邻近器宫而有症状。

肾血管平滑肌脂肪瘤有两种临床类型，孤立型占 80%~85%，合并结节硬化症的占 15%~20%。此种生长缓慢的肿瘤不需手术，女比男为 4:1。

影像学检查以发现脂肪密度最为重要，尤其在平扫时。CT 典型表现为境界清楚的、位于皮质内有脂肪密度的肿块，其肌肉及血管成分表现为与肾实质密度类似的阴影，结构可呈细网格状。肿瘤中央因出血可能有密度增高。对比增强后，因有软组织引起密度增强，但脂肪成分不增强。MRI 在 T_1WI 上可见脂肪高信号，用脂肪抑制技术可发现典型肿瘤内脂肪影像衰减，而平滑肌和血管成分则多为等信号。

大约 5% 的肾血管平滑肌脂肪瘤，CT 扫描看不到脂肪，与小肾癌鉴别较难；即使在 MRI 上，对于少数以肌肉血管成分为主的肿瘤，也难于和肾细胞癌鉴别。根据我们自己的经验，由于缺少脂肪，此时肾血管平滑肌脂肪瘤的强化往往表现为比较均匀，实质期扫描时，肿块呈均一的、近似由点阵样较高密度组成。

需与小肾癌鉴别的主要是肾血管平滑肌脂肪瘤。平扫显示脂肪密度，对肾血管平滑肌脂肪瘤具有诊断价值。对小病灶可以采取薄层扫描，分析 CT 重建图像中原始数据组成的矩阵中的 CT 值组成，确定病灶中含有的少量脂肪成分；增强扫描时，血管组织明显强化，平滑肌组织轻度强化，脂肪组织无强化，病灶呈不均匀密度，有利于对肾血管平滑肌脂肪瘤的诊断。

（3）嗜酸颗粒细胞瘤：是一种少见的良性肿瘤，瘤由肾皮质近曲小管上皮发生，故此瘤多位于靠近肾包膜的皮质部。此瘤有一较完整的包膜，为邻近的肾实质组织受挤压而成，颇类似肾细胞癌的假包膜，瘤与邻近肾组织之间常有较清楚的分界。该瘤的组织学为均匀的、大嗜伊红细胞颗粒状胞浆和多边形细胞，占尸检所见肾肿瘤的 1%~14%。肉眼为光滑、圆形肿瘤，中央常有瘢痕。此肿瘤病人最多见于 70 岁左右。实性肾肿块，影像学检查见肿瘤多位于肾皮层部，使肾轮廓局部微微隆起，外形光滑整齐,多数可见完整的包膜,使瘤与正常肾实质有一清楚的分界。CT 平扫时,此瘤表现为一较高密度或等密度的病灶,密度较均匀,只在中心瘢痕处呈现星形的低密度影,为缺血所致。此瘤的特点为瘤内无坏死及出血区。

增强扫描时,瘤内中等程度均匀增强,与正常肾实质相比则相对低密度,但境界清楚,外形整齐,无坏死、出血等异常密度变化。

肿瘤本身在 MRI 为长 T_1、长 T_2 信号,故 T_1WI 为低信号或稍低信号, T_2WI 上为较高的实质信号。中心瘢痕一般在 T_1 及 T_2 加权像上均为低信号,代表纤维化、硬化或钙化的瘢痕组织,只有新形成的瘢痕仍含较多的水成分,则加权像上为较高信号。

(4)黄色肉芽肿性肾盂肾炎:黄色肉芽肿肾盂肾炎是慢性破坏性肉芽肿性肾炎性疾病,主要发病因素为慢性梗阻合并细菌感染。病理上见于进行性破坏的肾皮髓质交界部被含脂的黄色软组织所替代,多数为弥漫性,但也可发生于有梗阻的肾盏区或重复肾上极的局灶性病变,此时应注意与肾癌鉴别。CT 为诊断黄色肉芽肿肾盂肾炎的最佳选择。

弥散性黄色肉芽肿肾盂肾炎表现为肾增大,肾形态仍存,肾盂 79% 有结石, 50% 肾窦脂肪为纤维组织代替,出现含有坏死脂肪的脓肿形成。静脉对比增强后,低密度区边缘由于炎症或压缩的正常肾实质形成强增强环。

局灶黄色肉芽肿肾盂肾炎罕见,病灶所见类似弥散性,但局限于肾的一部,在有结石阻塞的肾盏旁出现含水密度占位病变或为无脂肪密度的肿物。

一些学者认为当 CT 扫描肾实质低密度结节内出现钙化时,可以做出肾脏恶性肿瘤的诊断,一旦发现中央钙化应高度怀疑肾脏恶性肿瘤的可能性。

另外,小肾癌还应与单纯性小囊肿、肾脏先天变异鉴别。单纯性小囊肿螺旋 CT 扫描,当层厚小于肿块直径的一半,常能显示水样密度特征;高密度囊肿增强前后比较,其 CT 值无变化,即无强化特征,不难鉴别。

肾脏先天变异肾实质表面分叶或肾柱异常肥大,MSCT 平扫表现与肾肿瘤相似,MSCT 增强扫描强化程度与正常肾实质相同,容易鉴别。

此外,小肾癌在平扫时大多密度均匀,呈等密度或略低密度,极少数病灶有坏死囊变而呈不均匀低密度,个别呈高密度,出现假阴性或假“驼峰肾”改变,而皮质期扫描增加了小肾癌皮质期强化表现,显示了正常肾及其病变的动态增强过程,为诊断提供了一个重要的参考依据,故可避免上述假象出现。

总之, MSCT 三期扫描在小肾癌的诊断中有明显优势,肾皮质期、实质期能显示小肾癌“快进快退”的强化方式有助于小肾癌的定性诊断。肾盂期则可清晰显示癌灶境界以及邻近肾盂或肾盏受压情况,对指导外科制定手术方案有帮助。

此外,MSCT 扫描速度快,可减少因呼吸运动而产生的伪影,避免漏诊小病灶。

第二节 误诊病例简介:肾积水肾结石与肾集合管癌

详见本书 本卷 本篇第十五章第二节 误诊病例简介:肾积水肾结石与肾集合管癌。

第三节 右肾透明细胞性肾癌病例

患者,男,51 岁。B 超发现右肾实性包块 1 周。

本例 CT 表现特点:肿块大,占位效应明显,血供丰富,有大血管供血,肿块包膜明显强化但强化不均匀,肿块中间未见明显强化(图 4-3-1)。

病理诊断:肾透明细胞癌浸润性生长。

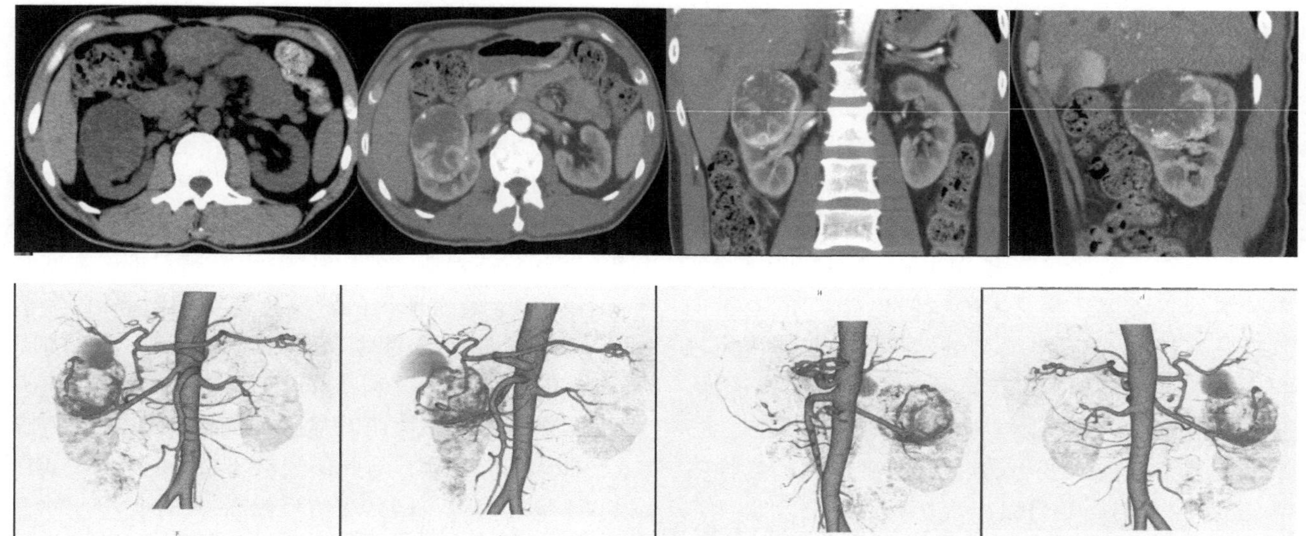

图 4-3-1　右肾透明细胞性肾癌

第四节　肾集合管癌误诊为淋巴瘤

肾集合管癌（CDC）是一种少见的起源于集合管的高度恶性上皮细胞性肿瘤，又称 Bellini 管癌，占肾脏恶性肿瘤 1%~2%，影像学极易与其他肾脏恶性肿瘤混淆。

WHO（2016）肾脏肿瘤分类中，其诊断标准包括：病变累及肾髓质；明显的小管样形态；间质促结缔组织增生；高级别细胞学特征；浸润性生长；无伴随其他类型的肾细胞癌或尿路上皮癌。6~80 岁均可发病，中位年龄 50 岁，男多于女，男: 女为 2.3:1。

临床表现无特异性，血尿是其最常见的症状，其次是疼痛和体重减轻，肿瘤较大时可触及腹部包块和肾区肿物，单侧发病为主且以右侧多见。血尿、腰部疼痛和季肋部包块是肾癌的典型三联征，出现典型三联征一般已是晚期。

肾集合管癌生物学行为恶性程度极高，短期内常发生肾脏及周边浸润，易于淋巴及血行转移，发现时大多已属晚期，病情发展迅速，预后差，2/3 患者于诊断后两年内死亡。

肾集合管癌起源于肾脏髓质的 Bellini 集合管，向周围浸润生长，常累及周边皮质及肾盂，根据肿瘤浸润的程度，将肾集合管癌分为单纯髓质型、皮质 - 髓质型和皮质 - 髓质 - 肾盂型。临床以皮质 - 髓质 - 肾盂型最为常见，与肿瘤的恶性程度有关。

肿瘤一般无明确边界，但肾脏轮廓可无改变，偶有向皮质外生长病例。肿瘤的影像学表现不一，肿瘤内的瘤细胞、黏液成分、结缔组织以及瘤内出血、坏死的多少及程度决定了肿瘤的密度及信号，坏死、出血常见，而钙化少见。

在 CT 上，肿瘤常呈等密度及稍高密度；少部分肿瘤呈低密度，被认为是由于肿瘤侵犯引起集合管的分泌和阻塞，导致液性成分的聚集所致，或因肿瘤内部出现了坏死。

在 MRI，T_1WI、T_2WI 以等信号或稍低信号、稍高信号多见，DWI 信号偏高，瘤内成分不同导致 MRI 信号多变，如黏液组织表现为 T_1WI 偏高信号而 T_2WI 信号偏低；出血表现为 T_1WI、T_2WI 均为高信号；瘤细胞和结缔组织可导致 DWI 信号增高，而坏死在 DWI 上则呈低信号等，需仔细分析瘤内信号的变化来推测肿瘤的组织成分。

测量 ADC 值有助于区分肿瘤的良、恶性。由于肿瘤内的间质纤维结缔组织增生明显，所以增强扫描肿瘤会呈现不同程度的延迟强化，但强化程度仍明显低于正常肾实质。肾集合管癌常早期即发生腹膜后淋巴结及血行转移。

肾集合管癌需要与肾脏其他肿瘤相鉴别，尤其是与肾脏髓质癌相鉴别，两者在临床、影像甚至病理上均存在较多相似之处，但后者好发于年轻人，男性更多（男: 女为 10:1），以非洲裔为主，都有血红蛋白的异常;肾集合管癌还要与肾脏一些炎性病变鉴别。目前肾集合管癌诊断仍以病理为唯一金标准,早发现、早诊断、早手术是延长患者生存期限的唯一办法。

对于肾脏病变尤其是肿瘤性病变而言,影像诊断的首要原则是判断肿瘤起源于肾实质还是肾盂,是良性肿瘤还是恶性肿瘤,恶性肿瘤要判断是肾实质肿瘤侵犯肾盂还是肾盂肿瘤侵犯肾实质,是否向包膜外生长,是否有淋巴结的转移以及静脉内癌栓的出现等,这些特征决定了后续治疗方案的选择。这也是精准医学对影像学提出的要求。

肾脏占位的病变可分为实质性占位和囊性占位,实质性占位病变可以出现坏死、囊变,而囊性占位可以因出血等导致内容物的变化而类似实质性占位,如复杂囊肿在CT平扫上往往类似实质性占位。MRI具有多序列、多参数扫描的特点,对于区分肿瘤的性质具有更多的优势。增强扫描有助于区分囊实性占位,有助于发现实质性肿瘤中的囊变、囊性肿瘤中的实质成分,更重要的是有助于判断病变的血供以及血流情况,不但对定性诊断非常重要,而且有助于判断肿瘤与血管的关系,有助于区分淋巴结与小血管,对肿瘤的分期而言也很必要。

对于肾脏肿瘤而言,定位主要是判断肿瘤与肾实质、肾脏集合管系统的关系。肾实质起源的肿瘤最常见的是肾癌和肾脏血管平滑肌脂肪瘤,少见的有肾淋巴瘤、嗜酸细胞腺瘤、肾间质肿瘤、转移瘤等;肾脏集合管系统起源的肿瘤最常见的是肾盂癌。肾癌中以透明细胞癌最多见,而肾盂癌中以移行细胞癌最常见。此例位于肾实质内,肾盂表现为受压推移,肿瘤较小,所以边界相对清晰。

对于肿瘤性病变的性质判断主要基于肿瘤本身的表现,包括肿瘤的形态,瘤内是否有出血、囊变、坏死或钙化等,强化的形式、与周围结构的关系以及是否有淋巴结转移、血管累及等。

肾实质起源的良性肿瘤最常见的是血管平滑肌脂肪瘤,特点是肿瘤内含有脂肪,且瘤内的血管和平滑肌成分有明显强化,此例肿瘤内没有脂肪,且强化不明显,即便没有淋巴结转移也不用考虑。

有作者报告一例,由于该例已出现了腹膜后淋巴结转移,首先考虑恶性肿瘤,而肾癌则是最常见的恶性肿瘤。通常所说的肾癌指透明细胞癌,发生于肾实质,可伴有囊变、坏死和出血等表现,容易向周围侵犯,淋巴结转移和肾静脉癌栓也并不少见,但透明细胞癌具有动脉期明显强化而静脉期消退的特点,即“快进快出”,与此例显然不符合;此例T_1WI、T_2WI呈等信号,且DWI信号偏高,具有实质性肿瘤的信号特点,但强化不明显,表明肿瘤为乏血供的实质性肿瘤, PET/CT表现为明显的异常浓聚且SUV值很高,表明为恶性肿瘤;腹膜后淋巴结具有与肾脏原发灶类似的特点,但中央DWI信号降低且有环形强化的表现,表明肿瘤已经出现了转移,且肿瘤较大时易出现微囊变或坏死。

术前首先考虑淋巴瘤主要基于肿瘤为实质性恶性肿瘤且DWI信号高、腹膜后淋巴结为多发肿大且超过肾脏病灶,同时淋巴瘤在肾脏表现为相对低强化、PET/CT具有异常凝聚且吸收值高的特点。唯一不符合的是此例强化程度不够且中央有微囊变或坏死。术后病理证实为肾脏集合管癌,完全可以解释所有的影像学表现,而在肾脏肿瘤中,具有这样特点的肿瘤,只有集合管癌最符合。

总之,肾脏集合管癌虽属少见病,但却具有典型的影像学表现,肿瘤位于肾实质内,质地中等,边界不清,呈现相对低强化,容易侵犯周围结构,早期出现淋巴结转移且转移瘤与原发灶具有类似表现等特点有助于得出正确的定性诊断。

第五节 右肾上极透明细胞癌(Fuhrman核分级2级),CT平扫为等密度

患者,男, 59岁。术后病理免疫组化诊断:右肾上极透明细胞癌(Fuhrman核分级2级)。术前CT平扫为等密度;增强扫描时,动脉期病灶呈中等强化,平衡期和延迟期消退明显(图4-3-2)。

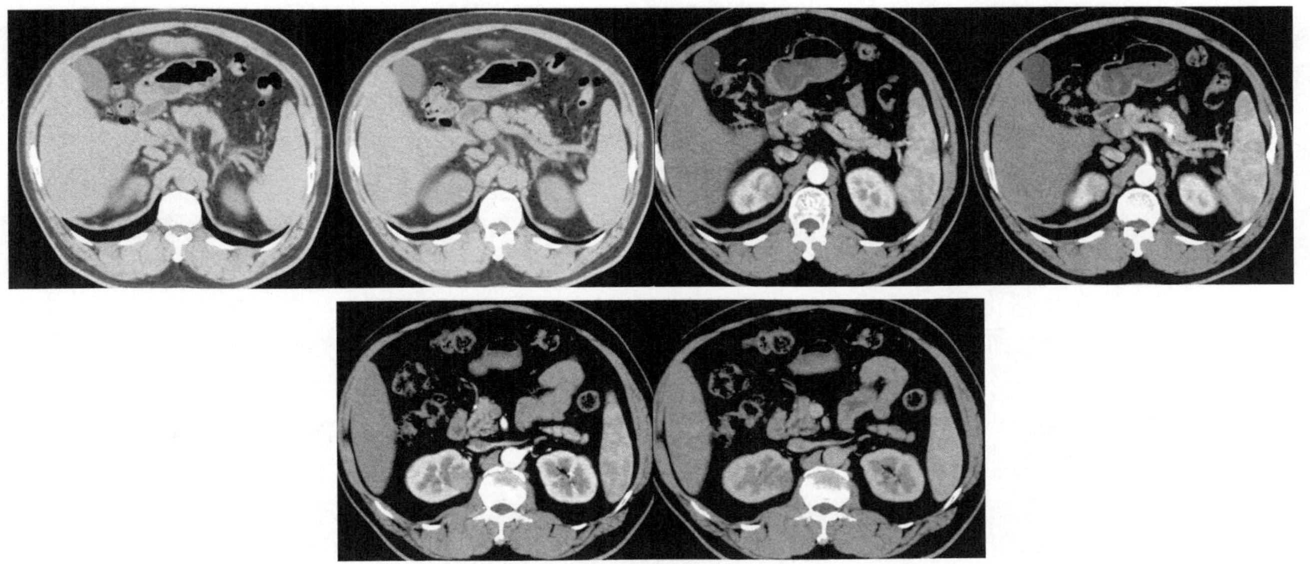

图 4-3-2　右肾上极透明细胞癌（Fuhrman 核分级 2 级）

第六节　乏脂肪肾血管平滑肌脂肪瘤与肾癌 CT 鉴别诊断

肾血管平滑肌脂肪瘤由不同比例的厚壁血管、平滑肌及成熟脂肪细胞构成，它是肾脏最常见的良性肿瘤，约占所有肾脏肿瘤的 3.9%。对于典型的肾血管平滑肌脂肪瘤，CT 检查可以准确、敏感地发现瘤体内的脂肪，诊断并不困难。当脂肪成分比例低于 20% 时，影像不易显示，称为乏脂肪肾血管平滑肌脂肪瘤，其发生率报道不一，此时 CT 诊断较为困难。

直径小于 5 cm 的肾癌，常常与乏脂肪肾血管平滑肌脂肪瘤在 CT 图像上很难鉴别。

但是，对于那些未能检测到脂肪成分的不典型病例来说，诊断时则往往易与肾细胞癌相混淆。即便行增强扫描，也可能由于病灶过小、肾血管平滑肌脂肪瘤中血管和平滑肌成分的强化以及肾癌的不典型强化等因素误诊。

有作者结合临床提出一组 CT 扫描时的征象，回顾性观察这些征象在乏脂肪肾血管平滑肌脂肪瘤和肾癌组中出现的频率，并对结果进行统计学处理，旨在发现 CT 扫描中对判断乏脂肪肾血管平滑肌脂肪瘤和肾癌有价值的鉴别要点。结果表明，病灶的单发与多发、病灶与肾皮质的交角、有无假包膜、病灶内有无“黑星征”等 CT 观察指标对鉴别乏脂肪肾血管平滑肌脂肪瘤和肾癌有一定价值。

（1）病灶的单发与多发：现有的研究认为，肾血管平滑肌脂肪瘤是多中心起源的，两侧同时发生或先后发生的机会很多，因此单侧肾脏多发病灶或双肾多发病灶者首先应该考虑肾血管平滑肌脂肪瘤。肾癌多为单发病灶，有作者结合临床提出一组 31 例（含：乏脂肪胃血管平滑肌脂肪瘤 16 例，胃癌 15 例）CT 扫描的征象但该组中有 1 例为双肾各有 1 个病灶，最终穿刺活检证实为双侧肾癌。另外，该组 5 例双肾多发肾血管平滑肌脂肪瘤中有 1 例合并结节硬化症，鉴别诊断时亦具有一定价值。

（2）病灶与肾皮质的交角：该研究中乏脂肪肾血管平滑肌脂肪瘤组与邻近皮质的交角常为双侧钝角或一侧钝角一侧锐角，而肾癌组则多表现为与皮质不相交或双侧为锐角，两者的差异具有统计学意义。Jinzaki 等（1997）通过对 6 例少脂肪肾血管平滑肌脂肪瘤的观察认为，肾血管平滑肌脂肪瘤通常突出于肾轮廓外没有或仅一侧与皮质呈锐角相交，而对比 100 例肾癌，仅有 18 例具有这一特征。该研究也发现，在与肾皮质有交角的肾血管平滑肌脂肪瘤中，肿瘤肾内部分与肾实质的交界多较平直，在肾癌组中则很少出现。究其原因可能与肿瘤的生长方式相关，良性肿瘤对周围组织的浸润能力较低，所以会向肾被膜下、肾小叶间等阻力相对低的方向生长，造成肿瘤与肾实质的交界显得平直。

（3）有无假包膜：该研究中肾癌组有 8 例发现假包膜，较文献报道的发生率高；而乏脂肪肾血管平滑肌脂肪瘤组无一例发现假包膜。病理上直径小于 4 cm 的肾癌假包膜的发生率很高，组织学上假包膜为压缩变性、纤维化的肾组织组成，其内可见许多移位的肿瘤血管。CT 增强扫描时，在注射对比剂后 30~40 s 扫描，肾实质强化最显著，肿瘤和正常肾组织间可见薄的低密度带即为假包膜。假包膜的显示对诊断肾癌有很重要的价值。

（4）钙化：文献报道小肾癌病理上的钙化呈砂砾状，一般体积较小，分布很局限，CT 扫描一般不能提示钙化。该研究中乏脂肪肾血管平滑肌脂肪瘤组无一例见到钙化，而肾癌组中有 4 例病灶中可见点状或砂砾样的钙化，对肾癌的诊断很有帮助。但是统计学处理表明，两者的差异无统计学意义，考虑其原因可能是样本数太少，有待扩大样本量后进一步研究。

（5）增强扫描：增强扫描在鉴别乏脂肪肾血管平滑肌脂肪瘤和肾癌中有重要作用。动态增强扫描时肾癌多呈富血管肿瘤的“快进快出”表现，皮髓期强化明显，实质期呈相对低密度；而肾血管平滑肌脂肪瘤在实质期强化明显，与肾癌的强化方式不同。但对于一些不典型病例，依据病灶强化方式仍然无法鉴别。

（6）“黑星征”：该研究发现 11 例乏脂肪肾血管平滑肌脂肪瘤在增强扫描时肿块的边缘及其内部，主要靠近病灶的边缘部分可以见到不规则的低密度无明显强化区，即“黑星征”，其病理基础是血管、平滑肌、脂肪呈无序分布，无明显强化区代表脂肪成分，平扫时由于病灶脂肪成分较少、容积效应等原因不能显示。在肾癌组也有 2 例有此征象，但其病理基础则是肿瘤内的缺血坏死区，它们多位于肿块的中心，且常常面积较大。统计学处理表明，“黑星征”在乏脂肪肾血管平滑肌脂肪瘤组和肾癌组中的差异具有统计学意义（$P<0.01$），可以作为两者的鉴别指标。

总之，CT 对于典型肾血管平滑肌脂肪瘤的诊断很敏感，对于乏脂肪肾血管平滑肌脂肪瘤在诊断时注意病灶的单发或多发、病灶与皮质的交角、有无假包膜及“黑星征”等征象有助于与肾癌的鉴别，从而减少误诊的可能性。

第七节　右肾透明细胞癌（2 级）病例

患者，男，62 岁。因常规体检发现右肾占位病变入院。术后病理诊断：右肾透明细胞癌（2 级）。肿瘤大小为 2.5 cm × 2.0 cm × 2.0 cm。

影像资料见图 4-3-3。

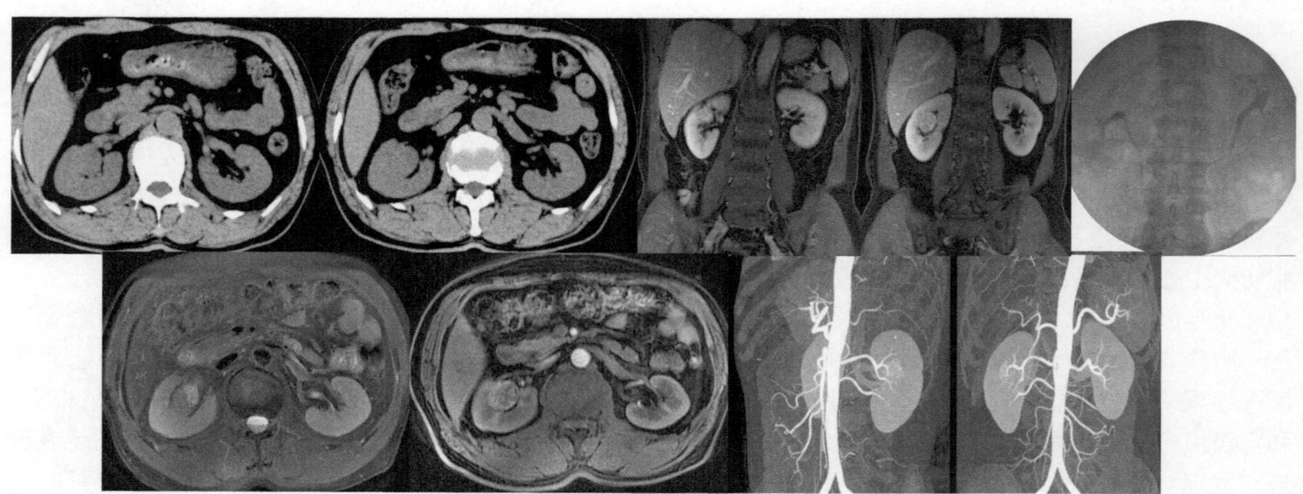

图 4-3-3　右肾透明细胞癌（2 级）

第八节　一组4例误诊病例简介

1. 肾血管畸形　肾血管畸形是肾内血管发育畸形,表现为局部区域血管异常增多,粗细不均,畸形血管壁厚薄不均,薄的血管壁因发育不良缺乏平滑肌层,有时仅有一层内皮细胞构成,极易破裂出血。畸形血管还容易变性导致血管通透性增加,临床可有少量、多次、反复血尿。CT增强或血管造影检查可能会见到畸形迂曲的血管,看不到畸形血管也不能排除诊断,可能是这些病变混杂于出血灶之内或畸形血管过于细小。一例血管畸形出血的间接征象存在,肿块平扫呈等高混杂密度,高密度区CT值达52 HU,增强各期病变内均无异常强化区,这些表现不支持肿瘤出血,而倾向于血管畸形出血。该例多发肾囊肿可能是肾实质长期血供异常,肾乳头缺血退变所致。肾内囊肿增大后,又对肾盂、肾盏产生压迫作用,加之血管畸形血供异常,肾盂、肾盏组织出现萎缩变形,乃至坏死及纤维组织增生,与囊肿邻接区肾盂、肾盏结构尤其薄弱,破损后即可与囊肿粘连相通,出现该例增强排泄期大量对比剂反流至囊肿病灶内并积聚的征象。该例肾血管畸形伴囊肿出血表现出对收集系统压迫和破坏征象较为罕见,不仔细分析极易误诊为肾细胞癌侵犯肾盂所致。

2. 肾脏神经内分泌癌　肾脏神经内分泌癌是一种罕见的肾脏恶性肿瘤,病因未明, Guy等(1999)认为肿瘤源自肾实质或肾门本身尚未发现的神经内分泌细胞,这部分细胞可能是神经内分泌系统的一个微小组成部分,或是器官发生过程中神经内分泌系统原代细胞异位造成的。Krishnan等(1997)提出肿瘤可能起源于肾脏上皮化生灶或畸形上皮病灶内的神经内分泌细胞。神经内分泌癌包括类癌、非典型类癌、小细胞神经内分泌癌等类型,肾脏神经内分泌癌常表现为较大肿块,肾盂及肾周脂肪浸润明显,亦常见局部淋巴结转移。

一例CT示左肾肿大,肾轮廓无明显变化,增强后肾实质至肾盂内见连成片的境界不清软组织块影,腹主动脉旁淋巴结肿大,基本与之符合,但该例肾周脂肪细条索影,手术认为是肾周围炎性粘连,病理证实肾周筋膜无癌累及。分化差的肾细胞癌可浸润性生长,甚至向内填塞肾盂,向外侵入肾周筋膜,但肾细胞癌肿块多引起肾脏局限性增大,边缘外突,造成肾轮廓明显改变。有报道75%的肾癌为多血供,增强扫描肿块密度可高于或等于肾实质。而该例肾脏肿块不显示这一增强特性,从皮质期至排泄期强化密度均低于周围肾实质,肾轮廓亦无明显变化。肾盂移行细胞癌常居于肾盂的中央部,肿瘤对肾盂、肾盏的压迫梗阻常引发肾盂积水,该例肾脏肿瘤的CT征象缺乏这些特征。

3. 平滑肌瘤　平滑肌瘤好发于子宫肌层、胃肠道及脉管壁,原发于肾脏的罕见。肾脏平滑肌瘤通常起源于肾包膜、肾皮质血管、肾盂等含有平滑肌细胞的部位。Steiner等(1990)报道1898—1990年间肾脏平滑肌瘤仅30例,发现发生于肾脏包膜下肾皮质的肿瘤占53%,肾包膜占37%,肾盂为10%。他认为CT诊断价值相对较大,多表现为软组织密度实性肿瘤,可有3个特征:①病变与周围组织界限清楚;②没有肾外浸润或转移表现;③病变常位于肾包膜、包膜下或肾盂。一例肾平滑肌瘤体检发现,呈球形结节部分突出肾包膜外,境界清楚, CT平扫呈等密度,增强皮质期病灶强化明显,强化幅度低于皮质高于髓质, CT值达111 HU。增强实质期病灶强化减退密度明显低于周围肾皮髓质,CT值约74 HU。

肾平滑肌瘤和肾细胞癌都可突出肾包膜外,引起肾轮廓改变,增强后肿块强化明显也易与肾细胞癌混淆,但该例肿瘤呈球形无分叶,境界过于光整,强化后密度较为一致,病灶周围肾实质及肾周间隙无受侵迹象,这些表现又不同于肾细胞癌。有报道肾细胞癌肿块外常有一层纤维组织构成的假包膜与肾实质分界,这一征象已由磁共振成像与病理对照研究证实。

该例肿瘤CT检查无此征象,可能磁共振成像更有利于对此观察。肾平滑肌瘤完全与肾细胞癌鉴别还很困难,有时手术可能是诊断的唯一方法,对于此类表现的肿瘤手术应尽量保留肾脏,以免不必要的全肾切除。

4. 肾结核　肾结核多为血行感染,结核杆菌随血流进入肾脏后,停留在肾小球周围的毛细血管丛内,引起肾乳头炎。早期肾结核CT增强可见患肾皮髓质分界变模糊,皮质部强化明显不如正常肾脏。进一步发展形成肾乳头结核脓肿,脓腔坏死破溃后,干酪样坏死物液化排入肾盂,则形成空洞。结核脓腔CT增强表现为单发或多发低密度区,边缘呈“虫咬状”,边界锐利清晰,脓腔内为液化的干酪样坏死物质或尿液,故增强后无强化。

一例CT增强征象基本反映了肾结核肾乳头炎及结核脓腔的病理特点,由于肾结核多为血行感染,肾门区及腹主动脉旁淋巴结肿则相对少见。该例肾门区淋巴结肿密度均匀,增强后未出现周边强化的特征表现。一些作者认为淋巴结结核在增强扫描时如密度均匀,这可能与淋巴结中心部位干酪样物质较少,以及CT扫描厚度大于干酪样物质厚度而不能显示密度差有关。有作者认为CT增强密度均匀可能与淋巴结结核不同的病理阶段有关。该例误诊肾细胞癌实为对肾结核特异性的典型征象未能掌握及仔细分析所致。

该组4例肾脏病变虽然少见,但在CT平扫及3期增强扫描中仍有一定特点,如仔细分析可与肾细胞癌作鉴别,关键是正确理解这些CT征象的病理基础,再结合临床检查,最终能做出较为正确的诊断。

第九节 透明细胞性肾细胞癌(Fuhrman核分级2级)病例

患者,女,53岁。体检发现右肾占位近1个月入院。手术所见:右肾中上部见一大小约5 cm×5 cm肿块突出,与周围肾实质边界不清,肿物表面血管丰富,质地中等。肿瘤与右肾周筋膜、右侧肾上腺无粘连、侵犯征象。右肾中部见一囊肿突出,直径约3 cm。

病理检查:右肾根治切除标本,右侧肾脏一具,重300 g,大小14 cm×5.5 cm×4.5 cm,被膜完整,易剥离。附输尿管一段,长7.5 cm,直径0.5 cm。肾脏临床已切开,于肾中上极见一结节状肿物,大小为4 cm×3.5 cm×3.5 cm,切面灰白灰黄,质中,与周围肾组织界限模糊,其余肾组织皮髓质分界清楚,肾盂黏膜光滑,呈灰白色。肾门及肾周脂肪组织未触及淋巴结。常规病理诊断:右肾根治切除标本,透明细胞性肾细胞癌(Fuhrman核分级2级),肾盂未受癌组织累及,输尿管断端切缘为阴性,肿瘤细胞耐药及预后检测待免疫组化报告。

免疫组化检测:阳性,CD10,CD31(+),Vim,EGFR(3+),TOPO Ⅱ(+),P53(+,<1%),Ki-67(+,<5%);阴性,CK7,9-FU,ERCC1,VEGF,P-gP,Tubulinb。免疫组化诊断:右肾根治切除标本:透明细胞性肾细胞癌(Fuhrman核分级2级),肾盂未受癌组织累及,输尿管断端切缘为阴性。

影像资料见图4-3-4。

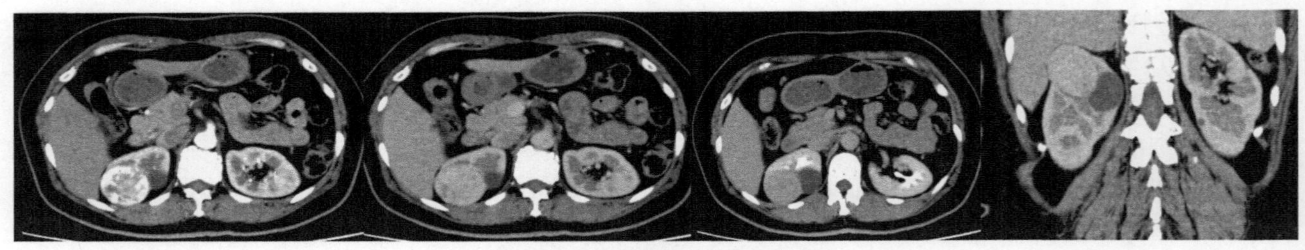

图4-3-4 透明细胞性肾细胞癌

第十节 右肾透明细胞性肾癌病例

患者,男,45岁。因体检发现右肾占位病变入院。CT:右肾占位略向外突出,平扫密度与周围肾脏组织相似,增强动脉期(皮质期)不均匀强化,强化程度与周围皮质相似,静脉期延迟期强化迅速减低(图4-3-5)。术后病理检查:病理诊断:肾透明细胞癌浸润性生长。

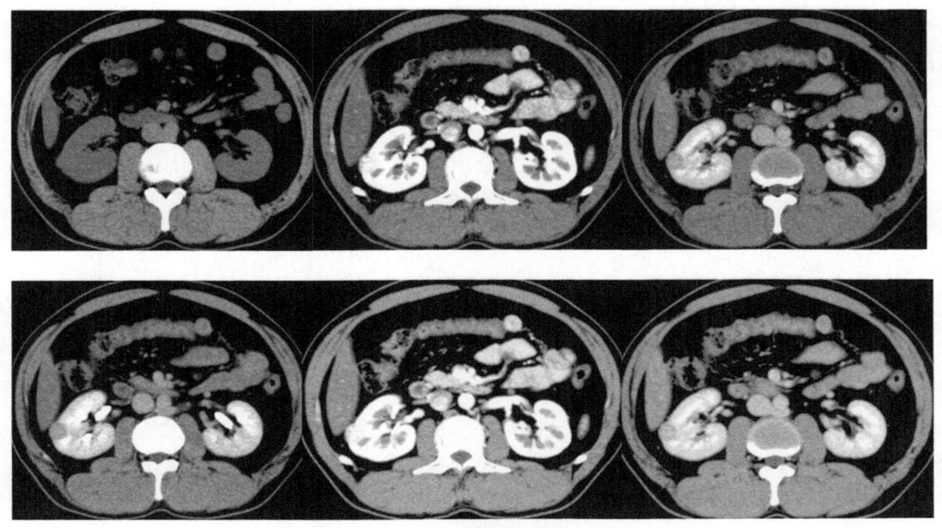

图 4-3-5　右肾透明细胞性肾癌

第十一节　误诊病例简介:双侧肾癌与错构瘤

患者,女,46 岁。上腹痛一周入院。MRI:右肾中部及左肾下极各见一个类圆形异常信号软组织块影向外突起,大小分别为 2.8 cm × 3.2 cm × 2.6 cm 和 8.7 cm × 6.4 cm × 7.5 cm,T_1WI 等低信号,T_2WI 压脂高低信号,以左侧较大,其内可见囊变;增强扫描动脉期病灶实性部分不均匀强化,大病灶内见增粗迂曲血管显影,静脉期及延迟期强化程度无明显减低,其内囊变影无强化,仍呈低信号,边界清楚;双侧肾盂、肾盏无明显扩张,肾门结构清楚,右侧肾周脂肪间隙存在。所扫层面双侧胸腔少量积液。MRI 诊断:双肾占位,以左侧较大,考虑错构瘤,请结合临床除外恶性;双侧少量胸水。

同日排泄性尿系造影提示:右肾中上盏及左肾下盏破坏变形,肾盏边缘不整,不规则充盈缺损,考虑双肾恶性占位可能,建议进一步检查;右肾旋转不良,右侧输尿管上段迂曲。

17 d 后手术病理检查:左肾下极及肿瘤切除标本,左肾下极,重 200 g,大小 9 cm × 7 cm × 6 cm,包膜完整,易剥离,切面可见一不规则多结节状肿物,大小为 8 cm × 6 cm × 5 cm,切面多彩状,可见出血,质地软,与周围肾组织分界不清,其余肾组织皮髓质萎缩,界限不清,厚 0.1~1.5 cm,未见输尿管及肾动静脉。肾周未检出淋巴结。常规病理诊断:左肾下极及肿瘤切除标本,恶性肿瘤,待免疫组化检测进一步明确肿瘤类型。

免疫组化检查:阳性:CD10,Vim,Ki-67(+,约 5%);阴性,CK7,CK(L),CK(H),CK(P),EMA,S-100,HMB45,Actin,SMA,CgA,CD34,CD31。免疫组化诊断:左肾下极及肿瘤切除标本,符合透明细胞型肾细胞癌,Fuhrman 核分级 4 级。

45 d 后 CT:左肾肿瘤术后改变;右肾占位,考虑肾癌可能。

50 d 后手术病理检查:右肾根治切除标本,肾脏大小 14 cm × 6 cm × 5 cm,重 110 g,被膜完整,易剥离。于肾中部可见一类圆形肿物,大小 4 cm × 3.8 cm × 3 cm,切面灰白灰黄,质中,与周围肾组织分界尚清,其余肾组织切面灰褐,质中。常规病理诊断:右肾根治切除标本,初步诊断上皮细胞样恶性肿瘤,待做免疫组化检测进一步探讨肿瘤类型。

免疫组化检测:阳性,CD10,Melan-A(小灶+),SMA(+),Vimentin,Actin(灶+),Bcl-2(散在+),CD34(血管内皮+),H-Caldesmon(散在+),CD117(个别+),p53(+,<1%),Ki-67(+,<10%);阴性,Myogenin,MyoD1,ER,ALKp80,CD30,CD99,EMA,CK7,CK20,CK8,CK18,Villin,Syn,CgA,NSE,CD67,S-100,Desmin,CK(L),CK(P),HMB45。免疫组化诊断:右肾根治切除标本,结合免疫组化检测结果及组织学图像,符合 2 型乳头状

肾细胞癌(Fuhrman 核分级 4 级)伴肉瘤样分化,局部合并血管平滑肌脂肪瘤(PEComa)。注:该例肿瘤形态结构极其复杂,若有必要,可建议送外院专家会诊。

第十二节　右肾透明细胞癌病例

患者,男,59 岁。因体检发现右肾占位病变 1 周入院。缘于 1 周前体检 B 超示右肾占位性病变,肾脏 CT 增强示“右肾上极占位”,建议住院诊治(图 4-3-6)。

手术所见:见肿瘤位于右肾上极,直径约 3 cm,呈不规则隆起,实性感,质地偏硬,呈淡黄色,与肾实质分界尚清晰,与周边无明显粘连,明确右肾上极占位,考虑恶性可能性大,按原计划行肾根治性切除术。病理检查:右肾根治切除标本,右肾及肿物切除标本一具,重 220 g,大小 11 cm × 7 cm × 5 cm,被膜完整,易剥离,输尿管长 1 cm,切面管腔直径 0.3 cm。肾组织送检前已剖开,于肾上极可见一淡黄色实性肿物,肿物大小为 2.8 cm × 2.7 cm × 2.5 cm,切面灰褐、灰黄,质软,与周围肾组织分界不清,其余肾组织切面灰褐,质中,皮髓质分界较清,肾盂大小 2 cm × 2 cm,切面灰白灰黄,质软。另见脂肪组织一堆,总体积 18 cm × 14 cm × 6 cm,切面淡黄,质软,未检出淋巴结。右侧输尿管上段切除标本:输尿管组织一段,长 8.5 cm,切面管腔直径 0.1~0.2 cm。常规病理诊断:右肾根治切除标本,初步诊断肾透明细胞癌(2 级),待做免疫组化检测进一步证实。肾盂、输尿管残端、游离的脂肪组织及送检的“右侧输尿管上段”均为阴性。免疫组化检测:阳性:Vimentin, CD10, RCC, PAX-8, CK(P), CK(L), CD56(灶+), EGFR(3+), ERCC1(3+), Tubulin-β(3+), TOPO Ⅱ(+), 5-FU(+), P-gP(弱+), Ki-67(+,约 15%);阴性,CgA, SyN, CK5/6, P63, VEGF, Uroplakin-3。免疫组化诊断:右肾根治切除标本,肾透明细胞癌(Fuhrman 核分级 2 级),肾盂、输尿管残端、游离的脂肪组织及送检的“右侧输尿管上段”均为阴性。注:肿瘤细胞预后及耐药检测结果供临床参考,建议进行 EGFR 点突变检测以应用于肿瘤靶向治疗的筛选。

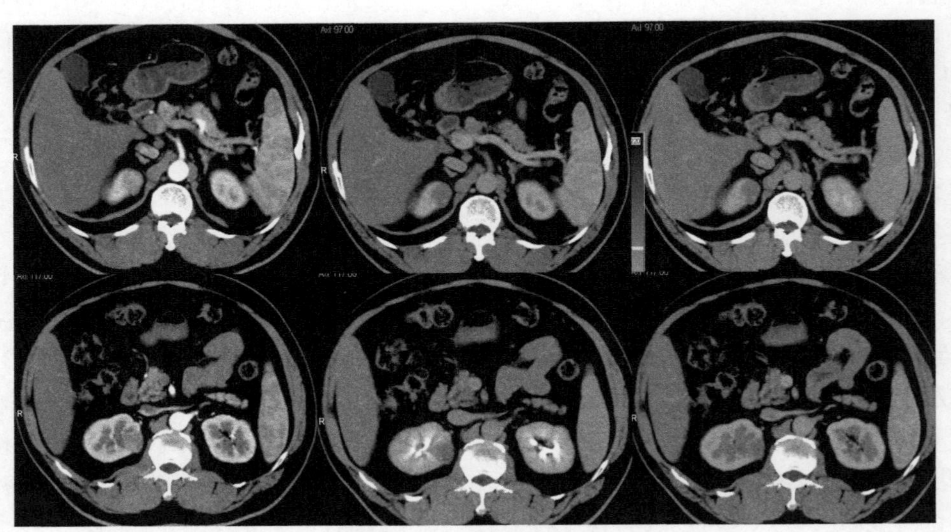

图 4-3-6　右肾透明细胞癌

第十三节　左肾透明细胞性肾癌病例

患者,男,57 岁。因左腰痛 3 个月余入院。本例 CT 表现特点:肿块较大,占位效应明显,CT 值 40~70 HU;增强三期未见明显强化,肾门及腹膜后大量肿大淋巴结(图 4-3-7)。术后病理检查:病理诊断,肿瘤细胞广泛坏死,分型困难,结合免疫组化检测,倾向透明细胞癌。

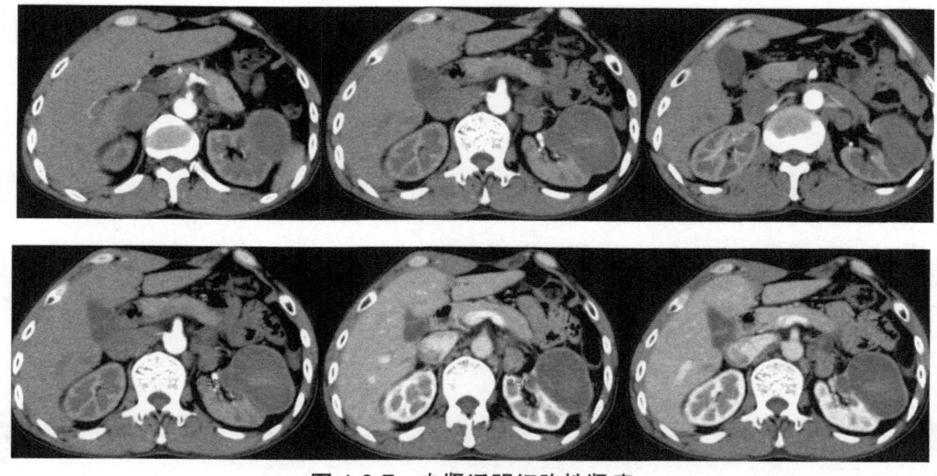

图 4-3-7　左肾透明细胞性肾癌

第十四节　误诊病例简介：肾脏其他病变误诊为肾细胞癌

（1）肾血管畸形伴囊肿出血：肾血管畸形是肾内血管发育畸形，表现为局部区域血管异常增多，粗细不均，畸形血管壁厚薄不均，薄的血管壁因发育不良缺乏平滑肌层，有时仅有一层内皮细胞构成，极易破裂出血。畸形血管还容易变性导致血管通透性增加，临床可有少量、多次、反复血尿。CT 增强或血管造影检查可能会见到畸形迂曲的血管，看不到畸形血管也不能排除诊断，可能是这些病变混杂于出血灶之内或畸形血管过于细小。

一例血管畸形出血的间接征象存在，肿块平扫呈等高混杂密度，高密度区 CT 值达 52 HU，增强各期病变内均无异常强化区，这些表现不支持肿瘤出血，而倾向于血管畸形出血。

一例多发肾囊肿可能是肾实质长期血供异常，肾乳头缺血退变所致。肾内囊肿增大后，又对肾盂肾盏产生压迫作用，加之血管畸形血供异常，肾盂肾盏组织出现萎缩变形，乃至坏死及纤维组织增生，与囊肿邻接区肾盂、肾盏结构尤其薄弱，破损后即可与囊肿粘连相通，出现该例增强排泄期大量对比剂返流至囊肿病灶内并积聚的征象。

该例肾血管畸形伴囊肿出血表现出对收集系统压迫和破坏征象较为罕见，不仔细分析极易误诊为肾细胞癌侵犯肾盂所致。

（2）肾结核：肾结核多为血行感染，结核杆菌随血流进肾脏后，停留在肾小球周围的毛细血管丛内，引起肾乳头炎。早期肾结核 CT 增强可见患肾皮髓质分界变模糊，皮质部强化明显不如正常肾脏。进一步发展形成肾乳头结核脓肿，脓腔坏死破溃后，干酪样坏死物液化排入肾盂，则形成空洞。结核脓腔 CT 增强表现为单发或多发低密度区，边缘呈“虫咬状”，边界锐利清晰，脓腔内为液化的干酪坏死物质或尿液，故增强后无强化。

该例 CT 增强征象基本反映了肾结核肾乳头炎及结核脓腔的病理特点，由于肾结核多为血行感染，肾门区及腹主动脉旁淋巴结肿则相对少见。该例肾门区淋巴结肿密度均匀，增强后未出现周边强化的特征表现。一些作者认为淋巴结结核在增强扫描时如密度均匀，这可能与淋巴结中心部位干酪样物质较少，以及 CT 扫描厚度大于干酪样物质厚度而不能显示密度差有关。Pombo 等（1992）认为 CT 增强密度均匀可能与淋巴结结核不同的病理阶段有关。该例误诊肾细胞癌实为对肾结核特异性的典型征象未能掌握及仔细分析所致。

第十五节 右侧肾脏透明细胞性肾细胞癌病例

患者,男,34 岁。体检发现右肾占位 4 d 入院。影像资料见图 4-3-8。

病理检查:右肾肿物及部分肾组织标本,鲜红色软组织一块,体积 5.5 cm × 4.5 cm × 3.5 cm,切面见一椭圆形肿物,体积 3.5 cm × 2.5 cm × 2.5 cm,切面土黄色伴有出血,质偏软,与周边组织界清。免疫组化检测:阳性, Vim, CK(P), EGFR(++++), TOPO Ⅱ, Ki-67(约 10%);阴性, CD10, P-gp, Tubulinβ, VEGF, Her-2, 5-Fu。免疫组化诊断:右肾肿物及部分肾组织标本,右侧肾脏透明细胞性肾细胞癌。

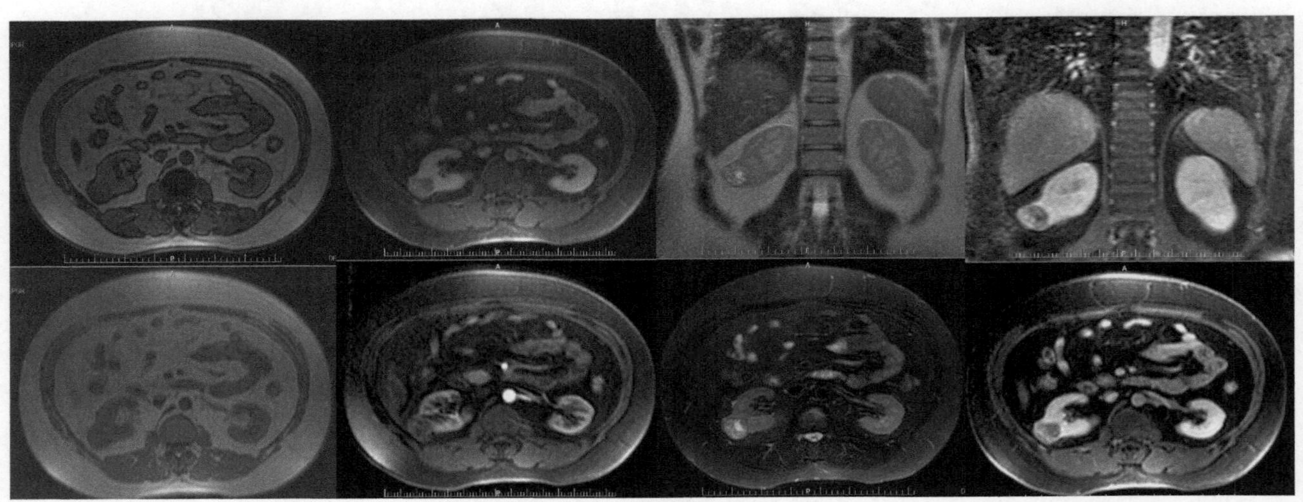

图 4-3-8 右侧肾脏透明细胞性肾细胞癌

第十六节 无血管性原发肾细胞癌与肾囊肿

无血管性原发肾癌由不同的组织病理学细胞构成。肾转移癌、肾盂浸润性癌和坏死性肾上腺瘤等在肾血管造影时常表现为无血管性或少血管性,而毛细血管性腺癌则可见到血管异常,类似通常的肾细胞癌。McLaughlin 等(1974)报告本症 6 例,它显示的组织学表现范围,从典型透明细胞癌到分化差的黏液癌伴显著的浸润。

对本症的影像学诊断的悲剧性错误是将本症误为良性囊肿,这应努力避免。肾脏断层和血管造影的价值有限。超声是较好的诊断技术,对于直径大于 2 cm 的病变,它的鉴别诊断价值是可靠的。液体充盈的囊肿的声波从其壁反射,但其间有一透声带,囊肿边缘光滑、锐利。

该作者当时评价肾包块的程序是:①在排泄性尿系造影时进行肾及肾包块的断层照片;②所有肾的包块皆行超声检查;③如包块无回声且有囊肿的典型冲尿系统造影表现,可使用超声引导穿刺定位,活检或吸出物进行病理研究;④肾包块如声像表现为硬质或较复杂,可行肾血管造影,必要时应行手术探查。

第十七节　误诊病例简介：左肾乳头状肾细胞癌与良性肾窦占位

病例，女，35岁。体检发现左肾占位病变2个月余入院。CT诊断：左肾中极肾窦占位，轻度强化，性质？偏良性肿瘤？请结合临床。MRI诊断：左侧肾窦占位，考虑①血管平滑肌瘤，②恶性待排？请结合临床；腹腔少量积液（图4-3-9）。

手术所见：见该肿瘤位于肾实质深面，紧邻肾门血管，考虑无法行左肾肿瘤切除术，决定行左肾根治性切除术；与患者家属沟通，同意行左肾切除术。术后切开肾脏，见肿瘤位于肾脏中上部实质内，与肾门血管关系密切，肿瘤大小约2.0 cm×2.2 cm×2.2 cm，切面呈淡黄色，质软，似有包膜，无破溃。

病理检查：左肾及肿瘤根治标本：体积11.5 cm×6 cm×4.5 cm，重200 g，肾被膜紧张不易剥离，输尿管长4.5 cm，直径0.5 cm，切面可见在肾盂旁有一灰白结节，直径2 cm，质易碎，与周边界限尚清，其余肾组织未见明显异常。常规病理诊断：左肾及肿瘤根治标本，初步诊断乳头状肾细胞癌（Ⅰ型），待免疫组化检测进一步证实，肾盂中可见癌栓，输尿管切端为阴性。免疫组化检测：阳性，CK7（局灶），CK（P），CK（L），CK19，Vim，Ki-67（约5%）；阴性，CK（H），EMA，CEA，CK20，CD10，S-100，TG。免疫组化诊断：免疫组化结果支持左肾乳头状肾细胞癌。

误诊分析：CT考虑偏良性肿瘤，原因为强化不明显，边缘光滑，且轻度延迟强化，肾脏的良性肿瘤最多见的为错构瘤，但其内并未测到脂肪密度，而对于少脂肪的错构瘤，其血管成分应更多，因此强化应更明显。MRI考虑为血管平滑肌瘤，正反相位未看到明显信号减低，未探查到脂肪成分，虽只做平扫，但却未考虑到T_2WI信号减低也是乳头状肾细胞癌的特点，并非错构瘤中平滑肌成分的特有征象。因此在肾脏中遇见边缘光滑、少脂肪、乏血供的肿瘤还应考虑到乳头状肾细胞癌的可能。

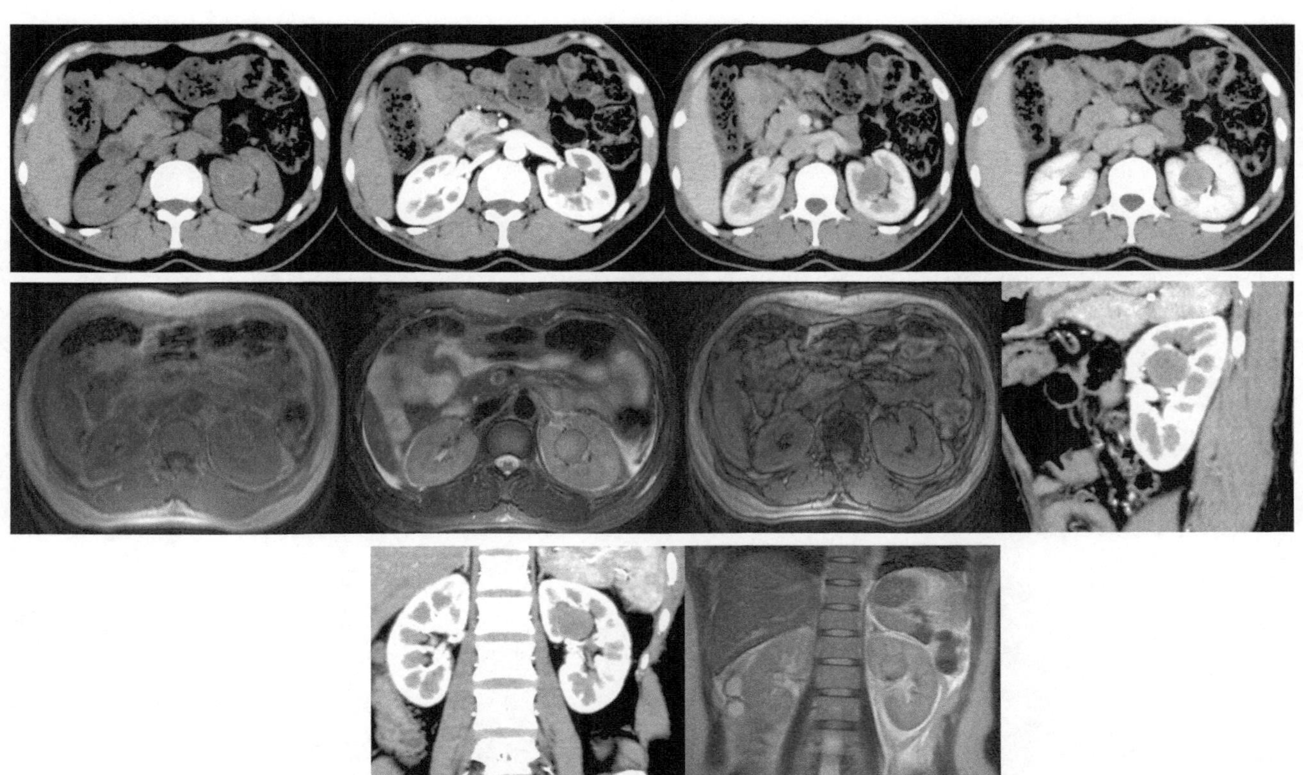

图4-3-9　左肾乳头状肾细胞癌与良性肾窦占位

第十八节　全面观察,对蛛丝马迹紧追不舍

患者,男,54 岁。因腰痛伴臀部疼痛 10 d 就诊,门诊拟诊腰椎间盘突出,做椎间盘 CT 扫描。发现 $L_{4/5}$、L_5/S_1 间盘突出后,看到右肾密度下降;再扩大扫描范围进行扫描,即观察到右肾下极不规则囊实性混杂密度影,边缘模糊,与肾周间隙分界不清;同时发现右侧髂骨骨质密度增高,$S_{1/2}$ 骨质吸收破坏,骨皮质不连续。立即联系病人进一步做腹部 CT 平扫及增强扫描,CT 诊断:右肾下极占位,考虑肾恶性肿瘤可能性大;右侧髂骨、骶椎骨质异常,局部软组织肿块,骶管狭窄,考虑转移瘤。

立即住院手术病理诊断:右肾肿物全切标本,右肾肿瘤,以透明细胞为主,体积 5 cm × 4.5 cm × 4.5 cm,伴小灶性出血坏死。骶骨占位病灶清除标本:转移性透明细胞癌,结合病史为肾癌转移。

我们一直提倡,对于每一次检查所得的影像资料,都要尽可能地全面观察,凡是图像上发现的任何蛛丝马迹的异常情况都应在影像诊断报告上反映出来,这是一个减少和避免误诊与漏诊的重要原则,也是一个称职的医学影像诊断医生应该具有的良好的工作习惯,这可以发现不少临床未发现的异常情况,对病人十分有益。

第十九节　乳头状肾细胞癌病例

患者,男, 30 岁。体检发现左肾囊样占位 6 d 入院。影像资料见图 4-3-10。

病理检查:左肾肿瘤切除标本,软组织一块,体积 6 cm × 4.5 cm × 3.5 cm,切面呈黄褐色,结节状,囊实性,实性区半透明胶冻状,囊性区含有清亮液体,囊壁厚 0.1 cm,结节周围为部分肾组织界限尚清。常规病理诊断:左肾肿瘤切除

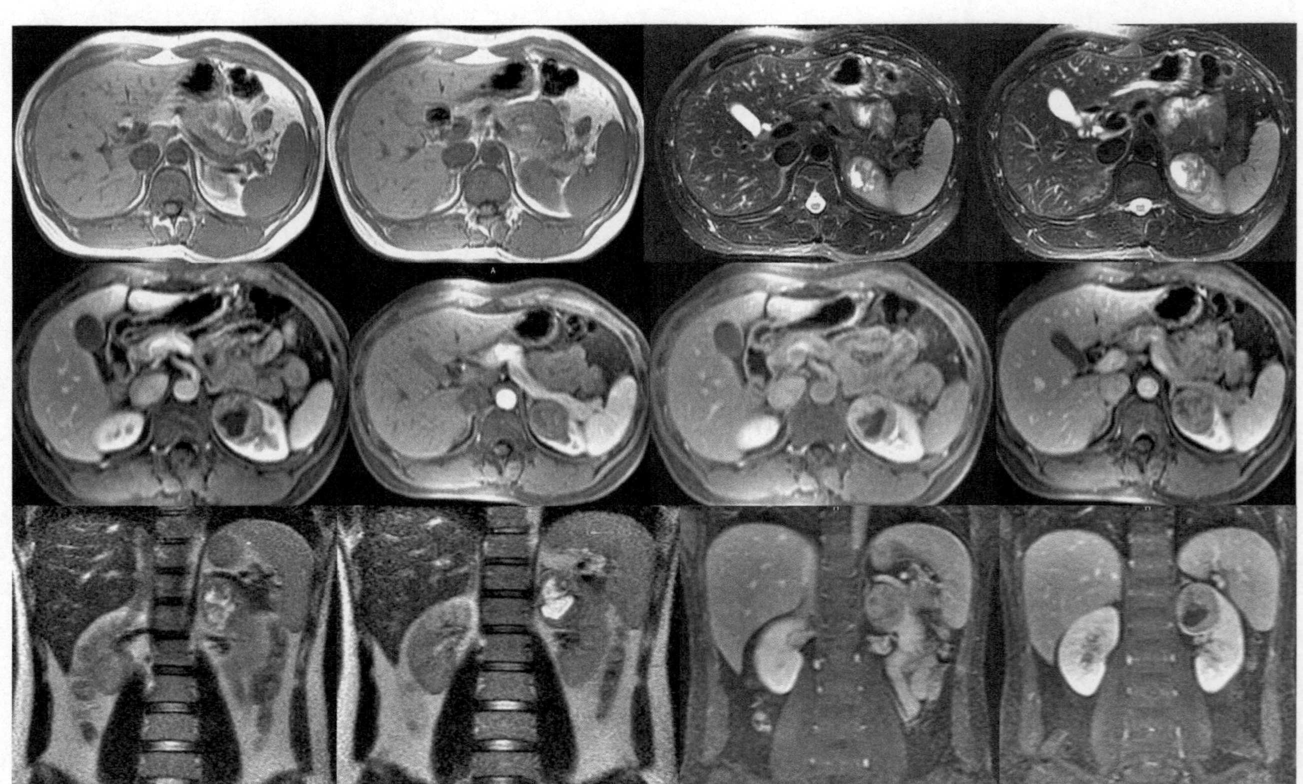

图 4-3-10　乳头状肾细胞癌

标本，初步诊断乳头状肾细胞癌，Ⅰ型，待做免疫组化检测进一步证实。免疫组化检测：阳性，Vim，CK(P)，CK(L)；阴性，CEA，CK7，CK20，EMA，CK(H)，CD10，S-100，Ki-67（<5%）。免疫组化诊断：左肾肿瘤切除标本，免疫组化结果支持乳头状肾细胞癌，Ⅰ型。

第二十节　误诊病例简介：囊性肾癌与错构瘤

患者，男，32 岁。左腰酸痛不适一年余入院。胸部 CT：扫描范围内见左肾上中部外缘皮质内约 5.7 cm × 5.1 cm 肿物，CT 值 23~38 HU。CT 诊断：双肺未见明显异常；左肾肿瘤，建议进一步检查。

MRI：左肾上极实质内可见一个多房囊实性异常信号影向外突起，大小约 5.7 cm × 5.6 cm × 4.6 cm，边界清，轮廓不光整，实性部分及囊壁 T_1WI 不均匀等信号，T_2WI 压脂序列呈不均匀稍高信号，内可见斑片状异常信号影，T_1WI 正反相位均呈高信号，T_2WI 压脂呈稍低信号影，病灶囊性部分呈长 T_1、长 T_2 信号，部分囊内可见分层；增强扫描动脉期实性部分不均匀强化呈高信号，静脉期及延迟期强化程度减低，包膜环形强化呈高信号。右肾未见明显异常信号影，双侧肾盂肾盏无明显扩张，肾门结构清楚。MRI 诊断：左肾上极占位，错构瘤？请结合临床。

病理检查：冰冻病理与常规病理，左肾部分切除标本，类椭圆形组织一块，大小 6 cm × 5.5 cm × 3 cm 切面呈多房囊性，直径 0.8~2.0 cm，腔内含血性液体，囊壁光滑，壁厚 0.4~0.6 cm。冰冻病理诊断：左肾部分切除标本，初步诊断透明细胞性肾细胞癌，待做石腊切片及免疫组化切片进一步证实。常规病理诊断：左肾部分切除标本，透明细胞性肾细胞癌（Fuhrman 核分级 1 级），肿瘤细胞耐药及预后检测免疫组化待报。

免疫组化检测：阳性，CD10，EMA，Vimentin，CK7（灶 +），EGFR（3+），TOPO Ⅱ（个别 +），CD31（血窦 +），Ki-67（+，<5%）；阴性，S-100，ERCC1，Tubulinb，P-gP，VEGF，5-FU。免疫组化诊断：左肾部分切除标本，透明细胞性肾细胞癌（Fuhrman 核分级 1 级）。

误诊病例分析：回顾分析发现该例病灶内含有一些脂肪成分，是导致误诊的重要原因。

第二十一节　右侧集合管肾癌，局部低分化病例

患者，男，46 岁。右腰部疼痛不适 10 余天入院。

病理检查：右肾切除标本：右肾脏一具，重 520 g，大小 17 cm × 8 cm × 7.5 cm，被膜完整，易剥离，输尿管长 11 cm，直径 1~2.5 cm，输尿管远端可见一灰白色结节，大小 2.5 cm × 2 cm × 1.5 cm，切面灰白质硬。肾盂肾盏扩张，皮质厚 0.1~1.3 cm，可见 3 个结节样物，直径 2~4.5 cm，其中两个较小结节切面灰白质韧，大结节切面可见一个囊腔，面积 3 cm × 1.5 cm，囊壁内含淡黄色胶冻样物，肾盂内可见灰红色结节状物，游离于肾盂黏膜面，切面灰白质软，总体积 8 cm × 8 cm × 2 cm。常规病理诊断：右肾切除标本，初步考虑为肾癌伴坏死，类型待定，需做免疫组化检测协助分型分类及肿瘤细胞耐药、预后。肿瘤侵犯肾皮质、肾盂及输尿管，呈多结节状。输尿管切缘为阴性。免疫组化诊断：右肾切除标本，肿瘤细胞形成不规则腺管状、乳头状及实体性、条索状结构，伴多灶性坏死，间质纤维组织增生伴较多中性粒细胞浸润。结合免疫表型，符合集合管癌（Bellini 管癌），局部低分化。侵犯肾皮质、肾盂及输尿管，呈多结节状。肿瘤细胞耐药、预后检测结果供临床治疗参考。其他情况参见常规组织学报告。

影像资料见图 4-3-11。

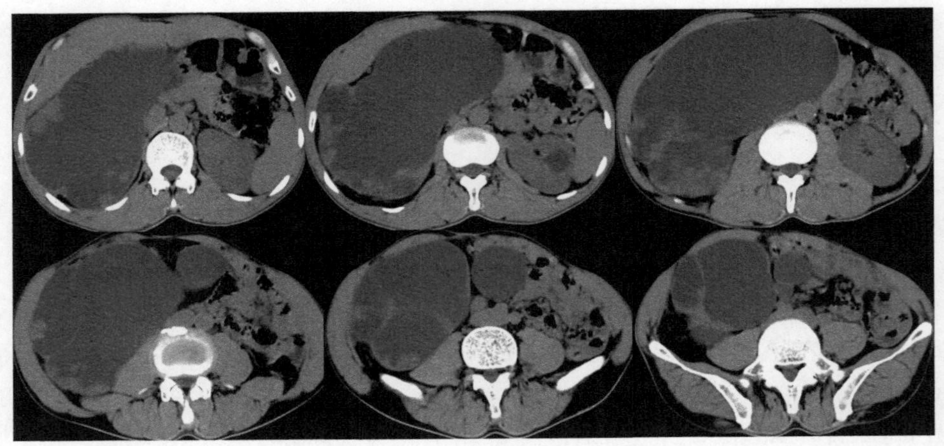

图 4-3-11 右侧集合管肾癌,局部低分化

第二十二节 含脂肪的肾癌

成人肾脏的实性肿物含有脂肪,通常为血管平滑肌脂肪瘤,但肾癌有时也可以含有脂肪成分。其发生机制可能是由于肾癌浸润性生长,卷入肾周或肾窦脂肪;肿瘤内发生胆固醇坏死;含有黄骨髓和小梁结构的肿瘤非上皮细胞间质成分发生骨样化生。

肿块卷入肾周或肾窦脂肪是肾癌含有脂肪最为常见的原因;但是肿块边界清晰,不侵犯肾周或肾窦,含有脂肪成分则非常少见。Helenon 等(1993)报道一例肿块内含有脂肪,但没有侵犯肾周及肾窦的肾细胞癌。

一些作者收集 1993—2009 年文献共报道的 9 例含脂肪的肾癌,其中 8 例经病理证实,5 例肿块内同时伴有钙化或骨化,4 例不伴有钙化,这 9 例患者术前影像学检查均诊断为血管平滑肌脂肪瘤。肾癌含有脂肪成分少见,但常发生钙化,同时含有脂肪和钙化,尤其是脂肪成分少,而钙化量较大时,提示肾细胞癌可能性大。对于含有脂肪,但没有钙化成分的肾脏肿瘤,若肿块最大径小于 4 cm,应每年进行超声、CT 或者 MRI 检查;肿块最大径大于 4 cm,应最初每半年复查一次,若肿块无明显变化,可以改为每年复查一次。

第二十三节 误诊病例简介:肾滑膜肉瘤与肾良性肿瘤

病例,男,51 岁。

CT 诊断:左肾上极向肾外突起囊性占位,性质待定,考虑多房性囊性肾瘤可能。

CTA:病灶位于左肾包膜下,病灶与左肾上极皮质分界不清,呈多房花环状改变,其内可见分隔,增强后分隔及病灶边缘可见强化,局部壁不规则,厚薄不均,可见壁结节。CTA 示病灶内部可见小血管,肾皮质血管呈抱球状改变(图 4-3-12)。

MRI 诊断:左肾上极占位,考虑错构瘤;肾癌待排?

手术所见:见肾脏上极有一约 3.5 cm × 3 cm 肿块,突出表面约 2.5 cm,与周围脂肪组织粘连,脂肪组织变性,较正常稍硬。

病理检查:左肾上极肿瘤及周边脂肪组织切除标本,脂肪结缔组织一堆,大小 7.5 cm × 5 cm × 3 cm,切面淡黄,质软,未触及淋巴结。左肾上极缺缘切除标本:灰褐色组织一块,体积 1.5 cm × 0.5 cm × 0.3 cm。常规病理诊断:左肾上极肿瘤,结构复杂,并含透明细胞,待免疫组化协助诊断。免疫组化检测:阳性,EMA(+,小灶性),CEA(+,小灶性),inhinbin-α(+,小灶性),CK(P)(+,小灶性),CK18(+,小灶性),CK19(+,小灶性),Bcl-2(+,小灶性),Vim × 2(+++),CD99(+++);阴性,CK(L),CK8,CK20,CK(H),CD10,TTF-1,CK7,PLAP,PS04S,CD117,HMB45,Actin,CD34。免疫组化诊断：左肾上极肿瘤及周边脂肪组织切除标本，左肾上极恶性肿瘤，6 cm × 4.5 cm × 2 cm，考虑为滑膜肉瘤。注：肾脏原发性滑膜肉瘤罕见。本例组织学及免疫组化表现基本符合滑膜肉瘤。本病诊断金标准为分子遗传学检测 SYT-SSX 融合基因及其表达产物。建议进一步检测确诊。

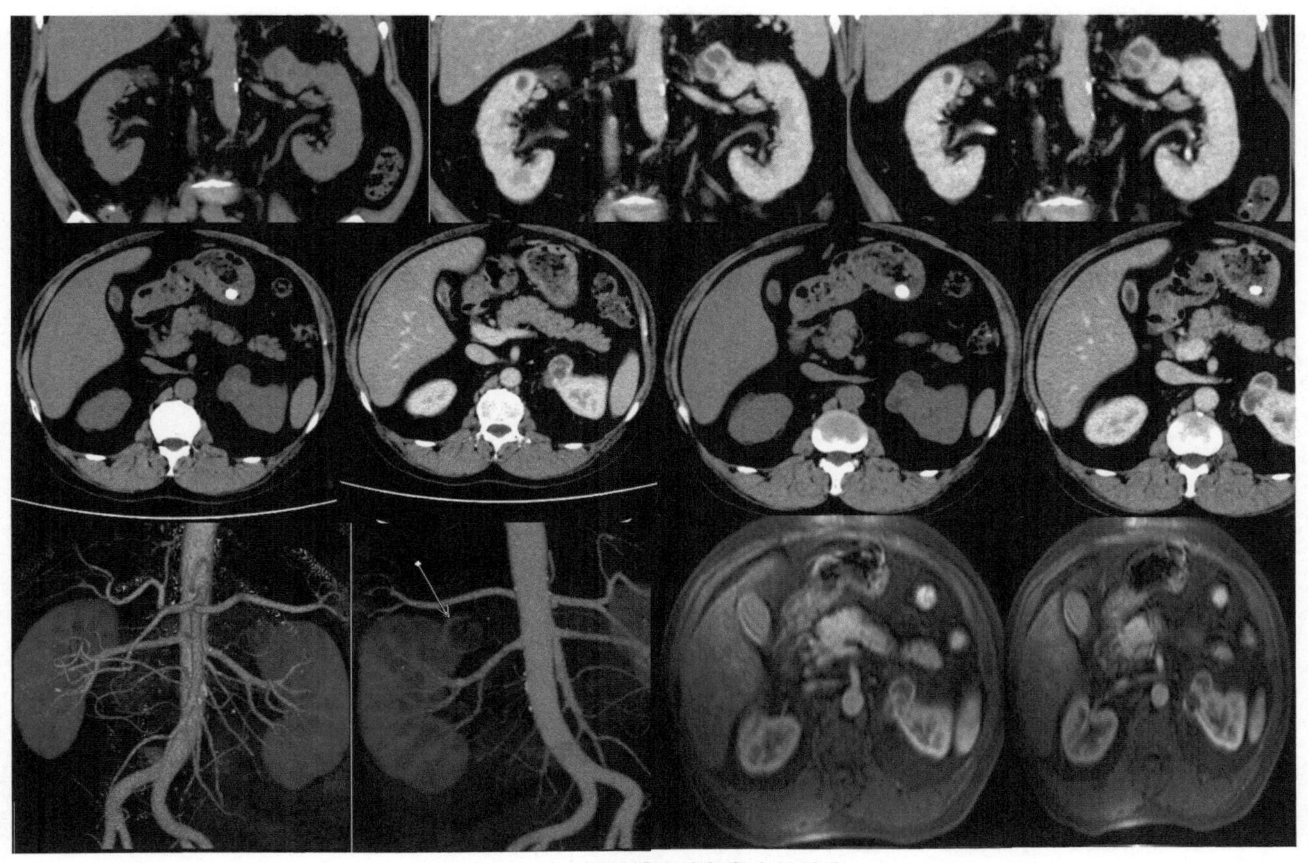

图 4-3-12　肾滑膜肉瘤与肾良性肿瘤

第二十四节　关于肾脏少见肿瘤

肾脏肿瘤较常见，其中以恶性居多。常见的肾脏肿瘤为肾透明细胞癌，CT 表现典型，诊断较为容易。对于有些少见肾脏肿瘤，由于其临床、影像学表现缺乏特异性，诊断有一定的困难。临床上因肾脏肿瘤的病理性质各异，其治疗方案及预后存在较大差异，因此，肾脏肿瘤的诊断与鉴别诊断具有重要意义。在肾脏肿瘤中，一些临床少见肿瘤的 CT 表现缺乏特异性，误诊率较高。

1.CT 与 MRI 对肾脏少见肿瘤的诊断和鉴别诊断有重要价值

（1）瘤体生长方式：从瘤体生长方式分析，原发性肾脏淋巴瘤、肾炎性肌成纤维细胞瘤、肾脏混合性上皮间质肿瘤多位于肾髓质，而肾脏血管周细胞瘤多位于肾皮质，呈外生性生长。弥漫型原发性肾脏淋巴瘤呈浸润性生长，可侵犯肾皮质，但肾盂积水少见；肾脏混合性上皮间质肿瘤呈膨胀性生长，皮质受压迫，但不受侵犯。

（2）瘤体密度：从瘤体密度分析，原发性肾脏淋巴瘤、肾炎性肌成纤维细胞瘤、肾脏混合性上皮间质肿瘤呈等密度或稍低密度，而肾脏血管周细胞瘤呈稍高密度，密度稍高于正常肾皮髓质；原发性肾脏淋巴瘤、肾炎性肌成纤维细胞瘤、肾脏血管周细胞瘤可有钙化、囊变，密度不均匀，但程度较轻，出血少见，而肾脏混合性上皮间质肿瘤易出现囊变且程度重。

(3)瘤体包膜:从瘤体包膜分析,弥漫型原发性肾脏淋巴瘤多无包膜,与肾实质分界不清;而实质型原发性肾脏淋巴瘤、肾炎性肌成纤维细胞瘤、肾脏混合性上皮间质肿瘤、肾脏血管周细胞瘤多有清晰的包膜。

(4)瘤体的血供:从瘤体的血供分析,原发性肾脏淋巴瘤、肾炎性肌成纤维细胞瘤、肾脏混合性上皮间质肿瘤为少血供或中等血供肾脏肿瘤,肾脏血管周细胞瘤为富血供肿瘤,可呈血管样强化。

(5)肾周组织侵犯:从肾周组织侵犯分析,原发性肾脏淋巴瘤、肾炎性肌成纤维细胞瘤、肾脏混合性上皮间质肿瘤、肾脏血管周细胞瘤淋巴结转移少见,很少侵犯肾静脉;但原发性肾脏淋巴瘤易侵及肾周组织,

一般认为,综合分析瘤体的位置、包膜、密度及强化等特点,可提高对该肿瘤的诊断准确性。

2. 重视术中冰冻切片病理检查　影像学检查在肾脏肿瘤的术前定性诊断中具有不可取代的地位,能够对肾良性肿瘤做出较为准确的术前诊断,指导制订合理的手术治疗方案。MRI 检查对肾肿瘤的定性诊断能提供一些额外的重要信息,对定性困难的肾肿瘤,应该重视 MRI 检查的重要性,但是,我们也应该认识到,单纯影像学检查在一些肿瘤的术前诊断中仍然存在一定困难,一定要重视进行术中冰冻切片病理检查。

第二十五节　左肾透明细胞性肾细胞癌病例

患者,男,40 岁。体检发现左肾占位 1 个月入院。

手术所见:见左肾中极可触及一 2.5 cm × 2.2 cm × 3.0 cm 的肿块,切面呈淡黄色,质软,有包膜,无破溃,肿瘤局部可见缺血坏死。

病理检查:左肾根治切除标本,肾脏一具,重 150 g,大小 11.3 cm × 6 cm × 3.8 cm,被膜完整,易剥离,于肾外侧中下极表面见一隆起型肿物,大小 2.5 cm × 2.3 cm × 2.3 cm,切面暗红,可见出血,质软,与周围肾组织分界尚清,未累及肾盂,其余肾组织皮髓质分界清楚,肾盂黏膜光滑,呈灰白色。肾门及肾周脂肪组织未检出淋巴结样物,肾门处附输尿管一段,长 3.5 cm,直径 0.3 cm。病理诊断:左肾根治切除标本,初步诊断透明细胞性肾细胞癌,肾盂未受癌组织累及,输尿管断端切缘为阴性,肿瘤细胞类型、耐药及预后检测待做免疫组化检测进一步报告。未做免疫组化检测。

影像资料见图 4-3-13。

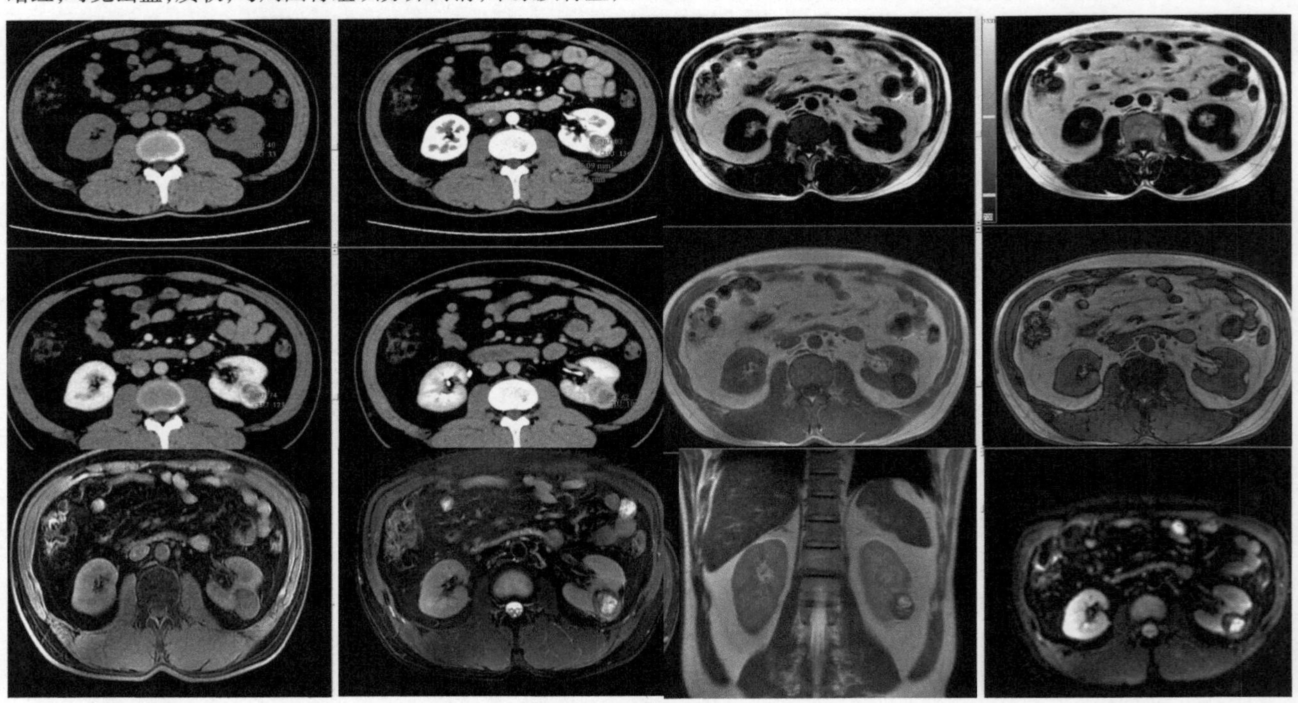

图 4-3-13　左肾透明细胞性肾细胞癌

第二十六节　肾恶性肿瘤但排泄性泌尿系统造影却未见异常

在搜寻肾的隐蔽性新生物过程中，文献早已指出排泄性尿系造影的无能为力，由于检查方法本身限制，故难以完成此项任务。

为更严格地进行分析，Hajdu 等（1967）曾报告尸检 100 例，大约 2/3 的肾癌病人，诊断未能在死前作出。有作者指出，所有死前诊断出肾癌的 2/3 都是因镜下或肉眼大量血尿而就诊，一半病人有腹痛，1/3 病人可扪及包块，部分病人有中毒性肝功能异常、发烧、高血压或血钙过多。一个急性左精索静脉曲张常提示左肾癌的存在。不少病人无症状，大约 10% 的病人主要表现为肺、肝或骨的转移。

当临床怀疑肾癌使用排泄性造影搜寻时，应包括大剂量滴注造影与断层摄片。Kass（1983）的 4 例中 3 例癌肿皆位于肾前部或后部，不改变肾的轮廓，也不使肾盂、肾盏移位变形。滴注造影断层摄片更有价值。然而，就是这样，一些隐蔽性肾癌仍难寻觅。此时将超声或（和）CT 用上，则可能有所发现。对比剂增强 CT 扫描敏感性强，效果更好。

我们也曾在临床上见到类似病例，常规排泄性造影显示双肾显影良好，肾轮廓如常，肾盂、肾盏形状大小无异常，但临床提示扪及肾块，高度怀疑肾恶性肿瘤，于是再加做斜位照片和侧位照片，方才发现右肾向前方凸出一肿块，手术病理证实为肾细胞癌。

第二十七节　以巨大双肾为主要表现的急性淋巴细胞性白血病

急性白血病是血液系统常见恶性肿瘤，其常见临床表现为感染、出血、贫血、肝脾及淋巴结肿大等，还可表现多种脏器浸润，也可以侵犯肾脏，但以对称性两侧巨大肾脏为主要表现者非常罕见，国内仅见个案报道，国外报道累计仅 4 例，容易发生误诊，值得引起重视。

有作者报告一例不典型病例，体检时发现尿蛋白，首先收住肾内科。超声、CT 检查发现巨大的肾脏几乎占据整个腹腔。入院后有低热、消瘦，触诊腹部柔韧感，曾考虑结核，但无充分依据。最初外周血象正常，包括白细胞分类均无白血病幼稚细胞出现。后因出现轻度贫血、淋巴结肿大等原因，行骨髓涂片检查，发现原始淋巴细胞比例明显增高，苏丹黑 B 染色、过氧化物酶染色阴性，免疫分型提示 B 淋巴细胞表达升高，确诊为急性淋巴细胞性白血病，B 细胞型。

急性淋巴细胞性白血病患者出现肾脏增大被认为是预后不良的表现。该例患者双肾对称性明显增大，但肾脏结构存在，主要表现为肾实质的普遍性增厚，肾实质强化明显减弱，肾盏和漏斗部（连接肾盏和肾盂的部分）表现为变细伸长，肾盂没有扩张，类似于多囊肾相应集合系统受挤压的表现，其影像学表现有一定的特异性，在儿童患者中有提示急性淋巴细胞性白血病的价值；与肾脏的影像学表现相比，患者的临床症状相对较轻，症状和实验室异常的出现时间相对滞后，值得引起重视。

非何杰金淋巴瘤也可侵犯肾脏，在儿童发生率较高，且在 CT 表现中与白血病侵犯肾脏很难区分，但该患者淋巴结活检和骨髓活检均未提示淋巴瘤，故可以排除淋巴瘤弥漫性侵犯。

对称性的肾脏增大需要鉴别的其他疾病包括多囊肾、结节性硬化症、肾静脉栓塞、淀粉样变性病和 Beckwith-Wiedemann 综合征，上述疾病因有各自的特异表现，不难鉴别。

该患者在治疗过程中出现肿瘤溶解综合征的原因，包括肿瘤浸润所致的巨大肾（肿瘤负荷大）和肾脏因肿瘤浸润而导致肾功能不良。

在急性淋巴细胞白血病侵犯肾脏，尤其是表现为巨大双肾时，化疗后发生肿瘤溶解综合征的比例明显增加，值得引起重视。对此类巨大肾脏患者应在化疗前密切监测水、电解质及肾功能等，必要时可用利尿剂，同时抑制尿酸形成。一旦发生，可予以急诊血液透析治疗。若高度重视，治疗措施得当，可避免发生肿瘤溶解综合征。

第二十八节 肾脏占位的诊断思维:乳头状肾细胞癌

患者,男,81岁,1周前因排尿不畅、尿频、尿急就诊;无肉眼血尿,无排尿困难;无腰酸、腰痛;无发热。

1. 影像表现 B超示左肾实质占位病变(3.4 cm×3.7 cm)。CT示左肾上极一大小约4.18 cm×3.99 cm类圆形等密度肿块影,平扫密度尚均匀, CT值约32 HU,境界较清楚,增强后呈轻度均匀强化,皮质期CT值约35 HU,髓质期CT值约50 HU,排泄期CT值约40 HU,相邻肾盏受压变形移位。CT诊断考虑不典型肾癌,建议MRI增强检查。

2. 手术所见 术中见腹腔内无明显腹腔积液,腹膜表面无粟粒样结节,左肾上极与脾脏粘连,肾门处脂肪粘连呈块状,未触及肿大肾门淋巴结,肿瘤位于左肾上极偏内侧,类圆形,大小5 cm×4 cm×4 cm,有包膜,肿瘤内部色灰白,较均质,质地软如豆腐渣样。

3. 病理诊断 (左肾上极)乳头状肾细胞癌Ⅰ型。肿瘤细胞胞浆嗜碱性,呈团块或乳头状排列,肾门处动静脉内未见癌栓,输尿管切缘未见癌累及,肾门处及肾周脂肪组织未见癌转移。免疫组化检测: CK(+), CD10(+), Vimentin(+), CK7(+), p63(-), CD117(-), p504 s(+), HMB45(-), S100(-), CK19(+)。

乳头状肾细胞癌(PRCC)是一种具有独特形态特点、少见的特殊类型肾细胞癌,占肾癌的10%~15%,发病率位居肾癌各亚型的第二位。根据组织形态学改变将乳头状肾细胞癌分为Ⅰ型和Ⅱ型。

Ⅰ型又称嗜碱型,乳头表面被覆细胞常为单层柱状上皮细胞,细胞核小,核仁不明显,胞质稀少、淡染;乳头中心的纤维血管轴心常见水肿、玻璃样变性或较多泡沫细胞。Ⅰ型在发现肿瘤时常常位于肾内,且常有完整包膜,出血囊变少见。

Ⅱ型又称嗜酸型,乳头表面被覆细胞为假复层柱状上皮细胞,细胞核大,核仁明显,胞质丰富、嗜酸性,乳头内泡沫细胞浸润较少。Ⅱ型肿瘤发现时常常侵袭肾外组织,也可累及肾盂,肿瘤常常无包膜或仅有部分包膜,出血囊变常见。

两型乳头状肾细胞癌的基因表型也有所不同,Ⅰ型为7号和17号染色体基因的增加,Ⅱ型则有更广泛染色体的增加和缺失。乳头状肾细胞癌 Ⅰ型与Ⅱ型在预后方面有明显差异,Ⅱ型预后明显较Ⅰ型及透明细胞癌差,故两者的预后差异决定了治疗方法的不同。

乳头状肾细胞癌为乏血供肿瘤,影像学上的特征是肿瘤轻度强化且不具备透明细胞癌快进快出的强化特点,其密度和强化方式与大多数类型的肾癌不同。

Ⅰ型乳头状肾细胞癌恶性程度较低,生长缓慢,形态多呈类圆形、无分叶,边界较清晰,肿瘤可以囊变,但钙化、坏死及出血少见, CT平扫密度较均匀,增强后轻度均匀强化,且没有对比剂的流出效应(wash-out),基本无扩散和转移,预后好。该例病灶呈类圆形、密度均匀,边界较清,增强后轻度均匀强化,周围无扩散,符合乳头状肾细胞癌 Ⅰ型影像学表现。

Ⅱ型乳头状肾细胞癌恶性程度高,侵袭性强,形态多呈不规则形、边界不清,囊变、坏死及出血常见, CT平扫密度多不均匀,增强后强化不均匀,强化程度高于Ⅰ型但低于透明细胞癌,伴有不同程度扩散,预后差。

一、鉴别诊断

(1)嫌色细胞癌:一般密度较均匀,边界较清晰,常有假包膜,少见坏死、囊变及出血,增强后呈少血供较均匀轻至中度轮辐状强化,很少肾周浸润及转移扩散。

(2)肾淋巴瘤:多为继发性,非引流区淋巴结异常肿大可提示诊断,可单侧多发或双侧发生,坏死少见,瘤内可见相对正常血管。

(3)透明细胞癌:多位于肾皮质,常呈密度不均匀类圆形肿块,边界较清晰,常可见假包膜,易发生出血、坏死、囊变、钙化等变性改变,血供丰富,增强后呈快进快出的强化模式。

总之,乳头状肾细胞癌Ⅰ型与Ⅱ型在病理学及CT增强检查上有一定的诊断特异性,两者恶性程度的差异决定了其不同的治疗方法和预后,因此术前的正确诊断意义较大。

二、影像诊断思维

肾脏肿瘤性病变影像诊断的首要原则是判断肿瘤的起源,其次是判断肿瘤的良、恶性,最后才是定性诊断。定性诊断的准确性虽然是影像诊断的追求，但定位诊断和良、恶性判断远比定性诊断更为重要，因为定性诊断的最终结果依赖病理，而影像学完全能够做到定位诊断和良、恶性判断，这对治疗方式的选择具有重要的价值。

从肾脏肿瘤性病变的影像诊断原则出发，此例起源于肾脏实质，且很可能是皮质起源，此其一；其二，病灶形态规则，密度均匀，具有完整的包膜，对肾盂形成压迫而非破坏，因此要首先考虑偏良性的肿瘤。那么，最后应该如何给出定性诊断呢？

影像学诊断最基本的原则是“常见、典型、少见、不典型”，即首先要考虑常见病和多发病的典型表现，其次是考虑常见病和多发病的不典型表现，再次是考虑少见病的典型表现，最后才考虑少见病的不典型表现。

肾脏实质性肿瘤中以肾癌最多见，且肾癌有不同的类型，其影像学表现变化多样，意味着只要是肾脏实质性肿瘤，就要考虑到肾癌的诊断。从该例来说，诊断肾癌符合常见病和多发病首先考虑的原则，但从影像诊断的角度出发，做出这样的诊断尚缺乏足够的理由，因为影像学诊断的重点是对影像学表现和征象的分析，而不单单是依靠概率。

该例影像学表现与肾癌常见的快进快出强化方式不符合，即不符合常见病的典型表现。如果考虑肾癌的话，就应该是常见病的不典型表现，即该例是肾癌的不典型表现，这也是术前 CT 诊断考虑不典型肾癌的原因之一。

通常所说的肾癌是透明细胞癌，其不典型表现包括强化程度不明显，肿瘤内出现囊变、坏死和出血等，肿瘤具有假包膜且形态规则等征象。该例具有完整的包膜，没有囊变、坏死和出血的表现，强化程度不明显，是否可以考虑为不典型的肾癌呢？

虽然肾癌可以有假包膜，但包膜通常不会非常完整，该例显然不符合：虽然肾癌的强化可以不明显，虽然可以没有典型的快进快出，但透明细胞癌具有皮质期强化程度高于髓质期的特点，且排泄期明显消退，而该例皮质期几乎无强化，髓质期轻度强化. 排泄期消退也不明显，也与肾癌的特点不符合。所以，该例不能首先考虑肾脏透明细胞癌。

既然常见病的典型表现和不典型表现都不作为首先的考虑，那么，接下来就要考虑少见病的典型表现。肾癌中，除了最常见的透明细胞癌，其次就是乳头状细胞癌。乳头状细胞癌起源于肾小管上皮、具有乳头状或小管乳头状结构；临床上男女发病率约为 2:1，且男性患者中 50% 年龄大于 58 岁；影像学典型表现为边界清晰的较大球形或类圆形实质性肿块，增强后肿瘤实质部分动脉期多呈轻度强化，髓质期强化明显，排泄期消退不明显，且强化程度均低于正常肾皮质，也低于透明细胞癌；此外，肿瘤很少出现钙化、出血等表现，且恶性征象如侵犯和转移少见。这些表现都与该例相符。乳头状肾细胞癌在 MRI 具有与 CT 类似的强化方式，但 T_2WI 呈低信号具有一定的特征性。因此，该例属于少见病的典型表现。从鉴别诊断来看，主要是与少见病或不典型表现相鉴别。

总之，乳头状肾细胞癌虽属少见病，但却具有典型的影像学表现，肿瘤位于肾实质内，具有类似良性肿瘤的特点，如边界清晰、轻度强化等，有助于得出正确的定性诊断。

第四章　肾良性肿瘤

第一节　肾脏上皮样血管平滑肌脂肪瘤

肾脏上皮样血管平滑肌脂肪瘤是近年来才被逐渐认识和接受的一种罕见的间叶性肿瘤，具有潜在恶性，主要发生于肾脏、肝、胰、盆腔、卵巢及骨，由单核或多核上皮样细胞构成，患者一般无症状，多于影像学检查时偶然发现。

由于上皮样血管平滑肌脂肪瘤缺乏脂肪成分，以往影像学检查时很难与其他间叶肿瘤区别，超过半数的上皮样血管平滑肌脂肪瘤最初被误诊为癌、肾肉瘤或乏脂肪血管平滑肌脂肪瘤。Mai 等（1996）首先报道了肾脏上皮样血管平滑肌脂肪瘤，国内外仅有少数病例报道。

一、病理学

长期以来，肾脏上皮样血管平滑肌脂肪瘤一直被误认为是血管平滑肌脂肪瘤。WHO（2004）国际癌症研究机构将肾脏上皮样血管平滑肌脂肪瘤单独分类（相对应的是经典的血管平滑肌脂肪瘤），定义为一种具有恶性潜能的间叶肿瘤，肿瘤内以增生的上皮样细胞为主，有些肿瘤内可以出现灶状经典的血管平滑肌脂肪瘤区域。主要发生在肾脏，肝、胰、骨等亦偶见报道。与经典的血管平滑肌脂肪瘤不同，肾脏上皮样血管平滑肌脂肪瘤主要由单核或多核的上皮样细胞构成，缺乏或少有典型血管平滑肌脂肪瘤的血管及脂肪成分，易与其他肿瘤混淆（如乏脂性血管平滑肌脂肪瘤、肾肉瘤、肾癌等）。肾脏上皮样血管平滑肌脂肪瘤瘤细胞特征性的免疫表型是黑色素细胞（HMB45、Melan-A）和平滑肌细胞（SMA、MSA）的特异性标记阳性，而上皮细胞标记（CK、EMA）阴性。

二、临床表现

本病分为单纯型和伴有结节性硬化综合征两种类型。单纯型临床多为单发，多无症状，女性多见，好发年龄 50~60 岁。后一种类型表现为多发，双侧，肿瘤较大，性别差异不明显，多见于年轻人，发病率较单纯型多见，患者多以癫痫样症状就诊。

肾脏上皮样血管平滑肌脂肪瘤多类似血管平滑肌脂肪瘤生长，但亦可呈浸润性生长，常伴有变性、坏死、出血等，偶有淋巴结转移，但一般无彻底的囊变、周围血管侵犯及肾窦结构破坏等征象，其平均发病年龄为 36 岁。肾脏上皮样血管平滑肌脂肪瘤没有特征性的临床症状及体征，部分患者可有上腹部隐痛，实验室检查均阴性。

绝大多数上皮样血管平滑肌脂肪瘤呈良性过程，患者可死于致命的腹膜后大出血。一般认为瘤体的大小和出血呈正相关，故对于直径大于 40 mm 的上皮样血管平滑肌脂肪瘤应考虑手术切除。目前，对上皮样血管平滑肌脂肪瘤是否发生恶变尚无定论。

三、影像学研究

CT 诊断可分为两类。

（1）富含脂肪成分的上皮样血管平滑肌脂肪瘤：平扫肿瘤较大，多呈混杂密度，内含大量脂肪成分，液化坏死常见。肿瘤与肾实质及肾分界欠清晰；增强扫描，病灶内软组织密度明显强化，脂性及液化坏死密度无强化，邻近肾窦及肾盏受压，部分肾盂扩张积水。

（2）缺乏脂肪成分的上皮样血管平滑肌脂肪瘤：平扫肿瘤较小，呈略高密度，瘤体密度较均匀，边界清楚，未测到明确脂肪密度。增强扫描动脉期肿瘤明显强化，静脉期强化程度增加，延迟期强化稍下降。

一些作者报告 CT 表现有：CT 平扫一般呈稍低密度或等密度和稍高密度；边界清楚、轮廓光整；增强扫描皮质期明显均匀或略欠均匀强化，少数为轻度强化，实质期和分泌期退出改变；在实质期部分病灶内有增粗迂曲的血管。

由于缺乏对肾脏上皮样血管平滑肌脂肪瘤的认识，有学者报告一组 10 例患者均在术前被误诊。经过相关文献复习后，认为该组作者肾脏上皮样血管平滑肌脂肪瘤的 CT 表现具有一定特征性，既不同于常见的肾癌和肾肉瘤，也有别于经典的血管平滑肌脂肪瘤。

表现为平扫相对高密度、向肾外突出、增强后明显不均性强化（快进慢出）、瘤体较大但无分叶、分界清晰；常有变性坏死区，但无明显的囊变区；可有局部淋巴结转移，但无肾周血管侵犯、肾窦结构破坏征象。其中有些特点与乏脂肪血管平滑肌脂肪瘤相似。

结合病理及免疫组织化学的特点，推测 CT 平扫肾脏上皮样血管平滑肌脂肪瘤呈相对高密度的原因，可能包含下列多方面的因素作用所致：①高细胞密度，且以上皮样细胞为主；②相对富血供；③免疫组织化学提示含黑色素及平滑肌细胞成分；④缺少脂肪及肿瘤间质；⑤部分病例瘤内出血。

肾脏上皮样血管平滑肌脂肪瘤呈“快进慢出”强化特点的原因，一般认为与其病理结构明显相关：富含异常的血管、细胞密度高而少肿瘤间质、完整包膜而缺少引流血管。

根据病理结果，皮质期明显强化的为含有丰富的厚壁血管为主、上皮样细胞比例偏少及含有少量或不含脂肪细胞的血管平滑肌脂肪瘤，而强化程度为轻度的则是含有上皮样梭形细胞较厚壁血管明显多的血管平滑肌脂肪瘤，脂肪细胞也是含量很少或没有。

有研究指出，本病影像学表现具有一定的特征性，通常表现为均质性明显强化的肿块影，边缘清楚，特别是抑脂 T_2WI 上肿瘤呈明显低信号，此与肾癌明显不同，表明 MRI 在上皮样型血管平滑肌脂肪瘤的诊断中有明显优势。

由于肾脏上皮样血管平滑肌脂肪瘤罕见，从影像学诊断角度讲，初诊时考虑间叶组织肿瘤较切合实际，肾脏上皮样血管平滑肌脂肪瘤的最终确诊仍有赖于病理，特别是免疫组织化学检查的验证。

四、鉴别诊断

一些作者报告一组 15 例肾脏上皮样血管平滑肌脂肪瘤患者中，最早的 5 例平扫呈等低密度，增强扫描呈快进快出而被误诊为肾癌。另外 1 例因增强扫描明显强化，实质期无明显退出而被误诊为嗜酸性细胞腺瘤，在对以上患者的病理诊断与 CT 表现的对比分析基础上，在以后的 9 例患者均获得了正确提示诊断。

（1）肾癌：常位于肾实质内，瘤体常表现为分叶状肿块，边界不清，其内常有坏死、囊变、出血或钙化。增强多为中等或明显不均性强化，有“快进快出”特点，但在肾盂期有明显低于肌肉组织密度的坏死、囊变灶。肾癌转移和周围血管侵犯亦更明显。

（2）恶性或乏脂肪肾血管平滑肌脂肪瘤：血管平滑肌脂肪瘤恶变存在争议，且迄今尚无病理诊断标准。乏脂肪血管平滑肌脂肪瘤近年虽有报道，但均未提及免疫组织化学方面的信息，且尚不是病理分类，故普遍认为此种分类对指导临床意义不大。肾脏上皮样血管平滑肌脂肪瘤大部分是乏脂肪的，又具有血管平滑肌脂肪瘤的一些形态学特点，故今后诊断乏脂肪血管平滑肌脂肪瘤时，应密切联系病理及免疫检查，以便及时更正影像诊断。

（3）肾肉瘤：肾肉瘤各组织类型无特异性的影像表现，故术前影像确诊困难。除在脂肪肉瘤内有典型脂肪组织时能对其做出定性外，其他类型肉瘤影像及病理表现均相似，较难区别。肾肉瘤的一些共同的特点包括：瘤体常较大，明显不均质，分叶状，边界不清，增强后常呈中等或中等度以上持续性、不均性强化。肾肉瘤 HMB45、Melan-A 阴性，CK、EMA 为阳性，与肾脏上皮样血管平滑肌脂肪瘤相反。

（4）嗜酸性细胞腺瘤：为“快进慢出”型强化方式，虽然在实质期可以有不均匀强化，但肾盂期为均匀强化。

肾脏上皮样血管平滑肌脂肪瘤是 WHO 近年提出的一种新的单独病理分类，其影像表现似与恶性、乏脂肪性或不典型血管平滑肌脂肪瘤有所重叠，随着临床及病理对其认识的深入，是否提示临床医师影像诊断上述疾病时应密切跟踪病理及免疫组织化学结果以考虑到肾脏上皮样血管平滑肌脂肪瘤的可能,即肾脏上皮样血管平滑肌脂肪瘤在影像上与上述疾病之间有何联系?此点尚需更多的肾脏上皮样血管平滑肌脂肪瘤影像资料证实。

第二节　一组肾血管平滑肌脂肪瘤的误诊分析

一些作者研究了 100 例肾细胞癌的 CT 图像,未发现脂肪密度,故发现肾内含脂肪密度的实性占位时,应首先考虑肾血管平滑肌脂肪瘤。

但当肿瘤直径小于 2 cm,脂肪含量小于 20% 或瘤内出血时,往往难以明确脂肪成分的存在。该组误诊为肾细胞癌的 3 例肾血管平滑肌脂肪瘤脂肪含量少且分布散在, CT 图像上脂肪密度区显示不明确。因此乏脂肪肾血管平滑肌脂肪瘤与肾细胞癌的鉴别较难。

有学者提出"劈裂征"(肿瘤与肾实质交界平直,尖端指向肾门,形似劈开的裂缝)和"杯口征"(病灶周围肾实质沿病灶周缘掀起)反映了病变的良性生长方式,可借此鉴别肾血管平滑肌脂肪瘤与肾细胞癌。但这两种征象仅见于瘤体小部分突出肾轮廓外时,瘤体较大时,肾脏变形,很难判断;而瘤体较小时,则多表现为肾实质内类圆形占位。

也有学者提出肾血管平滑肌脂肪瘤的主体部分位于肾轮廓外者,较肾细胞癌常见。该组瘤灶主体大多位于肾外。文献报道肾细胞癌出现钙化的概率为 10%,是其特征性征象,而肾血管平滑肌脂肪瘤罕见钙化。此外,有学者发现 CT 平扫时部分少脂肪肾血管平滑肌脂肪瘤密度高于肾实质可能与瘤内出血有关,此征象肾细胞癌罕见。

富血供肾细胞癌在皮质期即显著强化,CT 值高于肾实质,之后迅速下降,中心坏死区不强化。而典型肾血管平滑肌脂肪瘤的血管及平滑肌成分在皮质期强化不明显,在髓质期肾髓质尚未明显强化前已均匀强化。但有少数病例肾血管平滑肌脂肪瘤在皮质期即不均匀明显强化,髓质期及肾盂期 CT 值低于肾实质,似呈"快进快出"样强化,可误诊为肾细胞癌。回顾性分析 CT 图像,可见瘤体与肾实质交界较平直,呈尖端指向肾门的三角形,内有散在 CT 值为负值的低密度区。故当肾脏实性占位表现为"快进快出"样强化时,尚不能完全除外肾血管平滑肌脂肪瘤的可能,尤其是当肿块有脂肪密度时,而"劈裂征""杯口征"的存在也有一定的提示作用。

当肾血管平滑肌脂肪瘤含脂肪较多时,则需与肾脂肪瘤鉴别。个别病例以脂肪成分为主,仅含少量血管及平滑肌组织, CT 平扫呈境界清楚,脂肪密度为主的占位,可误诊为脂肪瘤。当 CT 平扫发现肾脏富脂占位,肾血管平滑肌脂肪瘤与脂肪瘤难以鉴别时,行薄层扫描或螺旋扫描薄层重组,可以减少容积效应,有助于提示前者多种成分混杂的特点。

一组误诊为肾细胞癌的 3 例表现为软组织密度为主的占位,与肾实质分界欠清晰,平扫时病灶内部可见散在小灶状低密度区,增强扫描时病灶不均匀明显强化,低密度灶显示不清,其中 2 例在皮质期强化程度接近肾皮质,髓质期强化程度低于肾实质,轮廓较前清晰,肾盂期与肾实质间对比更强烈,轮廓更清晰。

误诊为脂肪瘤的 1 例为富脂肾血管平滑肌脂肪瘤,以脂肪密度为主,与肾实质分界清楚。

第三节　左肾血管平滑肌脂肪瘤病例

患者,男,52 岁。体检发现左肾占位 1 个月入院。缘于 1 个月前患者体检 CT 检查提示左肾占位(图 4-4-1),无畏寒、发热,无腰痛、腹痛,无腹泻,无血便、黑便,无排尿不适及肉眼血尿等不适;本次起病以来,患者精神、睡眠、饮食情况可,大便如常,尿量如常,无夜间盗汗、午后低热,近期体重无明显变化。

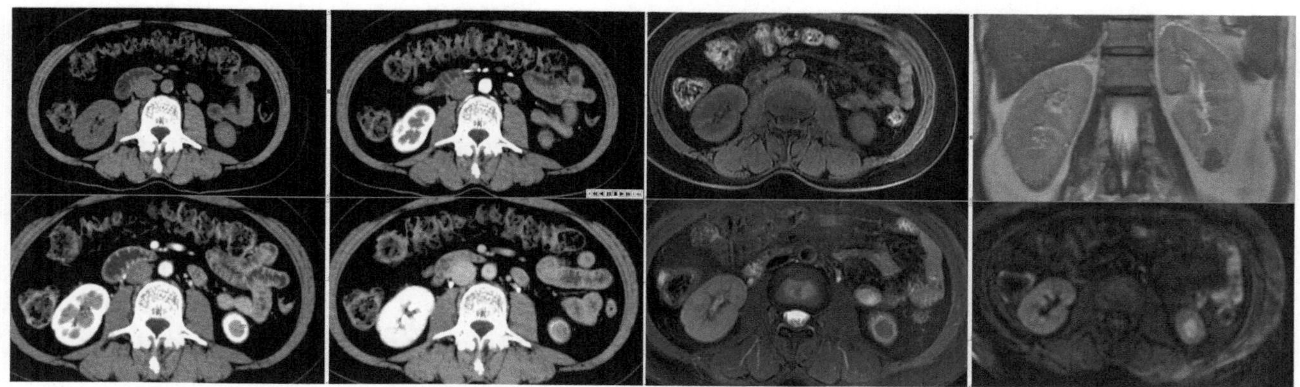

图 4-4-1　左肾血管平滑肌脂肪瘤

手术所见：见左肾下部可见一肿物突出，大小约 3 cm×4 cm。病理检查：左肾肿物切除标本，灰褐色不规则组织一块，大小 3.5 cm×3 cm×2 cm，切面见一结节，直径约 1.7 cm，切面灰白，质中，界尚清。常规病理诊断：左肾肿物切除标本，考虑血管平滑肌脂肪瘤（PEcoma），待免疫组化检测进一步明确。免疫组化检测：阳性，H-caldesmon，SMA，Calponin，Actin，CD34（血管内皮＋），S-100（脂肪细胞＋），Vimentin（血管内皮＋），Ki-67（＋，约 1%）；阴性，CK（P），SOX-10，CD10，CgA，Syn，CD56，HMB45，MelanA，CD117。免疫组化诊断：左肾肿物切除标本，血管平滑肌脂肪瘤（PEcoma）。

第四节　乏脂肪肾血管平滑肌脂肪瘤

一些肾脏血管平滑肌脂肪瘤内只含有少量脂肪或不含有脂肪，称之为乏脂肪肾脏血管平滑肌脂肪瘤，占所有肾脏血管平滑肌脂肪瘤的 4%~5%。

1. 病理学　大多数肾血管平滑肌脂肪瘤 CT 片上瘤内可见典型的脂肪密度，由于其征象特殊，容易诊断。但极少数肾血管平滑肌脂肪瘤 CT 片上看不到脂肪密度，致诊断困难。主要原因有以下 3 点：肾血管平滑肌脂肪瘤内脂肪、血管和平滑肌的构成比例可以有很大差别，瘤内脂肪组织的数量及分布在不同病例是不同的。当肿瘤主要由平滑肌和血管组成，而脂肪含量少或呈分散的小灶性分布时，CT 片上瘤内可看不到脂肪密度，或测不到典型的脂肪 CT 值。有作者报告光镜下显示瘤内主要成分是平滑肌和血管，少量脂肪细胞呈一簇簇散在分布。肾血管平滑肌脂肪瘤有一特殊类型，肿瘤由血管、平滑肌两种成分构成，不含脂肪成分，称血管平滑肌瘤。当肾血管平滑肌脂肪瘤合并瘤内大量出血时，易掩盖脂肪成分的显示。

2. 临床表现　肾血管平滑肌脂肪瘤患者通常无自觉不适。当肿瘤巨大或破裂出血时，患者会感到腰部不适或触及肿块。有的病例出现血尿，可能由于肿瘤累及肾盂、肾盏所致；有的病例表现为发作性高血压，由于患者年龄偏大，高血压可能是一种伴发症状，也可能是肿瘤压迫致肾动脉狭窄所致。

3. 影像学研究　CT 和 MRI 主要表现：肿瘤呈类圆形，无完整的圆形；肿瘤轮廓光整，和相邻肾实质分界清楚；肿瘤大部分位于肾的外围；CT 平扫时，肿瘤大部分呈略高密度，而其中少量的脂肪成分呈散在小点状低密度；MRI 平扫时，肿瘤在 T_1WI 上呈等信号，含量较少的脂肪成分在 T_1WI 上基本未能显示明显高信号，在 T_2WI 加脂肪抑制序列上呈低信号。

乏脂肪的肾血管平滑肌脂肪瘤 CT 平扫表现为等密度或稍低密度的软组织肿块，肿瘤合并出血时表现为稍高密度。由于脂肪比例少或无脂肪（肾血管平滑肌瘤），加之容积效应及出血的掩盖，瘤内看不到脂肪密度，增强扫描根据瘤内血管、平滑肌的比例及分布不同其强化表现亦不同。

增强扫描可有以下 3 种强化形式：增强扫描肾皮质期肿瘤明显强化，密度等于或接近于正常肾皮质，肾实质期肿瘤强化减退，密度低于正常肾实质。由于这类肾血管平滑肌脂肪瘤血管丰富，所以增强扫描肿瘤强化表现为“快进快出”这种一过性明显强化，很易误诊为血供丰富的肾癌。增强扫描肾皮质期肿瘤轻度强化,瘤内可见数量不等的血管影。这类肾血管平滑肌脂肪瘤以平滑肌成分居多。肾血管平滑肌脂肪瘤可能由于瘤内血管缺乏弹力膜的原因,易形成动脉瘤或动脉瘤样改变,常合并自发出血或轻微外伤后出血,当瘤内大量出血时可掩盖脂肪组织密度, CT 平扫肿瘤密度较正常肾实质高,增强扫描肿瘤强化,但其强化程度及表现形式往往由于出血的影响而不能准确判断。

4. 鉴别诊断 ①多血供的肾癌:增强扫描明显强化的乏脂肪肾血管平滑肌脂肪瘤(病理上血管成分居多)需注意与多血供的肾癌鉴别,后者增强扫描瘤内或瘤周常可见粗大迂曲的强化血管或结节状强化血管,瘤内常见大片或斑片状低密度液化坏死区,可出现肾静脉、下腔静脉癌栓。②少血供肾癌及肾脏其他良性肿瘤:增强扫描轻度强化的乏脂肪肾血管平滑肌脂肪瘤(病理上平滑肌成分居多)需注意与少血供肾癌及肾脏其他良性肿瘤(如肾平滑肌瘤等)鉴别,病灶区薄层扫描有助于发现病灶内微小的脂肪灶,对诊断有帮助。但多数情况下,单凭影像征象二者很难鉴别,需穿刺活检病理证实。

第五节 不典型巨大囊性肾血管平滑肌脂肪瘤

有作者报告一例不典型的巨大囊性肾血管平滑肌脂肪瘤,超声检查未见典型的团块状强回声,也未见多种成分混合存在或伴有出血,肿块内呈强、低回声相间的层状结构。该例 B 超表现为有分隔的低回声或无回声区。CT 上肿块实质成分少,呈软组织密度,主要为不规则多囊状改变,囊内为低密度,难以通过 CT 值明确囊内容物是脂肪还是囊液。增强后病变内囊壁和间隔强化,无法确定是否含有血管和平滑肌成分。DSA 示肿瘤异常染色,肿瘤供血动脉迂曲、杂乱,未见境界清楚的透明区。

本病需与下列疾病鉴别。

(1)囊性肾细胞癌:多由肿瘤坏死、出血、囊变形成,少见者为单纯囊肿伴发癌肿,其壁多不规则,较一般囊肿的壁厚,囊变区内有不规则的分隔和实性成分存在,增强更明显。

(2)多发性单纯肾囊肿和多房性囊性肾瘤:CT 特点是薄壁光滑的低密度区,囊内无实性成分和分隔,增强壁和隔均不强化, DSA 显示瘤内无血管成分。

(3)腹膜后畸胎瘤:可压迫肾脏移位,为软组织密度、囊性密度及钙化等多种密度混杂的肿块,诊断重点是来自肾外和混杂密度。

(4)成人肾母细胞瘤:少见,为巨大软组织密度影,密度多样,亦可呈分房或有分隔的低密度囊变区,增强后分隔和囊壁强化,常见周围组织和血管的侵犯。

该例瘤体巨大,CT 未见肾血管平滑肌脂肪瘤的特征性改变,其大小不一的不规则多囊样改变较少见,但病变发展较慢,无明显症状,影像学提示肿瘤有完整包膜,与周围组织分界清晰,无明显侵蚀改变,符合良性肿瘤的特征;在肾肿瘤的鉴别诊断中应考虑肾血管平滑肌脂肪瘤的可能,最终确诊仍需依赖病理学检查。

第六节 误诊病例简介:左侧肾血管平滑肌脂肪瘤与肾脂肪肉瘤及囊腺癌

病例,女, 46 岁。因于外院体检发现左侧腹膜后占位 1 d 入院,外院查 B 超提示“左侧腹膜后占位”, CT 平扫提示“左脾肾隐窝占位性病变”,磁共振平扫 + 增强扫描提示“左肾中极外侧缘囊性占位,考虑为囊腺癌”(图 4-4-2)。无腰痛,无畏寒、发热,无恶心、呕吐,无腹痛、腹胀,无肉眼血尿等。

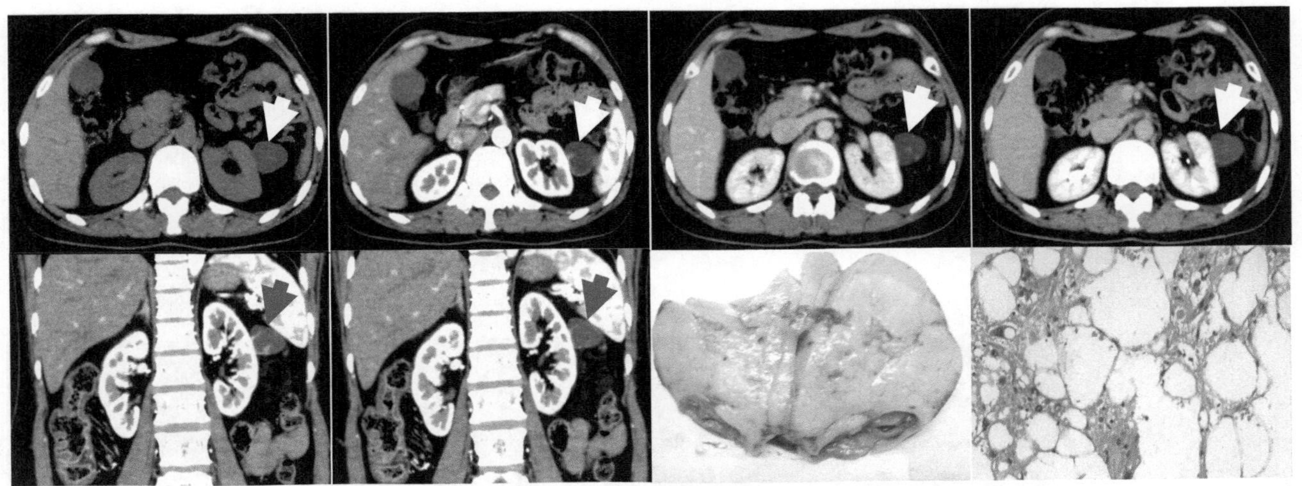

图 4-4-2　左侧肾血管平滑肌脂肪瘤与肾脂肪肉瘤及囊腺瘤

手术所见：切开肾周筋膜，分离显露肾脏及肾蒂，于肾脏外侧见一大小约 8 cm × 5 cm × 4 cm 肿块，包膜完整，仔细分离肿瘤与左肾及周围组织粘连，于左肾下极见肿瘤蒂部，直径约 2 cm。于肿瘤薄膜钝锐性结合分离肿瘤，在肿瘤蒂部肾脏表面完整切除肿瘤，见肿瘤内部为脂肪样组织，包膜完整，肿瘤上极见一大小约 3 cm × 3 cm 囊性组织，将肿瘤送冰冻病理。结合影像学及术中所见，考虑为肾错构瘤可能性大，暂不行左肾根治性切除术。

病理检查：左肾周肿物切除标本，体积 9 cm × 4.5 cm × 2.5 cm，切面灰白、淡黄相间，质地均匀细腻，包膜完整。常规病理诊断：左肾周肿物切除标本，脂肪源性肿瘤，首选诊断为高分化脂肪肉瘤（脂肪瘤样脂肪肉瘤），待免疫组化检测进一步证实。免疫组化检测：阳性，S-100，VIM，Actin，SMA，DES（散在），HMB45，MelanA，CD34（血管），CD31（血管），Ki-67（<1%）；阴性，EMA。免疫组化诊断：左肾周肿物切除标本，经多次广泛取材，肿瘤实体成分主要为脂肪组织，另含有少量的厚壁血管及梭形细胞区域，该区域经免疫组化证实为平滑肌细胞及血管周上皮样细胞成分，故诊断为血管平滑肌脂肪瘤，属 PEComa 家族，建议随访。

第七节　四种少见良性肾脏病变的曲线形钙化

肾的曲线形钙化通常见于良性单纯囊肿，值得注意的是，至少有 20% 的曲线形钙化出现于恶性病变。Jonutis 等（1973）报告 4 例少见的良性肾块病变伴存周围性曲线形钙化，它们是硬化性脂肪肉芽肿、肾腺瘤、动静脉瘘和肾内动脉瘤。血管造影有助于动静脉瘘与肾内动脉瘤的区别，但不能确定实质性病变的包块性质。

第八节　病理分析：右侧肾错构瘤与肾血管平滑肌脂肪瘤

患者，男，36 岁。

1. 手术所见　见右侧中部腹侧一肿物突出，大小约 6 cm × 5 cm，质地硬，表面欠光滑，血管丰富，肿物明显压迫肾盂及上段输尿管。电刀切开肿物，见肿物囊壁厚约 5 mm，质地硬。肿物内部为囊腔，其内充满黑色血凝块，彻底清除血凝块。切除部分囊壁组织及肿物内部凸出部分送冰冻病理检查。

2. 病理检查　①右肾囊性肿物部分囊壁：灰红色组织五块，最大者大小为 3 cm × 1.5 cm × 0.9 cm，最小者大小为 1.4 cm × 0.9 cm × 0.2 cm，切面灰黄灰红，质中。②右肾囊肿内壁突出部分：灰红色组织一块，大小 0.9 cm × 0.7 cm × 0.2 cm。常规病理诊断：①右肾囊性肿物部分囊壁：由梭形细胞、脂肪组织及囊壁样组织组成，伴出血，待免疫组化进一步诊断。②右肾囊肿内壁突出部分：由梭形细胞及脂肪组织构成,伴出血。

免疫组化检测:①阳性,Vimentin,S-100(脂肪细胞+),SMA(平滑肌),Actin(平滑肌),CD34(血管内皮+),CK-P(上皮细胞+),EMA(上皮细胞+);阴性,Melan-A,HBM45,D2-40;②阳性,Vimentin,S-100(脂肪细胞+),SMA(平滑肌),Actin(平滑肌),CD34(血管内皮+);阴性,CK-P,EMA,Melan-A,HBM45,D2-40。免疫组化诊断:右肾囊性肿物部分囊壁,良性肿瘤,由纤维性梭形细胞、脂肪组织及平滑肌组织组成,局部含少量上皮细胞。未见肾组织结构。倾向为右肾错构瘤。注:本例需鉴别血管平滑肌脂肪瘤,但送检物呈囊壁状,厚壁血管不明显,免疫组化标记Melan-A,HBM45均阴性,不支持血管平滑肌脂肪瘤,但错构瘤表现亦不典型。请结合临床并建议随访。

影像资料见图4-4-3。

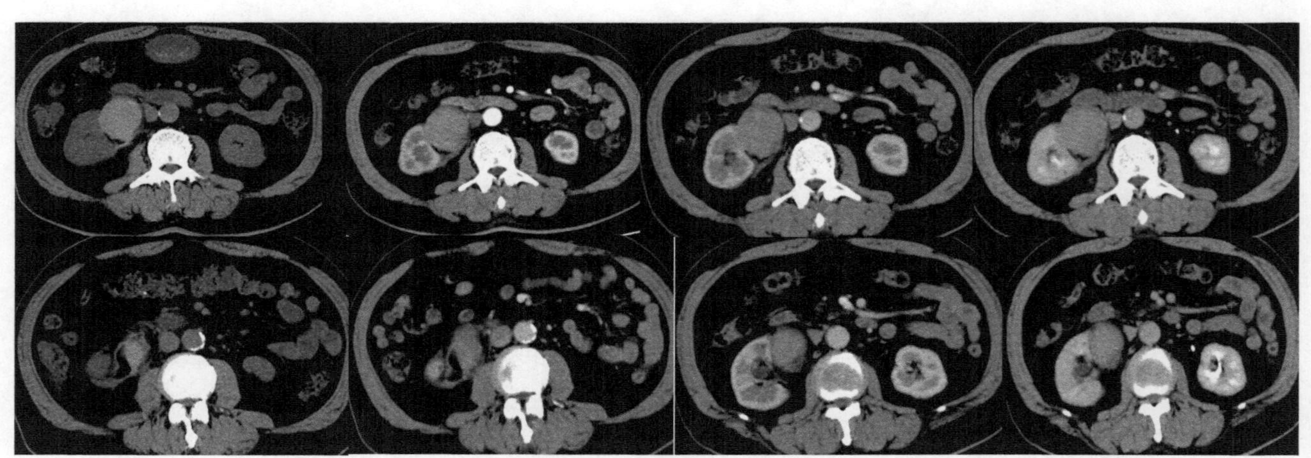

图4-4-3 右侧肾错构瘤与肾血管平滑肌脂肪瘤

第九节 肾周脂肪肉瘤和肾巨大血管平滑肌脂肪瘤的鉴别

肾血管平滑肌脂肪瘤是肾脏常见的良性肿瘤,直径常小于5 cm。当肾血管平滑肌脂肪瘤直径大于8 cm时,常呈外生性生长,伸入肾周间隙,与发生于肾周间隙的腹膜外脂肪肉瘤在影像学上容易混淆。

肾周脂肪肉瘤是腹膜后较常见的原发恶性肿瘤之一,来源于间叶细胞。有分化好的脂肪肉瘤、黏液性脂肪肉瘤、多形性脂肪肉瘤和圆细胞性脂肪肉瘤之分,可同时含多种病理成分。根治性切除连同周围肾脏一起切除是主要手术方式。

肾血管平滑肌脂肪瘤为良性肿瘤,由异常厚壁血管、平滑肌及脂肪组织组成。肿瘤越大,异常血管越易形成动脉瘤而引起破裂,约20%患者可出现出血性休克。目前认为肾血管平滑肌脂肪瘤直径大于4 cm行保留肾单位切除术或血管栓塞治疗。

术前活检或术中冰冻病理切片由于细胞表现不典型,两者鉴别困难。因此充分认识其影像学特点,术前做出准确诊断,有利于制订合理的治疗方案。

肾周脂肪肉瘤与肾巨大血管平滑肌脂肪瘤的影像学表现相似,均含有较多脂肪成分。以下征象有助于两者鉴别。

(1)肾实质缺损:肾血管平滑肌脂肪瘤起源于肾实质,向肾外生长,缺损部位为肿瘤起源部位,一组14例血管平滑肌脂肪瘤均可见此征象。

而脂肪肉瘤起源于后腹膜脂肪(包括肾筋膜内脂肪),常与肾包膜紧贴,随着肿瘤的生长,压迫、推移肾脏,但一般不侵犯肾脏,其与肾实质接触面光滑,因此无此征象。

(2)肿瘤内扩张血管:肾血管平滑肌脂肪瘤含有丰富的异常厚壁血管,其起源于血管周围上皮样细胞,缺乏弹性,易形成小动脉瘤。该组14例肾血管平滑肌脂肪瘤中11例出现扩张血管影,形态各异,所有血管均在增强CT和MRI上显示;若肾血管平滑肌脂肪瘤的供血血管扩张且为单支供血,CT和MRI上表现为与正常肾实质相连,文献上称其为桥接血管,该组仅有2例(14.3%)显示,显示率较低的原因可能与部分病例未行薄层重组有关。CTA 和 MRA 也有助于肿瘤内扩张血管的显示。

而分化好的肾周脂肪肉瘤相对乏血供，一般没有扩张血管。一组 18 例肾周脂肪肉瘤中仅有 1 例，平扫与瘤内分隔不易区分，由于增强后强化明显，判断为血管影。

（3）肿瘤内出血：较大的肾血管平滑肌脂肪瘤自发出血占 50%~60%，与血管缺乏弹性及小动脉瘤形成有关。该组 5 例可见出血，均为亚急性；而肾脂肪肉瘤均未见明显出血征象。

（4）伴发更小的肾血管平滑肌脂肪瘤：结节性硬化常伴双侧肾血管平滑肌脂肪瘤，易诊断，因此该组病例将其排除在外。单纯肾血管平滑肌脂肪瘤亦可多发，该组出现 3 例（21.4%），表现为同侧和（或）对侧肾实质小的含脂肪成分肿瘤，而肾周脂肪肉瘤未发现此征象。虽然伴发小的肾血管平滑肌脂肪瘤在统计学上无明显差异，但一般认为对提示肾血管平滑肌脂肪瘤仍有一定的参考价值。

有无瘤内纤维分隔影和有无钙化对鉴别诊断帮助不大。文献报道瘤内粗细不均的纤维分隔伴强化是分化好的肾周脂肪肉瘤的主要影像学表现，但该组病例发现此征象亦存在于肾血管平滑肌脂肪瘤。肾血管平滑肌脂肪瘤很少出现钙化，该组仅有 1 例；而肾周脂肪肉瘤钙化亦少见，该组只有 5 例。肾周脂肪肉瘤出现钙化提示可能预后较差。

总之，有无肾实质缺损、肿瘤内有无扩张血管及出血，对鉴别肾周脂肪肉瘤和肾巨大血管平滑肌脂肪瘤有重要价值，而伴发更小的肾血管平滑肌脂肪瘤有一定参考价值。MSCT 多平面重建、薄层最大密度投影和 MRI 多方位扫描有助于肾实质缺损的显示，CTA 和 MRA 有助于肿瘤内扩张血管的判断。

第十节 误诊病例简介：右侧肾脏血管平滑肌脂肪瘤（属 PEComa 家族）与肾癌

病例，男，77 岁。因体检发现右肾占位 4 d 入院。外院彩超提示：右肾实质上部低回声病变，恶性肿瘤？右肾实质中部实性小结节，错构瘤？

MRI 诊断：右肾上极占位，性质？考虑肾癌，错构瘤？建议进一步检查（图 4-4-4）。

手术所见：自背侧切开肾周筋膜，于肾脂肪囊外分离，见肾肿瘤上极与腹膜粘连明显，未见肿大淋巴结。

病理检查：右肾切除标本，体积 10 cm × 8 cm × 4 cm，重 210 g，切面可见在肾中上极有一灰褐色结节，直径 4 cm，与周边组织界限尚清，质偏软，在肾下极可见一灰白小结节，直径 0.5 cm，其余未见明显异常。肾周脂肪组织切除标本：脂肪结缔组织一块，体积 2 cm × 1.5 cm × 0.8 cm，切面灰褐色，质软。常规病理诊断：右肾切除标本，右肾梭形细胞肿瘤，2 个（中上极，直径 4 cm；下极，直径 0.5 cm）。免疫组化检测：阳性，HMB45（小灶），S-100（小灶），SMA，Actin（小灶弱），Calponin，Ki-67（<1%）；阴性，Vim，CK（P）。免疫组化诊断：右侧肾脏肿物切除标本，血管平滑肌脂肪瘤（属 PEComa 家族）。

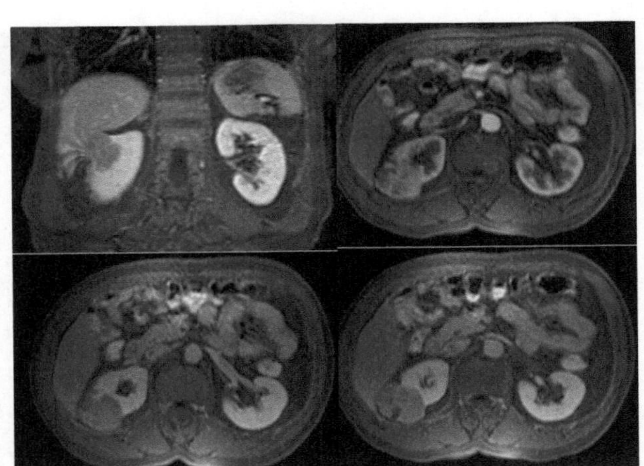

图 4-4-4 右侧肾脏血管平滑肌脂肪瘤（属 PEComa 家族）与肾癌

第十一节 左侧肾脏血管平滑肌脂肪瘤病例

患者,男, 17 岁,因阑尾炎急诊入院,发现左肾占位(图 4-4-5)。

病理检查:左肾肿物切除标本,紫红色结节一枚,体积 3 cm × 3 cm × 2.2 cm,切面可见一灰白区,直径 1.5 cm,与周边组织界限尚清,质中。常规病理诊断:左肾肿物切除标本,梭形细胞肿瘤,血管平滑肌脂肪瘤为首选,待做免疫组化检测进一步确定。

免疫组化检测:阳性, MelanA, HMB45(散在), S-100(散在), Vim, Actin, SMA, Des, CD34, CD31,第 8 因子, Ki-67(约 1%);阴性, CD117, CK(P), CD10。免疫组化诊断:左肾肿物切除标本,免疫组化结果支持血管平滑肌脂肪瘤(属 PEComa 家族)。

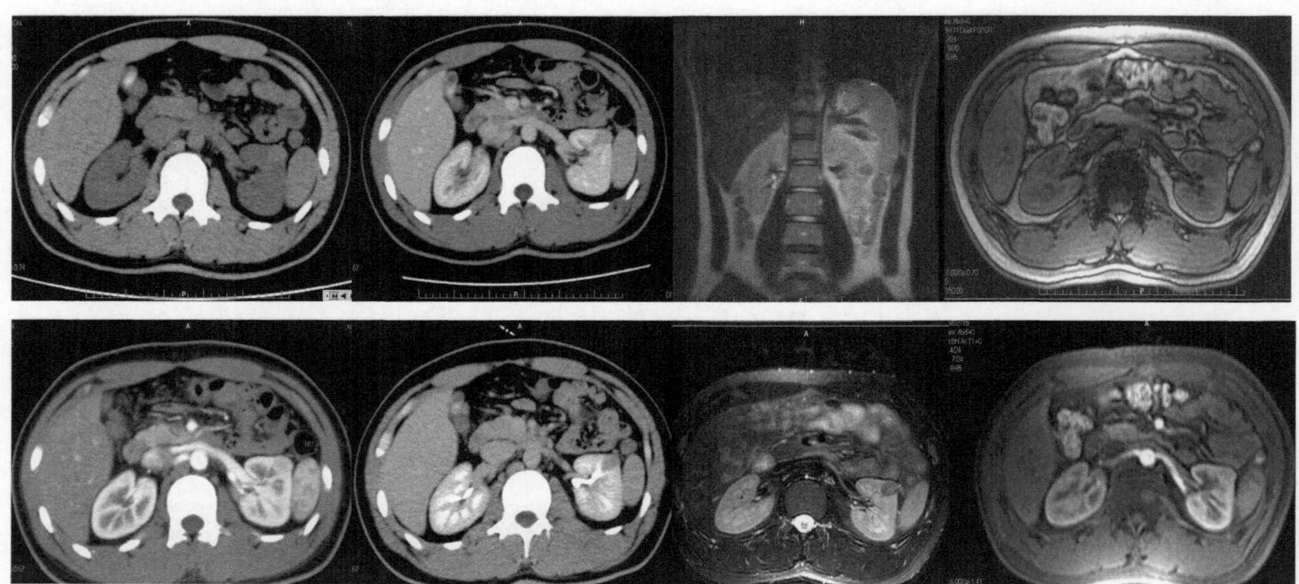

图 4-4-5 左侧肾脏血管平滑肌脂肪瘤

第十二节 一组肾嗜酸细胞瘤的误诊分析

本病由于临床相对少见,因此误诊率较高。一组 7 例术前仅 2 例提示诊断肾嗜酸细胞瘤,回顾性分析主要有以下几个方面的原因:对肾嗜酸细胞瘤临床病理特征及影像学表现缺乏足够的认识和重视,诊断思路太狭窄;大多数肾细胞癌,尤其体积较小者边界清楚,有假包膜,部分肿瘤质地也较均匀,与直径小于 30 mm 的肾嗜酸细胞瘤鉴别困难;由于该院不能做术中快速冷冻病理检查,而行根治性肾切除术。

肾嗜酸细胞瘤目前多认为呈良性生长,预后较好,但文献中也有远处转移或潜在恶性的报道。可能与下列因素有关:嫌色性肾细胞癌误诊为嗜酸细胞瘤;该肿瘤与肾透明细胞癌同时存在;肿瘤取材不合适。

第十三节 误诊病例简介:肾嗜酸细胞瘤与肾癌

患者,男, 55 岁。体检发现右肾占位近 1 月入院。缘于 1 个月前于外院体检泌尿系彩超提示“右肾实性占位”,进一步查腹部 CT 平扫 + 增强提示"右肾下极占位性病变(大小约 4.4 cm × 3.6 cm)";再行肾脏 CT 平扫 + 增强,结果提示"右肾下极富血供占位,考虑肾癌"(图 4-4-6)。

手术所见:见右肾大小正常,肿瘤位于右肾下极,直径约 4.5 cm;未见肿大淋巴结。保留肾上腺。

病理检查:右肾根治切除标本:肾组织大小为 11.5 cm × 7 cm × 5.5 cm,脂肪囊破碎,肾表面被膜尚光滑,标本已被临床切开,于肾下极见一肿物,肿物大小 4.5 cm × 3.5 cm × 3 cm,未累及肾盂,紧邻肾被膜,中央可见纤维瘢痕,境界尚清;周围肾组织皮髓分界尚清。肾门附输尿管一段,长 5 cm,管径 0.5 cm,肾门未见出淋巴结。常规病理诊断:右肾根治性切除标本,初步考虑嗜酸细胞性肾源性肿瘤,待做免疫组化检测进一步探讨肿瘤类型;输尿管断端切缘为阴性;肾门及周围脂肪组织中未检出淋巴结。

免疫组化检测:阳性, CD117, CK7(灶 +), PAX-8, CK18, p53(+, <10%), EpCAM(灶 +), EMA, CD10(灶 +), Ki-67(+,<3%);阴性, p63, CD44V6, TFE3, Syn, CgA, CK20, p504S, Vimentin, S-100, HMB45, MelanA, WT1, CR。免疫组化诊断:右肾根治性切除标本,结合免疫组化检测结果及组织学图像,符合肾嗜酸细胞瘤,其余内容详见常规报告,建议术后复查。

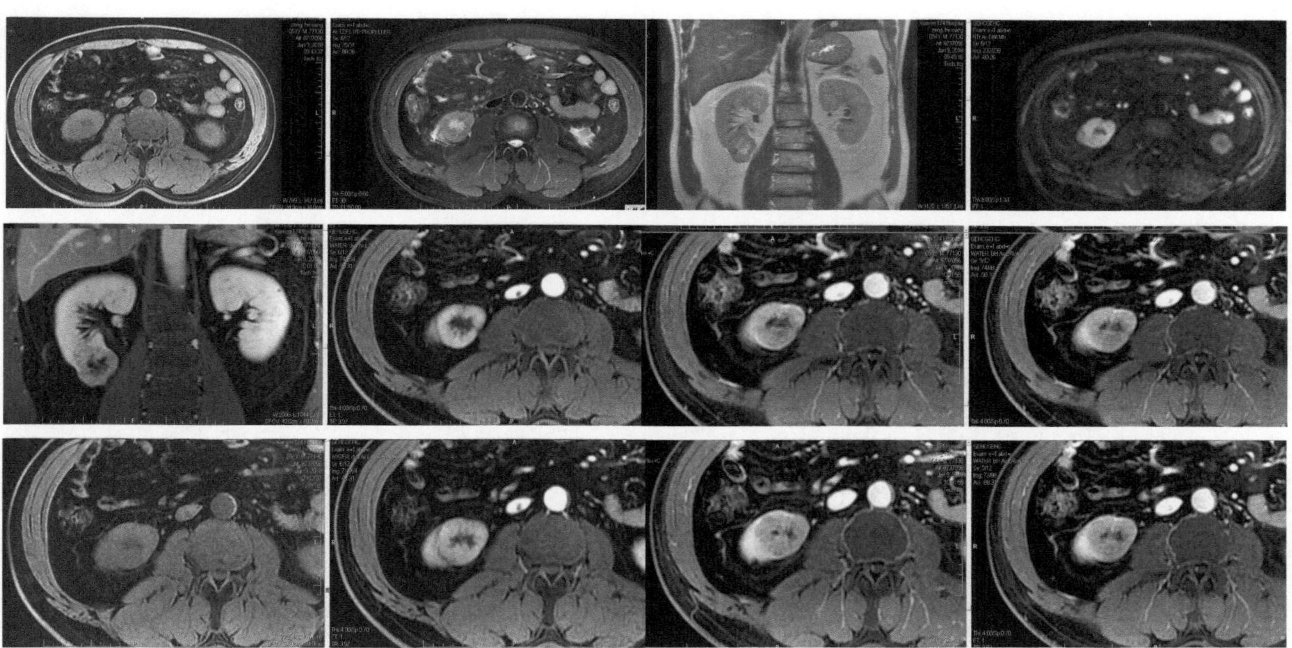

图 4-4-6　肾嗜酸细胞瘤与肾癌

第五章 肾窦和肾盂包块

第一节 误诊病例简介:肾盂及输尿管浸润性尿路上皮乳头状癌与炎症

患者,男,60岁。反复左侧腰部疼痛7个月余,加重伴肉眼血尿20 d入院。曾就诊于外院,检查考虑左肾积水,左肾盂占位,行左输尿管镜检查术,未发现肿瘤,故建议其密切随访。近日症状加重,门诊以左肾盂占位,左肾积水收治住院。

入院前2个月CT检查示双侧肾脏大小及形态无异常,左肾盂略扩张,其内密度欠均匀,可见等密度影,CT值40 HU,右侧肾盂、肾盏无明显扩张。双肾周脂肪间隙模糊。CT诊断:左肾盂密度欠均匀原因待查,占位?建议CT增强或(和)MRU检查。

入院时MRI检查示双侧肾脏无明显增大,表面平整,左侧输尿管上段、肾盂及肾大盏扩张,以肾盂扩张明显,内容物于T_1WI呈等低信号,T_2WI压脂稍高信号,壁明显增厚,但尚均匀,DWI呈高信号。MRU示左侧肾盂、肾盏及输尿管形态未见显示,右侧肾盂、肾盏输尿管形态正常,无扩张。MRI诊断:左侧输尿管上段、肾盂及肾大盏扩张,管壁增厚,考虑感染性病变,建议抗感染治疗后复查。

入院后行两次膀胱镜输尿管活检后CT增强扫描:左肾体积减小,增强后肾实质密度较右肾减低,三期CT值分别为89 HU、102 HU、99 HU。左肾盂略扩张、积液,壁增厚,边缘较模糊,增强后缓慢强化。左肾盂输尿管连接区管壁呈偏心性增厚,输尿管上段管腔狭窄。CT诊断:左肾血供异常;左肾盂扩张、积液,壁增厚,比较3个月前CT图像有所加重,原因待查;左肾盂输尿管连接区病变性质待定,肿瘤?感染?建议进一步检查。

手术所见:左肾与肾周脂肪粘连明显,尤以腹侧为甚;左肾蒂被肿大的肾蒂旁淋巴结包绕,腔镜下暴露困难。决定中转开放手术。完全切除左肾及左侧输尿管全程。

病理检查:左肾及全程输尿管切除标本,肾脏一具,重120 g,大小10.0 cm×4.5 cm×3.5 cm,被膜完整,易剥离;输尿管长18 cm,直径1.0~1.5 cm。输尿管黏膜面及肾盂黏膜面布满大小不等的乳头状物;肾实质厚1.5 cm,肾周未检出淋巴结。常规病理诊断:左肾及全程输尿管切除标本,左肾盂浸润性尿路上皮乳头状癌,Ⅱ级,局部浸润至肾实质;左输尿管浸润性尿路上皮乳头状癌,Ⅱ级,上段局部浸润至肌层。输尿管切缘尿路上皮乳头状增生。肾蒂旁淋巴结(-),0/1。

免疫组化检测:阳性,CKP/CD34,CK(H),CK(L),CK7,CK20,p63,CK5/6,EGFR(+++),TOPO Ⅱ(++),VEGF(+),5-Fu(+),Ki-67(+,约60%);阴性,Villin,ERCC1,P-gP,Tubulinb。免疫组化诊断:左肾及全程输尿管切除标本,左肾盂及输尿管浸润性尿路上皮乳头状癌,Ⅱ级,侵及肾实质,少数血管内见癌栓。

第二节 误诊病例简介:肾窦淋巴管瘤与肾盂旁囊肿

患者,女,40岁。于5 d前外院体检,查彩超提示"右肾盂实性病变",进一步行肾脏CT平扫+增强提示"右肾占位性病变,考虑囊腺瘤可能性大"。

MRI诊断:右侧肾盂旁囊肿(图4-5-1)。

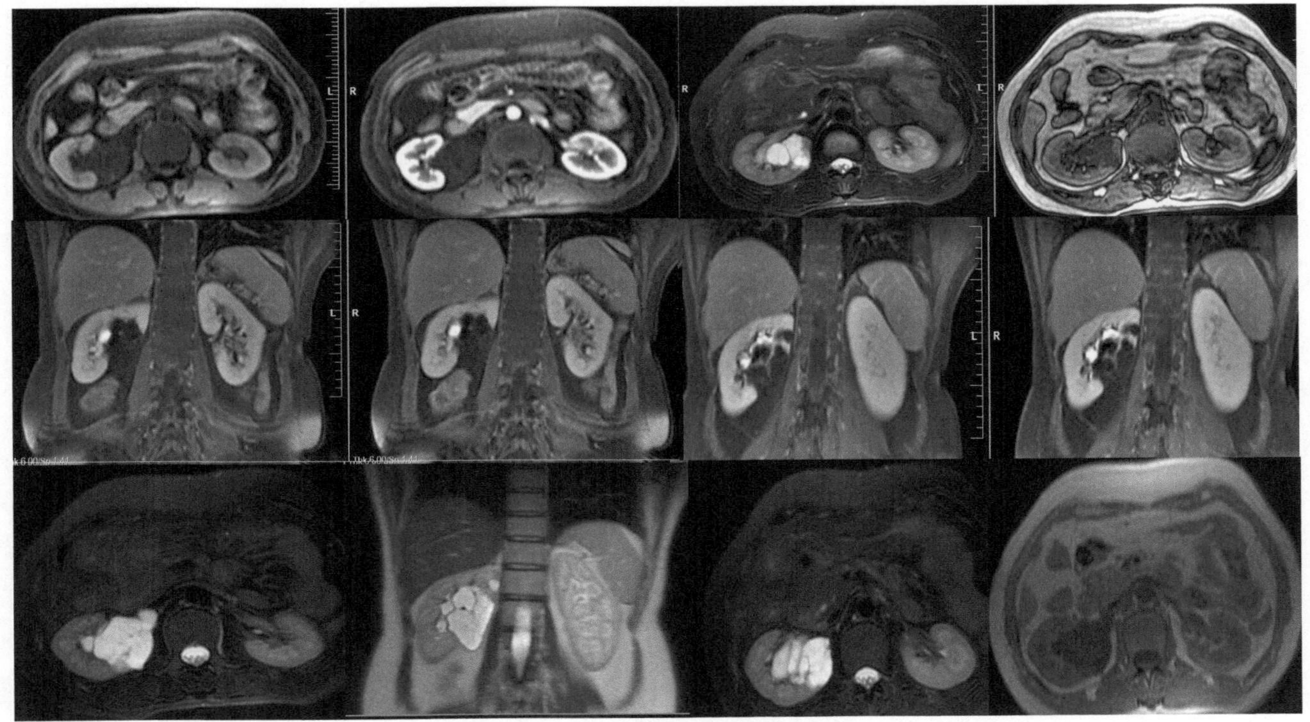

图 4-5-1　肾窦淋巴管瘤与肾盂旁囊肿

1. 手术所见　见肾蒂肾盂旁一约 5 cm × 4 cm × 3 cm 囊性肿块，呈葡萄串状，与肾实质界限不清，突出表面约 3 cm，纱布保护肿瘤周围，电刀切开包块，切除约 3 cm × 3 cm 组织，可见内部有淡黄色液体流出，包块为多囊性，呈葡萄串状。病理诊断：肾窦淋巴管瘤。

肾囊性淋巴管瘤，又称肾脏淋巴囊肿，是一种罕见的肾脏良性肿瘤。因临床罕见，故国内外报道极少。囊性淋巴管瘤，也称囊状水瘤，多发生在新生儿。大多位于颈部及腋窝，其次为腹膜后间隙及腹股沟。侵犯内脏者罕见，累及肾脏者更为少见。曾有报道妊娠期的系统性囊状淋巴管瘤病侵犯脏器为肝、脾、肾和结肠等。肾囊性淋巴管瘤病因不十分清楚，病因学有两种观点。一种观点认为这些少见的肿瘤起源于胚胎发育过程中淋巴组织的瘤样增生；另一种观点认为是由于先天淋巴导管发育异常或阙如而引起淋巴回流障碍，由于淋巴组织与中央静脉系统的结合差，导致继发性淋巴管扩张，从而导致本病。有作者发现该病患者有 45XX 染色体长臂缺陷和缺损，认为该病有潜在恶性。Daniel 等（2002）报道该病发生可能同 VHL（von Hippel Lindau）基因突变相关。

组织病理学表现及分型：大多数肿瘤为多房性囊肿，少数为单房，质地柔软，外表光滑，有波动感。囊壁薄而呈半透明，囊内含有大量淡黄、清亮的液体，也含乳白色或乳黄色的乳糜液。根据病变内所含淋巴管扩张程度不同，组织学上将其分为 3 型：①单纯型（毛细管型）淋巴管瘤由细小淋巴管构成，多发生于皮肤及黏膜；②海绵状淋巴管瘤由较大的淋巴管构成，多见于上肢和腋部；③囊性淋巴管瘤最多见，由大的淋巴管腔隙构成，伴有胶原和平滑肌。有学者将血管瘤与淋巴管瘤混合构成者称为血管淋巴管瘤（脉管型）。

2. 影像学表现

（1）囊性淋巴管瘤：病理学上为少数明显扩张的淋巴管形成，常为圆形或类圆形的囊性病灶，边界清楚，囊壁菲薄，囊内多为淋巴液，少数为乳糜液。CT 图像则表现为密度均匀的囊性肿块，边缘清楚，囊壁薄，多囊者可见分隔，增强扫描囊壁轻度强化，囊内 CT 值与水接近，MRI 显示为均匀的长 T_1、长 T_2 信号。常因组织结构间隙而塑形。

（2）海绵状淋巴管瘤：病理学上为许多迂曲扩张的较大淋巴管形成，聚集而呈蜂窝状结构，病灶囊腔较囊性淋巴管瘤小。该类型见于在四肢和躯干皮下。CT 图像上，海绵状淋巴管瘤一般表现为边界不清，密度不均匀的软组织块影，增强扫描密实部分见强化。MRI 比 CT 更有诊断价值，T_1WI 和 T_2WI 均为混杂信号，在冠状面和矢状面可以显示条状或串珠状长 T_1、长 T_2 信号的粗细不均、迂曲、粗细不均的条状影，间以蜂窝状或网格状结构影。增强扫描可见条索状及网格状强化影，与水肿和海绵状血管瘤有所区别。

（3）血管淋巴管瘤：是淋巴管瘤同时合并血管瘤的一种特殊类型。影像学表现依其淋巴管和血管构成比例不同而表现不一，以淋巴管瘤为主者表现与淋巴管瘤相似，以血管瘤为主者则表现与血管瘤相近。

3. 本例病变影像特征分析　MRI 显示病变呈多囊状改变，其内可见多发分隔，分隔较薄，形态不规则，右侧肾静脉向前推移，肾动脉伸入病灶内部，增强后分隔可见轻度强化，分隔均匀，未见明显结节影，呈良性病变改变。该病变较为明确，位于肾门处，部分病灶深入肾实质内。

4. 鉴别诊断　本病需与单纯性肾囊肿及囊性肾癌相鉴别。①单纯性肾囊肿：本病不同于一般单纯性肾囊肿有三点：形态不规则；可见多发分隔；其内可见管条状结构。②囊性肾癌：本病不同于囊性肾癌有两点：肾动脉伸入病灶内部且走行良好，肾门结构清晰；分隔较薄，呈轻度强化，且强化均匀，未见明显结节影。

第三节　一组肾盂移行上皮细胞癌误诊病例分析

该组 MRI 误诊 2/26 例，CT 漏诊 1 例，MRI 和 CT 同时漏诊 1 例。误、漏诊主要原因是：病变浸润肾实质，并与肾实质融合成团块。

MRI 误诊 2 例，MRI 表现不典型，类似肾癌和结核征象。其中 1 例误诊为肾癌者肿瘤呈浸润性生长，浸润肾实质，与肾实质融合成团块，增强强化形式近似肾癌；1 例误诊为肾结核者有肺结核病史，排泄性尿系造影显示中上段输尿管呈串珠样改变，肿瘤呈浸润性生长，浸润肾实质，与肾实质融合成团块，肾盂、肾实质结构不清，肿瘤内有多个小空洞样改变，MRI 信号混杂，增强呈不规则强化；该组 CT 漏诊 1 例和 MRI、CT 同时漏诊 1 例均为肿瘤沿肾盂表面浸润生长的病例，仅见肾盂壁轻度不规则增厚，未见明确肿块和结节影。

第四节　类似移行细胞癌的肾盂内感染性息肉

单纯的肾盂内非肿瘤性肿块的鉴别诊断应包括黄色肉芽肿性肾盂肾炎、脓肾、脓肿和结核。在造影时，黄色肉芽肿性肾盂肾炎多表现为有肾盂结石的无排泄功能的肾脏。脓肾的肾功能也降低。急性肾脓肿可开始于皮质或髓质，但一般不与盂盏系统相通，其排泄功能也差。结核病灶最初发生在皮 - 髓质接合处，因其空洞形成而与盂盏相通，又因其发生漏斗状狭窄而使盂盏造影表现扩张与排泄功能降低。

累及同侧近端输尿管的盂盏系统非钙化性包块可为恶性肿瘤或非恶性肿瘤。前者居多，其常见者为移行细胞癌，X 线表现为盂盏内不规则充盈缺损且可累及输尿管，常有肾盂积水，鳞癌与腺癌均较少见。后者较少，包括肾盂的纤维瘤与息肉。

Cassimally（1971）复习已报道的 5 例纤维瘤，表现为肾盂受累，可侵及中部肾盏，并可伸延至输尿管，显示充盈缺损与肾盂积水。大多数输尿管息肉发生于上段输尿管，以左侧较多，慢性感染为息肉病原学上的一种假设。

Davides 等（1972）报告 1 例息肉状浆细胞性肉芽肿，表现为左下漏斗部充盈缺损。Reuter 等（1982）报道肾盂内的感染性息肉极为类似移行细胞癌的排泄性尿系造影表现，应引起注意。

第六章 肾囊性病变

第一节 肾脏良、恶性囊性病变

一、分类

肾脏囊性(cystic)或囊样(cyst like)病变可以分成两大类:一类是非肿瘤性病变,另一类是肿瘤性病变,后者可以是良性肿瘤,也可以为恶性肿瘤。按囊的数目可以分为单囊与多囊(两个以上)性病变。按病理组织学分类,非肿瘤性囊性或囊样病变中,可以归入这一类的有单纯性囊肿,复杂性囊肿,即囊肿合并出血或感染(出血性囊肿、感染性囊肿),肾盂旁囊肿,炎症、血肿或梗死后的囊性病变,多房囊肿,多囊肾,复合肾合并肾积水以及肾盂输尿管结核合并积水等。肿瘤性病变中有多房囊性肾瘤、多房囊性肾癌、囊性肾癌与肾癌囊性变、囊肿合并肾癌以及多囊肾合并肾癌。尽管病理组织学不同,但影像学表现有相似之处,容易混淆。对照病理性质,仔细研究各自的影像学特点,有助鉴别诊断。

二、影像学研究

(1)单纯性肾囊肿:单纯性肾囊肿,无论超声CT、MRI都易于诊断,但很小的囊肿,由于部分容积效应,可能与实质性肿瘤混淆,增强后CT薄层扫描以及MRI T_2WI 均有助于鉴别。感染性和出血性肾囊肿,其CT值升高,往往等于或高于肾实质密度,CT平扫不易和实质性占位区分,增强后无强化,但轻度强化有时难以确定。相反,超声和MRI较易区分,MRI T_2WI 上,这类囊肿呈明显高信号,T_1WI 上也可呈高信号,同样无强化。其他如炎症、脓肿、血肿等造成的囊样改变不难区别。

(2)多房囊性病变:包括多房囊肿、多房囊性肾瘤和多房囊性肾癌等。在病理上完全可以区分,但在影像学表现上,有相似之处,有时可能混淆甚至难以区分。多房囊肿可能系多个单独的囊肿相互聚在一起,给人以多囊的感觉,也可能是囊内有真正的分隔,前者与多房囊性肾瘤多少有些区别,后者则非常相似。在病理上,多房囊肿的囊壁很薄,完全由上皮组织组成,缺少纤维等基质成分。

(3)多房囊性肾瘤:多房囊性肾瘤为少见的肾脏良性肿瘤,由多个大小不等的囊组成,有完整的纤维包膜,囊壁衬以扁平或立方上皮细胞,囊内分隔除了上皮衬壁外,还有纤维基质成分,部分病例基质中尚见到其他细胞成分,如胚胎细胞、母细胞、平滑肌细胞、软骨细胞、肾小管上皮等,由此文献报道的名称也各异,如囊性错构瘤、囊性部分分化性肾母细胞瘤、囊性肾母细胞瘤和多房囊肿等。

分幼儿型和成人型两种,成人型中含复杂细胞成分的有潜在恶变倾向。其共同特点为,囊壁很薄、光滑,不含结节成分,囊之间不相互沟通,内含清澈液体。CT平扫难以显示分隔或较模糊,薄层CT增强,尤其MRI很易显示分隔,薄而规则,无结节改变。

(4)多房囊性肾癌:多房囊性肾癌同样少见,大多为透明细胞癌,其特征改变为分隔厚薄不均或不规则,往往可显示结节或软组织成分,强化明显,与多房囊性肾瘤可资区别。但少数病例,CT、MRI表现类似多房囊性肾瘤,分析其原因可能为壁结节很小,很均匀,影像学不易显示,而病理切片显示很清楚;另一可能为技术因素,层厚较大,分隔及壁结节显示不满意;囊性肾癌和肾癌囊变,尤其前者需与单纯囊肿和复杂囊肿鉴别。

肾癌,尤其大的肾癌易于发生坏死、囊变、出血和钙化,肾癌囊性变一般囊壁很厚,不甚规则,囊内出血与壁的钙化可同时存在,或者囊壁外有软组织成分。一般不会与良性囊性病变混淆,需鉴别的主要为慢性肾脓肿或慢性血肿。

囊性肾癌的壁常常很薄,如扫描技术不合理,不能显示壁结节或局部增厚的囊壁,则可能与囊肿混淆。囊肿癌变偶见,在影像学上与囊性肾癌表现相似,病理表现则不一样。

终末期肾脏与多囊肾病例,肾癌的发生率远高于一般人群,有时被囊肿所掩盖,需注意识别。总之,肾脏囊性或囊样病变病理上种类很多,在影像学上多数易于区别,少数表现相似,需注意鉴别。在显示囊壁厚度、小的壁结节、分隔以及囊样成分方面,MRI 较 CT 有一定优势,单纯 CT 平扫对诊断有明显限度。

此外,还有一些肾囊性病变,例如:VHL 综合征,又名 von Hippel-Lindau 病。详见本书 面颈与多系统多部位疾病卷第二部分第三篇第三章 VHL 综合征。

第二节 新生儿对比剂性肾病类似多囊肾病

Avner 等(1982)报道一例经活检证实的未成熟儿泌尿系统造影时对比剂招致的肾病,其表现颇似婴儿多囊肾病。记录中无尿排出。这个在孕 34 周出生的重 1 900 g 的女婴,出生 12 h 注入 5 ml 对比剂(Renografin 60),注射后 60 min 未见肾显影,疑肾脏发育异常。出生 17 h 已可触及肿大的肾脏。腹部照片证实肾影甚淡,病儿少尿。

肾超声显示伴弥漫性回声增强的肾脏增大,肾盂回声界限不明,肾实质较肝脏回声增多。肾活检发现近曲小管细胞有空泡形成,轻度近曲小管扩张伴碎屑在管腔内浓缩。考虑为对比剂导致的肾损害,其组织学损伤特征为显著的组织间隙水肿。及时处理后,患儿逐渐排尿正常。

第三节 肾囊肿与新生物同存于一肾

囊肿与新生物同存于一肾的发生率,以往文献报告甚为悬殊,低者小于 0.06%,高者竟达 30%,这大概反映了对此情况知晓的不同,使用的诊断措施的改善,以及病理检查认真的程度。近代文献统计发生率为 2.1%~3.5%,从统计学分析比以往有所增加。

Gibson(1954)指出囊肿与新生物同存一肾的关系有 4:①二者起源无关;②肿瘤起源于囊肿;③在肿瘤中出现囊肿;④在肿瘤远端囊肿出现且发展。二者起源无关者出现甚少,Emmett 等(1963)报道一组 438 例肾囊肿病人中只发现 8 例属此情况。一个囊肿起源于肿瘤内被认为 4 种关系中最常见者,第②④种均少见。

排泄性尿造影与逆行肾盂造影是对肾占位病变的重要筛选手段,但对于除外此种同存的现象却是爱莫能助。不少作者指出排泄性尿造影合用断层摄片则对了解同存帮助甚大,并报告了许多阳性 X 线征象。选择性肾动脉造影对此诊断准确性较高。Lang(1971)认为 Ranniger(1964)所提出的 8 条对坏死性和囊性皮质样肾瘤诊断的标准同样适用于此。CT 和 MRI 对此类情况的发现和研究更加深入和细致。

第四节 右肾囊性肾癌:透明细胞性肾细胞癌

患者,男,39 岁。因发现右肾占位 2 周入院。手术所见:右肾上部可见一肿物突出,大小约 3 cm × 4 cm。

病理检查:右肾占位切除标本,灰红色组织一块,大小 5 cm × 3 cm × 2.6 cm,切面见多个囊腔,呈五彩状。常规病理诊断:右肾占位切除标本,考虑为肾细胞癌,待免疫组化进一步明确肿瘤类型。免疫组化检测:阳性,CK(P)(+++),CK18(+++),CK19(+++),EMA(+++),CD10(+++),Vimentin(++),EGFR(+++),Ki-67(+,约 1%);阴性,CK7,

CK20，desmin，Tubulin-β，5-Fu，ERCC-1，PgP，Topo Ⅱ，VEGF。免疫组化诊断：右肾占位切除标本，透明细胞性肾细胞癌。肿瘤预后及耐药检测结果供临床治疗参考。

影像资料见图 4-6-1。

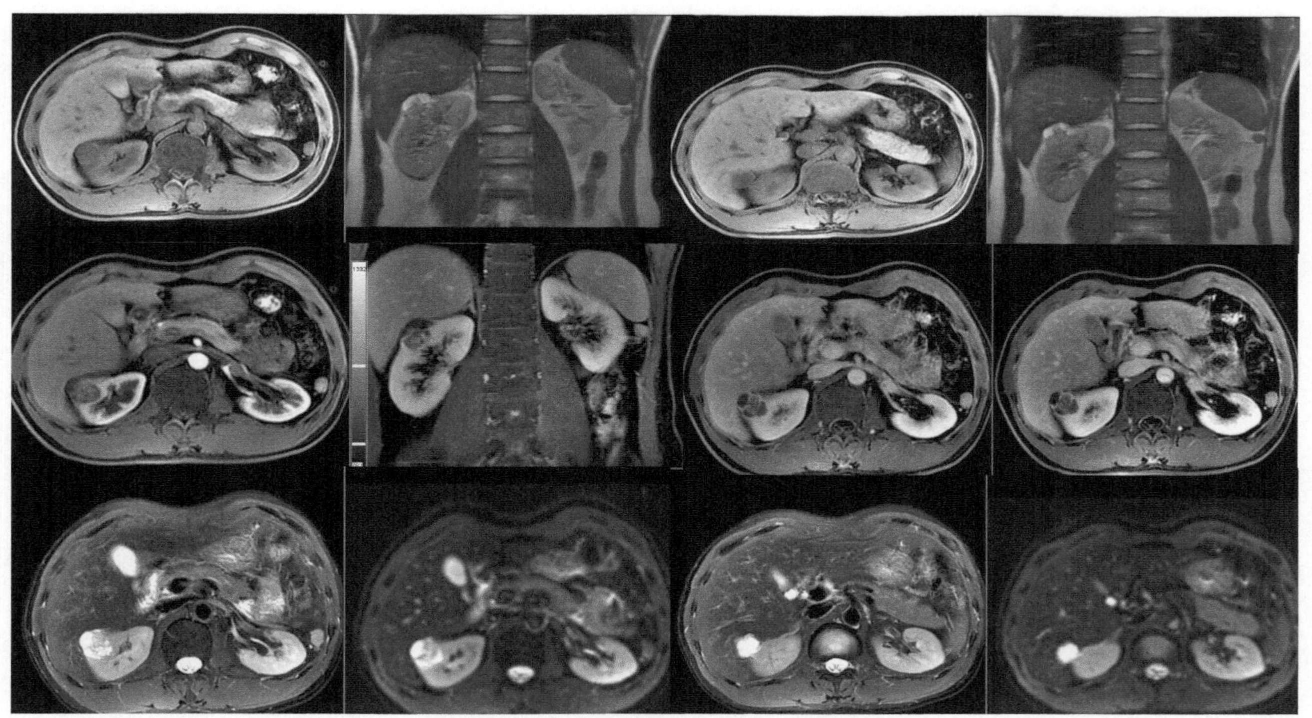

图 4-6-1　右肾囊性肾癌：透明细胞性肾细胞癌

第五节　多囊肾误诊为肾盂肿瘤

典型多囊肾引起肾轮廓及肾盂、肾盏形态改变，具有特征性的 X 线表现，而囊肿挤压肾盂造成肾盂充盈缺损则可能导致误诊。

一组作者报告 2 例：一为边缘光滑、密度均匀的椭圆形充盈缺损，直径 1 cm，误诊为肾盂肿瘤，手术见为一肾窦部囊肿压迫所致；一为充满整个肾盂的充盈缺损，略呈花瓣状，边缘光滑、密度均匀，小盏略饱满，手术见有多个相重叠的球形囊肿充满肾窦挤压肾盂。

此种充盈缺损表面光滑、密度一致，较长时间形态及位置不变，也不随体位变化而变化。如无输尿管梗阻，肾盂扩张不显著，藉此区别于肾盂血凝块（形状不一，久之会缩小或排出）及阴性结石（表面常不规则，常有绞痛且可随体位变化而变位）。

第六节　肾淋巴瘤酷似成人多囊性肾病

除血液系统外，泌尿系统是系统性恶性淋巴瘤最常侵犯的部位。Hahn & Peterson（1977）报告 1 例双侧肾淋巴瘤病，其排泄性造影和血管造影表现类似于多囊性肾病，表现为肾弥漫性肿大，肾盏紊乱，肾外形不规则，功能延迟，伴或不伴有肾积水和肾内包块，血管造影未见肿瘤血管。除血液系统外，泌尿系是系统性恶性淋巴瘤最常侵犯的部位。

第七节　左侧囊性肾癌,透明细胞性肾细胞癌(Fuhrman 核分级 1 级)

患者,男,32 岁。

手术所见:左肾中部见一大小约 6 cm × 6 cm 肿块突出,突出肾表面约 4.0 cm,边界尚清,肿物表面血管丰富,质地较硬。完整摘除肿物,肿物切除后送快速冰冻病理检查。初步诊断透明细胞性肾细胞癌,待做常规石蜡切片及免疫组化切片进一步证实。遂将病理结果告知患者家属,患者家属要求行“左肾根治性切除术”。切除左肾送病理检查。

病理检查:冰冻病理,左肾肿物切除标本,类椭圆形组织一块,大小 6 cm × 5.5 cm × 3 cm,切面呈多房囊性,直径 0.8~2.0 cm,腔内含血性液体,囊壁光滑,壁厚 0.4~0.6 cm。冰冻病理诊断:左肾肿物切除标本,初步诊断透明细胞性肾细胞癌,待做常规石蜡切片及免疫组化切片进一步证实。常规病理诊断:左肾根治性切除标本,透明细胞性肾细胞癌(Fuhrman 核分级 1 级),肿瘤细胞耐药及预后检测免疫组化待报。

免疫组化检测:阳性,CD10,EMA,Vimentin,CK7(+),EGFR(3+),TOPO Ⅱ(+),CD31(+),Ki-67(+,<5%);阴性,S-100,ERCC1,Tubulinb,P-gP,VEGF,5-FU。免疫组化诊断:左肾根治性切除标本。透明细胞性肾细胞癌(Fuhrman 核分级 1 级)。

影像资料见图 4-6-2。

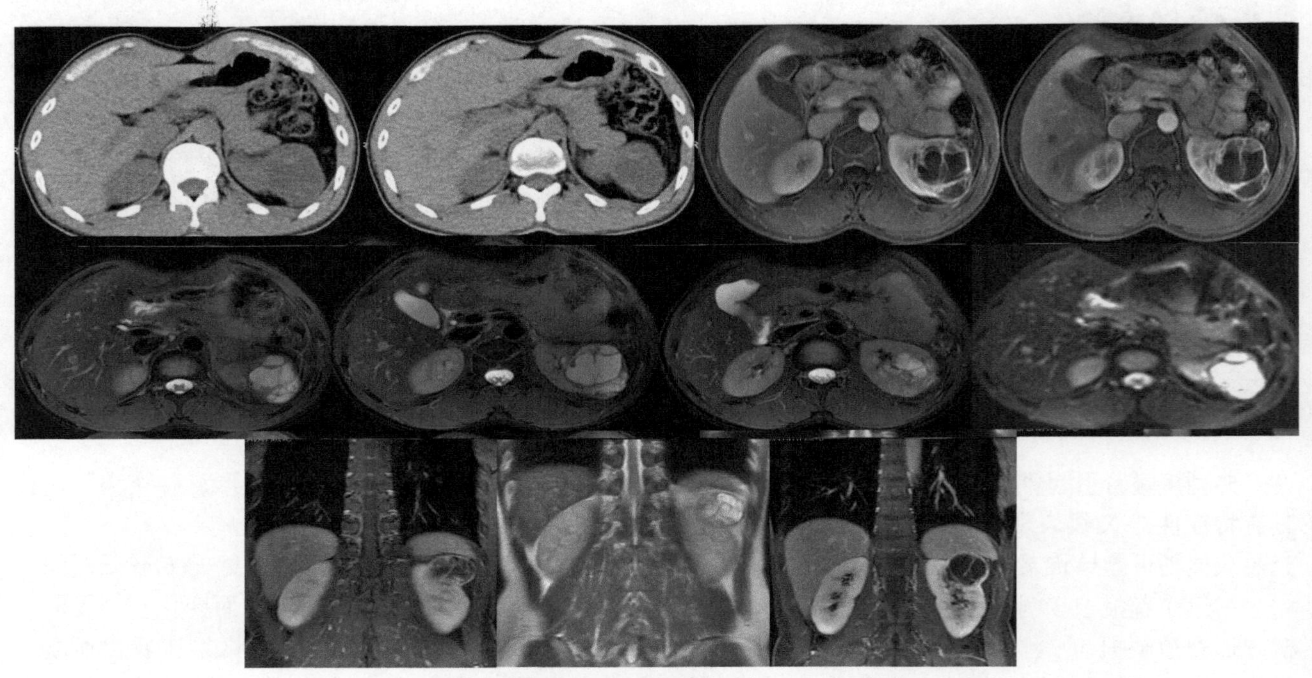

图 4-6-2　左侧囊性肾癌,透明细胞性肾癌(Fuhrman 核分级Ⅰ级)

第七章　肾结石和假结石

第一节　肾盂的透光性充盈缺损

对于肾盂透光充性盈缺损的鉴别诊断，应了解技术性的充盈缺损，它包括对比剂不完全充盈，逆行性肾盂造影时气泡进入肾盂，在输尿管肠吻合者也可有气泡进入肾盂。肾结构与形状的正常发育变异，也可出现外压性充盈缺损。所有泌尿系统结石的 96% 是不透光的，透光结石由尿酸盐、胱氨酸、黄嘌呤以及黏蛋白性物质构成。

透光充盈缺损的炎性情况包括输尿管炎性与肾盂炎性囊肿、乳头坏死、霉菌球。

血凝块、良性肾肿块与新生物也可构成透光充盈缺损。移行细胞乳头瘤、移行细胞癌占肾盂原发性恶性肿瘤的 80%~85%。细心搜寻病史及临床资料对区别诊断常有很大帮助。

第二节　髓质海绵肾中结石的进行性增大

在髓质海绵肾中，大约有 65% 的病例在囊状的集合小管中有结石形成。此种结石的进行性增大与增多，和泌尿系统感染及郁滞未被控制有密切的关系。

观察此类结石进行性增大的报告甚少。肾盏的扩张是尿系长期梗阻的结果，常常可掩盖髓质海绵肾出现之前的一些征象。

第三节　肾绞痛与对比剂外渗

Silver 等（1973）报告一例病人表现出的少见的对比剂外渗的途径。该病人为 86 岁男性，急性肾绞痛，在造影时见到自发性对比剂外渗难见的分布状态。它从上盏直接进入肾实质，向外侧移行，通过肾包囊抵及肾上极皮质凸面，进入肾周脂肪囊。而一般对比剂外渗是在肾盂周围分布，并移向内侧沿输尿管近段走行。手术见肾周有大量尿液；结石在未受压迫的肾盂中自由活动，未发现肾盂裂口；整个肾床呈现感染与水肿，覆盖上极的包囊与皮质容易分离。急性肾绞痛时，造影的对比剂外渗描绘出正常输尿管途径以外的尿液逸出集合系统的可能的途径。Schwartz（1967）基于一组病例总结，认为外渗出现于大约 6% 的病例。在大多数病例，24~48 h 内重复检查外渗多消失，在急性肾绞痛所有的肾盂周围外渗者常因结石所致，此结石通常在输尿管肾盏连接处或附近，其次在输尿管近侧 1/3 段。个别报告肾盂肾窦外渗延伸到内侧进入腹膜后间隙。

第四节 肾的假结石

在泌尿系统X线检查时，有些阴影重叠于肾或输尿管走行区，可误诊为泌尿系统结石，胃肠道内的药丸、食物残渣、结肠憩室内残存的钡剂、肾囊肿内残留的对比剂等均是误诊的源泉。

第五节 右肾结石致肾萎缩

患者，女，51岁。左腰部疼痛半月余，B超提示右肾多发结石伴肾体积减小。X线排泄性尿系造影诊断：右肾多发结石伴右肾不显影，肾萎缩，建议进一步检查。CT平扫：右肾萎缩，右肾及右输尿管内多发结石；右肾门处软组织密度影性质待定，建议增强扫描(图4-7-1)。

病理检查：右肾切除标本，临床已剖开，体积8 cm × 4.5 cm × 3.5 cm，周边带有脂肪与肾组织粘连紧密不易剥离，肾剖开可见少许大小不等的结石，肾皮髓质已被脂肪组织代替，肾盂无法辨清，肾有一极呈灰褐色，肾组织与结石相互交错，其余肾组织呈淡黄色。病理诊断：右肾切除标本，肾实质结构消失已被增生的纤维脂肪组织广泛取代，残存的肾小球及肾小管萎缩，局部呈囊性变，伴间质慢性炎细胞灶及片状浸润，结合大体标本及临床病史，符合右肾结石致肾萎缩。

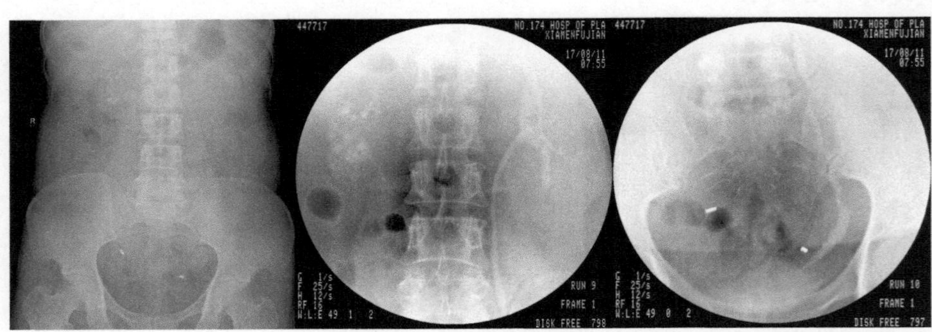

图4-7-1 右肾结石致肾萎缩

第八章　肾先天异常

第一节　肾先天异常及诊断陷阱

一、分类

在肾脏的影像学研究上，肾脏的先天异常可导致另一类误诊。熟悉这些先天异常及其他们的不同影像学表现就会避免出现误诊。这些先天性异常包括：马蹄肾、交叉融合肾、盆腔肾和重复肾等。

（1）永存性肾胚胎分叶：有时一个或多个肾小叶间沟从幼儿期持续存在直到成年。这些胚胎期肾小叶融合的残迹，在肾脏的图像上可能被误认为是肾脏的瘢痕或肿瘤。然而，小叶间沟的边界清晰锐利，在肾脏的矢状面上呈线样，轴面像上呈三角形，位于皮质柱的中央、两边被皮质包围，并且超声、CT、MRI都显示皮质的厚度正常，超声图像上其回声正常。相反，肾脏的瘢痕比较厚，边界不甚锐利，并总伴有皮质的缺失。放射性核素扫描和多普勒检查可以显示瘢痕下的皮质灌注减弱。另外，由胚胎分叶导致的肾表面的凹陷是处在肾叶或肾盏之间，不像瘢痕可直接贯穿肾盏。

（2）副肾门：Merklin & Michels（1958）研究11 000例尸检标本，指出迷走肾动脉可以发自于主动脉任何部位（介于第11胸椎和第4腰椎平面间），他们认为迷走动脉是真正持久存在的中肾血管。诚如Davis & Kincaid（1963）所言，称之为辅助的、附属的或补充的血管是不合适的，事实上，这些附加的动脉与肾动脉主干一样，是一终末血管，可独自供应肾实质的某个节段。Graves（1954）描述肾段血管供应已为人们公认，在主动脉与肾门之间肾动脉主干分支，成为前、后支，前支发出上、中、下段动脉和尖段动脉。尖段动脉最常发自前支，然其起点变化最多，在Graves病例之23%，此动脉起自肾动脉主干或主动脉本身。此动脉可直至肾门，或经肾门外途径进入尖段的一侧，即为迷走动脉，在Graves标本中的1/3有肾门外走行，其大多直接起自主动脉。

每侧的肾门外静脉比肾门外动脉少见［在Pick & Anson（1940）组为7%对43%］，Merklin & Michels（1958）认为大约12%的肾都有两支或多支由主动脉直接发出的动脉，进入或紧靠肾门；约12%有两支起于主动脉的分支，一入肾门一入某极。在两侧补充动脉出现率相等。

由于极动脉可起自肾动脉和主动脉，虽然它们迷走，也可或不可是补充血管。主动脉发出的所有补充动脉，进入肾上极的皮质，在Sykes（1963）组是尖段动脉。Anson等（1936）报告补充动脉一半入肾门，一半入肾极。Pick & Anson发现肾门外动脉约43%出现于肾。

Stephenson & Paul（1979）报告3例泌尿系统造影发现肾血管从肾门以外进入肾，导致肾边缘缺损。解剖学者和泌尿外科医生早已熟知，肾血管从肾门以外入肾并不难见，但放射学医师却不甚了解。在副肾门，常规排泄性尿系造影时显示肾上极缺失，肾动脉造影可显示肾动脉在该缺失区入肾，另一支分离的肾动脉供应肾的其他部位。动脉造影常常对鉴别副肾门或病理肾非常必要。以往，这些边缘缺损都考虑为持续存在的胎叶肾、以前的肾梗死或肾盂肾炎形成的瘢痕。动脉造影对于区别此类发育变异和其他疾病是必需的。偶尔还可以排除肾肿瘤或肾囊肿。此类由迷走肾动脉入肾造成的边缘缺损又可称之为副肾门，意即肾门以外的肾门。

（3）肾门唇：正常的结合性肾实质所引起的另一个可能的误诊是所谓的肾门唇。由于横断扫描的缺陷，CT常可导致误诊，但X线排泄性造影或血管造影可将两者区别开来。尽管当认识到这可能是正常的发育变异时通常已不再需要冠状面和矢状面重建,但重建技术有时对于两者的鉴别很有帮助。在肾造影的正位片上,偶尔可见右肾肾门上方的隆起,可能代表肾唇或肾钩。

(4)结合性肾实质缺失:结合性肾实质缺失,又称为肾实质连接缺陷。与永存性肾胚胎分叶密切相关的发育变异包括所谓的结合性肾实质缺失和肾小叶间结合。这种情况是指肾脏表面有一个明显的凹陷,凹陷处为肾周脂肪所填充,此凹陷使肾脏上 1/3 的前面朝肾门陷入,此即是最明显的肾胚胎分叶的残迹。在 CT 轴面从肾上极到下极的扫描像上,当凹陷与肾窦走向一致时,肾窦便由自前向后斜行变为水平走向。在两个块状后肾胚基融合处,超声的矢状切面上可见到一粗糙的三角形回声区或肿块结构,常在肾脏的前上缘或后下缘处见到。这些异常回声区可与伴有皮质阙如的肾皮质瘢痕相似;而当其呈圆形时,就很像一个实质性回声的肿块,比如一个小的错构瘤。Carter 等(1985)将之命名为结合性肾实质缺失。

结合性肾实质缺失常位于肾脏的前上方,向内并略向下进入肾窦,以此可与病理情况相鉴别。肾小叶间隔表现为线样回声影,位于结合性肾实质缺失与肾门之间。自肾窦延伸至肾周脂肪的线样回声影称为前连接线。此线常为水平走向而非垂直走向,故超声矢状面扫描最易显示。结合性肾实质缺失常发生于双侧肾脏的下极,右肾的发生率是左肾的 3 倍。脾肿大病人的左肾也可见到结合性肾皮质缺失,CT 扫描时常在左肾的后内侧见到。

Carter 等(1985)报告,由于肾上份实质连接的缺陷引起局灶性回声,此正常的发育变异乃由于胚胎肾两部分之间融合处的残迹所致,超声扫描可将误诊为一瘢痕。此类缺陷还可见于肾后分。另一种相关的误诊为肾脏肿瘤术后,使用带有血管的腹膜后脂肪填充手术所致的肾皮质楔形阙如,可被误认为肾皮质缺失。手术后的表现在 CT 图像上像错构瘤,在超声图像上常表现为强回声或等回声的肿块。超声图像上这些异常回声区与肾窦无关,因而能与结合性肾实质缺失区别。了解病人的肾脏手术史可避免一些不必要的检查。

(5)交叉性融合异位肾:交叉性融合异位肾是一众所周知但相当少见的先天异常,在泌尿系统病人中发生率约为 1%。Tanenbaum 等(1972)报告 1 例交叉性融合异位肾伴存单腔囊性发育不良,囊肿壁的钙化伪似一个肾内肿瘤。肾动脉造影见供应该包块的分支的表现提示可能为异位肾,又见部分闭锁的左输尿管横跨中线到达右侧更证实异位肾。

二、肾轮廓的诊断陷阱

有时,左肾上部脾脏的压迹可造成左肾中部的“隆起”,这也是一个诊断陷阱。右肾上部的肝压迹,同样产生右肾中部的“隆起”,同样也可导致误诊。腹膜后脂肪可引起肾脏向前移位和旋转,造成肾轮廓改变,纵轴长度缩短。在双肾造影正位片上,偶尔可见一侧肋膈沟和肺下界重叠于肾影上,导致出现罕见的表现,观察时应分析影像的来源,否则可误入诊断陷阱。

(1)关于肾盏:肾盏与漏斗部内的黏膜皱褶有时出现在肾盂造影图像中,多呈现为细条状充盈缺损,不应误认为异常。有时肾盏与漏斗部不完全充盈伪似肿块存在,在完全充盈后,这些假的肿块影自然消失。肾盏的多样性表现是一种返祖变异现象,常常被误认为病理状态。有时可出现复合上极肾盏,有的出现复合上极肾盏群。单肾盏肾是另外一种返祖变异现象,在猴、狗及兔中是一种正常征象。有作者报告肾的巨肾盏。此变异通常为单侧且代表乳头的畸形。肾皮质正常,髓质发育不良,肾盏扩张增大,类似梗阻性肾盂积水或梗阻后肾萎缩。有作者称双侧巨肾盏可能是基因遗传所致。

肾盏憩室大小不等,有的较大,直径达 3 cm,但轮廓光滑完整;有的较小,位于肾盏远端且与肾盏相连。有时肾盏轴位观察,可伪似充盈缺损。有作者报告肾外集合系统,表现为肾小盏的爪形结构,为发育变异, 50% 的此类个体患有肾病。有时可见上极肾盏变扁,可能被误认为邻近肿瘤压迫产生的扭曲。

(2)发育不全的肾盏: Olsson(1962)发现盏的萌芽, Kunin(1982)称作发育不全的肾盏,它的重要性在于可伴似病变。此类肾盏倾向于出现在分叉型肾盂,最常出现在上部漏斗的基底,它也可起自上盏或下盏,甚或肾盂本身,它总是紧邻集合系统的中部。如同一般肾盏,它可指向颅侧、尾侧或外侧,当它发自于上部漏斗时,通常见于其外侧部分,但也能起于内侧部分,自然此时它指向内侧。

由于它的发育程度各不相同,其形状变化可从圆形的小丘(宽度、高度一样或宽度超过高度)到一个伸长的指样突起,它的末端可钝可锐,但它总是缺乏杯盏的形状。此盏形态极似病态,但实际上却并非异常,有时需与肾盏截断相鉴别。

肾盏截断主要见于肾结核、肾实质肿瘤(通常为肾癌)、浸润型移行上皮细胞癌。偶尔结石也引起肾盏截断,这与实质性肿瘤区别不难,后者常引起邻近肾盏的变形。肾结核的肾盏截断与发育不全肾盏极为类似,通常结核还有其他征象,诸如空洞、漏斗狭窄及钙化等。在肾盏切断时,漏斗部的瘢痕导致狭窄,梗阻引起肾盏积水,甚至狭窄可以完全闭塞漏斗。如炎性物质在盏内钙化则可明确诊断。Nagamatsu(1966)指出肾盏截断可见于闭塞性肾盂肾炎,它犯及多个肾盏,可资区别。CT 横断图像观察肾实质颇为满意,有助于区别上述情况。

(3)迷走肾乳头:迷走肾乳头,有时出现于肾下极漏斗入口处,有时位于肾盂入口处,此类发育变异可伴存血尿。如不了解,可误认为病理性充盈缺损。Feldman 等(1975)报告一例 40 岁女性因膀胱炎作排泄性尿系造影,发现肾盂中有一光滑的圆形充盈缺损,病变直径 5 mm,肾盂侧位像上为卵圆形透光缺损。在透视监视下行逆行肾盂造影,多方位变动体位见病变固定不变,病变周围有一圈不明显的晕环。因不能排除恶性肿瘤遂行手术,见为一光滑的圆形结节,冰冻切片示正常肾乳头。在造影片上,迷走肾乳头有两个特征:围绕透光缺损周围有晕环,乳头在肾盂中正与大漏斗相对。鉴别诊断包括肾盂充盈缺损的常见原因:肿瘤、结石及血凝块;不常见原因:肾外肿瘤扩散、乳头坏死脱落、外在压迫性充盈缺损、肾盂胆脂瘤以及霉菌球等。

(4)先天性巨大 Bertin 分隔:Bertin"肾柱"肥大是一种正常发育变异,应称作先天性巨大 Bertin 分隔、间隔以及肾叶变形。Bertin"肾柱"是由具有正常功能的肾皮质组织构成,自肾皮质表面延伸至肾窦,将肾髓质分隔成段。法国解剖学家 Bertin(1744)首次将之描述为"cloisons",意思是间隔,指肾叶之间的隔。多年来"cloisons"被错译为"columns"(柱),由于 Hodson(1982)的研究,才使其恢复了 Bertin 的原意。

当相邻的肾小叶的皮质融合时,即形成了 Bertin 分隔。最明显的分隔发生在肾脏的中部区域,即肾脏的上极和中部连接处,这里是最易发生皮质过度内折的部位,也是先天性 Bertin 分隔肥大和双肾盂畸形好发的部位。部分性重复肾及双肾盂畸形在有先天性 Bertin 分隔肥大的病人中很常见。

这种发育变异有 60% 为双侧。当超声怀疑有肿块样的病变时,若具有以下全部或大部(至少 3 种)征象时可做出 Bertin 分隔肥大的明确诊断:①肿块与两个肾窦相连;②肿块位于两个肾窦重叠部分之间,通常在肾脏的上 1/3 和下 2/3 的连接处;③肿块含肾皮质,而肾锥体的大小及回声均正常;④结合处的肾皮质被一结合线和缺失勾画出来;⑤结合性肾实质内的肾分隔肥大与其相应表面的肾皮质相连。为进一步证实可疑的肿块为具有正常功能的肾皮质,可采用核素扫描、增强 CT 扫描或 MRI。能量多普勒和对比剂增强多普勒超声检查也可达到同样的目的。在形成 Bertin 分隔的过程中,皮质过度内陷,可产生集合系统畸形,通常见于伴重复集合系统的病例,可伪似肿瘤。

(5)肾叶的同质异形:Charghi 等(1971)报告 6 例肾叶的同质异形比突出的 Bertin 分隔稍大,造成整个肾单位及皮质髓质的移位。X 线检查见此假性肿瘤呈一圆形肾内包块,造成肾盂、肾盏移位;动脉造影除见叶间动脉稍移位外,余未见异常血管,肾像期示肿瘤占位,边界清楚,其周围为皮质密度,中心为锥形透光区。6 例中 1 例有病理证实。

(6)假性肾盂积水:肾外肾盂有时可被误诊为肾盂积水,此时,密切结合临床情况的了解非常重要。有时,膀胱极度扩张,其上缘达到脐上平面,双侧肾盂肾盏明显膨大,完全可诊断双侧肾盂积水,但是,当膀胱排空后再检查,双侧肾盂肾盏基本恢复正常,肾盂积水的诊断自然难以成立。此例足见动态观察的重要性。

(7)血管压迹:偶尔在肾盂处或集合系统其他部位看到血管压迹,表现为短的条带状充盈缺损,在临床上,绝大多数无重要意义。

第二节　类似肾后巨大囊肿的肾盂输尿管重复畸形

肾盂输尿管重复畸形常见,但积水扩大的上肾盂形似肾后巨大囊肿,且明显增粗的输尿管上下折叠呈多囊柱状较少见。一例小儿病例,在 5 岁时异位开口的输尿管开始闭塞,致使重复畸形的肾盂输尿管梗阻积水,且日益加重,形成巨大的囊状积水,积水扩张的重复输尿管上下折叠呈横“S”形。腹膜后囊状病变较多,需与本病鉴别的主要有:巨输尿管畸形、囊状淋巴管瘤、囊性畸胎瘤、囊状肾发育不良。CT、MRI检查有助于本病的诊断,MRI较CT优越,尤其MRU可以了解重复肾及输尿管的解剖结构(形态)。

第九章　肾血管疾病

第一节　肾动脉的不寻常的起源

肾先天畸形有多种，如融合肾、单肾畸形、异位肾等，常有众多的肾动脉分支及供血的改变。自从Eustachius（1552）描述一例多支性肾动脉以来，解剖学者已报告肾脏血液供应的许多发育变异。原始泌尿生殖组织为一广泛的细小的主动脉分支网供血，称作泌尿生殖动脉网。因为肾动脉多支部分持续存在于胚胎期，可以推断肾动脉发育异常或肾的旋转异常将伴存多数性的肾动脉，事实上在每侧大约有30%病例有一支以上肾动脉。

在一侧有两支肾动脉者，两支血管皆进入肾门；或可一入肾门一为极支；在罕见情况下，可以只有两支极支，一极支直接穿入肾实质，而不是经肾门入肾；极支也可从近端肾门动脉发出。肾动脉起源的变异多发生于肾副动脉，尤其是其供血的肾脏胚胎发生有异常者，如异位肾、马蹄肾、肾旋转不良等。它们除了起源于腹主动脉外，尚有起于腰动脉，髂动脉，骶正中动脉，肠系膜上、下动脉，中结肠动脉，腹腔动脉，膈下动脉，性腺动脉，甚至对侧肾动脉的报道。当肾的位置发生变化（肾旋转异常、马蹄肾、异位肾等），肾动脉的位置少有正常者。马蹄肾总是多支肾动脉，有时可多达10支。甚至单纯肾脏纵轴旋转异常通常也伴存一支副下极动脉。异位肾的血液供应常常是多数性，几乎总是起点异常，多数性肾动脉趋向于发自大约肾的平面，但也可发自于介于T_{11}~L_4之间的任何平面。肾副动脉也可发自于肾固有动脉的上方或下方，偶尔它们可以十分低下，甚至低达肠系膜下动脉起点以下。

一组275例造影中发现53例肾副动脉，其中，起于腹主动脉L_3椎体水平的8条肾动脉，有7条是肾副动脉，其中1条供血于马蹄肾的两肾连接部。另有两例肾副动脉的起源特殊：1例为先天性右肾阙如，左肾旋转不良，有两条肾动脉供血，肾副动脉起于左髂总动脉。另1例为双肾均正常，右肾肾副动脉起于左肾动脉主干。

有作者统计，至1983年在血管造影片上发现此类肾副动脉，仅有过两例报道。大多数肾副动脉与主肾动脉一样，起于腹主动脉同侧壁，并与主肾动脉平行走行，偶见相互交叉。该组53例肾副动脉中有3例主肾动脉与肾副动脉相交叉。

Jeffery（1972）报告一例65岁女性病例，发现一支右肾动脉起源于左肾动脉，伴存肾旋转异常。在动脉造影时，多支肾动脉或是某节段支动脉未显示，常可导致诊断混淆，此时在诊断上应考虑梗死、无血管的肿瘤或肾内出血，而实际上却只是一个发育变异。左肾动脉主支进入右肾，文献上只见一类似病例见于正常肾脏（Harrey，1914）。

Levine（1970）血管造影发现腹侧腹主动脉发出一支，分成左、右肾副下极动脉。Rupert（1915）报告主动脉发出单一肾动脉，分支供应两侧肾脏。一个马蹄肾常有一支动脉发自主动脉前侧，分支供应峡部。

由于胚胎尿生殖动脉网甚为广泛，故肾动脉在起源上和数目上变异出现惊人地频繁。上部副血管可以起自高达第11胸椎平面。肾血管少见起点的大多数报告都在旧的解剖文献上，主要是在19世纪欧州文献，此类资料难以证实，有作者在20世纪70年代归纳难见的肾动脉起源的报告，均为额外动脉：①右副上极动脉起自腹腔动脉（Gillaspie 等，1916）；②肾动脉起自肠系膜下动脉（Bremer，1915；Anson 等，1936）或下腹动脉 伴存盆腔肾；③肾动脉发自骶正中动脉，不变地伴存转位异常、低位或盆腔肾（Boijsen，1959）；④一右副肝动脉起自右肾动脉；

⑤肾动脉起自第2、3腰动脉、右肝动脉或右结肠动脉。一位作者称曾见这样病例,但广泛回 顾文献后对此报告的可靠性有所怀疑(Macalister, 1882);⑥上极动脉起自下膈动脉或系膜上动脉(Anson等, 1948; Merklin & Michels, 1958);⑦肾动脉起自性腺动脉(Merklin & Michels, 1958)。

先天性肾积水的异位血管: Evison & Chant(1973)回顾性研究32例肾盂输尿管梗阻, X线所见与手术发现确定异位血管的有无与梗阻有密切的关系,此组病人中先天性迷走血管的发生率甚高(大约为60%),手术处理迷走血管后,积水明显改善,有力支持了机械性梗阻是先天性肾积水主要因素的说法。一个短节段性扩张的输尿管伴轮廓鲜明的线状嵴,出现于排泄性尿系造影,是诊断本症有用的征象。

副肾动脉:肾动脉多为左右各1支,但是临床中肾动脉的发育变异比较常见,最常见的是副肾动脉,它是指肾动脉不经过肾门而入肾的动脉,有些报道副肾动脉亦可来源于肠系膜上动脉、腹腔干动脉或髂总动脉发出经肾门入肾的动脉,其中由肾动脉发出并且与肾动脉根部的距离不超过20 mm者,称为早发分支。

副肾动脉大多起自肾动脉(63%),亦可起自腹主动脉(30.6%)或腹主动脉与肾动脉起始部的交角处,副肾动脉出现频率颇高,在不同国家、人种、性别、左右侧可不同。

一组90例MSCT肾动脉造影病例中,副肾动脉的出现率约占27.8%;Satyapal等(2001)研究440个肾(右215个,左225个)中,副肾动脉的发生率27.7%,其中有1支副肾动脉的比例在非洲人为31.3%,白种人为30.9%,欧亚混血儿为18.5%,而印第安人为13.5%,他还比较了肾的左侧(32.0%)与右侧(23.3%),男性(33.1%)与女性(20.2%),副肾动脉的发生率都有显著性差异($P<0.001$)。

一些作者研究发现1支副肾动脉为20%~29%,2支副肾动脉为1%~2%,3支副肾动脉为0.1%;有作者报道在解剖1具成人尸体时发现8支肾动脉;按照90例患者计算,该组病例副肾动脉出现43例,出现率47%,略高于部分作者的研究结果。

副肾动脉还可机械性压迫和牵拉肾盂输尿管连接部并导致肾盂积水。国内外一些学者指出,副肾动脉可能会引起高血压。

第二节　肾的假性动脉瘤

经皮肾造瘘术目前已广泛应用于临床,但它并非毫无危险, Gavant等(1982)指出,它可引起肾动脉创伤性假性动脉瘤,并延迟破裂入肾盂肾盏中。为避免此类并发症,宜选用细针穿至肾中部冠状平面,可减少损伤肾血管的机会。

Cope & Zeit(1982)在330例肾造瘘术中发现3例肾动脉假性动脉瘤伴严重持久或反复的出血,于术后第9、6、21天分别用血管造影诊断;其原因可能是穿刺针较粗(为16号,如用22号则可避免)和穿刺过深。该作者认为,肾造瘘术后3~4 d还有大量尿血者,应立即行肾血管造影,如发现假性动脉瘤,可行安全简单的节段性肾动脉栓塞治疗,而保守治疗则常可导致严重的并发症。

Clark等(1975)回顾文献报告250多例肾动脉瘤,其中65例为肾内, 2例为霉菌性。肾动脉瘤通常发现于50~70岁(在儿童多为先天性动脉瘤和纤维肌性形成异常所致),病因学包括动脉硬化、创伤、霉菌感染、结节性多动脉炎以及滥用药物。该作者首例报告儿童(10个月幼儿)霉菌性(假性)肾内动脉瘤,临床表现为大量血尿、肋腹包块、一侧肾无功能,为葡萄球菌肺炎伴败血症所致,选择性肾动脉造影除显示肾内动脉瘤外,还发现肾内及肾周血肿。

肾周血肿有许多原因,包括肾动脉瘤的破裂,抗凝血治疗,出血素质,肾积水,新生物(含肾母细胞瘤),肾脓肿,肾结核,高血压,小球性肾炎,肾动脉或静脉栓塞。

Watnick & Spindola-Franco(1973)报告一例20岁青年严重创伤后短期出现肾功能衰竭,动脉造影显示肝、脾及右肾众多的动脉瘤,左肾动脉栓塞。肾的病理学检查显示多发性假性动脉瘤,肝脾病理检查亦然。

动脉瘤可分为4种:先天性、变性性、胶元性疾病性和创伤性。炎症和新生物引起动脉瘤者甚少。

第三节　胡桃夹综合征

详见本书 本卷第五篇　尿系疾病第二章第一　　节　胡桃夹综合征。

第十章 肾的炎症

第一节 局限型黄色肉芽肿性肾盂肾炎CT误诊为肾肿瘤

黄色肉芽肿性肾盂肾炎,又称泡沫细胞肉芽肿,是一种肾实质以肉芽肿组织改变为主的慢性肾盂肾炎,占肾盂肾炎的0.6%~1%,由Schlagenhaufer(1916)首次报道,Oberling(1935)将其命名为黄色肉芽肿性肾盂肾炎。本病可发生于任何年龄,大多在50~60岁之间,女多于男,右侧多于左侧。黄色肉芽肿性肾盂肾炎病因目前尚不明了,可能主要与长期泌尿系统梗阻合并慢性感染有关,黄色肉芽肿性肾盂肾炎临床表现无特异性,主要表现为泌尿系统感染症状,肾区疼痛,肾区包块。

黄色肉芽肿性肾盂肾炎是一种慢性肾实质感染性疾病,其病理类型及其转归取决于机体免疫力及细菌致病力,常见致病菌为大肠埃希菌、变形杆菌。高危因素包括糖尿病、高血血及反复尿路感染。病理表现为肾实质进行性破坏,脓肿形成,可见大片或弥漫散在充满类脂质的巨噬细胞,称之为泡沫细胞。常伴有出血、坏死、小动脉增厚、黏液样变和含铁血黄素沉着,形成黄色肉芽肿。根据病变的范围,黄色肉芽肿性肾盂肾炎可分为弥漫型和局限型,以弥漫型居多,局限型少见。影像学检查以CT为主。局灶型黄色肉芽肿性肾盂肾炎的CT表现为肾实质内局限性肿块,密度均匀或不均匀,边缘清晰,可伴结石影。增强扫描肿块轻度强化,中心坏死区无强化。

文献报道黄色肉芽肿性肾盂肾炎不伴结石者与肾肿瘤难以鉴别。常需要与肾癌、肾嗜酸细胞腺瘤鉴别。肾癌CT平扫以混杂密度或低密度为主,增强扫描动脉期肿瘤强化较明显,静脉期肿瘤密度下降迅速,可侵犯肾门、腹膜后淋巴结及肾静脉。

肾嗜酸细胞腺瘤平扫呈等密度或稍高密度,有包膜,无坏死、出血,增强扫描皮质期多明显强化,实质期低于正常肾实质,典型者增强扫描中央可见星状斑痕。

该例黄色肉芽肿性肾盂肾炎不伴有肾结石,无糖尿病、高血压及反复尿路感染等高危因素,CT表现为肾脏局限型肿块,与肾脏肿瘤表现非常相似,术前诊断困难。

局限型黄色肉芽肿性肾盂肾炎的临床表现和影像表现缺乏特征性,与肾癌、肾嗜酸细胞腺瘤鉴别困难,最终确诊需依靠病理学检查。

由于黄色肉芽肿性肾盂肾炎术前确诊率较低,病变易误诊为肾肿瘤,且就诊时肾功能破坏严重,故以往大部分黄色肉芽肿性肾盂肾炎患者行患肾切除术。

近年,随着对本病认识的深入,针对本病的治疗方案争议较多:即根据临床分期决定治疗方案和均行全肾切除。Nawaz等(2005)的报道认为,如果能术前确诊为黄色肉芽肿性肾盂肾炎,保留患肾的可能性将大大增加,由于影像学检查尤其是CT诊断对黄色肉芽肿性肾盂肾炎具有重大价值,掌握黄色肉芽肿性肾盂肾炎的影像学征象,密切结合临床资料,术前正确诊断率应该会大大提高。

第二节 双肾及胰腺慢性炎性肉芽肿

肉芽肿性病变可发生于不同器官及不同部位,病理变化复杂,临床症状无特征性,影像学表现各不相同。单靠临床与影像学资料难以正确诊断,极易与肿瘤性病变混淆,容易误诊。鉴于炎性肉芽肿治疗方案与肿瘤完全不同,影像学诊断对患者的预后至关重要。肉芽肿性病变属于一组疾病,以炎性细胞浸润、纤维组织及毛细血管增生形成结节与肿块为特征。由于炎性细胞种类与纤维组织增生的差别,可分为炎性肉芽肿、结节病、嗜酸性肉芽肿、假性淋巴瘤、韦格纳肉芽肿等多种。发病原因不明,患者一般无明显细菌感染病史,多认为系身体免疫功能紊乱所致。肉芽肿性病变以结节病、韦格纳肉芽肿、嗜酸性肉芽肿较多见,主要发生于肺组织、鼻腔,好发于儿童的慢性肉芽肿性病变,颅内肉芽肿也有报道。一例患者于发病初期临床表现不明显,仅血常规提示白细胞轻度增高,影像学发现双肾病变,但尿液实验室检查正常。肿瘤系列均为阴性。病情进展期出现肾功能损害,胰头肿大导致胆管梗阻而出现相应症状。确诊后,用激素治疗可控制。

1. 影像学研究 病变 MRI 表现以长 T_1、稍短 T_2 信号为特征,其与较丰富的纤维组织含量有关。并有大小不等、边缘清楚的囊变区,其信号特征与结构具有一定特征。增强扫描于动脉期强化不明显,静脉期及延迟期逐渐强化,均与肿瘤表现不同。核素扫描未发现核素浓聚。

由于该病非常少见,在影像学诊断上易误诊。MRI 对疾病的性质可提供更多的诊断信息,与 CT、B 超等比较,具有较高的组织分辨率。其信号特点可反映组织细胞含水量、纤维组织的含量,动态增强可观察病变的血供特点等。一般来说肿瘤组织,特别是恶性肿瘤细胞内含水增加,纤维组织含量较少,于 T_2WI 信号高于良性肉芽肿。恶性肿瘤动脉血供较丰富,以动脉期强化为主。故认真分析其 MRI 表现,可增加诊断的准确性。

2. 鉴别诊断 炎性肉芽肿性病变应与结节病、淋巴瘤与转移瘤鉴别。

(1)结节病:结节病目前报道较多,病理特征为沿淋巴管或其周围分布的非干酪样坏死性类上皮肉芽肿,内含多核巨细胞。最常见于肺部、淋巴结、肝、脑组织等处,腹部器官发生病变时,多伴有肺部病变与淋巴结肿大,且临床病史较长。

(2)淋巴瘤:淋巴瘤可分为淋巴结型和结外型,主要需与发生于结外、腹部器官的淋巴瘤鉴别。淋巴瘤 MRI 表现为长 T_1、长 T_2 信号,较少发生囊变,多伴有淋巴结肿大。而该例以短 T_2 信号为主,有囊变,无淋巴结肿大。

(3)转移瘤:转移瘤常具有原发肿瘤病史,肾脏转移瘤也为多发性,但以长 T_1、T_2 信号为主,伴有肾盂、肾盏破坏。胰腺特别是发生于胰头的转移瘤较少见,常表现为多发性长 T_1、T_2 信号病灶,该例表现为胰腺均匀异常信号。

该例双肾、胰腺慢性炎症肉芽肿为少见病例,回顾性分析其临床资料与 MRI 表现恶性肿瘤指征不明显。在诊断中应综合分析,必要时结合穿刺活检,避免误诊。

附具体病例资料:一例双肾及胰腺慢性炎性肉芽肿,其病理改变为:右肾手术、左肾穿刺活检标本镜下观可见肾小球及肾小管结构,间质内多量炎性细胞浸润,纤维组织增生,呈慢性炎症改变,未见肿瘤。病理诊断:双肾慢性炎性肉芽肿;胰腺穿刺活检镜下观,胰腺腺泡结构不明显,可见大量纤维组织增生和慢性炎性细胞浸润,考虑为慢性炎症性肉芽肿。经抗感染治疗及大量激素冲击治疗后症状消失,患者情况良好,临床痊愈。

第三节 右肾感染性病变

病例,女,34 岁。因发热 5 d 入院。

入院时 CT 诊断:右肾占位伴桥隔增多,性质待定,不典型肾癌? 嗜酸性细胞瘤? 淋巴瘤?

入院时 MRI 诊断:右肾上下极及中部前缘多发团片影,考虑炎症可能性大。

入院半个月后 MRI 复查:MRI 诊断为右肾上下极多发病灶,范围较半月前明显缩小,DWI 信号明显减低(图 4-10-1)。临床诊断:右肾感染性病变。

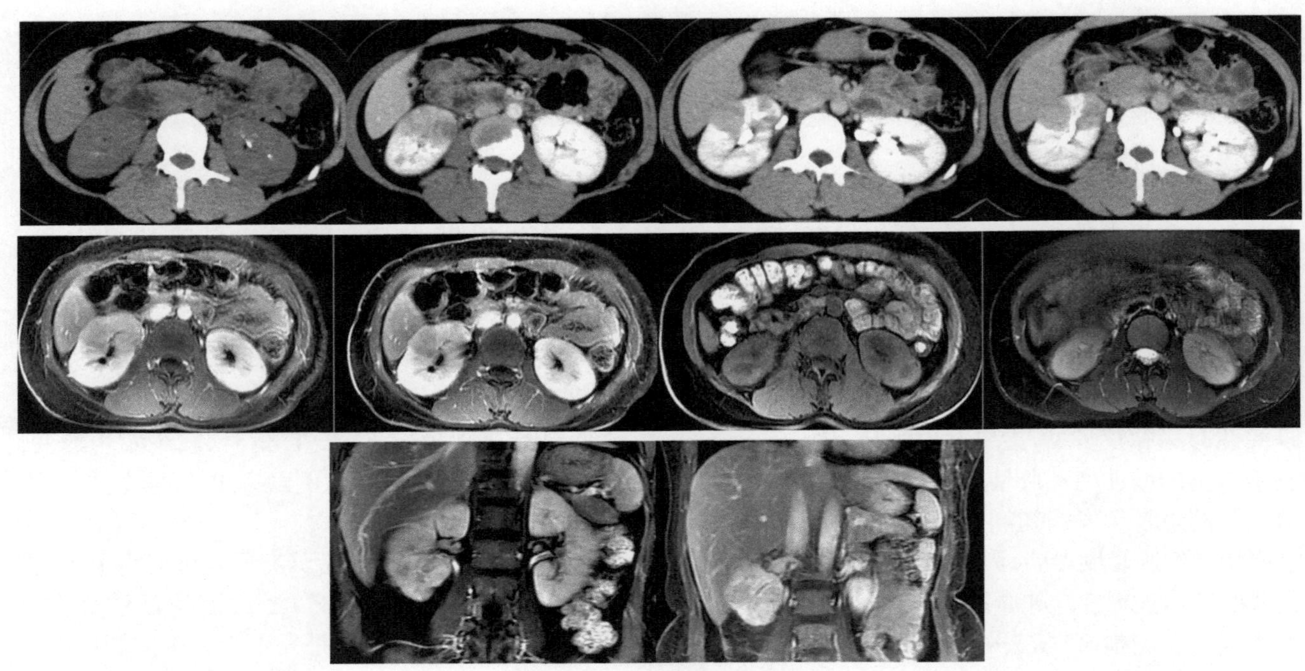

图 4-10-1 右肾感染性病变

第四节 肾的霉菌病与肾盂霉菌球

肾的霉菌病主要由白色念珠菌引起,此菌均围绕肾乳头坏死的崩解物生长。此感染或是原发或是继发。肾受侵犯可为血源性传播或尿的上行性感染,前者一般来自口腔或阴道;后者可继发于输尿管 - 肠吻合术、器械检查或输尿管反流,且趋向于保持局限于一处,预后较好。乳头坏死与慢性细菌性肾盂肾炎的病人易患本病,妊娠妇女,衰弱病人及糖尿病、嗜麻醉剂癖、白血病、淋巴瘤、胸腺瘤的病人,抗生素、类固醇、抗白血病的或抑制免疫的药物治疗后的患者,已行心脏大血管手术者与已行器官移植者也容易患此病。确诊此病有赖于临床的急性或慢性肾盂肾炎症状、导尿或耻骨上抽吸的尿培养阳性以及 X 线表现异常。

多数性弥散性念珠菌性皮质和髓质脓肿可引起间质水肿、急性肾盂肾炎与急性肾衰,此时排泄性造影可见肾功明显下降或丧失,逆行性肾盂造影可发现梗阻为肾衰的原因。在慢性期,造影可见肾盂肾盏显现慢性肾感染征象,小盏变钝,肾盂或肾盏内可见透光的充盈缺损。肾盂肾盏中的充盈缺损一般考虑为 X 线透光结石、肾盂肾盏肿瘤或血凝块,偶尔肾乳头坏死与肾实质恶性肿瘤犯及肾盂,以及霉菌球也产生类似表现。

第五节 左肾结核肾自截

患者,女, 55 岁。无明显诱因出现右腰部疼痛 1 个月余,疼痛呈阵发性,向右下腹部放射,无肉眼血尿,无畏寒、发热,无恶心、呕吐,无腹胀、腹泻,可自行缓解, B 超检查提示“结石”,给予解痉止痛治疗;此后观察右腰部疼痛仍反复发作。

肾结核自截是肾盏发生瘢痕狭窄,闭合脓肿,肾盂输尿管纤维化,梗阻,成为无功能肾、结核性脓肾时,干酪性坏死物质不能外流,大量的钙质沉着形成的全肾钙化现象。结核病常扩散至肾脏周围组织,可继发输尿管结核、膀胱结核。男性患者有 50%~70% 合并生殖系统结核。

影像资料见图 4-10-2。

肾结核早期临床表现为尿频、尿急,晚期严重者可出现尿失禁、贫血及慢性肾功能衰竭的症状。肾自截是肾结核进入稳定期出现的征象，临床症状可消失、减轻。本病近年虽然少见，但结合病史、临床、X线检查不难做出诊断。

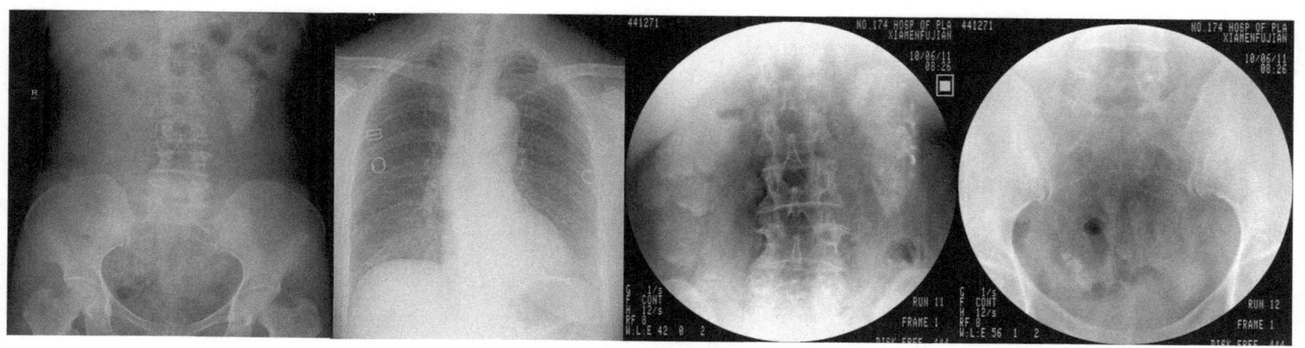

图 4-10-2　左肾结核肾自截

第六节　左肾结核

患者，女，42 岁。尿频、尿急、排尿不畅 2 年余，午后低热半年余入院。

手术所见：见左肾及输尿管上段与脂肪囊明显粘连，左肾增大，皮质变薄，形态不规则。

病理检查：左肾切除标本，左肾一具，重 120 g，大小 10 cm × 6 cm × 5 cm，被膜完整，易剥离。沿外侧切开，切面呈囊实性，囊内含豆渣样物及脓性分泌物，残存肾组织皮髓质分界不清，实性区厚 0.5~2 cm。肾门附输尿管一段，长 6 cm，直径 0.4 cm。肾门及肾周未检出淋巴结。病理诊断：左肾切除标本，镜下示肾实质部分区已被破坏，可见大小不一的干酪样坏死灶及肉芽肿形成，周围可见大量急慢性炎细胞浸润及化脓，输尿管组织呈慢性炎，结合临床病史，符合左肾结核的病理学表现。

影像资料见图 4-10-3。

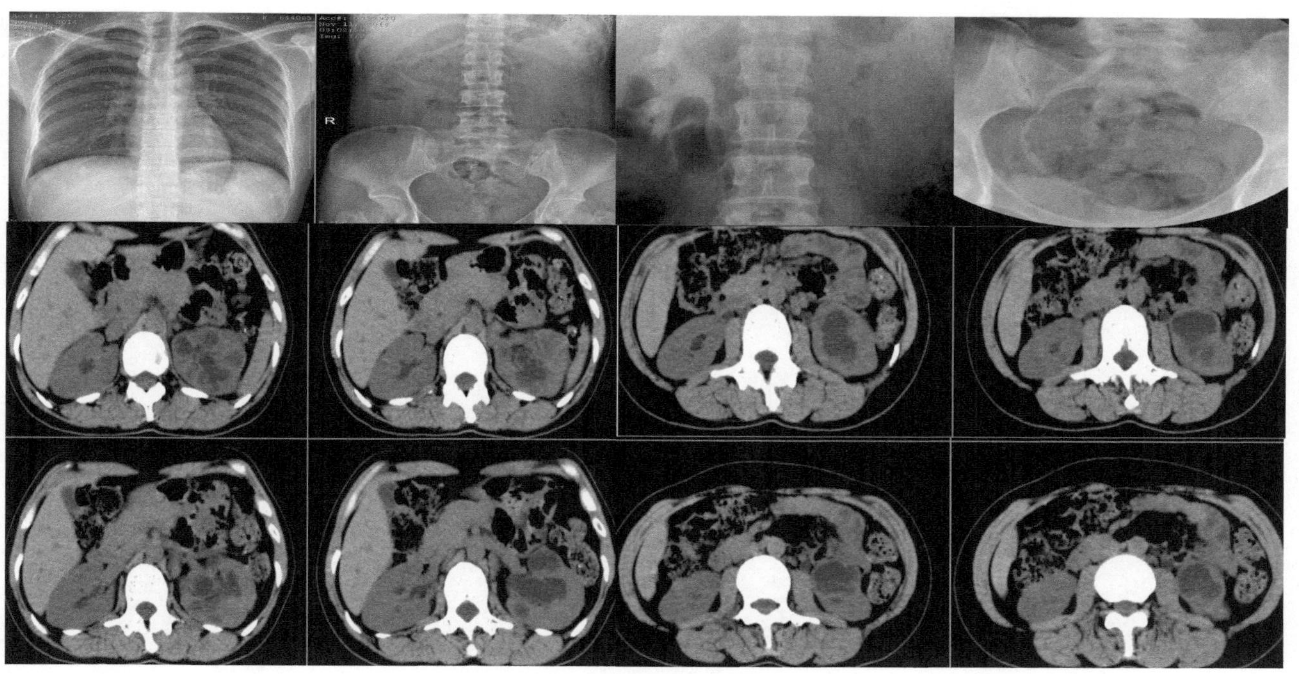

图 4-10-3　左肾结核

第十一章 肾盂输尿管连接区

第一节 肾盂输尿管的纵行黏膜皱襞条纹

在泌尿系统造影照片上,可见一种纤细而相互平行的纵行透光条纹影,此条纹影有时甚为纤细以至于几乎看不见,有时又比较明显而类似于食管的纵行黏膜皱襞的缩影,条纹影位于肾盂输尿管,其范围常有变化。有作者称此征象为条纹状肾盂输尿管。

Hyde 等(1971)报告 15 例儿童的排泄性泌尿系统造影可见此条纹影, 14 例均证实患尿系感染,条纹影通常持久存在,成功治疗后此影可消失。Cremin & Stables(1971)在 1 200 例 12 岁以下儿童的排泄造影中见到 5 例条纹影,在 4 000 例成人的排泄造影中见到 3 例,此纵行黏膜皱襞在成人比在儿童为粗。在儿童反流可能是其原因,而在成人,梗阻与感染的合并存在更促进条纹影的产生。Astley(1971)报告 37 例儿童造影可见条纹,其中 24 例有反复尿系感染史,7 例有尿系神经性功能紊乱,6 例为尿系先天异常,所有 37 例均患尿系感染。在慢性肾盂肾炎,此纵行黏膜皱襞更深更清楚。

第二节 异常的肾盂输尿管连接——肌肉缺陷

通常归属于先天性肾积水的肾盂肾盏扩张,一般继发于肾盂输尿管连接处梗阻,临床上甚为常见。不少作者报告此类梗阻处常未发现明确的机械性梗阻。Murnaghan(1959)首先报道,以适当的组织学技术能够观察到该连接区肌肉缺陷。Williams 等(1966)报告 26 例病人中 11 例有此类缺陷。Foot 等(1970)在 58 例标本中发现 25 例。

Barry 等(1972)首次在放射学文献上报告此类缺陷 5 例,排泄性尿系造影时均现梗阻性尿系病变,1 例有阳性结石,该连接处有黄色肉芽肿性 肾盂肾炎, 3 例行肾切除, 2 例行肾盂成形术。几位作者都十分强调,需要非常细心地观察组织切片(纵断或横断)才能发现此类肌肉缺陷,尽可能连续切片,多层切片观察。

第十二章　肾脏血流与肾功能测定

一、MR 灌注成像与肾

（一）正常表现

一项研究显示，肾灌注曲线肾皮质在注入对比剂后 9~15 s 时开始快速下降，20~26 s 时信号达波谷，然后随着对比剂从肾小球的排出，T_2 信号升高，但信号曲线不能回升到基线水平。该组作者认为造成此现象的原因主要是下述两点。

在灌注成像过程中，Gd-DTPA 有部分扩散到了组织间隙，在对比剂首过肾脏期间，大约有 50% 的 Gd-DTPA 进入组织外间隙，这就造成组织间隙内留有一部分顺磁性物质而使得组织在首过结束后，其信号未能恢复到灌注前的水平。

Gd-DTPA 在血液中的半衰期较长，可反复循环进入受检组织，所以当对比剂首次通过后，正常肾组织的信号在相当长的时间内达不到完全恢复；在时间 - 信号强度曲线上表现为基线漂移。

（1）左、右对比：对左、右肾脏灌注参数肾血容量、肾血流量、平均通过时间和达峰值时间相对值进行研究，结果表明左、右两肾的肾血流灌注差异无统计学意义。但当一侧肾异常时，尤其是肾功能异常时，患肾血液动力学发生明显变化，此时可通过左、右两肾灌注参数比较判断患侧肾脏的血流灌注情况，从而推断患肾的功能情况。

（2）皮质与髓质：将肾脏分为皮质与髓质两个不同的区域进行研究，研究证实肾皮质相对肾血容量和肾血流量均明显高于肾髓质，这主要是由于肾脏单位体积血流量明显高于脑、肝和心肌，其内部血流分布不均匀，因为由分支毛细血管吻合网构成的肾小球位于肾皮质，肾皮质血流灌注量远高于髓质，导致血流灌注量按皮质、外髓质和内髓质的顺序依次减少。

（二）异常表现

（1）肾癌：多数肾癌血供丰富，这主要是由于肿瘤细胞生长过快，正常情况下的营养物质供应已不能满足它的需要，因此肿瘤区域处于一种乏氧状态，在乏氧状态下可引起促血管生长因子的表达上调和分泌增加，以及抑血管因子的表达下调和分泌减少，从而促进局部新生血管的形成，血流速度明显增加，因此肿瘤区域的相对血流量发生明显的变化。

尽管该研究表明肾癌的相对肾血容量、平均通过时间和达峰值时间与正常肾脏比较差异无统计学意义，但从数据看其中肾血容量和达峰值时间也有一定的升高和延长，表现出一定的异常变化。

（2）肾囊肿：可出现于包膜下方、实质内、实质与集合系统交界处及集合系统内，由于囊内含有囊液而无血运，病变区域不存在血流信息，因此病变区域在进行灌注成像时表现为黑色无信号区，在信号 - 强度曲线上表现为一条直线。

肾结核：其病理表现为结核性肉芽肿，中心多合并干酪样坏死，在晚期干酪样坏死蔓延形成空洞，增强时干酪样坏死部分未见强化，在灌注图像上呈黑色无血供区域；结核灶周边为纤维肉芽组织，具有丰富的毛细血管组织，所以在增强时表现为明显强化，灌注时肾血容量与正常肾脏组织相比明显升高，这也反映了该区域组织内毛细血管床增大，血管增多的病理改变。

总之，PWI 结合常规 MR 成像序列可成功地反映肾脏的形态与功能方面的改变，在肾功能状态变化和疾病的鉴别诊断方面具有较好的应用价值。

第十三章　关于肾移植

第一节　MSCT在活体肾移植供体术前综合评估

1. 供体术前综合评估　MSCT能够准确显示供肾血管、尿路及肾实质的解剖及病变状态,在活体肾移植术前评估中起重要作用。有作者报告一组研究中,2例受检者CT血管造影(CTA)示左肾存在副肾动脉或提前分支,而右肾动、静脉显示良好,改行右肾切取术;对CTA检出的3例左侧副肾动脉及1例左肾动脉提前分叉供者,有利于术中做出正确处理。

左肾静脉的异常属支主要包括多支肾上腺静脉、性腺静脉、腰静脉,以及来自腹腔和腹膜后的无命名异常属支,左肾静脉也可与腰升静脉形成异常交通;右肾静脉的异常属支多为肾上腺静脉及性腺静脉。

CTA对肾静脉正常属支、异常属支及交通支的显示与术中所见有高度的一致性,有利于术中顺利结扎这些分支,避免静脉撕裂及移植肾血管渗血等并发症的发生,但对供肾切取术的价值,并不像静脉主干那样重要。

CT泌尿系统造影对供肾尿路的显示情况与术中所见一致,该组中1例受检者行CT泌尿系统造影显示为双侧不全重复肾,成功进行了左肾移植手术。该组中未见尿路移行上皮性肿瘤存在。由此可见,MSCT在活体肾移植术前评估中具有重要价值,能够为临床医师提供必需的信息和指导,有利于术中正确处理异常的血管和尿路、缩短手术时间,减少手术并发症。

但是,其在肾功能评价中也存在一定的局限性,仅能根据肾体积和动态强化的情况及CT尿系造影对肾功能做出大体的判断,并不能对其进行定量评价。

2. 扫描技术　随着MSCT的发展,扫描速度、图像质量和后处理技术水平都有了很大提高。目前,MSCT检查技术的重点是在保证图像质量满足临床诊断需要的同时,最大限度减少受检者的射线剂量。以往,肾动静脉分别采用动脉早期及晚期来显示,尽管能获得满意的效果,但射线剂量较大,且不能同时清楚显示肾动静脉的解剖。

有作者曾采用一期(动脉晚期)结合图像融合技术来同时显示肾动静脉,取得了满意效果,但此期动脉的强化程度明显降低,对血管重组的准确性很大程度地依赖重组医师水平,且图像融合后处理耗时较多,因此,该作者考虑通过改变对比剂注射方案来达到一期显示肾动静脉的目的。

该组的方法为开始的低流率对比剂注射(2 ml/s流率注射40 m1)保证了肾静脉及其属支的充分显影,其后续的高流率注射(4 ml/s流率注射60 m1)保证了肾动脉有足够的对比剂浓度。该组的后11例供者均采用了双流率对比剂注射及低放射剂量的扫描方案,能够同时清楚地显示肾动静脉解剖,对供肾动静脉主干的评价与术中所见一致,能够满足临床的需要。对肾静脉属支及交通支的显示情况,还需要进一步大样本量的对比研究。

采用低剂量CT泌尿系统造影来取代排泄性泌尿系统造影,不但明显减少常规CT泌尿系统造影的放射剂量,也避免了供体进行不同检查的不便和多次注射对比剂的不适感,且2组3D重组图像质量间差异无统计学意义,能被推广应用。

采用低放射剂量平扫也能有效检出泌尿系统的结石性病变,且明显减少了受检者的放射剂量。因此,采用改进的对比剂注射方案,能够一期获得清晰的肾动静脉图像,同时结合低剂量的平扫和CT泌尿系统造影,大大减少了供体的放射剂量,在活体肾移植术前评估中可被作为一种推荐的扫描方案，即平扫、血管期及排泄期。

综上所述，MSCT 多期扫描结合 CTA 及 CT 泌尿系统造影重组可以准确显示供体肾血管、尿路和肾实质情况，在活体供肾术前评估中起着非常重要的作用，能够作为术前影像学检查的“一站式”检查方法。该作者认为可采用双流率对比剂注射及低放射剂量的扫描方案，作为活体供肾术前评估的标准扫描方案。

第二节　移植后的淋巴结增生

移植后的淋巴结增生（PTLD）在肾移植病人发病率约为 1%，较正常人群高 20~120 倍，因常导致泌尿系统梗阻而引起重视。

病理上是伴随 EB 病毒感染的 B 细胞增生，影像学表现为移植肾肾门区大血管周围结节影，超声、CT 和 MRI 均能发现，而后两者准确性更高。

第十四章 肾脏损伤

第一节 肾脏损伤概述

在腹部脏器的损伤中,肾脏外伤仅次于脾脏和肝脏。腹部钝性损伤时常见肾损伤,往往与其他器官损伤相关。肾脏损伤占腹部创伤的 10%~14.1%,占腹部穿透伤的 7.5%。其中 10%~20% 的肾损伤同时伴有其他腹部脏器及胸部等部位的损伤,大多数肾脏损伤为钝器伤,多发生于青年人。肾脏损伤在泌尿外科中常见,如处理不当可引起严重的并发症。

肾损伤按其损伤程度分为肾挫伤、肾裂伤和肾破裂。包括肾挫伤、肾皮质撕裂伤、肾断裂伤、肾粉碎伤、包膜下血肿、损伤性肾动脉闭塞以及损伤性肾静脉栓塞。按病因肾脏损伤可分为闭合性和开放性损伤两种。通常情况下,约 95% 的肾损伤表现为皮质撕裂伤、挫伤以及其他无须外科手术的轻伤。即使部分皮质撕裂伤伴尿漏的病人,如果病情稳定,也可保守治疗。非手术治疗往往是放置一个输尿管导管。

1. 临床表现 肾脏损伤占腹部损伤的 8%~30%,占泌尿系损伤第 2 位,仅次于尿道损伤,76%~80% 的肾损伤属于闭合性损伤。一般根据病史、临床症状、体征、尿常规检查等,大多可获得急诊诊断。尤其血尿是肾脏损伤的主要症状,有重要的诊断价值。但血尿程度与损伤程度并不一致,不能单凭血尿程度来判断损伤程度。

常规治疗包括保守和外科手术切除。前者采用止血、补液、抗感染、止痛以及绝对卧床休息等。如果内科保守治疗失败则需行肾部分或全肾切除。目前,介入治疗已逐渐成为治疗大部分肾损伤的重要而有效手段,大大降低了肾脏外科手术切除率。

2. 分类 按照 Sargent 分类方法将肾损伤分为 4 类:Ⅰ类为肾挫伤,CT 表现为伤肾增大,可见肾筋膜下小血肿,但是肾筋膜完整;Ⅱ类为不累及排泄系统的轻微肾裂伤,可伴发肾脏筋膜破裂、肾周血肿局限于肾区腹膜后,CT 表现为肾筋膜下、肾筋膜外血肿或肾实质内血肿,肾实质裂伤;Ⅲ类为肾脏深度裂伤或碎裂伤,裂伤累及肾髓质,可伴尿外渗,CT 表现为肾实质中断或失去正常形态,肾脏内部和(或)肾周围出现大片状不均匀高密度出血灶,增强扫描可见对比剂外溢;Ⅳ类为累及肾蒂的损伤,引起肾蒂血管破裂或断裂,CT 表现为位于肾脏与腹主动脉之间的腹膜后血肿,如果肾动脉主干断裂,则增强扫描肾实质和肾盂均无强化。一组研究中 21 例患者均有异常改变,其中Ⅰ类肾损伤 13 例,Ⅱ类肾损伤 5 例,Ⅲ类肾损伤 3 例,无Ⅳ类损伤的病例。2 例合并脾脏破裂,1 例合并肝脏破裂。

肾脏损伤可分 5 种类型:①肾挫伤、肾内血肿,MSCT 平扫血肿呈高密度,增强后肾实质密度增高,血肿呈低密度;该组有 2 例;②肾脏包膜下血肿:由于局限于肾包膜内,血肿常呈半月形或新月形紧贴肾实质表面,相应肾实质的边缘变平,新鲜血肿呈高密度,血肿随时间延长可呈等密度或低密度,该组单纯包膜下血肿 5 例,并肾撕裂伤 6 例;③肾周血肿:大量血液贮在肾包膜外格氏筋膜内,或肾前、后间隙内,而且常合并包膜下血肿,该组 13 例肾撕裂伤有包膜下血肿,合并肾周血肿;④肾撕裂伤、肾断裂、粉碎肾:肾撕裂表现为肾实质内线条状、三角形,多块低密度灶,常合并有包膜下血肿、肾周血肿、尿外渗、尿液囊肿,该组严重肾撕裂伤 6 例;⑤肾收集系统的损伤,绝大多数肾损伤病人,普通扫描和增强扫描即可明确,但对肾收集系统的损伤 MSCT 增强延时扫描有重要意义,能够发现对比剂外溢从而确诊肾收集系统的损伤或肾盂输尿管连接部的破裂,否则容易延误诊断,使这些病人得不到及时合理的治疗,从而引起尿液囊肿、感染等并发症。

该组肾盂输尿管连接部破裂 4 例。外伤性肾梗死是由肾动脉或其分支的阻塞或撕裂所致，该组 4 例合并外伤性肾梗死，其中 2 例出现肾皮质缘征，CT 检查时间均在外伤后 1~2 d，与其他作者报道的肾皮质缘征出现在外伤后 8 h 至 1 周较为一致。

3. 肾脏损伤分级及处理　肾脏损伤的处理基础是肾脏损伤的分级。根据 CT 表现和美国外科创伤协会器官损伤委员会的肾脏损伤分级标准：Ⅰ级，没有撕裂的挫伤或限于被膜下的血肿（肾挫伤常表现为边界不清的不规则高密度区）；Ⅱ级，局限于肾周的血肿或小于 1 cm 的皮质下撕裂伤，没有尿液外渗；Ⅲ级：大于 1cm 的皮质下撕裂伤，没有尿液外渗；Ⅳ级：肾撕裂累及肾皮质髓质交界部及集合系统或肾动、静脉部分损伤引起出血；Ⅴ级：粉碎肾或肾蒂断裂。

该组Ⅲ级以下 26 例，Ⅳ、Ⅴ级 6 例。按照目前大多数能接受的观点对该组Ⅰ、Ⅱ、Ⅲ级肾脏损伤行非手术治疗，对 6 例Ⅳ、Ⅴ级肾脏损伤均做手术处理。

4. 影像学研究　根据受伤机制、腹部体征和是否合并血尿等临床医师可拟诊肾脏损伤。肾损伤可能累及肾实质，肾血管及肾排泄系统。影像学检查是本病诊断的主要方法。

X 线排泄性尿系造影一直是诊断肾脏损伤的重要方法，但受患者伤情的限制，不适用于急诊患者，且假阴性率较高，容易漏诊轻伤病例，也难以发现肾周血肿及其并发症，因而临床应用受到很大限制。B 超具有操作简便、价格低廉、迅速且无创伤、无射线辐射危害等优点，但是其诊断准确性不够高，根据 McGahan 等（2005）报道，B 超对闭合性肾脏损伤的诊断敏感度仅为 67%，主要漏诊损伤程度较轻的患者。另组有 17 例患者 CT 检查后另行 B 超检查，其诊断肾脏损伤的敏感度为 70.6%（12/17）。B 超无法测定肾裂伤的程度和肾功能，不能对肾脏损伤进行准确分级。

一旦疑有肾损伤，即应辅以必要的检查，MSCT 检查可迅速而准确地判断肾脏损伤的程度、特征、范围并进行分类，了解有无合并伤，为临床选择治疗方案提供客观而准确的依据。

CT 检查是诊断肾脏损伤最重要的影像学检查手段。对肾脏损伤 MSCT 检查的目的是：①确认肾实质撕裂伤的程度及坏死组织范围；②肾周血肿的大小和程度；③肾血管蒂的状况；④有无肾收集系统的损伤或肾盂输尿管连接部的破裂及尿外渗；⑤邻近器官的状况；⑥评估对侧肾及探查腹部其他损伤。CT 增强及延时扫描并结合多平面重建、最大密度投影能准确反映肾实质撕裂伤的状况和程度，准确判断肾收集系统损伤的部位。

肾挫伤在 CT 增强扫描时显示为局限的低密度区，或表现为与肾盂肾炎相似的肾盂条纹状影。撕裂伤表现为不规则的、线样低密度区，自肾实质的外周部向内部集合系统伸入。大多数撕裂伤都与肾周出血有关，小撕裂伤仅见皮质内，然而大范围的撕裂伤则延及肾内部的集合系统，在 CT 上表现为尿液外漏和对比剂外漏入肾实质和肾周间隙。如怀疑撕裂伤可能并发尿漏时，则 CT 的延迟扫描常需 2~10 min，以显示对比剂的外漏。

对于Ⅰ类肾挫伤，MSCT 单纯平扫及增强扫描，再应用轴面图像行多方位的多平面重建薄层重组，对发现小的肾实质及肾脏毛细血管损伤敏感性高于单层 CT 单纯平扫及增强扫描，且平扫结合增强皮质期有利于病变显示，多平面重建图象结合轴位像其显示率更高。

对于Ⅱ类不累及排泄系统的肾裂伤，MSCT 单纯平扫、应用轴位图像行多方位的多平面重建薄层重组图像，对肾筋膜下、肾筋膜外血肿或肾实质内血肿范围的确定敏感性高于单层 CT 单纯平扫检查，增强皮质期髓质期可见实质的部分缺损或灌注不良，亦可见肾血管分支的损伤，如血管中断、对比剂的外溢等。

对于Ⅲ类累及肾髓质及排泄系统的损伤，多层 CT 增强延迟扫描，应用轴面图像行多方位的多平面重建薄层重组，对排泄系统的损伤敏感性明显高于多层 CT 及单层 CT 的单纯 CT 平扫。Ⅳ类为累及肾蒂的损伤，MSCT 和单层 CT 平扫加增强扫描，应用轴面图像行多方位的多平面重建薄层重组，对累及肾蒂的损伤及显示失活的肾组织敏感性高于单纯 CT 平扫。

肾粉碎伤往往也会有尿液外渗和对比剂外渗。包膜下血肿在 CT 上表现为沿着肾表面且位于肾包膜下的新月形的低密度区，并压迫、扭曲轮廓清晰的肾实质。如肾包膜未受累，肾周间隙内不会出血。

损伤性肾动脉闭塞往往是由于减速损伤造成的，使近端肾动脉拉伸从而导致即时撕裂伤引起栓塞，进而发展成为肾动脉完全性闭塞。CT 征象为患侧肾实质不显影,增强时,可见肾实质外周的强化环,因为来自肾动脉主干的血供使得肾包膜很早就可以强化。闭塞的近端,可以看见供应肾周实质的血供以及对比剂。螺旋CT可以直接显示肾动脉闭塞。部分肾梗死可能为一个或几个肾血管的损伤性闭塞所致。损伤性肾静脉栓塞表现为延迟扫描上的持续肾脏显影,并且CT上可以直接看到血栓。MRI也可用于闭合性肾脏损伤的检查,但其检查时间较长,也不适用于肾脏损伤的急诊检查。

5. 鉴别诊断 肾脏内集合系统的尿漏可能与活动性肾出血时对比剂的外漏相混淆。鉴别要点是:活动性出血渗出的对比剂周围常绕以低密度的血栓并可能与尿液集合系统不连续;活动性肾动脉出血要比肾集合系统内排泄物渗出要早。

第二节 外伤后左肾动脉截断

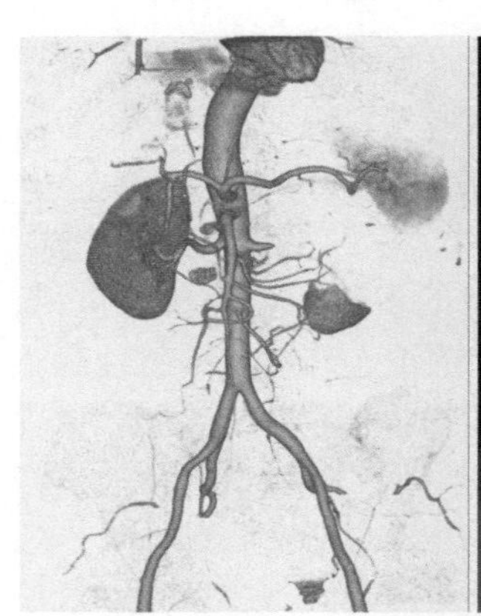

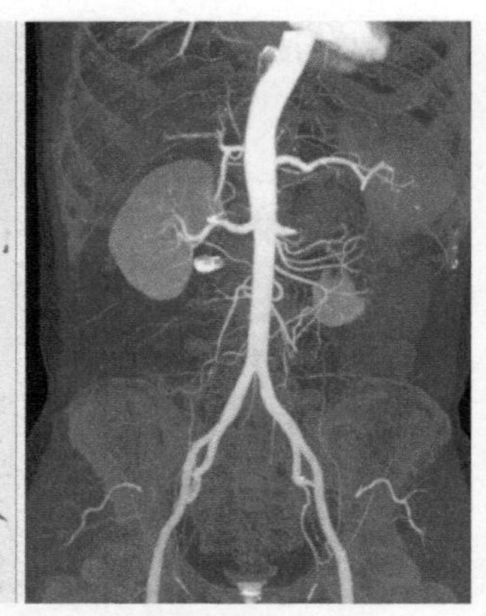

图 4-14-1 外伤后左肾动脉截断

病例,男,42岁。撞伤致下胸壁疼痛1h。1h前患者在工地工作时因背靠"石方"被"石方"正面撞击腹部,导致腹痛、腰痛,以左侧明显,当时无意识障碍、恶心、呕吐、呕血、便血等,即刻由同事车送至急诊科,急查CT示:腹腔及腹膜后大量血肿,来源不明;左肾动脉截断现象,肾动脉断裂?肾动脉痉挛?左肾大部分组织无血供(图4-14-1、4-14-2)。

腹主动脉CT表现:左腹腔、胃及小肠周围、左肾门水平腹膜后见多发不规则团状稍高密度影,左肾门区血管结构显示不清,增强扫描左肾动脉见截断现象,左肾中上部大部分组织增强无强化,下部见一小支副肾动脉供血,肝脾周围见弧形等密度影;影像诊断:左肾动脉截断现象,肾动脉断裂?肾动脉痉挛?左肾大部分组织无血供。

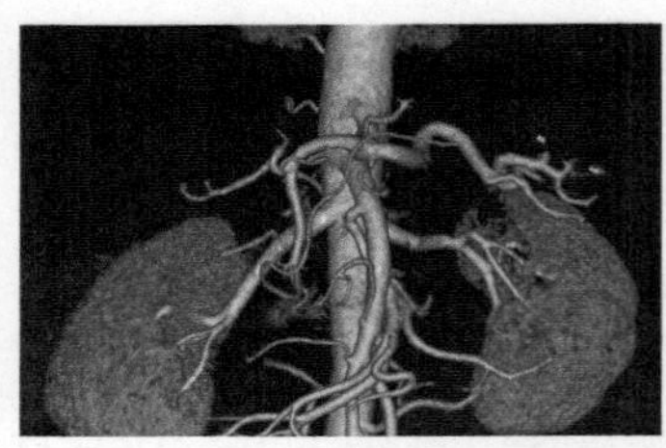

图 4-14-2 左肾外伤后9个月

第十五章　肾　积　水

第一节　关于肾积水的诊断陷阱

1. 似肾盂积水的明显的肾外肾盂　偶尔一个大的、非常明显的肾外肾盂在超声或 CT 图像上类似于肾盂积水或肾盂输尿管连接部阻塞。但超声看不到肾盏扩张，延迟 CT 扫描则显示有对比剂充盈，可帮助诊断。

2. 似肾盂积水的肾盂旁囊肿　肾盂旁囊肿又名肾窦囊肿，可能为先天性或淋巴起源，常很小、多发。尽管它们伸入肾盏之间，但不引起肾积水。因为常平行于肾盏或肾盂，这些含水的结构在超声图像上常常类似肾盂积水。从某一层面显示其肾门处的漏斗状连接可有助于做出诊断。在排泄性尿系造影或增强 CT 扫描图像上可清楚显示高密度的蜘蛛状的收集系统，位于肾盂外的这些囊肿被清晰地勾画出来，也可以提示它们不是肾盂积水。

通过 CT 平扫和增强扫描图像的仔细比较研究，Amis 等(1982)指出，肾盂旁肾囊肿及肾包膜下出血在未作增强扫描时可误诊为肾积水，由于血肿 CT 衰减值比肾实质为大，在 CT 平扫图像上，包膜下血肿可被误认为肾实质，将真正的肾实质却误认为扩大的肾盂。如认真观察和分析 CT 衰减值和基本的肾解剖结构，通常能够澄清真象，在某些人必需给予对比剂增强扫描才能解决问题。有作者指出 CT 扫描看见肾窦区水样密度肿块，虽然这可能就是肾盂周围囊肿，但亦应与肾积水区别，再作增强扫描可见肾集合系统不仅不扩张，而是被肾盂周围囊肿撑开。

在超声检查时偶尔可见肾内多数性低回声结构从肾盂向四周发散，颇类似扩张的漏斗和肾盏，虽然肾盂未见扩大而提示可能为多数性肾盂旁囊肿，但如果这些囊肿之间的壁显示不清，只用超声来区别它与肾积水相当困难。

3. 肾包囊下血肿　在肾 CT 扫描中，有时见一软组织密度的边缘环绕一低密度结构，此征象一般表现为一个大的肾盂周围囊肿或肾积水，在相同的层面增强扫描可见低密度中央结构是在正常肾实质内，肾周围显示相对透光，这是肾包囊下血肿特征性诊断之密度的倒转。偶尔可见局灶性新月形高密度区位于肾后，增强扫描见包膜下血肿表现相对透光，与较致密的有功能的肾皮质相比，同时可见血肿的长度、类型和形状。新近出血最初都显示密度增高。如果只做对比剂增强扫描，密度增高的区域则可不甚明显。

第二节　误诊病例简介：肾积水肾结石与肾集合管癌

患者，男，46 岁。右腰部疼痛不适 10 余天，门诊拟诊右肾重度积水收治住院。CT 平扫：右侧肾脏体积增大，皮质变薄，肾盂肾盏明显扩张，肾门结构不清楚，肾周脂肪间隙存在；右侧肾盂输尿管连接区变窄，局部管壁增厚，腔内见一约 0.9 cm × 1.0 cm 结节状高密度影。CT 诊断：右侧肾盂输尿管连接区结石，伴右肾重度积水。

手术所见：肾脏与周围组织明显粘连，肾脏明显增大，大小约 25 cm × 10 cm × 8 cm，表面欠光滑，肾实质菲薄，质地硬，于右肾背侧切开小口，见褐色尿液喷出，用吸引器吸尽肾内尿液，量约 3 000 ml，右肾皱缩呈囊样。于肾下极处分离出输尿管上段，其内可触及一椭圆形结石,大小约 2 cm × 1 cm,质地硬,结石上游输尿管重度扩张似肠管。术后诊断与术前诊断相同,均为右肾重度积水,右侧输尿管上段结石。

病理检查:右肾切除标本,肾脏一具,重 520 g,大小 17 cm × 8.0 cm × 7.5 cm,被膜完整,易剥离,输尿管长 11 cm,直径 1~2.5 cm,输尿管远端可见一灰白色结节,大小 2.5 cm × 2.0 cm × 1.5 cm,切面灰白质硬。肾盂肾盏扩张,皮质厚 0.1~1.3 cm,可见 3 个结节样物,直径 2.0~4.5 cm,其中 2 个样小结节切面灰白质韧,大结节切面可见一囊腔,面积 3.0 cm × 1.5 cm,囊壁内含淡黄色胶冻样物,肾盂内可见灰红色结节样物,游离于肾盂黏膜面,切面灰白质软,总体积 8 cm × 8 cm × 2 cm。常规病理诊断:右肾切除标本,初步考虑为肾癌伴坏死,类型待定,需做免疫组化检测协助分型分类及肿瘤细胞耐药、预后。肿瘤侵犯肾皮质、肾盂及输尿管,呈多结节状。输尿管切缘为阴性。

免疫组化检测:阳性,CK-P(+++),CK-L(+++),CK-H(+++),EMA(+++),CK(+++),P504S(+++),CD10(+),Vimentin(++),Villin(+),EGFR(++),ERCC-1(+++),TOPO-II(+),Tubulin(+++),Ki-67(+,30%);阴性,CEA,CK20,TTF-1,PSA,P-gp,VEGF,5-FU。免疫组化诊断:右肾切除标本,肿瘤细胞形成不规则腺管状、乳头状及实体性、条索状结构,伴多灶性坏死。间质纤维组织增生伴较多中性粒细胞浸润。结合免疫表型,符合集合管癌(Bellini 管癌),局部低分化。侵犯肾皮质、肾盂及输尿管,呈多结节状。

误诊分析:此例误诊最主要的原因是只做了 CT 平扫,而重度肾积水的表现遮盖了其他细节,检查医生思路也不够开阔,看到结石,但未再进一步寻找积水的原因。如果当时做了超声检查或 / 和 CT 增强扫描及 MRI,可能对肾内肿瘤病变会有一些发现。作为常识,严重肾积水者,肾皮质应该普遍均匀变薄,但此例并非如此,提示肾皮质可能存在病变,这一点,诊断当时却被忽略。还有,在肾盂输尿管连接区结石上游肾盂输尿管扩张积水,而在其下游输尿管仍显扩张,这个征象也未受到重视,此征象说明肾盂输尿管扩张积水的原因除了结石外,可能还有其他疾病,这在术前分析时应当考虑到。

第三节 左肾结核病例

患者,女,42 岁。因尿频、尿急、排尿不畅 2 年余,午后低热半年余入院。

病理检查:左肾切除标本,左肾一具,重 120 g,大小 10 cm × 6 cm × 5 cm,被膜完整,易剥离,沿外侧切开,切面呈囊实性,囊内含豆渣样物及脓性分泌物,残存肾组织皮髓质分界不清,实性区厚 0.5~2 cm。肾门附输尿管一段,长 6 cm,直径 0.4 cm。肾门及肾周未检出淋巴结。

病理诊断:左肾切除标本,镜下示肾实质部分区已被破坏,可见大小不一的干酪样坏死灶及肉芽肿形成,肾盂扩张不等,周围可见大量急慢性炎性细胞浸润及化脓,输尿管组织呈慢性炎症,结合临床病史,符合左肾结核的病理学表现。

影像资料见图 4-15-1。

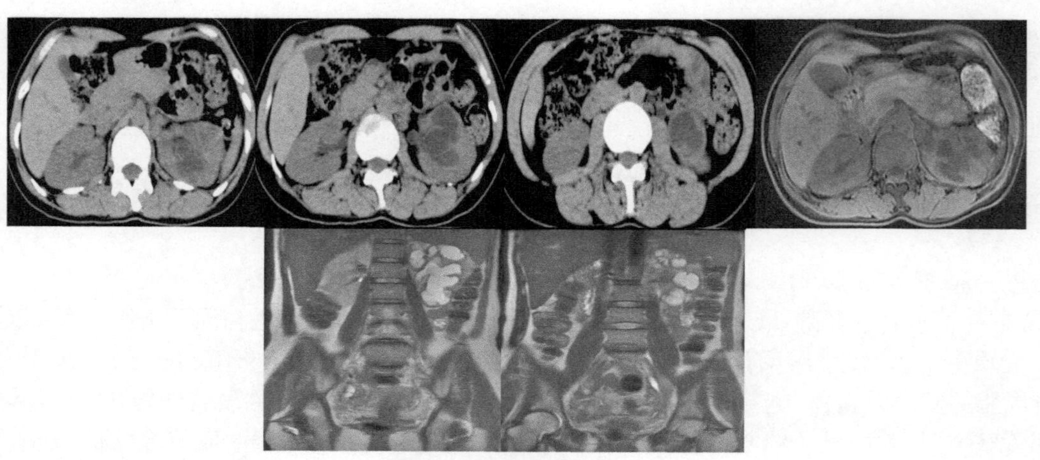

图 4-15-1 左肾结核

第十六章　肾周间隙

一些诊断陷阱如下。

1. 肾周的假性囊肿　Kirchner 等（1980）报告一例新生儿排泄性尿系造影发现左腰部包块伴孤形线状钙化，提示肾盂输尿管连接处梗阻伴肾周假性囊肿，为手术病理证实。

肾周假性囊肿钙化的病例甚为少见。Potela 等（1979）介绍一例 70 岁男性病人为暂时引流而行经皮肾造瘘术发生肾周假性囊肿，据该作者所知，这是肾造瘘术导致假性囊肿的第一份病例报告。

2. 胰假性囊肿侵犯肾周间隙　在胰尾与左肾之间只有格氏筋膜与肾周脂肪相隔，左上腹如出现囊性包块，常常难以确定它起源于何处。Rauch 等（1983）介绍胰假性囊肿侵犯肾周间隙可伪似原发性肾病。还有作者报告胰假性囊肿可直接侵犯肾脏，造成肾包囊下囊肿性聚积。有时区别十分困难，ERCP 除非能直接使对比剂充盈假性囊肿，否则亦帮助不大。现在，MSCT 的多维重建技术对此类情况的鉴别诊断常有帮助。

3. 低回声的肾周脂肪　肾周脂肪可有量的差异和回声性质的不同，从高回声（最常见）到相对低回声。这可能与肾周脂肪内的桥状间隔的多少有关。

由于有纯皮脂的存在，肾周脂肪有时可表现为低回声或无回声，纯皮脂在体温下为液态，其内缺少明显的组织界面。相应的 CT 扫描可显示其密度较肾周其余的脂肪低。据报道这种现象在卵巢囊性畸胎瘤中也可见到。

肾周脂肪的低回声可与肾周积液相混淆。提示为低回声肾周脂肪的征象包括线样影的出现、内部回声规律、无后壁回声增强、在实时超声下可被压迫变形、缺少肿块效应、通常位于肾周两侧。当临床有怀疑时，有必要进行 CT 扫描以将这种正常变异和真正的病理状态区别开来。

4. 腰方肌伪似肾周或附近的病理液体积聚　腰方肌在超声图像上显示为低回声结构，有时可佯似肾周积液、腹膜后血肿或脓肿。Callen 等（1979）曾见一例 27 岁男性病人，临床怀疑血肿或脓肿，申请超声检查。超声横切在右中腹部见腰方肌为卵圆形低回声结构，容易混淆为右肾后方液体积聚。在右矢状旁断面俯卧位观察，腰方肌表现为右肾后方的头侧变尖的椭圆形结构。

另 1 例 34 岁女性慢性肾衰病人，因间歇性发热而疑为脓肿，右矢状旁断面超声见腰方肌表现为低回声椭圆形结构，位于右肾后方。此肌的显著低回声表现，部分起于邻近的患肾病的右肾异常增加的回声。有作者指出，偶尔超声纵切发现肾周积液，但仔细再扫描却发现原来是腰方肌的声影，补作横断扫描则更证实之。

第十七章 肾周包块

第一节 原发性肾周肿瘤

1. 病理学 肾周肿瘤多起源于中胚叶间质组织,可发生脂肪瘤、脂肪肉瘤、平滑肌瘤、平滑肌肉瘤、错构瘤、淋巴瘤、恶性纤维组织细胞瘤、恶性血管外皮细胞瘤、神经纤维肉瘤等。CT、MRI 可初步预测肿瘤的性质。

2. 临床表现 原发性肾周肿瘤非常少见,临床症状出现晚,一般为腰痛、腰胀、腹胀等压迫表现,无特异性。发现时肿瘤多已较大,肾周肿瘤的诊断主要依据影像学方法。

3. 影像学研究 CT 最具诊断价值,能清晰显示肾周肿瘤的部位、形态、密度及其与邻近组织的关系;既能准确显示肿瘤和范围,又能做出病因诊断。当 CT 不能明确病因者,结合 MRI 可以提高诊断率。

(1)脂肪瘤:肾周脂肪瘤由成熟的脂肪细胞构成,呈分叶状,生长缓慢,有薄纤维包膜,与周围组织分界清晰。临床特点主要为腹部肿块及其压迫症状。CT 表现为肾周圆形、卵圆形脂肪密度肿块,内有网状条索影(比桥隔粗长),边界清楚, MRI 呈短 T_1、长 T_2 信号,压脂序列肿块信号被抑制,但对肿瘤包膜和网状分隔显示清晰。肿瘤一般为局限性推移压迫肾脏,部分脂肪瘤也可包绕肾脏弥漫性生长,将整个肾脏包埋影响尿液排泄而出现肾积水,但不侵蚀肾和肾门结构,根据其密度特征诊断相对容易。

(2)脂肪肉瘤:脂肪肉瘤起源于原始间叶组织及幼稚脂肪组织,病理上可分为脂肪瘤样型(纤维型)、黏液型、圆形细胞型、多形型和去分化型 5 种,分化较好者似脂肪瘤,分化差者含有纤维、血管及黏液组织等多种成分,此为 CT/MRI 上脂肪肉瘤呈多种表现的病理基础。

肿瘤较大时,肾脏明显受压移位。根据 CT/MRI 上脂肪肉瘤的密度 / 信号差别, CT/MRI 将其分为 3 种类型,分别为实体型、混合型、假囊肿型。脂肪肉瘤 CT/MRI 的特征型表现为脂肪密度 / 信号为主的肿块内出现条带状、絮状及块状软组织密度,内可有液化、坏死及钙化。一般情况下, CT/MRI 能清楚地显示肿瘤部位、范围、边界,并能发现肿瘤与肾脂肪囊或肾脏关系密切,显示肿瘤致周围脏器和大血管受压与移位情况。仔细分析 CT/MRI 特征,术前多数可做出定位诊断,对术前估计手术难度,制订手术方案具有重要意义。

(3)平滑肌瘤:肾周平滑肌瘤可能起源于肾周脂肪囊内小血管的平滑肌。其他部位的良性平滑肌瘤 CT/MRI 多呈圆形或椭圆形,边缘光滑的软组织肿块,病灶密度 / 信号多较均匀,而肾周平滑肌瘤与其他部位的特征不同,肿瘤常易坏死液化,而呈囊实相间以囊为主,密度 / 信号不均匀,与肾分界不清,原因可能是肾周间隙血管不丰富,肿瘤易缺血坏死,而邻近肾表面的肿瘤借助肾血供,所以侵蚀肾脏与其分界不清。增强后实性部分中等度增强,囊性部分无增强效应,有时肿瘤外周可见新生血管。

(4)淋巴瘤:肾周淋巴瘤非常罕见,多为非何杰金淋巴瘤的 B 细胞型,它是肾淋巴瘤的一个类型,即肾周肿物型,肾脏及肾周是结外淋巴瘤的最好发部位之一。多为继发性,可由血行扩散或腹膜后病灶侵犯所致,而原发的淋巴瘤非常少见。表现为肾周单发或多发肿块,边缘光滑或模糊,呈中等密度和稍长 T_1、稍长 T_2 信号,密度 / 信号均匀,常侵犯肾皮质、肾窦、肾周筋膜、腰大肌等,造成肾积水、肾周筋膜增厚,继发性淋巴瘤常有腹膜后淋巴结肿大、脾大等征象,原发性肾周淋巴瘤则无上述伴随表现。

(5)神经纤维肉瘤:神经纤维肉瘤的瘤体内含

有多种细胞,包括神经膜细胞、成纤维细胞以及一种与神经周细胞超微结构相似但免疫组化不同的细胞,也被称为神经纤维瘤细胞。这些神经纤维瘤细胞可被抗 S-100 蛋白抗体及抗凝集因子Ⅷ a 抗体染色。神经纤维瘤的肿瘤细胞能在轴突之间生长,呈现梭形外观,其周围有胶原束包绕。神经纤维瘤易于恶变,约 4% 的患者将出现恶性变,而普通人群发生率仅为 0.001%。CT 表现为肾周的混杂密度肿块,一般肿块较大,内有时可伴有大块状钙化,有时肿瘤可侵及肾皮质及周围腰大肌、腰方肌,增强后中度不均匀强化。

(6)淋巴管瘤:淋巴管瘤是一种起源于淋巴管系统的良性病变,由增生的淋巴管组成,一般认为是由于淋巴管的畸形或发育障碍形成,根据增生的淋巴管扩张的大小分为 3 种类型。①单纯性淋巴管瘤:多见于皮肤或黏膜浅层,以口腔为多见,外观乳头状或疣状,镜下为增生的淋巴管,管腔较毛细血管稍大。②海绵状淋巴管瘤:可发生于身体的任何部位,以颈部、唇部、腋窝、腹股沟及纵隔多见,质地柔软,瘤体由许多扩大的淋巴管构成,切面呈海绵状,可见薄壁的小管或小囊,部分伴发海绵状血管瘤。③囊状淋巴管瘤:又称囊状水瘤,由特别扩大的淋巴管腔构成。淋巴管瘤可以发生在身体任何部位,以颈部多见(75%),其次是腋窝(20%),只有很少数发生在纵隔、肠系膜和腹膜后等处(5%),发生于肾周者十分少见。

淋巴管瘤的 CT 影像具有特征性表现。CT 平扫时淋巴管瘤主要表现为较大的单囊、多囊状低密度肿物,密度均匀。肿物多为浸润性生长或随周围结构塑形,可伸入血管、肌肉之间,分布于肾周围呈环形,密度均匀,边界清楚,其内可有纤细分隔。多数边缘欠清楚;肿块内可见囊壁或分隔,增强扫描肿物之内容无强化,囊壁可以有轻度强化,这是其特征表现。

肾周血肿有许多原因,包括肾动脉瘤的破裂,抗凝血治疗,出血素质,肾积水,新生物(含小儿的肾母细胞瘤),肾脓肿,肾结核,高血压,小球性肾炎,肾动脉或静脉栓塞。

总之,原发性肾周肿瘤十分少见,影像学是发现肿瘤、判定肿瘤性质、了解其内部结构以及与周围关系的最好检查手段。

第二节　胰腺假性囊肿侵犯肾周间隙

在胰尾与左肾之间只有格氏筋膜与肾周脂肪相隔,左上腹如出现囊性包块,常常难以确定它起源于何处。Rauch 等(1983)介绍胰腺假性囊肿侵犯肾周间隙伪似原发性肾病。

还有作者报告胰假性囊肿可直接侵犯肾脏,造成肾包囊下囊肿性聚积。有时区别十分困难,ERCP 除非能直接使对比剂充盈假性囊肿,否则亦帮助不大。

第十八章　肾周出血和脓肿

第一节　肾周脓肿

1. 肾周脓肿概述　每侧的肾周间隙为肾筋膜圆锥所划定界限。尸体研究发现,此间隙可惊地广阔,而且扩展有一典型周界。肾筋膜圆锥伸展的下缘存在一个向下凸起的轮廓,重叠于髂嵴区。肾周脓肿压倒多数是继发于肾的感染,基础情况最常见于肾盂肾炎,肾结核或肾痈,肾包囊的穿孔导致肾周间隙的感染。可有两个类型:急性产气感染能弥散累及肾周区,它继发于大肠杆菌、产气杆菌或梭菌属,糖尿病特别有利于它的发展;肾周局限性脓肿,感染可局限于肾周脂肪,为一个合并的脓肿,致病菌通常为大肠杆菌、变形菌属细菌或链球菌。双侧侵犯少见,多为继发于双侧肾感染。在小儿,感染播散偶尔出现于肾周脂肪,来自于远处的感染,诸如:疖病、创伤感染或上呼吸道感染等。

尿的慢性渗出进入肾周部分源于集合系统的穿孔。此种积聚发展成一个贮尿的肾周假性囊肿(含尿囊肿)。血肿进入肾周间隙,尤如进入包膜下带,是继发于创伤或肾的疾病和它的血管疾病,其范围包括新生物到结节性动脉周围炎。

2. 肾周的弥漫性产气感染　肾周间隙产气感染的X线征象是有特色的。它们的识别直接关系到对肾筋膜圆锥急性扩展特点的了解,它可优先通过丰富的肾周脂肪背侧播散到肾脏。气体可环绕肾脏,或出现进入肾周脂肪阴影X线透光的斑驳状积聚。有3个较为特征性的表现:伴发渗出伸展到肾筋膜圆锥,所以它的下缘能指明为一个下端凸出的阴影,重叠于髂嵴上;气体最突出进入丰富的肾后面的脂肪;肾筋膜本身的感染性增厚可以看见。肾周间隙伸展的下面边缘凸出,是一个高度可靠的定位指征。

暴发性感染可以分裂肾周筋膜的周界,允许气体逸出到其他区域。急性筋膜的侵害,可直接扩展进入胁腹脂肪,结果是肾周间隙缓缓解除压力,可以不向下伸展到髂嵴水平,但它伸向保持一个向下凸出的轮廓。

双侧肾周的产气感染难见,但它们的轮廓是有特色的。此时,败血症的栓子或来自于膀胱反复的肾盂肾炎,应该特别考虑。

3. 肾周局限性脓肿:最初,液体流入肾周间隙是平均散开于整个肾周脂肪中,它优先选择的引流是寻找到从后、外侧到肾的下极周界。此渗出以重力作引导,沿着最小阻力的途径行进。在临床上常见的情况是,单一的征象常常不足为奇,但几个征象联系起来进行分析和考虑,则有相当大的诊断价值。为实际应用起见,可将影像学表现分为原发的征象和继发的征象两类。

(1)原发性征象:肾下缘境界消失,伴密度增加或一个肾区明确的分离的肿块影:腰肌缘上段消失。胁腹线的浸润,表示暴发性和播散性感染扩展进入邻近组织。

移位伴大半的肾轴旋转,下极移向内、上、前,肾可围绕它的纵轴旋转:在仰卧正位照片上,病肾可因为放大而变得增大,用侧位片观察可证实病肾已明显向前移位。因此,对于怀疑病变侧肾脏的观察,可依赖于侧位片。

(2)肾盂和近端输尿管外压:块状影趋向于从外侧部分挤压,近端输尿管也可移位向前,超过腰肌,尤如向内侧。严重的压迫可足够引起上段集合系统的扩张。

(3)肾的固定:正常肾脏的活动度2~6 cm,显示于从卧位到直立位,或伴随呼吸的移动。在大多数病人,肾周病变常趋向于使肾固定。

（4）外渗进入肾周间隙：集合系统与肾周部分的交通是所有肾周脓肿可以推测的征象。外渗可以于逆行肾盂造影或瘘道造影时观察到。

（5）邻近肠曲的移位：脓肿汇集于肾周部分，可对邻近肠襻产生占位影响。在右侧，十二指肠降段可以向内、前移位，结肠肝曲下移；在左侧，远端横结肠可移向上或下，十二指肠空肠连接处内移。

（6）动脉造影征象：在常规 X 线征象不可靠的病例，或该处原发性肾的感染怀疑足以通过包囊者，动脉造影可有特殊的价值。动脉造影可确定脓肿的大小和部位，特征性的征象包括从肾伸展的穿支动脉的大小和数目的增加，扭曲的铺开，显著的包囊动脉，环绕脓肿边缘的肾盂动脉，以及对比剂的染色等。

（7）继发性征象：①脊柱侧弯，出现于至少低于一半的肾周脓肿病人；②膈运动受限和肺基底变化，有作者指出，在 85 例肾周脓肿病人中，有 14 例出现肺的并发症，可以是小的胸膜炎性渗出、肺炎、肾 - 支气管瘘，也可以是同侧半膈运动受限，特别在其后面部分表现凸出，甚至无可见的运动。

第二节　左肾慢性包裹性脓肿被误诊为肾癌

患者，女，69 岁。

术后病理免疫组化诊断：肾被膜内占位性病变（大小为 5 cm × 4 cm × 2 cm），中心坏死液化囊性变，囊壁为炎性肉芽组织，并见小脓肿形成，纤维组织增生和泡沫样组织细胞形成，有肉芽肿形成趋势。考虑为慢性包裹性脓肿。相邻肾间质内见慢性炎细胞浸润。

回顾性观察分析术前 CT 图像，发现肾被膜增厚明显，壁结节甚少，肾被挤压明显，三期增强表现均不支持恶性肿瘤。

影像资料见图 4-18-1。

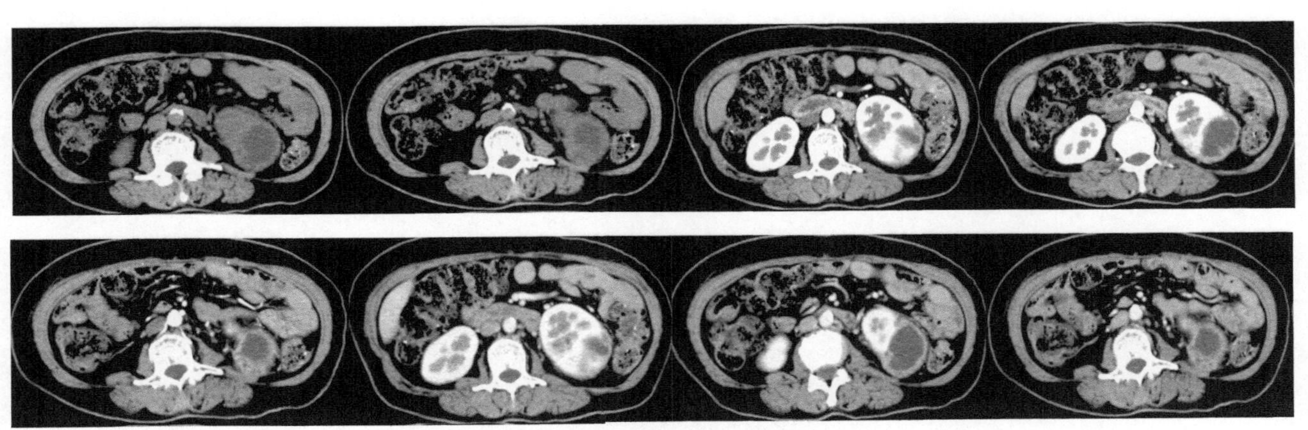

图 4-18-1　左肾慢性包裹性脓肿

第三节　误诊病例简介：肾周脂肪坏死伴感染，脓肿形成

患者，男，66 岁。因乏力 2 个月余，发现右腰部渐大性肿物 20 d 入院。补充病史 4 年前曾行右肾盂切开取石术。查体：右腰腹部可见一长约 25 cm 的手术瘢痕，愈合好，沿瘢痕走行可见一 10 cm × 10 cm × 5 cm 肿物突出，肿物局部皮肤无发红，局部皮温正常，边界不清，表面光滑，质地中，局部质软，活动度差，轻压痛。B 超：双肾多发结石，右肾包膜隐约可见回声缺失，缺失处与肾区体表包块相连，内呈无回声，其内可见多条分隔，形态不规则。

CT 诊断：右肾周脂肪囊及右背部软组织间巨大肿块，含大量脂肪成分，间隔样强化，右侧腰大肌及背部肌肉受累，性质待定：脂肪瘤？脂肪肉瘤？双肾结石，左肾萎缩，左上输尿管轻度积水（图 4-18-2）。

手术所见：术中见大量脓液流出，呈黄绿色，黏稠，夹杂豆渣样坏死组织，以手指破坏脓腔内间隔直至右肾周，吸尽脓腔内脓液，量约 600 ml。病理诊断：脂肪坏死伴感染，脓肿形成。

误诊分析：肾周围脓肿发病率并不低，约占泌尿外科患者 0.2%。但误诊率甚高，主要原因是该病症状无特异性，可有发热、腰痛、膀胱炎症状及胸痛、腹痛。大多数肾周围脓肿伴有肾脏本身疾病，如肾皮质感染、肾囊肿、肾盂旁囊肿感染或上尿路结石、梗阻等。病史了解欠详细，没有了解病人其他的辅助检查，没有及时查看患者的查体征象。所以，我们深深体会到，详细了解病史是避免影像诊断误诊的第一步。

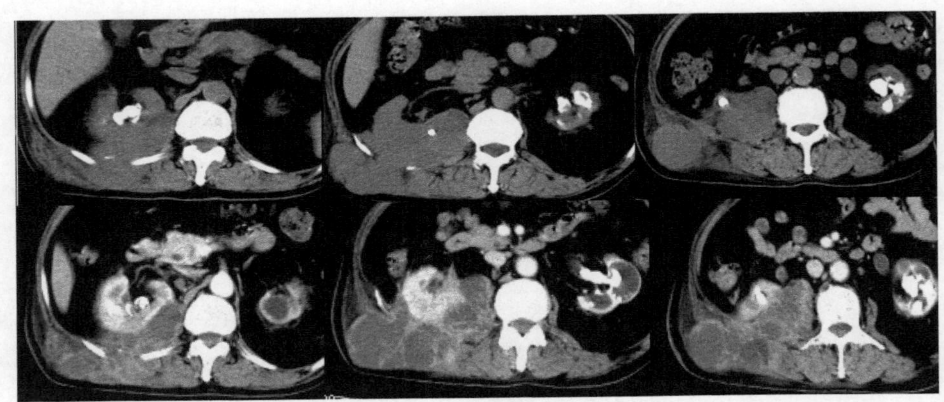

图 4-18-2 肾周脂肪坏死伴感染，脓肿形成

第十九章　肾周的尿液聚积

第一节　肾周的尿液聚积

1. 名称的混淆　输尿性肾周假性囊肿（含尿囊肿），即肾周的尿液聚积，可呈现一个独特的类型，实际上是继发于泌尿系统梗阻的尿外渗。

尿的慢性外渗进入环绕肾和上段输尿管的腹膜外组织，导致一个包以被膜的聚积，尿液聚集于锥状的肾筋膜囊内，可有一系列的临床 X 线表现，包括胁腹部斜向下内方的卵圆形包块，肾下极向上外方移位，输尿管向内移位，阻塞性肾盂积水。其名字较多，也容易混淆，它们是：假性肾盂积水、肾水囊、肾周囊肿、慢性包裹性尿外渗、产尿性肾周假性囊肿、肾旁假性囊肿和含尿囊肿。因临床发现常较外伤延迟数周，故在肾脏发生不可逆性损害以前及时做出 X 线诊断是必要的。

2. 发病机制　因为慢性的尿外渗进入肾周间隙，伴无菌性感染和脂肪的溶解，假性囊肿的容积是限制于肾筋膜圆锥。慢性尿外渗大多继发于事故或医源性损伤。较早的文献强调，肾和输尿管的损伤原因甚多，导致原发器官的损伤可能未被认识或性质模糊。近代，肾和输尿管损伤常源于手术后、诊断性膀胱镜检查后，伴存输尿管或肾盂的穿孔，偶尔也见于骨盆手术损伤下段输尿管。在婴儿和儿童，泌尿系统的先天性梗阻可以是一基础性因素。

产生此症需要 3 个因素：①一个经包膜的肾实质撕裂，必须扩展进入肾盂或肾盏，肾盂或输尿管的穿通足够大；②外伤必须未痊愈，或血凝块封闭不够，尿液漏出之前，有不同量的尿外渗进入肾周脂肪，使脂肪迅速分解，于 12 d 内纤维囊形成（假性包囊或假囊肿）。有作者报告，此类假性囊肿含量可达 2 500 ml，其内容物有脂肪、纤维、油脂碎屑、变化的血凝块和尿的盐类的沉积；③输尿管梗阻必须存在。它可由以前的病理情况所致，以一暂时性血凝块进入输尿管，或一个输尿管周围的血肿，或继发于外伤的纤维化。当输尿管嵌植于新形成的囊壁内时，可以被瘢痕组织所束缚。瘢痕组织慢慢发展，容易解释块影延迟形成。

3. 临床表现　本症的临床表现是胁腹包块，伴腹部不适。尿检常为阴性。典型的表现是在一次腹部外伤后，胁腹包块缓缓而来。外伤到出现包块的时间为 1~4 个月。包块偶尔显示突然增大。有作者报告潜伏期在一年以上，另有作者在外伤后 37 年才发现难见的钙化性假性囊肿。

4. 影像学研究　由于肾周的渗出局限于肾周筋膜圆锥的轴线和直径，受尿液按重力影响朝着阻力最小的方向蔓延的特点，假性囊肿呈现特征性的轴线。常为椭圆形，倾斜向下内方，其上缘外侧到胁腹，如同它进入肾下极的关系，其下缘更为内侧，重叠于腰肌，接近于髂嵴水平。由于假性囊肿的膨胀压力和腹膜外脂肪的对比（特别是进入后肾旁区），在腹部 X 线平片上可以清楚见到包块的轮廓。如积聚巨大，肾筋膜圆锥可更为扩展，其轴线则更为垂直走行。假性囊肿能确定为软组织密度，在全身不透光化时它则呈现为透光的缺损，如穿刺汇入对比剂于囊肿内，则更清楚地描绘囊肿的外形轮廓、大小和特征性的轴。

肾通常移位向上，而其下极则特征性地偏向外侧。脂肪直接环绕肾和腰肌的上 1/3，能清楚完全看见，但腰肌的下缘则被假性囊肿所遮蔽。在排泄性造影时，受害的肾脏显影差，分泌功能延迟或无分泌功能，肾盂积水见于延迟照片或逆行肾盂造影时。上段输尿管通常偏向内，偶尔交叉过中线，但这需要逆行肾盂造影才能确定，导管常被阻于输尿管的上 1/3 段。

肾周假性囊肿钙化的病例甚为少见。Potela 等(1979)介绍一例 70 岁男性病人为暂时引流而行经皮肾造瘘术发生肾周假性囊肿，据该作者所知，这是肾造瘘术导致假性囊肿的第一份病例报告。

外渗进入假性囊肿区，可见于排泄性尿系造影或逆行肾盂造影，有的包块显影可在排泄性尿系造影肾象期中显示，或在病人体位从仰卧位变为俯卧位时。动脉造影观察，此包块无感染性或新生物那样丰富的血管，有助于更好地评价肾的位置和肾的功能情况。CT、超声、MRI 可清楚观察假性囊肿的大小、位置、和周围的关系，如作增强扫描，还可能见到包块的强化。

肾周和包囊下积聚的鉴别：肾周间隙和肾的包囊下区的脓肿或血肿，能彼此类似，类似于一大群其他情况。它们的特征性部分在临床诊断中确定适当的治疗时，可能非常重要。

第二节　腰方肌伪似肾周或附近的病理液体积聚

腰方肌在超声图像上显示为低回声结构，有时可佯似肾周积液、腹膜后血肿或脓肿。

Callen 等(1979)曾见一例 27 岁男性病人，临床怀疑血肿或脓肿，申请超声检查。超声横切在右中腹部见腰方肌为卵圆形低回声结构，容易混淆为右肾后方液体积聚。在右矢状旁断面俯卧位观察，腰方肌呈现为右肾后方的头侧变尖的椭圆形结构。

另一例 34 岁女性慢性肾衰病人，因间歇性发热而怀疑为脓肿，右矢状旁断面超声见腰方肌表现为低回声椭圆形结构，位于右肾后方。此肌的显著低回声表现，部分起于邻近的患肾病的右肾异常增加的回声。有作者指出，偶尔超声纵切发现肾周积液，但仔细再扫描却发现原来是腰方肌的声影，补作横断面扫描则更证实之。

第二十章　肾其他疾病

第一节　干燥综合征致肾小管酸中毒

原发性干燥综合征是一种以外分泌腺体(唾液腺和泪腺为主)高度淋巴浸润为特征的慢性、系统性、免疫性疾病。以口眼干燥为其常见症状,同时可伴有多系统损害:我国人群患病率为0.33%~0.77%。

1. 病理学　约50%的原发性干燥综合征患者有肾脏损害,肾脏受累以肾小管功能障碍为主,多发生肾小管酸中毒(RTA)。肾小管液原尿中钙含量增多,肾小管细胞内、小管外间质及小管内结晶沉着,同时酸中毒使能阻止尿结石形成的枸橼酸盐排出减少,尿液偏碱性则易形成钙质沉积和肾结石。

2. 临床表现　原发性干燥综合征的基本临床表现是口干、眼干,但常被患者或医师忽略。临床上原发性干燥综合征有潜在性的多系统损害,但就单个病例而言,多以单系统损害为主,且症状常无特异性,其中以肾小管酸中毒为临床首发症状者约占10.9%。有研究发现,11例以低钾性麻痹为首发症状的患者中10例曾被误诊,从而提示对肾小管酸化功能障碍的患者应考虑原发性干燥综合征的可能。

3. 影像学研究　由于肾小管主要在肾髓质中,且沿髓放线排列规则,所以典型钙化呈放射状排列,使肾小管酸中毒钙化在X线平片和CT上的表现都具有特征性。Preminger等(1985)报道肾钙化性结石患者中高达31%以上存在肾小管酸化功能障得。因而临床上对肾钙化性结石患者,尤其反复出现者,不能忽视肾小管酸中毒为其常见病因之一。尿路X线检查是肾小管酸中毒辅助诊断的一个重要手段

引起肾实质钙化原因很多,诸如:肾结核钙化灶分布无规律,结核性肾自截则多发生在一侧,并可同时存在肾外结核症状;肾钙质沉着尚可由各种原因高血钙所致,肾脏X线表现以尿路结石为主,也可出现与肾小管酸中毒相似的双肾锥体广泛性钙化,但前者一般无酸中毒及骨骼改变,尿pH及其他实验室检查也有助于诊断;还需与髓质海绵肾鉴别,后者是一种先天性疾患,也称肾小管扩张症,可表现为沿肾窦周围肾髓质的放射状高密度,但其病变是集合管,所以局限于锥体乳头部。

第二节　一些诊断陷阱

1. 可能类似肾脏的一些情况　在肾核素显像时,Ball等(1976)指出,正常脾脏的显现必须与富含血管的肾或肾上腺包块区别。左肾切除术后,原左肾窝处的放射性多由脾脏引起,此即所谓脾性假肾脏。有时排泄性泌尿系统造影怀疑肾块,核素显像证实为正常肾组织,表现为驼峰肾,从而排除占位病变。

2. 肾切除术后　在左肾切除术后,核素检查和超声扫描都有把左上腹肠襻误为左肾的例子,这是值得注意的问题。超声仔细观察,可发现透声的肠壁围绕着黏液或微气泡所构成的中心性回声区,实为肠襻;低回声的肾锥体排列成前、后两排,方能证明为肾实质。

3. 右肾前位引起误诊　Bree(1976)发现由于肝脏体积相当巨大,推挤右肾下极明显向前方移位,导致右上腹包块的潜在混淆,超声检查时可误诊为新生物团块,这不能不警惕。

4. 肾盂肾盏的血管性压迫　Michel & Barsami-

an(1971)曾分析讨论80例肾盂肾盏的血管性压迫,将血管造影动脉期、静脉期所见与排泄性尿系造影进行相关性研究,发现血管压迫位于右侧者52例,左侧者12例,双侧者16例。80例中男女各半,40例患高血压,10例为准备提供移植肾者。血管压迹超过一半位于上极肾盏的漏斗部,皆为动脉所致。1/4的病例,血管压迹仅限于肾盂。1/3以上病例为单纯静脉性压迫。

一般说来,压迹横径宽于5 mm者,多为静脉或静脉、动脉共同压迫,而比5 mm窄的压迹,则常只是动脉性压迫。边缘锐利者多为动脉性压迫,边缘模糊者多为静脉性压迫,介于其间者则难辨认。虽然泌尿系统造影所见血管性压迫颇具特征性,但在诊断困难时,或出现血尿及其他伴发症状体征时,动脉造影或CT增强扫描是必不可少的。

5. 其他陷阱 在常规肾造影时,肾乳头集合小管反流的对比剂,造成肾小管染色,不应误认为海绵肾髓质小管扩张。

(1)肾盂脂肪过多症:大量的脂肪在肾盂中堆积造成漏斗部透亮区粗直、变长。有时可类似多囊肾的表现。在腹部正位片上,一般左肾高于右肾,有时可出现左肾低位,有作者认为,5%的正常人左肾较右肾低,此征未必是病理性移位。

(2)移植肾:成人大部分移植肾脏被移植于髂窝腹膜外。尽管通常有肾脏的外形,但有时仍易与盆腔肿块混淆,特别在没有增强或移植肾脏无功能及萎缩钙化的情况下更易误诊。

第三节 误诊病例简介:左肾血管平滑肌脂肪瘤与恶性肿瘤

病例,女,39岁。体检发现左肾占位1个月入院。CT诊断:左肾中极巨大占位,考虑肾恶性肿瘤可能。MRI诊断:左肾富血供占位,考虑恶性肿瘤:乳头状腺癌,脂肪肉瘤?伴轻度肾积水(图4-20-1)。

病理检查:切开肾脏,见肾脏明显增大,肾内中极可触及一5 cm×6 cm×7 cm的肿块,切面呈灰白色,质软,有包膜,无破溃,肿瘤缺血坏死。病理诊断:左肾血管平滑肌脂肪瘤。

误诊原因分析:血供特点,考虑病灶为富血管病灶,血流动力学表现为“快进快出”,为肾细胞癌的血供特点;T_1WI

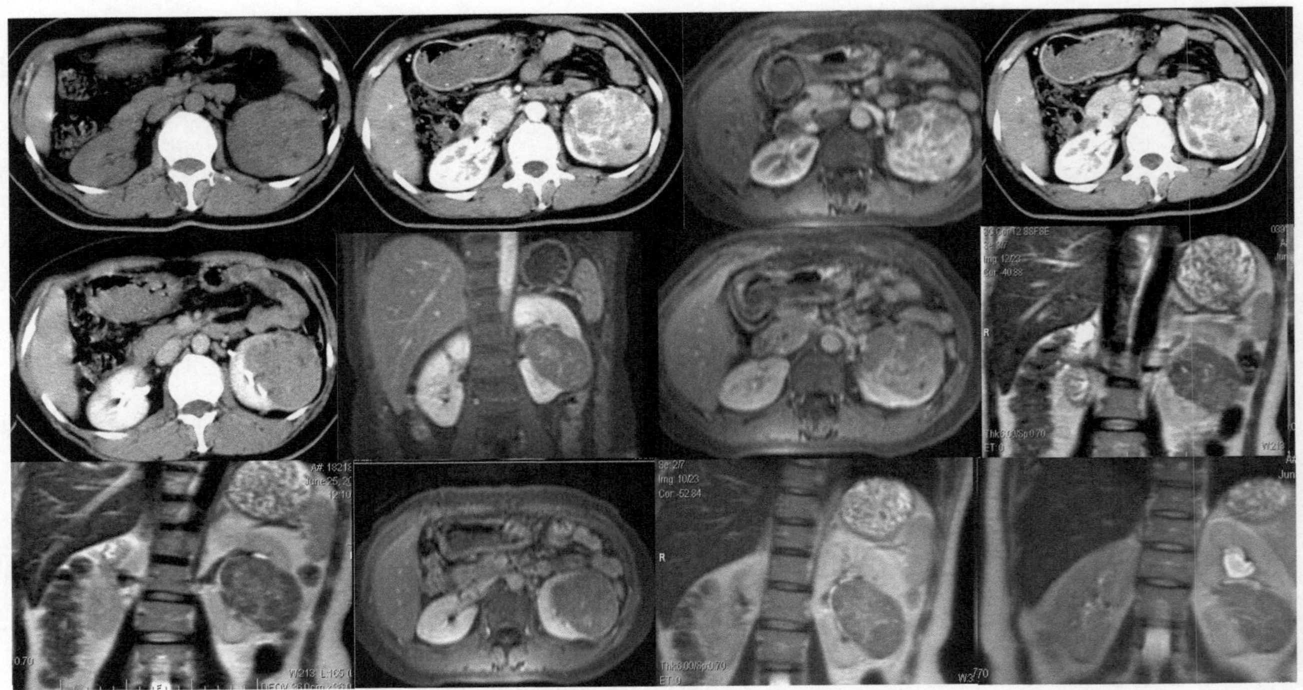

图4-20-1 左肾血管平滑肌脂肪瘤与恶性肿瘤

双回波序列未见明显脂肪信号，此为血管平滑肌脂肪瘤的特征，而该例为少脂肪成分的错构瘤，由于这类肾血管平滑肌脂肪瘤血管丰富，所以增强扫描肿瘤强化表现为“快进快出”型这种一过性明显强化，很容易误诊为血供丰富的肾癌。

未发现及仔细分析的征象：劈裂征，即血管平滑肌位于肾内部分与肾实质的交界处边界平直，略呈尖端指向肾门的楔形改变，似劈开的裂隙。究其原因可能与肿瘤的生长方式有关，良性肿瘤对周围组织的浸润能力低，所以会向被膜下、肾小叶间相对阻力低的方向生长，肿瘤与相邻肾脏交界显得平直，而恶性肿瘤因其具有浸润性，所受周围组织的阻力会相对平均，向各方向的浸润性生长程度相似，因此多显示为类圆形的边界。杯口征：在肿瘤最大径线层面，肿瘤突出肾外处，瘤旁肾实质呈拱状高于肾轮廓线以外者为杯口征阳性（肿瘤一侧或双侧），可能与肿瘤的良性缓慢生长对相邻肾实质的挤压有关，而肾癌呈浸润性生长，对相邻肾实质侵蚀破坏，不易形成局限性隆起。

该例出现 T_1WI 和 T_2WI 中更低信号灶，可能为钙化，文献报道，肾癌出现钙化的概率为 10%，是其特征性征象，而错构瘤罕见钙化。T_1WI 及 T_2WI 序列显示病灶内均出现低信号影，与肌肉信号相似，可能是病灶内富含多核细胞或细胞分布密集所致。有文献认为乏脂肪性肾血管平滑肌脂肪瘤在 T_2WI 中呈低信号，而肾透明细胞癌则呈不均匀高信号，这是两者鉴别最具特征性的征象。

第二十一章 肾与胃肠道

第一节 肾与肠的关系

许多患有肾脏疾病的病人出现症状,似乎源于消化道。实际上,泌尿系统病变的每位病例,都可伴存暂时性或持续性、特征性的胃肠并发症,特别是恶心、呕吐、上腹不适、便秘或腹泻。

有作者统计,胃肠道症状只显示于肾脏疾病病人 43% 以下的。肾脏疾病病人在临床上常对这些病人首先进行 CT 检查或(和)胃肠道钡剂检查,如果影像诊断大夫了解肾与肠的关系,注意观察和分析,对于暴露原发性肾脏病变的本质相当重要。

1. 右肾与肠 右肾直接关系着两段肠道:十二指肠降段和结肠肝曲。研究后腹壁腹膜的反折发现,右肾前面除二区构成"裸区"外,其余皆被腹膜覆盖。

此二区为:①内侧,十二指肠降段下行直接在右肾前,此处腹膜反折连续于十二指肠和胰腺;②下面,腹膜外结构走行斜行覆盖于右肾下极,这出现恰在介于远端升结肠和后面的肝曲(其关系到上面深达肝的下脏面)和前面肝曲横跨十二指肠降段(此节段显示为横结肠系膜的开始,上面关系到胆囊)之间。

一个共有的变异存在于十二指肠第二段盖以腹膜的范围内。常见的是,十二指肠球后段保留腹膜覆盖有几厘米,甚至在它走行向下,一直以小网膜悬吊着。此点,在它穿过后体壁腹膜到腹膜下降为较直的节段,其下方略微弯曲。一个过大的类型,可见于"吊床"样十二指肠。因为肾的斜面部分沿着腰肌,它的内表面与它的外表面相比投影稍靠前方。那样,则能有助于估计十二指肠降段的前移位和内移位,上方到球后段,乃来自于一右肾肿块。

某些变异偶然存在,与十二指肠空肠曲处相比,十二指肠降段通常位于更后方的平面,在 CT 图像和上部胃肠道钡餐检查侧位片上可清楚观察到。如十二指肠降段投影前移至十二指肠升段及十二指肠空肠曲的前方,则可怀疑存在右肾肿块推移。

右肾的上 2/3 关系着介于两个弯曲之间的横结肠右半,右肾下极在结肠系膜下,其外前方关系着升结肠远端。

2. 右肾肿块与肠 右肾肿块典型地引起十二指肠降段向内、前移位,而极为靠近的球后段一般都不受影响。这就产生正侧位片上一个特征性征象。在前后位或后前位上,十二指肠降段近端垂直下降,但远端 2/3 却斜向内。在右侧位投照,近侧段正常下降保留,但远侧部分移位向前。这就造成一个温和的轴线向下、前,或呈现一个显著的腹侧的弯曲。黏膜皱襞上的外在压迫本身可以在某个角度最好评估,可显示黏膜轮廓的肿块状变平、波动,或侧后壁的大面积变形。

十二指肠的这些改变通常容易与其他外来包块区别:右肾上腺肿块可以在一定范围内影响球后段;肝右叶的肿大典型地产生降段更一致的内侧移位。块状的右肾肿大,可使空肠曲向前和下移位。如肾块进行性发展,特别是病变为两侧时(如:多囊肾病),小肠肠襻可被挤向中线。块状病因影响右肾上 2/3 时,右侧结肠典型受犯可扩展于后侧与前侧肝曲之间,它移位向下、内、前,上排与后排结肠袋受压变平。梗阻性肾盂积水的某些病例中的肾外型肾盂的扩张,可产生更弥漫的占位效应,可扩展到前侧肝曲。偶尔,类似变化也可出现于从肝右叶的脏面突向下的包块的压迫。

肾包块向外侧扩展进入胁腹,使后侧肝曲移位向下。更进一步,可产生升结肠明显向内、前移位。外侧结肠袋轮廓的保持,伴同后排结肠袋的外压性变平，是腹膜外包块挤压的特征性表现，比之于腹膜腔内外侧结肠旁沟肿块更为明显。

一个起源于右肾下极的包块，特征性的抬高两个肝曲之间的结肠。外来性压迫出现于此处的下排结肠袋，而这病变可以影响邻近的横结肠和升结肠。斜行投照证明，受影响的结肠也通常移位向前和内。有时，不连续的压迫变化，选择性压在此段的后排结肠袋上，甚至在正位照片上都可被认识，提示包块的腹膜外来源。

3. 左肾与肠　左肾直接关系着远端横结肠和近端降结肠，左胁腹的腹膜反折较为复杂。横结肠系膜反折交叉于左肾前面，沿着一条狭窄的“裸区”，在它的内和下 1/3 连接处，连续覆盖在降结肠上的腹膜反折。在横结肠和降结肠连接处，从解剖的脾曲腹膜反折，形成膈结肠韧带，在第 10 肋和第 11 肋水平处嵌入左膈。远端横结肠关系到左肾下半前表面，虽然仰赖于横结肠系膜的长度而有不同的距离，下极一般完全位于结肠系膜下。腹膜外的降结肠走行向下，沿着左肾的侧缘，转而稍内，在下极处走向腰肌的下缘。

另外的腹膜反折有脾肾韧带，插入胰尾和脾血管之间走行。左肾的内表面更前面有胃大弯，再下方为十二指肠空肠连接处和空肠襻。

4. 左肾肿块与肠　左肾包块与肠道的关系，通常表现于包块使胃、十二指肠空肠连接处或小肠产生相同范围的向前移位。左肾上半的包块可使远端横结肠向下、前移位；左肾下半的包块，常首先显露对左侧结肠的影响：横结肠远端的降支被压迫，向外、前移位，但是显而易见地，解剖脾曲的边界保留；来自下极的包块使降结肠向外、前突出移位，解剖脾曲亦不受影响。左肾包块长大可以进入腹膜腔，使胃大弯和空肠襻移位。

5. 肾 - 结肠瘘　肾内和肾周脓肿少见，可由败血症、上行感染及肾结石等引起。有作者报告肾 - 结肠瘘一例，考虑为肾结石并发感染所致。

肾周脓肿是指发生在肾周间隙内的脓肿，包括肾源性和肾外源性，多为肾源性。肾周脓肿形成后，可向多个方向发展，向前可突破腹腔；向后可侵及肾后旁间隙和腰大肌；向上扩展可形成膈下脓肿和穿破膈肌引起脓胸；向下扩展可形成髂窝脓肿；也可侵及消化道并与之形成瘘道，以肾 - 结肠瘘多见，可能与两者均为腹膜后器官有关。

一些学者认为上尿路结石合并感染是引起肾 - 结肠瘘的主要原因。尿路结石可通过 X 线平片确诊，而尿路逆行造影是发现肾 - 结肠瘘的有效方法，通过对比剂的行径显示瘘道走向及与周围组织的关系，以达到确诊的目的。

一例肾脏内对比剂外溢，加量注入对比剂，使其与周围组织解剖关系得到充分显示，从而给临床提供客观信息，为选择正确的治疗方案奠定了基础。

6. 侵袭性皮质样肾瘤　肾的新生物可以直接侵入邻近肠段，有时在原发性肿瘤已被切除许多年后又再出现。在右侧是十二指肠降段，在左侧为远端横结肠和近端降结肠是典型地受侵。它们趋向于产生膨大的腔内包块，多无明显的肠梗阻，因为它们一般不诱发产生粘连反应。

第二节　肾 - 胃瘘

此病极为少见，Dunn & Kirk（1973）可能是放射学文献中第一个病例的报告者，为 51 岁女性患者，逆行肾盂造影时发现存在肾 - 胃瘘，手术病理证实为结核病引起。

第五篇　尿 系 疾 病

第一章　泌尿系统磁共振尿系成像

一、临床应用

尿系梗阻的观察：一篇文章总结性的研究了24例(25个肾脏)，磁共振尿系成像的精确性很高。对发现肾盂、肾盏和输尿管，扩张敏感度为100%，特异度为96%。90%可以确定梗阻的原因。经高分辨率的磁共振尿系成像，6例结石中5例可被发现。在另一份报道中，34例中8例有结石，但是仅有2例在阻塞处发现结石，这份研究是用较低的分辨率成像的。还有报道69例磁共振尿系成像均明确诊断了输尿管梗阻的部位。但并非单独运用磁共振尿系成像，而是结合普通T_1WI、T_2WI扫描。

在磁共振尿系成像在图像上，结石引起的梗阻在局部表现为无信号的充盈缺损。肾实质内和未扩张的肾盏内结石从MRI图像上一般不能被发现。扩张肾盏内结石或肾盂内结石表现为局灶无信号的缺损区，周围为高信号的液体所包绕，而且结石在MRI原始图像上显示更加清晰。在重建的图像上，很小的被液体包绕的结石会被掩盖，磁共振尿系成像可以确定结石梗阻部位和继发性改变。临床上解决输尿管疼痛，通常是首先了解有无梗阻和引起梗阻的原因及平面，这些在磁共振尿系成像上都可以给予明确回答。随着MRI分辨率的提高，结石的诊断率还会不断提高。

磁共振尿系成像容易发现肾盂、输尿管扩张，肾功正常时，与常规静脉法尿系造影一样准确率达到100%，而肾功低下时，磁共振尿系成像比常规静脉法尿系造影可提供更多的形态学信息，它可清楚显示肾盂、肾盏、输尿管，对迂曲扩张的输尿管，通过冠状位、矢状位成像可以清晰显示全尿路。磁共振尿系成像可以准确发现梗阻部位，梗阻部位以下显示输尿管，提示为不全性梗阻。

磁共振尿系成像可将梗阻分为两种。①腔内梗阻：可见输尿管内有一完全或部分充盈缺损，病变可能为结石、血块、急性出血，短T_2提示为出血。②腔外压迫：显示输尿管逐渐变窄。磁共振尿系成像最大的缺陷是不能显示结石，但可在梗阻部位高信号区见到充盈缺损，如结合腹部平片则可确诊。另一限制是T_2*WI时，如尿液中有血或蛋白，则不表现为高信号。除急性梗阻引起肾窦外溢外，磁共振尿系成像均可很好地显示梗阻点。磁共振尿系成像还可显示肾周收集系统。未引起扩张的输尿管小结石易漏诊。输尿管膀胱连接处的小结石可在排空膀胱后，在最佳的成像层面上显示。鉴别肾盂旁囊肿时，需用薄层扫描。磁共振尿系成像不能反映急性梗阻时肾脏的功能情况，也不能区分梗阻性或非梗阻性扩张。

MRI可以确定急性输尿管梗阻引起的肾周积液，并且很容易鉴别是急性还是慢性梗阻。有作者报道18例梗阻病人，其中94%的病人在磁共振尿系成像上显示有肾周积液。急性梗阻时，液体必定向周围组织浸润。急性梗阻引起的肾周积液和肾周水肿在MRI图像上表现为高信号均可提示急性输尿管梗阻。急性输尿管梗阻引起的肾周和输尿管周围积液在CT图像上也能看到。但是，MR成像显示腹膜后水肿较好。此外，磁共振尿系成像在碎石术后显示肾和输尿管周围积液最为灵敏。梗阻引起的肾周水肿在排泄性尿路造影和超声检查时均不能看到。

1. 评估梗阻与非梗阻性泌尿道扩张　对于输尿管扩张与梗阻的评估，在现有的影像学检查方法中以MR尿系成像为优。MR尿系成像容易发现肾盂、输尿管扩张，它与排泄性尿系造影一样准确率达到100%。即使肾功能低下，MR尿系成像也能得到比排泄性尿系造影更多的解剖信息，通过冠状和矢状位成像，可以清晰显示全尿系，即肾盂、肾盏及输尿管；判定输尿管扩张是梗阻性还是非梗阻性，准确发现梗阻部位，确定是完全性还是不完全性(梗阻部位以下显示输尿管提示为不完全性梗阻)。

泌尿道非梗阻性扩张是由于神经肌肉功能紊乱引起的,它又称为动力性尿系梗阻,无尿系器质性阻塞,临床上常见的为神经性膀胱、返流性输尿管扩张和低张性扩张以及先天性巨输尿管。输尿管梗阻的原因:①腔内病变,显示输尿管腔内局限性充盈缺损,部分或完全阻塞输尿管,病变可能是结石、肿瘤块、血块;②腔外病变压迫,显示输尿管较长一段逐渐变窄;③先天异常;④输尿管损伤,临床上常见的有以下几种:输尿管癌、输尿管结石、输尿管良性狭窄、输尿管腔外病变、先天畸形和输尿管损伤。MR尿系成像显示尿系扩张和梗阻与排泄性尿系造影、CT相同,定位准确,并可以对梗阻原因定性,可以显示病变的直接征象和间接征象,包括肾、腹膜后和盆腔、尿系毗邻关系。

2. 肾盂输尿管疾病

(1)输尿管结石:结石在MRI图像上无信号,常规MR检查难以发现。MRI尿系成像可展示输尿管梗阻和扩张,结石表现梗阻端呈杯口状,输尿管腔内圆形、卵圆形或梭形的无信号区,周围有软组织影围绕,呈现软组织边缘征。这种表现更多见于输尿管结石急性发作72 h内。输尿管结石有的表现为截断性阻塞。

(2)输尿管癌:MR尿系成像能清晰地显示扩张的全程输尿管及肾盂、输尿管梗阻端,共同的表现是不规则充盈缺损和软组织信号的肿块。梗阻端表现多种多样,不规则虫蚀样或截断,或呈锥形或环形。病变向上、下输尿管延伸扩展,表现为较长一段弥漫性充盈缺损。腔外周围组织粘连、浸润的情况也能显示。

(3)结核:MR尿系成像具有同时展示肾实质和肾集合系统的优点,对肾结核的诊断极有帮助,影像学共同征象在MR尿系成像中都能显示。典型的征象为肾盏不规则破坏,呈杵状扩张,大小不等的囊腔及空洞形成,积脓的表现为扩张的肾盏,信号不均,并与肾实质内干酪样空洞坏死腔相沟通。肾盂不规则收缩变形伴肾实质疤痕化、肾轮廓变形,肾实质内的钙化表现为无信号影。当结核涉及输尿管致输尿管狭窄,可见多发的狭窄段,呈间断性,同时显示膀胱挛缩变形。MR尿系成像不用对比剂即能较好地显示泌尿系的解剖结构,也能将输尿管、膀胱一次性地展示,对结核性"无功能肾"更有诊断价值。

(3)肾盂癌:MR尿系成像显示肾盂内不规则充盈缺损。肿瘤块阻塞肾盂输尿管连接区,导致肾盂积水扩张,要结合资源影像以发现肿瘤块,展示肿块与管壁相连。不完全阻塞者远端集合系统也能展示。肾盏癌病灶处正常高信号的肾盏消失,局部呈中等信号。MR尿系成像不但显示肾盂内的充盈缺损,而且可以确定有无阻塞性肾盂积水,可以观察到集合系统的全貌,特别适用于肾功能丧失及不能做逆行造影或逆行造影失败者。

3. 尿系常见先天异常 肾盂输尿管重复畸形:显示双肾盂及双输尿管形态,MR尿系成像最为优越。它不受肾功能的影响,可清楚显示畸形的全貌,扩张的输尿管,提供泌尿道全程的影像。

(1)输尿管囊肿:膀胱内的"光晕"征、"蛇头"征等典型征象均可清楚显示于MR尿系成像。MR尿系成像还可以旋转、多角度地观察,能发现伴有的输尿管异位开口。而排泄性尿系造影因输尿管囊肿内无对比剂充填,膀胱内大小不一的充盈缺损易与其他病变相混淆;同时排泄性尿系造影受肾功能和技术因素的影响较多,有时不能做到满意的诊断。MR尿系成像可展示充盈缺损内的输尿管囊肿及边缘低信号的"光晕",此为特征性改变,有利于做出正确的诊断。输尿管囊肿合并泌尿系重复畸形者,MR尿系成像可确定是单侧性或双侧性重复畸形,可确定某一组重复的肾、输尿管伴输尿管囊肿。

(2)巨输尿管:MR尿系成像可以提供输尿管扩张形态的全貌。显示输尿管明显扩张,邻近膀胱的输尿管呈漏斗状移行,逐渐变窄如鸟嘴状。实际此段输尿管保持正常口径,但无蠕动,为动力性狭窄。肾盂肾盏扩张程度轻于输尿管。伴有低张性肾盏者,MR尿系成像可同时显示巨输尿管和巨肾盏的特征性征象(表5-1-1)。

表5-1-1 各种病因致输尿管狭窄梗阻的MR尿系成像表现

病变	MR尿系成像所见
炎症	输尿管移行性狭窄,范围较长或间断性
肿瘤	输尿管偏心性或不规则及突然狭窄,腔内实性软组织肿块
结石	无信号
迷走血管	斜形条状影压迫
先天性狭窄	多为突然性,梗阻近端输尿管扩张显著,梗阻端星空虚状,远端输尿管呈点状或不显影

4. 肾盂输尿管连接区梗阻 MR尿系成像可以

清楚地展示肾盂输尿管连接区梗阻狭窄的形态及漏斗状改变的特征，显示梗阻端呈锥形，或见细线状高信号尿液通过的输尿管，并见该处输尿管扭曲成角或透亮带状压迹。狭窄梗阻以上肾盂、肾盏明显积水扩张，以肾盂扩张更为显著，有时呈囊袋状扩张，极度扩张的肾盂可掩盖肾盂输尿管连接区梗阻端。长期的梗阻、扩张，压迫肾实质导致肾实质萎缩，MR 尿系成像示肾实质变薄。重度梗阻扩张者肾分泌功能差，其他尿系造影难以达到满意的诊断效果。MR 尿系成像对肾盂输尿管连接区梗阻的诊断可以替代传统的尿系造影方法。各种病因致输尿管狭窄梗阻的 MR 尿系成像特征见上表。

5. 多发尿系移行细胞癌　尿系移行细胞癌的特点：尿系上皮细胞肿瘤包括肾盂、输尿管、膀胱及后尿道的肿瘤。上述部位的上皮皆为移行性上皮细胞，来源于同一胚胎结构，都是尿液排出的腔道，尿液内致癌物质也是相同的，因此上皮性肿瘤存在着多中心发病的可能。

但是，他们在解剖上是既连续又分开的器官，因此发病时间可以不同，可先后发病，多为顺尿流方向依次发病，肾盂为先，甚至可累及双侧。逆尿流方向发病是少见的。因此，尿系集合系统任何部位发现尿系上皮肿瘤都应想到多发的可能，所谓“全尿系上皮肿瘤”，应作详细的检查以排除多发。临床症状都是以无痛性肉眼血尿为主要症状。

（1）影像学表现：共同征象是充盈缺损，缺损与管壁相连。在输尿管则伴有梗阻，充盈缺损区以上的肾盂输尿管明显扩张。肾盂癌可起自一个肾盏，也可弥漫侵犯肾盏和肾盂。肿瘤阻塞可致近端肾盂、肾盏扩张。小的和中等大小的肿瘤示肾盂内有充盈缺损，表面不规整或明显不规则。在肾盏，表现为局部肾盏破坏消失。大的肿瘤可占据肾盂、肾盏乃致整个集合系统，并可向漏斗部延伸，也可侵及肾实质引起肾外缘隆突。

诊断时注意此肿瘤多发的特点，尿系移行细胞癌有 40%~50% 是多发的。尿液通过肾盂、输尿管很快，在膀胱则停留时间较长，因此膀胱癌的发病率远远超过肾盂和输尿管癌。在肾盂和输尿管癌诊断时必须了解膀胱内有无肿瘤，而膀胱癌患者必须检查肾盂、输尿管有无肿瘤。MR 尿系成像具有取得泌尿系统全貌影像的优点，一次检查能获得清晰的尿系造影图像，显示的泌尿系形态属生理病理的真实情况，对于检查多器官发病的尿系上皮肿瘤是最理想、最适宜的检查方法。

（2）对肾脏疾病的诊断价值：肾功能丧失的肾实质病变，MR 尿系成像是最好的方法，它不受肾功能的影响，肾实质和集合系统形态同时显示，清楚展示肾实质萎缩变形和肾盏扩张的异常解剖形态。例如：慢性肾盂肾炎：肾瘢痕化，肾轮廓皱缩变形；先天单纯发育不全的小肾：肾脏均等性缩小，边缘光滑而规则，无变形，肾盂肾盏也小，肾实质与肾盂肾盏大小成比例，肾小盏可阙如、数目减少，输尿管亦呈比例性细小。肾功能无障碍；功能丧失的肾结核：也是肾萎缩和肾盏变形扩张，肾实质内脓腔和肾盏杯口破坏是其特点，可以鉴别。

6. 肾移植　常规 MRI 可作为肾移植术后对移植肾的一种监测手段。MR 尿系成像对移植肾形态、肾实质信号的观察有高度敏感性，又能观察集合系统，展示吻合口，确定有无输尿管梗阻。

二、磁共振尿系成像优、缺点分析

磁共振尿系成像尤其适合于确定尿路狭窄的部位和原因，磁共振尿成像可显示肾盏漏斗部狭窄，肾盂、输尿管交接处狭窄及先天性输尿管囊肿和输尿管的外压以及盆腔内和腹膜后恶性肿瘤的侵犯。常规 MR SE 成像有助于确定引起尿路狭窄的肿块性质。常规腹部检查时辅以磁共振尿系成像检查，当梗阻存在时可以确定引起尿路梗阻的原因和平面。在怀孕期间，磁共振尿系成像特别有助于检查输尿管情况，它所提供的信息在进行介入治疗时对放射科医生、泌尿科医生和妇产科医生特别有帮助。临床上，孕妇特别应避免 X 线辐射，如疑尿路畸形则磁共振尿系成像更有价值。

磁共振尿系成像既无电离辐射，也不需对比剂，比较适用于儿童、青少年、肾功能低下、肾移植及有过敏反应者。一些研究报道了磁共振尿系成像在检查继发于输尿管梗阻或儿童膀胱输尿管返流的肾盂输尿管积水的准确率。

生理性肾盂积水是孕妇肾集合系统扩张最常见的原因，多发生于孕 7~9 周，右侧多见；发生原因为机械性和激素性。尽管病理性扩张不常见，但两者很难鉴别，超声可很好显示肾，但对输尿管诊断能力有限，而常规静脉法尿系造影对胎儿有潜在损伤。此种生理性扩张，是由于输尿管过骶骨岬时与髂血管相交叉而引起，磁共振尿系成像可清晰显示相应部位外压性的狭窄而明确诊断。但磁共振尿系成像价格昂贵,常在超声不能明确诊断时才用。

磁共振尿系成像就像排泄性尿路造影、CT和超声检查一样,并不能鉴别梗阻性扩张、反流性尿路扩张、巨输尿管梗阻后扩张、感染后输尿管无张力或尿崩症。

磁共振尿系成像优于排泄性尿路造影最有意义的一点是,在磁共振尿系成像确定梗阻平面时不需要延迟成像。偶而作排泄性造影时,对比剂聚集浓度不够,难以确定梗阻平面。而在排泄性造影时,对比剂的延迟可以估计梗阻的严重性,在排泄性造影时延迟时间有的需要长达24 h。进一步改进机器设备和成像序列,缩短成像时间和常规有效的运用压迫输尿管技术将会产生高分辨率MR影像。磁共振尿系成像的潜在优点是能较好地显示肾盂积水的范围和程度,提高发现输尿管周围水肿的灵敏性,以及较易鉴别输尿管结石与静脉石。

第二章　血　尿

第一节　胡桃夹综合征

胡桃夹综合征，即胡桃夹现象、胡桃夹征，是指左肾静脉在汇入下腔静脉的行程中，于肠系膜上动脉与腹主动脉夹角内走行时受到挤压而引起相应的临床症状，故又称为左肾静脉受压综合征。胡桃夹综合征是青少年期血尿、蛋白尿的原因之一，临床常易误诊和漏诊。

胡桃夹征分前胡桃夹征和后胡桃夹征，上述综合征是前胡桃夹征；如左肾静脉走行于腹主动脉与脊柱间并受到两者的挤压则为后胡桃夹征。

De Scheppel（1972）首次命名本病并报道其引起的肾出血，Shintaku 等（1990）报道胡桃夹综合征伴发直立性蛋白尿，以后胡桃夹征作为血尿病人少见的病因逐渐在临床上引起重视。

胡桃夹综合征好发于青春期至 40 岁左右的男性，儿童发病多为 7~13 岁，主要症状是血尿、蛋白尿和左腰痛，而尿中红细胞形态学检查大多正常。据统计，小儿胡桃夹性血尿占儿童血尿的 33.3%，成为儿童血尿的较常见原因，因此日益受到临床的关注。近年来，随着诊断技术的发展，越来越多的胡桃夹综合征被发现，也有中老年发病的报道。

一、发病机制

左肾静脉需经腹主动脉与肠系膜上动脉间的夹角注入下腔静脉，一般说来，此夹角为 45º~60º，有脂肪、淋巴结及腹膜等组织充填，所以正常情况下，左肾静脉不受压迫，但在某些情况下可受压，如：①青少年青春期身高迅速增长而成瘦高体型，椎体过度伸展压迫左肾静脉；②腹腔脏器下垂；③直立活动时腹腔脏器因重力关系牵拉肠系膜上动脉；④肠系膜上动脉起始部脂肪组织减少等。有作者研究指出，当肠系膜上动脉与腹主动脉之间的夹角小于或等于 20º 时，即有左肾静脉受压变窄。

该夹角变小可影响左肾静脉血流动力学，造成左肾静脉淤血扩张，引流入左肾静脉的血管发生淤血或形成侧支循环，从而引起一系列病理生理变化。

胡桃夹综合征多表现为左肾出血，一方面，因左肾静脉回流受阻，肾静脉压力增高导致薄壁静脉破裂，血液流入尿收集系统引起血尿；另外，扩张的静脉窦与邻近的肾盏形成交通支亦可引起血尿。左肾静脉受压引起血尿排出增加，这在手术中得到证实。

引起血尿的原因是左肾静脉受压后扩张，所引流的输尿管周围静脉和生殖静脉淤血、与肾集合系统发生异常交通或部分静脉管壁变薄、破裂，引起非肾小球性血尿，还可以发生睾丸、精索静脉或卵巢静脉淤血而出现胁腹痛，并于立位或行走时加重。

Andrianne 等（2002）在手术中夹持左肾静脉，血尿立即加重，放松后血尿减轻。据报道，98% 的正常人左肾静脉和下腔静脉间压差小于 0.133kPa（1 mmHg=0.133kPa），当 ≥ 0.4kPa（3 mmHg）即可导致左肾出血。胡桃夹综合征引起的直立性蛋白尿于青少年中并不少见，其在青春期发病率可达 10%，Shintaku 等（1990）报道 15 例直立性蛋白尿，认为左肾静脉受压致血液回流受阻与直立时内脏下垂使腹主动脉与肠系膜上动脉间的夹角变小，导致尿蛋白排出量增加，其也可能与年龄、激素水平、毛细血管通透性及脆性有关。

二、临床表现

胡桃夹综合征多见于儿童及青春期少年，男孩多发，9~13 岁多见，临床症状常为一侧性（左肾）非肾小球性血尿，由于出血程度不一，可表现为无症状血尿于尿筛查中检出，也可为反复出现的肉眼血尿。

运动和感冒可为诱因，血尿常在剧烈运动后或傍晚出现，伴或不伴有蛋白尿，也见怀孕时加重的病例报道，并可出现偏头痛、全身疲劳、左侧腰痛或下腹坠痛。有时也可伴发以下几种情况：直立调节障碍、精索或卵巢静脉扩张、十二指肠受肠系膜上动脉压迫而发生淤滞症及女性盆腔充血、月经增多。有研究者报道胡桃夹综合征可引起原发性高血压。

目前，对胡桃夹综合征的诊断标准尚存在争议。最早是由日本伊藤克己提出的，即：①膀胱镜检查确定为左侧上段尿路出血；②尿钙排泄量正常；③尿中正常形态红细胞 >90 个 /HP；④肾活检呈微小病变或正常；⑤超声或 CT 检查见左肾静脉扩张；⑥左肾静脉与下腔静脉压差 >0.49 kPa。而 Wolfish 等（1986）则认为有以上③⑤两点时即可诊断，并主张尽可能减少有创性检查。

除影像学检查外，还应密切结合临床症状，如无症状性血尿或蛋白尿，而且尿红细胞形态为非肾小球性，常有 90% 以上的形态正常等，对于不明原因的血尿或直立性蛋白尿病人，在探寻其病因时，除外高钙尿症、肿瘤、结石、感染、畸形和肾小球疾病，应考虑到胡桃夹综合征的可能，以免造成误诊及漏诊。

对不明原因非肾小球血尿在考虑胡桃夹综合征时应排除结石、感染、外伤、肿瘤等引起的血尿。目前，此病尚无统一的诊断标准，一般包括：一侧肾出血；尿红细胞形态正常，为非肾小球性；尿中钙排泄量正常；膀胱镜检查为左侧输尿管喷血或血性尿。

临床上患者主要表现为直立性蛋白尿。其产生直立性蛋白尿的病理机制，目前多数学者认为患者直立时脊柱前突更易压迫左肾静脉，从而引起左肾的血液循环受阻，左肾静脉压升高而导致肾淤血，肾小球对蛋白的滤过增高，并超过了肾小管重吸收能力而产生蛋白尿，因此，临床上表现为直立性蛋白尿。

而卧位时，下腹部的肠管相对上移，肠系膜上动脉起始段与腹主动脉的夹角相对较大，肠系膜上动脉起始段对左肾静脉的机械性压迫相对较轻。同时，卧位时心率减慢，心输出量减少，肾动脉的灌流减少，肾静脉的回流较直立时更顺畅，因此左肾静脉的回流障碍得到改善。此外，卧位时身体处于休整状态，尤其是睡眠时，身体的代谢减弱，所以卧位时没有蛋白尿。

归纳起来，胡桃夹综合征可引起一系列相关病征：①无症状性血尿和（或）蛋白尿，多为发作性、无症状性反复肉眼或镜下血尿，左肾静脉与下腔静脉压力梯度 0.5~0.6 kPa（5~6 cmH_2O）或更高时可出现血尿；②淤血症状：左侧卵巢静脉和左精索静脉以直角汇入左肾静脉，女性患者多可因左侧卵巢静脉逆流、曲张和盆腔静脉淤血而表现为腹盆部及腰骶部胀痛不适、经期延长、经量增多，男性可表现为精索静脉曲张，左侧常见；③全身症状，主要有乏力、头晕头痛、恶心、食欲差及焦虑等，多因慢性失血性贫血及肾功能不全所致。

三、影像学研究

目前，影像学检查方法在诊断胡桃夹综合征方面发挥了巨大的作用，是临床诊治胡桃夹综合征过程中不可缺少的环节，主要包括超声、CT、MRI 及介入血管造影。

1. 超声　是诊断胡桃夹综合征首选的无创性检查方法，价格便宜，方法简单，可重复操作性强，能清晰地显示受压的左肾静脉的解剖结构及与周围的关系，可诊断左肾静脉扩张，同时能除外先天性肾畸形、外伤、肿瘤、结石、感染性疾病及血管异常引起的血尿。有报道可清晰显示狭窄处的高速血流向下腔静脉内喷射，狭窄处血液流速增快，肾静脉血流紊乱。彩色多普勒超声可以测量左肾静脉在肠系膜上动脉和腹主动脉间的前后径以及增粗的左肾静脉起始段。Kim 等（1996）报道“胡桃夹征”组左肾静脉在肠系膜上动脉和腹主动脉间的前后径为（1.9 ± 1.0）mm，左肾静脉起始段前后径为（10.0 ± 2.0）mm，对照组分别为（2.3 ± 0.6）mm 和（7.2 ± 1.8）mm。“胡桃夹征”病人的静脉血流的速度峰值也有明显的变化，肾门处静脉血流减慢，受压部位的血流峰值明显增加。超声检查包括平卧位及站立 15 min 后左肾静脉最窄处和最宽处内径（a，b）、血流速度以及最窄处与最宽处峰值静脉压差（△ p）。一般认为平卧位 $b/a>3$；站立位 $b/a>5$，△ p >0.67kPa（5 mmHg）。

但超声检查也存在一定的不足，即左肾静脉截面常呈椭圆形，超声测量管径并非平均直径，不能准确表示管腔截面狭窄程度，而对左肾静脉最窄处和最宽处内径的测量又因人而异，测量流速比可间接反映管径狭窄情况。

另外，由于超声易受肠气影响，受脾静脉及左肾动脉干扰，不易显示夹角处左肾静脉完整血流影像；因夹角处左肾静脉与声束方向接近垂直，测量该处血流速度有一定困难;不易显示近肾侧侧支静脉;肥胖病人因脂肪过多,准确测量其左肾静脉也很困难,部分病人影像显示欠清晰;左肾静脉夹角处还易受主动脉搏动、呼吸、探头压力等影响。以上因素均可影响超声对该病诊断的准确性。

2.MSCT 随着螺旋CT硬件及软件的不断更新发展,CT扫描的速度越来越快,特别是MSCT血管造影(MSCTA)以其无创、快速检查、优越的图像后处理软件和高空间分辨力影像等优点已广泛应用于心血管疾病的临床检查和诊断。

MSCTA能清晰显示左肾静脉、肠系膜上动脉和腹主动脉及其分支血管的解剖全程,通过在工作站上进行三维图像后处理,清楚真实地再现肠系膜上动脉与腹主动脉的空间结构及立体走向,从不同角度观察其异常病理形态,进一步证实肠系膜上动脉与腹主动脉夹角狭小是胡桃夹综合征产生的直接原因。

另外,由于MSCT具有扫描时间短、无创伤性、影像质量清晰,并能提供任何方位的重组等特点,使其越来越多地用于胡桃夹综合征的诊断。对于无明显临床症状的左肾静脉受压病人,MSCT可提示临床需进一步相关检查,从而及时发现胡桃夹综合征,为诊断胡桃夹综合征提供又一新的无创性检查方法。

通过图像后处理,可以测量左肾静脉狭窄处的前后径和近肾端扩张处的前后径,并可以测量肠系膜上动脉与腹主动脉夹角,从而直观评估左肾静脉扩张及变窄的程度。通过重建还能清楚、全面地提供引流静脉曲张的侧支循环建立情况。更重要的是血管的狭窄实质上是血管断面截面积缩小,MSCT能准确测量受压处及扩张处截面积,尤其是当夹角处血管呈扁椭圆形或线形时,单纯测量前后径并不能准确反映狭窄的真实程度,而测量截面积之比可以准确、直观地反映左肾静脉受压引起的管腔变化。

MSCTA在诊断胡桃夹综合征方面具有巨大的潜力,但也存在一些不足,即不能测量左肾静脉的流速及流量,缺乏与相应血流动力学指标间相关性的研究。

胡桃夹综合征的MSCT主要表现如下。

(1)左肾静脉受肠系膜上动脉的压迫征象:横断面增强扫描可见肠系膜上动脉与脊柱之间的距离变小,肠系膜上动脉直接压迫左肾静脉,压迫的部位在腹主动脉的前方,远端扩张的左肾静脉及下腔静脉与狭窄受压的肾静脉形成哑铃样改变。哑铃样改变形成的机制是,一方面肾静脉前方由肠系膜上动脉压迫,并可能推移肾静脉向后移位,另一方面由于后方腹主动脉压力高、动脉壁厚和动脉传导性搏动及肾静脉压力低,静脉壁薄等原因,故可形成“哑铃样”改变。

(2)肠系膜上动脉与腹主动脉之间的夹角变小:MSCT能准确、立体地显示肠系膜上动脉与腹主动脉的夹角,MSCT常用的成像后处理方法主要有多平面重建、最大密度投影、表面遮盖显示和容积再现。有作者在16排MSCT机主要应用多平面重建、最大密度投影2种技术来重建肠系膜上动脉与腹主动脉的夹角,一组所有病例均有肠系膜上动脉与腹主动脉之间的夹角明显缩小,最大为21.88º,最小为12.86º,平均为17.95º,提示肠系膜上动脉与腹主动脉之间的夹角是胡桃夹综合征CT诊断的一个重要的依据,因该组病例偏少,故目前肠系膜上动脉与腹主动脉之间夹角的CT影像诊断标准尚有待更多的病例统计。

(3)左侧卵巢(或睾丸)静脉扩张:正常解剖上左肾静脉收纳左肾上腺静脉与左卵巢(或睾丸)静脉,跨过主动脉腹部前方,注入下腔静脉。故左侧卵巢(或睾丸)静脉由于肾静脉血流淤积,回流受阻,常可见不同程度的扩张改变。MSCT的快速增强扫描及血管重建功能,使左侧卵巢静脉或睾丸静脉扩张的显示成为可能,表现为血管迂曲,管径增粗,这种征象是诊断胡桃夹综合征的一个重要的间接征象。

(4)左、右肾增强延时扫描显影的差异:胡桃夹综合征患者由于左肾静脉不同程度的受压,引起左肾静脉不同程度的回流障碍,左肾血液循环的压力增高,因此,两肾血流速度不同程度地存在差异,这种差异通常是很小的或轻微的,常规CT增强扫描难以显示,在MSCT增强的动脉期也不能显示,平衡期的稍晚些时候可显示左肾的肾柱显影略晚于右肾。在延时扫描时,即肾收集系统期,可见左肾肾盂、肾盏显影要迟于右肾。这种差异并不是所有的病例都能出现,但出现这种征象,提示左肾静脉受压较明显。

从理论上讲,随着年龄的增长,即病史的延长,左肾血流会进一步减慢,推测左肾的显影要更迟于右肾,但实际上由于发育的原因,到成人后,生长发育停止,身体不再增高,体形多不同程度地逐渐“变胖”，肠系膜上动脉起始部与腹主动脉夹角也逐渐增大，肠系膜上动脉起始部受压的情况逐渐改善，所以，成年人的胡桃夹综合征就很少见。

3.MRI　MRI 及 MR 血管造影（MRA）可用于胡桃夹综合征的检查且无辐射，MRA 是一种无创性检查方法，可以清楚显示左肾静脉扩张、狭窄的程度及肠系膜上动脉与腹主动脉夹角的情况，能够与介入性血管造影媲美。但影像的空间分辨力低于 CT，对于左肾静脉受压部分显示有时不够理想，因受血流动力学及某些技术因素的影响可引起假阴性，同时不易观察侧支循环，并且检查时间较长，费用较高，目前在诊断胡桃夹综合征方面还不是临床首选的影像检查方法。但是随着 MRI 技术的不断更新发展，MRI 二维相位对比血流测定技术可以无创地测量左肾静脉血流的流速和流量，对胡桃夹综合征引起的左肾静脉的血流变化可进行评估，在诊断胡桃夹综合征方面将具有广阔的前景。

3D-DCE MRA 利用顺磁性对比剂在血管中能明显缩短血液的 T_1 时间，使之比周围组织的 T_1 时间更短，提高了血液的信号，它不再依赖于血液流动成像，因而克服了血液的饱和作用。同时选用快速扰相梯度回波技术，大大缩短了扫描时间。3D-DCE MRA 成像前，应计算扫描延时时间，一组病例在动态增强前没有进行小剂量对比剂预注射，主要因考虑到所观察的目标血管不仅有动脉，还要观察静脉，参考文献采用延时时间为 18 s，故该组病例动脉显示要好于静脉。原始数据采集完成后，进行最大密度投影图像重组并作多方位旋转，来观测左肾静脉及周围血管情况。

目前胡桃夹综合征的影像诊断缺乏统一标准，诊断需结合临床。该组 6 例检查前均有血尿或蛋白尿，反复发生肉眼血尿或镜下血尿为主要病史。

虽然彩超能观察并测量肠系膜上动脉与腹主动脉夹角的变化，在不同断面找到左肾静脉扩张与狭窄的程度，提供血流动力学变化，但不能给临床提供更准确的解剖关系及全貌。

左侧肾静脉造影结合静脉压力测定是诊断胡桃夹综合征的可靠方法，但由于这类检查本身是有创性检查，不能成为临床常规筛选诊断方法。

而 CTA 要面临对比剂的不良反应，一部分患者不宜进行此项检查。因而寻求无创、安全、可靠的影像学评价方法是诊断胡桃夹综合征的研究方向。

该研究应用 3D-DCE MRA 技术显示左肾静脉及其周围血管的形态、解剖结构，发现正常组肠系膜上动脉以较大的角度从腹主动脉分出，以较大的空间防止左肾静脉从其穿过而不受挤压。而胡桃夹综合征患者的肠系膜上动脉与腹主动脉的夹角明显变小，左肾静脉受压，两组夹角比较差异有统计学意义。在肾静脉水平，测量左肾静脉肾门前段内径与夹角段内径的比值，两组比较差异均有统计学意义。同时 3D-DCE MRA 图像还能显示左生殖腺静脉有无曲张。

3D-DCE MRA 的优势在于，检查前常规 MRI 扫描能排除肾先天畸形、外伤、结石、肿瘤、炎症等病变造成的血尿。超快速扰相梯度回波技术使 3D-DCE MRA 检查时间明显缩短，患者容易配合；冠状面 3D 扫描，视野大，分辨率高；Gd-DTPA 无肾毒性，过敏反应发生率远低于碘对比剂；最大密度投影重组图像直观准确，可从任意角度观察，清晰显示左侧肾静脉、肠系膜上动脉、腹主动脉的形态及三者之间的解剖关系及立体走向，从不同角度观察其异常病理形态，进一步证实肠系膜上动脉从腹主动脉分支处的病理异常是引起胡桃夹综合征的病理生理机制。一些学者认为，在诊断胡桃夹综合征方面，3D-DCE MRA 较肾静脉造影、彩超、CTA 能提供更加安全可靠及全面客观的影像学评价，可作为诊断胡桃夹综合征的非创性常规首选方法。

4. 介入血管造影　左肾静脉血管造影目前是临床诊断胡桃夹综合征的金标准。血管造影不但可以显示左肾静脉通过肠系膜上动脉与腹主动脉间受压以及其近肾端扩张的情况，还可以对下腔静脉及左肾静脉狭窄前进行测压，评估左肾静脉狭窄前后的压力差，受压后下腔静脉及左肾静脉压差 $\geqslant$ 0.4 kPa 时，可考虑为左肾静脉受压。

但也有研究者认为，它们之间的压力差并不能作为准确诊断胡桃夹综合征的一项标准，该压力差取决于左肾静脉的引流静脉侧支建立情况，在正常与不正常间无明显分界。另有报道，少数支架置入和手术治疗后的病人，尽管支架内腔和术后肾静脉通畅，但左肾静脉和下腔静脉的压力差并没有恢复正常，而血尿消失或减轻有待进一步研究。

动脉 DSA 静脉期也能清晰显示左肾静脉受压及远端的左肾静脉，并能观察对比剂反流下腔静脉延迟，同时可显示侧支循环情况，对诊断胡桃夹综合征较为准确和全面，在动脉期可除外其他血管畸形、肿瘤病变。

虽然介入性血管造影能直接显示静脉血管的情况，并且能测量左肾静脉与下腔静脉的压力差，但血管造影是一种有创性的检查方法，费用较高，操作较复杂，其对于暂不需要经血管内支架置入术治疗的病人常是难以接受的，也不能应用于可疑胡桃夹综合征病人的随访观察，目前更加趋向于使用以上无伤性方法替代有创性检查。

目前，对胡桃夹综合征的诊断标准尚存在争议。最早是由日本伊藤克己提出的，即：①膀胱镜检查确定为左侧上段尿路出血；②尿钙排泄量正常；③尿中正常形态红细胞 >90 个 /HP；④肾活检呈微小病变或正常；⑤超声或 CT 检查见左肾静脉扩张；⑥左肾静脉与下腔静脉压差 >0.49 kPa。而 Wolfish 等（1986）则认为有以上③⑤两点时即可诊断，并主张尽可能减少有创性检查。除影像学检查外，还应密切结合临床症状，如无症状性血尿或蛋白尿，而且尿红细胞形态为非肾小球性，常有 90% 以上的形态正常等，对于不明原因的血尿或直立性蛋白尿病人，在探寻其病因时，除外高钙尿症、肿瘤、结石、感染、畸形和肾小球疾病，应考虑到胡桃夹综合征的可能，以免造成误诊及漏诊。

第二节　非浸润性低级别乳头状尿路上皮癌

患者，男，43 岁。发现无痛性肉眼血尿 1 个月入院。彩超示膀胱内实性占位。一般状况可。

病理检查：膀胱左侧壁肿瘤汽化电切标本：灰红色组织一块，大小 1.5 cm × 1.5 cm × 1 cm，表面呈乳头状，切面灰红，质中。病理诊断：膀胱左侧壁肿瘤汽化电切标本：符合非浸润性低级别乳头状尿路上皮癌。

影像资料见图 5-2-1。

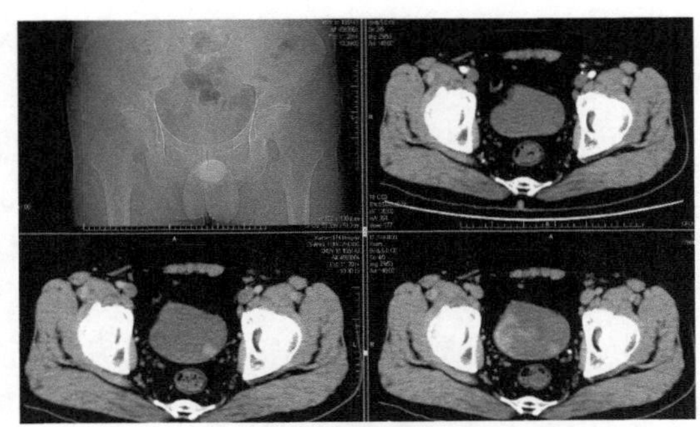

图 5-2-1　非浸润性低级别乳头状尿路上皮癌

第三章 尿路梗阻

急性梗阻性自发性尿外渗,亦称为急性梗阻性尿外渗,临床较为少见,由于临床症状常不典型,极易导致误诊。

1. 发病机制 急性梗阻性自发性尿外渗是由于各种原因引起尿液从肾脏、输尿管排出受阻,致使尿路内的压力增高,梗阻以上的肾盂、输尿管扩张、积水,在异常增高的压力作用下,尿液通过尿路损伤后撕裂口或先天性薄弱区,渗出到尿路周围间隙,称之为尿外渗。

由于肾盂、输尿管内的压力增高,使尿液通过以下途径流出:①通过肾小管、静脉、淋巴管反流;②在肾窦内通过肾盂、肾盏与肾实质的腔隙渗到肾外;③通过扩张的肾盂、输尿管壁渗到肾外。多数学者认为肾小盏穹隆部是最薄弱的部位,较易发生撕裂,使尿液进入肾窦,再经过失去封闭状态的肾门进入肾周间隙。

尿路内压力增高和漏口的存在是尿外渗的两个必要条件,两者缺一不可。只有在尿路压力增高的情况下,尿液才可能从尿路的裂口或薄弱区漏出到尿路周围,即尿外渗。

由此可见,各种原因导致的下尿路梗阻是引起尿路内压力增高的重要因素,主要有以下病因:尿路结石、尿路内外肿瘤堵塞或压迫、腹膜后纤维化、前列腺增生、包茎、怀孕等。其中输尿管结石较为常见。膀胱壁内段是输尿管的最狭窄处,有其特有的动力特性,输尿管结石最易嵌顿此处。

外渗尿液在腹膜后可形成尿性囊肿。随着尿外渗的增多,外渗的尿液对腹膜产生化学性刺激,腹膜通透性增加,尿液渗入腹腔,引起尿性弥漫性腹膜炎及麻痹性肠梗阻等,严重者甚至导致败血症、肾功能衰竭。

2. 临床表现 急性梗阻性尿外渗引起腹膜炎因发病急,临床表现复杂且不典型,给早期诊断带来困难,极易与腹腔病变所致急腹症相混淆,因此对本病的诊断必须详细询问病史,认真分析病情。弥漫性腹膜炎和后腹膜的刺激可引起肠麻痹、腹胀、呕吐、肠梗阻等急腹症表现,而掩盖了原发病的症状和体征,临床较易误诊。

急性梗阻性尿外渗有如下特点:多有结石病史。发病初因结石移动引起急性尿路梗阻多有肾绞痛急性症状,当尿外渗引起腹膜炎时,腹痛可呈持续性。起病多有肾绞痛,逐渐发展为持续性腹部疼痛,并向全腹蔓延;体征除了腹部有压痛、反跳痛外,患侧肾区有明显叩击痛。

早期发作多为一侧腰腹部疼痛,双侧病变亦可出现两侧腰腹部疼痛,临床表现较易与胆绞痛、阑尾炎、胰腺炎、胃十二指肠穿孔、肾周炎症、肾外伤血肿等疾病混淆。

患者出现以下情况时应注意尿外渗的可能。患者多数有结石病史,结石引起梗阻早,多有肾绞痛、放射痛,查体有肾区叩击痛,腹痛呈持续性时,可能提示尿液外渗引起腹膜炎。体温、血白细胞升高不明显,与化脓性腹膜炎的体温、血白细胞的明最升高有差别,但亦有高热、血象显著升高、尿液实验室检查有脓球或大量白细胞者,无特异性;尿常规、血尿素氮多有异常表现。及时影像学检查,作为诊断补充。

3. 影像学研究 影像学检查对诊断本病有重要意义。超声检查应作为本病首选检查方法,CT 检查有助于本病的明确诊断。超声提示肾脏体积增大、肾盂输尿管扩张积水、肾周或腹腔出现液性暗区,CT、排泄性尿系造影检查显示上输尿管梗阻、对比剂外溢。

排泄性造影可以显示积水程度及梗阻部位,当肾功能受损,常常显影不佳或者不能显影。逆行肾盂造影虽可明确梗阻部位,但由于受下端尿路梗阻的影响,不能显示扩张的肾盂、输尿管,更不能观察肾功能。CT 检查较为直观、准确,可以弥补以上检查的不足。

有作者将尿外渗积尿,按部位分为肾包膜下和肾周围积尿2类。一般表现为患肾体积增大，肾盂输尿管扩张积水，多伴有肾或输尿管结石，肾周囊内渗出性或积尿改变。增强CT患肾分泌、排泄功能延迟，肾包膜下或(和)肾周围对比剂外渗。

尿外渗诊断的关键是判断外渗液体的来源，CT动态增强及延迟扫描可以准确评判这一特征，且CT检查可以明确肾积水及尿外渗的程度，明确梗阻的部位及原因。

尿外渗CT检查应包括平扫和增强扫描，平扫对尿外渗的定性价值有限，可以显示阳性结石，对诊断尿路结石有较大帮助。增强扫描皮质期一般在对比剂注射后20~30 s皮质强化，由于受到肾功能、心脏、对比剂注射流率及计量的影响，皮质强化的程度、时间有明显差异。实质期在70~100 s后出现，肾盂期在3~4 min后出现。因此，怀疑尿外渗时延迟扫描时间应在注射对比剂之后至少4 min开始。但根据患者肾功能情况，延迟扫描时间为10~30 min不等，甚至更长。

对于有尿路结石、尿路内外肿瘤堵塞或压迫、腹膜后纤维化、前列腺增生、包茎等患者出现急性腹痛等症状时应想到尿外渗的可能性，结合临床检查除外其他原因引起腹痛症状，尽早行影像学检查明确梗阻部位、原因及梗阻程度，为临床尽早诊治提供帮助。

急性梗阻性尿外渗的CT扫描不仅能了解病变局部情况，还可以观察周围结构及腹腔的情况，增强扫描并延迟观察可了解肾脏功能，延迟扫描更能明确是否外渗。CT检查对病变的位置、密度、范围以及梗阻原因的显示和判断较超声更为明确、直观，尤其MSCT的图像后处理技术应用更为优越；对明确病因、疾病的评估和治疗方案的选择具有重要价值，能很好地指导临床。

4. 鉴别诊断 急性梗阻性尿外渗需与肾周炎症、肾外伤血肿、急性腹膜炎鉴别。

(1)肾周炎症、肾外伤血肿：临床病史是鉴别的关键，急性肾盂肾炎，有临床感染体征，CT见不到严重尿路梗阻征象及梗阻部位；肾外伤包膜下和肾周血肿，有明确的外伤史。

(2)急性腹膜炎：腹膜炎症表现明显，而无肾盂及输尿管积水和梗阻表现。本病临床上易误诊为急性腹膜炎，一组14例患者的研究中，有4例误诊为急性腹膜炎，需引起临床重视。渗出的尿液促使周围脂肪液化并激活局部成纤维细胞，外渗尿液形成纤维囊，即形成尿瘤，又称假性尿瘤或尿性囊肿，应注意与肾盂旁囊肿鉴别。

(3)盂旁囊肿：无急性临床病史，边缘光滑，增强扫描无强化，肾盂、肾盏可受压拉长，但无扩张积水表现。

(4)尿瘤：多大小不一，囊壁厚薄不均，平扫时囊壁及分隔较囊液高，易于分辨，增强扫描囊壁及分隔可见强化。

梗阻性自发性尿外渗临床并不少见，严重者可引起严重的并发症。例如，大量外渗的尿液通过腹膜进入腹腔可形成尿性腹水，继发弥漫性腹膜炎，甚至肠梗阻。因此认识本病的临床特点及影像学表现具有重要意义。

第四章 尿系肿瘤

第一节 尿系移行细胞癌

1. 尿系移行细胞癌的特点 尿系上皮细胞肿瘤包括肾盂、输尿管、膀胱及后尿道的肿瘤。上述部位的上皮皆为移行性上皮细胞,来源于同一胚胎结构,都是尿液排出的腔道,尿液内致癌物质也是相同的,因此上皮性肿瘤存在着多中心发病的可能。

但是,它们在解剖上是既连续又分开的器官,因此发病时间可以不同,可同时发病也可先后发病,多为顺尿流方向依次发病,肾盂为先,甚至可累及双侧。逆尿流方向发病次序是少见的。因此,泌尿系集合系统任何部位发现尿系上皮肿瘤都应想到多发的可能,作详细的检查以排除多发。临床症状都是以无痛性肉眼血尿为主要症状。

2. 影像学表现 肾盂、输尿管移行细胞癌的共同征象是充盈缺损,缺损与管壁相连。在输尿管则伴有梗阻,充盈缺损区以上的肾盂输尿管明显扩张。肾盂癌可起自 1 个肾盏,也可弥漫侵犯肾盏和肾盂。其起源多从肾外肾盂开始,少数从肾盏和肾内肾盂开始,肿瘤阻塞可致近端肾盂、肾盏扩张。小的和中等大小的肿瘤示肾盂内有充盈缺损,表面不规整或明显不规则。在肾盏,表现为局部肾盏破坏消失。大的肿瘤可占据肾盂、肾盏乃致整个集合系统,并可向漏斗部延伸,也可侵及肾实质引起肾外缘隆突。

诊断时注意此肿瘤多发的特点,有作者指出,移行细胞癌有 40%~50% 是多发的。尿液通过肾盂、输尿管很快,在膀胱则停留时间较长,因此膀胱癌的发病率远远超过肾盂和输尿管癌。在肾盂和输尿管癌诊断时必须了解膀胱内有无肿瘤,而膀胱癌患者必须检查肾盂、输尿管有无肿瘤。

综合影像诊断:历来都认为排泄性尿系造影是发现泌尿道疾病标准的影像检查技术,它可以了解泌尿道内部结构及其功能,对有无病变帮助很大,它既可检查器质性改变,也可粗略地了解肾脏和输尿管的功能,适用于泌尿道各种病变的初筛检查,对不宜作膀胱镜者更适合,是临床最常用的一种造影检查。但是排泄性尿系造影有对比剂不良反应的问题,也有发生死亡的危险。对肾显影差或肾功能丧失者,其诊断价值明显受限。

逆行尿系造影能清楚显示肾集合系统的解剖形态,过去常用于肾无功能者、不宜作静脉法或该法效果不满意者。逆行尿系造影需通过膀胱镜将导管插入输尿管,然后注入对比剂,属侵袭性的检查,病人痛苦,有的患者不能接受,也有插管失败的可能。有梗阻者及梗阻近端形态观察不满意、完全性梗阻者可致插管时通过困难。

超声、CT 和常规 MRI 是横断面影像检查手段,其基本作用为观察、鉴别及明确泌尿系疾病,以及病变的范围,但仍有误差和受限之处。

MR 尿系成像可同时观察肾实质和泌尿集合系统,又可不用对比剂,可避免对比剂不良反应发生的危险。所得影像与传统的排泄性尿系造影的影像相同,分析原则也相同,比横断面的影像技术更容易被泌尿外科、肾内科和放射科医师所接受。在形态上,可提供梗阻形态自然的状况,展示泌尿道外肿瘤的轮廓和邻近结构的异常。缺点是不能获取功能信息,分辨率不如排泄性尿系造影,不扩张的输尿管常不能显示,因此要结合其他影像学检查资料综合诊断。要注意以下方面:在肾脏病变、盆腔段病变,结合超声、CT、常规 MRI 的资料是重要的。在集合系统的病变,其他尿系造影的资料是重要的。在输尿管癌,结合梗阻端 CT 示软组织肿块,对诊断帮助很大。对于肾肿块性病变,CT 可发现其特征,常规 CT 因呼吸伪影和部分容积效应的影响而受限,特别在小肿瘤者。小病灶或大肿瘤内的小征象(如分隔、壁结节、少量脂肪、小钙化等),因为邻近结构重叠、部分容积效应可致错误的CT值,而MSCT为无间隔的扫描,可获得正确的CT值,可以在同样的水平区域测量增强前后的CT值,部分容积效应减少到最小,可获得高质量的增强效果,可靠地展示肾肿块的特征,无间隔和遗漏区,并可作三维重建,为肿瘤的分期和制订治疗方案提供有价值的资料。

MSCT提供了非增强CT输尿管扫描技术及CT尿系造影技术,属三维立体成像,可更直观地展示病变。前者观察结石为优,后者对诊断尿系上皮病变为优,补充了泌尿道检查的手段。多年来,影像技术的进步使泌尿系疾病的诊断取得了进展,诊断水平和早期肿瘤的检出率都得到提高。

第二节　尿路上皮乳头状癌

患者,男,62岁。因全程无痛性肉眼血尿1个月余入院。

手术所见:见膀胱三角区血管减少,膀胱三角区正中见一肿物,约1.5 cm×2 cm,基底宽,呈菜花状,活动度差,膀胱三角区余下黏膜可见多个呈簇状乳头样肿物;双侧输尿管嵴典型隆起,右输尿管口呈隧道型,右侧输尿管口喷尿正常,膀胱左前壁分别见5个肿物,直径2~6 cm,黏膜色白,有少许出血点,呈菜花状,活动度差,蒂宽,其中肿物基底部距左输尿管开口最近约1.5 cm;左输尿管口呈隧道型,左侧输尿管口喷尿尚可;余下膀胱黏膜可见多处成片状鱼籽样改变;遂置入活检钳,钳夹膀胱三角区肿瘤,膀胱三角区黏膜及膀胱左前壁肿瘤组织数块送病理检查,观察膀胱内无明显活动性出血。

病理检查:膀胱三角区肿物,灰白色组织一块,大小0.2 cm×0.1 cm×0.1 cm。膀胱三角区黏膜,灰白色组织一块,大小0.2 cm×0.1 cm×0.1 cm。膀胱左侧壁肿物,灰白色组织一块,大小0.1 cm×0.1 cm ×0.1 cm。

免疫组化检测:阳性,CK7(+++),CK20(++),CK-H(+++),CK-L(++),CK8(++),CK18(++),P504S(+),Ki-67(约40%);阴性,PSA,Villin。免疫组化诊断:膀胱肿瘤组织切除标本,尿路上皮乳头状癌。

影像资料见图5-4-1。

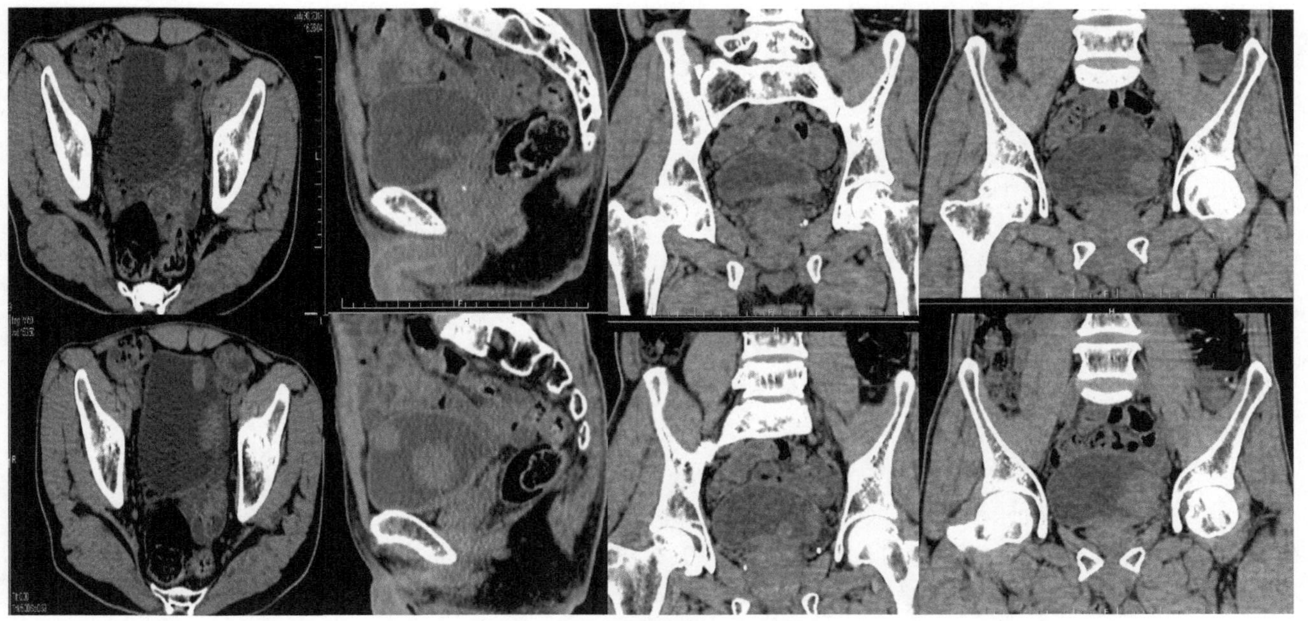

图5-4-1　尿路上皮乳头状癌

第五章 CT 对泌尿系统结石成分分析

双源 CT 双能量成像技术分析泌尿系结石成分的原理如下。

双源 CT 在机架内相互垂直地安放了两套球管 - 探测器组合的数据采集系统,为进行双能量成像提供了硬件基础。双源 CT 进行双能量扫描时,两个球管的管电压分别为 80 kV 和 140 kV,输出的 X 线能量分别为 53.3 keV 和 71.0keV,同时为保证低管电压球管能够输出足够的 X 线,其管电流约为高管电压球管的 3 倍。扫描时两个球管分别以各自设定的管电压同时发出 X 线,然后经受检者衰减后同时又被相应的探测器采集,从而获得两组原始的双能量数据,再对此数据进行相应的数学算法即可得到双能量图像。

物体对不同 X 线能量的敏感性不是由其密度决定的,而是由化学成分所决定。因此物体的 X 线能量图像所反映的信息和传统的 X 线密度图像所反映的信息是不同的,能量图像反映的是物体的化学成分信息,而密度图像反映的是密度差异性。通过以下公式计算得出:

能量图像 = 密度图像 1(140 kV)- 密度图像 2(80 kV)。

不同的结石所含的化学成分不同,在高、低电压条件下 X 线衰减明显不同,即不同成分的结石对不同能量的 X 线能量敏感性不同,据此利用双源 CT 双能量成像技术扫描结石,获取反映其能量图像,可以分析出结石的化学成分信息,再利用双源 CT 配备的结石分析软件可将不同成分的结石用不同的颜色显示,目前仅能分析尿酸、胱氨酸、羟基磷灰石及草酸盐 4 种结石成分。已有少数报道利用双源 CT 双能量成像技术分析体内、外泌尿系结石的成分。Paul 等(2008)通过双源 CT 双能技术扫描体外结石 40 例,得出利用双能结石分析软件分析尿酸结石的敏感性、特异性、阳性率及阴性率,并首次评估了双源 CT 对结石成分分析的准确性,认为分析尿酸结石的敏感性及特异性分别为 89% 和 98%。

Brian 等(2008)也采用双源 CT 对体外结石进行扫描,通过测量 80~140 kV 结石的 CT 差值及比值,认为双源 CT 不仅能区分碳酸钙结石和尿酸结石,而且首次提出可以区别含草酸钙及磷酸钙成分的结石。

此外, Graser 等(2008)通过双源 CT 扫描体外结石 24 例,认为可以区分出尿酸、胱氨酸、鸟粪石。Stolzmann 等(2010)通过双源 CT 扫描 110 例结石,认为是否应用新的设备对精确区分尿酸结石和非尿酸结石影响不大。Michael 等(2010)对 50 例体外结石进行双源 CT 扫描,认为可以鉴别磷酸氢钙、草酸钙、磷酸钙、磷酸镁铵、胱氨酸和尿酸。一些作者利用双源 CT 双能量成像技术分析体外 97 例泌尿系结石认为可以较好地区分尿酸结石、胱氨酸结石、混合尿酸结石与其他类型结石。

关于对活体内的泌尿系结石成分的分析较少,目前仅国外有两篇报道。Paul 等(2010)通过双源 CT 扫描体内结石 53 例,认为可以精确分析体内的尿酸结石和非尿酸结石。Hidas 等(2010)采用双源 CT 扫描 27 例体内结石,通过测量低 kV 与高 kV 下的结石衰减值比值,认为比值小于 1.1 为尿酸,比值为 1.1~1.24 为胱氨酸,比值大于 1.24 为含钙结石,并且得出双源 CT 对结石成分分析的准确性为 82%。

上述研究表明,以 CT 值为主要测量指标,利用双能量成像先进的后处理技术分析泌尿系结石成分较多排 CT 单能成像更具有优势,对结石成分分析具有较高的准确性,能区分尿酸结石与非尿酸结石,其混合结石也易检测。但对非尿酸结石的成分具体分类结果未达成共识,对混合结石中的具体成分有待统一。

CT 扫描最大的局限性是 X 线辐射问题,在检查中应尽可能采用较低的 X 线剂量。双源 CT 两个球管运行时,采用了不同降低辐射剂量的措施,例如在线剂量调控系统软件能根据患者的解剖结构调节管电流从而降低辐射剂量，对于体型较小或中等的患者，双源 CT 扫描与单源 CT 相比并不会明显增加患者接受的辐射剂量。所幸的是单纯检查结石对密度分辨率要求不高，可以使用较其他 CT 检查更低的放射剂量。

单源 CT 扫描结石时，可以采用瞬间 kV 切换行不同的能量模式多次扫描，但采集数据时间较长，患者移动产生的人工伪影不可避免，采集数据较少，消除测量引起的误差非常困难，由于 mAs 不可切换，射线量较大，能谱重叠多，其应用受到限制，而双源 CT 则可很好地弥补以上单源 CT 的缺陷。

CT 对结石成分分析的影响因素较多，如结石的部位、形态、大小，患者的呼吸情况、体重、扫描方式、结石处理方式等。上述除了呼吸及扫描方式对结石成分分析的影响有系统研究外，其他因素对结石成分分析的影响尚未做系统研究。如何降低辐射剂量，定量分析及多种影像技术联合应用等方面也需进一步研究，此外应用双源 CT 分析体内、外结石成分的动物模型建立等尚未见报道。尽管如此，CT 仍是目前能在活体上对结石成分分析的主要方法，其具有快速、简便、价廉、无创的特点。进一步研究应该强调以下几个方面：以体外模型为基础，建立标准化结石扫描方案；分析不同成分结石的变化特点；加大样本量，使不同成分的结石均占一定比例，使分析结果更具科学性、合理性；在体外结石研究的基础上，研究体内结石的变化特点，分析体内、外结石的差异性。随着双源 CT 的不断完善和发展，新的配套设备及后处理技术，第二代双源 CT 的双能技术，增加了 100 kV 扫描和锡滤波，具备了能谱纯化技术，能谱间重叠减少，将使分析结果更为准确。单能谱分析的应用有可能得到更多种类的结石成分，这些将使 CT 对结石成分的分祈具有更广阔的研究前景，值得更深入、细致地研究和探索。

第六章 尿瘘及泌尿阴道瘘

第一节 尿 瘘

尿瘘是指尿液排泄管道肾盂、输尿管、膀胱壁损伤或输尿管异位开口所致的尿液外溢,可发生于外伤、各种原因所致的尿路梗阻、泌尿系先天畸形(如输尿管异位开口、脐尿管瘘)及医源性因素,如手术创伤、体外冲击波碎石术损伤等。尿液漏出后可引起周围组织、腹腔或腹膜后间隙感染,临床症状一般无特异性,容易漏诊或误诊。

1. 病因及发病机制 临床上尿瘘发生原因较多,关键的问题是寻找瘘口,评价肾功能,以便及时治疗。任何原因造成泌尿道的损伤,连续性破坏,均可造成漏尿。常见的原因有外伤、各种原因所致的尿路梗阻、泌尿系先天畸形(如输尿管异位开口导致的阴道瘘),泌尿管道与外界的异常通道(如脐尿管瘘)及医源性因素(如手术创伤、体外冲击波碎石术损伤)等。

其中肾盂尿瘘多由于外伤、尿路梗阻所致。随着手术取石、体外冲击波碎石术碎石、肾移植手术、肾脏介入的增多,医源性肾盂尿瘘也明显增多,尤其随着腹腔镜在泌尿系疾病中的广泛应用,尿瘘也成了其主要的并发症之一。输尿管尿瘘多为医源性损伤,如泌尿生殖系统、腹膜后、盆腔或妇科手术等,Safa 等(2009)统计了 55 例肾移植患者发生尿瘘的比率达 5.6%;随着体外冲击波碎石术的普及,高能量冲击波损伤输尿管造成尿瘘也越来越多,而且结石对输尿管壁的慢性刺激造成管壁纤维化及脆性增加使其更易受到损伤。先天性畸形,如重复肾输尿管畸形伴异位开口,低位肾发育不良伴旋转上升也是造成输尿管瘘的常见原因。

膀胱尿瘘多为外伤所致,尤其是骑跨伤,少部分为医源性损伤,处于充盈状态的膀胱更易受到损伤。医源性损伤多因产伤所致,可形成膀胱阴道瘘;更为少见的原因还有膀胱憩室导致的膀胱皮肤瘘。膀胱撕裂 65% 为腹膜外型,35% 为腹膜内型。腹膜外损伤多由盆腔骨折或锐器刺伤,腹膜内损伤则由腹内压急剧升高引起膀胱壁破裂,常发生于顶壁。

2. 影像学研究 肾盂、输尿管、膀胱尿瘘的影像学检查具有重要的临床诊断价值。

MSCT:尿瘘的 MSCT 表现的直接征象为管壁的缺损以及泌尿系统对比剂外溢,发现异常管道及输尿管异位开口。管壁的缺损往往比较小,需要借助对比剂显示。该组资料显示, MSCT 增强扫描髓质期和排泄期均能很好地显示肾盂瘘口,而排泄期对输尿管及膀胱瘘口、输尿管异常开口及异常尿瘘管道显示更佳。尤其是薄层多平面重建、容积再现、最大密度投影等图像更可以全程、直观、多角度显示输尿管瘘口。

尿瘘的 MSCT 表现的间接征象为尿囊肿、蜂窝织炎。尿囊肿多局限于肾周间隙内,即肾周积液(积尿),没有合并感染的尿囊肿一般无明显的壁且边缘毛糙,周围脂肪间隙见条索影。尿囊肿多伴有肾筋膜增厚,早期为化学性刺激,后期为炎性反应或感染所致。漏出的尿液可通过淋巴管进入胸腔或纵隔。

尿瘘流量大时可蔓延至腹主动脉及下腔静脉周围,甚至超越中线至对侧肾周间隙,向上可通过主动脉裂孔进入纵隔或通过膈肌至胸腔,向下可通过髂窝进入腹股沟管、盆腔、臀部、骶前间隙及会阴部,向前通过结肠旁沟进入腹膜腔形成尿性腹膜炎。MSCT 对尿囊肿大小、分布及合并的蜂窝织炎、并发症等均能明确显示。

多期增强全腹薄层扫描或厚层扫描薄层重建有利于分析尿瘘的原因,如该组异位肾伴异位输尿管开口患者，由于异位肾体积较小厚层扫描（10 mm）容易误诊为孤独肾（尤其只有CT平扫时），并且输尿管开口异位至阴道，盆腔扫描范围位置较高（仅扫描至膀胱底层面）时不宜观察异位输尿管开口情况；评价肾功能的残存情况；评估损伤程度等，该组资料中的外伤患者肾断裂及肾包膜下血肿、肾周积液等均能很好地显示，有利于评价肾损伤的程度。

排泄期MSCTU的时间选择也是重要问题，由于尿瘘发生的原因及肾功能的不同，对比剂排泄的时间有很大的差别，该组资料也显示对比剂完全充盈肾盂输尿管的时间从数分钟到数小时不等，最长达3.5 h；对比剂的良好排泄有利于瘘口的显示，正确把握排泄期的扫描时间具有重要意义。

是否可以根据皮质期肾皮质的强化程度（如CT值）或皮质期髓质期肾皮质变化程度（如CT值的变化）来估算对比剂的排泄时间还有待于进一步研究。

本病诊断的难点在于肾排泄功能较差的患者对比剂无法充分充盈肾盂、输尿管、膀胱而输尿管又无明显扩张时对比剂外溢或输尿管走行及开口位置就不能很好地显示，加之部分患者病情的原因也不能无限制的延长延迟期的扫描时间。

3. 鉴别诊断　尿瘘需要与肾炎性疾病（如肾盂肾炎、肾结核等）合并肾周间隙积液、肾外伤所致包膜下积液以及单纯性腹膜炎等鉴别，尤其是无对比剂充填时，尿囊肿与炎性积液很难鉴别，结合病史及适当延长延迟增强扫描时间有助于明确诊断。

第二节　泌尿阴道瘘

1. 发病机制　泌尿生殖瘘虽不致威胁生命，但严重影响患者的精神健康。其病因主要为医源性损伤。Kriplani等（2005）报道34例生殖瘘中，产科因素占41.2%，妇科手术占32.3%，其他占9%。发展中国家产科因素占多数，发达国家妇科手术占多数。

2. 临床表现　泌尿生殖瘘中膀胱阴道瘘占大多数，其他还有输尿管阴道瘘、尿道阴道瘘、膀胱子宫瘘等。一组4例泌尿阴道瘘，2例为子宫切除术造成的，1例由剖宫产术造成，1例无手术史，为盆腔长期慢性感染自发形成。如无禁忌证，瘘管越早期修复则成功率越高。

2. 影像学研究　泌尿生殖瘘的诊断主要依赖影像学检查。该组中例1在行MSCT尿系造影检查前曾行静脉尿系造影检查，见膀胱后方充盈对比剂的囊袋状影而诊断为膀胱憩室，X线片密度分辨率低及影像重叠是造成误诊的主要原因。MSCT尿系造影的高分辨率及其强大的三维后处理功能可提供瘘管多项信息，从各个角度直接显示瘘管及其两端的结构。

（1）直接征象：MSCT尿路造影直接征象首先是生殖道出现对比剂聚集，尿路内对比剂泄漏，提示异常通道存在。该组4例静脉注入对比剂后阴道内均有对比剂异常聚集，提示泌尿阴道瘘存在。例1逆行膀胱造影时阴道内并无对比剂充盈，提示膀胱与阴道间不存在交通；而静脉注入对比剂后阴道内出现对比剂滞留，说明在膀胱以外的尿路与阴道间存在交通。

其次是显示瘘管具体位置及其两端连接的结构，从而明确瘘管类型。3例膀胱阴道瘘表现为充盈对比剂的膀胱、阴道间可见细窄交通，例2、例3在膀胱后上壁与阴道前穹隆之间形成瘘管，此为妇产科手术易损伤的区域；例4的瘘管位于膀胱后壁与阴道前壁之间。

输尿管阴道瘘表现为输尿管内对比剂外渗至膀胱以外的区域聚集，直接或间接与阴道相通。例1为左侧输尿管下端与阴道后穹隆区域存在多条细长瘘管。

再次，MPR可从不同角度显示同一解剖部位，明确显示病灶及解剖结构间的复杂关系，同时进行瘘管径线的精确测量。3例膀胱阴道瘘的瘘管都非常细窄，径线均在4 mm以下，静脉尿系造影、膀胱镜、阴道镜、超声等无法测量瘘管径线。

（2）间接征象：MSCT尿系造影主要间接征象是平扫时扩张的阴道内充满水样密度影，该组4例均可见此征象。膀胱阴道瘘患者无尿管插入时膀胱内可见空气征象或气-液平面，为气体经阴道、瘘管而进入膀胱。该组只有插尿管的病例3膀胱内有少量气体，而未插尿管的例2、例4膀胱内并无气体，分析原因可能为瘘管细小，阴道内气体不易进入膀胱；当瘘管较大时，膀胱内可有气体及气-液平面出现。输尿管阴道瘘因膀胱不与外界有异常交通,故其内一般无气体影。例 1 膀胱内少量气体为经尿管进入。

文献报道输尿管阴道瘘因有输尿管梗阻,其上方肾盂、输尿管多有扩张积水,扩张的终端常暗示病因所在。例 1 却未见上尿路积水现象,分析原因可能原因为:①病程较短(不足 1 个月);②输尿管下端注入阴道处引流通畅。其左侧输尿管下端阴道后穹隆处局部向后上方呈囊袋状膨隆,可能是大量尿液引流使阴道局部发生扩张,起到暂时贮存尿液功能。此外,MSCT 尿系造影还可显示瘘管周围情况,瘘管周围常有炎性反应,易造成与周围组织的粘连。

MSCT 尿系造影安全、无创,可直接显示瘘管,定位及定量准确,可为制订手术计划提供信息,临床应用价值高。

第七章 输尿管疾病与影像学检查

MRU对输尿管疾患的诊断如下。

1. 确定尿路是否扩张 行MRU时，健康人的输尿管常不能显示或呈细线状。如显示输尿管扩张，管腔超过5 mm或肾小盏正常杯口消失呈模糊的圆形或圆球状，可认为有梗阻存在。

MRU显示尿路扩张和梗阻与排泄性尿系造影、CT相同。一组病例按管径扩张的程度分为轻度（5~10 mm）、中度（11~20 mm）、重度（21 mm以上）。

扩张程度与病因有直接关系，先天异常者多为重度扩张，占85.49%（41/48例），重度扩张也见于输尿管结石完全性阻塞者，其他病因较少呈现重度扩张。而良性狭窄和外在性病变所致梗阻多不严重，表现为轻、中度的输尿管扩张。

2. 梗阻水平的定位 梗阻水平可分以下6个部位：输尿管肾盂交界处、近端输尿管、远端输尿管、输尿管膀胱连接处、膀胱部、前列腺部。

有时根据梗阻水平和范围可推测其病因，输尿管结石梗阻常限局于3个生理狭窄处。输尿管远端和膀胱癌常延伸或浸润，可涉及2个区城。

3. 梗阻原因的定性 引起尿路梗阻的病因多而复杂，分梗阻性和非梗阻性（又称动力性梗阻）。原因包括管腔狭窄性、腔内梗阻性、先天发育异常、腔外压迫性、神经肌肉紊乱和其他病变。单侧性梗阻的病因主要为管腔狭窄、腔内梗阻和先天发育异常。双侧性梗阻主要以腔外压迫、管腔狭窄、神经性膀胱为主。

MRU不仅可了解输尿管扩张的程度和部位，而且可以显示病变的直接征象和间接征象。

（1）间接征象包括肾脏本身的形态、腹膜后和盆腔肿块的信号、尿路毗邻关系、椎管内病变、神经性膀胱等。

（2）直接征象为：显示狭窄段的形态，是移行性狭窄还是突然狭窄；梗阻端输尿管周围的异常，包括水肿和肿块性病变，所谓软组织“边缘征”，代表水肿的输尿管壁，是输尿管结石的特征，多见于肾绞痛发作72 h内的患者。主要表现于输尿管近段、中段和远段结石，而输尿管膀胱连接部的结石，因为该处被膀胱壁所包围，不能显示“边缘征”。

腔内肿瘤的特征显示为管壁结节状充盈缺损形成的偏心性或不规则狭窄，局部有中等信号的软组织肿块。而良性狭窄性病变多呈移行性狭窄，无此征象。先天性狭窄者突然性狭窄多见，梗阻端呈空虚状，梗阻端以上输尿管显著扩张，其下方输尿管不易显示。以上特征的显示为诊断与鉴别诊断提供了有价值的依据。

第八章　输尿管梗阻性病变

第一节　急性输尿管梗阻时的肾脏及肾周间隙

1. 分类及临床表现

(1)输尿管结石及输尿管的扩张:当急性输尿管结石嵌顿时,其上段输尿管内的压力升高,输尿管扩张,同时嵌顿处的输尿管黏膜水肿,黏膜下层炎性细胞浸润并累及浆膜层,CT图像上观察到结石处输尿管管壁边缘模糊。

输尿管的神经分支主要为来自 $T_{10\sim12}$ 节段及 $S_{2\sim4}$ 节段的肾动脉丛、主动脉丛、上腹下神经丛及下腹下神经丛,大多数伴随血管伸入输尿管的肌壁。上述神经为混合性内脏神经,对直接刺激敏感,对输尿管腔内压力升高感觉较迟钝,但当结石的边缘较光滑,嵌顿处的输尿管黏膜水肿及炎性改变较轻时,梗阻处的输尿管区绞痛不明显。因此也可解释有些病例少有输尿管区绞痛的原因。

(2)肾盂、肾盏扩张和肾窦水肿:正常肾脏肾盂内压力接近于零,梗阻或者返流可使压力升高,肾盂及肾盏扩张。肾积水的严重程度取决于梗阻的时间、部位及阻塞程度。

急性输尿管梗阻时,患侧肾盂及肾盏内的压力急剧升高,肾盂及肾盏扩张、积液,当肾盂、肾盏内的压力继续上升时,多余的尿液便会通过肾盏穹隆破裂进入肾窦内或者通过肾乳头反流至肾小管进入肾实质内,通过肾盂静脉及淋巴结引流减压。在压力低时,潴留的尿液进入淋巴管引流;压力高时,潴留的尿液外渗至肾实质、肾窦并进入静脉引流减压。

肾窦为肾门进入肾内的腔隙,充以肾盂、肾盏、肾血管及脂肪并且与肾周间隙内的脂肪间隙相连续。肾盏的穹隆部较薄弱,当压力急剧升高时容易破裂,尿液可由此进入肾窦内,并在肾窦内的脂肪层内自由流动,且可沿着肾血管间隙到达肾被膜下积聚;当外渗的尿液突破肾被膜时,便会进入肾周间隙。

肾脏的淋巴主要位于(肾窦)肾小管周围、肾被膜下及肾周脂肪层内并与肾被膜下淋巴管相交通,多数回流至主动脉旁淋巴结,最后进入下腔静脉。所以外渗的尿液最终通过淋巴管及静脉引流来减压,当上述引流与尿液外渗失衡时,肾脏及肾周间隙水肿发生。在CT平扫照片中,肾窦内脂肪难以与肾实质区别,尤其在发生水肿时,均表现为肾实质部分的增厚,只有当液体积聚在肾门处的肾窦内时,才能在CT扫描时发现。因此,在有些观察研究果中,只有部分病例CT发现患侧肾窦水肿性表现。如果在监视屏上应用窗技术再调节图像,有的病例可将肾窦内脂肪与肾实质区别开来,这对于观察肾窦水肿十分有利。

(3)肾实质、肾被膜水肿:肾盂、肾盏内压力升高,尿液会通过肾乳头进入肾小管并进一步逆流进入肾实质,而且,肾窦内的液体也可由肾血管进入肾实质,甚至进入肾被膜下,从而在CT图像上显示肾脏增大、密度降低、边缘模糊的影像学表现。一组26例患者的研究中发现18例患侧肾脏有此表现,增大的肾脏牵引肾被膜引起腰部疼痛、肌肉麻痹或者压痛并可伴有恶心、呕吐等消化道症状。

(4)肾周间隙(包括肾周脂肪、桥隔、肾筋膜)水肿:肾周间隙内的脂肪组织与肾窦内的脂肪相连续,肾窦内的外渗尿液在到达肾被膜下后会通过桥隔或者突破肾被膜进入肾周间隙内;同样,反流入肾实质内的尿液也会突破肾被膜进入肾周间隙。而进入肾周间隙内的液体可通过桥隔引流至肾前后筋膜,使肾脏前后筋膜增厚、肿胀。因此急性输尿管梗阻时肾周间隙水肿,桥隔、肾被膜及肾前后筋膜的增厚肿胀,其实为肾脏引流减压的结果。

对于肾周间隙内容物的组成,放射学家和解剖学家普遍认为单纯充填以脂肪,液体会在其内自由流动。Feldberg(1983)最早观察到肾周间隙内的充填物除脂肪外,还有一些起源于肾被膜连接肾筋膜的肉柱或者起源于肾被膜前层连接肾窦周围的一些纤维束。但是 Kunin 等(1986)通过自己的观察,发现肾周间隙脂肪层内还充填了一些交叉分布像栅栏样的纤维薄片而非 Feldberg 所说的肉柱或纤维束,并将这些纤维薄片命名为桥隔。

在正常情况下,CT 扫描难以发现桥隔的存在,而当肾周间隙水肿时桥隔在脂肪组织的比衬下才得以显示。Kunin 等(1986)认为桥隔在肾周间隙内的走行有 3 组:从肾被膜连接到肾前后筋膜;只与肾被膜相连且与肾脏表面平行;与肾前后筋膜相连。桥隔的作用主要是缓冲肾脏压力,引流液体、脓液及尿液至肾被膜下及肾窦处并通过淋巴管回流。

Boridy 等(1999)根据肾周间隙内的液体引流的远近不同所致的不同 CT 表现判断梗阻的严重程度:肾积水,肾被膜下液体积聚;肾积水,桥隔增厚肿胀,脂肪层内出现斑片状影;肾积水,桥隔增厚肿胀,脂肪层内出现斑片状影,同时肾前后筋膜增厚肿胀。

2. 鉴别诊断　肾周间隙的水肿性改变并非急性输尿管梗阻的特异性现象,当患者有局部外伤、慢性肾盂肾炎、急性肾脏感染、肾肿瘤或者邻近器官病变(如胰腺炎等),肾周间隙也可能出现上述 CT 征象。因此,当急腹症患者 CT 扫描发现肾周间隙水肿性改变时,应询问病史,并注意观察是否有相关 CT 征象:肾脏或肾周间隙高密度出血影(外伤出血);双侧肾脏实质厚薄不均,表面凹凸不平(慢性肾盂肾炎);肾脏局部肿大,密度降低(肾脓肿、肿瘤);胰腺肿胀、边缘模糊及胰周肾旁前间隙水肿渗液。

当上述病史及 CT 征象不确切时,应考虑肾脏和肾周间隙的水肿性表现可能为输尿管结石导致急性输尿管梗阻所致的间接征象,除积极寻找输尿管结石直接征象之外,还应继续向下行下腹及盆部 CT 或超声检查。一些输尿管下段结石病例因此得以证实。

第二节　自发性输尿管破裂

1. 发病机制　自发性输尿管破裂多与输尿管的急性梗阻有关,病因可为炎症、结石、肿瘤、肾盂输尿管先天性狭窄等,其破裂发生的机制比较复杂。临床症状与裂口的位置和病因有关。

2. 临床表现　主要临床表现为急性发作的腰腹部疼痛、腹膜刺激症状,可伴有恶心、呕吐,少数患者出现血尿、脓尿。一组研究的 2 例患者破裂口均在输尿管上段,与基础病变有一定距离。

3. 影像学研究　对比剂外溢是诊断输尿管破裂的主要依据,传统诊断方法包括 B 超、排泄性尿系造影和 CT 尿系造影。尿系造影可显示对比剂溢出输尿管达肾周,但在一般 X 线设备,常因错过最佳摄影时间而难以显示破口的位置,如能电视监视造影过程,则可能清楚地观察到溢出对比剂的部位;电视监视下逆行尿系造影可弥补一般造影的不足,但患者痛苦大且存在逆行性感染的危险性,当泌尿系统完全梗阻时导管无法通过会导致检查失败。

MSCT 增强后延迟扫描或排泄性尿系造影后扫描,对诊断本病具有极大优势。薄层扫描及图像后处理能立体、直观、清晰地显示肾脏、输尿管和膀胱的解剖形态,不仅能发现输尿管的破裂位置、外渗尿液积聚的囊腔,还能提示破裂的原因和病变部位。

一般认为在 CT 平扫显示肾周类似水样低密度时,应警惕有无输尿管破裂的可能,怀疑时应选择 MSCT 增强扫描。

第三节　子宫内膜异位症(左输尿管下段)

患者,女,21 岁。左侧腰部阵发性疼痛 2 d。未向他处放射,无发热、尿急、尿痛及肉眼血尿,疼痛可自行缓解。外院彩超示:左肾积水、左输尿管上段扩张,膀胱左后壁实性团块。

CT:左输尿管下段扩张;左输尿管近膀胱开口部结节状密度增高,突向膀胱,性质待定;子宫、直肠无明显异常(图 5-8-1)。

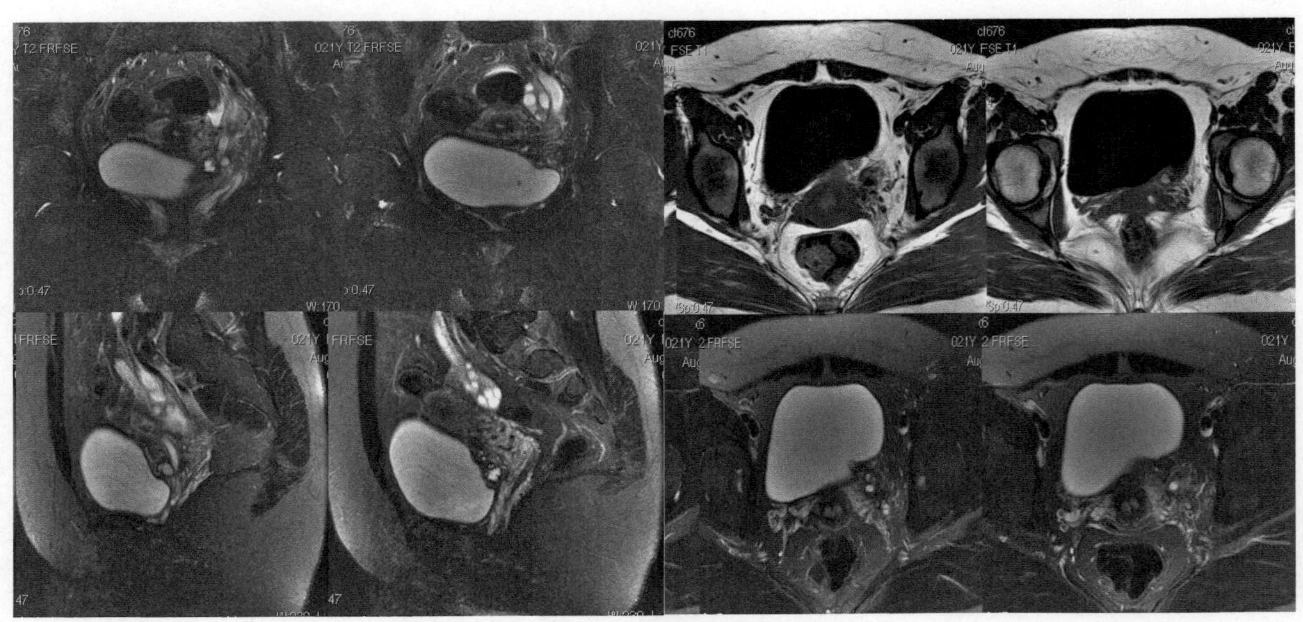

图 5-8-1 子宫内膜异位症(左输尿管下段)

手术所见:沿扩张的左侧输尿管向下寻找,于膀胱输尿管交界处触及肿物,质硬,与周围组织粘连,打开腹膜,探查肿物与腹膜内脏器无明显粘连。

病理诊断:子宫内膜异位症(左输尿管下段)

第四节 诊断陷阱

可能导致输尿管梗阻误诊的一些情况有:继发于肠肉芽肿病的输尿管梗阻。肠肉芽肿性疾病可伴存泌尿系统疾病,梗阻性肾积水有时出现,典型表现为输尿管远端 1/3 变尖、狭窄伴近侧输尿管与肾积水。此类肉芽肿性疾病可能通过侵犯腹膜后和输尿管周围组织,造成水肿及输尿管梗阻。鉴别诊断应包括腹膜后淋巴组织浸润与特异性输尿管周围纤维化。

众所周知,输尿管结石可为回肠炎症的并发症,但它以其绞痛和典型的 X 线征象而与本症区别。

伪似输尿管异常的输尿管正常扩张:在排泄性尿系造影时,众所周知,输尿管上 2/3 扩张为成人的正常表现,Kaufman 等(1981)发现此现象同样出现于正常儿童。该作者回顾 1 000 例儿童正常排泄性造影片,发现此类扩张见于大约 1/3 正常儿童,考虑为髂总动脉交叉于输尿管处的压迫所致。扩张见于右侧占 55%,左侧 15%,双侧 30%。在总人数中 37.5% 有扩张。前后位照片比后前位出现扩张为多。膀胱扩张与输尿管扩张关系不明确。

输尿管与髂总血管交叉可产生“梗阻”,严重者可误诊为狭窄、结石。左、右侧扩张出现率不一致解释为髂血管不对称及双侧输尿管与骨盆边缘的毗邻关系的差异。

第九章　输尿管癌及其相关情况

第一节　原发性输尿管肉瘤样癌

肉瘤样癌是一种较少见的癌和肉瘤样成分混合于同一瘤体内的恶性肿瘤，可发生在全身许多部位，但以上呼吸道、肺、乳腺和肾常见。原发性输尿管肉瘤样癌临床上极少见。近年来随着免疫组织化学及电镜等新技术的应用，有关肉瘤样癌的文献报道逐渐增多。

病理上肉瘤样癌需与癌肉瘤鉴别。有作者提出：当有免疫组织化学或电镜条件，肉瘤结构纯间叶表达无上皮表达或形态特点，癌又很明显时，诊断为癌肉瘤；当肉瘤样结构有上皮表达或结构特点时，不管癌成分有无，诊断为肉瘤样癌；无免疫组织化学及电镜条件时，光镜下有明确的癌和肉瘤样成分之间的移行过渡，诊断为肉瘤样癌，否则，诊断癌肉瘤或癌伴肉瘤样成分化生。

肉瘤样癌的病理特点：肿瘤中所谓间叶样成分同时对 CK 及 Vimentin 呈阳性表达并且癌与肉瘤样区有移行。原发性输尿管肉瘤样癌恶性程度极高，临床及影像学上缺乏特征性改变，术前定性困难，须依靠病理确诊。

有作者报告一例原发性输尿管肉瘤样癌，临床主要表现为无痛性全程血尿，与常见的泌尿系病变表现相同，不具有特征性。影像方面的特征为：CT 像上病灶呈软组织肿块，广泛填塞下段输尿管，并侵犯输尿管周围组织、髂外动脉及髂静脉，与另外作者报道的病例在 CT 及手术所见大致相仿，但其病灶主要位于输尿管上段，而该例病灶却位于输尿管下段，并突入膀胱内。原发性输尿管肉瘤样癌临床少见且恶性程度极高，临床、影像诊断均无特异性，与输尿管移行细胞癌、癌肉瘤鉴别困难，在工作中应引起重视。

第二节　局灶性输尿管囊肿伪似癌肿

Axman & Brunsting(1971)报告 1 例在逆行尿路造影时发现局灶性输尿管囊肿伴存 2 个固定于输尿管壁上的局限腔内缺损，在病变的下方可见输尿管扩张和杯状充盈缺损。

该作者认为，在一个腔内病变之下的局限性扩张，并非如以往 Bergman 等(1961)所述为癌肿的特异性征象，它也可为良性输尿管囊肿所引起。

第三节　右输尿管下端癌，中 - 低分化鳞状细胞癌伴坏死

患者，男，59 岁。反复全程无痛性血尿 8 d 入院。门诊彩超提示右输尿管下段低回声区性质待定，考虑血块？实性占位？遂以右输尿管占位，右肾积水收治住院。

影像资料见图 5-9-1。

手术所见：顺右输尿管往下逐渐分离出右输尿管下段肿瘤，继续钝、锐性分离右输尿管下段肿瘤，直至完整切除输尿管下段肿瘤，同时一并切除肿瘤侵犯的右输尿管口旁部分膀胱壁；于右输尿管中段切断，4 号线缝合 1 针作为标记；将

右输尿管下段及肿瘤送术中快速病理检查,病理回报输尿管肌层见癌巢浸润,遂决定行右输尿管癌根治术;完整切除右侧肾脏、右输尿管中上段。

病理检查:冰冻及常规病理,右输尿管下段肿物切除标本,管腔组织一块,长 5 cm,直径 0.4~0.9 cm,距一切缘 1.0 cm,距另一切缘 0.8 cm 处管壁增厚,可见一模糊结节,直径约 2.5 cm,切面灰白,质中。冰冻病理诊断:右输尿管下段肿物切除标本,镜下可见输尿管壁肌层有癌巢浸润,有待常规石蜡及免疫组化检测进一步探讨癌肿类型。常规病理诊断:右输尿管下段肿物切除标本,镜下可见中低分化癌组织,穿透输尿管壁肌层浸润至管壁外纤维脂肪组织,并可见癌组织侵犯输尿管壁血管及神经组织,送检该段输尿管两端切缘均为阴性,待做免疫组化检测进一步明确癌肿类型。

免疫组化检测:阳性, CK5/6, p63, CK(H), CK(P), CK7(部分+), EMA(小灶+), Ki-67(+,约 45%);阴性, Vimentin, p53, CK20, Villin。免疫组化诊断:右输尿管下段肿物切除标本,结合免疫组化检测结果及组织学图像,诊断为中-低分化鳞状细胞癌伴坏死,癌组织穿透输尿管壁肌层浸润至管壁外纤维脂肪组织,并可见癌组织侵犯输尿管壁血管及神经组织,送检该段输尿管两端切缘均为阴性。

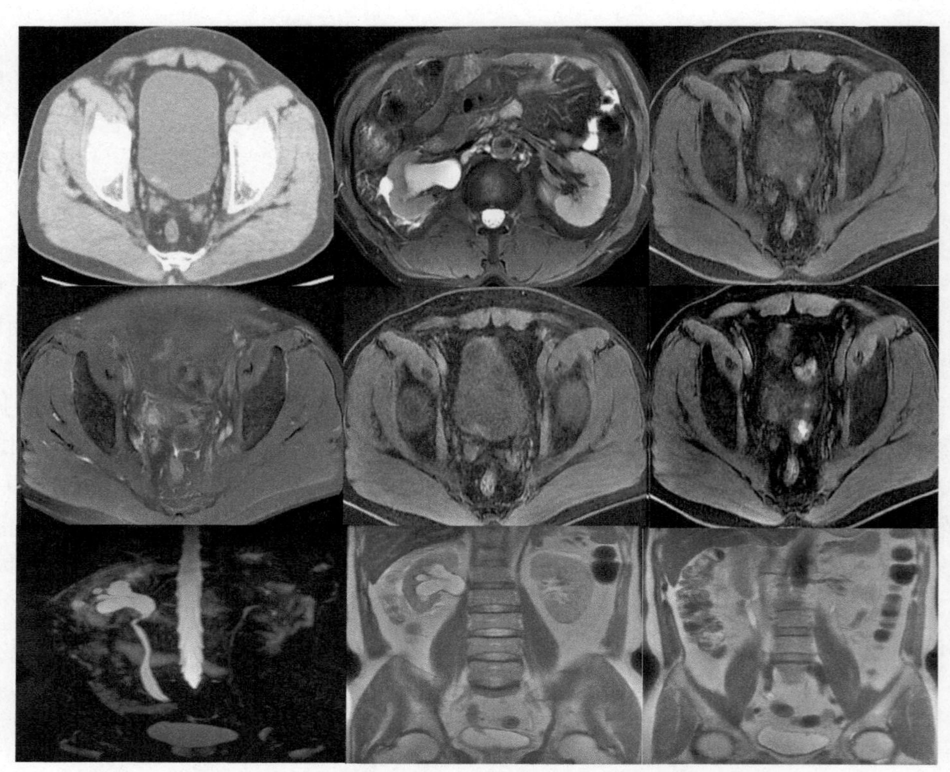

图 5-9-1 右输尿管下端癌,中-低分化鳞状细胞癌体坏死

第四节 原发性输尿管癌及输尿管息肉

原发性输尿管癌及输尿管息肉是较少见的输尿管占位性病变,临床诊断困难,尤其对不合并结石的输尿管息肉与腔内肿块型输尿管癌的影像鉴别诊断更为困难。

1. 输尿管息肉 输尿管息肉是输尿管非上皮良性肿瘤,临床少见,约占输尿管肿瘤总数的不到 1%,多发生于 20~40 岁男性,多位于输尿管上 1/3 段,病程长。其主要症状为腰痛、无痛性间歇性全程肉眼血尿,偶有肉样组织自尿道外口脱出。

输尿管息肉病因尚未完全明了,可能与梗阻、创伤、慢性炎症、激素紊乱和发育不良等有关,也有作者主张输尿管息肉为先天性疾病。有学者认为由于结石较长时间在局部输尿管壁嵌顿,引起慢性阻塞与刺激,使输尿管发生炎性增生;也有作者认为由于输尿管息肉引起输尿管梗阻积水,诱发结石。因此,临床上多见输尿管结石合并息肉的报道,而单纯输尿管息肉则少见报道。

一组27例输尿管息肉患者平均年龄为36岁，12例为单纯输尿管息肉，15例为输尿管结石合并息肉。该研究MSCT轴位增强扫描图像清晰显示了输尿管息肉的强化特点。多平面重建、曲面重建、螺旋CT尿系造影清晰显示了病变的部位、形态，其影像学表现为梗阻部位输尿管腔内软组织密度影，可伴发高密度结石，外壁光滑，与周围结构分界清晰，梗阻部位以上输尿管及肾盂不同程度扩张积水，延迟扫描即输尿管内充盈对比剂时，病变显示最清晰，在高密度对比剂的衬托下呈低密度结节。延迟期最大密度投影三维重建亦清晰显示双肾功能情况。有的病例腔内息肉较小，且合并管腔炎性狭窄，可误诊为输尿管癌。

2. 原发性输尿管癌 原发性输尿管癌占泌尿系肿瘤的1%~2%，近年来报道有增多趋势，可能与检查手段增加、诊断水平提高有关。本病好发于中老年男性，多为单侧发病，多见于输尿管下段。患者临床主要表现为无痛性肉眼血尿、腰痛和肾积水。大多数输尿管癌为移行细胞癌。病理上输尿管癌的生长方式有3种：突入腔内生长、沿管壁生长、管壁增厚浸润，大的浸润向腔外形成肿块。

一组33例患者的研究中，输尿管癌的螺旋CT表现也分为3型，腔内软组织肿块22例，管壁增厚型5例，腔外肿块型6例。平扫图像上可见癌肿区局限性增粗或（和）不规则软组织影，密度多较均匀，增强扫描软组织肿块和增厚的管壁多有不均匀明显强化，峰值位于静脉期，平均强化幅度42.5 HU，延迟期显示为管腔狭窄、腔内充盈缺损或（和）局部不规则突然截断，肿瘤纵向侵犯的范围多明显大于横径，宽窗观察延迟期图像有利于对微小病变的显示。有的肿瘤强化不明显，考虑为血块；有的腔内型肿瘤边界清晰，强化明显，误诊为息肉。

（3）关于CT鉴别诊断：从以上二者的螺旋CT表现可以看出，螺旋CT增强扫描及三维后处理技术清晰显示了二者的病变特征。输尿管息肉多表现为腔内软组织肿块，多合并输尿管结石；而输尿管癌可突入腔内生长，沿管壁生长，管壁增厚浸润，也可形成腔外软组织肿块，合并结石少见。由此可见对于腔外肿块型输尿管癌与输尿管息肉的鉴别并不难，对于合并结石的输尿管息肉与输尿管癌的鉴别也很容易，但对于腔内肿块型输尿管癌与不合并结石的输尿管息肉之间的鉴别困难。一些作者认为，主要应依靠多期增强扫描来鉴别。输尿管息肉的强化高峰位于平衡期，而输尿管癌的强化高峰位于静脉期，输尿管息肉的强化幅度大于输尿管癌。另外，需结合患者的发病年龄，临床表现综合考虑才能提高诊断的准确率。

综上所述，螺旋CT多期增强扫描及后处理技术对输尿管癌和输尿管息肉的诊断及鉴别诊断有一定价值。但由于该组病例较少，一些鉴别要点尚待大宗病例进一步研究证实。从该组资料初步总结分析看，螺旋CT多期轴位图像结合多平面重建、曲面重建及螺旋CT尿系造影重建图像，一次扫描能较完整地提供输尿管癌及输尿管息肉多方位、全面的信息，为二者的临床诊断及鉴别诊断提供重要依据。

第五节 左侧输尿管浸润性尿路上皮癌

患者，女，58岁。体检发现输尿管反流入院。

手术所见：在导管引导下调整输尿管镜方向，顺利进入输尿管管腔内，插入输尿管镜约22 cm，见一息肉样肿物，表面光滑，血管丰富，呈类圆形，大小约0.9 cm × 0.8 cm，根部于输尿管前壁，基底稍宽，与输尿管黏膜明显粘连，继发进镜至肾盂。

病理检查：左侧输尿管肿物切除标本，软组织一块，体积3.5 cm × 2 cm × 1 cm，似管腔内有一息肉样肿物凸出，切面灰白半透明，质韧。常规病理诊断：左侧输尿管浸润性尿路上皮癌，3.5 cm × 2 cm × 1 cm，高级别，浸润至浆膜外纤维脂肪组织。注：部分肿瘤细胞形成腺样结构，肿瘤间质中见黏液样物质，提示可能有腺性分化，待免疫组化进一步分型。

左肾及左输尿管及部分膀胱壁切除标本：左肾体积10.5 cm × 6.5 cm × 4.5 cm，输尿管上段近肾门处膨大呈囊性，沿肾门切开，输尿管上段及肾盂上段扩张，充满尿液，肾实质厚0.5 cm，肾髓质厚1.5 cm，部分区域因尿瘤留，肾实质受压萎缩变薄。另外游离输尿管一段，长12 cm，切面管腔直径0.1 cm。常规病理诊断：左肾肾盂扩张，肾盂黏膜慢性炎，部分肾实质轻度萎缩，肾实质少量慢性炎细胞灶性浸润；左输尿管残端及游离段黏膜慢性炎症。免疫组化检测：阳性：CK7（+++），CK20（+），Muc-2（+++），CK（L）（++），CK（H）（++），EMA（++），E-Cad（+++）；阴性：CA125，PLAP，Syn，

CgA，Vim。免疫组化诊断:左侧输尿管浸润性尿路上皮癌，伴腺性分化及黏液分泌,其他情况参见常规组织学报告。

影像资料见图 5-9-2。

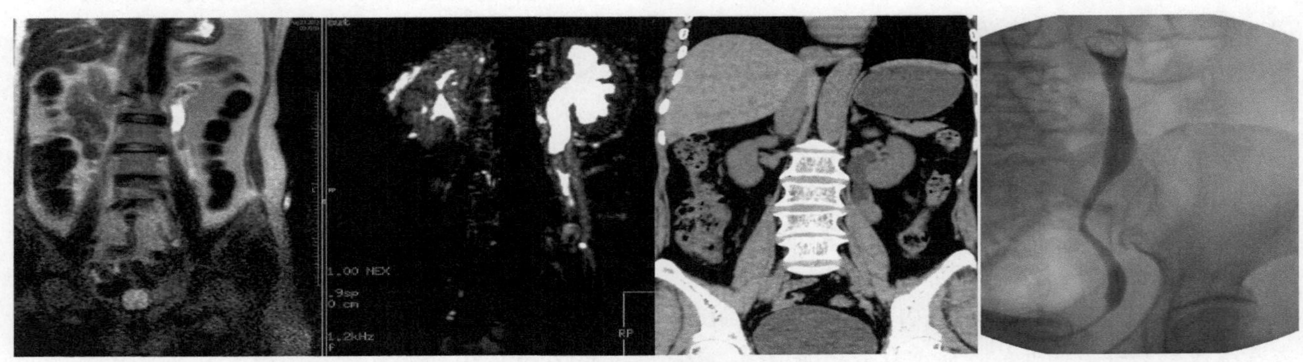

图 5-9-2　左侧输尿管浸润性尿路上皮癌

第十章 输尿管癌以外的输尿管肿瘤

第一节 误诊为迷走血管压迫的输尿管多发性息肉

输尿管多发性息肉致肾盂重度积水实属罕见。有作者报告一例经手术病理证实者,可见右肾门下方输尿管黏膜皱襞粗大、迂曲、堆积,形成多个乳头状隆起,致使管腔狭窄,以致堵塞;造影片表现为肾盂、肾盏重度积水,其输尿管交界处下方见一段5 cm长的输尿管粗细不一致,内有串珠样圆形或椭圆形充盈缺损,此种表现与迷走血管压迫肾门、输尿管交界处形成的狭窄透明带极为相似,故将之误诊为迷走血管压迫输尿管。

回顾该病例可汲取的经验教训是:从形态学表现仔细分析,因发生于输尿管内的多发性息肉呈现串珠样圆形或椭圆形,管腔粗细不一致,密度不均匀,形成横"S"形粘连扭曲带状透X线阴影。

而迷走血管压迫肾门下方输尿管形成狭窄,透X线阴影系外压性,不引起管内充盈缺损与粗细不一致的改变。尤其是在逆行造影时迷走血管压迫输尿管常表现为截断面线样透明带影,称之为压迫带。这是两种病变迥然不同的X线表现。

第二节 输尿管的瓣膜

这是相当少见的异常情况。首先由Wolfler(1989)在新生儿与胎儿尸体解剖中发现,其临床意义为输尿管梗阻的一个可医治的原因。Albertson & Talner(1972)复习文献只报告18个狭窄(17例),左侧7例,右侧9例,双侧1例。输尿管下端瓣膜9个,上端5个,中段4个。性别差异不明显,年龄6个月至68岁。发病原因迄今不明,学说甚多,不一一赘述。只有4例在术前诊断出来,余均为手术时才做出诊断。Wall & Wachter(1952)提出区别真性输尿管瓣与假性瓣(或黏膜瓣),认为确定真性瓣膜应具备下述标准:①解剖学观察输尿管黏膜的横行皱襞含有平滑肌纤维束;②瓣膜以上输尿管呈梗阻性病理改变,瓣膜以下正常;③无机械性或功能性梗阻的其他征象。

第三节 输尿管内翻性乳头状瘤

泌尿系内翻性乳头状瘤为一少见良性肿瘤,输尿管内翻性乳头状瘤更为罕见。

Potts & Hirsl(1963)第1次报道并命名为内翻性乳头状瘤,约占泌尿系统肿瘤的2.2%。内翻性乳头状瘤绝大多数发生于膀胱,尤其是膀胱颈部、三角区及两侧输尿管口周围。内翻性乳头状瘤无论发生在上尿路还是下尿路,其发生学、组织学及治疗方面无明显差异。

本病术前诊断困难,临床以肉眼血尿与腰酸、腰痛为多见,也有的患者无明显症状,一例患者以腰腹部胀痛为先发症状。内翻性乳头状瘤为一良性病变,病理上很少见到核形异常和有丝分裂象。呈单中心性,很少复发,但也有部分内翻性乳头状瘤与其他泌尿道恶性肿瘤并发,尤其是移行上皮细胞癌。

Kyriakos(1989)认为内翻性乳头状瘤与移行上皮细胞癌的发生是机体对致癌因素的不同反应。该例患者的肿瘤病理发现核分裂象,因此考虑内翻性乳头状瘤伴局部恶变。

本病应与移行性上皮癌相鉴别,因组织发生学上的同源性,术前鉴别困难,病理上后者大体呈绒毛乳头状,表面无正常移行上皮被覆,肿瘤细胞多见异形性及核分裂象,并常侵犯肌层。泌尿系内翻性乳头状瘤的治疗以手术为主,此前由于对本病的认识太少多误诊为移行性上皮癌而进行不必要的彻底切除——肾、输尿管和部分膀胱切除。现一般认为其为良性肿瘤,故多采用输尿管镜下切除,但因其组织学上的潜在恶变性,术后随访十分重要,定期复查,尿脱落细胞学检查,膀胱镜检查是本病不可或缺的术后随访手段。

第四节 少见病例简介:输尿管恶性纤维组织细胞瘤

恶性纤维组织细胞瘤是中老年最常见的软组织恶性肿瘤,好发于四肢深部、躯干及腹膜后等处。多数学者认为恶性组织细胞瘤来源于原始未分化的间质细胞,具有广泛的增殖分化能力,其病理形态多样,分为席纹状多形型、黏液型、巨细胞型、炎症型和血管瘤型5个亚型。病理免疫组织化学显示,AAT和ACT阳性,Vim和HHF-35也可表现为阳性,其中席状波纹结构为恶性组织细胞瘤特有的病理特征。泌尿生殖系统恶性纤维组织细胞瘤十分少见,发生于输尿管的恶性纤维组织细胞瘤更少见。泌尿系统恶性纤维组织细胞瘤起病隐匿,早期难以发现,临床以血尿和腹部疼痛为主要症状。

影像学研究:软组织恶性纤维组织细胞瘤组成成分复杂,主要由成纤维细胞和组织细胞组成。相关文献报道,软组织恶性纤维组织细胞瘤影像学主要表现为:CT平扫肿块密度与正常肌肉组织密度相类似或稍低,边界清楚,瘤体较大时中央常伴坏死,呈低密度,若病灶内同时出现团块状或弧形钙化,有助于本病诊断。

MRI平扫T_1WI上呈等信号,T_2WI上肿块信号与肿瘤细胞内纤维细胞和组织细胞组成比例有关,若肿瘤组织纤维细胞含量较多,与周围肌肉组织相比肿块呈等信号、低信号,反之肿瘤组织富有细胞性,则呈稍高信号,因此,T_2WI信号强度反映了病理的改变。若肿瘤合并出血,T_1WI、T_2WI上常呈高低不均的混杂信号;增强扫描肿块呈不同程度强化,病灶内可见未强化区。另外,肿瘤易侵犯周围组织器官。

一例输尿管恶性纤维组织细胞瘤影像学表现与上述报道基本一致,其特点为:肿块较大,边界分叶状,境界清楚。软组织肿块密度与周围肌肉基本相同,MRI T_1WI呈等信号,与周围肌肉信号基本一致,抑脂T_2WI呈稍高信号,略高于周围肌肉信号,病灶内见坏死灶信号;CT增强扫描病灶动脉期及静脉期呈不均匀轻度至中度强化,延迟扫描强化降低。肿块侵犯膀胱,周围淋巴结转移。该例同时合并输尿管破裂,可能由于输尿管下段梗阻,上段压力增高,在外力作用下破裂,引起腹膜后积液。

第五节 输尿管乙状结肠吻合术后发生结肠癌

Princenthal等(1983)报告3例输尿管乙状结肠吻合术后发生结肠癌,并指出此问题在X线文献上尚未得到适当的重视。此种情况禁忌用钡剂检查,因为钡剂可能返流进入肾脏,同时带入粪质,而导致纤维化与肾功受损。

第六节 误诊病例简介:输尿管血管瘤与移行细胞癌

血管瘤多好发于肝、脾等血管丰富的器官和组织,较少发生于中空性器官,而发生于输尿管者更少见。输尿管血管瘤发生于间叶组织，可能与胚胎时中肾管形成过程中发育异常有关，很少累及黏膜，内外肌层呈分离状态。输尿管血管瘤起病隐匿，最常见的症状为偶有肉眼血尿。一例患者临床上尿常规镜下潜血试验阳性。排泄性尿系造影和逆行尿路造影是泌尿系常规检查方法，超声对输尿管血管瘤诊断价值不高；MRI 优于 CT 及超声。

该例术前 CT 误诊为移行细胞癌，主要是忽略了病灶“渐进性强化”这个血管瘤共性的特点。输尿管血管瘤与移行细胞癌鉴别困难，二者均可表现为输尿管充盈缺损或局限性狭窄，

局部管壁僵硬，近端输尿管扩张和肾积水。但一般输尿管血管瘤尿路梗阻症状较轻，病灶少有向输尿管腔内发展。

本病还应与以下疾病鉴别：①输尿管阴性结石，易发生于输尿管生理狭窄处，结石下方的输尿管呈“萎陷”状，上方的输尿管明显扩张，界限分明；②该例引起的梗阻则在病变上、下方管腔均扩张；③输尿管结核性狭窄：多继发于肾结核，输尿管可缩短、硬化，病变范围较长；该例病变范围短，腔内可见尚光滑的充盈缺损；④输尿管息肉：输尿管内可见条带状柔软光滑的充盈缺损，其形态似“蚯蚓”，且位置随着输尿管的蠕动而变化，即所谓的“蚯蚓蠕动征”，具有特征性。该例充盈缺损位置形态无变化。

第十一章　输尿管先天异常和发育变异

第一节　输尿管开口异位及误诊分析

1. 胚胎学　正常情况下,原始输尿管芽向头侧移,中肾管从它发生部位向尾侧移,如果原始输尿管芽与中肾管分离障碍,原始输尿管向头侧移异常,引起比正常位置低,形成异位输尿管。输尿管芽另一端膨大侧发育成肾盂、肾盏及肾小管等集合系统,并能促进肾脏正常发育,故输尿管发育异常也常累及肾脏发育。

输尿管开口异位患者绝大多数为女性。输尿管异位可发生于单个肾,但是大约 70% 的异位输尿管合并完全的肾盂、输尿管重复畸形,多发生于上位肾,少数患者发生于发育不良的异位肾。女性患者的输尿管开口异位多位于尿道外括约肌远端,如尿道、阴道及前庭等处。男性患者的开口异位多位于后尿道、精阜等处。此外,泌尿生殖系统两者在胚胎发育上却具有密切的联系。二者的主要器官,即肾和性腺等均起源于间质中胚层。如果胚胎发育早期,输尿管蕾未开口于膀胱三角,而持续与中肾管相连,并与同侧米勒管相结合,则形成阴道异位输尿管,并因米勒管受到牵制,无法往中间移动,形成双套生殖道。

2. 临床表现　输尿管开口异位的临床表现因男女性别而不同。女性患儿输尿管开口异位多位于尿道外括约肌远端,如尿道、阴道及前庭等处。故多数患儿既表现为正常分次排尿,又有持续性滴尿,由于异位开口的输尿管口常狭窄,相应的输尿管迂曲扩张,而所引流肾段又常功能不良,尿量少。平卧时少量尿液可暂时储存于扩张的输尿管内,表现为体位性、间隙性滴尿。一组 21 例患者的研究中, 14 例女性患者均表现为出生后不自主漏尿。男性患者因男性前尿道是由泌尿生殖窦发育而成。输尿管不会开口异位于尿道外括约肌的远侧部,常开口异位于后尿道、精阜等处,无漏尿症状。因此女性因异常漏尿,比男性易被发现,临床发现女性患者多于男性患者。男性多因泌尿系感染及上尿路梗阻症状就诊。该组 7 例男性患者主要表现为发热,腰痛来就诊。部分患儿常被误诊为其他疾病,延误诊治。先天性异位输尿管排尿于直肠,极为少见。此类病人常伴输尿管的其他先天异常,诸如输尿管重复等。如临床与 X 线检查疑及本症,在靛胭脂红静脉注射以后,应注意检查粪便,在做出正确诊断时尤其必需。

3. 影像学研究　超声通常是首选的筛查泌尿系统畸形的方法,无痛、无辐射,实时成像,可提供泌尿系统的清晰结构,灵敏度高和不受肾功能的影响,无碘过敏、无逆行感染的危险,无损伤,可重复性强,而且价格便宜,对及时发现泌尿系统畸形有重要意义。输尿管开口异位畸形往往合并其他畸形, B 超容易误诊和漏诊。

一组 17 例患者行超声检查,仅 1 例双肾盆腔异位并右侧输尿管开口异位于阴道,超声检查诊断与手术相符,其余 16 例误诊或漏诊。

泌尿系统 X 线平片 + 排泄性泌尿系统造影可以特异性地确定梗阻的部位,以及确定病人是否有集合系统重复畸形和输尿管囊肿。是发现重复肾、输尿管最常用和可靠的方法。重复肾均位于正常肾之上,较小且发育不全,呈“管状”如同输尿管的延长部分。在分析重复肾的排泄性尿系造影图像时,可观察到如下情况:双肾盂单输尿管及双肾盂部分双输尿管,上下位肾显影满意,上下位肾及输尿管无积水扩张征象,可为输尿管开口在膀胱位置正常原因。重复肾伴输尿管开口异位,重复肾伴输尿管囊肿时,易导致明显的尿路梗阻和巨大肾积水,致重复肾不显影或显影较淡的密度增高影并压迫正常肾脏移位，易误诊为肾上极占位性病变。排泄性尿系造影受限于物理特性，对发育不良的肾脏和异位引流的输尿管诊断准确率有限。

一组研究的 7 例患者行尿系 X 线平片 + 排泄性尿系造影检查，4 例异位肾并输尿管开口异位，其中 3 例因肾及输尿管不显影，误诊为肾阙如，1 例误诊为肾发育不良。

CT 密度分辨率高，可提供更优越的解剖细节，增加诊断特异性。诊断肾阙如、肾发育不良、肾旋转不良及多囊肾发有不良准确性高于排泄性尿系造影、超声、肾核素显像，并能及时发现并发症。该组 13 例行 CT 检查，仅 3 例输尿管开口异位做出诊断，6 例重复肾中 1 例误诊为左肾区囊性肿物，4 例异位肾显示 2 例。该组 21 例均行 MRI 检查，19 例输尿管开口异位及其合并的肾畸形和生殖系统复杂畸形均明确显示。1 例因输尿管开口异位于膀胱颈部，与膀胱相通，而误认为开口正常；1 例左肾先天性发育不良并输尿管异位开口，因输尿管未见显示而漏诊。手术前后诊断符合率为 90.5%。一些作者指出，当患儿因出生后不自主漏尿或 B 超、排泄性尿系造影、CT 等检查不能显示复杂畸形时，或需要反复重复检查时，MRI 因其多方位成像，尿液形成天然对比而不需要对比剂就可很好显示尿路，并且无辐射，对于小儿，如果怀疑尿路先天性异常可直接选择 MRI 检查以明确诊断。

对于重复肾发育不良、积水、发育不良的异位肾、有输尿管巨型扩张，平扫不能明确显示输尿管与膀胱、尿道的关系，或者输尿管内尿液少，平扫没显示，可行动态增强检查，明确重肾与正常肾的关系，重复输尿管与正常输尿管、膀胱及生殖道和尿道的关系，以及明确异位的肾脏发育情况，异位肾的输尿管与膀胱和生殖道、尿道的关系。这些对于确定治疗方案有重要意义。

第二节　先天性异位输尿管排尿于直肠

先天性异位输尿管排尿于直肠极为少见。此类病人常伴输尿管的其他先天异常，诸如输尿管重复等。如临床与 X 线检查疑及本症，在靛胭脂红静脉注射以后，注意检查粪便，在做出正确诊断时尤其必需。

第三节　先天性巨输尿管

先天性巨输尿管，亦称为输尿管失弛缓。可分为反流性、梗阻性和特发性，包括各种继发性和原发性病变。但其确切病因不详，可能是一种丧失或缺乏蠕动、张力的输尿管。

1. 临床表现　发病多呈双侧性，男性多于女性。临床症状为尿频、脓尿、血尿、腰痛或合并结石，或无症状。

2. 影像学研究　随着影像学检查技术的发展，先天性巨输尿管在临床上并不十分少见。

巨输尿管的影像学表现：双侧输尿管扩张，以盆腔段最为明显；输尿管全程显影，排空延迟。对比剂可在输尿管内保持几个小时（结石的原因之一）而不排走。受累输尿管可表现为近膀胱处常有短段持续狭窄而至输尿管膀胱壁段显示不清或不显示。

在缺乏 CT 和 MRI 等先进设备的基层医院，如何利用传统的尿系造影来显示肾、输尿管全程的解剖形态，以明确诊断是十分必要的。有作者介绍利用双剂量（也可用大剂量）对比剂，耐心地利用延时摄片时间（解压后 30 min、50 min、90 min，最后 124 min 摄片），不仅显示了左侧输尿管扩张的全貌，同时还显示出输尿管末端的狭窄，从而明确了诊断，既减少了患者的痛苦，也节省了患者的费用。

第四节　输尿管膨出（输尿管囊肿）病例

患者，女，25 岁。于 1 周前无明显诱因发现尿道外口肿物，肿物为紫色球形，伴尿频、尿急，无肉眼血尿，无恶心、呕吐等不适。

影像资料见图 5-11-1。

手术所见：右侧输尿管口位置可见一大小约 4.0 cm × 3.0 cm 囊肿，活动度尚可。汽化电切囊肿，至黏膜下层，未穿透膀胱壁，囊肿内部可见右输尿管开口，观察喷尿正常，电切见囊肿内两个结石，其直径分别为 0.8 cm，1.0 cm，予以冲洗膀胱，取出结石。

病理检查：灰白灰褐色碎组织一堆，总体积 2.0 cm × 1.5 cm × 1.0 cm。病理诊断：送检囊壁样组织，内衬尿路上皮，符合"输尿管囊肿"，局部尿路上皮增生，可见少数 Brunn 巢及腺样结构，伴间质显著出血。

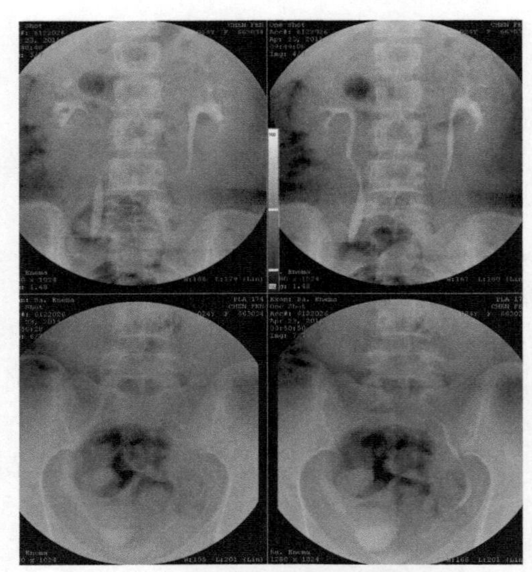

图 5-11-1　输尿管膨出（输尿管肿胀）

第五节　输尿管的某些发育变异

婴儿输尿管近侧的横行皱襞　近端输尿管的横行皱襞是婴儿的正常发育变异，为正常胎儿输尿管弯曲的存留。表现为输尿管上段的多发性细线状横行充盈缺损，但输尿管并不扩张，更无梗阻。在排泄尿系造影片上，婴儿输尿管上段常有一螺旋形表现，大多数情况下，这迂曲的表现是由于薄细的横行皱襞，这些横行皱襞是输尿管壁整个厚度向内凸起，考虑这是正常胚胎输尿管迂曲的持续存在。

Kirks 等（1978）介绍在常规小儿尿系造影时，常可见此类迂曲，表现为婴儿近侧输尿管的不规则的线状透光区，上尿路它处无异常。这些多数性薄细的边界清楚的横行透光条影凸入输尿管腔，常在肾盂、输尿管连接处或恰在其下方。它们常仅累及输尿管周径的一半，有时只见于输尿管的一侧，有时它们环绕输尿管腔，导致输尿管上部螺旋状迂曲。该作者报道一例解剖证实为正常输尿管壁的凸入。他再回顾 100 例婴儿（2 岁及其以下）正常尿系造影且无膀胱、输尿管反流者，此类螺旋状输尿管的发生率在新生儿最高（75%），在 2 岁较低（11%），至少有一例起初见到横行皱襞，以后追踪再造影未能再见到。

此类输尿管皱襞的最详细描述为 Ostling（1942）关于肾积水的发生的论文中，该作者研究了 250 例胎儿输尿管，所有标本取自众多的新生儿和婴儿的不同发育阶段，以逆行注药（thorotrast）输尿管铸型技术镜下切片研究，在大体解剖和组织学两方面观察皱襞。发现在所有胎儿（早到 4 个月胚胎），新生儿 37/40，所有小于 1 岁的 10 例婴儿均见此皱襞，该作者认为这是正常发育结构，假定胚胎性皱襞发育障碍可能是肾积水发生的一个重要因素。以往有学者（Wolfler，1877；Englisch，1879）也曾作过与此类似的观察。

2. 输尿管环　Dure-Smith & Edwards（1981）在常规尿系造影中，发现一种以往未曾报告过的输尿管的环形压迹，报告 22 例共 24 个环，此环为中心性狭窄，索带状缺损，一般只见于输尿管上 1/3，为非梗阻性狭窄，在某些病例只是暂时性狭窄（8/24）。该组病例中，女性占优势（18/22），2 例（男女各一）此环为双侧性，且为持久性。20 例单侧病例中，右侧为 12 例。

该作者考虑输尿管的肌肉发育和最终的一致走行方向，认为此环多属发育变异的范围，它可以没有梗阻或存在梗阻，在没有梗阻者，皆为外侧压迹，见于胎儿输尿管和输尿管环；存在梗阻者，包含肾盂输尿管连接处梗阻，输尿管瓣膜和原发性巨大输尿管的无力的节段。

第六节　一些诊断陷阱

有时，在腹盆部正位X线片上，偶尔凭借肾周围脂肪或(和)输尿管周围的脂肪，不用造影也可见到某侧的一段输尿管。正常情况下，活体的输尿管蠕动，常显示出输尿管扩张和收缩，造影照片所见为一刹那曝光所得，前后照片图像常有差异，这是正常的生理情况，不应误认为异常表现。正常输尿管的蠕动可引起输尿管远端显示小的充盈缺损，蠕动波过后，该影自然消失。输尿管的形态可随呼吸而变化，在呼气相和吸气相所见输尿管的表现常有不同。

老年人髂动脉扩张可造成输尿管远段向外侧和前方偏离。有作者注意到，在俯卧位照片，可见输尿管假性异位，此时，膀胱内的对比剂靠重力流向头侧，下沉在前穹隆，三角区为不混有对比剂的尿液所充盈，远端输尿管延伸至膀胱下。再行仰卧位片，上述表现完全消失。正常女性盆腔输尿管的不对称性，常见一侧输尿管远端向内侧偏离，为正常变异。

第十二章　输尿管其他疾病

第一节　输尿管结石误诊简介

一、淋巴结钙化酷似输尿管结石

在1965年我们曾见一例中年男性病人,因右腰痛行尿系造影,发现右侧尿路轻度积水,右输尿管中上段较对侧明显扩张,扩张段下端恰有一卵圆形致密影,该影纵轴与输尿管走行一致,位于右坐骨棘平面上方2 cm处,经双曝光照片见该影与输尿管动度一致。

再作逆行肾盂造影,右侧输尿管插管至该致密影处受阻,注入对比剂造影所见与尿系造影所示一样,右尿路仍见轻度积水。遂收住院行手术取石,术中见坐骨棘上方右输尿管外形呈局限性梭形膨胀,扪之为一黄豆大硬块,切开该处输尿管,见腔内无石,为腔外物凸入腔内引起梗阻,慢慢细心剥离腔外硬块送病理,诊断为结核性淋巴结钙化。这是十分少见的病例,当时的技术条件不可能在术前正确诊断,而今21世纪,则可采用CT增强扫描横断该层面,区分管腔内和管腔外结构,三维重建后,钙化的形状、位置则看得更为清楚。

二、MSCT成像技术对输尿管微小结石的临床应用价值

实验组结果提示微小结石检出数随扫描层厚的减小而增多。扫描层厚越薄图像对比越好,结石显示越清晰。MSCT图像质量优于单层螺旋CT相同扫描层厚所得到的图像。MSCT 5 mm和10 mm层厚扫描分别以0.625 mm和1.25 mm重建所得的图像,其质量及其显示出的结石数与相应直接薄层(0.625 mm和1.25 mm)扫描所得的结果完全一致。

输尿管结石95%为阳性结石,腹部X线平片多可明确诊断,但对小结石或阴性结石,常规腹部X线平片由于分辨率低,肠道准备欠佳以及呼吸伪影的影响常常漏诊。有资料表明,传统X线显示结石的阳性率仅60%。临床上对疑有输尿管阴性结石或微小结石的患者,诊断还需行B超及尿系造影检查,有时需行逆行尿路造影检查,给患者带来不便。

B超对于输尿管结石的检出率具有很大的局限性,主要是由于肠气的干扰,微小结石在超声像上常表现为阴性而漏诊。一组资料中,35例输尿管结石腹部X线平片均为阴性,而B超仅检出23例25个,漏诊12例15个结石。

单层螺旋CT虽然较腹部X线平片、排泄性尿系造影、B超对泌尿系结石的诊断有优势,但对输尿管微小结石的检测也存在一定的困难。单层螺旋CT无法进行容积扫描或由于扫描时间过长,仅能显示肾盂、输尿管的断面。由于检测结石的扫描范围较大(一般从肾上极至耻骨联合上缘),因而单层螺旋CT多采用10 mm层厚,但常规的10 mm层厚轴位图像因部分容积效应常常漏诊微小结石。而超薄层扫描,如1 mm或2 mm,则明显增加辐射剂量和扫描时间,对患者不利。

与单层螺旋CT相比较,MSCT具有更优越的性能,可以较好地解决这些问题。研究表明:扫描层厚越薄,微小结石检出率越高,单层螺旋CT各层厚扫描检出率与MSCT相应层厚扫描检出率虽无明显差异,但MSCT图像质量较单层螺旋CT相应层厚图像高,且MSCT 5 mm、10 mm层厚扫描分别以0.625 mm、1.25 mm薄层重建所得的图像与其相应0.625 mm、1.25 mm直接薄层扫描图像对小结石的显示率完全一致,这主要是因为MSCT有微体素成像技术及先进的重建技术作保障。

该组35例临床怀疑输尿管结石的患者,MSCT

以层厚10 mm扫描仅发现结石或结石可疑29例，6例阴性。10 mm层厚扫描数据经1.25 mm薄层重建后，35例均明确诊断为微小输尿管结石，检出率为100%。该组临床结果与实验研究结果相符合。

临床工作中可以采取MSCT 10 mm层厚扫描，利用薄层重建获取图像，既可以保证对小结石的检出率，又可以缩短扫描时间，并可以减少患者的辐射剂量。因而在临床中，对于有泌尿系结石症状、体征，相关实验室指标怀疑泌尿系结石，而腹部X线平片、B超或单层螺旋CT扫描阴性者，应进行MSCT扫描。

另外，在显示结石引起输尿管梗阻方面，MSCT有明显的优越性。MSCT图像重建和排泄性尿系造影虽然都可以显示全尿路情况，但排泄性尿系造影检查方法相对复杂，分辨率低，对于小结石或阴性结石以及肠道准备欠佳者诊断较困难，且在重度积水肾功能受损时影响输尿管的显示；而MSCT重建图像为三维立体图像，空间和软组织分辨率高，且消除了骨骼、肌肉及腹腔脏器的影响，可以准确显示输尿管的梗阻及其部位，还可以通过断层及MPR图像较直观地显示结石，并且其重建立体图像可以任意方向旋转，更加清晰显示结石的形态和位置，可检出透过X线的阴性结石，如尿酸、胱氨酸、磺嘌呤结石。

Oren & Kane（2000）对112例尿路结石患者采用B超、排泄性尿系造影、单层螺旋CT检查，诊断敏感率依次为79%、52%和94%。该组35例结石患者，MSCT均明确诊断，准确率为100%，明显优于其他检查方法。

MSCT还有一个优势在于它不需要对比剂，在平扫薄层重建的基础上，通过曲面重建即可显示结石及梗阻的输尿管，从而可判断有无积水及积水程度，其机制在于高密度的结石与低密度梗阻扩张尿液形成了良好的对比。但这种方法无法对患侧肾功能进行评价。

增强延迟扫描图像最大密度投影输尿管成像构成CT尿系造影。CT尿系造影除可以诊断微小结石及判断输尿管积水程度，能多方位、多角度观察结石位置及清晰显示全程尿系立体图像外，还可同时评价患侧肾功能。这种重建方法的缺点主要是费用的增加及存在对比剂过敏的危险，同时对于重度肾积水，肾皮质非薄而增强不显影者效果不佳。

MSCT可清晰显示整个尿系与磁共振尿系造影（MRU）相仿，但MRU对输尿管梗阻病变的诊断有一定限度，其对梗阻端形态的观察欠佳，对梗阻原因做进一步诊断存在一定困难，一些小结石易被高信号的尿液掩盖，同时对腔外的解剖结构显示欠佳。MSCT输尿管重建不易遗漏较小结石，并且可同时观察腔内外改变。

综上所述，MSCT相对于单层螺旋CT的优势主要集中在以下3个方面：扫描速度较单层螺旋CT快，可一次屏气下大范围容积扫描，患者接受的照射剂量较低。而单层螺旋CT扫描时间较长，对于不能长时间屏气患者难以一次扫描完成检查；MSCT可采用常规10 mm扫描，进行薄层重建，且其影像重建技术克服了单层螺旋CT重建伪影大的缺点，获得的图像较单层螺旋CT更清晰；MSCT计算机后处理软件功能更强大，不但图像重建方法较多，而且重建速度较快，极大地方便了操作人员对图像进行多种方式重建，为临床提供更多的参考信息。

三、性腺静脉之静脉石类似中段输尿管结石

静脉石最常出现在盆腔，比较容易诊断。Berlow等（1979）报告一例右侧卵巢静脉盆腔上段的单个静脉石误诊为输尿管中段结石。前后位和斜位照片（排泄性尿系造影时）见该小圆而致密的阴影与输尿管行程相符，诊断为未引起梗阻的输尿管结石，再延迟照片，见该影位置不变。手术见它粘连于右输尿管前壁。遂切除静脉石，去除粘连，松解卵巢静脉。性腺静脉在盆缘之上，在两性它走行相似，右卵巢静脉和睾丸静脉走行头侧恰在腰大肌和输尿管之前，引流进入下腔静脉或偶尔进入右肾静脉。这些静脉在左侧者较长，但其走行类似，连接于左肾静脉。性腺静脉可有瓣，其外为腹膜覆盖，性腺静脉与输尿管之间的紧密毗邻关系，导致这些血管的改变经常累及输尿管，这也解释了有时在排泄性尿系造影看到的输尿管的血管性压迫。性腺静脉的静脉石并不少见，在3个月中该作者就积累了一例手术证实者和8例推测的病例。此类静脉石一般用造影则可将其与尿石分开，必要时可应用CT或逆行肾盂造影显示该影是否位于输尿管内。

四、尾样征在输尿管结石与静脉石鉴别中的价值

Boridy等（1999）对216例急性腹痛或可疑肾

绞痛病人行螺旋 CT 平扫检查,分析“尾样征”的 CT 表现,进而对“尾样征”在输尿管结石与静脉石鉴别中的价值进行评价。全部 CT 图像按照钙化在输尿管腔内、钙化缘晕轮征、近端输尿管及收集系统扩张、输尿管周及肾周水肿、肾体积增大等表现, 102 例急性腹痛病人诊断为输尿管结石症,且经过排泄性尿系造影和逆行尿路造影以及排出结石证实。

因髂嵴以上输尿管中、上段走行区静脉石很少,且与输尿管结石鉴别不成问题,该作者只对其中有盆腔静脉石的 82 例(82/102)进行分析,其中男 48 例,女 34 例,年龄 16~69 岁,平均年龄 33 岁。

从髂嵴到膀胱底输尿管走行区的所有钙化均列入分析对象,其中动脉钙化和子宫肌层钙化因其特征性位置和表现而排除,最后符合标准的共 151 枚钙化,然后将每一枚钙化根据临床表现(急性腹痛、排石史)和影像表现(单层螺旋 CT、排泄性尿系造影、逆行尿路造影)按输尿管结石和静脉石分类,同时对每一钙化进行尾样征评价。

不同厚度和长度的直条状或曲条状软组织密度与钙化区连接或向其延伸为尾样征阳性,直肠膀胱和子宫阴道静脉丛形成新月形软组织影内有钙化亦为阳性。

结果显示, 82 例病人的单发结石无一枚有尾样征, 35 例(35/82)伴有静脉石共 69 枚, 65%(45/69 枚)有尾样征,其中 46%(32/45 枚)有尾样软组织向钙化延伸, 19%(13/45 枚)位于静脉丛中,剩余的 24/69 枚中, 25%(17/24 枚)无尾样征, 10%(7/24 枚)不确定。

该研究结论是尾样征的敏感度为 65%,特异度为 100%。Boridy 等(1999)指出,尾样征作为一种重要征象,当可疑钙化具有尾样征时,强烈提示为静脉石而非输尿管结石。

五、输尿管结石上方和下方的充盈缺损

输尿管结石上方与下方的对比剂柱的充盈缺损与结石的位置及大小有密切关系。位于结石上方的碎屑由细胞、蛋白质及盐类组成,可引起肾绞痛,阻碍对比剂抵达结石,改变病人体位可能使对比剂抵达结石。

结石下方的充盈缺损是由于结石被迫下行所造成的黏膜皱襞的一种炎性水肿反应,而不一定完全是由于痉挛所致。

一些学者研究发现,充盈缺损的出现率直接关系到结石的大小:在结石直径为 6 mm 或稍大者,可见于 22.5% 的病人;结石直径为 4 mm 或更小者,出现率仅 5.7%。

Arnaldsson & Hol mlund(1971)统计 1 000 例排泄性尿系造影中,结石上方充盈缺损见于 22.3% 病例,结石下方充盈缺损见于 9.8% 病例。

六、输尿管结石与边缘征

90%~95% 的结石可在平片显示,仅有少数的尿酸和黄嘌呤结石属透光结石,而 CT 可以显示所有的透光结石,因为即使是透光结石,它的密度也明显高于软组织和血凝块的密度,而且绝大多数结石周围有管壁增厚,表现为同心圆状或偏心状,称为“边缘征”,具有特征性,此征的出现与结石周围的管壁水肿有关,根据研究统计的 90 例输尿管结石中有 73 例显示“边缘征”,占 81%。

远端输尿管结石主要与盆腔内静脉石鉴别,仅有少数静脉石有此征象,一些学者认为结石与静脉石产生“边缘征”的比例是 41:1,≤ 4.0 mm 的结石更容易产生此征象。

我们认为螺旋 CT 检查能够减少小的结石漏诊。另外。一些继发表现如:输尿管、肾积水,肾或输尿管周围脂肪内合并的炎症也有一定的诊断意义。

七、双侧输尿管下段药物性结石

头孢曲松钠在体内不被代谢,50%~60% 以原型从肾脏排泄,40%~50% 由胆系和消化道排出。当血容量减少、尿流速降低以及用药剂量大时,短时间内药物浓度达到高峰,药物阴离子与尿液中阳离子结合形成药物性结合体,继而在输尿管尿液中析出形成结晶体。头孢类药物诱发胆囊结石形成机制可能也与此相仿。

该例患者因静脉滴注头孢类抗生素后出现持续腰痛,随即出现无尿。B 超检查发现两肾盂轻度积水,膀胱不充盈,提示上尿路存在梗阻,但未探及结石。CT 平扫示两侧输尿管第三狭窄处柱形稍高密度影致两肾积水、膀胱无尿,结合病史需要考虑为头孢曲松钠药物性结石致梗阻性无尿。遂急诊行膀胱镜检术,清除白色颗粒状结晶体后放置双 J 管,术后给予抗感染、止血、补液、纠正水与电解质,术后 3 d 查尿基本如常,症状完全消除。

该例输尿管药物性结石 CT 表现：两侧皆有，均位于输尿管第三狭窄处，呈柱形稍高密度影，因此处为输尿管生理性最窄处；因其含钙量低及结构松散，密度不均匀，CT 值不高，与一些作者报道的药物性结石 CT 值相近，远低于尿路结石中 CT 值最低的纯尿酸结石，后者 CT 值为(344 ± 152)HU。

目前，B 超诊断头孢类药物致胆囊结石报道较多。该例患者 B 超检查仅提示上段输尿管有扩张，未发现两侧输尿管下段药物结晶。X 线腹部平片亦未发现异常。由此可见，CT 在诊断输尿管药物性结石中有重要价值。

八、输卵管闭塞环与输尿管结石

硅胶环套在中段输卵管上是一种高度可靠的绝育手段，输卵管被环套住后，因为绞窄和堵塞的联合作用而造成输卵管闭塞从而达到绝育的目的。此环一般为惰性的合成硅橡胶，内含钡盐，外径 3.6 mm，内径 1.0 mm，厚度 2.2 mm。X 线照片时由于投影以及照片的放大因素可使其形状大小有一些变化。输卵管闭塞环可平卧于骨盆之中，紧靠盆腔内输尿管的路径，X 线表现酷似结石。

Spring(1982)指出，X 线照片发现盆腔内有小的环状致密影，当其伴存疼痛时，常提示为输尿管结石或静脉石。不熟悉输卵管闭塞环 X 线表现的医师，可将之误为输尿管结石，或认为是静脉石而忽略。

因此，该作者将输卵管闭塞环作为输尿管结石鉴别诊断时应考虑的一种情况。任何类型的输卵管结扎后都可有间歇性的下腹疼痛，下腹疼痛和出血是输卵管闭塞环的严重术后并发症，有作者报告其疼痛可达到显著、严重或无法控制的地步。

此环在 X 线片上的表现尤如小的圆形钮扣，其中心较小且透光，壁较厚而不甚规则。中心透光的输尿管结石十分少见，但当投照时成角或环中心不与 X 线束垂直时，中心透光区难以显示出来，则更易混淆诊断。此环可被盆腔静脉石包围而被忽略，因为静脉石也常有中央透光区。Mattson(1980)观察到 50% 的妇女都有静脉石，其出现率随年龄增长而升高。动脉钙化是曲线状的，且常形成一不完整的环，很少像输卵管闭塞环那样呈一锐利的边缘。闭塞环的规则的外形与双侧存在有时可帮助其与输尿管结石的鉴别。

第二节　关于输尿管膀胱连接区病变

输尿管膀胱壁内段是连接膀胱与输尿管的特殊部位，称输尿管膀胱连接区，在临床、影像学研究及泌尿系解剖中有重要意义。

有作者对 30 例成人尸体 60 条输尿管观察测量结果显示，输尿管最狭窄处位于膀胱壁内段者占 76.7%，其次位于输尿管盆段者占 20%，位于输尿管腹段者占 3.3%，未见位于髂血管段者。

1. 输尿管囊肿　详见本书 本卷 本篇第十一章输尿管先天异常和发育异常。

2. 儿童膀胱输尿管反流　一些作者报告，膀胱输尿管反流发生率在不同性别、年龄组间差异无统计意义($P>0.05$)。7 岁以后膀胱输尿管反流发生率大幅度下降。0~6 岁患儿膀胱输尿管反流发生率约为 7 岁以上患儿的 2 倍；不同病因引起膀胱输尿管反流的发生率差异有统计学意义($P<0.05$)，非感染因素导致的膀胱输尿管反流发生率明显高于其他因素。儿童膀胱输尿管反流的发生与病因显著相关；儿童膀胱输尿管反流的发生与患儿性别和年龄无明显相关性，但随年龄增长，膀胱输尿管反流发生率有逐渐减低的趋势，在 7 岁时出现分界点。

3. 输尿管膀胱连接区结石并发膀胱充盈缺损　输尿管膀胱壁内段结石不常见，它并发以输尿管口为中心的膀胱内充盈缺损更不多见。

(1)临床表现：输尿管结石是急腹症的常见病因之一，CT 在诊断输尿管结石中的重要作用已有很多报道。输尿管膀胱壁内段作为输尿管下段的一个特殊部位，是输尿管的第三狭窄，该部位发生的结石容易累及膀胱，导致膀胱黏膜水肿和炎性反应，临床表现具有特异性，主要表现为下腹部绞痛或钝痛，向周围放射，伴有会阴部坠胀、尿急和尿频等尿道刺激症状，尿检可见隐血及白细胞。临床上需与前列腺炎、盆腔炎等疾病鉴别。

(2)影像学研究：对输尿管各段最狭窄处内径的比较发现，狭窄程度依次为膀胱壁内段 > 输尿管盆段 > 输尿管髂血管段 > 输尿管腹段。结石从肾盂及输尿管下行，输尿管膀胱壁内段为结石最易滞留的部位，且结石刺激造成膀胱黏膜急性水肿和炎性反应，形成突入膀胱的软组织密度影，CT 图像上表现为以膀胱输尿管口为中心的类圆形或条带状突入膀胱的规则充盈缺损或呈分叶状不规则充盈缺损。

一组研究中 32 例输尿管膀胱壁内段结石并膀胱内充盈缺损，其中 28 例呈“类圆”形或“条带”状围绕在结石周围的规则充盈缺损，4 例呈分叶状不规则充盈缺损，在输尿管膀胱壁内段结石伴有膀胱内充盈缺损阳性者中，69.5% 出现明显的输尿管梗阻征象，主要原因为出现膀胱内充盈缺损更易压迫输尿管口造成急性泌尿系梗阻，部分患者可能出现急性肾功不全。

输尿管结石伴有“边缘征”是诊断输尿管结石的可靠征象。“边缘征”即输尿管内高密度结节边缘环绕软组织密度影。Katz 等（1996）和 Kawashima 等（1997）分别报道了结石所致输尿管水肿而产生输尿管壁增厚形成的“边缘征”。Kawashima 等（1997）只是整体分析输尿管结石与“边缘征”的关系；Katz 等（1996）则将输尿管分成近、中、远及膀胱输尿管结合部进行分析，认为膀胱输尿管结合部结石受膀胱的影响无法准确评估输尿管的水肿情况。

Levine 等（1999）报道膀胱输尿管结合部结石并发突入膀胱内的软组织影是水肿的输尿管末段或膀胱输尿管间襞。

膀胱输尿管结合部，即输尿管膀胱壁内段，是长 15~20 mm 走行于膀胱壁内的输尿管，其为结石好发部位且结石容易同时累及膀胱，导致膀胱黏膜水肿和炎性反应。

一组研究中的 52 例输尿管膀胱壁内段结石患者，经 3~25 d 的成功取石或保守排石，腹痛症状消失并经 B 超或 CT 证实结石排出，其中 32 例伴膀胱内充盈缺损者，可见膀胱内充盈缺损明显缩小或消失。12 例经膀胱镜检查或输尿管镜检查并对膀胱内充盈缺损取材，病理证实为膀胱黏膜充血、水肿并炎性细胞浸润。

膀胱内充盈缺损必然会导致取石或排石困难，因而病程延长，该组中输尿管膀胱壁内段结石伴有膀胱内充盈缺损阳性者平均病程为 10 d，而阴性者平均病程为 7 d。此外，该组中输尿管膀胱壁内段结石伴有膀胱内充盈缺损阳性者结石的平均直径是 4.01 mm，阴性者结石的平均直径是 4.55 mm。

综上所述，输尿管膀胱壁内段结石的膀胱内充盈缺损形成的病理基础是结石所致膀胱黏膜充血、水肿及炎性细胞浸润，输尿管膀胱壁内段结石伴有膀胱内充盈缺损阳性者明显多于阴性者，并且前者的病程明显长于后者。

（3）鉴别诊断：输尿管膀胱壁内段结石伴膀胱内充盈缺损，形态规则者需与膀胱炎鉴别，形态不规则者需与膀胱肿瘤鉴别，尤其在结石较小或含钙成分少时，鉴别诊断更显重要。

膀胱炎：影像表现范围多较为弥漫、广泛，而输尿管膀胱壁内段结石伴膀胱内充盈缺损发生在特定的部位且范围局限。

膀胱肿瘤：多表现为形态不规则的结节状或“菜花”状，易侵犯邻近器官或盆腔，早期的膀胱肿瘤伴钙化与输尿管膀胱壁内段结石伴膀胱内充盈缺损直接征象鉴别困难，需结合间接征象和临床表现，后者临床症状多表现为泌尿系急性梗阻和急性腹痛。

总之，熟悉输尿管膀胱壁内段解剖学特点，正确认识输尿管膀胱壁内段结石伴膀胱内充盈缺损的病理基础及特殊 CT 征象具有重要临床意义。

第三节 关于输尿管位置变化

1. 输尿管向内侧移位 放射科大夫常常需要评价输尿管的走行，以确定其是否移位。

为讨论移位，Saldino & Palubinskas（1972）在 2 年多时间内选择 232 例常规排泄性尿系造影阴性的病例进行观察分析，其内移位的定义是输尿管走行重叠于或位于椎弓根内侧，大多数病例内移平面在第 5 腰椎到第 1 骶椎。该组有 42 例（18%）输尿管重叠于下腰上骶的椎弓根内侧，几近于所有病例皆在右侧，偶见于双侧或左侧，无性别差异。年轻人稍多见。

肾盂输尿管的双侧向内倾斜见于乙状结肠癌或肾盂癌术后，以及其他几个原因。此类情况最容易混淆于特异性腹膜后纤维化时正常输尿管的向内移位。这种移位趋向于较高平面（第 2、3 腰椎平面）且输尿管常呈僵硬状态。结合临床常有助于诊断。

但需记住，输尿管，尤其是右侧，常常出现向内移位，不应将此发育变异错误解释为病理情况。髂腰肌常常引起近段输尿管出现正常的偏曲，仅表现走行变化，但不扩张，更无梗阻。当髂腰肌肥大时，它可使输尿管远段向内侧偏离，挤向中线附近，或（和）向前移位，特别常见于肌肉强壮的年轻人，可为双侧，也可为单侧（有作者报告 2 例经剖腹探查证实者），这是正常变异而非继发于腹膜后纤维化。

髂腰肌肥大不仅影响输尿管的走行，有时还可引起膀胱向内侧移位。

2. 输尿管向外侧移位　早在 1936 年就已经注意到，尿系造影时未见到上部肾脏，就应考虑可能有输尿管重复。如果肾影增大，大到超过重复肾盂、肾盏应占有体积甚多时，则应想到上部肾盂、肾盏及输尿管可能已有梗阻，输尿管移向外侧，而其远端部分则接近膀胱，被复着共同的鞘。可能引起输尿管向外侧移位者主要是重复肾及输尿管，Amar（1971）将此征称作看不见的重覆的征象。其次的原因是恶性肿瘤的推挤。

第四节　输尿管多发性憩室或憩室病性输尿管

输尿管多发性憩室或憩室病性输尿管极为少见，英文文献上迄今仅 20 余例报告。

在尿系造影或逆行造影时，表现为中段输尿管多发性憩室，直径通常为 1~3 mm，多为 50 岁以上男性病人，他们常患前列腺肥大及急性、慢性泌尿系统感染。

鉴别诊断包括输尿管炎性囊肿、结核性输尿管炎、血吸虫病、血管压迫、输尿管闭锁与输尿管息肉。

第五节　诊断陷阱

1. 输尿管不完全充盈可造成的误诊　在排泄性尿系造影或逆行性肾盂造影中，有时输尿管出现不完全充盈，如不认识，则可能导致误诊。输尿管的明显狭窄、充盈缺损、变宽的带状区、扭曲等异常表现都可能是不完全充盈的结果，另外，一个明显扩张的病理性输尿管，如为对比剂不完全充盈，它可呈现为正常影像。为避免此类错误，务必识别不完全充盈的表现，在造影时努力促使输尿管充盈良好。

2. 移植输尿管扭转所致的假性输尿管狭窄　虽然不承认手术并发症是肾移植失败的主要原因，但它仍是一个重要的临床问题。丧失的肾脏 12% 以上是继发于技术问题，最常见的是泌尿系统并发症。输尿管梗阻是一重要的泌尿系统并发症，其原因有不适当的输尿管膀胱吻合，吻合口狭窄，远侧输尿管坏死和（或）纤维化，肾盂输尿管扭结，精索引起的梗阻，输尿管扭转，血块，结石，霉菌球，腹膜后纤维化，脓肿，以及囊状淋巴瘤等。

输尿管扭转因其少见而很少被考虑为输尿管梗阻的原因，它一般继发于手术时旋转位置不当。标准手术中，输尿管的残端是按照输尿管的血管来定方向，通常输尿管走行笔直向下，这有助于输尿管进入膀胱时与肾脏成为一适当的直线。偶尔输尿管血管呈螺旋状向下走行，这样就难以使其成为直线，导致扭转。

输尿管扭转临床表现多样。它可急性发作或慢慢产生，可有持续性肾衰竭或间歇性肾衰，可有或无血尿，症状和体征的严重与否取决于扭转的程度。Rattazzi 等（1974）报道一例移植后 10 个月出现伴存无尿的输尿管扭转，为扭转处血凝块堵塞。Kiser 等（1971）在 220 例移植病人中有 8 例输尿管梗阻，其中 2 例扭转。

Palestrant & Dewolf（1982）报告 2 例扭转显示出独特的征象，首先是在输尿管中段有一狭窄，这是内在性梗阻不常见的部位，因为其他原因所致的输尿管梗阻表现在移植处远侧直至膀胱；其次，在输尿管梗阻处无锐角，尤似肾盂输尿管的扭结或精索引起的梗阻。腹膜后纤维化也可有相似的 X 线表现，但它可见一增厚的纤维性肿块围绕输尿管，可用超声识别出来。对有症状的移植后输尿管梗阻，可首先用超声确定有无肾盂积水、肾周积液或实质性肿块。尿系造影应确定梗阻的部位。没有肾周围积液或肿块伴存的肾盂积水，加上输尿管中段表现狭窄时应想到扭转的可能。

第十三章　脐尿管疾病

第一节　脐尿管疾病

脐尿管,或称脐正中韧带,属腹膜外结构,是膀胱顶部和脐部之间的胚胎期结构,在耻骨后膀胱前间隙疏松结缔组织内经腹横筋膜和腹膜之间穿过,胎儿出生后逐渐退化成为一条从脐部连到膀胱顶端的纤维索。脐尿管疾病非常少见,国内报道约占泌尿系统疾病的 1.6%,且男多于女。脐尿管病变属于少见病例,临床症状有时较隐袭,若不结合其影像学特点,诊断往往有困难,尤其是定性诊断。脐尿管一般出生前即应萎缩、完全闭塞、纤维化而形成脐中韧带。但有时可闭塞不全,尤其是脐尿管下 1/3 段。通常成人脐尿管长 2.0~15.0 cm,直径 8~10 mm,顶部直径约 2 mm。脐尿管管腔的上皮细胞约 70 % 人群完全为移行上皮构成,亦有约 30 % 人群为柱状上皮。脐尿管通常长 5~6 cm,可分为膀胱黏膜内段、膀胱肌层壁内段及膀胱上段。

1. 发病机制　约 1/3 脐尿管残余部与膀胱相通,由于脐尿管下端与膀胱相通,尿液反复返流、刺激,发生脐尿管炎症;上皮细胞脱落、尿酸盐类沉积,与结石形成有关。脐尿管内衬的移行上皮及柱状上皮细胞可在上述原因的刺激下出现肠上皮化生及恶变,具有分泌功能,与肿瘤样病变的形成有关。

Pantuck 等(1997)用单克隆抗体 7E12 H12 制成抗肠上皮蛋白,对 26 例标本做了免疫过氧化物酶测定,证实了脐尿管上皮化生的存在。如脐尿管末端阻塞,就可形成一个巨大囊肿。腺癌发生在脐尿管囊肿,尤其是下端有肠上皮发生处。

2. 病理学分型　依其病理解剖特点和临床表现,脐尿管病变常可分为脐尿管瘘、脐尿管囊肿、脐尿管膀胱憩室和脐尿管癌 4 种类型。

胚胎脐尿管残余持续存在则可以引起不同的临床问题。临床脐尿管异常采用 Fox 分型分为 4 型:如脐尿管仅在脐部未闭则形成脐部脐尿管窦道;若脐尿管近膀胱处未闭则形成膀胱顶部脐尿管憩室;若两端闭合而中间段管腔未闭,由于管壁上皮层分泌液的积聚,管腔扩张而形成脐尿管囊肿;若脐尿管完全不闭锁,则脐部有管道与膀胱相通,有尿液从脐部溢出,合并感染时会有脓性分泌物流出,称为脐尿管未闭或脐尿管瘘,该病治疗不彻底易发生恶变。

Rich 等(1983)将本病分为 5 型,除上述 4 型外,增加脐尿管囊瘘型:即脐尿管中段 1 处或多处未闭,有时向脐部引流、有时向膀胱引流。脐尿管发生异常时,常易合并感染,治疗不妥则反复发作,在此基础上,脐尿管肿瘤的发生率亦明显增高。

3. 临床表现　脐尿管窦和脐尿管瘘多症状典型,临床多可在术前做出明确诊断,主要表现为脐部流水、流脓或漏尿,反复潮湿,经久不愈,腹部加压时脐部排出液量增加。

脐尿管囊肿较小时多无明显临床症状,增大后临床可触及脐下腹部囊性包块,病灶合并感染时可出现发热、局部疼痛等症状。

脐尿管癌早期无明显症状,肿块较大常表现为下腹部肿块,浸润膀胱壁时可出现血尿,少数出现尿痛,尿液内黏液丝状物的出现有一定特异度。脐尿管癌多发生于 40~70 岁之间。

脐尿管各种病变累及膀胱壁时均可出现尿频、尿急、尿痛、血尿等症状。男性多见,约 2/3 为男性。

4. 影像学研究　在近 60% 的儿童盆腔超声检查中,正常的脐尿管残留呈现为膀胱顶部的一低回声区:但在成人,超声检查很难显示脐尿管残留,而常规 CT 图像上则常能观察到。

(1)脐尿管瘘:脐尿管与膀胱相通时,膀胱 X 线造影可见对比剂进入未闭合的脐尿管内,呈管状。

脐尿管与脐周相通时，可经腹壁窦口注入对比剂，观察瘘管的行程、直径。合并感染时，可有轮廓不清。CT 扫描常为脐尿管的横断面相，位于腹壁下，呈环状（图 5-13-1）。

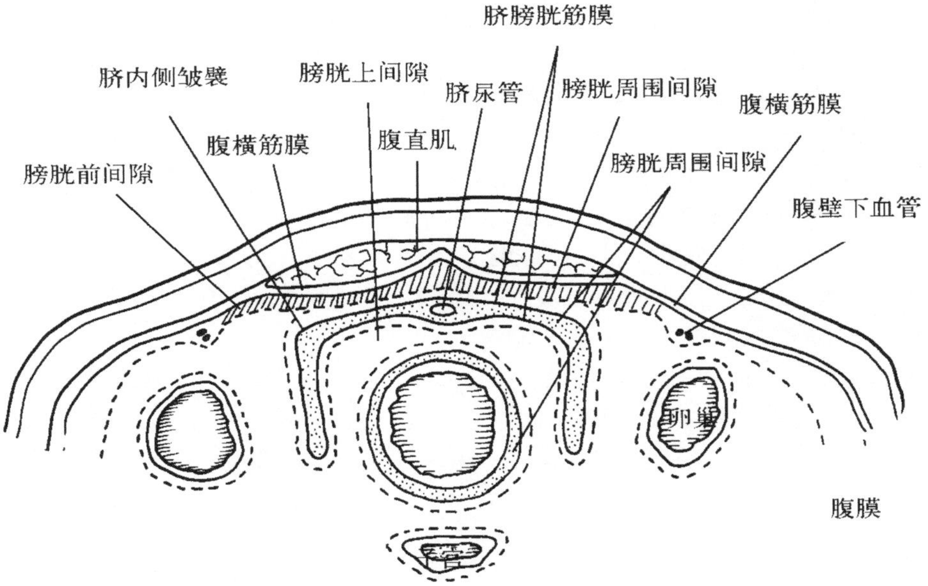

图 5-13-1 盆腔中部横断面线图，显示膀胱及其周围间隙的关系

（2）脐尿管囊肿和恶性肿瘤：囊肿和恶性肿瘤的病变部位大致相同，位于膀胱顶部，沿腹中线或稍偏一侧，紧贴前腹壁后方向脐部延伸，但上端低于脐，下端与膀胱顶部相连。

囊肿内为均匀一致的水样密度，壁锐利，轮廓光滑。恶性肿瘤多为囊实性，可伴钙化或结石。结石多为单发，位于膀胱顶壁前上缘。

囊壁可不规则或分叶状，囊肿壁无强化，而恶性肿瘤的实性部分有明显对比强化。

囊肿较大时，膀胱壁有受压征象，界线清楚。恶性肿瘤常侵犯邻近膀胱壁，使其局限性增厚，肿块亦可突入膀胱腔内生长（图 5-13-2）。

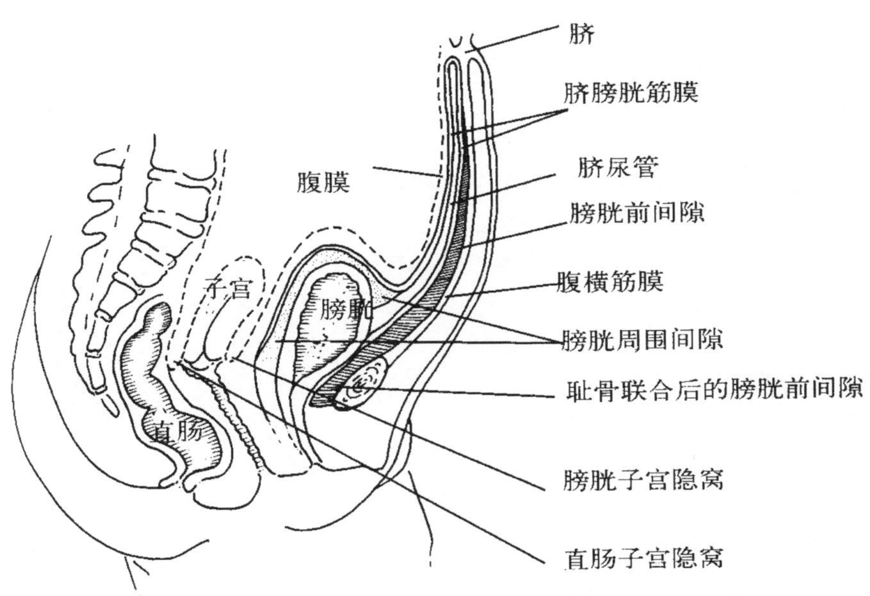

图 5-13-2 正中矢状断面线图，显示膀胱与子宫及腹膜内、外膀胱周围间隙的关系

矢状面重建技术;一组 23 例中，19 例行病变中心层面的矢状面重建,矢状面图像上病变分别位于脐部与膀胱顶壁之间不同部位，5 例显示退化脐尿管痕迹与病变相连,该组术前病灶定位诊断准确率为 88%(21/24),其中 1 处病灶漏诊。

定位诊断中,矢状面重建起到了重要作用,在矢状面图像上多表现为病变连于脐部与膀胱顶壁之间,宽窗宽的图像上部分病例显示与病变相连的退化脐尿管痕迹。而当病灶偏离中线时,斜位重建以及曲面重建图像可弥补矢状面重建的不足。脐尿管与其毗邻结构的关系参见上图 5-13-1,图 5-13-2。

在上述脐尿管囊肿并发膀胱顶部脐尿管憩室形成的病例,应用斜位重建以及曲面重建技术,最大限度地在一帧图片上同时显示两处病灶,表现出解剖结构的连续性。一般认为当怀疑脐尿管病变时,有必要对腹壁中线区域进行多层面重建,尤其矢状面重建。

5. 鉴别诊断

(1)脐尿管癌与膀胱癌:脐尿管癌局限于膀胱顶部前壁,而膀胱癌多发于膀胱三角——膀胱侧后壁,以腔内肿块和膀胱壁改变为主,多呈实性,壁外改变较少。脐尿管恶性肿瘤多合并膀胱炎,肿瘤浸润膀胱壁肌层或穿透膀胱壁而与肿瘤邻近的黏膜多正常,脐尿管见有囊性或实性肿块,可直接侵犯邻近组织。

(2)脐尿管囊肿和脐尿管囊肿癌变:脐尿管囊肿壁薄,外缘光滑,囊肿合并感染时壁呈弥漫性增厚而无壁结节。如病灶呈囊实性,壁厚而不规则,有壁结节且有明显对比强化,有邻近膀胱壁或(和)腹壁浸润者应考虑癌变。

(3)脐尿管恶性肿瘤与前下腹壁中线区肿瘤:良性肿瘤以硬纤维瘤为主,多见于女性,以脐下发生为主,位于腹直肌和腹外斜肌腱膜中，CT 表现为结节状或块状软组织影,密度均匀;恶性肿瘤多为继发性,以肉瘤为主,肿块较大,可出现出血、坏死、液化和囊变,常伴邻近侵犯或远处转移,可找到原发灶。

(4)脐尿管囊肿与卵巢囊肿:前者多见于男性,常位于中线,后者多位于一侧,鉴别困难时,可经穿刺引流后,注射对比剂,观察囊腔与膀胱的关系,以资鉴别。

除上述较常见情况外,还有一些疾病有时也应在鉴别诊断中考虑。

(5)膀胱肿瘤:好发于膀胱后壁,主要表现为腔内肿块,实性,多强化明显。

(6)膀胱炎性息肉:有作者搜集 1 例 CT 表现为腹中线膀胱前壁局限增厚伴带蒂结节灶,术前考虑脐尿管来源,病理证实是膀胱顶部腺性膀胱炎伴息肉形成。

(70 腹壁纤维瘤:多见于女性,以脐下发生为主，CT 表现为结节状或块状均质软组织影,边界清晰,灶周无渗出改变。

(8)腹中线腹壁切口肿瘤种植:一般结合下腹部恶性肿瘤手术史和参考以往影像学检查资料有助于鉴别。

(9)卵巢病变:发病部位多位于双侧附件区,多为囊性,壁薄,可有分隔。恶性者多肿块巨大,可见壁结节,分隔多见。

另外,腹壁的炎性包块、手术或外伤的血肿、腹壁积液等,都需与该病进行鉴别。

本病的影像学检查中,尿路造影、膀胱镜检只能显示局部,对于部分病例定位、定性困难,不易明确诊断;而 CT 检查能明确病灶的形态、大小、范围、密度、部位及其与邻近组织结构的关系,因而 CT 检查可作为本病的首选检查方法，MRI 对本病亦有较高的诊断价值。脐尿管病变由于其特殊的解剖部位,CT 能检出大多数病变并明确其起源,脐尿管囊肿合并感染有时可因类似肿瘤表现而需与脐尿管肿瘤相鉴别。熟悉脐尿管病变的解剖与影像表现是正确诊断的关键。

附:具体病例资料,一组 2/5 例脐尿管囊肿和 2/6 例脐尿管癌术前未能明确诊断。

脐尿管瘘 4 例。表现为含对比剂的管状或索状结构,位于脐与膀胱之间,直径为 0.5~2.0 cm。3 例与腹壁和膀胱均有沟通,其中 1 例合并膀胱直肠瘘;1 例只有腹壁瘘口。其中 1 例合并感染,表现为管状结构口径不一致,轮廓不清。脐尿管囊肿 5 例。CT 表现为与下腹壁相贴的囊状低密度影，4 例稍偏离中线，1 例位于正中线。囊内为水样密度,边界清楚,膀胱受压,最大者 5.0 cm × 4.2 cm。注入对比剂后,囊壁和囊内均无强化。其中 1 例合并有炎症,囊肿轮廓不光滑。脐尿管恶性肿瘤 6 例。CT 扫描均表现为混杂密度肿块,位于腹壁下正中线。3 例肿瘤与膀胱顶上壁脂肪间隙消失,相邻部位膀胱壁增厚,膀胱腔内局部有结节状隆起。注入对比剂后,肿瘤的实性部分强化明显。1 例合并有瘤内结石。

第二节 脐尿管囊肿伴感染病例

患者,男，33岁。脐部红肿疼痛伴流脓10 d入院。体征:脐周红肿、压痛,脐眼可见少量脓性分泌物。

CT:脐周见软组织密度影环绕,呈团块状,中央可见更低密度区, CT值461~606 HU,边缘呈絮状改变,周围脂肪间隙模糊,邻近肠管稍受推压,脐与膀胱见一条索状等密度影相连,边界清楚(图5-13-3)。CT诊断:脐尿管囊肿伴感染可能性大,已有大网膜云集病变区,建议临床进一步检查。

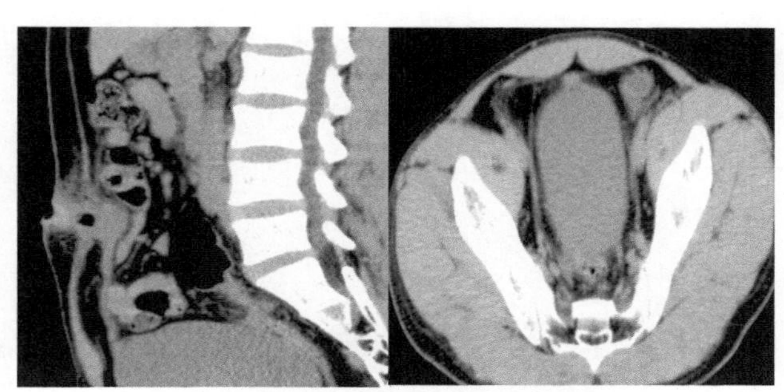

图5-13-3 脐尿管囊肿伴感染

第十四章 膀胱恶性肿瘤

第一节 误诊病例简介:膀胱癌与腺性膀胱炎

患者,男,63岁。尿频、尿急伴下腹部酸痛不适3个月余入院。1月前外院膀胱镜检提示:"膀胱右侧顶后壁滤泡样增生物",活检病理检查提示"腺性膀胱炎,部分上皮异型增生"。

CT:膀胱充盈尚可,底壁不规则增厚,最厚处约2.0 cm,平扫CT值47 HU;增强后动脉期强化,CT值78 HU;静脉期进一步强化,CT值92 HU;延迟期强化稍减低,CT值87 HU。膀胱精囊角存在。CT诊断:膀胱底壁不规则增厚,性质待定,膀胱炎?恶性肿瘤待排,请结合临床。4 d后经尿道膀胱肿物气化电切术所见:膀胱底部、膀胱后壁及部分顶壁遍布大小不等的乳头状肿物,最大者直径为1~2 cm,膀胱壁增厚。

病理检查:膀胱肿物气化电切标本,灰褐色碎组织一堆,总体积3 cm×3 cm×0.6 cm。常规病理诊断:膀胱肿物气化电切标本,初步诊断浸润性癌,待做免疫组化检测进一步协助诊断。免疫组化检测:阳性:CK7,CK(L),CK(H)(灶+),CK20(灶+),p63(散在+),H-cal desmon(血管壁平滑肌+),SMA(血管壁平滑肌+),p53(+,约50%),Ki-67(+,约40%);阴性,Villin,P504S,PSA,PSMA。免疫组化诊断:膀胱肿物气化电切标本,免疫组化检测结果支持浸润性尿路上皮癌。

20 d后腹腔镜下膀胱根治性切除+去带乙状结肠原位新膀胱术。病理检查:膀胱癌根治标本,膀胱浸润性尿路上皮癌,Ⅲ级,大小2.5 cm×1.0 cm×1.0 cm,侵及浆膜层,脉管内可见癌栓,侵及两侧输尿管入口及尿道出口处,未累及精囊腺。送检双侧输尿管断端均为阴性。自检膀胱周围淋巴结(+),2/4,微小癌结节1个。左侧盆腔淋巴结(+),1/14;右侧盆腔淋巴结(+),0/20。

误诊病例回顾分析:该例癌肿侵犯范围较广,是导致误诊的重要因素;对膀胱壁不规则增厚的病理表现认识欠缺,实则为多发性大小不等的乳头状病变,这是不能忘记的教训。1个月前膀胱镜检及活检病理检查误导也有一定影响,活检漏诊和误诊实不在少数,确实是应该警惕的问题。

第二节 WHO(2016)泌尿系统和男性生殖器官肿瘤分类指南:膀胱肿瘤

新的膀胱肿瘤分类

第四版的WHO分类强调了尿路上皮肿瘤具有多向分化、多种形态学类型及基因组图谱多样性的特点(图5-14-1)。形态学和基因学的发现有助于选择治疗,今后还可以对特殊的肿瘤采用激活分子路径的方法来进行治疗。

下面内容涉及的并不是对新版全部内容的总结,而是选择性介绍一些新的概念和新的病种。间叶类肿瘤、神经内分泌肿瘤和其他非尿路上皮病变均不在此次总结范围之列。

一、尿路上皮肿瘤的分级

在非侵袭性疾病中,尿路上皮肿瘤的分级非常重要,尤其是乳头状肿瘤。虽然一小部分侵袭性尿路上皮癌是低级别的,通常局限于固有层;但95%的侵袭性肿瘤都是高级别的,如尿路上皮癌的嵌套

Urothelial tumours	
Infiltrating urothelial carcinoma	8120/3
Nested, including large nested	
Microcystic	
Micropapillary	8131/3
Lymphoepithelioma-like	8082/3
Plasmacytoid / signet ring cell / diffuse	
Sarcomatoid	8122/3
Giant cell	8031/3
Poorly differentiated	8020/3
Lipid-rich	
Clear cell	
Non-invasive urothelial neoplasms	
Urothelial carcinoma in situ	8120/2
Non-invasive papillary urothelial carcinoma, low-grade	8130/2
Non-invasive papillary urothelial carcinoma, high-grade	8130/2
Papillary urothelial neoplasm of low malignant potential	8130/1
Urothelial papilloma	8120/0
Inverted urothelial papilloma	8121/0
Urothelial proliferation of uncertain malignant potential	
Urothelial dysplasia	
Squamous cell neoplasms	
Pure squamous cell carcinoma	8070/3
Verrucous carcinoma	8051/3
Squamous cell papilloma	8052/0
Glandular neoplasms	
Adenocarcinoma, NOS	8140/3
Enteric	8144/3
Mucinous	8480/3
Mixed	8140/3
Villous adenoma	8261/0
Urachal carcinoma	8010/3
Tumours of Müllerian type	
Clear cell carcinoma	8310/3
Endometrioid carcinoma	8380/3
Neuroendocrine tumours	
Small cell neuroendocrine carcinoma	8041/3
Large cell neuroendocrine carcinoma	8013/3
Well-differentiated neuroendocrine tumour	8240/3
Paraganglioma	8693/1
Melanocytic tumours	
Malignant melanoma	8720/3
Naevus	8720/0
Melanosis	
Mesenchymal tumours	
Rhabdomyosarcoma	8900/3
Leiomyosarcoma	8890/3
Angiosarcoma	9120/3
Inflammatory myofibroblastic tumour	8825/1
Perivascular epithelioid cell tumour	
Benign	8714/0
Malignant	8714/3
Solitary fibrous tumour	8815/1
Leiomyoma	8890/0
Haemangioma	9120/0
Granular cell tumour	9580/0
Neurofibroma	9540/0
Urothelial tract haematopoietic and lymphoid tumours	
Miscellaneous tumours	
Carcinoma of Skene, Cowper, and Littre glands	8140/3
Metastatic tumours and tumours extending from other organs	
Epithelial tumours of the upper urinary tract	
Tumours arising in a bladder diverticulum	
Urothelial tumours of the urethra	

The morphology codes are from the International Classification of Diseases for Oncology (ICD-O) {917A}. Behaviour is coded /0 for benign tumours; /1 for unspecified, borderline, or uncertain behaviour; /2 for carcinoma in situ and grade III intraepithelial neoplasia; and /3 for malignant tumours. The classification is modified from the previous WHO classification {756A}, taking into account changes in our understanding of these lesions.

图 5-14-1 尿路上皮肿瘤 WHO 分类

变体（nested variant），尽管细胞形态无明显异常，但是作为局部晚期疾病，一般预后不良。

非侵袭性肿瘤可分为两类：乳头状或扁平状。无乳头状结构的癌称为原位癌（CIS），属于高级别。扁平的泌尿上皮可以有多种不典型性表现：从反应性增生到癌前病变，到明显恶性。乳头状肿瘤包括反应性增生和乳头状瘤，及具有低度恶性潜能的乳头状上皮增生（PUNLMP）和低级别、高级别的乳头状癌。

尽管经过了数年的努力，以尝试通过更新病理分类系统以最准确地反应临床生物学行为，但即使是经验丰富的病理医生，不同观测者之间仍存在很大差异。

与 2004 年一样，2016 年 WHO 分类继续推荐应用 1997 年 ISUP 的分级分类（表 5-14-1）。这种分类仍被 ISUP 和所有主要的当代病理学教材和指南采用，包括：美国武装部队病理学研究所，肿瘤病理学图谱，肾、膀胱和相关泌尿系统肿瘤系列 4 分册，以及最新版本的美国癌症联合委员会关于癌症分期手册和癌症报告国际合作。多项研究表明，与其他分类尤其是 1973 年 WHO 分类比较，该分类在可重复性和临床影响方面利大于弊。

表 5-14-1 肿瘤的 WHO 分类:尿路上皮瘤,非侵袭性尿路病变第 3 版与第 4 版的区别

Third edition [51]:	Fourth edition [1]:
Noninvasive urothelial lesions	*Noninvasive urothelial lesions*
Urothelial carcinoma in situ	Urothelial carcinoma in situ
Papillary urothelial carcinoma, low grade	Papillary urothelial carcinoma, low grade
Papillary urothelial carcinoma, high grade	Papillary urothelial carcinoma, high grade
Papillary urothelial neoplasm of low malignant potential	Papillary urothelial neoplasm of low malignant potential
Urothelial papilloma	Urothelial papilloma
Inverted urothelial papilloma	Inverted urothelial papilloma
	Urothelial proliferation of uncertain malignant potential (hyperplasia)
	Urothelial dysplasia

建议在世界范围内采用这种分类,其优点在于:①制定了基于细胞和结构学异常的统一术语和定义,针对肿瘤癌前病变和肿瘤等级建立详细标准;②定义了一组有较大进展风险且有可能需要辅助治疗的病变(高级别);③去掉了 1973 年的 WHO 系统(1~2 级,2~3 级)中模糊的诊断类别;④内容涵盖了无侵袭性且疾病进展风险小的乳头状瘤(在诊断时,如 PUNLMP),尽管复发的潜能仍需要经过临床监测。

由于肿瘤复发和进展的临床风险不仅取决于生长模式和等级,还取决于其他因素(如肿瘤大小、多灶性、复发时间间隔和膀胱治疗史等),因此这种分级仍然存在争议。此外,必须承认评分在很大程度上有主观性,将来,更多的辅助检测手段(免疫组化及分子检测)可用来提升可重复性,更好的和临床预后相关。

具有未知恶性潜能的尿路增生(urothelial proliferation of uncertain malignant potential)被引入,补充了增生一词。定义为尿路上皮明显增厚,无或轻度细胞异型性,无真性乳头形成。该病常见于具有膀胱癌病史或者发生在乳头状病灶旁,可能为乳头状肿瘤的侧向扩展(shoulder lesion),这一假设得到了以下基因结果的支持,包括高发生率的 9 号染色体突变的和低发生率的 FGFR3 异常表达显著增加。

尿路上皮异常增生(urothelial dysplasia)是一种膀胱癌的扁平性病变,该病变具有明确的细胞学和结构异常,被认为是癌前病变,但缺乏尿路上皮原位癌的诊断标准。由于其很少被重新描述,所以对其研究比较少。更重要的是,其为形态学上最难定义的一种类型,因为观察者间的不一致性以及缺乏大样本的临床研究记录其与发展成为原位癌之间的关系。在有尿路上皮癌病史的患者,由于解读的多样性、活检部位的改变以及膀胱内治疗等原因,对这个诊断尤其具有挑战性,因此基于此诊断泌尿科医生很少改变治疗措施并不感到奇怪。

二、侵袭性尿路上皮癌伴多向分化

根据定义,具有多向分化的尿路上皮癌,指的是在尿路内产生的一定比例的“常见型”以及其他有尿路上皮癌形态的肿瘤(表 5-14-2)。尿路上皮癌很早就被认为具有多向分化的倾向,被认为与高级别以及局部进展有关。在膀胱切除术标本中多向分化的发生率高达 33%。它的存在与侵袭性行为的预测因子有关。尽管在单一因素分析研究中,其存在被证实与预后不良有关,但是在多因素分析中,此影响并没有统计学意义。建议病理学家在病理报告中描述不同组织学的比例。

表 5-14-2 肿瘤的 WHO 分类:尿路上皮肿病,侵袭性尿路病变第 3 版与第 4 版的区别

Third edition [51]:	Fourth edition [1]:
Invasive urothelial tumours	*Invasive urothelial tumours*
Infiltrating urothelial carcinoma	Infiltrating urothelial carcinoma with divergent differentiation
with squamous differentiation	Nested, including large nested
with glandular differentiation	Microcystic
with trophoblastic differentiation	Micropapillary
Nested	Lymphoepithelioma-like
Microcystic	Plasmacytoid/signet ring cell/diffuse
Micropapillary	Sarcomatoid
Lymphoepithelioma-like	Giant cell
Lymphoma-like	Poorly differentiated
Plasmacytoid	Lipid rich
Sarcomatoid	Clear cell
Giant cell	Tumours of maüllerian type
Undifferentiated	Tumors arising in a bladder diverticulum

多向分化的常见形态表现在鳞状细胞、腺细胞、小细胞,甚至是滋养层或内胚窦分化。

鳞状分化是最多见的多向分化,可见于 40% 侵袭性尿路上皮癌中,定义为肿瘤细胞内存在的细胞间桥和(或)角化。研究证实鳞状分化与人乳头瘤病毒(HPV)感染无关,基底细胞形态罕见。最近基因组数据描述了一种类似于基底细胞样的分子亚型,这种亚型具有鳞状细胞形态和免疫表型,与患者的生存能力差和对系统治疗的不良反应有关。

腺瘤是多向分化的第二种最常见的形式,在侵袭性肿瘤中占 18%,由腺体形成。腺样分化最常表

现为肠型特征，腺体类似于普通性结直肠腺癌，易与结肠腺癌混淆。这些肿瘤可表现为完全相同的免疫表型，在临床上才可以确定其来源。

在其他肿瘤完全由变体形态学组成的情况下，鼓励病理学家在病理报告中包含一个注释，如“如果临床可以排除另一个器官直接侵犯或转移，可认为是该部位的原发肿瘤”。

有些肿瘤与渗出的黏液有关，伴或不伴印戒细胞。罕见情况下肿瘤无法与绒癌区分。滋养层细胞分化比较罕见，可以伴人绒毛膜促性腺激素升高，有的甚至可以表现为内胚窦样结构并表达甲胎蛋白。

其他多向分化的形态学表现包括嵌套、微乳头和小细胞化，这些都被认为是尿路上皮癌的异型。除了小细胞癌和微乳头状癌，如前所述，与同级别尿路上皮癌相比，这些异型肿瘤中的混合组织学具有临床重要性。

三、侵袭性尿路上皮癌变异型（表 5-14-2）

泌尿道腺体的形态学类型包括肠内型和黏液类型。肠内型的腺体形态与结肠的腺体完全相同，容易混淆。黏液型的特征是有大量游离的黏蛋白和自由漂浮的肿瘤细胞，包括印戒细胞。印戒细胞癌被定义为与黏蛋白无关，所以不属于黏液型。以往分类为黏液型或含有可变数目印戒细胞的肿瘤，或具有大量等离子体特征的细胞。最近的分子研究表明，浆细胞总是占主导地位，例如浆细胞变异型类别。

巢状尿路上皮癌（包括大巢状）是浸润性尿路上皮癌的一种细胞形态温和的变异型，其常见的组织学特征为增生紊乱的尿路上皮形成分散到融合拥挤的细胞巢。位于尿路上皮下，其变异的特征有小管、微囊形成和大巢状结构。

由于其形态类似于良性的尿路上皮增生性病变，尤其在浅表经尿道切除或冰冻活检中可能被分级错误或误诊。

巢状尿路上皮癌可通过固有肌层侵犯、不规则浸润性细胞巢或间质反应而与伴内翻性生长的非浸润性尿路上皮癌鉴别。其表现为典型的局部晚期肿瘤，临床预后不良。传统的尿路上皮癌分级方案对该病不适用。虽然尿路上皮癌的微囊性变异独特，但也有一些肿瘤细胞巢状结构和小管，可存在于良性环境，如膀胱炎。

泌尿上皮癌的微乳头状变异在形态学上被定义为小巢结构和腔隙内肿瘤细胞的聚集，特征是多个没有核心血管的小巢。不典型细胞核明显，并以细胞群的边缘为中心，空泡核形细胞质常见，通常与淋巴管浸润有关，病理级别高，表现出侵袭性临床行为。

尽管以往文献提倡早期行膀胱切除，但是这些肿瘤治疗方式是否不同于其他高级别的局部晚期膀胱肿瘤，尤其是早期的膀胱切除术或新辅助治疗，仍存在争议。临床预后是否与形态本身或表现阶段有关，微乳头状成分的比例是否会影响结果，这些目前尚不清楚。在分子水平上，ERBB2 的过度表达比传统的尿路上皮癌更常见。

2016 版分类对浆细胞样尿路上皮癌的形态谱系、临床行为和基因表型进行了更详细的表述。此类肿瘤罕见，主要由类似于浆细胞、淋巴细胞甚至横纹肌样的单核细胞组成。肿瘤多由不同比例的具有胞质内空泡的细胞构成，可见伴或不伴细胞内黏液的印戒细胞，但不伴有细胞外黏液。大多数浆细胞样尿路上皮癌表现为进展期疾病，且预后极差。已发现此类肿瘤可发生 CDH1 的截断突变和 E.cadherin 的表达缺失。

四、起源于泌尿生殖道，但并非尿路上皮起源的肿瘤

如前所述，尿路上皮癌的形态非常广泛，包括具有透明细胞特征的肿瘤。

一系列主要见于女性的肿瘤，它们起源于存在于膀胱壁或邻近软组织的米勒型前体（组织），如常见的子宫内膜异位症和罕见的米勒病（mullerianosis）。这些起源于生殖道的肿瘤（米勒管肿瘤）包括了透明细胞癌和子宫内膜样腺癌，二者的形态学特征类似于女性生殖道米勒管起源的透明细胞癌和子宫内膜样腺癌。

透明细胞癌主要表现为管状囊性、乳头状或弥漫性生长，常见靴钉样细胞及嗜碱性或嗜酸性分泌物。尽管有时易与肾源性腺瘤相混淆，但细胞核的异形程度和细胞核深染能提示透明细胞癌的诊断。与卵巢透明细胞癌相似，膀胱透明细胞癌也表达 PAX8、HNFI B、CA125 和 p53，而膀胱子宫内膜样腺癌通常 PAX8 和 p53 表达阴性，而 ER 和 PR 表达阳性。

五、发生于膀胱憩室的肿瘤

近14%的膀胱憩室患者可发生上皮性肿瘤,约占膀胱所有肿瘤的1%。膀胱憩室具有独特的临床和解剖学特征,一些重要问题在WHO(2004)分类中并未涉及。

大多数膀胱憩室发生的肿瘤来源于后天性憩室,憩室壁仅由尿路上皮和固有层组成,除了紧邻憩室的膀胱壁外,无固有肌层。因此,膀胱憩室发生的肿瘤,病理分期无pT_2期,这一点不同于膀胱发生的肿瘤。

近50%膀胱憩室肿瘤为非侵袭性肿瘤,可表现为乳头状或扁平型。侵袭性肿瘤中大多数为普通性尿路上皮癌,其余可表现为变异或混合性组织学特征(不同分化)。同膀胱其他肿物类似,病理分期是最重要的预后因素。

六、尿路上皮癌的基因组学

研究表明,侵袭性尿路上皮肿瘤至少有两种分子途径,通过高级别的乳头状肿瘤或原位癌。分子的改变在高级别和低级别肿瘤之间、侵袭性肿瘤和非侵袭性的肿瘤之间存在显著差异。因为肿瘤很有可能是从尿路上皮细胞癌前病变发展而来,所以多病灶和异时(metachronous)肿瘤表现出的共同和新颖的突变基因不足为奇。拷贝数异常、杂合性缺失和基因不稳定性的增加,与肿瘤分级分期的增加有关。

在侵袭性尿路上皮细胞癌中,多种肿瘤抑制基因和癌基因已经明确,但通常很难确定癌症发展是否需要这些基因。在TP53、FGFR3、PIK3CA、RB1和HRAS基因中发生了重复突变,其中TP53和FGFR3是最常见的基因突变,同时还伴随着TERT的启动子突变。

尽管在高达79 %的膀胱肿瘤中存在TERT突变,但它们与临床预后没有任何联系。这可作为一种很好的膀胱癌特异性诊断工具,因为在其他肿瘤中,这种突变相对罕见。下一代测序工作已经证明,尿路上皮细胞肿瘤的突变情况相当复杂,每个肿瘤细胞有超过300个突变,以及200个拷贝数的改变、重组。目前只有肺癌被证明有更高的变异率,尽管大多数的突变都是没有功能的突变,不造成任何功能性改变。

在膀胱癌中最常见的改变途径包括:PI3K/AKT/雷帕霉素靶蛋白途径、FGFR3/RAF/RAS途径、TP53/RB1通道、免疫反应检查点调节因子以及基因调节和重塑基因。一般来说,沿着既定路径的突变是互斥的。

这些途径中的一些成分在低风险的疾病中被改变,而另一些则是高风险疾病的特征。例如,约80%的非侵袭性和低级别乳头状肿瘤中可见FGFR突变。尽管这些突变与复发的风险较高度相关,但它们与疾病进展不相关。

约89%的侵袭性膀胱肿瘤可见染色体重塑和组蛋白修饰基因突变。随着针对这些途径的新型治疗药物的研发,将会改进治疗。此外,新发现的数据显示,免疫调节剂在治疗晚期尿路上皮癌方面可能有很好的作用。

尿路上皮癌复发和进展的分子途径,可以识别潜在的预后和预测因子。还可以开发新的非侵入性检测和监测方法,并找出潜在的治疗靶点。然而,缺乏多中心的随机前瞻性试验,已经推迟了这些预测因子的临床验证。好消息是,有相当数量的试验已经启动或将在不久的将来进行,而且很可能会改变对这些肿瘤的认识、风险评估和治疗方式。

第三节　诊断陷阱

1. 膀胱假性肿瘤　膀胱假性肿瘤和其他充盈缺损的原因甚多,诸如充盈不足、异物、透光结石、血块、膀胱黏膜静脉曲张以及膀胱外界肿瘤压迫所发生的严重膀胱炎等。

Wellens & Baert(1964)报告2例在泌尿系统造影时发现在输尿管开口及其附近膀胱黏膜水肿形成充盈缺损,诊断为膀胱肿瘤,并由膀胱镜检证明。数日后再做膀胱镜检,肿瘤已不复见。但该侧输尿管口周围膀胱黏膜明显水肿,并出现若干小出血斑点。数周后泌尿系统造影及膀胱镜检皆无异常,从而诊断为假性肿瘤。

该作者强调指出,在见到肾绞痛或曾有肾绞痛史病例的膀胱充盈缺损,首先应想到输尿管结石嵌顿在输尿管膀胱壁段并发膀胱黏膜局限性水肿的假性肿瘤。

Tucker & Persky(1970)讨论16岁以下儿童11例膀胱新生物,其中8例为恶性(7例肉瘤,1例间叶瘤),6例死于8岁;另3例为白血病膀胱浸润引起症状。

膀胱内充盈缺损除恶性肿瘤、上述各种假性肿瘤等引起以外,血管瘤、输尿管囊肿、尿道囊肿、乙状结肠及其病变、阑尾脓肿及发育异常等也可造成。

2. 膀胱假肿块　螺旋CT的一个主要优势就是注射对比剂后动脉期连续扫描,使腹部器官得到最佳增强。绝大多数螺旋CT都常规采用单期扫描获得全腹图像,这样腹部和盆腔成像之间的时间间隔明显缩短,盆腔部位成像处于动脉期后期与静脉期早期,当对比剂还未排泄入膀胱或是进入膀胱的早期,就已完成膀胱区域扫描而获得图像。

扫描时间的缩短,就产生了以前未看到的对比剂与尿液混合不均匀的情况。认识这些混合不均形成的伪影可避免将其解释为病理现象,大多数情况下,延迟扫描可以证实是伪影和假病变。对女性盆腔进行超声检查时,多年来都以扩张充盈的膀胱作为辨认骨盆结构的标志。大多数情况下,正常充盈的膀胱位于耻骨联合后及耻骨联合上方和盆腔中部偏前的位置。适当的增益设置,能避免前腹壁和膀胱前壁超声交界面的失谐伪影。

有时大而扩张的膀胱憩室或是尿液逆流入阴道可被误认为盆腔的囊性肿块,偶尔有壁结节或血凝块的卵巢肿瘤可被误认为膀胱内的Foley导尿管。要谨慎地辨认膀胱,如有必要,可在膀胱排空后重复扫描,以发现膀胱外肿块。

同样,经阴道超声检查时,如果膀胱内有Foley导尿管,初学者可将导尿管球囊误诊为异位妊娠。如果可靠地确认了膀胱,这样的错误多数即可避免。

与膀胱相似的常见囊性肿块包括:卵巢囊腺瘤、淋巴囊肿、卵巢和卵巢旁囊肿、尿液囊肿、血肿、充满液体的肠襻甚至胰腺假囊肿、慢性腹直肌鞘血肿或包裹性腹水。

在诊断有疑问时,膀胱排空后或导尿管插入后重复超声检查会证明膀胱大小和容积的变化,从而确定为膀胱。

3. 膀胱的假性包块　Duong等(1983)介绍核素显像时,指出如果盆腔包块有足够大,而且膀胱有足够的活动度,在骨骼显像时见到一膀胱包块,似见此包块位于膀胱内。后来证实该包块实为膀胱内置的尿液引流管。

在超声扫描盆腔时,盆腔侧壁稍凸入膀胱和挤压膀胱,都可误为膀胱内包块。非实时超声扫描可将尿液从输尿管口射出进入膀胱的影像误认为膀胱内包块,而实时超声则清楚可见此类特征性的流动现象,减少误诊。

有时,横断扫描可见一软组织包块突入膀胱,纵断则见为子宫向前凸入膀胱,这其实是正常现象,因为当断面正在两相邻结构之间时,则可以清楚看见此类表现,有作者称作层面厚度伪影,在新生儿组,超声检查可见膀胱壁相当厚,可达3 mm,这是此年龄组的发育变异,切不可误为异常。

Goldstein & Mandrazo(1981),Laing & Kurtz(1982)和Laing(1983)相继报告出现在膨胀膀胱后面为延迟反射所铸成的伪影性包块,值得深入钻研认识和识别。此外,混响伪影或多重反射伪影也可造成膀胱后的假性包块。

疝修补术后缝合肉芽肿呈现为膀胱的充盈缺损:Helma & Clark(1977)报告1例56岁男性病人,前列腺感染症状1个月余,排泄性尿系造影、膀胱造影与膀胱镜检显示双侧上泌尿系统无异常,但膀胱穹隆部有一大的肿块压迫。化验检查正常。11年前曾行腹股沟疝修补术,右侧术后伤口感染。

查体见右下腹有一无触痛性包块从疝修补缝合处伸向中线,但病史与体征的重要性起初并未得到重视。膀胱镜检前列腺正常且无触痛,对包块3次活检皆为正常膀胱壁。手术发现在膀胱旁有一大炎性包块,遂切除之。

炎性肿块呈现为膀胱的充盈缺损,通常伴有肉芽肿性肠病或憩室炎。

Daniel等(1973)讨论4例膀胱旁肉芽肿病人表现类似膀胱新生物,皆为疝修补术的晚期并发症——缝合肉芽肿,其中2例因对此的正确考虑而避免了不必要的手术。

Brandt(1956)也报告3例类似病案。

在大多数已报告的病例中,在肉芽肿被发现之前皆长期无症状,几例病人观察到一轻微触痛的腹股沟包块,而其他则只表现为前列腺病者心理变态的症状,不甚确切。

主要X线表现是排泄性尿系造影或膀胱造影时有膀胱底部或穹隆部的壁内或外压性肿块,大多数放射诊断皆为膀胱新生物。对此类病人应行结肠与小肠X线检查以排除或证实肉芽肿性肠病、憩室炎或肠道新生物。

4. 前列腺肥大不对称　前列腺一侧叶单独增生是引起膀胱充盈缺损的少见原因。Wider 等（1981）报告 1 例。前列腺增大所致膀胱内局部充盈缺损最常由正中叶或颈下腺增大引起。

5. 肠内气体伴似膀胱病变　Goodenough 等（1982）指出，在 CT 扫描时，肠内气体可伴似膀胱病变。在骨核素显像时，膀胱内的示踪药品的放射性可重叠投照于耻骨上，如不留心，则必误认为耻骨骨质病变。在 CT 扫描图像的观察和分析中，不应将有尿液充盈的导尿管的球囊在对比剂尿液中的图像错认为膀胱内病变。经导尿管可有空气进入膀胱，切勿将之误认为肠道 - 膀胱瘘。

6. 假性外渗　有作者介绍，在膀胱后壁肿瘤浸润引起两侧输尿管部分梗阻时，CT 横断图像可见膀胱两侧有小的对比剂团，由于两侧梗阻程度不一，对比剂团大小各异，极容易被误认为膀胱内对比剂的外渗，实即假性外渗。

7. 幼女膀胱颈粗大　膀胱颈粗大在女性儿童为一正常的发育变异，并非病理征象。

8. 腰大肌压迹　两侧粗大的腰大肌可给邻近的膀胱造成压迹，在膀胱造影的正位片上表现为膀胱两侧出现浅的对称的压迹，侧位片上见膀胱后缘相近部位亦出现压迹，在 CT 横断扫描时更清楚显示膀胱两侧明显被腰大肌挤压，导致压迹的出现。

第四节　浸润性尿路上皮癌侵及浅肌层

患者，女，64 岁。尿频、尿急、尿痛 23 d，肉眼血尿 1 d 入院。手术所见：膀胱镜检查＋活检术，术中见膀胱顶部稍前方一大小约 2.5 cm × 2.0 cm 肿物，宽基底，血管丰富，肿瘤表面见黄色钙化灶覆盖，分别取基底部及表面组织送检。

尿液 FISH 检查结果提示：3 号、7 号染色体基因异常，17 号及 P16 基因无异常。

病理诊断：膀胱顶部肿物切除标本，浸润性尿路上皮癌侵及浅肌层，周围黏膜切缘阴性。

影像资料见图 5-14-2。

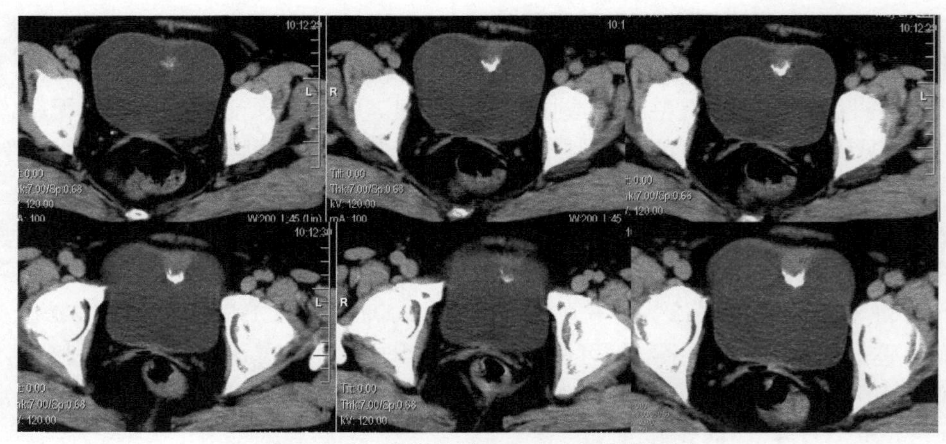

图 5-14-2　浸润性尿路上皮癌侵及浅肌层

第五节　膀胱浸润性尿路上皮癌（Ⅲ级）

患者，男，76 岁。尿频、尿急、尿痛伴排尿不畅 1 周余入院。手术所见：27 号汽切镜进入膀胱后，可见膀胱三角区黏膜粗糙，膀胱内多发小梁、憩室形成，膀胱颈右侧壁可见乳头样肿物突起，大小约 5 cm × 5 cm，膀胱左侧壁、底壁均可见多个乳头样肿物突起，直径为 2~3 cm，基底宽，活动度欠佳，触之易出血。根据泌尿外科膀胱恶性肿瘤治疗指南，患者有全膀胱切除指征，但鉴于患者高龄，基础疾病多，行全膀胱切除手术风险巨大，与患者家属沟通后，决定行膀胱肿物气化电切术。病理检查:灰红暗红色组织一堆,体积 3 cm × 3 cm × 1.5 cm。病理诊断:膀胱肿物汽化电切标本:浸润性尿路上皮癌(Ⅲ级)。

影像资料见图 5-14-3。

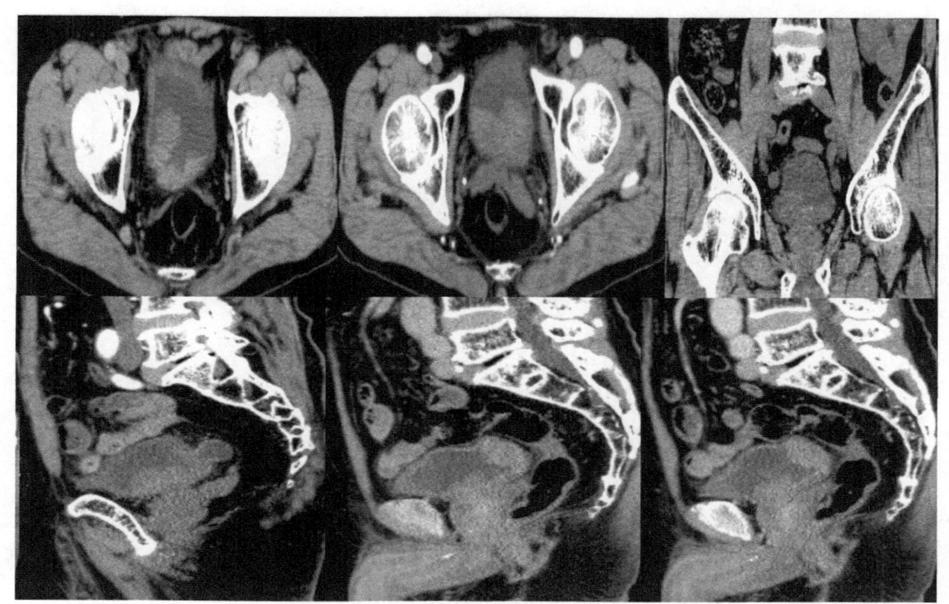

图 5-14-3 膀胱浸润性尿路上皮癌(Ⅲ级)

第六节 膀胱非浸润性低级别乳头状尿路上皮癌

患者,女,29 岁。手术所见:汽切镜下见膀胱右侧壁 6 个菜花样肿物,基底稍宽,大小分别为 4 cm × 3 cm, 3 cm × 2 cm, 2 cm × 2 cm, 2 cm × 2 cm, 2 cm × 1 cm, 1.5 cm × 1 cm,表面覆盖陈旧血块,部分钙化,触之易出血,肿物距右输尿管口约 1.5 cm;膀胱三角区血管丰富,呈滤泡样改变,部分被肿瘤覆盖;膀胱底部可见一 1.5 cm × 1 cm 菜花样肿物,带蒂;膀胱顶部可见一 1 cm × 1 cm 菜花样肿物,带蒂。

1. 病理检查:膀胱右侧壁肿物活检标本,灰白色组织一块,大小 0.4 cm × 0.2 cm × 0.2 cm。常规病理诊断:膀胱右侧壁肿物活检标本,膀胱右侧壁尿路上皮乳头状肿瘤,局部细胞层次增多,并见少数核分裂象,考虑为低级别非浸润性尿路上皮癌。待免疫组化进一步确诊。免疫组化检测:阳性, P53(+,约 60%),CK7(+++),P63,Ki-67(+,约 20%);阴性, CK20。免疫组化诊断:膀胱右侧壁肿物活检标本,膀胱右侧壁低级别非浸润性尿路上皮癌。注:免疫组化显示间质中有微灶性不规则细胞巢。由于活检标本的局限性,不排除早期浸润的可能。

2. 病理检查 膀胱肿物汽化电切标本,灰褐色碎组织一堆,总体积 10 cm × 8 cm × 2 cm,表面呈菜花样,切面灰褐,质中。病理诊断:膀胱肿物汽化电切标本:非浸润性低级别乳头状尿路上皮癌。

影像资料见图 5-14-4。

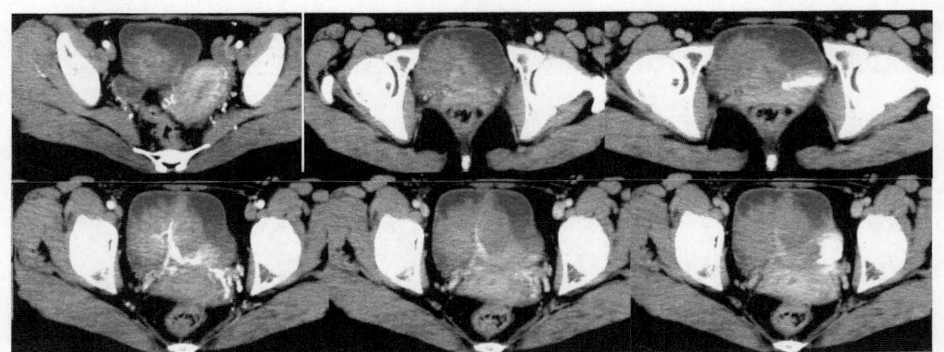

图 5-14-4 膀胱非浸润性低级别乳头状尿路上皮癌

第七节 膀胱左侧壁憩室尿路上皮癌,Ⅲ级

患者,男,69 岁。右下腹不适 10 d,镜下血尿,外院检查示膀胱占位。

病理检查:膀胱左侧壁肿物切除标本:膀胱巨大憩室:灰褐色囊壁样组织一块,大小 4 cm × 2 cm × 1 cm,囊壁内侧光滑,壁厚 0.3 cm。病理诊断:膀胱左侧壁肿物切除标本:膀胱左侧壁憩室尿路上皮癌,Ⅲ级,广泛坏死,憩室壁鳞状化生。

影像资料见图 5-14-5。

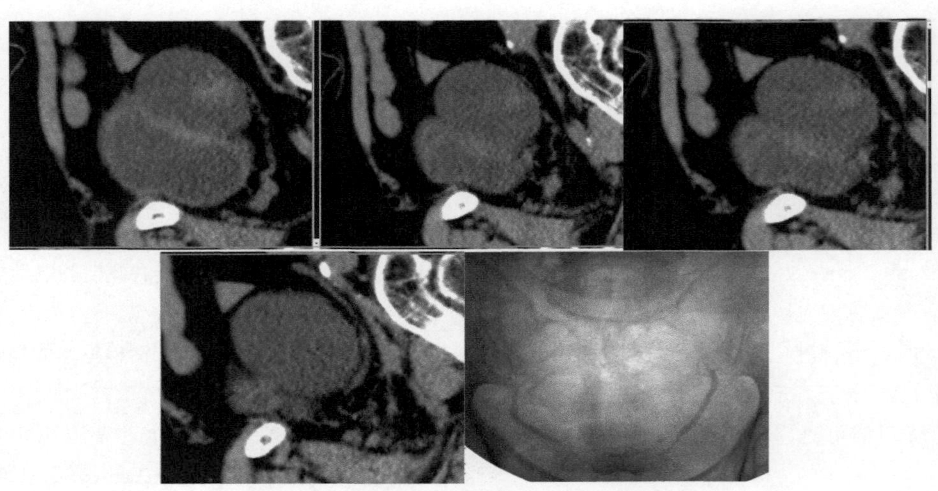

图 5-14-5 膀胱左侧憩室尿路上皮癌,Ⅲ级

第十五章 膀胱良性包块

第一节 误诊病例简介:膀胱平滑肌瘤伴出血与膀胱癌

患者,女, 50 岁。发现膀胱占位 1 个月入院。CT:膀胱右侧壁见一大小约 2.4 cm×2.4 cm×2.5 cm 软组织影向膀胱腔内外突起,局部膀胱壁稍增厚,平扫 CT 值 35~40 HU,增强扫描动脉期轻度强化,CT 值 42~55 HU,静脉期和延迟期进一步环形强化, CT 值 50~82 HU,肿块表面尚光整,膀胱外缘脂肪间隙稍模糊。CT 诊断:膀胱右侧壁占位,外周脂肪间隙稍模糊,考虑恶性肿瘤,建议活检确诊。

病理检查:膀胱壁活检标本,灰白色组织 3 枚,大小 0.3 cm×0.1 cm×0.1 cm,小者 0.1 cm×0.1 cm×0.1 cm。病理诊断:膀胱右前壁息肉状膀胱炎。膀胱肿物活检标本:灰褐色组织 2 枚,体积均为 0.1 cm×0.1 cm×0.1 cm;膀胱肿物标本:灰白色碎组织一堆,体积 1.0 cm×1.0 cm×0.2 cm。病理诊断:膀胱右前壁黏膜慢性炎症,局部平滑肌结节状增生(平滑肌瘤)。

膀胱右前壁肿物切除标本:灰褐色不规则组织一块,体积 3.5 cm×2.5 cm×1.6 cm,临床已剖开,切面灰褐色,局灶出血,编织状,质韧。常规病理诊断:膀胱右前壁肿物切除标本,初步诊断平滑肌瘤伴出血及梗死,待免疫组化进一步证实。免疫组化检测:阳性, Actin, SMA, DES, Calponin, Ki-67(1%);阴性, S-100, CD57, CD34, CD31, VIM。免疫组化诊断:膀胱右前壁肿物切除标本,免疫组化检测支持诊断平滑肌瘤伴出血及梗死。

误诊病例回顾分析:从流行病学看,尽管膀胱肿瘤中恶性肿瘤居多,但并不是所有膀胱肿瘤都是恶性肿瘤,应该记住这一点。从影像学观察分析,如果良性征象占比例较大,理应怀疑良性肿瘤,而不应一概只考虑恶性,导致误诊。

第二节 膀胱平滑肌瘤病例

患者,男,65 岁。体检发现膀胱肿物 1 个月入院。患者于 1 个月前体检行彩超检查提示“膀胱与腹壁肌层之间低回声结节”。

影像资料见图 1-15-1。

手术所见:膀胱顶部可见一类圆形肿物凸出,表面黏膜正常,按压下腹部可见肿物活动,考虑为肌层肿瘤可能性较

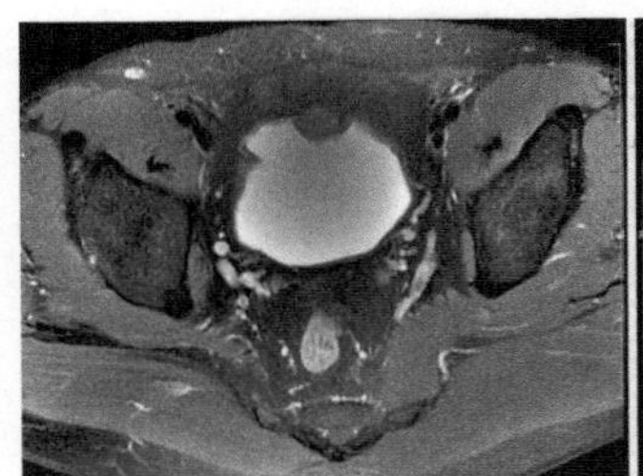

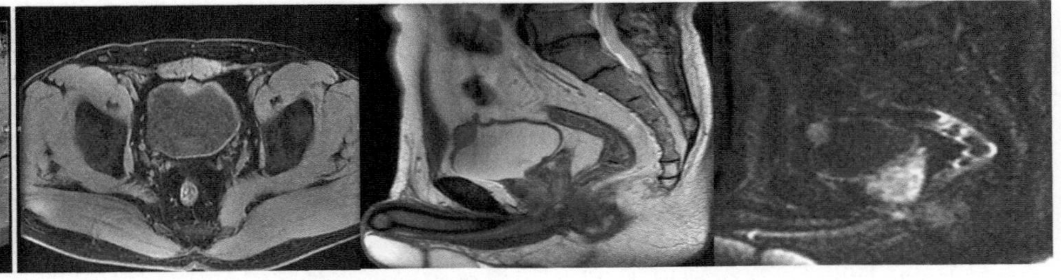

图 5-15-1 膀胱平滑肌瘤

大，余膀胱壁黏膜正常。退出膀胱镜。

取下腹部正中切口，于膀胱顶部见一类圆形肿物突出，大小约 2 cm × 2 cm，肿物位于肌层，包膜完整，与周围组织无浸润粘连。钝锐性分离肿物，吸尽膀胱内尿液，爱丽钳钳夹周围膀胱壁，沿肿物周围切开膀胱前壁全层，将肿物完整切除。病理检查：膀胱肿物切除标本：灰白色组织一块，大小 2 cm × 2 cm × 1.5 cm，切面灰白，质中。常规病理诊断：膀胱肿物切除标本，初步诊断平滑肌瘤，待做免疫组化检测进一步证实。免疫组化检测：阳性，H-Caldesmon，SMA，Desmin，Actin，Ki-67（+，约 1%）；阴性，S-100，CD57，CD34。免疫组化诊断：膀胱肿物切除标本，免疫组化检测结果支持平滑肌瘤。

第三节 膀胱结核

结核性膀胱炎最常见的表现是膀胱容量减少。在严重病例中，膀胱变小、壁不规则和钙化。钙化的结核性膀胱炎必须和血吸虫病和环磷酰胺引起的膀胱炎、放射性膀胱炎和钙化的膀胱恶性肿瘤鉴别。

第四节 膀胱尿路上皮乳头状肿瘤病例

患者，男，47 岁。

术后病理免疫组化诊断：尿路上皮乳头状肿瘤，局部细胞层次增多，但异型性不明显。大部分为尿路上皮乳头状瘤，局部为非浸润性低度恶性潜能的尿路上皮乳头状肿瘤。肿瘤大小约为 0.8 cm × 1.2 cm。

影像资料见图 5-15-2。

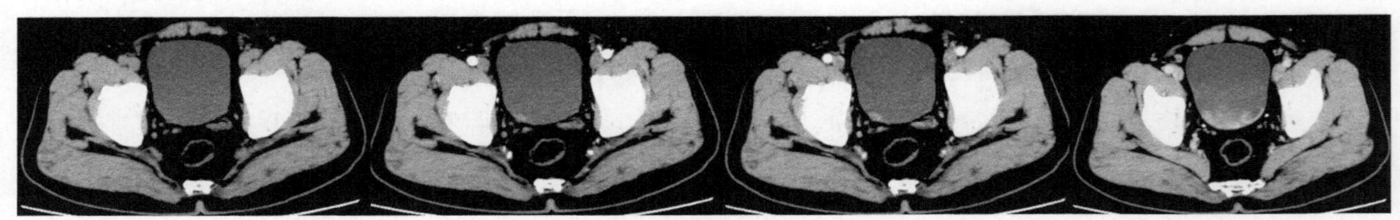

图 5-15-2 膀胱尿路上皮乳头状肿瘤

第五节 膀胱炎性假瘤

膀胱炎性假瘤为少见的良性增生性病变，临床及影像学表现均极似恶性肿瘤。该病好发生在青年，临床常有腹痛、血尿等症状，术前常被误诊。

1. 病理学 膀胱的原发间质性肿瘤极为罕见，文献报道发生率为 0.23%~8%，大部分是平滑肌瘤或平滑肌肉瘤，膀胱的炎性假瘤是一种更为少见的良性病变，病理上以黏液基质内含有大量梭形肌成纤维细胞为特征，此病曾被命名为假性肉瘤、假肉瘤样纤维黏液瘤、术后梭形细胞结节、术后假瘤和浆细胞肉芽肿等，病变的命名不能完全统一。

自 Roth（1980）首次报道以来，病例报道至今已近 100 例。术前正确诊断至关重要，假如能将肿瘤完全切除，并保留膀胱，预后良好。

2. 临床表现 本病可发生在任何年龄，但更常见于青年人，女性发病是男性的 2 倍，由于肿瘤主要是外生性生长并常发生溃疡，因此，无痛性肉眼血尿是临床表现的主要症状，并因此而引起贫血，也可合并尿痛、尿潴留或尿失禁。

病变可发生在膀胱内的任何部位，但据报道膀胱三角区极少发生，肿块大小不定，最大者 9.0 cm，但一般不超过 6.0 cm，大多表现为息肉样或腔内黏膜下肿块，并可侵出膀胱壁外累及膀胱周围脂肪，甚至腹壁及相邻部位的肠管。

3. 影像学研究 膀胱炎性假瘤的影像学表现常

常是非特异性的，它的限局性浸润表现与膀胱内恶性肿瘤不易区分，最终确诊主要是依靠病理，但如果由于病理取材较小或只是单纯的冰冻切片有时也很难鉴别良性的或恶性梭形细胞病变，与黏液性平滑肌肉瘤、肉瘤样癌或其他的一些肉瘤鉴别更是困难，必须在术中非常仔细地评价整个或大部分病理标本及切片，才能做出正确的诊断，从而采取正确的手术方式，避免膀胱全切，减少由于膀胱切除给病人造成的痛苦。

有作者报告 2 例病例中的第 1 例最初的活检病理结果由于取材小而诊断为恶性纤维组织细胞瘤、肉瘤样癌而做了不必要的膀胱全切手术，是很值得汲取的经验教训。影像学表现虽然缺乏特异性，但 CT 显示肿瘤侵犯膀胱壁，并侵犯至壁外，局部的限局性浸润与膀胱癌的影像学表现极其相似，肿瘤增强显著，也同时反映了炎性假瘤血供丰富的特征。

另一个比较有意义的征象是肿瘤的表面有出血或凝血块，如果结合临床，表现明显的血尿，并因此而引起贫血，患者比较年轻，年龄在 20~40 岁，出现上述影像学表现和临床症状，膀胱镜检察肿瘤周围有较多的凝血块，临床大量肉眼血尿，甚至出现贫血表现，应该考虑本病的可能。总之，膀胱的炎性假瘤是一种发生在膀胱内很少见的良性病变，任何一种单一的临床或影像学检查均容易发生诊断上的错误，影像学目前虽然还缺乏敏感性和特征性，总的报道病例数较少，但只要提高对本病的认识，不断总结经验及影像学表现，提示临床发生本病的可能性，就能够较正确地做出术前诊断，从而避免不必要的根治性手术。

第六节　膀胱右前壁平滑肌瘤伴出血梗死

患者，女，50 岁。以尿急、尿痛、尿不尽为主要症状，伴肉眼血尿，为鲜红色。

手术所见：先行膀胱镜检查 + 活检示，肿块表面黏膜光滑，病理示“膀胱右前壁”黏膜慢性炎，局部平滑肌结节状增生（平滑肌瘤）。完善术前检查后行“膀胱部分切除术”，术中见膀胱右侧壁输尿管口外上方约 2 cm 处见一大小约 5 cm × 4 cm × 4 cm 的结节状肿物，剖开肿瘤，见肿瘤内部为灰白色平滑肌组织，包膜完整，肿瘤内局灶出血。病理检查：膀胱右前壁肿物切除标本，灰褐色不规则组织一块，体积 3.5 cm × 2.5 cm × 1.6 cm，临床已剖开，切面灰褐，局灶出血，编织状，质韧。常规病理诊断：膀胱右前壁肿物切除标本，初步诊断平滑肌瘤伴出血梗死，待免疫组化进一步证实。免疫组化检测：阳性，Actin，SMA，DES，Calponin，Ki-67（1%）；阴性，S-100，CD57，CD34，CD31，VIM。免疫组化诊断：膀胱右前壁肿物切除标本，免疫组化检测支持平滑肌瘤伴出血及梗死。

影像资料见图 5-13-3。

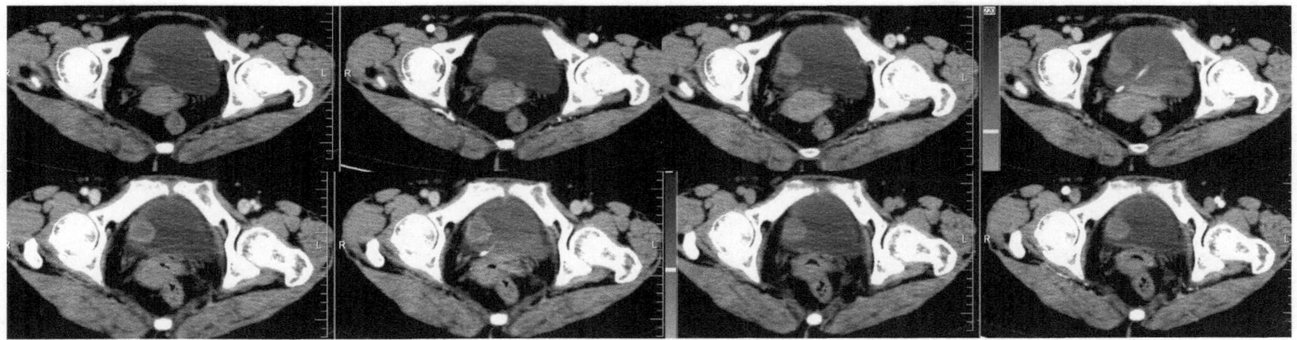

图 5-15-3　膀胱右前壁平滑肌瘤伴出血梗死

第七节 膀胱异位前列腺

异位前列腺多见于男性下泌尿道的输尿管开口、膀胱和尿道,又称为前列腺型息肉,偶见于精阜、脾和肛管等部位。近年来,发生于女性宫颈和外阴的异位前列腺组织的相关报道也有所增多。

1. 病理学　本病的发病机制不明,可能与发育异常、腺体化生或中肾管残留有关。Chan 等(1987)认为不同部位的异位前列腺发病机制不同,发生于膀胱者和腺性膀胱炎基础上的化生有关。异位前列腺组织细胞一般无异型性,也无癌变的相关文献报道。

病变一般由两种细胞构成,表面是高柱状上皮,基底部由扁平或立方上皮构成。细胞无异型性和分裂象。镜下除正常前列腺组织外,还可见部分区域为尿路上皮。镜下病变形成乳头状结构,乳头被覆腺上皮,而且该种上皮经过 PSA 染色显示阳性(提示其为前列腺腺体)。

2. 临床表现　临床表现多以血尿为首发症状,发生在尿道者可以排尿困难为主要症状。膀胱异位前列腺多见于老年男性,发病年龄 39~71 岁,平均 60.2 岁。

膀胱镜下见新生物呈“绒毛”状、“乳头”状或“水草”样,临床上常误诊为膀胱肿瘤。临床上多经内镜下电灼治疗,预后良好,复发及恶变极少见。

3. 鉴别诊断　异位前列腺需与前列腺导管癌、异位前列腺组织及突入尿道的增生前列腺组织鉴别。大体检查容易误诊为尿道移行细胞癌,应引起重视。特别是同时合并其他肿瘤时,应注意明确诊断和肿瘤分期。

第十六章 膀胱其他疾病

第一节 诊断陷阱

1. 婴幼儿的膀胱 婴儿与成人的膀胱和腹部的大小比例不同。婴儿与小儿膀胱的扩张度较成人大得多。婴幼儿的膀胱正常扩张常常将肠襻推出盆腔,当膀胱排空后,肠襻自然回归盆腔内。

2. 膀胱周围脂肪 由于肌肉、尿液及膀胱周围脂肪之间的X线密度不同,有时可以在腹部平片上看到膀胱壁。偶尔膀胱周围脂肪形似气肿性膀胱炎。

3. 盆腔大量脂肪堆积 盆腔大量脂肪堆积可造成膀胱抬高,变长,呈现为竖行类圆形。

4."螺旋顶"尿道 有作者报告6岁女孩"螺旋顶"尿道,表现为膀胱远侧尿道近端出现如漏斗状上大下小的膨大的形状。此征是用力排尿时的正常征象,而不是远端梗阻所致。该征象是为了抵抗远端括约肌张力的自律性增加产生的不稳定尿道收缩,从而预防尿漏,不是正常发育变异。

5. 膀胱造影 女性膀胱造影后,有时出现阴道内对比剂残余,其边缘毛糙,大小不一。膀胱造影正位片上,偶尔直肠内的气体在充盈对比剂的膀胱内显示为透亮区,酷似膀胱内的充盈缺损,值得注意分析研究。

6."女性前列腺" 耻骨联合的不对称偶尔可造成膀胱底部的压迹,产生"女性前列腺"的表现,尤如男性前列腺那样从远端抬高膀胱。

7. 输尿管膀胱喷尿现象与伪影 输尿管膀胱喷尿现象发生在含有高浓度对比剂的尿液从输尿管口进入存有不含对比剂尿液的膀胱时,表现为位于输尿管口的溪流样喷射现象。

这在灰阶超声检查中能发现,表现为多泡状溪流样回声从输尿管进入充满尿液的膀胱。这是正常的排尿方式,但也有助于梗阻性尿路疾病的诊断。

尿液喷射的频率和量变化很大,从每分钟1次到连续尿流,这依赖于尿量的多少和神经系统的刺激。多普勒技术比灰阶超声对低回声反射物的移动更为敏感。因此,采用多普勒技术比单用灰阶超声检查更能评价这一现象。

正常情况下,每分钟有2~6个输尿管收缩波形成。输尿管喷射现象通常在前内侧被探测到。尽管实时超声能够显示输尿管的喷射,但彩色多普勒在膀胱未过度充盈且病人膀胱内有水充盈时显示输尿管喷射更可靠。侧方输尿管开口的喷射现象也和儿童膀胱-输尿管返流有关。随着螺旋CT增强扫描的应用,输尿管膀胱喷射现象几乎每天都能见到。因CT通过膀胱区扫描的时间不同,其表现也多种多样。

在CT增强扫描时偶尔也同超声检查一样,观察到膀胱某侧壁有明显的致密影,且蔓延至中部,甚至到对侧,而其上、下层面却未见类似阴影,酷似膀胱内的病变。

要注意,该类影像的上、下层面未见致密影,只是暂时性表现,这是输尿管口喷出尿液进入膀胱的短暂表现。如有怀疑,应在可疑层面反复扫描,证实在对比剂与膀胱内尿液混匀后,那些致密影皆不复存在。

当对比剂进入膀胱时可观察到双侧输尿管喷尿现象,即表现为膀胱内难以定性的多种密度影像,可被误认为膀胱内肿块。认识这些伪影很重要,采用延迟扫描很容易排除这些伪影。

同样地,当输尿管喷尿在膀胱内产生涡流时,在MRI的HASTE序列或在Gd-DTPA增强MRI图像中也能发现这些伪影。

8. 腹水佯似膀胱 在超声检查盆腔常有将腹水

的表现误为膀胱充盈的例子，Fiske & Callen（1980）专门讨论了这个问题，如在超声扫描时考虑到此种可能性，应向脚侧继续扫描，以观察影像的变化，研究膀胱的界面，必要时可令病人小便后再行扫描，以减少此类误诊。

9. 大的囊腺瘤类似膀胱　所有的盆腔积聚液体在超声检查时都要鉴别它是膨胀的膀胱还是不同的囊性包块。有时膀胱与囊性包块的界面观察不清，例如当界面正好与超声束平行而不是垂直于后者时，则可造成膀胱显著膨胀的错误印象，此刻，变换扫描的断面和声束的方向，以及排空膀胱尿液等措施皆有利于澄清问题。Fiske & Callen（1980）即报告有此类病案。

10. 淋巴囊肿伪似膀胱　有作者介绍一肾移植术后 2 个月扪及盆腔包块病例，超声横断扫描显露为大的中线囊性包块，它并且与位于右髂窝的移植肾脏的积水肾盂、肾盏相连续，而怀疑为膀胱或膀胱外液体积聚，变换声束方向及扫描断面寻找膀胱，似见其位于左侧盆腔。再行排泄性尿系造影，亦示大的囊性包块推移膀胱向左移位，后来证实为淋巴囊肿。

第二节　关于膀胱结石

1. 输尿管膀胱壁内段结石并发膀胱充盈缺损　输尿管膀胱壁内段结石不常见，它并发以输尿管口为中心的膀胱充盈缺损更不多见。

（1）临床表现：输尿管结石是急腹症的常见病因之一，CT 在诊断输尿管结石中的重要作用已有很多报道。输尿管膀胱壁内段作为输尿管下段的一个特殊部位，是输尿管的第三狭窄，该部位发生的结石容易累及膀胱，导致膀胱黏膜水肿和炎性反应，临床表现具有特异性，主要表现为下腹部绞痛或钝痛，向周围放射，伴有会阴部坠胀、尿急和尿频等尿道刺激症状，尿检可见隐血及白细胞。临床上需与前列腺炎、盆腔炎等疾病鉴别。

（2）影像学研究：输尿管膀胱壁内段是连接膀胱与输尿管的特殊部位，在临床及泌尿系解剖中有重要意义。有作者对 30 例成人尸体 60 条输尿管观察测量结果显示，输尿管最狭窄处位于膀胱壁内段者占 76.7%，其次位于输尿管盆段者占 20%，位于输尿管腹段者占 3.3%，未见位于髂血管段者。

对输尿管各段最狭窄处内径的比较发现，狭窄程度依次为膀胱壁内段 > 输尿管盆段 > 输尿管髂血管段 > 输尿管腹段。结石从肾盂及输尿管下行，输尿管膀胱壁内段为结石最易滞留的部位，且结石刺激造成膀胱黏膜急性水肿和炎性反应，形成突入膀胱的软组织密度影，CT 像上表现为以膀胱输尿管口为中心的类圆形或条带状突入膀胱的规则充盈缺损或呈分叶状不规则充盈缺损。

一组中 32 例输尿管膀胱壁内段结石并膀胱充盈缺损，其中 28 例呈类圆形或条带状围绕在结石周围的规则充盈缺损，4 例呈分叶状不规则充盈缺损，在输尿管膀胱壁内段结石伴有膀胱充盈缺损阳性者中，69.5% 出现明显的输尿管梗阻征象，主要原因为出现膀胱充盈缺损更易压迫输尿管口造成急性泌尿系梗阻，部分患者可能出现急性肾功能不全。

2. 结石伴发膀胱充盈缺损　输尿管结石伴有边缘征是诊断输尿管结石的可靠征象。边缘征即输尿管内高密度结节边缘环绕软组织密度影。Kawashima 等（1997）和 Katz 等（1996）分别报道了结石所致输尿管水肿而产生输尿管壁增厚形成的“边缘征”。Kawashima 等只是整体分析输尿管结石与边缘征的关系；Katz 等（1996）则将输尿管分成近、中、远及膀胱输尿管结合部进行分析，认为膀胱输尿管结合部结石受膀胱的影响无法准确评估输尿管的水肿情况。

Levine 等（1999）报道膀胱输尿管结合部结石并发突入膀胱内的软组织影是水肿的输尿管末段或膀胱输尿管间襞。

膀胱输尿管结合部，即输尿管膀胱壁内段，是长 15~20 mm 走行于膀胱壁内的输尿管，其为结石好发部位且结石容易同时累及膀胱，导致膀胱黏膜水肿和炎性反应。

一组 52 例输尿管膀胱壁内段结石，经 3~25 d 的成功取石或保守排石，腹痛症状消失并经超声或 CT 证实结石排出，其中 32 例伴膀胱充盈缺损者，可见膀胱充盈缺损明显缩小或消失。12 例经膀胱镜检查或输尿管镜检查并对膀胱充盈缺损取材，病理证实为膀胱黏膜充血、水肿并炎性细胞浸润。

膀胱充盈缺损必然会导致取石或排石困难，因而病程延长，该组中输尿管膀胱壁内段结石伴有膀胱充盈缺损阳性者平均病程为 10 d，而阴性者平均病程为 7 d。此外，该组中输尿管膀胱壁内段结石伴有膀胱充盈缺损阳性者结石的平均直径是 4.01 mm，阴性者结石的平均直径是 4.55 mm。

输尿管膀胱壁内段结石的膀胱充盈缺损形成的病理基础是结石所致膀胱黏膜充血、水肿及炎性细胞浸润，输尿管膀胱壁内段结石伴有膀胱充盈缺损阳性者明显多于阴性者，并且前者的病程明显长于后者。

鉴别诊断：输尿管膀胱壁内段结石伴膀胱充盈缺损，形态规则者需与膀胱炎鉴别，形态不规则者需与膀胱肿瘤鉴别，尤其在结石较小或含钙成分少时，鉴别诊断显得更重要。

膀胱炎：膀胱炎影像表现范围多较为弥漫、广泛，而输尿管膀胱壁内段结石伴膀胱充盈缺损发生在特定的部位且范围局限。

膀胱肿瘤：膀胱肿瘤多表现为形态不规则的结节状或菜花状，易侵犯邻近器官或盆腔，早期的膀胱肿瘤伴钙化与输尿管膀胱壁内段结石伴膀胱充盈缺损直接征象鉴别困难，需结合间接征象和临床表现，后者临床症状多表现为泌尿系急性梗阻和急性腹痛。

总之，熟悉输尿管膀胱壁内段形态学特点，正确认识输尿管膀胱壁内段结石伴膀胱充盈缺损的病理基础及特殊 CT 征象具有重要的临床意义。

3. 膀胱结石与长期卧床　膀胱结石多见于男性，与男性尿道较长和患前列腺肥大有关，慢性尿潴留及膀胱感染是结石形成的重要原因。

随着老龄人口的快速增长，多种因素导致的长期卧床机会增加，膀胱炎和膀胱结石已成为影响生活质量的常见并发症，越来越受到临床重视，一组资料中约 65%（15/23）有膀胱炎的病史，排尿困难易造成尿淤积诱发感染，容易在引流差的部位形成晶体的沉积而发生结石，结石成分以磷酸镁胺为主，质硬，易碎。过去认为女性膀胱结石极少见，长期卧床使女性膀胱结石发生率上升，日本学者先后以个案报道过老年女性巨大膀胱结石，患者因脑血管疾病而长期卧床，结石最小为 30 mm × 21 mm，骨盆 X 线平片上结石呈圆形或椭圆形。

CT 具有良好的空间分辨力和密度分辨力，诊断膀胱结石具有准确、无创、直观等优点。由于普通 X 线密度分辨力低，小的膀胱结石易漏诊，X 线平片检查阳性率很低，超声检查虽为首选，因为受到肠道复杂声像信号的干扰，也存在一定的漏诊率，对判断结石的大小、数目、形态以及密度不及 CT，CT 平扫阳性率可达 100%，急症及老年患者易接受，在泌尿系疾病检查中应用越来越多。两组膀胱结石的 CT 表现比较：对照组非卧床患者 11 例，结石均为形态较为相似的类圆形，位置多靠近膀胱颈部。卧床患者膀胱结石形态与非卧床患者差异显著，呈现出多样性，以新月形为主，可见短线形、不规则飘带形、沙砾状、弧形堆叠状等，不同形态的结石 CT 值变化范围大（40~900 HU），新月形结石常位于膀胱后壁偏侧凹陷处，凹面朝向腔内；比较两组的单发结石，非卧床患者结石体积明显大于卧床患者。

（1）膀胱结石的 CT 表现原因分析：由于患者长期卧床，尿液常常处于静态而促进钙盐沿膀胱后壁黏膜上沉积塑形，逐渐形成与膀胱壁走行相适应的形状，在弧形低洼区沉积是弧形结石形成的基础，膀胱后壁较平阔则易形成带状或直线状。膀胱反复感染可能影响钙盐的沉积过程从而影响结石的密度、形态以及分布，该组研究中，15 例有膀胱炎史。

膀胱的生理与解剖学改变可能影响结石的形态以及分布，该组神经源性膀胱患者膀胱壁不规则增厚，黏膜面凹凸不平，常见憩室，结石主要表现为多发颗粒状或不规则飘带状。

结石的大小与卧床时间有关，卧床时间越长，体积越大，密度多较高；卧床时间越短体积越小，密度多较低，该组结石厚度 <3 mm 的单发结石，卧床时间多在 12 个月以下。结石厚度 >8 mm 的单发结石，卧床时间多在 12 个月以上。对照组非卧床患者的结石形态和大小可能与其来源于上尿路且病程较长有关。

（2）误诊原因：长期卧床患者单发结石病例中，2 例结石表现为纤细新月形，均误诊为高密度异物，该 2 例为青年患者，因外伤致瘫痪卧床，结石 CT 值最高达 900 HU，边缘极其锐利、易活动，由于对该类结石缺乏认识导致误诊。

综上所述，长期卧床患者膀胱结石的 CT 表现具有以弧形为主的多样性特征，该类膀胱结石的表现特征可能与患者长期卧床以及并发症引起的膀胱的生理、病理以及解剖学变化有关，放射科医师应对其有足够的认识。

4. 酷似膀胱结石的不透 X 线的栓剂　Lesher

等（1979）报告一例66岁男性病人，在X线腹部平片上，不透X线的肠内栓剂酷似多发性膀胱结石。Spilzer等（1976）用80 kV摄影条件加滤线器X线照片检查16种肠内栓剂，其中10种在水中和空气中都不透X线。

5. 盆腔淋巴结钙化误诊为膀胱结石　膀胱结石是泌尿系常见病，X线检查是最简便、最重要的诊断方法之一，一般很少误诊。有作者报告一例术前诊断为膀胱结石，术中切开膀胱后其内未见结石，术后X线平片示该致密影仍然存在。

回顾性分析该阴影密度不高且欠均匀，无同心圆状征象；改变体位，该阴影虽未移出膀胱影之外，但始终在盆腔左侧，移动度不大，由此考虑为盆腔淋巴结的钙化可能性大。

况且超声提示膀胱内未见异常回声，实验室检查，尿内既有红细胞、白细胞，还有蛋白（++），也不完全符合膀胱结石的临床表现。

第三节　嗜酸性膀胱炎病例

患者，女，28岁。

膀胱镜检查：膀胱后壁黏膜呈息肉样隆起，内壁完整。

病理检查：膀胱顶部、基底部肿物活检标本，膀胱顶部肿物，灰褐色组织一枚，大小0.3 cm×0.2 cm×0.1 cm。膀胱基底部肿物，灰白色组织一枚，大小0.1 cm×0.1 cm×0.1 cm。病理诊断：膀胱顶部、基底部活检标本，膀胱黏膜呈息肉样隆起，被覆上皮细胞无异形和增生，部分黏膜上皮缺损，黏膜间质浅层有水肿，伴小血管和纤维组织增生，嗜酸性细胞浸润较多，考虑为膀胱炎。

影像资料见图5-16-1。

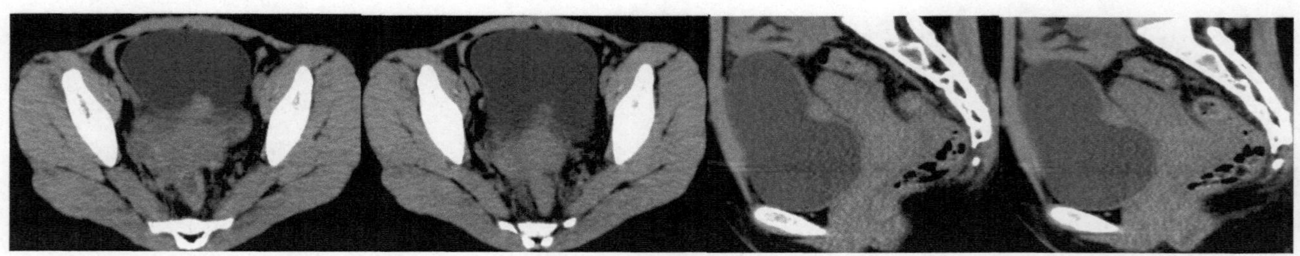

图5-16-1　嗜酸性膀胱炎

第十七章 女性压力性尿失禁

压力性尿失禁是指在增加腹压，甚至休息时，膀胱颈和尿道不能维持一定的压力而有尿液溢出。压力性尿失禁，属于盆底功能障碍疾病的一种，绝大多数见于女性。

女性压力性尿失禁的发生与尿道周围支持结构异常有直接关系，女性尿道周围支持结构主要包括肛提肌及尿道支持韧带，其中肛提肌主要承担盆腔器官的支撑作用，尿道周围支持韧带主要参与控制排尿。压力性尿失禁的发病与尿道中段韧带损伤直接相关。

1. 发病机制　有关压力性尿失禁发病机制临床上存在诸多理论，特别是近年来提出了一些新的理论，如压力传导理论、“吊床”假说、盆底整体理论等。这些理论均认为压力性尿失禁的发生直接或间接地与尿道支持结构薄弱有关。尿道支持结构主要包括尿道支持韧带及肛提肌，其中尿道支持韧带对尿道和膀胱颈起直接支持作用，起间接支持作用的是肛提肌。

2. 临床表现　临床上对压力性尿失禁的诊断是以患者的症状（腹压增加时不自主漏尿）为主要依据，除常规体检和妇科体检［了解有无盆底脏器脱垂（POP）］以及相关的神经系统检查外，还要进行泌尿专科检查（如诱发试验、指压试验或棉签试验阳性；尿动力学检查最大尿流率明显增加，最大尿道压明显下降，腹压漏尿点压降低）。

3. 影像学研究　影像学检查包括X线和MRI，可以了解尿道活动度的变化，其中MRI作为一种安全、无创的检查方法，还可以显示尿道周围的解剖结构的改变。因其检查例数有限，目前尚无相应的参考标准。

正常女性尿道支持韧带围绕尿道分别呈“弧”形及“斜线”样走行。肛提肌前部（耻骨尾骨肌和耻骨直肠肌）在垂直方向似“吊带”状环绕尿道中部、阴道和肛门直肠，提供对尿道、阴道的支持，并具有重要的括约肌功能，维持尿道关闭压；后部（髂骨尾骨肌）呈水平向上的双凸形，类似“蝶翼”状，并向前下倾斜，支撑后部的盆腔脏器。

（1）正常健康女性尿道支持结构静态与动态MRI表现：尿道支持韧带有4组，尿道腹侧为尿道周围韧带、尿道旁韧带和耻骨尿道韧带，尿道背侧为尿道下韧带，T_2WI上均表现为偏低信号。尿道周围韧带沿尿道前壁横向走行，两端与耻骨直肠肌内缘相连；尿道旁韧带为左、右2条，从尿道两侧壁向斜外前发生，远端止于尿道周围韧带的两端；耻骨尿道韧带为左、右2条，连接于尿道周围韧带的腹侧与盆筋膜腱弓之间，向前下外方向斜行；尿道下韧带紧贴尿道后壁横向走行，两端与盆筋膜腱弓相连。

静息状态下，尿道周围韧带为弧形，经尿道腹侧两端与两侧的耻骨直肠肌内侧相连；尿道旁韧带为一对斜线样结构，连接尿道侧壁及尿道周围韧带；耻骨尿道韧带为前后走行的短线样结构，连接耻骨和尿道周围韧带，矢状位上耻骨尿道韧带由上至下分为近侧、中部及远侧3部分，耻骨尿道韧带将尿道悬吊于耻骨后；尿道下韧带为一对线样结构，由尿道侧后壁发出向前外侧延伸。屏气用力状态下上述表现无显著改变。

肛提肌由耻骨尾骨肌、耻骨直肠肌及髂骨尾骨肌构成，T_2WI上均表现为中等信号。静息状态下，耻骨联合上份水平耻骨尾骨肌与对侧同名肌构成“V”形结构；耻骨联合中下份水平耻骨直肠肌与耻骨尾骨肌共同形成“U”形吊带；轴位髂骨尾骨肌呈扇形，矢状位及冠状位均呈凸面向上的圆拱状。

屏气用力状态下，耻骨尾骨肌、耻骨直肠肌可略向外后方呈弧形伸长变薄；髂骨尾骨肌轻度变平或呈“浅盘”状。

正中矢状位测量H线、M线用力前分别为（48.0 ± 6.91）mm、7.8 mm，屏气用力状态下分别为52.7 mm、11.0 mm，盆膈裂孔横径用力前后变化值为2.0 mm。用力前后H线、M线及盆膈裂孔横径均变化不大，仅轻度增大。

同样于正中矢状位测量用力前后尿道长度、尿道倾斜角、尿道膀胱后角、提肌板角的变化值，静息状态下尿道长度平均为（29.87 ± 4.16）mm，屏气用力状态下平均缩短 2.0 mm；尿道倾斜角、尿道膀胱后角用力前后增大的平均变化值分别为 7° 和 4°，膀胱尿道连接部用力前后均位于骨盆耻尾线（PCL）水平或以上，膀胱尿道连接部至骨盆耻尾线距离变化值为 3.60 mm。静息状态下提肌板与耻尾线平行，屏气用力状态下仍保持平行或有轻微向尾侧移位，大小为（7.7 ± 2.6）°。

以往压力性尿失禁的术前诊断主要依靠病史及泌尿专科检查，缺乏影像资料。研究结果显示，压力性尿失禁的发生直接或间接地与尿道周围支持结构损伤有关，在控尿的诸多因素中，尿道支持韧带的吊床结构是关键。el-Sayed 等（2007）认为，由于尿道韧带结构细小，常规盆腔 MRI 很难显示；研究结果提示应用小视野 T2WI 的横断面辅以矢状面扫描即可完成对尿道 4 组韧带的准确评估。Law & Fielding（2008）通过对 7 具女尸及 17 名健康无生产史妇女的盆腔 MRI 研究发现，健康者尿道 4 组韧带 MRI 影像显示率近 50%。

一项研究中，对照组中正常人除了尿道周围韧带及耻骨尿道韧带显示率高以外，其余 2 组韧带显示率较低；但压力性尿失禁组的韧带显示率高于正常组，特别是在正常组显示率较低的尿道旁韧带和尿道下韧带在压力性尿失禁组中的显示率得以明显提升。

该组作者认为尿道旁韧带的显示率增加可能与韧带被拉伸、扭曲导致韧带拉长有关。尿道下韧带的显示率提高与韧带松弛或断裂后，其与尿道后壁之间距离增加并有少量脂肪填充，由于对比增加而利于显示。

（2）压力性尿失禁患者尿道支持结构静态与动态 MRI 表现：压力性尿失禁患者 4 组尿道支持韧带有不同程度的形态学改变，主要表现为松弛或断裂，可发生在一组或多组韧带，但信号未见异常。静息状态下，尿道周围韧带呈“波浪”状或失去连续性；尿道旁韧带松弛呈“飘带”状或断裂韧带短缩；耻骨尿道韧带、尿道下韧带也表现为松弛，失去紧绷感或断裂。屏气用力状态下上述表现仍存在。

压力性尿失禁患者静息状态下，双侧耻骨直肠肌、耻骨尾骨肌形态与正常女性相近或表现为略向外后方膨隆，但于屏气用力状态下，则明显向外后方膨隆；髂骨尾骨肌静息时可略变平或呈凹面向上的“浅盘”状，屏气用力状态下“盘”状不同程度加深。

在伴发盆腔脏器脱垂（主要包括阴道前、后壁膨出和子宫脱垂）的压力性尿失禁患者中此现象更明显，盆膈裂孔甚至呈“O”形改变，并可见盆腔器官（如膀胱或宫颈）脱垂堵塞于盆膈裂孔之内，致盆膈裂孔横径明显增大。髂骨尾骨肌于矢状位、冠状位可呈“碗”状改变。

正中矢状位测量 H 线、M 线静息状态下分别为 62.6 mm、21.9 mm，屏气用力状态下分别为 73.4 mm、33.2 mm，轴位盆膈裂孔横径屏气用力状态下平均增大 14.7 mm，提肌板向尾侧倾斜，提肌板角增大，用力前后平均增大 20°，以上数值均大于正常志愿者。

压力性尿失禁患者屏气用力状态下，尿道长度较对照组缩短，尿道倾斜角增大，甚至接近水平位；尿道膀胱后角增大、消失；膀胱尿道连接部至耻尾线距离变化值也大于对照组。

一组 20 例压力性尿失禁患者中，均有多组韧带出现异常，包括松弛或断裂 2 种改变，但其在各组韧带中的发生率有所不同。韧带松弛的总体 MRI 表现为韧带失去张力感，外形延长或局部变细。在 T_2WI 横断面上显示尿道周围韧带变细呈漂浮状改变，边缘毛糙，局部变细；尿道旁韧带呈双侧不对称、一侧延长；T_2WI 矢状面耻骨尿道韧带呈“飘带”状改变。

韧带断裂的 MRI 总体表现为韧带的连续性中断，局部缺失并见脂肪浸润，以及韧带挛缩呈小片状或不规则团状；在 T_2WI 横断面上尿道周围韧带信号前连续，其附着点与耻骨直肠肌分离，一侧尿道旁韧带短缩、远端与尿道周围韧带分离，耻骨尿道韧带近端与尿道周围韧带的腹侧分离，尿道下韧带附着点与盆侧壁的盆筋膜腱弓分离。

该项研究中，20 例压力性尿失禁患者的 MRI 显示尿道中段的韧带均存在不同程度的损伤，其中位于尿道腹侧的尿道周围韧带和耻骨尿道韧带损伤发生率高。尿道中段的支持核心是韧带，韧带之间相互连接或共同连接于盆底筋膜，并发挥协同作用以共同维持尿道稳定性。

该项研究中 20 例压力性尿失禁患者均同时存在多组韧带的损伤，并且多表现为断裂，断裂的韧带在 MRI 上具有特征性，即韧带的连续性中断、局部缺失，伴有脂肪浸润。对照组中有 6 名可见尿道周围韧带松弛，但未述压力性尿失禁症状；由于尿道中段的支持韧带多达4组，一般认为单纯一组韧带的松弛不足以导致压力性尿失禁的发生。

多组韧带同时损伤，特别是损伤程度较重，韧带发生断裂后，不仅导致韧带自身支持功能下降，同时还可引起韧带之间的协同作用减弱或消失，最终导致压力性尿失禁的发生，至于单纯一组韧带的损伤能否引起压力性尿失禁的发生有待进一步研究。

该项研究中压力性尿失禁患者组MRI上均可见2组以上韧带的松弛或断裂，以尿道腹侧的韧带损伤最为多见；多组（特别是尿道腹侧）韧带损伤，并同时伴有韧带断裂，是压力性尿失禁的特征性MRI表现。

（3）正常健康女性及压力性尿失禁患者盆底测量数据及统计分析结果：压力性尿失禁组与对照组间尿道膀胱后角变化值、静息尿道长度两组间差异无统计学意义（$P>0.05$）。提肌板角用力前后变化值、用力后尿道长度、尿道倾斜角及膀胱尿道连接部至耻尾线距离的变化值两组间差异具有统计学意义（$P<0.05$）。

该项研究中，20例压力性尿失禁患者均表现为一组或多组韧带松弛、甚至断裂；肛提肌也表现为不同程度的松弛。有关病因有学者提出尿道支持韧带中Ⅰ型胶原（与韧带强度有关）、Ⅲ型胶原（与韧带弹性有关）含量减少，尤其后者含量降低以及胶原变性、分解影响了韧带的弹性功能。

另外，尿道支持韧带及肛提肌也可随年龄增长、机体雌激素水平下降而发生退变；妊娠、阴道分娩、盆腔手术等机械牵拉可致韧带及肌肉直接损伤；肥胖、习惯性便秘及长期慢性咳嗽也可引起肛提肌松弛发生形态学改变。

盆底整体理论认为尿道支持韧带与肛提肌共同作用以维持控尿。尿道支持韧带及肛提肌的功能完整，是尿道能够有效关闭的必要条件。尿道的支持韧带将尿道固定在盆壁的耻骨直肠肌和盆筋膜腱弓等结构上，使尿道在腹内压升高时保持稳定，防止尿失禁。同时，肛提肌通过自主收缩提高张力也可对抗腹内压的增加。

另外，尿道支持韧带直接或间接与肛提肌相联系，韧带结构异常可直接影响肛提肌力量的传导，不能有效地对抗腹压增高导致压力性尿失禁发生。

该研究中压力性尿失禁患者尿道支持韧带及肛提肌均表现为不同程度的异常，与盆底整体理论对压力性尿失禁发病机制的解释相符。

该组通过对正常女性及压力性尿失禁患者静息及屏气用力状态下盆底有关径线及角度比较发现，压力性尿失禁组反映肛提肌功能状态的H线、M线、盆膈裂孔横径、提肌板角的数值较对照组增大；反映尿道活动度的尿道倾斜角、尿道膀胱后角、膀胱尿道连接部至耻尾线距离、尿道长度用力前后的变化值较对照组增大。以上均表明尿道周围支持结构薄弱。

尿道活动度的改变与尿道支持韧带及肛提肌形态异常密切相关。尿道支持韧带与肛提肌共同作用以维持控尿，尿道的支持韧带将尿道固定在盆壁的耻骨直肠肌和盆筋膜腱弓等结构上，使尿道在腹内压升高时保持稳定，防止尿失禁。

同时，韧带及肌肉的正常功能状态能保证阴道前壁对尿道的支持作用，抑制尿道的高活动，防止尿失禁。体现了压力传导理论、"吊床"假说对压力性尿失禁发病机制的解释。

MRI对盆底细微解剖结构的显示与正常解剖较接近，可以真实反映尿道支持韧带及肛提肌各组成部分的形态。动态MRI通过观察尿道支持结构形态的改变及测量静息及屏气用力状态下相应径线及角度的变化，可间接反映尿道支持结构的功能状态。

总之，MRI可以较好地显示尿道的四组支持韧带及肛提肌的形态，动态检查可用于评价压力性尿失禁所引起的尿道支持韧带及肛提肌功能状态的变化情况。

第十八章 尿道其他疾病

第一节 男性尿道的假性狭窄

Lebowitz(1978)认为,尿道口对阴茎下表面的压迫能引起尿道造影表现一个特殊的征象,不应误认为尿道狭窄。尿道狭窄在儿童是罕见的,当其出现时,通常为会阴损伤或使用器械所致,它们最常见于尿道膜部或球部近端,多为局限性损伤。未曾有尿路感染、创伤或尿道使用器械历史的儿童,长段的尿道狭窄非常少见,男孩尤其如此。

在排泄性尿道造影片上见到较长节段的远端尿道狭窄,或整个前尿道呈现光滑一致的狭窄,狭窄位于阴囊阴茎交界处远端,是特征性人为引起,为尿道口压迫阴茎下表面所致,而且伴随该点尿道腔明显狭窄。此类表现应当不被误认为尿道真正狭窄,如果对尿道造影表现的病因学有任何怀疑,可再行逆行尿道造影或反复排尿性尿道造影,则可辨别此类假性狭窄。

第二节 尿道的先天畸形

(1)未分化的泄殖腔:由于泄殖腔隔停止发育,未完全将泄殖腔分隔成直肠与尿生殖窦。

(2)肛门闭锁:乃肛膜未破裂或肛管未发育等所致。此类畸形在女性可同时并发直肠阴道瘘,即直肠末端不具有肛门,而通入阴道。男性肛门闭锁者,可同时伴存尿囊直肠隔发育不全,直肠末端可通入膀胱尾侧部,而形成直肠膀胱瘘。

(3)脐尿管瘘:乃脐尿管未萎缩闭锁,膀胱内的尿液可经脐尿管及脐排出体外。有时脐尿管未闭,形成盲囊或末端作囊状膨大,且通于膀胱,称为脐囊管囊肿。

(4)膀胱外翻:由于腹壁中胚层发育不良,使泄殖腔膜未能缩小,膀胱前端和脐以下的腹壁部分发育不全,因此,膀胱可由腹壁中胚层缺口处,外翻于皮下。

(5)输尿管通入精囊、直肠、子宫或阴道:乃因中肾管和输尿管的胚胎关系发生错位或紊乱所致。

第三节 诊断陷阱

在男性尿道,有的少年可出现前列腺小囊,表现为尿道前列腺段后方小囊状凸出,不应误认为憩室。在尿道的前列腺段有时出现精阜皱褶,不要误认为瓣膜。有作者报告青少年正常的后尿道肌间切迹,表现为后尿道串珠状的膨隆与收缩,但其程度均较浅,一般为2~3个浅的膨隆及收缩。

在尿道逆行造影时,偶尔可见到尿道球腺导管显影,表现为前列腺段下方,尿道两侧向外伸出的细管状结构,1 cm左右,有时还可见它的几个小分支,它可两侧对称出现,也可只出现于一侧,不应误认为假通道。在尿道的阴茎段下方造影时可出现局限性切迹,它可为指压引起,也可为手提尿壶边缘挤压所致,不可误为病变。

男性海绵体偶尔可出现静脉石,十分类似尿道结石,结合临床分析研究甚为重要。

第六篇　前列腺疾病

第一章　前列腺疾病的基础知识

第一节　放射性核素骨显像

放射性核素全身骨显像是在骨代谢的水平上进行显像，所以成为诊断恶性肿瘤骨转移首选的影像学方法在临床得到广泛应用。

其中，“超级影像”是骨转移影像的一种特殊形式，它的出现主要是由于全身弥漫性骨转移致成骨代谢异常活跃，典型的影像表现为：全身骨骼的核医学影像异常细腻、清晰；且以脊柱为中心双侧基本对称，但双侧肾脏基本不显影。这种影像的出现提示全身广泛性骨转移。病人临床表现危重，一旦误诊，对临床处理影响严重。

放射性核素全身骨显像是在骨代谢的水平上进行显像，它对肿瘤骨转移的诊断要比传统的影像学方法早 3~6 个月，所以成为诊断恶性肿瘤骨转移首选的影像学方法。它的影像甄别是以病灶部位放射性核素分布浓度与周围或对侧正常骨组织进行对比做出诊断的一种方法。如果全身骨骼的骨代谢水平出现均一性变化，势必影响对其影像结果的判别。

而“超级影像”是骨转移影像的一种特殊形式，它的出现主要是由于全身弥漫性骨转移致成骨代谢异常活跃，全身骨骼的核医学影像异常细腻、清晰；并可表现为以脊柱为中心双侧基本对称，所以这种影像易导致误诊。

该组发现，18 例“超级影像”中，前列腺癌和乳腺癌占 55.55%（10/18），提示这 2 种肿瘤患者易于出现“超级影像”。对于全身骨骼的核医学影像呈现散在、多发的核素分布浓集区并出现双侧肾脏基本不显影的影像，易于做出“超级影像”的判断，但是对于均一对称型影像，由于缺乏对比，易于遗漏而误诊。

特别是前列腺癌，占所有“超级影像”的 33.33%，且其中多以均一对称型为主。同时，骨髓穿刺结果证实部分患者出现骨髓浸润性转移。所以对于前列腺癌患者全身骨显像影像的判别应当给予重视。一旦出现全身骨骼的核医学影像呈弥漫性增浓，影像显示异常细腻、清晰；且以脊柱为中心双侧基本对称但双侧肾脏基本不显影的影像，应当首先考虑“超级影像”的诊断。同时结合患者的临床资料，特别是血清学前列腺特异性抗原和碱性磷酸酶水平的动态变化和骨骼穿刺结果，更有利于对“超级影像”的诊断。

第二节　前列腺超声检查诊断陷阱

经直肠前列腺超声成像中最常见的错误是不适当的增益设置和使发病率高的外周带置于最佳焦点区域之外，由此常导致假阳性异常回声（通常为低回声），而被误认为病理状态。

精囊腺表现为成对的管状、雪茄烟形结构，其回声类型可以不同，根据其扩张程度可显示为实性或充满液体的不同表现。直肠内探头不正常的成角可造成同一图像上显示出前列腺的部分基底部和精囊腺。正常精囊腺两侧对称，任何变化都可被认为是异常。在纵切影像中，可见脂肪围绕着精囊腺和前列腺底部。精囊腺和输精管可以延伸入中央带，并显示为前列腺基底部双侧低回声区。在这种情况下，位于直肠、精囊腺和前列腺基底部之间的脂肪可不被显示。射精管肌束通常情况下不超过 2 mm，但可异常地增大和增生,在超声影像中显示为低回声区。正常的射精管可轻度扩张。在 2% 的病人中,可见前列腺囊,表现为中线区低回声结构。

第三节 前列腺诊断陷阱

有作者在 CT 检查时,发现前列腺肿大可伪似原发性膀胱肿瘤。

对比剂增强后 CT 横断扫描,在膀胱后份发现充盈缺损,此包块后缘提示为膀胱的原发性黏膜损害,事实上是前列腺内叶肿大凸入膀胱所致。冠状位重建常有帮助,可显示包块中心起自于肿大的前列腺而不是膀胱壁。

第二章　关于前列腺癌

第一节　前列腺癌侵犯膀胱误诊为膀胱癌

前列腺癌是欧美国家男性最常见的恶性肿瘤，死亡率仅次于肺癌。由于种族和生活习惯的差异，我国前列腺癌的发病率明显低于欧美国家，但近几年随着生活和环境水平的提高及平均寿命的增长，我国前列腺癌的发病率明显提高。由于该病部分病例临床表现缺乏特异性，加之某些经验性及医源性因素影响而导致该病漏诊、误诊。如何正确诊断前列腺癌已成为临床研究的重要课题。

1. 误诊原因分析　一组研究中的 15 例患者均为 50 岁以上男性，就诊时几乎均伴有膀胱刺激症状，其中部分伴肉眼血尿或镜下血尿，15 例在行泌尿系 B 超时均发现膀胱颈、三角区低回声肿物突入膀胱，而血尿和膀胱内肿块常是膀胱癌的主要临床表现，并且膀胱三角区是膀胱癌的好发部位，此外，B 超均探及伴有前列腺不同程度增生，恰与部分患者排尿困难、尿流变细等临床症状相符，所以导致临床医师在做出膀胱癌的诊断时已带有主观倾向性，认为膀胱癌伴前列腺增生可能性大。

随后按膀胱肿瘤进行其他相关辅助检查，15 例患者行尿脱落细胞学检查，阳性 4 例，似乎更印证了膀胱癌的诊断，但尿脱落细胞学检查敏感性较低，易受主观因素影响，且光镜下普通染色癌细胞与炎性细胞鉴别有一定困难，易导致假阳性的出现。

13 例行排泄性尿系造影检查主要观察上尿路情况，其中伴肾及输尿管积水 3 例，上尿路未见异常 10 例，发现膀胱内占位 5 例，但排泄性尿系造影不是检查膀胱疾病的主要方法，因其不能确保膀胱处于充盈饱满的状态，且缺乏周围组织结构观察。

由于该组部分前列腺癌患者突入膀胱的肿块较大，挤压膀胱导致局部充盈不佳，易于间接征象中出现膀胱内充盈缺损影，尤其当病变压迫输尿管口造成肾积水时，更易误认为膀胱癌累及输尿管所致。

11 例患者行 CT 检查，10 例考虑为膀胱肿瘤，1 例考虑病变可能来源于前列腺区，这主要是由于扫描仪器功能所限，对于病变只能进行简单的轴位扫描，无法进行多方位重组。由于前列腺癌病变密度与正常前列腺组织密度在 CT 上无明显差异性，所以 CT 轴位扫描只能显示为前列腺外形增大，累及膀胱的部分表现为膀胱后壁或三角区的软组织肿块，并向膀胱内突入，由于缺少多平面重组观察，加之临床病史提供已带有倾向性，所以做出膀胱癌的诊断，这也是导致误诊的主要原因。

而 MSCT 恰好可以弥补普通 CT 轴位扫描的不足，其具有较好的组织对比，可多平面重建，进行 3D 重建能显示前列腺的立体构像与周围关系，对于轴位扫描难以定位甚至误诊为膀胱癌的病例，行多平面重建观察可清晰显示前列腺、膀胱的毗邻关系以及病灶的三维表现，对于病灶起自何脏器表现十分直观。

8 例行膀胱镜检，2 例行活检，其中 1 例因活检组织受压考虑为浸润性低分化癌，局部见腺癌，不除外前列腺源性，另 1 例为移行细胞癌。这可能为此时前列腺肿物未完全穿破膀胱肌层，仍被移行细胞上皮覆盖，由于前列腺癌的长期慢性刺激造成非典型增生形成，加之活检时取材部位及深度的影响，人为因素较大，从某种意义上说，此 2 例病理结果反而误导了临床医师。

2. 前列腺癌的分期　前列腺癌临床、病理分期常用 Whitmore-Jewett 分期法。A 期：早期，直肠指诊正常；B 期：仍属早期，肿瘤局限于包膜内，直肠指诊可触及，但直径小于 1.5 cm；C 期：癌肿已侵犯大部分前列腺组织，穿透前列腺包膜，侵犯精囊、膀胱、盆腔两侧或盆腔其他器官；D期：不论原发灶如何，只要有远转移即属此期，多为骨转移。

该组15例前列腺癌经穿刺病理证实，C期10例，D期5例，均误诊为膀胱癌。因此C、D期前列腺癌并膀胱累及者常易误诊为膀胱肿瘤，应加以重视。

3.MRI　前列腺外周带腺体成分多，基质和平滑肌成分少，在T_2WI上呈高信号，而且随年龄的增长，腺管逐渐扩张，腺管内前列腺液增多，信号更高。典型前列腺癌内有大量癌变腺体成分紧密排列，其间很少有空隙存储黏蛋白和液体，正是癌变区于T_2WI上呈低信号的病理学基础。

前列腺癌的MRI主要表现如下。

（1）原发肿瘤：前列腺外形尚规则，包膜连续性存在，外周带高信号中出现低信号（多为A、B期）。

（2）包膜及周围结构侵犯：前列腺外形不规则增大，包膜连续性中断；侵犯精囊及周围静脉丛时，表现为T_2WI高信号的精囊及静脉丛内出现低信号，且双侧不对称；膀胱受累时，表现为邻近前列腺的膀胱出现不对称或结节状软组织信号，膀胱壁因长期慢性刺激造成弥漫性增厚，此恰与膀胱癌导致的局部膀胱壁增厚相鉴别；侵犯腺周脂肪时表现为T_1WI上周围脂肪不对称或消失，高信号脂肪内出现异常低信号；晚期侵犯直肠，使直肠壁增厚，信号与前列腺相似（多为C期）。

转移：包括淋巴结及骨转移（多为D期）。

MRI是目前前列腺疾病影像检查的最好方法，其软组织分辨率高，可多种序列、多方位成像，可清晰显示前列腺中央叶与外周带，以及与周围解剖结构的关系。该组15例患者于轴位扫描均可见前列腺外周带低信号影伴膀胱内软组织肿物，于矢状位成像可见膀胱内病变与前列腺相续，MRI可准确诊断为前列腺癌，并且可根据肿瘤以及是否侵犯周围组织进行分期。近年来，MR功能成像，包括动态对比增强MRI、扩散加权成像及MR波谱成像的广泛应用，从很大程度上弥补了普通MRI的不足，其对病变定量分析，反映组织代谢情况，在前列腺癌的诊断及侵袭性评价中起着越来越重要的作用。

4.误诊教训　该组病例均为前列腺癌伴膀胱累及，临床多见，易误诊为膀胱癌。由于膀胱与前列腺的特殊毗邻关系，因此对于50岁以上男性有排尿困难伴血尿者在做出膀胱肿瘤的诊断时，需要考虑排除前列腺癌侵犯膀胱的可能。

前列腺癌累及膀胱时肿块多位于膀胱颈周围，并与前列腺以宽基底相连，肿块上下径小于横径，底部与侧壁正常，与肿块可分开，整个膀胱壁增厚，而多无局部改变。

若为膀胱癌侵及前列腺，病变主体主要应位于膀胱内，膀胱壁连续性中断，邻近膀胱壁局限性增厚，膀胱周围脂肪间隙模糊，与膀胱相邻的前列腺局部突出一肿物，信号减低，边缘不光滑，前列腺形态多不弥漫性增大。

5.综合合理运用多种检查手段　要正确诊断前列腺癌就要合理运用各种检查手段。MRI是目前最好的前列腺癌术前无创检查手段，可从解剖形态、分子水平的物质代谢、活体组织分子扩散等方面对前列腺癌的形态学表现、肿瘤的准确分期及肿瘤的侵袭性进行全面评价。

此外，还应密切结合临床血清前列腺特异抗原、直肠指检及前列腺穿刺活检等手段。该组患者血清前列腺特异抗原均高于10 ng/ ml，超出肿瘤筛选的临界值，直肠指检均发现前列腺Ⅱ度以上肿大，部分可扪及结节，并且最终均经穿刺病理证实为前列腺癌，只有联合使用这些检查手段，才能避免和减少前列腺癌的误诊与漏诊。

第二节　WHO（2016）泌尿系统和男性生殖器官肿瘤分类指南：前列腺肿瘤

自上次世界卫生组织（WHO）公布前列腺和膀胱肿瘤分类，已有12年。在此期间，关于这些肿瘤的病理和遗传学出现了大量知识更新。

WHO（2016）分类指南中新增了前列腺导管内癌的内容。在大多数情况下，前列腺导管内癌是一种在导管内扩散且具有侵袭性的前列腺癌，需与高级别前列腺上皮内瘤进行区分。前列腺腺泡腺癌新增了两种类型，包括微囊腺癌和多形性巨细胞腺癌。修改后的Gleason分级系统也增补至新分类的前列腺癌分级中；对于评分为Gleason 7分的腺癌，建议诊断报告列出结构类型为4级（pattern 4）的比例。新分类进一步推荐近来提出的前列腺癌5级分类

（图 6-2-1）。

Epithelial tumours	
Glandular neoplasms	
Acinar adenocarcinoma	8140/3
Atrophic	
Pseudohyperplastic	
Microcystic	
Foamy gland	
Mucinous (colloid)	8480/3
Signet ring–like cell	8490/3
Pleomorphic giant cell	
Sarcomatoid	8572/3
Prostatic intraepithelial neoplasia, high-grade	8148/2
Intraductal carcinoma	8500/2
Ductal adenocarcinoma	8500/3
Cribriform	8201/3
Papillary	8260/3
Solid	8230/3
Urothelial carcinoma	8120/3
Squamous neoplasms	
Adenosquamous carcinoma	8560/3
Squamous cell carcinoma	8070/3
Basal cell carcinoma	8147/3
Neuroendocrine tumours	
Adenocarcinoma with neuroendocrine differentiation	8574/3
Well-differentiated neuroendocrine tumour	8240/3
Small cell neuroendocrine carcinoma	8041/3
Large cell neuroendocrine carcinoma	8013/3
Mesenchymal tumours	
Stromal tumour of uncertain malignant potential	8935/1
Stromal sarcoma	8935/3
Leiomyosarcoma	8890/3
Rhabdomyosarcoma	8900/3
Leiomyoma	8890/0
Angiosarcoma	9120/3
Synovial sarcoma	9040/3
Inflammatory myofibroblastic tumour	8825/1
Osteosarcoma	9180/3
Undifferentiated pleomorphic sarcoma	8802/3
Solitary fibrous tumour	8815/1
Solitary fibrous tumour, malignant	8815/3
Haemangioma	9120/0
Granular cell tumour	9580/0
Haematolymphoid tumours	
Diffuse large B-cell lymphoma	9680/3
Chronic lymphocytic leukaemia / small lymphocytic lymphoma	9823/3
Follicular lymphoma	9690/3
Mantle cell lymphoma	9673/3
Acute myeloid leukaemia	9861/3
B lymphoblastic leukaemia/lymphoma	9811/3
Miscellaneous tumours	
Cystadenoma	8440/0
Nephroblastoma	8960/3
Rhabdoid tumour	8963/3
Germ cell tumours	
Clear cell adenocarcinoma	8310/3
Melanoma	8720/3
Paraganglioma	8693/1
Neuroblastoma	9500/3
Metastatic tumours	
Tumours of the seminal vesicles	
Epithelial tumours	
Adenocarcinoma	8140/3
Squamous cell carcinoma	8070/3
Mixed epithelial and stromal tumours	
Cystadenoma	8440/0
Mesenchymal tumours	
Leiomyoma	8890/0
Schwannoma	9560/0
Mammary-type myofibroblastoma	8825/0
Gastrointestinal stromal tumour, NOS	8936/1
Leiomyosarcoma	8890/3
Angiosarcoma	9120/3
Liposarcoma	8850/3
Solitary fibrous tumour	8815/1
Haemangiopericytoma	9150/1
Miscellaneous tumours	
Choriocarcinoma	9100/3
Seminoma	9061/3
Well-differentiated neuroendocrine tumour / carcinoid tumour	8240/3
Lymphomas	
Ewing sarcoma	9364/3
Metastatic tumours	

The morphology codes are from the International Classification of Diseases for Oncology (ICD-O) {917A}. Behaviour is coded /0 for benign tumours; /1 for unspecified, borderline, or uncertain behaviour; /2 for carcinoma in situ and grade III intraepithelial neoplasia; and /3 for malignant tumours. The classification is modified from the previous WHO classification {756A}, taking into account changes in our understanding of these lesions.

图 6-2-1　WHO 前列腺肿瘤分类

对于膀胱癌，WHO（2016）分类继续沿用国际泌尿病理协会（International Society of Urological Pathology，ISUP）1997 年的分类指南。本次修订中更好地定义了非侵袭性的尿路上皮病变，包括尿路上皮异型增生和未知恶性潜能的尿路上皮增生，常见于有尿路上皮癌病史的患者，侵袭性尿路上皮癌的异向分化,指一定比例的“常见型”尿路上皮癌和其他形态变化同时存在。病理医生在病理报告中需注明不同组织的比例。

本次分类新增了前列腺导管内癌的内容;更明确地定义了非侵袭性尿路上皮病变,包括尿路上皮异型增生和未知恶性潜能的尿路上皮增生。

新的前列腺肿瘤分类如下。

本文目的是与 WHO(2004)分类相比,总结新分类(来自 WHO“蓝皮书”),强调前列腺腺泡腺癌这一新病种的类型、免疫组化染色诊断、分级、风险分级和分子遗传学。图 6-2-1 对前列腺肿瘤的分类进行了总结。

(一)新病种:前列腺导管内癌

在 WHO(2016)分类中,前列腺导管内癌被定义为一个新病种。这一术语已经被使用了几十年,至少可以追溯到 1985 年,它广泛地用于描述前列腺腺泡或导管腺癌的导管内扩散或原位生长,以及尿路上皮癌的导管内增生。WHO(2016)的定义如下:前列腺导管内癌是腺体内和(或)导管内上皮肿瘤性增生,具有高级别前列腺上皮内瘤(high grade prostatic intraepithlial neoplasia, HGPIN)的一些特征,但结构和(或)细胞学异型性更高,通常与高分级、高分期的前列腺癌有关。

导管内癌被认为是前列腺癌演化过程的晚期表现,是侵袭性前列腺癌的导管内扩散以及高级别前列腺癌的导管内及腺体内癌变。然而,有少数病例可能是增生的前体,因为约 10% 的病例在经针穿刺诊断为前列腺导管内癌之后,再进行前列腺根治性切除术后发现整个前列腺的导管内癌是一种单一的类型,并没有相关的侵袭性。

导管内癌在针吸穿刺活检中罕见,检出率仅 0.1%~0.3%,占侵袭性腺癌样本的 2.8%。在整个前列腺腺体中,其发病率取决于前列腺腺癌的级别和分期。根治性前列腺切除术病例中导管内癌发病率为 20%~40%。

导管内癌的平均 Gleason 评分为 8 分,以及 3 级改变存在于前列腺腺癌的整个腺体中,所以导管内癌与 HGPIN 的鉴别诊断至关重要。与 HGPIN 不同在于:导管内癌最常见的结构是致密筛状结构,其次是实性结构,或疏松的筛状或微乳头结构伴有明显异型性核(即细胞核大小≥正常核的 6 倍)或粉刺样坏死。PTEN 和 ERG 免疫染色可能是一种有用的辅助方法,因为导管内癌通常表现为 PTEN 基因的缺失和 ERG 表达,而在 HGPIN 中 PTEN 缺失是罕见的,ERG 表达也不常见。

值得一提的是,导管内癌不需进行 Gleason 分级。

在针穿刺活检中发现孤立的导管内癌进行报告时,需要着重说明前列腺导管内癌和高级别以及体积大的前列腺癌是有关的,并且提示有可能需要治疗,而且重复活检也是提倡的。

(二)前列腺腺泡性腺癌的新变异型

前列腺腺泡性腺癌变异型的诊断非常重要,因为与普通型腺泡性腺癌相比,各种变异型的病理诊断非常困难,而且其预后和治疗选择均不尽相同。在此次的 WHO 分类系统中腺泡性腺癌看似良性但难以诊断的变异类型都被重点提出了,这些变异类型包括萎缩型、假增生型、泡沫腺体型、微囊型,与普通型腺性腺癌相比,印戒细胞样型、肉瘤样癌型和多形性巨细胞型腺癌的预后较差。新分类中增加了微囊型腺癌和多形性巨细胞型腺癌。

微囊型腺癌是前列腺腺泡性腺癌中看似为良性表现的变异型,前列腺腺泡性腺癌囊变并不常见,但其常常会和良性腺体的囊变相混淆,这些扩张的恶性微囊变腺体体积可为普通腺癌腺体的 10 倍。几乎所有病例腺上皮 a- 甲基乙酰辅酶(AMACR)均为强阳性,同时在使用 p63 和 34 bE12 抗体免疫组织化学反应中,均缺乏基底细胞标记的表达, Gleason 分级推荐为 3 级。

多形性巨细胞型腺癌非常罕见,以巨细胞、怪异细胞和间变细胞伴有多形性的核仁为显著特点,目前已报道的病例不足 10 例。部分患者有普通型腺泡状腺癌的激素治疗史或放疗史,这种变异类型的核异型并不明显,因为即使是最高级别的腺泡性腺癌,也几乎均表现为单一的核形,该变异型临床病程常具有高度侵袭性。

(三)前列腺神经内分泌肿瘤的新变异型:大细胞神经内分泌癌

前列腺大细胞神经内分泌癌是一种非常罕见的神经内分泌肿瘤亚型,在 WHO(2004)分类系统中还尚未被提出,到目前为止最大宗病例报道为 2006 年发表的 7 例病例报道,几乎所有病例都发生于前列腺腺癌抗雄激素治疗后,其组织学形态与发生在其他部位如肺的大细胞神经内分泌癌一致。此型预后极差,铂类药物化疗后平均生存期为 7 个月。

（四）免疫分型

在 2004 年，前列腺组织标记物最多集中在诊断学的免疫组化，包括前列腺特异性抗原（prostate specific antigen，PSA）、前列腺特异性酸磷酸酶（prostate specific acid phosphatase，PAP）、高分子重量的细胞角蛋白（cytokeratins，使用单克隆抗体 34bE12）、p63 和 AMACR。

在前列腺腺癌诊断中，这些仍是重要的免疫染色，在新版中仍被用于前列腺癌的鉴别诊断。新增免疫染色包括前列腺标记蛋白（也称为 P501S，一种血浆膜蛋白）和 NKX3.1（一种包含转录因子）。NKX3.1 免疫组化检测可用于确定 PSA 和（或）PAP 染色阴性的前列腺癌，尤其是区分尿路上皮癌和转移性前列腺腺癌更具价值。

PSA、PAP、蛋白质和 NKX3.1 的免疫染色对转移性前列腺癌均有高敏感性，每一种诊断的敏感性都很高（均大于 94%）。在行去雄激素治疗后，PSA 和 PAP 表达降低，前列腺标记蛋白和 NKX3.1 免疫染色在这种情况下将发挥特别作用。

（五）前列腺癌的分级

Gleason 分级仍然是前列腺腺癌的组织学分级的标准方法。自 2004 年分类以来，Gleason 评分系统已有较多修改，都被纳入 2016 年新分级中。此外，评分为 Gleason 7 分的腺癌，均建议列出 4 级各成分所占的比例，并引入了级别组。

在 2014 年国际泌尿病理协会会议上. 对 Gleason 评分做了重大修改，并出版在 2016 年蓝皮书中，具体如下：①筛状腺体（cribriform gland）归为 Gleason 4 级；②肾小球样结构的腺体（glomeruloid gland）应为 Gleason 4 级；③前列腺黏液腺癌的分级应根据其生长方式进行判断，而不是全部归为 Gleason 4 级。

在过去的病例中，一些筛状腺癌被归为 3 级，根据 2004 年的蓝皮书，罕见的筛状腺癌可以诊断为 3 级。尽管如此，近期研究清楚地表明，筛状腺癌与根治术后生化衰竭、根治术后转移以及无转移生存均独立相关。所有的筛状腺癌都应被归类到 4 级。

另一个新增变化是 Gleason 4 级，除包括筛状和球状腺之外，一些分化较差的腺体和融合的腺体也应归为 Gleason 4 级。环状腺的出现归入 4 级，4 级还包括不成形的腺体。

前列腺癌 pT 4 级的报告内容：在 2016 年 WHO 的蓝皮书中，在穿刺活检或根治术后病理 Gleason 评分为 7 分的病例中，如 4 级是最高分级，则需要报告其比例。这与 2004 年的蓝皮书有所不同，该报告指出，在临床实践中，对 4 和 5 级这些高级别前列腺癌的报道并不常见。4 级的比例可能对疾病治疗策略有影响，例如一些 Gleason 3+4=7 分的病人，在 4 级中比例很低，可以考虑积极监控（active surveillance，AS）。大量数据表明，高级别（4/5 级）腺癌，是一个重要的预后指标。但 4 级的百分比测定方法没有详细说明。

前列腺癌新的 WHO/ISUP 分级分组系统：新版 WHO 提出的前列腺癌新的分级分组是基于 2014 年国际泌尿病理协会（ISUP）共识会议上提出的一种新分级系统，并称之为前列腺癌分级分组（Grading Croups）系统，该系统根据 Gleason 总评分和疾病危险度的不同将前列腺癌分为 5 个不同的级别组：1 级：Gleason 评分≤ 6 分；2 级：Gleason 评分 3+4=7 分；3 级：Gleason 评分 4+3=7 分；4 级：Gleason 评分 4+4=8 分；3+5=8 分；5+3=8 分；5 级：Gleason 评分 9~10 分。

级别分组产生依据：Gleason 评分 2~5 分较少使用，过去的 Gleason 评分不能准确反映预后。对临床医生和病人来说，1 级表示 Gleason 6 分是最低的分数而并非“10 分的中间级”，这一点很重要，告知所有患者前列腺癌诊断为 1 级，提示预后良好。许多 1 级肿瘤患者，在临床正确参考其他参数（如血清 PSA 水平，临床分期，以及在针芯组织中的癌细胞数量），可以考虑积极监控。

5 个级别组预后的影响在一项大型的多机构研究中得到验证，该研究 RP 病例在 20 000 以上，穿刺活检病例超过 16 000 例，放射治疗后活检病例超过 5 000 例。更重要的是，对于分级分组系统有相关基因组和分子支持。2016 年的蓝皮书指出，应与 2014 年修订的 ISUP Gleason 评分一起报告分级分组。

（六）前列腺腺泡腺癌的风险分级和积极监测

在 2016 年 WHO 蓝皮书中，对前列腺癌患者风险分级的重要性在于突出强调了预后和预测因子的重要。尤其详细介绍了不同来源组织样本的病理预后因素，包括针穿刺活检、经尿道切除术和根治术切除组织。同时，采用临床及病理因素的 2015 年国家综合癌症网络风险分组如表格所示。

因为许多前列腺癌（尤其是分级为 1 级的前列腺癌）是惰性的，可以考虑积极监控，关于积极监控和图 6-2-1 中所列出的临床及病理因素标准同时被积极监控方法所采用是新的讨论热点。

(七)前列腺癌的基因简况

2004年以来,对有关前列腺癌基因信息的知识有了巨大的进步。基因测序的技术进步揭示了复杂的重新排列和显著的异质性。在特定的基因中,一些信号转导通路改变明显,如P13K/PTEN/AKT,细胞周期调控,以及染色质调控。

在原发性和转移性前列腺癌中最常见(50%)的改变是雄激素调节启动子与ERG及其他ETS家族转录因子的融合,如MPRSS2-ERG融合。在原发性前列腺癌中,复发性非同义点突变的数量相对较少,包括SPOP(11%)和FOXA1(3%)基因的突变。

与之相比,在去雄激素抵抗性转移性前列腺癌患者,发现了包括雄激素受体信号转导异常,DNA修复和P13K通路异常,和TP53、RB1,KMT2C及KMT2D等基因的突变和改变。对前列腺腺癌的体细胞遗传异常进行了深入的讨论,并给出了前列腺癌基因分类的模型。虽然这些基因分型目前还没有运用到临床实践,但对于理解分子发病机制和提供治疗干预靶点提供了可能。

第三节 基于人工智能的前列腺癌影像诊断

前列腺癌是男性常见的恶性肿瘤,死亡率居各种男性恶性肿瘤的第3位。我国前列腺癌的发病率和死亡率呈上升趋势,其发病率的增长速度居所有男性恶性肿瘤之首。在前列腺癌的管理中,影像学检查的诊断和评估具有重要意义。前列腺癌的影像学诊断和评估一方面依赖于肿瘤的定性特征,如信号、密度、回声、代谢、增强方式、瘤内细胞和无细胞组成(包括血液、坏死和矿化)、肿瘤边缘、与周围组织的解剖关系,以及对这些结构的影响;另一方面依赖于肿瘤的定量特征,如大小、形状、密度、强度等,通过在二维、三维影像分析中测量肿瘤而量化。

在前列腺癌的影像中,人工智能在执行3个主要临床任务中具有很大的实用价值,包括前列腺癌的检测、表征(肿瘤和器官的分割、诊断和分期、预后和结果预测等)和监视。

检测,指在影像中感兴趣对象的定位。计算机辅助检测,指计算机突出显示需要进一步评估的区域而无须提供诊断。基于人工智能的检测工具可用于减少观察性疏忽,防止遗漏误诊。在模式识别中突出显示可疑影像特征的区域而呈现给临床医师。人工智能用作辅助助手可减少影像解释时间,同时改善了放射科医师检测异常的灵敏度。

表征,呈现前列腺癌及前列腺的测量和分割、诊断、分期、疾病预后以及特定治疗结果的预测。前列腺癌及前列腺的范围表征从二维测量到三维体积分割,从而评估整个肿瘤及其周围组织。此类信息被用于后续的诊断任务以及辐射治疗的剂量计算。

在当今的临床工作中,肿瘤边界通常通过手工勾画而获得,这种方式存在的问题包括评估者自身的差异和评估者间的差异(不一致的重现性)、耗时、耗力。人工智能的自动分割有显著地提高前列腺癌测量的效率、重现性和质量的潜力。前列腺癌病变的未来分析可以通过人工智能算法直接评估全身成像数据。未来的人工智能可以分析人类视觉不能察觉的病理组织结构。

临床上,放射科医师使用其视觉来解释前列腺影像,将可疑病变诊断为良性或恶性,这种行为是人类根据其经验和专业知识,主观地定性影像特征来解决这些问题。相比之下,人工智能计算机辅助诊断系统可以定量分析前列腺病变多参数MRI(multi-parameter MRI,mpMRI)特征,允许可重复的描述(一致的重现性)。

表征还包括前列腺癌分期,有学者通过评估mpMRI中的肿瘤范围和多灶性来进行分期。研究者使用人工智能机器学习技术,开发了通过分析mpMRI数据来估计前列腺细胞密度的预测模型。

在监视前列腺癌随时间的变化中,人工智能可以发挥越来越大的作用,无论对于自然发展的前列腺癌还是接受治疗的前列腺癌,人工智能可捕获图像中的大量特征,这些特征超出了放射科医师所能识别的特征。人工智能可帮助放射科医师提高前列腺癌的检测、定位、表征、分期和监视。

尽管人工智能在前列腺癌影像中取得了巨大成功,但在人工智能广泛临床应用之前必须克服一些限制和障碍。目前人工智能仍处于初级阶段,尚无广泛的多中心试验,即当前大部分初始工作受限于单一中心、单一算法分析和小数据集。随着对前列腺影像需求的不断增加,放射科不断产生大量前列腺影像数据。然而，这些前列腺影像数据往往在标签、注释、勾画和质量保证等方面存在缺陷。

前列腺影像数据的整理是开发前列腺癌自动化临床解决方案的主要障碍，因为它需要接受过培训的专业人员，使得该过程在时间和成本上都很昂贵。一些团体正在开发基础设施，以允许标注良好的大数据用于人工智能开发。无监督和自我监督的方法不需要明确标记，因此，有望减少这些问题，并解决患者隐私问题。研究界尚未就特定前列腺影像数据集达成共识，达成共识的数据集可用于在效能、普遍性和可重复性方面进行比较和对比。此外，应改进对可用前列腺影像数据集的访问，以促进智力合作。应鼓励机构、专业和政府团体共享经过验证的前列腺影像数据，以支持前列腺影像人工智能算法的开发，这需要克服某些技术、法律和道德问题。

另一个限制是前列腺影像人工智能的可解释性和透明度。虽然目前的研究状况优先考虑其效能提升而不是其可解释性和透明度。从法律角度来看，最近欧盟对于人工智能问责制进行了辩论。从道德的角度来看，必须有意识地了解谁将成为人工智能的受益者。人工智能可能挑战医患关系中的责任以及对机密性的期望。随着人工智能的整合，生物网络的综合评估可能对评估反应和预后以及治疗计划产生深远的影响。除了肿瘤的发现之外，影像可以检测肿瘤之外的相邻或远处器官的变化。

通过这种方式，人工智能的作用可以通过同时评估来自同一数据源的其他疾病风险。随着前列腺影像人工智能的潜力越来越多地被得到证实，人工智能将运用在日常的临床工作中。对于前列腺影像分析，人工智能的准确性和预测效能需要显著性提高。如果人工智能将来准备取代放射科医师，人工智能需要在对比研究中与人类专家一样做得好或比人类专家做得更好。这需要在医生、技术人员和物理学家合作的前瞻性试验中进一步证明人工智能效能以便广泛使用人工智能。

最后，人工智能中使用的最常见的编程语言是Python和R，可以想象在不久的将来，放射学课程将包括有关编程的基本信息语言。

总之，随着对前列腺癌诊疗服务需求的不断增加以及诊疗服务产生的大量数据，临床工作流程的优化和简化变得越来越重要。人工智能擅长识别影像中的复杂图案，因此提供了将影像解释从纯粹的定性和主观任务，转换为可量化且毫不费力地再现的任务的机会。

此外，人工智能可以量化人类无法检测到的影像信息，从而补充临床决策。人工智能还可以将多个数据流聚合成功能强大的集成前列腺癌诊疗系统，涵盖影像学、基因组学、病理学、电子健康记录和社交网络。

影像基因组学的新兴领域将影像学特征与生物学数据相关联，包括体细胞突变、基因表达、染色体拷贝数或其他分子特征。当前的一些研究表明，在限定情况，对于部分疾病，基于人工智能的计算机辅助诊断技术取得了优异的成绩，甚至超过了部分人类专家。

基于这些研究现状，我们可以展望人工智能计算机辅助诊断方法的美好未来，即经过多方专家共同协作创造出来的更高层次的计算机辅助诊断，在未来的智能医学影像中心，可以进行综合的信息处理，而临床医生则扮演着核心的角色，基于人工智能技术分析的结果进行决策。然而，人工智能计算机辅助诊断方法仍然存在诸多问题，如不符合临床应用场景、缺乏有效的训练数据、缺乏统一的行业标准、共享和隐私问题等。

第四节　影像组学与前列腺癌

前列腺癌（PCa）是老年男性最常见的恶性肿瘤之一，在美国其发病率高居男性肿瘤首位，死亡率居第2位。近年前列腺癌在我国的发病率也呈快速上升趋势。多参数MRI（mp-MRI）因具有良好的软组织对比度，能提供相关病灶的解剖、功能和某些特征信息，已成为检测前列腺癌最常用的一种成像方法。

来自英国的一项大数据研究显示，在初次活检前运用多参数MRI检查，有四分之一的病人可避免不必要的活检以及临床上的过度诊疗。随着成像数量的不断增加，对MRI数据进行计算机化处理和有用信息提取的要求越来越高。

1. 诊断　目前，多参数MRI是诊断前列腺疾病的最佳影像学检查方法，前列腺癌 在 T_1WI 上通常呈等信号，T_2WI 上表现为正常高信号的外周带内出现低信号结节；扩散加权成像（DWI）上扩散受限；增强扫描中病灶通常表现为局灶性早期强化，随后对比剂迅速清除。以多参数 MRI 数据为基础检测前列腺癌是现阶段前列腺影像组学研究的重点；同时，影像组学的出现也加速了肿瘤位置预测模型的计算机辅助诊断系统的开发。

最早的一种前列腺计算机辅助诊断系统是由 Madabhushi 等（2005）开发的，除采用一阶和二阶的统计方法外，还加入 Gabor 滤波器、离散余弦变换和基于梯度的特征自动检测前列腺癌，获得了较高敏感度和特异度。

近年研究者开发的前列腺计算机辅助诊断系统则利用随机森林分类的方法从 T_2WI、表观扩散系数（ADC）和 b 值为 2 000 s/ mm^2 的 DWI 影像中提取空间、强度和纹理特征来检测前列腺癌，结果显示该方法检测前列腺癌的受试者操作特征曲线下面积为 0.93，优于在相同数据下使用支持向量机（support vector machine，SVM）的检测结果。

此外，Chung 等（2015）构建了一个自动检出前列腺癌的影像组学驱动条件随机域框架，基于 20 例前列腺多参数 MRI 数据对此方法进行评价，结果显示该框架能够自动检测体素分辨的前列腺癌。还有研究者基于多参数 MRI 构建了 MAPS（morphology，asy mmetry，physiology and size）特征结合模型，并用已有数据验证了此算法的有效性。

2012 年，欧洲放射学会推出了前列腺影像报告和数据系统（prostate imaging reporting and data system，PI-RADS），旨在标准化和规范前列腺的 MRI 报告；2014 年又发布了第 2 版（PI-RADS v2），更为细化地分析了 T_2WI、DWI 以及动态增强（DCE）-MRI 序列的诊断价值。有研究表明，基于机器学习的 MRI 组学分析方法可提高 PI-RADS v2 的诊断效能，添加组学特征后，PI-RADS v2 对外周带及移行带肿瘤的诊断性能均有显著改善。由此可见，影像组学在前列腺癌检测和诊断方面具有良好的应用前景，人工智能可多学科、多指标协同综合诊断，这也将成为前列腺癌诊断的趋势。

2. 鉴别诊断　影像组学特征在前列腺外周带、移行带肿瘤之间以及癌症组织与非癌组织之间均存在显著差异。Wibmer 等（2015）研究表明，从多参数 MRI 影像上提取的灰度共生矩阵（gray-level co-occurrence matrix，GL cm）特征可用于外周带与移行带肿瘤的鉴别诊断。

Litjens 等（2016）通过对 70 例前列腺全切病人术前多参数 MRI 影像研究发现，高 b 值（b=800 s/ mm^2）的 DWI 序列在鉴别前列腺癌与良性增生方面更有价值，DCE-MRI 序列鉴别前列腺癌与前列腺萎缩或炎症更有价值，而 ADC 是诊断高级别前列腺癌更有优势的指标。

Sidhu 等（2017）则探究了移行带肿瘤的组学特征，结果显示，移行带肿瘤较正常前列腺组织影像组学特征的 ADC 直方图峰度和 T_1 熵降低。MRI 纹理分析在前列腺癌中的应用值得进一步研究。

3. 病理分级及侵袭性评估　前列腺癌可分为低危型及高危型，高危型即临床显著癌，通常指 Gleason 评分 $\geqslant 4+3$、肿瘤体积 $\geqslant$ 0.5 cm^3、高度侵袭性且易复发的肿瘤。筛选出更多临床显著前列腺癌是前列腺癌影像组学未来发展的目标。基于 T_2WI 提取灰度共生矩阵特征结果显示，特征参数对比度及均匀性在评估肿瘤侵袭性、鉴别高危、低危前列腺癌方面的诊断效能优于 DWI 的 ADC 值，表明影像组学在鉴别前列腺癌侵袭性方面较传统影像诊断方法更有优势。还有研究者基于影像组学方法构建了前列腺癌有无包膜侵犯的预测模型，研究证实该模型具有较好的临床实用性。为寻找临床显著和不显著前列腺病变的最佳鉴别特征，Parra 等则提取了 DCE-MRI 上与病人活检结果相关的 7 类特征进行系统量化，并建立分类器模型，得到的受试者操作特征曲线下面积值为 0.82。

为了捕获前列腺癌的异质性，Orczyk 等（2019）制定了结合多个 MRI 序列的熵值评分（entropy score，ES）（$ES=E^{ADC}+E^{Ktrans}+E^{ve}+E^{T2WI}$）标准，并证实它对临床显著前列腺癌检测和分层的应用价值，结果表明，该方法可使 53% 的 MRI 显示的病变避免活检取样且不会遗漏重要病变。

Varghese 等（2019）运用大数据建立分类器，亦证实了前列腺癌影像组学的分类方法可以客观解读多参数 MRI 影像对前列腺癌风险评估的价值。

4. 临床决策与疗效监测　在前列腺癌根治术或放疗后，27%~53% 的病人会出现生化复发，因缺乏正常的解剖结构以及瘢痕组织的形成，治疗后复发的前列腺癌 一般较难诊断。

Gnep 等（2017）研究 T_2WI 的 Haralick 纹理特征与外周带前列腺癌放疗后生化复发的相关性，结果显示，肿瘤体积、对比度与其生化复发显著相关，建立的结合模型 C 指数为 0.90。

另外，Lin 等(2017)通过探究 5 只前列腺癌小鼠放疗后 ADC 特征改变,结果显示 ADC 与细胞外间隙、核大小呈正相关,与核计数呈负相关。

作为一种放射学生物标志物，与组织学指标相关的 ADC 特征可作为评价肿瘤异质性和放疗反应的一种手段。在疾病监测方面，影像组学可无创性地提高主动监测前列腺癌的性能。根据欧洲泌尿外科指南的建议，局部进展不需要立即局部治疗的前列腺癌 病人可选择等待观察，而低危前列腺癌可选择主动监测。

Algohary 等(2018)利用基于 MRI 的影像组学特征主动监测 56 例术前活检的前列腺癌 病人是否存在具有临床意义的进展，结果发现 7 个 T_2WI 特征、3 个 ADC 特征与其进展有关。

前列腺癌病人在接受放疗的同时，必然会发生各种临床并发症，如结直肠毒性、大小便失禁等。如何在保证疗效的同时降低剂量以减少甚至避免并发症的发生，是临床医生密切关注的问题。Shiradkar 等(2016)基于多参数 MRI 影像组学特征的架构模型精准地制定前列腺癌局部靶向放疗方案，结果显示，靶向位置邻近器官的放疗剂量减少，而癌变部位的剂量相应增加。

同时，放疗前、后 MRI 组学特征的变化可以评估相关并发症的发生。Rossi 等(2018)利用 3D 剂量分布的纹理特征分析来建立预测前列腺癌放疗后并发症发生率的模型，结果表明加入纹理分析特征后预测放疗后的直肠出血、大小便失禁、夜尿症的受试者操作特征曲线下面积值均较前提高。

在内分泌治疗方面，Daniel 等(2019)探究了雄激素剥夺治疗前后对局灶性前列腺癌放疗病人 DWI、T_2WI 的直方图及纹理分析的影响，结果显示，无论在雄激素剥夺治疗组还是非雄激素剥夺治疗组中，纹理分析的特异性和敏感性均优于常规直方图参数。

影像基因组学：影像基因组学是影像组学与基因组学的整合体，旨在开发结合表型和基因型指标的影像生物标志物，以加深对肿瘤生物学行为的认识，捕捉肿瘤内部的异质性。近年来影像基因组学在前列腺癌方面的研究也取得了一些进展。

McCann 等(2016)首次发表了这方面的文章，PTEN 是前列腺癌中变异率最高的一种抑癌基因，高达 60% 的局部晚期前列腺癌病人会出现 PTEN 基因的杂合缺失，该研究从 30 例前列腺癌病人的 45 个外周带病变中提取 MRI 特征，并分析该结果与前列腺切除术标本上 PTEN 表达的关系，结果发现 PTEN 表达与一个定量灌注参数存在较弱相关性。

而 Bates 等(2017)则研究了前列腺特异性膜抗原与影像组学特征的相关性，该抗原是一种存在于前列腺细胞膜的跨膜蛋白，特异性较前列腺特异性抗原更高，结果表明，前列腺特异性膜抗原的表达水平与纹理参数中的峰度、正像素均值之间具有相关性。

另一项研究对 106 例病人的 MRI 影像特征与细胞周期进展评分进行相关性分析发现，PI-RADS 与细胞周期进展评分显著相关。Wibmer 等(2019)也进行了类似的研究，结果表明，包膜侵犯是前列腺癌更具侵袭性的一种基因表型。因此，影像基因组学有望通过无创、常规的影像学检查了解疾病的基因表达谱，从而成为前列腺癌诊疗问题的一个突破口。

需要解决的问题：综上，影像组学为医学成像提供了一种低成本、高通量的数据分析方法，从而有利于肿瘤的准确检测和癌症的个性化诊疗。目前影像组学的研究尚处于初步阶段，还存在许多问题需要解决。①质量控制：有研究表明，即使在小样本研究中，用于特征评估的图像类型、预处理和 ROI 的差异也可能极大地影响某些特征的可重复性。因此，需要解决图像采集校准、采集参数和机型不同造成的差异。②数据共享是最大的挑战：建立多中心、大数据的病例集是解决问题的关键。③图像分割：目前多采取手工或半自动方式勾画 ROI，存在主观性差异，可重复性差。通用于所有医学图像的分割算法仍有待进一步开发。④影像组学评估的参数较多，没有统一的评价标准：相信随着医学影像设备及计算机技术的不断发展，影像组学必将在临床肿瘤学乃至整个医学领域得到广泛应用。

第三章 前列腺癌的MRI检查

第一节 动态对比增强磁共振成像与前列腺癌

前列腺癌是老年男性最常见的恶性肿瘤之一,严重危害男性健康。MRI 具有良好的软组织分辨力,目前被公认为是检查前列腺的最佳成像方法,传统的 T_2WI 能够清楚显示前列腺的解剖,对前列腺癌的检出、定位及分期具有重要意义,前列腺癌在 T_2WI 上表现为低信号,但是前列腺炎、纤维化、内分泌治疗后均表现为低信号,因此特异性不高。

动态对比增强 MRI(DCE-MRl)能够反映活体肿瘤的微血管生成及通透性等血流动力学信息,在前列腺癌的诊断和研究中发挥重要的作用。

根据不同组织的时间 / 信号曲线特性,癌结节动态增强的峰值主要在早期和中期,增生结节逐渐强化,峰值多数位于晚期,少数位于中期。因此,早期增强的病灶应考虑前列腺癌,晚期增强的病灶可肯定增生的诊断,而中期增强的病灶因重叠定性仍有困难;良性腺瘤组织的增强信号强度低于癌组织,高于正常周围带组织,但与癌组织有重叠,尚不能准确鉴别。

动态增强扫描提高了 MRI 识别前列腺良恶性组织的能力,比常规图像提供更多的关于癌灶、包膜和包膜外侵犯的信息,诊断准确性提高,但对中心区癌的敏感性仍然偏低。

正常前列腺的动态增强 MRI 表现如下。

在动态增强的早期前列腺内带即可出现明显强化,且呈快速上升趋势;而周围带仅表现为轻度强化,且呈缓慢上升趋势,其峰值小于内带强化的峰值。在动态增强的晚期两者强化的程度均出现下降。另外,前列腺增生结节的强化多不均匀,也与前列腺癌不同。

1. 前列腺癌的检出及定位　前列腺癌的血管密度为正常组织的 2 倍,其血供相对丰富且血管分布较均匀。前列腺癌的动态增强 MRI 表现如下。

(1)动态增强的早期(60 s 内):明显快速强化、边界较清楚,其强化明显早于前列腺周围带的强化,强化程度也明显高于前列腺周围带。前列腺癌病灶早期动脉供血较周围带高,因此,在早期增强影像上易显示出肿瘤的较均匀的强化,这与肝癌的强化机制相似。

(2)动态增强中期(120 s 内):病灶强化仍较明显,而中央带强化趋向扩散及正常组织强化增加,致病灶与周围组织对比下降。

(3)在动态增强的晚期(180 s 后),体积较小的前列腺癌的强化迅速下降,与周围带的前列腺组织相比呈低信号,而体积较大的前列腺癌可呈环形强化。因此,动态增强早期的强化方式对于前列腺癌的诊断有重要价值:此期内若在信号较低的前列腺周围带内出现明显强化的病灶,即可做出前列腺癌的诊断。

绝大多数前列腺癌生长较慢,早期检出可以达到根治的目的。目前对前列腺癌的诊断主要依靠超声导引下穿刺活检,但是超声对癌灶的检出及定位准确性较低,临床常规用标准 13 针盲穿法而不是靶向穿刺,如果癌灶位于常规穿刺路径之外则容易漏诊,盲穿还会增加并发症的发生。另外,近年来高场聚焦超声(HIFU)靶向治疗等微创技术的进步需要对病灶进行精确定位。

Cheikh 等(2009)对 39 例前列腺特异性抗原(PSA)阳性但穿刺结果阴性的病人在 T_2WI 及动态对比增强 MRI 指导下重复穿刺,结果表明,动态对比增强 MRI 对病灶的检出及定位的敏感性更高,而特异性低于 T_2WI,MRI 指导下穿刺能够显著提高穿刺的成功率。Kim 等(2005)认为行动态对比增强

MRI 检查时，癌组织的强化率比非癌组织要高，其在对前列腺癌检测中的强化率比 T_2WI 更准确。他的研究显示，采用动态对比增强 MRI 对前列腺癌灶强化率检出的敏感度为 96%，特异度 82%，而单独应用 T_2WI 时却只有 65% 和 60%。研究人员还观察到癌和非癌组织的强化率在移行区之间有较大的重叠。

Jackson 等（2009）的研究结果表明，在前列腺癌的定位方面动态对比增强 MRI 较 T_2WI 敏感度增加（50%:21%），特异度相当（85%:81%）。Cornud 等（2009）认为癌灶的容积转移常数、运动速度常数、血管外细胞外容积分数等参数高于非癌组织，对各参数建立 *Logistic* 回归方程，并对诊断效能做 ROC 曲线分析，周围区及中央腺体的曲线下面积分别为 0.83 和 0.81，动态对比增强 MRI 较 T_2WI 在前列腺癌的定位上更准确，但仅限于外周带，中央腺体两者之间差异并无统计学意义。

2. 前列腺癌的分期　动态增强 MRI 不仅可用于前列腺癌的检出，还可用于前列腺癌的分期诊断，对于治疗方案的选择与预后的判断有重要的价值。Ogura 等（2001）研究发现，动态增强 MRI 对于前列腺癌时精囊腺、神经血管束受侵的准确度，以及包膜受侵检出的准确度分别为 97% 与 84%，要高于常规 MRI 的准确度。

前列腺癌治疗方案的选择有赖于正确的分期，评价包膜是否受侵及神经血管束是否受侵对于前列腺癌术前分期及治疗方案的选择至关重要。常规 T_2WI 能够清楚分辨前列腺内部组织的分带解剖及包膜结构，对前列腺癌的分期具有重要意义，而动态增强成像能否提供更多的诊断信息一直存在争议。

近年来，动态增强 MR 快速成像序列在前列腺癌诊断中的应用使前列腺癌术前分期更加准确。Futterer 等（2005）对 99 例前列腺癌病人进行研究，结果表明动态增强成像对前列腺癌分期的符合率为 87%，特别是对于缺乏经验的年轻医生来说能够明显提高诊断的准确性。Bloch 等（2007）认为联合应用 T_2WI 和动态对比增强 MRI 对判断前列腺癌包膜外侵犯及分期的准确性高于单独应用 T_2WI，其敏感度及特异度分别达 86% 及 95%。

对前列腺癌准确分期有赖于空间分辨力的进一步提高，3.0 T MRI 较 1.5T 具有更高的信噪比，其在前列腺癌的分期方面将发挥越来越大的优势。

3. 区分肿瘤内的灌注区与非灌注区　动态增强 MRI 可用于区分肿瘤内的灌注区与非灌注区，肿瘤的灌注区反映的是肿瘤新生血管丰富的区域，是肿瘤生长及发生转移的组织学基础，在动态增强 MRI 的早期，这部分区域表现出较周围正常前列腺组织明显的强化方式；而非灌注区反映的是肿瘤新生血管较缺乏的区域，这部分不易引起肿瘤的生长与转移。动态增强 MRI 可以提供肿瘤血管生成的相关信息，因此，动态增强 MRI 对于肿瘤治疗方案的选择及预后的判断有重要的价值。

4. 前列腺癌内分泌治疗后疗效监测　前列腺癌内分泌治疗广泛应用于临床，内分泌治疗后病人前列腺特异抗原水平降低，前列腺体积普遍缩小（包括肿瘤及正常前列腺组织），T_2WI 信号降低，分带解剖结构显示不清，病变与正常组织间的信号对比下降。正是由于治疗后肿瘤边界显示不清，因此常规 MRI 对内分泌治疗反应的评估受到限制。

动态增强 MRI 的一些参数（如廓清模式以及肿瘤通透性）不仅可以用于前列腺癌的检出、定位，还可以用来评价肿瘤内分泌治疗后的效果。Padhani 等（2001）的研究显示，前列腺癌内分泌治疗后血管通透性、最大强化程度及强化率均降低，廓清模式也会发生改变，治疗前主要是流出型及平台型，治疗后以流入型为主，91% 的前列腺癌血管通透性的降低伴有前列腺特异抗原水平降低。动态增强 MRI 是前列腺癌内分泌治疗后疗效监测的有效方法。

（1）前列腺癌治疗后病灶复发的判断：前列腺癌不管是手术治疗、放疗，还是高场聚焦超声等靶向微创治疗，均有一定的术后复发率。前列腺癌局部复发及远处转移均表现为前列腺特异抗原升高，利用前列腺特异抗原来鉴别局部复发及远处转移是不可能的；常规 T_2WI 判断是否复发也很困难，因为前列腺癌手术切除后的瘢痕组织及放疗后的纤维化均表现为低信号，在 T_2WI 上与局部复发非常类似。

Ben 等（2008）的研究结果表明，经高场聚焦超声治疗后的前列腺组织表现为弥漫性低信号，对判断肿瘤是否复发存在困难，动态对比增强 MRI 诊断复发病灶的敏感度为 70%，特异度为 85%，而应用 T_2WI 时分别为 13% 及 98%。Kim 等（2008）得出类似的结果，认为对经高场聚焦超声治疗后的前列腺癌复发或残余的判断，动态对比增强 MRI 的敏感性更高，T_2WI+DWI 特异性更强。Haider 等（2008）对体外放射治疗（EBRT）后复发的前列腺癌进行了研究，结果表明，动态对比增强 MRI 对外周带复发

病灶的敏感度高于 T_2WI（72%:38%），两者特异度均较高（85%:80%）。

（2）肿瘤侵袭性判断及预后评估：新生血管是肿瘤进展的先决条件，免疫组化检测肿瘤的平均微血管密度（MVD）是评价肿瘤血管生成较好的方法，前列腺癌的平均微血管密度显著高于正常前列腺组织，平均微血管密度越高，则前列腺癌复发及转移的机会增加。

Weidner 等（1993）的研究结果表明，有转移的前列腺癌的微血管密度是 76.8/200 视野，没有转移的是 39.2/200 视野，在低分化的肿瘤中，平均微血管密度随着 Gleason 评分的增加而增加。而动态增强 MRI 的某些参数与平均微血管密度呈正相关，因此动态增强 MRI 能够预测肿瘤的平均微血管密度，并有可能进一步评估前列腺癌病人的预后。

Franiel 等（2009）对低级别前列腺癌（Gleason 评分≤ 6 分）及高级别前列腺癌（Gleason 评分≥ 7 分）进行了分析，结果表明低级别肿瘤的血容量高，平均通过时间（MTT）长，血管通透性低，血容量、平均通过时间、血管通透性等有可能用于预测肿瘤的分级及恶性程度。

5. 与其他功能 MRI 的联合应用　Yoshizako 等（2008）联合应用 T_2WI、扩散加权成像（DWI）及动态对比增强 MRI 对中央腺体癌进行研究，认为在 T_2WI 的基础上加上 DWI 能够提高中央腺体癌的诊断准确性，在此基础上再增加动态对比增强 MRI 能够提高特异性及阳性预测值，三者联合应用对中央腺体癌的诊断准确性达到 78.6%。

Langer 等（2009）进行了类似的研究，分别对 T_2WI、ADC 值、容积转移常数值等参数进行 ROC 曲线分析，得出诊断效能最高的是 ADC 值，曲线下面积 0.689，对各参数建立 *Logistic* 回归方程，得出最优的组合是 T_2WI、ADC 值、容积转移常数值，曲线下面积 0.706，应用 *Logistic* 回归模型能够提高诊断效能。

Kozlowski 等（2010）应用 3.0 T MRI 设备对 25 例临床疑诊的前列腺癌进行了研究，扩散张量成像（DTI）对癌灶检出的敏感度及特异度分别为 81%、85%，而动态对比增强 MRI 分别为 63%、90%，两者联合实验，并联实验的敏感度及特异度分别为 100%、77%，串联实验分别为 44%、98%，两者联合应用诊断准确性提高。

6. 计算机辅助诊断在前列腺癌中的应用　计算机辅助诊断（CAD）能够对动态增强成像数据进行定性及定量分析，提高对良、恶性疾病的鉴别，有助于肿瘤分期。

Puech 等（2009）利用动态增强成像的数据，应用计算机辅助软件对 100 例前列腺病人的 121 个病灶的良、恶性进行鉴别，对诊断效能做受试者工作特征曲线分析，并与前列腺专科医师及非专科医师对前列腺动态增强的时间 - 信号强化曲线的主观判断进行比较，结果表明，计算机辅助诊断的诊断效能高于前列腺专科医师及非专科医师，计算机辅助诊断的曲线下面积为 0.77，而前列腺专科医师的为 0.70，非专科医师为 0.57。

Sauvain 等（2010）用 42 例前列腺癌病人的运动速度常数数据进行计算机辅助诊断分析，结果表明计算机辅助诊断对前列腺癌包膜外侵犯的判断具有较高的准确度（74%），而主观 T_2WI 评价的准确度为 60%。

7. 鉴别诊断　动态增强 MRI 可用于前列腺癌与其他一些在常规 T_2WI 上表现为低信号的前列腺病变的鉴别诊断。

（1）前列腺增生在动态增强 MRI 上表现：动态增强的早期表现为明显不均匀的强化，强化持续时间较长，动态增强的晚期仍表现为较高的信号，这与前列腺癌表现的快速流入、快速流出的表现不同。

（2）慢性前列腺炎的动态增强 MRI 表现：在动态增强的晚期表现出明显的强化，这与早期强化明显，而晚期强化迅速下降的前列腺癌的改变也不同。

尽管动态增强 MRI 对发生于周围带的前列腺癌有重要的诊断与鉴别价值，但位于内带及移行带的前列腺癌的强化方式因与其周围正常的前列腺组织相似，因此，动态增强 MRI 对于这部分前列腺癌的诊断有一定局限性。

前列腺癌动态增强成像不需要用直肠内线圈，可以活体无创地评价肿瘤的血管生成及毛细血管通透性等血流动力学信息；在前列腺癌的检出、定位、分期、疗效监测、复发判断及预后评估等方面的应用越来越广泛；与常规 MRI 检查相比具有一定的优势，在常规解剖学的基础上提供更多的功能信息。

但也有其局限性，即良性前列腺增生时血供丰富，血流动力学参数与移行区的癌有较大重叠，故鉴别困难。目前没有公认的最佳的 MRI 检查序列的标准，对最优的灌注参数亦缺乏一致的意见。这些都是今后需要解决的问题。

第二节　人工智能深度学习对前列腺多序列MR图像分类的可行性研究

人工智能（人工智能）是计算机算法模仿智能人类学习和思考的技术。人工智能作为一个创新的科学领域，尤其在自动量化影像模式技术上发展迅速，成为影像学领域中备受欢迎的研究主题。深度学习（deep learning）是人工智能机器学习的子领域，由多个处理层构成的人工神经网络，通过过去的例子进行学习，然后利用先前的训练来分类新数据，预测新趋势或确定新模式。

深度残差网络（deep residual network）是主流和先进的深度学习方法，其根本原因在于残差网络提出了跳层连接技术，这项技术使得网络训练时的梯度能够更加顺利地回传，使得图像分类取得了更加优异的成绩。MRI是无创性评估前列腺及其周围组织病变的重要检查技术，多参数MRI（MpMRI）能提供解剖形态（T_2WI）、功能及病理学评估信息，使对有临床意义的前列腺癌的检出明显提高，死亡率和不必要的活检率显著降低。

当前，前列腺多参数MRI检查的临床应用覆盖了病变定位、检出、局部分期、风险评估、对可疑复发的评估、随访、引导活检、手术、局部治疗或放疗等各个方面。

前列腺多参数MRI人工智能已经获得了一定进展，但在人工智能广泛应用于前列腺临床之前需要解决一些障碍。因为临床对前列腺MRI检查的需求不断增加，放射科不断产生巨量前列腺多参数MRI数据。然而，前列腺MRI数据常常在标签、注释等方面存在缺陷。

前列腺MR数据的整理是开发前列腺癌自动化临床解决方案的主要障碍，该过程在时间和成本上都很昂贵。无监督和自我监督的方法有望减轻这些问题。

前列腺多序列MR图像自动化分类是开发前列腺癌自动化临床解决方案的基础。目前前列腺多参数MRI人工智能研究仍处于初级阶段，一些学者深入研究，探讨开发一种能自动分辨前列腺多序列MR图像的人工智能工具，为下一步人工智能完全自动诊断前列腺癌打下基础。

（一）人工智能决策算法和深度残差网络的优点

一些学者采用ResNet18卷积神经网络模型来实现前列腺多序列MR图像的分类。这种CNN包含卷积计算并且具备深度结构的前馈神经网络，是当前深度学习的典型算法之一。随着人们对深度学习研究的深入，神经网络模型的结构也在不断加深，然而，实验发现随着网络层级的不断加深，模型的准确度虽然不断提升，但是网络层级加深到一定程度之后，训练精度和测试精度迅速下降，为此，该项研究运用深度残差网络解决这一问题。深度残差网络自2015年出现以来，已经成为主流和先进的深度学习方法。原理在于残差网络采取了跳层连接技术，这项技术使得网络训练时的梯度能够更加顺利地回传，保证了通过深度增加从而提高准确率，同时解决了深度增加带来的退化问题，达到了网络性能的提高和优化。

（二）深度残差网络的原理及结构特点

卷积层是该项研究卷积神经网络CNN的重要结构，每层卷积层由数个卷积单元构成，每个卷积单元的参数由反向传播算法最优化而获得，卷积运算的作用是从输入图像中提取不同的特征，第1层卷积仅能够提取低级的特征，而更高层的网络能从这些低级特征中迭代提取出更为复杂的特征。池化层是CNN中非常重要的一层，它在保留输入的主要特征的情况下，减少下一层序列与计算量，并防止过拟合。线性整流函数ReLU数倍提升了神经网络的训练速度，并且不会显著影响模型的泛化准确度。

（三）分辨前列腺MR序列图像人工智能的效能

该组作者研发的人工智能用于分辨前列腺MR序列图像，而非图像参数，是一种经济有效的方法。本人工智能模型对于序列横断面DWI、矢状面T_2WI、横断面ADC、横断面T_1WI、横断面T_2WI的分类准确度都高达100%，对于横断面PWI也有较高的分类准确度96.7%（116/120）。

对于冠状面T_2WI的分类准确度为77.5%（31/40），仅15.0%（6/40）被错误地分到了横断面T_2WI序列，7.5%（3/40）被错误地分到矢状面T_2WI序列。对于横断面PWI的分类仅0.8%（1/120）被错误地分到了横断面T_2WI序列，2.5%（3/120）被错误地分到矢状面T_2WI序列。

该项研究的主要贡献在于 1 个新颖的人工智能分辨图像序列的思路,随着训练数据的增加,错误率会进一步下降,从而达到准确率接近甚至高达 100% 的效果。

(四)研究局限性及展望

该项研究尚存在一定的局限性,该组作者的研究基于假设每张图像相互独立,识别和分类前列腺多序列 MR 图像。当前计算机识别和深度学习的研究中,对于三维数据缺乏有效的方法。该组作者将来会开发基于图像的相互依赖的方式和更有效的深度学习方法来识别和分类前列腺多序列 MR 图像。综上所述,该组作者运用了目前主流的深度学习技术,开发了一种能够自动分辨前列腺多序列 MR 图像的人工智能工具,取得了相当的结果,准确率高,为下一步开发完全自动诊断前列腺癌人工智能奠定了基础。

第四章　前列腺癌的磁共振波谱成像

前列腺癌是老年男性患者常见的泌尿生殖系统肿瘤，近些年发病率明显上升，早期对前列腺癌进行诊断、分期对前列腺癌的治疗尤为重要。

作为前列腺功能成像的重要组成部分，MRS 可以无创地显示前列腺癌多种代谢物的改变，将其与 MRI 相结合，在前列腺癌诊断、分期、疗效观察及监测复发等方面能显示出了较好的临床应用价值。

前列腺癌的临床分期体现了病变的进展情况，也是选择治疗方法的重要参考指标，不同分期之间治疗方法的差异很大。对于已发生转移的患者施行根治性手术治愈的机会非常低，因此，术前判断有无转移非常重要。

前列腺癌的临床分期主要与肿瘤的生物学特性和生长时间等存在相关性，生物学特性在一定程度上可以由肿瘤的病理分级（Gleason 评分）反映出来，随着 Gleason 评分增高，前列腺癌生长突破包膜和侵犯精囊腺的比例逐渐增加，此外，肿瘤生长时间越长，体积越大，突破包膜和发生转移的概率也增加。

MRS 已被证实能对诊断肿瘤包膜外侵犯提供帮助，但对评价肿瘤是否发生转移文献尚少。有作者报告一项 65 例前列腺癌患者研究中，未发生转移组癌区（胆碱 + 肌酸）/ 枸橼酸盐值为 1.3 ± 0.5，发生转移组癌区比值为 2.2 ± 0.6，两者差异有统计学意义，发生转移组代谢物浓度比值明显高于未发生转移组。这可能与以下 2 个因素有关。

（1）肿瘤的生物学特性：发生转移组前列腺癌的 Gleason 评分较高，该研究中发生转移组 Gleason 评分平均为 8.07 分，而未发生转移组平均为 6.73 分。Coakley 等（2003）的研究已经证实 MRS 与前列腺癌的 Gleason 评分具有较明显的相关性，随着 Gleason 评分的升高，（胆碱 + 肌酸）/ 枸橼酸盐值也相应升高。

（2）肿瘤生长时间：发生转移的前列腺癌生长时间可能较长，对腺体结构的破坏更明显，造成 Cit 浓度下降得更多，但还需要进一步的研究证实。

以每个前列腺癌患者癌区（胆碱 + 肌酸）/ 枸橼酸盐值的平均值为单位，利用受试者工作特性曲线观察 MRS 在预测肿瘤是否发生转移时的效能，ROC 曲线下面积为 0.87，最佳临界值为 1.53，此时诊断的敏感性为 94.12%，特异性为 67.74%，准确性为 81.54%。发生转移的患者中有 94.12% 癌区的胆碱 + 肌酸 / 枸橼酸盐平均比值≥ 1.53，在这些患者中有 76.19% 发生了骨和（或）淋巴结转移。

受试者工作特性曲线是一种以信息检出理论为基础，广泛应用的数理统计方法，受试者工作特性曲线位置越高，ROC 曲线下面积越大，表明诊断效果越可靠。因此，ROC 曲线下面积可以用来表示鉴别能力的总体表现。一般认为 ROC 曲线下面积为 0.5~0.7 时，诊断准确性低；为 0.7~0.9 时，表示诊断准确性为中等；为 0.9 以上时表示诊断准确性高。

该研究中利用（胆碱 + 肌酸）/ 枸橼酸盐的平均值预测肿瘤是否发生转移的 ROC 曲线下面积接近 0.90，诊断效能较高，说明通过分析穿刺活检证实的前列腺癌的胆碱 + 肌酸 / 枸橼酸盐平均值有助于对肿瘤是否发生转移做出预测。但该研究中病例数仍不够多，需要增加样本量加以检验并制定更准确的临界值。

综上所述，MRS 作为一种无创的检查，在一定程度上能够反映出前列腺癌的临床分期情况，并有可能对肿瘤是否发生转移做出预测。

第五章 前列腺癌与其他功能磁共振成像

第一节 前列腺癌与功能磁共振成像

前列腺癌是欧美男性癌症死亡的主要原因之一。近20年来的有关资料统计表明,我国前列腺癌发病率逐年上升,因此,对其正确的术前诊断及分期日益重要。目前临床上诊断前列腺癌的方法主要有直肠指诊、血清前列腺特异性抗原和血清中酸性磷酸酶的测定。影像学诊断方法主要有B超、CT、MRI等。

目前一致认为MRI是诊断前列腺疾病较理想的检查方法。MRI有极高的软组织分辨力,可多方位、多参数成像,是诊断前列腺癌较理想的方法,它在显示前列腺正常解剖及其周围组织结构上有独到的优势。

但是由于一些前列腺良性病变,如良性前列腺增生、前列腺炎、瘢痕、钙化和活检后血肿等MRI表现常与前列腺癌类似,易引起假阳性,而发生于中央区的前列腺癌在常规MRI上不易检出,易引起假阴性。

常规MRI在临床应用中仍存在一些问题:①MRI诊断前列腺癌是基于T_2WI在前列腺高信号的外周带内出现低信号区,位于中央带的前列腺癌难以检出;②外周带的炎症等病变亦可呈低信号,与癌鉴别有一定困难;③前列腺癌患者经内分泌、放射、冷冻等治疗后,其前列腺外周带信号减低,与癌之间的对比减小甚至消失;④穿刺活检后的出血在T_2WI亦可呈低信号,与癌不易鉴别。

近年来,随着MRI技术的发展,磁共振功能成像从不同角度了解组织器官的分子生物学信息及组织信息,在前列腺癌诊断及鉴别诊断中发挥着重要作用。所谓MRI功能成像是指在解剖形态基础上反映组织血流、代谢等功能水平变化,从而用于疾病诊断的影像技术。

目前用于诊断前列腺癌的功能MRI,主要包括扩散加权成像(DWI)、MR灌注成像(PWI)、动态增强磁共振成像(DCE-MRI)和磁共振波谱(MRS)等。可从不同角度了解人体器官的分子生物学和组织学信息。通过观察其生理、病理和血供的改变,描述活体器官的功能状态,为前列腺癌的早期发现、正确的诊断、分期和不典型疾病的鉴别诊断提供依据。

现代医学影像学已从最初的X线发展为多种影像技术;从二维影像发展为多维影像:从单纯的解剖成像发展为功能水平成像。

第二节 前列腺DWI与PWI鉴别良、恶性病变

1.MR DWI原理 扩散是指分子的随机侧向运动,即布朗运动。DWI是在T_2WI序列180º脉冲前后加上两个对称的扩散敏感梯度脉冲;对于静止(扩散低)的水分子,第一梯度脉冲所致的质子自旋去相位会被第二梯度脉冲再聚焦,信号不降低;而对运动(扩散强)的水分子,第一梯度脉冲所致的质子去相位后离开了原来的位置,不能被第二个梯度脉冲再聚焦,信号降低。DWI与EPI技术合用,其主要目的是减少成像时间,从而去除因生理活动(呼吸、脉搏等)所造成的ADC值增加。

目前临床常用的DWI序列设计原型是SE序列。在不施加扩散敏感梯度时,信号的衰减服从T_2

衰减。DWI 本质上是在 SE 序列基础上通过对 T_2 衰减的加重来实现的。信号强度隐含 2 种决定因素：自旋 - 自旋横向弛豫（T_2）和扩散。T_2 延长与扩散减小会导致 DWI 的信号升高，反之亦然。

2.ADC 值在良性前列腺增生、前列腺癌中的价值　组织中水的扩散可以直接反映其内在组织参数，如组织微结构、水分子结合程度、蛋白质聚集程度、水环境中的大分子。在肿瘤中，水的扩散可以反映其营养成分的输送、清除过程。在动物肿瘤模型中扩散参数的测量（ADC 值）已显示其应用潜力，如提供肿瘤形态全貌、肿瘤坏死信息；作为一种非侵入性方法，MR DWI 可监测肿瘤对化疗、放疗的反应。

Song 等（2002）利用转基因技术在老鼠体内种植前列腺癌细胞，成功建立前列腺癌老鼠模型（CR_2-TAg），正常前列腺组织 ADC 值是前列腺癌组织的 2 倍，两者之间存在明显统计学差异（$P<0.001$），DWI 明显优于 T_2WI。

有作者曾研究 30 名健康志愿者前列腺外周带平均 ADC 值为（2.254 ± 0.77）$\times 10^{-3}$ mm^2/s，28 例前列腺癌外周带癌灶平均 ADC 值为（0.267 ± 0.07）$\times 10^{-3}$ mm^2/s，健康志愿者前列腺外周带 ADC 值约为前列腺癌的 8.4 倍，与 Song 等（2002）的研究结果不大一致。

这可能是由于前列腺癌较人体正常前列腺组织血血供更为丰富且新生血管内皮不完整，水分子运动加剧，扩散增强，导致人体前列腺癌癌灶 ADC 值下降幅度较正常前列腺大得多，故应用 DWI 的 ADC 值测定可区分前列腺良、恶性病变。

另外，该项研究发现前列腺癌癌灶总是呈低 ADC 值，这似乎与胶质瘤、上腹部恶性肿瘤及乳腺癌呈高 ADC 值相矛盾，其实并非如此。究其原因，是由于胶质瘤等恶性肿瘤呈长 T_2，DWI 呈高信号；而前列腺癌癌灶呈短 T_2，DWI 呈低信号，根据 T_2 缩短和扩散增强会导致 DWI 信号降低的原理，前列腺癌具有短 T_2 和水分子扩散增强特征，故前列腺癌癌灶呈低 ADC 值，而非高 ADC 值。

3.MR PWI 的原理　PWI 是用来反映组织微血管分布和血流灌注情况的 MRI 检查技术，可以提供血流动力学方面的信息。传统的 MRI 增强检查可于血管明显丰富的部位出现强化，但并不能定量评估肿瘤的微血管；MR PWI 不仅提供病变和正常组织的解剖学信息，而且可提供某些病理生理学信息（如血供、渗透性等）。

目前最常用的方法为动态对比剂增强磁敏感性 MR 成像。当顺磁性对比剂（Gd-DTPA）进入毛细血管床时，组织血管腔内的磁敏感性增加，引起局部磁场变化，进而引起邻近氢质子共振频率发生改变，后者引起质子自旋失相，导致 T_2 或 T_2^* 值的减少，反映在 MR 影像上则是信号强度降低。

对比剂首过期间，主要存在于血管内，血管外极少，血管内外浓度梯度最大，信号的变化受扩散因素影响很小，故能反映组织血流灌注情况。从而绘制出 SI-T 曲线，根据 SI-T 曲线可获得部分血流动力学参数的相对值，其曲线下面积与组织血容量呈正相关。

目前其他的影像学方法，如单光子发射体层成像（SPECT）和正电子发射体层成像（PET）都难以提供这种及时、动态、半定量的血流动力学信息。

灌注成像指标（最大线性斜率、T_2^* 弛豫率）与血管内皮生长因子、微血管密度的相关性

肿瘤的强化程度取决于以下 3 个因素：肿瘤的血管化程度、血管对对比剂的通透性及细胞外容量，前者是早期强化的主要决定因素，后两者主要影响后期的强化。

在对比剂首过灌注过程中，血管内外浓度梯度最大，因此，评价此时信号强度改变的最大速率（最大线性斜率），可以反映肿瘤的血流灌注率。

由于肿瘤生成因子（如血管内皮生长因子）的作用和周围宿主血管参与肿瘤血管的形成，在肿瘤增生迅速的区域肿瘤血管分布总是较丰富，血流灌注率也较高，评价这些区域的血流灌注率最能反映组织的生长情况，因而，有作者选择最大线性斜率、T_2^* 弛豫率作为评价肿瘤良恶性的参数。

一组研究通过 *Spearman* 相关分析表明，最大线性斜率、T_2^* 弛豫率和微血管密度之间存在良好的相关性，说明最大线性斜率、T_2^* 弛豫率能较好地反映肿瘤最高强化区血管化和血流灌注情况。因此，SI-T 曲线的最大线性斜率、T_2^* 弛豫率能反映良、恶性前列腺组织的血流灌注率。

4. 前列腺 MR DWI、PWI 的临床意义　前列腺是男性生殖系统最易发生疾病的器官之一。在欧美国家，前列腺癌占男性肿瘤的 10%，仅次于肺癌；据上海和北京统计 1965 年前前列腺癌占男性恶性肿瘤的 0.23%~0.47%，居第 26~29 位，但近 20 年来，发病率较前增长了 2~3 倍，因此，前列腺疾病的诊疗已

引起医学界的重视。

通过对病变前列腺（良性前列腺增生、前列腺癌）MR DWI 的研究，可以得到如下结论：MR DWI 所测得的 ADC 值在良性前列腺增生、前列腺癌之间存在显著性差异，故可通过 ADC 值的测定鉴别良性前列腺增生与前列腺癌。

MR PWI 的临床意义主要有以下几方面：①利用 MR DWI 有关参数（最大线性斜率及 T_2* 弛豫率）研究肿瘤血管生成的相关指标（如微血管密度、血管内皮生长因子），这一点已在该研究中得到初步应用；②评估非手术治疗（放疗、化疗）疗效，预测患者预后：Cha 等（2000）研究表明，灌注成像可以发现胶质瘤的复发，评判放疗、化疗中肿瘤进展情况，鉴别肿瘤复发与放、化疗后的坏死；③为抗肿瘤血管生成治疗提供理论和实践依据：抗肿瘤血管生成治疗是指限制和预防新生血管的形成，血管生成的各阶段均可作为治疗攻击的目标（靶），如针对血管内皮生长因子的抗体，抑制内皮细胞增生的药物等。

鉴于 MR DWI、PWI 具有快捷、无创、无辐射、在活体上可重复实施及能显示病变影像学特点，可以从影像学角度鉴别良性前列腺增生与前列腺癌，从而在手术前正确诊断及预测患者预后，为外科制订治疗计划提供重要信息。

第六章　前列腺中央腺体偶发癌

第一节　前列腺中央腺体偶发癌与良性前列腺增生

前列腺三维质子波谱分析是最新的能显示前列腺代谢变化的无创性检查方法。在常规 MRI 的基础上加上 MRS 的代谢信息能显著提高前列腺疾病 MRI 诊断的准确性。

前列腺偶发癌（IDPC）是指临床上被诊断为良性前列腺增生（BPH）的患者，经直肠指检和各种影像学检查均未能发现有前列腺癌的证据而接受了开放性前列腺切除术或经尿道前列腺切除术等手术后，在送检标本中发现了组织学上的前列腺癌。

1. 前列腺偶发癌　20 世纪 80 年代国内统计的前列腺偶发癌发病率平均为 4%，目前前列腺偶发癌的发病率略有下降，约为 3.6%，前列腺癌的分期系统将 T_1 期肿瘤界定为偶发癌。一项研究中，因术前 MRI 检查被诊断为良性前列腺增生而行经尿道前列腺切除术（TURP）的患者中，病理证实为偶发癌者占 5.49%。

常规 MRI 上，前列腺中央腺体偶发癌表现为中央腺体不同程度增大，T_2WI 上其内信号不均匀，可见不同数量的增生结节，在 T_1WI 上呈均匀低信号或者在低信号内可见斑片状高信号，与前列腺增生表现类似，一项研究中 103 例病例术前 MRI 均诊断为良性前列腺增生病例中，却出现了 7 例偶发癌，只有 96 例确实为良性前列腺增生。这也是前列腺偶发癌术前诊断的难点所在。

2. 良性前列腺增生　前列腺增生的病理组织学变异很大，可表现为不同程度的腺体萎缩和萎缩后增生、基底细胞增生和非典型的腺瘤样增生，并且会伴有急、慢性炎症。

该研究根据病理结果将前列腺增生分成以腺体增生为主型、以间质增生为主和混合型增生 3 组。其（胆碱 + 肌酸）/ 枸橼酸盐值的变化也比较大，大部分有显著的 Cit 峰，也有少数表现为明显增高的 Cho+Cre 峰，Cit 峰相对较低，主要是由于前列腺增生的组织也会不同程度的减少分泌、浓缩和存储 Cit 的能力，导致 Cit 浓度的减低，同时，增生或者炎症时细胞的增殖速率加快，细胞膜合成与降解相应增多，导致 Cho 的异常升高。

该研究中良性前列腺增生的（胆碱 + 肌酸）/ 枸橼酸盐比值平均为 1.09 ± 0.59，较文献报道的前列腺增生的（胆碱 + 肌酸）/ 枸橼酸盐值大，但明显低于文献报道的周围带前列腺癌以及移行带前列腺癌的（胆碱 + 肌酸）/ 枸橼酸盐值。

3. 磁共振波谱分析　MRS 提供了确定的数值反映出来的代谢信息，不受诊断者诊断经验的影响，有利于诊断效能的提高。目前比较不同个体间前列腺代谢的差别通常是通过测量体素的（胆碱 + 肌酸）/ 枸橼酸盐值，对前列腺的异常信号进行进一步的分析，国内外已有不少相关报道。但这种研究主要集中在周围带，针对中央腺体病变，尤其是对中央腺体偶发癌的研究较少。有研究表明，MRS 对于前列腺中央腺体病变的定性诊断具有一定的帮助，但尚具有一定的局限性，中央腺体距离线圈较远，图像的信噪比比较低，中央腺体病变的病理变化多种多样、较为复杂。尿道对中央腺体的影响，这些因素在一定程度上影响了 MRS 在中央腺体病变诊断方面的应用。

前列腺中央腺体的病变有良性前列腺增生、前列腺癌、偶发癌和前列腺炎症。良性前列腺增生居多。而偶发癌在术前均被诊断为良性前列腺增生，因此，明确偶发癌的特征。将偶发癌从良性前列腺增生中剔除出来是研究前列腺中央腺体偶发癌的重要问题。

一些作者对 5 例前列腺中央腺体偶发癌的研究发现,中央腺体偶发癌的胆碱 + 肌酸 / 枸橼酸盐 [Cho+Cre/Cit, CC/C] 值平均为 1.32 ± 0.42,增生组的(胆碱 + 肌酸)/ 枸橼酸盐值为 0.85 ± 0.26,偶发癌组(胆碱 + 肌酸)/ 枸橼酸盐值大于前列腺增生组,差异具有显著性,但是两组之间存在较大交叉。由于样本含量均较小,尚有待于扩大样本量进一步研究。该研究中,前列腺中央腺体偶发癌(胆碱 + 肌酸)/ 枸橼酸盐值比良性前列腺增生组略小,两者差别无统计学意义,这与上述报道有所不同。

若根据病理结果将良性前列腺增生组分为以腺体增生为主型、以间质增生为主型和混合型增生 3 组,与前列腺中央腺体偶发癌组比较发现,组间差异无统计学意义,而且该组结果中前列腺中央腺体偶发癌的(胆碱 + 肌酸)/ 枸橼酸盐值较以间质性增生为主组小,较以腺体型增生为主组和混合型增生组稍大,也就是说,偶发癌的(胆碱 + 肌酸)/ 枸橼酸盐值介于各组增生之间。

间质性增生可有类似于典型前列腺癌的代谢表现,该研究 4 组病例中以间质增生为主型组(胆碱 + 肌酸)/ 枸橼酸盐值最高,并且在术前 MRI 诊断时,部分间质性增生内多个体素的(胆碱 + 肌酸)/ 枸橼酸盐值明显增高,最高值达到 8,呈现典型的前列腺癌的代谢特征,甚至导致其中 5 例误判为癌,可能由于间质性增生组织所含的腺体和腺管成分较少, Cit 水平较低,故(胆碱 + 肌酸)/ 枸橼酸盐值升高。

目前 MRS 作为中央腺体偶发癌与良性前列腺增生之间的鉴别诊断的依据不足,单纯利用 MRS 来鉴别两者比较困难。但是由于该研究中前列腺中央腺体偶发癌的样本含量较小,仍有待于扩大样本进一步证实。

第二节 关于前列腺中央腺体癌的误诊

1. 前列腺的解剖及组织学 前列腺根据其大体解剖和组织学的不同,可分为 4 个区域:尿道腹侧的纤维肌肉性基质带、尿道背侧的外周带、中央带和移行带。纤维肌肉性基质带由平滑肌和少量的横纹肌构成、无腺泡结构;外周带腺泡成分多,基质和平滑肌成分很少;中央带腺泡成分少而基质和平滑肌成分较多;移行带组织结构与外周带类似,但基质和平滑肌成分较多。在 MRI 上将中央带和移行带统称为中央腺体。约 70% 的前列腺癌发生在外周带, 30% 发生于中央腺体(其中 20% 起源于移行带, 10% 起源于中央带)。

2. 前列腺中央腺体癌的 MRS 及 DWI 表现 前列腺癌在欧美国家是第二常见男性恶性肿瘤,在我国前列腺癌发病率虽然远低于西方国家,但呈显著增长的趋势。研究表明,前列腺癌在病理上表现为异型肿瘤细胞的增多,细胞核呈多形性,分布不规则,内部结构紊乱,核仁增大,恶性上皮细胞取代了正常的腺泡和导管形态, MRS 上最显著的变化是 Cit 水平的下降和 Cho 水平的升高,故癌的(胆碱 + 肌酸)/ 枸橼酸盐值大于非癌,但是这些研究大部分是集中在前列腺外周带。在对前列腺中央腺体癌的研究中,一些作者报道,前列腺中央腺体癌的(胆碱 + 肌酸)/ 枸橼酸盐值为 3.29 ± 1.48,增生为 0.78 ± 0.28,两者之间存在显著差异。

一项研究前列腺中央腺体癌的(胆碱 + 肌酸)/ 枸橼酸盐值平均为 2.89 ± 1.26,非癌的(胆碱 + 肌酸)/ 枸橼酸盐值平均为 1. 28 ± 0.59,癌的(胆碱 + 肌酸)/ 枸橼酸盐值大于非癌且差异显著,与一些文献报道一致。前列腺癌在 DWI 上表现为高信号,癌的 ADC 值低于非癌,且随着肿瘤级别的升高, ADC 值呈下降的趋势。Sato 等(2005)报道,移行带癌区 ADC 值平均为$(1.13 \pm 0.42) \times 10^{-3}$ mm²/s,非癌区的 ADC 值平均为$(1.58 \pm 0.37) \times 10^{-3}$ mm²/s,并认为不管移行带还是外周带,癌的 ADC 值均低于非癌。一项研究结果显示,中央腺体癌组最小 ADC 值平均为$(0.81 \pm 0.16) \times 10^{-3}$ mm²/s,非癌组为$(1.02 \pm 0.18) \times 10^{-3}$ mm²/s。

该研究中非癌组的最小 ADC 值较文献报道的外周带和移行带低,除了中央腺体本身在组织学上和外周带不同以外,还可能由于该项研究非癌病例中尚有 11 例是通过穿刺活检证实的,由于穿刺活检组织条长度的局限性以及穿刺位置的有限性,会出现假阴性结果。

3. 误诊病例分析 老年男性的前列腺中央腺体往往伴有不同程度和类型的增生及炎症,而增生由于其组织学类型的不同会呈现出不同的信号,在常规的 MR 检查时，中央腺体癌、增生或炎症的信号可能会相近，不容易鉴别。

目前，关于前列腺外周带的研究已日益成熟，但由于外周带和中央腺体本身存在的差异，对中央腺体病变的诊断依然存在困难。有研究报道，中央腺体的（胆碱 + 肌酸）/ 枸橼酸盐值显著高于外周带，主要是由于外周带的 Cit 浓度高于中央腺体，而两者的 Cho+Cre 浓度相差不明显造成。同理，由于两者组织学特点的不同，中央腺体的 ADC 值也不同于外周带。

一项研究中，40 例中央腺体癌与 18 例非癌病灶区在 T_2WI 上均表现为低信号，且两组之间的（胆碱 + 肌酸）/ 枸橼酸盐值和 ADC 值存在一定的交叉，导致了 MRI 误诊。

在 MRI 误诊的 18 例患者中，5 例经尿道前列腺切除术后证实为以间质增生为主型、2 例证实为混合型增生，这 7 例病理证实为增生的腺体在 MRS 上（胆碱 + 肌酸）/ 枸橼酸盐显著升高，单个体素的（胆碱 + 肌酸）/ 枸橼酸盐值高达 5.68，远高于国内外报道的前列腺癌的诊断标准，同时，在 DWI 上也呈现高信号，ADC 值也较文献报道的前列腺癌的诊断标准低。

另外 11 例 MRI 误诊的病例是由穿刺活检证实的，病理检查结果为未见前列腺癌，但也表现为（胆碱 + 肌酸）/ 枸橼酸盐值升高和 ADC 值减低。

回顾分析误诊病例该组作者发现，以下 3 个征象有助于提示非恶性可能：T_2WI 上低信号区信号不均匀或极度减低，病变边缘非常清晰，或可见包膜环绕，无明显占位效应；DWI 上信号增高不显著、ADC 值仅见轻度减低；MRS 上为个别或少数体素（胆碱 + 肌酸）/ 枸橼酸盐值明显增高。但是，由于中央腺体病变的复杂性和信号的多样性，要想彻底避免误判尚比较困难。总之，从该研究可以看出，非癌的病例也会表现为（胆碱 + 肌酸）/ 枸橼酸盐值明显升高、ADC 值的明显减低，但从总体上看来，癌的（胆碱 + 肌酸）/ 枸橼酸盐值更高、ADC 值更低。MRS 和 DWI 对中央腺体癌的诊断有一定的应用前景，可用于中央腺体病变的检查，但两者对于中央腺体癌的诊断效能尚有待进一步研究。

第七章 前列腺其他肿块

第一节 前列腺肉瘤

前列腺肉瘤占前列腺恶性肿瘤的 0.1%,来自中胚叶,经不同程度分化可形成各种类型肉瘤。常见的有横纹肌肉瘤、平滑肌肉瘤、纤维肉瘤,此外还有淋巴肉瘤、黏液肉瘤、血管肉瘤、软骨肉瘤等。前列腺肉瘤有 40% 可发生远处转移。前列腺肉瘤在任何年龄均可发病,但多见于青年人及儿童。前列腺肉瘤少见,恶性程度高,临床表现无特异性,往往容易误诊,一经证实已经到病变晚期。

1. 病理学 前列腺肉瘤病因迄今尚未明确,可能与胚胎发育、发育畸形、前列腺炎和会阴部创伤有关。Longley(1955)将前列腺肉瘤的病理分为 3 类:①肌源性肉瘤,包括平滑肌肉瘤和横纹肌肉瘤;②纤维源性肉瘤,包括纤维肉瘤和梭形细胞肉瘤;③其他肉瘤,包括黏液肉瘤、脂肪肉瘤、骨肉瘤、神经源性肉瘤等。

前列腺肉瘤一般体积较大,大的肿瘤中央常伴有坏死。前列腺肉瘤来源于生殖束的中胚层组织,包括午氏管和米勒管的终末部分,并可从尿生殖窦的环肌层来。组织来源一般认为是原始多形性具有多向分化潜能的间叶细胞,也可源于腺癌细胞肉瘤样去分化,尤其是腺癌病灶接受放疗或雄激素撤退治疗后。

病理结构形态各异,生物学行为大致相同,是一种极度恶性的肿瘤。其生长很迅速,早期即有前列腺尿道受压和前列腺周围的浸润,进而浸润膀胱,后期 75% 患者有直肠和会阴部的浸润。75% 发生局部淋巴结转移,还可以通过血运转移到肝、肺、骨骼等处,40% 患者有远处转移。前列腺肉瘤骨转移主要为溶骨性破坏。

2. 临床表现 国外文献报道前列腺肉瘤发生率占前列腺恶性肿瘤的 0.110%~0.124%,而国内报道为 6.137%~7.150%,这种发生率的显著差异可能与国内前列腺癌的发生率低有关。前列腺肉瘤好发于青少年,约 30% 发生于 10 岁以内,青少年占 40%,40 岁以上占 30%。

前列腺肉瘤的症状是多样化的,主要症状有尿频、排尿困难和尿线变细、血尿等。这些症状随着肿瘤的逐渐增大,对尿道和直肠的压迫、浸润而加重,最后导致尿潴留或便秘,有时可并发尿路感染。一组 4 例,年龄范围为 17~38 岁,平均 26 岁。含平滑肌肉瘤 3 例,胚胎性横纹肌肉瘤 1 例(17 岁)。4 例均以排尿困难为首发症状,2 例伴发热,初诊误诊为前列腺脓肿,1 例误诊为前列腺炎,1 例考虑为前列腺肿瘤。横纹肌肉瘤多见于 10 岁以下的儿童,且生长很快,而平滑肌肉瘤和纤维肉瘤则多见于成年人,生长相对较慢,平滑肌肉瘤恶性程度相对稍低。实验室检查可有镜下血尿,血碱性磷酸酶和酸性磷酸酶及前列腺特异抗原正常,此点可与前列腺癌鉴别。

3. 影像学研究 影像学检查为诊断的主要方法之一,CT 和 MRI 能确切地提供肿瘤部位、密度、信号、境界和周围状况,尚能显示有无周围脏器浸润和淋巴结转移,观察范围更广泛,有助于确定病变良、恶性,甚至能对前列腺包膜及包膜以外浸润的肿瘤进行更准确的分期。

CT 是诊断前列腺疾病的主要手段之一,该组 4 例前列腺肉瘤,CT 平扫显示前列腺体积明显增大,平均前后径在 6.0 cm 以上,比文献报道平均 5 cm 以上更大。其中 3 例平滑肌肉瘤平均前后径为 63 mm,1 例胚胎性横纹肌肉瘤前后径 53 mm,前者大于后者,这可能与平滑肌肉瘤恶性程度相对较低,可生长较大体积才发生坏死有关;但在病灶密度与信号特点方面,两者无明显差异。CT 平扫肿瘤常呈不均质性等低密度，中心因坏死液化常呈不规则形或类圆形更低密度影。CT 增强扫描，由于前列腺肉瘤血供丰富，肿瘤实质部分早期即明显强化，呈不规则结节状或环状；肿瘤内坏死液化区不强化。肿瘤较大时，可以向四周生长侵犯，累及膀胱后壁及两侧精囊腺。

该组 2 例患者行 MRI 检查，均显示前列腺明显增大，以中央叶增大为主，T_1WI 呈不均质性低信号，T_2WI 呈中心高信号、外周稍高信号的混杂信号影。病灶中心显示的长 T_1 长 T_2 信号改变与 CT 图像上的肿瘤坏死液化相对应；矢状位和冠状位 MRI 对分叶状前列腺肉瘤显示更佳。MRI 检查能够从不同的角度及平面更好地观察肿瘤的大小、形态、内部结构和信号特点，以及对邻近结构的侵犯情况。

另一组一例黏液样型肌成纤维细胞肉瘤具有一般前列腺肉瘤的表现特征：前列腺体积明显增大，前列腺正常结构消失；肿块内部有多少不等坏死区及出血灶；肿块血供丰富，CT 和 MRI 增强均可见明显强化；对邻近组织、结构的影响，主要表现为推挤及浸润；前列腺肉瘤极易发生转移，主要通过血行途径，以肺转移多见。但该例缺乏进一步分类的特异性表现，明确诊断尚需病理检查证实。

4. 鉴别诊断　前列腺肉瘤需与前列腺癌、前列腺脓肿和前列腺增生相鉴别。

（1）前列腺癌：前列腺肉瘤发病年龄较轻，病程进展快，尿潴留出现早，前列腺肿大且质较软，前列腺特异抗原正常，肿瘤主要累及中央叶；前列腺癌好发于老年人，病程较长，早期可无症状，晚期出现与前列腺增生类似的下尿道症状，同时血清酸性磷酸酶及前列腺特异抗原常升高，肛检可触及大小不一、坚硬且界限不清的结节，肿瘤主要生长在周围带。

前列腺癌 CT 平扫前列腺呈不规则增大或局限性外突，癌灶常为等密度或稍低密度；MRI T_2WI 病变表现为在前列腺高信号周围带组织内的低信号结节状充盈缺损影，此为前列腺癌较具特征性的改变；CT 及 MRI 动态增强可显示肿瘤的时间与密度或信号强度变化，反映前列腺癌的血供特点，易于检出癌结节。MRS 显示前列腺癌的枸橼酸盐含量低而胆碱含量高。

（2）前列腺脓肿：前列腺脓肿的 CT 表现为张力较高的低密度类圆形脓腔，特别是其中有气体影则更具特征性，临床上脓肿常有剧烈压痛和全身发热，肛检可触及前列腺肿块有波动感；而前列腺肉瘤中心的坏死区常常为不规则形；DWI 前者呈高信号，后者呈低信号。

（3）前列腺增生：前列腺增生好发于老年人，增生主要位于移形带，前列腺质硬，症状渐进性加重，CT 及 MRI 显示前列腺弥漫性增大，边缘光滑锐利，增强扫描增大的前列腺呈较均匀轻微强化。MRS 显示枸橼酸盐含量高、胆碱含量低；前列腺肉瘤主要发生于中央区，病变中心常常伴有坏死，增强扫描肿瘤实质较明显的不均质强化。

总之，前列腺肉瘤具有发病年龄较轻，肿瘤较大，中心常常伴有坏死，增强扫描肿瘤实质较明显强化的特点，CT 及 MRI 是诊断该病较有效的检查方法，尤其是 MRI 能够多参数、多方位地反映前列腺肉瘤的内部结构及对邻近组织的侵犯情况，是诊断前列腺肉瘤的最佳影像学检查技术。

第二节　误诊病例简介：巨大前列腺神经鞘瘤

男性泌尿生殖系统神经鞘瘤少见，发生于前列腺者罕见。泌尿生殖系统神经鞘瘤发病早期多无特异性表现，多因后期肿瘤巨大占位引起压迫致血尿、疼痛、尿失禁等而就诊。

神经鞘瘤镜下结构特点是不同比例的 Antoni A 区和 Antoni B 区。两种成分可逐渐移行。A 区由紧密排列的梭形瘤细胞组成，含水少，T_2 弛豫时间短，呈等、稍高信号；B 区瘤细胞少，排列稀疏，混杂较多黏液基质，形成大小不一的囊腔，含水丰富，T_2 弛豫时间明显延长，呈高信号。

一例左右径为 9 cm 的肿瘤周围实性部分主要为 A 区，T_2WI 呈稍高信号，中心坏死为 B 区，T_2WI 呈高、低混杂信号。通常情况下，A 和 B 区相间分布，缺乏规律，T_2WI 表现为高低混杂信号，高信号区多于低信号区。如果 A 区集中在瘤体中央，B 区分布在周围，即出现“靶征”。增强检查 A 区明显强化，B 区不强化。

神经鞘瘤黏液变性、坏死的概率大，MRI 表现有一定的特征，T_2WI 呈混杂囊状或条片状水样高信号，结合 T_1WI 及脂肪抑制序列，除外脂肪组织及亚急性出血,应考虑 Antoni B 变性,支持神经鞘瘤的诊断。神经鞘瘤的“靶征”只是基于 AntoniA 和 B 区分布的一种巧合,出现率低,不宜作为主要影像征象。神经鞘瘤典型影像表现为椭圆形不均质占位,有较多的囊变坏死区,边缘光滑清晰。

该例术前误诊为胃肠道间质瘤、骶前区占位,误诊原因是定位不准确,对前列腺少见病的疾病谱不熟悉。B 超、CT 可有效判断肿块的大小和位置,为手术方案提供可靠的依据,但并无特征性表现。MRI 显示肿瘤黏液变性有较大帮助。确诊有赖于术后病理检查。

第八章　关于良性前列腺增生

良性前列腺增生，又称前列腺肥大，是男性膀胱下尿路梗阻性疾病中最常见和最重要的疾患，其发病率随年龄增长而增加。良性前列腺增生是 50 岁以上男性的常见病，它会影响相邻的器官，但向直肠方向延伸生长则无任何有害影响；向尿道方向生长能压迫膀胱三角，产生膀胱刺激症状。在国外 50~60 岁的老年男性中约 50% 患有前列腺增生症，而 80 岁时可达 80%~90%，较国内为高。但近年来国内前列腺增生发病率逐年增加，和欧美国家的发病率大致相同。

良性前列腺增生主要是由于老年人性激素代谢障碍导致不同程度的腺体和（或）纤维、肌组织增生而造成前列腺体积增大、正常结构破坏并引起一系列功能障碍的疾病。多发生在 50 岁以后的老年男性，随年龄增长而增加。良性前列腺增生常发生于移行带，而周围带很少发生。移行带增生体积变大逐渐压迫中央带，最后压迫外周带，出现相应的临床症状。

1. 病理学　在病理学上增生的前列腺由于所含腺体和肌纤维的比例不同，可大而软或小而硬。良性前列腺增生的组织学分型：良性前列腺增生组织学变异很大，根据增生结节的成分大致可将良性前列腺增生分为 2 种类型：基质增生为主型和腺体增生为主型。在 T_1WI 上增生结节均为等信号，在 T_2WI 上若增生结节以腺体成分为主则表现为长 T_2 信号，病理显示含有大量扩张的腺管成分和潴留囊肿，基质成分较少；若以基质成分为主则表现为短 T_2 信号，病理显示增生结节含有较多的胶原和基质细胞（包括成纤维细胞和平滑肌细胞），腺体成分较少。在腺体增生和间质增生共存时根据腺体和基质成分的比例表现为偏高或偏低信号。光镜下依增生区域内成分不同分为 4 型。①纤维肌腺瘤样型：最常见，除腺体增生外，平滑肌和纤维组织也明显增生。②纤维肌型：以纤维组织和平滑肌组织增生为主。③腺瘤样型：以腺体增生为主，周围间质较少，但形态似腺瘤。④纤维血管型：以纤维组织和小血管增生为主。腺体与纤维含量的不同，是造成前列腺增生结节 MRI 不同信号特点的主要病理基础。

2. 临床表现　临床上，对良性前列腺增生的诊断一般依据美国泌尿症状索引（排尿不尽、尿频、间歇排尿、尿急、尿无力、尿等待和夜尿）。与良性前列腺增生相关的泌尿系变化主要来自前列腺形态的变化，随着前列腺增生的发展，其外形变得更圆。

主要临床表现有 3 组症状，即膀胱刺激症状：尿频、排尿次数增多，是良性前列腺增生早期最常见的症状；梗阻症状：主要表现为排尿困难，严重时可发生急性尿潴留以及梗阻的并发症。但增生程度与临床症状不呈正相关，症状轻重主要取决于增生发生的部位，如前列腺两侧叶显著性增生还没有达到使前列腺部尿道受压、屈曲、拉长的程度时，临床症状可能很轻微。如果增生的部位位于尿道周围区，即使轻度的增生也可造成梗阻症状。

直肠指诊是检查前列腺简单而重要的诊断方法。Rous 等（1985）提出了直肠指诊前列腺大小分度及估重法。Ⅰ度：腺体大小达正常 2 倍，估重为 20~25 g；Ⅱ度：腺体为正常的 2~3 倍，中央沟可能消失，估重为 25~50 g；Ⅲ度：腺体为正常的 3~4 倍，指诊刚能触及前列腺底部，中央沟消失，估重为 50~75 g；Ⅳ度：腺体超过正常的 4 倍，指诊已不能触及腺体底部，一侧或两侧侧沟消失，估重为 75 g 以上。

直肠指诊对于前列腺分度是临床最常用的方法，但是由于轻度增生时前列腺的大小与正常时大小相仿，常易造成漏诊，但此时 MRI 检查 T_2WI 已可以发现中央腺内斑点状异常高信号影。前列腺肥大不对称：前列腺一侧叶单独增生是引起膀胱充盈缺损的少见原因。Wider 等（1981）报告 1 例。前列腺增大所致膀胱内局部充盈缺损最常由正中叶或颈下腺增大引起。

3. 影像学研究　应用超声诊断良性前列腺增生

相当可靠快捷。但是,前列腺中叶的增大经常会突入到膀胱内,特别是在CT扫描中,易误诊为膀胱内肿块。在这些病人中正确认识前列腺中叶增大将会避免其他不必要的侵入性检查。

前列腺体积增大,形态饱满,横切面上呈圆形,上界明显超过耻骨联合上缘或测量各径线大于正常值,增生的前列腺可突入膀胱底部。

轻度增生前列腺体积可正常或稍有增大,仅表现为中央腺信号异常。前列腺增生主要发生在移行带, MRI表现为中央腺体积的增大,故中央腺体积占腺体体积的比例可作为判断是否存在前列腺增生和判断前列腺增生程度的指标。

弥漫性增生表现为中央带及移行带增大,外周带因萎缩及挤压而变小甚至消失, T_1WI呈中等信号,不能分辨各区, T_2WI中央腺呈等信号或混杂稍高信号,但未见明显增生结节形成,外周带呈相对低信号,但高于盆腔肌肉信号,可能是由于外周带受压萎缩使腺体变小,水分丢失,以致其信号较正常减低。

结节性增生多伴有中央腺不同程度的增生, T_1WI不能分辨结节, T_2WI可因结节的组织成分不同而有不同表现,中央腺内结节可为单发或多发,增生结节若以肌纤维成分为主, T_2WI为低信号,以腺体成分为主则为高信号,由多种成分混杂则呈混杂中等信号为主;增生结节周围可见光滑的低信号环,为纤维组织构成的假包膜。结节间可相互融合。中央腺增大使外周带变薄,严重者外周带呈"包膜样"(外科包膜)。

MRI前列腺增生分度:Ⅰ度增生前列腺大小多属正常范围,仅表现为中央腺信号不均匀,或T_2WI出现稍高信号结节影,中央腺占前列腺总体积比例为20%~35%;Ⅱ度增生前列腺中央腺轻中度增大,信号可均匀或不均匀,外周带受压不明显,中央腺占前列腺总体积比例35%~40%;Ⅲ度增生前列腺体积增大,中央腺中度增大,信号多不均匀,可伴有高、中、低信号结节影,边界清楚,外周带略受压,中央腺占前列腺总体积比例40%~45%;Ⅳ度增生前列腺明显增大,中央腺重度增大,信号不均匀,伴有高、中、低信号结节影,外周带明显受压,信号减低,中央腺占前列腺总体积比例大于45%。

前列腺增生因含腺体、间质、平滑肌的比例不同,其强化常不均匀。正常外周带强化程度相对较低且较均匀,主要是由于外周带为腺体组织,而且组织结构比较规则。

前列腺增生结节的血供多于正常前列腺,特别是纤维血管型增生结节,多有较为明显的不均匀强化,该组病例中增生结节多为轻、中度强化,强化程度低于中央腺体,囊变坏死区仍无强化。

前列腺钙化;经直肠超声检查中前列腺钙化很常见,常出现在良性前列腺增生病人。前列腺钙化常发生在尿道周围,位于增大的中央带和周围带之间。这些钙化很容易辨认,并且被认为是一种良性病变。外周带也能见到钙化,此处钙化主要与以往的感染和梗死有关,这在临床直肠指诊检查中表现为硬结节。

另外,外周带的弥漫性钙化产生的声影,限制了超声对前列腺的评估。

第九章　前列腺其他疾病

第一节　前 列 腺 炎

结核性前列腺炎在经直肠超声上的表现是前列腺周围带内有不规则低回声区。增强 CT 显示有低密度区,代表局限性干酪样坏死和炎症。非结核性化脓性前列腺脓肿也有相似的 CT 表现。在 MRI 上前列腺脓肿显示边缘强化,这有助于同前列腺恶性肿瘤的鉴别。

此外，MRI 的 T_2WI 可显示前列腺内有弥漫性放射状的低信号条纹区(西瓜皮征)。结核性附睾炎或睾丸附睾炎无特异性影像学表现。

第二节　MRI 随访观察与非前列腺癌

随着人们对前列腺疾病认识的增强以及前列腺癌筛查工作的开展,临床上有越来越多的非前列腺癌患者将接受 MRI 检查。当初次 MRI 检查未见异常或发现前列腺内异常信号但不能完全除外癌变时,可能建议患者定期随访。前列腺癌患者进行 MRI 复查可以评价治疗效果并且可以了解有无复发。良性前列腺增生等非癌患者进行 MRI 复查的意义值得探讨。

前列腺疾病种类较多,常见的包括前列腺癌、良性前列腺增生和前列腺炎等,其中前列腺癌对患者的危害最大,如果不能早期诊断和早期治疗,会严重影响患者的生活质量和预期寿命。

1. 检查方法　目前前列腺疾病的检查方法很多,常见的包括直肠指诊、前列腺癌特异抗原、经直肠超声检查,这些方法均可作为前列腺癌的临床筛查方法,但敏感性、特异性不高,进行定性诊断作用有限。若发现异常,需进一步检查,目前诊断前列腺癌的金标准还是穿刺活检,但有创且存在假阴性。MRI 软组织分辨率高、可多方位成像,而且 T_2WI 显示前列腺的分带解剖清晰,对于前列腺外周带病变(尤其是 C 期以上的前列腺癌)诊断准确性较高。

2. 检查目的　进行前列腺检查的患者大致可以分为 2 类,已确诊前列腺癌的患者和未确诊前列腺癌的患者。已确诊前列腺癌的患者检查的目的:分期诊断或治疗后复查。未确诊前列腺癌患者的检查目的:定性诊断(将前列腺癌与非癌的良性前列腺病变进行鉴别)。

随着人们对前列腺疾病认识的增强和前列腺癌筛查工作的开展,越来越多的早期前列腺癌和非癌患者将接受检查,对前列腺癌进行准确定性诊断将成为所要面临的主要问题之一。

3.MRI 的诊断作用　MRI 诊断前列腺外周带癌的主要依据是: T_2WI 外周带发现异常低信号区,而导致 T_2WI 外周带异常低信号的其他原因很多,包括炎症,纤维化,以间质为主的增生、萎缩、出血、梗死等,将前列腺癌与这些非癌性良性病变进行鉴别有时存在一定困难。

中央腺体以增生为主,发生癌的机会相对较少,而且国内外对于中央腺体癌 MRI 诊断的报道相对较少,诊断缺乏统一依据。在实际工作中发现,对于前列腺外周带、中央腺体内的异常信号,仅凭 MRI 表现影像科医生有时很难做出明确定性诊断,经常建议患者穿刺或定期随访。

复查:已确诊为癌患者的复查原因很明确——

评价治疗效果和了解有无复发,未确诊癌患者复查原因仍是进行定性诊断,这部分患者在随访过程中,临床情况没有改善或又出现新的症状时,可能复查MRI。

一些作者通过对25例经病理确诊或临床诊断为非前列腺癌患者的研究发现,对于初次MRI检查不能定性的前列腺内异常信号,在随访过程中,临床情况无变化或发生变化但差异无统计学意义时,选择MRI作为复查手段,对于这种异常信号的发现,定位和定性诊断与初次结果相比,差异无统计学意义,MRI复查不能给这部分患者提供更多的有价值的信息。随着MRI新的检查技术(包括MRS、DWI、PWI等功能MRI)的出现,MRI对前列腺癌的诊断准确性有所提高。当一些因素(炎症、出血、基质型增生等)使常规MRI定性诊断有困难时,可选择功能MRI做进一步检查。如果前列腺内发现异常信号但不伴有代谢改变,则基本可以排除癌的可能性,从而提高MRI定性诊断准确率,减少复查和不必要的穿刺。

第七篇　男性生殖系统

第一章　睾丸及其疾病

第一节　睾丸扭转合并出血

睾丸扭转2/3发生于青年男性，多发生在12~18岁。临床症状主要表现为急性外阴痛、肿胀、恶心、呕吐、休克、外阴红肿。临床上睾丸扭转分为2型：Ⅰ型，鞘膜外扭转；Ⅱ型，鞘膜内扭转。Ⅰ型罕见，仅见于新生儿，表现为出生时阴囊有一肿块，睾丸坏死。临床上大部分为Ⅱ型。本病诊断多依赖于影像学检查，彩色多普勒超声和多普勒能量显像（DPI）可以了解阴囊内解剖结构的异常改变以及血流信号，但对于有无组织出血或坏死，超声难以做出明确诊断。MRI对这方面的诊断，尤其是组织出血或坏死的诊断有相当高的价值。MRI主要表现为睾丸体积增大，T_1WI、T_2WI信号高、低不均，反映组织的出血、坏死、水肿。

睾丸扭转伴出血坏死常有附睾睾丸炎病史，疼痛明显，睾丸肿大迅速；MRI显示睾丸内斑片状出血信号影，睾丸包膜完整光滑，精索及附睾增粗，结构紊乱。

第二节　超声检查技术和相关伪影

在对阴囊进行超声检查之前，必须获得足够的病史资料以指导检查。

1. 检查技术　仰卧位是阴囊超声检查的最佳体位，将一条毛巾置于外展的大腿上，并将阴囊静置于此毛巾上，阴茎移向腹部并用另一条毛巾覆盖。采用公认的标准检查技术就可以避免一些误诊，例如，若另需对精索静脉曲张和腹股沟疝进行诊断时，让病人立位进行检查是有帮助的。超声检查应使用大量的耦合剂，以减少接触面的空气干扰。

对阴囊的超声检查应采用高分辨实时探测，常用5~10 MHz频率的探头。用线阵式探头可获得探头周围区域较好的空间分辨力。无症状侧的睾丸被用作扫描技术参数的调节，这包括增益和时间增益补偿。一旦选择好参数，就应连续获取阴囊在纵向和横向断面上的图像。在横断面中两侧睾丸对比观察相当重要。

彩色多普勒检查在阴囊的影像学检查中已成为标准方法，它提供了有用的血流信息。在不增加背景噪声的情况下，彩色增益和敏感度应进行调整并达到最大。许多作者提倡敏感度设置为7 cm或更小一些。考虑到超声设备和探测血流敏感度固有的易变性，使用时应利用无症状侧睾丸作对照。另外一种解决方法是对双侧睾丸同时扫描。用脉冲式彩色多普勒证实血流存在与否是必需的，因为闪烁伪影很容易使人误认为有血流存在，这种错误可能给病人造成极为严重的影响。

2. 伪影　水平强回声线性伪影是由探头与耦合剂交界面反射回声形成的。由睾丸纵隔产生的难以消除的阴影，使眼睛易于疲劳。通过探头直接压迫或者改变扫描方向可避免将这些阴影误认为睾丸内低回声病变。这种难以控制的阴影也可由斜行走向的睾丸中隔产生。

有一些少见的伪影是由探头固有的设计造成的。利用多聚集探头行睾丸和积液扫描时可出现线束状伪影，认识这些伪影将避免误诊。利用扇形扫描探头重新检查阴囊就可纠正这些伪影。随着科技的快速更新，也许还能遇到更多这样的问题。认识这些变异与误诊将有利于对图像做出正确解释，避免一些不必要的检查。

第三节 WHO（2016）泌尿系统和男性生殖器官肿瘤分类：睾丸肿瘤

WHO（2016）睾丸肿瘤分类（图 7-1-1）做出了一些重要变更。新版分类与旧版相比，最显著的差异集中于生殖细胞肿瘤，其他也有修改。

Germ cell tumours derived from germ cell neoplasia in situ

Non-invasive germ cell neoplasia

Germ cell neoplasia in situ	9064/2
Specific forms of intratubular germ cell neoplasia	
Tumours of a single histological type (pure forms)	
Seminoma	9061/3
Seminoma with syncytiotrophoblast cells	
Non-seminomatous germ cell tumours	
Embryonal carcinoma	9070/3
Yolk sac tumour, postpubertal-type	9071/3
Trophoblastic tumours	
Choriocarcinoma	9100/3
Non-choriocarcinomatous trophoblastic tumours	
Placental site trophoblastic tumour	9104/1
Epithelioid trophoblastic tumour	9105/3
Cystic trophoblastic tumour	
Teratoma, postpubertal-type	9080/3
Teratoma with somatic-type malignancy	9084/3
Non-seminomatous germ cell tumours of more than one histological type	
Mixed germ cell tumours	9085/3
Germ cell tumours of unknown type	
Regressed germ cell tumours	9080/1

Germ cell tumours unrelated to germ cell neoplasia in situ

Spermatocytic tumour	9063/3
Teratoma, prepubertal-type	9084/0
Dermoid cyst	
Epidermoid cyst	
Well-differentiated neuroendocrine tumour (monodermal teratoma)	8240/3
Mixed teratoma and yolk sac tumour, prepubertal-type	9085/3
Yolk sac tumour, prepubertal-type	9071/3

Sex cord–stromal tumours

Pure tumours

Leydig cell tumour	8650/1
Malignant Leydig cell tumour	8650/3
Sertoli cell tumour	8640/1
Malignant Sertoli cell tumour	8640/3
Large cell calcifying Sertoli cell tumour	8642/1
Intratubular large cell hyalinizing Sertoli cell neoplasia	8643/1*
Granulosa cell tumour	
Adult granulosa cell tumour	8620/1
Juvenile granulosa cell tumour	8622/1*
Tumours in the fibroma–thecoma group	8600/0
Mixed and unclassified sex cord–stromal tumours	
Mixed sex cord–stromal tumour	8592/1
Unclassified sex cord–stromal tumour	8591/1

Tumour containing both germ cell and sex cord–stromal elements

Gonadoblastoma	9073/1

Miscellaneous tumours of the testis

Ovarian epithelial–type tumours	
Serous cystadenoma	8441/0
Serous tumour of borderline malignancy	8442/1
Serous cystadenocarcinoma	8441/3
Mucinous cystadenoma	8470/0
Mucinous borderline tumour	8472/1
Mucinous cystadenocarcinoma	8470/3
Endometrioid adenocarcinoma	8380/3
Clear cell adenocarcinoma	8310/3
Brenner tumour	9000/0
Juvenile xanthogranuloma	
Haemangioma	9120/0

Haematolymphoid tumours

Diffuse large B-cell lymphoma	9680/3
Follicular lymphoma, NOS	9690/3
Extranodal NK/T-cell lymphoma, nasal-type	9719/3
Plasmacytoma	9734/3
Myeloid sarcoma	9930/3
Rosai–Dorfman disease	

Tumours of collecting duct and rete testis

Adenoma	8140/0
Adenocarcinoma	8140/3

The morphology codes are from the International Classification of Diseases for Oncology (ICD-O) {917A}. Behaviour is coded /0 for benign tumours; /1 for unspecified, borderline, or uncertain behaviour; /2 for carcinoma in situ and grade III intraepithelial neoplasia; and /3 for malignant tumours. The classification is modified from the previous WHO classification {756A}, taking into account changes in our understanding of these lesions.
*New code approved by the IARC/WHO Committee for ICD-O.

图 7-1-1 WHO（2016）睾丸肿瘤分类

一、原位生殖细胞瘤

大多数生殖细胞肿瘤源于具有精原细胞瘤形态和免疫组化特征的(生精)小管内恶性生殖细胞的进展。这类病变通常被称为原位癌(carcinoma in situ, CIS)或未分类的(生精)小管内生殖细胞瘤变(intratubular germ cell neoplasia, unclassified, IGCNU)。其曾用名还包括睾丸上皮内瘤变和原位生殖母细胞瘤。多种不同术语用于同一病变时常可引起混淆。

此外,无论是目前主要使用的两种术语还是以前用过的各种术语均不能完全令人满意。针对原位癌(CIS)的主要反对意见是,其所指的恶性生殖细胞并非上皮细胞(用"癌"来表述不确切),针对睾丸上皮内瘤变也有相似的反对意见。而未分类的(生精)小管内生殖细胞瘤变(IGCNU)由于名称中含有"未分类"一词,因此可能会让人觉得这一病变的本质和生物学行为尚不明确,而这显然是不正确的。

WHO提出了原位生殖细胞瘤(germ cell neoplasia in situ, GCNIS)的概念,这一术语既保留了"原位"(in situ)一词,因而能够准确说明它是侵袭性生殖细胞肿瘤的前驱病变,同时又避免了使用"上皮性"或"未分类"这样一类带有误导意味的称谓。

由于未分类的(生精)小管内生殖细胞瘤变(IGCNU)中的"未分类"(unclassified)一词主要是用于区分那些已经分化的(生精)小管内瘤变,最常见的包括(生精)小管内精原细胞瘤和(生精)小管内胚胎癌,因而有作者担心使用原位生殖细胞瘤则无法强调这样的区别。

值得注意的是,原位生殖细胞瘤指发生于生精生态龛(spermatogonial niche)中的恶性生殖细胞。所有其他类型的(生精)小管内瘤变往往不再局限于该位置,而是完全地占据管腔。WHO推荐使用原位生殖细胞瘤作为这类前驱病变的规范术语,其他形式的(生精)小管内瘤变应根据其分化表型再加上前缀"生精小管内"(intratubular)进行命名。

2016年分类中强调了原位生殖细胞瘤与延迟成熟的生殖细胞(maturation-delayed germ cells)间的区别,后者通常可见于性发育障碍患者的性腺中。延迟成熟的生殖细胞可能引起原位生殖细胞瘤,但应该与后者区分开来,但用于鉴定原位生殖细胞瘤的常用标记物(如OCT3/4、胎盘碱性磷酸酶、AP-2g)在延迟成熟的生殖细胞和原位生殖细胞瘤均有表达。两者的区分点在于,延迟成熟的生殖细胞分布更为弥漫且多集中于小管中央区,相应的曲细精管中缺乏KIT配体(干细胞因子)的表达,这些都与在原位生殖细胞瘤中的发现不同。

二、源于原位生殖细胞瘤的肿瘤和与原位生殖细胞瘤无关的肿瘤

旧分类完全是基于形态学将生殖细胞肿瘤分为单一或多种组织学类型的肿瘤。这种做法导致完全不同的肿瘤被置于相近的诊断术语之下。对于(不同的)睾丸生殖细胞肿瘤,尽管形态学差异细微,甚至几乎无差异,但发病机制则有显著不同(如儿童和成人卵黄囊瘤)。

生殖细胞肿瘤目前在大体上被分为两种截然不同的类型:源于原位生殖细胞瘤的肿瘤和与原位生殖细胞瘤无关的肿瘤,后一类显然具有较大的异质性:相比之下,前一类还是有许多基本共同点(尽管形态各异且生物学行为存在一定程度的不同)。

源于原位生殖细胞瘤的肿瘤具有相似的流行病学特点,且通常发生于睾丸发育异常的个体中,可表现出以下形态学特征:生精障碍、生精小管皱缩、管周硬化、Sertoli细胞不成熟、间质增多、小管透明化及睾丸微石症。

这类肿瘤出现12号染色体短臂遗传物质的扩增,通常表现为等臂染色体12p(isochromosome 12p),并且自原位生殖细胞瘤发生进展,期间至少暂时表现为精原细胞瘤[可能是(生精)小管内的精原细胞瘤]。

对生殖细胞肿瘤进行分类时,部分原有术语近似却并非源于原位生殖细胞瘤的肿瘤有必要更名。因精母细胞性精原细胞瘤(spermatocytic seminoma)缺乏与原位生殖细胞瘤的联系,且分子生物学特性完全不同,无论是精原细胞或是源于原位生殖细胞瘤的其他肿瘤都与该种肿瘤无关;因此WHO建议将其更名为精母细胞瘤(spermatocytic tumor),同时归入非原位生殖细胞瘤相关性肿瘤。

由于畸胎瘤和卵黄囊瘤既可能源于原位生殖细胞瘤,也可能与之无关,因此建议将源于原位生殖细胞瘤和与原位生殖细胞瘤无关性肿瘤分别称为青春期后型和青春期前型,前者往往发生于成人,而后者则多见于儿童。目前认为,发生于青春期前型肿瘤(与原位生殖细胞瘤无关性肿瘤)极少发生于青春

期后患者；而发生于青春期后型肿瘤（源于原位生殖细胞瘤的肿瘤）可能发生于性发育异常的患儿。

精母细胞瘤（spermatocytic tumour）不仅与原位生殖细胞瘤无关，也不具备 12p 扩增（12 号染色体短臂遗传物质的扩增），而是发生 9 号染色体 DMRT1 基因的扩增。这一改变仅见于精母细胞瘤，与其他任何生殖细胞瘤均无关。除了缺乏前驱病变原位生殖细胞瘤，青春期前畸胎瘤和卵黄囊肿瘤也缺乏 12p 扩增，且不发生于发育不良的睾丸。其中青春期前畸胎瘤未见遗传异常，而青春期前卵黄囊瘤则会出现一些特征性的染色体区段的增加和缺失，与源于原位生殖细胞瘤的肿瘤中常出现的遗传物质改变完全不同。

青春期前和青春期后卵黄囊瘤的形态无显著差异，然而青春期前畸胎瘤与其青春期后型相比有较大差异。青春期前畸胎瘤更偏良性，细胞无异型性，往往分化良好呈器官样结构，可见明显的平滑肌、纤毛上皮及鳞状上皮成分。青春期前卵黄囊瘤的侵袭性也比青春期后型低，前者临床 I 期患者复发率及淋巴转移率显著低于后者。

随着青春期前畸胎瘤这一分类的确立，皮样囊肿、表皮样囊肿及类癌（分化良好的神经内分泌肿瘤）也被归为特殊类型的青春期前畸胎瘤。其依据在于目前所知的皮样囊肿、表皮样囊肿及大部分类癌病例，既不出现前驱病变原位生殖细胞瘤，也无 12 p 扩增。类癌可能存在双重发病机制。

三、绒毛膜癌和非绒癌样滋养细胞肿瘤

旧分类中滋养细胞肿瘤分为绒毛膜癌和非绒癌样滋养细胞肿瘤（nonchoriocar cmomatous trophoblastic tumour），后者指胎盘部位滋养细胞肿瘤（placental-site trophoblastic tumour，PSTT）。所谓的单相绒毛膜癌（monophasic choriocarcinoma）也是归入非绒癌样滋养细胞肿瘤中，当前分类认为单相绒毛膜癌为绒癌的一种形态学变异。此外，非绒癌样滋养细胞肿瘤的分类得到拓展，不仅包括 PSTT，还包括上皮样滋养细胞肿瘤（epithelioid trophoblastic tumour，ETT）和囊性滋养细胞肿瘤（cystic trophoblastic tumour，CTT）。尽管这类肿瘤多见于化疗后的转移灶，但现已明确其在睾丸中的发生过程。

胎盘部位滋养细胞肿瘤由人胎盘催乳激素（human placental lactogen，HPL）阳性、P63 阴性的中间型滋养细胞组成，通常排列松散，易侵犯血管壁并引起纤维素样反应（fibrinoid reaction）。

上皮样滋养细胞肿瘤则由排列更为紧密的鳞状细胞构成，瘤巢内可见细胞凋亡和纤维素样物质沉积，通常无血管侵犯，人胎盘催乳激素阴性而 P63 阳性。

囊性滋养细胞肿瘤常由空泡状的滋养细胞构成，瘤细胞排列成囊状，囊内含嗜酸性物质。以上病变的侵袭性弱于绒毛膜癌，但目前数据仍然有限。

四、性索 - 间质肿瘤

性索 - 间质肿瘤中的硬化性 Sertoli 细胞瘤（sclerosing Sertoli cell tumour）不再单独分为一类。由于与未特殊说明的 Sertoli 细胞瘤（Sertoli cell tumour，not otherwise specified NOS）发生 CTNNB1 基因突变及细胞核连接素（-catenin）染色阳性比例接近，目前认为硬化性 Sertoli 细胞瘤是 Sertoli 细胞瘤 -NOS 的形态学变异。

尽管如此，对那些细胞成分较少而纤维基质成分超过 50 % 的 Sertoli 细胞瘤 -NOS，WHO 建议继续使用硬化性 Sertoli 细胞瘤，因其相对于细胞成分较多的肿瘤预后更好。

生精小管内大细胞玻璃样变性 Sertoli 细胞瘤（Intratubular large cell hyalinizing Sertoli cell tumour）是一种与 Peutz -Jeghers 综合征相关且存在 STK11 基因突变的独特肿瘤类型，现已加入新分类中。

肌样性腺间质瘤被认为是一种新出现未归类的类型，其特征性表现是呈短束状排列的、同时表达 S-100 蛋白和平滑肌肌动蛋白的梭形细胞。

性腺母细胞瘤目前被认为是唯一的混合性生殖细胞 - 性索 - 间质瘤，认识所限尚不足以进行分类。新分类还强调了对“未分化性腺组织”的识别，它常伴性腺母细胞瘤出现，并可能是其前驱病变。

五、其他

新分类取消了良性间皮瘤的类别。睾丸高分化型乳头状间皮瘤（well-differentiated papillary mesothelioma）是间皮瘤中较惰性的一种变异。同样被归为良性间皮瘤的囊性间皮瘤，目前认为是一种非肿瘤性病变（间皮囊肿）或常规间皮瘤的变异。

第四节　一些诊断陷阱

纵断或横断超声检查睾丸时，常在睾丸内显示出高振幅的回声带，这为睾丸纵隔。睾丸后外份为筋膜覆盖，横断检查可见睾丸纵隔为圆形回声灶，但将探头转换成纵断，即看出此回声灶并不是病灶，而显示出纵隔的线条状特征。

偶尔睾丸裂（cleft）在超声检查中酷似睾丸撕裂，前者表现为一条低回声的线状区通过睾丸，它的病因不明，一般认为它不是病理性表现。在病史的基础上，大多数情况下可将此睾丸裂与真正的睾丸撕裂区分开来。

Priebe & Garret（1970）报告一例 4 岁男孩睾丸出现钙化，患儿无症状，X 线检查时发现弥漫性睾丸钙化，在疝修补时进行活检，组织学上见钙化产生于小管内睾丸小体，主要为磷酸钙。此为非常少见的情况。

第二章　睾丸生殖细胞肿瘤

第一节　精原细胞瘤

1. 睾丸组织结构　成人睾丸实质由密集的生精小管组成,外周包绕一层致密结缔组织构成的白膜,表面覆以浆膜,即鞘膜脏层。生精小管之间的疏松结缔组织称睾丸间质,睾丸间质内除富有血管、淋巴管外,还含有 Leydig 细胞(睾丸间质细胞),Leydig 细胞是产生睾丸激素的主要来源。生精小管内的生精上皮主要由生精细胞和 sertoli 细胞(支持细胞)构成。生精细胞是一系列处于不同发育阶段的生殖细胞,包括精原细胞、初级精母细胞、次级精母细胞、精子细胞和精子。Sertoli 细胞是一群不发生分裂的细胞,一方面合成雄激素蛋白,分泌抑制素和少量液体对生精细胞起营养、支持和保护作用,另一方面在生精上皮和血液之间通过支持细胞紧密连接参与构成血 - 睾屏障。

2. 病理学　Chevassu(1906)首先提出精原细胞瘤的概念,强调这种肿瘤起源于曲细精管生成精子的特异性上皮,WHO(1977)将睾丸精原细胞瘤分为典型精原细胞瘤和精母型精原细胞瘤两类,肿瘤分级属于 3 级。精原细胞瘤是睾丸生殖细胞瘤中最常见的一种,占所有生殖细胞瘤的 35%~50%。一组研究中 17 例生殖细胞瘤中精原细胞瘤 10 例,占 59%。

本病病因不详,可能与遗传、隐睾、外伤、内分泌异常等因素有关,组织学起源一般认为是从卵黄囊壁向性腺内移行的原始生殖细胞,这些生殖细胞是一群全能未分化细胞,在一定因素影响下若发育沿着单能性腺方向发展占优势时形成精原细胞瘤,沿着全能性细胞方向发展则形成非精原细胞瘤。精原细胞瘤组织形态学特点与原始生殖细胞相似,具有典型单一结构的肿瘤细胞,间质内有显著的淋巴细胞浸润。肿瘤绝大多数位于性腺内,原发于性腺外罕见。典型精原细胞瘤由大小一致的瘤细胞构成,弥漫性片状分布,纤维性间隔将肿瘤细胞分隔成巢状或不规则腺腔状,肿瘤间质呈线状排列或分布均匀,间质中含丰富的血管和淋巴细胞。

3. 临床表现　临床上睾丸精原细胞瘤多见于 30~40 岁青壮年,青春前期和 50 岁以上很少发生,多为单侧,双侧发生仅占 2%,主要症状为阴囊疼痛伴坠胀感、睾丸局限性生长缓慢的肿块,少数以腹股沟或颈部肿块等转移症状为首发表现。一组资料中,25~45 岁发病共 9 例,均为单侧发生。一些学者认为,精原细胞瘤多发生在青春期,与隐睾有很大关系。

辅助检查中甲胎蛋白(AFP)阴性,部分患者人绒毛膜促性腺激素(HCG)中等度升高,这与 5%~10% 的精原细胞瘤含有合成滋养原巨细胞形态有关;若甲胎蛋白和人绒毛膜促性腺激素均显著升高,提示精原细胞瘤中伴有非精原细胞瘤型的生殖细胞瘤成分,如胚胎癌或畸胎瘤。临床通过获取肿瘤标记物的连续血清学水平有助于肿瘤的诊断、临床分期、治疗及预后估计。精原细胞瘤临床可分为 4 期:Ⅰ期,局限于睾丸,无转移证据;Ⅱ期,腹部淋巴结转移;Ⅲ期,横膈以上淋巴结转移;Ⅳ期,淋巴系外转移,如肺、肝、骨、脑等。

4. 影像学研究

(1)CT:精原细胞瘤 CT 平扫表现为等低密度的软组织肿块,一般边界清楚,即使较大的肿瘤也有清楚的边界,可能由于睾丸白膜的包裹,限制了肿瘤向周围软组织的侵犯,肿瘤体积较大,可能由于患者临床上无明显症状,仅表现为无痛性睾丸增大,未及时就诊;增强扫描后肿瘤一般呈轻度强化,CT 值增加一般不超过 25 HU,肿瘤中心多见囊变坏死。部分病例肿瘤内可见低密度坏死区；少数病例患者肿瘤内还可见不规则钙化。精原细胞瘤容易发生转移，主要以淋巴转移为主，位置以腹膜后及盆腔转移多见，该组中有4例患者出现腹膜后/盆腔多发淋巴结转移。

（2）MRI：精原细胞瘤是一种对放疗极其敏感的肿瘤，治疗方案与非精原细胞瘤明显不同，因临床治疗精原细胞瘤以放疗为主，而非精原细胞瘤以化疗为主，因此早期诊断非常重要。睾丸精原细胞瘤的MRI表现具有一定特征性，结合临床一般能够明确诊断。

精原细胞瘤的影像学表现与其发生部位、生物学行为和组织结构、形态、理化特性密切相关。病理组织学研究发现，精原细胞瘤多被含有淋巴细胞的纤维束分隔成大小不一的巢状或致密腺泡状，瘤细胞呈单一型结构，大小均匀，排列紧密，胞浆丰富而透明，肿瘤实质内可有出血和坏死，此种病理组织学特点决定其MR T_1、T_2 弛豫时间，因而多在MR T_2WI上表现为边界清晰的均质低信号多结节状实性肿块，可见条形间隔信号影，个别肿瘤呈混杂信号则与其内部出血、坏死灶有关。

当环绕睾丸周围的线状低信号中断提示白膜受侵，纤维束状分隔因其所处位置和出现概率不同，可表现为边缘部分纤维被膜和内部纤维网状分隔，注入Gd-DTPA后肿瘤实质轻度强化，边缘部分纤维被膜和内部纤维分隔强化超过肿瘤组织强化，提示精原细胞瘤；非精原细胞瘤常有出血、坏死、脂肪等，信号常不均匀，增强后强化不均。。

有作者认为睾丸精原细胞瘤有别于其他睾丸病变，具有一定的特征性，即肿瘤多呈类圆形或分叶状实性肿块，边界清晰，T_2WI肿瘤呈均匀一致低信号，同正常睾丸组织显著高信号对比鲜明。Johnson等（1990）通过肿瘤病理组织学与MR平扫对照分析认为：精原细胞瘤 T_2WI均质低信号特点是区分精原细胞瘤与非精原细胞瘤的关键，而大部分非精原细胞瘤 T_2WI呈高信号或稍高信号；肿瘤外围的部分纤维被膜也可见于非精原细胞瘤因而不具有特异性。Ueno等（2004）则认为肿瘤内部纤维血管分隔明显强化且高于肿瘤强化是精原细胞瘤的特征性表现。MRI对于腹腔内和腹股沟型睾丸肿瘤以及盆腔、腹膜后淋巴结转移的诊断有很大帮助，已作为一种常规检查，成为了解腹股沟、腹腔及腹膜后淋巴结有无转移病变，进行肿瘤临床分期的主要手段。MRI检查的缺陷：Konstation等（2006）提出微石症是睾丸生殖细胞肿瘤声像图标志，超声及CT检查能发现精原细胞瘤肿块内有多发微钙化，而MRI检查不能反映肿瘤内的微小钙化灶。

5. 鉴别诊断　尽管精原细胞瘤的MRI表现具有一定的特征性，但其影像学表现与睾丸内其他病变仍有相似和重叠之处，需与畸胎瘤、胚胎癌、性索-间质性肿瘤及睾丸淋巴瘤等鉴别。

（1）畸胎瘤：是由脂肪、软骨、液体等成分混合而成的信号不均匀囊实性肿块，壁厚薄不均，囊内脂肪和钙化具有特征性。

（2）胚胎癌：发病年龄较精原细胞瘤小，常见于25~35岁，肿瘤侵袭性强，边界不清，内部易发生出血、坏死，T_2WI可见低信号肿瘤中出现等或高于正常睾丸组织信号。

（3）Leying细胞瘤：可发生于各个年龄段，病灶体积较小，边界不清，T_2WI呈不规则形低信号，因肿瘤本身具有分泌激素的功能，临床表现为性早熟、男性女性化等内分泌症状。

（4）睾丸淋巴瘤：约占睾丸肿瘤的5%，绝大多数为B细胞性淋巴瘤，多见于60岁以上人群，睾丸无痛性肿大伴附睾、精索及双侧阴囊皮肤弥漫性浸润。

第二节　右侧睾丸精原细胞瘤病例

患者，男，35岁。右侧阴囊肿大2年余伴疼痛1 d入院。彩色超声提示：右侧睾丸多发实性占位，考虑癌变可能。CT：右侧睾丸明显肿大，可见坏死、囊变，结节状强化，精索强化明显（图7-2-1）。

手术所见：右侧睾丸增大，质地增硬，未切开睾丸鞘膜，切除的右侧睾丸及其鞘膜、精索组织送病理检查。

病理检查：右侧睾丸根治切除标本，睾丸明显肿大，大小8.5 cm × 6.5 cm × 4.0 cm，切面灰红灰白相间，质中偏软，中央呈坏死状。附着精索一段，长7 cm，直径1.5 cm。病理诊断：右侧睾丸根治切除标本，初步诊断睾丸生殖细胞肿瘤，待做免疫组化检测进一步明确肿瘤类型，精索切端切缘为阴性。免疫组化诊断：右侧睾丸精原细胞瘤。

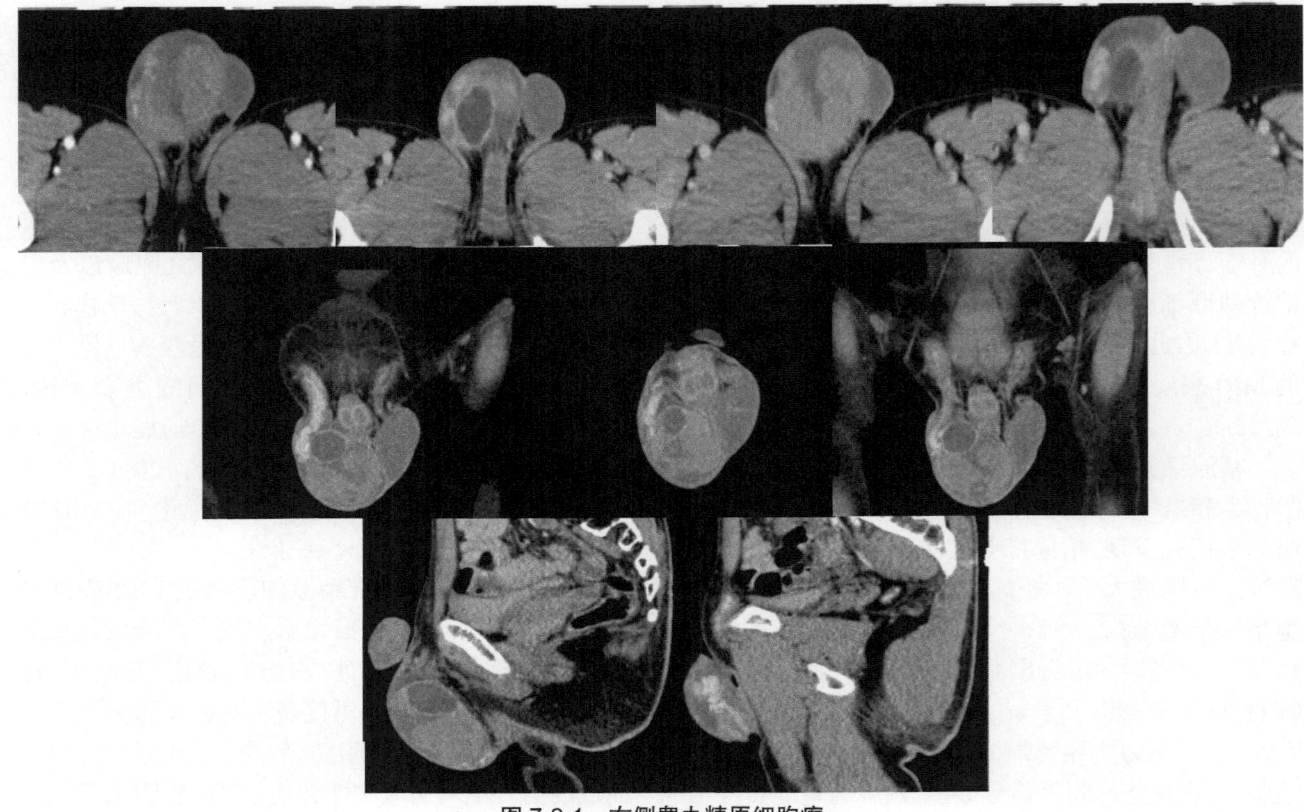

图 7-2-1　右侧睾丸精原细胞瘤

第三章 睾丸非精原类生殖细胞肿瘤

第一节 睾丸非精原类生殖细胞瘤

1. 病理学 睾丸癌是青年男性及男孩最常见的恶性肿瘤，好发年龄为 15~34 岁。睾丸生殖细胞类肿瘤占睾丸肿瘤的 95%，包括精原细胞瘤和非精原类生殖细胞瘤，其中以精原细胞瘤为主，占总生殖细胞瘤的 35%~50%。在生殖细胞瘤中，精原细胞瘤患者的发病年龄要比非精原类生殖细胞瘤大 10 岁，平均发病年龄较迟，约为 40.5 岁。精原细胞瘤的影像学表现，通常为一侧睾丸边缘光滑的均质性肿块，增强后轻度强化为其主要特征。

非精原类生殖细胞瘤比较少见，包括胚胎性癌、内胚窦瘤、绒癌、畸胎瘤及混合性生殖细胞瘤。其中混合性生殖细胞瘤发生率较高，占 32%~60%，包括一种以上的生殖细胞成分，其中胚胎性癌通常是最主要的成分。

2. 临床表现 一组 7 例中，4 例患者为混合性生殖细胞瘤，且均含有胚胎性癌成分，50% 的混合性生殖细胞瘤包括畸胎瘤成分。2 例胚胎性癌，1 例内胚窦瘤。

胚胎性癌是起源于原始生殖细胞的一种未分化癌，睾丸胚胎性癌起源于生殖细胞，由完全未分化或仅达到胚层分化阶段的细胞成分组成。胚胎性癌常发生于 25~35 岁男性，为高度恶性肿瘤。该组 2 例胚胎性癌，其中 1 例发病年龄为 2 岁。胚胎性癌体积较精原细胞瘤小，但更具有侵袭性，该组 1 例同时发现腹膜后淋巴结转移及双肺多发转移瘤。

3. 免疫组织化学检查 胎甲蛋白和人绒毛膜促性腺激素是生殖细胞瘤常用的肿瘤标志物，75%~90% 胚胎性癌和内胚窦肿瘤患者胎甲蛋白升高，而精原细胞瘤则正常。

胎甲蛋白是由孕期胎儿肝脏、胃肠道及卵黄囊产生。胎甲蛋白的升高见于卵黄囊类肿瘤或混合性生殖细胞瘤含有卵黄囊成分，极少数畸胎瘤也可伴有胎甲蛋白的升高。文献报道内胚窦瘤 90% 伴有胎甲蛋白的升高。

人绒毛膜促性腺激素是一种糖蛋白，人绒毛膜促性腺激素升高见于精原细胞瘤和绒癌。文献报道 80% 的非精原类生殖细胞瘤胎甲蛋白及人绒毛膜促性腺激素两者同时升高，一组研究中 5 例同时伴有胎甲蛋白及绒毛膜促性腺激素升高（5/7），1 例具有明显的胎甲蛋白升高而人绒毛膜促性腺激素无明显升高，另外 1 例人绒毛膜促性腺激素升高而胎甲蛋白无明显升高，提示非精原类生殖细胞瘤均会伴有胎甲蛋白和绒毛膜促性腺激素一项或两项同时升高。

IGCCCC 分期法明确提出，胎甲蛋白、人绒毛膜促性腺激素及乳酸脱氢酶是否升高及升高的程度与患者预后有直接关系。该组出现 4 例患者胎甲蛋白明显升高（>1 000 ng/ ml），1 例乳酸脱氢酶升高（219U/L），提示预后较差。

4. 影像学研究 非精原类生殖细胞瘤影像学表现复杂多变，常常导致误诊。

非精原类生殖细胞瘤因其发生率低，以往少有文献报道或仅以个案形式报道。

一组研究中的 7 例 CT 征象：全部为单侧睾丸发病，肿块可以表现为实性或囊实性肿块。肿块密度多不均匀，形态不规则（5/7）。增强扫描动脉期均出现明显强化结节影或斑片状强化区，坏死、囊变区呈低密度，增强后无强化。肿块均由同侧睾丸动脉供血，CT 表现为同侧睾丸动脉明显增粗。该组 2 例出现同侧睾丸静脉的迂曲、扩张并提前成像，提示该类肿瘤血供丰富，早期有动静脉瘘形成的可能。

该组患者肿瘤均局限于阴囊内，术后病理提示睾丸基底组织、精索及鞘膜均未见受累,其原因是由于睾丸表面有一层坚厚的纤维白膜组织,限制了肿瘤的局部浸润和生长。

该组肿瘤形态不规则,密度混杂,与文献报道一致,但肿瘤出现的明显强化特征和一些文献报道不一致,该组研究认为,有的文献报道 6 例中有 3 例(3/6)是良性畸胎瘤,而该组病例 7 例非精原类生殖细胞瘤全部为恶性肿瘤,故影像学特征不一致。

有文献报道该类肿瘤的 MRI 特点为信号不均匀,多见出血、坏死。增强后轻到中度不均匀强化。内胚窦瘤占儿童睾丸肿瘤的 80%,好发于 5 岁以下儿童,成人少见, 45 岁以上罕见。另一组病例中 1 例内胚窦瘤为 60 岁老年患者,非常罕见,表现为一侧睾丸以囊性成分为主的囊实性肿块影,增强后可见明显壁结节强化。内胚窦瘤的 CT 表现为明显不均匀强化病灶,以周边强化为著。

综上所述,非精原类生殖细胞瘤为单侧睾丸起病,具有血管丰富的特点,不均质肿块伴有增强后动脉期明显斑片、结节状强化为其 CT 特征。肿块局部侵犯少见,但可早期发生血液及淋巴转移。结合肿瘤标记物胎甲蛋白及绒毛膜促性腺激素的升高,可做出较为准确的诊断。

第二节 睾丸畸胎瘤

在睾丸畸胎瘤,良性者多为水瘤样,又称皮样囊肿,一般认为皮样囊肿在全身各部位为良性肿瘤,但也有作者认为睾丸的皮样囊肿较少,常有恶性倾向,这与卵巢畸胎瘤多形成良性皮样囊肿不同。

一组睾丸畸胎瘤均以混杂密度为主, 1 例大部分为软组织密度。实质性畸胎瘤的瘤体内除血流稀少、频谱多普勒为静脉血流信号外,常表现为回声非常不均匀的包块,由于肿瘤内含有软骨、不成熟的骨组织或钙化的纤维成分,声像图上可见大小不等的液性暗区、减弱回声区及强回声灶,并与正常的睾丸组织有明显的界限。骨组织或钙化往往产生强回声灶,非钙化的纤维组织产生声衰减,存在陈旧性出血灶和坏死出现弱回声灶。该组 4 例畸胎瘤声像图均表现为内部回声强弱不等, 3 例扫及液性暗区,肿块实质内均未探及明显血流信号。

睾丸畸胎瘤 CT 平扫呈混杂密度的肿块,其内有脂肪、囊样水样密度和钙化灶,肿瘤包膜较厚。肿瘤内实性成分多少与肿瘤良、恶性有一定关系。文献报道当多种密度混杂畸胎瘤实性成分较多、分隔模糊、厚薄不均时,应警惕有未成熟畸胎瘤或含有非畸胎瘤成分。该组 1 例未成熟畸胎瘤软组织成分明显增多,实质成分超过 50%,术前误诊为卵黄囊瘤。

畸胎瘤典型 CT 表现是由脂肪、毛发和液体等成分混合而成的密度不均匀的囊实性肿块影,囊壁厚薄不等,可有弧形钙化,囊内脂肪成分 CT 值呈负值。约一半畸胎瘤内能见到牙齿与不规则的骨骼影,但该组 5 例睾丸畸胎瘤均未见典型的牙齿和骨骼,均为不规则钙化灶。增强扫描肿块实质部分和分隔呈明显不均匀强化,坏死及含脂肪成分部分无强化。

因此,睾丸实质内有软组织密度肿块影伴钙化点 / 脂肪密度影为睾丸畸胎瘤的 CT 特征表现,该组仅 1 例成熟型囊性畸胎瘤同时含有钙化和脂肪成分。恶变的征象是肿块巨大并有明显囊变坏死并出现远处转移。

畸胎瘤内可见块状钙化及脂肪密度影,增强后呈明显不均匀强化; 50% 的混合性生殖细胞瘤包括畸胎瘤成分。

第四章 睾丸非生殖细胞类肿瘤

第一节 睾丸原发性恶性淋巴瘤

睾丸原发性恶性淋巴瘤罕见，但其恶性程度较高，预后差，总的中位生存期13个月，无病生存率12%~35%，即使局限性病变经睾丸切除后治愈，大部分病例也会于6~12个月内出现播散，可见及时准确的诊断对临床治疗有重要意义。一些学者指出，睾丸淋巴瘤约占所有睾丸肿瘤的5%，但在60岁以上的睾丸肿瘤患者可达50%。睾丸淋巴瘤多为全身性病变，仅有不到1%为睾丸原发淋巴瘤，约38%双侧受累。

睾丸发生淋巴瘤有3种方式：一为原发，二为全身隐匿病变的首发，三为复发。睾丸原发性恶性淋巴瘤罕见，占全部睾丸肿瘤的5%，在淋巴瘤患者中占不到1%，Malassez(1877)首次报道。由于晚期睾丸原发性恶性淋巴瘤侵犯其他结外器官与恶性淋巴瘤侵犯睾丸难以鉴别，近来多数学者倾向于将其定义为以睾丸肿块为首发症状或是主要受侵部位，同时伴或不伴有其他结外器官侵犯的疾病。

1. 病理学 睾丸淋巴瘤大体病理显示病变或呈多发结节或呈弥漫性。Moller等(1994)报道多为B细胞性(89%)，T细胞性次之(11%)。但Ulbright等(1999)认为几乎所有的睾丸淋巴瘤的免疫表现类型均为B细胞，弥漫大细胞型；精索和附睾常常受累。

一组病理显示5例淋巴瘤均对睾丸呈弥漫性侵犯，基本均质，1例伴有坏死，3例有附睾和精索受累表现。该组免疫表现类型均为弥漫大B细胞非何杰金淋巴瘤。

睾丸淋巴瘤的确切病因目前还不清楚，可能与6号染色体长臂发生缺失有关，其他因素包括外伤、慢性睾丸炎、隐睾和精索丝虫病也是可能的致病原因，另外，获得性免疫缺陷综合征病患者或其他免疫抑制病人的发病率日趋增加。

2. 临床表现 睾丸淋巴瘤可发生于任何年龄，发病高峰有3个：一为25~35岁，二是71~90岁，第三个发病高峰少见，主要为婴儿，之后迅速降到10岁的最低点。不过绝大多数发生于50岁以上，占25%~50%，最常见60岁以上，因此睾丸淋巴瘤是60岁以上老年人睾丸最常见的肿瘤。一组5例患者的研究，年龄51~75岁，平均65岁。

睾丸淋巴瘤也是最常见的双侧睾丸肿瘤，随着年龄增长其发病率增加，并趋向双侧发病，占全部病例的38%；发病方式或者同时发生，或者先后发生，但以后者最为常见。临床上，绝大多数睾丸淋巴瘤表现为无痛性肿大，但25%患者中首发症状包括体重减轻，厌食，发热，无力。该组病例均为单侧发病，并且在术后随访8个月内均未见复发，并且就诊时主要临床表现为阴囊无痛性肿大，无明显其他不适。

3. 影像学研究 睾丸淋巴瘤的影像学表现反映其病理特点。

(1)CT：睾丸淋巴瘤CT表现密度不均，增强后不均匀强化，甚至个别强化明显。有作者报道1例，CT表现为睾丸明显肿大，密度不均匀，并没有提到增强表现。另有作者在1例报道中只提到CT增强显示睾丸肿瘤强化明显，无平扫描述。一些作者报道2例CT检查，均表现为睾丸明显增大，内部密度不均，增强后呈不均匀强化。不过另有作者在1组病例(共8例)诊断分析中，仅提到肿瘤密度尚均匀，没有提供更多信息。

该组4例CT扫描病例中，3例CT平扫显示密度均匀，增强扫描呈轻度强化，且密度相对均匀；剩余1例平扫和增强均显示密度不均，有明显斑片坏死区，实质区轻度强化。密度相对均匀，增强扫描呈轻度强化可能为睾丸淋巴瘤的主要 CT 表现之一。

一些学者报告 CT 表现为边缘清楚、密度均匀的实性肿物，增强后呈中度至明显强化，较大肿瘤可出现囊变坏死。淋巴瘤多见于 65 岁以上老年男性，多伴有其他部位淋巴瘤，双侧睾丸常同时受累，增强扫描后多呈明显强化。淋巴管瘤伴出血时，CT 和实质性肿瘤易于混淆，超声显示为多房状低回声。

（2）MRI：在较少的病例报告中，MRI 表现的共同特点是 T_2WI 为均匀低信号（与正常睾丸信号比较）。一些作者报告 1 例大 B 细胞淋巴瘤在 T_2WI 上呈较均匀的低信号，T_1WI 抑脂像上与正常睾丸信号相似，包膜完整、光滑。

关于 T_1WI 信号，有作者报道 1 例呈略低信号，Nagatsuma 等（1999）报道 1 例呈等信号，而 Saito 等（2002）报道 1 例则呈略高信号。另组 1 例结果显示，T_2WI 与上述各报道一致，呈均匀低信号；T_1WI 呈较均匀略低信号，增强后有轻度均匀强化，与 Saito 等（2002）结果一致。

结合多份文献分析，T_1WI 信号均匀，T_2WI 均匀低信号，增强后轻度均匀强化可能为睾丸淋巴瘤 MRI 的主要表现特征。

（3）其他主要表现：CT 和 MRI 能够发现远处淋巴结转移和其他结构的侵犯，这有利于临床对病变的诊断和分期。睾丸淋巴瘤常常累及附睾和精索，60% 附睾受累，40% 精索受累，以此也可以和精原细胞瘤鉴别，因为后者较少发生附睾和精索受累。该组中有 3 例附睾和精索受累，占 60%。睾丸淋巴瘤中受侵腹膜后淋巴结表现似乎也有一定特点，5 例中有 3 例伴同侧腹膜后淋巴结受累，其中 2 例融合成软组织块，包绕血管，并向前推移，呈漂浮征。有作者提出，睾丸淋巴瘤可伴有皮肤、中枢神经系统和脑基底动脉环侵犯，但该组病例均没有出现上述征象。因此，结合文献分析，附睾、精索和腹膜后淋巴结（包绕血管呈漂浮征）同时受累高度提示睾丸淋巴瘤。

4. 鉴别诊断　主要和精原细胞瘤和非精原细胞瘤鉴别。

（1）精原细胞瘤：是最常见的纯生殖细胞肿瘤，发病年龄较淋巴瘤小，平均 40 岁左右。病变边界清楚，密度或信号均匀，尤其 MRI 显示多结节性或分叶状肿块，T_2WI 呈均匀低信号，实质内条带状低信号分隔且明显强化具有特征性表现。

（2）非精原细胞瘤：好发年龄 30 岁左右，主要包括胚胎癌、畸胎瘤、绒癌、卵黄囊瘤和混合性生殖细胞瘤，其中混合性生殖细胞瘤最好发。非精原细胞瘤的密度和（或）信号明显不均匀，有坏死和出血，增强后呈明显不均匀强化是非精原细胞瘤的 CT 和 MRI 表现特点。

综上所述，肿瘤密度和（或）信号相对均匀，增强后轻度均匀强化，附睾、精索和腹膜后淋巴结（包绕血管呈漂浮征）同时受累时，高度提示睾丸淋巴瘤。当然，患者发病年龄、症状、病史、多样性及双侧发病都是重要的诊断参考依据，以上是否确实为其特征性表现也有待积累病例进一步总结。

第二节　左侧睾丸弥漫性大 B 细胞淋巴瘤

患者，男，57 岁。左侧阴囊增大 2 个月余入院。

病理检查：切除左侧睾丸标本，睾丸大小为 7.5 cm × 5 cm × 4 cm，精索长 7.5 cm，直径 1.2 cm，鞘膜呈灰红色。切面见一椭圆形结节，大小 6 cm × 4 cm，切面灰红，质地均匀、中等，局灶出血，包膜完整。常规病理诊断：左侧睾丸圆形细胞恶性肿瘤，大小 6 cm × 4 cm，待免疫组化进一步分型。附睾未受累及。

免疫组化检测：阳性：CD20，CD79a，PAX-5，Vimentin；阴性，ALKP80，CD3，CD30，CD45RO，CD43，CD15，actin，CK（P），AFP，HCG-β，HPL，LH，PLAP，HMB45，Melan-A，CD117，EMA，S-100。免疫组化诊断：左侧睾丸弥漫性大 B 细胞淋巴瘤，大小 6 cm × 4 cm。

影像资料见图 7-4-1。

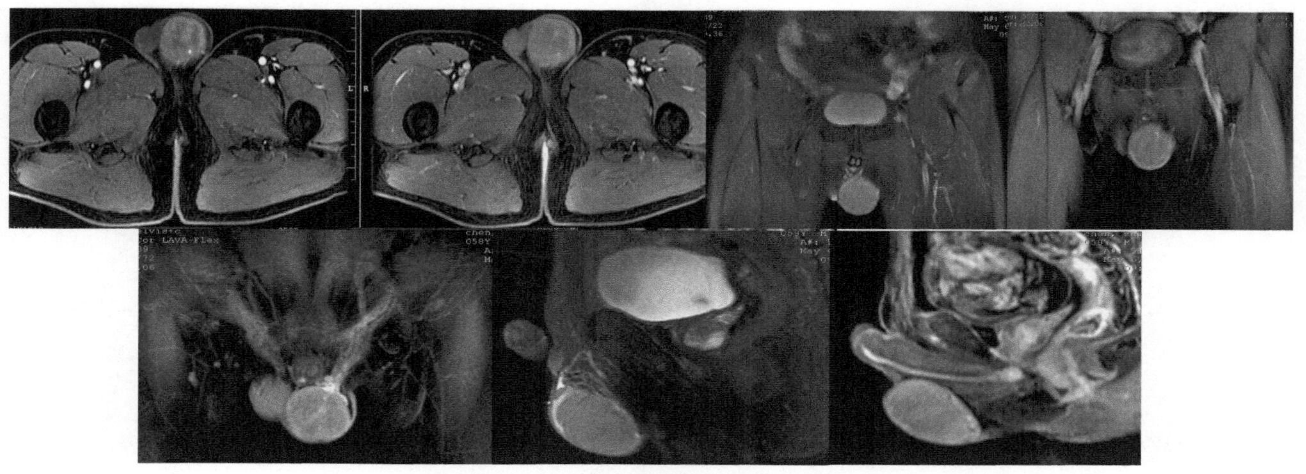

图 7-4-1　左侧睾丸弥漫性大 B 细胞淋巴瘤

第三节　睾丸横纹肌肉瘤

睾丸横纹肌肉瘤起源于精索，是儿童和青少年中最常累及阴囊的恶性肿瘤，占所有睾丸旁恶性肿瘤的 40%。横纹肌肉瘤多见于儿童及青少年，高发年龄呈双峰分布，分别为 5 岁及 16 岁，恶性程度较高，40%~70% 可有腹膜后淋巴结转移，胚胎性横纹肌肉瘤是最常见的一种类型。横纹肌肉瘤因伴出血及囊变超声所见多为不均质性包块，强回声占大多数，少数为均匀低回声，边界不清，内部血流不明显，易发生坏死、囊变，影像学和其他恶性肿瘤鉴别有一定的困难。胚胎性横纹肌肉瘤 CT 平扫呈等密度，增强后呈明显不均匀强化的肿物，常伴有全身其他部位转移。

第四节　左睾丸平滑肌瘤

患者，男性，18 岁。体检发现左侧睾丸肿物 4 d。4 d 前体检发现左侧睾丸可触及一肿物，约“花生米”大小，质稍硬，无触压痛，查阴囊彩超提示“左侧睾丸混合回声包块、左侧精索静脉曲张”。

手术所见：切开睾丸鞘膜，外翻鞘膜露出左侧睾丸，睾丸大小 5 cm × 4 cm × 3 cm，质韧，于睾丸下极触及一 1.0 cm × 1.0 cm 硬节，附睾正常。于结节上方切开睾丸白膜，完整切除该结节及部分睾丸组织，送快速病理检查。病理检查：左睾丸肿物切除标本，鲜红色软组织一块，体积 2 cm × 1.3 cm × 1 cm，上带灰白色包膜，切面可见一灰白色结节，大小约 0.7 cm × 0.6 cm，质中。常规病理诊断：左睾丸平滑肌瘤，直径 0.7 cm。

免疫组化检测：阳性，SMA（+++），Actin（+++），Calponin（+++）；阴性，S-100。免疫组化诊断：左睾丸肿物切除标本：左睾丸平滑肌瘤。

影像资料见图 7-4-2。

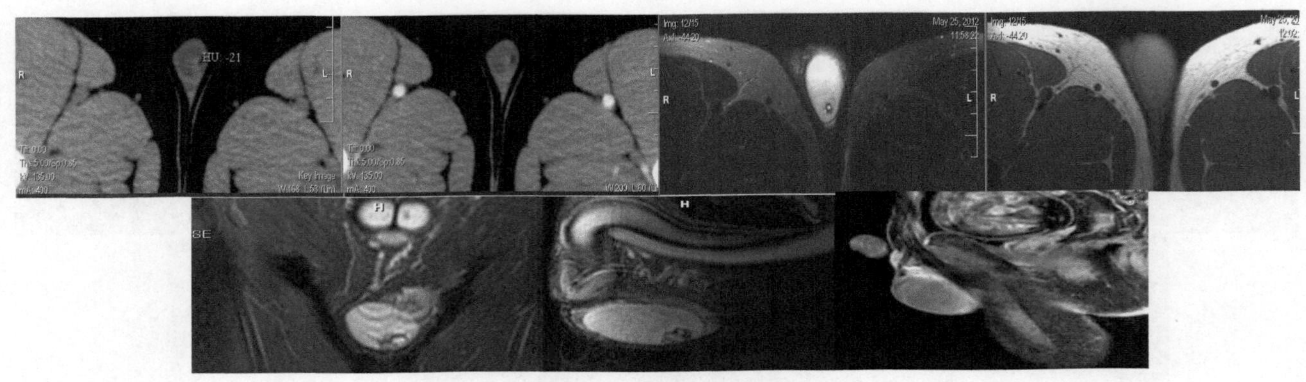

图 7-4-2　左睾丸平滑肌瘤

第五章 附 睾

附睾常见病变如下。

睾丸附睾病变种类繁多，仅根据临床检查较难诊断。以往睾丸附睾病变的诊断主要依靠B超检查。Eradl等（2004）认为睾丸旁肿块的超声表现多样化、且无明显特征性。

1. 附睾囊肿 附睾囊肿较常见，一般无临床症状，多以偶然发现阴囊内肿块为主诉，少数囊肿与附睾头粘连时可出现阴囊胀痛不适，并有阴囊坠胀感；好发年龄为20~40岁，病史长短不一。附睾囊肿内充满液体，起源于睾丸至附睾的输出管，囊肿通常为后天性获得，以头部多见；其组织来源主要有胚胎时期中肾管、副中肾管退化过程中的残余组织并发囊肿；输精管道梗阻、附睾输出管膨大而形成囊肿。

附睾囊肿可单发或多发，囊肿分单房和多房。一组研究中单发3例，多发2例，病程7天至12年，MRI表现为附睾头部类圆形囊性信号影，境界清晰，同侧睾丸大小、形态正常，鞘膜腔无积液，容易诊断。单发囊肿系附睾管的局限性扩张所致；多发囊肿为附睾淋巴管扩张所致，囊肿小而多发，囊液清澈透明无精子。有作者认为多房性精液囊肿起源于睾丸网组织结构，直细精管不规则吻合所致。

2. 附睾结核 附睾结核并不少见，其原发病灶往往在前列腺、精索，结核杆菌循输精管蔓延至附睾所致，早期病变常位于尾部，逐步累及体部，甚者波及整个附睾、睾丸，病变通常为双侧性，伴有鞘膜腔积液，输精管增粗、变硬，呈串珠样改变，有的阴囊可有慢性窦道，部分附睾结核患者常可见其他部位结核。其临床症状多表现为阴囊内下坠感，而痛感不明显。病变常由肉芽组织、纤维组织、干酪成分组成。

MRI表现为附睾明显肿大，结构模糊不清，T_2WI呈相对低信号，可能为慢性感染或纤维化所致；睾丸鞘膜腔可见积液影，且可累及附睾头及睾丸，增强检查可见病灶呈环形或不规则强化，有助于与肿瘤鉴别。对附睾结核患者应行排泄性尿系造影检查，了解泌尿系统有无结核，同时结合MRI表现及尿液与前列腺液培养查找结核杆菌，常可明确诊断。

3. 附睾非特异性炎症 附睾非特异性炎症多由于细菌经输精管进入附睾产生炎症，后尿道、前列腺、精囊等处的炎症及尿道解剖上的异常可导致其发生；慢性非特异性炎性附睾肿块患者常有急性发作经历，一般单侧发病，肿块常位于附睾体部和尾部，表面不光滑，有明显压痛，有时可形成附睾脓肿，该组2例。

MRI表现为附睾肿胀明显，睾丸可肿胀或萎缩，但睾丸内未见占位，鞘膜腔大多可见积液，少数可见出血。该组7例非特异性附睾炎中，睾丸肿胀5例，萎缩2例，均有鞘膜腔积液，2例伴出血，2例脓肿形成。Dal等（2001）认为应用多普勒超声观察脓肿周围的血流鉴别结核性脓肿与化脓性脓肿有一定价值。

4. 精子肉芽肿 精子肉芽肿多见于青壮年，可能由于炎症、外伤和精道梗阻导致精子细胞溢出精道，激活机体免疫系统对精子的免疫反应而形成的炎性肿块，以附睾头部多见。该组3例均位于附睾头部，1例位于附睾尾部，均有红肿、压痛症状。

MRI表现条片状混杂信号或小结节状低信号，很少并发睾丸鞘膜积液。

5. 附睾纤维性假瘤 附睾纤维性假瘤不是真正的肿瘤，而是睾丸旁软组织的纤维增殖反应，在所有脉冲序列上呈低信号，钆对比剂不增强。该组1例附睾纤维性假瘤在所有脉冲序列上均呈小结节低信号。

第六章 隐 睾

第一节 隐睾及其恶变

1. 发病机制 隐睾是指睾丸未能按正常发育过程从腰部腹膜后下降到阴囊,是最常见的男性生殖系统先天异常。正常情况下睾丸在妊娠 8 个月时自腹膜后降至阴囊,约 30% 的早产儿及 4% 的足月儿童可发生睾丸下降不全,正常情况下,最迟出生后 1 年内完全降至正常。

病因可能为精索过短,腹股沟管或其腹环过紧,提睾肌发育不良,阴囊发育不全等。青春期前的患者发现隐睾,可手术复位,青春期后发现隐睾需切除。

2. 临床表现 因为腹腔内睾丸肿瘤发生率是正常人的 30~50 倍,约 12% 的睾丸肿瘤发生在隐睾的基础上。因此术前判断睾丸的有无及准确定位是正确处理隐睾的一个重要步骤,并及时采取临床干预可降低睾丸肿瘤发生。

3. 影像学研究 在疾病的诊断中首先是检出病变,只有显示病变才能对病变进行综合分析,做出合理正确的诊断。

超声无法显示位置较高(上盆腔及腹部)的隐睾,当超声检查不确定或未见隐睾时,可行 CT 和 MRI 检查。CT 和 MRI 在检出隐睾及准确定位方面均有较高价值,MRI 增强扫描加脂肪抑制成像技术是隐睾定位较好的方法,但在腹内缺乏脂肪的患者难于确定发育不良的小睾丸。一组 1 例盆腔隐睾伴发育不良,体积较小,超声检查未发现后申请 MSCT 检查,检查前充分准备后扫描,经薄层重建得以清晰显示。

为了提高 MSCT 对隐睾的显示能力,证实是否存在隐睾,必须做好以下几个方面:①肠道充盈准备,扫描前 2 h 口服 800 ml 1.5% 泛影葡胺,小孩剂量减半,扫描前让膀胱充盈。减少由于缺乏脂肪组织的对比和肠管的干扰;②扫描范围应包括肾门至阴囊以避免遗漏病变;③增强扫描显示血管区别淋巴结及肿块,当睾丸动脉显示时可依据其确定肿块的来源;④扫描后薄层重建,通过冠状、矢状多平面仔细观察,避免遗漏体积较小的隐睾。

隐睾及隐睾恶变的影像表现具有一定的特征性,无论隐睾还是隐睾恶变,形态大体多呈卵圆形,其长轴多与睾丸下降路径一致。未恶变隐睾包膜完整,边缘光滑,隐睾恶变包膜可完整或部分完整,高位隐睾较低位易恶变。

(1)单纯隐睾 MSCT:睾丸下降路径区卵圆形软组织密度影,密度均匀,无囊变坏死,CT 值一般在 35~55 HU 之间,边缘光滑,多较正常睾丸小。增强轻度强化,多平面重建显示其长轴多与睾丸下降路径一致(其长轴与腰大肌、髂腰肌及腹股沟管长轴一致)。患侧腹股沟区精索缺失和阴囊空虚。

(2)隐睾恶变 MSCT:①隐睾体积增大,隐睾长径大于 2 cm,应考虑有恶变的可能;②隐睾包膜完整则边缘光整;若肿瘤突破包膜,肿块形态不规则,边缘欠清晰;③肿块密度不均匀,有不同程度的低密度区,低密度区代表肿瘤内的坏死、出血及囊变,可伴点状钙化,增强示实质部分轻至中度强化;④ MSCT 血管成像示肿瘤内及瘤旁可见供血动脉及引流静脉影;⑤淋巴结肿大,可出现主动脉旁、纵隔及锁骨上淋巴结转移。

一组病例中,8 枚隐睾 4 枚恶变,仅 1 例腹股沟区隐睾恶变,发现腹腔型隐睾较腹股沟区隐睾易恶变。多数学者认为与隐睾的环境、自身发育异常及位置隐匿不易被发现相关。

该组病例中 4 枚隐睾恶变,体积均增大,且长径均大于 2 cm,最大为 9. 25 cm × 14. 54 cm, 3 枚密度不均，可见囊变坏死，其中 2 枚伴钙化，2 枚边缘部分与周边组织分界不清，2 枚示边缘光滑，与周边组织分界清晰，1 枚示血供丰富，4 枚隐睾恶变中均未见肿大淋巴结。

因此，当隐睾体积增大、形态不规则、密度不均并患侧睾丸动脉粗大迂曲则强烈提示恶变。综上所述，由于目前 CT 的应用较 MRI 普及，虽然 CT 相对 MRI 对人体有一定的电离辐射，只要在扫描前根据患者的体型，适当调整扫描参数，对扫描剂量及扫描范围做到个体优化，即可用最少辐射剂量提供满足诊断需要的最优质图像。

因此，若男性以腹部包块就诊，包块呈卵圆形且位于睾丸下降的行径时，需要检查双侧睾丸是否在阴囊内，以排除隐睾可能；当临床查体阴囊空虚时，采取 MSCT 多种显像手段，在睾丸下降的行径，依据隐睾长轴多与睾丸下降路径一致性，寻找是否存在隐睾，并进一步明确是否恶变，对术前定位定性、指导临床手术具有较高的价值。

第二节　腹部隐睾合并肿瘤及误诊分析

睾丸肿瘤较少见，仅占全身恶性肿瘤的 1%，流行病学统计发现我国发病率为 1/10 万。而隐睾合并肿瘤的发病率高于正常睾丸的 20~46 倍。通常因患者有意隐瞒病情或其他原因对隐睾不知晓，增加了影像及临床诊断的难度。

1. 发病机制　胎儿发育过程中，睾丸自腹膜后下降，正常情况下在胚胎第 3 个月时睾丸已下降至髂窝内，第 7~8 个月时随着睾丸引带的牵引进入腹股沟，进而到达阴囊。

伴随睾丸的下降，睾丸动脉在腹膜后沿相同途径不断向下延伸并供血睾丸，解剖学上睾丸动脉是腹主动脉 1 对细小的分支，在肾动脉发出处下方（2~4 cm）起自腹主动脉前外侧壁，斜向外下行进，约平 L_4 跨过输尿管前面，经腹股沟管参与精索组成，分布于睾丸实质和附睾，在腹部行程中无分支，管径细而长。

有作者测量 34 具成人男性尸体睾丸动脉起始处口径，左侧为（0. 50 ± 0. 04）mm，右侧为（0. 58 ± 0. 08）mm；正常状态下 CT 图像上不易显示，合并肿瘤时其管径明显增粗迂曲（可达 2~3 mm）。而睾丸静脉起源于睾丸和附睾的多支小静脉，组成“蔓”状血管丛，经腹股沟管上行，于腹环处汇合成左、右两支睾丸静脉，它们伴随同名动脉，在腰大肌前方与输尿管成锐角交叉，左侧睾丸静脉止端以直角汇入左肾静脉，右侧则以锐角汇入下腔静脉。

隐睾是指睾丸未能按正常发育过程从腰部腹膜后下降至阴囊底部。80% 位于腹股沟区，其余位于腹股沟管内口区，罕有位于腹膜后较高位置（又称腹内型），而腹内型隐睾恶变发生率为 22.7 %，远高于腹股沟型的 6.8%；一些作者认为发生恶变的原因与隐睾位置、局部温度、血运障碍、内分泌功能失调、性腺发育不全及隐睾中存在的多核精原细胞等有关。

2. 临床表现　甲胎蛋白（AFP）、人绒毛膜促性腺激素是睾丸生殖细胞瘤常用的特异性肿瘤标志物检查。睾丸生殖细胞瘤患者的人绒毛膜促性腺激素大多增高，其中绒毛膜上皮癌患者 100% 升高，胚胎癌 40%~60% 升高，精原细胞瘤 5%~15% 升高；卵黄囊肿瘤及胚胎癌 75%~90% 甲胎蛋白升高，而绒毛膜上皮癌及精原细胞瘤患者则正常。该组术前 4 例经甲胎蛋白检查者，其中 1 例阳性患者病理为胚胎癌，1 例人绒毛膜促性腺激素升高者病理为精原细胞瘤。

3. 影像学研究　对腹内型隐睾合并肿瘤，以往学者认为该病影像学上无特征性，误诊率较高。一组 7 例患者中，早期的 3 例患者术前误诊为肠源性或间叶组织来源的肿瘤。

误诊原因是对该病影像学征象缺乏认识，习惯性仅凭横断面图像进行诊断，未结合图像后处理成像进行综合分析，加之增强扫描方案不规范。

MSCT 与后处理成像技术的联合使用，可有效弥补横断面图像的不足，明显提高腹部隐睾合并肿瘤的正确诊断率，其 CT 征象包括：最大密度投影 / 容积再现血管成像显示腹部肿瘤由睾丸动脉供血，或其引流血管为睾丸静脉，为该病特征性表现。

发生在腹膜后的肿块，多平面重建 / 容积再现冠状面、矢状面成像显示其长轴与睾丸下行途径一致，其原因考虑包绕睾丸的腹膜鞘突上部与腹膜腔相通未闭锁，导致隐睾恶变时肿块沿腹膜腔长轴生长。

毗邻腹股沟管内口肿块可见“指”状或“伪足”状突入同侧腹股沟管。究其原因考虑为位于腹股沟管内环附近的隐睾发生恶变,由于腹股沟管生理结构较坚韧,使得肿块沿腹股沟管侧生长受到限制,而盆腔侧阻力少,导致肿块沿盆腔侧快速生长而形成较大肿块。

肿块密度常不均匀,中心可伴有液化坏死,甚至钙化。该组 1 例肿块内部见多发细小“条网”状钙化,推测其为肿瘤内睾丸小膈结构增厚钙化所致。

注射对比剂后肿块实性部分不均匀轻至中度强化。该组中 4 例精原细胞瘤患者瘤内可见分隔状较明显强化带,强化幅度高于周围肿瘤实质,该征象 Ueno 等(2004)认为是隐睾合并肿瘤较具特征性的表现,其病理基础为肿瘤内的纤维血管分隔,以静脉期强化明显。

由于存在睾丸包膜,多数肿块轮廓较清晰,增强扫描可见包膜强化。当肿块边界不规则、与邻近结构分界不清,是肿瘤破坏包膜并侵犯邻近结构的重要征象。

同侧或一侧精索结构缺失。

4. 鉴别诊断 主要是腹膜后其他肿瘤,包括神经源性肿瘤、畸胎瘤、脂肪肉瘤、平滑肌肉瘤及单发肿大淋巴结等。①神经源性肿瘤,常位于脊柱两侧,密度均匀或不均匀;②畸胎瘤,肿瘤内成分复杂,常含有软组织及脂肪成分,并可见有“骨骼”样结构或“牙齿”样钙化;③脂肪肉瘤,多见于成人,多有脂肪密度及软组织密度;④平滑肌肉瘤,为混杂密度占位,其内伴坏死液化,实质部分强化明显,轮廓不规则,无包膜可见;⑤单发肿大淋巴结,多为巨淋巴结增生,增强扫描肿块呈明显均匀强化。

MSCT 血管后处理成像能较好地评价体内小血管及肿瘤血管。对平扫发现位于睾丸下行途径的腹部肿块,建议采用对比剂跟踪触发技术,捕捉在腹主动脉峰值期扫描,血管成像则易显示肿块供血动脉;将 MSCT 横断面与后处理成像常规结合分析,可提高对该病的正确诊断率。

第三节 误诊病例简介:腹腔隐睾合并胚胎性癌与肠源性间质瘤

睾丸肿瘤病理分为生殖细胞肿瘤和非生殖细胞肿瘤两大类。在生殖细胞肿瘤中包括精原细胞肿瘤和非精原细胞肿瘤(胚胎性癌、畸胎瘤、绒毛膜上皮癌、卵黄囊瘤):胚胎性癌是起源于原始生殖细胞的一种未分化癌,睾丸胚胎性癌起源于生殖细胞,由完全未分化或仅达到胚层分化阶段的细胞成分组成,常发生于 20~30 岁,为高度恶性肿瘤。

胎甲蛋白和人绒毛膜促性腺激素是生殖细胞瘤常用的肿瘤标志物,75%~90% 肝胎性癌和卵黄囊肿瘤患者胎甲蛋白升高,而精原细胞瘤则正常。

腹内隐睾多数退化缩小,恶变后增大。实际工作中由于患者常不肯提供隐睾史或对隐睾缺乏认知,且受检者多为临床初诊,这些患者 CT 扫描前常缺乏详细、系统的体格检查(如漏检阴囊)及生化检查,容易误诊。因此,男性中、下腹或腹膜后肿块病例。在诊断及鉴别诊断时要想到隐睾肿瘤可能。

一例 CT 检查时临床未提示隐睾病史,又在生化检查之前,从而误诊为肠源性间质瘤。

第七章　精索、精囊与输精管

第一节　精索、精囊与输精管部分疾病

1. 精索囊肿　精索囊肿是精索鞘状突部分局限性积液，鞘突的两端闭合，不与腹腔及睾丸鞘状突相通，又称为精索鞘膜积液，表现为沿精索的走行生长；其发生的原因可能与过度的性刺激、睾丸及附睾炎症、损伤等因素有关。MRI表现为沿精索走行部位的均匀囊性信号影，呈单囊或多囊状，可位于阴囊内，典型者呈水滴状，与附睾、睾丸界限清晰。

2. 巨大多房精囊腺囊肿　盆腔CT平扫示膀胱后方可见三房类球形囊状低密度影，与膀胱后壁紧密相连，大小约为9.5 cm×7.7 cm×8 cm，CT值为12~28 HU，其内密度稍高于膀胱内液体（CT值6~12 HU），该病灶向后方压迫直肠致直肠变形，向下压迫前列腺，未见到正常精囊腺影。增强扫描见该病灶无强化，但与膀胱的界限更为清楚，它向前在膀胱后下壁形成弧形压迹。精囊腺囊肿临床较为少见，发病年龄多在20~40岁，性活动旺盛时期，平均年龄30.2~37.5岁，精囊腺囊肿发病比较隐匿，常无明显症状，许多病例是在体检或疑有其他症病检查时偶然发现，其主要症状为血精、血尿、会阴痛、射精痛、膀胱刺激症、尿滞留、排尿困难、附睾炎、前列腺炎、伴大便困难、不育等。

一例患者以下腹坠胀、膀胱刺激症状来诊，因前列腺特异性抗原稍高，B超见该病灶与前列腺分界不清，曾怀疑前列腺病变，CT平扫拟诊膀胱憩室，后回顾性分析发现，其内密度稍高于膀胱内液体，与膀胱交界面呈锐角，应考虑膀胱外精囊腺的病变。该例精囊腺巨大、多房囊肿极为少见，结合临床体检、直肠指诊、影像学检查做出诊断。

3. 先天性输精管壶腹囊肿　前列腺和前列腺周围囊肿，是包括发生在前列腺本身和射精管、输精管壶腹、输精管及精囊等前列腺周围结构的一类囊性病变，主要包括扩张的前列腺囊、前列腺囊肿、真性前列腺囊肿、射精管或输精管壶腹囊肿、精囊囊肿等。由于上述囊肿位置接近，以及各性腺管道在发生、发育过程中联系密切，故此类病变容易混淆。

射精管或输精管壶腹囊肿临床罕见，分为先天性和继发性两种，以继发性多见。继发性者多是由射精管阻塞造成的，患者可无症状，少数因伴有精囊腺感染而出现血精；先天性者多数伴有泌尿系统畸形，如尿道下裂、隐睾、肾发育不全或不发育等。病理检查囊壁主要由平滑肌或移行上皮组织构成，囊液为精子。

前列腺和前列腺周围囊肿在影像学上一般表现为前列腺内或外边缘光滑、整齐的水样密度影，CT值多为10 HU左右，病灶与正常腺体组织界限清晰，增强扫描无强化；MRI上与尿液信号相似，内部信号均匀，边缘锐利，囊壁薄。

输精管壶腹囊肿因其囊内容物为潴留的精子，故CT值为20~30 HU，其MRI信号也因囊液蛋白含量较高而在T_1WI及T_2WI上均呈较高信号。此种表现同样见于囊液亦为精子成分的射精管囊肿及精囊囊肿，并可以据此与其他前列腺及前列腺周围囊肿鉴别。如同时伴有左侧肾及输尿管先天发育异常，可作为诊断的重要依据。最终确诊需依赖病理。

4. 精囊钙化与输精管钙化　Clement（1830）首先在尸体上发现精囊钙化，Duplay（1855）首先见到输精管钙化，而Kretschmer（1922）与Bianchini（1930）在X线片上最早认识到输精管钙化。Marks & Ham（1942）报告9例输精管钙化，此钙化与糖尿病的关系为9年后同一单位的Wilson & Marks（1951）所提出，他们报告60例输精管钙化，56例有糖尿病，在他们之前，此钙化的原因考虑为炎症或退

行性变化。King & Rosembaum(1971)在3年中发现7例钙化，6例皆为常规检查中发现，7例均无糖尿病。

输精管为管状结构，长约30 cm。在盆腔，每侧输精管位于膀胱底与直肠之间，在前列腺基底部进入精囊。输精管贮存精子，而精囊分泌液体以使精子悬浮。每侧髂内动脉的阴部支有一段走行紧贴于同侧输精管，从而类似后者，但前者口径更小，途径更短。

输精管钙化可能与阴部动脉钙化及精囊钙化混淆，阴部动脉较短小，不走行到阴囊有助于鉴别。精囊钙化多呈凝聚状，可表现为卵圆形，位于输精管近侧。

糖尿病人输精管钙化位于管壁肌外层，稍类似于中等大小的动脉壁钙化，一般比较广泛，且多为双侧。输精管钙化还见于慢性炎症，诸如梅毒、结核及非特异性尿路感染。一些作者认为，输精管钙化与糖尿病没有必然的联系。此钙化多为一退行性变，而糖尿病本身则促进所有的退行性变化过程。

5. 精囊原发小圆细胞肿瘤　小圆细胞肿瘤通常是指组织学上以小圆形细胞为主的一大类恶性肿瘤。小圆细胞肿瘤多见于儿童及青年，男性多见，男女之比为4:1。绝大多数(95%)患者肿瘤位于腹腔内，通常位于后腹膜、盆腔、网膜及肠系膜，常见多发性浆膜种植。

精囊原发肿瘤多见于老年人，因精囊位于盆腔深处，初期症状不明显，早期诊断困难。

精囊肿瘤的影像表现：正常精囊平均长为3.1 cm，宽1.5 cm，形态有卵圆形、管状或圆形，大多双侧对称。精囊肿瘤在CT上可见精囊不规则膨大，与周围组织界线模糊。原发型精囊肿瘤CT显示密度高于周围精囊组织的区域。

CT不能鉴别肿瘤的良、恶性，但可以显示淋巴结转移情况。其MRI表现在形态学上与CT相似，但MRI三维成像可帮助准确判断其与周围软组织关系。T_1WI呈中、低信号，T_2WI信号较正常精囊组织明显减低，且信号不均匀。B超、CT、MRI可显示精囊内肿块，并有助于定位；但是精囊肿瘤的诊断仍需依靠组织病理学。

6. 精索胚胎性横纹肌肉瘤　胚胎性横纹肌肉瘤可发生于睾丸及睾丸旁组织，表现为单侧阴囊内迅速增大的无痛性肿块，病情进展隐匿迅速，以致误诊为睾丸炎和睾丸血肿；有作者报告1例精索胚胎性横纹肌肉瘤亦有出血，睾丸鞘膜腔积液，肿块巨大，包绕睾丸，但与睾丸境界清晰。MRI具有极高的软组织分辨力，可对病变进行多参数及任意方位成像，定位准确，可清晰显示病变内部结构成分及其与周围组织的关系，且MRI检查无X线辐射之忧；因而MRI检查在睾丸附睾病变的诊断中有明显优势。

7. 诊断陷阱　精索与淋巴结肿大：有作者指出，在小儿盆部CT横断扫描时，应注意勿将成对的精索误为淋巴结肿大。在连续层面观察时，可见其走行进入阴囊。

第二节　射精管梗阻

射精管梗阻是梗阻性无精子症的原因之一，导致男性不育，而其治疗一直是泌尿男科学领域的难题之一。随着精浆生化检测技术和影像学检查技术的发展，临床上越来越多的射精管梗阻性无精子症患者得以确诊，而微创外科技术的发展使其治疗成为可能。

经尿道射精管口电切术治疗射精管梗阻性无精子症患者，取得了满意疗效，而术前准确判断射精管梗阻的部位及病因，影像学检查至关重要。

射精管左右成对，长度为15~20 mm，近端管腔直径约1.0 mm，开口处仅有0.3 mm，是排精管道中最短、最细的部分。射精管贯穿前列腺走行，开口于尿道前列腺部后壁的精阜两侧。射精管穿前列腺处，为前列腺后叶及中叶的分界区。

1. 临床表现　射精管梗阻的病因多为先天性(如扩张的前列腺囊阻塞)，少数患者由后天原因所致，其中多为炎症粘连，少数为射精管结石引起的继发性梗阻。一项研究中的梗阻性无精子症患者射精管梗阻多由炎症粘连所致。射精管梗阻多发生在青壮年。除了不育外，部分患者射精和射精后前列腺区疼痛，并向阴囊放射。少数患者出现血精或精液量减少等。

2. 影像学研究　通常情况下，射精管是空虚的，经直肠超声及MRI图像上射精管不显示。当射精管开口或其他部位梗阻时，即可继发射精管扩张，射精管明显扩张时往往出现同侧精囊扩张。射精管呈囊状扩张时称为射精管囊肿。

以往输精管或精囊造影是诊断射精管梗阻的传统方法，能准确显示病变的部位，但此项检查为有创性检查，且存在引起和 / 或加重输精管道梗阻的风险。

近年来，超声技术发展迅速，它价格便宜、无创，而且与精浆生化因子（果糖、中性仅糖苷酶等）检测结合能有效诊断射精管梗阻，成为诊断射精管梗阻的首选影像检查方法；缺点在于超声探头在直肠内活动度有限，所以在判断病变射精管的准确位置方面有很大的局限性。MRI 检查能弥补超声检查的不足，从轴面、冠状面和矢状面 3 个方向显示射精管，能准确显示射精管梗阻部位、程度及病因，从而协助外科医师术前对射精管梗阻进行评估。MRI 斜矢状面是观察射精管梗阻的最佳位置。射精管梗阻的最常见 MRI 表现是射精管扩张或射精管囊肿，可合并精囊扩张。

有作者建议 MR 图像上射精管管径大于 2 mm 时可诊断为射精管扩张。射精管扩张往往合并同侧精囊管扩张。扩张的前列腺囊有可能阻塞射精管开口，导致射精管梗阻。

第八章 阴 茎

第一节 阴茎恶性肿瘤

1.阴茎癌 阴茎癌在男性生殖系统恶性肿瘤中较常见,居前列腺癌之后排第二位,发病率为1%~7%不等,包茎及包皮过长是最重要的易患因素。阴茎癌绝大多数是原发性鳞癌,有个别报道为继发性阴茎癌,来源可能是膀胱、前列腺、直肠、睾丸或阴囊。阴茎鳞癌在远处转移之前有较长时间的局部病变期,对有限转移灶的清扫可以达到治愈的效果。

(1)临床表现:阴茎癌多发生在包茎或包皮过长的患者,一般从阴茎头或包皮内部发生。可能的病因有人类乳头瘤病毒感染、包茎、不良个人卫生及吸烟。阴茎癌合并包茎或包皮过长者占82%~98%。一些像Queyrat's增殖性红斑的癌前病变与侵袭性鳞癌有关。

最常见的阴茎癌为鳞癌常发生在40岁以上,一组研究有10例患者发病时年龄在40岁以上(10/12),另外2例在30~40岁之间。患者多有包茎史,部分病例可见到由白斑、皮角、增殖性红斑、尖锐湿疣等癌前病变恶变而来。大体在肿瘤初期时位于阴茎头、包皮内侧面或冠状沟,可单发或多发,早期以表面生长为主,呈疣状、乳头状或菜花状,常因包皮遮盖而不易发现。病变可逐渐增大,发展成浸润型,可有表面溃疡,阴茎被破坏累及海绵体,与尿道相通造成瘘管。常用Jackson法进行分期:Ⅰ期病变局限于阴茎头或包皮;Ⅱ期病变累及阴茎体;Ⅲ期扩散到腹股沟淋巴结;Ⅳ期累及盆部深淋巴结或有远处转移。

阴茎癌属于低度恶性肿瘤,是上皮性肿瘤,表面极易糜烂伴发混合感染,其播散途径有3种。①局部浸润:阴茎癌原发于龟头者最多,冠状沟、包皮较少,阴茎干少见。阴茎鳞癌分化好,绝大多数长时间局限于原发部位。Buck筋膜的屏障作用使癌的侵犯受到限制。筋膜被癌穿透、侵犯海绵体,不仅局部病变进展快,而且淋巴管、淋巴结很快被累及,该组8例淋巴结转移患者中,7例有阴茎海绵体受累。②淋巴结转移:年轻的未分化癌及癌侵及海绵体的患者,易发生转移,主要由癌栓子栓塞所形成。③血行转移:晚期阴茎癌可通过血行转移到肝、肺、脑、骨等。鳞状细胞癌最常见的转移方式是经淋巴转移。原发癌的位置决定了其转移路径,阴茎体的淋巴注入腹股沟浅淋巴结;阴茎体和阴茎头的淋巴注入腹股沟深淋巴结;阴茎头的淋巴注入髂外淋巴结;尿道的淋巴注入髂内淋巴结;由于双侧淋巴沟通,单侧病变可致双侧淋巴结转移。

(2)影像学研究:阴茎癌原发肿瘤主要CT表现为阴茎头分叶状或菜花状无痛性软组织肿块,增强后呈中度强化,MPR可显示阴茎海绵体受累情况,由于MRI有较好的软组织分辨率,与CT相比其能更好地显示肿瘤对深部浸润情况,有助于外科确定手术切除范围。CT不但对原发肿瘤有较高的诊断价值,还可以判断有无淋巴结转移及远处转移,对其作出定性及定量诊断,为制订治疗方案提供重要参考信息,并可对疗效及预后进行评估。

在MRI,T_1WI和T_2WI表现为相对于海绵体的低信号,增强后病变有强化但低于正常海绵体的强化,MRI还可确定肿瘤侵犯的深度及淋巴结转移,有助于病变的分期评估,这比病变的定性诊断更重要。

2.前尿道癌 前尿道癌常发生于尿道球部及膜部,其次为舟状窝,以鳞状细胞癌、移行细胞癌及腺癌多见,MR T_1WI及T_2WI表现为相对于海绵体的低信号,以及肿瘤挤压邻近结构引起的近段尿道扩张。阴茎原发黑色素瘤与其他部位的黑色素瘤表现相似，即局部皮肤 T_1WI、T_2WI 均为高信号，有明显强化，其诊断不难，但预后极差。

3. 阴茎原发性肉瘤　阴茎原发性肉瘤发生率不到阴茎恶性肿瘤的 5%，其 MRI 表现无特异性。上皮型肉瘤的 MR 表现相对于阴茎海绵体而言，T_1WI 呈等信号、T_2WI 呈低信号，增强后不如正常海绵体强化明显，易与鳞状细胞癌和阴茎硬结症混淆，鉴别点在于鳞状细胞癌和阴茎硬结症不会出现阴茎内卫星结节，且后者的斑块常与白膜相连，不会全部位于海绵体内。横纹肌肉瘤为 10~20 岁期间下泌尿生殖道最常见的恶性肿瘤，T_1WI 上与骨骼肌呈等信号，T_2WI 呈高信号，注入对比剂后呈不均一强化，诊断主要基于病人的年龄及病变的侵袭性表现。虽然 MRI 表现无特异性，但其主要作用在于证实肿瘤的界限，从而有助于确定肿瘤的切除范围。

4. 阴茎转移瘤　阴茎转移瘤少见，约 70% 源于泌尿生殖系统，以前列腺癌与膀胱癌常见。MRI 表现为阴茎海绵体单发或多发散在强化的肿块，伴或不伴白膜及尿道海绵体累及，肿块强化程度低于正常阴茎组织。

第二节　WHO（2016）泌尿系统和男性生殖器官肿瘤分类：阴茎肿瘤

绝大多数阴茎恶性肿瘤起源于龟头、冠状沟或包皮内黏膜的鳞状细胞癌（squamous cell carcinoma，SCC），以前大多数分类都是基于形态学。根据临床病理特征和人乳头瘤病毒（human papillomavirus，HPV）的合并感染情况，WHO 提出了新的分类（图 7-8-1）。

Malignant epithelial tumours	
Squamous cell carcinoma	8070/3
Non–HPV-related squamous cell carcinoma	
Squamous cell carcinoma, usual type	8070/3
Pseudohyperplastic carcinoma	
Pseudoglandular carcinoma	8075/3
Verrucous carcinoma	8051/3
Carcinoma cuniculatum	
Papillary squamous cell carcinoma, NOS	8052/3
Adenosquamous carcinoma	8560/3
Sarcomatoid (spindle cell) carcinoma	8074/3
Mixed squamous cell carcinoma	8070/3
HPV-related squamous cell carcinoma	
Basaloid squamous cell carcinoma	8083/3
Papillary–basaloid carcinoma	
Warty carcinoma	8054/3*
Warty–basaloid carcinoma	
Clear cell squamous carcinoma	8084/3
Lymphoepithelioma-like carcinoma	8082/3
Other rare carcinomas	
Precursor lesions	
Penile intraepithelial neoplasia	8077/2
Warty/basaloid/warty–basaloid	
Differentiated penile intraepithelial neoplasia	8071/2*
Paget disease	8542/3
Melanocytic lesions	
Mesenchymal tumours	
Benign tumours	
Benign fibrous histiocytoma	8830/0
Glomus tumour	8711/0
Granular cell tumour	9580/0
Haemangioma	9120/0
Juvenile xanthogranuloma	
Leiomyoma	8890/0
Lymphangioma	9170/0
Myointimoma	9137/0*
Neurofibroma	9540/0
Schwannoma	9560/0
Malignant tumours *(including tumours of uncertain malignant potential, marked with *)*	
Angiosarcoma	9120/3
Clear cell sarcoma	9044/3
Dermatofibrosarcoma protuberans*	8832/3
Epithelioid haemangioendothelioma	9133/3
Epithelioid sarcoma	8804/3
Ewing sarcoma	9364/3
Giant cell fibroblastoma*	8834/1
Kaposi sarcoma	9140/3
Leiomyosarcoma	8890/3
Malignant peripheral nerve sheath tumour	9540/3
Myxofibrosarcoma	8811/3
Undifferentiated pleomorphic sarcoma	8802/3
Osteosarcoma, extraskeletal	9180/3
Rhabdomyosarcoma	8900/3
Synovial sarcoma	9040/3
Lymphomas	
Metastatic tumours	

The morphology codes are from the International Classification of Diseases for Oncology (ICD-O) {917A}. Behaviour is coded /0 for benign tumours; /1 for unspecified, borderline, or uncertain behaviour; /2 for carcinoma in situ and grade III intraepithelial neoplasia; and /3 for malignant tumours. The classification is modified from the previous WHO classification {756A}, taking into account changes in our understanding of these lesions.
*New code approved by the IARC/WHO Committee for ICD-O.

图 7-8-1　WHO（2016）阴茎肿瘤分类

一、非人乳头瘤病毒相关性亚型

非人乳头瘤病毒相关性鳞状细胞癌亚型是鳞状细胞癌主要类型。

假性增生性癌（pseudohyperplastic carcinoma）和假腺样癌（pseudoglandular carcinoma）也是非人乳头瘤病毒相关的病变。假性增生性癌发生于老年患者（70~80岁），与硬化性苔藓相关。假腺样癌为形似腺癌的侵袭性肿瘤。

疣状癌（verrucous carcinoma）是一种非转移性低度恶性肿瘤，变体之一为隧道状癌（carcinoma cuniculatum）。隧道状癌是一种罕见的低级别肿瘤，呈迷路样生长且无转移潜能。

其他非人乳头瘤病毒相关性鳞状细胞癌亚型，包括乳头状癌、腺鳞癌和肉瘤样鳞状细胞癌，肉瘤样鳞状细胞癌在所有阴茎癌中预后最差。

二、人乳头瘤病毒相关性癌

人乳头瘤病毒相关性癌，包括基底细胞样鳞状细胞癌和湿疣样鳞状细胞癌 [warty（condylomatous）SCC]。基底细胞样鳞状细胞癌容易发生淋巴结转移，而疣样乳头状瘤则很少出现局部淋巴结转移。其他人乳头瘤病毒相关性鳞状细胞癌包括湿疣 - 基底细胞样癌（warty-basaloid）、乳头状 - 基底细胞样癌（papillary-basaloid）和透明细胞癌的罕见变体。其他更罕见的，还包括淋巴上皮瘤样（lymphoepithelioma-like）鳞状细胞癌和髓样鳞状细胞癌。

阴茎上皮内瘤变（PeIN）是侵袭性 SCC 的前驱病变，表现为发育异常的阴茎鳞状上皮伴完整基底膜。非人乳头瘤病毒相关性 PeIN，又被称为分化型 PeIN（differentiated PeIN），而基底细胞样和湿疣样（或混合性湿疣 - 基底细胞样）PeIN 则通常与人乳头瘤病毒相关。

WHO/ISUP 三级分级系统被推荐作为阴茎 SCC 的分级系统。1 级肿瘤细胞分化良好，具有正常鳞状细胞外观；肿瘤细胞呈不规则巢状排列（grow in an irregular nesting pattern），细胞间缺乏基质。3 级肿瘤细胞分化不良，肿瘤细胞呈不规则小巢状分布，角化不良，细胞具有多形性，细胞核深染，易见核分裂，且可见明显的间质反应。2 级介于两者之间。

第九章　真两性畸形

人类胚胎在第 7 周便进入性分化期，携带有 Y 染色体的胚胎睾丸在 6~8 周形成，携带有 2 条 X 染色体而无 Y 染色体的胚胎在第 7~9 周形成卵巢，此后就进一步引导内外生殖器的发育。所谓两性畸形，是指一个个体的性器官有着男女两性的表现。其发生原因在于胚胎发育过程中，由于性染色体异常、性腺发育异常、相关内分泌紊乱等导致内外生殖器和第二性征发育畸形。根据患者体内是否具有两性性腺又分为真两性畸形和假两性畸形。

真两性畸形是同一个体同时具有卵巢和睾丸两种性腺组织，约占性别畸形中的 20%。Hi mmans 将其分为 3 型。①分侧型：一侧为卵巢，另一侧为睾丸，占 40%。②双侧型：两侧均为卵睾，占 20%。③单侧型：一侧为卵睾，另一侧为卵巢或睾丸，占 40%。

卵睾为一性腺内既有卵巢组织又有睾丸组织。染色体核型：60% 为 46，XX；7% 为 46，XY；33% 为嵌合体或 XX/XY 异源嵌合体。假两性畸形指核型只有一种并表现为单一性腺，但其外生殖器官和第二性征为混合型，具有两性特征。临床上可分为男性、女性假两性特征。

例 1 患者既有卵巢又有睾丸，为典型的真两性畸形。例 2 符合真两性畸形，生殖器以男性为主，但其特殊性表现为：子宫位于一侧阴囊内而非盆腔，其形态及信号特征与盆腔内子宫相类似，但仍应与肠管等其他疝内容物相鉴别。

两性畸形的诊断需临床、影像、病理、染色体核型分析相结合，其中影像学检查在诊断和治疗中占有重要的地位，对了解生殖器特别是异位性腺的解剖位置、形态及周围组织毗邻关系均有重要价值。而 MRI 由于其多序列、多方位、多平面成像的特点对两性畸形的诊断和手术治疗提供了更好的客观依据。

附：具体病例资料

例 1：真两性畸形双向性腺。患者“男性”，37 岁。出生时即发现外阴异常，可见阴茎及大阴唇，阴囊空虚，尿道开口于阴茎背侧，不能站立排尿。进入青春期后，男、女第二性征共同出现，喉结、阴茎、乳房及大阴唇发育，并有周期性月经来潮。专科检查：男性外表，嗓音粗而低沉。站立位右腹股沟可扪及半球形皮下包块，质软，可移动，平躺后回纳消失。阴毛呈倒三角形分布，阴茎静态长约 2.5 cm，勃起时可长达 7 cm，阴囊存在，内空虚。大阴唇肥大，阴带存在，尿道口位于阴囊纵隔中点，另可见附口位于阴茎背侧，距阴茎头约 0.5 cm。尿线直径约 3 mm。阴茎根部与肛门连线中点可见一隐蔽开口，经期有经血流出。染色体核型：46，XX。B 超：右侧腹股沟探及睾丸，子宫、卵巢及卵泡形态正常。MRI 检查：子宫大小、形态正常，宫腔内膜厚度正常，矢状位 T_2WI 示子宫三层结构信号正常，宫颈大小、形态及信号正常，双侧卵巢形态正常，T_2WI 呈高信号，子宫直肠窝未见异常信号。盆壁内尚可见男性生殖系统，前列腺大小、形态正常，外周带及中央区信号正常。

手术所见：子宫前位，大小 6 cm × 8 cm，质中，活动度好，表面光滑，宫颈细长，与阴道分界不清，与膀胱粘连紧密，直肠与宫颈界限不清。膀胱壁薄。左侧卵巢、输卵管正常，右侧输卵管缺如。子宫左侧仅圆韧带相连，右侧圆韧带后方近正常卵巢位置处见一大小 3 cm × 2 cm 的结节，表面腹膜包裹，与侧腹膜和子宫均有致密结缔组织相连，内见动静脉，为右侧卵巢。行全子宫 + 双侧附件切除术。病理：切除物内可见卵巢及输卵管组织。

例 2：真两性畸形阴囊内疝女性内生殖器官。患者“男性”，35 岁。自幼发现双侧睾丸阙如，伴右侧腹股沟可复性斜疝 15 年。体检：胡须、嗓音、喉结及乳腺发育均符合男性第二性征表现。外生殖器为男性外生殖器，发育正常；双侧阴囊内未及睾丸、输精管及附睾。右侧阴囊扪及包块，质软，屏气时明显，平卧可自行消失。超声示右侧腹腔卵状物，疑似睾丸。激素检查：促卵泡成熟激素及黄体生成素明显升高；精液检查：精子数为零；染色体为 46XX/46XY。MR 检查：左侧阴囊空虚，未见睾丸及附属结构；右侧阴囊内见一长 T_1、等长 T_2 信号，包膜完整，最大层面大小约 1.5 cm × 1.8 cm，病灶周围见多发小类圆形及条索状不规则混杂信号团。两侧阴囊内均未见异常液体信号;右侧腹股沟区见一卵圆形等 T_1、等 T_2 信号, T_2 抑脂序列呈混杂信号,其内见散在高信号。阴茎海绵体及尿道海绵体显示清楚,信号正常。

手术所见:右侧腹股沟管内见疝囊,切开,经内环取出腹腔内隐睾(约 2.5 cm × 1.5 cm × 1.0 cm),质软,表面呈“花斑状”改变。将精索与疝囊分离后,右侧隐睾能下降至右侧阴囊内。阴囊内见疝内容物为一肌性组织,并见一肌性管状物与之相连,探查该管状物(探针可通入尿道),纵行剖开管状物,见其内为一腔道,内壁有皱襞。手术区域未探及卵巢。病理诊断:阴囊内肌性组织为空腔脏器,符合子宫组织,与其相连的管腔组织符合输精管组织。腹股沟区组织镜下为隐睾的组织学改变。

第八篇　卵巢疾病

第一章　卵巢及卵巢黄体

第一节　卵巢黄体 MSCT 特征

卵巢黄体在月经周期中不断变化，育龄期妇女黄体的形成与退变周而复始，其生理演变过程造就了黄体的多变性和多样性。超声在评价正常卵巢结构中占有绝对优势，一般不用 CT 检查，因此多数放射科医师对黄体的 CT 表现缺乏认识。近年来 MSCT 的广泛应用，因各种原因行盆腔 CT 检查的育龄妇女常可发现形态各异的黄体，且易被误诊为卵巢病变，导致误诊误治。

黄体的生理演变：卵泡破裂后卵子排出，卵泡壁塌陷成皱襞。卵泡腔内由于血液充盈形成血体；塌陷的卵泡壁留下的颗粒细胞与卵泡膜细胞分化转变为黄体细胞，并有丰富的新生血管长入，从而形成黄体壁，大体上黄体壁呈黄色锯齿状。黄体壁及其内血体合称为黄体。

黄体在形成与退化中，一般会经历早期黄体、成熟黄体及退化的演变过程，寿命 12~16 d。如卵子未受精，黄体则于排卵后 9~10 d 开始萎缩退化，并由结缔组织替代形成白体。如卵子受精则黄体继续发育成为妊娠黄体，一般在孕 2~3 个月消退。

如囊性黄体持续存在并增大，直径大于 3.0 cm 称为黄体囊肿，如囊内血液增多积聚，则形成黄体血肿。黄体囊肿与黄体血肿可相互转化，黄体血肿吸收液化可成为黄体囊肿，黄体囊肿出血则转变为黄体血肿。黄体囊肿与黄体血肿多可自行吸收消退，少数情况因外力等挤压可能会发生破裂出血。

（1）黄体的 MSCT 特征及相关组织生理学基础：黄体的共同特征为囊壁或实性部分显著强化。黄体的显著强化有其组织生理学基础，有作者认为黄体的发育和成熟依赖于新生血管的形成，成熟黄体约 50% 为内皮细胞，形成广泛而密集的血管网，因此 CT 表现出显著强化。彩色多普勒（CDFI）显示黄体囊壁上具有丰富的新生血管，囊肿周围有环状彩色血流，也客观反映了黄体是人体内血流量最高的组织之一。

黄体另一个显著特征是囊壁呈现锯齿状厚壁改变。Borders 等（2004）认为，锯齿状厚壁及强化是黄体囊肿的特征表现，一些作者报道 6 例黄体囊肿有类似改变。

Brown 等（2010）提出囊液吸收，囊腔萎缩，增厚的囊壁可使黄体表现为类实性结节。该组 56 个黄体中有 42 个囊壁呈锯齿状厚壁改变，且均发生在典型黄体。其余 14 个未出现上述囊壁改变的黄体中，6 个为直径大于 3 cm 的黄体囊肿与血肿，3 个为直径大于 2 cm 的囊实性典型黄体，另外 5 个为直径 1 cm 左右实性黄体。

锯齿状厚壁的出现可能与囊腔大小有关，由于黄体的锯齿状厚壁是排卵后卵泡壁塌陷成皱襞形成，如囊腔囊液较少，囊壁塌陷明显、皱襞增多，则锯齿状改变明显；如囊液增多，囊腔张力大，皱襞减少，则锯齿状改变可能会不明显；反之如囊腔过小或消失，则表现为明显强化的实性结节，难以显示锯齿状厚壁。

这些表现与黄体演变过程相吻合，由于黄体的本质为囊性结构，在形成与退化过程中，囊液增多或吸收、囊腔不同程度扩大或萎缩，囊壁增厚或塌陷，导致黄体呈囊实性或实性，以及囊肿、血肿等各种生理性改变。

由于每个月经周期只排卵一次，双侧卵巢交替排卵，因此黄体一般为单侧单发，该组 56 例均为单侧单发黄体。但需指出，在特殊情况下，如使用促排卵药物或其他影响内分泌的药物及内分泌失调等情况下可出现双侧性黄体。

（2）黄体的鉴别诊断及正确认识黄体CT特征的临床意义：黄体的增强CT表现具有明显的特征性，多表现为显著强化锯齿状厚壁，少数小黄体则表现为显著强化的实性小结节，再结合受检者的月经周期，诊断一般不难。如未能明确诊断，则可考虑超声随访，除非其他疾病需要，一般不建议MSCT随访，但需提醒患者注意避免下腹部用力挤压，以防破裂出血。

由于卵巢位置变异较大，强化的黄体如出现在肿瘤复查病例的子宫直肠窝或盆壁附近时，易被误诊为腹膜转移结节；当卵巢紧贴子宫时，明显强化的黄体可能被误诊为小肌瘤；当盆腔内小肠充盈明显时，明显强化的黄体易误诊为小肠病变，多平面重建可能有助于区分卵巢与相邻结构，而确认强化影是否位于卵巢非常重要。

定位于卵巢内强化的黄体还需与卵巢病变如脓肿、巧克力囊肿、转移瘤及囊腺类肿瘤鉴别，显著的强化及锯齿状厚壁是区分黄体与卵巢病变的重要特征，结合月经周期，鉴别诊断不难，难以确诊时可行超声随访。

总之，尽管卵巢黄体的生理性改变较为复杂，但其增强CT表现具有特征性。

育龄期妇女月经周期中后期单侧卵巢内单发的、最大径3 cm以下且具有显著强化锯齿状厚壁的囊实性结构为黄体常见且特征性的表现，直径1 cm左右显著强化实性结节是较小黄体的典型CT表现。最大径超过3 cm，均匀光整且显著强化的厚壁囊性结构，应考虑黄体囊肿或血肿可能。

第二节 双侧卵巢转移性印戒细胞癌病例

患者，女，36岁。6年前2次人工流产，多次体外受精-胚胎移植均失败。因“输卵管离断术后6年，发现盆腔肿物11个月”入院。超声检查：右附件无回声区：考虑输卵管积液。盆腔内混合回声区：考虑增大卵巢。MRI示双侧卵巢明显增大伴多发囊肿，双侧输卵管扩张积水，请结合临床（图8-1-1）。

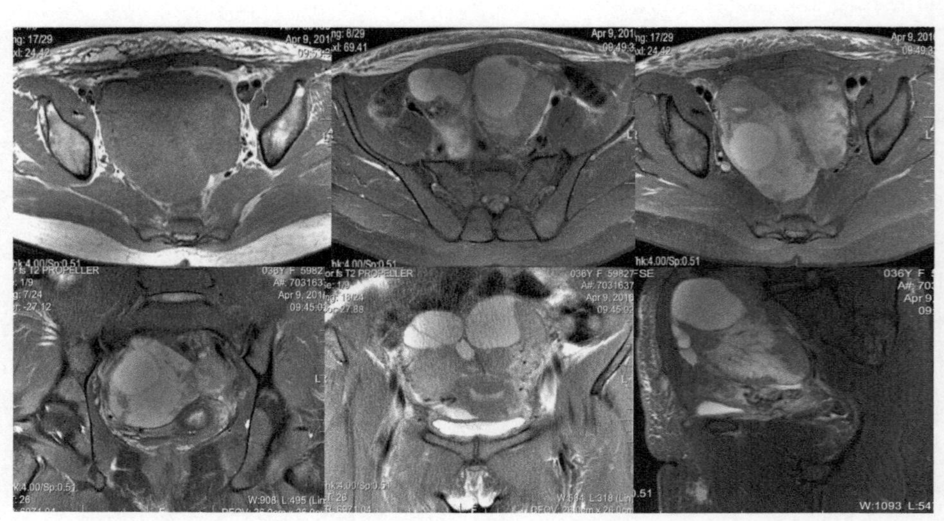

图8-1-1 双侧卵巢转移性印戎细胞癌

术后病理检查：双侧卵巢肿物切除标本，左侧卵巢囊肿，囊壁样组织一块，大小2.5 cm × 1.5 cm × 0.3 cm，表面呈灰红色，壁厚0.1 cm；另见灰红色组织一块，大小2 cm × 1 cm × 0.7 cm，切面灰褐、质软。右侧卵巢囊肿：灰红色实性碎组织一堆，总体积4 cm × 3.5 cm × 1 cm，切面灰白、灰黄，质中。左侧卵巢肿物：灰黄色不规则组织一堆，总体积3.5 cm × 3 cm × 1.0 cm，切面灰白，灰黄，质中。

免疫组化检测：阳性，CK（P），CK（L），CEA，CK7，Villin，Muc-5，PAS染色，AB染色；阴性，Vimentin，CDX2，CK20，S-100，AFP，CD68，CD34，CD117，D2-40，Inhibin-a，Muc-2，SMA，Actin，HMB45，WT-1。

冰冻病理诊断：双侧卵巢肿物切除标本，双侧卵巢梭形细胞病变，部分区域细胞丰富，轻度异型，形成散在多个小结节状突起，待充分取材及石腊切片进一步诊断。常规病理诊断：双侧卵巢肿物切除标本，双侧卵巢恶性肿瘤，初步考虑转移性印戒细胞癌（即 Krukenberg 瘤），待做免疫组化检测进一步明确诊断。免疫组化诊断：双侧卵巢肿物切除标本：双侧卵巢转移性印戒细胞癌（即 Krukenberg 瘤）。

病理检查：胃窦黏膜活检标本，灰白色黏膜组织 3 枚。常规病理诊断：胃窦黏膜活检标本：慢性重度萎缩性胃炎伴轻度糜烂及轻度肠化，间质可见散在印戒样细胞，待做免疫组化检测进一步协助诊断。HP（-）。免疫组化检测：阳性，CK7，CK20，Villin，CK（L），CK（P），PAS，AB，Ki-67（+，约 20%）；阴性，Vimentin，CDX2，CD56，CgA，Syn。免疫组化诊断：胃窦黏膜活检标本，免疫组化检测结果证实为低分化腺癌，部分为印戒细胞癌。

第三节 卵巢低级别浆液性癌病例

患者，女，26 岁。发现盆腔肿物 2 个月入院。

手术所见：腹腔淡黄色腹水，量约 200 ml，部分肠管大网膜粘连于前腹壁，大网膜广泛小结节，直径 0.3~2.5 cm，腹壁及肠管表面见粟粒状结节，盆腔固定两菜花状实性肿瘤，直径分别为 10 cm、15 cm，融合并遮盖盆腔脏器。

病理检查：左侧附件切除标本，灰褐色碎组织一堆，总体积 7.0 cm × 7.0 cm × 2.5 cm，其中可见输卵管一段，长 4.5 cm，伞端开放，切面管腔直径 0.1~0.2 cm，壁厚 0.3~0.4 cm，其余组织切面灰白、灰褐色，质中。膀胱浆膜面病灶活检标本：暗褐色碎组织一堆，总体积 4.0 cm × 3.5 cm × 1.0 cm，切面灰褐质中。阑尾切除标本：阑尾一条，长 3.5 cm，表面呈灰褐色，局灶可见灰白色结节，直径 0.3 cm，切面管腔直径 0.1~0.2 cm，壁厚 0.2 cm。大网膜切除标本：网膜组织一堆，总体积 7.0 cm × 5.0 cm × 3.0 cm，切面灰褐，质中。

常规病理诊断：左侧附件切除标本，初步诊断卵巢低级别浆液性癌，待做免疫组化检测进一步证实；输卵管浆膜处局部可见癌组织种植灶。膀胱浆膜面病灶活检标本：可见癌组织呈浸润性种植。阑尾切除标本：阑尾浆膜面可见少量癌组织种植灶。大网膜切除标本：送检大网膜组织检出淋巴结 4 枚，其中 2 枚可见癌组织转移，另见多灶性的癌组织种植灶。

免疫组化检测：阳性，CA125，CK7，EMA，CK20（散在+），ER（+，约 40%），p16（部分+），P53（+，约 1%），Vimentin，Ki-67（+，约 10%）；阴性，PR，CEA，Villin，Inhibin-a。免疫组化诊断：左侧附件切除标本，免疫组化检测结果支持卵巢低级别浆液性癌，余内容详见常规病理报告。

影像资料见图 8-1-2。

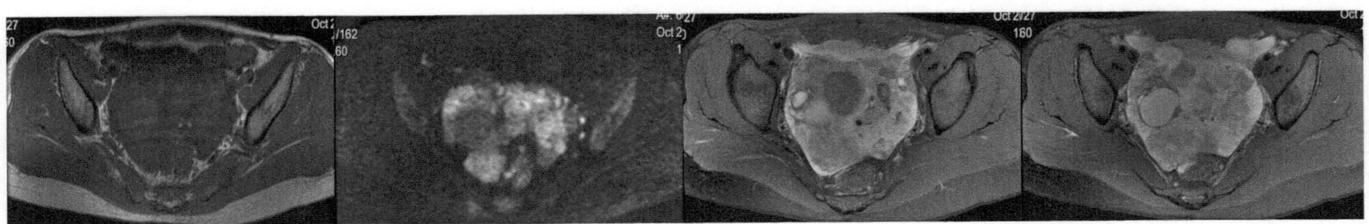

图 8-1-2 卵巢低级别浆液性癌

第二章　卵巢肿瘤概述

第一节　误诊分析:异位妊娠与卵巢肿瘤的鉴别诊断

一、临床误诊情况

输卵管妊娠约占异位妊娠的95%。而急性输卵管妊娠流产或破裂一般起病急剧,症状典型,多数病人不需影像学检查即可及时做出诊断及处理。但对少数症状不典型或陈旧性异位妊娠病人,临床诊断有困难时,可考虑应用影像学检查为临床提供依据。但B超检查有时因胚胎死亡、出血、机化,亦难与肿瘤鉴别。CT的问世,给本病的诊断提供了一种新的途径,由于在日常工作中对其CT表现缺乏认识,极易将本病误诊为卵巢良、恶性肿瘤。

一组作者报告18例患者中,术前CT误诊为卵巢囊肿破裂出血者5例,误诊为卵巢囊腺癌者4例,误诊为盆腔脓肿者3例,仅有6例拟诊为宫外孕。其误诊原因除对本病的CT表现认识不足的因素外,不重视临床资料,没有详细追问病史亦是一个重要原因,更是影像学工作者特别需要注意的问题。

输卵管妊娠的CT表现与就诊时间和包块内出血量多少有关。当孕囊裂口小,出血量少或间断出血逐渐形成血肿,表现为包块。早期出血为包块内高密度影,以后血液成分分解和血凝块溶解,则表现为软组织密度影,甚至为液体、水样密度影。除了包块,还可有子宫直肠窝内积血或积液。时间长者包块与周围组织、器官粘连。

该组有12例出现子宫直肠陷窝高密度积液,密度均匀,CT值为65~70 HU,增强后无强化。宫体旁有囊实性肿物,其中有不规则斑片状、团状或条状高密度影,CT值高达67~74 HU。增强后无强化,这是灶内凝血块或血性液体的表现。该组18例中有16例出现灶内出血征象或盆腔积血征象。因此,如育龄妇女盆腔子宫旁CT扫描发现出血性包块,甚至盆腔内积血,应考虑本病的可能。

二、影像学研究

(1)病理学基础:陈旧性异位妊娠均由症状不明显的异位妊娠发展而来。主要是输卵管妊娠破裂或部分流产后,经过长期反复内出血在盆腔内形成机化的血块。因胚胎死亡时间长,子宫不再受内分泌的影响而大小、形态无改变,子宫及其他脏器周围却由于血凝块的粘连及纤维化而分界欠清,部分肿块可与子宫形成哑铃形。陈旧性异位妊娠的包膜多为增生的结缔组织及残存的滋养层,部分还含有机化的胚胎组织,血运丰富,故包膜较厚,强化明显,包块内多有未全机化的血凝块,尚存在陈旧性血性液体的混合,并仍可有活动性出血,故包块密度不均,以"囊性"低密度灶为主,伴有斑块状略高密度影,均无强化或强化不明显。

(2)CT表现:陈旧性异位妊娠的CT表现主要为盆腔肿块,肿块密度不均,以"囊性"低密度灶为主,CT值多在25~40 HU;肿块形态不规则,可呈分叶状,包膜厚薄较均匀,强化明显,肿块与周围脏器关系密切;肿块内高密度影,多为胚囊内出血,一般呈散在的斑片状,出血多时呈旋涡状,CT值为50~65 HU,增强扫描病灶不强化,此征象有别于实质肿瘤,对诊断具有重要意义。

三、鉴别诊断

如异位妊娠的出血性包块演变成含液的囊实性包块,则应与卵巢肿瘤相鉴别。

卵巢肿瘤,可表现为多发或单发,有分房。卵巢的囊肿一般表现为边界清晰、薄壁、囊内容均匀、密度低;卵巢的畸胎瘤一般可见有特征性的脂肪和骨骼成分；卵巢的囊实性肿瘤其实质部分增强扫描时一般强化明显；卵巢的黄体或滤泡囊肿、子宫内膜异位囊肿等合并有出血时，则应根据包块周边有无出血灶，子宫直肠窝有无积血积液和临床病史等鉴别。

另外，卵巢肿瘤，不论是良性或恶性都可出现囊性、实性、囊实性或合并粘连为主的表现，可具有其中一项或多项。具体表现如下。

（1）囊性：表现为单一囊或多房囊。囊的大小悬殊，其直径 1~30 cm：有的巨大囊在边缘区域或底部可见细小分房，部分可见“副囊”；囊壁非薄或厚薄不匀，有或无增强效应。一般而言，囊内密度均匀，CT 值 0~15 HU，囊壁光滑，多房囊者其壁界清晰。一组囊性灶 21 例，其中良性肿瘤占 14 例，恶性肿瘤 7 例。

（2）实性：可分为团块状或“薄饼状”实性，CT 值 35~50 HU 或者更高。如病灶合并出血或坏死液化可出现局部密度增高或减低。实性团块边缘可光滑或毛糙，结合多个扫描层面可观察到病灶的中央区及外周区的变化。“薄饼状”实性病灶一般仅在 1~2 个扫描层面显示，密度均匀或不均匀，边缘呈不规则方向延伸，部分实性病灶内可见到钙化灶。该组实性病灶 10 例，良性肿瘤 2 例，恶性肿瘤 8 例。

（3）囊实性：可表现为囊内密度增高的软组织影或囊性与实性混合融为一体，外周缘毛糙或粘连；虽经增强，亦难以确认其解剖结构。另一组囊实性病灶 25 例，良性肿瘤 15 例，恶性肿瘤 10 例。

卵巢囊实性肿瘤实性部分密度均匀，囊壁厚薄一致，囊内可见分隔，部分病例囊壁可见乳头状突起，很少与周围器官界面不清。而异位妊娠肿块密度不均，肿块内常伴有出血或盆腔内积血，子宫常增大。当浆膜下子宫肌瘤伴有变性坏死时，有时表现为增大的宫体内密度不均的软组织肿块，易和异位妊娠混淆。但子宫肌瘤无盆腔内积血，且与周围结构界面清晰。

总之，在异位妊娠与卵巢肿瘤的诊断与鉴别诊断中还必须密切结合临床，异位妊娠患者多有停经史，一组研究中的 18 例患者中 8 例有停经史，另外 10 例无明确停径史，但这 10 例都有阴道不规则流血，可能将阴道不规则流血误当成停经所致。虽然陈旧性异位妊娠由于绒毛组织坏死、机化可使妊娠实验呈阴性反应，但当怀疑有异位妊娠可能时，妊娠实验应作为常规检查项目之一。

另外后穹隆穿刺亦是一项简捷有效的检查方法，该组有 1 例因行后穹隆穿刺抽出血液而确诊。密切结合临床，详细询问病史，熟悉异位妊娠与卵巢肿瘤较为特征性的 CT 表现，进行综合分析，可提高 CT 检查对异位妊娠与卵巢肿瘤的鉴别诊断能力。

第二节　左侧卵巢印戒细胞癌源自胃？源自阑尾？

患者，女，35 岁。因阑尾炎入院，CT 发现子宫右后方占位（图 8-2-1）。

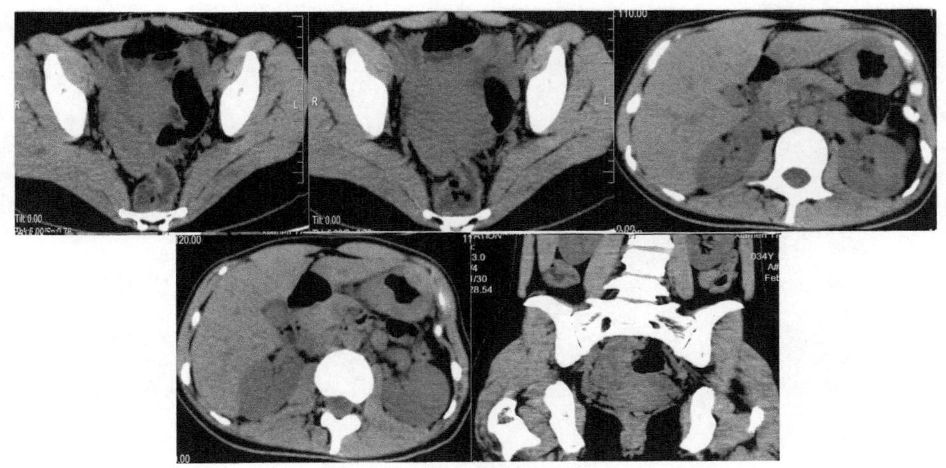

图 8-2-1　左侧卵巢印戒细胞癌（源自谓？源自阑尾？）

病理检查:阑尾切除标本,阑尾一条,长 7 cm,直径 0.8 cm~1.1 cm,表现被覆脓苔,腔内含粪石,阑尾壁厚 0.3 cm。左侧卵巢囊肿剥除标本,灰白色碎组织一堆,总体积 1 cm × 0.8 cm × 0.3 cm。

免疫组化检测:①阳性,CK7, Villin, CEA, CK20(个别+), CgA(散在+), Ki-67(+,约 30%);阴性,CA125, Syn, CD56;②阳性,CK(P), CEA, CK7, CK, Villin, CDX-2(+), CgA(散在+), Ki-67(+,约 30%);阴性,CA125, Syn, CD56, CD68。常规病理诊断:阑尾切除标本,初步诊断中低分化腺癌,待做免疫组化检测协助探讨可能来源,可见癌组织侵犯阑尾壁血管及神经组织,并见癌组织浸润至阑尾浆膜外纤维脂肪组织。左侧卵巢囊肿剥除标本:送检囊肿壁可见印戒样细胞呈巢片状浸润,初步考虑印戒细胞癌,待做免疫组化进一步证实。

免疫组化诊断:阑尾切除标本,免疫组化检测结果支持低分化腺癌,部分为印戒细胞癌,可见癌组织侵犯阑尾壁血管及神经组织,并见癌组织浸润至阑尾浆膜外纤维脂肪组织。左侧卵巢囊肿剥除标本:送检囊肿壁所见的呈巢片状浸润的印戒样细胞,经做免疫组化检测证实为印戒细胞癌。结合组织学图像,倾向腺癌来源于阑尾,转移或蔓延至卵巢。

胃镜检查:胃体巨大溃疡(性质待定);霉菌性食管炎;HP(+)。

病理检查:胃体黏膜活检标本,灰白色黏膜组织 7 枚。常规病理诊断:胃体黏膜活检标本,印戒细胞癌,HP 不易见,肿瘤细胞耐药及预后检测待免疫组化报告。免疫组化检测:阳性,Her-2(灶区为 2 分), EGFR(3+), TOPO Ⅱ(+), 5-FU(2+), P-gP(+), Tubulinb(散在+), VEGF(+), Ki-67(+,约 65%);阴性,ERCC1。免疫组化诊断:胃体黏膜活检标本:印戒细胞癌,Her-2 基因扩增检测详见后续报告。

回顾分析,此例患者以急性阑尾炎入院, CT 检查只注意阑尾和盆腔,而对胃的情况未注意观察,导致手术与病理检查只关注盆腔情况,病理倾向印戒细胞癌来源于阑尾,事实上是来自于胃。

第三节 卵巢甲状腺肿

患者,女, 83 岁。体检发现盆腔肿物一年余。CT:多发性囊实性占位性病变,实性成分不多,轻度强化;平扫可见钙化条影(图 8-2-2)。

手术所见:腹腔少许渗液,左卵巢见到一大小约 12 cm × 13 cm 包块,囊性,病人无不适。

病理检查:冰冻和常规病理,右卵巢囊肿切除标本,囊性组织一块,大小 14 cm × 13.5 cm × 9.5 cm,内含淡黄色清亮液,囊壁光滑,壁厚 0.1~0.5 cm。附输卵管一条,长 5.5 cm,直径 0.5 cm,伞端开放。冰冻病理诊断:右卵巢囊肿切除标本,良性囊肿,囊壁内见甲状腺滤泡结构,考虑卵巢甲状腺肿,确诊待常规病理。常规病理诊断:右卵巢囊肿切除标本:卵巢甲状腺肿;输卵管慢性炎。

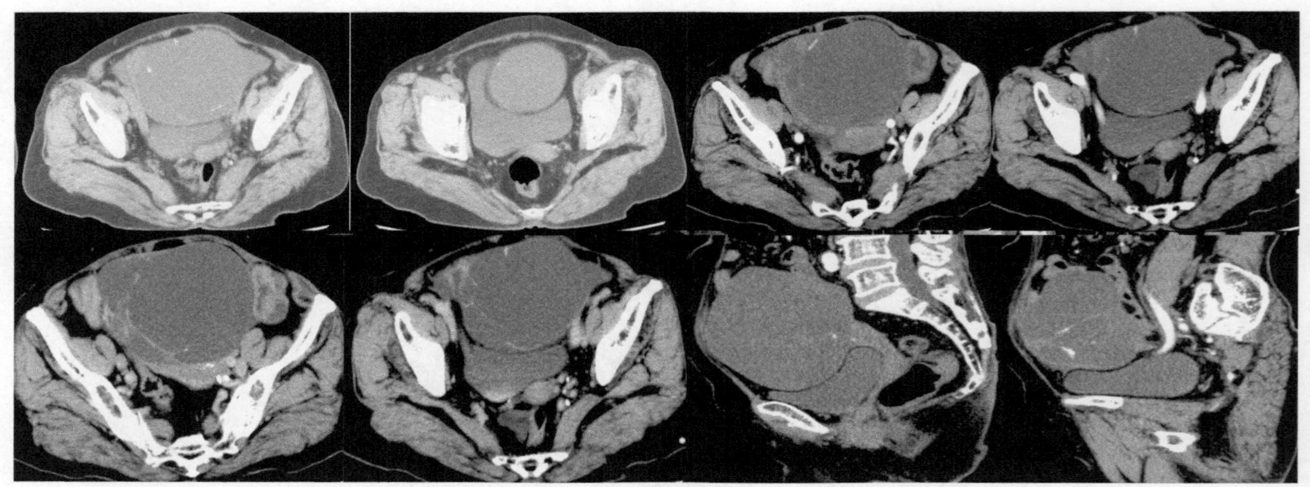

图 8-2-2 卵巢甲状囊肿

第四节　左侧卵巢黏液性囊腺瘤

患者，女，14 岁。于今天在家中做仰卧起坐时突发腹痛。急诊 CT 发现腹腔巨大占位。超声：腹腔内可探及一混合回声包块，范围无法测及，以无回声为主，内见网状分隔。

手术所见：腹部切口下方一约 22 cm × 19 cm × 15 cm 椭圆形肿物，边界清楚，表面光滑，占据全腹腔，腹盆腔稀薄黄色脓性液体量约 500 ml，探查肿块来源于左侧卵巢，子宫略小，与膀胱稀疏粘连，右侧输卵管水肿增粗，远端包裹粘连，伞端闭锁，右侧卵巢增大，表面光滑，内探及 4 个直径 1~4 cm 囊肿。病理诊断：左侧卵巢切除标本，卵巢黏液性囊腺瘤。

影像资料见图 8-2-3。

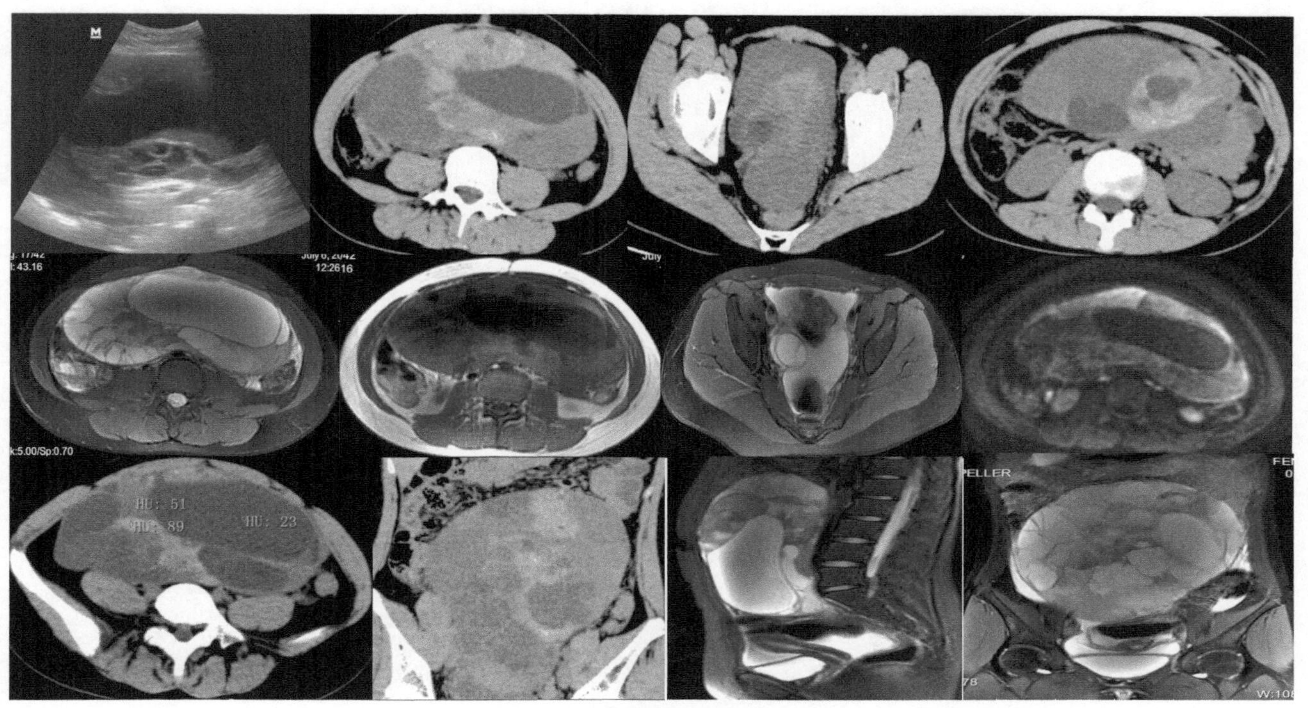

图 8-2-3　左侧卵巢黏液性囊腺瘤

第五节　卵巢 Brenner 瘤（良性勃伦纳瘤）

患者，女，79 岁。反复右下腹隐痛加重 1d 入院。查体：右下腹可扪及边界清楚包块，质硬，活动度差，约 20 cm 大小，压痛，无波动感。手术所见：腹腔内巨大囊性肿物，来自于卵巢，内容物为囊液，量约 3 500 ml，肿物根蒂扭转，周围组织水肿。

影像资料见图 8-2-4。

病理检查：囊实性肿物一具，大小 18 cm × 15 cm × 15 cm，上附输卵管长 11.5 cm，直径 1 cm，切面壁厚 0.1~2.5 cm，腔内有大量血性液体流出，囊壁上有大量暗红色乳头状突起，切面灰白、暗红相间，质中偏韧，另见囊腔内少许水泡状物附着。常规病理诊断：右卵巢 Brenner 瘤（良性勃伦纳瘤）伴出血囊性变及钙化，少部分上皮呈乳头状，间质水肿、出血。右输卵管出血，腔内积血，黏膜上皮缺血。免疫组化诊断：支持右卵巢 Brenner 瘤。

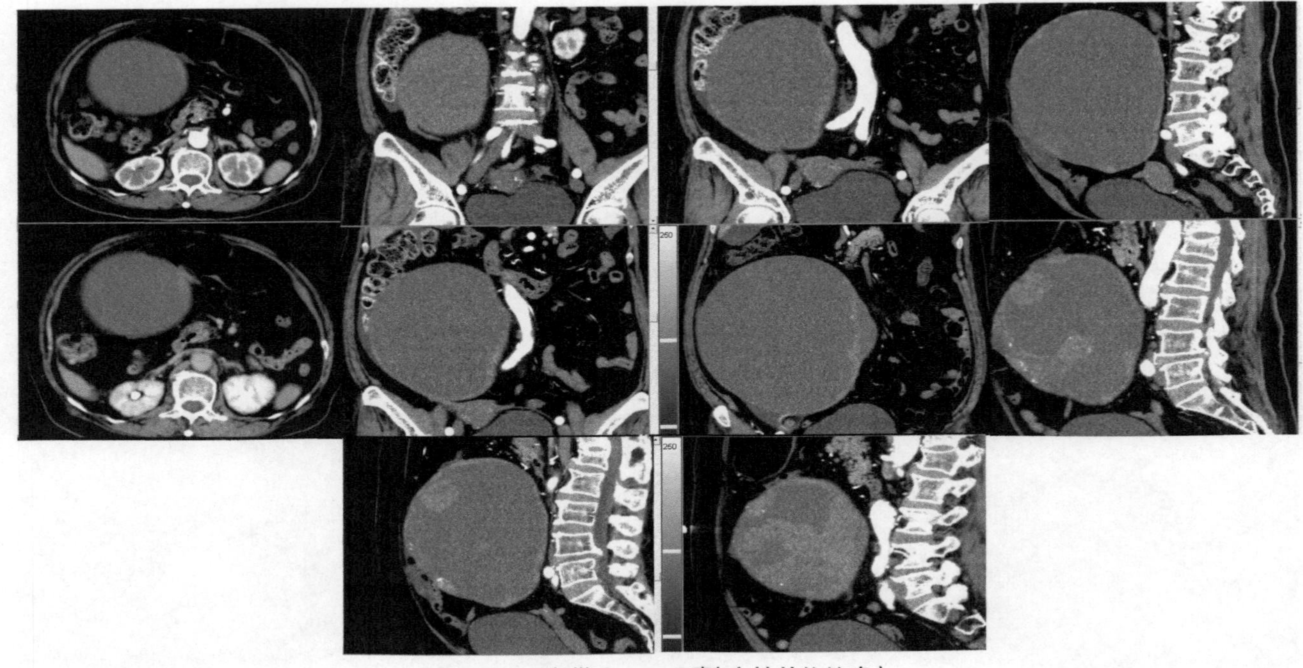

图 8-2-4 卵巢 Brenner 瘤(良性勃伦纳瘤)

第六节 两侧多个子宫内膜异位囊肿

患者,女,29 岁。痛经 15 年,发现盆腔包块 4 个月余入院。患者自初潮开始痛经,月经第 1、2 天明显,需卧床休息 1~2 d,VAS 评分 5 分(疼痛并影响睡眠),4 个月前患者自扪下腹部触及一包块,质硬,约拳头大小,且觉逐渐增大,伴腰酸、无慢性腹痛、尿频、尿急,无腹泻、无阴道异常分泌物等不适。

影像资料见图 8-2-5。

病理检查:左卵巢囊肿切除标本,囊性组织一块,大小 5.5 cm × 3.5 cm × 1.2 cm,内壁灰褐色,壁厚 0.1~0.3 cm。右侧卵巢囊肿切除标本,囊壁样组织一块,大小 15 cm × 8 cm × 1 cm,囊内容物已流失,囊内壁光滑,囊壁厚 0.2~0.4 cm。右侧输卵管系膜囊肿切除标本:囊性肿物一个,大小 1.5 cm × 1.0 cm × 0.8 cm,内含清亮液,囊内壁光滑,壁厚 0.1 cm。冰冻病理诊断:右侧卵巢囊肿为良性囊肿,考虑子宫内膜异位囊肿。

病理诊断:左卵巢囊肿切除标本,符合左卵巢子宫内膜异位囊肿。右侧卵巢囊肿切除标本:子宫内膜异位囊肿。右侧输卵管系膜囊肿。

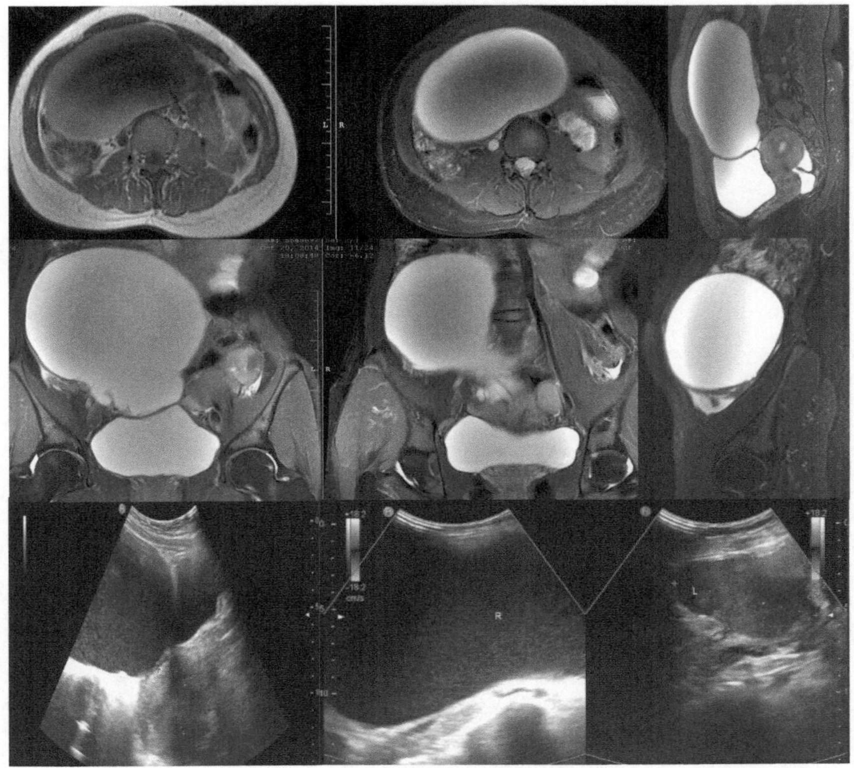

图 8-2-5　两侧多个子宫内膜异位囊肿

第三章 卵巢的恶性肿瘤

第一节 卵巢恶性肿瘤及误诊原因分析

卵巢恶性肿瘤是女性生殖系统常见肿瘤之一,发病率仅次于子宫颈癌、子宫体癌,列第三位,但其致死率却居各类妇科肿瘤的首位,对妇女的生命和健康造成严重威胁。

一、卵巢恶性肿瘤的MRI表现

(1)7例卵巢浆液性囊腺癌:肿块体积较大,一组中有6/20例肿块大于5 cm, 7例边缘均不规则,囊实性肿块6例,囊性部分呈T_2WI高信号,囊壁厚薄不均匀,囊内乳头状突起成分在DWI上呈高信号,LAVA增强后明显强化(强化程度等或高于子宫肌层)。

(2)3例卵巢黏液性囊腺癌:肿块体积较大,一组中有2/20例肿块大于5 cm, 3例边缘不规则,大多呈多房,该组囊实性肿块2例,囊性成分在T_1WI、T_2 WI上均呈等信号、混杂信号,可能与黏蛋白含量相对较低有关。囊壁表现同浆液性囊腺癌,表现为LAVA增强后明显强化。

(3)3例卵巢小细胞癌及1例(米勒)癌肉瘤:小细胞癌病理属于未定肿瘤及杂类肿瘤。癌肉瘤病理属于恶性中胚叶(米勒)混合瘤,文献对此类肿瘤的影像学表现报道较少。该组3例小细胞癌影像表现为体积较大,边缘不规则, 2例囊实性肿瘤T_2WI呈混杂信号, 1例实性肿瘤T_2WI呈高信号,其中实性部分DWI呈高亮信号, ADC图信号减低,增强扫描呈明显强化(强化程度等或高于子宫肌层)。1例癌肉瘤表现为囊实性,可见广泛出血。4例术前诊断均诊断为卵巢癌。

(4)2例卵巢未成熟囊性畸胎瘤:典型的未成熟囊性畸胎瘤MRI表现为以含脂肪或脂液平面的囊性成分为主,其中发现含实性成分,可提示未成熟囊性畸胎瘤。肿瘤中脂肪成分表现为T_1WI及T_2WI均呈高信号,脂肪抑制序列中脂肪成分信号减低。实性成分T_2WI呈高信号,其中实性部分DWI呈高亮信号, ADC图信号减低,增强扫描呈明显强化。该组病例MRI表现较典型,术前诊断均准确。

(5)2例卵巢转移瘤:常见的原发部位为结肠、胃、乳腺、胰腺等;以实性肿块常见,但肿块内可出现囊性变,囊壁有强化为转移性卵巢癌的特征性表现;胃肠道来源的转移灶有时可见较多的致密结缔组织,常在T_2WI上表现为低信号并伴有明显强化。该组2例转移瘤, 1例有明确乙状结肠腺癌病史, MRI表现较典型;1例误诊为腺纤维瘤。

(6)1例卵巢淋巴瘤:卵巢恶性淋巴瘤罕见,常为淋巴瘤全身系统性受侵的一部分,肿块以实性成分为主,双侧多见。MRI表现为肿块T_1WI低信号、T_2WI稍高信号,密度均匀或不均匀,增强后轻度强化。边缘光整,一般无出血、坏死或钙化,可伴有腹膜后或盆腔淋巴结肿大。该组1例卵巢淋巴瘤误诊为无性细胞瘤。

(7)1例卵巢子宫内膜样癌:卵巢子宫内膜样腺癌约占卵巢癌15%,可与子宫内膜癌同时发生,该组1例。表现为肿块较大,实性部分病灶呈T_2WI高信号, DWI高亮信号,增强扫描明显强化(强化程度高于子宫肌层);囊性部分T_1WI、T_2WI上均呈高信号,提示出血。同时伴子宫宫腔增大,子宫后壁向腔内突起的T_2WI略高信号区增强轻度强化,术后病理证实合并子宫内膜癌。该组1例卵巢子宫内膜样癌术前诊断为卵巢癌。

二、误诊原因分析

该组1例卵巢淋巴瘤误诊为无性细胞瘤,诊断依据是肿块以实性为主,增强后明显强化,髂血管周围肿大淋巴结,故考虑为无性细胞瘤。

现分析误诊原因:①诊断无性细胞瘤首先考虑年龄,无性细胞瘤好发于20岁以下少女或幼儿,绝经后罕见,该例患者为72岁老年女性;②没有仔细观察卵巢实性肿块的增强特点,文献报道无性细胞瘤以实性肿块为主,增强后延迟期能显示明显强化的纤维血管隔,该组病例肿块LAVA增强延迟期均匀明显强化(强化程度与子宫肌层相似);③无性细胞瘤单侧多见,而淋巴瘤双侧多见。因此,该组认为对于卵巢实性肿瘤的诊断要密切结合肿瘤的发病年龄、单双侧分布特点及增强特点等进行综合分析,以减少误诊。

该组1例转移瘤误诊为腺纤维瘤,诊断依据是临床未提供原发病史,肿块为囊实性(且形成多房样改变)、边界清楚、增强后实性区动脉期呈不均匀轻度强化(较子宫强化明显)、静脉及延迟期呈明显强化(与子宫相同),故考虑为腺纤维瘤。

现分析误诊原因:①未仔细观察冠状面是双侧卵巢肿块,是导致误诊的主要原因,转移瘤双侧多见,卵巢腺纤维瘤单侧多见,双侧罕见;②该组由于肿块囊变范围较大,形成多房样改变,故误诊为腺纤维瘤。转移瘤以实性成分为主,部分囊变,而腺纤维瘤为囊实性肿块, Buy等(1991)报道的一组12例卵巢腺纤维瘤呈完全囊性,其中单房、多房各占一半,囊壁厚而规则, 50%见强化,囊内分隔薄而规则,囊液密度均匀;③将强化方式作为鉴别诊断的依据是造成误诊的又一主要原因。文献报道腺纤维瘤实性部分可见动脉期轻度至延迟期明显强化,实性肿瘤亦可见轻度至明显强化。而该组转移瘤病例增强后实性部分动脉期呈不均匀轻度强化(较子宫强化明显),静脉及延迟期呈明显强化(与子宫相同),两者强化方式相似。因此,该组认为增强方式对这两种肿瘤的鉴别诊断无明显价值,但是对于较大卵巢肿块要仔细分辨单侧或双侧发病,双侧病变时需密切结合临床病史,但最终确诊还需依据病理检查结果。

三、卵巢恶性肿瘤对邻近组织侵犯及淋巴结转移

利用DWI技术,盆腔内若出现高信号区,则应考虑盆腔组织受侵。总结该组病例影像学表现:①肿块与受侵犯组织界限不清;②受侵犯组织与肿瘤组织MRI信号相同;③卵巢癌发生盆腔、腹膜种植转移时出现腹水,呈长T_1、长T_2信号,腹膜表面可见结节性肿瘤种植灶或有囊腔状液体聚集。DWI可发现少量或小的大网膜种植转移灶,大的种植转移灶可形成界线不清、信号强度中等的不规则软组织块,并形成特征性的"饼状网膜"。

该组腹水16例,淋巴结转移表现为腹腔和盆腔大血管旁实性团块,呈圆形及中等强度信号,以DWI序列显示最佳。该组淋巴结转移4例。较其他伴随征象,淋巴结肿大对诊断淋巴瘤有更大的价值。

MRI对软组织具有较高的分辨力,可显示肿瘤的内部结构、周围正常组织的解剖结构和肿瘤的扩散情况,有助于肿瘤的定性诊断,并可帮助确定恶性肿瘤的分期,但难以再行进一步组织学分类。

该组病例分析表明MRI能很好地显示恶性病变的组织学特性,未成熟囊性畸胎瘤、浆液性囊腺癌、黏液性囊腺癌、淋巴瘤等肿瘤的MRI信号都具特征性,并能在术前准确地显示肿瘤的部位、大小及与邻近组织结构的关系,为临床制订治疗计划提供较准确的影像依据。

第二节 (卵巢源性)高级别浆液性癌,伴大片凝固性坏死

患者,女,44岁。下腹压痛1年,大便性状改变、肛门坠胀3个月入院。患者1年前自觉下腹压痛,自以为妇科病,一直未诊治;3个月前开始无明显诱因出现大便性状改变、肛门坠胀感,近日就诊CT检查提示:下腹部及盆腔肠管结构紊乱并多发团块灶,腹腔多发淋巴结(图8-3-1)。无发热、无恶心、呕吐,无腹泻、便秘等,小腹有压痛。肠镜提示:直肠黏膜肌层肿瘤(间质瘤?)(腔内腔外隆起型),直肠隆起型病变。胃镜提示:浅表性胃炎。门诊以"盆腔肿物"收治住院。自发病以来,精神、食欲、睡眠尚可,小便正常,体重无明显改变。

手术所见:盆腔腔血性腹水约200 ml,横膈、肝胆胃肠网膜表面未见异常,子宫球状增大如孕80 d以上大小,双侧卵巢菜花状实性肿瘤,左侧分叶状,约12 cm × 10 cm × 15 cm大小,肿瘤越过骨盆,上极平脐水平,粘连固定于骶前、左侧

盆壁及子宫后方;右侧卵巢约 7 cm × 5 cm × 7 cm 大小;双侧输卵管外观正常,阑尾增粗,直径约 3 cm,表面见肿瘤种植,乙状结肠与直肠发夹样粘连,乙状结肠见一直径约 3 cm 肿瘤,侵及肠壁全层,直肠窝为肿瘤全封闭,分离后见直肠一直径约 10 cm 菜花样病灶,肿瘤下极粘连于阴道后壁中段,腹膜地毯样增厚。术中切除右侧附件送快速病理回报为浸润性癌。

第一次病理检查:右侧附件切除标本,灰白灰褐色肿物一个,大小 6.5 cm × 5 cm × 4 cm,切面淡黄,质中,局灶可见坏死,未见输卵管。冰冻病理诊断:浸润性癌。常规病理诊断:右侧附件切除标本,初步诊断为恶性肿瘤伴大片凝固性坏死,待做免疫组化检测明确肿瘤类型。

免疫组化检测:阳性,WT-1,ER(+,约 85%),PR(+,约 90%),p16,E-cad,CK7(局灶+),CA125(+),CK(P),CK(L),EMA(部分+),CD56(局灶+),Ki-67(+,约 90%);阴性,Her-2,Vimentin,Villin,CK20,CgA,Syn,CEA,SMA,CDX2,AFP,CR,p63,p53,CD99,CD34,CD10,Inhibin-a,HMB45。免疫组化诊断:右侧附件切除标本,免疫组化检测结果,符合(卵巢源性)高级别浆液性癌,伴大片凝固性坏死。

第二次病理检查:常规病理诊断,全子宫及左侧附件切除标本,卵巢浸润性低分化腺癌(倾向浆液性癌)12.5 cm × 8 cm × 6 cm,累及子宫浆膜面(形成多发性结节)及其下方子宫肌层,与先前送检的右侧附件组织学图像相似;子宫颈慢性炎症伴糜烂及腺鳞化,其中 12 点处外侧可见癌组织累及;子宫内膜呈增生期图像,未见癌组织累及;输卵管慢性炎,未见癌组织累及。部分乙状结肠肠管及肿瘤切除标本;浸润性低分化腺癌,大小 5 cm × 5 cm × 2.3 cm,组织学图像与上述图像相似,考虑为卵巢癌转移,侵犯肠壁浆膜层、肌层至黏膜下层,个别脉管内可见癌栓;肠管两端切缘均为阴性;肠周检出淋巴结 23 枚,其中 7 枚可见癌转移;另检出癌结节 9 枚。阑尾切除标本:低分化癌,累及浆膜层、肌层及黏膜下层,考虑为卵巢癌转移,伴阑尾慢性炎。因组织学图像不同于卵巢癌,待做免疫组化排除阑尾原发性癌。

免疫组化检测:切片 Ala,阳性,CK(L),CA125,CK7,5-Fu(3+),EGFR(+),ERCC-1(+),Topo Ⅱ(++),Ki-67(+,约 90%);阴性,PgP,Tubulin-b,VEGF。切片 C3:阳性,CA125,CK(L),CK7(灶+),CD56(灶+);阴性,CgA,Syn。免疫组织诊断:全子宫及左侧附件切除标本,卵巢浸润性高级别浆液性癌,12.5 cm × 8 cm × 6 cm;阑尾切除标本,卵巢癌转移,累及浆膜层、肌层及黏膜下层。

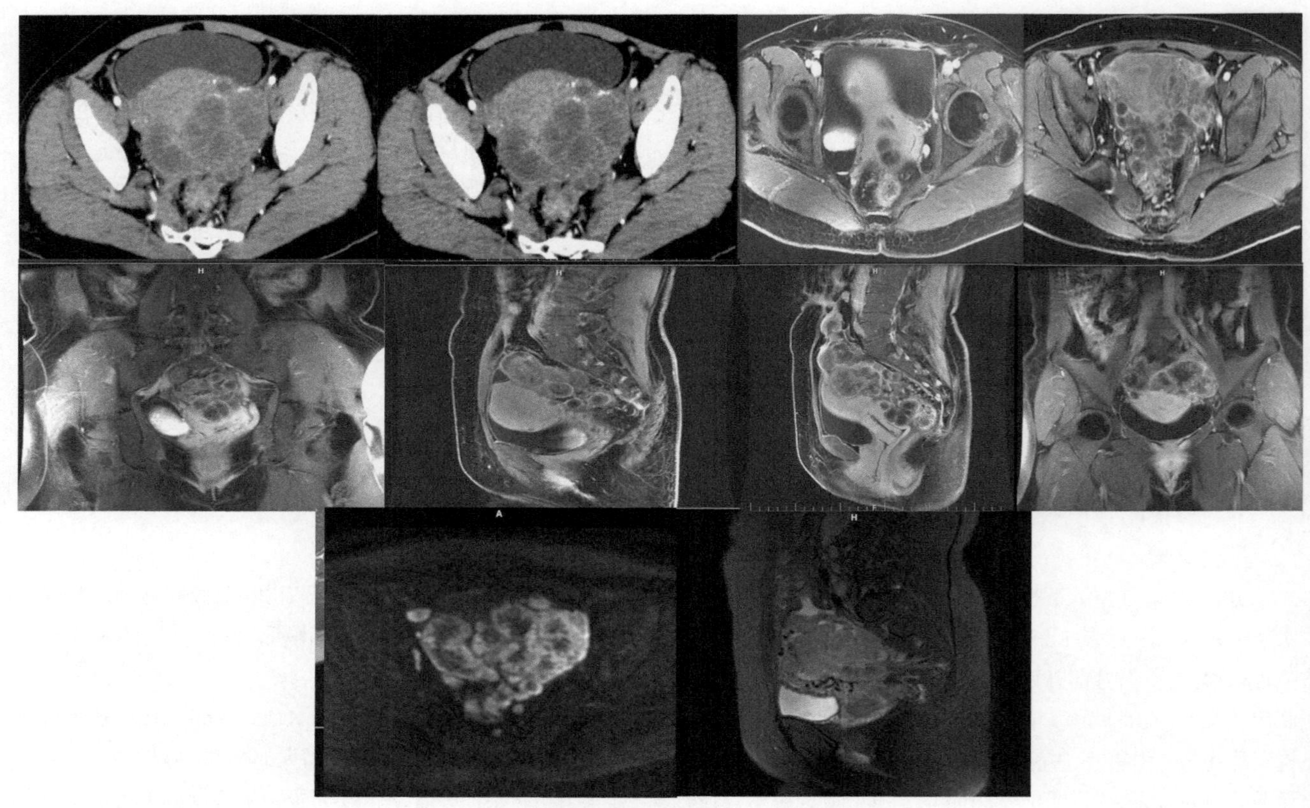

图 8-3-1　高级别浆液性癌,伴大片凝固性坏死

第三节 Krukenberg 瘤

患者,女,35 岁。因"阴道接触性出血 2 个月余"入院。CT 发现盆腔占位,术后病理证实印戒细胞癌。遂行胃镜检查,发现胃体部出血性溃疡,病理回报印戒细胞癌。

影像资料见图 8-3-2。

病理检查:左侧卵巢及肿瘤切除标本,灰白灰黄色碎组织一堆,总体积 10.5 cm × 8 cm × 2 cm,切面灰黄色,质中,偏韧;另见输卵管组织一段,长 5 cm,管径 0.8 cm,壁厚 0.3 cm~0.4 cm,未见伞端。冰冻病理诊断:左侧卵巢及肿瘤切除标本,左侧附件印戒细胞肿瘤,初步考虑 Krukenberg 瘤,待常规及免疫组化检测进一步证实,输卵管可见癌累及。常规病理诊断:左侧卵巢及肿瘤切除标本,透明细胞肿瘤,初步考虑 Krukenberg 瘤(胃印戒细胞癌转移),待免疫组化检测进一步明确。左侧输卵管切除标本,输卵管慢性炎,肌层及间质中可见上皮样细胞,考虑癌细胞浸润,待免疫组化检测进一步证实。

免疫组化检测:①阳性,CK(L),CEA,EMA,Villin,CK(P),Mucin-2(个别+),CD68,CD163,p53(+,约 10%),PR(+,约 40%),Ki-67(+,约 10%);阴性,CD10,P63,CA125,CK7,CK20,CDX2,ER;②阳性,CK(P),CK(L),CD68,CD163;阴性,S-100。免疫组织诊断:左侧卵巢及肿瘤切除标本,经免疫组化检测,证实卵巢被印戒细胞癌累及,结合临床,诊断为 Krukenberg 瘤(结合病理号 S1408164 报告结果,应来源于胃印戒细胞癌转移)。左侧输卵管切除标本:经免疫组化检测,证实被印戒细胞癌累及。

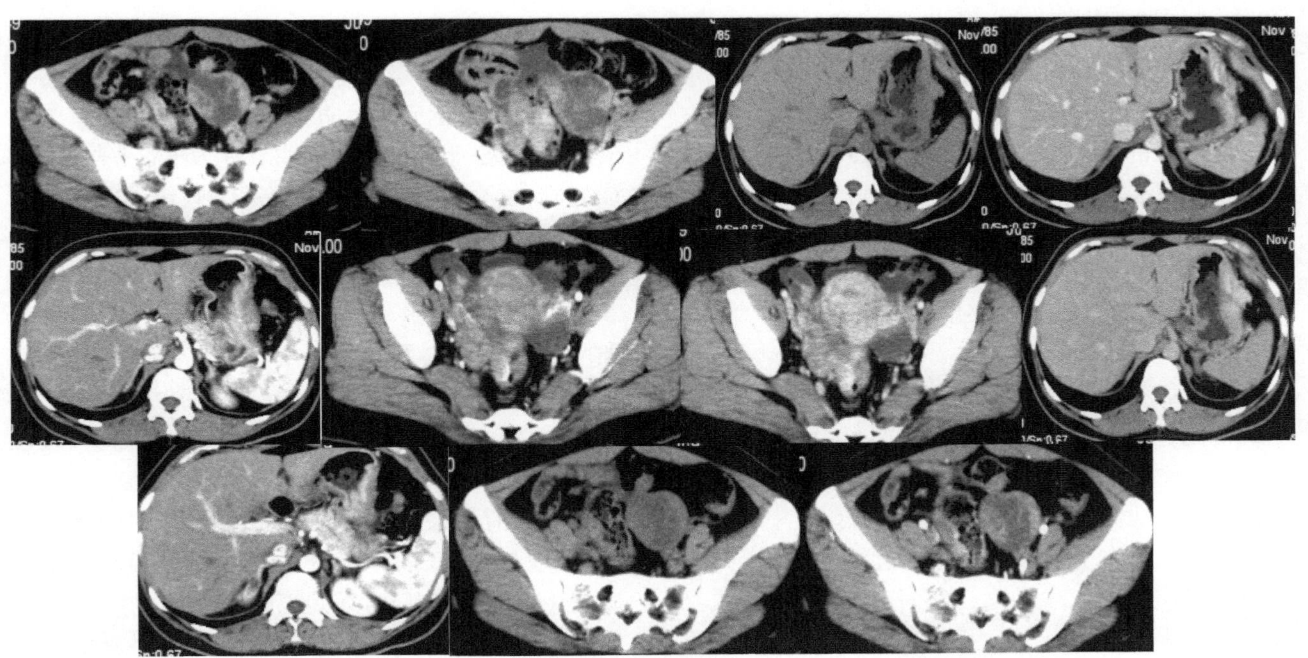

图 8-3-2 Krukenbery 瘤

第四章 卵巢原发非上皮源性恶性肿瘤

第一节 常见卵巢原发非上皮源性恶性肿瘤

原发性卵巢恶性肿瘤除源于上皮组织外，还可起源于卵巢性索-间质细胞(如颗粒细胞瘤)、生殖细胞(如内胚窦瘤、无性细胞瘤、未成熟畸胎瘤)及非特殊间质细胞(如淋巴瘤)等非上皮组织。

卵巢常见非上皮源性恶性肿瘤的CT表现如下。

颗粒细胞瘤是最常见的卵巢性索-间质组织来源肿瘤，占卵巢肿瘤的1%~2%，低度恶性。可发生于任何年龄的女性，高发年龄为45~55岁。一组10例患者中有8例年龄在41~66岁之间，45岁以下仅2例。此瘤能分泌性激素，包括雌、孕激素及雄激素，引起一系列与内分泌有关症状。该组患者中有4例绝经后阴道流血，手术病理显示子宫内膜增生；1例停经。

颗粒细胞瘤的影像学表现以实性肿块内多发囊变最常见，少数呈单一较大囊性病灶。该组病例在CT上呈现多种表现，但以实性肿块内多发囊变较多，为6/10。肿瘤多呈圆形或椭圆形，该组中仅1例为分叶状。病灶包膜完整，与邻近结构分界清楚。颗粒细胞瘤为乏血供肿瘤，增强扫描时肿瘤实质仅轻中度强化。

卵巢内胚窦瘤，又称卵黄囊瘤，约占卵巢恶性生殖细胞肿瘤的20%，最常发生于10~20岁，中位年龄19岁。病灶多为单侧性，表面光滑，除非发生破裂。该组中仅1例边界模糊，经手术病理证实发生了大网膜及左腹股沟转移。内胚窦瘤能分泌甲胎蛋白，从而使其血清甲胎蛋白含量升高，该组5例患者血清甲胎蛋白均明显升高。该组病灶在CT上均表现为较大囊实性肿块，中心大片低密度坏死囊变区。增强扫描除1例中度强化外，其余病灶实性部分均中度以上甚至明显强化，且病灶内部及周边可见数量不等血管样影，此表现具有特征性。

卵巢未成熟畸胎瘤亦为较常见的卵巢恶性生殖细胞肿瘤，好发于儿童及年轻妇女，40岁以上很少见，多为单侧性。该组中1例年龄较大，50岁，为术后复发。卵巢未成熟畸胎瘤多表现为以实质性为主的较大肿块，亦可呈囊实性或囊性为主，边缘不规则或规则，可有分叶或结节状突起。肿块内的斑片状钙化和脂肪密度影为其重要征象。未成熟畸胎瘤需与成熟性畸胎瘤相鉴别，后者多为囊性，囊壁光滑，囊内含有脂肪及钙化，实性者较少见，且生长速度不如前者快，通常体积不大。

卵巢无性细胞瘤是一种卵巢恶性生殖细胞肿瘤，常见于年轻女性。肿瘤多为实质性肿块，有包膜，边缘光滑，少数有囊性变。在CT上表现为实性肿块或伴有囊性变，其特征性不明显。对于年轻女性，发现附件区边缘光滑的实质性或伴有囊性变的肿块，鉴别诊断中应考虑到该肿瘤。

综上所述，卵巢原发非上皮源性恶性肿瘤与卵巢上皮癌相比较有以下特点：发病年龄偏低，尤其恶性生殖细胞肿瘤多见于40岁以下年轻女性及儿童；肿瘤好发于单侧；腔转移较上皮癌少见，腹腔积液量较少或不伴腹腔积液；颗粒细胞瘤及内胚窦瘤CT表现较有特征，结合发病年龄、临床症状及甲胎蛋白检测，可以做出诊断。

第二节　卵巢恶性生殖细胞肿瘤

卵巢生殖细胞肿瘤起源于胚胎性腺原始生殖细胞，除成熟性畸胎瘤外，均为恶性。卵巢恶性生殖细胞肿瘤(OMGT)约占卵巢生殖细胞肿瘤的4.3%、占全部卵巢肿瘤的2.3%，在恶性卵巢肿瘤中居第二位。

1. 病理学　血清肿瘤标志物对提示诊断有一定的意义，大部分卵黄囊瘤患者甲胎蛋白(AFP)升高，大多数未成熟畸胎瘤患者甲胎蛋白和(或)人绒毛膜促性腺激素(HCG)升高，良性畸胎瘤恶变一般无甲胎蛋白升高。大部分无性细胞瘤患者乳酸脱氢酶或碱性磷酸酶升高，少数患者甲胎蛋白和(或)人绒毛膜促性腺激素升高。

2. 临床表现　卵巢恶性生殖细胞肿瘤系青少年女性最常见的生殖系统肿瘤。21岁以下的女性中，约60%的卵巢肿瘤为生殖细胞肿瘤，其中恶性高达1/3。

国内卵巢恶性生殖细胞肿瘤中发病率由高至低依次为未成熟畸胎瘤、卵黄囊瘤、无性细胞瘤和良性畸胎瘤恶变，其他类型少见。良性畸胎瘤恶变往往年龄较大，平均40~50岁，其中大多数为绝经后女性。其他卵巢恶性生殖细胞肿瘤患者的年龄较年轻，平均20~30岁。

3. 影像学研究　卵巢恶性生殖细胞肿瘤通常体积较大。除5%~15%无性细胞瘤为双侧发生外，其他卵巢恶性生殖细胞肿瘤几乎均为单侧发生，一组62例肿瘤均为单侧单发。

该组资料显示，卵巢恶性生殖细胞肿瘤中实性肿块多为未成熟畸胎瘤，囊实性肿块多为卵黄囊瘤，而囊性肿块通常为卵黄囊瘤或良性畸胎瘤恶变。脂肪为畸胎瘤所特有，而钙化主要见于畸胎瘤，仅个别无性细胞瘤和卵黄囊瘤可见少许钙化，因此脂肪和钙化是畸胎瘤区别于其他卵巢恶性生殖细胞肿瘤的重要CT特征。

未成熟畸胎瘤常见盘曲的带状略低密度影。文献报道镜下显示该区域为脑组织，大体标本切面上呈灰白色盘曲状排列，可作为该瘤独有的特征性CT征象。头结节仅见于良性囊性畸胎瘤恶变，可认为是该瘤特有的CT征象。

邻近脏器受侵以卵黄囊瘤和未成熟畸胎瘤多见，而腹膜种植仅见于上述两种肿瘤，可能是由于卵黄囊瘤为侵袭性强的高度恶性肿瘤，而未成熟畸胎瘤通常含有胰腺或涎腺等组织分泌消化酶，因而易突破肿瘤包膜，出现邻近脏器受侵或引起腹膜播散种植和腹腔积液。腹腔积液在卵巢恶性生殖细胞肿瘤中较常见，但通常量较少。

卵黄囊瘤通常表现为囊实性肿块(13/24)，其次为实性肿块(7/24)，少部分呈囊性(4/24)。未成熟畸胎瘤和无性细胞瘤通常呈实性(19/22，8/11)，少数呈囊实性，无囊性肿块。大体病理证实多数无性细胞瘤有纤维性包膜和分隔，在MR T_1WI和T_2WI上均呈低信号，有一定特征性。

良性畸胎瘤恶变通常为囊性畸胎瘤恶变(该组5例)。由于恶变发生在囊性畸胎瘤的基础上，因此病变首先具有良性囊性畸胎瘤的征象，囊性肿块，可有头结节、钙化和脂质，大部分轮廓光整，边界清晰。同时，病灶又具有不同于良性囊性畸胎瘤的征象，这些征象可以提示恶变。

(1)头结节较大而明显不规则，其实性成分有强化(该组2例)。良性囊性畸胎瘤的头结节一般直径为1.0~4.5 cm，无明显强化。Buy等(1989)认为直径大于5 cm的实性头结节、有明显强化并与囊壁呈钝角相交系恶变征象。该组2例恶变的头结节与囊壁呈锐角相交。有强化的、直径大于5 cm的实性头结节宜怀疑恶变。

(2)囊壁呈局部明显增厚，不同于良性囊性畸胎瘤以及大多数良性囊性肿瘤的均匀薄壁。该组3例，其中2例CT显示肿瘤自囊壁增厚处向外侵犯邻近脏器并经手术病理证实。因此，局部明显增厚的囊壁、特别是其外缘不光整且边界不清晰时，宜考虑恶变。囊壁与头结节均为恶变的好发部位。肿块通常较大，该组平均最长径为13.1 cm，较一般良性畸胎瘤大。

4. 鉴别诊断

(1)与腹部含脂肪肿瘤的鉴别：畸胎瘤大多数含有脂质，因此主要需与腹部脂肪肉瘤、实性良性畸胎瘤等含脂肪肿瘤鉴别；

(2)脂肪肉瘤：脂肪肉瘤沿腹部各间隙侵袭性生长，包绕大血管及腹腔脏器是其特点。未成熟畸胎瘤常见钙化,而脂肪肉瘤少见钙化。畸胎瘤可有脂-液平面,脂肪肉瘤则无此征象,脂肪肉瘤以血行转移为主,而腹膜种植是未成熟畸胎瘤的特点;

(3)实性良性畸胎瘤:实性良性畸胎瘤罕见,有时与未成熟畸胎瘤难以鉴别。肿块呈分叶状、周围脂肪消失并侵犯邻近结构为较可靠的恶性征象。另外,恶性畸胎瘤更容易产生腹腔积液,且量也多于良性畸胎瘤。

(4)与腹部不含脂肪肿瘤的鉴别:主要需与卵巢非生殖细胞恶性肿瘤进行鉴别。卵巢非生殖细胞恶性肿瘤大多来源于上皮组织,以囊腺癌最常见,包括浆液性和黏液性囊腺癌两类,其特点有:发病年龄较大,好发于40~60岁;血清CA125显著升高;双侧发生相对较多,约50%的浆液性囊腺癌和15%的黏液性囊腺癌为双侧性。多房常见,大多数黏液性囊腺癌和约25%的浆液性囊腺癌为多房肿块,而且浆液性囊腺癌各房的密度常可不一致。

乳头状突起,为卵巢上皮源性肿瘤的特征。乳头主要位于囊腔内,也可同时向囊内和囊外生长;腹膜假性黏液瘤,为黏液性囊腺癌的特征。黏液性囊腺癌破入腹腔后形成胶冻状、密度高于水的均质低密度肿块,也可呈有分隔的囊性病变或对肝、脾产生波浪状压迹。

钙化,约1/3的浆液性囊腺癌在囊壁及乳头状突起上可见不规则砂粒样钙化,为浆液性囊腺癌的特征。浆液性囊腺癌的另一特征是沿腹膜和腹部脏器表面分布的钙化性转移,此种钙化的范围有时十分广泛。

(5)卵巢恶性性索-间质肿瘤:卵巢恶性性索-间质肿瘤的发病率仅次于卵巢恶性生殖细胞肿瘤,其中主要为颗粒细胞瘤。此瘤好发于45~55岁,无甲胎蛋白升高,但通常雌激素水平过高,表现为性早熟、不规则阴道出血或合并子宫肌瘤、子宫内膜增生。CT上通常表现为伴多发囊变的实性肿块,边缘光滑,包膜完整,发现时多局限于卵巢,很少腹膜种植,腹腔积液少见。

(6)非卵巢源性恶性肿瘤:卵巢恶性生殖细胞肿瘤与非卵巢源性恶性肿瘤鉴别较难,多方位全面观察病灶与子宫及附件的关系有助于推测肿瘤的来源。结合卵巢恶性生殖细胞肿瘤以下特征有助于鉴别诊断:年轻女性,血清肿瘤标志物升高,单发下腹肿块,体积较大。

第三节 卵巢颗粒细胞瘤的诊断与误诊

卵巢颗粒细胞瘤的主要诊断依据:①特征性的临床表现,如女性化症候群;②雌激素升高,大多数患者呈中高度升高;③MRI表现具有一定特征,并能清晰显示其合并症。以上3点结合术前可在术前较准确诊断卵巢颗粒细胞瘤。

基于上述依据,一组20例卵巢颗粒细胞瘤术前MRI准确诊断16例,误诊4例,分别误诊为囊腺瘤、囊腺癌、子宫浆膜下肌瘤。

1例实性卵巢颗粒细胞瘤内有小片状坏死且临床特征不明显、雌激素不高,误诊为子宫肌瘤退变,仔细观察肿瘤信号特点和增强特征还是可以鉴别的;1例单囊性卵巢颗粒细胞瘤因初次诊断缺乏足够认识误诊为浆液性囊腺瘤;2例多囊性卵巢颗粒细胞瘤1例误诊为黏液性囊腺瘤、1例误诊为黏液性囊腺痛,误诊原因是肿瘤缺乏特征性的MRI表现,虽合并有子宫内膜病变、雌激素升高,均被认为是月经中期表现。因此卵巢颗粒细胞瘤要注意与上述疾病相鉴别。

第四节 右侧附件卵黄囊瘤病例

患者,女,21岁。下腹痛14 d,咳嗽7 d,发现盆腔包块入院。

手术所见:常规逐层进腹;吸净腹水,探查见腹腔淡黄色腹水,量约100 ml,切口下一20 cm×15 cm×15 cm多房分叶囊实性肿块,表面见多处破裂,见血性或清亮积液,大网膜包裹肿块上极,网膜水肿增厚,肿块下极与腹壁、膀胱、乙状结肠、直肠及子宫多处致密粘连。

影像资料见图8-4-1。

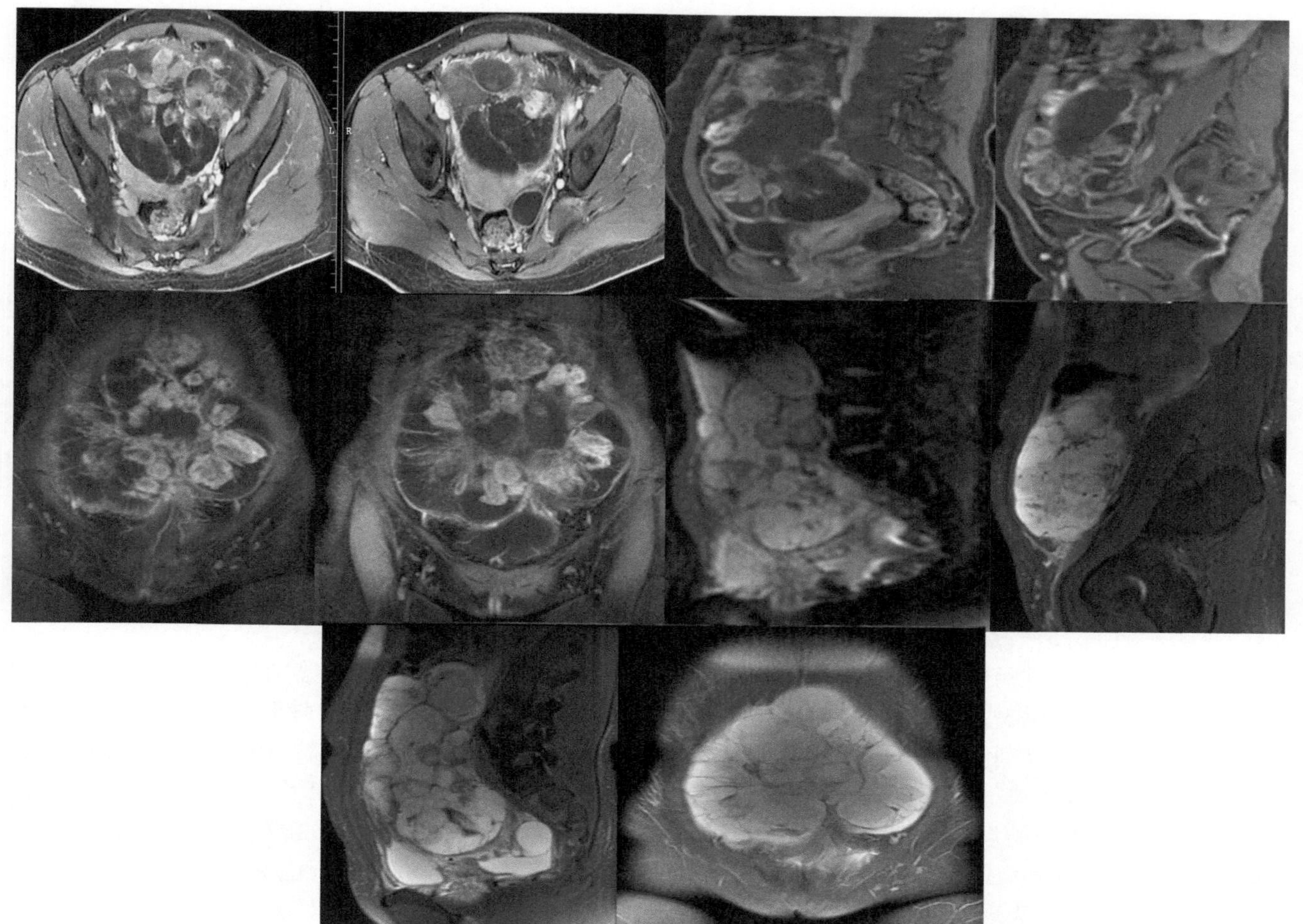

图 8-4-1　右侧附件卵黄囊瘤

病理检查：右侧附件，灰红色不规则组织一块，大小约为 22 cm × 19 cm × 8 cm，切面呈多结节状，灰白灰红，质软，可见多个囊腔，内含胶冻样及暗红色液体。病理诊断：右侧附件切除标本，肿瘤呈疏松网状结构，伴灶性出血及坏死，结合甲胎蛋白检查结果，可符合卵黄囊瘤。待免疫组化进一步确诊。局部见皮样囊肿成分。免疫组化诊断：右侧附件卵黄囊瘤。

第五章 卵巢畸胎瘤

第一节 卵巢畸胎瘤

卵巢畸胎瘤是由多胚层组织构成的肿瘤。肿瘤组织多数成熟，少数未成熟。质地多数为囊性，少数为实性。成熟型畸胎瘤又称皮样囊肿，属良性肿瘤，占卵巢畸胎瘤的95%以上。肿瘤偶可向单一胚层分化，称为高度特异性畸胎瘤，稍常见者为卵巢甲状腺肿。未成熟畸胎瘤属恶性肿瘤，含2~3个胚层，由分化程度不同的未成熟胚胎组织构成。

1. 影像学研究不典型表现

(1)液性为主畸胎瘤：少数畸胎瘤内以水样液体为主，仅含少量脂肪成分，位于肿瘤边缘或分隔上。该组7例呈此类表现，其中3例误诊为囊腺瘤。

(2)未成熟性畸胎瘤：未成熟性畸胎瘤为囊实性或实性肿块，囊性部分为水样信号，实性部分在T_2WI上信号混杂，其内散在分布多个大小不等的水样囊和含脂肪小囊，以及片状、不规则形状的钙化，增强后实性部分呈不均匀中度及明显强化。

研究显示实性部分的多少与恶性程度无明显相关性。该组4例均表现为囊实性肿块，实性部分可偏于位于肿瘤一侧，似大头结节状，内含多个大小不等水样信号囊及散在少量斑片状及裂隙状脂肪信号，CT见瘤内斑片状钙化，MRI不易分辨钙化。

(3)卵巢甲状腺肿：卵巢甲状腺肿是向甲状腺组织高度特异性分化的畸胎瘤，可分泌甲状腺激素，甚至引起甲亢，常合并成熟型畸胎瘤。肿瘤为良性，常呈多房囊性，腔内含黏稠胶样物质或淡黄色清亮液体，前者在T_1WI上呈等低信号，T_2WI上极低信号，有学者描述为“真空现象”，为特征表现。这种胶样物质在CT上密度很高，亦具特征性。清亮液体表现为T_1WI等或低信号，T_2WI等或高信号。囊壁及分隔较厚，增强后呈中度或明显强化，囊内容物无明显强化。该组1例卵巢甲状腺肿为双房囊性肿块，其中一分房信号均匀，呈T_1WI等信号、T_2WI极低信号，另一分房为T_1WI等信号、T_2WI等信号，由于对本病的MRI表现认识不足，术前误诊为囊腺瘤。

2. 漏诊、误诊分析及鉴别诊断　虽然卵巢畸胎瘤的头结节、钙化、牙齿、骨骼、毛发及碎屑在MRI上有一定特征性，但是脂肪信号是最具特征性的表现。该组70个畸胎瘤除1个卵巢甲状腺肿外，均含有脂肪成分。术前正确诊断65个，误诊为囊腺瘤4例，漏诊1例，漏误诊的原因为：3例液性为主畸胎瘤几乎全为水样液体信号，其中2例仅含极少量脂肪成分未引起注意，另1例误将位于瘤内分隔处的少量脂肪定位在瘤外。对这类少脂肪的畸胎瘤要仔细观察和进行多个直角相交平面成像，避免漏诊少量脂肪信号或发生脂肪定位错误。1例卵巢甲状腺肿因不含脂肪成分误诊为囊腺瘤，主要对其MRI表现，特别是“真空现象”认识不足。1例畸胎瘤漏诊，该病例合并子宫内膜异位囊肿，后者为多房，形态不规则，与畸胎瘤紧邻，分界不规则，在T_1WI、T_2WI和抑脂序列上均呈高信号，干扰了畸胎瘤脂肪信号的观察。卵巢畸胎瘤常合并同侧或对侧卵巢病变，使畸胎瘤的表现复杂化，该组70例畸胎瘤合并同侧子宫内膜异位囊肿1例、对侧输卵管积水2例和滤泡囊肿2例。

畸胎瘤需和其他含脂肪的肿瘤鉴别。有作者曾将1例子宫脂肪平滑肌瘤误诊为卵巢畸胎瘤。子宫脂肪平滑肌瘤、盆腔脂肪瘤和后腹膜畸胎瘤均含脂肪成分，需与卵巢畸胎瘤进行鉴别，前者源于子宫，后两者极少见，且多位于后腹膜，仔细观察病变的位置及其与子宫和卵巢的关系可避免误诊。另外需避免将瘤外脂肪定位在瘤内，导致其他肿瘤误诊为畸胎瘤。

第二节　右侧卵巢成熟性囊性畸胎瘤伴血肿形成病例

患者，女，21 岁。反复腹痛一年，B 超发现盆腔包块。

病理检查：右侧附件肿物切除标本，紫红色破碎组织一堆，总体积 2.5 cm × 7 cm × 6 cm，其中可见毛发和油脂，可触及头结节一个，大小 2.5 cm × 1.5 cm × 1.2 cm，切面灰白淡黄，质偏硬；另见管腔组织一段，长 6.5 cm，直径 1.2 cm，其中一段有破损。病理诊断：右侧卵巢成熟性囊性畸胎瘤。右卵巢漏斗韧带充血出血，伴血肿形成。

影响资料见图 8-5-1。

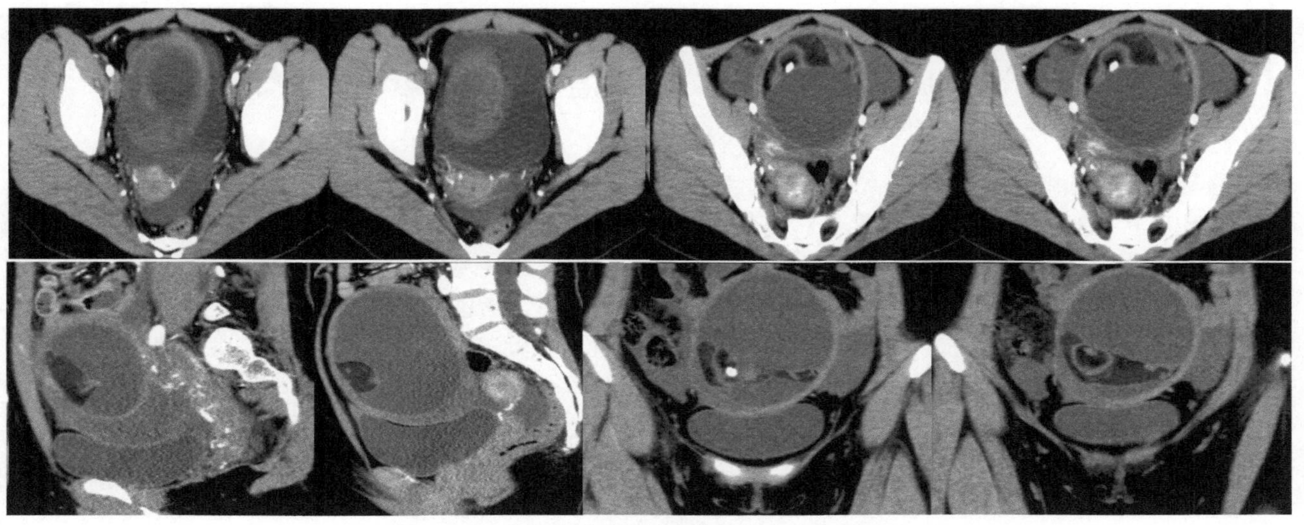

图 8-5-1　右侧卵巢成熟性囊性畸胎瘤伴血肿形成

第三节　碰撞瘤

碰撞瘤指两个毗邻的、组织来源不同的肿瘤，交界面上两肿瘤组织成分不混合。最常见的碰撞瘤为粘液性囊腺瘤和畸胎瘤，约 5% 的黏液性囊腺瘤合并畸胎瘤，有作者报告 CT 研究中发生率为 4%。

影像学分 3 种类型，Ⅰ型为囊性肿瘤内分隔含脂肪灶，Ⅱ型为脂肪成分与囊性成分位于相邻分房，Ⅲ型为未见明显腺瘤成分的皮样囊肿。一组符合上述影像学表现者 7 例，其中Ⅰ型 1 例，Ⅱ型 6 例，未见Ⅲ型。由于病理仅诊断为畸胎瘤，而未行严格的病理对照，水样液体的囊性分房是否为囊腺瘤有待进一步研究。

第四节　右侧卵巢成熟性囊性畸胎瘤病例

患者，女，43 岁。平素有下腹痛症状，检验提示 CA125，CA199 升高。

手术所见：右侧卵巢囊性增大约 8 cm × 7 cm × 7 cm，其内多房、多个大小不等囊肿，直径约 2~5 cm，囊壁薄，表面光滑，周围无粘连，左侧卵巢大小正常，可见卵泡及排卵痕迹，直肠窝无粘连。

病理检查：右侧卵巢肿物切除标本，右侧卵巢囊壁样组织及油脂毛发一堆，总体积约 2.5 cm × 7 cm × 7 cm，囊壁厚

0.2~1.2 cm。病理诊断:卵巢肿物切除标本:右侧卵巢成熟性囊性畸胎瘤。

影像资料见图 8-5-1。

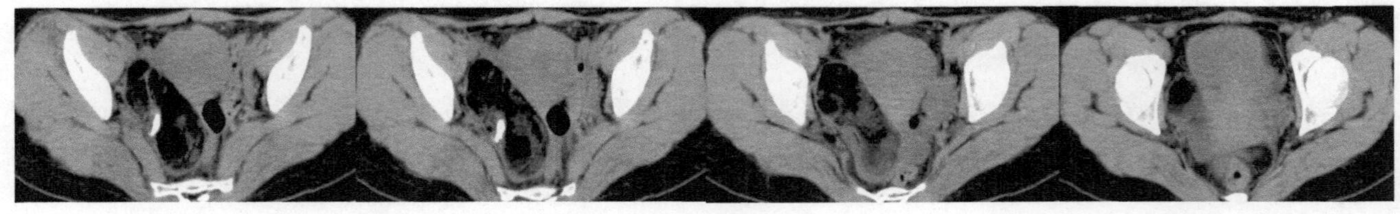

图 8-5-2 右侧卵巢成熟性囊性畸胎瘤

第五节 卵巢囊性成熟畸胎瘤并甲状腺型乳头状癌

卵巢囊性成熟畸胎瘤并甲状腺型乳头状癌,又称为恶性甲状腺肿,属于甲状腺型乳头状癌的一种类型,约占卵巢甲状腺肿的 10%。

恶性甲状腺肿组织学上有 2 种情况:①甲状腺癌成分为主,整个肿瘤内无畸胎瘤成分,称为单纯型;②瘤内既有成熟性畸胎瘤成分,又有甲状腺肿和甲状腺癌成分,腺肿和腺癌成分界限清楚或有过渡,称为癌变型,一例应属于后一种类型。

恶性卵巢甲状腺肿患者年龄在 30~77 岁,平均 50 岁,主要症状为盆腔肿物,可伴发甲状腺功能亢进症,一般无淋巴结或远处转移。伴有腹水或胸腔积液者,并不表示卵巢肿瘤为恶性。

卵巢甲状腺肿的影像学表现仅见于个例报告,超声检查表现为非特异性囊实混杂中低回声光团,MRI 表现为多房囊性肿块,囊腔内信号与液体的黏滞度有关,有些小囊腔在 T_1WI 和 T_2WI 均呈低信号,增强扫描囊壁及间隔明显强化,病理表现为甲状腺组织中凝胶状物质。恶性甲状腺肿的 MRI 表现无特异性,若卵巢囊性肿块内出现结节状或乳头状突起,或间隔或囊壁增厚超过 3 mm,应考虑恶性的可能。

一例表现为多房囊性肿块,呈高低混杂信号,病理上符合含油脂和钙化的成熟畸胎瘤表现,但在囊内见到大于 1 cm 结节状实性肿块,压脂 T_2WI 上呈明显高信号,增强扫描早期明显强化,应考虑有恶性病灶。由于对本病认识不足,术前仅考虑为混合性畸胎瘤。

该例术后化疗,半年复查 B 超未见复发。另有作者报道 1 例卵巢甲状腺型乳头状癌未见复发转移,表明组织学上的恶性变常与临床经过不一致,恶性卵巢甲状腺肿,特别是表现为乳头型癌时,大多数没有明显的侵袭性行为。

本病与卵巢畸胎瘤合并其他恶性肿瘤鉴别较为困难,但在良恶性肿瘤鉴别诊断方面还是有一些特征, Kido 等(1999)报道含脂肿瘤内若有实性成分,增强扫描明显强化,浸润邻近器官等,应考虑合并恶性肿瘤。最后确诊需手术病理证实。

第六节 左卵巢甲状腺肿(单胚层来源)

患者,女,44 岁。1 个月前体检 B 超示左附件区大小约 8.5 cm × 7.5 cm × 4.8 cm 的混合性包块,边界欠清。

手术所见:左侧卵巢囊性增大,呈分叶状,大小约 7 cm × 9 cm × 10 cm,包膜完整,刺破囊壁,见淡黄色液体流出。

病理检查:左卵巢囊肿切除标本,囊壁组织一堆,大小 8 cm × 5 cm × 2.5 cm,囊壁厚 0.1~0.3 cm,其中局部可见有咖啡色物附着;另见输卵管一段,长 8 cm,直径 0.5~0.8 cm,未见明显异常。病理诊断:左卵巢囊肿切除标本:左卵巢甲状腺肿(单胚层来源)。

影像资料见图 8-5-3。

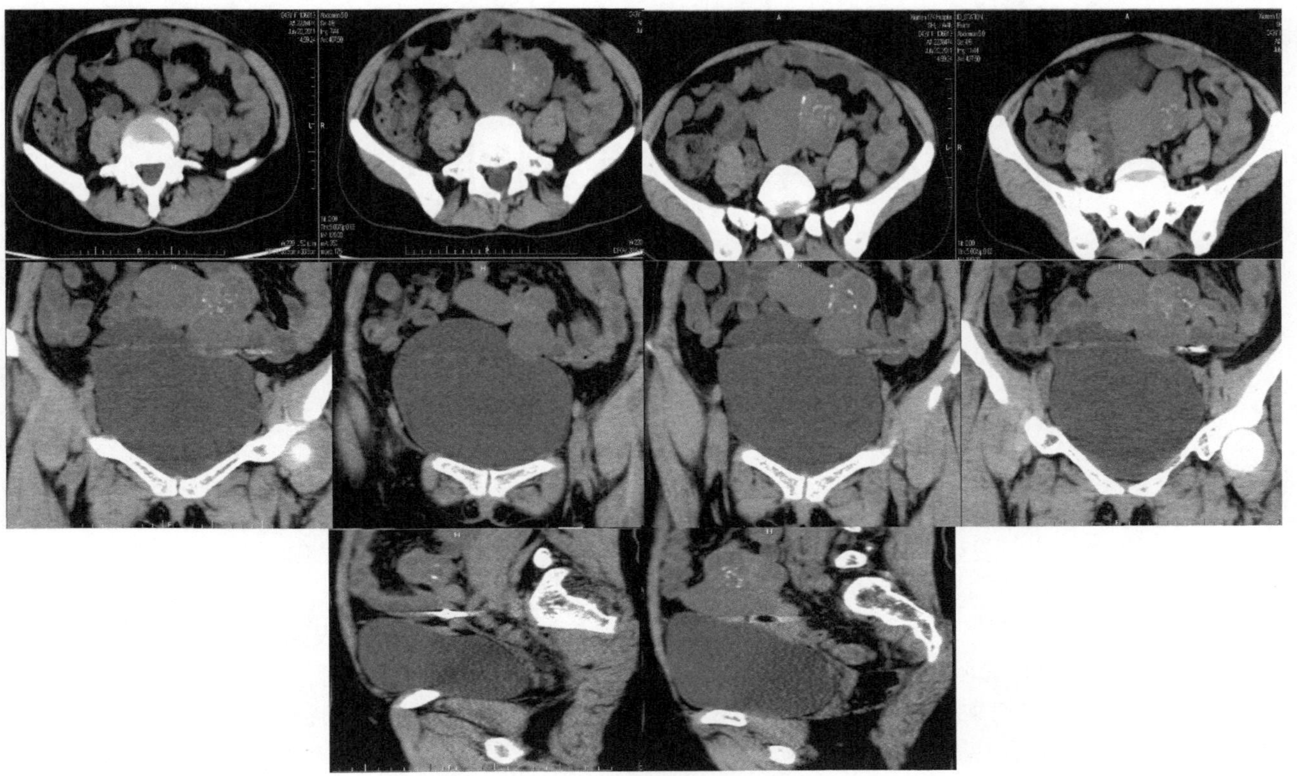

图 8-5-3　左卵巢甲状腺肿(单胚层来源)

第六章 卵巢囊性肿块

第一节 卵巢表皮样囊肿

表皮样囊肿属良性肿瘤,生长缓慢,多数无症状,临床常因肿瘤较大或发生蒂扭转致急腹症就诊,肿瘤直径多超过 5 cm。一组 2 例病灶直径均超过 10 cm。

1. 病理学 表皮样囊肿发生于卵巢极少见,易误诊为皮样囊肿,其组织来源有多种假说。表皮样囊肿镜下见囊内壁被覆厚薄不等的成熟鳞状上皮伴显著增厚的角质层,缺乏任何皮肤附属器或其他胚层组织,囊内充盈脱落的角质层;囊外壁为致密纤维组织。皮样囊肿囊壁内有生殖结节,囊壁被覆鳞状上皮、多伴有皮肤附属器,囊内充盈皮脂样物质及毛发等。两者有所不同。

2. 影像学研究 表皮样囊肿的典型 CT 表现为囊内液呈水样密度,边缘光整,囊壁薄而均匀。该组例 1 囊肿后下壁可见局限性增厚,且囊内见高密度结节,这在以往文献中未见提及。增强扫描发现囊壁强化,尤以局部增厚部分强化明显。另外,有作者报道囊壁上见短分隔,可能是表皮样囊肿的不典型表现。MRI 对显示表皮样囊肿内容物较 CT 更具优势:囊液内不定形团块状、云絮状或结节状角化物,在 T_2WI 上呈高、低混杂信号,T_2WI 呈等或稍高信号,增强扫描囊液及囊内容物无强化。囊内容物可附着于囊壁,与囊壁分界不清。正是由于这些角化物的存在,使得卵巢表皮样囊肿具有一定的 MRl 表现特点。

MRI 在妇科肿瘤的定位诊断上也具有明显的优越性,能清晰显示子宫、附件的解剖结构,了解肿块与周围毗邻器官的关系及有无粘连等,对指导手术有重要的临床意义。MRI 可作为表皮样囊肿的最优检查方法。

3. 鉴别诊断 卵巢表皮样囊肿需与以下囊性病变鉴别。

(1)皮样囊肿:即囊性畸胎瘤,由于囊内含脂质成分,T_1WI 可见高信号,典型者见“浮球征”“脂液平面征”,另一个重要特征是含有牙齿、钙化和骨骼成分,鉴别不难。

(2)卵巢功能性囊肿:包括滤泡囊肿、黄体囊肿和黄素囊肿。囊肿常多发,直径小于 3 cm,囊壁薄,一般无分房结构,囊壁可强化,部分囊内可见新鲜或陈旧性出血。

(3)肠系膜囊肿:多发生于空回肠系膜根部,单囊,薄壁,可有分隔,囊内含浆液、黏液,偶有出血

(4)。卵巢囊腺瘤:大多呈单房,囊液信号均匀,部分囊腺瘤呈多房性,可见乳头状突起,囊壁较厚,可见钙化。

(5)卵巢巧克力囊肿:有痛经、月经不调病史,典型表现为卵巢含血液成分的囊性肿块,由于囊肿反复出血,在大的囊肿周围常伴多数小的囊肿,呈“卫星囊”样改变。

总之,卵巢表皮样囊肿影像学表现具有一定特征:囊肿较大(直径 >5 cm);囊壁可局部增厚并有强化;囊内含角化物。熟悉其影像学表现,有助于做出正确诊断。

第二节　误诊病例简介：左侧卵巢黏液型囊腺瘤与大量腹腔积液

患者，女，60 岁。因下腹痛伴腹胀 1 个月余入院。外院腹部 B 超示：大量腹腔积液。

影像资料见图 8-6-1。

病理检查：左侧附件，多房囊性肿物一个，大小约 23.5 cm × 16 cm × 4 cm，可见粘液及血性物质，腔内充满透明黏液样物。病理诊断：左侧卵巢黏液型囊腺瘤。

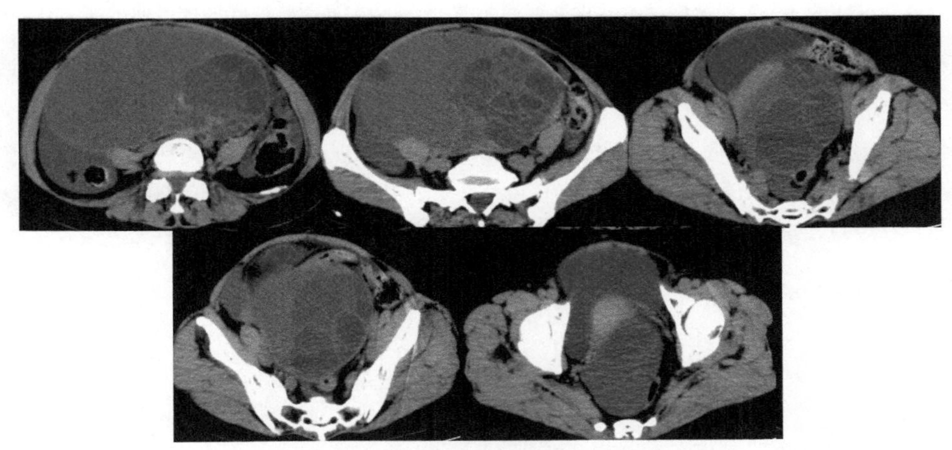

图 8-6-1　左侧卵巢黏液型囊腺瘤与大量腹腔积液

第三节　误诊病例简介：卵巢浆液性乳头状囊腺瘤与畸胎瘤

患者，女，77 岁。腹痛、腹胀 6 个月入院。查体：腹部压痛，未触及肝脾，可触及包块，腹水阳性。CT：腹盆腔内见一巨大囊实肿块影，以囊性为主，边界清楚，病灶内另见多个类圆形混杂密度影，边界尚清，最大者约 6.1 cm × 7.3 cm，CT 值 -4~82 HU，其内见小斑片状钙化灶，CT 值 109~124 HU，周围组织受推压。CT 诊断：腹盆腔巨大囊实肿块影性质待定，畸胎瘤？其他性质囊实性肿瘤？建议结合临床进一步检查。

病理检查：冰冻病理和常规病理：左侧附件：囊型肿物一个，大小 35 cm × 24 cm × 5 cm，肿物表面光滑，囊内含暗红色液体，囊壁厚 0.1~0.3 cm，囊内壁见散在暗红色斑块，并见结节一个，大小 7.5 cm × 5.5 cm × 5 cm，切面囊实性，含皮脂样物及灰褐色液体。冰冻病理诊断：左侧附件囊肿，考虑良性。常规病理诊断：左侧卵巢浆液性乳头状囊腺瘤，大小 35 cm × 24 cm × 5 cm，伴出血，局部呈交界性改变，大小 7.5 cm × 5.5 cm × 5 cm，输卵管未见特殊改变。注：肿瘤中含少量黏液性上皮成分。

误诊病例回顾分析：该病变体积巨大，难以辨别其来源，但腹盆腔巨大包块，常来源于女性附件，这是随时都应想到的；病灶内小钙化灶，但不多，支持倾向于畸胎瘤诊断，但支持力度不大；病变内含皮脂样物，支持畸胎瘤诊断，但支持力度仍不大；病理检查见病变内出血不少，加上含皮脂样物，导致影像上的混杂密度表现，促进误诊。

第四节　左卵巢黏液浆液性混合性囊腺瘤，高级别子宫内膜样腺癌伴出血坏死

患者，女，57 岁。双下肢水肿 2 周，体检发现盆腔包块 2 d 入院。体征：腹膨隆，下腹部触及大小约 16 cm × 20 cm

包块,张力大,占据全部盆腔,轻压痛。

影像资料见图 8-6-2。

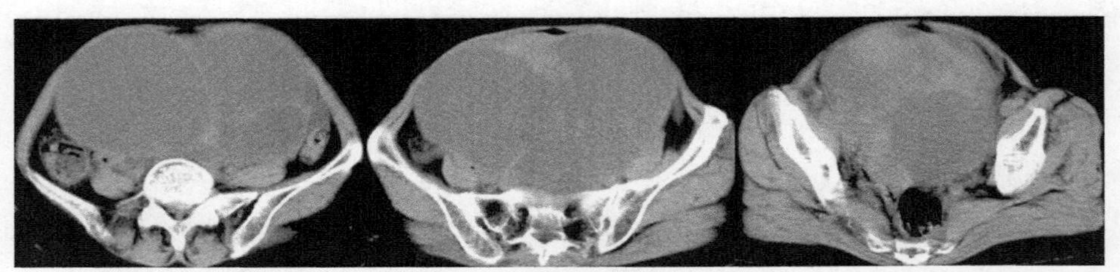

图 8-6-2 左卵巢黏液浆液性混合囊腺瘤,高级别子宫内膜样腺癌伴出血坏死

手术所见:术中所见盆腹腔严重粘连,血性腹水量约 500 ml,大网膜粘于盆腔,表面污浊,肝、胆、脾、胃、肠表面未触及结节,网膜肠管粘于盆腔膀胱、宫底及子宫后壁,腹壁、肠管、网膜及盆腔散在褐色絮状组织,盆腔固定一肿块,直径约 15 cm,粘于子宫后壁、乙状结肠、直肠及盆底,探查肿块来源于左侧卵巢,分离粘连后探查腹膜后无明显肿块,子宫大小尚正常,右侧卵巢已萎缩,右侧输卵管无明显异常,直肠窝封闭。病理诊断:(左卵巢)高级别子宫内膜样腺癌伴出血坏死;(左卵巢)子宫内膜异位症;(左卵巢)黏液-浆液性混合性囊腺瘤,其中部分为浆液性交界性囊腺瘤。

第五节 卵巢囊腺癌

卵巢浆液性囊腺癌是上皮起源最常见的卵巢恶性肿瘤。

肿瘤可能巨大,常呈多房状囊性肿块,其内含有多个发自囊壁和间隔的乳头状突起,间隔和囊壁可增厚超过 2 mm。囊腔内可见固体物质回声。腹水常见。

多普勒超声能发现恶性肿瘤的动静脉短路和舒张期血流增加(RI<0.4),从而对诊断有所裨益。阻抗系数(RI)等于收缩期最大流速减去舒张末期流速再除以收缩期最大流速。

第六节 误诊病例简介:卵巢浆液性囊腺瘤与单纯囊肿

患者,女,25 岁。因腹部闷痛约 10 年入院。入院诊断:腹腔肿物;呆小症;肝内多发血管瘤。

MRI 诊断:左中腹占位,考虑良性病变,单纯囊肿?淋巴管囊肿?请结合临床。肝内多发血管瘤,腹腔及右侧胸腔少量积液(图 8-6-3)。

手术所见:无腹水,腹腔肿瘤大小约 6 cm× 8 cm× 10 cm,包膜完整,边界清楚,带蒂,表面与周围肠管无明显粘连明显。肝胆脾、胰、十二指肠、空肠、回肠均未见异常。

病理检查:腹腔肿瘤切除标本,紫褐色囊性肿物一块,大小 13 cm×10 cm×7.5 cm,切面呈囊性,囊内充满淡黄色清亮液体,囊内壁粗糙,壁厚 0.1~0.3 cm。病理诊断:腹腔肿瘤切除标本:初步考虑浆液性囊腺瘤,小灶区呈交界性(询问手术医生及病理科,称肿块来源于卵巢)。

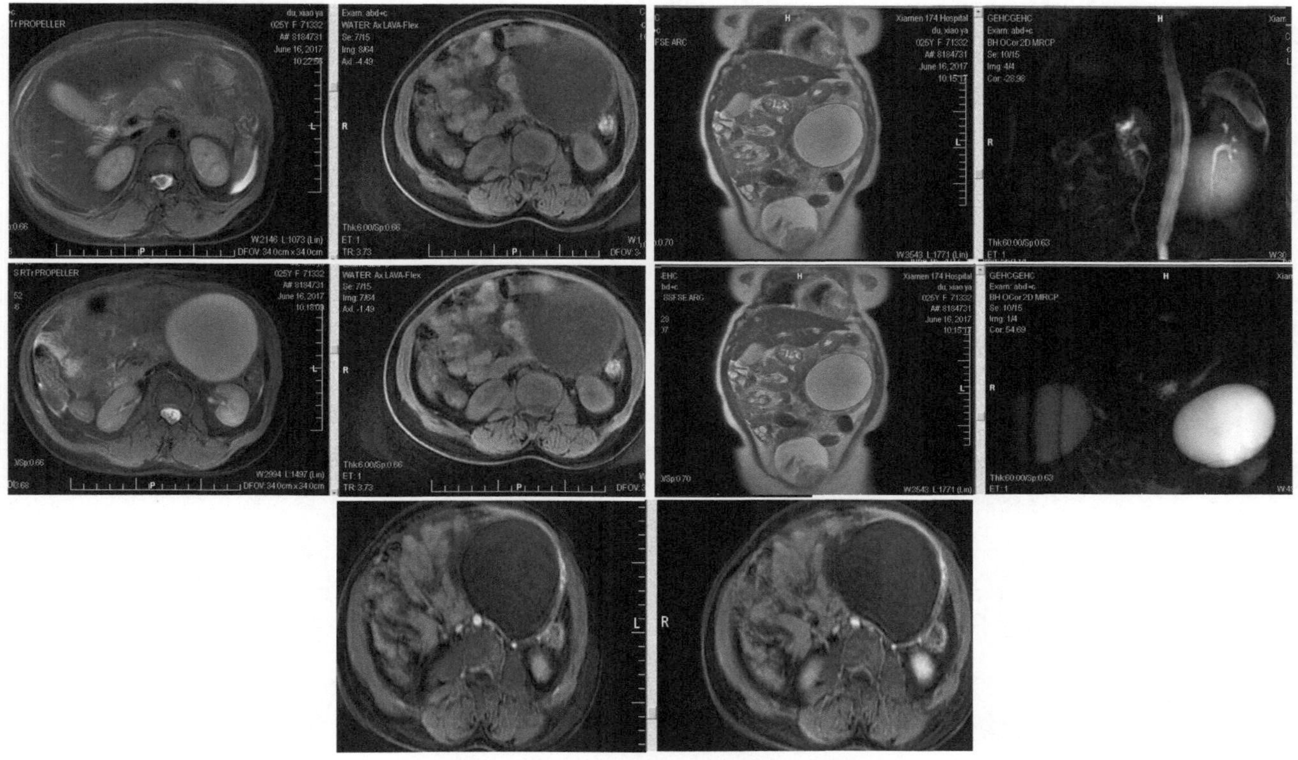

图 8-6-3　卵巢浆液性囊腺瘤与单纯囊肿

第七节　卵巢交界性浆液性乳头状囊腺瘤，局部恶变为乳头状囊腺癌，低级别

患者，女，50 岁。缘于 2 个月前无明显诱因触及下腹部肿块，近 1 个月来，腹部肿块逐渐增大，伴胀痛，遂于昨日就诊外院，查彩超提示"盆腔内囊性畸胎瘤"。实验室检查：CA125 为 46 U/ ml，CA199 为 126 U/ ml。

影像资料见图 8-6-4。

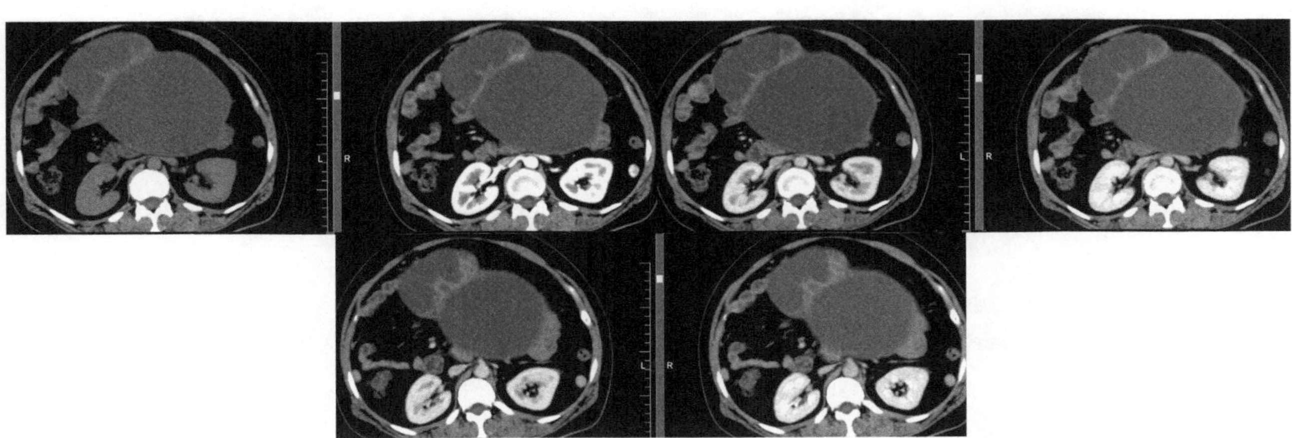

图 8-6-4　卵巢交界性浆液性乳头状囊腺瘤，局部恶变为乳头状囊腺癌，低级别

病理检查：左侧附件切除标本：囊性肿物一个，大小 22 cm × 18 cm × 3 cm，内容物已流失，表面见一隆起肿物，大小 12.5 cm × 11 cm，肿物切面灰褐、质中，呈多囊性，壁厚 0.2~2.5 cm，囊内壁部分呈灰褐色。输卵管长 7.5 cm，直径

0.5 cm，伞端开放。常规病理诊断：左侧附件切除标本，交界性浆液性乳头状囊腺瘤，可能有局部恶变，待免疫组化进一步确诊。左侧输卵管慢性炎，管壁纤维组织增生。注：经广泛取材，见肿瘤中有坏死区，局部细胞增生活跃，可疑有间质浸润，考虑有局部恶变，待免疫组化协助辨认。

免疫组化检测：阳性，CK7（+++），Ki-67（+，局部约80%）；阴性，CA125，Ⅳ型胶原。免疫组化诊断：左侧附件切除标本，交界性浆液性乳头状囊腺瘤，局部恶变为乳头状囊腺癌，低级别。注：肿瘤中局部乳头分枝及细胞层次增多，细胞增殖活性增高，微小间质浸润，并有灶性坏死，符合局部早期癌变。上述病灶呈散在性分布。其他情况参见常规组织学报告。

第八节　卵巢成熟囊性畸胎瘤

囊性畸胎瘤占卵巢肿瘤的 10%~15%，其中 10%~15% 为双侧性。因以外胚层成分为主，所以均为良性，并称之为皮样囊肿。

超声表现变化很大，可为囊性肿块伴有附壁结节。皮样囊肿通常包含有毛发、牙齿或脂肪。CT 通常表现为低密度。MRI 上脂肪和皮脂成分在所有脉冲序列上与皮下脂肪信号相似。脂肪抑制成像能够确定脂肪性质并与血肿鉴别。

应牢记，皮样囊肿在超声图像上可出现与肠道气体一样的声影而难以诊断。

有关内容请详见本书 本卷 本篇第五章 卵巢畸胎瘤。

第九节　误诊病例简介：左侧卵巢浆液性乳头状囊腺瘤与畸胎瘤

患者，女，77 岁。腹痛腹胀 6 个月入院。体征：腹部压痛，未触及肝脾，可触及包块，腹水阳性。

CT 拟诊：腹盆腔内巨大囊实肿块影，性质？畸胎瘤？其他性质囊实性肿瘤（图 8-6-5）。

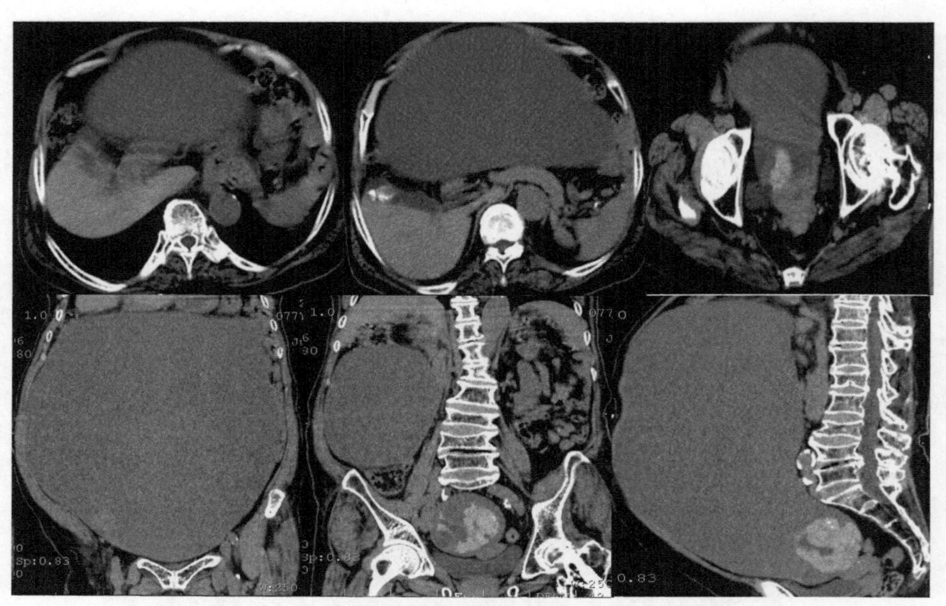

图 8-6-5　左侧卵巢浆液性乳头状囊腺瘤与畸胎瘤

手术所见：盆腔未见明显粘连，无腹水，切口下见一巨大囊肿，边界清楚，包膜完整，与周围组织未见粘连，囊肿下极位于盆腔，上极至剑突，双极均达腹侧壁。探查囊肿来源于左侧卵巢，切除囊肿后探查子宫已萎缩，右侧附件未见明显异常，直肠窝无异常。

病理检查：左侧附件切除标本，囊型肿物一个，大小 35 cm × 24 cm × 5 cm，肿物表面光滑，囊内含暗红色液体，壁厚 0.1~0.3 cm，囊内壁见散在暗红色斑块，并见结节一个，大小 7.5 cm × 5.5 cm × 5 cm，切面囊实性，含皮脂样物及灰褐色液体。病理诊断：左侧附件切除标本，左侧卵巢浆液性乳头状囊腺瘤，大小 35 cm × 24 cm × 5 cm，伴出血，局部呈交界性改变，大小 7.5 cm × 5.5 cm × 5 cm，输卵管未见特殊改变。注：肿瘤中含少量黏液性上皮成分。

第十节　右侧卵巢黄体出血囊性变，左侧卵巢良性囊肿伴蒂扭转及出血

患者，女，46 岁。

手术病理诊断：右侧卵巢肿物为黄体出血囊性变，左侧卵巢良性囊肿伴蒂扭转及出血。

影像资料见图 8-6-6。

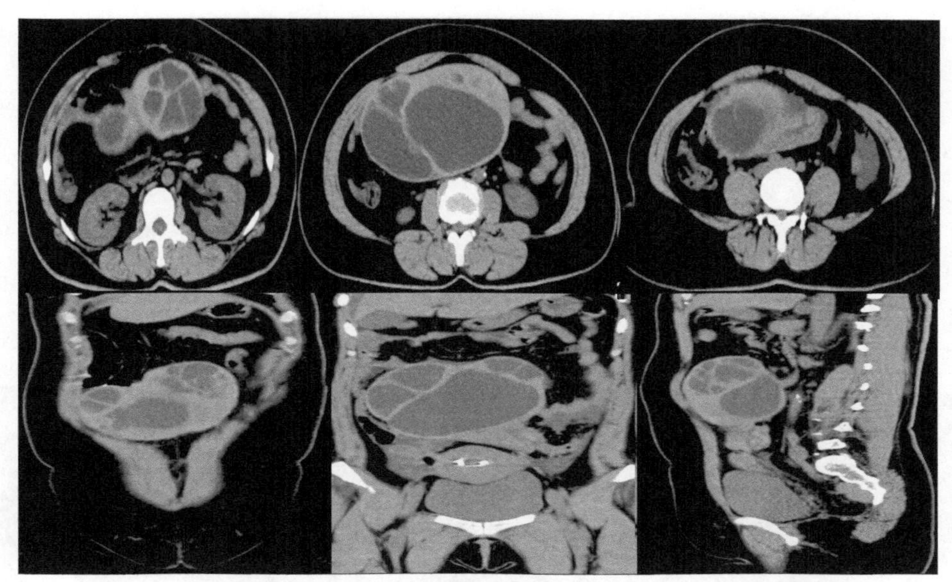

图 8-6-6　右侧卵巢黄体出血囊性变，左侧卵巢良性囊肿伴蒂扭转及出血

第十一节　卵巢巨大交界性黏液性乳头状囊腺瘤

卵巢囊腺瘤是卵巢常见的上皮性良性肿瘤，以浆液性囊腺瘤及黏液性囊腺瘤较常见，一例患者病变如此巨大（27 cm × 27 cm × 18 cm），实属少见。

（1）病理学：浆液性囊腺瘤常见于 30~40 岁，占全部卵巢肿瘤 25% 左右，肿瘤大小不一，表面光滑，多为单侧，也可有双侧性，囊内充满淡黄色透明液体；单纯型多为单房，囊壁光滑，乳头型多为多房，囊壁内可见乳头，偶尔也可见向囊外生长，前者恶性率为 35%，后者为 50%。

（2）影像学研究：典型的浆液性囊腺瘤一般体积较大，直径可达 10 cm 左右，壁薄且均匀一致，囊内液体 CT 值近于水，且单房多见，部分可见细条样间隔，乳头状软组织突起或厚壁表现不多见。

而黏液性囊腺瘤一般较浆液性囊腺瘤更大，直径常大于 10 cm，多房多见，囊内液体黏稠，间隔较厚，CT 值一般高于水，而低于软组织密度，囊壁也较薄，但不均匀，囊内常见由多个细条样、飘带样间隔所形成的多个小囊，壁上软组织乳头状突起较浆液性少见；一例患者 CT 扫描并未发现囊壁上乳头影，但术后病理镜下囊内表面见微乳头，可能是因为乳头太小，且囊壁张力大，以致 CT 扫描难以显示。在日后工作中若发现此类病变，必要时应行 CT 薄层扫描，以提高微小细节的显示率，提高诊断准确率。

对于囊腺瘤的诊断，首先是定位问题，有人认为，先要有临床妇科疾病的病史、症状，然后影像学上呈囊性的瘤体根基要起始于盆腔、大部分瘤体位

于盆腔内,再仔细分析病灶的形态、大小、密度、边缘、周围邻近关系及增强。

(3)定性诊断:根据病灶的好发部位,囊腺瘤的特点,综合分析、考虑此病诊断。

该例患者病变巨大,给定位带来一定难度,需要与腹腔肠系膜囊肿及腹膜囊肿等囊性病变鉴别。

第十二节 交界性浆液性乳头状囊腺瘤局部恶变

患者,女,50岁。因发现下腹部肿块1个月入院。缘于1个月前无明显诱因触及下腹部肿块,近来,腹部肿块逐渐增大,伴胀痛,遂于昨日就诊外院,查彩超提示"盆腔内囊性畸胎瘤",检验:CA125为46U/ml,CA199为126U/ml。

影像资料见图8-6-7。

病理检查:左侧附件标本,囊性肿物一个,大小22 cm × 18 cm × 3 cm,内容物已流失,表面见一隆起肿物,大小12.5 cm × 11 cm,肿物切面灰褐、质中,呈多囊性,壁厚0.2~2.5 cm,囊内壁部分呈灰褐色。输卵管长7.5 cm,直径0.5 cm,伞端开放。常规病理诊断:左侧附件标本,交界性浆液性乳头状囊腺瘤,可能有局部恶变,待免疫组化进一步确诊。左侧输卵管慢性炎,管壁纤维组织增生。注:经广泛取材,见肿瘤中有坏死区,局部细胞增生活跃,可疑有间质浸润,考虑有局部恶变,待免疫组化协助辨认。

免疫组化检测:阳性,CK7(+++),Ki67(+,局部约80%);阴性,CA125,Ⅳ型胶原。免疫组化诊断:左侧附件标本:交界性浆液性乳头状囊腺瘤,局部恶变为乳头状囊腺癌,低级别。注:肿瘤中局部乳头分枝及细胞层次增多,细胞增殖活性增高,微小间质浸润,并有灶性坏死,符合局部早期癌变。上述病灶呈散在性分布。其他情况参见常规组织学报告。

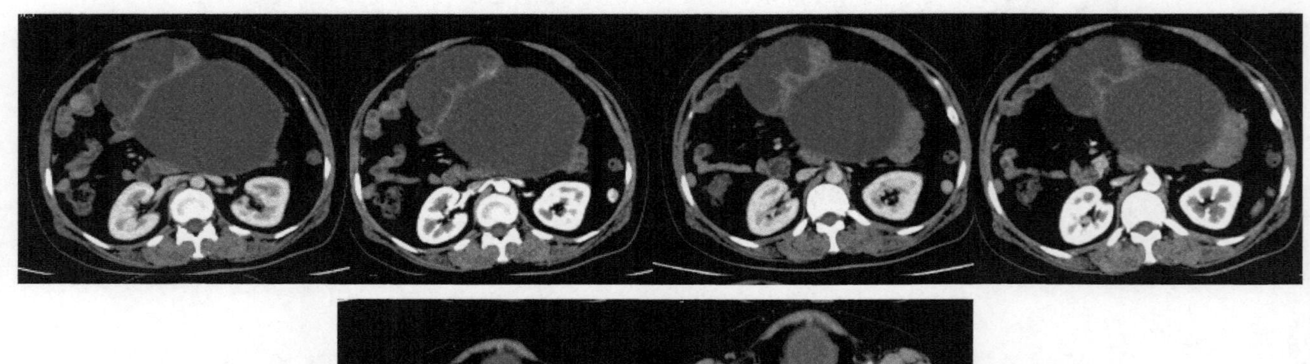

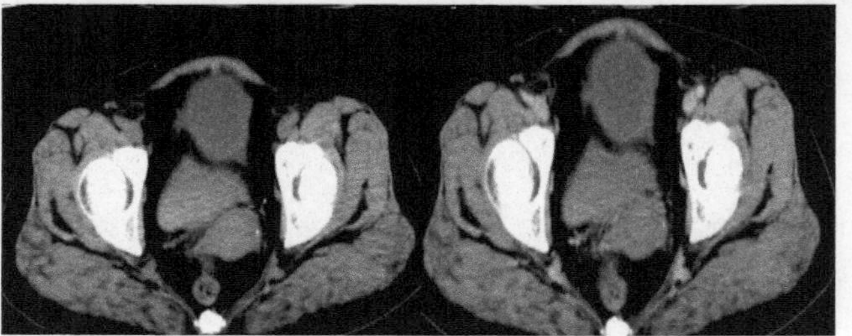

图8-6-7 交界性浆液性乳头状囊腺瘤局部恶变

第十三节 右侧卵巢子宫内膜异位囊肿

患者,女,37岁。痛经20多年,发现盆腔包块1年余入院。

病理检查:冰冻病理:右侧卵巢囊肿剥除标本:囊性肿物一个,大小3 cm × 3 cm × 1 cm,囊内含暗褐色液体,囊内壁光滑,壁厚0.1 cm。冰冻病理诊断:右侧卵巢囊肿剥除标本,良性囊肿,待做常规石蜡切片进一步明确囊肿类型。常规病理诊断:右侧卵巢囊肿剥除标本:子宫内膜异位囊肿。

影像资料见图8-6-8.。

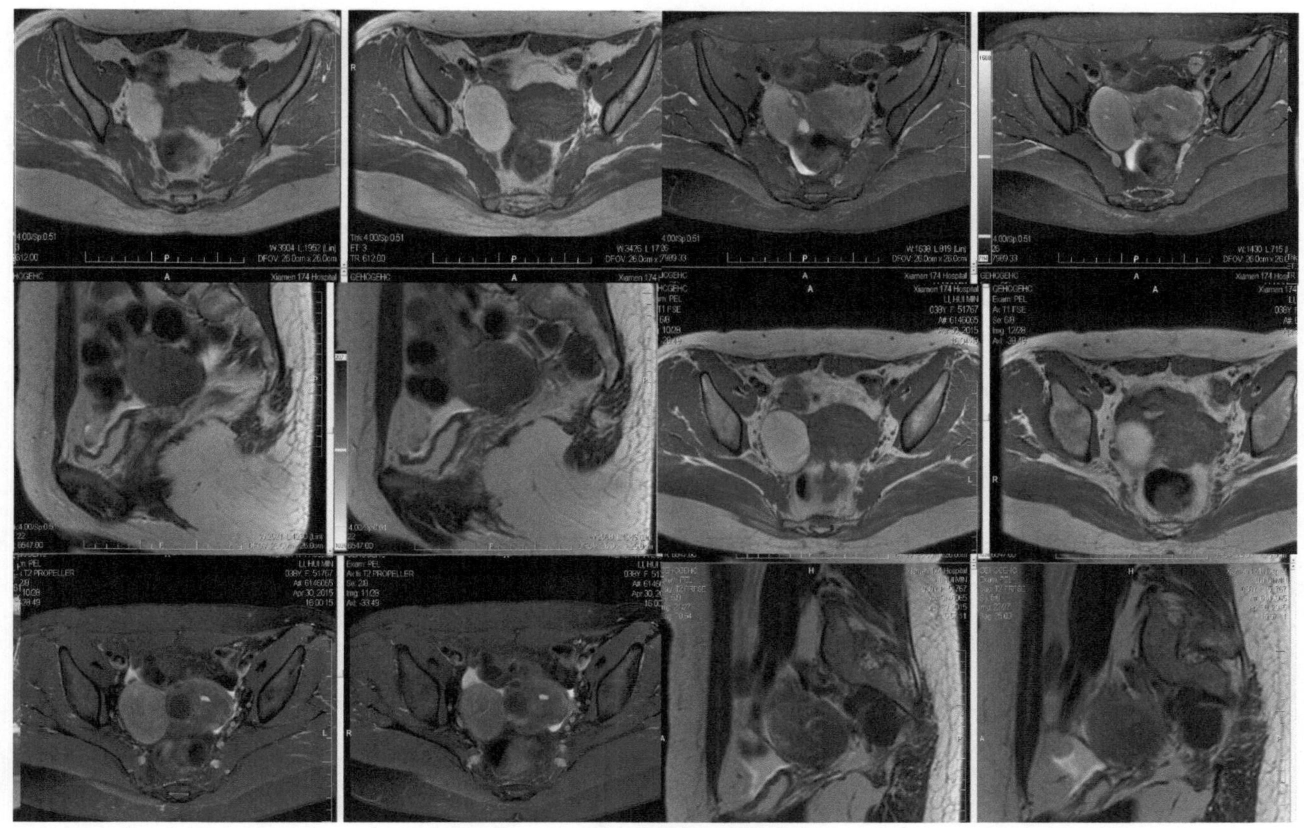

图 8-6-8 右侧卵巢子宫内膜异位囊肿

第十四节 囊性肿瘤的一些误诊

（1）卵巢囊腺纤维瘤：卵巢囊腺纤维瘤和腺纤维瘤均来源于生发上皮的内陷，其间质则来源于卵巢的白膜或卵巢皮质的间质。由于囊腺纤维瘤所被覆的上皮有时像浆液性、黏液性或是内膜样，故非常容易与卵巢生发上皮来源的其他囊性肿瘤混淆。过去，有的作者错将囊腺纤维瘤与浆液性囊腺瘤放在一起，未行单独分类，亦是该肿瘤少见的原因之一，故文献报道亦不多。

有作者报道在灰阶超声图像基础上联合彩色多普勒分析，发现多数卵巢囊腺纤维瘤和腺纤维瘤虽有囊内乳头或肿瘤呈囊实性，但其乳头或实性区常常不易检测到血流，或者在肿瘤实性区仅见到星点状血流，且阻力指数一般大于 0.50。而交界性上皮性肿瘤或者癌性肿瘤则乳头实性区多血流信号丰富，并且因为肿瘤新生血管缺乏中层组织，血流多低阻（RI<0.5）。

该例回顾分析 MRI 表现发现，囊性肿瘤内见乳头样突起，信号在 T_1WI 上为低信号，在 T_2WI 上边缘为低信号、中心区为略高信号，提示有大量纤维成分，不同于囊腺瘤及囊腺癌的影像表现，在诊断上有一定意义。

（2）卵巢囊肿内的假碎屑：偶尔超声检查可在卵巢囊肿内发现低回声灶，虽它可类似腔内的碎屑或出血，但常可为一伪影，或是层厚所致，或是侧叶伪影引起。不同切面超声检查可帮助澄清这些混淆。

（3）卵巢冠囊肿：卵巢冠囊肿位于输卵管系膜和卵巢门之间，由中肾管退化残留组织发育而成。卵巢冠囊肿大小不一，其直径为 2~8 cm。多为单房圆形或椭圆形，边缘光滑，为水样密度。卵巢冠囊肿多与卵巢相邻或分离，可见正常卵巢与其同存。临床意义在于，影像学的正确诊断，可避免对年轻女性的正常卵巢的错误切除。有作者报告，在有的病人，卵巢被切除了，发现是正常的，而卵巢冠囊肿在卵巢的旁边。

第十五节 左侧卵巢子宫内膜异位囊肿

患者,女,32岁。

术后病理诊断:左侧卵巢切除标本,子宫内膜异位囊肿。

影像资料见图 8-6-9。

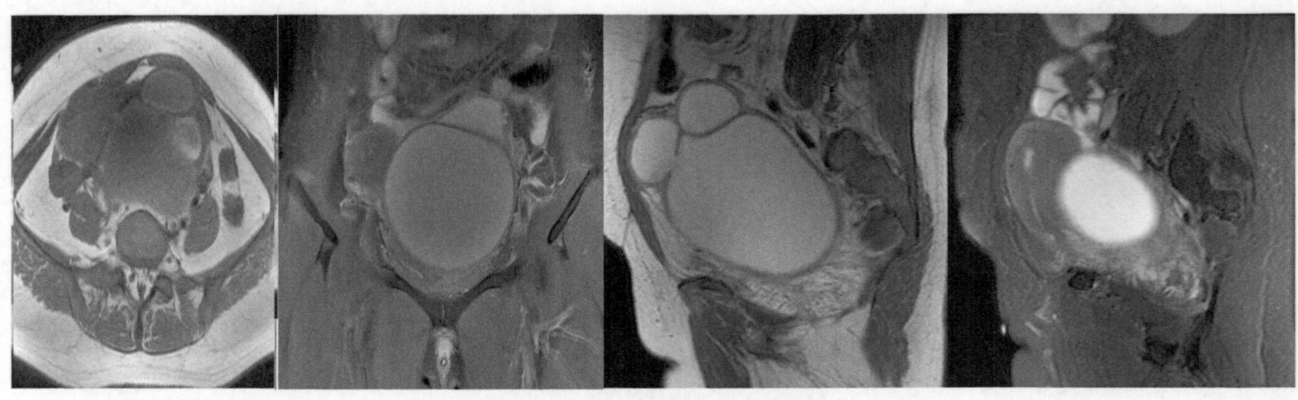

图 8-6-9 左侧卵巢子宫内膜异位囊肿

第七章　卵巢性索间质肿瘤

第一节　卵巢性索间质肿瘤

卵巢性索间质肿瘤来源于原始性腺中的性索及间质组织，是一组有性激素分泌功能的卵巢肿瘤，比较少见，占卵巢肿瘤的 8% 左右，影像学上易与其他卵巢肿瘤尤其是原发上皮性肿瘤相混淆。

原始性索包括卵巢的颗粒细胞、睾丸的支持细胞即 Sertoli 细胞，间质细胞包括成纤维细胞、卵泡膜细胞和睾丸间质细胞即 Leyding 细胞。卵巢性索间质肿瘤可有上述细胞单独形成或不同细胞以不同的组合形成。

1. 纤维 - 卵泡膜细胞瘤和卵泡膜细胞瘤　病理检查光镜下根据卵泡膜细胞与成纤维细胞及纤维的多少，将其分别命名为卵泡膜细胞瘤、纤维 - 卵泡膜细胞瘤及纤维瘤。绝大部分为良性，恶性罕见。绝经前后妇女均可发生。肿瘤大部分为实性，切面质地较细，间以白色质韧的纤维条纹或漩涡，常有灶性或大片水肿，有时可见大小不等的囊性变。该肿瘤常合并腹水，检出率 30%~86%，偶尔合并出现胸、腹水，称为麦格综合征。富含脂质的卵泡膜细胞瘤可分泌雌激素，同时实验室检查部分病例，尤其是较大并伴有大量腹水的肿瘤易出现 CA125 升高。

纤维 - 卵泡膜细胞瘤和卵泡膜细胞瘤 CT 表现具有以下特点：①多为单侧附件区中等大小的肿块；②肿瘤呈圆形或椭圆形，一组占 62.5%（10/16），多分叶和（或）不规则形占 37.5%（6/16）；③肿瘤为实性占 81.3%（13/16），囊性占 12.5%（2/16）、囊实性占 6.2%（1/16），这与上皮类肿瘤以囊实性为主明显不同；④ CT 平扫实性肿瘤或囊实性肿瘤内，实性部分密度与子宫对比呈等密度，增强后无强化或仅轻度强化，这是由于肿瘤缺乏动脉血管所致，与明显强化的子宫肌层形成鲜明对比；⑤实性肿瘤密度均匀或欠均匀，欠均匀区呈浅淡的片状或条状低密度改变，是肿瘤的水肿、变性区；囊性或囊实性肿瘤中，囊、实部分边界清楚，完全囊性者可见壁结节；⑥虽然肿瘤可伴有腹水（7/15），但患者一般状况良好。

两者影像学表现类似，卵巢卵泡膜细胞瘤更容易出血、坏死，纤维 - 卵泡膜细胞瘤钙化相对较多，而且肿瘤内含卵泡膜细胞越多肿瘤强化越明显，但确诊仍需依赖病理诊断。该组中有 1 例纤维 - 卵泡膜细胞瘤增强后肿瘤边缘可见较多的细小血管影，但肿瘤实质为部分轻度强化。肿瘤内见明显血管影而肿瘤实质强化不明显，分析其原因可能是因为肿瘤较大、需要更多血管提供营养，而肿瘤内部结构又较致密，携带对比剂的血液不能很快弥散所致。

2. 颗粒细胞瘤　颗粒细胞瘤是一种卵巢性索间质组织来源并具有内分泌功能的低度恶性肿瘤，当卵巢性索间质肿瘤向女性细胞化生为卵巢的颗粒细胞时称为颗粒细胞瘤。可发生于任何年龄的女性，高峰发病年龄为 45~55 岁。此瘤最大的临床特点是能分泌性激素，包括大量的雌激素和少量孕激素、雄性激素。青春期前可出现性早熟；生育期妇女可表现为月经紊乱，而绝经期患者则通常表现为绝经后阴道流血。也可出现继发性闭经及多毛、血浆总睾酮水平上升等男性征表现。镜下肿瘤实质由不同比例的间质构成，大量网状纤维围绕着瘤细胞呈巢状分布。

颗粒细胞瘤主要可分为 2 种常见类型：多房囊性和囊实性。①多房囊性最常见，一组中占 60%（3/5），为特征性表现，类圆形或分叶状、囊大小不等，内可有出血灶，囊间分隔厚薄不一，无结节状或乳头状突起，囊多且小时肿瘤呈海绵状；②囊实性，仅次于多房囊性，该组占 20%（1/5）；囊性部分可为单囊或多囊，实性部分为低密度，增强后轻中度强化,少见类型有单房囊性和实性肿块,该组表现为实性的肿块1例,增强后肿瘤实质明显不均质强化。

3. 硬化性间质瘤　硬化性间质瘤是起源于性索间质的少见而又独特的良性肿瘤,占1.5%~7.0%,多发生于20~30岁的年轻妇女,通常单侧卵巢发病。肿瘤可有内分泌功能,引起雌激素、黄体酮及睾酮水平增高,常见临床表现为月经紊乱,部分患者可出现如多毛症等男性化表现。富有细胞区、致密胶原纤维组织及疏松水肿区等多种组织并存,致密纤维及疏松水肿区分隔富有细胞区所形成的结节或假小叶结构为硬化性间质瘤的病理特征。

硬化性间质瘤主要CT表现为实性或囊实性肿块,平扫表现为肿块密度不均,肿块边缘部分CT值与子宫相似,少数可伴有斑点状钙化,肿块内可见不规则低密度灶或囊变区,肿块多呈分叶状,边界清楚。

增强后表现为肿瘤边缘部分早期明显强化,延迟持续性显著强化,轻度向心性延迟强化。增强的特点与其病理结构相关,肿瘤周边富含纤维血管区域早期强化,内部致密纤维及富细胞区呈乳头状或绒毛状强化,疏松水肿区延迟有轻度强化。

该组仅收集到1例硬化性间质瘤,年龄较大,为59岁,临床表现为下腹部包块。CT表现为囊实性,增强扫描表现为实性部分早期明显强化,延迟持续显著强化。

4. 鉴别诊断　卵巢性索间质肿瘤CT表现具有一定特征,但仍需要与其他卵巢肿瘤尤其是上皮性肿瘤鉴别。

(1)卵巢囊腺癌:囊性为主的卵巢间质肿瘤以颗粒细胞瘤常见,需与卵巢囊腺癌鉴别,后者表现为附件区囊实性肿块,边界不甚清楚,其囊实性成分间的模糊分界与颗粒细胞瘤囊实性成分间清晰分界明显不同。囊壁及囊内分隔厚薄不均,并可见壁结节,而颗粒细胞瘤无囊壁结节。增强扫描卵巢囊腺癌囊壁、囊内分隔、壁结节均有强化,而颗粒细胞瘤仅表现为实质成分的无强化或轻度强化。

(2)以实性成分为主的卵巢癌:实性为主的卵巢性索间质肿瘤需与以实性成分为主的卵巢癌鉴别,后者多为双侧,形态多不规则,边界不清,增强扫描不均匀强化且强化明显。另外,以实性成分为主的卵巢癌在发现时肿块往往较小,腹水量大,仔细观察可有腹膜及腹腔脏器转移及淋巴结肿大。而性索间质类肿瘤多为较大肿块伴少量的腹水,肿块对周围脏器有压迫改变而无侵犯征象,且患者的一般状况良好。

总之,卵巢性索间质肿瘤具有相对特征的CT表现,仔细分析其CT征象并结合患者的临床表现有助于提高诊断准确率,最后确诊仍需组织病理学检查。

第二节　卵巢纤维瘤病例

患者,女,33岁。患者自月经初潮开始有痛经,以第1天为主,需口服止痛药缓解,周期规律,经期、经量正常,未予在意。3个月前在上海复旦大学附属妇产科医院造影提示:双侧输卵管通而极不畅;右侧输卵管伞端粘连明显。无午后低热、盗汗,无慢性下腹痛、肛门坠胀感,无尿频、尿急等不适;患者有生育要求,就诊于门诊,建议行宫腹腔镜检查,门诊遂拟“子宫内膜异位症?慢性输卵管炎?”收住入院。

病理检查:左侧卵巢赘生物切除标本,卵巢表面赘生物为灰白色组织一块,大小为1 cm×1 cm×0.4 cm,切面灰白、质韧。病理诊断:左侧卵巢赘生物切除标本,符合卵巢纤维瘤。

卵巢纤维瘤是一种起源于卵巢性索间质的良性肿瘤,发生率占所有卵巢肿瘤的2%~5%,本病临床并不少见,术前常被误诊为阔韧带肌瘤、卵巢恶性肿瘤或者不能确诊。此例为一漏诊病例。

影像资料见图8-7-1。

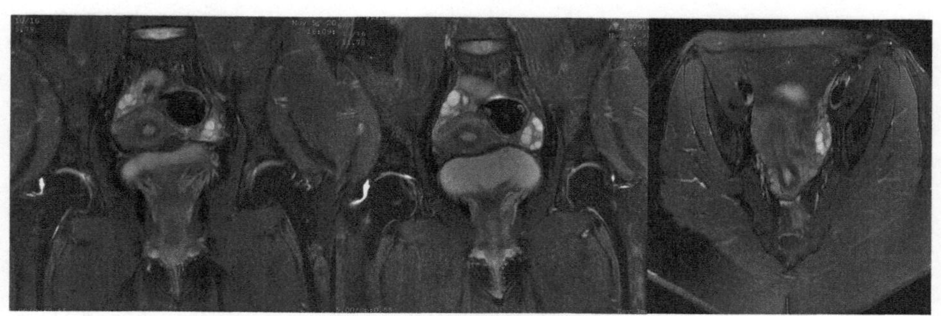

图 8-7-1 卵巢纤维瘤

第八章 卵巢其他肿块

第一节 卵巢纤维上皮瘤

卵巢纤维上皮瘤,即 Brenner 瘤,是一种不常见的卵巢肿瘤,主要起源于卵巢表面上皮。卵巢纤维上皮瘤由 McNaughton-Jones(1898)最早报道,Brenner(1907)报道 6 例,并将该肿瘤的组织像作了描述,直到 Mcyer(1932)才正式命名为 Brenner 瘤。本病占卵巢肿瘤的 1.5%~2.5%。其组织发生学一直有争议,现认为卵巢纤维上皮瘤起源于体腔上皮。

主要分为良性、交界性和恶性,绝大部分卵巢纤维上皮瘤为良性,少数为交界性或恶性,其中恶性卵巢纤维上皮瘤约占 4.1%。30% 的良性卵巢纤维上皮瘤并发其他肿瘤,通常是浆液性或黏液性的囊腺瘤或囊性畸胎瘤,通常发生于同侧卵巢。

1. 病理学 卵巢纤维上皮瘤大体所见多为肿瘤表面光滑或稍有凹凸不平,质硬,呈灰白色,多为实性。显微镜下其基本组织成分为上皮细胞巢和纤维组织,这些上皮巢与被覆于膀胱的移行上皮类似。良性卵巢纤维上皮瘤上皮巢孤立散在、大小悬殊、形态各异,分布在致密纤维间质中,无核分裂象。

增生性卵巢纤维上皮瘤细胞排列较紧密,出现少量融合巢,实性巢中常见小囊腔以及腺管状、筛孔状结构,核分裂象少见,无病理性核分裂象,巢间可见明显间质;有乳头形成,但边缘整齐,无间质浸润。

恶性卵巢纤维上皮瘤以致密的细胞巢结构为主,以大巢为主,并见大量融合细胞巢,巢中可见大小不等的空腔,腔内缘不规整,常有上皮巢呈乳头状突入。癌巢有大片异形腺管状和筛孔状结构,核分裂相及病理性核分裂相多见。卵巢纤维上皮瘤内可见因退行性变导致基质的广泛钙化。卵巢纤维上皮瘤的组织发生学一直有争议,现在人们认为卵巢纤维上皮瘤通过一种移行的化生过程起自体腔上皮。但关于卵巢纤维上皮瘤是卵巢的表面上皮分化成米勒管上皮发生而来,还是化生为泌尿上皮而来依然有分歧。

近年,有学者根据电镜下瘤细胞是有特征性的米勒型纤毛和鳞状上皮特有的桥粒张力微丝复合体,支持其向米勒管衍化方向分化的观点。

2. 临床表现 多发于 50 岁以下女性,临床症状隐匿,可因肿瘤体积大或扭转引起腹胀和腹痛。卵巢纤维上皮瘤多为单侧,5%~7% 发生在双侧。另外,卵巢外卵巢纤维上皮瘤更罕见,国内外仅有 9 例(女 6 例,男 3 例)文献报道。卵巢外卵巢纤维上皮瘤发生的部位包括阔韧带、子宫、阴道、睾丸、附睾及腹膜后。

卵巢纤维上皮瘤可发生于任何年龄,平均年龄 45~50 岁。恶性卵巢纤维上皮瘤比良性者发病年龄大约晚 10 年,平均 60.3 岁。肿瘤大小的变异很大,大多数直径小于 5 cm。

大多数卵巢纤维上皮瘤无症状,多为无意中发现,异常的子宫出血是最常见的症状,还可有非特异性的疼痛、血激素测定雌激素升高。该瘤的另一特点是腹水。卵巢良性肿瘤伴胸和(或)腹水者称为麦格(Meigs)综合征,卵巢纤维上皮瘤是合并麦格综合征常见肿瘤之一。

由于卵巢纤维上皮瘤发病率低,临床报道多为个案,没有统一的治疗方案,加上化疗方案不规范,因而无法真实评估疗效及预后。总的来说,良性卵巢纤维上皮瘤经手术切除后,预后较好。增生性卵巢纤维上皮瘤具有一定的恶性倾向,然而,是否需要预防性化疗,意见有分歧。恶性卵巢纤维上皮瘤预后很差,文献报道多数于 2 年内死亡。

3. 影像学研究 有关卵巢纤维上皮瘤的影像学报道极少,国内外最大的一组仅 6 例,其余多为个案报道。卵巢纤维上皮瘤的超声表现可分为2类:一为瘤体前部呈强回声肿块,后部有明显的回声衰减,呈浓黑的声影,内部回声不能显示,即呈“蛋壳征”,部分边界清晰,部分边界不清;二为肿块呈不均匀低回声或部分呈低回声,强回声不明显,声影不明显,边界清晰。超声对良、恶性卵巢纤维上皮瘤的鉴别无特异性。

卵巢纤维上皮瘤在CT和MRI上表现为单侧或双侧、边界清楚、无实性成分的多房性囊性肿块或主要为实性成分的肿块,后者不常见。多伴钙化及囊变,边缘清楚,呈长T_1、短T_2信号,轻中度不均匀强化。

CT上见较多钙化。交界性或恶性主要表现为囊实性,可有壁结节。CT上见较多钙化时,应考虑到卵巢纤维上皮瘤的诊断。

实性部分T_1WI、T_2WI表现为低信号,囊性部分为水样信号。因此卵巢内实性病变,T_2WI上为明显低信号或等信号,在T_2WI,致密的纤维基质的信号与纤维瘤的低信号类似。实性成分内广泛的多形性钙化是卵巢纤维上皮瘤典型的表现。增强扫描呈轻度到中度强化。

4. 鉴别诊断 鉴别诊断应包括伴或不伴钙化的卵巢实性肿块,如良性畸胎瘤、纤维瘤、卵巢转移瘤和原发性淋巴瘤,有时候伴或不伴钙化的子宫浆膜下带蒂的平滑肌瘤也应包括在鉴别诊断中。

(1)良性畸胎瘤:其内通常包含脂肪成分,典型病变内出现含牙的钙化。

(2)卵巢纤维瘤:卵巢纤维瘤一般信号均匀,增强后轻度强化或几乎不强化,钙化及液化、坏死较少。在T_2WI上,卵巢纤维上皮瘤内致密的纤维基质的信号与纤维瘤的低信号类似,MRI上鉴别较困难。

(3)卵巢泡膜细胞瘤:MRI为单侧较大圆形、卵圆形、边缘清晰的肿块,肿块多为实性,少数为囊实性,T_2WI呈等信号或稍高信号,增强扫描多为轻度不均匀强化。

(4)卵巢畸胎瘤:常伴有钙化,其瘤体内常可显示出其他多种成分的特殊征象,如脂肪成分,MRI上较容易鉴别。

(5)卵巢囊腺癌:单侧或双侧,大小不等,壁厚薄不均,瘤内实质性成分及乳头状结节较多,T_2WI为混杂高信号,增强后不均匀强化。

(6)卵巢转移瘤(库肯勃瘤):一般为双侧发生,且多有原发恶性肿瘤史。

(7)原发淋巴瘤:不常见,表现为非特异性肿块,通常为双侧,但无钙化。平滑肌瘤:平滑肌瘤的营养不良性钙化通常表现为点状且有曲线样边界,也可以呈漩涡状或螺纹状。

第二节 左卵巢浆液性囊腺瘤及滤泡囊肿

患者,女,49岁。因体检发现盆腔占位1个月入院。

CT诊断:盆腔及下腹部巨大囊实性肿块,性质待定:卵巢囊腺癌?卵巢囊腺瘤?子宫肌瘤伴囊变?(图8-8-1)

手术所见:子宫如孕3个月大,表面凹凸不平,多个肌瘤样结节突起,最大位于宫底约10 cm× 10 cm×10 cm,质软,左侧卵巢囊肿约15 cm×15 cm×10 cm,表面光滑,未见乳头。

病理诊断:左卵巢浆液性囊腺瘤及滤泡囊肿。子宫平滑肌瘤(2枚)。增生期子宫内膜。

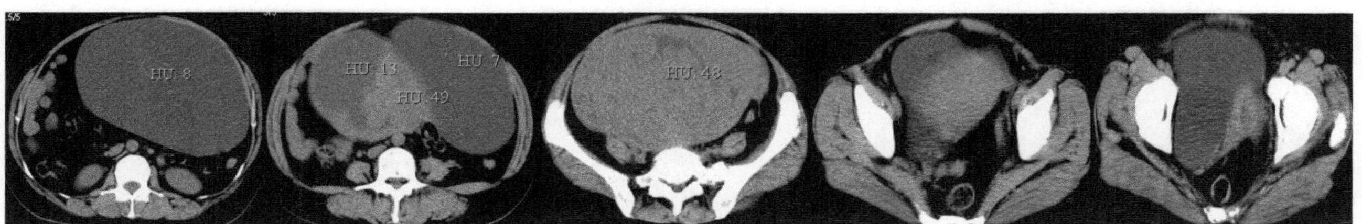

图8-8-1 左卵巢浆液性囊腺瘤及滤泡囊肿

第三节 卵巢非特异性类固醇细胞瘤

非特异性类固醇细胞瘤是一种极少见的肿瘤。CT 平扫病灶呈较低密度影,近似于水, CT 值为 15~25 HU,与该肿瘤细胞胞质内富含脂质有关。增强扫描见病灶明显强化,表明肿瘤内富含毛细血管网和血窦结构。本病主要与畸胎瘤未见高密度钙化或骨化的肿瘤鉴别:前者病史有男性化体征, CT 平扫似水样密度,边界不清,增强明显强化;后者肿瘤内仅见低密度的脂肪和中等密度的软组织,瘤内可见到上方为脂肪下方为液体所形成的脂 - 液平面,脂 - 液平面可随体位变动而改变。总之,单侧发生的低密度肿瘤,CT 平扫似水密度,边界不能分辨,增强扫描呈明显强化,且边缘清楚,患者为育龄期妇女,有男性化体征者应考虑本病的可能。

第四节 卵巢肿块的一些诊断陷阱

(1)卵巢包块与子宫:超声检查时,卵巢包块可佯似一扩大的子宫。经盆腔超声纵切,子宫底呈膨隆状轮廓,在中线扫描所见结构似乎都是子宫的一部分,而在中线偏左发现子宫腔内膜回声,提示真正子宫所在,启示卵巢包块可推移子宫,使宫底偏于一侧,从而伪似子宫肌瘤的表现。

(2)良性感染性包块类似卵巢新生物:盆腔良性感染性包块(子宫内膜瘤等)超声检查可误诊为卵巢新生物,如临床症状不典型,有时只有靠腹腔镜来区别良性包块与新生物。

(3)肠道食物伪影酷似卵巢新生物:盆腔内大多数异物容易认识,直肠的坐药可相对地不透 X 线,可引起混淆, X 线检查的对比剂、涂料碎片和其他咽下的物质通常散布于整个肠道,不难识别,但当其偶然只限局于盆腔时则可引起混淆。

在美国有数百万健康的食物狂热者, Schabel & Rogers(1978)报告一年轻健康的食物狂热者,盆腔发现细微的点状钙化,类似卵巢肿瘤,后来证明系咽下的骨粉所致。反复 X 线照片随访和分析食谱以及限制饮食常有助于澄清此类问题。

(4)肠腔积气类似附件包块:超声横切有时乙状结肠可造成一回声区,颇为类似附件包块,但前者后壁不明确,有助于与真性附件包块区别。

第九章　关于卵巢扭转

第一节　卵巢扭转

卵巢扭转是指卵巢沿其纵轴方向完全或部分旋转，从而导致淋巴和静脉回流障碍，最终可导致动脉灌注停滞和梗死。扭转通常与附件肿块有关。卵巢扭转更易发生在孕期。

病人表现为严重的下腹部疼痛、恶心、呕吐。

超声表现为卵巢增大或附件肿块，常伴有周围卵泡形成。1/3~2/3 的病人尚可发现有游离性积液。彩色多普勒已用来协助诊断卵巢扭转，但其表现可能因扭转的时间和程度不同而变化很大。有报道在彩色和脉冲多普勒检查中用动脉波型来证实扭转，这种发现可能与卵巢双向血流有关（不管是从卵巢动脉或是从子宫动脉分支），或与不完全或慢性扭转有关。

偶尔，输卵管扭转与卵巢肿块表现相似。

通常 CT 和 MRI 在诊断卵巢扭转方面并不需要，但在扭转伴有卵巢梗死的病例会有一些征象，包括病侧卵巢不强化、受累侧血管充血肿胀。

第二节　卵巢囊性病变蒂扭转合并出血性梗死误诊分析

卵巢肿块蒂扭转是妇科常见急腹症，最常见的原因是卵巢囊性病变，严重的扭转可以导致出血性梗死，为妇科严重的急腹症，可危及生命，因此早期做出正确诊断对于保留年轻患者的输卵管、卵巢功能、减少并发症及死亡率都具有非常重要的意义。

临床上超声作为妇科疾患的常用检查手段，对卵巢扭转有较高的敏感性，其准确率可达84.8%~87.5%，但超声易受肠道气体影响，同时与操作者的技术水平密切有关。

随着 MSCT 在急腹症中的广泛应用，对卵巢肿瘤蒂扭转的 CT 征象有了更多认识，文献认为 CT 对诊断卵巢肿瘤蒂扭转有价值。一组研究中，7 例卵巢囊性肿块蒂扭转患者均表现为囊性、实性双肿块，囊性肿块即引起扭转的原发病变，如卵巢囊肿或囊性肿瘤；实性肿块即扭转的蒂，常由骨盆漏斗韧带、卵巢固有韧带及输卵管组成，为不规则团块状、绳索状及发髻状改变，边缘欠清，实性肿块多紧贴囊性肿块或覆于囊性肿块表面，可见囊性、实性双肿块对于卵巢囊性病变蒂扭转的诊断具有非常高的价值。

由于卵巢位置变化较大，有时判断病变卵巢的侧别较为困难。该组所有病例的囊性、实性双肿块中，实性肿块均位于囊性肿块的外侧表面并偏向扭转侧的盆壁，这与骨盆漏斗韧带的牵拉作用有关。

骨盆漏斗韧带即卵巢悬韧带，实为腹膜皱襞，把卵巢输卵管端固定于小骨盆侧壁，而作为扭转蒂部的另两个组成部分（卵巢固有韧带及输卵管）两端均不固定，因此不管肿块多大及怎样扭转，扭转蒂部总会相对固定于盆壁，这一 CT 表现可能有助于病变卵巢侧别的判断，但该组病例数仅有 7 例，还需临床更多的病例来验证。

CT 还有助于卵巢囊性病变扭转是否发生出血性梗死的判断。以下征象可能提示出血性梗死：囊性病变的囊壁明显增厚，囊壁的增厚主要与水肿及出血有关，Rha 等（2002）研究发现，扭转后发生出血梗死的囊壁明显比未发生出血性梗死的囊壁厚。该组病例中，除 1 例囊壁非薄外，其余 6 例囊壁均达到或超过 5 mm。密度增高、无强化或强化减弱为另一重要 CT 征象。囊内容物密度增高常提示出血，该组中有 1 例成熟畸胎瘤可见囊内出血及液液平面。囊壁及双肿块中的实性肿块密度增高。由于缺血水肿，扭转后的囊壁及扭转蒂(双肿块的实性肿块)的密度常较低，但如果发生出血，则 CT 平扫时密度增高，常可高于子宫肌层，许多学者提出当囊壁、输卵管平扫 CT 值大于 50 HU，提示出血性梗死。该组 7 例均发现囊壁或(和)扭转蒂密度增高，CT 值达 51~81 HU；囊壁或扭转蒂无强化或增强明显减弱，由于血管蒂扭转后，囊壁及扭转蒂通常强化明显减弱，甚至无强化，该组 7 例患者具有这样的表现。病变周围脂肪间隙模糊，腹盆腔中出现高密度液体时也常提示出血性梗死。

误诊原因分析：该组 7 例术前 CT 报告只提示卵巢囊性病变的可能，但均未能诊断为蒂扭转伴出血性梗死。误诊主要原因是对蒂扭转及合并出血性梗死的 CT 表现和特征认识不足，其次是阅片时细节观察不够，只注意到引起扭转的原发病变。

囊性、实性双肿块是卵巢囊性肿块蒂扭转的重要表现；囊壁明显增厚、囊壁及扭转蒂密度增高且强化减弱则高度提示发生了出血性梗死；扭转蒂(双肿块的实性部分)与囊性病变相对位置可能有助于卵巢病变侧别的判断。

第十章　卵巢其他疾病

第一节　卵巢滑动性闭孔疝

闭孔疝指内脏自髋骨的闭孔中脱出者，闭孔疝是指腹腔脏器通过骨盆侧壁闭孔管突出于腹三角区的腹膜疝。

闭孔是由耻骨和髋骨的坐骨部分构成的圆孔，大部分被附着筋膜所掩盖，但闭孔的前上部分为闭孔神经和动、静脉自盆腔通至大腿内侧的通道无筋膜掩盖。其通道称为闭孔管，长 2~3 cm，大小约可容纳一指尖。盆腔口即闭孔内口，有腹膜及腹膜外组织掩盖，外口则有闭孔外肌和耻骨肌。有闭孔疝时，进入闭孔管内的内脏将盆腔腹膜、腹膜外组织和筋膜均推入闭孔中。最常见的是疝块被推到闭孔外肌的上方，耻骨肌的后方。

疝内容物常为小肠，罕见网膜，偶尔也可以有卵巢、输卵管等进入。闭孔疝多见于老年女性，男女之比约为 1:6，屡次妊娠是发病的重要原因，因其不但能增加腹内压，而且脏层腹膜也由此变得更为松弛，长期咳嗽、便秘、消瘦，均为发病诱因。

闭孔疝发病率极低，仅占所有疝的 0.05%~0.14%。卵巢疝发病率更低，少见报道，卵巢疝由于输卵管过长、卵巢活动度大等原因，致卵巢进入盆壁薄弱的闭孔内，当发生嵌顿时，卵巢大小可有变化，呈囊状改变或不规则形，当腹压减轻时，囊的大小可有变化。

CT 对闭孔疝的术前诊断度和敏感度均甚佳，主要是由于闭孔的解剖结构清楚，耻骨肌和闭孔上肌、闭孔后肌解剖结构清晰，周围有脂肪衬托，易显示病变。

临床上对老年患者不明原因的下肢放射状疼痛，在排除腰椎间盘和股骨头病变后应高度重视闭孔疝的可能。CT 检查一般能明确诊断闭孔疝，但对疝的内容物辨别要紧密结合临床体征。该例患者是作股骨头平扫时偶然发现，次日增强扫描时疝囊又明显缩小，考虑滑动性闭孔疝。

附：具体病例资料

患者，女性，80 岁。以左侧腹股沟区疼痛 20 余天入院。患者于 20 d 前无明显诱因出现左侧腹股沟区疼痛，疼痛时伴下腹疼痛不适，呈阵发性，可自行缓解，近期加重。体格检查：体温 36.7℃，血压 12.00/8.0 kPa（90/60 mmHg）。专科检查：左侧腹股沟区略膨隆，无异常血管杂音，压痛明显，未触及包块及肿大淋巴结，左下肢活动良好，末梢血运正常，感觉无异常改变。实验室检查：白细胞 4.26×10^9/L，血红蛋白 117 g/L，N 61.5%，肝、肾功能正常，血糖、凝血功能正常。

第一次 CT 检查：左侧耻骨肌与闭孔外肌间一囊性包块，有完整包膜，呈占位性改变，其大小 28 mm × 42 mm × 40 mm，CT 值 11 HU，考虑左侧闭孔疝，小肠疝可能性大。次日 CT 增强：左侧腹股沟区囊性包块明显缩小。考虑滑动性小肠闭孔疝。

手术所见：连续硬膜外麻醉下行剖腹探查术，切开腹膜进入腹腔见小肠、结肠未见异常，子宫明显萎缩，右侧卵巢、双侧附件正常。左侧卵巢嵌入闭孔内，回纳嵌入卵巢，卵巢无坏死，取左侧部分腹外斜肌腱膜固定于闭孔外缘做闭孔修补术。术后诊断：左侧卵巢滑动性闭孔疝。

第二节　卵巢子宫内膜异位囊肿(巧克力囊肿)

患者,女,32 岁。子宫如妊娠 40^+ 天大小,质硬。

MRI:子宫稍左后倾斜,内膜无增厚,子宫及宫颈形态正常,未见明显异常信号影,双侧卵巢区可见多个大小不等的类圆形囊性病灶影,最大约 4.0 cm × 4.6 cm × 4.2 cm,囊壁厚薄不均,且囊内 T_1WI 呈高信号,T_2WI 以低信号为主,边界清楚,邻近可见多个囊状异常信号影,T_1WI 低信号,T_2WI 高信号,边界清楚。膀胱充盈良好,壁不厚,边界清楚。盆腔未见明显积液。子宫直肠窝结构清楚(图 8-10-1)。

病理检查:右侧卵巢囊肿剥除标本:灰白色组织两块,大小分别为 1 cm × 0.7 cm × 0.3 cm 和 1 cm × 0.6 cm × 0.3 cm。病理诊断:右侧卵巢囊肿剥除标本,符合子宫内膜异位囊肿。

子宫内膜异位症发病原因:本症主要症状为继发性痛经,伴进行性加重。分娩及宫腔手术造成子宫内膜或浅肌层损伤,内膜在子宫肌层、卵巢及盆腔内种植是导致该病的主要原因。

子宫内膜组织异位至子宫肌层称子宫腺肌症,异位在卵巢,形成单个或多个囊肿,称为子宫内膜异位囊肿。因囊肿内含暗褐色稠状陈旧血液,色似巧克力,故又称卵巢巧克力囊肿。

(1)卵巢巧克力囊肿 MRI 表现:盆腔内子宫内膜异位至卵巢最为常见,约占子宫内膜异位症的 80%。异位子宫内膜组织随月经周期改变而反复出血,形成单个或多个囊肿。囊肿信号的多样性与囊内出血所处的不同时期有关。当出于亚急性期,细胞内正铁血红蛋白形成,其具有较强的顺磁性,可使组织 T_1 时间缩短,在 T_1WI 成高信号,而对组织 T_2 时间无明显影响,囊肿在 T_2WI 仍呈低信号。6~8 d 后,细胞破裂,细胞外正铁红蛋白亦具有明显延长组织 T_2 时间的作用,此时囊肿在 T_1WI 和 T_2WI 均成高信号。

(2)典型卵巢巧克力囊肿的影像表现:大囊周围伴有小囊,一些作者称之为"卫星囊"。"卫星囊"的产生是因为经期时囊腔内反复出血,导致腔内压力过高,大囊肿穿破后新的出血被重新包裹,在大囊外形成较小囊肿,围绕在大囊肿周围。

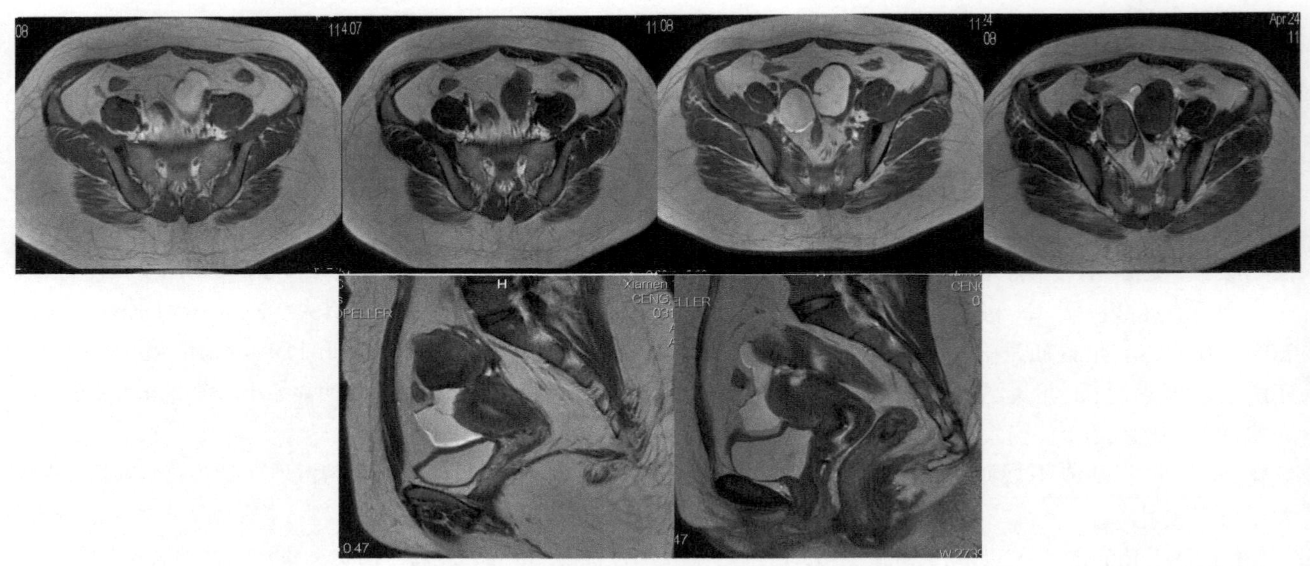

图 8-10-1　卵巢子宫内膜异位囊肿(巧克力囊肿)

第三节　卵巢静脉血栓形成

卵巢静脉血栓形成可能是产后子宫内膜炎、妇科手术和盆腔感染性疾病的并发症。

临床症状有下腹部疼痛、腰痛、发热、心动过速。

在影像学研究方面，超声表现为自附件向头侧延伸的管状无回声或低回声结构。多普勒超声检查见不到血流。

重叠的肠道有时阻挡了对栓塞卵巢静脉的观察，但增强 CT 扫描很容易发现扩张的卵巢静脉内呈低密度的血栓和周围明显强化的血管壁。80%~90% 的血栓发生于右侧卵巢静脉，栓子有可能延伸到下腔静脉。MRI 流动敏感性脉冲序列也可确立诊断。

第四节 诊断陷阱：卵巢固定术后

外科卵巢换位，或称卵巢固定术，是指绝经前需行盆腔放疗的病人将卵巢重新移位固定，以保留卵巢的功能。通常采用侧方移植，将卵巢固定于盲肠外侧，常以外科夹相连。

CT 图像上移位的卵巢位于结肠旁沟髂嵴附近，常为软组织密度，不要误诊为腹壁肿块和腹膜种植转移。

移位的卵巢常发生囊性变，而易误诊为脓肿、血肿、淋巴囊肿或囊性肿瘤。

第九篇　女性生殖系统

第一章 女性盆腔肿块

第一节 女性盆腔病变CT表现及误诊分析

1. 定位诊断分析 盆腔病变来源的部位器官主要有卵巢、子宫、输卵管、小肠、肠系膜、后腹膜、结肠等，主要是从病变的位置和边界及与器官的紧密程度来确定其来源于何部位器官，大部分病例表现典型，可以术前确定病变的来源位置。一组125例患者的研究中有118例术前定位诊断正确，7例定位错误。

2例卵巢畸胎瘤1例误诊为腹膜腔畸胎瘤，1例误诊为盆骶部畸胎瘤；1例卵巢硬化间质性纤维瘤误诊为子宫浆膜下肌瘤；1例结核误诊为卵巢癌，原因是误将炎性包块当作是卵巢；1例阔韧带子宫肌瘤误诊为卵巢纤维瘤；1例输卵管妊娠误诊为盆腔炎性包块；1例卵巢颗粒细胞瘤误诊为后腹膜肿瘤。主要误诊原因是有些病变移动度大，被充盈的膀胱推移，使肿块远离，或者肿块体积大难以显示其边界，而阔韧带平滑肌瘤较少见，容易被诊断为卵巢肿瘤，当肿瘤太大也会影响定位诊断。

2. 定性诊断分析 盆腔病变的来源性质主要有良性肿瘤、恶性肿瘤、脓肿、结核、各种妊娠、血肿等。该组125例患者有112例术前定性诊断正确，13例定性错误。

良性病变多为圆形或椭圆形，轮廓多光整，边缘规则，多数与周围器官组织分界清，周围脂肪间隙存在，平扫密度较均匀，多数为囊性，部分为实性（神经源性肿瘤及纤维瘤多为实质性），囊实性少见，囊性者壁薄或难以显示，子宫直肠窝可有少量积液，除结核外一般没有大量的腹盆腔积液。增强扫描囊性者不强化，实质性者呈均匀强化，周围及远处无肿大淋巴结。

而恶性肿瘤多数形态不规则，边缘有结节突起，多数与周围器官组织分界不清，周围脂肪间隙消失，平扫密度大多不均匀，多数为囊实性，壁厚薄不均，呈不规则的厚壁且囊内或囊壁有乳头状的突起，大多数子宫直肠窝有积液，少数有大量的腹盆腔积液，有包裹性积液者首先考虑为卵巢癌。增强扫描实质部分强化不均匀，周围或后腹膜可有肿大淋巴结。

13例定性错误主要原因是软组织内的病变CT密度差异不大以致分辨较困难，如小的子宫肌瘤CT平扫常常难以诊断，需要增强检查才能发现；对有些病变认识不足，如1例恶性畸胎瘤误诊为良性畸胎瘤；或为观察不仔细及经验不足，未能找出病变的特征性表现，如1例结核误诊为卵巢癌是误把炎性包块当作是肿瘤；或未能详细了解病史，如1例输卵管妊娠误诊为盆腔炎性肿块。

3. 盆腔病变的一些特征性表现 卵巢囊肿CT表现为囊壁光整，囊内呈水样密度，多数囊内无分隔，直径小于4 cm者居多。畸胎瘤特征性表现为囊内有脂肪成分，囊壁处有钙化或牙齿、骨骼，CT对此比较敏感。子宫肌瘤在CT平扫上主要根据大小形态进行分析，而对于比较小的肌瘤常需要增强CT方能做出诊断，浆膜下肌瘤易误诊。

卵巢囊腺瘤的特征性表现为薄壁，没有明显的软组织成分，壁规则，常较卵巢囊肿大。囊腺癌主要表现为囊实性肿块，因为大多数囊腺癌是由囊腺瘤恶变而来，边界不清，多呈分叶状，实质部分强化明显，多数发现时已有转移。

子宫脂肪瘤由于在子宫内测到脂肪密度一般诊断不难。卵巢硬化性纤维瘤较为罕见，诊断较为困难，主要需与浆膜下子宫肌瘤鉴别。盆腔神经源性肿瘤，除位于骶椎旁外，大部分术前诊断困难。血管外皮瘤发生在小肠少见，多数发生于四肢、颅内、骨盆等。卵巢癌术后复发和卵巢及盆腔转移癌都具有恶性肿瘤的表现,结合病史等一般不难诊断。宫颈癌早期,CT诊断不如超声和MRI。腹盆腔平滑肌肉瘤往往为多发性,CT表现具有恶性肿瘤特征,但区分何种恶性肿瘤有一定的困难。卵巢颗粒细胞瘤为常见的一种具有内分泌功能的低度恶性肿瘤,误诊率高。

葡萄胎表现为子宫增大,宫腔内充盈多数囊泡聚合成团状,子宫壁厚薄不均,宫壁与囊泡状团块影之间有新月形低密度影,CT表现有特征性,可以明确诊断。宫外孕在CT上表现为高低不均密度,以高密度为主,主要为出血所致,盆腔内有高密度出血,具有特征性,结合病史可以明确诊断。胎盘绒毛水泡样变性常见于正常流产时,胚胎或胎儿常存在,CT缺乏特征性表现。

综上所述,CT能确定大部分盆腔病变的位置及与邻近结构的关系,特别是能很好地显示脂肪、钙化、骨组织成分,确定肿瘤分期,指导制订治疗方案及估计预后,术后随访复查,了解有无复发,观察临床疗效等,因此CT为女性多数盆腔病变的较好方法。

但是CT诊断必须结合临床病史及实验室检查,CT对软组织的分辨则不如B超和MRI,因此,对于子宫等软组织类病变的诊断,宜首选超声,再是MRI,然后才是CT。CT薄层扫描及三维重建能提高诊断的准确性。

第二节 一组阔韧带平滑肌瘤的误诊分析

阔韧带平滑肌瘤缺乏特异临床症状及影像征象。虽然CT及MRI检查常发现盆腔内子宫外实性占位且通常病灶内密度均匀,边界常较清晰。肿瘤多位于子宫旁或附件区,与子宫和附件关系密切,加上肌瘤周围缺乏阻力且生长较快,致使肿瘤内部常因缺乏血液供应而发生变性或退变,在CT或MRI上表现为局灶性低密度或低信号无强化区,使影像诊断医生很容易将其误诊为卵巢肿瘤或子宫浆膜下肌瘤。一组病例总误诊率达37.5%(9/24),其中将阔韧带平滑肌瘤误诊为卵巢恶性肿瘤比例占67%(6/9),误诊为浆膜下肌瘤占11%(1/9)。

另有文献报道,阔韧带平滑肌瘤术前临床误诊率甚至可高达95.5%,误诊原因主要如下:阔韧带平滑肌瘤临床少见且缺乏特征性临床表现和影像学征象;阔韧带解剖关系特殊,与子宫和附件关系密切,阔韧带平滑肌瘤易误诊为卵巢肿瘤、子宫浆膜下肌瘤等;大部分影像科医生缺乏阔韧带平滑肌瘤的概念,诊断经验非常有限。

正常阔韧带虽在CT及MRI图像上常显示不清,但正常卵巢约50%可在子宫侧旁看到,尤其是当卵巢肿大有囊性或实性病变时,显示更清晰。在CT及MRI图像上发现子宫侧旁占位病变时,寻找正常卵巢且明确肿瘤与子宫体的关系,对诊断阔韧带平滑肌瘤意义重大。

CT及MRI增强扫描能较好地显示阔韧带平滑肌瘤的部位、病灶内情况、包膜和边界情况以及肿瘤与邻近组织器官的关系,对术前诊断该疾病提供更多有价值的参考信息。但由于多种原因易造成该疾病误诊,影像科医生尚需加强对该疾病影像征象和误诊因素的认识,提高诊断准确性。

卵巢实性肿瘤极少见,且以恶性居多。阔韧带平滑肌瘤还应与卵巢实质肿瘤如无性细胞癌鉴别:卵巢无性细胞癌多发生在青壮年,80%发生于30岁以下女性,10%~15%为双侧性,肿瘤呈圆形或分叶状,早期常有腹膜后或肾门区淋巴结转移。

但巨大阔韧带平滑肌瘤发生严重坏死、液化时,则很容易误诊为卵巢肿瘤,该组误诊病例中67%(6/9)被误诊为卵巢恶性肿瘤,回顾分析发现6例误诊病例肿瘤均巨大且病灶内密度或信号不均,伴局灶性低密度或低信号区,增强后病灶见肿瘤明显强化伴局灶索条状、斑点状无强化区,术后病理发现这些肿瘤病灶均存在不同程度的退行性变或黏液样变性,造成误诊。

鉴别诊断时应考虑卵巢实性恶性肿瘤以下特点:病灶可为单侧或双侧,但双侧多见(60%);肿瘤轮廓多不规则,常侵犯周围器官或有淋巴结转移,常伴腹水;病程短,发展快,病变范围广;肿瘤本身易发生变性坏死。这些都有助于鉴别诊断。

有作者报告1例患者肿瘤形态不规则,与周围脏器广泛粘连,瘤内有严重坏死、液化,术前即误诊为卵巢恶性肿瘤。

卵巢良性实性肿瘤少见,以纤维瘤居多,从影像学上与阔韧带平滑肌瘤难以鉴别，但临床常伴有胸水和腹水（即麦格综合征），有助于鉴别诊断。但亦有文献报道继发于阔韧带平滑肌瘤的假性麦格综合征。

第三节　盆腔钙化的各种表现

盆腔钙化常见于腹部 X 线片上，通常从其位置和表现不难诊断。如在盆腔见到点状细微钙化，尤其在女性，应考虑恶性病变。10% 以上的原发性或继发性卵巢乳头状囊腺癌可呈现砂质瘤状钙化，良性卵巢囊腺瘤可现类似钙化。它们皆为双侧性；稍致密而更为斑驳的钙化可见于卵巢的性腺胚瘤，也多为双侧。其他盆腔肿瘤可显示模糊钙化，这包括结肠的黏液癌、膀胱癌和混合性子宫肿瘤。偶尔子宫的弥漫性动脉钙化也可呈现砂质瘤状表现。

女性生殖器结核：94% 的女性生殖器结核累及输卵管。由血源性播散而致的输卵管炎多为两侧性。一个穿过腹膜进入腹膜外间隙的膀胱输卵管脓肿提示为结核性，有时可出现钙化。

第四节　类似妇科疾病的非生殖系盆腔肿瘤

起源于生殖系以外的盆腔肿瘤可误诊为妇科疾病，在肥胖和老年患者尤甚。

Isaacs & Knaus（1981）指出，在 470 例疑为输卵管和卵巢疾病并作手术的病人中，有 27 例为非生殖系肿瘤和疾病，其中以消化道疾病为最多，包括晚期直肠乙状结肠癌 4 例，憩室炎 9 例，慢性阑尾炎感染 11 例。

我们认为，在目前，应用新的影像诊断的检查技术可大幅度地减少此类误诊。

第二章 子宫活体形态学

第一节 生理性子宫肌层增厚

妊娠时子宫肌层增厚通常由子宫肌瘤引起。

London 等(1979)报告 1 例 24 岁妇女妊娠 24 周做超声检查，发现子宫后壁部分性肌层增厚，大约 10 min 以后该增厚区消失。据推测，该区增厚是子宫肌局部收缩造成的。

第二节 产后子宫

正常产后子宫 CT 表现为子宫增大、宫腔内积液。另外，在无症状病人中宫腔内积气占 21%，不要误诊断为感染。子宫内膜炎病人也可见到液 - 气平面，因此了解病史非常重要。

其他表现包括骶髂关节增宽，伴有或不伴有关节腔内积气。剖宫产子宫切口有时可误诊为脓肿、蜂窝织炎和子宫破裂。

子宫非切开坏死性中断和剖宫产切口以及子宫破裂均很常见。剖宫产后，皮下脂肪组织、腹直肌鞘、宫旁组织和膀胱周围间隙组织内可能见到点状气体影。子宫周围低密度液体和气体聚集常见，但无临床意义。

第三章 关于子宫内膜疾病

第一节 子宫内膜癌与 3.0T MRI

1. 子宫内膜癌早期确诊的临床意义 按照国际妇产科协会（FIGO）分期标准，子宫内膜癌 5 年生存率Ⅰ期为 85.3%，Ⅱ期为 70.2%，Ⅲ期为 49.2%，Ⅳ期为 18.7%，而肌层浸润深度超过 50% 的患者（Ⅰ C 期以上），其盆部淋巴结转移的概率将增加 6~7 倍。

子宫内膜癌的正确诊断与分期对临床判订治疗方案有指导作用，Koyama 等（2007）报道，由于Ⅰ A 期患者的淋巴结转移概率低于 1%，仅行单纯子宫切除即可，而Ⅰ B、Ⅰ C 期需进行盆部淋巴结清扫术，Ⅱ期以上患者，需再配合放化疗等方法。

早期研究认为，MR 增强检查对子宫内膜癌肌层侵犯的判断优于常规 T_2WI 及阴道超声，而动态增强的 MRI 检查能更准确地对患者进行术前分期，正确判断肿瘤肌层浸润的深度及盆部侵犯的范围，为患者早期诊断提供了可接受的检查方法。

有研究采用 3.0T MR 扫描技术，在其中 25 例显示肿瘤的图像中，T_2WI 脂肪抑制序列上肿瘤均呈等信号或稍高信号影。该组中有 2 例Ⅰ A 期患者未显示肿瘤，可能由于诊刮后瘤体较小或与内膜呈等信号有关。

在 LAVA 动态增强 4 期扫描上，25 例内膜癌均显示了内膜下强化带，在 60~90 s 的实质期及延迟期，分别有 23 例和 25 例显示了稍低信号的肿瘤，其与明显强化的肌层形成很高的信噪比，可准确判断肿瘤是否有深肌层的浸润。肿瘤的范围越大越呈弥漫性生长，分期越晚，增强后肿瘤显示的时间越早。该组中 5 例Ⅰ C 期及 4 例Ⅱ期患者于动脉期显示了肿瘤。

Sala 等（2007）报道，肿瘤与肌层最大信噪比在增强后 2 ~3 min 的延迟期，以区分Ⅰ B 与Ⅰ C 期患者，内外肌层的对比在增强后 1 min 显示最佳，而动脉早期能清晰显示内膜下强化带，以鉴别Ⅰ A 与Ⅰ B 期，此组增强结果统计显示较其增强明显提早了 1 倍时间，由于新高场强 MRI 的时间分辨率及软组织分辨率明显增加，有利于高流量、多患者的检查。

2. 早期子宫内膜癌肌层浸润的评估 文献报道 MR 动态增强扫描延迟期可提高内膜癌分期的准确度，而 Joja 等（1996）认为动态增强后 50 s 是判断明显强化的正常内膜与中等强化肿瘤的最佳时间点。此研究对 27 例早期子宫内膜癌肌层浸润深度进行术前评估，结果 LAVA 正确判断 22 例，误判 5 例，敏感度、特异度和准确度分别为 80.0%、94.1% 和 88.9%。FSE T_2WI 脂肪抑制像正确判断 21 例，误判 6 例，敏感度、特异度和准确度分别 70.0%、94.1% 和 85.2%。

Scoutt 等（1995）对 40 例Ⅰ期内膜癌患者进行 MRI 分期研究，其深肌层浸润的敏感度为 56%，特异度为 84%，准确度为 55%。Manfredi 等（2004）对 37 例Ⅰ期患者进行分析，敏感度、特异度和准确度分别为 87%、91% 和 89%。而 Torricelli 等（2008）在 3.0T MR 机对 52 例内膜癌患者肌层浸润进行评估，敏感度、特异度和准确度分别为 83.5%、93.9% 和 89.7%，得出了 3.0T MR 动态增强有较高的特异度与阴性预测值的研究结果。

在 LAVA 序列误判的 5 例患者中，高估 2 例，低估 3 例。T_2WI 脂肪抑制像误判的 6 例患者中，高估 2 例，低估 4 例。分析误判的原因，是由于绝经后老年女性子宫肌层较薄，结合带显示欠清晰，并伴有宫腔积液等。Chung 等（2007）认为等信号的结合带、刮宫后的内膜及息肉状的肿瘤均影响子宫肌层浸润深度的评判，此理论与该组病理结果一致。

Lee 等（1999）认为 MR 增强扫描对绝经后妇女的分期判断更有价值，而 T_2WI 对绝经前患者更准确。由于子宫内膜癌患者常伴子宫肌瘤、子宫内膜异位、子宫内膜息肉等良性病灶，上述病变也可影响子宫内膜癌分期的诊断。该组中有 1 例 Ⅰ B 期患者伴有子宫内膜异位症，在 T_2WI 上由于不能区分肿瘤与肌层的分界，被误判为 Ⅰ C 期患者。在 LAVA 增强延迟期上，清晰地显示了肿瘤浸润肌层低于 50%，而做出正确的判断。

Sironi 等（1992）与 Yamashita 等（1993）也报道了由于子宫的良性疾病影响早期内膜癌分期的准确性。而 Rockall 等（2007）在 1 组 % 例内膜癌患者的分析中认为，是否伴有子宫的良性疾病对内膜癌分期的误判无明显统计学意义。该组中Ⅱ期子宫内膜癌 5 例，Ⅱ A 期 3 例，Ⅱ B 期 2 例，可以认为宫颈基质环的完整是两者的鉴别要点，LAVA 动态增强不同期能清晰显示基质环的低信号影是否完整。Rockall 等（2007）研究认为，T_2WI 对显示宫颈基质的侵犯有较高的特异度和阴性预测值，均为 95%，并以此可作为临床是否进行扩大根治术及放疗的评判标准之一。

Torricelli 等（2008）研究 3.0T MRI 对内膜癌肌层浸润的评价，显示肌层浸润深度的平均敏感度、特异度和准确度分别为 83.5%、93.9% 和 89.7%；分别对肌层浸润深度进行评价，其所显示检出黏膜内病变的敏感度、特异度和准确度分别为 100%、86.9% 和 88.5%；浸润深度小于 50% 的浅肌层浸润，各值分别为 62.5%、94.4% 和 84.6%；浸润深度超过 50% 的深肌层浸润各值分别为 93.3%、100% 和 96.2%。该研究者还指出，3.0T 动态增强 MRI 有较高的特异性与阴性预测值，3.0T MRI 相对于 1.5T MRI 有更高的准确度。

一些作者利用 LAVA 动态增强扫描高时间分辨率的特点，人为分成 4 期，而且通过动态增强曲线图，找出肿瘤与肌层信号差别最大的时间点进行研究，结果认为 3.0 T MR LAVA 与 T_2WI 等新序列对子宫内膜癌的手术前诊断分期有互补作用，两者结合分析对子宫内膜癌的早期研究有重要实用价值。

第二节 误诊病例简介：未分化子宫内膜肉瘤与内膜不典型增生伴局部癌变

患者，女，60 岁。绝经后 8 年，阴道不规则流血 1 个月入院。

MRI 诊断：宫腔占位，考虑内膜不典型增生伴局部癌变可能，少量宫腔积血（图 9-3-1）。

病理检查：诊刮标本，暗红色碎组织一堆，体积 2.5 cm × 2 cm × 1 cm。大量血凝块中见 3 小团内膜间质样细胞及微量破碎腺体，可疑为子宫内膜间质肿瘤，待免疫组化检测协助诊断，如有可能请再次送检。

免疫组化检测：阳性，Vim，ER（散在 +），CD99，Ki-67（约 5%+）；阴性，CK（P），CD10，PR，Inhibin-α，Actin，SMA，

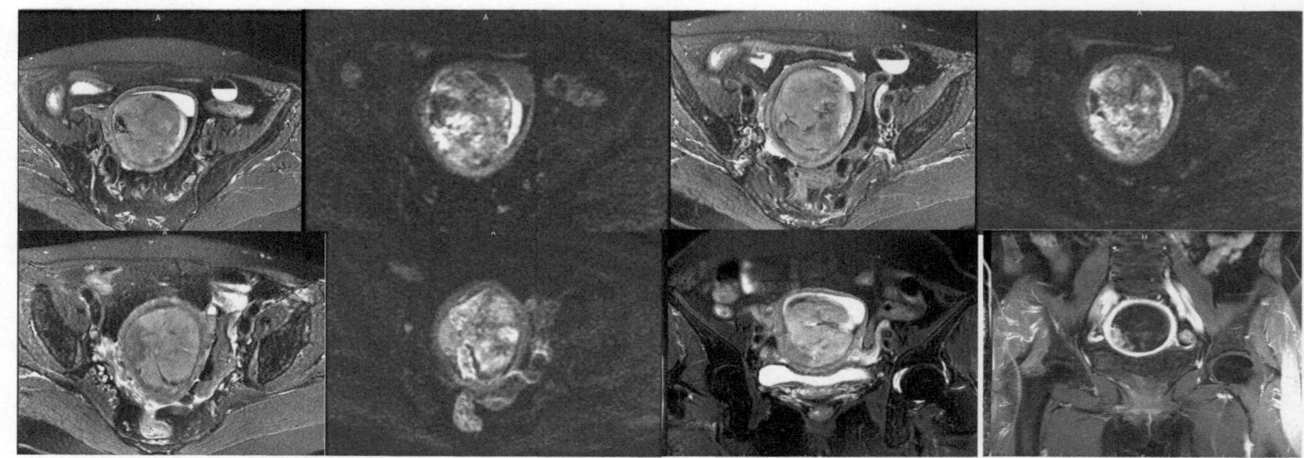

图 9-3-1 未分化子宫内膜肉瘤与内膜不典型增生伴局部癌变

Desmin, H-caldesmon, MyoD1, Mygenin, HMB45, Melan-A, S-100, CD117, CD34, DoG1。免疫组化诊断：未分化子宫内膜肉瘤（注：过去曾被认为是高级别的子宫内膜间质肉瘤，因该肿瘤缺乏特异性分化并且不具备类似子宫内膜间质的组织学特点，已被WHO认为是一种独立的肿瘤）。

误诊原因分析：本例考虑为不典型增生伴局部癌变，主要是因为肿块大部分无强化仍呈低信号，其内散在小条状强化，仅肿块右下缘见结节状强化呈高信号，与（典型的）子宫内膜肉瘤的增强表现有较大差异。因此在子宫中遇见强化不明显缺少血供的肿瘤不能排除子宫内膜肉瘤的可能。

第三节　薄层斜轴位T_2WI判断子宫恶性肿瘤浸润范围

对于子宫内膜癌，国内外学者研究比较多的为子宫肌层浸润深度的判断，这对子宫内膜癌的分期固然重要，但子宫内膜癌是否浸润到宫颈，对患者治疗方案的选择和预后的判断是非常不同的。宫颈癌的准确分期对于选择最优化的治疗方案是非常重要的。

根据国际妇产科协会分期标准，癌灶的大小及是否存在宫旁侵犯是宫颈癌分期的关键因素，如：对于$Ⅰ_A$期采用手术治疗，$Ⅰ_{B1}$和小于4 cm的$Ⅱ_A$期选择手术或放疗，$Ⅰ_{B2}$和大于4 cm的$Ⅱ_A$期采用以手术为主的综合治疗，$Ⅱ_B$～$Ⅳ_A$期采用同期放、化疗，放、化疗后部分病例可再手术，$Ⅳ_B$期采用姑息治疗。

一项53例患者的研究结果显示，3种不同方法扫描，判断宫颈病变准确性分别为77.36%、60.38%和92.45%。普通轴位与旁矢状位相比（χ^2=3.56，P>0.05），两者之间差异无明显统计学意义；薄层斜轴位与旁矢状位比较（χ^2=15.13，P<0.05），两者之间差异有明显统计学意义；薄层斜轴位与普通轴位比较（χ^2=4.71，P<0.05），两者之间差异有统计学意义。

在旁矢状位扫描中，对于宫旁侵犯的3例患者均未能检出，说明旁矢状位不利于宫旁侵犯情况的判断。

在普通轴位扫描中，高估分期的7例中，3例因患者消瘦，宫颈与宫旁脂肪组织对比欠佳，4例因宫颈前倾，使病变与宫旁组织分界不清；低估分期的5例，因部分容积效应的影响。采取薄层斜轴位扫描，克服了上述不足，使宫颈病变与宫颈间质及宫旁组织的关系变得比较清晰，从而提高了诊断的准确性。而且应用快速成像技术，如：快速自旋回波，获取多方向薄层斜轴位可缩短扫描时间。普通轴位扫描对于判断附件浸润、对膀胱、直肠的直接侵犯以及淋巴结转移是非常必要的。

总之，对于宫颈病变浸润程度和范围的准确评价，薄层斜轴位扫描是一种非常必要而且有用的方法，应在常规轴位扫描的基础上加扫薄层斜轴位，提高宫颈病变浸润程度和范围判断的准确性。

第四节　子宫内膜异位囊肿

患者，女，49岁。发现盆腔包块10 d入院。患者10 d前体检发现盆腔包块（中下腹部见巨大囊性低密度肿块，13.5 cm×15.1 cm）。

既往史：4年前发现血压高于正常，未规律服用降压药物，未检测血压；3年前因“巨大卵巢囊肿”于行经腹患侧卵巢+子宫次全切除术。

手术所见：腹盆腔一巨大肿块，占据手术野，肿块上缘平脐，盆腹腔广泛粘连，大网膜悬吊粘连于左下腹前壁，肿块与周围组织致密粘连，表面血管丰富，壁厚。穿刺抽吸囊液后探查见肿块位于腹膜外，从左侧腹前壁到耻骨后并延至左侧盆腔腹膜后间隙，探查肿块来源于左侧卵巢，形态不规则，约15 cm ×20 cm ×10 cm，将膀胱推向右后，并与左侧髂外动脉、静脉及左侧输尿管致密粘连，并将其包裹在内，骨盆入口处左侧输尿管积水增粗明显，子宫体阙如，宫颈残端未能窥见，双侧输卵管壶腹部及伞端残留，直肠窝封闭。

病理检查：冰冻病理和病理：右侧附件：囊壁样碎组织一堆，大小共18 cm×15 cm×4 cm，囊内容物已流失，囊壁光滑，壁厚0.1~1 cm。另见输卵管一段，长7 cm，管径0.8 cm。冰冻病理诊断：右侧附件，取部分组织制片，镜下所见主要为纤维组织，未见上皮成分，考虑为良性病变。待常规充分取材后进一步诊断。

病理诊断：右侧附件切除标本，囊壁纤维组织增生，未见衬覆上皮,囊壁内见少量慢性炎性细胞浸润,局部见少量含铁血黄素沉积,可符合子宫内膜异位囊肿。另见部分输卵管组织,局部淋巴管海绵状扩张。

影像资料见图 9-3-2。

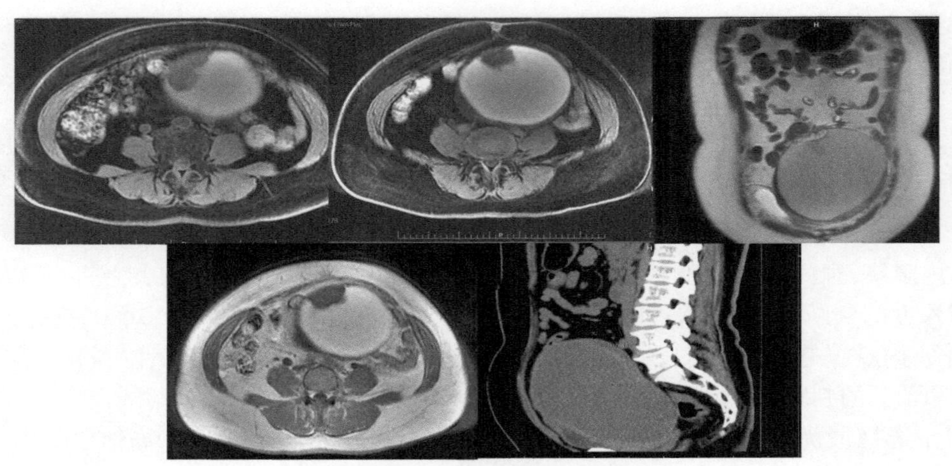

图 9-3-2 子宫内膜异位囊肿

第五节 盆腔脓肿,右侧输卵管扩张积水,直肠子宫陷窝多发子宫内膜异位囊肿,子宫多发肌瘤

患者,女,41 岁。

手术病理证实:盆腔脓肿。右侧输卵管扩张积水,直肠子宫陷窝多发子宫内膜异位囊肿,子宫多发肌瘤。CT 误诊为卵巢囊腺瘤恶变。9-21CT,大的低密度卵圆形影 CT 值 23~30 HU,未含气。9-29MRI,与 9-21CT 图像有差异,说明囊肿有破裂(图 9-3-3)。

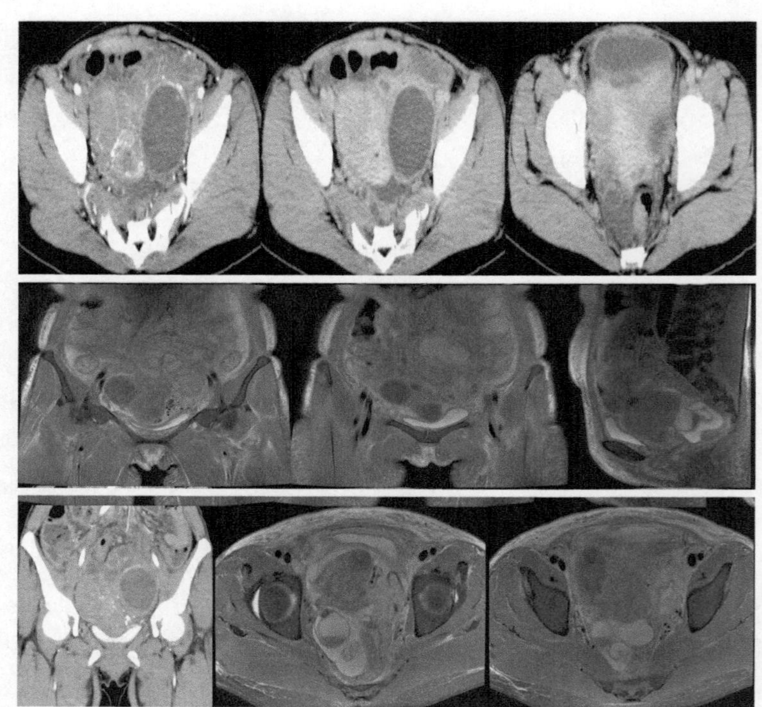

图 9-3-3 盆腔脓肿,右侧输卵管扩张积水,直肠子宫陷窝多发子宫内膜异位囊肿,子宫多发肌瘤

第六节　子宫腺肌瘤伴子宫肌瘤

患者，女，40岁。超声提示盆腔包块9年，进行性痛经加重5年入院。

病理检查：子宫肌瘤剔除标本，灰白色结节样肿物一块，大小1 cm×1 cm×0.6 cm，切面灰白，质韧。子宫腺肌瘤病灶切除标本：灰白色条索状组织一堆，总体积6.5 cm× 5 cm×2 cm，切面灰白，质韧，呈编织状。病理诊断：子宫肌瘤剔除标本，子宫平滑肌瘤。子宫腺肌瘤病灶切除标本：子宫腺肌瘤。

影像资料见图9-3-4。

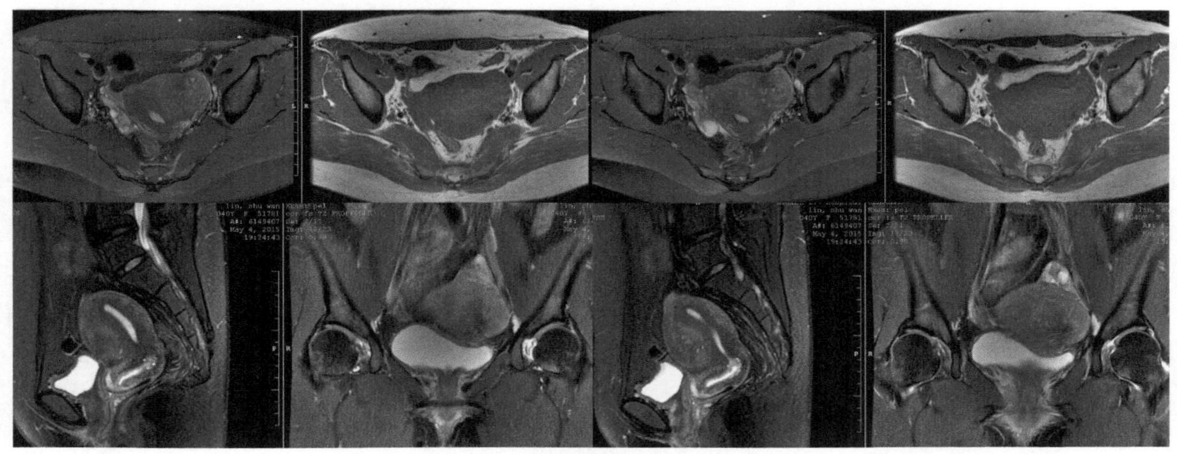

图 9-3-4　子宫腺肌瘤伴子宫肌瘤

第七节　误诊病例简介：子宫未分化子宫内膜肉瘤与内膜不典型增生伴局部癌变

病例，女，60岁。绝经后8年，阴道不规则流血1个月入院。MRI：子宫明显增大并呈前倾位，子宫肌层变薄，宫腔明显扩大，内见团块状异常信号影向下突入宫颈，大小约9.6 cm×5.7 cm×6.0 cm，信号不均匀，T_1WI呈等低信号，T_2WI压脂呈高低混杂信号，DWI呈中等高信号；增强扫描肿块大部分无强化仍呈低信号，其内散在小条状强化，仅肿块右下缘见结节状强化呈高信号，局部结合带结构不清，宫腔内积液见分层，宫颈管扩大，双侧附件区结构不清。盆腔内未见明显肿大淋巴结。MRI诊断：宫腔占位，考虑内膜不典型增生伴局部癌变可能，少量宫腔积血。

手术所见：盆腔无粘连、积液，子宫均匀增大，如孕2个月大小，宫颈增粗，直径约5 cm，子宫后壁与直肠窝呈膜样粘连，双侧卵巢萎缩，直肠窝无积血及积液，盆腔各组淋巴结未触及明显肿大。切开标本，宫腔内见一直径约5 cm突起，质脆，未累及肌层，肌壁间、颈管内未见明显异常，送病理检查。

病理检查：子宫内膜组织，暗红色碎组织一堆，体积2.5 cm×2.0 cm×1.0 cm。常规病理诊断：诊刮标本，大量血凝块中见3小团内膜间质样细胞及微量破碎腺体，可疑为子宫内膜间质肿瘤，待免疫组化协助诊断。

免疫组化检测：阳性，Vim，Calponin；阴性，CK（P），CD10，SMA，S-100，Desmin，Inhibin，HMB45，CD117，Melen-A，Ki-67，D2-40。免疫组化诊断：诊刮标本中见少量平滑肌细胞，考虑为小型内膜下平滑肌瘤，建议临床随访。

子宫切除标本：免疫组化检测，阳性，Vim，ER（散在+），CD99，Ki-67（约5%+）；阴性，CK（P），CD10，PR，Inhibin-a，Actin，SMA，Desmin，H-caldesmon，MyoD1，Mygenin，HMB45，Melan-A，S-100，CD117，CD34，DoG1。免疫组化诊断：子宫未分化子宫内膜肉瘤（注：过去曾被认为是高级别的子宫内膜间质肉瘤，因该肿瘤缺乏特异性分化并且不具备类似子宫内膜间质的组织学特点，现已被WHO认为是一种独立的肿瘤）。

第四章　宫　颈　癌

第一节　宫颈癌与 DWI

宫颈癌是危害女性健康的常见恶性肿瘤，居妇科恶性肿瘤的第 2 位。随着全球范围内宫颈癌早期筛查工作的普遍推广和筛查方案的不断完善，宫颈癌的发病率及死亡率已显著下降。但是近年来宫颈腺癌的发病率却有增高趋势，且年轻女性宫颈癌发病率不断升高，目前这一现象已引起医学界的高度重视。

宫颈癌的临床初诊主要依靠妇科检查，但这种方法对评估肿瘤的位置、大小和浸润范围等具有明显的主观性，致可信性及准确性均较低。MRI 可直观显示肿瘤，准确判定肿瘤体积、浸润深度及淋巴结转移情况等，是目前评价宫颈癌最可靠的成像方法。DWI 检查作为常规 MRI 检查的有益补充，能够反映肿瘤内部水分子运动状态，为宫颈癌诊断提供一些功能成像参数信息。因此，DWI 联合常规 MRI 检查在宫颈癌诊断中具有其他影像学检查方法无法比拟的优势。

宫颈癌临床分期普遍采用国际妇产科协会（FIGO）分类法，它主要基于盆腔体格检查和一些较易进行的检查，如胸片、静脉肾盂造影、钡餐、膀胱镜和直肠镜检查等。尽管淋巴结转移等并不包括在 FIGO 分期内，但是否有淋巴结转移是影响宫颈癌预后的一个重要因素。例如采用外科治疗的Ⅰ B 和Ⅱ A 期宫颈癌，如果有淋巴结转移，病人生存率将从 85%~90% 下降到 50%~55%，因此，对其进行准确评价十分重要。

常规 MRI 诊断淋巴结转移主要根据淋巴结的大小，并普遍认为当增大淋巴结短径大于 1 cm 时可视为转移，以往文献报道 MRI 发现宫颈癌转移淋巴结的敏感度为 24%~72%。一篇关于 PET 与 MRI 诊断宫颈癌淋巴结转移的准确性比较的影像与病理对照研究发现，MRI 的敏感度仅为 30%，很多研究者对短径大于 1 cm 这个判断淋巴结转移的标准也提出了质疑，认为其准确性较低。

Kim 等（2008）针对 DWI 在宫颈癌淋巴结转移方面的应用价值进行大样本研究，分析了 125 例接受淋巴结清扫术的宫颈癌病人的术前 DWI 影像，发现转移淋巴结与非转移淋巴结的短径、长径和 DWI 信号强度的差异均无统计学意义，而转移淋巴结的 ADC 值显著低于非转移淋巴结 ADC 值（$P<0.001$），前者 ADC 值为（$0.765\,1 \pm 0.113\,7$）$\times 10^{-3}$ mm^2/s，后者 ADC 值为（$1.002\,1 \pm 0.185\,9$）$\times 10^{-3}$ mm^2/s。

在所检出的 30 枚转移淋巴结和 220 枚非转移淋巴结中分别有 12 枚和 59 枚短径≥ 8 mm，再次比较这些淋巴结的平均 ADC 值得出，转移淋巴结 ADC 值（$0.788\,1 \times 10^{-3}$ mm^2/s）仍低于非转移淋巴结 ADC 值（1.0170×10^{-3} mm^2/s）。经 ROC 曲线分析，选取 ADC 值 0.8620×10^{-3} mm^2/s 作为区分转移与非转移淋巴结的诊断阈值时，其敏感度、特异度和准确度分别为 87%、80% 和 81%。因而，借助 ADC 值能很好地区分宫颈癌转移淋巴结与非转移淋巴结，为临床评估病人预后提供有价值的信息。

研究者们对宫颈癌与正常宫颈 ADC 值比较的临床研究均得出了一致性结论，即宫颈癌 ADC 值低于正常宫颈 ADC 值。有作者进一步观察了正常宫颈各层结构的 DWI 影像和 ADC 图表现，并比较了各层结构的 ADC 值，发现正常对照组中有 73% 的受检者在 DWI 影像中可以清晰分辨宫颈的 3 层结构，且测得的结合带信号均低于其余两层的信号强度，其余 4 例肉眼观察不易分辨结合带与肌层，而在 ADC 图中则可 100% 清晰分辨 3 层结构。内膜、结合带及肌层 3 层结构的 ADC 值分别为

$(1.83\pm0.37)\times10^{-3}$ mm²/s、$(1.23\pm0.24)\times10^{-3}$ mm²/s 和$(1.87\pm0.24)\times10^{-3}$ mm²/s，这三层结构 ADC 值间差异有统计学意义。

另有作者的研究虽也得出宫颈内带呈高信号，中间带呈明显低信号，外带呈稍高信号，中间带的信号强度明显低于内带和外带的结论，但其测得的正常宫颈内带、中间带和外带的 ADC 值分别为$(1.56\pm0.25)\times10^{-3}$ mm²/s、$(1.41\pm0.22)\times10^{-3}$ mm²/s 和$(1.48\pm0.19)\times10^{-3}$ mm²/s，各带之间 ADC 值的差异并无统计学意义，与前述研究者所得结论不一致。

McVeigh 等（2008）的研究结果显示，依据 FIGO 分期标准，T_{1b}/T_{2a} 期的宫颈癌 ADC 值显著低于其他各期宫颈癌 ADC 值（P=0.002），而 T_{2b} 期与 T_3/T_4 期 ADC 值间的差异无统计学意义，同时宫颈癌各组织学亚型间 ADC 值的比较，以及中分化与低分化宫颈癌的 ADC 值比较其差异均无统计学意义。此外还发现宫颈癌 ADC 值与反映细胞微环境的肿瘤氧合作用和间质液压均无相关性。

第二节　宫颈潴留性囊肿

宫颈潴留性囊肿在常规超声检查中相当常见，其大小可自数毫米到 4 cm 不等，可多发或单发。这是由于宫颈管腺体阻塞所致，或与已经治愈的慢性宫颈炎有关。不应与子宫颈其他疾病混淆。

第三节　宫颈淋巴瘤

起源于宫颈部位的恶性淋巴瘤非常少见。

据报道约有 1% 的淋巴结外淋巴瘤侵犯女性生殖道，仅 0.12%~0.6% 的病例局限在宫颈。最常见的临床表现为异常阴道出血。

鉴别诊断包括宫颈癌、宫颈平滑肌瘤。宫颈平滑肌瘤的发生率占子宫平滑肌瘤的 3% 以下。宫颈癌临床上常能诊断，但超声多表现为膀胱后实性肿块伴子宫积血、积液。MRI 对宫颈癌的分期很有帮助，准确率为 76%~83%。

第四节　子宫颈浸润性鳞状细胞癌，Ⅲ级

患者，女，60 岁。阴道不规则出血 6 个月余入院。

病理检查：全子宫及双侧附件切除标本，标本为全切的子宫、双侧附件，子宫大小为 7.5 cm × 7.0 cm × 3.0 cm，宫颈外口直径 3.0 cm，部分糜烂，宫颈管长 2.5 cm，宫腔深 6.0 cm，附阴道一段，大小 7.0 cm × 2.5 cm，内膜厚 0.1~0.3 cm，肌壁厚 2.0 cm，肌壁间见两个结节状肿物，直径均为 0.7 cm，切面灰白质韧。左侧输卵管长 6.0 cm，直径 0.6~1.3 cm，伞端开放。左侧卵巢大小 3.5 cm × 1.6 cm × 1.7 cm，切面见多个囊腔，直径 0.3~1.0 cm，内含清亮液。右侧输卵管长 6.0 cm，直径为 0.6 cm，伞端开放。右卵巢大小为 3.0 cm × 1.2 cm × 0.8 cm。盆腔淋巴结：淡黄色组织一堆，总体积 7.5 cm × 6.5 cm × 1.5 cm，检出淋巴结 12 枚，直径 0.6~1.5 cm。

常规病理诊断：全子宫及双侧附件切除标本，子宫颈浸润性鳞状细胞癌，Ⅲ级，累及子宫颈全周，局部侵及肌层（浸润深度约 0.7 cm，11~1 点）。肿瘤细胞耐药及预后检测待免疫组化报告。子宫平滑肌瘤，壁间型，直径均为 0.7 cm，局部细胞丰富。阴道残端及两侧宫旁均阴性。子宫内膜囊性萎缩。双输卵管及右卵巢未见特殊改变。左侧卵巢呈多囊性。盆腔淋巴结阴性，0/16。

免疫组化检测：阳性，CK（H），P63，EGFR（+++），5-Fu（++），VEGF（局灶 +），Tubulinb（++），TOPO Ⅱ（++），Ki-67（+，约 95%）；阴性，ERCC1，P-gP。免疫组化诊断：全子宫及双侧附件切除标本：子宫颈浸润性鳞状细胞癌，Ⅲ级，详见常规组织学报告。肿瘤耐药及预后检测结果供参考。

影像资料见图 9-4-1。

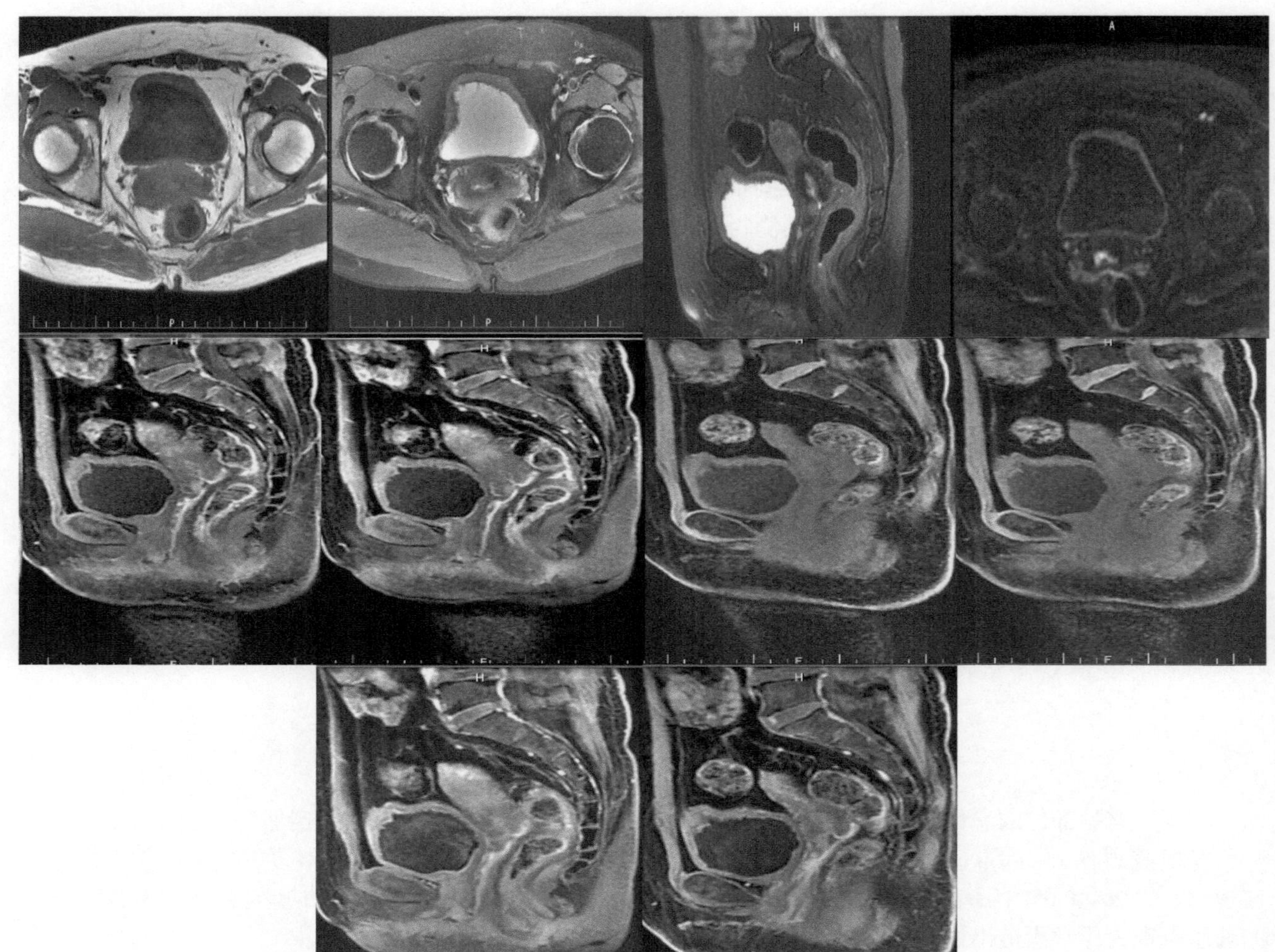

图 9-4-1 子宫颈浸润性鳞状细胞癌，Ⅲ级

第五节 宫颈囊肿

患者，女，42 岁。因月经紊乱 6 个月余入院；B 超提示：宫颈占位，大小约 103 mm × 98 mm，内膜厚约 8 mm。

病理检查：全子宫切除标本，为全切的子宫，未见双侧附件，子宫大小为 13 cm × 8 cm × 4 cm，子宫中下段可见一囊腔，直径约 10 cm，与宫颈相连，未见明显宫颈外口，在囊腔的左侧可见一副囊腔，宫腔深 4 cm，内膜厚 0.2 cm，肌壁厚 2.5 cm。冰冻病理诊断：子宫肌层囊肿（可来自副中肾管或中肾管。可能为先天性）。病理诊断：宫颈囊肿；子宫内膜单纯性增生（腺囊性增生）。

影像资料见图 9-4-2。

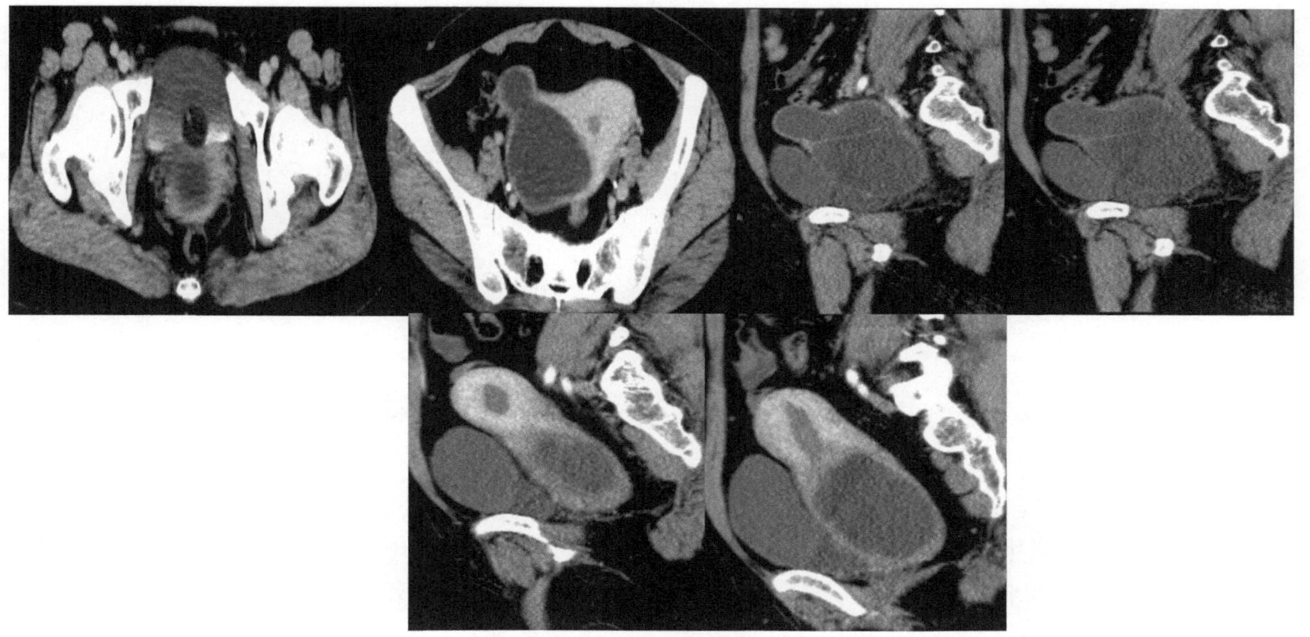

图 9-4-2 宫颈囊肿

第六节 子宫颈浸润性鳞状细胞癌与子宫肌瘤

患者，女，48 岁。阴道不规则出血 10 个月入院。

手术所见：子宫不均匀增大，右侧角突出一直径约 3 cm 壁间肌瘤，宫颈增粗。剖开见宫颈有直径约 4 cm 肿瘤，浸润宫颈管部分肌层；子宫肌壁肌瘤，边界清。

病理检查：全子宫 + 双侧附件切除标本，宫颈表现粗糙，宫颈管深 2.5 cm，宫颈切面灰白，质中，浸润宫颈管深肌层 3.3 cm。子宫浆膜下见一结节，大小 2.8 cm × 2.8 cm × 1.8 cm，切面灰白，质韧，呈编织状。常规病理诊断：全子宫 + 双侧附件切除标本，子宫颈浸润性鳞状细胞癌，Ⅱ级，累及宫颈一周，浸润深度 1 cm，达到肌层，浸润宫颈管深度约 3.3 cm。个别脉管可见癌栓。子宫平滑肌瘤，浆膜下型，大小 2.8 cm × 2.8 cm × 1.8 cm，局部细胞丰富。免疫组化诊断：子宫颈浸润性鳞状细胞癌，Ⅱ级，详见常规组织学报告。HPV6/11，HPV16/18 均阴性。肿瘤耐药及预后检测结果供参考。

影像资料见图 9-4-2。

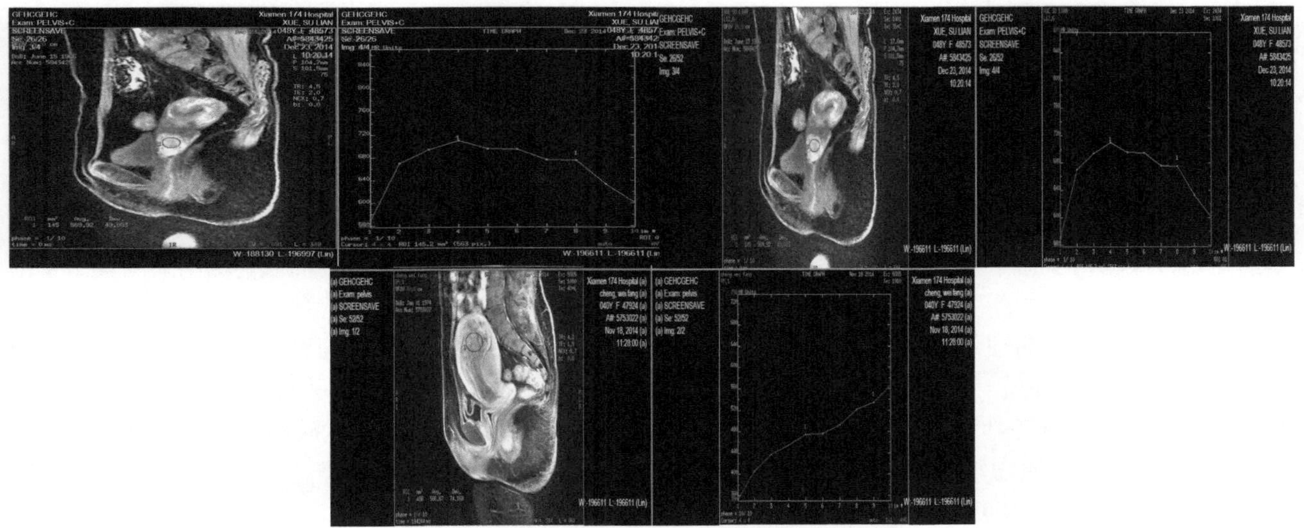

图 9-4-2 子宫颈浸润性鳞状细胞癌与子宫肌瘤

第五章　子宫肌瘤

第一节　良性转移的平滑肌瘤

1. 病理学　子宫平滑肌瘤是子宫最常见的良性肿瘤,由子宫平滑肌增生而成,其间有少量纤维结缔组织,占绝经前妇女良性肿瘤的20%~60%,多见于30~50岁妇女。个别特殊病例肿瘤的组织病理学特征为良性,却可以复发甚至转移至肺、腹膜后等部位,临床称之为良性转移性平滑肌瘤。典型子宫肌瘤根据其好发部位可分为黏膜下、肌壁间及浆膜下肌瘤,但个别特殊病例可以远离子宫生长,如静脉内平滑肌瘤病、肺平滑肌瘤良性转移等,这些特殊病例临床上均为子宫平滑肌瘤术后发生转移,病理组织学为良性,瘤细胞与先前的平滑肌瘤相似,临床上称之为良性转移性平滑肌瘤。Teitze等(2000)报道1例良性转移性平滑肌瘤与子宫原发平滑肌瘤具有相同的分子遗传学改变。

良性转移性平滑肌瘤罕见,一般发生于有子宫平滑肌瘤病史的妇女,多发生于子宫平滑肌瘤手术后,在肺、腹膜等处出现多发结节。

2. 影像学研究

(1)寄生性平滑肌瘤:该组寄生性平滑肌瘤4例,为子宫肌瘤术后1~10年,均表现为盆腔内子宫旁多发实性肿块,强化与子宫相仿。为盆腔内多发散在实性肿块,与子宫相隔,密度均匀,强化均匀。病变在盆腔内呈分叶状,CT密度、MRI信号及增强扫描强化方式均与子宫平滑肌瘤相似。寄生性平滑肌瘤血供来自邻近结构新生血管,多发生在绝经前,也可发生在绝经后。病理组织学特征及行为学类似于子宫平滑肌瘤,切除后可复发,需与盆腔种植转移肿瘤及淋巴结病变相鉴别。

(2)腹膜后平滑肌瘤转移:一项研究中,腹膜后平滑肌瘤转移3例,均因腹痛入院,CT显示腹膜后囊性或实性结节,其中1例表现为全囊性肿块,其内合并出血及斑点状钙化。增强后未见强化。

(3)平滑肌瘤肺转移:平滑肌瘤肺转移非常罕见,它往往发生于有子宫平滑肌瘤病史的妇女,该组2例均发生于子宫肌瘤术后。1例为体检偶然发现,发现双肺多发囊性结节,边界清,囊壁较薄,增强后呈不均匀环状强化;另1例为因咳嗽查胸片发现,为左下肺巨大囊实性肿块,与心包粘连,血供丰富,增强后呈不均匀强化。该组病例临床上呈惰性长期过程,病理上具有与原发子宫肌瘤相似的组织病理学形态,均为良性平滑肌瘤组织。

(4)播散性腹膜平滑肌瘤病:播散性腹膜平滑肌瘤病1例,患者发现左下腹肿块2个月余入院,CT检查显示肝脏、肝表面及盆腔多发肿块,密度不均,增强后不均匀强化,手术切除后病理诊断为"平滑肌瘤"。患者于5年前在外院行腹腔镜下子宫肌瘤切除术,4年前行子宫全切术。该患者右侧附件至直肠窝腹膜有多个大小不等的肿块,直径1~2 cm。并向右侧髂窝、右阔韧带向上伸展至髂总动脉分叉水平。右侧输尿管周围有肿块包绕,结构不清。

播散性腹膜平滑肌瘤病在CT上可有多种表现,结节可大可小,平扫密度均匀,增强后强化均匀,类似腹膜转移瘤。播散性腹膜平滑肌瘤病好发于生育期妇女,绝经后少见,目前认为其与雌激素水平增高有关,妊娠、雌激素替代治疗以及卵巢内分泌肿瘤可诱导此病的发生。肿瘤可生长于卵巢、大网膜、肠系膜、胃肠壁、肝脏及脾脏等处。患者一般状况良好,不伴有腹水可能为此病的特征。结合子宫肌瘤病史可与腹膜多发转移瘤、腹膜间皮瘤、结核性腹膜炎鉴别。

(5)静脉内平滑肌瘤病:静脉内平滑肌瘤病是

一种少见的肿瘤，大多起源于子宫平滑肌瘤和宫旁静脉，深入子宫静脉，沿静脉内生长，延伸到下腔静脉甚至右心房、右心室，可引起猝死。绝大多数静脉内平滑肌瘤病发生于女性，中位年龄 44 岁。

该组静脉内平滑肌瘤 1 例，患者 45 岁，患者发现盆腔包块 1 个月入院，CT 检查显示右卵巢静脉、右髂静脉及下腔静脉软组织肿块，密度均匀，增强扫描动脉期下腔静脉内肿块可见多条不规则迂曲的肿瘤血管，静脉期表现为静脉内软组织肿块均匀强化。患者于 7 年前曾行子宫、右侧附件、后腹膜肿瘤切除术，术后半年因盆腔包块入院行第二次手术，两次手术后病理均诊断为交界性平滑肌瘤。

（6）腹壁平滑肌瘤：腹壁平滑肌瘤 1 例，表现为右下腹壁囊实性结节，边界清，增强后呈不均匀环状强化。B 超提示腹壁子宫内膜异位，患者 3 年前曾行子宫肌瘤切除术。发生在腹壁的平滑肌瘤文献报道较少，影像上缺乏特征性表现，主要显示良性特征，结合平滑肌瘤手术史，在诊断及鉴别诊断上应考虑平滑肌瘤转移，主要与腹壁纤维瘤及韧带样纤维瘤相鉴别。

腹壁纤维瘤主要以实性肿块为主，强化不明显，延迟后可强化；韧带样纤维瘤主要发生于多次剖宫产后的女性患者，肿块较大，以囊实性为主。

综上所述，良性转移性平滑肌瘤是一种罕见疾病，有子宫平滑肌瘤病史的妇女，影像学上若表现为肺、腹、盆部及血管等部位出现局部囊性、实性或囊实性病变，CT 密度、MRI 信号或强化特征与子宫平滑肌瘤相似，病程进展非常缓慢，结合病史，需考虑到良性转移性子宫平滑肌瘤的可能。

第二节　多发性子宫平滑肌瘤

患者，女，38 岁。因体检发现盆腔占位 8 年入院。查体：子宫如孕 4 月大小，表面凹凸不平，质中，轻压痛。

病理检查：全子宫切除标本，全子宫一具，大小 15 cm × 10.5 cm × 5 cm，宫颈长 4 cm，直径 2.5 cm，宫宫颈光滑，宫腔深 11 cm，内膜厚 0.4 cm，宫腔内见一息肉样肿物，体积 2.3 cm × 2.2 cm × 1 cm，肌壁厚 2.6~3 cm，肌间见 6 个肿物，切面灰白，质韧，呈编织状，直径 1~1.6 cm，另 2 个肿物，切面呈多结节状，直径 1~1.6 cm，前壁见一长 9.5 cm 长手术瘢痕，宫底见长 11.5 cm 的手术瘢痕，另见结节状肿物一具，体积 7 cm × 6.5 cm × 5 cm，切面灰白，质韧，另见灰白灰红色不规则组织一块，体积 21 cm × 3.5 cm × 1 cm，切面灰白，质中。

病理诊断：全子宫切除标本，多发性平滑肌瘤；子宫内膜呈增生期改变；慢性宫颈炎伴糜烂。

影像资料见图 9-5-1。

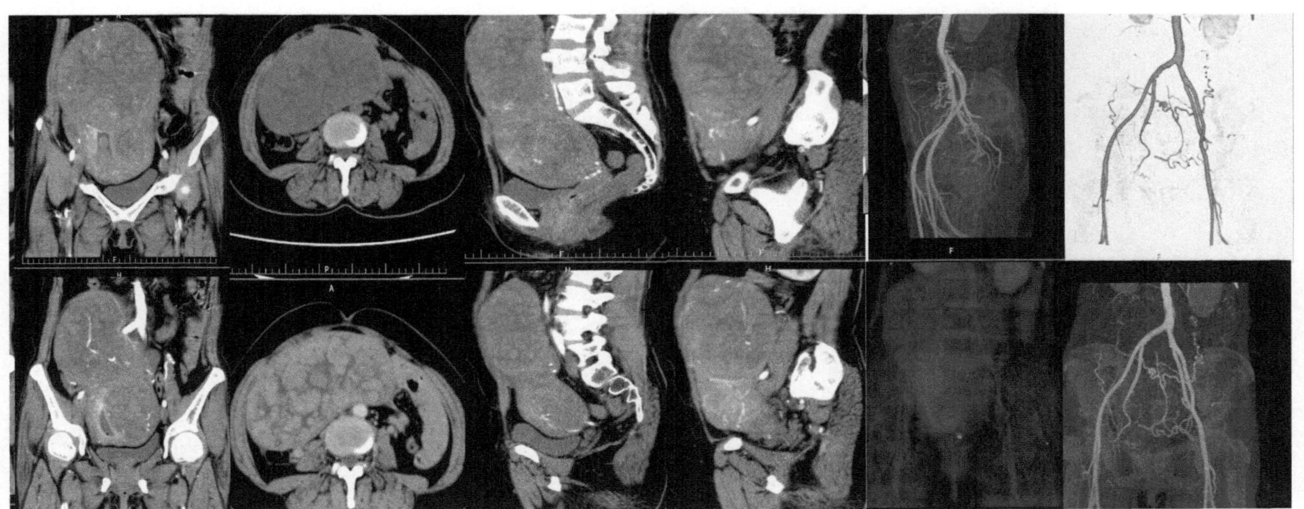

图 9-5-1　多发性子宫平滑肌瘤

第三节 子宫肌瘤的 MRI 与 DSA

子宫肌瘤是妇女生殖系统最常见的良性肿瘤,35 岁以上的女性发病率为 20%~40%。超声是诊断该疾病最为常用、快捷、有效的传统检查方法,而 MRI 则是诊断子宫肌瘤最为准确的技术。随着经导管子宫动脉栓塞术的逐渐普及,MRI 在经导管子宫动脉栓塞术术前、术后评价方面的作用日益突出。

MRI 以其多方位成像、软组织分辨率高等特点在子宫肌瘤的诊断方面有明显的优势,它的作用不仅在于能够发现病变,而且能够对肌瘤的位置、分型做出明确的诊断,同时,研究表明,肌瘤的 MRI 表现与病理组织类型、组织血供等也有良好的相关性,而且,MRI 对经导管子宫动脉栓塞术治疗效果的预测、治疗方案的制订也有较大的作用。

MRI 信号改变取决于组织的质子密度、T_1 和 T_2 弛豫时间,上述参数的不同直接影响病变的信号变化形式。子宫肌瘤的病理学改变分为 3 种类型:①非退变型肌瘤,为层状、分布均匀的大量紧密排列的平滑肌细胞构成,间隔有数量不等的胶原纤维;②细胞型肌瘤,主要由完整的细胞团构成,胶原纤维较少,细胞排列紧密,肌瘤含水量多;③退变型肌瘤,肌瘤内出现广泛的变性,包括透明样变性、钙化和囊变等。

不同病理类型的子宫肌瘤其 MRI 信号有一定的差别,非退变型子宫肌瘤有完整的边界,信号较为均匀,在 T_2WI 上,其信号低于子宫肌层,而 T_1WI 上为等信号或稍低信号;细胞型子宫肌瘤由于含水量多,表现较为特殊,T_1WI 为均匀等信号,而 T_2WI 则为较高信号;退变型子宫肌瘤因其瘤体内的退变成分不同,可有不同的信号变化,但多数 T_2WI 仍为高信号,T_1WI 为等信号、低信号改变。该组 37 个病灶,T_1WI 为等信号、低信号改变,无高信号显示,而 T_2WI 多为等信号、高信号,说明子宫肌瘤多为水含量较高的肌瘤。同时,T_2WI 上为低信号改变的肌瘤也占一定的数量,共 9 个病灶,说明 T_1WI、T_2WI 上肌瘤的信号改变与肌瘤的血供并无明显的相关性。

子宫肌瘤的血供与其强化程度有密切的关系。该组 37 个病灶均出现明显强化,强化程度有所差异,绝大多数高于或等于子宫肌层的强化,仅 2 个病灶其强化程度略低于子宫肌层,说明肌瘤的强化程度更能够反映其血液供应情况。该组富血供肌瘤 T_2WI 和增强像上,24 个病灶为均匀结节状或团块状改变,其间可见长短不一的分隔结构,此征象是否为肌瘤血供丰富的较为特征性的表现,尚有待于进一步研究。

经导管子宫动脉栓塞术对症状性子宫肌瘤有良好的治疗效果,术前行 MRI 的一个重要的目的是对栓塞治疗效果的预测。

研究表明,在 T_2WI 上,表现为高信号的子宫肌瘤由较多的平滑肌细胞和大量的血管成分构成,对栓塞治疗较为敏感,栓塞后肌瘤易发生大范围的坏死,肌瘤缩小明显;而表现为低信号的子宫肌瘤多含有大量的胶原纤维、钙化结构等,血管成分相对较少,因此,栓塞效果一般较差。

在 T_1WI,子宫肌瘤多为低信号,少数由于高铁血红素的 T_1 缩短效应而表现为高信号,此类肌瘤栓塞治疗效果较差;增强较为明显的肌瘤由于含有丰富的血管结构,对栓塞敏感,栓塞后肌瘤缩小明显,而肌瘤的动态灌注增强则能够预测患者的临床症状改善情况。该组子宫肌瘤多数表现为等或长 T_2 信号改变,而且均出现明显的强化,提示经导管子宫动脉栓塞术对该组病例有良好的治疗效果。

第四节 子宫巨大肌瘤伴存坏死

患者,女,44 岁。腹盆腔巨大肿块,将子宫挤压至左前方,并有蒂与之相连,为子宫巨大肌瘤,其内坏死不少,包膜完整,尽管增强动脉期强化显著,但增强的静脉期表明,强化均匀提示为良性病变。女性腹盆腔巨大包块增强扫描,务必观察子宫强化的表现,这对于定位定性甚为有益。

术后病理诊断:子宫巨大肌瘤伴存坏死。

影像资料见图 9-5-2。

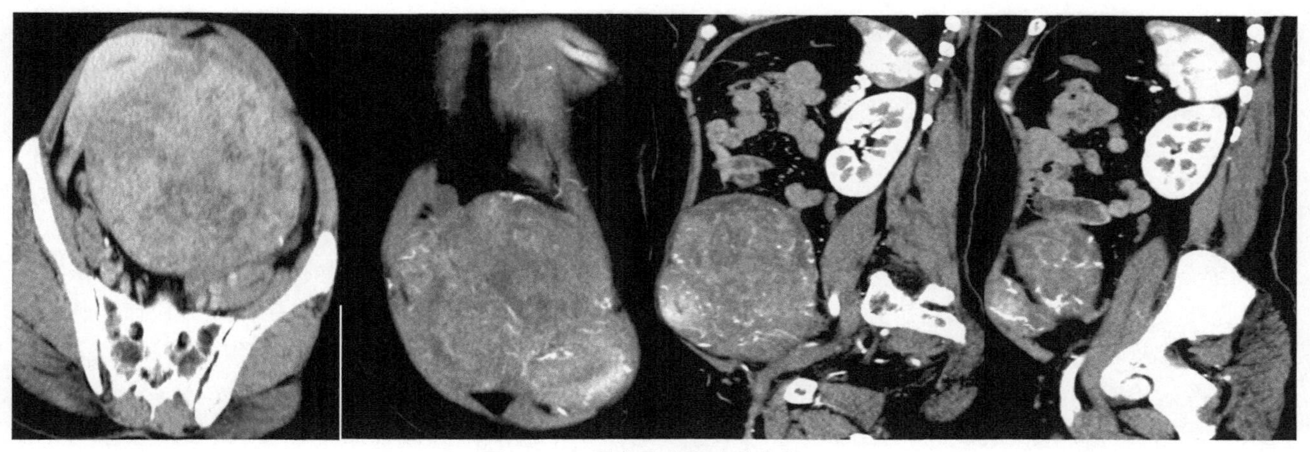

图 9-5-2　子宫巨大肌瘤伴存坏死

第五节　血管平滑肌瘤病

血管平滑肌肿瘤少见，包括良性平滑肌瘤病和恶性平滑肌肉瘤，血管平滑肌肿瘤约 10 万人中有 300 例良性和 1 例恶性。血管平滑肌肿瘤生长可累及心腔，其预后取决于肿瘤类型和范围，因此早期诊断和鉴别诊断非常关键。其中血管平滑肌瘤病是良性肿瘤，类似成人平滑肌组织，主要来自子宫平滑肌瘤和宫旁静脉。

1. 病理学　血管平滑肌瘤病是良性肿瘤，类似成人平滑肌组织，主要来自子宫平滑肌瘤和宫旁静脉，该组两种原因各半数病例。如子宫平滑肌瘤和子宫静脉及卵巢静脉平滑肌瘤侵犯血管内膜，向下腔静脉和右心腔生长，可累及右心房，或经右心房累及右心室。

血管平滑肌瘤病由 Bird-Hirschfelt（1896）首次报道，Durck & Hormann（1907）报道 2 例肿瘤累及心脏。血管平滑肌瘤病发生机制不十分清楚，现有两种假说：一种假说认为雌激素水平影响静脉壁平滑肌细胞增殖，发生平滑肌瘤；依据是平滑肌瘤病主要发生在绝经前女性，90% 有妊娠史，50% 合并子宫平滑肌瘤；但也有绝经后和男性发生血管平滑肌瘤病的报道。

另一种假说是子宫平滑肌瘤直接侵犯静脉系统，沿腔静脉生长，但也有发生在肺静脉和肺动脉平滑肌瘤病的报道。所有血管平滑肌瘤组织学表现相似，切除肿瘤呈橡皮样，黄白色外观，一组研究中，肌瘤长约 10~31 cm，有文献报道子宫平滑肌瘤病可长达 35 cm。肿瘤呈漂浮状上下伸展，如线圈状和匍匐形生长，状如绳索。显微镜下肿瘤组织由梭形细胞排列呈束状，缺乏核异型性和核分裂象；或少细胞、明显纤维化，伴明显水肿和透明样变性。

免疫组织化学染色 CD34 阴性，排除血管内皮层血栓；结蛋白、波形纤维蛋白、α- 平滑肌动蛋白阳性，确认肿瘤来自平滑肌细胞。

2. 临床表现　大部分文献报道血管平滑肌瘤病发生在女性，平均年龄 45 岁左右，范围在 26~70 岁。当病变较局限时可以无症状，多数患者表现非特异性症状，如子宫平滑肌瘤引起阴道出血、盆腔不适或疼痛；肿瘤累及右心腔时发生呼吸困难、晕厥或充血性心力衰竭；其他症状，如疲劳、下腹痛、腹水和下肢水肿等。

3. 影像学研究　CT 检查显示下腔静脉和（或）卵巢静脉、子宫静脉扩张，1 例合并左肾静脉扩张。肿瘤黏附在静脉腔内，呈等密度管状结构。

（1）增强扫描：血管内和右心腔内充盈缺损，飘浮状，“血管内血管征”是典型表现；肿瘤自身可呈不均匀强化，与肿瘤坏死、玻璃样变程度有关。MSCT 下腔静脉血管造影通过多平面重建和最大强度投影等重组方法不仅能大范围显示病变，反映侧支循环形成，还能确定肿瘤进入下腔静脉的部位；为制订手术计划提供重要信息。

另外 CT 可以排除腔内其他疾病，如肾细胞癌等累及腔静脉，甚至卵巢静脉等。

(2)MRI 多方位和多参数成像,基于流空效应能较好地显示大血管。血管平滑肌瘤病 MRI 检查显示腔静脉扩张,流空效应消失;增强后病变可强化。累及右心房血管平滑肌瘤易误诊为心房黏液瘤,但心房黏液瘤 90% 发生在左心房, MRI T_1WI 呈高信号特征。

当较年轻女性,除了盆腔肿块或有子宫平滑肌瘤病史外,若出现心脏症状和右房肿块,应考虑血管平滑肌瘤累及心腔的可能。

影像学检查容易发现子宫病变,一组研究中子宫增大 2 例,子宫病变占 50%。因此影像学检查不仅能对血管平滑肌瘤病做出正确诊断,还能准确描述病变范围,追踪病变复发; MRI 显示心脏肿块有优势,MRA 或 CTA 技术可取代传统静脉造影和 CT 扫描用于肿瘤术前评价。

4. 鉴别诊断　血管平滑肌瘤病鉴别诊断包括原发性心脏肿瘤,如心房黏液瘤。另外还有以下几种。

(1)下腔静脉癌栓:来自腹腔肿瘤,如肾细胞癌、肾上腺癌累及下腔静脉,可以发现原发病变,有时癌栓向下生长,可累及卵巢动脉,有一定程度强化;腔内血栓形成和栓塞,根据血栓形成时间 T_1WI 和 T_2WI 可以呈高低不等信号,增强扫描不强化,没有子宫肌瘤疾病。

(2)原发性血管平滑肌肉瘤:主要发生在大静脉,如下腔静脉,但也有发生在肺静脉和肺动脉的病例报道。由于肿瘤容易复发,导致血管和右心阻塞,死亡率高。

平滑肌肉瘤最常发生在皮肤、肢体软组织和腹膜后,女性比男性多见。原发性血管平滑肌肉瘤少见,腹痛是最常见的症状,与血管良性平滑肌瘤病鉴别较困难,原发平滑肌肉瘤与下腔静脉可能有更大范围接触面。血管平滑肌瘤病预后取决于对肿瘤准确的诊断和鉴别诊断,因此术前全面的影像学评价非常必要。

第六节　子宫肌瘤

患者,女, 35 岁。发现子宫肌瘤 3 年入院。手术所见:子宫形态失常,子宫前壁突出一直径约 6 cm 的肌壁间肌瘤,完全占据子宫前壁,子宫后壁未见明显突起。超声刀切开肌瘤包膜,显露出瘤核,将垂体后叶素 3U 稀释后注射至子宫肌层,钳夹肌瘤完全剔除肌瘤,探查肌瘤紧贴子宫内膜,瘤腔尚未与宫腔相通。

病理检查:子宫肌瘤切除标本,灰白色条索状组织一堆,总体积 16 cm × 11 cm × 2.0 cm,切面灰白,质韧,呈编织状。子宫病灶切除标本,灰白色组织一块,大小 2.5 cm × 0.5 cm × 0.8 cm,切面灰白,质韧,呈编织状。病理诊断:子宫肌瘤及子宫后壁病灶切除标本,均为平滑肌瘤,建议切除后复查。

影像资料见图 9-5-3。

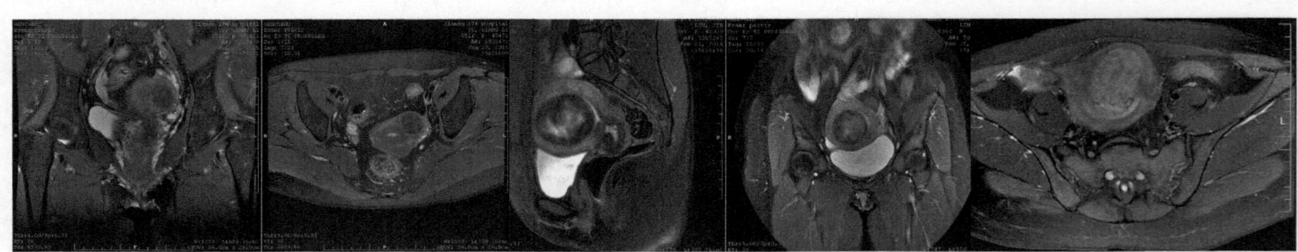

图 9-5-3　子宫肌瘤

第七节　酷似卵巢癌的子宫肌瘤

子宫肌瘤为良性肿瘤,主要由平滑肌纤维构成,大多生长在子宫体部,偶尔有生长在子宫颈部者,生长在肌壁间占 62%,浆膜下占 15%,黏膜下占 21%。而一例起源于浆膜层向阔韧带内生长的子宫肌瘤实属少见，被误诊为卵巢癌。

该例主要误诊原因：肿块较大，主体位于左侧附件区内；肿块呈囊性变，其内可见多个不规则分隔，且内壁不光整；增强扫描呈不规则强化。

回顾性分析，尽管该例肿块突入阔韧带中，CT征象缺乏特异性，但全面综合分析，也应想到本病的可能。

第八节　子宫平滑肌瘤（部分为黏膜下平滑肌瘤）

患者，女，41岁。经期延长1年余，经量增多半年入院。

手术所见：子宫前壁近宫底部见两个子宫肌瘤相融合，其中一个肌瘤直径约4 cm（其大部分位于肌壁间，部分突向宫腔、基底宽约2.5 cm），另见一直径约4 cm肌瘤与其融合、突向宫腔（Ⅰ型），表面见内膜覆盖，血管丰富，边界清，双侧输卵管开口表面膜样遮盖、显示欠清。

病理检查：灰白色碎组织一堆，总体积10 cm×7 cm×2 cm，切面灰白、质韧，呈编织状。病理诊断：子宫平滑肌瘤（部分为黏膜下平滑肌瘤），局部细胞丰富。

影像资料见图9-5-4。

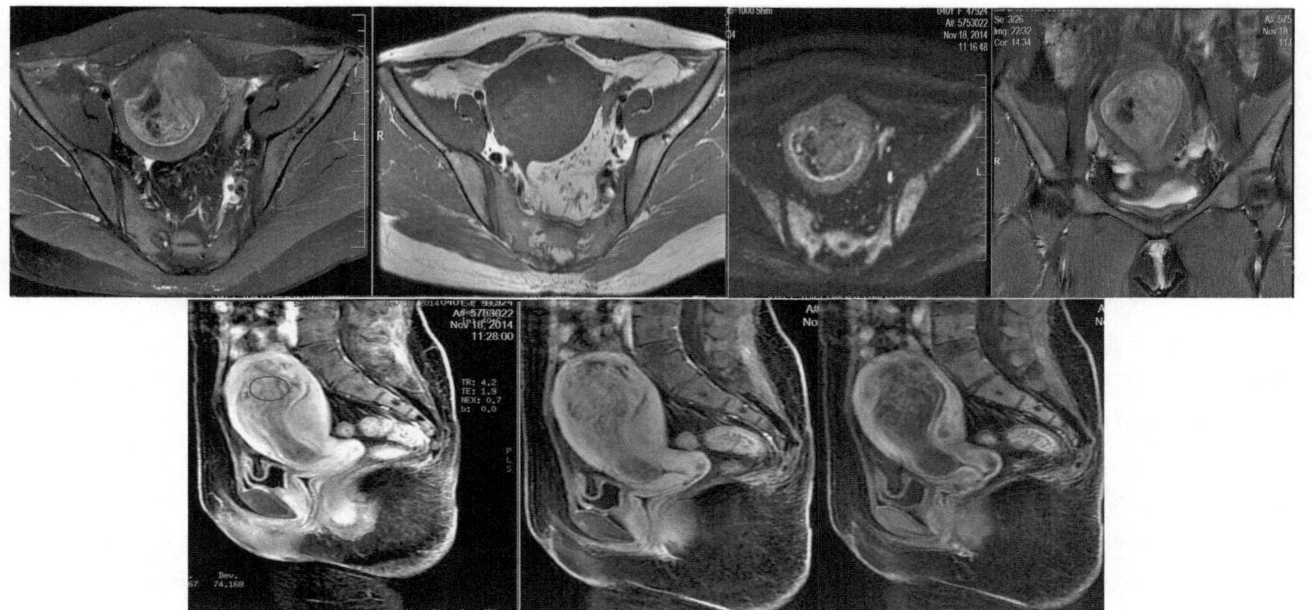

图 9-5-4　子宫平滑肌瘤（部分为黏膜下平滑肌瘤）

第九节　子宫平滑肌瘤

患者，女，29岁。痛经14年，超声提示子宫占位1年余。

手术所见：子宫增大，后壁见一肌瘤样突起，直径约5 cm，边界清，双侧卵巢正常。超声刀切开肌瘤包膜达瘤核，完整剥除肌瘤，见子宫内膜裸露直径约2 cm，未穿透宫腔。

病理检查：子宫肌瘤切除标本：灰白色条索状组织一堆，总体积10.0 cm×9.0 cm×2.0 cm，切面灰白，质韧，呈编织状。病理诊断：子宫肌瘤切除标本，平滑肌瘤。

影像资料见图9-5-5。

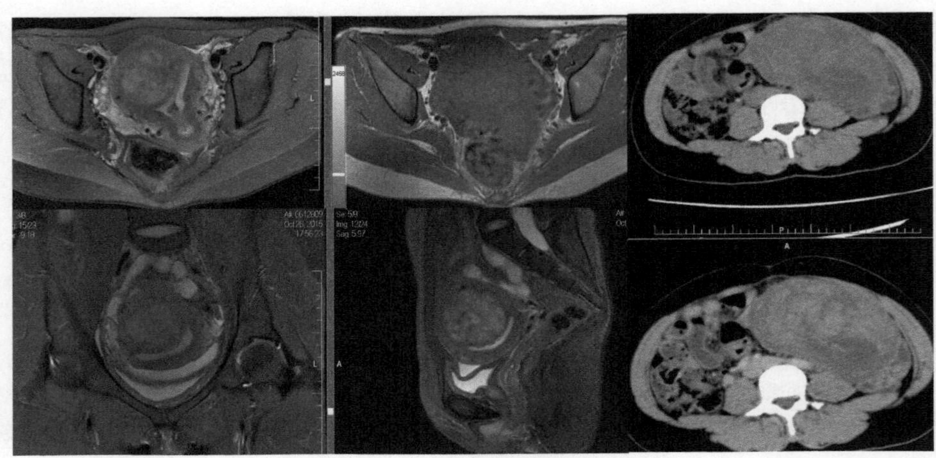

图 9-5-5 子宫平滑肌瘤

第十节 子宫平滑肌肉瘤

子宫平滑肌肉瘤是罕见的女性生殖系统恶性肿瘤,约占所有子宫恶性肿瘤的 1.3%,但其恶性程度高、病程短、易复发转移,预后不良。子宫平滑肌肉瘤可原发,也可由子宫肌瘤恶变而来,国内报道后者的发生率为 0.4%~0.8%。

1. 影像学研究 超声检查是妇科最常用的影像学检查方法,对子宫肌瘤的检出率高,但难以判断其是否恶变。CT 检查,子宫肌瘤多与正常子宫肌呈等密度而分辨不清,仅当子宫肌瘤体积较大时可显示子宫增大、变形或子宫肌瘤发生变性时显示子宫密度不均,对子宫肌瘤的定位、定性诊断均差。MRI 软组织分辨率高,可清楚显示子宫各解剖带,对子宫肿瘤的定位、定性诊断价值均高。MRI 增强扫描观察病变具体情况更为清晰。

PET 检查对鉴别子宫肿块的良、恶性具有很高的敏感性和特异性,而且同时可评价病人全身状况,但难以判断恶性病变的确切起源组织。一些作者认为当 MRI 检查怀疑子宫肌瘤恶变时,应行 PET 检查,除可准确判断病变的良、恶性外,还可评价病人的全身状况,有助于临床制订最佳治疗方案。

2. 鉴别诊断 MRI 上需要与子宫肉瘤鉴别的病变有子宫腺肌症、子宫内膜癌、混合性米勒管肿瘤、变性和未变性的子宫肌瘤,这些病变在 MRI 上大多具有典型表现而易于鉴别。

(1)子宫腺肌症:在 T_2WI 上表现为边界不清的低信号肿块,有时可见代表异位腺体的高信号影,在 T_1WI 上其内可见多发、散在的高信号出血点。

(2)子宫内膜癌:为起源于内膜的肿块,弥漫累及内膜或表现为局灶性不规则肿块,呈等 T_1、稍长 T_2 信号,伴或不伴肌层侵犯。

(3)混合性米勒管肿瘤:为侵犯子宫内膜的肿块,MRI 信号表现不具特征,易与内膜癌混淆。

(4)子宫肌瘤:未变性子宫肌瘤表现为 T_2WI 上边界清楚的低信号肿块,T_1WI 上与子宫肌层呈等信号而分辨不清。变性子宫肌瘤的 MRI 表现与肌瘤的变性类型相关,肌瘤囊性变、黏液样变于肌瘤内可见大片长 T_2 信号,而肌瘤红色变则于肌瘤内可见短 T_1 信号,与肌瘤恶变的信号表现相似。

国外学者认为,当肌瘤内有大片出血、坏死和(或)肌瘤形态不规则、边界不清时,要警惕肌瘤恶变的可能,如该例肌瘤,但尚难提出肌瘤恶变的确切诊断标准。

第十一节 宫颈巨大平滑肌瘤伴黏液变性

患者,女,40 岁。发现腹部肿块 1 个月入院。患者 1 个月前自己扪及左上腹一肿物,直径约 20 cm。

病理检查：巨大宫颈肌瘤切除标本；结节状肿物一块，大小 25.0 cm × 14.0 cm × 9.0 cm，切面灰白质中，呈编织状。

病理诊断：宫颈肌瘤组织为巨大平滑肌瘤伴黏液变性。

影像资料见图 9-5-6。

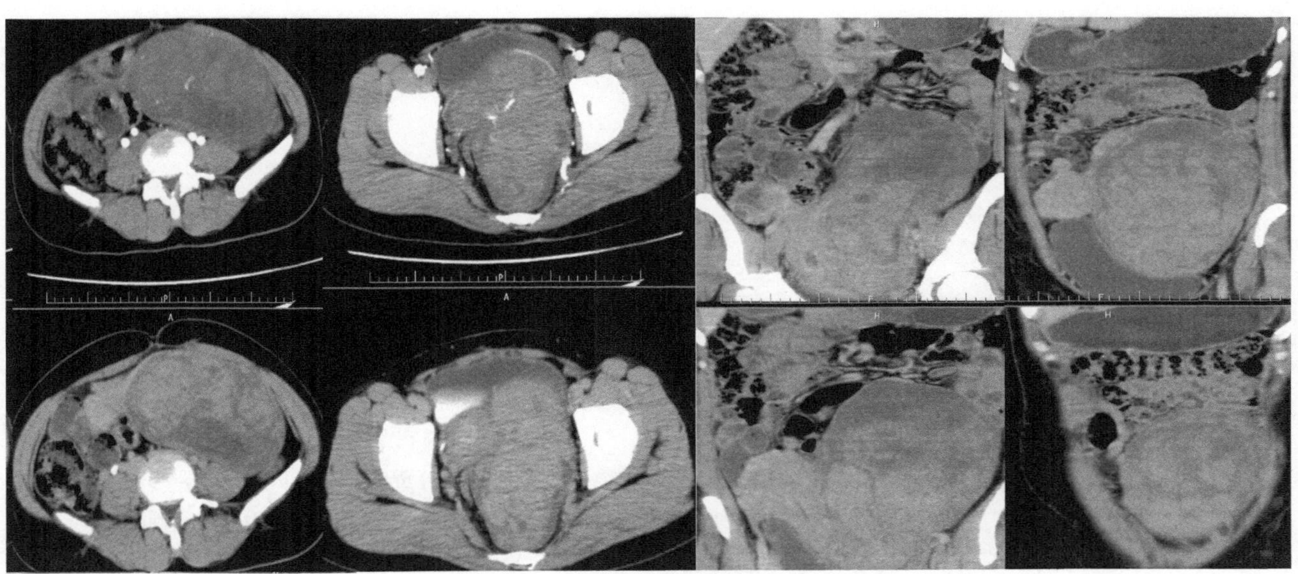

图 9-5-6　宫颈巨大平滑肌瘤伴黏液变性

第六章　子宫其他肿瘤

第一节　子宫疾病的诊断陷阱

1. 影像表现

(1)假性两角子宫:孕期女性在进行超声检查时,如应用换能器在极度的颅尾方向成角扫描子宫底,胎盘可造成两角子宫的表现。当胎盘的一较短的附着处接触相对的子宫壁时,也可将羊膜腔分成两个部分,酷似两角子宫。如将换能器改变 90º 方位,此类混淆则立即澄清。

(2)两角子宫类似子宫肌瘤:在两角子宫的病人,无孕的一角可类似一肌瘤,而邻近含有孕囊的另一角,超声检查清楚可见一块软组织影位于孕囊的一侧,但如留心下述两点,区别并不困难:①此软组织块影与孕囊周围的子宫肌层的声像表现十分类似;②此软块的宫腔内可见蜕膜反应。具此两点者,为两角子宫。

(3)膨胀的膀胱类似子宫颈管内的液体:孕妇显著胀大的膀胱造成子宫下端前后壁接近于并置,而貌似子宫颈管。正常的羊膜腔液体位于下段子宫壁之间,此时则似乎位于子宫颈管内。排空膀胱后再行检查多可澄清此类混淆。

2. 超声测量宫腔内体积的限制　Grossman(1982)提出,测量整个宫腔内体积能估计子宫腔内发育障碍的程度,子宫外缘总是很好确定,所有的测量都应在其外缘进行;作为一项可以重复的测量,应在膀胱空虚时操作;应显示出子宫收缩对测量的影响;但需注意正确选择合适的测量平面常有困难,计算子宫体积的公式不允许子宫有形状的变化,这些都构成了超声测量宫腔内体积的陷阱。应充分认识超声这项检查方法在进行此项测量时,有不可避免的限制,不然则可导致误诊。

(1)假性子宫肌瘤:在超声检查时,如扫描重叠孕妇脐上,可在子宫壁的声像图上产生一伪影,颇似子宫肌瘤,多轴位扫描则可避免此类混淆。

暂时性的子宫肌层收缩可伪似子宫肌瘤,但如果留心此收缩的暂时性质,同时也观察不到子宫形状的变形,都有助于辨认此类假性子宫肌瘤。

(2)后位子宫伪似子宫直肠陷窝内的子宫肌瘤:后位子宫者,宫底可呈现分叶状伴回声降低,颇似子宫肌瘤,更像是来自于前方的衰减。但在该处纵切,则常可见低回声的分叶区实为后位子宫的一部分,而不是子宫肌瘤。

(3)子宫颈滤泡与子宫内气体:有时超声检查可将子宫颈滤泡误诊为子宫颈的液体。须注意此小囊区位于子宫颈处,为宫颈滤液的特征性表现。扩宫和刮宫后的子宫内气体可类似宫内避孕器,它表现为强回声区,偶尔伴后声影,但因其缺乏类似宫内避孕器的正常形态,只要注意这个问题,区别一般不难。

(4)排泄性尿系造影时子宫显影:在肾脏功能与代谢正常的女性,排泄性尿系造影时出现子宫显影是十分少见的。随着大剂量对比剂注入血液,肝、脾的密度出现暂时性的增加;肾功不好的病人对比剂可部分排泄入胃肠道,使之显影;而此种子宫显影与上述情况不同,它不仅是持续性显影,而且出现于正常肾功的人。Birnholz(1972)就报告了几例这样的病人。该作者所报告病人皆为子宫平滑肌瘤患者。子宫肌瘤在退化与坏死之前,是一血管增生性包块,不仅毛细血管网众多,而且间质间隙相当大且伴存引流静脉位于病变四周。

子宫平滑肌瘤富有血管为血管造影证实,更甚者核素 ^{99}Tcm 显像证明肌瘤性子宫通常为一大的不规则的血管湖。“正常”子宫显影通常不清楚,它可能以某种方式与生理性行经前的子宫充血有关。

第二节　恶性米勒管混合瘤(子宫癌肉瘤)

患者,女，82 岁。两周前无明显诱因出现阴道少许出血,伴下腹闷痛、腰部酸胀感。患者 50 岁绝经后无异常子宫出血,无阴道异常排液,无明显异味。

病理检查:子宫内膜诊刮标本,暗褐色碎组织一堆,总体积 4 cm × 4 cm × 3 cm。宫颈管组织活检标本:暗褐色碎组织一堆,总体积 3 cm × 3 cm × 1 cm。常规病理诊断:子宫内膜诊刮标本,子宫内膜肿瘤,倾向恶性,待做免疫组化检测进一步明确分型。宫颈管组织活检标本:送检组织大部分为血凝块,可见少许肿瘤组织。免疫组化检测:阳性，CK(P)，Vimentin，p16，EMA，CK(L)，Villin，p63(局灶+)，5-FU(+++),CD34(局灶+),TOPO Ⅱ(++),EGFR(+++),VEGF(+++)，P-P(+++)，Tubulinβ(+++)，ERCC1(+)，Ki-67(+，约 70%);阴性,CK20,ER,PR,SMA,EA,CK7,CA125,p53,CD10,Her-2,H-caldesmon。免疫组化诊断:子宫内膜诊刮标本,符合恶性米勒(Müllerian)管混合瘤(子宫癌肉瘤)。肿瘤细胞预后及耐药检测结果供临床参考。

影像资料见图 9-6-1。

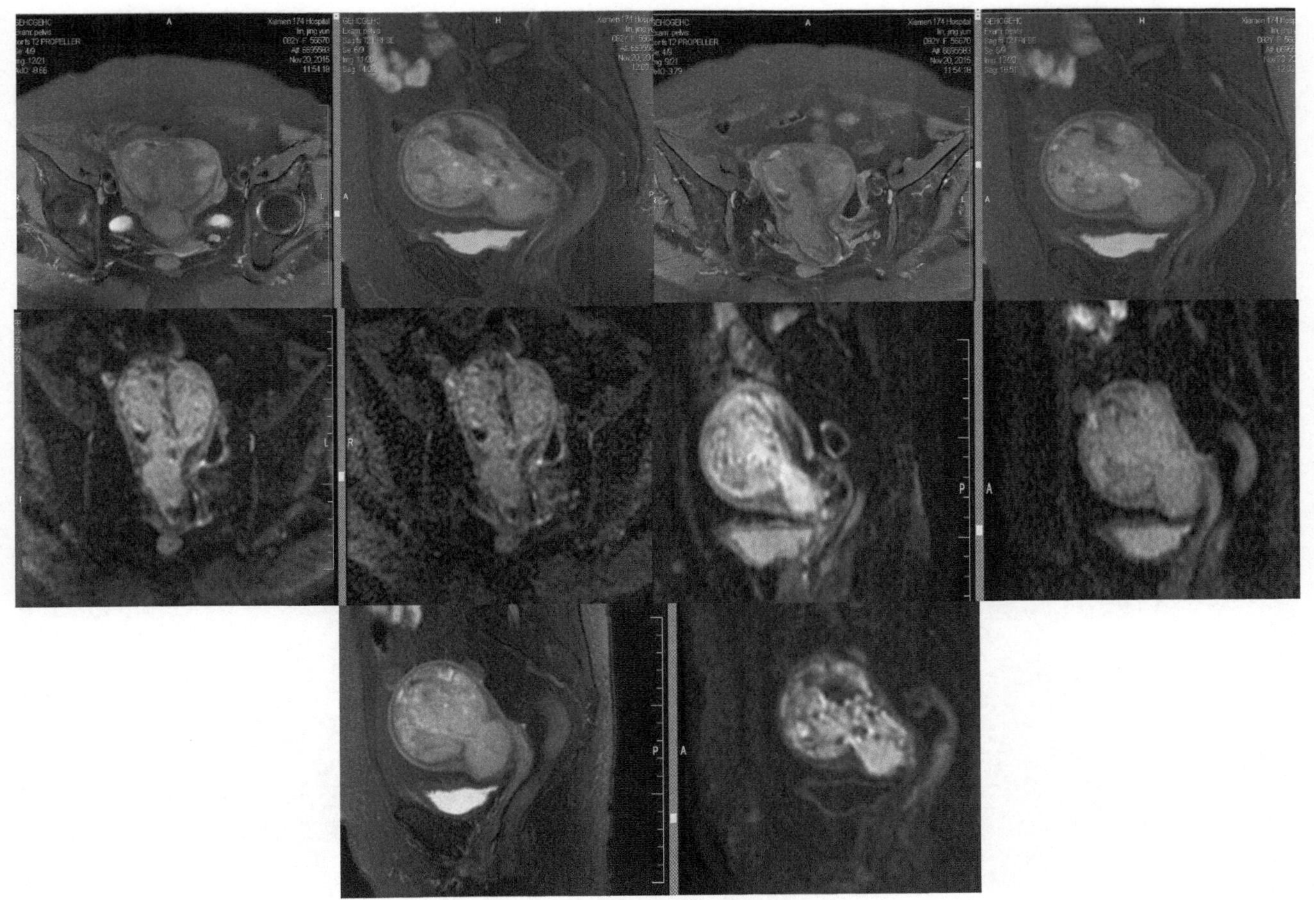

图 9-6-1　恶性米勒管混合瘤

第三节　子宫腺纤维瘤和米勒管起源的肿瘤

子宫米勒管起源的肿瘤罕见。最常见于绝经后女性,也可见于年轻女性。由于米勒管来自中胚叶,故该类肿瘤实际上源自有双向分化潜能的中胚叶细胞。肿瘤由上皮和间叶两种成分构成,其中两种成分均良性者称腺纤维瘤。

大多数子宫腺纤维瘤发生在内膜,多表现为宽基底水蛭似的肿块(切开面常为绒毛或海绵样,硬组织多被囊性病灶环绕)。腺肉瘤镜下表现为基质成分变异大,多为寻常的基质旁出现高度核分裂象和细胞异型性特点。这可区别腺瘤中边界清楚的肌样基质。子宫腺肉瘤呈锭子状基质细胞,缺乏瘤样上皮成分。对大多数病例回顾性分析后发现,58%的子宫腺肉瘤患者出现不规则阴道出血。临床主要表现为新生物填满宫腔并突出宫颈口外,但不形成贴壁结节,出血少见,不易复发。一例患者出现不规则阴道出血1个月,结合MRI表现,应考虑病灶恶变的可能。女性发生腺肉瘤平均年龄为39岁,但发生肿瘤年龄幅度很大;肿瘤71%发生在子宫内膜、2%在宫颈、15%在卵巢、12%在盆腔内。

子宫肌层侵犯的出现和肉瘤过度生长提示预后不良且易复发。子宫米勒管肿瘤的MRI报道不多,缺乏特征性影像表现。良性腺纤维瘤子宫肌壁完整, MRI表现病灶内隔膜结构,增强后可见强化;MRI上多发囊性病灶的腺纤维瘤需与子宫内膜息肉、内膜增生及葡萄胎鉴别。恶性肿瘤多侵出肌壁,常见征象为子宫腔内混杂信号肿块,强化较明显,其内多见黏液灶或多发囊性病灶。盆腔腹股沟区可见肿大淋巴结等。MRI难以对来源米勒管的肿瘤进行确切诊断,最后确诊仍需依据病理检查。

第四节　子宫未分化肉瘤

患者,女,63岁。

术后病理诊断:子宫未分化肉瘤,来自于肌层。

影像资料见图9-6-2。

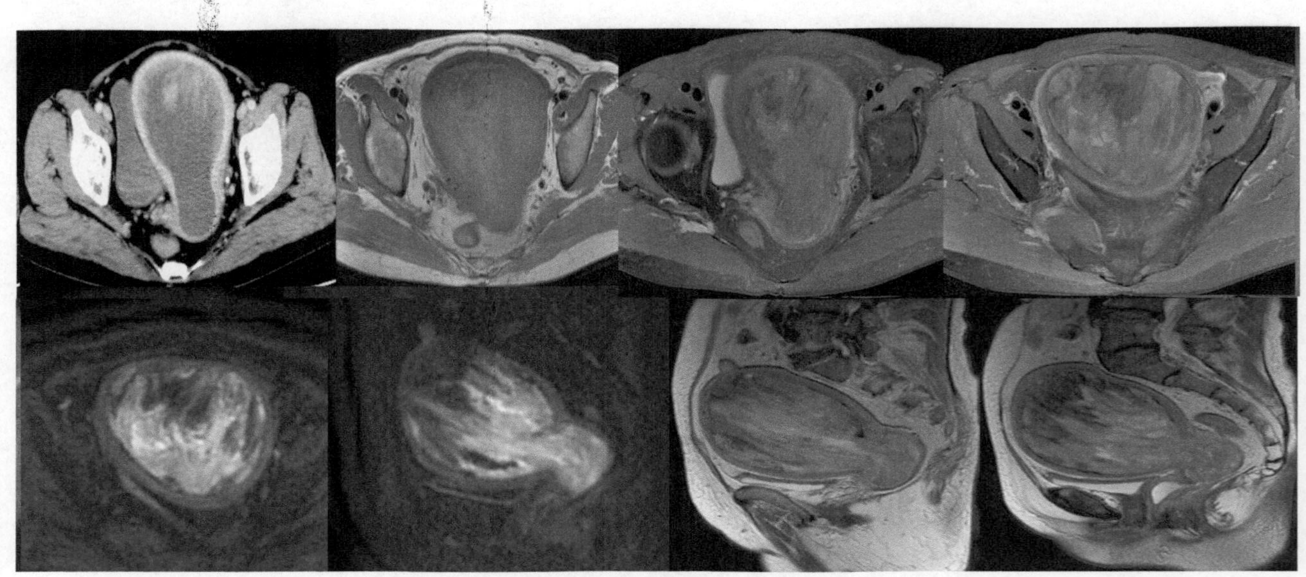

图9-6-2　子宫未分化肉瘤

第七章　子宫输卵管造影和成像

第一节　磁共振子宫输卵管成像

输卵管性不孕是引起女性不孕症最常见的病因，占女性不孕症的40%左右。目前传统X线子宫输卵管造影和超声是用来检查输卵管通畅情况的常用检查方法。传统的X线子宫输卵管造影可对宫腔形态及输卵管开放情况进行评价，既能了解子宫发育和形态，又能对输卵管的形态、通畅性和阻塞部位做出准确诊断，且有一定的治疗作用，因而成为女性不孕症病因检查的首选和常用方法。

但是，传统的X线子宫输卵管造影有以下缺点：检查在X线透视下进行，并要进行拍片，患者的性腺易受X线电离辐射损伤，检查后不宜近期内受孕，且不适合多次检查；检查使用的含碘对比剂有过敏的危险；不能观察子宫、附件本身的病变。

子宫输卵管超声造影操作方便，具有价廉、操作简便、无须特殊设备、患者无痛苦、无放射线损伤等特点，可为临床不孕症病因诊断提供可靠依据。但是超声输卵管造影具有以下缺点：①难以观察到输卵管伞端对比剂液体流出情况，输卵管伞端观察不满意；②当输卵管痉挛时近段输卵管不充盈；③诊断结果依赖于操作者的主观能动性，可重复性差。

MRI具有多方位扫描、三维成像、软组织分辨力高、成像参数多、能准确分辨子宫内膜与肌层信号、对盆腔的解剖结构显示清晰及无电离辐射等优点，在诊断子宫畸形、肿瘤、子宫内膜异位症及卵巢病变方面比传统的子宫输卵管造影有着明显的优势。

磁共振子宫输卵管成像（MR-HSG）是近年来磁共振成像研究的重大进展之一，具有无创、无辐射的特点，主要利用重T_2WI来检测体内静态或缓慢流动的液体。在MR子宫输卵管成像图像上，人体内含液结构显示为高信号，而周围组织结构信号受到抑制表现为黑色背景。所得图像犹如直接应用对比剂的X线造影。

单激励快速自旋回波技术（SSFSE）水成像技术是应用单激励快速自旋回波序列、厚层投射直接成像技术，具有对含水较少的周围组织的背景信号抑制更好；成像时间很短，每帧图像仅需屏气2 s，无呼吸伪影产生；直接成像，不需重建；单体素直接成像，在任意平面上均有相同的空间分辨力等优点。

采用该方法进行MR子宫输卵管成像临床应用研究，在MR磁体内通过双腔球囊导管向宫腔内注射生理盐水，充盈宫腔及输卵管后进行连续冠状面成像，多次动态扫描观察宫腔、输卵管形态，以及盆腔内液体外渗情况，并可根据需要给予矢状面及其他方位成像，可以立体观察宫腔及输卵管腔情况。

MR子宫输卵管成像不仅能显示扩张积水的输卵管，还能通过盆腔内液体渗入情况间接推断输卵管的通畅性。一组研究中，传统X线子宫输卵管造影显示通畅的输卵管在MR子宫输卵管成像也都提示通畅。除1例患者MR子宫输卵管成像提示两侧输卵管通畅，而传统X线子宫输卵管造影检查显示左侧输卵管不通，其余病例两种检查方法结果基本相同。目前，MR子宫输卵管成像主要根据盆腔内液体渗入情况，间接推断输卵管的通畅性，但未能直接显示正常输卵管。

该组MR子宫输卵管成像检查提示通畅的输卵管，在传统X线子宫输卵管造影显示左侧输卵管不通，左侧输卵管在间质部狭窄，远端输卵管无扩张积水，MRI未能显示，而液体通过另一侧通畅的输卵管进入盆腔涂抹，造成MRI结果误判。也说明目前MRI对间质部狭窄的判断有待于进一步解决。

目前已有作者采用宫腔内注射磁共振特异性对

比剂进行 3D MR 子宫输卵管成像研究,取得较好效果;不仅可以排除盆腔积液的干扰,还可以直观显示通畅的输卵管。该组研究中,MR 子宫输卵管成像检查正常输卵管由于其管径纤细、MRI 空间分辨力不如 X 线等原因,未能直接显示。在今后的研究中也将采用高黏度对比剂作进一步探讨。

常规 MRI 结合 MR 子宫输卵管成像不仅能清楚地显示盆腔、子宫、卵巢等结构及其病变,还能直接显示积水扩张的输卵管,并且可以通过盆腔内液体渗透情况间接判断输卵管的通畅性,能够对不孕患者的盆腔病变进行全面判断,有助于不孕症的诊断。

第二节　子宫输卵管造影的假阳性

1. 子宫输卵管造影与女性不孕患者 50 岁绝经后无异常子宫出血,无阴道异常排液,无明显异味。输卵管阻塞是导致女性不孕的首要原因,X 线子宫输卵管造影是检查子宫、输卵管的重要可靠的方法。采用双腔球囊导管和水溶性对比剂取代传统的金属管、碘化油检查,是子宫输卵管造影的重大进展。球囊能更有效封堵宫颈内口,防止对比剂反流、提高宫腔内压力,从而减少对比剂用量和透视时间。另外,该方法可提高造影成功率和输卵管的显示率。但是与传统方法一样,其结果受操作者技术因素的影响。

2. 假阳性现象患者 50 岁绝经后无异常子宫出血,无阴道异常排液,无明显异味。临床经验表明,具体操作中,球囊导管顶端的位置会引起输卵管不显影,导致输卵管造影检查的假阳性结果($P<0.01$)。

子宫输卵管造影检查输卵管阻塞存在不同程度的假阳性。出现假阳性原因很多,在采用新方法造影后,对传统方法的许多缺点有所改善。但由于导管的关系出现了新的问题,当屈曲的导管顶端紧靠一侧子宫角部时,会阻塞输卵管在子宫角部的宫腔开口,从而影响该侧输卵管的显示。活动导管后,原阻塞未显示的输卵管仍然可显示。上述现象可明确假阳性的结果是由于导管顶端导致的。

3. 球囊导管顶端的位置与宫腔大小的关系患者 50 岁绝经后无异常子宫出血,无阴道异常排液,无明显异味。有作者报道,不同的球囊导管在可靠性、易用性、对比剂用量等方面差异无统计学意义。实际工作中发现相同型号的导管在宫腔内的位置和状态与宫腔的深度、大小有关,当球囊导管宫腔内部分的长度小于子宫内口到宫底的深度时,导管的顶端是游离的;当导管这个距离的长度大于子宫腔的深度时,导管的顶端抵于子宫底某处而呈弯曲状,弯曲导管的顶端多处于一侧子宫的角部。

若顶端与子宫角部无明显间隙,从而致使同侧的子宫角部及同侧输卵管在造影检查时不显影。可见宫腔内导管相对过长是导致同侧输卵管不显示的根本原因,如能缩短宫腔内导管的长度将大大减少此类假阳性现象。

双腔球囊导管顶端可导致子宫输卵管造影检查的假阳性结果。当双腔球囊导管的顶端与子宫角部非常靠近(导管尖端与宫腔内缘无明显间隙,局部宫腔轮廓不清)时可导致同侧输卵管不显影($P<0.01$)。在调整了导管的深度和方向后同侧输卵管多数(75%)显示良好。

第八章　输卵管疾病

第一节　原发性输卵管癌及误诊研究

输卵管肿瘤良性少见，最常见为腺癌。原发性输卵管癌是一种非常少见的女性生殖系统恶性肿瘤，自 Roymond(1847)报告首例患者，截至 1982 年，世界文献报道不超过 1 500 例。美国统计资料显示，1998—2003 年，原发输卵管癌的发生率为 0.41/100 000，白种人、西班牙裔人和 60~79 岁妇女发生率较高，其发生率占妇科恶性肿瘤的 0.1%~0.8%，年龄在 65~69 岁的妇女输卵管癌的发生率每年增加 3.8%。由于该肿瘤少见，且多数患者临床症状、体征不典型，术前常被忽视或误诊，长期以来被认为是最难诊断的恶性肿瘤之一，术前正确诊断率仅为 2%~6%，可见其误诊率很高。输卵管癌 5 年生存率低，主要原因是到晚期或术后才确诊。

一、发病机制

原发性输卵管癌发病机制并未完全明了，炎症和输卵管癌有一定关系，但不是绝对单一的原因，因为临床上输卵管炎症很普遍，而输卵管癌却很少见。

二、病理学

目前输卵管癌的确诊需依赖病理检查，2003 年 11 月世界妇产科联合会(FIGO)联合国际妇癌协会(GCS)发布原发性输卵管癌病理诊断标准：①肿瘤来源于输卵管内膜；②组织学类型为输卵管黏膜上皮；③可见良性上皮向恶性上皮转化的移行带；④卵巢和子宫内膜或正常或虽有肿瘤，但体积小于输卵管肿瘤。原发性输卵管癌绝大多数为腺癌，其他少见病理类型包括恶性米勒瘤、平滑肌肉瘤、腺鳞癌、透明细胞癌和子宫内膜样腺癌等。

腺癌的组织学分型分Ⅲ级，乳头状癌为Ⅰ级，乳头状腺癌为Ⅱ级，腺泡状髓样癌为Ⅲ级，3 种组织类型为逐渐演变的过程，乳头状癌往往为较早病变，恶性程度低，而乳头状腺癌及腺泡状髓样癌则往往为较晚及恶性程度较高者，有时在同一标本中可见 3 种型别同时存在，应根据哪种类型占优势而定。

三、临床表现

早期输卵管癌多无症状，随病变发展有阴道排液，排出液体多为浆液性或浆液血性，绝经后阴道流血、腹痛、盆腔包块为原发性输卵管癌典型的临床三联征，但同时具有三联征者很少。肿瘤增大可出现压迫症状，晚期可出现远处转移，偶有以肝脏、脑转移为输卵管癌的首发症状。一组研究中 9 例患者均为腺癌，双侧发病 1 例，6 例发生于绝经后，病程 8 d 至 6 个月，平均 2.2 个月，临床表现为不规则阴道排液、绝经后阴道流血、下腹部胀痛不适，6 例扪及盆腔肿块，术前影像学检查 6 例误诊为卵巢癌。

四、影像学研究

CT 征象主要为附件区实性或囊实性肿块。其典型的 CT 征象是附件区较小的实性肿块，呈梭形、蛇形或腊肠形。如果同时伴输卵管积水，则表现为附件区较大的囊实混合性肿块。输卵管积水是输卵管癌最重要的间接征象。早期肿瘤局限于输卵管，边缘较清晰、光整；晚期肿瘤突破浆膜，侵犯卵巢、子宫及盆腔等邻近脏器，肿块形状规则，边界不清，与周围种植灶融合时极易误诊为卵巢癌。输卵管癌表现为附件区实质性或囊实性肿块，但其形态多样，与其他盆腔恶性肿瘤不易区分，主要依赖病理检查。原发性输卵管癌的影像表现有一些相对的特征性。

1. 直接征象

(1)输卵管内实质性肿块：原发性输卵管癌起

源于输卵管的黏膜层,肿瘤位于输卵管管腔内,可以为椭圆形实性肿块,也可以为管壁的多发结节。该组有 2 例表现为输卵管内孤立的实质性肿块,1 例肿块位于输卵管伞端,肿块较小,密度均匀,肿块内侧输卵管壁有增厚,管腔积水,肿块外侧达盆壁,手术发现肿块外侧已突向腹腔,另 1 例实性肿块位于输卵管峡部,紧靠子宫体旁,周围见少量输卵管积水包绕,密度不均匀,与 Kurachi 等(1999)报道的病例表现相似。

(2)管状囊性肿块伴管壁多发结节:该组病例中 3 例表现附件区迂曲的管状囊性肿块伴管壁多发结节,1 例为 CT 检查,2 例为 MRI 检查,回顾连续多层面观察发现囊性成分呈蜿蜒的管状形态,内侧与子宫角相连,强有力的显示为输卵管积水,管壁不均匀增厚,手术及病理证实管壁上多发乳头状结节为真正的肿瘤,结节在 CT 图像上密度高于水而在 MR 的 T_2WI 上信号低于水,显示较清晰。

(3)附件区囊实性肿块:当肿瘤沿输卵管浸润生长,引起输卵管壁增厚,伴有明显迂曲和积水时,其管状形态不易辨认,则表现为附件区椭圆形或形状不规则的囊实性混合包块。该组 2 例输卵管癌由于增粗的输卵管迂曲,并浸润到浆膜层,与周围器官粘连,边界不清,术前均误诊为卵巢癌。

(4)附件区腊肠形实性肿块:实性肿块密度及信号无特异性,与其他软组织肿瘤相似,T_1WI 肿瘤通常呈低信号,T_2WI 多数呈相对高信号,密度及信号均匀或不均匀,肿块边缘有直径 1~2 cm 的小囊。该组 2 例 CT 检查可见实质性肿块从子宫角向外上迂曲走行,连续层面观察呈腊肠形,边界清楚,密度不均匀,中间见少量坏死低密度区,不伴有输卵管积水。

(5)肿瘤强化特征:该组病例的肿瘤相对乏血供,实性肿块切面呈鱼白色或烂肉状,管壁结节呈灰白色,增强后 1 例实性肿块无强化,其余 8 例实性肿块、管壁上的结节及囊实性肿块均轻度至中度强化。

2. 间接征象

(1)输卵管积水:输卵管积水为原发性输卵管癌最重要的间接征象。如果不伴输卵管积水,一般表现为附件较小的实质性肿块,有输卵管积水时肿块周围可见液性密度影包绕。扩张积水的输卵管呈管状形态,内侧可与子宫角相连,可与肠管区别。当肿瘤伴有输卵管积水且明显迂曲时,则表现为较大的囊实性肿块,易误诊为卵巢癌。该组中 7 例伴有输卵管不同程度积水,5 例在积水的衬托下可显示输卵管内肿块及管壁结节的形态和边界,这 5 例中 3 例确诊,而另外 2 例由于缺乏认识而误诊。

(2)阔韧带增厚:输卵管癌向外侵犯浆膜层后可累及卵巢和阔韧带,该组 3 例见阔韧带增厚。

(3)肿瘤转移:输卵管癌可经过输卵管伞端口或直接穿过管壁而蔓延和种植到腹腔、卵巢、肝脏表面、大网膜等处,也可经过输卵管子宫口蔓延到子宫腔,甚至到对侧输卵管;可经血行转移至肺、肝脏、脑等;经淋巴管转移到髂、腰、腹股沟等淋巴结;癌细胞充塞输卵管的淋巴管后,淋巴回流将癌细胞带到对侧输卵管形成双侧输卵管癌,腹水可由输卵管管腔内积液经开放的腹部口流入腹腔,也可因癌瘤种植于腹膜而产生。

CT 和 MRI 检查是发现肿瘤转移的重要检查方法,该组病例中影像检查发现腹膜及盆腔结节性转移伴腹水 4 例,网膜饼状增厚 3 例,肝脏转移 3 例。肿瘤直接向周围侵犯可累及卵巢、肠管及阑尾等器官,引起周围粘连,该组中 5 例输卵管肿块与周围粘连,值得注意的是 2 例实性肿块虽然边界清楚,但术中发现肿块周围已有粘连,乙状结肠及直肠壁、阑尾系膜上的粟粒状小结节而影像未能发现。

(4)并发肿瘤:输卵管癌可并发子宫内膜和卵巢肿瘤,Slanetz 等(1997)报道的 20 例中 35% 的患者有乳腺癌。该组中 1 例并发子宫内膜腺癌。

五、鉴别诊断

附件区腊肠形实性或管状囊性肿块,尤其是积水的输卵管内见到乳头状结节或肿块,为输卵管癌的相对特征性征象,而囊实性肿块缺乏特征性,结合临床下腹疼痛、阴道排液或者绝经后阴道流血、盆腔包块"三联征"表现,可提示诊断。但征象不典型者还要与卵巢肿瘤、子宫浆膜下肌瘤或阔韧带肌瘤、附件脓肿鉴别。

(1)卵巢癌:输卵管与卵巢在解剖位置上紧密相连,两者的肿瘤在临床上很难鉴别,卵巢癌是女性生殖系统占第 2 位的常见恶性肿瘤,而输卵管癌则罕见,易忽略其发生的可能性,因此,两者的鉴别十分重要。卵巢癌多为囊实性肿块,直径多大于 5 cm,囊壁及囊内分隔最厚处在 0.3 cm 以上,厚度多不均匀,而实性肿块常有坏死,强化明显,有盆腔转移及侵犯,卵巢癌很少呈迂曲管状形态,一般无阴道排液及绝经后阴道流血症状。

一般而言，输卵管癌以实性肿块为主，卵巢癌则多为囊性肿块中有较多的实性成分。如果附件区肿块呈腊肠形或条块状，并向盆壁延伸，临床有不规则阴道排液（淡黄红色）——“二联征”，具有鉴别意义，强烈提示输卵管癌，而非卵巢癌。

（2）子宫浆膜下肌瘤或阔韧带肌瘤：子宫浆膜下肌瘤或阔韧带肌瘤呈圆形或椭圆形实质性肿块，边界清楚，有宽或窄基底与子宫相连，在 T_1WI 和 T_2WI 均呈低信号，大的肌瘤容易变性坏死，但子宫肌瘤强化方式及强化程度与子宫肌层相似，而输卵管癌多呈腊肠形或管状，T_2WI 信号强度高于子宫肌层。

（3）输卵管积水：输卵管积水表现为附件区腊肠形囊性低密度影，边界清，管壁无结节。

（4）输卵管积脓：表现为输卵管扩张积液，呈梭形或管形，壁均匀增厚，无壁结节及腔内肿块。

（5）输卵管卵巢脓肿：输卵管卵巢脓肿为附件区多房性混杂密度肿块，和周围分界不清，增强扫描脓肿壁及分隔强化明显，患者多有发热症状。

临床上已绝经的患者出现阴道不规则的出血或排淡黄红色液体时要引起重视，最好及时进行超声或 CT 检查，如显示附件区实性肿块，尤其是蛇形或腊肠形等特征性现象，对诊断有重要意义，特别是同时伴有输卵管积水或宫腔积液时，对确诊有帮助。

第二节　误诊病例简介：双侧慢性输卵管脓肿与卵巢包块

患者，女，25 岁。因体检发现左侧卵巢包块 1 个月余入院。

手术所见：双侧输卵管增粗、扭曲，左侧约 5 cm × 3.5 cm，右侧约 5 cm × 2.5 cm，伞端均为盲端，均与同侧卵巢、肠管、盆壁膜粘连，分离粘连中见黄色脓液流出。

病理诊断：（双侧）慢性输卵管脓肿，伴皱襞黏膜上皮增生及输卵管积水。

影像资料见图 9-8-1。

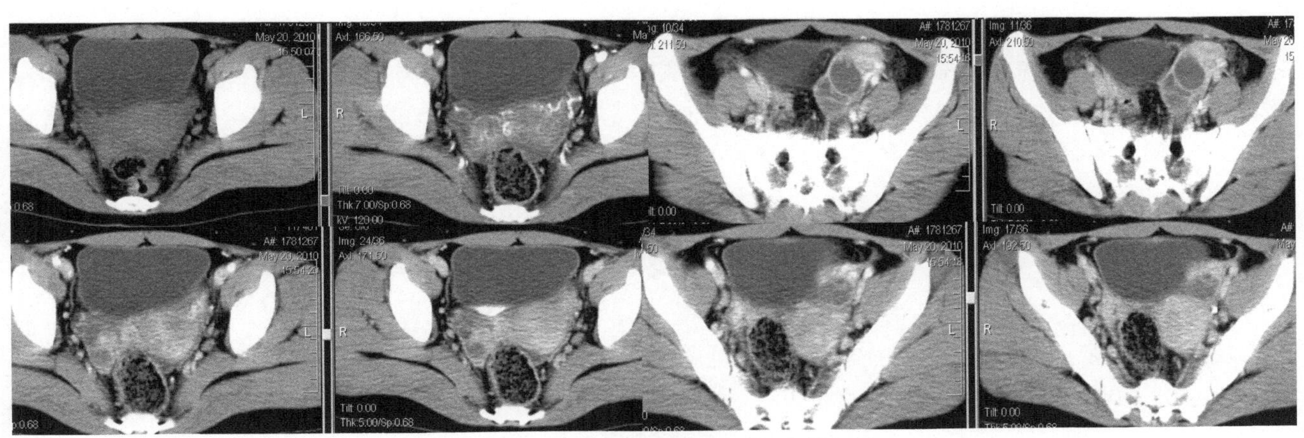

图 9-8-1　双侧慢性输卵管脓肿与卵巢包块

第三节　输卵管扭转伴出血坏死

与输卵管系膜相连的输卵管单独或与同侧卵巢一起发生扭转（附件扭转），称为输卵管扭转，临床少见，常因误诊而延误治疗。

输卵管扭转主要发生于中青年女性，原因主要有输卵管或输卵管系膜延长、输卵管积水、单角子宫双侧不对称，或妊娠引起的子宫增大，在体位改变、创伤等诱因作用下引起。

临床上大多表现为突发性下腹剧痛，呈持续性或间歇性，无转移性腹痛的特征，常伴有恶心、呕吐。实验室检查血常规白细胞轻度升高或正常。

该病在 CT 上的表现无特异性，主要表现为一侧附件区不规则混杂密度包块，与周围组织分界不清。有出血、坏死,如继发感染,增强后病灶有结节状或环状强化。

本病单靠影像学诊断较为困难,对于临床上有典型症状,而出现上述表现的病人,尤其是中青年女性,应考虑到此病的可能。

CT 发现附件区的软组织包块应注意与子宫内膜异位症和宫外孕形成的肿块相鉴别,前者病人常有痛经史,后者有停经史。

第四节 误诊病例简介:双侧输卵管积水误诊为库肯勃瘤

输卵管积水大多由炎性或结核导致伞端及峡部粘连闭锁,管腔内浆液性渗出物聚积而成,也可由于输卵管长期积脓,脓液吸收呈浆液性演变而成输卵管积水。

输卵管积水可发生在急、慢性输卵管炎过程中,也有无输卵管炎病史者,仅在因其他原因而进行盆腔检查时发现盆腔内肿物。

输卵管积水多为双侧性,但一侧明显大于另一侧,积水输卵管表面光滑,管壁薄,形似腊肠状或呈曲颈瓶状,越近伞端越粗,直径可达 10~20 cm。

一例双侧输卵管积水属重度,CT 表现为双侧附件区各见一囊性病灶,壁较薄且厚薄均匀,囊内容物为液性;增强扫描病灶未见明显强化。从 CT 图像特征来看支持本病为非恶性:如病变为囊性,壁薄,界清,囊内密度均匀,无壁结节;亦未见腹水、淋巴结及其他脏器转移。库肯勃瘤,即 Krukenberg's tumor,是指来自胃肠道癌的卵巢种植性转移癌,其 CT 表现特点常为实性为主或囊实性混合肿块,实质部分增强后明显强化,并同时常伴腹水及其他部位转移。

分析该例误诊原因:由于过分注重患者的胃癌史,而忽视炎症改变的可能;对输卵管积水的 CT 表现认识不足以及没有重视患者的临床表现及检查情况。

该病例尚需与下列卵巢囊性良性疾病鉴别:①子宫内膜异位囊肿,临床常见痛经,囊内由于出血密度常不均匀;②皮样囊肿,囊肿内部可见脂肪密度或骨骼、牙齿等;③卵巢浆液性囊腺瘤,常为单侧,形状规则;④卵巢黏液性囊腺瘤,常为多房,直径较大,密度均匀或混杂。

总之,对患有胃肠道肿瘤患者,如果 CT 扫描见卵巢区囊性密度为主的肿块,有慢性盆腔炎病史或临床表现为下腹痛,不应忘记将输卵管积水考虑在内。

第五节 左输卵管脓肿,盆腔包裹性积液

患者,女, 41 岁。阴道出血伴下腹痛半个月,发现盆腔包块 2 d。术后病理诊断:左侧输卵管脓肿,盆腔积液。

影像资料见图 9-8-2。

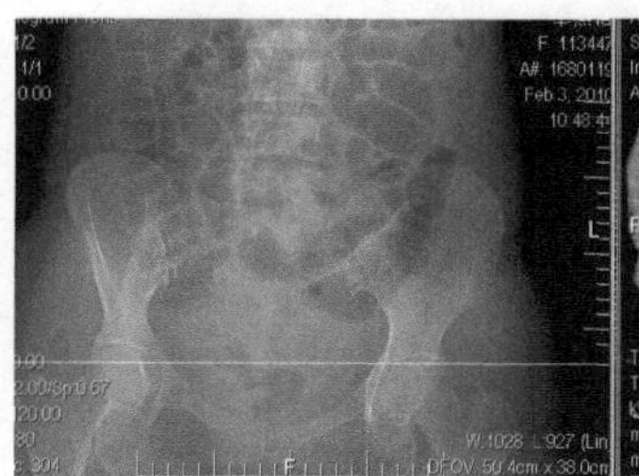

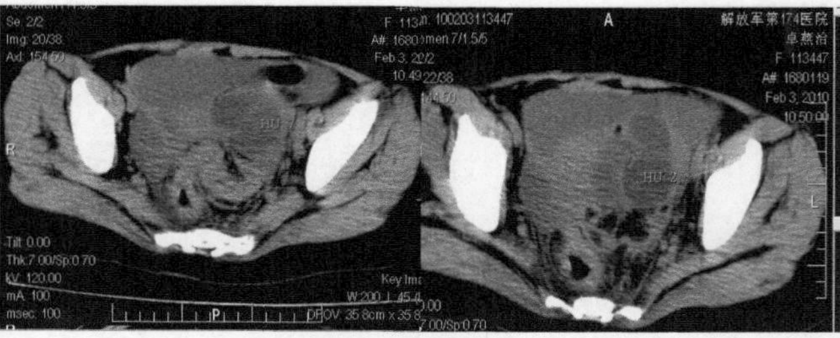

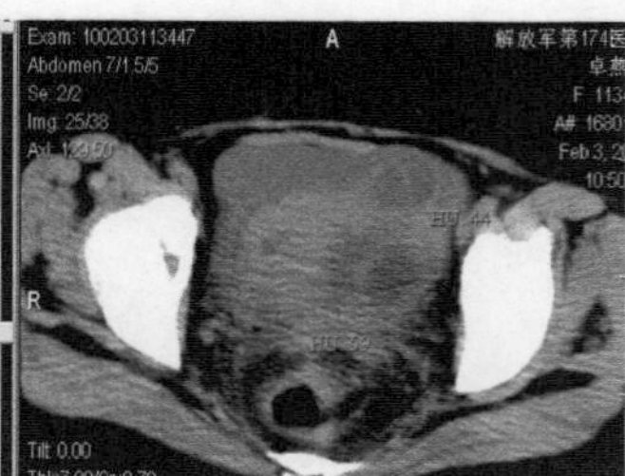

图 9-8-2 左输卵管脓肿,盆腔包裹性积液

第六节　输卵管积液及漏诊、误诊分析

输卵管积液是目前导致女性不孕症的重要原因之一。由于其致病机制复杂，影像表现各异，常规超声检查易将其与附件区其他囊性及囊实性病变相混淆，导致漏诊、误诊率较高。CT 及 MRI 的时间、空间分辨率高，可为诊断提供更多信息。

输卵管位于子宫两侧，呈带状，长约 10 cm，管径小于 4 mm，其上皮黏膜可形成许多纵行皱襞输送卵子或受精卵，输卵管积液可破坏这些皱襞的正常结构，进而导致不孕症的发生。

大量研究表明，盆腔炎症、子宫内膜异位症、输卵管术后粘连、输卵管癌、输卵管妊娠等是输卵管积液的常见病因。各种原因导致的感染可造成输卵管间质水肿、渗出，输卵管伞部及峡部闭塞粘连，浆液性渗出物在此积聚形成输卵管积液；输卵管炎症急性期若治疗不及时，可形成输卵管积脓，脓液吸收后，浆液性液体继续由管壁渗出至管腔，亦可形成输卵管积液。

有研究发现，育龄期妇女是输卵管积液的好发人群，发生于青春期者少见，而一组研究中的 30 例患者中位年龄为 45.5 岁。临床症状主要为盆腔包块及腹痛。输卵管积液常合并有子宫及卵巢疾病，其中子宫肌瘤和卵巢囊肿较多见，推测此两者可能是导致输卵管积液的潜在病因。

1. 影像学研究　CT、MRI 由于具有更高的空间分辨率而被越来越多的应用于女性生殖系统疾病的研究。CT 图像显示扩张的输卵管壁光整，其内呈液性低密度，典型的输卵管积液主要表现为盆腔附件区腊肠样改变，部分可呈走行迂曲的“C”形、“U”形或长管状；多囊样者各囊之间可见线状分隔，增强显示尤为明显，但多为不完全分隔，此为扩张扭曲的输卵管壁相互折叠而成，折叠的两段输卵管壁之间因具有脂肪线，CT 增强扫描可呈“夹心饼”样结构。MRI 显示积液的输卵管大多 T_1WI 呈低信号，T_2WI 呈高信号，DWI 呈低信号，若其中含有血性或蛋白成分则在 DWI 上显示为高信号，为输卵管积脓的典型表现。

该组 45 个输卵管积液病灶中，除 1 个 CT 图像形态难以辨别外，26 个具有腊肠样改变，11 个呈单囊样，7 个呈多囊样。MRI 信号特点：8 例为 T_1WI 低信号，T_2WI 高信号，DWI 低信号；因处在感染急性期而导致积脓者 2 例，DWI 表现为高信号。

2. 鉴别诊断　输卵管积液囊性者需与各种卵巢囊肿鉴别，囊实性者需与卵巢囊腺瘤鉴别。

（1）卵巢囊肿：卵巢囊肿指卵巢内部的一类薄壁囊样结构，分为卵泡囊肿、黄体囊肿等生理性囊肿及子宫内膜异位囊肿。卵巢囊肿 CT 平扫多为圆形、类圆形低密度肿块，边界清晰或与周围组织器官粘连，有时因囊内含蛋白成分或合并出血而呈混杂密度；MRI 扫描囊肿多呈类圆形长 T_1、长 T_2 信号影，子宫内膜异位囊肿可见上层囊液与下层血液分层，呈典型液 - 液平表现，多平面重建技术可区分呈管状走行的输卵管积液与类圆形的卵巢囊肿。

（2）卵巢囊腺瘤：卵巢囊腺瘤包括浆液性囊腺瘤和黏液性囊腺瘤，发病年龄多为 20~50 岁，临床表现主要有腹痛、腹胀、腹部包块等症状，CT 表现为单侧或双侧附件区囊实性肿块，囊壁薄而光滑，单房者囊内密度均匀，多房者可见分隔，增强扫描肿瘤间隔及囊壁强化。

MRI 上浆液性囊腺瘤表现为圆形或类圆形 T_1WI 低信号，T_2WI 高信号影；黏液性囊腺瘤可因囊内成分不同而表现为不同信号，T_1WI 与 T_2WI 信号均高于浆液性囊腺瘤，若囊腺瘤的实性成分较多且边界不清则有转变为囊腺癌的可能。

囊实性输卵管积液易与囊腺瘤混淆，增强扫描扩张的输卵管内可见不完全分隔，为强化的输卵管皱襞，多平面重建输卵管积液大多显示为长管状走行，藉此可与囊腺瘤鉴别。

3. 漏诊、误诊分析　临床上输卵管积液漏诊、误诊情况并不少见，其中单囊、多囊及囊实性输卵管积液易与卵巢囊肿、卵巢囊腺瘤等病变混淆，较腊肠样者更易被漏诊或误诊。该项研究结果也证实了上述观点，45 个输卵管积液中仅有 19 个诊断正确，诊断正确率仅 42%，其中单囊及多囊样外观的输卵管积液漏误诊率显著高于腊肠样者。

因此，尽可能使用多种影像技术显示病灶的形态特点，对囊性病变应用多平面重建可更清晰地显示病灶的形态，增强扫描可鉴别囊实性积液与附件区其他囊实性肿块，从而提高输卵管积液诊断的正

确率,降低漏诊、误诊率。

综上,尽管输卵管积液在CT及MRI上的表现多种多样,但多有如下特征:积液的输卵管呈腊肠样、单囊或多囊样扩张,管内液体多呈低密度/信号,可见半月皱襞;管壁较薄,边界清晰,增强可见强化;扩张的输卵管内可见不完全分隔且分隔强化。近年来,MRI输卵管造影的应用也为输卵管积液的诊断提供了有力证据。

输卵管积液还常合并子宫及卵巢其他疾病,因此在诊断子宫及卵巢病变时要注意辨别是否有输卵管积液存在。熟悉输卵管积液的CT及MRI特点,应用多平面重建技术及增强扫描有助于输卵管积液与卵巢囊肿、卵巢囊腺瘤等疾病的鉴别,进而提高临床诊断水平,减少漏诊率和误诊率。

附:具体研究资料。收集一组输卵管积液的30例(共45个病灶)患者的CT、MRI影像学资料。其中21例行CT检查,10例行MRI检查,1例同时行CT及MRI检查。30例输卵管积液患者,双侧发病15例;单侧发病15例,其中9例位于左侧,6例位于右侧。临床症状主要有盆腔包块及腹痛。并发症:卵巢囊肿12例,子宫肌瘤7例,其中同时合并子宫肌瘤和卵巢囊肿3例,子宫内膜癌2例,子宫切除术后1例,卵巢脓肿1例,输卵管癌1例,宫颈癌1例;无并发症者8例。病理结果与误诊分析:45个病灶误诊13个,漏诊13个,诊断正确19个。13个误诊病灶中,7个误诊为卵巢囊腺瘤,4个误诊为卵巢囊肿,误诊为子宫肌瘤囊性变及卵泡者各1个。对输卵管积液漏误诊病例进行统计分析,部分计算χ^2值。单囊样及多囊样病变较“腊肠”样病变更易漏误诊(χ^2=10.65),差异有统计学意义($P<0.01$)。

第九章 阴 道

第一节 泌尿阴道瘘 MSCT

1. 发病机制 泌尿生殖瘘虽不致威胁生命，但严重影响患者的精神健康。其病因主要为医源性损伤。Kriplani 等（2005）报道 34 例生殖瘘中，产科因素占 41.2%，妇科手术占 32.3%，其他占 9%。发展中国家产科因素占多数，发达国家妇科手术占多数。

泌尿生殖瘘中膀胱阴道瘘占大多数，其他还有输尿管阴道瘘、尿道阴道瘘、膀胱子宫瘘等。一组研究 4 例为泌尿阴道瘘，2 例为子宫切除术造成的，1 例由剖宫产术造成，1 例无手术史，为盆腔长期慢性感染自发形成。如无禁忌证，瘘管越早期修复则成功率越高。

2. 影像学研究 泌尿生殖瘘的诊断主要依赖影像学检查。该组中例 1 在行 MSCT 尿系造影检查前曾行静脉尿系造影检查，见膀胱后方充盈对比剂的囊袋状影而诊断为膀胱憩室，X 线片密度分辨率低及影像重叠是造成误诊的主要原因。MSCT 泌尿系造影的高分辨率及其强大的三维后处理功能可提供瘘管多项信息，从各个角度直接显示瘘管及其两端的结构。

（1）MSCT 尿系造影直接征象：首先是生殖道出现对比剂聚集，尿路内对比剂泄漏，提示异常通道存在。该组 4 例患者静脉注入对比剂后阴道内均有对比剂异常聚集，提示泌尿阴道瘘存在。例 1 逆行膀胱造影时阴道内并无对比剂充盈，提示膀胱与阴道间不存在交通；而静脉注入对比剂后阴道内出现对比剂滞留，说明在膀胱以外的尿路与阴道间存在交通。

其次是显示瘘管具体位置及其两端连接的结构，从而明确瘘管类型。3 例膀胱阴道瘘表现为充盈对比剂的膀胱、阴道间可见细窄交通，例 2、例 3 在膀胱后上壁与阴道前穹隆之间形成瘘管，此为妇产科手术易损伤的区域；例 4 的瘘管位于膀胱后壁与阴道前壁之间。

输尿管阴道瘘表现为输尿管内对比剂外渗至膀胱以外的区域聚集，直接或间接与阴道相通。例 1 为左侧输尿管下端与阴道后穹隆区域存在多条细长瘘管。

再次，多平面重建可从不同角度显示同一解剖部位，明确显示病灶及解剖结构间的复杂关系，同时进行瘘管径线的精确测量。3 例膀胱阴道瘘的瘘管都非常细窄，径线均在 4 mm 以下，排泄性尿系造影、膀胱镜、阴道镜、超声等无法测量瘘管径线。

（2）间接征象：MSCT 尿系造影主要间接征象是，平扫时扩张的阴道内充满水样密度影，该组 4 例均可见此征象。膀胱阴道瘘患者无尿管插入时膀胱内可见空气征象或气 - 液平面，为气体经阴道、瘘管而进入膀胱。该组只有插尿管的病例 3 膀胱内有少量气体，而未插尿管的例 2、例 4 膀胱内并无气体，分析原因可能为瘘管细小，阴道内气体不易进入膀胱；当瘘管较大时，膀胱内可有气体及气 - 液平面出现。输尿管阴道瘘因膀胱不与外界有异常交通，故其内一般无气体影。例 1 膀胱内少量气体为经尿管进入。

文献报道输尿管阴道瘘因有输尿管梗阻，其上方肾盂、输尿管多有扩张积水，扩张的终端常暗示病因所在。例 1 却未见上尿路积水现象，分析原因可能为一是病程较短（不足 1 个月）；二是输尿管下端注入阴道处引流通畅。其左侧输尿管下端阴道后穹隆处局部向后上方呈囊袋状膨隆，可能是大量尿液引流使阴道局部发生扩张，起到暂时贮存尿液功能。

此外，MSCT 尿系造影还可显示瘘管周围情况，瘘管周围常有炎性反应，易造成与周围组织的粘连。

MSCT 尿系造影安全、无创,可直接显示瘘管,定位及定量准确,可为制订手术计划提供信息,临床应用价值高。

第二节 处女膜闭锁误诊报告

处女膜闭锁是处女膜无孔而致阴道不能向外贯通,这是由于胚胎发育过程中泌尿生殖窦上皮未能向前贯通所致,也可因后天炎症引起处女膜粘连、闭锁。

该病好发于 10~17 岁青春期女性,临床表现为青春期后出现逐渐加重的周期性下腹痛,但无月经来潮,严重者伴有便秘、肛门坠胀、尿频或尿潴留等。绝大多数处女膜闭锁病例经详细询问病史及必要的妇科检查可及时做出临床诊断,但术前常有误诊。

一例发病后短时间内出现腹盆部较大囊性包块,给临床初诊带来困难,后经 B 超、CT 扫描提示处女膜闭锁。该例的临床及 CT 表现特征:①初潮期女性患者,短期内出现腹盆部囊性包块;② CT 见膀胱直肠窝内稍高密度均匀性厚壁囊性占位病变;术前 CT 矢状面重组图像显示阴道区囊性病变推举子宫上移,术后子宫回位并恢复阴道、子宫解剖关系。这些 CT 的特征性表现有助于本病的诊断。

本病需与低位阴道横膈、卵巢囊肿及盆腔囊性畸胎瘤相鉴别。

(1)低位阴道横膈:在 CT 上与处女膜闭锁较难区别,其鉴别诊断主要靠临床。

(2)卵巢囊肿:卵巢囊肿是盆腔内双侧附件区囊性占位病变,囊壁较薄,直径一般小于 4 cm,当囊肿较大时,子宫体多受压向侧方移位,而不是向上移位。

(3)盆腔囊性畸胎瘤:盆腔囊性畸胎瘤因含有 3 个胚层组织, CT 上多呈混杂密度,可有钙化或脂肪密度,壁薄,病变在解剖上与阴道子宫无特定解剖关系,临床症状亦与月经周期无关联等可鉴别。

第三节 阴道内子宫托

女性生殖器脱垂很常见,在经产妇中发生率接近 50%,也是子宫非肿瘤性疾病行子宫切除术最常见的适应证之一。子宫脱垂发生于骨盆内筋膜和肛提肌的破裂或损伤。主要危险因素包括妇女膀胱外翻的先天异常和继发于经阴道分娩骨盆肌肉组织损伤以及可能与雌激素的减少有关的老化,其他因素包括肥胖、慢性肺部疾病和便秘。子宫脱垂通常与脱肛、膀胱突出症和(或)肠疝等有关。

非手术的保守疗法包括盆底肌锻炼(Kegel)和应用阴道子宫托来机械性地支持脱垂组织。市场上提供有多种不同的子宫托,认识这些不同类型的子宫托方可在不同的影像中正确地辨认它们,以免导致误诊,而在常规处理这些子宫托中并不需要影像学检查。

第四节 误诊病例简介:阴道后壁孤立性纤维瘤

阴道壁由薄层肌肉、黏膜、纤维层构成。前壁与膀胱和尿道邻接,后壁与直肠贴近。

孤立性纤维瘤是一种少见的梭形细胞软组织肿瘤,目前多数学者认为其可能起源于表达 CD34 抗原的树突状间质细胞,其免疫组化 Vimentin, CD34, Bcl-2 表达阳性。

阴道孤立性纤维瘤起源于阴道壁,较为少见,常为单发,质硬,基底部活动,有不明显的包膜,多发生在阴道前壁上,但该病例发生于阴道后壁,更为少见。

1. 影像学研究　超声表现为中、低回声,边界清楚,血供丰富的实质区可见条片状血流信号,囊变、坏死区少见血流信号。CT 表现为边缘清楚的孤立性肿块,无分叶或可见浅小分叶,其实性部分密度一般较均匀，呈软组织密度，囊变坏死区为低密度，增强扫描实质一般呈轻到中度强化，囊变坏死区不强化。MSCT的多平面重建技术能多方位更清晰地显示病变的位置及全面了解与周围组织的关系。

孤立性纤维瘤大部分为良性，但有10%~20%为恶性或倾向恶性。肿瘤与周围组织分界消失则提示为恶性。一例发生于阴道后壁，与盆壁及盆底关系密切，具有侵袭性，为低度恶性。因肿瘤不是向阴道腔内生长，故阴道黏膜完整，妇科检查未见阴道异常，而直肠指检可以触及肿物，误诊为肠道间质瘤。

2. 鉴别诊断

（1）定位问题：阴道前壁与膀胱和尿道邻接，后壁与直肠贴近，故阴道前壁孤立性纤维瘤应与膀胱和尿道占位病变相鉴别，阴道后壁肿瘤应与肠道肿瘤相鉴别。一般阴道肿瘤向腔内生长，故较易鉴别。CT扫描及多平面重建可以显示肿瘤与邻近脏器的关系，增强后血供改变亦可以鉴别。孤立性纤维瘤为富血供的肿瘤，以早期强化为其特征。腹部的平滑肌肿瘤、间质瘤等血供不及孤立性纤维瘤，在动态快速增强扫描中均呈延迟强化。消化道造影可以观察邻近肠管的改变，帮助鉴别。但该病例虽行消化道造影，并未做出正确诊断，原因可能为肿瘤向阴道外生长，压迫肠管造成假象，加之妇科检查未见阴道异常等。

（2）与其他梭形细胞瘤的鉴别：如成纤维细胞瘤、成肌纤维胞瘤等。主要依靠病理检查进行鉴别。成纤维细胞瘤是一种致密和成熟程度不一的纤维组织，成纤维细胞和胶原纤维比例不同，纤维母-纤维细胞不很多，细胞小，成熟程度不一，核不丰满，染色也不深，有丝分裂象少或无。胶原纤维很丰富，常形成波浪带，甚至玻璃样致密区。成肌纤维细胞瘤见均匀的梭形细胞，星状细胞与胶原细胞相间，而无有丝分裂活性，边缘清楚，病灶可见正常表皮细胞分隔。但成肌纤维细胞瘤常并发其他间充质细胞瘤，如特发性纤维上皮息肉、平滑肌瘤、孤立性纤维瘤等，鉴别较困难。

总之，阴道孤立性纤维瘤是一种少见的疾病，由于发病率很低，而且临床症状不典型，常易误诊。CT扫描可以明确病变的部位、与周围脏器的关系及病变内部情况，对诊断有帮助。确诊需要病理镜检及免疫组化。该病例提示我们，当发现盆腔底部见占位时，除了要考虑消化道、泌尿系病变，还要考虑生殖系统病变，特别是阴道病变。

第十章 先天异常

第一节 中肾管囊肿及误诊分析

中肾管囊肿,又名卵巢冠囊肿,或 Gartner 管囊肿。

1. 发病机制 中肾管在输卵管系膜中走向内侧子宫侧壁及宫颈侧,再沿阴道前壁止于阴道口,若途中任何部位退化不全,中肾管上皮生长,分泌物潴留扩张而形成囊肿。中肾管残余除可在成人卵巢输卵管之间、阔韧带、宫颈及阴道壁内形成囊肿外,还可在腹膜后、肾附近、结肠后、胰头及胰尾附近形成浆液性囊肿。

残留的中肾和中肾导管在女性生殖系统内根据其部位有不同的名称。①卵巢冠:指输卵管系膜内靠近卵巢门的一组中肾小管。②卵巢旁体:指部分位于子宫角与卵巢之间的中肾小管。③卵巢冠纵管:指中肾导管的头部部分,位于输卵管系膜内,它和输卵管平行,也是卵巢冠的一个组成部分;④加特纳管:指中肾导管的远端 2/3 部分,这部分中肾导管由卵巢冠纵管部分连续下来,沿着子宫、宫颈侧壁肌层中行走,然后向着宫颈阴道部分的背侧及下方伸展,再由此向外侧到达阴道顶,以后沿着阴道壁行走呈狭窄的管道,一直伸展到处女膜位置。

2. 病理学 所有中肾管残留组织都具有立方形或柱形上皮细胞,无纤毛,细胞质透亮,核呈圆形或柱形,较深染,细胞大多为单层,也可以为多层,在上皮之下为梭形间质细胞,其外围的平滑肌组织呈内纵、外环排列。

3. 临床表现 中肾管囊肿直径大多小于 2.0 cm,无症状,常于阴道、宫颈刮片或子宫、卵巢病变手术时发现,但当中肾管囊肿发生于阴道且较大时,常引起性生活困难和排尿困难。其余部位中肾管囊肿较大时可以出现压迫症状。一组病例中未见发生于阴道者,但临床阴道、宫颈刮片发现较多,这可能与临床对此病重视不够有关。

4. 影像学研究

(1)CT:病灶常位于输卵管系膜内、子宫旁、阴道旁或阴道内,腹膜后或肌壁内相对少见。病灶表现为囊性薄壁肿块,单囊,圆形或卵圆形,囊液可以为各种各样的密度,囊壁可以钙化。一组病例 5 例行 CT 检查,1 例发现囊壁钙化合并右肾下垂、旋转不良、右侧输尿管异位。文献报道腹膜后中肾管囊肿常伴有同侧肾脏阙如、同侧肾脏发育畸形并输尿管异位和交叉异位肾。5 例囊液均为低密度。

(2)MRI:病灶位置、形状同 CT,但比 CT 显示更清楚,囊壁呈等 T_1、等 T_2 信号,囊液的信号在 T_2WI 为高信号,未见其他信号, T_1WI 信号多变,可以为低信号、等信号或高信号,由囊内蛋白含量多少决定;囊肿以单房为主,可以分房。该组所有病例囊液均呈长 T_1、长 T_2 信号,与文献报道不一致,可能与病例数不够多有关。仅 1 例腹膜后病变后壁出现一小囊,与文献报道一致。增强扫描,病灶囊壁及囊内无强化。

5. 误诊分析 一组研究中 25 例患者 27 个病灶,几乎全部误诊。其中,输卵管系膜 21 个病灶,4 个病灶部分壁出现弧形强化,术前误诊为卵巢囊腺瘤;17 个病灶无强化,术前误诊为卵巢囊肿或卵巢生理性囊肿;腹膜后 3 个病灶,术前诊断为腹膜后良性占位病变;下腹部 2 个病灶及子宫正后方 1 个病灶术前误诊为卵巢囊肿。

回顾性分析误诊原因为对中肾管囊肿诊断认识不足及重视不够:4 个输卵管系膜囊肿部分壁强化,其实并非囊肿真正壁强化,而是病灶对邻近输卵管或子宫壁造成的弧形压迹,与囊壁分界不清所致。邻近卵巢的中肾管囊肿,卵巢结构全部或大部分清楚，而卵巢囊腺瘤或卵巢囊肿，与卵巢关系密切，卵巢结构则大部分不清。卵巢单纯性浆液性囊腺瘤为较大的单房结构，直径常大于 10 cm，囊壁薄而均匀，囊液信号与单纯性液体类似，若合并出血，则囊液 T_1WI 上呈高信号；卵巢黏液性囊腺瘤，常为多房囊性病变，呈短 T_1、长 T_2 信号，其内可见等信号线条状分隔；增强扫描囊壁及分隔可见中等度异常强化，可与中肾管囊肿鉴别。

卵巢生理性囊肿，月经后复查病灶有无变化有助于鉴别诊断；与卵巢囊肿鉴别有时困难，但仔细观察病灶与卵巢的关系，可以提示诊断。

腹膜后 3 个病灶较大，无强化，又为年轻女性，首先应想到与先天发育有关，其中 1 例囊壁较多钙化并右肾下垂、旋转不良、右侧输尿管异位，更支持先天发育有关的囊肿，未提出正确诊断的原因是对此病认识不足。

下腹部 2 个病灶及子宫正后方 1 个病灶术前误诊为卵巢囊肿，回顾性分析该 3 个病灶与卵巢相距较远，且双侧卵巢结构清楚，诊断卵巢囊肿依据不足，腹盆腔囊肿，女性患者，若与卵巢关系密切，应首先考虑卵巢囊肿，若卵巢结构显示清楚，且病灶位于中肾管发育走行区，应首选中肾管囊肿诊断。

6. 鉴别诊断　中肾管囊肿发生在输卵管系膜内、子宫旁时应与来自卵巢的卵巢浆液性或黏液性囊腺瘤、卵巢生理性囊肿、卵巢囊肿、输卵管炎、积水等鉴别。

（1）卵巢囊腺瘤：根据病灶大小、密度或信号、囊壁是否强化、囊内是否分隔可与卵巢囊腺瘤鉴别。

（2）卵巢生理性囊肿：卵巢生理性囊肿，月经后复查病灶有无变化有助于鉴别诊断。

（3）卵巢囊肿：本病与卵巢囊肿鉴别有时困难，但仔细观察病灶与卵巢的关系，可能可以提示诊断。

（4）输卵管炎、积水等：本病与输卵管炎、积水等鉴别困难，子宫输卵管造影有助于诊断。

中肾管囊肿发生于腹膜后或下腹部时，需与肠系膜囊肿、肠源性囊肿、卵巢囊肿、卵巢囊腺瘤、单发囊性转移瘤等鉴别。①肠系膜囊肿：肠系膜囊肿多发生于 10 岁以下儿童，位于肠系膜走行区，呈多房性、大小不等，囊壁甚薄，可与中肾管囊肿鉴别。②肠源性囊肿：发生于腹膜后的肠源性囊肿，呈包膜完整的囊性包块，包膜常厚薄不均，可有明显的钙化灶或乳头状隆起，囊内表现为水样密度或少许高密度影，增强后包膜不均匀强化，囊内无强化，可与中肾管囊肿鉴别。③发生于腹膜后或下腹部的卵巢囊腺瘤或卵巢囊肿，鉴别同前。④单发囊性转移瘤：与单发囊性转移瘤鉴别困难，但有无原发恶性肿瘤病史及囊壁是否强化有助于鉴别诊断。发生于子宫肌壁者少见。

中肾管囊肿发生于阴道时，与宫颈腺体囊肿、阴唇囊肿、尿道憩室、异位输尿管疝、平滑肌瘤病、包虫囊肿等鉴别困难。

总之，发生于输卵管系膜内、子宫旁、阴道旁或阴道内、腹膜后或子宫肌壁内的囊性病变，常要考虑与中肾管发育有关的囊肿。发生于腹膜后的囊肿合并肾脏、输尿管发育异常的，诊断应首先考虑中肾管囊肿；发生于腹盆腔的囊肿，位于中肾管发育走行区，卵巢结构大部分清楚的，诊断应首先考虑中肾管囊肿。

通过 CT 或 MRI 检查可以清楚显示病灶及与周围结构的关系，MRI 软组织分辨率高，可以显示病灶内部结构及与周围结构的关系，但显示钙化方面 CT 优于 MRI 检查。

第二节　纵隔子宫

纵隔子宫是最常见也是妊娠结局最差的子宫畸形类型，占全部子宫畸形的 80%~90%，它分为完全和不完全纵隔子宫。

纵隔子宫在临床上主要表现为影响育龄妇女的妊娠结局，包括反复流产、早产及胎膜早破等。纵隔子宫是目前唯一可经宫腔镜手术矫正的子宫畸形，术后妊娠结局良好。

第三节 先天性子宫阴道阙如综合征

先天性子宫阴道阙如综合征,又称 MRKH 综合征,主要表现为子宫及阴道上 2/3 发育不全。发病率约为 1/4 500,是导致原发性闭经的第二位原因。通常因女性进入青春期后长期无月经来潮就诊时发现。对先天性子宫阴道阙如综合征的诊断需依靠影像学,早期明确诊断对临床治疗有着重要意义。

先天性子宫阴道阙如综合征是由于胚胎发育早期(孕 4~12 周)双侧副中肾管(Müllerian duct)未发育或其尾端发育停滞而未向下延伸所致。临床主要表现为先天性无阴道或短小阴道,合并无子宫或始基子宫,双侧始基子宫可通过由腹膜皱襞覆盖的纤维索状带相连于各自内下缘。而双侧输卵管、卵巢及外生殖器多正常。此类患者的核型为 46XX,体格发育及卵巢功能正常,具有典型的女性第二性征。一组病例即均属于先天性子宫阴道阙如综合征范畴。

值得一提的是,在对先天性子宫阴道阙如综合征中因苗勒管发育不良而残留的所谓米勒管残存物(Müllerian remnant)的具体称谓上,除称之为始基子宫外,有的文献则认为其不过是一个残存的子宫角(rudimentary horn),而双侧米勒管残存物联接起来的的纤维肌性带(fibromuscular streak)则是未发育成宫颈的始基部分残留。

按病理解剖结构不同,先天性子宫阴道阙如综合征可分为两型:Ⅰ型仅为生殖系统相关畸形,主要表现为阴道部分或完全阙如合并双侧始基子宫;Ⅱ型则除生殖系统畸形外,还合并其他如泌尿系统、骨骼、耳部、心脏及中枢神经系统等的先天性异常。按此划分,一组 7 例患者中除 2 例因分别合并腰椎骶化和耳部先天性胆脂瘤为Ⅱ型外,余皆为Ⅰ型。

影像学研究 影像学对于先天性子宫阴道阙如综合征的诊断影像学发挥着至关重要的作用。临床对于原发性闭经合并阴道发育不全就诊者,如要判断其是否为先天性子宫阴道阙如综合征,除部分依靠体格检查和实验室检查外,主要依赖于超声和 MRI 检查。超声检查虽然较为简便经济,并能够对阴道、子宫及其附件情况做出相当程度的判断,但其也存在着不足,如不能发现小的始基子宫,不能明确较小的子宫残基中是否存在内膜组织,以及对较复杂的子宫附件情况难以判明。

而 MRI 因其高软组织分辨率、可任意断面成像以及不受肠气干扰的特点,在先天性子宫阴道阙如综合征诊断中作用更为突出。Hall-Craggs 等(2013)在一项回顾性研究中发现,MRI 对先天性子宫阴道阙如综合征的诊断敏感性和特异性均为 100%。

一组 7 例患者中,即发现病例 1 超声检查未能发现的异位于腹股沟管上方的左侧卵巢及随之异位于腹股管内的左侧始基子宫而报告阙如,而 MRI 检查却能够清楚显示。MRI 除可解决超声的上述问题外,还可利用其大视野扩大扫描和观察有无合并泌尿系统和腰骶椎的异常,这将有利于区分先天性子宫阴道阙如综合征是Ⅰ型还是Ⅱ型。

MRI 平扫和增强扫描除可以清晰地显示先天性子宫阴道阙如综合征有无阴道及其残长情况外,主要在于显示始基子宫及子宫附件的情况。由于始基子宫在病理上主要由平滑肌组织构成,因此在 MRI 上始基子宫呈等 T_1、稍长 T_2 信号,以抑脂 T_2WI 序列图像上显示较为清楚。同时,由于组织内存在较多的血管组织,始基子宫在 MRI 增强扫描中会呈现较明显的强化,这有利于其即使在体积较小时也能被 MRI 发现。

始基子宫多为双侧性。Hall-Craggs 等(2013)的一项研究中发现,在有 MRI 检查结果的 66 例患者中有 54 例(82%)为双侧始基子宫,7 例(11%)为单侧始基子宫,还有 5 例(7%)为无子宫。

该组 7 例患者即均为双侧性。同时,该项研究亦发现小部分始基子宫可见低信号结合带而呈两层结构,甚至可出现高信号内膜而呈三层结构,只是没有宫颈,宫腔呈封闭状。该组病例 1 的右侧始基子宫即有三层结构。

另外,由于始基子宫可随卵巢移位至腹股沟管等处,以及可合并子宫肌瘤和腺肌症等,对此,MRI 均可明确诊断。

无论是单侧或是双侧始基子宫,它们在解剖上都有一个共同特点,即与同侧正常的卵巢通过纤维结缔组织紧密相连。因此,在 MRI 各方位断层中,确定始基子宫位置最有价值的是冠状位,即首先在

T_2WI 及增强冠状位上找到双侧卵巢的位置，然后顺着卵巢的位置向下偏内观察即可发现始基子宫。值得一提的是，始基子宫与卵巢关系密切，即使当卵巢异位时也是如此，就如同该组病例 1，左侧卵巢异位至左侧腹股沟管内口，而同侧的始基子宫仍与之相连并疝入同侧腹股沟管内。此外，当 MRI 发现始基子宫有内膜宫腔结构且有宫腔内积血时，表明内膜尚有功能并可能与临床上周期性盆腔痛相关，可提示临床处理。综上所述，MRI 在临床疑为先天性子宫阴道阙如综合征而进行的影像学诊断中发挥着非常重要的作用，尤其在超声因复杂生殖系统畸形而不能明确诊断以及合并其他系统病变时。

第十一章　女性盆腔囊性肿块

第一节　女性盆腔巨大囊性肿块

盆腔巨大囊性肿块是女性较少见的疾病,其来源多元化,组织学类型多样化,生物学行为以良性居多,在一组 48 例患者的研究中占 72.9%(35/48)。其治疗原则不同,有经腹或经阴道手术、腹腔镜和介入等方法,后两者微创手术的开展对术前影像学评价提出了更高的要求,而 CT 具有稳定、准确性高等优点,是术前评价的重要影像学检查方法之一。

盆腔巨大囊肿以卵巢居多,该组 36 例(占 75%),而且有分隔者均来源于卵巢,恶性和交界性肿瘤也均来源于卵巢。卵巢肿瘤中 4 种常见组织学类型,即表面上皮 - 间质肿瘤、性索间质肿瘤、生殖细胞肿瘤和转移性肿瘤均可以表现为囊性病变。该组病例囊括这 4 大类中的 10 种组织学类型,各个组织学类型有相对独特的 CT 特征。

1. 卵巢上皮来源肿瘤　卵巢上皮来源肿瘤占所有卵巢肿瘤的 60%,其中又以囊腺瘤多见,成人常见,而青春期前罕见。黏液性囊腺瘤体积较大,多为多房囊肿,囊壁和分隔相对较厚,但多不超过 3 mm,囊腔内容物密度差别较大,壁结节和钙化相对少见。浆液性囊腺瘤双侧多见,多为单房,相对黏液性囊腺瘤体积较小,囊壁规则较薄,囊腔内容物密度较均一,壁结节和钙化多见,该组浆液性囊腺瘤均为单侧、单房性巨大肿块,混合型囊腺瘤更类似于黏液性囊腺瘤,缺乏特征。

如果囊腺瘤实质成分比例较大,有壁结节,分隔厚薄不一,出现腹腔积液等征象提示恶性倾向。该组囊腺瘤 / 癌均为直径大于 10 cm 的囊性肿块,恶性和交界性肿瘤比例较高,推测为生长过程中发生恶变所致。

2. 生殖细胞来源肿瘤　生殖细胞来源肿瘤种类较多,以成熟型囊性畸胎瘤常见,在成人占所有卵巢肿瘤的 20%,而儿童占 50%。该类典型肿瘤特征性明显,病灶内出现脂肪、Rokitansky 结节和钙化、骨骼或牙齿,其显示率分别为 93%、81% 和 56%。

Rha 等(2004)总结了非典型肿瘤的特征,包括表现为脂肪密度肿块或无脂肪密度肿块;而且该类肿瘤可以因为合并其他组织来源肿瘤或并发扭转、破裂、感染等而表现多样性。

该组 5 例患者有 4 例典型者, 1 例因脂肪成分少而致误诊。该组中还包括 1 例无性细胞瘤和 2 例混合型生殖细胞瘤,后者分别为胚胎性癌合并绒癌和卵黄囊瘤合并胚胎性癌,均表现为不均匀强化的囊实性肿块。

无性细胞瘤多表现为巨大有不规则分隔的囊实性肿块,囊性部分为出血和坏死区域,可以有斑点状钙化,其血浆中人绒毛膜促性腺激素(HCG)可以升高。卵黄囊瘤,又称内胚窦瘤,多为体积较大的囊实性肿块,生长较快,缺乏特征性影像学表现,其血浆甲胎蛋白升高。

3. 卵巢其他肿瘤　性索间质肿瘤占所有卵巢肿瘤的 8%,各年龄段均可发病。其中颗粒细胞瘤最常见,其分为成年型和幼年型,成年型常见,占 95%,发病高峰年龄为 50~55 岁;幼年型占 5%,发病平均年龄为 13 岁,多见于 30 岁以下患者。两种类型在影像学上基本无差异,多表现为较大厚分隔的多房性囊实性肿块,其特征性表现为囊内多发出血。该组有 1 例表现典型,另 1 例患者表现为完全囊性病变,囊壁见一 1.5 cm 壁结节,被误诊为囊腺瘤。

4. 卵巢转移性肿瘤　卵巢转移性肿瘤占所有卵巢肿瘤的 10%,发病年龄多在生育年龄,其多来自胃癌和肠癌,也可以来源于肺癌、乳腺癌等。来源于胃肠道的由分泌黏液的印戒细胞组成的肿瘤称为

Krukenberg 瘤，多为双侧性。CT 可表现为实体性肿块或囊实性肿块，缺乏特征性；MRI 显示黏液信号，如果为双侧，具有相对特征性。该组 1 例患者因伴发腹腔积液提示恶性肿瘤。

5. 其他肿瘤

（1）子宫或阔韧带平滑肌瘤黏液变性：子宫或阔韧带平滑肌瘤黏液变性的 CT 表现报道较少见，该组 3 例均表现为密度不均匀的囊实性肿块，增强扫描强化不均匀，缺乏特征性。MRI 可有助于黏液成分的显示。

（2）腹膜后间隙血管瘤和淋巴管瘤：较常见，Davidson & Hartman（1990）研究了腹膜后淋巴管瘤的 CT 特征，57% 表现为单房囊性肿块，43% 含有分隔；79% 囊壁薄且光整，21% 表现为不规则厚壁；囊壁可见钙化；并认为腹膜后单房或多房的囊性肿块为其特征，主要与成熟型畸胎瘤鉴别。

该组 3 例淋巴管瘤表现为单房、密度均匀的囊性肿块，类似于良性囊肿和单房囊腺瘤。有关腹膜后血管淋巴管瘤的影像学表现罕见，该组 1 例血管淋巴管瘤表现为内部有点状钙化的囊实性肿块，增强扫描可见不均匀强化；内部点状钙化可能有提示意义。

（3）副中肾管残留囊肿：副中肾管残留囊肿典型病灶直径多在 1~5 cm，囊壁薄，囊内液体密度均一；有作者提出囊液 CT 值较低可能有助于鉴别。该组 1 例表现为单房、壁薄的巨大囊性肿块，与良性囊性病变鉴别困难。肾巨大囊肿达到盆腔水平需要与卵巢来源的病变鉴别，超声对此类巨大病变容易误诊，CT 可以明确显示其与肾脏的关系。

总之，女性盆腔巨大囊性肿块组织来源多元化，卵巢来源居多，生物学行为多样化，恶性多来源于卵巢。各组织学类型的 CT 表现有相对特异性，结合临床特点，有助于诊断，对临床治疗具有指导意义。

第二节　女性盆腔腹膜囊性间皮瘤

腹膜囊性间皮瘤罕见，有发生于盆腔脏器表面的倾向。该病与石棉接触无关。虽然不发生转移，但有局部复发的趋势。腹膜囊性间皮瘤，一般影像学表现为多囊弥漫分布的病变，可累及腹膜、网膜和腹腔盆腔内脏。

CT 表现为液性密度的薄壁多房囊性病变，应注意同以下疾病鉴别：卵巢囊腺瘤、囊腺癌、畸胎瘤、子宫内膜异位症、淋巴管瘤、腹膜假性黏液瘤、肠系膜和大网膜囊肿。

第十二章 女性盆腔内多起源肿瘤

第一节 盆腔内多起源肿瘤临床误诊分析

子宫肌瘤为女性生殖器中最常见肿瘤。子宫肌瘤 90% 起源于子宫体,5% 发生在宫颈,少数发生在阔韧带。

卵巢纤维瘤通常为发生在绝经期或绝经后期的肿瘤,发生在育龄妇女实为少见,有作者报告 1 例,在生育期年龄,既有右侧卵巢纤维瘤,又有左侧阔韧带平滑肌瘤及左侧卵巢囊肿的少见病例,并经手术病理证实。卵巢纤维瘤是起源于结缔组织的良性肿瘤,占卵巢肿瘤的 3%~5%,通常发生在绝经期或绝经后的妇女,约 90% 发生在单侧,约 10% 发生在双侧。肿瘤直径大于 5 cm 者,50% 的患者有腹水,1%~3% 的患者表现为梅格综合征(卵巢纤维瘤伴胸水和腹水)。卵巢纤维瘤由于乏血管,增强后仅轻度强化或几乎不强化。

子宫阔韧带肌瘤为起源于平滑肌组织,即圆韧带、卵巢固有韧带及子宫或卵巢血管的周围组织的良性肌瘤。阔韧带肌瘤的影像学表现虽有一定的特征性,但术前确诊率都不高。CT 诊断准确率约占 50%,究其原因:①临床少见,对该病认识不足;②肿瘤位于子宫附件区,常首先考虑卵巢肿瘤,当肿瘤变性坏死或液化时,极易误诊;③阔韧带肌瘤由于位置特殊,且肿瘤的生长受阔韧带前后两叶的限制,多数肿块呈条块、哑铃分叶状及扁圆烧饼状,而不呈圆形、椭圆形,故不具特征性。所以,该例左侧附件区实性肿块术前首先考虑为左侧卵巢平滑肌瘤。因此,仅靠影像学特征改变定性是片面的,不实际的,只有依靠病理结果证实。只有全面、综合分析,才能得到可靠的诊断结果。

第二节 子宫内膜和卵巢同时原发癌

子宫内膜和卵巢同时原发癌在临床上比较少见,约占子宫内膜癌患者的 3.3% 和卵巢癌患者的 2.7%,而这些病例又常被误诊为Ⅲ期子宫内膜癌伴卵巢转移,或Ⅱ期卵巢癌伴子宫内膜转移,故临床上少有子宫内膜和卵巢同时原发癌的诊断。

子宫内膜和卵巢同时原发癌患者平均年龄为 41~52 岁,绝经前发病者可占 33%~ 56%,而子宫内膜癌、卵巢癌均好发于绝经后女性,平均年龄分别为 60 岁和 63 岁,同时原发癌发病年龄较子宫内膜癌或卵巢癌提前 10~20 年,临床上患者常表现为异常子宫出血、盆腔痛、盆腔肿块。

同时原发癌的发生机制尚不完全清楚,第二米勒系统学说阐述了宫颈、子宫、输卵管、卵巢和腹膜表面具有相同的分子受体,当有致癌因素刺激时,可以同时发生原发性恶性肿瘤,上述理论也解释了为什么同时发生的恶性肿瘤具有相似的组织学亚型,但是少数情况下,卵巢和子宫可以同时发生不同组织学亚型的恶性肿瘤,另外还有子宫内膜异位症恶变学说、癌基因突变学说等。

子宫内膜和卵巢同时原发癌最常见的病理类型是子宫内膜样腺癌和卵巢子宫内膜样癌。后者是卵巢上皮性肿瘤的一种亚型,占卵巢癌的 10%~15%,大多数起源于卵巢生发上皮,少数起源于卵巢子宫内膜异位囊肿。起源于卵巢生发上皮的子宫内膜样癌 MRI 表现非特异,和其他类型上皮性肿瘤相似。

起源于卵巢子宫内膜异位囊肿的子宫内膜样癌

MRI 表现有一定的特征性，即卵巢子宫内膜异位囊肿的典型表现同时伴有实性成分，T_1WI 由于出血而呈高信号，多房者或因出血期相不同而呈彩色玻璃样表现，T_2WI 多呈高信号而遮掩（shading）表现少见，可能是由于肿瘤分泌或体积增大造成血液成分稀释所致；实性成分 T_1WI 多呈低信号，T_2WI 信号多变，增强图像上明显强化；肿块周边可见低信号的纤维性厚壁。

Ulbright & Roth（1985）提出了判别子宫内膜癌和卵巢癌的关系是转移抑或独立的标准：①小卵巢（<5 cm）；②双侧卵巢受累，卵巢呈多结节状；③子宫深肌层浸润；④血管浸润；⑤输卵管受累，若发现以上标准中的两项及两项以上时，应诊断为子宫内膜癌伴卵巢转移，否则应诊断为子宫内膜和卵巢同时原发癌。

Scully 等（1987）在此基础上，提出了更为完整的诊断标准，以区别子宫内膜癌伴卵巢转移、卵巢癌伴子宫内膜转移以及子宫内膜和卵巢同时转移癌。①两个癌灶没有直接联系；②没有子宫肌层浸润或仅有浅表的肌层浸润；③没有淋巴或血管的浸润；④肿瘤主要存在于卵巢和子宫内膜；⑤两个肿瘤常局限于原发灶或仅伴有微小转移；⑥常伴有子宫内膜不典型增生；⑦有时伴有卵巢子宫内膜异位症；⑧两个肿瘤的组织学类型可以相同也可以不同。

一例患者 MRI 上子宫和左卵巢均存在病变，子宫肿瘤仅侵犯浅肌层（联合带），左卵巢肿瘤直径大于 5 cm，T_1WI 呈彩色玻璃样表现、T_2WI 可见液-液平提示存在卵巢子宫内膜异位症，右卵巢、双侧输卵管正常，未见肿大淋巴结，临床上伴有子宫内膜不典型增生，以上提示子宫内膜和卵巢同时原发癌的诊断。

由于子宫内膜和卵巢同时存在病变，除了需要对子宫和卵巢的上皮性肿瘤进行原发、转移或同时原发的分析外，还需要与卵巢性索-间质肿瘤造成高雌激素血症从而刺激子宫内膜发生继发性病变者鉴别：①卵巢颗粒细胞瘤儿童型好发于 20 岁以下女性，常表现为稍长 T_1、稍长 T_2 信号的实性肿块；②卵巢颗粒细胞瘤成人型好发于围绝经期和绝经后女性，常表现为多房囊性肿块，囊内没有乳头状突起，可充满血块，被实性成分分隔；③卵巢纤维卵泡膜细胞瘤好发于绝经后女性，常表现为实性肿块，由于富含纤维组织，T_1WI、T_2WI 均表现为低信号，增强扫描延迟强化，另外，化学位移成像有利于发现纤维卵泡膜细胞瘤细胞内脂肪成分，伴有腹腔或胸腔积液时称为梅格综合征。

子宫内膜和卵巢同时原发癌与Ⅲ期子宫内膜癌伴卵巢转移、Ⅱ期卵巢癌伴子宫内膜转移的治疗方式和预后不同，准确诊断对治疗方案的选择、评估患者预后具有重要意义，当发现绝经前女性卵巢病变具有典型的卵巢子宫内膜异位囊肿表现但伴有实性成分，同时子宫内膜存在病变时，应考虑到子宫内膜样腺癌与卵巢子宫内膜样癌的同时原发癌这种少见情况的可能性。

第三节　阔韧带平滑肌瘤病例

患者，女，59 岁。发现盆腔包块 1 周，绝经后阴道出血 1 d 入院。

手术所见：宫体左侧阔韧带内见直径约 10 cm 肿物，与子宫分界欠清，直肠窝尚光滑。术中向患者家属交代病情，表示理解，要求行全子宫切除及双附件切除术。

病理检查：全子宫＋双侧附件标本，破碎子宫一堆，大小为 10.5 cm × 5.5 cm × 4.5 cm，表面灰红，局部破烂，宫颈外口直径 3 cm，宫颈管长 3.5 cm，宫颈糜烂，宫腔深 4.5 cm，内膜厚 0.2 cm，肌壁厚 1.5~3 cm。左侧输卵管长 5.5 cm，管径 0.5~1 cm，伞端开放，输卵管系膜区见一水泡状物，直径 0.6 cm，内容物已流失，左侧卵巢大小 3 cm × 1.3 cm × 0.8 cm，切面灰白，实性，质中。右侧输卵管长 5.5 cm，管径 0.5~1 cm，伞端开放，输卵管系膜区见一水泡状物，直径 0.5 cm，内容物已流失，右侧卵巢大小 4 cm × 1.3 cm × 0.7 cm，切面灰白，实性，质中。另见灰白色碎组织一堆，总体积 13 cm × 12 cm × 5.5 cm。切面灰白，实性，质韧。

病理诊断：全子宫及双侧附件切除标本，平滑肌瘤；子宫内膜呈绝经期样表现；宫颈组织呈慢性炎症伴腺鳞化及潴留囊肿形成；双侧输卵管呈慢性炎症伴泡状附件；双侧卵巢见白体。

影像资料见图 9-12-1。

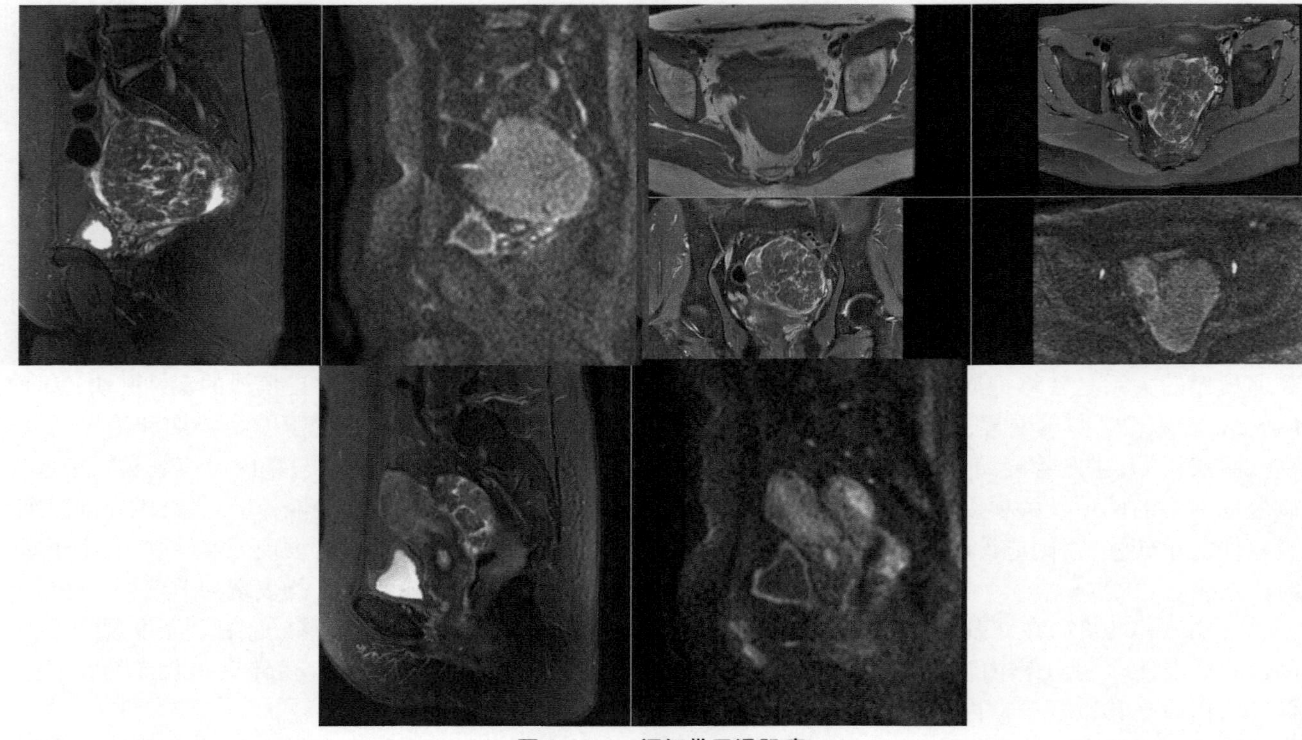

图 9-12-1 阔韧带平滑肌瘤

第十篇　妊娠与胎儿

第一章　妊娠滋养细胞疾病

第一节　误诊病例简介:稽留流产CT误诊为葡萄胎

1. 稽留流产概述　稽留流产是各种流产中危害最严重的一种,超声表现较为复杂,而CT表现少见报道。一般情况下,胎死后,胎盘绒毛与蜕膜分离、出血,但妊娠8~12周时胎盘绒毛发育茂盛,与底蜕膜联系较牢固,流产的妊娠物不易完全排除而部分滞留在宫腔内就形成了稽留流产。由于胚胎死亡,胎盘溶解产生溶血活酶进入母体血液循环,易引起孕妇凝血功能障碍,甚至发生弥散性血管内凝血,危及生命,故正确诊断尤为重要。造成稽留流产的病因尚未完全清楚,文献报道阴道支原体感染是导致稽留流产的主要原因之一。

2. 影像学研究　葡萄胎是妊娠滋养细胞疾病的一类。良性葡萄胎病变与宫壁界限清楚,局限于宫腔内而无子宫肌层受侵,而侵蚀性葡萄胎则有子宫肌层受累表现。子宫明显增大,宫腔内多发大小不等的低密度囊泡影及等密度软组织影,子宫肌层不规则增厚且厚薄不均,其内亦可见低密度囊泡影,增强扫描显示囊壁及等密度强化影,CT值增加30~50 HU。有作者认为,宫腔内呈现"火焰山"强化,为侵袭性葡萄胎的特征性表现。

稽留流产的病理改变较为复杂,使其影像学的表现变化多端,因而容易引起误诊。由于阴道出血时间长又未及时处理,使部分组织机化,残留组织与肌层粘连或向肌层嵌入或部分滋养细胞增生,组织坏死变性后可呈多囊状改变,不易与滋养细胞疾病鉴别。

3. 误诊分析　一例CT表现为宫腔内混杂低密度影,机化的残留组织向肌壁内镶嵌,子宫肌层不规则增厚,退变坏死胎盘组织内凝血块平扫密度较高。增强后炎性增生的血管呈斑条状强化,以致误认为是侵蚀性葡萄胎的"火焰山"改变,此为误诊的主要原因;其次,未重视超声检查表现,侵蚀性葡萄胎的特点是葡萄胎组织侵入子宫肌层深部, B超可见肌壁内血流色彩充填丰富,病灶区域内显示丰富的静脉血流信号和低阻力的动脉血流信号,红蓝相间形成血窦,阻力指数小于0.40。而该例B超虽测到宫腔内液性暗区及增亮光带光斑,但未见明显彩色血流,提示不符合侵蚀性葡萄胎的表现;第三,该例患者尿人绒毛膜促性腺激素为弱阳性,但未连续监测血清β-人绒毛膜促性腺激素量,再加上受临床诊断的错误导向因而误诊。

总之,结合临床表现,详细询问病史,综合各种影像学检查结果,仔细分析影像学的表现,与相似疾病认真鉴别,能够有效地减少误诊率。最终诊断仍需由病理确诊。

我们认为,如果每个误诊病例都这样负责任地进行总结,仔细分析,认真研究,误诊就必定会减少许多,科室和个人的诊断水平自然会不断迅速提高。

第二节　不完全性葡萄胎

患者,女,33岁。

病理检查:暗红色组织一堆,总体积8.5 cm×5.0 cm×2.5 cm,可见成簇状水泡状物,直径0.1~0.5 cm。常规病理诊断:子宫内妊娠,绒毛间质水肿,血管消失,部分绒毛可见水池样结构,滋养细胞中度增生,待免疫组化检测进一步区分完全性或不完全性葡萄胎。

免疫组化检测：阳性，p57（灶+），β-HCG，CK（P），HPL，CD34（散在绒毛间质血管+），CD146，Ki-67（+,约80%）；阴性，PLAP，Vimentin。免疫组化诊断：子宫内妊娠，绒毛间质水肿，血管消失，部分绒毛可见水池样结构，滋养细胞中度增生。免疫组化结果支持不完全性葡萄胎。

影像资料见图10-1-1。

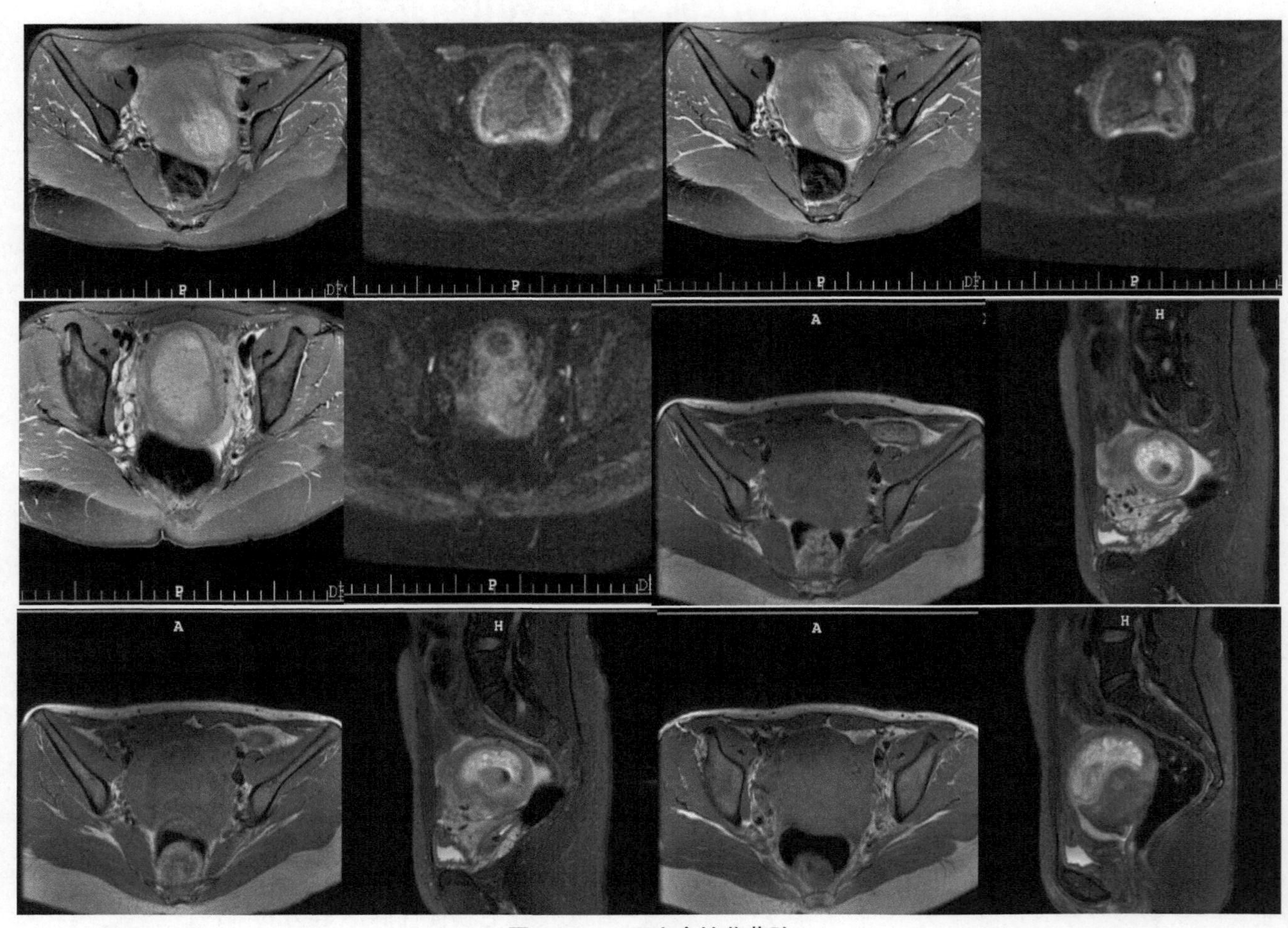

图 10-1-1 不完全性葡萄胎

第三节 侵蚀性葡萄胎

1. 滋养细胞肿瘤概述 滋养细胞肿瘤这一概念包括了一大组不同组织学特征，不同生物学行为及临床表现的疾病，从良性葡萄胎到高度恶性的绒毛膜细胞癌。每200~2 000例孕妇中发生1例滋养细胞疾病，病因尚不清楚。这类疾病总的来说预后是好的，即使是高度恶性的绒毛膜癌（临床发展很决，常有肺、肝和脑转移）在行化疗后完全治愈和持久缓解的比率可高达90%以上。WHO（2002）分类中将妊娠滋养细胞肿瘤分为侵蚀性葡萄胎、绒毛膜癌和胎盘部位滋养细胞肿瘤、上皮样滋养细胞肿瘤。

这类疾病预后良好的基础是早期诊断和及时治疗。目前的早期诊断主要依靠超声和血中的人绒毛膜促性腺激素（HCG）水平的测定，后者是判断肿瘤活性的1个非常灵敏的指标。其他检查手段有胸部X线平片，头颅、腹部和盆腔CT扫描、MRI。

2. 病理学 侵蚀性葡萄胎是妊娠滋养细胞肿瘤中的一种，为起源于滋养细胞的恶性肿瘤。侵蚀性葡萄胎一般多见于生育期妇女，绝大多数继发于良性葡萄胎，多在葡萄胎清除术后6个月内发生。最常见的临床表现为在刮宫清除术后数周至数月患者仍有不规则阴道出血，妊娠试验持续阳性和人绒毛膜促性腺激素持续升高。通过病史、临床表现、尿人绒毛膜促性腺激素检验、超声及病理检查可确诊。该病可以引起肺或阴道转移。

侵蚀性葡萄胎的病理基础是胎盘绒毛水肿、液化、增生变成无数大小不等的水泡样物，充满子宫腔；其病理所见为水泡状绒毛侵入子宫深肌层，破坏肌层静脉，形成出血性结节；侵犯正常组织时即有致密的新生血管，引起出血坏死；滋养层细胞增生和异型程度较明显；子宫动脉增粗、扩张，分支增多；合体滋养细胞分泌大量人绒毛膜促性腺激素，人绒毛膜促性腺激素刺激双侧卵巢内成熟的颗粒层细胞发送生黄体化，形成黄体增生或黄素囊肿。

3. 临床表现　临床主要依据人绒毛膜促性腺激素的水平来观察治疗的效果，只有当人绒毛膜促性腺激素下降太慢、不下降或反而再度上升时才选用影像学检查，寻找是否有其他原因。

4. 影像学研究　一些学者自 1986 年起开始用 MRI 对滋养细胞疾病进行检查，以期确定它的组织特征，然后在治疗中及治疗后再进行检查，观察治疗的效果。所有病例均经超声和血人绒毛膜促性腺激素水平测定后确诊，然后再行 MRI 检查。肿块均被 MRI 很好地显示，表现为结构不均和多血供。在 T_1WI 像上为低信号（长 T_1），在 T_2WI 像上为高信号（长 T_2）。

对于葡萄胎，MRI 能清楚地看到其内部的血管结构，同时还能看到子宫扩张，体积增大。在良性葡萄胎的病例，其子宫肌层与病变分界清晰，表示其未受侵犯（这已为病理所证实）。浸润性高的病例子宫壁的 3 层结构模糊不清，当化疗后又能恢复正常。这种变化与人绒毛膜促性腺激素的下降关系更密切，在子宫体积发生缩小以前即已表现出来。

滋养细胞病变缓解的主要表现为人绒毛膜促性腺激素水平降低，肿块的血管化结构消失及肿块内出血坏死改变的消失。与超声一样，MRI 能够对治疗前后患者卵巢囊肿的情况进行监视。如在口服避孕药的情况下发现卵巢囊肿复发应怀疑是否有肿瘤复发，因为这种表现有可能是卵巢受肿瘤分泌激素刺激的反应。

超声与 MRI 在最初发现葡萄胎块方面有着同等的价值。但超声有时在与胎盘的水肿性退变的鉴别方面有困难，而 MRI 在这方面似乎更有特异性，因为葡萄胎块的内部信号有比较特征性的表现。肿块以及它的扩展情况在 SE T_2WI 序列显示最好，而 T_1WI 序列对观察肿块内出血情况很有用。由于滋养细胞疾病的诊断和治疗越来越受到关注，因此医务工作者对 MRI 在其中所能发挥的作用也逐渐产生兴趣。

尤其是 MRI 在以下几方面所起的作用：在治疗过程中追踪观察子宫结构的变化以判断受浸润区域的局部疗效；发现未侵及子宫内膜的病例，这种情况活检有可能为阴性；发现局部转移性病灶，如阴道和宫颈旁转移，这种病灶与原发病变信号类似；在化疗中或化疗后人绒毛膜促性腺激素水平升高、复发的病例，尤其是计划要做手术者，用以寻找盆腔病灶。

5. 鉴别诊断　侵蚀性葡萄胎 MRI 表现具有特征性，可见明显的肌层受侵和大量的血管流空信号。但需与以下几种疾病鉴别。①子宫内膜癌：MRI 上也可表现为正常子宫内膜信号消失、子宫增大及肌层受侵。但子宫内膜癌多见于绝经期以后的妇女，增强后病变强化程度不及正常子宫肌层；而侵蚀性葡萄胎多见于育龄期妇女，多继发于良性葡萄胎，强化程度高于正常子宫肌层，子宫动脉增粗、分支增多。②子宫黏膜下型平滑肌瘤：MRI 也可表现为宫腔内肿物，有囊性变时信号也可混杂。但平滑肌瘤边界清楚，强化程度与肌层一致。③良性葡萄胎：侵蚀性葡萄胎与良性葡萄胎两者都可表现为宫腔增大及宫腔内囊样信号影。但良性葡萄胎多局限于宫腔内而无子宫肌层受侵，增强扫描仅轻度强化。

总之，侵蚀性葡萄胎 MRI 平扫和增强扫描具有特征性表现，可以清晰地显示宫腔、子宫肌层受侵的程度以及盆腔内的情况，可为临床诊断和治疗提供影像学信息，并可对疗效和预后进行评估。

第四节　完全性葡萄胎

患者，女，24 岁。停经 2 个月余，反复阴道出血 2 次入院。

病理检查：暗褐色碎组织一堆，总体积 13 cm × 13 cm × 4.5 cm，其中大部分为血凝块，可见少量水泡样组织，直径 0. 2~0.5 cm。清宫标本：绒毛间质高度水肿，可见水泡结构形成，多区滋养层细胞高度增生，待做免疫组化检测进一步鉴别完全性与不完全性葡萄胎。暗褐色碎组织一堆，体积 2.5 cm × 2.5 cm × 0.7 cm。葡萄胎第二次宫腔内物活检标本，为少量子宫内膜及蜕膜样组织，腺体呈分泌反应及 A-S 反应，未见葡萄胎组织残留，请结合第一次活检结果。免疫组化检测：阳性，β-HCG，HPL，CD146，CK（P），CK（H），CK（L），Ki-67（约 15%）；阴性，PLAP，p57，AFP，CD34。免疫组化诊断：清宫标本，完全性葡萄胎。

影像资料见图 10-1-2。

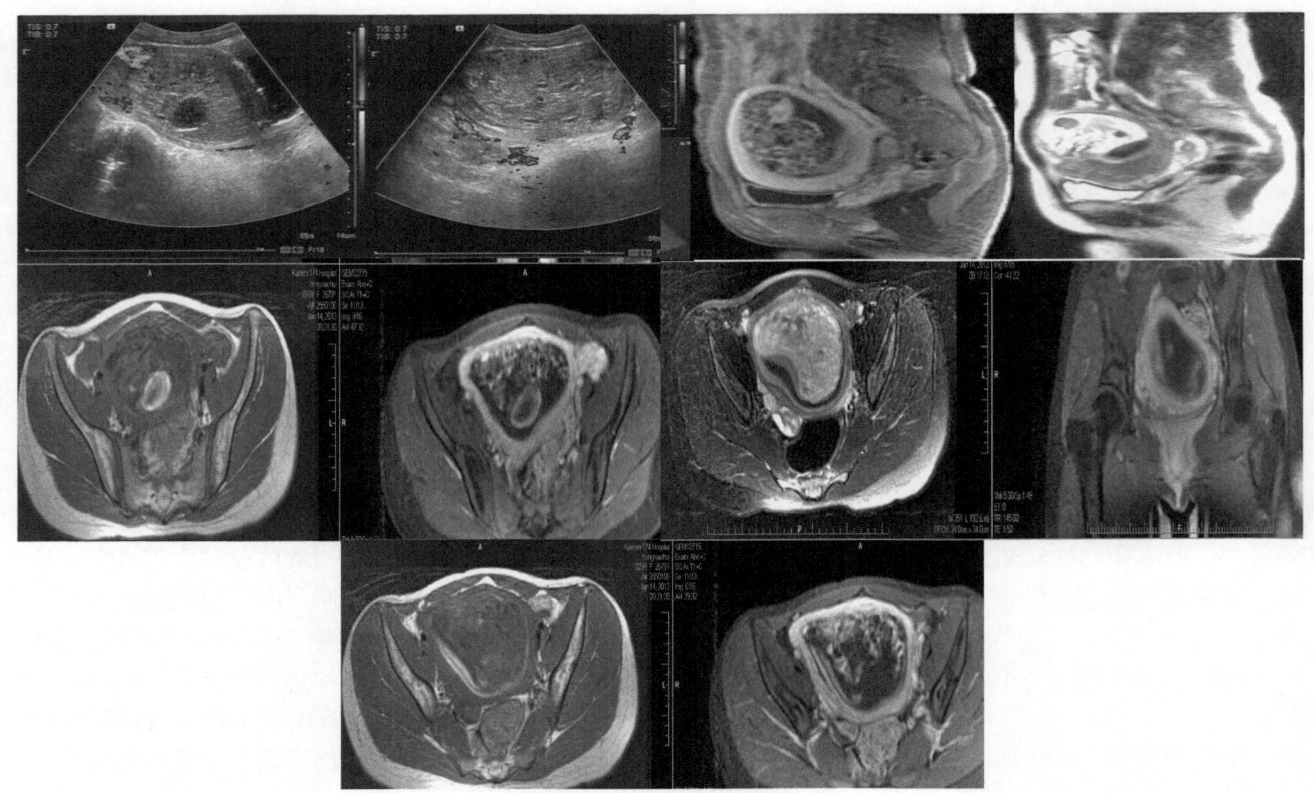

图 10-1-2　完全性葡萄胎

第五节　葡　萄　胎

在美国，葡萄胎的发生率占妊娠次数的 1/200~1/1 500。约 20% 的病人发展为持续性孕期滋养细胞疾病、侵袭性胎块和绒毛膜细胞癌。

妊娠最初 3 个月，超声很难诊断胎块；8~12 周，葡萄胎可能仅仅表现为内膜增厚；18~20 周，囊腔增大到近 1 cm 时易于诊断；这些囊泡典型者呈“暴风雪样”表现。双探头彩色多普勒显示子宫内膜区有异常血管。还可发现动静脉短路和舒张期血流。MRI 上孕期滋养细胞疾病显示为子宫增大、宫腔内呈不均性异常信号，有肌层浸润则表现为肌层中断和正常解剖结构扭曲。

第六节　恶性葡萄胎

患者，女，51 岁。无明显原因出现阴道不规则出血 1 个月入院。

病理检查：清宫术标本，灰褐色组织一堆，总体积 16 cm × 12 cm × 3.5 cm，可见葡萄状水泡样物，直径 0.2~0.6 cm。常规病理诊断：清宫术标本，部分绒毛高度水肿，间质内可见水泡样结构，部分绒毛呈分叶状，滋养细胞中度增生，建议做免疫组化检测进一步区分完全性或不完全性葡萄胎。免疫组化检测：阳性，p57，β-HCG，CK（P），HPL，CD34（散在绒毛间质血管+），CD146，PLAP（小灶性），Ki-67（+，50%）。免疫组化诊断：清宫术标本，免疫组化结果支持部分性葡萄胎。

影像资料见图 10-1-3。

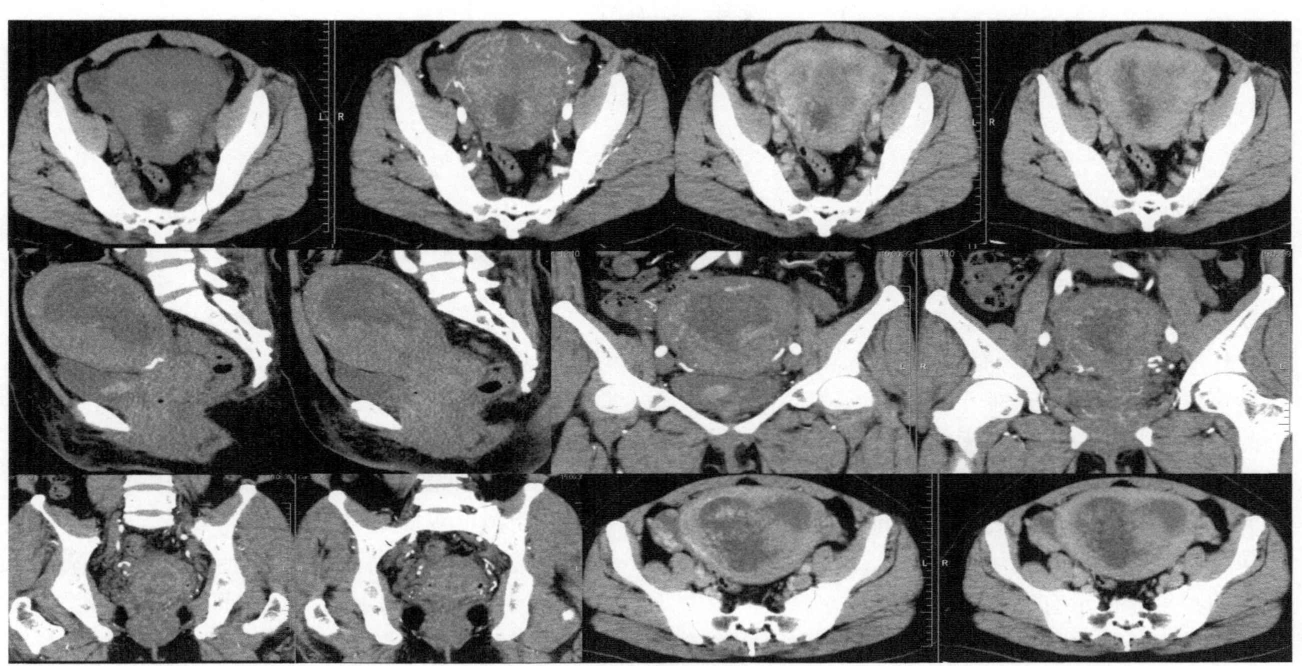

图 10-1-3　恶性葡萄胎

第二章 胎 盘

第一节 胎盘超声检查的诊断陷阱

1. 胎盘的透声区 有时可发现胎盘有一中心性透声区,在病理上实为一萎缩的胚芽区。胎盘中心此类孔隙几乎总是无临床意义的。超声检查胎盘时,偶尔可见其呈多孔干酪状,且伴大的回声隔,而形成胎盘内钙质沉积区之间明显的孔隙。此种现象在孕 36 周后见到者皆为正常变异,而如果在 36 周前见到则可能提示有宫内生长障碍存在。

2. 脐带 超声检查有时发现脐带增厚变粗和卷曲,Casola 等(1985)指出这在某些胎儿实属正常现象,它是围绕脐带内血管的 Wharton 胶引起的脐带增粗。偶尔在子宫后外侧部分可发现突出的血管,当其邻近胎盘时尤其粗大。一些学者还指出,在子宫后外侧部分,甚至当其不邻近胎盘时,超声也可看到粗大的血管。有作者报告,在子宫前部与脐带相关处可在子宫肌层内显示异常回声区,它既不是纤维化,也不是子宫肌层的收缩,这常常是一伪影,当超声束通过脐带扫查子宫时可以见到。

3. 假胎盘 混响伪影可伪似胎盘,主要见于下述情况,即混响伪影延伸超出子宫的境界而进入母亲膀胱声影中时。如胎盘位于对侧子宫壁,由于它的回声与胎盘 - 胎盘下复合物不同而可做出鉴别。暂时性子宫肌层收缩亦可伪似胎盘声影。但由于子宫肌层收缩的局灶性质以及正常的胎盘 - 胎盘下复合体声影的缺乏,可辨别其真伪。

4. 假胎盘剥落 显著的胎盘后静脉可类似动静脉畸形或胎盘剥落。从孕期第 6 个月起,正常扩张的蜕膜静脉与子宫肌层静脉,超声检查可见其位于胎盘基底下。这些静脉一般位于身体后方,当静脉之间的界面观察不清时,它们可呈现为一大的无回声区,从而伪似胎盘剥落。有时使用较高频率的局灶性换能器可减少此类混淆。

正常子宫肌层也可貌似胎盘剥落。胎盘基底下的子宫肌层常常表现无声影,而伪似胎盘剥落,此征象可能源于正常胎盘下子宫的静脉和折射影的结合,尤其当胎盘位于邻近弯曲部表面时(诸如宫底或宫外侧壁)特别容易出现。

暂时性子宫肌层收缩亦可类似剥落。突出的子宫肌层收缩,特别当见于胎盘底下时,可伪似胎盘剥落的声影。由于此类收缩的暂时性,以及结合病人症状分析,一般鉴别不难。

5. 前置胎盘的超声误诊 前置胎盘的发生率约为分娩的 1/200,在孕期第 6~9 个月期间阴道流血患者,超声发现本症者约占 1/10,超声误诊的多数情况是假阳性诊断,即把胎盘本身的移位或母亲过度膨胀的膀胱误认为前置胎盘,后者排尿后再扫描则可澄清问题。少数假阴性结果则可导致母子发病率和死亡率的升高。

Laing(1981)为此专门著文讨论避免此类假阴性诊断的问题。他报告 3 例皆可误认为正常,他指出关键征象是观察子宫内口区的血液情况,和认识前置胎盘的侧面边缘。Williams 等(1977)著文讨论伪似前置胎盘的羊膜外血凝块的超声表现。

第二节 完全型前置胎盘

患者,女,29 岁。停经 31+3 周,阴道流血 3 h 入院。

MRI:完全型前置胎盘;子宫右后下壁可疑胎盘植入。

手术所见：胎盘位于子宫后壁覆盖宫颈内口，下缘延续至子宫前壁下段，胎盘胎膜部分娩出，少部分胎盘与子宫后壁下段及子宫前壁下段粘连紧密，范围约 10 cm × 8 cm × 2 cm，界限不清，考虑胎盘植入。

影像资料见图 10-2-1。

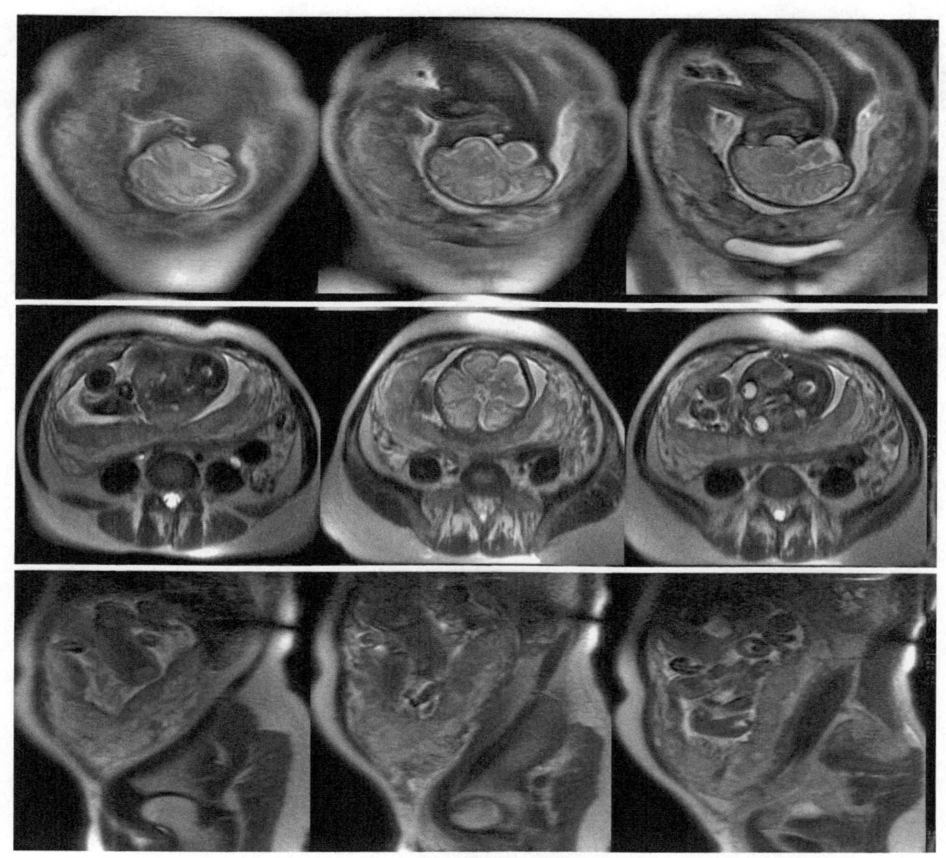

图 10-2-1　完全型前置胎盘

第三节　胎盘植入病例

患者，女，27 岁。停经 39_{+2} 周，阴道流液 2 h 余入院。产妇，胎膜早破，胎儿娩出后 15 min，胎盘仍未娩出。给予手剥胎盘术，术中发现胎盘胎膜与子宫壁粘连紧密，无明显界限，考虑胎盘植入的可能，阴道出血少，急诊行 MRI 确定胎盘是否植入，去做 MRI 检查途中阴道突然出血约 400 ml，立刻急症抢救安抵病房。下午阴道出血明显减少后行 CT 平扫与增强检查。胎盘植入（PIA），是严重的产科并发症之一，可造成孕产妇大出血，严重危及母婴的生命安全。

影像资料见图 10-2-2。

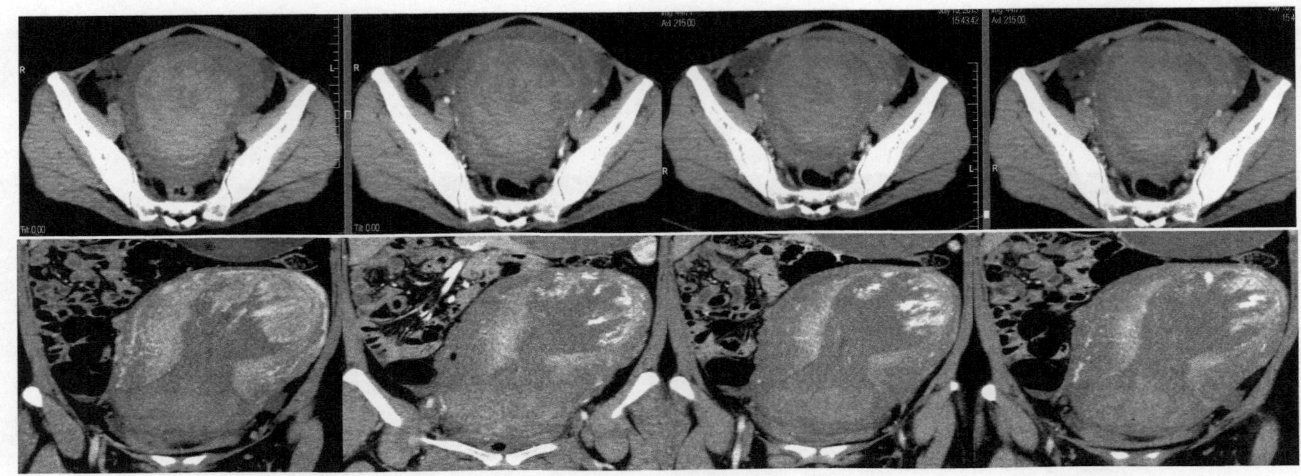

图 10-2-2 胎盘植入

第三章　脐带及羊水

第一节　关于羊膜囊的诊断陷阱

1. 少见的正常表现　超声检查时，在孕期第一个三个月期间，有时可见卵黄囊位于羊膜囊的外边，常常见到羊膜囊与绒毛囊之间出现间隙，它们正常融合可晚到第二个三个月的早期。有时超声可见到正常孕囊、卵黄囊与胎儿分开。

2. 黄体囊肿　有作者在超声检查时发现长达10 cm的巨大黄体囊肿与早期孕囊并存，据称是手术证实的最大的黄体囊肿。黄体囊肿位于子宫壁上，孕囊位子宫内，黄体囊肿可含隔膜，超声随访可见囊肿消逝。无并发症的黄体囊肿中少有一个以上的隔膜。

3. 植入出血　超声检查有时在孕囊周围见到一无回声的新月形区域，多半由于该处曾有出血，在6~10周孕时，这是较常见的征象，以此征象即可推论，是妊娠存在而不是一个蜕膜管型。偶尔，在一无症状病人邻近早期孕囊处见到植入出血，这可与双胎的第二个双胞囊发生混淆，如细心观察，此刻缺乏围绕植入出血的双重轮廓，即不言自明为出血，而不是双胎。

4. 羊膜囊膜　超声扫描可见正常羊膜囊膜将双胎孕分隔开，此膜可发现于所有双合子和绝大多数单合子双胎孕，它的发现即证实为双羊膜妊娠。有的羊膜囊膜又与双胎孕无关，此类膜可能是羊膜与绒毛膜之间较早期出血的结果。如果胎儿经历出血后仍健存的话，此膜通常无临床意义。

5. 羊膜索带　超声检查时可将羊膜囊膜误以为羊膜索带。在孕期第一个三个月中常可见到羊膜囊膜，这是正常结构，它并不意味着羊膜的病理性毁损，此膜可持续见到直至孕第16周，通常均有羊膜与绒毛膜的并列相邻。子宫的的粘连也可伪似羊膜的索带，有时超声可发现一薄片组织横过羊膜液，从宫壁一处到另一处。此组织片条多为部分性子宫分隔或粘连，其表面皆有完整的羊膜覆盖，胎体部分可在此组织的每侧进行活动，另见羊膜无中断征象，均提示此系良性情况，而并不一定就引起胎儿畸形。

6. 囊性包块类似羊膜液体　围绕胎头或胎脊柱的囊性包块，尤其当它邻近子宫肌层时，超声图像上可类似羊膜液的囊袋。有作者报告一大的囊状水瘤围绕胎头并向胎脊柱延伸，超声检查首先考虑为羊膜液体，但细心反复扫描则发现此液体含于多数性小叶区中，且见众多分隔伴存于一囊性包块，从而确诊其为囊性包块而不是羊膜液体。

7. 早期妊娠中真假妊娠囊的区别　Nyberg等（1983）著文讨论早期宫内孕的妊娠囊与异位妊娠的假妊娠囊的超声鉴别诊断，共报告128例此两类病人的超声，以确定宫内双重蜕膜囊征象在区别此两组病人的正确性，双蜕膜囊可见与早期宫内孕十分相关（59/60，98.3%）。68例无双蜕膜囊者，只4例为正常宫内孕，其余病例不是异位妊娠就是异常宫内孕。

该项研究的结果提示超声所见双蜕膜囊征对早期宫内孕的诊断相当有用，如未见此征则有力提示不是异位妊娠就是异常宫内孕。

第二节　脐带及羊水

羊水有助于维持胎儿体温和胎儿在宫腔内的生化环境，缓冲各种外来的机械性创伤，羊膜腔为胎儿生长、胸腔发育和肢体运动避免挛缩提供了充分的空间。

妊娠前 5 个月,羊水容量的增长相对稳定,孕 10 周时约 30 m1;孕 20 周时,羊水量的增长速度达到高峰,羊水容量平均约 500 ml;孕 22~39 周,胎儿产生的尿液从孕 20 周的 120 ml/d 到孕 40 周的 1 200 ml/d。羊水容量约 1 000 ml。孕 39 周后,羊水容量则减少。

在 T_2WI 中羊水为清亮的高信号。当有运动伪影时,羊水可变暗,并且可见由运动伪影产生的条状改变。脐带由于流空效应可表现为漂浮于羊水中的圈状结构。在大部分胎儿中可见到胎盘及胎儿脐带的植入部分。在横轴面上可见到两根脐动脉,因流空效应表现为低信号。

第三节 胎儿脐带

正常脐带可类似神经管缺损。当脐带有一部分位于胎脊柱后方时,即可出现此情况,类似于脑脊膜膨出或脊髓膜脊膜膨出;而稍改变超声断面看见正常脐带结构(动脉与静脉)则问题迎刃而解。Witter & Graham(1983)指出胎儿脐静脉比正常为大,并不一定是病理性的,可能为一正常的发育变异。裂腹畸形(先天性腹腔裂开)可类似正常脐带,腹壁的缺损导致胎儿肠襻突进羊膜囊液体中,当其邻近前腹壁时,此肠襻则伪似脐带。正常脐带为含有多数血管的结构,与肠结构不同。

第四章　异位妊娠

第一节　异位妊娠的误诊病例

1. 异位妊娠的蜕膜管型造成混淆　异位妊娠占全部妊娠的 0.3%~1%，在美国约占母亲死因的 6.5%。超声检查在异位妊娠的诊断中起着重要的作用，其典型表现包括子宫轻度增大或正常大小，无妊娠囊，有混合性或均匀一致回声的附件包块，以及穹隆内有液体。

宫外妊娠的囊样结构（附件环）伴存子宫空虚是异位妊娠特异性表现，但不多见，极少数情况下在宫外囊内可见胎儿回声而证实诊断。以往的报道曾提及液体聚集的可能性和子宫内明显的中心回声，并认为其原因是子宫内膜增生和出血。

宫腔回声正常而妊娠试验阳性高度提示异位妊娠。有两种例外情况，一是完全性自发流产而妊娠试验还未转为阴性，一是宫内妊娠太小，现代超声设备尚难以分辨。

相反，证实宫内妊娠实际上就排除了异位妊娠的诊断，因为宫内妊娠和异位妊娠极少同时存在（约 1/3 000 例）。

超声医师确定宫内液体聚集是否代表早期妊娠囊非常关键，因为轻易诊断为正常妊娠很可能会妨碍妇科医师进一步考虑异位妊娠的诊断。

Marks 等（1979）分析 39 例异位妊娠子宫腔中心的表现，发现近 20% 的异位妊娠有宫内液体聚集，并绕以高幅回声环，易被误认为正常妊娠囊。该作者指出，这两种表现显然不能做为宫内妊娠的确实证据，而只有证实了胎囊的存在才能最后做出正常妊娠的诊断。他们推测，子宫中央的液体聚集可能是宫腔内的血液，而其外围的高幅回声环多代表子宫内膜基质成分或腺体成分的改变。

因此，在临床怀疑异位妊娠的时候，必须极为谨慎地掌握宫内妊娠的诊断标准。发现宫内液体聚集，边缘有高幅回声不能作为宫内妊娠的充分依据。需要附加其他标准，其中最重要的是证实囊内胎极回声。未证实明确形态标准的病人仍然有异位妊娠的危险，应行腹腔镜检查或超声复查。超声复查时，4 周和 6 周的正常妊娠囊大小相差近一倍，4~5 周时可查出胎极，据此可区别早期妊娠囊和蜕膜管型。

2. 假性宫内妊娠　Mantoni & Pedersen（1983）报告 1 例病人有一扩大的子宫，为 10~11 周孕大小，但无胎儿回声，伪似一宫内孕，实际上是一异位孕囊位于宫颈后方，手术证实有一未破裂的壶腹部妊娠。术后第 3 天病妇排出蜕膜铸型约 8 cm × 5 cm × 1 cm 大小。

第二节　异位妊娠与卵巢肿瘤诊断混淆

1. 急性输卵管妊娠流产或破裂　输卵管妊娠约占异位妊娠的 95%。而急性输卵管妊娠流产或破裂一般起病急剧，症状典型，多数病人不需影像学检查即可及时做出诊断及处理。但对少数症状不典型或陈旧性异位妊娠病人，临床诊断有困难时，可考虑应用影像学检查为临床提供依据。但 B 超检查有时因胚胎死亡、出血、机化，亦难与肿瘤鉴别。CT 给本病的诊断提供了一种相当好的途径，但是，由于在日常工作中对其 CT 表现缺乏认识，极易将本病误诊为卵巢良、恶性肿瘤。

一组18例患者的研究中术前CT误诊为卵巢囊肿破裂出血者5例,误诊为卵巢囊腺癌者4例,误诊为盆腔脓肿者3例,仅有6例拟诊为宫外孕。其误诊原因除对本病的CT表现认识不足的因素外,不结合临床,不重视临床资料,没有详细追问病史则是一个更重要的原因。

输卵管妊娠的CT表现与就诊时间和包块内出血量多少有关。当孕囊裂口小,出血量少或间断出血逐渐形成血肿,表现为包块。早期出血为包块内高密度影,以后血液成分分解和血凝块溶解,则表现为软组织密度影,甚至为液体、水样密度影。除了包块,还可并有发子宫直肠窝内积血或积液。时间长者包块与周围组织、器官粘连。

该组有12例出现子宫直肠陷窝高密度积液,密度均匀,CT值65~70 HU,增强后无强化。宫体旁有囊实性肿物,其中有不规则斑片状、团状或条状高密度影,CT值高达67~74 HU。增强后无强化,这是灶内凝血块或血性液体的表现。该组18例患者中有16例出现灶内出血征象或盆腔积血征象。因此,如育龄妇女盆腔子宫旁CT扫描发现出血性包块,甚至盆腔内积血,应考虑本病的可能。

如异位妊娠的出血性包块演变成含液的囊实性包块,则应与卵巢病变相鉴别。

2. 卵巢病变 卵巢肿瘤可表现为多发或单发有分房。卵巢的囊肿一般表现为边界清晰、薄壁、囊内容均匀、密度低;卵巢的畸胎瘤一般可见有特征性的脂肪和骨骼成分;卵巢的囊实性肿瘤其实质部分增强扫描时一般强化明显;卵巢的黄体或滤泡囊肿、子宫内膜异位囊肿等合并有出血时,则应根据包块周边有无出血灶,子宫直肠窝有无积血积液和临床病史等鉴别。

总之,在异位妊娠与卵巢肿瘤的诊断与鉴别诊断中,必须密切结合临床,异位妊娠患者多有停经史,该组18例患者中有8例停经史,另10例无明确停径史,但这10例都有阴道不规则流血,可能将阴道不规则流血误当成停经所致。虽然陈旧性异位妊娠由于绒毛组织坏死、机化可使妊娠实验呈阴性反应,但当怀疑有异位妊娠可能时,妊娠实验应作为常规检查项目之一。另外,后穹隆穿刺亦是一项简捷有效的检查方法,该组有1例因行后穹隆穿刺抽出不凝血液而确诊。密切结合临床,详细询问病史,熟悉异位妊娠与卵巢肿瘤较为特征性的CT表现,进行综合分析,可提高CT检查对异位妊娠与卵巢肿瘤的鉴别诊断能力。

第五章　妊娠的其他情况

第一节　怀孕子宫和产后子宫的诊断陷阱

1. 早孕超声检查的失误　妊娠前 3 个月时，子宫肌层的正常小叶通常位于着床处的下方，属正常表现，切勿误诊为子宫肌瘤。此期可能出现膀胱的光栅伪影，它尤其常见于线阵式，可见前或后横行成角的界面处，它也是一种膀胱的混响伪影。

卵黄囊类似胎体。应用分辨力较好的超声仪检查，通常在孕前三个月时即能确定卵黄囊，但需注意，此构造不包含胎儿头臀的测量，不应将其误认为异常的双胎。

2. 中期孕超声诊断的陷阱　Sample(1978)复习 322 例中期孕羊水穿刺前进行胎盘定位的孕妇，逐一讨论妊娠各部结构的超声表现，指出子宫壁局部增厚及非柔软部分是中期孕超声诊断的陷阱。在妊娠 20 周前，由于激素刺激及增大胎儿的压力，导致子宫肌层血管增生、肌层肥厚及血管丰富，子宫保持相对球形，并且体积逐渐增大。20 周以后，子宫由于伸展变成柱状增大，超声常常观察到的子宫相对增厚区域可能代表不同的生长情况，而不是不柔软。对子宫局部增厚的另一解释是暂时性的子宫收缩，有作者观察到几分钟内增厚区域消逝，也看到羊水穿刺后增厚区域又出现。

不论机制如何，局部增厚的子宫壁部位与胎盘发育关系不大，但在超声检查时，它却可被错误解释为胎盘，或子宫肌瘤，或重复子宫。当胎盘邻近子宫局部增厚区时，其组织性质和回声差别十分明显。然而，如增厚肌层与胎盘位置相对时，通过胎盘的回声则可能差别不大。如细心观察增厚区域的子宫外形属正常表现，则可减少上述混淆，免入陷阱。

3. 超声测量宫腔内体积的限制　Grossman(1982)提出，测量整个宫腔内体积能估计子宫腔内发育障碍的程度，子宫外缘总是很好确定，所有的测量都应在其外缘进行；作为一项可以重复的测量，应在膀胱空虚时操作；应显示出子宫收缩对测量的影响；但需注意正确选择合适的测量平面常有困难，计算子宫体积的公式不允许子宫有形状的变化，这些都构成了超声测量宫腔内体积的陷阱。应充分认识超声这项检查方法在进行此项测量时有不可避免的限制，不然则可导致误诊。

4. 双重影像伪影佯似双胎妊娠　偶尔，当超声检查单胎妊娠时，可能见到明显的两个孕囊，但当扫描变更角度后，则只见一个孕囊。有作者指出，这是换能器置于中线时，由于腹直肌对声波的反射引起的双影伪影，离开中线，此伪影即消逝。

5. 假性两角子宫　在超声检查时，如应用换能器在极度的颅尾方向成角扫描子宫底，胎盘可造成两角子宫的表现。当胎盘的一较短的附着处接触相对的子宫壁时，也可将羊膜腔分成两个部分，酷似两角子宫。如将换能器改变 90º 方位，此类混淆则立即澄清。

6. 假性子宫肌瘤　在超声检查时，如扫描重叠于孕妇脐上，可在子宫壁的声像图上产生一伪影，颇似子宫肌瘤，多轴位扫描则可避免此类混淆。暂时性的子宫肌层收缩可伪似子宫肌瘤，但如果留心此收缩的暂时性质，同时也观察不到子宫形状的变形，都有助于辨认此类假性子宫肌瘤。

7. 膨胀的膀胱类似子宫颈管内的液体　孕妇因憋尿显著胀大的膀胱造成子宫下端前后壁接近于并置，而貌似子宫颈管。正常的羊膜腔液体位于下段子宫壁之间，此时则似乎位于子宫颈管内。排空膀胱后再行检查多可澄清此类混淆。

8. 脱落的蜕膜铸型类似宫内胎儿　在超声检查中，脱落的蜕膜铸型可类似宫内胎儿，可类似宫内的妊娠囊。不少作者报告,子宫蜕膜的超声表现可类似异位妊娠的子宫内假妊娠囊。

9.CT 检查时,宫内妊娠伪似肿瘤　正常宫内妊娠时,在 CT 横断扫描图像上可见支离破碎的骨骼影或钙化影,尤如肿瘤(畸胎瘤,形成骨的肿瘤)的表现,胎盘与羊膜囊又有类似的 CT 值而难以区分,造成诊断困难,如只看一个层面,难免误诊。正确地观察 CT 图像应该注意观察其上下层面,然后一起进行分析,或将病人改变体位(斜卧)再行扫描,或进行多平面重建,常可显示出胎儿较完整的四肢,疑团顿解。

10. 子宫肌瘤变性超声表现可伪似水泡状胎块　大的子宫肌瘤变性可出现许多小的含液体的间隙,超声可见这些含液的小腔云集于实性包块中,难与水泡状胎块辨别。但是,此滋养层疾病与子宫肌瘤的区别可借助于二者对声波衰减的程度的不同:子宫肌瘤使声波衰减比水泡状胎块明显得多。

11. 产后子宫的诊断陷阱　正常产后子宫 CT 表现为子宫增大、宫腔内积液。另外,在无症状病人中,宫腔内积气占 21%,不要误诊为感染。子宫内膜炎病人也可见到液 - 气平面,因此,了解临床病史非常重要。其他表现包括骶髂关节增宽,伴有或不伴有关节腔内积气。

剖宫产子宫切口有时可误诊为脓肿、蜂窝织炎和子宫破裂。子宫非切开坏死性中断和剖宫产切口以及子宫破裂均很常见。剖宫产后,皮下脂肪组织、腹直肌鞘、宫旁组织和膀胱周围间隙组织内可见点状气体影。子宫周围低密度液体和气体聚集常见,但无临床意义。

第二节　剖宫产术后肺出血

个别产妇在剖宫产术后出现高血压、肺淤血、肺出血?CT 扫描:双肺可见多发性磨玻璃密度影,同时还伴存妊娠期肝内胆汁郁滞症,一时诊断困难,极易误诊;几经分析研究、临床与影像诊断认真会诊讨论后,临床影像诊断产科羊水栓塞,对症治疗几天以后,双肺多发性磨玻璃密度影明显消散吸收,证实临床影像诊断正确,这就是临床影像诊断以后,再行动态观察、追踪观察的益处,我们就曾遇见一例。

第六章　胎儿的影像学检查

第一节　胎儿 MRI 检查的潜在适应证

随着快速 MR 成像方法的应用，近年来胎儿的 MRI 研究有了很大进步，不仅能用于评价胎儿的解剖及病变，而且还可了解胎儿器官的功能与代谢活动，尤其在中枢神经系统及胸、腹部病变中体现出重要的应用价值。

虽然 MRI 检查目前还不能替代超声而作为胎儿检查的首选方法，但在超声已经诊断或无能为力的情况下 MRI 能为临床诊断提供更丰富的信息。

目前，胎儿 MRI 检查的潜在适应证包括：①因肥胖、羊水过少、孕后 3 个月胎儿后颅窝异常及胎儿位置变动，导致超声不能提供诊断信息的病例；②超声已确定或不能确定的中枢神经系统异常，MRI 可提供更多的补充信息；③复杂的胎儿异常，如肺先天性囊性腺瘤样畸形、先天性膈疝、肺隔离症等的评价；④胎儿腹部异常的评价；⑤胎盘异常及高危妊娠等的评价。尽管目前多认为 MRI 在胎儿心脏及骨骼检查方面存在明显限制，但关于这些方面的案例报道仍不时出现。

客观地认识 MRI 在胎儿检查中的优势与劣势、合理地应用不同的成像序列以利于更准确地检出病变、正确地解释胎儿 MRI 的影像学表现仍是今后胎儿疾病 MRI 研究的方向。

第二节　胎儿超声检查技术不当导致的误诊

1. 超声束的轴线与照片　通过胎儿的离轴断面的声影类似头 - 体不和谐。在胎头与胎体的测量和表现之间的不一致，可使诊断误诊为宫内生长迟缓或脑积水。有学者报告，在扫描断面包含有胎头的中央部分，而又有胎体的边缘的影像，则可伪似头 - 体不和谐；如再以胎头体的横轴扫描进行比较，则可减少此类潜在的混淆。

经颅 - 脊柱连接区的成角扫描所得的声影可类似胎头后面的囊性包块，而改换断面则显露出正常结构。滞留羊膜囊液体也可佯似胎儿囊性包块：当胎儿位于邻近子宫肌层或胎盘时，少量羊膜囊液体滞留于胎儿与宫壁之间而类似囊性包块；如孕妇转变体位，胎位也常改变，胎儿与子宫肌层的邻接关系也多变化，再观察该区超声图像，则显示为正常。

胶片的伪影可类似胎儿异常。在相机镜头上的尘埃，可在超声照片上显示而常伪似颅内或腹内的团块，每张照片上类似部位都有此相同表现，而又不管其断面的变更，则使我们容易辨认此伪影的原因。

2. 折射伪影　折射伪影可造成胎儿躯干的鬼影，该折射伪影源于横断面扫描时，声波通过孕妇腹直肌的内缘引起的折射。围绕胎头的鬼影可误诊为囊状水瘤。邻近胎儿前腹壁可见一透声区，它部分由于体壁边缘的折射，部分因为正常腹壁的回声，不少正常妊娠皆可发现，不应将之混淆于腹膜腔内积液。来自胎头的声波折射可伪似颅顶重叠。

3. 折射影像可类似肾积水　横位胎儿超声纵断见一透声影位于胎儿上方，另一透声影邻近脊柱而位于胎儿下方，这可误为双侧肾积水，事实上，此邻近胎儿脊柱的透声影多源于膀胱 - 子宫肌层连接与正常胎儿肌肉的折射影像。

Rosenthal 等（1979）报告胎儿腹部轴位扫描，胎儿胆囊表现为一管状充盈液体的结构而邻近前腹壁,同时可见透声的曲线区邻近前腹壁,称之为假腹水,该作者认为它系来自于前腹壁的正常弱回声的皮下组织的折射影像。

4. 镜面反射伪影　有时超声检查胎儿发现一曲线状回声平行于胎儿表面皮肤而伪似局灶性皮肤增厚,有时又可见一亮的线状回声覆盖胎儿脊柱而类似神经管缺损。实际上,此类伪影来自于胎儿皮肤表面声束的镜面反射,它接近垂直于声束的入射角,变化换能器的角度可改变或消除此种反射,从而显露出它的伪影实质。偶尔,声影的反射可导致出现胎儿颅顶分裂的图像。

5. 体积平均类似主动脉内回声　在胎儿接近冠状面扫描观察降主动脉和腹主动脉时,偶尔见一高波幅回声呈现于主动脉内,经分析,它是继发于体积平均,来自于邻近的胎儿脊柱椎体的骨化中心。

6. 双重伪影,副叶伪影　副叶和双重伪影类似胎儿包块,大便和皮肤水肿。当超声换能器置放于腹壁中线,肌 - 脂界面的声波反射可造成双重影像效应。

另外,换能器的副叶伪影虽然更常见于单元式换能器和扇形扫描仪,也能见于线阵换能器。副叶伪影来自于主要超声束外的众多的低强度的声束。

Sauerbrei(1985)专门讨论了此类伪影。来源于股骨的副叶伪影可类似软组织异常,它通常见于单一断面,当在与其成 90º 角的断面进行扫描时常可证实它。

7. 其他伪影　在胎头近侧的多重反射伪影可妨碍近端组织结构的分辨。偶尔在胎头矢状面扫描时可出现脑积水的假印象。此类伪影盖源于斜轴位扫描。

声束聚焦欠佳可导致出现明显的囊状水瘤伴颅骨增厚,再聚焦后检查则不见此类伪影。

双影伪影可类似胎儿大腿软组织包块,这多因换能器置于腹壁中线双影效应引起的肌 - 脂界面声波折射所致。

股骨骨骺骨化中心常出现于孕 29~35 周,偶尔在 20 周前超声检查即见到该“骨化中心”,事实上也多系伪影所造成。

第七章 关于胎儿发育

第一节 胎儿发育的观察

儿童不是成人的缩影,胎儿更不是儿童的缩影。

由于胎儿在宫内处于快速的发育阶段,某些组织器官是从无到有,从小到大,经历了从量变到质变的过程。同时胎儿所处的环境不同,没有呼吸,缺乏可见气体。因此,胎儿与儿童的器官形态、结构、成分和MRI信号存在显著差别,而且不同胎龄的胎儿也存在一定的差别。由此可见,正确认识不同胎龄胎儿各组织器官的正常解剖、MRI表现对于诊断胎儿的疾病非常重要,以便不致将正常MRI表现误诊为病变。

超声检查是目前评价胎儿发育首选的影像学方法,其优点包括安全、经济、方便,并可实时成像。但超声检查有其明显的局限性,如空间分辨率、组织分辨率相对较低,对体型肥胖、羊水过少、成像区气体较多的病例显像质量较差,以及妊娠晚期胎儿颅骨及母体骨盆骨骼影响声波穿透性等影响,而且超声对一些畸形的表现无特异性。因此,对许多病例仅凭超声检查获得的信息是难以确诊或者是不充分的。

有关胎儿MRI检查的文献报道国外自20世纪80年代即已出现,但由于受扫描时间长、胎儿运动伪影的影响,其临床应用受到很大限制。当时解决胎儿运动的方法是直接或间接对胎儿实施麻醉,麻醉药物对母体及胎儿均有不同程度的危害,因此进一步限制了胎儿MRI检查的进程。

MR快速成像序列的出现大大缩短了成像时间,1个完整序列的扫描时间仅需几秒、十几秒,使胎儿运动问题得以很好地解决。据报道,平面回波、梯度回波和快速自旋回波序列图像质量并不理想,而HASTE序列图像分辨率高、扫描时间短,是目前进行胎儿MRI检查的理想成像序列。

孕龄小于4个月时,仅可观察胎儿头颅、肝脏及四肢轮廓;孕20周以后,可显示胎儿颅脑,25周以后颅脑的大多数结构可以辨认,特别是大脑半球、脑室、眼睛。孕26周时,可以清楚观察胎儿脑组织、脑脊液腔隙、面部、眼球、鼻咽、双肾、肝脏、胆囊、胃、膀胱、四肢和胎儿的整体形态。肝脏为低信号结构,占据上腹大部,有时可以显示肝脏血管。胃泡、胆囊、膀胱呈高信号。肾脏皮髓质分辨不清,但肾集合系统可辨认。皮肤、皮下组织、外生殖器、面部轮廓显示清楚。T_1WI显示骨骼系统、T_2WI显示肌肉、脏器、软组织较佳。

有作者报告胎儿主要器官的MRI表现,该研究胎儿器官正常的标准是以超声和MRI均显示该器官正常,有病变的器官不在统计之列。一组47例胎儿中,脑正常30例,胸部正常39例,腹部正常36例,盆腔正常42例。胎龄20~22周11例,23~30周21例,30周以上15例。

第二节 胎儿宫内发育迟缓

测量胎儿脂肪的厚度(臀部、面部和头皮)对判断是否有胎儿宫内发育迟缓很有帮助。这种疾病目前诊断还很困难。超声诊断此病主要依靠一些胎儿的生物统计学数值,如腹部的横径、股骨的长度等,如果较正常值低10%就要考虑此诊断。阳性率仅80%左右,而假阳性率也不低。临床诊断此病主要依靠出生后婴儿的体重、大小及皮肤皱褶的情况做出诊断。

宫内胎儿的发育迟缓在MRI图像上表现为皮下脂肪明显减少。妊娠30周后,使用MRI定量测定胎儿的皮下脂肪对诊断宫内胎儿的发育迟缓是极有用的,尤其是对胎儿的腹部脂肪的测定。皮下脂肪变薄甚至消失表示胎儿的营养状况不良,临床会有表现,尤其是神经系统受损的表现。

MRI能比较准确地诊断胎儿宫内发育迟缓,因为这种病人的羊水量少,胎动少,图像质量反而高。T_1WI像显示脂肪组织效果极佳,能清晰地将其与胎盘和羊水区分开,尤其在第32周以后更为清晰。MRI能够直接在断层切面的图像上测量脂肪厚度,如果在第34周以后,皮下脂肪仍很薄或缺失,即是发育迟缓的征象。

对于超声检查怀疑此病的病例,MRI是1个很好的补充检查验证的手段,而且将来可能有助于确定其发病和代谢的机制。

第八章　胎儿先天异常

第一节　MRI 诊断胎儿畸形

胎儿生活在充满羊水的子宫内，MRI 胎儿成像成为可能，成像胎儿为一种半透明影像，与高信号羊水形成自然对比，能大视野观察整个胎儿的身体表面，显示四肢畸形、关节屈曲等，能够对胎儿的头、体、四肢进行准确测量，对胎儿内部积水情况显示更佳，利于做出总体评价。其扫描时间短，可替代数据量很大无法获得的三维重建。胎儿畸形多为多种畸形同时并存，要求扫描者和诊断者必须经过产前诊断技术培训，全面系统地掌握各种胎儿畸形的形态学和病理改变，认真仔细负责地对待每一例受检胎儿，避免不必要的医疗纠纷。

磁共振检查尚难以满意显示胎儿心脏、骨骼，费用又较昂贵，目前还不能替代超声作为胎儿畸形筛查的手段，但是在超声已经诊断或显示不清的情况下能为临床提供更丰富的信息，提高胎儿畸形的检出率。

第二节　胎儿畸形的比较影像学

早在 20 世纪 50 年代就开始有关于产科超声的报道，到 20 世纪 80 年代超声已成为产前检查胎儿结构畸形的手段。随着超声技术的发展，如多普勒超声、经阴道超声、三维超声的出现，超声在诊断胎儿畸形方面的应用进一步成熟和普及，已成为筛查胎儿畸形的首选方法。

Smith 等（1983）首次报道胎儿磁共振成像检查，随着 MRI 技术的发展，现已开始对胎儿各系统 MRI 进行研究，也有关于胎儿畸形的超声和 MRI 对比诊断的报道。

1. 超声技术　目前产前畸形筛查常规使用的是经腹部二维超声显示胎儿解剖结构。筛查畸形的最佳孕周是 18~26 周，此时胎儿各系统已经基本发育成熟，羊水适中，便于清晰地显示胎儿结构。

对于 20 周前，尤其是妊娠前 3 个月，通常采用经阴道超声来检查畸形，采用较高频率的探头，由于其频率高且没有孕妇腹壁的阻隔，可以清晰地显示孕早期的胎儿结构。

另外，孕妇过于肥胖、经腹壁超声显示不清以及胎头位置较低时也可以采用经阴道超声。

三维超声能更好地显示胎儿畸形，尤其适合于显示胎儿面部、四肢畸形以及脊髓横断面和神经管缺陷；彩色多普勒和频谱多普勒成像常用于胎儿血流供应及流速改变的有关畸形。

2.MRI 技术　目前通常采用 1.5 T 的场强，五行相位阵列表面线圈或体线圈，孕妇仰卧位，在孕晚期，尤其是羊水多或多胎妊娠时可采取左侧卧位，这样可以避免压迫下腔静脉，并可使胎儿离线圈更近。

单激发快速自旋回波序列（SSFSE）T_2WI 是胎儿 MRI 的标准序列，另一种广泛使用的是半傅里叶单激发快速自旋回波（HASTE）T_2 加权序列，这些序列能很好地显示各个孕期的胎儿解剖结构，尤其适合于胎儿脑部、充满液体的腔、肺、胎盘以及胎儿面部轮廓的检查，其优势是可以使用较小的视野（最小可达 170 mm）便可清晰地显示胎儿结构，所获影像具有较高的组织对比度，因此，这些序列也许是目前显示脑部解剖的最佳序列。

二维快速平衡稳态（2D FIESTA）自由进动序列

也常规使用,此序列也能获得具有较高组织对比度的影像,尤其是计划三维重组时,甚至可以获得层厚仅为 1.6 mm 的相邻薄层切面,此序列适于显示胎儿血管,并且是显示胎儿心脏细节结构的唯一序列。

另外,经常使用的还有 T_1WI 中的快速小角度激发序列和快速自旋梯度回波序列以及扩散加权序列。

通常进行垂直于胎儿体部 3 个切面的扫查,即横断面、冠状面、矢状面,冠状面是最适用的,因它能以最少的切面来涵盖整个胎儿解剖结构。在二维影像基础上重建为三维影像的胎儿三维 MRI 研究有助于显示所有解剖结构及其与周围组织的关系,从而能比二维影像提供更多的临床诊断信息。将来,实时 MR 成像和胎儿脑部的功能和代谢评价也将得到应用。

MRI 在胎儿诸多系统畸形中均能提供超声所不能发现的额外信息,尤其是中枢神经系统畸形,MRI 能较准确地诊断胎儿复杂畸形及畸形细节,有利于提高胎儿畸形的治疗率,但 MRI 不能代替超声,目前只能作为重要的补充检查手段,当超声诊断不太明确或需要更详细的评价时则有必要行胎儿 MRI 检查。在评价胎儿肺、心脏以及四肢畸形方面 MRI 具有极大的潜力,相信随着胎儿外科学的发展,胎儿 MRI 作为一个较新的领域将更深入地应用于胎儿畸形诊断和治疗指导。

第九章　胎儿中枢神经系统

第一节　胎儿颅脑误诊简介

一、概述

一项研究结果表明，10例产前MRI全部诊断准确，纠正了产前超声漏诊、误诊病例的诊断，并补充诊断了超声漏诊、误诊的合并畸形。

超声是胎儿神经管缺陷畸形的首选检查手段，但超声具有其不足之处。该组中1例孕39周合并胼胝体完全不发育、双侧马蹄内翻足的骶尾部巨大囊状脊膜膨出，超声之所以将胼胝体完全不发育误诊为脑积水是因为孕周较大、胎头入盆，降低了超声的分辨率，漏诊了马蹄内翻足畸形除了孕周较大原因外，还因为晚孕期羊水偏少、该胎儿双足紧贴子宫壁，限制了超声的分辨。

该组产前超声误诊2例，1例为枕后部脑膜膨出，超声误诊是因为该胎儿臀位，胎儿体位和胎儿颅骨的干扰，致超声难以清晰显示枕后部囊性结构和颅骨的关系而误诊；1例骶尾部脊髓脊膜膨出，该胎儿也为臀位，膨出位置较低且距离母体体表较远，再加上胎盘前壁，这些因素加重了超声衰减，以至于不能清晰显示膨出病变和椎管的关系，膨出囊性结构内在超声上可见细小等回声分隔，因此误诊为囊性畸胎瘤。

产前超声漏诊的1例骶尾部脊柱裂，是因为没有明显膨出结构，只是骶尾部局部皮肤软组织缺损。

无脑畸形和露脑畸形是最严重的神经管缺陷畸形，产前超声一般能准确诊断，超声发现后没有必要再行产前MRI检查，只有超声不能明确诊断时可行MRI进一步确认。脑膜(脑)膨出和脊膜(脊髓)膨出预后与膨出的部位、大小、膨出组织(脑或脊髓)多少、染色体是否异常、有无合并畸形等有关，早期外科手术可使很多新生儿存活，因此，产前准确评价至关重要，决定是否继续妊娠。

MRI视野大，能较好的行矢状面、冠状面及横断面3个切面成像，不受胎儿颅骨、胎头入盆、羊水过少、孕周较大的影响，软组织分辨率高，同一切面能较清晰显示胎儿神经管缺陷畸形及合并畸形。如一组研究中无脑畸形为双胎之一，MRI同一切面能同时显示无脑畸形胎儿及另一例正常胎儿结构；腰段脊柱裂、骶尾部巨大囊状脊膜膨出2例，MRI同一横断面和矢状面均同时显示了病变的脊椎和肢体。

更为重要的是MRI矢状面和横断面能直观显示膨出部位的颅骨缺损或椎管缺口，矢状面能准确定位病变脊髓水平，并能详细显示膨出内容物，尤其是超声容易漏诊的脊髓组织或马尾，为胎儿的处理方式提供可靠依据，并能指导胎儿出生后的手术治疗，如该组中产前超声误诊的骶尾部脊髓脊膜膨出。

MRI对于诊断神经管缺陷的脑部异常有较明显优势。神经管缺陷常合并羊水过多，羊水过多也是导致超声容易漏诊的原因。

MRI在胎儿神经管缺陷畸形诊断方面具有较高的应用价值和明显优势，胎儿MRI联合超声能大大提高胎儿神经管缺陷畸形的产前诊断准确率，并能详细评价其严重程度，为畸形胎儿的处理方式提供可靠依据。

有作者报告1例胎儿超声示脉络丛囊肿，而MRI未能提供诊断信息，原因为颅内囊肿，尤其是室管膜、脉络丛囊肿，超声显示更清晰，而MRI显示稍差。

另一项22例患者组成的研究报告指出，MRI诊断正确率为86.36%(19/22)，误诊率为0%(0/22)，漏诊率为13.64%(3/22)。超声诊断正确率为 63.64%(14/22),误诊率为 31.82%(7/22),漏诊率为 4.55%(1/22)。MRI 的诊断正确率较超声提高 22.72%,改变超声诊断达 31.82%。

该组超声误诊的 7 例孕妇,分别是超声示脊柱和双踝未见显示、脊柱显示不清、左侧胸椎半椎体可能、右侧脑室可疑钙化、右半球出血可能、小脑下蚓部显示不清、后颅窝池增宽。脊柱及双踝未见显示者原因为胎儿脊柱后位;脊柱显示不清者为孕妇羊水过多;疑有胸椎半椎体者原因为胎儿体位不正,超声观察脊柱困难;右侧脑室可疑钙化因胎儿臀位,受孕妇骨盆影响难以观察颅内结构;右半球可疑出血者因胎儿颅骨衰减和孕妇肥胖造成;下蚓部显示不清者为孕妇肥胖;后颅窝池增宽原因可能为测量误差(超声测量后颅窝池深 1.1 cm)。

由此可见,胎儿体位、胎儿颅骨和孕妇骨盆回声衰减、孕妇羊水过多、孕妇肥胖等因素很大程度上降低了超声诊断的正确率。因此,对于受这些因素影响而致超声难以确诊的病例, MRI 检查具有一定的优势。这 7 例超声难以确诊的病例,均在 MRI 上清晰显示并正确诊断。

该项研究中,超声诊断的正确率仅达 63.64%,除上述原因外,另一个原因是由于通过超声检查已经确诊的病例无须再行 MRI 检查,需行 MRI 检查多是超声难以确诊的病例,因此,该研究中的超声诊断的正确率不能代表超声诊断胎儿畸形的总体检出率。

该研究中 MRI 的误诊率为 0,考虑原因为:MRI 显示各结构清晰直观,不受孕妇肥胖、羊水量和胎儿颅骨影响,较少做出假阳性的诊断,加之该研究中所做诊断较为保守,因此造成误诊率较低而漏诊率较高。

有作者报告, MRI 可漏诊镜下的神经元移位,此可解释低的敏感度。故正常 MRI 不能排除中枢神经系统畸形。在该作者一组 20 例患者中的大多数,包括胼胝体发育不良和脑室扩张超声都能发现,但仅 2 例异常脑回由超声发现。超声不能发现结节性硬化(TS)的典型大脑病变,但 MRI 可发现结节性硬化的室管膜下的错构瘤及皮质结节,这些发育不良的结节在 T_1WI 扫描上与无髓鞘的白质相比表现为高信号。

该作者对患有心脏横纹肌瘤(无明显家族史)的 8 例胎儿做了产前 MRI,T_1WI 表现为室管膜下和(或)皮质下异常高信号强度结节,并经尸检或产后 MRI 证实,正常 2 例,未定性 1 例。前脑无裂畸形是一种复杂的发育异常,超声易对无脑叶型及半脑叶型做出诊断,仅对可疑病变需进行 MRI 检查确诊。

胎儿颅内血肿通常较严重,可引起宫内和产后死亡、积水性无脑畸形或继发性脑积水,超声可检查脑室出血,而 MRI 检查是超声的一种补充。它可以发现病变的范围及未疑及合并的脑实质的病变,如脑穿通畸形或多囊性脑软化。缺血性损害可导致皮质萎缩。

产前 MRI 在后颅窝畸形主要用于小脑蚓部解剖及囊性结构与第四脑室关系的检查,发现合并的幕上中枢神经系统的病变。典型的 Dandy-Walker 畸形特征表现为小脑蚓部完全或部分发育不全、第四脑室囊性扩张、后颅窝扩大。Chiari Ⅱ畸形使用超声即可,通常不需 MRI 检查。

产前 MRI 特别适用于检查缺血和出血性病变、神经元移行异常及结节性硬化。正常的产前 MRI 检查结果不能排除中枢神经系统异常。

二、诊断陷阱

颅骨与头皮　超声图像上围绕胎儿头颅的是胎发的回声,它偶尔可伪似一脑膨出或头皮水肿。在孕第三个 3 个月期间,当羊膜液适量时,超声常可见到胎儿头发,不应误诊为颅骨穹隆的异常。孕 17 周测双顶径显示脑室 - 半球比率明显增加,正常在此期它可达到 70% 以上,正常的脉络膜丛与脑室壁紧密并列更说明无异常可言。

有时双顶径测量显示为长头,即枕额径增加,双顶径缩短,这可能为正常变异的表现,在臀产式或羊水过少时尤其如此。

有作者报告超声检查胎儿时常常见到胎颅穹隆周围增厚,事实上是其母亲的膀胱壁和邻近的子宫肌层所致,这不应误为头皮水肿。

另有报告在超声检查前几小时孕妇曾从事劳动,超声见胎头外侧部分出现脑膨出,而分娩证实却为头皮血肿,再仔细复习超声图像则发现后冠状位观察并无脑室的扩大,正常天幕清楚可见,均支持后者诊断。

胎儿正常颈部皮肤可伪似皮肤水肿。当胎头伸展时,颈部周围皮肤与皮下组织常明显可见,酷似皮肤水肿或囊状水瘤,而当颈部屈曲时,上述表现可减轻,这是正常现象。

超声扫描时，大脑外侧裂区域的回声表现直接关系到脑岛和大脑皮层的构成。

2. 脉络膜丛与脑室　Crade（1979）注意到在孕17周时，超声可见到脉络膜丛十分显著，可占据侧脑室大部分，甚至可占据侧脑室与第三脑室。正常脉络膜丛可伪似颅内包块，在轴位矢状旁断面扫描胎头，在孕4~6个月时的胎颅穹隆可见软组织结构回声，这是脉络膜丛，它为丰富的血管网，可充盈侧室的体部，也通常在侧室内见到它，它不延伸进入侧脑室枕角或前角，且不伴存脑积水。脉络膜丛囊肿可见位于脉络膜丛中，在孕4~6个月期间常可见到，不是病变；它也可伪似颅内囊性包块，通常它在孕期中逐渐消逝，一般无临床意义。

正常脑室可伪似脑室扩张。超声检查时，在孕4~6个月期间邻近颅穹隆处可发现无回声区，颇似脑积水征象，但如注意观察侧室的正常侧壁，则可确定并非脑积水而是脑室外的正常脑组织。有时侧室枕角可类似大脑内囊性包块，当超声断面斜切胎头时，枕角可呈现为球形结构，颇似包块，此时，多轴位断面观察至为重要。

正常小脑延髓池可伪似丹沃（Dandy-Walker）畸形或小脑萎缩，这在胎头超声时亦应留心。

第二节　关于胎儿脑室

正常脑室可伪似脑室扩张。超声检查时，在孕4~6个月期间邻近颅穹隆处可发现无回声区，颇似脑积水征象，但如注意观察侧脑室的正常侧壁，则可确定并非脑积水而是脑室外的正常脑组织。有时侧脑室枕角可类似大脑内囊性包块，当超声断面斜切胎头时，枕角可呈现为球形结构，颇似包块，此时，多轴位断面观察甚为重要。正常小脑延髓池可伪似丹沃（Dandy-Walker）畸形或小脑萎缩，这在超声检查抬头时亦应留心。

第十章 胎儿面颈部

第一节 胎儿面颈部病变

1. 面部常见畸形 胎儿面部常见畸形有唇腭裂、眼距过近或过远、无鼻骨、小颌症、巨舌、耳部畸形以及面部肿瘤等,以唇腭裂最多见。超声对唇腭裂的检出主要依赖于超声医师的经验和唇腭裂的类型,据报道检出率为16%~93%,单纯的腭裂超声很少能检出,唇裂超声即使检出了,也很难确定牙槽和继生腭是否有裂口,而MRI能详细地评价上唇和上腭,并能诊断单纯的继生腭裂。

关于口腔、口咽及食管,20周的胎儿可见这些部位不等量的高信号与结构形态一致,30周以后的胎儿更明显。

近年,在胎儿口腔肿瘤的三维超声和MRI诊断的有关文献报道中突出了三维超声对诊断面部畸形的独特优势,但当羊水量较少,影响超声对病变的观察以及明确病变和周围组织结构的关系(如肿瘤是否压迫胎儿气道)时,因MRI具有较高的软组织对比度,并不受胎儿位置以及颅骨伪影的干扰,故MRI较超声具有优势。

对于面部,羊水在T_2WI上的高信号,将胎儿轮廓勾画得相当清晰,尤其在矢状面上。当胎儿吞咽时,通过羊水对比可见到口咽部及舌。腭及唇的显示在MRI检查有一定的限制,需要得到非常精确的层面才能评价。而在时时变换的超声中比较容易见到,并能发现异常,如唇、腭裂等。眼眶在冠状面及横轴面上显示最佳。晶状体在眼眶高信号液体内可见清晰的低信号部分。关于耳部畸形,Tilea等(2006)报道了MRI在胎儿内耳畸形诊断中的作用,但目前超声检查胎儿内耳畸形仍有一定难度。

2. 颈部肿块 MRI比超声能更好地确定巨大颈部肿块的精确范围。舌骨肌是口腔底层非常薄的肌肉,胎儿超声检查不能显示。这种延伸的确定是至关重要的,因为它会使疾病的预后恶化。对于颈部畸胎瘤,MRI对于确定可能侵入颞下窝是有帮助的,而这种改变会使外科手术更加困难。

颈部病变,尤其肿瘤,在胎儿出生时引起气道梗阻威胁生命,最常见的病变包括囊状水瘤、畸胎瘤、和甲状腺肿,畸胎瘤常位于中线。

由于胎儿甲状腺肿在T_1WI上呈特征性的均匀高信号,因此,MRI能很好地鉴别胎儿甲状腺肿和其他颈前肿块。

囊性水瘤,又名淋巴管瘤,可以发生在胎儿的任何部位,头、颈、腋窝是最常见的部位。在胎儿,囊性水瘤是喉后区肿块最常见的原因,可以压迫或包绕气管。

颈部以水囊状淋巴管瘤最多见,通常位于颈后侧,超声能很好地诊断,并且通过间接征象(比如羊水过多、胎儿吞咽减少、舌伸出等)可间接诊断胎儿气道阻塞,但由于颈部肿块体积常较大,超声很难直接显示肿块的范围以及胎儿咽喉、气道受压的征象。

而MRI能直接显示其解剖关系和组织学特征(除钙化外,因为超声诊断钙化比较好),胎儿的气道在MRI上呈特征性的高信号,MRI能直接评价气道移位或受压的程度,此外,MRI还能评价肿块突入胸腔的程度以及肿块与胎儿颈部血管的关系。

先天性颈部畸胎瘤是发生在颈部的少见疾病,通常起源于颈部前侧,横跨中线,肿瘤通常是良性的,大部分为实性成分,可以有囊变和钙化,肿块可引起气道阻塞。

鉴别这些病变与其他可以出现在颈后部的病变(如脑膨出、脑膜膨出)相当重要。当超声诊断不清时,MRI能够提供后颈区更多的解剖细节。在快速T_2WI序列,囊性成分可见,口咽部和气管树由于充满羊水呈高信号，与肿块分界清楚，肿块的急性出血、钙化也可显示，有助于鉴别畸胎瘤与淋巴管瘤。

这些巨大的颈部肿块，以往认为是致命的，随着宫内手术的进步，部分胎儿生命可得到挽救。产前MRI评估大肿块的结构及它们与气管、颈部大血管的关系极为有用，有助于宫内手术的顺利进行。

第二节　胎儿五官

胎儿外耳尤如一包块出现于头的图像上，它常见于孕3个月以后，它含有几个嵴而成为胎儿成熟程度增加的指标。

在胎头冠状断面象上，可见软组织包块位于胎头外侧壁，颇似一壁上的脑膨出；而再作矢状断面观，则可见外耳的耳轮、对耳轮和耳屏的特征；再轻微变更换能器的角度则可更好观查外耳的各部结构。这样多断面观察则不会将正常胎耳误为胎头的异常包块。

经胎耳面部断面超声，偶尔可见一突出的舌，伪似包块，胎颅可见位于舌的后方。

第十一章 胎儿胸部

第一节 胎儿胸部的诊断陷阱

(1)胎心的观察:胎儿心脏的四腔位置观察有时可见一明显的软组织包块位于右室中,其实此软组织阴影是正常的中隔边缘小柱,它是一确定右室的有用的界标,不应误为心内病变或室壁栓。

(2)胎儿乳腺增殖:在胎儿胸部超声横断扫描时偶可见胸前壁有小团状软组织影凸起,每侧各一,为胎儿乳腺增殖,此种乳腺肿大是暂时的,分娩后多自行消失,不应误诊为软组织肿瘤。

第二节 胎儿先天性膈疝比较影像学

先天性膈疝(CDH)是膈发育缺陷,导致腹腔内容物疝入胸腔,活体发生率为1/5 000~1/2 000,因常伴有其他系统或脏器畸形(主要是肺发育不良),预后不佳,尽早明确诊断和干预能提高先天性膈疝胎儿的产后存活率。

产前超声是其主要的影像学诊断手段,但超声受胎儿体位及肋骨的影响,检出膈肌缺损部位、显示胸腔内结构常不满意,容易漏诊或误诊。膈疝发生率左侧高于右侧,发生于左侧约84%,右侧约13%,双侧约2%,一组12例发生于左侧。

产前超声与MRI诊断价值比较:MRI视野大,能较好地行矢状、冠状及横断面3个平面成像,不受胎儿肋骨影响,软组织分辨率高,矢状面及冠状面能较清晰显示整个膈肌是否完整,同一平面能较清晰地显示胎儿胸腔、腹腔情况,该组12例患者中,1例左侧巨大膈疝产前超声误诊为腹腔囊肿,MRI矢状面和冠状面同一平面清晰显示了明显扩张的结肠同时占据胸腹腔,快速反转恢复运动抑制序列证实扩张结构内充满高信号胎粪,进一步证实为结肠。

据膈疝疝入内容物不同产前诊断难易不同。膈疝疝入胸腔的腹腔内容物可为胃、小肠、结肠、肝、脾等,如为左侧膈疝,胃疝入较常见,这种膈疝产前超声常较容易诊断,该组病例中6例胃泡疝入(1例仅胃泡疝入、5例胃泡和肠管同时疝入)产前超声和产前MRI均准确诊断。如疝入胸腔脏器为肠管时,由于肠襻和周围肺组织回声相差较小,产前超声诊断有一定难度,很容易漏诊,该组产前超声漏诊2例均为仅肠管疝入。而小肠和结肠在MRI不同序列表现为管样葡行结构的不同特征性信号,充满液体的小肠T_1WI(快速反转恢复运动抑制序列)呈低信号、T_2WI(二维快速平衡稳态采集、单次激发快速自旋回波序列)高信号,结肠因含胎粪T_1WI呈特征性高信号、T_2WI低信号,MRI通过这些特殊形态的特征性信号能明确辨认疝入胸腔内的肠管。

右侧膈疝疝入器官为肝脏时,由于肝脏回声和肺实质回声相近,产前超声易漏诊或误诊,该组1例右侧肝脏疝入患儿产前超声误诊为实性占位,而在MRI不同序列上,肝脏T_1WI呈高信号、T_2WI呈低信号,和胎儿肺信号相反,产前MRI能明确判断右疝的肝脏位置。

另外,MRI可测量先天性膈疝胎儿肺体积,量化评估肺发育不良程度,能产前进一步评估先天性膈疝胎儿的成活率。

第十二章 胎儿腹盆部

第一节 胎儿腹部超声诊断陷阱

1. 正常胃伪似双泡征 Gross & Filly(1982)报告三月胎儿有一大而正常的胃,超声见其与下腹的膀胱相映成二泡,酷似十二指肠闭锁的双泡征(常见扩大的十二指肠紧连于扩大的胃),经数小时后复查,胃的形态有明显的变更。

2. 胎儿大肠透声区类似囊肿或肠道闭锁 Skovbo等(1981)发现高度扩张的充满液体的肠襻可佯似胃肠道的先天性闭锁。在横断扫描时大肠的透声区极类似几个囊肿,而分娩后婴儿未见胃肠道异常。

3. 肠扩张与肠梗阻 超声检查胎腹时,胎儿大网膜可伪似肠梗阻所致肠扩张。在胎儿有腹水时,液体可见于大网膜的一侧而伪似扩大的内脏;此结构的特征性分叶构造及胎儿活动时它的波动表现,均有利于它与肠梗阻的区别。

胎儿肠梗阻可伪似双侧肾囊肿。胎儿小肠梗阻时,小肠的多数性膨胀的含液体节段,超声图像上可类似结构不良的肾脏,而此“囊肿”并不接触脊柱,且羊水常过多,均支持两者的鉴别。

4. 胎儿脐带 正常脐带可类似神经管缺损。当脐带有一部分位于胎脊柱后方时,即可出现此情况,类似于脑脊膜膨出或脊髓膜脊膜膨出;而稍改变超声断面看见正常脐带结构(动脉与静脉)则问题迎刃而解。Witter & Graham(1983)指出胎儿脐静脉比正常为大,并不一定是病理性的,可能为一正常的发育变异。

裂腹畸形(先天性腹腔裂开)可类似正常脐带,腹壁的缺损导致胎儿肠襻突进羊膜囊液体中,当其邻近前腹壁时,此肠襻则伪似脐带。正常脐带为含有多数血管的结构,与肠结构不同。

5. 腹壁肌肉 以往,超声图像偶将腹壁肌肉与软组织的表现误诊为全身水肿。随着超声仪器的改进,胎儿体壁肌肉与邻近软组织显示的机会逐渐增多,这些结构皆为弱回声,它可类似腹腔积液,它们或是邻近脊柱后方,或是在正常肌肉突出处,皆有助于将其与软组织水肿或腹腔内积液区别开来。

6. 肾盂 显著的胎儿肾盂可伪似肾盂积水。有时可见肾盂相当明显,类似中度肾积水,多继发于肾盂输尿管连接处或尿道远端梗阻。扩张的程度通常为良性,当羊膜囊液体和胎儿膀胱皆为正常时尤其如此。

两个肾盂均可含有一定量的液体,Baker等(1985)指出这常常是短暂的,多无病理意义,当其膀胱排空时,肾盂直径小于5 mm。

7. 胎儿假腹水 超声检查时,正常胎儿膈肌可类似腹水或胸水。横膈常为弱回声,有时呈现为一弯月形无回声区而伪似腹水,但如仔细观察,可见它随胎儿呼吸而运动,另又见它与胎肺及胎肝分离,从而做出鉴别。

有时在胎腹侧方皮肤下可见线状透声区,而伪似腹水,有学者分析此伪影的造成可能与胎儿腹部呈锥形及胎儿腹壁肌肉有关,而真正腹水一般皆见于低凹的部位。

Rosenthal等(1979)分析141例正常产科声像图,发现37%可见假腹水,它与胎期、胎位及胎盘位置无关,但它常不能重现,且在早期妊娠时见到,而真腹水常常是迅速增加的,因此定期随访就有可能区别真假腹水。

第二节　关于胎儿肠梗阻

1. 先天性肠闭锁　一组研究中 15 个胎儿为先天性肠闭锁,系引起胎儿肠梗阻最主要的原因,闭锁和狭窄多见于食管和十二指肠。肠闭锁在病理上往往表现为闭锁肠管近段的管腔扩张,是影像诊断的病理基础。部位不同其 MRI 表现有所差异。

十二指肠闭锁时,闭锁近端的胃和肠管内有大量羊水充盈并显著扩张,在 MRI 上表现为上中腹部 2 个 T_1WI 低信号、T_2WI 高信号的圆形或类圆形影,即"双泡征",延迟检查没有改变,与超声所见一致,具有特征性,该组 4 个胎儿均有此征象。

关于空回肠闭锁，Nyberg 等(1987)认为:当肠管内径超过 7 mm,长度超过 15 mm,即可诊断为肠管扩张。结合细小结肠征象,可考虑为肠梗阻。一组研究中 10 个胎儿空回肠闭锁显示其近端扩张的管腔内径均超过 12 mm,且结肠细小,符合上述诊断条件。

一些作者利用胎儿肠管内胎粪和羊水天然对比的信号特点与分布规律,可确定梗阻点即闭锁部位,解决超声难以准确定位的不足,理由如下。

(1)正常胎儿肠管内胎粪的干重成分中 80% 为黏液物质,含有很高的蛋白浓度和顺磁性物质,如铜、铁和锰等,这些物质可以明显缩短 T_1，T_1WI 表现为高信号。

(2)胎儿吞咽羊水与胎粪混合后停留的肠管部位有一定时期和规律。例如:孕 13 周时,小肠内胎粪产生并汇集在远端回肠和结肠,呈 T_1WI 高信号、T_2WI 低信号;孕 20 周后,胎粪在直肠表现为 T_1WI 高信号; 24 周后胎粪在降结肠与直肠内,位置较固定,均为 T_1WI 高信号。所以,随着羊水和胎粪混合加强,自小肠至结肠、直肠形成了一个特征性的 T_2WI 信号逐渐降低、T_1WI 信号逐渐增高的表现。

(3)依据扩张肠管内胎粪与羊水信号强度变化特点,可帮助判断梗阻点,即闭锁部位。例如,当空肠闭锁、胃及近端小肠内羊水不能及时排空,表现为 T_2WI 高信号,因不含胎粪，T_1WI 呈低信号;若闭锁靠近回肠远端,梗阻近端扩张的肠管内因含有胎粪，T_1WI 呈高信号，T_2WI 呈稍高信号或等信号,借此可区分解剖部位。

该组 5 个胎儿扩张的小肠内有散在结节状、T_1WI 呈高信号的胎粪影,提示闭锁点在回肠远端,产后手术证实为回肠末段闭锁。此外,羊水增多也是高位小肠闭锁的一种表现,因高位闭锁时胎儿吞咽羊水困难,羊水不能及时从肠道排空所致,该组高位闭锁者有此征象。

结肠闭锁者临床少见。一般正常胎儿 25 周时结肠直径小于 7 mm,足月时结肠直径不大于 18 mm,超过此标准提示结肠扩张,且因扩张的结肠内含有胎粪，T_1WI 呈高信号,可帮助确定结肠的解剖部位。但也有例外,该组 1 例结肠闭锁胎儿产前 B 超及 MRI 均显示肠管直径为 8 mm,属正常范围,但胎儿尸检为结肠远端两处闭锁并膀胱外翻畸形,因缺乏典型征象导致诊断困难。另外,结肠闭锁不影响胎儿吞咽羊水的功能,吞咽的羊水在结肠黏膜被重吸收,即使羊水增多也只是在妊娠晚期。

直肠与肛门闭锁者,以假阴性居多,超声与 MRI 显示均较困难,这主要是由于直肠肛门闭锁常伴有直肠阴道瘘、直肠尿道瘘、直肠膀胱瘘和直肠会阴瘘等,在产前往往呈正常腹部表现而不出现肠梗阻征象,所以诊断困难。但对于肛门闭锁合并膀胱直肠瘘者,当膀胱内压力超过直肠内压时,尿液经瘘管进入直肠内，T_2WI 呈高信号,而非低信号,提示膀胱与直肠间有交通,此点 MRI 可协助诊断。

值得一提的是,胎儿机械性梗阻远端肠管往往发育不良,该组 14 个胎儿十二指肠及小肠闭锁中,2 个胎儿远端肠管显示正常，12 个胎儿远端肠腔内长期处于空虚状态,结肠发育细小。另外,肠闭锁病理分型不同,预后也不一样,尤其 Apple-Peel 闭锁和多发性肠闭锁预后往往不良。

2. 肠旋转不良　本病患病率约为活婴的 1/6 000。胎儿肠旋转不良的 MRI 表现与产后新生儿和婴幼儿类似,关键是明确十二指肠和上部空肠的走向、特殊形态(如"漩涡征""螺旋征"等)以及小肠与结肠的分布部位,对于回盲部的显示较困难,由于不能使用钆剂进行增强扫描,所以难以分辨肠系膜动脉与静脉血管的位置关系,这一点不及超声检查。该组 1 例胎儿，MRI 显示中腹部小肠呈"漩涡征",胃及十二指肠近端扩张呈"双泡征",超声提示肠系膜上静脉位于肠系膜上动脉的左前方,与正常位置不同，两者结合明确了诊断，产后手术证实中肠顺时针旋转 540°，回盲部位于右侧中上腹部。

3. 环状胰腺　一般情况下不引起明显的肠梗阻，但当环状胰腺严重压迫十二指肠和胆总管时，可造成十二指肠不完全性梗阻。该组 3 个胎儿 MRI 表现为与十二指肠闭锁类似的“双泡征”，但在十二指肠降部肠管周围，可见“反括号状压迹”，1 个胎儿严重者远端呈“鸟嘴样”狭窄。3 个胎儿远端小肠、结肠和直肠仍可见羊水充盈，说明肠道管腔仍可通畅，并非完全阻塞。

4. 胎粪性腹膜炎　多发生在回肠。Kamata 等（2000）将胎粪性腹膜炎分为 3 型：Ⅰ型为大量腹水型；Ⅱ型为巨大假性囊肿和中量腹水型；Ⅲ型为纤维粘连型。3 种类型均可伴羊水过多。Dirkes 等（1995）又分为 2 型：即单纯型和复杂型。

胎儿可表现为腹腔内钙化、腹水、肠管扩张、胎粪性假性囊肿以及羊水过多等多个异常征象中的 1 个或多个。同时，由于胎儿期鞘突未闭，胎粪可流入外阴形成鞘膜积液或外阴水肿。该组 4 个胎儿，除钙化外，MRI 对于肠管扩张、腹水、胎粪性假囊肿和羊水过多 4 个征象可较好显示。

另有学者强调，掌握胎粪性腹膜炎的发展规律，动态观察病灶变化是诊断本病的关键，所以产前最后一次检查结果对于预测胎儿结局更有临床价值。

目前，超声以操作简单、实时准确、经济、无损害等优点，仍为产科检查的首选方法。MRI 可提供胎儿结构的精细信息，避免超声检查的局限性，具有一定的优越性。对于胎儿肠梗阻，超声主要通过测量扩张肠管的长度来判定梗阻部位，而 MRI 则是利用胎儿肠管内天然对比剂即胎粪和羊水的产生、分布和 MRI 信号变化规律来诊断，更为客观和准确，同时还可观察梗阻远端肠管的发育状况，这是超声所无法比拟的，对胎儿产前诊断、胎儿及产时外科手术以及新生儿急腹症诊断时间的前移都具有重要的临床意义。

第十三章 胎儿肌肉骨骼系统

第一节 肌肉骨骼系统疾病

1.MRI 胎儿骨骼系统以及四肢畸形的产前诊断目前以超声为首选和主要检查方法，MRI 可起辅助作用,相信将来 MRI 在此系统畸形的诊断中会进一步得到应用。

由于扫描层面的倾斜通常不能在一个层面中见到完整的肢体,需要在连续 1~2 个图像中才能见到完整的肢体显示。妊娠晚期长骨的干骺端显示为高信号。

皮下脂肪的发育反应了胎儿的发育及营养状况,一般孕 20 周见颈背部少许皮下脂肪,呈高信号,但低于羊水信号,随胎龄增大,皮下脂肪增多,脂肪沉积较多的部位为颈背部、前胸部、臀部及四肢近段。

骨骼由于钙而呈低信号,关节软骨骨化中呈高信号;骨骼呈低信号,骨骼肌亦呈低信号,两者不易区别;胎儿 20 周已形成脊柱,中央可见脊髓。

妊娠早期脊髓太小,很难见到。妊娠中期较早阶段可将脊髓从脑脊液中分辨出来。脊髓圆锥通常位于胎儿肾脏水平。

MRI 可直接显示脊髓,对脊柱裂及椎管肿瘤的诊断具有优势。HASTE 和 True FISP 序列中,脑脊液呈高信号,脑组织呈中等信号,脊髓呈低信号,可鉴别脑膜膨出和脑膜脑膨出、脊膜膨出和脊髓脊膜膨出。脑膜脑膨出表现为膨出组织中含有高信号的脑脊液和中等信号的脑组织,脊髓脊膜膨出的表现为膨出组织中含有高信号的脑脊液和低信号的丝状或线状脊髓组织。Turbo FLASH 序列虽然信噪比较差,但可鉴别脊髓脊膜膨出和畸胎瘤。畸胎瘤在 FLASH 序列呈特征性的高信号,而脊髓脊膜膨出呈低信号。

1. 胎儿肢体畸形 常见的病变有肢体的缺失或残端、畸形,也称单膜带粘连综合征,由于粘连带的影响,早期引起远端肢体水肿,晚期导致远端肢体发育不良或缺失。

2. 比较影像学 MRI 视野大,具有极高的软组织分辨率,不受孕周、羊水量、孕妇体型、胎儿体位、含气器官和骨骼的影响,可精确进行多切面的扫描,同一切面可显示多条肢体的多部分结构及其之间的相互关系,以及其与周围组织结构的关系,能提供超声以外的额外信息。一项 17 例患者的研究中,产前 MRI 正确诊断产前超声漏诊的 4 例胎儿畸形,其中 3 例分别为人体鱼序列征、右手多指畸形、骶尾部囊性脊柱裂合并先天性马蹄内翻足,孕周都大于 29 周。孕周较大时胎儿肢体容易受胎体、胎头、胎盘或子宫壁的压迫,以及羊水量偏少的影响,超声常不能完整显示胎儿肢体而漏诊畸形;1 例人体鱼序列征还合并羊水过少,其双下肢融合,呈鱼尾状邻近胎盘,也影响了超声对其显示的敏感性。1 例双手内翻状畸形孕 24 周,虽然孕周不大,但其双手紧邻胎盘,超声没能识别出畸形。

MRI 视野大,在同一切面同时显示了骶尾部囊性脊柱裂及先天性马蹄内翻足,较好地显示了胎儿复杂畸形及其与邻近结构间的关系。产前 MRI 检查进一步完善超声诊断结果 3 例, MRI 之所以能准确诊断右手缺指畸形及右手截指畸形,正是因为 MRI 具有较超声高的软组织分辨率,可较清晰地显示结构细节。

MRI 之所以能清晰显示四肢严重短肢畸形并向内弯曲(超声未能显示的长骨向内弯曲),正因 MRI 视野较大,在同一切面可显示胎儿多条肢体及其相互间及各自长度间的角度关系,如对于先天性马蹄内翻足,国外产前超声对足内翻畸形的检出率为 25.5%，对于复杂畸形超声遗漏率更高，MRl 下肢长轴面能完整显示胎儿整条下肢，很好地显示胎儿足和胫腓骨的关系，明确诊断先天性足内翻畸形，为出生后先天性马蹄内翻足的诊断和治疗提供对比观察资料。

MRI 与超声相比，目前仍存在不足之处，超声能动态观察胎儿肢体运动情况，可诊断胎儿肢体运动功能异常，MRI 目前还不能，相信随着 MRI 动态快速序列的发展，将来可能变为现实；超声对肢体骨骼内结构细节显示较 MRI 佳；该研究 MRI 测量长骨长度方法为在长骨长轴面测量长骨两端之间的垂直距离，超声测量长骨的长度方法为测量股骨两端中点之间的垂直距离，由于肢体长骨和其周围软组织在 MRI 均为低信号，两者的分界不如超声明显（超声上骨骼为高回声，其周围软组织为低回声），因此 MRl 测量长骨长度不如超声准确，一般容易将软组织测量在内，所测长度较长骨实际长度长；因此，如果 MRI 测得值提示长骨长度短小，则该长骨必定短小，可评价短肢畸形。

3.MRl 诊断的注意事项　MRI 观察胎儿肢体畸形达到较准确的水平是十分不易的，胎儿在宫内常有运动，体位并非固定不变，MRI 对运动的个体、器官成像效果较差。

胎儿在宫内一直是生长的个体，必须熟知胎儿的孕龄与全身各骨骼的出现及生长发育的胚胎学基础，才能更好地诊断异常。

短肢畸形常为全身性骨骼系统异常或畸形综合征的局部表现，也可以是宫内发育迟缓的表现，因此，诊断短肢畸形时首先要明确孕周，当孕周不确定时诊断应谨慎，当产前 MRI 及超声测得胎儿肢体短小时，应仔细观察胎儿其他系统骨骼是否异常，对于可疑染色体异常者，应将产前 MRI 诊断结果与染色体检查结果综合分析，以便做出更准确的诊断。

虽然胎儿 MRI 在先天性肢体畸形诊断方面具有较高的应用价值，能提供超声检查以外的额外信息，但由于其价格昂贵、设备还远不如超声普及等条件限制，还不能作为胎儿肢体畸形产前筛查的首选手段。

该研究 MRI 诊断准确率高与所有胎儿在行 MRI 检查前均先进行了超声检查有很大关系，因此在超声对胎儿肢体畸形诊断不明确、有必要进一步检查时可行胎儿 MR 检查，胎儿 MRI 结合产前超声，能大大提高胎儿先天性肢体畸形的产前准确诊断率。

第二节　胎儿肌骨系统疾病诊断陷阱

1. 误诊简介　MRI 对椎体结构的显示并不比超声具有优势。有作者报告一组研究中，1 例胎儿超声诊断为左侧胸椎半椎体可能，MRI 检查无异常，产后证实了 MRI 诊断，超声误诊原因为胎儿体位不正，难以显示椎体。该组另 1 例胎儿超声诊断上段脊柱异常、右侧椎弓融合伴部分右肋骨融合，MRI 未能提供诊断信息。MRI 漏诊原因为胎儿的椎体太小难以细致观察，因此，如何选择合适的序列及视野以更好地观察椎体，进一步提高 MRI 的空间分辨率，需要进一步研究。

此外，MRI 不能动态观察该患儿的胃泡，只能给出胃泡未见的诊断，而超声可动态观察胎儿胃泡，得出胃泡小的诊断，这也是 MRI 的一个不足之处。

2. 四肢　在孕 3 个月胎儿上颈椎区超声纵切图像可见明显的小脑延髓池，这是正常发育变异。滑膜的正常声像可类似远端股骨骨骺，在髁间凹处尤难辨别，孕期中的胎儿，如其股骨远端距离较远，其骨骺可比一般所见者为大。

胎儿软骨正常为低回声，正常股骨头可佯似囊性包块。偶尔在骨盆超声扫描时，可见胎儿软骨性的股骨头，此低回声结构位于已骨化的坐骨和股骨之间，软骨性的股骨头则可类似囊性包块。

胎体的正常筋膜面可伪似软组织异常，一高波幅的线形回声常可见邻近股骨或上下肢的其他肌肉，有作者认为这大概是由于肌组织之间筋膜界面的回声。

在超声检查胎儿股骨时，通过股骨的断面（矢状或冠状面）图像可伪似股骨弯曲，实际上却是正常表现。

3. 胎儿脊柱的运动　胎儿颅颈连接区的正常展开可类似脊柱裂。颅颈连接区颈椎展开而颅侧部分无异常，这是一种正常表现，不应将之误诊为由于脊髓膜脊髓膨出或脊柱内包块所引起的展开。胎儿脊柱的正常展开在超声图像上可伪似神经管的缺陷。

正常胎儿脊柱常常见到腰段的轻度伸展和屈曲。

胎儿的屈曲位可伪似脊柱异常,此时,如超声断面平行于胎儿纵轴,则可见脊柱后部明显增宽,类似一包块,而当胎儿为中立位时,此混淆则被澄清。

此外,还有作者报导胎儿运动偶可表现为双重颅顶,而提示为水肿或分叶等颅形态学的异常,而实时扫描常可澄清此类情况。

第十一篇　腹盆腔其他包块和恶性肿瘤

第一章　关于腹盆部肿瘤

第一节　体部自发性血肿误诊为肿瘤

部分体部自发性血肿 CT 和 MRI 表现非常类似于肿瘤，甚至类似恶性肿瘤。如果不对临床病史及影像资料作全面、认真、仔细地分析，往往导致误诊。一组作者报道 4 例误诊为肿瘤的体部血肿。

体部早期血肿往往不同于颅内新鲜血肿的高密度，CT 平扫常是等密度，部分区域可夹杂稍高密度或稍低密度，该组 CT 平扫血块 CT 值范围为 28~58 HU，可能的解释是：体部血肿由于呼吸运动和肠蠕动的因素加快了新鲜血块的溶解，CT 值偏低；肝脾组织的 CT 值往往高于脑组织（CT 值 40 HU 左右），对比下腹腔血肿呈相对等密度；体部 CT 扫描窗宽（250~400 HU）远比头颅扫描的窗宽（80~90 HU）要宽得多，灰度等级增宽减低了对比度。

该组 MR 信号也符合血肿的演化规律，急性期表现为等 T_1、短或等 T_2 信号，亚急性期 T_1 血肿外围出现高信号，T_2 呈等信号、稍低信号。该组 4 例血肿无论何期增强后实质成分均无强化表现，这是血肿最为典型的 CT 和 MRI 征象。另外，该组 2 例血肿（后腹膜及椎管内血肿）均为急性起病，符合急性血肿的临床发病特点。

有学者认为 48 h 内急性血肿 GRE T_2*WI 呈低信号，DWI 表现为中心低信号、周围有高信号环，可弥补常规 MRI 对急性血肿缺乏特征性表现的不足，但关键是要在常规扫描中认识到血肿早期的信号特点，才有可能加做 GRE T_2*WI、DWI 等特殊扫描序列。

第二节　中肾管源性囊肿

患者，女，55 岁。左侧腰背部疼痛 1 年余入院。腰背部疼痛呈持续性刺痛，与体位变化无明显联系，未向他处放射。既往高血压病史多年，最高 24/12 kPa（180/90 mmHg）以上。CT：胰腺尾下部及肾前方空肠内侧见一大小为 5.2 cm × 4.3 cm × 5.1 cm 的类圆形低密度影，边界清楚，CT 值 6HU，增强后无明显强化（图 11-1-1）。

手术病理诊断：中肾管源性囊肿。

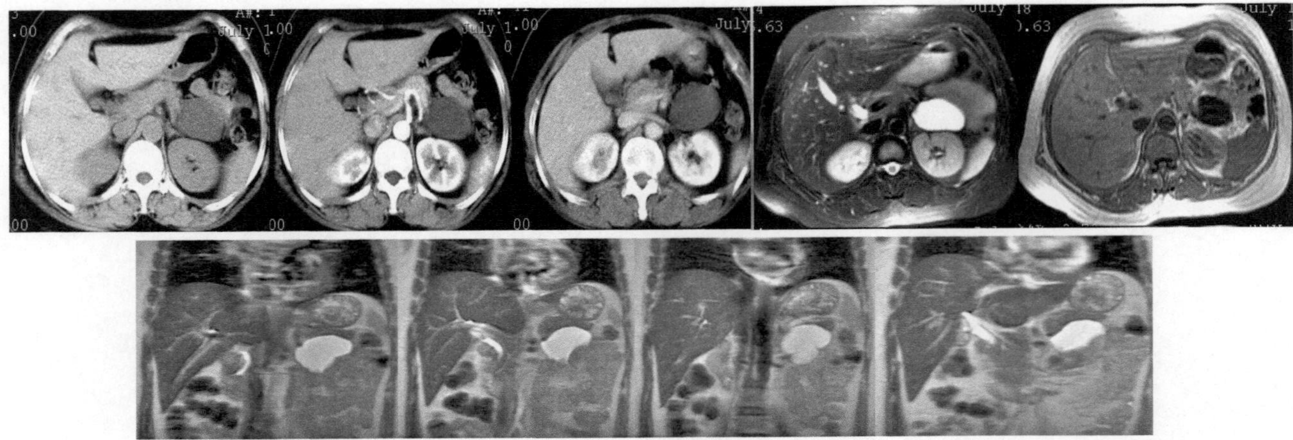

图 11-1-1 中肾管原性囊肿

第三节 腹部不典型神经鞘瘤

神经鞘瘤，又称施万细胞瘤，或称雪旺细胞瘤，由 Virchow(1908)首次描述，起源于外周运动神经、感觉神经和脑神经的鞘膜(嗅神经和视神经除外)，有完整包膜，常呈孤立肿块，与其所发生的神经粘连在一起，呈偏心性生长，其长轴与神经干方向一致。典型的神经鞘瘤 CT 诊断并不难，不典型神经鞘瘤极易误诊，因此在一项研究中，总结 19 例不典型神经鞘瘤的影像表现及病理特征。

腹部不典型神经鞘瘤可以出现以下 CT 征象。

(1)少见部位：腹部神经鞘瘤以腹膜后最常见，而对于腹部一些少见的发病部位，如胃、胰腺、肾上腺等部位的神经鞘瘤的影像表现总结较少。一组研究总结了 5 例少见部位神经鞘瘤的特点。腹部少见部位神经鞘瘤的大小与发生部位有关，但多小于 5 cm。肿瘤多呈圆形或椭圆形；肿瘤境界清楚，边缘光滑，均有完整的包膜；具有典型神经鞘瘤的特征，即易囊变，因此肿瘤平扫以囊实性为主；动态增强后实性部分呈进行性中度强化，囊性部分不强化。

(2)肿瘤多发：神经鞘瘤单发多见，多发少见。对于多发神经鞘瘤 1973 年有学者提出神经鞘瘤病这一概念，Michael 等(2006)提出多发神经鞘瘤病的诊断标准：患者年龄大于 30 岁且有两个或两个以上非皮内神经鞘瘤，无听神经瘤、无 NF-2 基因突变。神经鞘瘤病一般在 30 岁以上，该组 2 例患者年龄均大于 30 岁，结合影像学表现考虑诊断神经鞘瘤病。

(3)完全囊变：完全囊变是神经鞘瘤比较少见的 CT 征象。瘤体完全囊变，呈“纯囊肿”样，囊壁薄且均匀(壁厚为 3~5 mm)，囊内外壁均光整，平扫囊内为液性密度；动态增强呈现出薄壁规则环形强化，囊性部分不强化。

(4)厚壁囊变：厚壁囊变和(或)伴有壁结节，平扫呈厚壁(壁厚 >5 mm)稍低密度灶，囊壁厚薄不均匀，囊内外壁尚光整；增强扫描厚壁、壁结节强化呈“厚壁假囊肿样”改变，囊内低密度区无强化或仅有轻度强化。

(5)钙化：钙化在腹膜后神经鞘瘤内出现的概率并不高，文献报道发生率小于 10%。肿瘤内钙化多呈细点状和肿块边缘的线样钙化，良性神经鞘瘤钙化清楚，钙化出现的比例低，恶性肿瘤钙化常见，部分钙化灶边缘模糊。该组 2 例肿瘤内见钙化，呈点状或环状分布于肿瘤内。

(6)肿瘤供血血管强化：3 例肿瘤平扫密度不均匀，中心囊变呈不规则低密度区；增强扫描动脉期肿瘤周边呈不规则状强化，内部可见肿瘤血管强化或线条状强化，静脉期及延迟期肿瘤周边及内部斑片状强化进一步持续并略增强。

(7)恶性神经鞘瘤的转移：腹部恶性神经鞘瘤以腹膜后多见，肿瘤体积较大，形态不规则，对邻近组织器官压迫、推移、侵犯，可包绕、侵及腹膜后淋巴结、血管，少数肿瘤也可发生肝、肺转移。

(8)神经鞘瘤影像表现与病理关系：神经鞘瘤

的影像表现与病理特征相关。神经鞘瘤在病理上是由 Antoni A 区和 Antoni B 区组成，Antoni A 区由密集的梭形细胞构成，细胞核排列为栅栏或漩涡状，境界不清；Antoni B 区瘤细胞稀疏，排列呈网状，基质含水量高。

肿瘤平扫的密度与肿瘤内 Antoni A 区和 Antoni B 区比例、分布密切相关。肿瘤以 Antoni A 区为主时，CT 密度较高；若以 Antoni B 区为主时，CT 为水样低密度，密度低于周围软组织。Antoni A 区和 Antoni B 区多并存于一个肿瘤中，两种结构交织存在，Antoni A 多分布于肿瘤的周边，Antoni B 多位于肿瘤的中心。

由于 Antoni A 区细胞丰富，生长活跃，对 Antoni B 区血液供应产生虹吸效应，容易引起 Antoni B 区的坏死囊变，同时由于 Antoni B 区的组织结构易囊变，从而形成从肿瘤的中心向肿瘤边缘囊变，当肿瘤出现不同程度囊变或黏液样变时，会出现完全囊变、厚壁囊变等不典型征象。

增强扫描强化程度主要与肿瘤内 Antoni A 区的比例、分布密切相关，肿瘤以 Antoni A 区为主时，细胞丰富，一般为富血供区，增强扫描呈中等程度以上强化。少数肿瘤在 Antoni A 区内见到肿瘤的供血血管，增强扫描出现条状强化的血管影。若以 Antoni B 区为主时，CT 为水样低密度，密度低于周围软组织，增强扫描多无强化。

肿瘤生长过程中，肿瘤本身的组织结构、血供的不均匀易造成肿瘤内部组织变性（主要是黏液变或囊变）的多样性，使肿瘤密度变化多样，增强后强化方式不典型。

另外，Hughes 等（2005）发现肿瘤内都未出现明显囊变区，但平扫密度较低，这主要与神经鞘瘤细胞排列有关，细胞排列疏松，雪旺细胞黏液基质水分含量高及肿瘤内纤维含量多有关。总之，对于不典型神经鞘瘤的影像学诊断较难。该研究的不足在于病例数少，还需要收集更多的病例资料进一步对腹部不典型神经鞘瘤的影像特点进行总结探讨。

第四节　盆腔假腺样神经鞘瘤

患者，男，66 岁。因体检发现盆腔肿物 1 个月入院。

查体：臀部右侧可见一球形突起，大小约 3.5 cm × 3.5 cm，质软，与皮下组织无粘连，活动度良好，肛门指诊未触及肿物。左侧腹股沟区可触及一大小约 3.5 cm × 3.5 cm 隆起，可还纳入腹腔，未坠入阴囊。临床诊断：盆腔肿物 、腹股沟直疝（左侧）。

手术所见：下腹部正中左侧绕脐长约 20 cm 的切口，探查见腹腔内无腹水，肝脏表面未扪及明显转移灶，盆腔左侧壁髂内血管附近可触及一大小约 3 cm × 3 cm 的实性占位，肿物上方可见一髂内静脉分支跨越，肿物与周围脏器无粘连。髂内动脉旁、盆腔内直肠膀胱隐凹未触及肿大淋巴结。遂行剖腹探查术 + 盆腔肿瘤切除术 + 腹股沟直疝修补术。

病理检查：盆腔肿物切除标本，结节样肿物一块，大小 3 cm × 2.5 cm × 2 cm，切面灰黄暗红，质软，包膜完整。常规病理诊断：盆腔肿物切除标本，梭形细胞肿瘤，间质见大量腔隙样结构，待做免疫组化检测进一步明确肿瘤类型。免疫组化检测：阳性，S-100，Vimentin，CD57（灶 +），NSE（灶 +），F8，D2-40（灶 +），Ki-67（+，约 1%）；阴性，CK（P），CD34，CD31。免疫组化诊断：盆腔肿物切除标本，假腺样神经鞘瘤，建议切除后复查。

影像资料见图 11-1-2。

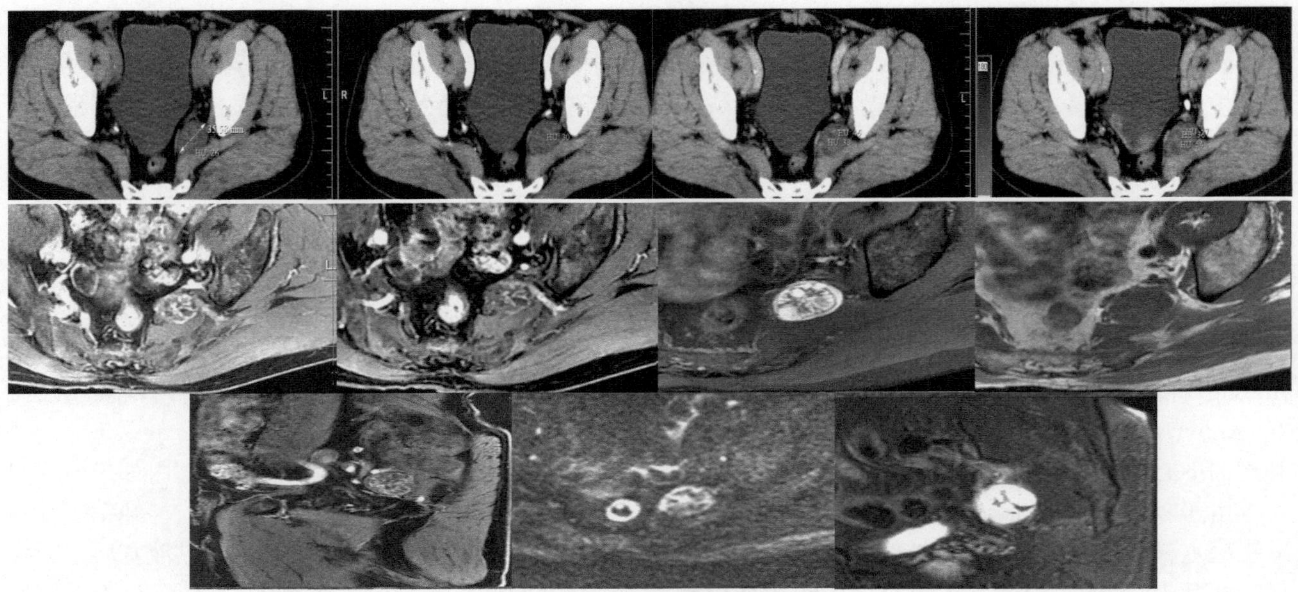

图 11-1-2 盆腔假腺样神经鞘瘤

第二章　腹盆部恶性肿瘤

第一节　腹盆腔恶性淋巴瘤的误诊

腹盆腔淋巴瘤以非何杰金淋巴瘤多见，好发年龄为40~60岁，70%起源于B细胞，其次是T细胞，临床症状比较隐匿，多表现为腹部隐痛、腹胀、腹泻、发热等，与转移或原发器官的恶性肿瘤的恶液质相比，症状较轻。

典型的腹盆腔淋巴瘤常为腹膜后大血管周围、胰周间隙或肠系膜广泛性的淋巴结增大，并融合成均质的分叶状肿块，CT扫描密度均匀，少数可有坏死。将邻近动静脉包绕，与强化的血管形成典型的三明治征。典型的淋巴瘤表现一般诊断不难。

有学者报告一组腹盆腔恶性淋巴瘤13例误诊病例，包含：腹腔或腹膜后肿块合并坏死灶5例，腹膜炎样改变3例，单发或单侧腹腔脏器浸润3例，大量腹腔积液2例。该组13例淋巴瘤缺乏上述典型表现，故术前CT均误诊。

1. 腹腔及腹膜后肿块5例　5例患者中，有3例为腹主动脉旁不规则低密度肿块，增强后为多房状改变，表现为厚薄不均匀的壁强化，中心见大片坏死；2例为腹膜后类圆形肿块，边界清楚光滑，中心少量坏死，可见血管影。文献报道多数淋巴瘤组织切面呈鱼肉状，很少发生坏死，但Saito等（2001）认为当肿瘤压迫或侵犯淋巴导致淋巴结的供应动脉闭塞，同时肿瘤侵犯淋巴窦导致淋巴回流受阻，使淋巴结的双重循环均被阻断，可引起淋巴结的广泛中央坏死。快速生长亦可引起淋巴结的中心部分血供不足。所以，淋巴瘤影像上一般表现为淋巴结增大、融合但多为均质性肿块，一旦淋巴结双重循环受阻，也可以出现大片坏死的征象。

在组织病理上弥漫性大B细胞淋巴瘤常出现坏死。该类淋巴瘤需与以下肿瘤相鉴别。

（1）腹腔转移瘤：腹腔转移瘤多发且较少环形强化，腹腔积液多见。转移淋巴结多自原发灶按淋巴引流区域顺序转移，不典型的淋巴瘤往往容易误诊为转移瘤，特别是年龄较大者。该组1例就误诊为直肠癌腹腔转移，但回顾性分析发现，该患者仅有腹部隐痛、腹泻等临床症状，一般状况较肿瘤晚期患者好。因此，当患者临床症状较轻，一般状况可，暂无其他部位恶性肿瘤病史或证据时，需考虑淋巴瘤的可能。

（2）腹膜后恶性间叶组织肿瘤：恶性间叶组织肿瘤为腹膜后较常见肿瘤之一，可有脂肪、钙化、中心坏死。强化明显。但少有包绕血管及脊柱的征象。

（3）胃肠道间质肿瘤：胃肠道间质肿瘤可发生于胃肠道的任何部位，CT表现为不规则或分叶状肿块，不均匀密度多见，表现为厚壁囊实性。无淋巴结增大，不伴有胃肠壁改变。

（4）结核性肿块：结核发病年龄以20~30岁多见，因淋巴结的干酪样坏死，95%CT增强时呈环状强化，伴有腹腔积液时，因其蛋白含量较高，CT值较高。非血行感染途径引起的淋巴结结核优先累及肠系膜、小网膜及第2腰椎平面以上的腹膜后间隙淋巴结，这与恶性淋巴瘤常累及整个腹主动脉周围淋巴结有显著不同。

此外该组2例肠系膜肿块表现为形态规整无分叶的均质肿块，少量坏死，术中可见完整包膜，术前因其形态太规整无分叶，所以没有首选淋巴瘤的诊断，回顾性分析可能为单个淋巴结的肿瘤样增生，直径超过4 cm。

2. 腹膜炎样改变3例　CT表现为网膜、系膜、肾筋膜增厚水肿，腹膜后大血管周围、膈脚区淋巴结轻度增大。1例可见胆囊壁明显增厚，1例乙状结肠壁水肿增厚，1 例小肠壁轻度增厚，此例未见腹膜后淋巴结肿大。

上述 3 例恶性淋巴瘤出现了比较少见的腹膜浸润的征象。淋巴瘤在腹部多浸润胃肠道、腹膜后淋巴结及实质脏器，浸润腹膜、网膜及系膜者较少报道。

但是，淋巴瘤是一种恶性多器官浸润的肿瘤，它在侵犯淋巴结、实质脏器及胃肠道的同时，可在病程的不同阶段侵犯腹膜、网膜、筋膜及系膜。肿瘤细胞可沿韧带、网膜、系膜呈索状、结节状或全周性浸润形成癌性腹膜炎。肿瘤可能起源于腹膜、肠道的固有膜或黏膜、黏膜下淋巴结节中的黏膜相关淋巴组织。

该组 3 例患者术中可见大网膜及肠系膜明显水肿增厚，表面可见小结节。其中 1 例忽视了胆囊壁的异常环形增厚及腹膜后增大的淋巴结，误诊为胆囊炎合并胰腺炎；2 例伴有肠壁增厚，分别误诊为感染性腹膜炎及直肠癌腹腔转移。此外，结核的腹膜炎表现与之也非常难以鉴别。

Kim 等（1998）报道了 8 例淋巴瘤腹膜受侵的病例，CT 均表现为肠系膜的星状及大网膜的饼状改变，与结核性腹膜炎难以鉴别，但恶性淋巴瘤多伴有腹膜后淋巴结增大或胃肠道的浸润。诊断时要抓住这个特征进行鉴别。

3. 腹腔脏器浸润 3 例　1 例见肝内多发低密度结节，增强后呈轻中度环状强化；1 例表现为右侧肾上腺及肾周肿块，伴肾门水平淋巴结肿大；1 例为盆腔分叶状肿块，中央坏死，盆腔少量积液，与右侧卵巢关系密切，此例未显示腹盆腔淋巴结增大。

原发性的肝淋巴瘤非常少见，文献报道可能与肝脏慢性炎症而发生恶变有关，原发性的肝淋巴瘤的组织发生可能起源于肝脏汇管区内的淋巴组织，分弥漫性和结节性，常继发于脾病变。但该例脾未见病变，这给诊断带来困难。该患者有反复发热，乳酸脱氢酶增高，提示淋巴瘤的诊断，乳酸脱氢酶是一种糖酵解酶，广泛存在于人体组织中，在正常组织恶变之后，乳酸脱氢酶合成增多，血清中乳酸脱氢酶活性相应增高，尤其以非何杰金淋巴瘤患者血清乳酸脱氢酶增高明显。而肿瘤标志物（甲胎蛋白、癌胚抗原）无增高，其机制目前尚不明确。该例除肝部病变外，缺乏全身淋巴结或脾肿大等表现，纵隔淋巴结亦无肿大，影像学上难以诊断淋巴瘤。需密切结合临床方能考虑淋巴瘤的诊断。

约 25% 的非何杰金淋巴瘤患者肾上腺受累，无论是原发性还是继发性肾上腺淋巴瘤影像学表现均不典型，特别是单侧肿块或体积较小时则更加难以鉴别诊断。但该例回顾性分析发现肿块虽大，但可见血管漂浮其中，同侧肾脏受累，仍保持原有形状，肾门水平可见淋巴结增大，均对淋巴瘤的诊断有提示作用。近来研究表明，^{18}氟-脱氧葡萄糖（^{18}F-FDG）正电子发射计算机体层摄影（PET/CT）检查对其诊断及判断预后有较高的价值。

4. 大量腹腔积液 2 例　此 2 例表现为腹盆腔大量积液，而淋巴结肿大不明显。1 例合并肠壁息肉样增厚，1 例见宫颈增厚。

腹腔积液可能源于淋巴瘤广泛浸润，肠壁充血水肿，肠道感染后病原菌穿透肠壁进入腹腔，继发腹腔内感染，或肿瘤阻塞淋巴管而致淋巴液逆流漏出，临床以后者多见。

初诊淋巴瘤出现腹腔积液征象并不常见，腹腔积液常出现于结核或腹盆腔脏器的恶性转移瘤，从而给诊断带来误导。但结核的腹腔积液密度较高，可与之鉴别。该组 1 例为小肠淋巴瘤浸润所致的肠穿孔继发的绿脓杆菌感染，1 例为子宫淋巴瘤继发腹腔积液。

总之，CT 表现不典型的腹盆腔恶性淋巴瘤影像诊断存在一定困难，必须全面分析其影像表现，在观察其主要征象的同时，不放过任何有诊断价值的细节，例如肠壁的增厚、膈脚区的小淋巴结（>6 mm 有意义）；对于胆囊和肝脏等部位的病变，基于淋巴瘤广泛浸润的特点，要结合临床乳酸脱氢酶等指标，不要轻易放过淋巴瘤的诊断。

第二节　腹盆腔多发性恶性成纤维细胞性 / 肌成纤维细胞性肿瘤

患者，男，44 岁。右下腹痛 1 个月余，发现右下腹肿物 2 d 入院。查 CT 示“右下腹、右髂窝多发占位性病变、邻近髂骨可疑吸收破坏：考虑偏恶性肿瘤可能性大，肉瘤？”（图 11-2-1），为进一步明确诊治以“盆腔肿物”收治住院。

病理检查：盆腔肿物穿刺组织标本，穿刺组织 4 条，长分别为 0.6 cm，0.9 cm，1 cm，1 cm，直径均为 0.1 cm。常规病理诊断：盆腔肿物穿刺组织标本，镜下见纤维组织背景下有较多异形细胞浸润，部分细胞挤压变形，局部坏死。倾向恶性，需做免疫组化进一步明确诊断。

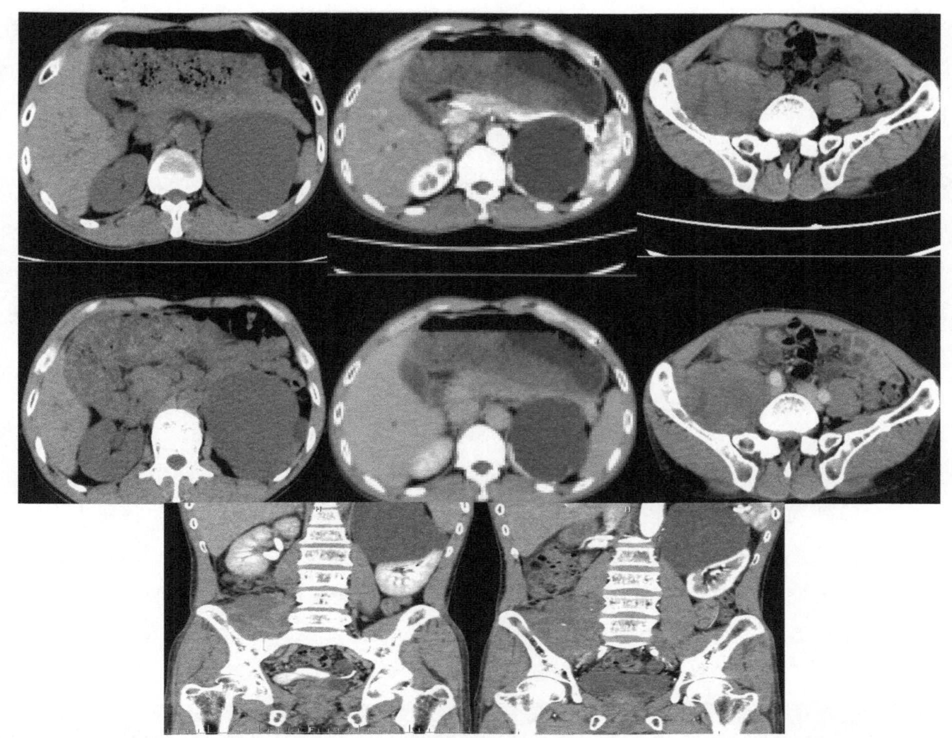

图 11-2-1　腹盆腔多发性恶性成纤维细胞性 / 肌成纤维细胞性肿瘤

免疫组化检测：阳性，Vimentin(+++)，Calponin(+)，Ki67(+，约 70%)；阴性，CK7，CK20，CK5/6，CK(p)，CK(h)，CK8，CK19，CD34，CD117，PSA，P504S，S-100，NSE，CgA，Syn，p63，DOG1，Nestin，MC，CR，Bcl-2，Villin，Desmin。

免疫组化诊断：盆腔肿物穿刺组织标本。镜下见纤维组织背景下有较多异形上皮样细胞浸润。经免疫组化标记，可排除上皮性（原发性或转移癌）、肌源性、神经性及神经内分泌性、间皮性、滑膜性肿瘤及胃肠道外间质瘤。肿瘤中含有丰富的纤维组织及上皮样异型细胞浸润，增殖活性较高，伴有灶性坏死，考虑为恶性成纤维细胞性 / 肌成纤维细胞性肿瘤，倾向硬化性上皮样纤维肉瘤。此类肿瘤罕见，又因送检材料局限，请结合临床及影像学表现考虑，必要时再次送检或外地会诊。

第三节　肾外恶性横纹肌样瘤

肾外恶性横纹肌样瘤是一种好发于儿童的、少见的、高死亡率的恶性肿瘤。它可以发生于人体的各个部位，但有趋于人体中轴的倾向。本病最早由 Beckwith 等（1978）报道，系从婴幼儿肾肾母细胞瘤分离出的一个新的肿瘤类型，被认为是肾母细胞瘤的变异，细胞来源不明，1981 年始被命名为肾恶性横纹肌样瘤。此后发现该肿瘤也可位于肾外，但较罕见，其组织学形态与肾内的恶性横纹肌样瘤一致，被称为肾外恶性横纹肌样瘤。

1. 病理学　典型表现为瘤细胞弥漫实性浸润，圆形或多边形，胞界清楚，胞质丰富、嗜酸性，但不见横纹；肿瘤细胞为多边形横纹肌样，胞浆嗜酸性，呈假腺泡状、放射状、副节瘤样及淋巴瘤样排列；多数瘤细胞胞质内有红染、均匀透明的球形包涵体，大者将胞核挤向一侧呈新月形；泡状核，单个中央位大核仁，核分裂象多见；免疫组化多数病例 Vim、CK 与 EMA 阳性，呈神经、上皮和肌性等多表型性。

2. 临床表现　临床上，肾外恶性横纹肌样瘤主要见于婴幼儿,中位年龄为20个月,男女性别比为11:1。病变可发生于全身多个部位,但以中轴部位居多,可位于肝、脑、舌、胸部、盆腔、四肢等部位,一例位于腹部中线区。患者中位生存期为6个月,略长于婴幼儿肾内横纹肌样瘤。

3. 影像学研究　本病影像学报道甚少,一般表现为实性、较大的软组织密度肿块,边缘可见分叶,强化明显,密度不均,内部可见坏死区。CT表现具有一般恶性肿瘤的征象,但缺乏特异性,常难与发生于肠系膜的其他恶性肿瘤相鉴别,确诊主要依赖于组织活检。该病例肿块位于中下腹部肠系膜部位,肿块边界尚清,瘤内有少许钙化,并见肿瘤包裹肠系膜血管,符合恶性肿瘤的特征,增强肿块边缘轻度强化,与相关文献病理报道及病理结构相吻合。

4. 鉴别诊断　鉴别诊断主要是肠系膜的其他肿瘤,包括肠系膜淋巴瘤、恶性间皮瘤、硬纤维瘤、平滑肌来源肿瘤等。①淋巴瘤:淋巴瘤也可包绕肠系膜血管,呈大块状或融合的结节状肿块,同时可见其他部位淋巴结肿大。②恶性间皮瘤:恶性间皮瘤90%合并腹水,并可见肿瘤钙化。③硬纤维瘤:硬纤维瘤可见包膜,呈较均匀的软组织密度。④平滑肌来源肿瘤:平滑肌来源肿瘤较大、不均匀密度,强化显著。

第四节　多发性黏液型脂肪肉瘤

患者,男,39岁。于3年前因左腘窝肿物、1年前发现肚脐处肿物及3个月前发现右侧腋窝、左腘窝肿物分别就诊行肿物切除术,手术后顺利出院,术后均有病理结论。今发现右腰部肿物,大小约6 cm×6 cm,逐渐增大,伴右腰部酸痛,患者为进一步治疗入院。该患者在3年期间,体内不断出现的多处肿瘤,分别进行手术切除,术后病理诊断均为黏液型脂肪肉瘤。

影像资料见图11-2-2。

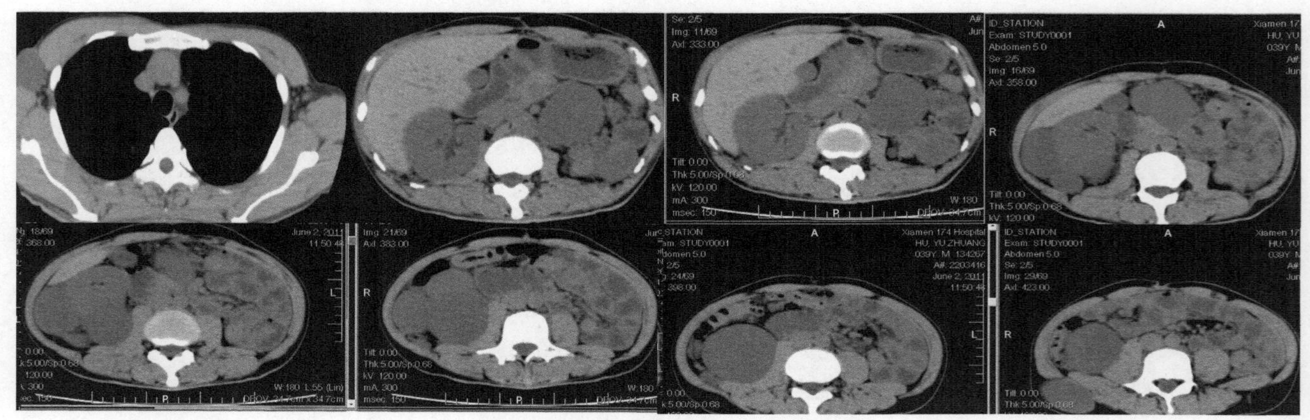

图 11-2-2　多发性黏液型脂肪肉瘤

第五节　盆腔横纹肌肉瘤

横纹肌肉瘤是儿童膀胱、前列腺、阴道最常见的恶性肿瘤,占15岁以下儿童恶性病变的4%~8%,来自中胚层,源于横纹肌细胞或向横纹肌分化的间叶细胞,由多种不同分化程度的横纹肌母细胞组成,发生于横纹肌较多的部位,也可发生于横纹肌较少甚至无横纹肌的部位,头颈部最常见,其他部位依次为泌尿生殖道、四肢、躯干、腹膜后、胃肠道、肌肉。

横纹肌肉瘤有两个发病高峰:2~6岁和15~19岁。

1. 临床表现　临床表现因发病部位而异,肿瘤生长迅速,具有侵袭性,可局部侵犯及血行、淋巴道转移。常见的转移部位有淋巴结、肺、骨骼、骨髓、肝和脑,肿瘤较小时可无坏死,但随着肿瘤的增大,中央区常发生不同程度坏死。

2. 影像学研究　CT 图像上多为单发，直径 5~10 cm，分叶状，形态不规则，稍低于肌肉密度的不均质肿块，钙化少见，边界不清，包绕侵犯周围组织，增强后不规则强化。

盆腔横纹肌肉瘤（起自膀胱直肠之间及盆壁）一般较大，肿瘤向周围侵袭可致排尿困难，大便变细。肛诊直肠前壁、侧壁可触及肿物，肿物较大时，静脉泌尿系造影示双侧或单侧肾输尿管积水，输尿管外移，膀胱变形、移位、壁不规则。CT 示盆腔内巨大软组织肿物，密度与肌肉相仿，形态不规则，境界不清，中心部可见低密度坏死区，同时可见邻近组织及器官受侵及局部淋巴结增大；增强后不均匀强化。

3. 鉴别诊断　起源于膀胱外的横纹肌肉瘤的 CT 表现特征与内胚窦瘤、恶性畸胎瘤、肝母细胞瘤和淋巴瘤的表现有一定的相似性。①肝母细胞瘤和内胚窦瘤：这两种肿瘤能够分泌甲胎蛋白，可与横纹肌肉瘤区别；②恶性畸胎瘤，恶性畸胎瘤 CT 平扫和增强扫描时其密度呈非均匀性，内含有或多或少的钙化及脂肪，不同于横纹肌肉瘤；③淋巴瘤，淋巴瘤一般放疗或化疗前很少发生坏死，肿瘤可由肿大的淋巴结融合而成，增强后多呈均匀性强化，强化程度一般低于横纹肌肉瘤未发生坏死的部分，有助于两者的鉴别。

第六节　硬化性上皮样纤维肉瘤

患者，女，72 岁。患者 2 个月前无明显诱因于左下腹扪及一拳头大小肿物。直至 15 d 前，患者出现左下腹疼痛，性质呈持续性闷痛，另疼痛向左下肢放射，行走时疼痛加重，患者自觉肿物较之前明显增大，为进一步明确病因，就诊于门诊，行 CT 检查提示：左侧盆腔占位，门诊拟“盆腔肿瘤”收住入院。

影像资料见图 11-2-3。

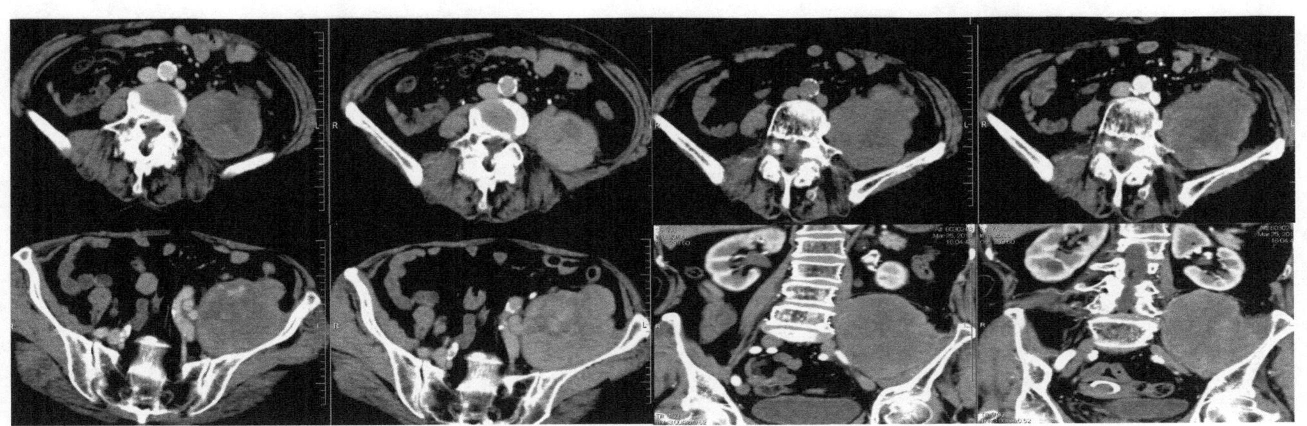

图 11-2-3　硬化性上皮样纤维肉瘤

手术所见：见肿瘤来源于后腹腔，约 15 cm 大小，质地硬，向前突破侧腹膜侵犯乙状结肠，外侧与髂骨固定，内侧与髂血管、左输尿管固定。考虑肿瘤晚期，无法行手术。

病理检查：左侧腹腔肿瘤穿刺组织标本，穿刺组织四条，长分别为 1.5 cm、1.2 cm、1.1 cm 及 1 cm，直径均为 0.1 cm。常规病理诊断：左侧腹腔肿瘤穿刺组织标本，初步考虑间叶组织源性恶性肿瘤，待做免疫组化进一步探讨肿瘤类型。免疫组化检测：阳性，Vimentin，Actin，SMA，Calponin（灶 +），Desmin（散在 +），B-Catenin，CD10，Ki-67（+，约 70%）；阴性，CK（P），CD117，DOG1，H-caldesmon，MyoD1，Myogenin，GFAP，S-100，NSE，NF，CD57，HMB45，MelanA，CD34，CD31，F8。免疫组化诊断：左侧腹腔肿瘤穿刺组织标本，间叶源性恶性肿瘤（肉瘤），结合免疫组化检测结果及组织学图像，符合硬化性上皮样纤维肉瘤。

第七节　间叶源性恶性肿瘤或者卵巢源性性索-间质肿瘤

患者,女，60岁。因不规则阴道出血2年,右髋关节疼痛3周入院。患者于2年前出现绝经后阴道不规则出血,未行诊治。半年以来感觉腰部酸胀,行盆腔肿物穿刺活检病理,具体不详。于3周前就,行盆腔MRI检查提示盆腔巨大占位,考虑来源于左侧卵巢的黏液性囊腺癌可能。L_2椎体压缩性骨折,考虑转移瘤的可能。并行腰椎转移瘤放射治疗,同时给予调节免疫及对症支持治疗。近3周来出现右髋关节处疼痛,今为进一步诊治而就诊我院。查体:双侧腹股沟可触及数枚肿大淋巴结,最大约1.5 ㎝ ×1.5 ㎝,质韧,活动度尚可,无压痛,下腹可及一质硬肿物,累及整个下腹部,活动度差。

病理检查:盆腔肿物穿刺活检标本,结合免疫组化检测结果、组织学图像、临床病史及影像学检查,倾向于诊断间叶源性恶性肿瘤或者卵巢源性性索-间质肿瘤。

病理会诊回报提示:“盆腔肿物”穿刺活检示梭形细胞肿瘤,结合原单位免疫组化结果,考虑神经源性或性索-间质肿瘤,低度恶性可能性大。

影像资料见图11-2-4。

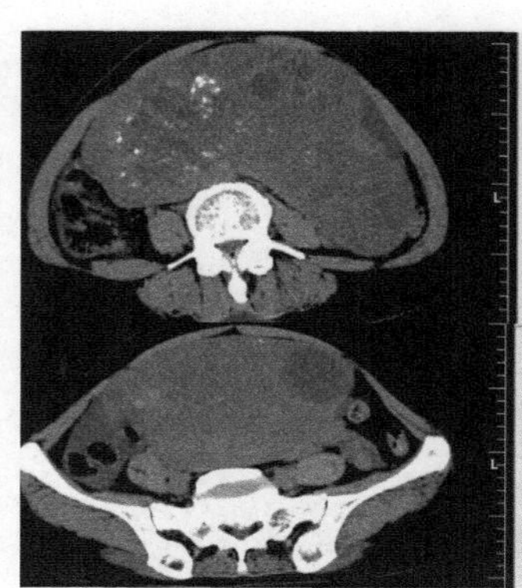

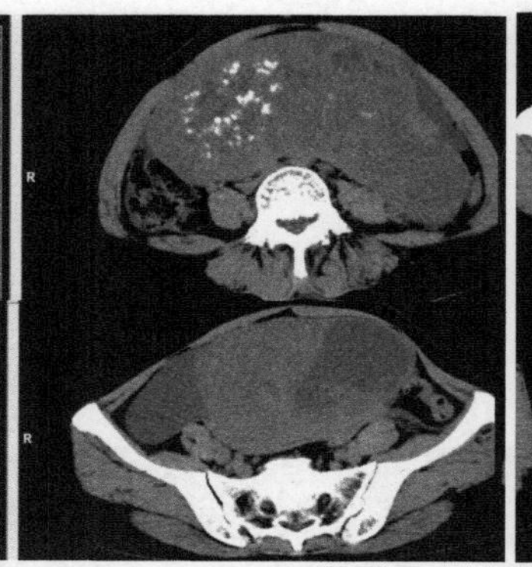

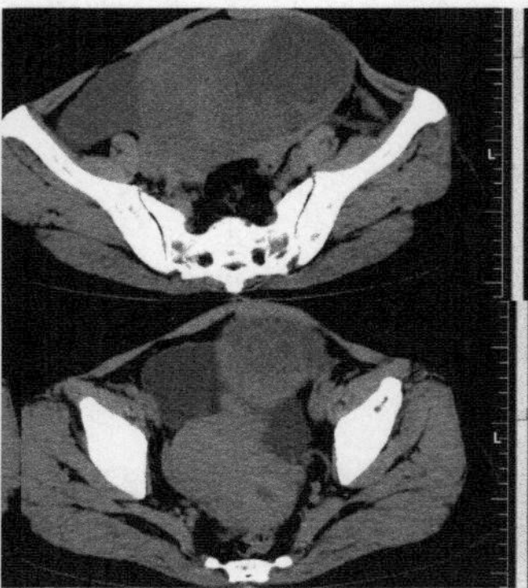

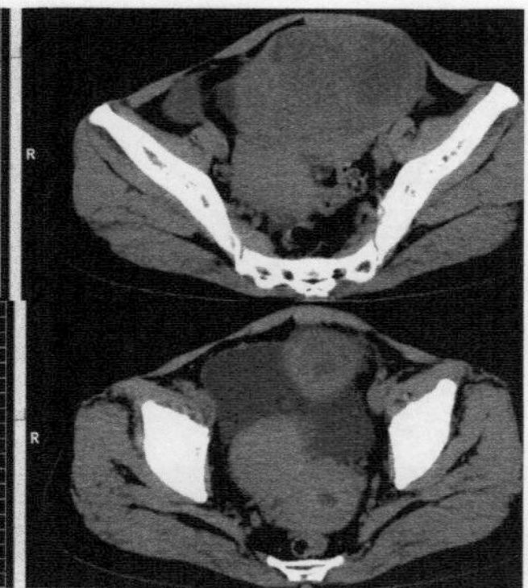

图11-2-4　间叶源性恶性肿瘤或者卵巢源性性索-间质肿瘤

第三章　腹盆部其他包块和恶性肿瘤

第一节　腹腔内原发性弥漫性丛状神经纤维瘤侵及腹腔脏器

丛状神经纤维瘤是神经纤维瘤的一种，大多数为良性肿瘤，由神经内衣及神经束衣细胞组成，易发生黏液变、囊变、坏死，亦可见钙化及透明样变等改变，极少发生恶变。镜下可见增生的神经鞘膜细胞和成纤维细胞，瘤细胞排列紧密，成小束并分散在神经纤维之间，伴多量网状胶原纤维及疏松的黏液样基质。一些作者的研究表明，镜下囊变或相对疏松的疏细胞区（Antoni B 区）对应 CT 图像上低密度区，而富细胞区（Antoni A 区）对应高密度部分。

因本病较为罕见，一直以来关于丛状神经纤维瘤的研究只见于分散的个例报道或小样本研究，缺乏大宗病例研究。本病病例的特别之处在于：丛状神经纤维瘤最常见于神经纤维瘤病 NF-1 患者，但本例躯干无咖啡斑、双侧腋窝及腹股沟区无明显雀斑、眼部无病变，无神经纤维瘤病家族史等，并不符合神经纤维瘤病的诊断标准，诊断为原发性丛状神经纤维瘤，非常少见；发生部位不典型：丛状纤维瘤常发生于头颈部、盆腔、纵隔或腹膜后，而原发于腹腔内者亦实属少见。神经纤维瘤累及单个脏器的病例有不少报道，如胃、胰腺、肝脏肝门区及肠系膜的神经纤维瘤等病例均有报道，但是累及多脏器的神经纤维瘤非常少见。

Fenton 等（2001）报道 5 岁神经纤维瘤病 1 型患者合并弥漫性腹膜后丛状神经纤维瘤，病变侵及肝脏及肠系膜；一例肝内、肠系膜、肝门区 CT 表现与前者极为相似，但其病灶同时侵及胃壁、肠管壁、胆囊及胰腺等多个结构和脏器。

1. 临床表现　本病临床症状隐匿，常因腹部钝痛或以无痛性肿块就诊；也有不少患者无任何症状而因体检发现。本例患者因突发腹痛而就诊，临床症状明显。究其原因，最可能有两种：其一，肿瘤内合并局灶性出血。出血可以直接导致血压降低，另外血液刺激除了导致疼痛，也可致血压轻度降低；其二，肿瘤因侵及胃窦部及空肠上段肠管，导致管壁增厚，管腔狭窄，形成局部慢性不全性肠梗阻，当梗阻至一定程度便可出现急腹症。

2. 影像学研究　CT 扫描为本病的术前诊断提供重要的依据，Bass 等（1994）总结 16 例后腹膜丛状神经纤维的 CT 特点认为：典型的腹膜后丛状神经纤维瘤常表现为低密度肿块，密度均匀，边界清晰，较大的病变亦可呈侵袭性生长，包膜不完整，并侵入周边组织结构，边界不清，但不可据此诊断为恶性肿瘤，肿瘤强化不明显。

一例患者 CT 特点与其所述基本一致，但病变累及范围广泛，腹腔干、肠系膜上动脉及腹腔内细小分支血管均可见被肿瘤组织包绕。肿瘤密度明显不均匀，可见多发斑片状囊性低密度区，增强扫描肿瘤实质部分内清晰可见多发扭曲小血管影，这些细小血管的存在可能是肿瘤自身新生的供血动脉，亦可能是肿瘤包绕腹腔间隙内细小血管所致。

第二节　盆腔腹膜后孤立性纤维性肿瘤

患者，女，35 岁。发现盆腔包块 5 个月入院。手术所见：切开后腹膜，从肿瘤中解剖性分离右侧髂总动脉及髂外、髂内动脉，髂内动脉与肿瘤粘连紧密不能分离，予以结扎切断，牵开输尿管和髂外动脉，暴露内侧髂总静脉及髂内静脉，髂内静脉与肿瘤粘连紧密,不能分离,予以结扎切断,分离肿瘤外侧与盆壁神经粘连。从肿瘤左侧分离与肠管粘连,防止肠管损伤,从肿瘤上方开始用超声刀切除肿瘤,鉴于肿瘤与盆腔壁浸润粘连,从骶骨上切除肿瘤,创面渗血较多,约3 000 ml,骶骨丛出血先用骨蜡封闭,再用碘仿纱布加压止血。

病理检查:盆腔肿物切除标本,盆腔肿物(部分)不规则软组织一块,大小 7 cm × 5 cm × 3.5 cm,切面灰白灰褐,局灶似胶冻样,质中,大部分有包膜,另带有少许骨组织。常规病理诊断:盆腔肿物切除标本,梭形细胞肿瘤,待做免疫组化检测进一步确定肿瘤类型。

免疫组化检测:阳性,CD34,CD99,Vimentin,p53,Ki-67(<5%);阴性,MC,Calretinin,CD117,DOG1,S-100,GFAP,CD57,NSE,CK5/6,EMA,CK(P),Desmin,SMA,Actin,Bcl-2,D2-40,CD31。免疫组化诊断:盆腔肿物切除标本,盆腔(腹膜后)孤立性纤维性肿瘤,7 cm × 5 cm × 3.5 cm。注:本瘤属于中间型肿瘤,即具有侵袭性倾向,偶可转移。建议临床随访。

影像资料见图 11-3-1。

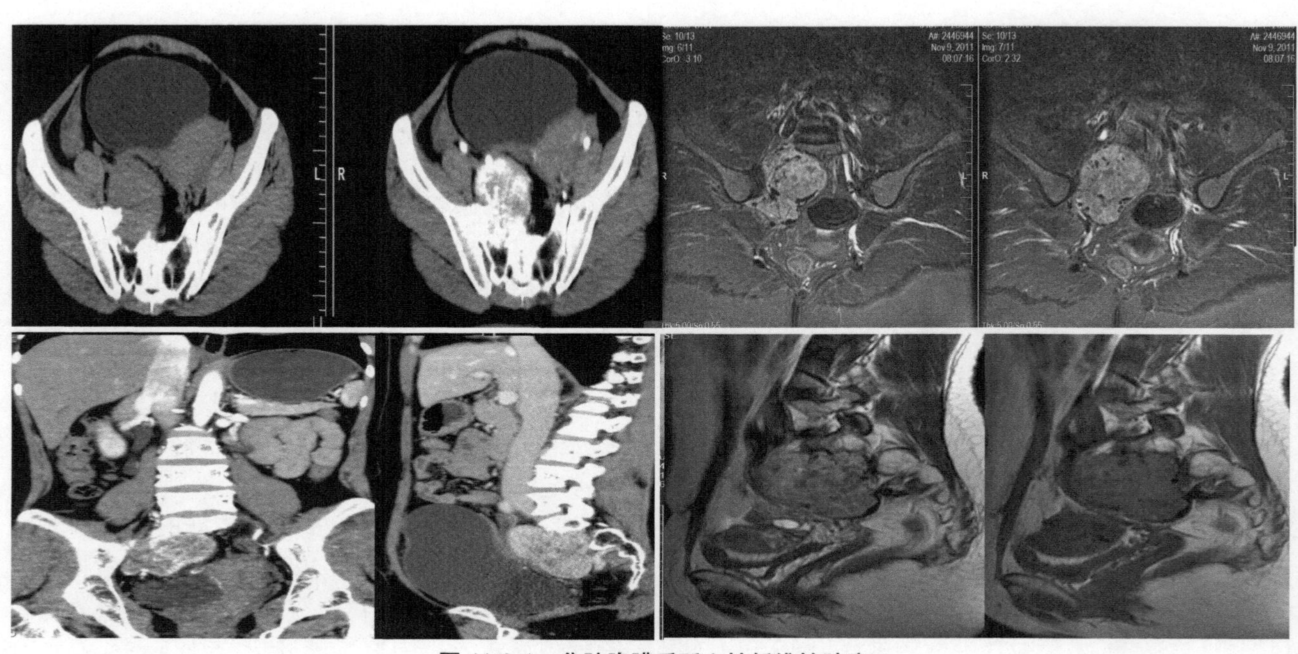

图 11-3-1 盆腔腹膜后孤立性纤维性肿瘤

第三节 腹盆部巨大囊性病变

1. 定位诊断 腹盆部囊性病变可来源于腹腔或腹膜后,一般情况下,不同组织或器官,囊性病变的发病部位、本身 CT 征象及邻近器官的改变往往可提示其来源及其良、恶性,但对于较大病变其定位、定性仍有其局限性,尤其病变巨大者,诊断更困难,且易误诊。

巨大病变不仅原发脏器变形失去正常形态,还导致周围非病变器官的推压变形。通过对肿块的主要占据位置、周围相邻被推移器官及组织结构进行分析定位,以帮助临床做好术前定位诊断。以下几点对定位较有帮助:①囊性病变最大径线所处位置;②囊性病变的组织器官来源,或者与某器官组织关系密切;③囊性病变的平扫表现和强化程度。

2. 定性诊断 腹部巨大囊性病变多为良性,CT 对密度有很高的分辨率,囊性病变的密度取决于其组成成分,如水、脓液、黏液、脂肪、血液、钙化等。

CT 表现分析良、恶性鉴别有以下几点:①恶性者有明显强化实性结节;②恶性生长速度较快;③相邻组织器官受侵是恶性的特征。

3. 鉴别诊断分析

(1)病史及病程长短:要明确腹痛的部位与性质抑或是腰部疼痛,有无肾结石史,有无外伤史,有无肿瘤史，病变短期内明显增大者恶性可能大，腹腔内病变病程多较长，腹膜后者腹（腰）痛时间较长。

（2）病变部位与分布：首先要分析病变位于腹膜后或腹腔，腹膜后者有腹膜后结构的移位、受压，腹膜后脂肪间隙消失和腹膜的前移；肠系膜发生者可见肠系膜的移位，肠管的偏移或前移受压；腹盆腔者多来源于女性附件；囊性转移瘤以发生于腹腔内多见；上腹部者来源于胰腺或脾脏；中腹部者多见于肾或腹膜系膜来源；位于脐与膀胱之间者为脐尿管异常。

（3）囊内分隔（多囊）：有作者报告一组中多见于肾脏囊性病变，CT 扫描找不到正常肾脏，卵巢黏液性囊腺瘤常呈多房，肠系膜淋巴管瘤多房较单房性囊肿常见。

（4）囊液密度：肾囊肿及肾重度积水或浆液性囊肿囊液密度较低，黏液性囊肿密度较高，肠系膜囊肿和胰腺囊肿密度亦较高，1 例脾囊肿出血密度较高。囊性畸胎瘤和脂肪肉瘤密度不均，可见脂肪组织或骨化影。

（5）与邻近组织器官的关系：良性囊性病变与周围结构分界清楚，相邻组织器官受压推移明显，恶性囊性病变与周围组织结构分界不清，周围结构有侵犯和受压移位。

第四节　腹盆部炎性肌成纤维细胞瘤

腹腔内和腹膜后炎性肌成纤维细胞瘤少见，多见于成年人，有侵袭性生长的特点，部分病例可有局部淋巴结肿大，常被误诊为恶性肿瘤。

（1）临床表现：炎性肌成纤维细胞瘤临床表现多样，多表现为发热、乏力、体重下降、腹部肿块及邻近器官受压等相应症状。

（2）影像学研究：本病影像学表现为单发肿块，边缘清楚，可呈分叶状，提示肿块在各方向生长不均；肿块呈软组织密度且密度均匀，增强扫描有轻至中度强化；如病变有包绕和侵袭邻近血管倾向，提示该肿瘤有恶性倾向。

（3）鉴别诊断：发生于腹部的炎性肌成纤维细胞瘤主要需与腹腔淋巴瘤、神经母细胞瘤、恶性纤维组织细胞瘤相鉴别。由于该病临床表现与影像学表现均无特征性，诊断主要靠病理学检查。①原发性肝细胞肝癌：肝脏炎性肌成纤维细胞瘤需与原发性肝细胞肝癌鉴别，根据病灶内有无纤维分隔、门脉期及延迟期有无强化及甲胎蛋白检测结果及临床病史等，可做出鉴别诊断。②胃肠道外间质瘤及胃肠道间质瘤：位于肠系膜、大网膜或腹膜后的胃肠道外间质瘤及胃肠道间质瘤需要与腹腔炎性肌成纤维细胞瘤鉴别，前者瘤细胞表达 CD34 和 CD117。③淋巴瘤：位于腹膜后的炎性肌成纤维细胞瘤需与淋巴瘤鉴别，由于炎性肌成纤维细胞瘤的炎性浸润性的病理表现导致肿瘤边缘毛糙、邻近腹膜增厚的相关影像学表现有助于鉴别，但确诊仍依靠手术病理证实。

第五节　胃肠道外间质瘤

患者，女，79 岁。患者于 3 个月前出现下腹部胀痛，未予以重视，近 1 周来，下腹部胀痛逐渐加重，伴尿频、大便不畅，为进一步诊治收治住院。

病理诊断：盆腔肿物穿刺标本，盆腔梭形细胞肿瘤，待免疫组化检测协助诊断。

免疫组化诊断：盆腔肿物穿刺标本，梭形细胞肿瘤，首选胃肠道外间质瘤（EGIST）。注：本例经科室内部会诊，首选胃肠道外间质瘤。结合其大小（CT 提示下腹部及盆腔巨大软组织肿块影，最大层面约 16.5 cm × 15 cm），核分裂象 >5/50HP，增殖活性（Ki-67 阳性细胞约占 30%），考虑为恶性。建议进一步检查胃肠道，注意胃肠道与肿瘤的关系，进一步明确胃肠道间质瘤或胃肠道外间质瘤。建议检测 c-kit 基因，为进一步确诊和靶向治疗提供参考。另外，本例肿瘤组织形态及部分免疫表型符合胸膜外孤立性纤维性肿瘤，需要鉴别。

影像资料见图 11-3-2。

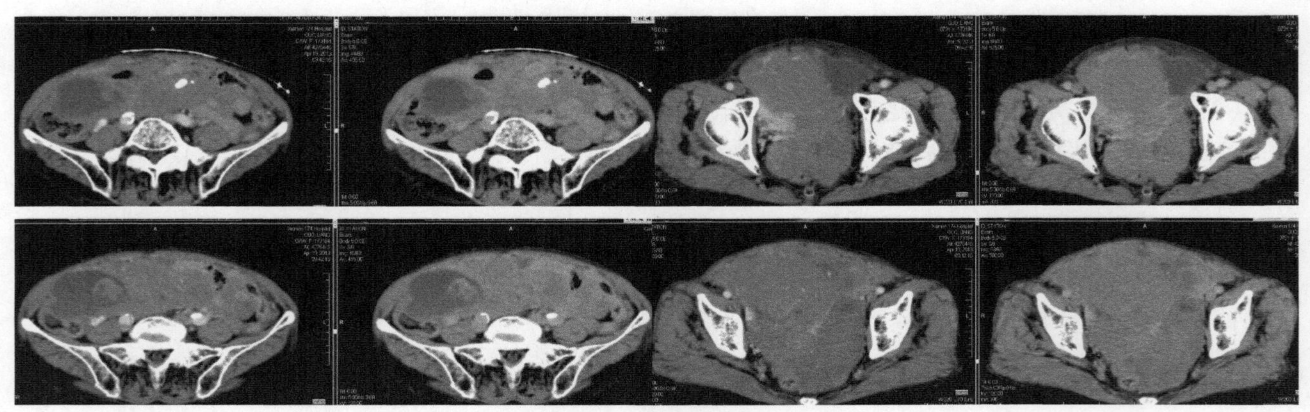

图 11-3-2 胃肠道外间质瘤

第六节 移植后的淋巴结增生

移植后的淋巴结增生在肾移植病人中的发病率约为 1%,较正常人群高 20~120 倍,因常导致泌尿系梗阻而引起重视,病理上是伴随 EB 病毒感染的 B 细胞增生,影像学表现为移植肾肾门区大血管周围结节影,超声、CT 和 MRI 均能发现,而后两者准确性更高。

第七节 POEMS 综合征

POEMS 综合征,为多发性周围性神经炎(P),脏器与淋巴结肿大及浆膜腔积液(O),内分泌紊乱(E), M 蛋白质升高(M),皮肤色素沉着及水肿变厚(S)五种病征的综合体。

病因不明,多为免疫力缺失所致,治疗困难。

影像诊断可以见到 2~3 项(肝脾肿大及淋巴结肿大;胸腹腔积液,皮肤水肿增厚等),至少 3 项,即可诊断此综合征。

第八节 深部侵袭性血管黏液瘤

患者,女,48 岁。患者缘于半年前无意间触摸左侧臀部一肿物,约鸡蛋大小,可推动,久站增大,卧床平躺减小消失,无腹痛、腹泻、腹胀,无畏寒、发热,无尿频、尿急、尿痛等不适,未予以治疗,后肿物逐渐增大至拳头大小,遂于 20 d 前就诊,彩超示:左侧臀部皮下不均匀回声团,未予以处理,今门诊拟“臀部肿物:盆底疝?”收住入院。近一个月来,精神、食欲、睡眠尚可,大小便正常,体重未见明显变化。

影像资料见图 11-3-3。

手术所见:下腹部正中切口绕脐长约 20 cm,逐层进腹,分离乙状结肠侧腹膜,将乙状结肠牵向左方,暴露肿瘤,见肿瘤前壁与阴道后壁粘连明显,无明显边界,用超声刀沿着肿瘤边缘逐步分离与阴道粘连,阴道未见明显破损,术中阴道镜检查证实阴道未见明显异常;用手指及血管钳钝锐结合分离肿瘤后壁与骶前组织粘连,骶前静脉出血给予缝扎;沿着肿瘤边缘钝性分离肿瘤下缘与盆底肌粘连;完整切除肿瘤。

病理检查:盆腔肿瘤切除标本,结节样肿物一具,大小 16 cm × 11 cm × 5 cm,切面灰红灰白相间,质软,境界较清。常规病理诊断:盆腔肿瘤切除标本,初步考虑梭形细胞肿瘤,待做免疫组化检测进一步协助诊断。免疫组化检测:阳性,Vimentin, Desmin, CD34(血管内皮+), Calponin, SMA, Bcl-2, β-catenin, Actin(血管壁平滑肌+), H-caldesmon(血管壁平滑肌+), Ki-67(+, <1%);阴性, NSE, CD57, NF, GFAP, CD99, DOG1, CD117, HMB45, MelanA, CK(P), S-100。免疫组化诊断:盆腔肿瘤切除标本,结合免疫组化检测结果及

组织学图像,符合深部侵袭性血管黏液瘤(注:据文献,该肿瘤属于低度恶性肿瘤,易复发,建议术后随访)。

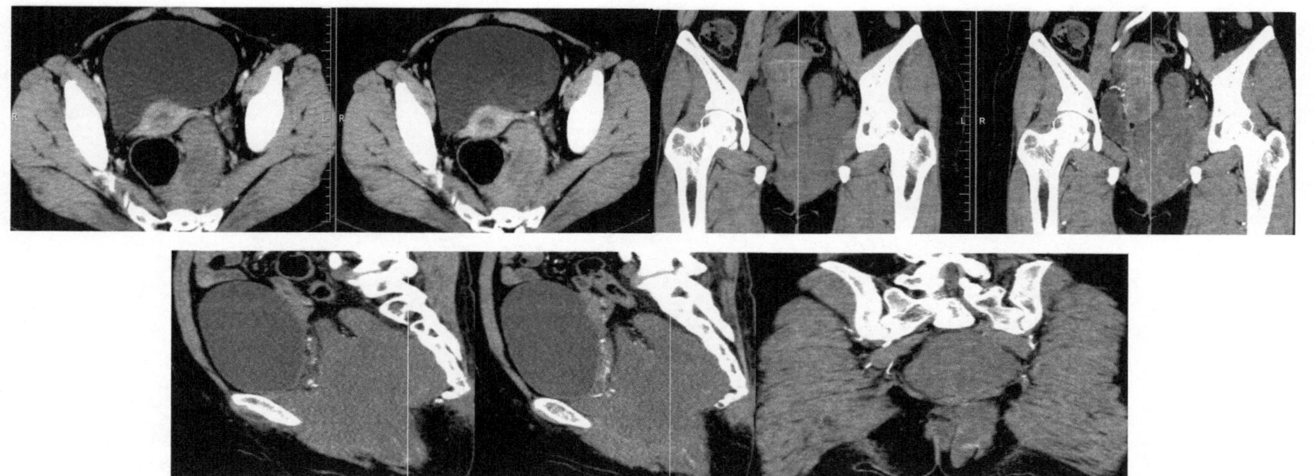

图 11-3-3 深部侵袭性血管黏液瘤

第九节 侵袭性血管黏液瘤

详见本书 本卷第十三篇第二章第三节 侵袭性血管黏液瘤。

第十节 诊断陷阱:明胶海绵和氧化纤维素

可吸收的外科止血物质如明胶海绵和氧化纤维素可能在超声或 CT 图像上表现为类似于脓肿,在 MRI 上已有报道其表现类似于肿块。氧化纤维素和明胶海绵在超声上表现为低回声和高回声并存的混合回声肿块,这种回声表现代表了这些物质内含有空气。

与此相仿,CT 上这些物质表现为手术部位术后血肿内空气的积聚。空气的积聚呈局灶或线状,这也是产气脓肿的不典型表现。

如术后病人超声发现肿块或者空气积聚,鉴别诊断应包括脓肿。直接同手术医生联系了解术中是否使用过这些止血物质相当重要。对有临床感染征象的病人,有时需穿刺抽吸这些聚集物,以排除伴发的脓肿。

第十二篇　腹盆部结核

第一章　腹腔结核

第一节　腹 腔 结 核

腹腔结核包括腹膜、网膜、肠系膜、腹腔淋巴结结核，发病率约为 0.04%，近年有增高的趋势。该病一般发病隐匿，可与腹外结核并发或单独发生，临床表现多样化且辅助检查无明显特异性表现，容易误诊为肿瘤性病变。

1. 病理学　腹腔结核在病理上分为粘连型、干酪型及渗出型。80% 为粘连型，表现为肠系膜、腹膜、网膜的增厚，肠曲粘连；干酪型常表现为由肠曲、大网膜、肠系膜和腹膜的慢性肉芽肿病灶、肿大的淋巴结和干酪样坏死组织构成的腹腔肿块，肿块内可有多个大小不等的小房，小房内为干酪样坏死组织及脓液；另一部分为渗出型，临床表现为局部有炎性渗出，形成包裹性积液，极易与卵巢肿瘤相混淆。

2. 临床表现　腹腔结核任何年龄均可发生，多见于 20~40 岁，男: 女约为 1:2。一般认为大多数腹腔结核多继发于身体其他部位感染，如肺结核、淋巴结核等，但事实上腹腔结核伴活动性肺结核者仅 20% 左右。该组胸部 X 线发现活动性或陈旧性肺结核 2 例，仅占 12.5%。所以，对疑似腹腔结核而胸部 X 线阴性的患者，不能轻易否定诊断。

腹腔结核临床表现多样，有发热、盗汗消瘦、食欲差等结核感染的全身症状，以腹水、肠粘连和腹腔肿块最常见，同一病人往往有多种表现共存。

3. 影像学研究

（1）淋巴结肿大：腹腔结核常表现为腹腔淋巴结肿大，主要分布于肠系膜及其根部、小网膜、肝门、胰周及大血管周围，以肠系膜、胰周淋巴结为主，且腹腔淋巴结受累程度明显重于腹膜后间隙淋巴结。

腹膜后淋巴结主要分布于腹膜后间隙 L_2 下缘以上中线大血管周围，L_2 下缘以下中线大血管周围较少。这主要是与空肠、回肠，十二指肠及右半结肠的淋巴流向在腹膜后间隙主要位于 L_2 以上区域的解剖结构密切相关。该组淋巴结直径多在 1.0~3.5 cm 之间。

肿大的淋巴结中心为干酪样坏死组织，干酪样坏死物质与周围淋巴组织在 CT 平扫时呈等密度，不易区分中心与周边的密度差，部分淋巴结可融合成蜂窝状肿块，边界不清，并有部分淋巴结后期可出现点状、不规则钙状化。

增强扫描时也有部分淋巴结均匀强化，有作者认为直径小于 1.5 cm 的淋巴结强化均匀，可能与淋巴结小、干酪样物质形成少、扫描厚度大不易显示其低密度有关，但据该组结果，强化均匀的淋巴结大小为 0.2~4.3 cm 不等，因此认为与病灶大小关系不大，可能与淋巴结结核不同的病理分期有关。

呈环状强化的淋巴结处于干酪坏死期，因周围淋巴组织有血供故形成周边环状强化，强化的内壁光滑，中心干酪样坏死物缺乏血供不强化而呈均质低密度，CT 值约 40 HU，呈现中心密度低而周边密度高的环状强化征象。

淋巴结越大，中心密度越低，边缘强化越明显，这种中心低密度的环状强化是淋巴结结核比较特征性的表现。由于淋巴结极易互相粘连，融合成块状，数个环状强化的淋巴结呈现花瓣状或多房样 CT 征象，表现为蜂窝状强化。

（2）结核性胸、腹膜炎：腹腔结核常表现为腹水，腹膜、网膜及肠系膜增厚等。当腹腔结核以渗出性为主时，就引起胸腹水。该组结核性胸水 2 例，腹水 6 例，CT 值平均大于 30 HU，均较高于一般恶性肿瘤引起的胸腹腔积液。

如伴有大量纤维素性渗出，机化后易引起肠曲、肠系膜的广泛紧密粘连，大网膜增厚，变硬、卷曲成块状。结核性腹膜炎的高密度胸水、腹水,腹膜增厚,系膜、网膜上有斑片状及结节状病灶,肠曲粘连固定等均为其典型征象。

腹块结核是其中的一种类型,占 26%~41%。腹腔包块是由干酪样灶、纤维化肿块、粘连的肠曲和肠系膜包绕而成。包块一般较大,该组 1 例包块直径达 15 cm,手术中切除包块质坚硬,常伴有网膜和肠系膜的增厚。

(3)腹腔脏器结核:腹腔结核常累及肝脾,该组仅见肠道及胰腺的受累。肠结核常累及小肠及回盲部,影像学多表现为局限性肠壁增厚,肠腔狭窄,累及小肠时病变常呈跳跃性分布;胰腺结核相对少见,常为血行性感染或邻近淋巴结直接侵犯所致,表现为胰腺的低密度结节,边界尚清,增强后强化不明显。

4. 鉴别诊断　腹腔结核的影像学表现缺乏特异性,较难与腹腔转移性肿瘤、淋巴瘤、化脓性感染等相鉴别。其主要鉴别要点有:①发病年龄,腹腔结核好发于中青年;②症状及体征,均可出现恶病质样改变,但腹腔结核常伴随低热;盗汗等,出现恶病质的时间较早,持续时间较长;而化脓性感染常伴高热;③影像学检查,腹腔结核常累及肠系膜及肝门、胰周淋巴结,大小一般小于 3 cm,常因中心干酪样坏死出现环状强化。

(1)转移性肿瘤:腹腔转移性肿瘤往往能显示原发灶,且常累及腹膜后腹主动脉周围淋巴结,短期内淋巴结增大明显或融合,内部出现液化坏死时常呈不规则形。

(2)淋巴瘤:淋巴瘤病灶一般为均质密度,而在同一部位常合并有均质密度的增大淋巴结,增强后常呈轻度均匀强化,除非在放疗后出现的较大坏死时可出现边缘不规则强化。

(3)化脓性感染:化脓性感染周围常伴较明显的炎性渗出性改变。

此外,腹腔结核腹水常为少量限制性,多分布于肠系膜根部、结肠旁沟及肠间隙等,且密度较高,不同于恶性肿瘤。

影像学检查对腹腔结核的诊断有一定帮助。CT 扫描不但可以清晰显示腹腔结核的累及范围、病变大小、形态,还能通过密度差异及强化程度的不同,准确显示病变及内部特征反映其病理特征。当影像学发现肿大淋巴结呈现中心低密度之环状强化伴不规则的肠系膜肿块、相对高密度的受限的腹水时应考虑结核的可能性。

因此,尽管本病的影像学表现缺乏特异性,但若以临床表现为基础, CT 检查结合其他辅助检查,综合分析对提高诊断率,尽可能减少剖腹探查有重要意义。

第二节　易被误诊为肝尾状叶病变的腹腔淋巴结结核

腹腔淋巴结结核多继发于肺结核或消化道结核,腹腔内结核大多数临床症状无特异性。影像表现多为大小不等的结节,亦可融合成团块状,但其内常有干酪样坏死及点状钙化,增强扫描呈不均匀的环状强化或具有分隔的结节状强化。

有作者报告一例在临床上未查及原发结核病灶,并且病变位于肝十二指肠韧带旁,占据尾状叶位置,融合的淋巴结之间无明显界线,密度均匀,极易被误诊为肝尾状叶病变或腹腔肿块。

第二章　腹盆内淋巴结结核

第一节　腹盆内淋巴结结核

淋巴结结核是除肺结核外最常见的一种结核病。颈部或锁骨上淋巴结最易受累。近几年淋巴结结核的患病率明显上升，且好发于儿童及青少年，男性多于女性，农村多于城市。腹部淋巴结结核在临床上不多见，但它是腹内脏器结核中最易受累的部位之一。腹部淋巴结结核可伴发于腹部其他器官及组织的结核，也可单独发生。

Bhansali（1977）报告300例经手术证实的腹部结核，发现104例（约占1/3）仅累及腹部淋巴结或腹膜。随着近年来结核病的逐渐增多，腹部淋巴结结核的发病率也有所增加，55%的腹部淋巴结结核不伴有腹部器官病变。

1. 感染途径　感染途径有血行播散和非血行播散2种，以后者为多见，主要通过淋巴道播散和邻近器官直接侵犯。

不同的感染途径决定了淋巴结结核在腹腔、腹膜后淋巴结解剖分布存在差异。淋巴道播散常因吞食被结核菌污染的食物或痰液，结核菌进入肠道后常在空回肠、十二指肠及回盲部的肠黏膜下吸收，经淋巴引流至肠系膜、肠系膜根部、小网膜，然后引流至腹腔淋巴结，最终入乳糜池，故淋巴结结核累及肠系膜、小网膜、胰周区域以及第3腰椎平面以上腹主动脉周围淋巴结较多，且腹腔淋巴结受累程度明显重于腹膜后间隙淋巴结，这与主要感染途径为非血行播散感染相关。

血行播散型途径，此种方式多继发于肺结核，结核菌经血液循环造成远处种植，可引起肠系膜、小网膜、胰周及整个腹主动脉周围淋巴结增大，常合并肝脾增大。

Ga mmill & Nice（1973）复习文献收集55例肠系膜结核性淋巴结炎病案，其中80%在本症发现后追踪随访2年内，胸部X线照片均无异常发现，只有18%的病例以往有结核历史。结核杆菌可在淋巴结内潜伏许多年才重新复燃。

2. 病理学　肠系膜淋巴结结核是继发于其他部位结核的病变。常累及肝十二指肠韧带、肠系膜根部淋巴结。多表现为多组或多个淋巴结肿大。部分病例病变淋巴结可融合成团，此征象在第一肝门和胰头周围更为常见。

基本病理变化是结核结节、干酪样坏死、炎症累及周围形成粘连，且多为多发淋巴结肿大。淋巴结融合成团相对少见临床，可触及大小不一的不规则肿块，表面结节状、边界不清、质地偏硬、活动度差、压痛不明显，与恶性肿瘤难以鉴别，需结合临床表现及病理检验做出正确诊断。

3. 临床表现　腹内淋巴结结核多见于中青年，常为全身结核的一部分，年老体弱、糖尿病患者、获得性免疫缺陷综合征的等机体免疫力下降病人更易感染。

临床上淋巴结结核症状不典型，症状多变，缺乏特异性，仅少数有典型结核中毒症状。常表现为腹痛、腹部肿块或慢性肠梗阻，腹痛多位于脐部或右下腹，呈隐痛、钝痛。因此，易误诊为慢性阑尾炎、慢性盲肠炎。

腹部淋巴结结核多见于20~45岁中青年，一组研究中10（10/14）例位于该年龄阶段。一般认为大多数腹腔淋巴结结核继发于肺结核，但事实上腹腔结核伴活动性肺结核仅20%左右。该组病例有胸部结核的患者仅2例，故对疑似腹部淋巴结结核而胸部X线阴性的患者，不能轻易下否定诊断。

另一组7例均为中青年，其中4例有明确肺结核病史，1例有肝豆状核变性伴脾功能亢进病史，免疫力低下；该组中 7 例肿大淋巴结均位于肝胃间隙、胰周、脾门及腹主动脉周围，考虑其结核来源途径是血行播散。

该病的主要临床症状有：发热、盗汗、消瘦及乏力等结核的中毒症状，该组 6 例患者均不同程度存在结核的中毒症状，另 1 例肝豆状核变性患者无明显结核中毒症状，分析原因可能是肝豆状核变性伴脾功能亢进症状掩盖了结核中毒症状；腹痛，可表现为腹部包块、腹水。该组 6 例患者表现有腹痛，为隐痛，脐周压痛，无反跳痛；无胸水及腹水。

实验室检查主要有贫血、血红细胞沉降率增高及结核菌素实验阳性，该组病例轻度贫血 4 例，中度贫血 3 例；血沉增高 7 例；结核菌素试验阳性 4 例，阴性 3 例。

4. 影像学研究　腹部 CT、MRI 检查可显示淋巴结的大小、数目及其部位。腹部淋巴结结核最常侵犯肠系膜，胰腺周围，肝门，以及腹膜后淋巴结。

腹内淋巴结结核 CT、MRI 平扫表现、增强后强化与否以及强化形式均与淋巴结结核所处的时期及实质内含血管、肉芽组织多少及分布有关。

腹部淋巴结结核按其病理组织学改变分为结核性肉芽肿性淋巴结炎、结核性淋巴结干酪样坏死、结核性淋巴结脓肿和结核性淋巴结钙化，常多种改变同时存在。

结核性肉芽肿性淋巴结炎主要表现为平扫密度均匀，无液化坏死，增强后轻中度强化(与淋巴结纤维化程度有关)，该组有 2 例小儿及 1 例成人为此期。有学者认为直径小于 1.0 cm 的淋巴结强化均匀，可能与淋巴结小、干酪样物质形成少、扫描厚度大不易显示其低密度有关。但该组资料显示 2 例小儿病灶明显均匀强化，且多数淋巴结肿大直径大于 1.0 cm，内无干酪样坏死物质，此可能与淋巴结结核不同的病理分期有关，也可能与小儿的免疫系统未发育完善，机体抵抗力和对结核杆菌的变态反应与成人有差异引起病理变化不同有关。

由于淋巴结周围炎，肿大的淋巴结边界不清，CT 增强扫描表现为增大的淋巴结周边成环状强化，直径 1~4 cm，壁薄(小于 2 mm)而光滑，中心呈均质低密度，其 CT 值为 31~56 HU。多个肿大的淋巴结又融合成花瓣状或多环状肿块。CT 增强扫描出现这种中心低密度的环状增强，是淋巴结结核比较特征性的表现，很少见于其他疾病。手术病理观察，肿大的淋巴结中心为干酪样坏死物质，缺乏血供而与明显强化的环壁形成相对的低密度。干酪样坏死及脓肿形成期淋巴结中心为低密度，若淋巴结直径小于 1.0 cm，CT 平扫时常呈等密度，不易区分中心与周边的密度差，增强后表现为环形强化，环壁规整，由于淋巴结极易相互粘连，融合成团块状，数个融合成团的淋巴结呈现多房环形强化或蜂窝状强化，这种中心低密度的环形强化是淋巴结结核比较特征性的表现，是其最常见的强化方式。

肿大淋巴结破溃种植，或血行播散可导致结核性腹膜炎，腹腔积液。

有作者指出，高密度的腹腔积液(CT 值 15~45 HU)是结核性腹膜炎重要的提示征象。横结肠前方网膜饼状增厚，密度增高，则可能为网膜结核的一种 CT 表现。

腹部结外脏器受累包括结核性腹膜炎及实质脏器结核。结核性腹膜炎表现为肠系膜、腹膜、网膜普遍增厚，部分有斑片状及结节状病灶，肠管粘连聚集，肠间距增宽，腹腔局限性较高密度积液，以少量腹水多见。

腹部实质性脏器结核常累及肝脾，胰腺、肾脏少见。该组有 10 例脾脏轻中度增大，其中 3 例增强后内有散在点状低密度灶，考虑脾结核，抗结核治疗后脾脏密度均匀；1 例脾内见花冠状钙化，腹腔、腹膜后均可见散在不规则钙化斑，手术证实脾结核；该组病例中有 3 例肝脏增大，均匀强化。

(1)MRI：由于 MRI 可以多参数、多方位成像，特别是脂肪抑制序列的应用，可以更加易于病变淋巴结的检出，更加清晰地呈现出病变淋巴结与周围脏器的关系，多数腹内淋巴结结核 MRI 表现为 T_1WI 等信号或稍低信号 T_2WI 稍高信号，增强扫描病灶呈环形强化或多房样强化，比较有特异性，结合临床表现、实验室检查可以明确诊断腹内淋巴结结核；仔细分析 MRI 表现可以明显减少腹内淋巴结结核的误诊；此外，病变淋巴结 T_1WI、T_2WI 表现的不同信号特点，也可以帮助判断淋巴结结核的病理分期。但是，MRI 对淋巴结钙化判断不如 CT 平扫敏感。

肉芽肿早期或中期伴或不伴有液化、干酪样坏死，MRI 表现为 T_1WI 等信号或稍低信号、T_2WI 稍高信号，增大的淋巴结可互相融合，中间可见分隔，增强后可见明显环形强化或多房样强化，液化坏死区不强化，其环形或多房样强化特点较具特征性。

一组研究中 7 例腹内淋巴结结核 T_1WI 表现为

等信号或稍低信号，6例T_2WI为稍高信号，1例呈低信号。其中6例T_2WI呈稍高信号者（3例手术、3例穿刺）病理证实为结核性肉芽肿内干酪样坏死物质，1例T_2WI呈稍低信号者（手术）病理证实为结核性肉芽肿伴纤维化。

分析结核性淋巴结环形强化或分房样强化病理基础为淋巴结外周缘或液化区分隔带含毛细血管丰富的肉芽组织，中央的无强化区为无结构的干酪样坏死物质，轻度强化或不强化淋巴结病理基础为结核性肉芽肿部分或广泛纤维化，仅含有少量上皮细胞及毛细血管结构。有作者报告一例患者的特点是包绕肠系膜上动脉单个肿块，肿块中央不强化，而不是多个小结节，其征象难与淋巴瘤等恶性肿瘤鉴别，但因病变病理为干酪样坏死，其T_2WI病灶信号相对淋巴瘤要低，环状强化相对更多见。

干酪性病灶大多须经钙化才能愈合，淋巴结钙化系结核后遗，表现为点片状不规则高密度，边界清晰。纤维化期表现为T_1WI等信号、T_2WI低信号，增强后表现为轻度强化或不强化。

（2）X线血管造影：此类肿大纠集的淋巴结与任何其他腹部包块一样，可导致邻近器官移位。在血管造影时可显示受累的主动脉前淋巴结包围和挤压腹腔动脉干；由于炎症性淋巴结富有血管，可致十二指肠周围及胰头附近染色；胰十二指肠动脉弓扩张等。

4. 鉴别诊断

（1）淋巴瘤：淋巴瘤是原发于淋巴结或淋巴细胞的恶性肿瘤，病变分布广泛，常累及$L_{2\sim3}$椎体以下平面腹膜后及腹腔淋巴结，何杰金病多不累及肠系膜淋巴结，且常无液化坏死，病灶轻度均匀强化。

恶性淋巴瘤累及腹部淋巴结多数呈普遍均匀长T_1、长T_2信号，强化均匀，且常优势地累及肝十二指肠韧带、肝胃韧带、胰周和整个腹主动脉周围淋巴结；而淋巴结结核在MRI上多表现为T_1WI等信号或稍低信号，T_2WI稍高信号或稍低信号，增强后绝大多数表现为周边环形强化，且彼此易融合成“多房样”征象，增大淋巴结直径常小于4 cm，多数累及肠系膜、小网膜以及腹主动脉周围上部淋巴结，而累及腹主动脉周围下部淋巴结相对较少，这与恶性淋巴瘤常优势累及整个腹主动脉周围淋巴结不同。

（2）腹部淋巴瘤，在临床表现和CT平扫图象上均与淋巴结结核相似，鉴别较为困难。但是，淋巴瘤在对比剂增强后，除非（在放疗后）病灶中心出现较大坏死时出现环状强化，通常皆为均匀性轻度强化。

（3）转移瘤：转移瘤多见于老年人，常有原发恶性肿瘤病史，肿大淋巴结距原发肿瘤较近，与病灶的淋巴引流途径相关，都是原发肿瘤的引流淋巴结，多伴有腹水，多表现为T_1WI等信号或低信号、T_2WI等信号或稍高信号，增强后多均匀强化，但当转移淋巴结中心出现坏死时，也表现为环形强化特点。但是，腹内淋巴结结核常有结核中毒症状、结核菌素试验阳性、无肿瘤病史，多见于中青年及机体免疫力下降者，MRI上多表现为T_1WI等信号或稍低信号，T_2WI稍高信号或稍低信号，明显环形强化并可相互融合呈“多房样”征象。腹部淋巴结转移，在发现淋巴结肿大时，往往能显示原发病灶，短期随访淋巴结增大明显。

（4）胰腺囊性肿瘤：胰腺周围淋巴结结核与胰腺囊性肿瘤增强表现相似，易于误诊。鉴别要点是，胰腺囊性肿瘤明显增强的囊壁内有蜂窝状表现或囊壁局部结节状增厚，而胰腺周围淋巴结结核则不出现。

（5）淋巴结反应性增生：淋巴结反应性增生受累淋巴结常小于1.5 cm，常为孤立性淋巴结，融合少见，信号常均匀，增强均匀强化；

（6）巨淋巴增生症：巨淋巴增生症T_1WI肿块呈等信号，T_2WI呈均匀性高信号，肿块内有扭曲扩张的流空小血管为其典型表现。

第二节　腹内淋巴结结核

腹内淋巴结结核在临床上不多见，但它是腹内脏器结核中最易受累部位之一。

1. 发病机制　随着近年来结核病的逐渐增多，腹内淋巴结结核的发病率也有所增加，55%的腹内淋巴结结核不伴有腹内器官病变，腹内淋巴结结核多继发于肺结核或消化道结核，感染途径有血行播散和非血行播散两种，以后者常见。

2. 病理学　腹内淋巴结结核多见于中青年，常为全身结核的一部分，年老体弱、糖尿病、获得性免疫缺陷综合征等机体免疫力下降病人更易感染，感染途径有血行播散和非血行播散2种,以后者为多见,主要通过淋巴道播散和邻近器官直接侵犯。

腹内淋巴结结核按其病理组织学改变,分为结核性肉芽肿性淋巴结炎、结核性淋巴结干酪样坏死、结核性淋巴结脓肿和结核性淋巴结钙化,常多种改变同时存在。

3. 临床表现　腹内结核大多数临床症状无特异性。

4. 影像学研究　影像表现多为大小不等结节,亦可融合成团块状,但其内常有干酪样坏死及点状钙化,增强扫描呈不均匀的环状强化或具有分隔的结节状强化。

腹内淋巴结结核的CT表现具有一定的特征性,成人多数呈典型的环形强化且有较为典型临床表现(低热、盗汗、腹部胀痛等),存在一定的优势分布,因此可与常见的淋巴结病变相鉴别,但小儿与成人淋巴结结核CT表现从该组病例观察似有差异,可能与小儿免疫发育程度相关。

MRI:腹内淋巴结结核MRI平扫表现、增强后强化与否以及强化形式均与淋巴结结核所处的时期及实质内含血管、肉芽组织多少及分布有关。

纤维化期表现为T_1WI等信号、T_2WI低信号,增强后表现为轻度强化或不强化。

5. 误诊病例简介　有作者报告一例在临床上未查及原发结核病灶,并且病变位于肝十二指肠韧带旁,占据尾状叶位置,融合的淋巴结之间无明显界线,密度均匀,极易被误诊为肝尾状叶病变或腹腔肿块。

第三章　腹膜结核

我国结核病的发病率居高不下，肺外结核中腹膜结核因其发病率低，表现形式复杂，相关症状不典型，容易导致误诊和误治，有文献报道术前误诊率高达 77.2%。

结核性腹膜炎发病率较低，临床相对少见。任何年龄均可发病，以青壮年多见。结核性腹膜炎多由腹腔脏器病灶直接蔓延所致，少数由结核菌血行播散至腹膜而引起发病。

1. 病理学　结核性腹膜炎根据病理解剖特点，可以分为渗出型、粘连型、干酪型 3 型，以前两型多见。渗出型病理改变表现为腹膜充血、水肿，表面覆有纤维蛋白渗出物，多见黄白色或灰白色细小结节，可以融合成较大的结节或斑块。腹腔内有浆液纤维蛋白渗出物积聚，腹腔积液少量至中等量，呈草黄色，有时可为淡血性，偶见乳糜性腹腔积液。进一步发展亦可出现粘连型、干酪型的病理改变。

2. 临床表现　腹膜结核是一种少见的弥漫性感染性疾病，无论是临床，还是影像学诊断上均具有多样性、复杂性及不典型性的特点。腹膜结核任何年龄均可发生，多见于 20~40 岁，男: 女约为 1:2。一般认为大多数腹腔结核多继发于身体其他部位感染，如肺结核、淋巴结核等，但事实上腹腔结核伴活动性肺结核者仅 20% 左右。

临床上多出现低热、盗汗、乏力、食欲不振等结核中毒症状。体征以消瘦、腹部压痛腹胀、揉面感、移动性浊音等多见。但临床常因病变累及范围较广，表现复杂而诊断困难。一组研究的 17 例腹膜结核患者中有 9 例见其他部位结核，其中腹部脏器结核 4 例，肺结核 5 例，占 29.4%。

本病确诊要组织学证据，无疑影像学，特别是 CT 大范围的扫描非常适合腹膜弥漫性结核的检查和诊断。实验室检查也无特异性，但对临床和影像学诊断有帮助作用。聚合酶链反应（PCR）结合地高辛标记核酸探针 Sount hern 杂交技术检测结核性腹水中结核分支杆菌 DNA 的敏感度为 69%，特异度为 96%，优于抗酸染色镜检和培养。

3. 影像学研究　CT 扫描不仅可清晰显示腹腔结核的累及范围、病变大小、形态，还能通过密度差异及强化程度的不同，准确显示病变及内部特征反映其病理特征。有作者将腹膜结核总结为腹水型、粘连型、干酪型、混合型。

（1）壁腹膜及有腹膜覆盖的脏器水肿增厚：腹水量较少时，大量纤维组织增生，腹膜、网膜广泛粘连而明显增厚。这种增厚与腹膜转移癌的增厚有一定的区别，研究发现，结节状增厚多见于癌，光滑增厚多见于结核。两者出现的比例有统计学意义。

壁腹膜增厚是结核性腹膜炎最常见的 CT 表现，增厚的壁腹膜以光滑、均匀为主，亦可同时合并其他形式的腹膜增厚，如结节样、锯齿样不规则增厚。增厚的壁腹膜可伴中度或明显强化，此与病程长，大量肉芽组织形成有关。有作者认为粘连型腹膜炎可见特征性腹膜高度血管化。一组研究有 12 例患者可见明确腹膜增厚改变，有 3 例出见小肠肠壁水肿分层改变。增强扫描腹膜及水肿肠壁强化明显，提示其有较丰富的血供。

腹膜表面及肠系膜、大网膜内多发颗粒状、小结节状阴影。该组有 6 例腹膜表面不光整，出现小颗粒及小结节影，13 例肠系膜内均出现小点状阴影，6 例大网膜内出现小结节影。以上征象与腹膜表面纤维蛋白物渗出积聚，结核性肉芽肿等病理改变密切相关。增强扫描小结节均匀强化，显示其血供丰富。

（2）腹腔积液：一些学者认为结核性腹水 CT 多表现为大量高密度腹水。感染性腹水和转移性腹水均是渗出性腹水，理论上密度应相差不大。当合并血性渗出时，腹水密度将更高。一组研究的 13 例患者均出现少量至中等量腹腔积液，其中以中下腹分布为主，CT 值 15~30 HU。由于结核性渗出液内含蛋白、纤维素及细胞成分，所以 CT 值偏高。有学者认为对结核性腹膜炎病例作腹腔积液 CT 值测量有参考性诊断意义。

有的病例显示腹腔大量积液,主要位于肝周、双侧结肠旁沟、盆腔及双侧结肠下间隙等区域,与一些作者的报告不同。腹腔积液系因腹膜浸润充血、水肿,导致炎性渗出,形成腹水,此时肠管间常无粘连。高密度腹水是结核性腹膜炎的特征性表现,部分病例为高密度腹水,腹水呈高密度的原因为结核性渗出液内高蛋白及细胞成分较多,尤其是细胞免疫发生时;而呈水样密度腹水的原因可能与结核性免疫反应早期渗出有关。

(3)肠系膜改变:结核性腹膜炎肠系膜改变即软组织密度细线影,肠系膜脂肪密度轻度增高,肠系膜血管束增粗、聚集,肠系膜呈“放射状”排列,此征象亦可见于癌性腹膜炎,但有作者发现肠系膜改变相对更常见于结核性腹膜炎病例。部分腹膜结核病例以肠系膜、肠系膜淋巴结及肠管间发生广泛粘连并形成大小不等的肿块为主要病理改变,其CT表现为肠系膜增厚呈线状、星芒状改变以及多发较大结节灶,有一定诊断价值。

(4)大网膜增厚与粗网线影:有学者将结核性腹膜炎的大网膜改变分为3级:1级,大网膜呈污迹样增厚,大多数为较多细线条影,即网膜线,亦可合并少量小结节影,此型最多见;2级,大网膜受累表现为多个孤立的结节样增厚;3级,结节样增厚的网膜相互融合,形成网膜饼征,此型最少见。

网线影均显毛糙。考虑其系微小的间质结构因水肿增厚显影所致。大网膜改变强化不明显,这与结核性腹膜炎的大网膜病变为纤维组织、肉芽增生,血量相对不丰富有关。此点与癌性腹膜炎不同,后者的大网膜病变为肿瘤细胞增生、坏死,更易形成网膜饼,且血供丰富,可作为两者的鉴别点之一。

(5)腹腔及腹膜后淋巴结肿大:Leder & Low(1995)认为约有2/3的结核性腹膜炎患者有淋巴结受累,多同时累及多组淋巴结,单独腹膜后淋巴结受累少见,这可能反映了小肠的淋巴引流特点,大多表现为多组淋巴结受累,主要位于小肠系膜上和(或)腹膜后中线大血管区域,增强扫描有的呈环状强化。淋巴结周围组织因有血供,故形成周边环状强化。普遍认为肠系膜改变的同时伴环状强化的肿大淋巴结为结核性腹膜炎较具特征性的表现。

肠系膜之间的模糊结节与转移瘤结节出现率差异无显著性意义,说明网膜和系膜之间的小模糊结节对鉴别诊断无特异性,其病理基础可能是肠系膜根部肿大的淋巴结,腹腔淋巴结主要分布于肠系膜及其根部、小网膜、肝门、胰周及大血管周围,以肠系膜、胰周淋巴结为主,结核时和肿瘤转移时均可以导致这些部位的淋巴结肿大。

淋巴结环状强化,中心低密度且互相融合的表现有一定的特征,但在结核和肿瘤转移时均可以出现,无鉴别诊断意义。准确鉴别腹膜结核与腹膜转移瘤尚须结合病史和其他全身状况。

(6)征象的评价:渗出型结核性腹膜炎的CT改变处于病程的早期阶段,一组病例病程最长者仅1个月左右。病理改变处于炎性渗出及早期炎性增殖阶段。该组病例未出现典型的“网饼”状团块影,亦未见广泛粘连所致的肠道解剖结构混乱及肠梗阻形成等征象。

腹腔积液,腹膜增厚伴表面颗粒结节,肠系膜、大网膜网线状阴影及颗粒结节等征象常见。腹腔及腹膜后淋巴结肿大,肠壁肿胀也是常见CT征象,但出现概率较前几种征象低。腹部CT平扫加增强扫描对发现和诊断渗出型结核性腹膜炎具有重要的临床价值。腹膜钙化在结核性腹膜炎中并不常见,该研究发现钙化在细菌性腹膜炎和腹膜转移癌组中更少见,两组比较有统计学意义,说明腹膜钙化对腹膜结核有重要诊断价值。

结核性腹膜炎目前可用的诊断手段有限,除了实验室检查外,CT检查仍为首选,高密度腹水是其特征性改变。大量腹水、腹膜血管化、轻微增厚且光滑,强化明显、肠系膜及大网膜形态改变伴淋巴结环状强化有助于结核性腹膜炎的诊断。

以上几点可作为结核性腹膜炎的诊断依据,同时,还应结合临床,注意部分结核性腹膜炎病例多型CT表现常有共存,还必须留心是否合并腹内其他脏器结核。

4. 减少腹腔结核误诊　减少腹腔结核误诊的关键是对该病的临床及影像学表现多样性的认识。若以临床表现及实验室检查为基础结合腹部CT表现腹腔淋巴结增大之环状强化,多房样改变、腹膜网膜增厚、肠曲粘连固定、腹水高密度等征象,则有望高腹腔结核诊断准确性。

(有关腹膜结核内容,还可参考本书 本卷第一篇第十一章 腹膜及腹膜腔其他疾病的相关内容)。

第十三篇
腹盆部其他疾病之一

第一章 关于获得性免疫缺陷综合征

第一节 获得性免疫缺陷综合征腹部合并症

获得性免疫缺陷综合征（AIDS）是由人免疫缺陷病毒（HIV）引起的一种全身性传染病。由于免疫功能受到损害，并发的机会性感染和恶性肿瘤严重危及患者的生命，影像学检查是发现获得性免疫缺陷综合征并发症的重要方法。获得性免疫缺陷综合征合并症可累及人体的多个系统和部位，涉及影像学的多个领域。

1. 机会性感染　已经发现任何一种机会性感染的风险都与 CD_4^+T 细胞计数有关。大多数细菌感染包括分支杆菌感染发生在免疫损害的早期，CD_4^+T 细胞计数在 200~750/μl 之间时。原虫和真菌感染如隐孢子虫病和卡氏肺囊虫发生在 CD_4^+T 细胞计数低于 200/μl 以下时，鸟胞内分支杆菌复合体和巨细胞病毒感染几乎总发生在重度免疫抑制的状态。

2. 腹部分支杆菌感染　分支杆菌感染是获得性免疫缺陷综合征患者最常合并的腹部感染，其中最常见的是结核分支杆菌。当 CD_4^+T 细胞计数低于 400/μl 时，结核在获得性免疫缺陷综合征患者中的感染率明显增加。

非人类免疫缺陷病毒感染的结核患者中肺外结核只占 10%~15%，但在获得性免疫缺陷综合征患者中感染率可达 50%。获得性免疫缺陷综合征患者腹部结核更倾向于播散发生，可累及肠系膜淋巴结、腹膜以及腹部实质脏器如肝、脾、胰及整个消化道特别是回肠和结肠。

获得性免疫缺陷综合征患者合并腹部结核的影像表现通常与非获得性免疫缺陷综合征结核患者不能区分，获得性免疫缺陷综合征结核患者瘘管多见，并可发生在消化道的任何部位。Patino 等（2003）曾报道获得性免疫缺陷综合征患者合并腹部结核后并发胆管 - 十二指肠瘘的病例。

腹腔淋巴结核是腹部结核的最常见表现，见于 2/3 以上腹部结核的患者，常表现为多个淋巴结同时受累，最常发生在肠系膜和胰腺周围的淋巴结，典型表现为 40%~70% 的患者可出现中心低密度坏死和周边的环形强化，也有报道此表现高达 93%。

在非免疫缺陷患者中，非典型分支杆菌感染很少见到，但在获得性免疫缺陷综合征患者中常见，主要是鸟胞内分支杆菌。Monill 等（2001）报道 8 例由日内瓦分支杆菌引起的获得性免疫缺陷综合征患者感染，认为 CD_4^+T 细胞计数低于 100/μl 时易出现这种感染，并认为通过穿刺活检可以帮助确立诊断。

非典型分支杆菌感染影像表现为肠壁增厚、肝、脾肿大伴有肝、脾内局部病灶，肠系膜及腹膜后大量肿大淋巴结融合成团块。非典型分支杆菌引起小肠感染影像及病理表现与 Whipple 病相似，常描述为“假 Whipple 病”，钡餐和 CT 上表现为轻度肠扩张和广泛、不规则的皱襞增厚。肠系膜及腹膜后经常可见肿大淋巴结，小肠襻因而分离、移位。

3. 胃肠道感染　文献报道胃肠道受累在人类免疫缺陷病毒感染和获得性免疫缺陷综合征患者中非常常见，获得性免疫缺陷综合征患者中最常见的消化道症状包括腹泻、吞咽困难、腹痛、黄疸、直肠肛管症状和出血。在获得性免疫缺陷综合征感染的初期，食管内镜和食管造影都可在食管下段发现一个大的浅表溃疡，边缘环绕水肿带，被命名为获得性免疫缺陷综合征相关的特发性食管溃疡，诊断时应进行其他检查除外感染，特别是巨细胞病毒感染。

人类免疫缺陷病毒还可以引起低位小肠特发性肠病，表现为慢性腹泻，钡餐和 CT 上表现为非特异性小肠壁增厚。

4. 胃肠道的机会性感染 主要包括念珠菌病、疱疹和巨细胞病毒感染。念珠菌性食管炎影像上表现为黏膜斑和黏膜皱襞增厚,偶尔由于黏膜下水肿呈"鹅卵石"样表现,进一步发展由于钡剂存留于斑片及假膜间,以及深溃疡和黏膜脱落,食管造影呈明显的不规则的毛糙外观。

疱疹性食管炎在食管双对比造影上显示最好,表现为小的、散在分布的浅溃疡,被正常的黏膜分隔。

巨细胞病毒可在食管黏膜间引起小的、边缘清楚的溃疡。这种浅表的溃疡位于食管中、下段,大于2 cm,溃疡口部可见水肿造成的晕环,与疱疹性食管炎不好鉴别,但可与念珠菌性食管炎区分,也必须通过活检与获得性免疫缺陷综合征相关特发性食管溃疡鉴别。巨细胞病毒还可以引起胃炎和肠炎。胃炎常见于胃窦部,表现为胃壁结节样增厚和管腔狭窄;肠炎表现为受累肠段管壁增厚。

5. 实质脏器感染 鸟胞内分支杆菌复合体是最常见的病源菌,多发生在获得性免疫缺陷综合征晚期,以全身播散的方式出现。CT上有时表现为器官内多发低密度病灶,但更多的只表现为肝、脾肿大,约14%的患者可见中心坏死的肿大淋巴结。腹部器官内结核感染表现为多发低密度病灶,常伴有肠系膜和腹膜后淋巴结肿大。

此外,获得性免疫缺陷综合征患者腹部脏器可并发多种病毒感染,包括乙型和丙型肝炎病毒复合感染、巨细胞病毒、单纯疱疹病毒及EB病毒感染。

CT表现为肝大,边缘水肿,胆囊壁增厚,肝门部淋巴结肿大,肝炎病毒感染最终可以导致坏死后肝硬化。

立克次体感染后肝内可出现杆菌性紫癜,病理表现为肝内多发血窦,没有上皮细胞被覆,在影像上没有特异性表现,小的血窦影像上无法显示,大的血窦在注射对比剂后可表现为低密度灶。Sandrasegaran等(2005)报道杆菌性紫癜增强后的低密度血窦边缘可有均质或结节样强化,但不具特异性。

肝脏还是最易出现卡氏肺囊虫肺外感染的部位,可见于38%的患者,可伴有腹部多脏器受累。影像学表现为脏器内低密度及钙化,肺内有卡氏肺囊虫感染的病史可提示诊断。钙化开始被认为是卡氏肺囊虫的特征性表现,近来发现也可见于鸟胞内分支杆菌复合体和巨细胞病毒感染。

静脉内药物依赖史的获得性免疫缺陷综合征患者易合并肝、脾内脓肿,最常见的是金黄色葡萄球菌,念珠菌感染时可出现肝、脾内微小脓肿。

6. 获得性免疫缺陷综合征相关胆系病变 与获得性免疫缺陷综合征相关的胆系病变包括非结石性胆囊炎和获得性免疫缺陷综合征相关胆管病。非结石性胆囊炎影像学表现为胆囊壁水肿增厚,胆囊周围积液,黏膜溃疡,这些表现多见于不能进食、上腹有压痛的患者。获得性免疫缺陷综合征相关胆管病多见于感染获得性免疫缺陷综合征1年后的中年男性,临床表现为碱性磷酸酶、转氨酶及胆红素升高。组织学见胆管黏膜下巨细胞病毒(占21%)和(或)隐球菌感染(占32%)。

影像表现为乳头部狭窄、硬化性胆管炎、乳头部狭窄和(或)肝内、外硬化性胆管炎及肝外大范围的胆管狭窄。造影显示胆总管变尖、黏膜串珠样改变、肝外胆管不规则扩张,左肝管扭曲、局部不规则囊状扩张。

7. 腹膜后感染 获得性免疫缺陷综合征可引起胰腺、双肾、双侧肾上腺及淋巴结等多个腹膜后脏器的感染。

与获得性免疫缺陷综合征有关的胰腺疾病生前往往难以诊断,多在尸检时发现。ERCP检查在没有机会性感染患者可见胰管分支改变、多发狭窄及广泛的胰管扩张。胰腺结核可继发于胰周淋巴结核。表现为腺体肿大、低密度结节及非特异的团块,由各种机会性感染造成的胰腺炎及胰腺脓肿与非人类免疫缺陷病毒感染患者表现类似。

与获得性免疫缺陷综合征有关的肾脏疾病可以出现多种影像表现,包括肾脏肿大、肾内脓肿及肿块,肾实质内钙化及肾盂积水等。各种感染性病变均可引起肾脏脓肿,肾实质内钙化由肺外卡氏肺囊虫感染引起。获得性免疫缺陷综合征肾病可有肾功能不全和蛋白尿,通常在超声上出现回声改变及肾肿大。

腹膜后淋巴结肿大是获得性免疫缺陷综合征患者的常见表现,观察时应注意分析淋巴结的大小、分布及强化形式。由淋巴结反应造成的非感染性淋巴结病变称为获得性免疫缺陷综合征相关淋巴结病,与$CD4^{+}T$细胞计数有关,通常大于300/μl,病变淋巴结广泛分布于腹膜后、盆侧壁及小肠系膜,大小均一。

8. 恶性肿瘤 获得性免疫缺陷综合征相关的恶性肿瘤以卡波西(Kaposi)肉瘤和淋巴瘤最为多见,

其他肿瘤的发生也比一般人群增多。

卡波西肉瘤源于网状内皮细胞。在获得性免疫缺陷综合征患者中常见，有报道在同性恋或双性恋的获得性免疫缺陷综合征患者中发生率达 50%，可累及皮肤、淋巴结、胃肠道、肺、肝脏及脾脏等部位。胃肠道各部位均可受累，十二指肠最常发生。典型表现为紫蓝色斑或结节，早期影像学检查难以发现，多通过内镜检查确诊。

卡波西肉瘤灶融合增大，影像表现为黏膜下结节，可伴有脐样凹陷。可见到“靶征”或“牛眼征”。病变扩展到肠壁，则表现为息肉样肿块和皱襞不规则增厚，CT 显示小肠卡波西肉瘤表现为结节状肠壁增厚。肝、脾内卡波西肉瘤表现为肝、脾肿大及增强后小的低密度灶，需要与感染鉴别。

获得性免疫缺陷综合征相关性淋巴瘤不如卡波西肉瘤多见，多为非何杰金淋巴瘤，发生于非常见的结外部位，如颅内、骨髓和腹腔脏器。胃肠道是获得性免疫缺陷综合征相关性淋巴瘤在腹部最易累及的部位，有报道发生率可达 54%。主要侵犯胃和末段回肠。钡剂造影消化道淋巴瘤表现为黏膜皱襞不规则增厚，CT 可显示淋巴瘤的肠外病变。肝、脾、胰腺的淋巴瘤 CT 表现为单发或多发、结节状等密度或低密度肿块，腹膜后或肠系膜巨大淋巴结团块也是淋巴瘤的常见表现。

总之，影像学检查在获得性免疫缺陷综合征的诊治，尤其是并发症的诊治过程中发挥者越来越重要的作用，对早期发现并发症、及时治疗、指导活检有着重要意义。近来，影像检查在治疗与获得性免疫缺陷综合征相关的急腹症中的作用也逐渐受到人们的重视。

第二节　获得性免疫缺陷综合征合并腹部感染

获得性免疫缺陷综合征（AIDS）患者合并感染往往预后较差。获得性免疫缺陷综合征患者合并腹部感染可由多种病原引起，是获得性免疫缺陷综合征致死的重要原因，及时诊断可提高治疗效果。

由于合并机会性感染或恶性肿瘤，获得性免疫缺陷综合征患者常出现腹泻、腹痛、腹胀、腹部包块、黄疸等症状。影像学检查中超声是首选的检查方法，但对某些腹膜后或胃肠道病变有一定限度，因此 CT 检查更多地用来评价获得性免疫缺陷综合征患者的腹部症状，尤其是一些腹部急症的鉴别。CT 发现的腹部征象有些是非特异的，大约仅有 12% 的患者能够通过 CT 确诊。结合 $CD4^+$ 计数和 CT 表现可以在获得实验室和组织学检查结果之前，对诊断不明的获得性免疫缺陷综合征患者行试验性治疗或指导活检。

机会性感染是获得性免疫缺陷综合征患者的主要并发症，根据免疫状态不同易发生不同的感染，主要包括结核、巨细胞病毒、疱疹病毒、真菌感染等。获得性免疫缺陷综合征合并机会性感染往往呈播散性、全身多部位感染。该组 3 例腹部结核患者均合并胸部结核，2 例合并颈部淋巴结核，1 例合并心包结核。马尔尼菲青霉菌病患者以呼吸道症状起病，在胃肠道和腹膜后同时合并感染，阿米巴肝脓肿患者在结肠查见病原体。

结核是获得性免疫缺陷综合征患者的常见并发症。在 $CD4^+$ 计数小于 400/μl 的情况下，结核的感染率明显增加，同时肺外结核发生率增加，可达 50%，而非 HIV 感染的结核患者中，肺外结核发生率仅为 10%~15%。结核在获得性免疫缺陷综合征患者多播散发生，累及胸、腹部多个脏器，因此当临床出现播散性结核表现时应注意排除获得性免疫缺陷综合征的可能。腹腔淋巴结受累是腹部结核最常见的表现，见于 2/3 以上的患者，常为多个淋巴结同时受累，同时可伴发腹膜结核及肠结核。典型表现为中心低密度液化坏死，周边环形强化，发生率 40%~93% 不等。该组 3 例腹部结核免疫状态低下，$CD4^+$ 细胞计数均小于 50/μl，为重度免疫缺陷，2 例腹腔淋巴结核表现为典型的中心低密度，周边环形强化，受累淋巴结相互融合，分界不清，1 例合并网膜囊内积液。

在获得性免疫缺陷综合征患者中，可引起腹部淋巴结肿大的其他病变包括卡波西肉瘤和非何杰金淋巴瘤。卡波西肉瘤表现脾大伴有主动脉旁淋巴结肿大，也可只表现为腹部淋巴结肿大，多合并有胃肠道受累。非霍奇金淋巴瘤是获得性免疫缺陷综合征患者最常合并的腹部淋巴瘤，表现为腹部肿块，多伴有结外脏器受累。该组中，1 例脾结核表现为脾内多发低密度病灶，不伴有周边强化。脾结核多是结核血行播散的结果,血行播散型肺结核尸检病例中80%~100% 有脾受累。表现为直径 0.3~3 mm 边缘不清的粟粒结节在脾内散在分布,通常伴有脾大,7% 的患者可见局灶病变。脾结核的影像学表现没有特异性,同样的表现还可见于真菌、寄生虫、布氏杆菌病等其他感染以及结节病、淋巴瘤、转移瘤等病变,需要结合临床和实验室检查进行鉴别,必要时穿刺活检。1 例肠结核患者表现为回盲部管壁增厚,管腔明显狭窄,肠间脂肪间隙混浊不清,密度增高。腹腔内可见少量积液,提示合并腹膜结核。获得性免疫缺陷综合征合并肠结核影像学表现没有特异性,诊断时需除外克隆病、淋巴瘤及卡波西肉瘤等其他疾病,肠外表现支持结核的诊断。

马尔尼菲青霉菌病是由马尔尼菲青霉菌引起的深部真菌感染性疾病,具有明显的地区分布性,流行于东南亚及我国南方,易发生全身播散性感染,造成多脏器损害,是亚热带地区晚期获得性免疫缺陷综合征患者最常见的机会性感染,通常累及肺、肝、脾、皮肤等组织。该组 1 例马尔尼菲青霉菌病患者首先出现呼吸道症状,后出现消化道症状,并在消化道及腹膜后淋巴结中检测到病原体,该例患者长期在亚热带生活。影像学表现为腹膜后多组肿大淋巴结,包绕腹膜后大血管,增强后轻度强化。

获得性免疫缺陷综合征患者腹部其他感染包括阿米巴感染、鞭毛虫病、沙门氏菌感染及弯曲杆菌感染等,发生率都比免疫功能正常的人群增高。该组中阿米巴肝脓肿患者首先出现胃肠道症状,在结肠内查见阿米巴滋养体,肝脏病灶穿刺流出典型的巧克力样脓液。

获得性免疫缺陷综合征患者的胆系病变通常为继发于巨细胞病毒或隐球菌感染引起的非结石性胆囊炎和获得性免疫缺陷综合征相关性胆管炎。表现为肝内胆管异常,同时累及或不累及肝外胆管,胆总管括约肌段或胰腺段狭窄,伴胆总管近端扩张和非结石性胆囊炎。该组急性胆管炎患者肝内、外胆管明显扩张,肝内胆管积气,血培养查见革兰氏阴性杆菌。

综上所述,获得性免疫缺陷综合征合并腹部感染逐渐引起学者的重视,腹部感染是获得性免疫缺陷综合征全身性机会性感染的一部分,预后较差,早期诊断、及时治疗非常重要,影像检查在发现病变及鉴别诊断方面发挥着越来越大的作用,在确定诊断之前,结合其他临床检查可以辅助制定试验治疗方案及指导活检。

第二章　盆腔包块

第一节　盆腔软组织影像学表现与诊断陷阱

在肌肉内有适量脂肪的人，盆底和盆壁肌肉的正常轮廓在 X 线平片常可以清楚见到，这些肌肉及其周围结构的关系在 CT 图像上看得更为清晰。在日常工作中，腰大肌内侧缘遮蔽伴随邻近软组织包块常提示髂外淋巴结内侧链区域暗藏病理变化；类似的闭孔内肌影轮廓不清多指示髂内淋巴结肿大；而梨状肌的正常阴影却可类似髂外淋巴结肿大。

盆腔软组织阴影，常见者有：膀胱、子宫、肠、骶棘韧带、盆底和盆壁肌肉（含闭孔内肌、肛提肌、腰大肌和梨状肌）。采用 X 线平片观察脂肪 - 肌肉界面时，可用低千伏、高毫安技术，这样，气 - 软组织对比下降，骨结构穿透差。在平片观察时，脂肪界面显现率不甚恒定，再用 CT 扫描则清晰可见。

一、包块的认识与定位

认识邻近盆侧壁的软组织包块主要依赖观察正常脏器的移位（尤其是积气小肠的移位）和正常脂肪界面的遮蔽或紊乱，正如肋骨的侵犯意味胸膜外间隙的受累一样，骨盆受犯即提示盆腔内病变的存在。

髂内和髂外淋巴结肿大一般同时存在，X 线片上表现为结节状肿块或邻近于腰大肌内缘或闭孔的包块。在腰大肌上内边缘上的凸起阴影的解释上应当小心谨慎，因为正常梨状肌影能佯似该区包块。梨状肌影两侧常常对称，且外形光滑，结节性包块一般不对称，轮廓呈结节状，如追踪观察，肿瘤多进行性增大。

在临床出现症状之前，影像学诊断手段早期发现盆腔内包块具十分重要的意义，密切观察这些包块的变化及随访其对治疗的反应更为有用。必须注意避免假阳性的解择。在此，液体充盈的肠襻伴同某些肌肉和脂肪最易伪装成病变。

二、盆腔肌肉

1. 髂肌　髂肌起自髂窝，沿腰大肌外侧下行。它受 4 对腰神经的分支支配。腰大肌上端走行于膈肌弓状韧带的下方，这样从纵隔到臀股之间就有一条潜在的通道。在接受髋部外科手术或患有骨性关节炎的成年病人中，有时可见到腰大肌萎缩。当它彻底萎缩时，正常或萎缩的肌肉都不应该被误认为肿块。另外，腰大肌也可发生不同程度的脂肪浸润，这也是造成误诊的原因之一。

2. 梨状肌　梨状肌起自骶骨前面和骶结节韧带，止于股骨大转子。临床上常由于其轴面图像上的左、右不对称而引起误诊，原因可能与病人的体位不正，或与单侧肌肉萎缩有关。

梨状肌是一扁平结构，平行于臀中肌，但位于盆腔之内。此肌发自于骶骨前表面，呈三条指状，介于第 1~4 骶孔之间，它向外下走行通过坐骨大孔，终止于股骨大粗隆。该肌前下边缘可见斜行稍凸出的线状影，向下外走行，此肌阴影位于小盆腔的上部象限，当 X 线束途径此扁平肌肉的较大厚度时，此肌影易于见到。

3. 闭孔内肌　闭孔内肌起自闭孔内面，止于股骨大转子的内侧面，通常双侧对称。闭孔内肌起于盆腔前外侧壁的内表面，大部覆盖闭孔。它从盆腔途经坐骨小孔，以一直角混杂于覆盖坐骨的一沟状部分，介于坐骨棘与坐骨粗隆之间，终止于股骨大粗隆。在 X 线照片上，闭孔内肌为软组织密度，宽 3~10 mm，邻近于髂耻线，且平行于此线，向内下方走行。有时，运动员闭孔内肌可表现为肥大。

4. 肛提肌　此肌发自耻骨支的内表面、腱弓

(覆盖闭孔内肌内表面筋膜的线状增厚)和坐骨棘。此肌阴影为对称性凸出的软组织密度影,其位置恰高于耻骨上支和坐骨支。在冲尿系造影照片中,肛提肌能造成膀胱底的两叶状压迫,有时可误认为前列腺肥大的阴影。

5. 后组骨盆肌 在盆腔,下腹壁的肌肉起支撑盆腔的前面和上外侧份的作用,后组骨盆肌包括臀肌(臀大肌、臀小肌和臀中肌)、竖脊肌、髂腰肌、梨状肌和闭孔内、外肌。

臀大肌起源范围较广,它起自髂骨外表面、髂嵴、尾骨和骶结节韧带,其远端止于股骨的臀肌粗隆与髂胫束,受臀下神经支配(L_5~S_2)。

臀中肌和臀小肌起自髂骨外表面,止于股骨大转子,受臀上神经支配(L_4~S_1)。尽管这些肌肉通常左右对称,但当一侧髋关节或下肢异常时,可表现为同侧肌萎缩。不对称的臀肌萎缩可累及其中一块或全部,如果同时伴有脂肪浸润,不要误认为是含脂肪的肿瘤。

三、其他

(1)腹直肌鞘血肿类似盆腔疾病:Benson(1982)讨论超声诊断腹部疾病时,介绍腹直肌鞘血肿可伪似盆腔病变的两例病人。指出血肿的图像仰赖于血肿与弓状线或道格拉斯半环线的关系:在此线之上方,血肿和脓肿似乎局限表现为卵圆形病变;而在此线以下,血肿扩散延伸进入腹膜外间隙,且抵达于膀胱之上,酷似盆腔病变。弄清病变与弓状线的关系,对于分析图像减少误诊十分有益。

(2)转子和髂腰肌滑液囊:围绕股骨大转子有3个滑液囊,臀中肌、臀小肌滑液囊在大转子前方将其肌腱与大转子分隔开;臀大肌的滑液囊较大,它在后面将大转子与此肌肉分开。如果滑液囊不扩大,则CT图像上一般不显示,滑液囊炎病人中可见到此囊扩张,另外,在无症状的病人中也可能见到此囊。这时,不要误为囊性肿瘤、淋巴结肿大、血肿、脓肿或淋巴管瘤。

髂腰肌滑液囊是围绕髋关节最大的滑液囊,它位于髂腰肌腱后面,髋关节前方,股血管的外侧。在CT或MRI图像上,髂腰肌滑液囊的扩张易被误认为腹股沟疝、股疝、肿瘤、淋巴结、血肿、脓肿或动脉瘤。

(3)盆腔肾:盆腔肾位于小骨盆内,可为单侧、双侧、交叉或孤立肾。左侧常见,约占盆腔肾的70%。常规CT平扫时,易将盆腔肾误诊为肿块。

(4)移植肾:成人大部分移植肾脏被移植于髂窝腹膜外。尽管通常有肾脏的外形,但有时仍易与盆腔肿块混淆,特别在没有增强或移植肾脏无功能及萎缩钙化的情况下更易误诊。

第二节 误诊病例简介:盆腔孤立性纤维瘤与间质瘤、畸胎瘤

患者,女,35岁。下腹部不适5个月,怀疑盆腔肿物入院。

(1)CT检查:骶$_1$右侧骶孔扩大,右缘骨质破坏,其前下方见大小约6 cm×6.2 cm×7.8 cm软组织密度肿块影,平扫CT值45 HU,内缘并见条片状钙化影,CT值544 HU;增强扫描动脉期实性部分呈斑片状明显强化,CT值15~266 HU,静脉期及延迟期强化减低,CT值72~124 HU,右侧骶髂关节下缘受累,膀胱右后壁稍增厚,右侧输尿管下段受压前移显示不清,双侧中上段输尿管及双侧肾盂稍扩张积液;子宫明显向左侧偏移,子宫直肠隐窝可见一大小约1.8 cm×2.0 cm×2.3 cm的低密度影,增强无明显强化,CT值5~18 HU。CT诊断:骶$_1$右侧骶孔扩大,右缘骨质破坏,其前下方软组织肿块影,考虑脊索瘤可能性大,右侧骶髂关节下缘及右侧输尿管下段受累。

(2)MRI检查:盆腔骶前间隙内可见一分叶状软组织块影向前突起,大小约7.6 cm×7.8 cm×9.9 cm,T_1WI呈稍低信号,T_2WI压脂不均匀高信号,其内下缘见条状钙化灶呈低信号;增强扫描肿块明显强化呈高信号,边缘模糊,局部骶骨骨质破坏,骶孔明显扩大,且肿块与S_1右侧神经根分界不清,右侧附件受推结构不清,子宫体积稍增大呈前倾位,未见明显异常软组织块影。MRI诊断:盆腔占位,考虑恶性间质瘤,畸胎瘤?请结合临床。

(3)病理检查:盆腔肿物切除标本,不规则软组织一块,大小7 cm×5 cm×3.5 cm,切面灰白灰褐,局灶似胶胨样,质中,大部分有包膜,另带有少许骨组织。常规病理诊断:盆腔肿物切除标本,梭形细胞肿瘤,待做免疫组化检测进一步确定肿瘤类型。

免疫组化检测：阳性，CD34，CD99，Vimentin，P53，Ki-67（<5%）；阴性，MC，Calretinin，CD117，DOG1，S-100，GFAP，CD57，NSE，CK5/6，EMA，CK（P），Desmin，SMA，Actin，Bcl-2，D2-40，CD31。免疫组化诊断：盆腔肿物切除标本，盆腔（腹膜后）孤立性纤维性肿瘤。

注：本瘤属于中间型肿瘤，即具有侵袭性倾向，偶可转移。建议临床随访。

第三节　侵袭性血管黏液瘤

侵袭性血管黏液瘤是少见的软组织肿瘤，生物学行为独特，是一种间叶组织来源的肿瘤，多发生于盆腔底部的软组织，是局部侵袭性的富于黏液和血管的良性肿瘤。然而，侵袭性与复发性是其重要的临床特点。自从侵袭性血管黏液瘤首次被 Steeper & Rosai（1983）报道，到 2009 年为止，大概仅有 300 例见于各类文献。作为好发于中青年女性盆底和会阴部的软组织肿瘤，侵袭性血管黏液瘤由于其病理组织特点而在影像上有特征性表现。

1. 病理学

（1）大体观察：瘤体大小不一，5~26 cm，大体观呈血红色，外观呈分叶状，边界不清，周围粘连有脂肪、纤维组织和平滑肌。肿瘤无包膜或有部分包膜。其剖面和大多数黏液样肿瘤一样，多为半透明胶胨样；由于同时富含成熟的血管，所以常常显示灰红色。

（2）镜下表现：可见在大片淡染的黏液样基质背景下稀疏排列的梭形肿瘤细胞和丰富的纤维血管基质，同时还有大量成熟、弯曲的血管。肿瘤细胞体积较小，胞质少，细胞核较大，基本不存在异型核。肿瘤细胞大部分呈梭形，部分为星形。血管在基质内呈不规则分布，管腔大小不一，可见较大的扩张血管，大血管周围可见环绕的平滑肌，血管丰富且发育成熟，故而肿瘤内部很少出现囊变坏死区。在黏液基质中的肿瘤细胞混杂有正常的结缔组织，这表明侵袭性血管黏液瘤细胞有浸润性。另外值得注意的是，侵袭性血管黏液瘤肿瘤周边脂肪内可见肿瘤细胞浸润，但血管组织内一般无肿瘤细胞，这一特点也许可以解释为什么侵袭性血管黏液瘤术后复发率高达 70%~90%，但几乎不出现转移。免疫组化检测示波形蛋白 Vim（+），提示肿瘤细胞可能是源于间叶组织细胞。

2. 临床表现　侵袭性血管黏液瘤女性发病率高于男性，比例约为 6:1。发病年龄文献报道不一，女性最小 2 岁，最大 70 岁，高峰年龄为 30~50 岁。绝大多数肿瘤发生于盆腔底部的直肠、肛管旁或会阴部，常扩散到阴道旁和肛周、坐骨直肠窝及闭孔窝，有时也可位于盆腔和腹膜后，少数可发生在腹膜、腹股沟、膀胱。病程长短不等，最长者可达 17 年。

侵袭性血管黏液瘤生长缓慢，对周围组织的影响以推压为主，加上其发生部位的器官间隙较为宽松，所以早期没有症状，多数人因体检发现。部分患者会由于压迫症状而产生膀胱刺激、直肠刺激、下腹部不适、会阴坠胀等症状，还有部分患者会因为触及会阴肿块而就诊。

由于侵袭性血管黏液瘤没有完整的包膜、肿瘤边界具有浸润性，实际切除往往不彻底，以致肿瘤局部复发率很高。该病的局部复发率为 33%~83%，复发时间可从术后 6 个月至 14 年，3 年内复发率可达 71%。所以术后长期随访很有必要。目前尚未见到该肿瘤远处转移的病例报道。

3. 影像学研究

（1）MSCT：侵袭性血管黏液瘤的影像学表现为腹盆腔、会阴、外阴部的软组织肿块，境界清晰，邻近结构受压移位，而脂肪间隙多保留，无浸润。MSCT 平扫表现为肿瘤密度与肌肉相比明显较低，病灶内可出现条片状稍高密度；增强扫描肿瘤明显强化，呈不均匀缓慢强化，延迟期肿块呈漩涡状、栅栏状明显增强。

增强后动脉期多出现“散细条样”强化，实质期“环弧状”特征性强化，部分病灶内可仅出现小囊状低密度。不少病例腹盆腔均出现典型的“散细条样”和“环弧状”强化，会阴部病灶内部出现囊状低密度区，推测可能与病灶较小有关。但随扫描时间延长，肿瘤强化更明显，其特征性表现更加明显，CT 值应更高。

（2）MRI：肿瘤内部信号表现为侵袭性血管黏液瘤在 T_1WI 多为信号混杂的等信号和（或）低信号，而在 T_2WI 则表现为高信号和内部具有特征性的“旋涡状”排列的低信号，增强后强化也不均匀，

而且也出现和 T_2WI 一样的“旋涡状”排列的细线样强化。这些信号特点与其病理特点紧密相关。

肿瘤内部存在大量黏液样蛋白基质,顺磁性较强,所以在 T_1WI 信号偏高。T_2WI 情况较为复杂,黏液样基质内含水丰富,故表现为高信号;但顺磁性的黏液样蛋白基质则在 T_2WI 信号偏低,故肿瘤在 T_2WI 上表现为高、低混杂信号。

弯曲排列的血管和纤维胶原成分则可能构成了“旋涡”状结构的基础,这样的结构应该与肿瘤生长缓慢,内部血管和其他间质成分又较为成熟,故而随着肿瘤体积缓慢增大不断被牵拉、卷曲有关。肿瘤内富含血管,所以即使肿瘤细胞排列很稀疏,但仍然可以显著强化;不过强化是由于黏液样基质内的血管强化而造成,而内部血管分布密度不同,故而强化不均匀,并且弯曲的血管强化也造成“旋涡”样的征象。T_2WI 和 T_1WI 增强时的“旋涡状”卷曲征象被认为是侵袭性血管黏液瘤的重要影像特征。

(3)肿瘤的边缘及其与周围器官的关系:侵袭性血管黏液瘤在影像上均表现为边缘清晰,虽然包膜不完整,但边缘显示为光滑的弧形,与周围组织分界清晰。肿瘤的“侵袭性”仅在镜下可以看到,往往表现为肿瘤组织像“手指样”突入脂肪组织或纤维结缔组织,而不像其他肉瘤在周边甚至较远区域的疏松结缔组织内出现卫星灶。

病变 MR T_1WI 呈低信号,T_2WI 呈高信号;可见病灶的边缘囊状短 T_1、短 T_2 信号,以及内部的星形长 T_1、长 T_2 信号影,与侵袭性血管黏液瘤容易出血,不同时期出血成分的沉积有关。CT 表现为低密度,其内可见多发分隔,分隔较均匀,增强中间分隔呈轻度到中度强化。CT 表现的低密度及 MR T_2WI 高信号反映了疏松的黏液样间质和黏液瘤的富水成分;部分区域 T_1WI 信号与尿液相似,T_2WI 信号高于尿液,内部可见多发条带状低信号影;DWI 表现稍高信号,提示肿瘤细胞成分稀疏,但是由于肿瘤富含黏液蛋白成分,使水分子的扩散轻度受限,而上缘的亚急性期血肿表现为高信号。

4. 鉴别诊断

(1)侵袭性血管黏液瘤主要与以下疾病相鉴别:神经纤维瘤:CT 平扫表现为稍低密度改变为主,MRI 表现为 T_1WI 呈等信号或稍低信号,T_2WI 呈稍高信号,与邻近肌肉分界清,增强后病灶呈均匀或不均匀强化,以均匀强化为主,强化程度为中度,肿瘤可较大,但密度均匀,液化坏死区少见。

(2)平滑肌肉瘤:多发生于胃,其次为小肠,小肠平滑肌类肿瘤多为腔外型,CT 表现为由肠腔外突出的类圆形软组织肿块密度,边缘多呈分叶状,内部密度不均匀,实质部分明显强化,坏死区无强化。

(3)子宫内膜异位性囊肿:呈圆形或椭圆形囊肿,边缘光滑、锐利,境界清晰,直径一般 3~5 cm,因系陈旧性血液而 CT 值偏高,壁薄,一般 CT 不能显示。

(4)黏液瘤:常见于老年人,病灶多累及肌肉,脂肪间隙消失,强化不明显。肿块内密度均匀,CT 值略高于水,增强后边缘强化;而侵袭性血管黏液瘤与肌肉相毗邻但不侵犯肌肉,其增强后多有中度强化。

(5)黏液脂肪瘤:主要表现为黏液瘤的特性,但病灶内仍有成熟脂肪,CT 上测出脂肪密度、MRI 出现脂肪信号有助于鉴别诊断。黏液性脂肪肉瘤:系恶性肿瘤,可表现软组织肿块或水样密度,脂肪成分少,肿块易于包绕大血管及周围脏器,沿间隙侵袭性生长,如其内出现钙化则更具鉴别诊断意义,侵袭性血管黏液瘤一般无钙化。

(6)脂肪肉瘤:MRI 表现特点与其组织学构成和分化程度有关,约 57.9% 的黏液性脂肪肉瘤不含脂肪成分,病灶 T_1 呈等低信号,T_2 呈高信号,可见少量的脂肪信号,病理上为脂肪母细胞高度聚集的区域。由于含有丰富的毛细血管,故增强扫描时可有明显强化,但黏液基质区不强化,肿瘤内可有钙化、出血及囊变。

(7)畸胎瘤:CT 和 MRI 表现为混杂密度或信号影,内有脂肪密度或信号,CT 可见内有钙化。

(8)其他富含血管和黏液的软组织肿瘤:如血管肌成纤维细胞瘤,好发于育龄期女性的外阴,肿瘤境界清楚,完整切除后不复发。血管肌成纤维细胞瘤是一种间叶组织来源的良性肿瘤,瘤体一般较小,直径多 <5 cm,CT 表现密度不均匀,为实性肿块或囊实性肿块,增强扫描实性部分呈不均质中度或明显强化;而外阴部侵袭性血管黏液瘤直径多大于 5 cm,且多累及深部软组织,手术切除后复发率较高。

(9)巧克力囊肿:MRI 信号表现多样,囊肿表现的多样性与囊内出血所处的不同时期有关,典型卵巢巧克力囊肿的影像表现是大囊周围伴有小囊,临床多有较明显的痛经病史。

(10)前庭大腺囊肿:在 CT 和 MRI 上表现为单

纯性囊肿特征，缺乏实性成分，增强后不会出现强化。

（11）浆膜下子宫肌瘤、阴道壁肌瘤：与起源器官关系密切，浆膜下肌瘤与子宫常常有蒂相连，在MRI上常常与肌肉呈等信号，且易出现钙化。

（12）黑色素瘤：由于顺磁性黑色素的存在，在MRI上表现为特征性的T_1WI高信号、T_2WI低信号。同时，上述几类恶性肿瘤在T_2WI与增强T_1WI上都不会出现"旋涡状"或"层状"结构。

尽管侵袭性血管黏液瘤少见，但是其影像表现具有一定的特征性。MSCT和MRI可提供本病的发病部位、瘤体大小，以及肿瘤向周围侵犯程度、病变质地和血供等信息，为临床诊断、鉴别诊断和制订手术计划提供参考。

第四节　盆腔假性肿瘤

人类对血友病认识虽已有几百年，但对其引起的假肿瘤表现却直到20世纪初方才发现，迄今为止，此种少见的并发症报告已超过百例。假性肿瘤出现于1%~2%的严重血友病病人，可出现于软组织、骨膜下或骨质内。在骨骼，最常出现于长骨、骨盆、手和足。

病理上，假性肿瘤是一血肿，为厚包囊包裹一团血凝块，在其形成过程中可能有3个病因学因素：压力下关节血肿的延伸，骨内的出血和压迫性坏死，软组织或骨膜下出血伴囊肿形成。Guilford等（1980）报告了盆腔的血友病性假性肿瘤的CT观察，此类假性肿瘤的X线表现直接关系着病理过程，通常出现不同大小的软组织包块，可以钙化或骨化。骨质侵犯可表现为骨质糜烂或破坏伴骨膜抬起，以及与假性肿瘤包块之间骨性支架形成等。

第五节　盆腔静脉石移位的意义

所有成人1/4~1/2的盆腔X线片均可见静脉石，其中一半以上都为双侧性，此时常趋两侧位置对称，可作为观察活体盆腔软组织形态学的一个标记。

此类病人如发生盆腔肿块，静脉石移位可作为盆腔肿块的一个间接征象。Fenlon & Augustin（1971）报告1例骨盆枪伤，1例盆腔肿瘤，1例膀胱大憩室，他们的盆腔肿块在腹部平片上都可看到，而静脉石移位则成为有趣的间接辅助征象。

第六节　左下腹盆腔急性化脓性炎及脓肿形成

患者，男，45岁。左下腹疼痛2个月余入院。缘于2个月前无明显诱因出现左下腹疼痛不适，伴食欲减退，近日就诊于外院查彩超示：左下腹低回声团块，性质待查（肠管癌？）；肠镜：所见结肠未见明显异常，未予诊治。今就诊于医院门诊查CT示：左侧髂窝占位，间质瘤？

影像资料见图13-2-1。

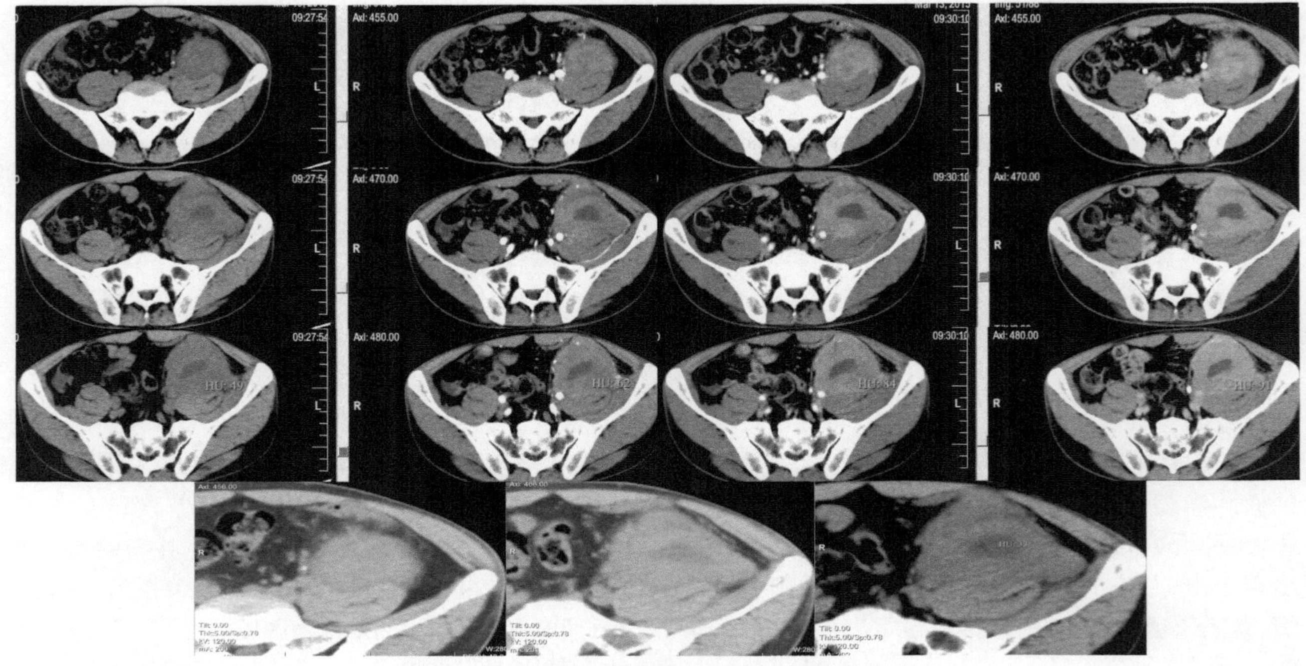

图 13-2-1 左下腹盆腔急性化脓性炎及脓肿形成

查体：腹部正常，全腹软，左下腹压痛，无反跳痛，可触及一大小约 5 cm × 7 cm 的质硬包块，肝脾肋下未触及，右肋下未及胆囊，墨菲征(-)，余未见异常。实验室检查：血常规示白细胞升高，10.57×10^{-9}/L，中性粒细胞升高，6.67×10^{-9}/L，单核细胞升高，0.71×10^{-9}/L。

手术所见：左下腹可见一大小约 7 cm × 6 cm 肿瘤，包膜尚完整，边界尚清楚，质较软，与后腹膜、肠系膜、髂血管、部分结肠粘连明显。打开肿瘤包膜，沿着包膜逐步剥离肿瘤，结扎包膜周围小血管，最终完整切除肿瘤，标本送检。

病理检查：左下腹肿物切除标本，结节样肿物一块，11 cm × 8 cm × 5 cm，切面淡黄，质软，境界清楚，似有包膜。病理诊断：急性化脓性炎及脓肿形成，其中夹杂大量吞噬细胞及泡沫细胞，局部可见间质纤维组织增生，并见少量淋巴细胞，嗜酸性粒细胞及浆细胞浸润，需要做免疫组化进一步协助诊断。

第七节 盆腔包块与诊断陷阱

(1)游走脾：游走脾是一种少见的先天性变异，是脾悬韧带过度松弛所致，脾脏可在腹腔游走，类似于腹腔或盆腔肿块，常发生于女性。CT 表现为脾脏在正常位置阙如，而在其他部位发现具有脾脏外形和强化特征的肿块。由于肠道气体重叠，超声很难发现异位脾，如果诊断不明，^{99}Tcm- 硫胶体(^{99}Tcm-SC)显像可诊断游走脾。游走脾在临床上没有重要意义，但可能发生扭转。

(2)超声诊断的陷阱：盆腔肾伪似盆腔包块，可见包块邻近膀胱，如认真检查发现此包块有中心性回声，则可怀疑不是肠而是肾，再认真搜查双侧肾窝，多可避免此类诊断陷阱。

(3)盆腔内皮样囊肿佯似盆腔内气体：某些皮样囊肿有回声增加的区域，趋向于在块影的后方，一般认为附件及其邻近区域的强回声区多由肠襻积气所致，故超声检查时可出现这类混淆，为澄清此类问题，摄盆部 X 线平片是必需的。

(4)肠襻类似盆腔包块：此时，宜不同方向、不同切面的扫描，或给予清洁灌肠，常可避免这种误诊。

(5)盆腔脂肪过多：盆腔脂肪过多是一原因不明的小骨盆的良性病变，突出地出现于男性。围绕膀胱和直肠乙状结肠的脂肪过多生长可产生特征性的 X 线图像：X 线透光的盆腔阴影；膀胱抬高且有竖直伸长的变形；直肠及乙状结肠变直抬高；盆腔血管造影时缺乏恶性血管。此症是耻骨上包块少见的原因。Barry 等（1973）报告 1 例，因耻骨上区固定包块手术，手术见脂肪团块位于膀胱、直肠乙状结肠周围，上延于脐平面，且附着于盆腔侧壁。镜下见为脂肪瘤。它与盆腔器官粘连而难以切除。盆腔脂肪过多还可引起输尿管梗阻。

（6）类似妇科疾病的非生殖系盆腔肿瘤：起源于生殖系以外的盆腔肿瘤可误诊为妇科疾病，在肥胖和老年患者尤甚。Isaacs & Knaus（1981）指出，在 470 例疑为输卵管和卵巢疾病并作手术的病人中，有 27 例非生殖系肿瘤和疾病，其中以消化道疾病为最多，包括晚期直肠乙状结肠癌 4 例，憩室炎 9 例，慢性阑尾炎感染 11 例。我们认为，在目前，应用新的影像诊断的检查技术可大幅度地减少此类误诊。

第八节　腹盆腔脓肿治疗前后对比

患者，男，55 岁。肠镜活检后，右中腹出现团块影，怀疑脓肿，不除外肿瘤，增强扫描见病灶周围强化明显，系膜影像模糊，考虑脓肿。

影像资料见图 13-2-2。

保守治疗后 1 个月复查，病变明显缩小（图 13-2-3）。

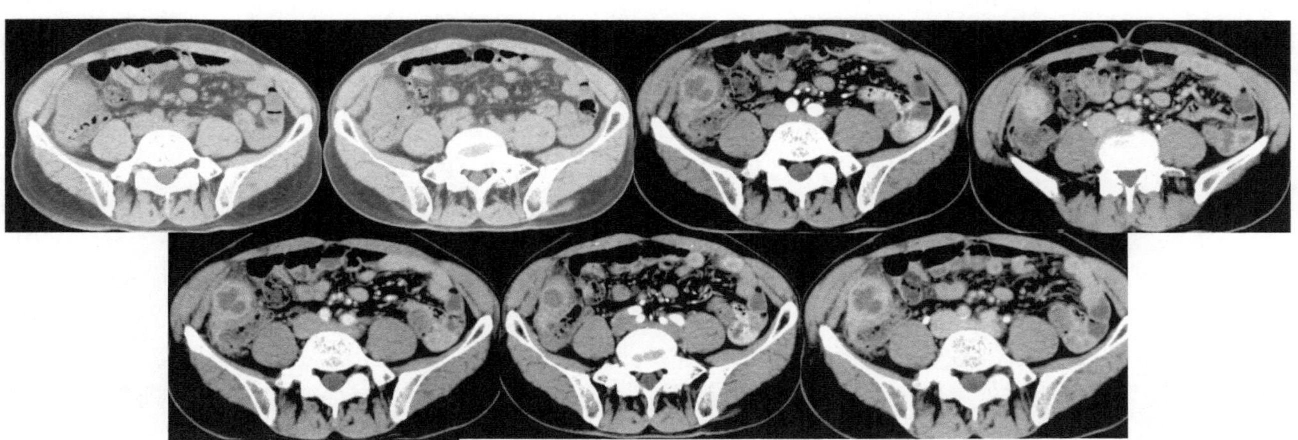

图 13-2-2　腹盆腔脓肿治疗前

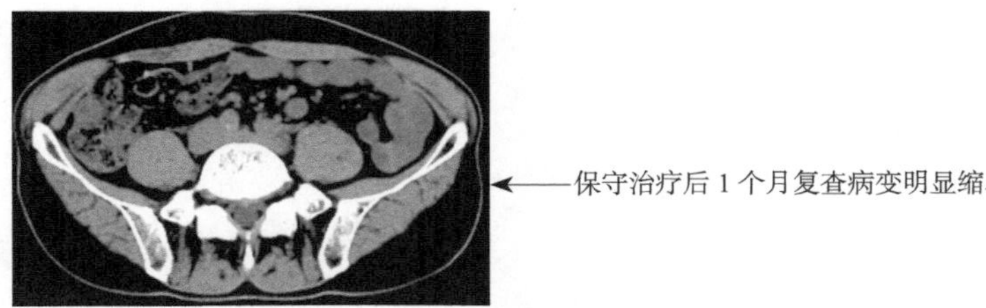

图 13-2-3　腹盆腔脓肿治疗 1 个月后

第三章 盆腔部分恶性肿瘤

第一节 髂窝透明细胞癌

透明细胞癌是肾脏最常见的恶性肿瘤,占肾脏上皮性肿瘤的75%,呈圆形,有纤维假包膜,也可出现坏死、出血、囊变和钙化。髂窝透明细胞癌少见,可能起源于化生的移行。肾上皮细胞,或苗勒管上皮,有纤维组织和化生肠上皮。胞浆内有丰富的糖原,细胞的异型性明显,见核分裂象,有“鞋钉样”细胞和透明胞质。影像学表现为呈囊性或实体性结构,以囊性为主,可见假包膜征像,未见明确钙化。特别是增强呈环形强化,需与腹腔内脓肿、结肠癌、平滑肌肿瘤、恶性神经性肿瘤及转移瘤鉴别。

第二节 骨盆原发性恶性淋巴瘤

原发于骨的恶性淋巴瘤少见,其发病率占骨原发恶性肿瘤的7%、结外非何杰金淋巴瘤的5%,主要的组织学类型是弥漫性大B淋巴细胞瘤,占70.3%,其预后较其他结外淋巴瘤好,通过适当地放疗和化疗,患者5年、10年生存率分别达到64.5%、49.6%。

(1)该病诊断标准为:肿瘤原发于骨内,可累及骨皮质及邻近软组织,组织学类型与骨外淋巴瘤相似;原发病灶多为单一骨骼,少数为多骨发病;诊断时无或仅有一个局部淋巴结受累,或转移灶的出现应在原发病灶发生6个月后;全身状况较好,而骨内肿瘤局限期较长。骨盆是骨原发性淋巴瘤最常发生的部位,占21.3%,缺乏特征性的临床表现,以疼痛为主要症状者约占67.5%。

(2)鉴别要点:要特别注意与以下疾病相鉴别。①骨盆慢性骨髓炎:发病之初多为急性感染,表现为骨盆明显疼痛,伴发热,血白细胞计数增高,未经彻底治疗可转化为骨盆慢性疼痛,X线片显示病变范围可以较广泛,较长时间以后有明显骨膜反应或死骨形成,局部形成软组织脓肿等,抗生素治疗效果较好。②骨结核:患骨疼痛较轻,往往伴有低热、盗汗等全身症状;在考虑可能是骨盆肿瘤的情况下,注意与尤文肉瘤、骨肉瘤、骨样骨瘤、骨巨细胞瘤等鉴别,尽早做出病理检查,并在组织学诊断基础上,辅以免疫组织化学标记才能确诊,做到早期发现、早期治疗。

附:具体病例资料:一例发病之初以骨盆疼痛为主,其他症状不明显,X线片没有特征性表现,而且经过消炎、镇痛后症状暂时缓解,因此多次误诊。患者来该院就诊时发现全骨盆多处受累,以左侧为主,骨盆外未发现淋巴结肿大或转移灶,CT显示骨髓密度不均,MR扫描显示同一序列的T_1WI、T_2WI上左右侧髂部病灶的信号不一致,CT、MRI亦未能作出明确结论,经过病理检查和免疫组织化学证实为弥漫性大B细胞淋巴瘤。可见对于骨盆原发性淋巴瘤的诊断,病理检查极其重要。

第四章　关于腹盆部钙化

第一节　腹部钙化

腹部平片上钙化影的少见原因：腹部平片发现钙化影，一般考虑其原因为泌尿系结石（肾石、输尿管石、膀胱石及尿道石）、胆系结石（胆囊结石与胆管结石）、肠系膜淋巴结钙化、胰腺结石、血管性钙化、前列腺结石等，此处将少见原因简述于下。

（1）脾与肝钙化：脾的钙化通常表现较稀疏，欠致密，为一个或更多的小的圆形结节，其直径常见为3~5 cm，偶可见较大的薄片状钙化，整个脾的包囊钙化极少遇到。钙化原因通常为感染，组织胞浆菌病，结核以及布鲁杆菌病。

肝的钙化远比脾钙化少见，但其影像学表现则甚为相似，其原因为慢性脓肿、寄生虫、血肿或囊肿腔壁钙化。

在临床工作中，常常看到CT图像上出现钙化影，所见到钙化的数量和范围远远超过以往普通X线片见到的，其中以肝和盆腔的钙化尤其突出。

在肝的多发性散在钙化中，常见的原因是寄生虫钙化，肝结核的钙化也不少见，尤如肺内钙化多见于结核一样，肝结核钙化一般也无临床症状。

（2）肾上腺钙化：肾上腺钙化多以其腺体的位置与形状而为人认识，它直接位于或邻近肾的上方，通常紧邻脊柱。此种钙化可见于肾上腺结核（阿狄森病）、肾上腺囊肿及肿瘤，也见于无任何肾上腺疾病可查的一般人。

（3）4种少见的良性肾脏病变的曲线形钙化：肾的曲线形钙化通常见于良性单纯囊肿，值得注意的是，至少有20%的曲线形钙化出现于恶性病变。Jonutis等（1973）报告4例少见的良性肾块病变伴存周围性曲线形钙化，它们是硬化性脂肪肉芽肿，肾腺瘤，动静脉瘘和肾内动脉瘤。血管造影有助于动静脉瘘与肾内动脉瘤的区别，但不能确定实质性病变的包块性质。

第二节　盆部钙化

（1）女性盆腔钙化：女性盆腔钙化可见于多个器官和组织，诸如子宫壁、卵巢、输卵管、阔韧带等，这些钙化一般出现于老年；输卵管钙化可表现为弧形，迂曲条状，可出现于一侧，也可出现于两侧，有时清楚呈现在横断图像上，有时在冠面图像更容易识别。

子宫纤维腺瘤偶可钙化，呈现为一椭圆形团块，也可为不规则的螺旋状，也有描述为一块海绵浸过钡剂混悬液后的印迹，当其位于常见位置（即盆腔内中线或两侧）时，诊断问题不大；如位于不常见位置，则可与肾石或胆石发生混淆。

（2）卵巢癌钙化：卵巢癌钙化少见，可出现于原发癌，而更常见于腹膜转移。Castro & Klein（1962）报告，卵巢浆膜囊腺瘤和囊腺癌的病人中有12%能在X线片上见到薄片状钙化。

（3）卵巢癌胸腹膜广泛钙化转移：患者，女性，65岁。半年前曾行卵巢囊腺癌切除术。胸腹部CT平扫：胸腹膜下多处（统计发生在不同部位共17处），大小不一，多数为圆形或椭圆形团块状极高密度灶，犹如残存于肠腔的钡剂。右肺体积缩小，见大片状无纹理区，胸背部见水样密度灶。意见：胸腹膜广泛钙化转移，右侧液气胸，肺压缩约50%。据文献报道,卵巢囊腺癌钙化性转移发生率约为 6%,在上腹部见于肝、脾的边缘,在盆腔可见钙化斑,围绕肠管或盆腔肿块。钙化亦可见于大网膜病变。出现类似该例患者广泛钙化转移实为少见。

(4)阑尾及脐尿管肿瘤:乳头状黏膜囊腺癌主要来自于卵巢,偶尔来自于两性的阑尾或膀胱的脐尿管囊肿。这些肿瘤产生黏蛋白且包以被膜呈胶冻状,它们趋向于破裂而可种植于腹腔几乎每个部分,此时称作假性黏液瘤性腹膜炎,钙化表现为多数性细粒状球团块,或粗大的斑片状,或不规则曲线状,散存于腹腔各部。阑尾粪石经常表现为高密度影。

(5)精道(输精管、壶腹与精囊)钙化:精囊和输精管钙化少见,最早的报告(Clement, 1830)来自于尸检,精囊钙化 X 线观查首例为 Kretschmer(1922),输精管钙化 X 线发现则为 Bianchini(1970)的报告。最早的作者称精道钙化主要原因为变性与结核,近年已注意到输精管钙化常见于长期的糖尿病患者。

最大的一组报告是 Wilson & Marks(1951),报告 56/60 例有糖尿病,大约 80% 的病例钙化位于输精管盆脏内部分,所有这些钙化均出现于同一区域,即位于输精管交叉于输尿管处的内侧。在缺乏感染反应和输精管狭窄者,钙化犯及输精管的肌壁。

(6)海绵体钙化:偶尔在无症状的老年男性和阴茎海绵体硬结症患者发现,钙化为一弯曲的斑片状,位于阴茎基底的背侧部分。钙化原因不明,在阴茎海绵体硬结症患者,它明显发生于纤维斑块中。性交的反复创伤可能是引起的因素之一。

应指出的是,钙化作为腹腔内脏器疾病与创伤的结果,几乎任何腹腔内器官均可发生钙化,其表现自然更是多种多样。

第五章　腹盆部寄生虫病

第一节　腹 腔 包 虫

腹腔包虫囊肿通常由于肝包虫囊肿外伤或手术性损伤所致，常为多发，主要沿腹膜腔的间隙分布，位于肝下间隙，右肾旁间隙，右结肠旁沟及子宫直肠陷窝内。有手术史的肝包虫病人，包虫病灶可弥漫分布于腹腔各部位。脾、肾、胰腺均为实质性脏器，CT 征象与肝包虫类似。CT 冠、矢状位重建能更清楚直观观察病变，准确定位；MRI 可行冠、矢状位及任意角度成像，水成像技术可显示病灶的小子囊及周围含水器官的关系。

肝脏之外的腹腔及其脏器的泡状棘球蚴病较少见，表现特征基本类似于肝脏泡状棘球蚴病的特点。CT 图像上病灶不均质，不强化，钙化和小囊泡的特点均提示本病的诊断，对于复杂的或者表现不典型者，建议做 MRCP 检查可以揭示病灶内部的小囊泡特点，非常有助于正确的诊断。

第二节　腹盆腔囊性包虫病的 MRI 诊断

腹腔包虫主要沿腹膜腔的间隙分布，位于肝下间隙、右肾旁间隙、右结肠旁沟及子宫直肠陷窝内。因为包虫囊肿往往与周围组织粘连，故难以明确原发部位。半数以上的腹盆腔多发包虫囊肿多继发于肝包虫破裂或肝包虫手术后，但是多数有手术史的肝包虫病人，其包虫可弥漫分布于腹腔各个部位。

（1）单发囊性病灶：在 T_1WI 上为低信号，在 T_2WI 上为高信号；内部信号均匀，包膜在 T_2WI 上为低信号，是其特征性表现，增强扫描无强化。

（2）含子囊的病灶：母囊内可见多个大小不等的子囊，形似玫瑰花瓣状，子囊的信号在 T_1WI 上低于母囊，有时其间可见假间隔。

（3）合并破裂感染的病灶：囊壁不均匀增厚，信号不均匀，T_1WI 上信号增高，可见“飘带征”。对于复杂类型的病例，MRI 三维立体成像，观察更清楚，定位更准确，水成像技术可显示病灶的小子囊及周围含水器官的关系，MRA 可显示其与毗邻血管的关系。

第十四篇　腹盆部血管疾病

第一章　腹部血管影像学检查技术

第一节　MRA 的缺陷和伪影

（1）平面内饱和：在顺序采样的二维和三维时间飞跃 MRA 中，采集平面的定向对流入增强效应十分关键。如果血管走向平行于采集平面，在射频脉冲之间，自旋质子磁距不能有效恢复。虽然采用大的翻转角在一定程度上有帮助，但由于对周围组织的饱和也同时降低，图像的对比度下降。由于血管走向的复杂性，总会遇到一段血管与激发平面平行的情况，比如在腹部血管和髂血管成像时，当 T_1 大于 TR 时，就会发生平面内饱和。当血液沿扫描平面流动时，就相当于流经的距离拉长，故在反复施加射频脉冲的情况下，磁矩就来不及恢复至磁场的方向。对比剂增强三维 MRA 就不存在这个问题。正如前面讨论过的，这种技术的对比度是基于钆对比剂的 T_1 缩短作用而不是流入增强效应。

二维时间飞跃存在的另一个常见伪影是所采集图像之间由于屏气的呼吸时相不同所引起的体素迁移。有时，轴面二维时间飞跃 GRE 序列显示了肝动脉，腹侧还有一个较大的血管，这很容易被错认为是意外发现的门静脉；而该例病人实际上是门静脉闭塞和腔静脉改建术后病人，在同一病人冠状位三维对比剂增强 MRA 像中，大血管事实上是肠系膜侧支血管。由于门静脉高压，可见食管静脉曲张和脾肿大。冠状位三维对比剂增强 MRA 清楚地显示了这些解剖结构。二维时间飞跃原始数据的最大信号强度投影重建，由于不同屏气呼吸时相数据之间的体素迁移，显示解剖结构的准确性差，分析诊断时要结合整个成像体素数据来考虑。

（2）狭窄过高估计伪影：对狭窄的过高估计是一直存在于二维、三维时间飞跃 MRA 技术中的问题，多由最大信号强度投影采用的方式所导致。最大信号强度投影算法通过调整录入数据的阈值来降低噪声。这样，低强度的背景信号以及血管的低信号部分便从形成的平面投影中取消。要获得好的最大信号强度投影像，血管信号至少要高于背景信号 2 个标准差。

在血管狭窄时，血流模式突然改变，结果出现两种重要改变影响成像结果：第一是不同流速成分导致严重的体素内失相位，引起信号缺失；第二是由于背景的投影信号强于血管的信号，致使最大信号强度投影不能投影出来自相散体素的低强度血管信号。这一效应在使用对比剂团注后进行的二维时间飞跃成像中有所减弱。相应的 X 线血管造影也显示在感兴趣区对比剂充盈缺损。即使采取足够小的体素，体素内相散也在所难免。

有作者报告，双侧肾脏对称灌注，可见右肾动脉闭塞，这被灌注检查的时间 - 强度曲线所证实。该病人左肾动脉起始处亦见明显狭窄，但同侧肾脏血液灌注正常，提示为假性狭窄。

增大成像矩阵提高空间分辨力可减小体素内相散，但这也不能彻底解决血管连接处的体素内相散的问题，比如肾动脉起始部。这时，仔细查看每一幅原始图像再来判断最大信号强度投影的图像就显得十分重要。

饱和带与最大信号强度投影伪影：在二维时间飞跃中，特别是当对正常情况下呈三相搏动式流动的外周血管成像时，一些序列参数（如切层和移动饱和带）的定位十分重要。Masui 等（1995）等首先注意到这些参数对腘动脉成像的作用。在下肢动脉行程上观察到多个水平带状伪影，而且它们的表现形式随射频脉冲和饱和脉冲之间的距离而变化。如果射频脉冲足够大，在舒张早期，它们在进入成像层面之前先进入饱和带。这时，旨在饱和反方向血流的饱和脉冲也同时饱和了正常血流。三维时间飞跃多层块部分重叠成像时也会出现相似的伪影,如果重叠容积选择不恰当,边缘就会出现信号强度不等,引起一种称作“威尼斯盲”或“百叶窗帘”的伪影,在颅内 MRA 像中经常见到。

(3)最大信号强度投影后处理伪影:以斜视角观察,最大信号强度投影会显示不同信号强度的图像,当斜面投影的信号强度低于原始图像背景信号 2 个标准差时就会发生这种情况。要获得理想的最大信号强度投影像,保证背景信号强度的均匀性很重要。这在对细小血管或血流缓慢的血管成像时几乎是不可能的。这种情况下,可依靠原始图像或图像数据的多平面重建做出诊断。此外,也可对一小的靶区域使用最大信号强度投影以改善血管的对比度。例如,通过在图像观察野内划定一个小的兴趣区,便可从观察野中剔除重叠的和不需要显现的血管。总之,靶区最大信号强度投影可改善对比度,也可明显缩短后处理时间,并减弱整个最大信号强度投影时出现的血管缺失伪影。在弯曲的血管,如移植肾动脉或脾动脉,最大信号强度投影像中可见多个重叠圈。有时通过变化角度也很难找到合适的多平面重建定向而准确显示狭窄病变。偶尔,外部物体(如过滤器)的存在可能会使最大信号强度投影图像模糊。故有必要再次强调:对于带有过滤器的病人,原始图像是诊断的重要依据。

对比剂增强三维 MRA 中团注对比剂到达时间的选择不当:在对比剂增强三维 MRA 中,血管和周围组织的最佳对比度噪声比,需要根据不同病人的血流特征和循环时间准确选择对比剂到达兴趣区的时间。在采集填充 k- 空间中心的图像数据时,应恰好是感兴趣血管的对比剂浓度峰值。根据对比剂推注的情况,首过浓度峰值应呈钟形,数据采集窗应确定得与浓度 - 时间曲线相吻合。这样,数据采集窗的中心部分正好对应峰值,否则,在血管的边缘会出现明显的环状伪影。

如果对比剂到达较迟,所得图像将很难显示出血管病变。反之,如果对比剂过早地到达,外周静脉将叠加于动脉血管上。所以,要获得最佳图像,对每个病人都应该在采集信号之前先测得流经时间,或者在一次屏气间不间断扫描以使体素迁移伪影最小化。数据采集时血液的实际 T_1 取决于注射后血液的首过浓度,首过浓度和对比剂到达的时间取决于病人的循环时间和心输出量。不适当的时间选择可导致动脉显影不佳,也可导致静脉信号重叠于图像中。在运行对比剂增强扫描序列时,有必要采集几组数据,以便在对比剂到达静脉时也获得静脉图像。如果对比剂推注速度得当,对比剂到达时间选择准确,便可同时获得对比度良好的动、静脉时相的 MRA 图像。

(4)不适当三维层块定位而引起的伪影:在腹部对比剂增强三维 MRA 中,腹部的冠状平面将包括大部分胸主动脉和整个腹主动脉。由于不依赖血管的几何结构,血管走向与成像平面相平行的冠状面最适合于对比剂增强三维 MRA 扫描,因为这样采集单元最少,采用数据实时保存来提高空间分辨力。但是,在主动脉延长、主动脉瘤和髂动脉拉长扭曲的病人,正确定位三维扫描层块常较为困难。如果血管的一部分未包括进扫描层块,那么,在冠状面或斜面的最大信号强度投影像中,就会出现假性狭窄。如果采用矢状面投影,常常可证实为假性狭窄。髂动脉未被包括进成像层块是这种现象的常见例子。

察看矢状面最大信号强度投影像或原始图像以确定血管或动脉瘤是否完全包括在冠状层块内十分重要。当可疑阻塞的远端血管信号强度与阻塞近端血管相同,而且也无侧支循环建立时,应想到这种伪影的可能。可通过增加层块的厚度使最大信号强度投影中的血管各部分全部包括在其内,以避免这一弊端。

如果保持空间分辨力不变,增加层块厚度无疑会延长扫描时间,这样,缩短 TR(要求高性能的梯度)有助于在不损失空间分辨力的前提下,缩短扫描时间获得大的层块厚度。增加层块厚度而不增加层块内单元,可在相同的扫描时间内获得较大的覆盖范围和良好的信噪比,但是空间分辨力下降。有时,尤其是对大的胸主动脉瘤成像时,有必要将扫描层块由冠状面变为矢状面。

屏气呼吸时相不同所导致的伪影:在对比剂增强的三维 MRA 中,常用相减运算进一步降低背景信号以改善最大信号强度投影效果。这就要求两次扫描的层块间无体素位移。但是如两次屏气膈肌位置不同,在多个二维时间飞跃数据组和不同体素间的信号相减,就不能完全消除背景信号。使用三维对比剂增强 MRA 技术时,应保证扫描时间很短,以在一次屏气间完成多次扫描。使用片层插入技术,可使一次扫描的时间缩短至 6~8 s,从而可在病人深吸气后的屏气期间完成 3~4 次扫描。这样便可很好地减去背景信号。

（5）折叠伪影（包绕伪影）：当观察野未将整个扫描区的人体结构包括在内时便会产生折叠伪影，位于观察野之外而被射频脉冲激发的解剖结构会投影到图像的另一边。在 MRA 扫描中，病人取仰卧位，双臂放在身体两侧，当有静脉血管的手臂未被包进操作者设定的矩形观察野内时，它就会叠加到图像的对侧。大多数情况下，这并不会影响图像质量，因为兴趣区位于图像的中心，而折叠伪影出现在图像的边缘。但折叠伪影有时会被误诊为异常血管，比如肾下极的副肾动脉。如果高信号的结构（如胸壁的皮下脂肪）叠加在感兴趣血管的同一平面上，可能遮掉血管信号，导致狭窄或闭塞的误诊。

这种伪影可通过增大观察野来消减。但是，增大观察野会损失空间分辨力而引发其他问题，比如小血管显示不出来。有时可借助于改变病人的姿势（如将注射对比剂的一侧上肢置于头上）来消除伪影。

（6）金属支架伪影：交织钛丝做成的支架在 MRI 图像上常常可显影，这些支架只在其放置的部位产生很弱的 MRI 伪影。由于 GRE 脉冲序列没有 180º 重聚脉冲，在这样的支架部位会产生磁敏感性伪影。但是，MRA 可很好地显示支架远端的血流。大多数 MRA 技术采用对比剂增强法来准确地识别支架的位置。原始图像上在支架部位显示局灶性的信号缺失。在对血管（如肾动脉）内放置支架的病人进行诊断时，由于磁敏感性效应，时间飞跃图像中的信号缺失会比较显著，通常会引起类似狭窄的伪影，所以同时依靠原始图像结合最大信号强度投影图像进行诊断甚为重要。

（7）脉冲序列相关性伪影：进行 MRA 扫描要求根据组织和血液的固有特性确定最佳的脉冲序列参数。选择合适的序列对在合理的时间内获得满意的对比度十分重要。比如，有时采用黑血技术把流体从其他亮信号的结构中区分开来。在腹主动脉水平行轴面扫描时，应注意管腔内的信号改变。腔内的信号不均匀是因为血流速度变化而导致血管未呈完全的流空信号。在这种情况下，使匀速的血液信号归零毫无意义。

现在，通过采用片间采样和插值技术使整个片层厚度减小，可大大提高三维序列的空间分辨力。这对减小体素内相散是必要的。此外，通过提高时间分辨力，可使三维序列的多次重复扫描在一次屏气完成。这样，同一体素和不同三维数据组间同一采集单元的位置吻合，便于在三维数据组间进行减影（即从注射对比剂后的图像中减去注射对比剂前的图像），获得理想的结果。

第二节　胸腹主动脉闭塞病例

患者，男，28 岁。突发头痛、恶心呕吐 2 d，为喷射性呕吐。外院 CT 示广泛蛛网膜下隙出血。入院血压：10.6~26.6/14.6~13.3kPa（80~200/110~100 mmHg）。

急诊 DSA 造影：少量蛛网膜下隙出血，较外院片比明显吸收；大脑前动脉及右侧大脑中动脉走行区见小结节状稍高密度影。左侧肾上腺增粗：考虑肾上腺增生。腹主动脉未显示，腹腔及腹壁多发增粗异常动脉影。术后复查颅脑 CT 平扫及双侧肾上腺 CT 扫描。

DSA 检查过程中，发现双侧股动脉搏动细弱，未测下肢血压，当插导管至腹主动脉上段时受阻，经“冒烟”示腹主动脉较细，血流由下向上逆流，腹腔干水平以上腹主动脉见一“鼠尾”状盲端，腹腔干纤细，腹腔干、肠系膜上下动脉、双侧肾动脉及双侧腰动脉由腹主动脉中下段逆流血液供应，各分支血流方向正常；考虑腹主动脉闭塞。测下肢血压：13.3/9.96 kPa（100/75 mm Hg）。

图 14-1-1 为术中急诊脑血管 CTA、胸腹部大血管 CTA 检查：右侧大脑前动脉 A1 段下壁小圆形隆起，前交通动脉梅花样突起，右侧大脑中动脉分叉部不规则局部膨大；前交通动脉动脉瘤较大、形态不规则，结合颅内蛛网膜出血的 CT 表现，考虑为本次出血责任灶。胸主动脉下段及腹主动脉上段闭塞，腹腔干纤细，脾动脉增粗，肝动脉异常发自于肠系膜上动脉，双侧胸廓内动脉、双侧膈动脉及双侧腹壁下动脉明显迂曲、扩张，广泛侧支循环形成，双侧腹壁下动脉下部汇成粗大血管与分别与双侧股动脉近段相连。

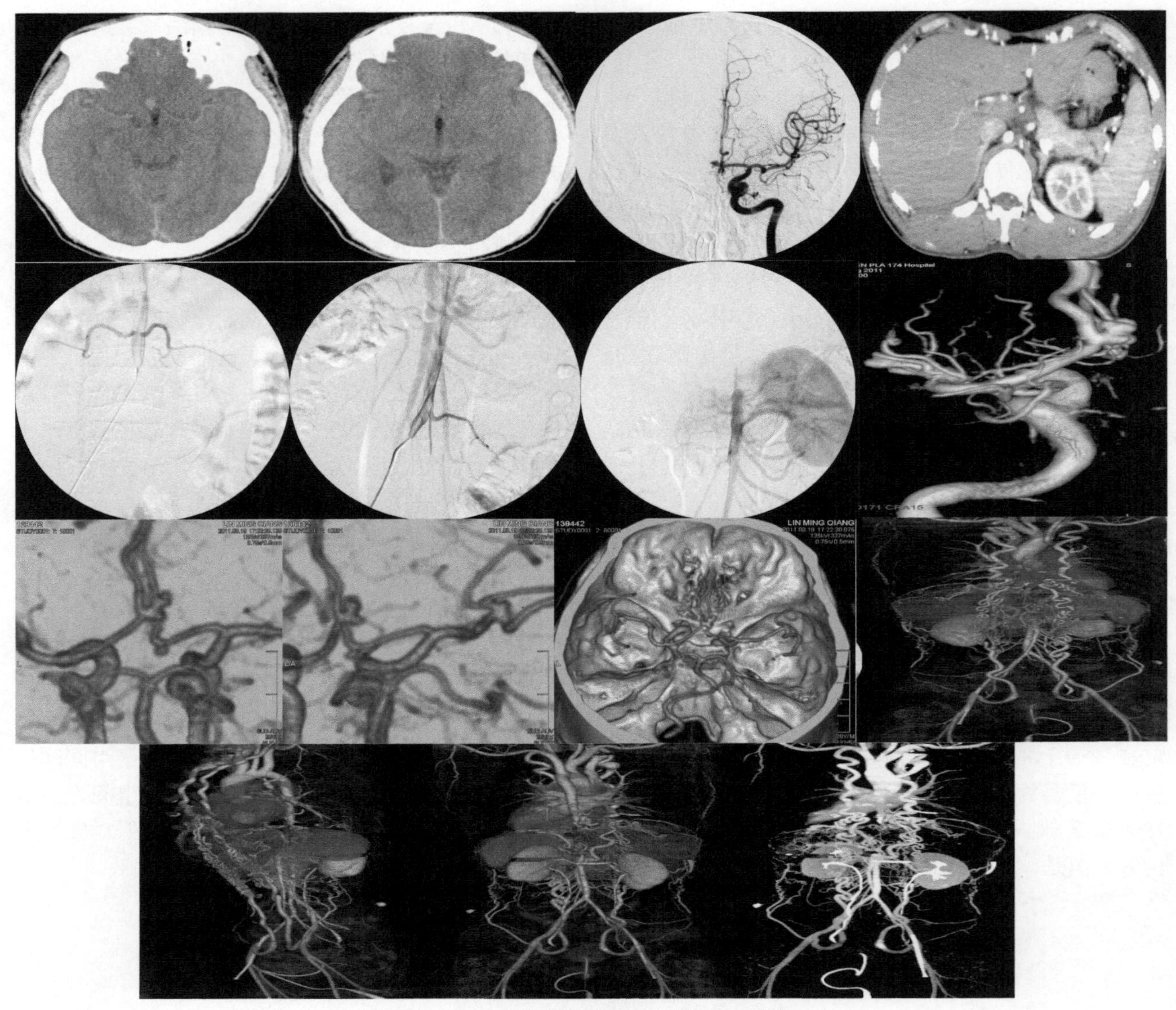

图 14-1-1 脑血管及胸腹部血管 CTA 图像

再次转入 DSA 室进行颅内动脉瘤治疗:在全麻下行左侧颈动脉穿刺入路行前交通动脉动脉瘤血管内栓塞;术程顺利,动脉瘤成功栓塞,术后病人恢复良好。胸腹主动脉闭塞及右侧大脑前动脉 A1 段、大脑中动脉分叉部动脉瘤择期治疗。

胸腹主动脉主干闭塞极罕见,病因不明,国内少量报道。此例以高血压、蛛网膜膜下腔出血入院,入院后未进一步细查高血压病因,未行下肢血压测量;行脑血管造影时才发现腹主动脉异常表现,腹腔及下肢血供代偿较好,无缺血性症状,提示胸腹主动脉闭塞为慢性改变,考虑为先天性大动脉畸形,或大动脉炎形成动脉慢性狭窄及闭塞。在行 DSA 造影前未行下肢血压测量,股动脉穿刺时发现双侧股动脉搏动细弱未引起重视;下一步治疗计划:右侧大脑前动脉 A1 段及右侧大脑中动脉分叉部动脉瘤治疗,胸腹主动脉闭塞行搭桥术治疗。

第三节 关于多普勒超声与伪影

根据多普勒原理,超声显像不仅可用于解剖结构的探测,且还能用于血流显像。然而,令人遗憾的是,伴随着超声与组织相互作用的多普勒信号的处理过程可产生伪影。如果不能清楚地理解和正确辨别伪影，则可导致误诊。

1. 聚焦带移行过渡区　位于探头聚焦带内的组织可反射较强的回声信号。现在新的探头往往提供多重聚焦带，操作者应注意仔细调节，使不同聚焦带之间有一均匀的过渡，从而获得一无缝隙的均匀图像。但常见的情况是，因聚焦带间过渡调节不好，可能会出现一条回声增强的区带，既可出现于灰阶图像上，也可见于彩色多普勒显像图上。在灰阶图像上其边缘笔直；在彩色多普勒显像中此带显示为彩色编码伪影，提示存在血流，但此区域的所谓血流显像色彩混乱，且不存在可见的血管。

2. 折返　脉冲多普勒每接收一次相应区域的回声反射信号所对应的时间，为声波在探头与兴趣区间的来回距离所需时间。对于静止的反射体，每一取样区域的回声信号转化为的电压相同，这样相对于时间来说它的表现是平坦的（有时偶然带有噪音导致的波动）。

但如果是运动的反射体，取样容积区域内的回声信号转化的电压是不同的，随时间延续将是脉冲式的，只要作为结果而发生的回声到回声位置产生的频移小于声波的半个周期，样本的时间依赖性将在多普勒频移范围内振荡。

如果反射体移动很快，或者脉冲重复频率（PRF）很慢以至于脉冲间隔大于半个声波周期，那么这就违背了尼奎斯特标准。多普勒频移将按脉冲重复频率的整数倍折返到基线的下方或成为负向频移，而误认为有反向血流。

伴有折返的频谱图显示顶端被截去，波峰显示在基线下方，同时彩色多普勒成像（CDI）上反折显示为五彩多色区，代表着彩色图谱信号边缘上的包裹，且在彩色图谱上可见经过一明亮的色带后，颜色会突然改变，这种亮带色彩提示血流折返前的极限速度。

在真正有血流反向的情况下，彩色血流图上显示为一连续色彩变化，即在血流显色改变前与原色彩之间有一黑色带，这一黑色带表示零速度血流。

折返可通过下列方法来校正：降低探头的频率；移动基线；提高脉冲重复频率以扩展可探测频率范围；增大多普勒声束与血流方向的夹角（这样可减少多普勒频移）；应用连续多普勒超声取样。增加脉冲重复频率减少了折返的可能，但增加了距离错判的可能性。令人满意的折中方案是依临床情况而定。从连续多普勒原理上来讲，其重复频率是无限的，因而可明确地测定血流速度，但对血流异常的起源处却无法确定。

3. 振铃伪影 / 慧尾伪影　在高反射体，如钙化、手术剪、鼻胃管及中空结构等的远方可发现有类似慧星尾形状的回声。由于这些物质前、后面的声学不匹配，结果产生了以上类似慧星尾巴的混响回声。它们空间排列紧凑，密度渐减，且呈线状构型。从物体反射回来的二次回声，因时间延迟作用看起来好像其在运动，这样，在彩色多普勒或能量多普勒显像中可有色彩编码显示。在胆囊腺肌症及前列腺淀粉样变时可观察到这种慧星尾状彩色编码伪影。这些彩色编码区可误为血流信号。因此，首要的任务是正确识别它们。

4. 无回声区域的彩色伪影　彩色或灰阶预置的变化可能会使无回声的区域填入色彩。当彩色预先设置到低敏感状态时，可能会产生因噪声而致的无回声区的彩色编码。有作者曾在阴囊水囊肿、囊性肿块和 1 例有悬浮碎屑的脓肿中遇见过这种伪影。

令人困惑的是，这种情况可见于肝囊肿，这好像是相邻的心脏搏动传导的结果。有趣的是，无回声区域内如有色彩显示，就提示有液体流动。囊肿内液体运动亦可通过能量多普勒显示。注意彩色显示局限于囊肿本身，其周边组织无任何闪烁的伪影。在与心脏邻近的囊肿中，搏动传入囊肿，从而在频谱多普勒上显示它有一个动脉血流信号。有作者报道彩色多普勒在区分胸腔积液与胸膜增厚中的价值（液 - 彩征）。

5. 重复 / 镜像伪影　重复和镜像伪影不仅出现于灰阶显像，亦可发生于彩色多普勒和能量多普勒图像中。如果一支血管位于一个能改变超声束方向的强反射体附近，那么就可出现它的镜像。超声仪会认定在真正的血管旁有另一与之相似的结构，其内有血流，且可呈现血流显色。令人奇怪的是，在彩色血流多普勒中，这种镜像可显示与真实血管同向或反向的血流，这种情况尤其值得注意。

出现重复和镜像伪影的物理学原理源于真实血管与超声束间有一 a 夹角，而作为镜面反射体与声束又成 β 夹角，正如光学原理中所述，血管映像和镜像间的夹角与真正血管与镜像间的夹角是相同的。这样，血管映像与血流方向成 g 角，$g=2\beta-a$，临界角 $g=90°$。若 $g<90°$，映像血管的血流方向与真实血管血流方向一致；但若 $g>90°$，则两者的血流方向相反，且色彩颜色也随之改变。有两种有趣的特殊

情况:

血管与镜面平行(如下面讨论的颈动脉伪影),则 $g=a=\beta$,两者的血流方向完全相同。

镜面与声束垂直,则 $\beta=90°$,血管和其映像内的血流方向(和颜色)总是相反的。在这种情况下,若 a 也接近 90° 则血管及其映像就易被误作真实血管的伴行血管。并且当 a 和 β 都接近 90° 时,探头角度的微小波动就可使镜像的血流方向向前或向后,与真实血流方向间产生同向或反向翻转,色彩也随之而变。

不论是纵切面还是横切面,这种伪影出现最多的部位是阴囊和下腔静脉。由于肺尖的高反射影像,锁骨下动脉和(或)锁骨下静脉及股血管和颈血管也是镜像伪影经常出现的部位。

颈血管的镜像伪影曾被称为颈动脉鬼影,反射体是血管壁本身。当超声束轴线与显像的血管成 90° 角时,会发生镜像伪影,伪影具有与真实血管相似的频谱表现。

由于探头发出的声束向两侧分散,声束的一侧可见血流方向轻度朝向探头,而另一侧血流方向却背离探头。在频谱分析中,两种方向同时显示,频谱看起来像在基线两侧的镜像。在彩色多普勒中,可通过自相关技术来选定优势方向。这项技术来源于每一取样处的平均多普勒频移,即指定给每一像素的正向或负向频移。

6. 颈动脉伪影(鬼影) 此伪影即是颈血管镜像伪影,最常见的部位为颈总动脉。这种伪影的产生是由于颈动脉显像时较深一侧动脉管壁强反射的结果。这种反射导致了颈动脉壁、管腔和腔内血流镜像的产生,因而伪影内也可显示血流。颈血管镜像伪影还有下列特征:信号强度低于真实血管的信号强度;随能量输出增加,伪影显示更清楚;无论矢状面还是横切面,颈动脉伪影都将显示在紧贴颈动脉的深侧;图上有相应于此种伪影的灰阶图像;真正的颈动脉和颈动脉伪影在频谱波形中显示为相似的血流类型;但伪影的频谱波形偏弱,这可能与其位置深在声束能量衰减有关。在列举的颈动脉伪影的病例中,相应的灰阶图像也有显示。

有作者报告此类伪影,几天后再进行扫描,仍可显示颈动脉伪影,但颈动脉和伪影之间的距离有所增加。

7. 组织震动 在狭窄、动静脉瘘或搏动增强区域的周围,可能观察到血管周围区域有彩色编码显示。这代表着高速血流的血流动力学能量向其毗邻组织的传播,即组织震动。色彩编码表现为不连贯的深红或深蓝色。血管周围组织震动使潜在的细节模糊不清,结果难以明确识别组织震动的原因。事实上,可通过改变灰阶显像来显示潜在的血管,但灰阶显像不能显示组织的震动。14G 针活检后病人的动静脉瘘附近可有组织震动。

过去这种情况常发生在用 14G 针活检后,如继发于股血管导管术后的动静脉瘘可显示组织震动,且常见相关的动脉血流喷射到邻近的静脉内。此外,新近接受肾移植的病人也可能仅仅因为继发于移植的肾动脉痉挛而在脐水平出现组织震动。这种现象可在移植后 24~48 h 被观察到,不要误认为动静脉瘘。尤其要考虑到大多数尸体移植应用的是 C 补片,而活体移植则是通过端 - 端吻合进行。

8. 杂乱伪影 静止结构(血管壁、血管周围组织等)的搏动可产生强烈的低频多普勒频移,这在频移的波形中显示于基线的上下区域,它可被误认为是频谱的起决定作用宽和(或)血流反向。管壁滤过设置可消除这种杂乱反射。动脉取样时需要高通过滤器,而低通过滤器允许记录发生在循环中的静脉侧的低多普勒频移。要正确调节仪器的这些过滤器装置,以免消除正常血流信号。有作者报道,谐波显像可大大减少杂乱反射的发生,优于单纯多普勒显像。

9. 线性频率干扰 来自输入电源的 60 Hz(欧洲为 50 Hz)频率干扰可在频谱图上显示为与基线相邻和(或)平行的一条直线。当这些线状回声远离基线时,与血流频谱不同,易于识别。但当显示在紧邻基线上方或下方时,可被误认为血流频谱。通常因其振幅很低,所以酷似静脉血流或舒张期动脉血流。然而,频率干扰的图形单调,没有舒张期血流中可见的频谱声音逐渐降低等特点,也不像静脉血流那样,随着呼吸频谱会发生变化。所以,识别这种伪影的途径之一是注意其缺乏生理改变。

10. 彩色取样框边缘 对彩色信号的处理需要强大的计算机功能。为了获取高帧频图像,可应用彩色取样框来进行适当大小的取样,它将允许只对某一特定区域的彩色血流信号进行处理,以加快计算机对信号的处理,彩色取样框给出了将获取的血流信号范围的边界。

11. 双功能扫描中图像的更换 在获取频谱信息时,当扫描图像更换时信号会缺失。必须对频谱中的这种缺失间隙正确认识，不要误认为是一个心动周期的结束。因此，应当注意避免混淆不完整的波形。

12. 与超声对比剂相关的伪影与误诊　近年，随着新型超声诊断仪的出现，其临床应用也发生了变化。对设备制造商的一大挑战是生产出来的仪器设备能够获取对比剂的信号，而不是记录对比剂产生的伪影或引起的血流速度估测错误。超声对比剂可能给图像分析带来伪影和误诊。

13. 超声对比剂应用的基本原理　传统的超声显像源于声阻抗不同的组织间界面反射产生的回声信号，多普勒显像则是通过发射和接收的声波频率不同而形成图像，能量多普勒则是利用以上两种图像形成的方式，在探测血流方面优于彩色多普勒，但无法探测血流方向，这种多普勒成像技术使频谱多普勒技术比双功能多普勒功能更强大。

不尽如人意的是，和其他任何显像方法一样，超声显像中一直存在着真实信号和噪声并存的现象。近来发展起来的谐波成像技术，能大大提高信噪比。这就允许主要记录特殊的对比剂发生的谐波，而大大减少无用的组织信号。

14. 彩色外溢　超声对比剂可影响声束的轴向和侧向分辨率，尤其当使用彩色多普勒显像时，对比剂的增强信号作用使得血管边界外会出现血流或实际上无血流区域有血流显示，可误认为有血管存在，这样就丧失了空间分辨力，各个独立的血管会混为一大片的色彩溢出区。消除此伪影的最好方法就是减小彩色探测范围，这样可以在更短的时间内获得更多的扫描线，从而提高分辨率。

15. 频谱多普勒假性流速增加　实际上，应用超声对比剂并没有增加血流速度，但这些对比剂引起的后散射，使先前低于阈值频移的信号获得了增强并记录下来。这在新的超声仪中，通过增加动态范围可得以校正。现在市场上有售的可以应用的新型超声设备的动态范围为 90~100 dB，而陈旧的仪器动态范围仪为 60 dB。

第二章 腹盆部动脉

第一节 关于动脉粥样硬化

动脉易于发生粥样硬化和迂曲,并可因迂曲而移位至不常见的位置,有时会造成误诊。迂曲的脾动脉在老年人的CT扫描中经常可以看到;髂内和髂外动脉也会迂曲走行,有时类似于阑尾结石或阑尾炎。

第二节 血管的医源性或手术后改变

血管的医源性或手术后改变可在CT图像上确认。可以看到腋-股动脉分支沿同侧腹壁走行。移植血管可依据其走行方向和相对高密度的管壁确认。股-股动脉旁路分支会有相似表现,其位于前下腹壁或盆腔。在CT扫描上有时会看到主动脉双股动脉移植血管。

第三节 腹主动脉CTA

患者,女,85岁。10个月前体检,腹部CT发现双侧髂总动脉、髂内动脉近段动脉瘤;左侧髂总动脉、双侧髂内动脉动脉瘤内附壁血栓形成;行主动脉CTA检查。

CT表现:腹主动脉管腔通畅,管壁稍增厚、毛糙,可见多发小斑片状钙化影,直径2.3 cm。双侧髂总动脉、髂内、外动脉走行迂曲,管壁稍增厚,可见小斑片状钙化灶;双侧髂总动脉、双侧髂内动脉近段可见瘤样突起;最大位于右侧髂总动脉,大小3.6 cm×4.4 cm×4.8 cm,边界欠光整;左侧髂总动脉、双侧髂内动脉近段见环形低密度斑片影。CT诊断:双侧髂总动脉、髂内动脉近段动脉瘤;左侧髂总动脉、双侧髂内动脉动脉瘤内附壁血栓形成(图14-2-1)。

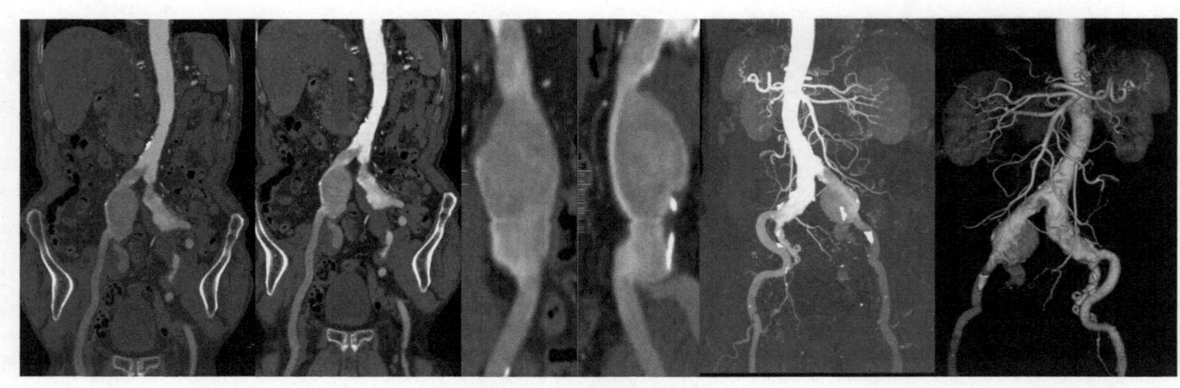

图14-2-1 腹主动脉CTA

第三章　腹盆部内脏动脉和静脉

第一节　内脏动脉的动脉瘤

内脏动脉的动脉瘤一般为粥样硬化的结果，少数可由霉菌病、胰腺炎、胰腺假性囊肿、创伤、脓肿及药物过量等引起。

内脏动脉动脉瘤的发生率在各部血管差异甚大，脾动脉动脉瘤的发生率在一般人群组为0.04%，在门脉高压组为19%左右。White等（1976）复习156例胰腺炎和胰腺癌动脉造影片，发现7例胰腺炎病人出现胰周血管动脉瘤，在胰腺癌病人中未发现一例。

Clemens（1971）报告一例胃溃疡严重出血，选择性腹腔动脉造影对出血处准确定位，出血在血管造影时已停止，病变表现为一个假性动脉瘤。此动脉瘤直径3 mm，位于胃左-胃右动脉弓上，在动脉象晚期、毛细血管期和静脉象早期均可见，但手术标本的病理检查却未发现动脉瘤。该作者对此解释为：在血管造影时无活动性出血，无对比剂外渗，由于大块血凝块填塞胃溃疡导致出血停止，类似的现象可见于蛛网膜下隙出血时的脑血管造影，此例假性动脉瘤实际上只是血凝块中的一个小腔，在溃疡基底处可见隆起的纤维素凝块，大约与假性动脉瘤等大，可能就是栓塞了那个小腔。

第二节　内脏动脉的一些发育变异

供应肠管的动脉分支有相当数量的变异，肝总动脉和肝右动脉除正常起源外，还有几个不常见的起源。肝总动脉通常是腹腔干的一个分支，但可直接从主动脉发出。

肝右动脉异位起源发生在近18%的病人中，可为肠系膜上动脉的一个分支，这种变异由于肝右动脉走行于下腔静脉和门静脉之间的特征表现而被检出和确定。它是唯一这样走行的血管结构，但必须同位于此处的小块肝组织或淋巴结肿大区别。

在一小部分病人中可以看到肠旋转不良和因此而发生的正常肠系膜上动脉/肠系膜上静脉关系的颠倒。正常情况下，肠系膜上静脉较大，靠前，位于肠系膜上动脉的右侧；肠旋转不良时，肠系膜上动脉则位于肠系膜上静脉的右侧和前面。

在CT图像上，管壁钙化有助于确认肠系膜上动脉，但区别这两支血管中哪一支是动脉可能仍有困难。每根血管也可追踪至其起止位置：肠系膜上静脉同脾静脉汇合形成门静脉，追踪肠系膜上动脉可直接起源于主动脉或腹腔干。

第三节　急性肠系膜上动脉栓塞病例之一

患者，男，80岁。

现病史：患者于3月15日凌晨4点左右无明显诱因出现右上腹疼痛，呈间歇性发作，疼痛与体位及心情变化无关，不向他处放射，伴恶心，无呕吐，发热，体温最高达38.5 ℃，急诊就诊。

既往史：高血压病史 40 年余，长期降压治疗；30 年前因胃穿孔行胃大部切除术，20 年前行心脏起搏器置入术。脑梗死病史已十余年。

入院后该患者脐周疼痛明显，反跳痛阳性，3 月 16 日超声提示：肠系膜上动脉狭窄。17 日凌晨 2：00 诉脐周腹痛加重，呈持续性，查体：脐周压痛及反跳痛，急查血常规示血象高，血清淀粉酶正常。给予改善循环，舒张血管治疗，腹痛较缓解。6：20 排出酱油色稀便 200 ml 以上。

17 日中午行腹部 CTA 检查：肠系膜上动脉中段闭塞；肠管扩张积气积液；腹主动脉及双侧髂总动脉多发钙化性斑块，管腔轻度狭窄；腹腔干起始部混合性斑块，管腔轻度狭窄；肝总动脉近段非钙化性斑块，管腔中重度狭窄；脾动脉远段多发钙化性斑块，管腔轻度狭窄；左侧肾动脉近中段多发钙化性斑块，管腔轻中度狭窄；腹部肠管扩张积气。

17 日下午急诊行 DSA 造影及溶栓治疗：造影示肠系膜上动脉中段充盈缺损，其远端肠系膜上动脉显影延迟浅淡，用微导管插入至肠系膜上动脉栓塞起始处，以重组人组织型纤溶酶原激酶衍生物 18 mg+0.9% 氯化钠注射液 50 ml 稀释行溶栓灌注，术后导管留置回病房继续溶栓治疗。

溶栓术后患者情况：术后第 2 天腹痛、压痛及反跳痛有缓解，约 2 周腹痛渐消失。术后持续黑便 14 d，前 3 d 每天 300~400 ml，后渐减少。术后 20 d 进食，肠鸣音 3~5 次 / 分。大便潜血：阴性。

溶栓术后 10 d 复查腹部 CTA：肠系膜上动脉中段非钙化性斑块，管腔轻度狭窄，原栓塞部分已开通。

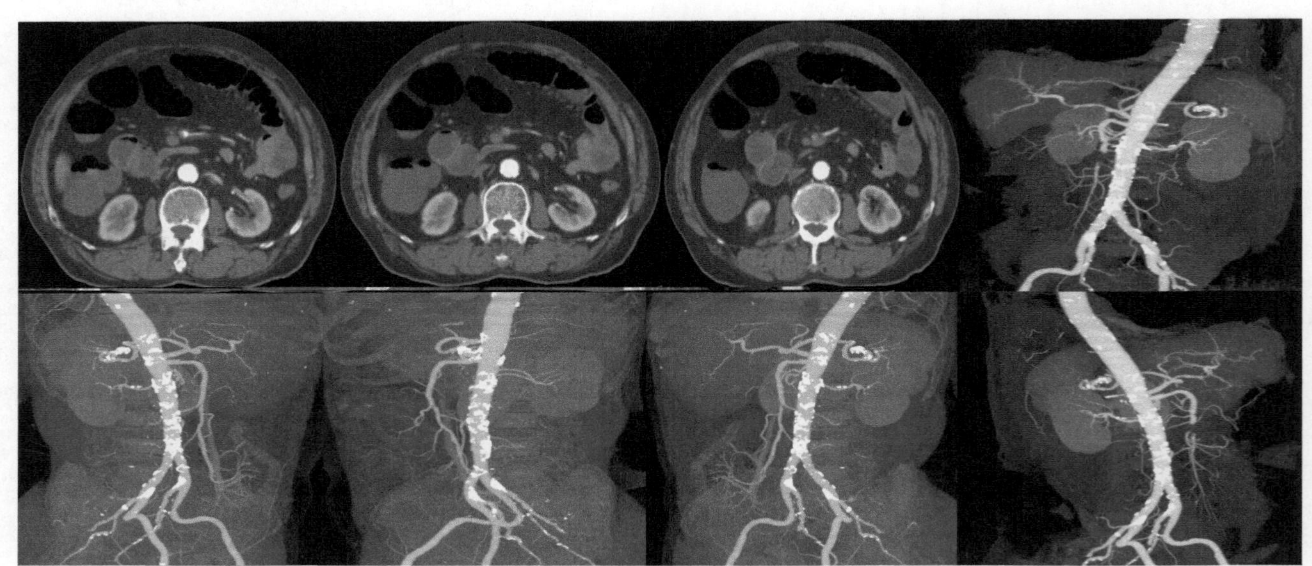

图 14-3-1 急性肠系膜上动脉栓塞

第四节 内脏动脉的假性动脉瘤

Marks 等（1978）报告一例肠系膜上动脉假性动脉瘤由少见的脂肪肉瘤所致。

肿瘤性假性血管瘤十分难见，多由肉瘤引起，常侵及静脉，也可出现于动脉，偶尔伴存于良性肿瘤（如骨软骨瘤）。好发部位为肺动脉，也可侵及髂动脉、尺动脉及内脏动脉。

内脏动脉动脉瘤的发生率在各部血管差异甚大。

脾动脉动脉瘤的发生率在一般人群组为 0.04%，在门脉高压组为 19% 左右；在非选择尸检病例中，肠系膜动脉受累约 1/12 000（0.008%）。

第五节 急性肠系膜上动脉栓塞病例之二

患者，男，53岁。腹痛5 h，血压正常，心肺无阳性体征，腹部压痛，无反跳痛。腹部MSCTA诊断：急性肠系膜上动脉栓塞。

影像资料见图14-3-2。

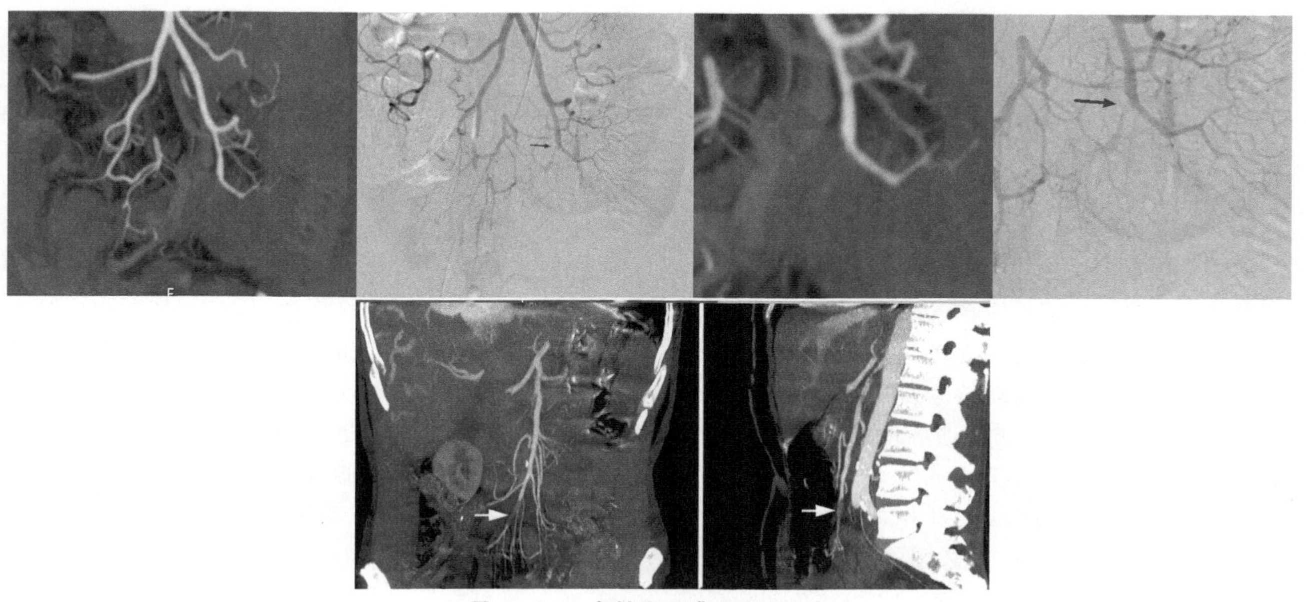

图14-3-2 急性肠系膜上动脉栓塞

第六节 腹腔干病变

1. 腹腔干狭窄 腹腔干狭窄是一种并不少见的梗阻性血管疾病，在人群中发生率较高，在无症状人群中腹腔干狭窄的发生率可达7.3%。腹腔干狭窄及其侧支循环的准确诊断，对于肝癌的介入治疗、胆胰管手术和肝脏移植等有重要价值。

腹腔干狭窄的主要原因有动脉粥样硬化、急性或慢性血管夹层和正中弓状韧带压迫。其中，正中弓状韧带的压迫是导致亚洲人群腹腔干狭窄的主要原因，在无症状的健康人群中约占5.1%。

正中弓状韧带是一种弓状结构，包括韧带、纤维带和腹腔神经丛等成分，位于主动脉裂孔下方包绕主动脉，连接两侧的膈肌脚，当其位置较低时导致腹腔干动脉受到外源性压迫，引起腹腔干起始处狭窄。

正中弓状韧带压迫的腹腔干狭窄典型影像表现为矢状面图像上腹腔干起始处局限性狭窄，呈钩形压迫改变，矢状面是观察的最佳平面，出现症状者称正中弓状韧带压迫综合征，并伴有餐后痛、体重减轻、腹部血管杂音等一系列临床症状，好发于20~40岁女性患者。动脉粥样硬化性狭窄患者年龄偏大，胸腹主动脉及其主要分支管壁明显钙化。

MSCTA是一种很好的评估腹部血管的影像学检查技术。CT动脉血管成像，可以清晰显示腹腔干及其分支变异，而VR优于其他后处理方法。在多数情况下，CTA可以替代传统的血管造影检查。

另外，Chen等（2007）对临床未考虑腹腔动脉（肠系膜上动脉和腹腔干及其分支）异常的病例行MSCT横轴面阅片和CTA血管重建阅片对比，发现横轴面阅片中94%非正中弓状韧带压迫引起的腹腔动脉狭窄漏诊，60%正中弓状韧带压迫引起的腹腔干狭窄漏诊，CT血管三维重建具有更高的诊断符合率。

同时，MSCTA能够准确显示腹腔干狭窄伴发的侧支循环，与DSA血管造影之间具有很好的一致性。

2. 腹腔干狭窄的侧支交通　Song等（2002）把腹腔干狭窄的侧支交通分为3种类型，即胰十二指肠动脉弓型、胰背动脉型、肝内型。但是，一项研究中有4/30例腹腔干并肠系膜上动脉起始处狭窄均伴有肠系膜上动脉与肠系膜下动脉的侧支交通。因此，该组提出第4种腹腔干狭窄侧支交通的类型，即肠系膜下动脉型。

胰十二指肠动脉弓型是指肠系膜上动脉经胰十二指肠动脉弓与腹腔干或其分支相交通形成的侧支类型，其解剖学基础是胰十二指肠上前、上后动脉和源于肠系膜上动脉的胰十二指肠下前、下后动脉在胰头部分别形成胰十二指肠前动脉弓和后动脉弓。胰十二指肠动脉弓型是腹腔干狭窄最常见的肠系膜上动脉和腹腔干分支之间的交通，可以分为双弓和单弓两种亚型，即前、后动脉弓同时参与侧支代偿时称为双弓型；仅有前动脉弓或后动脉弓参与时称为单弓型。

胰背动脉型是指肠系膜上动脉或分支，经胰背动脉或分支与腹腔干或分支相交通形成的侧支类型，其解剖学基础是起自腹腔干或其分支的胰背动脉向下走行，与肠系膜上动脉及其分支之间吻合，同时发自肠系膜上动脉的胰背动脉向上走行，与腹腔干动脉分支有数个吻合支。胰背动脉型可以分为纵向和横向两种亚型，即腹腔干或分支直接与肠系膜上动脉或其分支纵行交通称为纵向型；当胰横动脉与脾动脉相交通或胰背动脉外支直接与胃十二指肠动脉横行交通时称为横向型。

肝内型是指存在于肝内的肝叶或肝段之间的侧支血管交通，主要表现为肝内动脉与肝外动脉之间的交通。最常见的是肝右叶动脉和肠系膜上动脉之间的侧支交通，此外，这类侧支循环还包括肝内小叶的侧支血管、胃右动脉和胃左动脉的吻合及肝左动脉和胃左动脉的吻合等，并且随着肝动脉变异，侧支循环的表现也各具特点。

肠系膜下动脉型是指肠系膜下动脉分支增粗，向上迂曲走行，与肠系膜上动脉吻合。此类型主要见于腹腔干狭窄并同时伴有肠系膜上动脉狭窄的病例。该组中共出现4/30例，均同时伴有胰十二指肠动脉弓型和肠系膜下动脉型两种侧支交通。这两种侧支交通的类型存在，正好可以代偿肠系膜上动脉和腹腔干分支的血供。

3. 腹腔干狭窄并发腹腔内脏动脉瘤　腹腔干狭窄并发腹腔内脏动脉瘤少见。Sugiyama等（2007）研究认为腹腔内脏动脉瘤与正中弓状韧带压迫导致的腹腔干狭窄相关，正中弓状韧带压迫可能是内脏动脉瘤形成的常见原因，机制为腹腔干狭窄引起内脏动脉网络的血流动力学变化，主要通过胰十二指肠动脉弓及其分支扩张来增加血流量所致。一组中出现3例，其中1例同时有胃左动脉瘤和腹腔干动脉瘤，2例胰十二指肠动脉近端动脉瘤。

腹腔干病变的诊断：一组研究中所有病例的临床病史及诊断未提示腹腔干病变，均为CT三维重建时诊断，分析原因主要为腹腔干狭窄多数无症状或仅有轻微症状，或被腹部其他病变的症状掩盖。随着人们对腹腔干狭窄病变认识的进一步加深，MSCTA三维重建这一检查技术将会起到更加重要的作用。首先，CTA三维重建可以诊断临床忽视的腹腔干狭窄，并鉴别腹腔干狭窄类型：动脉硬化、正中弓状韧带压迫、主动脉夹层等；其次，CTA血管重建能够直观显示腹腔动脉侧支交通，指导肝癌肿瘤的介入治疗、胆胰管手术和肝脏移植等。再次，CTA血管重建可以早期诊断单发腹腔干夹层、腹腔动脉瘤等，提示临床采取有效的治疗措施，避免夹层、动脉瘤破裂后危及患者生命。

总之，MSCTA能够准确诊断和评价腹腔干狭窄、及其侧支循环或伴发的腹腔动脉瘤，具有重要的临床应用价值。

第七节　肠系膜上静脉血栓形成

患者，男性，19岁。上腹痛3 d伴鲜血便入院。查体中上腹压痛、反跳痛。肠镜示插镜至乙降交界处，肠壁上见大量暗红色血迹附着，肠腔有较多较红色血液。

CT：近段小肠节段性扩张、积液，管壁增厚、水肿，黏膜皱襞增粗，肠腔显示不清，周围脂肪间隙不清，呈絮状改变，腹膜腔局部少量积液；肠系膜上静脉管腔内密度增高（图14-3-3）。

手术所见：屈氏韧带下约5 cm处至以远约1.1 m长上

段空肠坏死发紫，腹腔肠管内广泛积血、积气、水肿增厚明显，该段肠系膜静脉弥漫性血栓形成，其余小肠系膜散在血栓，余小肠肠管颜色稍差，活动度有所减弱。肠系膜动脉搏动可扪及，腹腔大量血性渗液约 1500 ml。

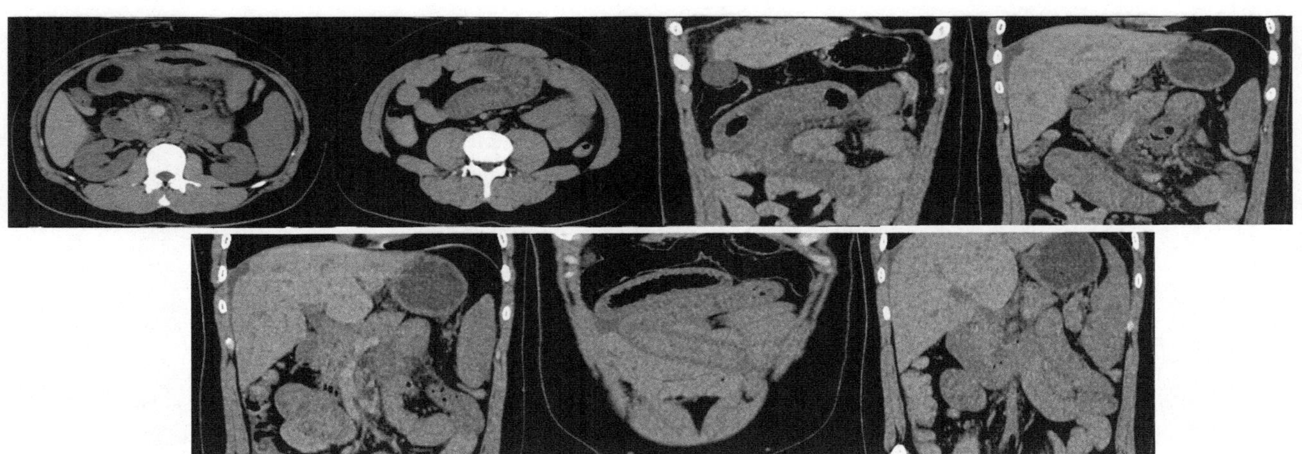

图 14-3-3　肠系膜上静脉血栓形成

第四章 关于髂动脉

第一节 髂动脉闭塞侧支循环

髂动脉包括髂总动脉及髂内、外动脉,髂总动脉自腹主动脉末端发出,走行一段距离后再发出髂内、外动脉。髂内动脉前干分支主要供血盆腔脏器,后干分支主要供血盆壁结构,髂外动脉延续为股动脉,分支供血臀部及下肢。髂动脉解剖结构特殊,其发生闭塞性病变时,3 支血管容易受到不同程度累及。

从一项研究 11 例髂动脉闭塞观察,髂总动脉均同时伴发同侧髂内动脉闭塞,表现为主干不显影,其前、后干多显示正常,可能与形成侧支循环的分支动脉多与前、后干交通,而髂内动脉主干无血液流动容易形成血栓;6 例伴发髂外动脉闭塞,表现为自腹壁下动脉等形成侧支循环的动脉开口之前不显影,亦与无血液流动而易形成血栓等因素有关。

1. 生理状态下的侧支循环 生理状态下供血胸壁、腹壁及盆壁的血管之间可能存在细小吻合支,主要包括:胸廓内动脉起自同侧锁骨下动脉,沿胸骨外后缘下行,主干延续为腹壁上动脉,分支供血腹直肌,与起自髂外动脉的腹壁下动脉在腹直肌鞘吻合;第 11、12 肋间动脉分支供血上腹壁组织,与腹壁下动脉分支在上部腹壁交通;旋髂深动脉发自髂外动脉,供血髂嵴及附近肌肉,与第 10~12 肋间动脉分支于腹壁侧前方形成侧支吻合;腹壁浅动脉与第 11~12 肋间动脉于腹外侧壁形成侧支吻合;腰动脉供血腰大肌、椎体周围组织及脊髓,其相互之间存在吻合支,第 4 腰动脉分支供血上部骶椎周围组织,其分支与髂外动脉分支存在吻合。正常情况下这些吻合支细小或处于关闭状态, MSCTA 图像上多不能显示,当髂动脉狭窄闭塞后,吻合支开放、扩张,MSCTA 上显示血管呈螺旋状迂曲扩张,侧支循环血管之间以网状细小血管相连。

2. 髂总动脉闭塞后的侧支循环 该项研究患者均为髂总动脉闭塞,上述侧支循环血管均明显扩张,腹壁上动脉、第 10~12 肋间动脉、第 4 腰动脉为主动脉向下肢供血的主要血管。

髂动脉闭塞多存在原发性血管性病变,如动脉粥样硬化、大动脉炎等,侧支血管亦可能出现闭塞,其之间的连接血管可以保障侧支循环供血效率、避免侧支血管狭窄闭塞后的血液供应中断,对动脉闭塞性病变有重要意义。

腰骶部存在丰富的血管网,髂动脉闭塞后主动脉向下肢供血,可能存在其他无名动脉形成的侧支循环,重建时需仔细识别。该研究 6 例患者显示起自髂内动脉的骶外侧动脉与起自髂外动脉的旋髂深动脉,于髂嵴后方发生侧支交通,为髂内、外动脉系统之间的一种较常见的血液沟通途径;6 例起自股动脉的双侧阴部外动脉于耻骨联合附近吻合,髂动脉闭塞后,两者交通支扩张成为健侧向患侧股动脉供血的侧支循环。

髂内动脉系统分支与股深动脉及旋股内、外侧动脉于大转子附近存在“臀部十字吻合”,参与髂内动脉和下肢动脉之间的侧支循环,该研究多数病例扫描未包括此部位,因此,未作统计。肠系膜下动脉的延续支直肠上动脉、髂内动脉分支直肠下动脉及起自主动脉下端后壁的骶正中动脉交叉供血直肠,目前未见三者之间形成侧支循环的影像学方面报道,但有作者同时栓塞直肠上动脉和双侧髂内动脉后未发现直肠缺血坏死,提示相互之间存在侧支循环。该研究 1 例显示患侧直肠上、下动脉交通,成为腹主动脉与髂内动脉侧支血流通道,骶正中动脉与直肠下动脉及起自髂外动脉的分支交通,成为另一种腹主动脉向髂内动脉供血通道。

卵巢动脉与子宫动脉的卵巢支共同供血输卵管

及卵巢区，子宫动脉、膀胱动脉等双侧动脉分支之间存在交叉供血，闭孔动脉与髂腰动脉、旋髂深动脉、第 4 腰动脉等形成吻合，可形成主动脉与髂内动脉、双侧髂内动脉及髂内与髂外动脉系统之间的侧支循环，可能因为相关侧支血管过于细小，该研究未发现上述侧支循环的病例。

髂动脉闭塞后，行血管移植手术或溶栓、血管成形支架植入术等治疗才能彻底改善下肢供血，MSCTA 能对侧支循环与患肢血供代偿情况进行评估，为临床选择保守治疗方案提供依据。部分患者可因侧支循环形成充分，可以代偿下肢供血，在无合并股动脉以远动脉及分支狭窄闭塞时，多不出现患肢缺血坏死及严重跛行等，不影响日常生活。

该研究 4 例合并患肢缺血坏死者，均合并远段动脉及分支狭窄闭塞性病变，7 例单纯髂动脉闭塞者均无患肢缺血坏死，因此，单纯髂动脉闭塞而侧支循环形成充分者，可考虑暂不行血管移植或支架植入术。但髂动脉闭塞后所发生的侧支循环众多且复杂，该研究病例数较少，MSCTA 显示侧支循环对患肢缺血程度的评估，尚需进一步研究。

总之，MSCTA 操作简单、安全，能进行薄层大范围扫描，对目标血管进行选择性血管重建，避开周围血管等重叠干扰，能清楚、直观、完整地显示侧支循环，并能对下肢侧支供血量进行初步评价，为临床选择和制定治疗方案提供依据。

第二节　误诊简介

（1）髂动脉和股动脉的假性穿孔：在血管造影和介入放射学处理中，以导丝或导管造成大动脉穿孔，尽管可作为并发症之一，毕竟甚为难见，而且有些还是假性穿孔，Eisellberg & Hedgcock（1979）报告 4 例假性穿孔，为导管通过一个栓塞区所致。

导管尖或导丝通过一个动脉粥样硬化斑或溃疡的穿孔能造成血管内膜下撕裂或动脉壁的完全性穿孔。对比剂进入血管内膜下，将造成对比剂持久性积聚，消失很慢，趋向于平行真正的血管腔。如为完全性动脉壁穿孔，对比剂则外渗进入动脉周围或（和）动脉周围软组织中，而此类假性穿孔，导管不离开动脉管腔，只是通过一新鲜形成的血凝块，此凝块区无对比剂聚集。在血管造影和血管性介入放射处理，导管和导丝经常经过股动脉和髂动脉，熟悉此类假性穿孔的表现是十分必要的。

（2）右髂外动脉分支钙化紧贴肠襻：在横断 CT 图像上，迂曲的右髂外动脉分支钙化紧贴肠襻，可伪似阑尾结石。动脉易于发生粥样硬化和迂曲，并可因迂曲而移位至不常见的位置，有时会造成误诊。迂曲的脾动脉在老年人的 CT 扫描中经常可以看到；髂内和髂外动脉也会迂曲走行，有时类似于阑尾结石或阑尾炎。

第三节　髂动脉动脉瘤

病例，女，85 岁。体检发现髂动脉动脉瘤 8 个月。10 月前体检腹部 CT 发现双侧髂总动脉、髂内动脉近段动脉瘤；左侧髂总动脉、双侧髂内动脉动脉瘤内附壁血栓形成。

腹主动脉 MSCTA 表现：腹主动脉管腔通畅，管壁稍增厚、毛糙，可见多发小斑片状钙化影，直径 2.3 cm。双侧髂总动脉、髂内、外动脉走行迂曲，管壁稍增厚，可见小斑片状钙化灶；双侧髂总动脉、双侧髂内动脉近段可见瘤样突起；最大位于右侧髂总动脉，大小 3.6 cm × 4.4 cm × 4.8 cm，边界欠光整；左侧髂总动脉、双侧髂内动脉近段见环形低密度斑片影。影像诊断：双侧髂总动脉、髂内动脉近段动脉瘤；左侧髂总动脉、双侧髂内动脉动脉瘤内附壁血栓形成（图 14-4-1）。

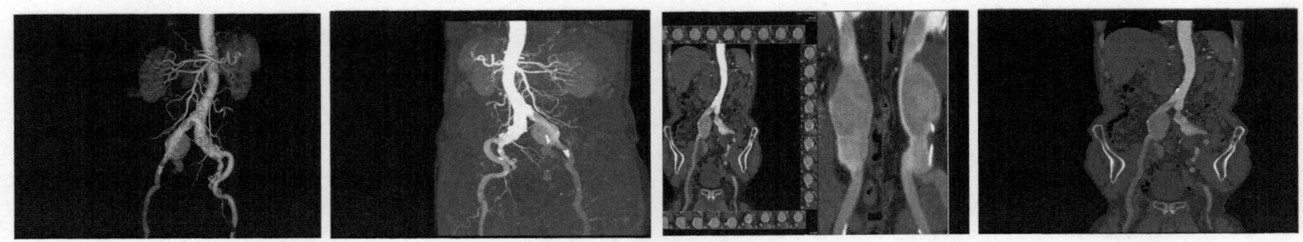

图 14-4-1 髂动脉动脉瘤

第五章　关于髂静脉

第一节　髂静脉受压综合征

髂静脉受压综合征，是指左髂静脉受到其前方右髂动脉和后方腰骶椎的压迫，引起的下肢和盆腔静脉回流障碍性疾病，髂静脉受压综合征还常继发髂股静脉血栓形成。

1. 继发髂股静脉血栓形成　15 例(48.4%)合并髂股静脉血栓形成，发生在左侧 13 例，发生在双侧 2 例。轴面图像血栓表现为类圆形低密度影，重组图像上范围较小的血栓表现为局部充盈缺损，范围较大则表现为静脉内相对低密度影，边缘有时可见较高密度的对比剂，部分患者静脉管径扩大。6 例血栓的范围和近心端 CTA 的显示较 DSA 清楚。

2. 左髂静脉受压　左髂静脉受压在解剖学上普遍存在，一组资料显示无髂静脉回流障碍的人群，左髂静脉前后内径和受压程度在较大的范围内，女性组受压左髂静脉前后内径绝对数值小于男性组，但受压程度与男性组的差异无统计学意义。正常人群与髂静脉受压综合征患者髂静脉受压的程度有一部分重叠，这说明髂静脉受压不一定都形成髂静脉受压综合征，但正常人群左侧髂静脉受压程度通常不超过 70%。该组髂静脉受压综合征患者受压程度均大于 50%，大部分患者(75%)受压程度≥ 70%，因此，CT 图像上测量和计算髂静脉受压程度，≥ 70% 有助于髂静脉受压综合征的诊断，小于 50% 则不支持髂静脉受压综合征的诊断。

考虑到正常的左、右髂静脉管径基本相等，左髂静脉受压时其远端扩张，尤其是合并血栓时，因此用右侧髂静脉作标准，计算受压程度的相对值较为精确。有研究发现，不只是左髂总静脉会受到动脉的压迫，右髂总静脉、髂静脉分叉及下腔静脉都有可能受到动脉的压迫，该组资料也显示有少数右髂总静脉受压的患者。

3.CTA　CTA 为诊断髂静脉受压综合征提供了新的途径，下肢静脉 CTA 检查分间接法和直接法，间接法 CTA 临床应用较多，相对直接法 CTA 而言，间接法 CTA 没有静脉穿刺后引发静脉炎和血栓的危险，并且较少有直接法 CTA 对比剂边流造成的假象。

该研究间接法 CTA 采用双期扫描，1 期扫描动脉和静脉的显影均较浓，观察髂动、静脉的关系较好，较适用于髂静脉受压综合征的诊断；2 期扫描静脉显影较淡，但静脉内对比剂较均匀，对血栓的诊断较少出现假阳性。

间接法 CTA 还可以与 CT 肺动脉成像联合应用，患者只需接受一次对比剂的注射便可以完成 CT 肺动脉成像和间接法下肢静脉 CTA 的检查，同时评价肺动脉和下肢深静脉系统，为患者节约费用，更全面地了解栓塞患者的情况。

常规静脉造影目前仍是诊断髂静脉受压综合征的“金标准”，DSA 的优势在于在检查过程中可以进行介入治疗，然而，它的主要缺点是侵入性、高费用，经足背穿刺顺行性下肢静脉造影，常对静脉的受压显示欠满意，特别是在髂静脉受压综合征伴发髂股静脉血栓形成时。

应用 MSCT 可在生理状态下准确显示髂静脉及其周围结构，并且利用 MSCT 各向同性的特点，可任意重组各种平面的图像进行观察。左髂总静脉位于右髂总动脉和腰椎或骶骨之间，这部分脊柱易形成骨质增生和椎间盘突出，这也是髂静脉受压的原因，MSCT 检查可清楚显示椎体和椎间盘的改变。

CTA 可以清楚显示静脉受压的部位和范围及有无合并其他病变，了解下腔静脉及对侧静脉的情况，对受压静脉内径进行精确测量，判断受压程度，这些为患者治疗方案的确定和介入治疗的内支架直径和长度的选择提供了参考。

4. 介入治疗后复查 髂静脉受压综合征介入治疗后,血管成像复查了解疗效是必要的,术后复查DSA静脉造影的操作更为困难,患者耐受性下降,并发症风险增大,CTA可以方便、安全、准确地显示血管内支架、下腔静脉滤器的位置以及静脉是否通畅等情况,因而,CTA在髂静脉受压综合征介入术后的复查也极具价值。

髂静脉受压不仅引起下肢和盆腔静脉回流障碍,还是下肢深静脉血栓形成的重要原因,从而可解释左侧下肢深静脉血栓高发的原因,下肢深静脉血栓形成左侧的发生率比右侧高3~8倍。该组髂静脉受压综合征患者中有48.4%继发髂股静脉血栓形成,CTA诊断下肢深静脉血栓有很高的准确性,与常规静脉造影相比,CTA检出血栓的准确率为94%~100%。

因为MSCT的高密度分辨率,可较好地显示血栓范围及近心端,而顺行性下肢静脉造影采用足背血管穿刺注射对比剂,对比剂由静脉远段逐渐充盈近段,当盆腔静脉对比剂充盈欠佳时,对血栓是否存在,诊断有时会较困难,这是静脉造影对盆腔静脉血栓漏诊、误诊的主要原因。

第二节 无症状人群髂总静脉受压

髂总静脉受压综合征是髂总静脉受压和(或)存在腔内异常粘连结构所引起的下肢和盆腔静脉回流障碍性疾病,也称Cockett综合征,或May-Thurner综合征。研究认为髂总静脉受压综合征主要发生在左侧髂总静脉,与左下肢深静脉血栓形成、静脉曲张及深静脉功能不全关系密切。

Virchow(1851)发现,左侧深静脉血栓的发生率明显高于右侧(5:1),M c mmrrich(1908)将其解释为左髂总静脉先天性粘连的结果。

此后一系列研究结果表明,左髂总静脉粘连是后天形成的,是由于静脉长时间受压和受到慢性刺激而发生内膜过度增生和纤维化的结果。May & Thurner(1957)认为,机械压迫及右髂总动脉搏动性刺激共同作用导致了左髂总静脉内膜增生及纤维粘连。

静脉壁粘连主要表现为侧壁粘连型、中央隔带型、隔膜型3种形式。部分学者认为此种病理改变导致左髂总静脉的部分或完全梗阻,明显增加了左髂股静脉血栓形成的风险,尤其多见于外伤、术后下肢制动及妊娠的年轻女性患者。

Kim等(1992)将左髂总静脉受压的相关病程分为无症状左髂总静脉受压、静脉壁粘连和左侧髂股静脉血栓形成3个阶段。有研究显示,只要髂总静脉受压程度大于50%局部就有血栓形成。

关于左髂总静脉受压在正常人群中的发生率,May & Thurner(1957)对430例尸体解剖研究结果显示其发生率为22%。一些作者解剖100例尸体发现左髂总静脉壁粘连者占25%。Kibbe等(2004)研究50例无症状患者的左髂总静脉的CT资料,结果发现左髂总静脉受压程度超过50%者占24%,受压程度超过25%者占66%。

一项研究资料显示,无症状人群中左髂总静脉受压程度大于50%者占19%,受压程度大于25%者占52%。

在无症状人群中左髂总静脉受压是非常普遍的现象,超过一半的无症状人群左髂总静脉受压处横截面狭窄超过50%。长期以来一直认为,此种变异会增加左侧深静脉血栓形成的风险。有作者甚至建议采用血管成形术及支架植入治疗髂总静脉受压来预防其可能引起的一系列并发症。一项研究报道,在美国每年下肢深静脉血栓发生率不到千分之一,而无症状人群左侧髂总静脉受压的发生率如此之高,可见单纯此种血管变异本身似乎不会增加深静脉血栓形成的风险。

此外,左髂总静脉受压及内膜粘连的发展是一个缓慢的过程,盆腔静脉丛,尤其骶前静脉丛异常发达,通常情况下不会造成明显的下肢静脉回流障碍。有作者曾研究了9例安装心脏起搏器患者的左侧髂总静脉造影结果发现,左髂总静脉重度狭窄1例,完全闭塞1例,均可见丰富的骶前静脉丛形成,此2例患者左下肢均无静脉回流障碍的临床表现。因此,下肢深静脉血栓形成可能是患者处于高凝状态、血管内膜损伤、外伤或术后下肢制动同时合并髂总静脉受压等综合因素共同作用的结果。

总之，一般认为在正常人群中左髂总静脉受压是一种常见的变异，似乎不应被认为是一种临床病理状态，单纯此血管变异本身并不会明显增加左下肢深静脉血栓形成的风险，无须特殊处理。

第三节　左髂静脉伪似淋巴结肿大

Moncada 等（1979）报告左髂静脉近侧段常常水平走行，当其扩张时，在 CT 横断图像上容易与淋巴结肿大发生混淆。在真骨盆断面 CT 图像上，经静脉注入对比剂后，见主动脉与左腰大肌影之间有明确的包块，再行动态扫描见此包块实为左髂静脉水平走行，兴趣区动态扫描见髂总静脉（77 HU）影平行于主动脉（87 HU），其 CT 值明显高于腰大肌（42 HU）。

连续的影像观察及动态扫描可以获取较完整的形态学资料，对于分辨某一结构是血管还是肿块常有帮助，在观察 CT 图像时，切忌单纯靠某一层面影像武断作出结论，而应综合分析其上下邻近多个层面图像，方可考虑诊断意见。

第四节　诊断陷阱之一：粗大的髂内静脉分支

粗大的髂内静脉分支在横断图像上紧贴骶骨翼前面，可伪似肿大的淋巴结。增强扫描后再阅图像，问题迎刃而解。

第五节　髂总静脉的汇合点：CT 诊断陷阱之一

Lee 等（1982）注意到髂总静脉的汇合处，有时在 CT 扫描图像上可异乎寻常地显著，酷似肿大的淋巴结或其他肿块，导致 CT 诊断错误。

而当静脉团注对比剂后再增强扫描，同时令病员作 Valsalva 试验，CT 图像上清楚可见该影实为静脉的汇合点。该作者报告 2 例病人。

第六章 下腔静脉

第一节 下腔静脉肿物的影像学评价

影像诊断学在下腔静脉肿物的诊断和治疗后复查是起着至关重要的作用。常用影像学检查手段包括超声、计算机断层扫描成像(CT)、磁共振成像(MRI)、数字减影血管造影(DSA)技术等。超声(包括彩色多普勒血流成像)是下腔静脉相关疾病治疗前检查和治疗后复查的最常用方法。但其准确性容易受到肠管及气体的影响,也与检查医生经验相关,具有一定的局限性。

CT 增强扫描是目前下腔静脉疾病诊断最主要和最常用的确诊方法, CT 检查不受肠道气体、骨骼及脂肪的影响,可清晰地显示病变所在的部位、形态、大小、密度及与邻近脏器和大血管的关系,了解侧支循环。

需要注意的是,扫描时间选择,在门静脉期评估时(以 3~5 ml/s 流率注射, 100~150 ml 非离子型对比剂,注射后 60~70 s),于肾下段下腔静脉中常有对比剂混悬不均的表现。故目前推荐注射对比剂后 70~90 s 进行扫描,可有效避免这种假象,在下腔静脉高度狭窄或闭塞患者,可以延迟至 90~180 s 再扫描。

MRI 扫描软组织分辨率高,是目前评价下腔脏静脉肿块和肿块样病变最可靠的技术,具有无辐射,能更好显示病变是否侵犯下腔静脉管壁等优点,但其成本较高。

DSA 目前较少单独用于下腔静脉疾病的诊断,多在介入治疗前施行。

此处简要地对下腔静脉各种肿物,包括血栓形成、假瘤样病变、原发良性 / 恶性肿瘤及继发性癌栓的影像学表现及相关临床知识进行梳理,以期能够更好诊断和准确地描述相关异常,认识假性病变表现及避免常见的陷阱。

1. 下腔静脉血栓形成(bland thrombus of IVC) 虽然下腔静脉血栓常与下肢深静脉血栓形成(DVT)合并存在,但孤立性、自发性下腔静脉血栓形成发病率低。欧美人群孤立性腔静脉血栓形成(包括上腔静脉和下腔静脉 DVT)年发病率为 1.4~1.8/10 万人,亚洲人发病率低于这一数字,孤立性腔静脉血栓形成患者仅占住院深静脉血栓患者的 2.6%~4.0%。

下腔静脉血栓形成的发病机制遵循 Virchow 三联征原则,即内膜损伤、血流淤滞和高凝状态。影像诊断医生需了解引起血栓的诸多诱因,如创伤(包括医源性损伤)、高凝综合征、活动期恶性肿瘤、感染、激素治疗、口服避孕药、妊娠、肾病综合征等。

急性下腔静脉血栓,CT 平扫上多表现为稍高密度。与肌肉比较,血栓在 MR T_1WI 上多表现为等信号或稍高信号, T_2WI 上大多表现为稍高信号;亚急性血栓在 T_1WI 及 T_2WI 血栓均呈高信号;慢性血栓,CT 平扫多为等密度,MRI 在 T_1WI 和 T_2WI 上均表现为等或低信号,正常流空信号消失。

增强扫描表现为血管闭塞及充盈缺损,其特点是下腔静脉无扩张或轻度扩张,增强扫描栓子无供血血管及强化。但应注意很多肿瘤或瘤栓可合并血栓。

在影像诊断报告中,除判断血栓性质、范围以外,需重点注意以下诱因:①医源性因素(如下腔静脉滤器、导管);②下腔静脉发育畸形:约 20% 下腔静脉血栓病人合并下腔静脉发育畸形,是并发下腔静脉血栓的重要解剖因素,特别是年轻的血栓病人(<30 岁);③外源性压迫,如髂静脉压迫综合征(May-Thurner syndrome 或 Cockett syndrome)、腹膜后恶性肿瘤及肿大淋巴结、术后瘢痕等。

2. 下腔静脉假性病变（pseudolesions of IVC）　常见的下腔静脉假性病变包括下腔静脉假性脂肪瘤、对比剂混悬不均表现及血管变异。

（1）下腔静脉假性脂肪瘤（pseudolipoma of IVC）多见于肝硬化、肝叶萎缩者。由腹腔脂肪疝入下腔静脉与肝脏之间，并压迫下腔静脉而形成。

典型部位是下腔静脉横穿膈肌区域，表现为由膈下脂肪压迫下腔静脉形成的含脂肪密度充盈缺损或外压性改变。通过三维重建可明确其与腹腔脂肪延续，即可确诊，无须进一步检查。

（2）下腔静脉对比剂混悬不均（admixture of IVC）多为扫描时间选择不当所致，也可由病变引起，根据病人不同循环情况，适当改变扫描时间或进行延迟期扫描，有助于避免错误认识。

（3）血管变异所致下腔静脉假性病变，多见于副血管开口（如副肝静脉）。熟悉常见副血管变异，采用三维重建观察等有助于正确识别。

3. 下腔静脉良性肿瘤　下腔静脉良性肿瘤罕见，最多见的是下腔静脉平滑肌瘤病（IVL，外文文献报道约 300 例），其他包括下腔静脉脂肪瘤（外文文献报道少于 30 例）及更少见的如静脉内血管平滑肌脂肪瘤及海绵状血管瘤等。

下腔静脉平滑肌瘤病 90% 发生于绝经前期妇女，常认为与雌激素水平相关（激素依赖性肿瘤），合并子宫肌瘤或有肌瘤手术病史。病变起源目前多倾向 Sitzenfry 理论，认为具有侵袭特性的子宫肌瘤细胞向静脉管腔内侵袭而导致本病。

病理学上，下腔静脉平滑肌瘤病为良性，但在生物学上常表现为恶性行为，表现为沿静脉系统蔓延性生长，从小静脉延及下腔静脉，甚至右心房。除静脉外，淋巴管也可受累，但下腔静脉平滑肌瘤病很少侵袭静脉壁。

影像学上，下腔静脉平滑肌瘤病主要表现为子宫旁盆腔静脉丛、髂静脉、下腔静脉甚至右心房内同一密度或信号肿物，受累静脉增粗，管腔内见蠕虫状异常组织影填充，MRI 流空信号消失，增强扫描可见不同程度不均匀强化。MRI 在显示肿瘤生长范围及鉴别诊断上优于 CT 检查。

手术切除是治疗下腔静脉平滑肌瘤病的主要方法，肿瘤切除不彻底将导致复发和再次手术。因此影像诊断报告中，除明确下腔静脉受累范围外，也需要重点提示盆腔病变和累及盆腔静脉主要分支情况，为手术方案选择提供依据。

4. 下腔静脉原发恶性肿瘤　最常见的下腔静脉原发恶性肿瘤是平滑肌肉瘤（PLS），女性多见，平均发病年龄 60 岁。肿瘤起源于血管平滑肌，下腔静脉起源最常见（50%），其次为肾静脉起源。血管来源平滑肌肉瘤占腹膜后平滑肌肉瘤 38%，其中完全位于血管内者约 5%，同时累及血管内外者约 33 %。其他罕见累及下腔静脉恶性肿瘤包括脂肪肉瘤、纤维肉瘤等。

PLS 倾向沿腔静脉走行纵向生长、推移、侵蚀破坏或阻塞下腔静脉，瘤体多巨大且形态不规则，呈椭圆形或分叶状，包膜多不完整，肿瘤密度或信号多不均匀，坏死、出血常见，脂肪、钙化少见。CT 平扫肿瘤密度较高，增强扫描呈渐进性明显强化。

MR T_2WI 肿瘤呈等信号或略高信号，对诊断和鉴别诊断具有提示性，类似改变只见于淋巴瘤或纤维组织来源肿瘤，很少见于腹膜后其他恶性肿瘤。

术前影像学评估应包括肿瘤范围、下腔静脉梗阻程度、侧支循环及除外转移灶。下腔静脉分段与疾病预后及手术方式选择相关，其中上段（肝静脉到右心房段，见于 6%~20% 病例）预后最差；中段（肾静脉到肝静脉段，见于 42%~50% 病例）预后最好；下段（肾静脉以下段，见于 37%~44% 病例）预后居中，诊断报告中需重点描述。

5. 下腔静脉瘤栓（secondary tumor thrombus）　下腔静脉瘤栓远较下腔静脉原发恶性肿瘤常见，其中 50% 瘤栓来源于肾肿瘤（4%~10% 肾癌可见肾静脉及下腔静脉癌栓形成），其次为肝肿瘤（1.67% 肝癌累及肝静脉及下腔静脉）及肾上腺肿瘤（原发及转移），少见病变包括生殖源性肿瘤、淋巴瘤、神经母细胞瘤、腹膜后肉瘤、副神经节瘤等。

下腔静脉瘤栓多由原发肿瘤直接蔓延侵犯所致，影像学表现为与肿瘤同质软组织密度或信号，受累血管增宽，增强早期可见瘤栓内细线样供血血管，表现为“线与绳索征”，延迟期可见瘤栓强化，诊断相对不难。

在影像学诊断报告中需重点提示瘤栓有无侵犯下腔静脉壁及病变在下腔静脉内延伸的范围，明确疾病分期。以最常见肾癌伴静脉瘤栓为例，目前一般采用梅奥医学中心提出的五级分类法进行分级：0 级，静脉瘤栓局限于肾静脉内；Ⅰ级，瘤栓侵入到下腔静脉内，但超出肾静脉开口水平小于 2 cm；Ⅱ级，瘤栓超出肾静脉开口水平大于 2 cm，但低于肝静脉水平；Ⅲ级，瘤栓超过肝静脉水平，但低于膈肌水平；

Ⅳ级,瘤栓超过膈肌水平或进入右心房内。

下腔静脉肿瘤及肿瘤样病变相对少见,容易忽视。放射科医生应该熟悉相关疾病谱,选择合理的影像学检查及序列,认识常见陷阱,掌握特征性影像学征象,并在影像诊断报告中重点回答临床关心的问题。

第二节 双下腔静脉与误诊

双下腔静脉是少见的先天异常,两支下腔静脉左右各一。

Faer 等(1979), Royal & Callen(1979), Mayo(1983)相继著文讨论此类疾患的影像学表现。有的在左肾动脉下方平面见到左下腔静脉,左肾静脉可汇入左下腔静脉,也可汇入右下腔静脉,更颇侧常见左下腔静脉走向右侧,汇入右下腔静脉,然后汇入右心房。

有作者报告在一右肾先天阙如而又腹部创伤的小儿,CT 平扫时将左下腔静脉误认为腹膜后淋巴结肿大,以后仔细观察发现该影像具有管状结构且与左肾静脉相连结,而怀疑为一血管否认淋巴结肿大,再注入对比剂增强扫描,见它增强明显,实为左下腔静脉。左下腔静脉的区别诊断应包含有扩大的性腺血管,双下腔静脉连续向尾侧变成股静脉,而性腺血管是与卵巢或阴囊相连续。

第三节 下腔静脉先天异常病例

患者,男, 40 岁。左上腹疼痛 10 个月,持续性疼痛,时轻时重。外院检查发现左肾静脉瘤,消化道内镜检查未见异常,外院磁共振提示门脉高压症(图 14-6-1)。

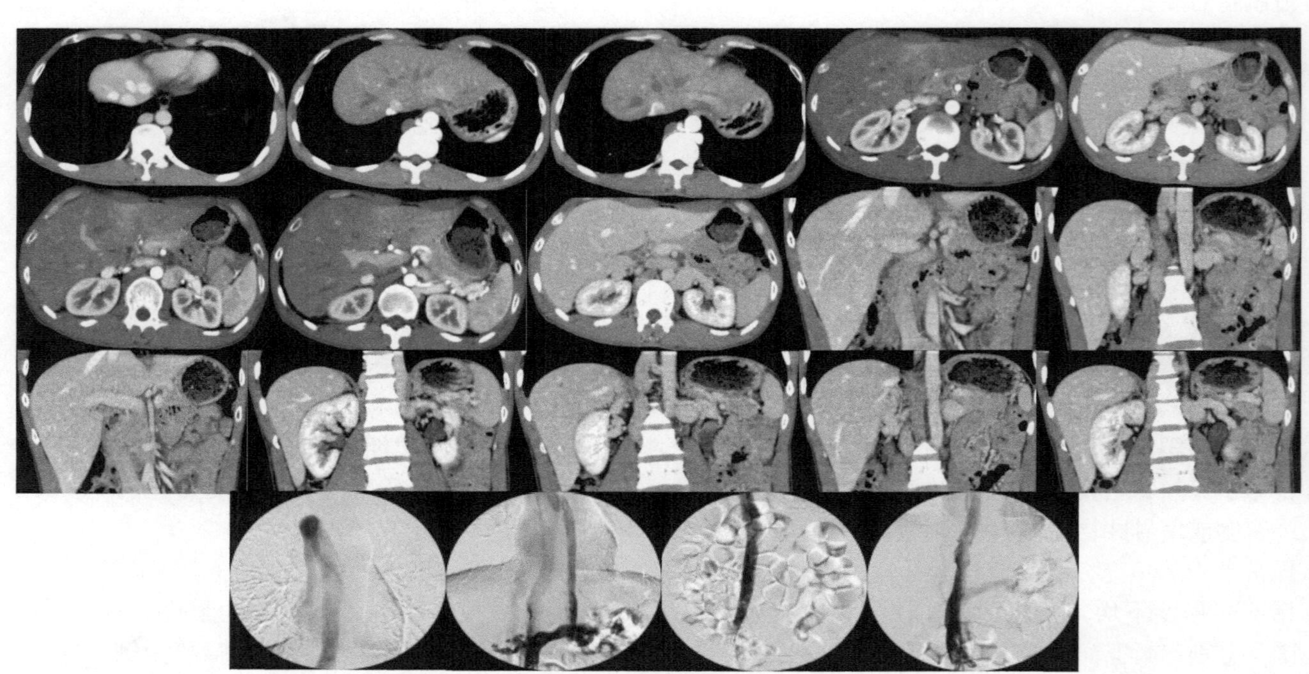

图 14-6-1 下腔静脉先天异常病例

下腔静脉上段 CTV:左肾静脉出肾门处明显膨大,形成约 34 mm × 24 mm 瘤样扩张,肝段下腔静脉阙如,右肾静脉两支汇入下腔静脉(平 L_1 椎体),一支发育畸形伴肝内交通,左肾静脉汇入奇静脉,右肾静脉汇入下腔静脉,奇静脉及半奇静脉明显扩张。

下腔静脉肾静脉开口以上段汇入奇静脉,奇静脉、半奇静脉全程明显扩张，奇静脉最大径约 2.7 cm，奇静脉腹腔上段管壁不规则，左肾静脉明显扩张、迂曲，直径约 1.7 cm，近肾门区明显迂曲，向上汇入半奇静脉，并于 T_7 水平汇入奇静脉，右侧肾静脉亦见一上行分支，显影淡，远端未显示。全程造影中未见肝静脉返流显影。

第四节　影像学检查技术的流动相关伪影

螺旋 CT 是 CT 扫描技术的一个重大进展，由于螺旋 CT 扫描快捷并可重建，又有很好的组织对比，使病变的显示更加清楚，同时也使 CT 扫描较少受到呼吸运动的影响，消除呼吸运动所致的病变遗漏。但螺旋 CT 尚有一些不足，这主要包括静脉团注时机的选择和为了更好地显示不同器官需要不同的扫描参数，还有一些可能导致误诊的血液流动伪影。血管的强化程度取决于血池的大小和与选择扫描时机有关的心输出量。例如，如果静脉血管在对比剂注射后扫描得过早，强化和未强化的血液混合不匀可以导致静脉内血栓的假象，这在邻近肾静脉连接处的下腔静脉中最常见。在此水平，自肾脏的强化高密度血液（循环时间相对较短），与从下肢回流的未强化低密度血液（具有较长的循环时间）相遇，结果形成了下腔静脉中心低密度“充盈缺损”的表现，继续向头侧流动，这两种类型静脉血相互混合，从而密度变得较为均一。这种现象也可以在髂总静脉汇合处见到。

当经足静脉注射对比剂增强时，强化和未强化的血液在下腔静脉的远端混合，这时出现一种异常流动现象，使问题变得更为复杂。在静脉增强前后进行延时扫描或重复扫描有助于鉴别这种伪影，受累静脉扩张（内有血栓）和侧支循环存在也有助于这种血流伪影和血管内血栓的鉴别。

当血液流动特别缓慢时，静脉血管可以出现分层强化。运用螺旋 CT 扫描常要求 Valsalva 动作进行长时间屏气，这种现象更易发生，此时，对比增强的较高密度血液将会沿静脉的后壁分布。在腔静脉瓣功能不全时，腔静脉内血液将出现返流。当右心房因三尖瓣功能不全而增大时，对比剂实际上绕过了体循环。因为存在来自右心房的返流，所以可以看到下腔静脉内强化的出现早于主动脉，这种表现不要与从足部注射对比剂相混淆。

流动相关伪影的另一个原因是下腔静脉的“中断”，特别是在运用螺旋技术扫描时更易出现。在深吸气时，由于邻近膈肌的下腔静脉局部塌陷和回心静脉血流减少或停止，大多数仰卧位病人出现这种现象。这将导致下腔静脉内强化的和未强化的血液混合延迟，使任何以前存在的流动伪影更明显，造成血栓形成的假象。但在正常平静呼吸状态下行 CT 增强扫描，一般不会出现下腔静脉的中断。

虽然流动伪影较常见于大口径的血管，但它也可以出现在像门静脉和肠系膜上静脉这样的小血管中。这些血管中的流动伪影在普通 CT 增强扫描时比较少见，但在螺旋 CT 增强扫描时，由于血管增强明显和快速扫描技术的使用，这些伪影较为常见。这些伪影可类似于静脉内血栓，为了解决这一问题，可以在有疑问的血管段进行延迟扫描。

另外还可见到与部分容积效应有关的假血栓现象，这种现象见于在被低密度脂肪包绕的门静脉或下腔静脉。此时螺旋扫描有助于明确诊断，因为容积扫描获得的原始数据可用各种层厚和间隔进行图像重建。

右侧卵巢静脉的假血栓现象也可以看到，它常见于多产妇女，继发于瓣膜功能不全和左侧卵巢静脉逆流。在螺旋 CT 增强扫描早期，可以见到两侧卵巢静脉增强的不对称性。有作者报告扩大的左侧卵巢静脉在 CT 平扫和增强扫描中可伪似肿大的淋巴结、左肾盂积水及双下腔静脉，它位于腹主动脉的左侧和左输尿管的前方，仔细观察邻近的上下层面进行分析，一般都能避免此类误诊。与此类似的情况有腹主动脉周围迂曲的侧支静脉，在横断图像上，也可伪似肿大的淋巴结，但在增强扫描时，此类情况即可澄清。

在早期扫描中，下腔静脉和右侧性腺（睾丸或卵巢）静脉只有少量或没有静脉给予的对比剂，但是肾静脉强化较早，如有左侧卵巢静脉头侧部分的瓣膜功能不全或缺如，可出现强化血液返流入左卵巢静脉的情况。这是因为两侧卵巢静脉的正常回流不同：右侧卵巢静脉直接回流入下腔静脉，而左侧卵巢静脉汇入左肾静脉。其结果是，左侧卵巢静脉强化而右侧卵巢静脉尚未强化，这好像右侧卵巢静脉内有“血栓”存在。此时观察下腔静脉,如未出现强化,可以避免这种误诊;如下腔静脉强化时,行延迟CT扫描才可以完全排除假血栓的诊断。

虽然许多问题同静脉注射对比剂的时机和流动伪影有关,但静脉注射对比剂优点很多,能够把正常血管结构、血管正常发育变异同病变区别开来。

第五节　下腔静脉内平滑肌瘤病

静脉内平滑肌瘤病少见,是一种组织学分化良好的平滑肌细胞良性肿瘤,但其以血管腔内巨大的平滑肌瘤生长为特点,能侵蚀血管到远处生长,符合恶性的概念。以绝经前经产妇好发,大多数患者有子宫肌瘤的病史。静脉内平滑肌瘤病是罕见的沿静脉血管生长的平滑肌瘤,起源于子宫静脉壁内的平滑肌细胞或子宫壁内的平滑肌瘤细胞,一般通过盆腔静脉或卵巢静脉向下腔静脉生长,并向右心房腔内延伸。换句话说,静脉内平滑肌瘤病起源于子宫肌壁间血管壁本身,或子宫肌瘤内的血管,肿瘤可通过卵巢动静脉或宫旁静脉延伸达下腔静脉甚至生长到右心房及左心内。

1. 分期　静脉内平滑肌瘤病根据病变的累及范围分为4期:①子宫及宫旁病变期,病变局限于子宫及宫旁;②盆腔静脉期,病变局限于盆腔或阻塞一侧或双侧髂静脉;③下腔静脉期,肿瘤延伸至下腔静脉,或累及肾静脉、肝静脉;④心腔受阻期,肿瘤侵入右心房,部分肿瘤可越过三尖瓣口进入右心室。一组4例属于静脉内平滑肌瘤病的第3期和第4期。

2. 病理学　子宫不规则增大,常有多发性平滑肌瘤结节,在子宫壁、宫旁阔韧带内或卵巢静脉内可见条索状、分支状、蚯蚓样或结节状肿物,肿物组织切面呈灰白色或灰黄色,质地软硬不等,周围有明显的腔隙,即为扩大的脉管。部分表现为多发性小囊腔,囊腔内充满灰白色肿物,质硬、表面光滑,腔内有少许浆液。约10%的肿物延伸至下腔静脉,甚至达心脏。镜下见子宫静脉内平滑肌瘤病由梭形平滑肌细胞或特殊类型的平滑肌瘤细胞(如细胞性平滑肌瘤、上皮样平滑肌瘤及奇异型平滑肌瘤等)组成,无核分裂象或仅有极少量分裂象。大量血管腔被少量平滑肌束相间隔,肌瘤可伴广泛的水样变性、黏液变性或玻璃样变,最后的确诊依据为肿瘤表面被覆一层扁平的血管内皮细胞。

3. 临床表现　临床表现主要是下腔静脉内的肿瘤导致静脉回流障碍,或右心房内的肌瘤导致心力衰竭的症状。

4. 影像学研究

(1)超声:静脉内平滑肌瘤病的特征性表现为局限于子宫的静脉内平滑肌瘤病显示肌壁间多发中低回声结节,血供较丰富,彩色超声显示血流呈树枝状或条索状;侵及卵巢静脉、髂静脉、下腔静脉的瘤体显示中等回声不均质条索状肿块,肿块内血流丰富,可见肿块与血管壁附着点,静脉管腔增宽;心房内肿块呈强回声,似蛇头随心脏搏动而漂动。超声一般表现为盆腔内附件区非均质回声团块,并沿髂静脉、下腔静脉扩展生长,形成腔内附壁的强回声团块,有时可在右心房内形成肿瘤。

(2)CT:静脉内平滑肌瘤病的CT平扫及增强扫描的共同特征为子宫及附件、右髂静脉、下腔静脉、右心房不均匀密度肿块,增强后不均一强化;边缘有包膜,大部分与静脉壁不能区分;可侵及肾静脉、下肝静脉;可见奇静脉、半奇静脉、腰静脉、腰升静脉和双侧卵巢静脉增粗。比较特殊的征象有:部分肿块以边缘强化明显(2/4例),CT值为78~90HU,中央未见明显强化;强化肿块中见细小迂曲血管穿行(3/4例);肿块可累及下肝静脉(1/4例),以及肾静脉(2/4例),导致右下肝叶及肾段灌注不良。

有作者报道2例患者,CT增强显示髂静脉-下腔静脉-右心房占位,未描述强化程度。另有作者报道1例,腹部增强CT显示右侧附件、右髂静脉、下腔静脉、右心房不规则软组织肿块,边缘光滑,大部分与静脉壁不能区分,静脉边缘见间断性“环形”或“新月形”对比剂充盈,静脉内肿块轻度强化。有作者报道1例静脉内子宫平滑肌瘤,CT平扫子宫明显增大,盆腔充填不均匀密度肿块,增强后呈不均匀强化。另有作者报道1例右髂内静脉平滑肌瘤蔓延至右心房,CT扫描显示胰腺水平以下下腔静脉至右髂内、外静脉腔内不均匀软组织密度影,增强后不均匀强化,周围有低密度包膜影,静脉管腔扩张。

静脉内平滑肌瘤病的CT和MRI表现主要是盆腔内起源于子宫的肿瘤,沿宫旁静脉、髂静脉延伸进入下腔静脉甚至心房内形成肿瘤,增强后肿瘤强化明显，血供丰富。受累血管可增粗迂曲。

影像学检查可明确病变范围、受累血管，进行术前的准确诊断和指导外科手术，尤其是 MSCT 的应用，通过 CTA 更好地显示了受累血管和病变范围，使此病得以术前诊断。

CTA 是目前广泛应用于大血管的先进检查技术，对下腔静脉检查的报道较少。有作者研究表明，以 3.5 ml/s 的流率从肘静脉注射对比剂后 200~240 s 扫描，肾下段下腔静脉重组效果良好。该组 3 例下腔静脉 CTA 重组图像经多平面重建、最大密度投影重建，清楚显示病变范围、肿块密度、肿块边缘以及侧支循环情况；结合动脉期扫描，不仅反映肿块的强化程度，还可以显示邻近属支和相关脏器的灌注情况。

（3）MRI：有作者报道 1 例血管内平滑肌瘤的 MRI 表现为：子宫 - 右髂总静脉 - 下腔静脉 - 右心房等 T_1、长 T_2 信号影，卵巢静脉增粗。另有作者报道 1 例，SE 序列右附件区均匀长 T_1、稍长 T_2 信号，下腔静脉增粗，静脉壁光整，其内软组织肿块见“网眼状”低信号。另组 1 例作 MRI T_1WI、FSE 及 true FISP 序列检查，显示子宫 - 右卵巢静脉 - 下腔静脉 - 右心房病变呈等 T_1、长 T_2 信号，信号不均匀，见细小血管信号，腰静脉、腰升静脉及下肝静脉增粗。

MRI 具有良好的组织分辨率和血管显示能力，联合应用多种序列扫描可以显示下腔静脉内平滑肌瘤病的范围、信号改变、边缘粘连、属支血管受累及侧支血管形成情况。

5. 鉴别诊断　静脉内平滑肌瘤病需与心房黏液瘤或腹膜后肿瘤转移到心房内的癌栓鉴别。心房黏液瘤常以窄蒂附着在房间隔上，在心室舒张期可向房室瓣口移动。

局限于子宫的静脉内平滑肌瘤病主要与子宫平滑肌瘤、子宫内膜间质肉瘤、子宫黏液样平滑肌肉瘤鉴别，影像上没有特征性，确诊有赖于手术后病理诊断。

侵及下腔静脉的静脉内平滑肌瘤病需要与下腔静脉血栓、下腔静脉瘤栓、下腔静脉平滑肌瘤、下腔静脉平滑肌肉瘤等鉴别。但这些病变没有子宫病变基础，起源于下腔静脉和髂静脉，应用 CT 和（或）MRI 检查鉴别不难。

综上所述，累及下腔静脉的静脉内平滑肌瘤病是子宫静脉内平滑肌瘤病向宫外蔓延的进展期表现，完善的影像学检查，特别是 CTA 和 MRI 检查，可以详细了解病变范围、瘤体血供、边缘粘连、属支血管受累及侧支血管形成情况，为外科手术制订最佳方案提供理论依据。

总之，当女性患者患有子宫肌瘤，肌瘤沿周围血管延伸至下腔静脉或心房内时应该考虑到静脉内平滑肌瘤病。

第十五篇　腹盆部创伤

第一章　腹盆部创伤

第一节　腹盆部创伤的影像学检查

创伤是常见的死亡原因，在所有创伤致死的病例中近 10% 是由于腹部创伤所致。钝性创伤引起的腹部创伤的诊断比较困难，因为在初次诊断中这些创伤可能没有临床表现，较明显的创伤（如头、四肢的骨折）可能会转移初诊者的注意力，使他们无法注重那些可能威胁到生命的腹部创伤。

自从 20 世纪 80 年代初的首例报道以来，CT 对于腹部创伤的诊断已成为非常有用的一项技术。CT 所提供的快速诊断能力不仅有助于减少腹部创伤的发病率和死亡率，而且对于那些可以保守治疗的病人，避免了不必要的剖腹探查。

CT 诊断腹部实质性脏器的创伤相对容易，而空腔脏器的创伤较难发现。空脏脏器主要是胃肠，平时其内容物较多，含气也多。空腔脏器破裂的特点是内容物漏出和气体逸出，出血量较少，CT 表现无特征。而且其本身的成像也不是 CT 的强项。所以 CT 诊断空腔脏器创伤，一定要结合腹部平片和借助对比剂。

第二节　影像学检查应注意事项

腹部的闭合性创伤最常见于车祸，其次为高空坠落伤与暴力殴斗，病人伤情往往较重，应先行急救，待生命征象基本稳定后再做影像学检查。因为 CT 扫描等检查，只有取得病人的合作，才能取得高质量的图像。

腹部的内脏创伤中，37% 为一个以上的脏器创伤，非脏器的腹壁与腹膜后组织伤更为常见，检查中应全面观察。虽然致伤点在腹部，但不少病人常有胸部甚至盆腔的创伤，故应根据实际情况，在检查腹部的同时加做上述部位的观察，可能得到重要的阳性所见。

一些学者指出，传统的 X 线检查虽有缺点，但也有其长处，如在一张 X 线片上可以观察腹部全貌，对显示骨折有独到之处，因此，可以将胸腹 X 线平片列为初检常规。

在 CT 扫描中，有些创伤（如血肿）在平扫时即可显示，而增强扫描后可变为等密度而漏掉，平扫加增强可发现更多的创伤灶。由于创伤与正常组织具有不同的血供及对比剂弥散速度，做动态对比增强扫描检查，可观察病变对比的动态改变，得到更多信息。

未能明确诊断的患者多可通过密切观察、复查随防得以明确诊断，这在可疑脾破裂患者中尤为重要，与迟发性脾破裂相比，迟发性肝破裂是很罕见的。

虽然 CT 扫描对腹腔脏器创伤的诊断与治疗有很大的帮助，但有时腹腔闭合性创伤的 CT 征象并不明显，特别是胰腺与肠管创伤后，即刻做 CT 检查容易使其漏诊，若怀疑胰腺创伤可做薄层 CT 扫描或在 12~24 h 内复查。

肠管创伤时 CT 虽能发现腹腔内游离气体，但对其创伤的部位难以确定，对其创伤程度及几处创伤更难确定，甚至不少病人漏诊而在手术时才发现病灶，对腹膜后与肠系膜创伤产生血肿者 CT 扫描有时也不敏感，甚至出现漏诊。

总之，要注意观察伤员临床症状的变化与 CT

征象的改变,并要及时地随防复查,以免延误失去治疗的良好时机。

第三节 肝、脾、肾、胰等实质脏器的创伤

1. 单纯实质裂伤 CT 表现为脏器内局限性呈纵形、横行或斜形裂伤,形态为条状、梭状或楔形的低密度阴影, CT 值多为 9~30 HU,发生于肝、脾者 CT 值偏高,发生于肾者 CT 值偏低。

2. 实质脏器的粉碎伤 CT 表现为局限性与广泛性 2 种,局限性为脏器一侧创伤为主,表现为节段性与小片状,甚至呈大片状低密度影,其内密度均匀,界线较清, CT 值一般在 10 HU 左右;广泛性创伤表现为脏器体积多增大,呈膨胀性改变(以脾脏最为明显),其内密度不均,有条状及斑片状低密度影,可见小块与大块状稍高密度影,常伴有包膜下、腹腔内及腹膜后不同程度积血。

3. 实质内血肿 可见脏器内圆形或卵圆形稍高密度影或低密度影,低密度影多见于肝脏,若为高密度血肿周围可见环状低密度影与正常的实质分开,呈"环堤"状改变伴不同程度包膜下积液。

4. 包膜下出血 即所谓的哨兵小块征,表现为脏器周围双边状、新月状及梭形略低密度影或高密度影或混杂密度影。

5. 肾脏创伤的其他表现 肾脏属腹膜后脏器,肾脏外伤还可见肾周血肿,血液贮于前后肾周间隙之间,常偏于肾周脂肪囊一侧,常表现为较大范围的弧形宽带状高密度灶。

6. 肋骨骨折刺伤肝、脾或腰椎骨折刺伤肾 可见受伤脏器内块状或斑片状低密度影,其附近可见骨折的病灶,同时出现包膜下与腹腔内积血,部分病例可见腹膜后血肿。

第四节 腹部空腔脏器创伤的 CT 检查

高质量的腹部 CT 检查并口服或静脉注射对比剂可以保证腹部创伤确诊的正确率。口服对比剂用于筛选胃、肠创伤。

创伤性病人怀疑有肠破裂者,可口服水溶性对比剂,剂量 1 000 ml。不用难以吸收的稀硫酸钡。不能延迟口服对比剂的 CT 检查,可控制对比剂并尽可能快地扫描。通常,当病人仍然住在创伤抢救室时可从鼻胃管输入 1 杯(非严重创伤的,没有鼻胃管也可以口服)对比剂。第 2 杯在去 CT 室的途中服下。第 3 杯需要病人在 CT 扫描床上摆位时服下。在这一期间通常只有胃、十二指肠及近端小肠可以显影,偶尔许多钝性创伤所致的肠创伤,包括近端的胃肠道可显影。如果怀疑有远端小肠的创伤,那么 1~2 h 之后,再重复做一次口服对比剂扫描。

如果是在胁腹侧或背部穿透性创伤之后,或盆腔骨折引起便血而怀疑有结肠创伤时,还需要直肠注入对比剂,即在 1L 盐水中加入 40 ml 的水溶性对比剂,并且通过儿科直肠导管将混合剂注入直肠内。为了显示结肠全段(例如右侧的穿透伤),对每例成人病人注入 800~1 000 ml。如只是左侧结肠受累,只需 400~500 ml。用这项技术的结肠灌注在 5~7 min 内可以完成。

静脉内注射对比剂时,用高压注射器在 2~3 min 内注入 60% 的对比剂 135 ml,取得了非常好的显影效果。在静脉注入后 70 s 时开始螺旋扫描,扫描范围自膈顶到肾底部,用 5 mm 的层厚,8 mm/s 的进床速度。下腹部的延迟扫描也可用螺旋扫描。

所有的层面都要在软组织窗和骨窗上摄片,如含有肺组织还同时包含肺窗。对于可能的脊柱和骨盆创伤,骨窗成像可以提供有力的证据。肺窗成像(腹部的)对于显示少量的创伤性腹腔或腹膜后游离气体尤为重要。窄的软组织窗可用于组织器官急性创伤的观察或摄片。

病人的导尿管在扫描前要夹住,使膀胱充盈,否则,腹部 CT 扫描会漏诊腹腔内或腹膜后的膀胱破裂。如果初始 CT 扫描时膀胱没有膨胀,尤其那些有骨盆骨折或血尿而怀疑有膀胱创伤的病人,应做膀胱逆行造影(CT 膀胱成像),之后重复 1 次盆腔 CT 扫描。进行这项检查时,不夹导尿管,允许膀胱排尿,通过导尿管注入 300~400 ml 对比剂,然后进

行盆腔再扫描。需要注意的是,初次扫描后充盈膨胀的膀胱成像并不可靠,如果当膀胱整体上出现可疑情况时需要进行 CT 膀胱成像。如果病人初次检查时尿道器械上可见到血,那么在置导尿管前要进行逆行膀胱镜检查以排除尿道创伤。

对于多发创伤或胸片疑有胸主动脉创伤的病人,需要静脉内注射对比剂进行复合的胸 - 腹 - 盆腔 CT 扫描。腹部创伤 CT 常规扫描在静脉对比剂注入后 70 s 进行。而在此 70 s 内螺旋 CT 完全可以扫描完整个胸腔并非常好地显示主动脉。在注射完对比剂之后的 25 s 时开始扫描胸部,在 70 s 时进行腹部 CT 扫描。螺旋 CT 扫描的可行性和这种复合性扫描可以明显地减少疑有动脉创伤时的长时间、高花费的血管造影。

为了最好地利用螺旋 CT 的速度,在急诊区应有 CT 扫描设备。通常需要同时安排两位技师,以便当一位技师输入病人资料并操纵扫描的同时,另一位技师进行摆位和注射。同时需要有一位放射医生在场。在许多腹部创伤的病例中,CT 扫描原始记录需要转换或放大,如一个血尿病人的膀胱没有充盈,则需要进行 CT 膀胱造影,如腹腔内有少量游离气体而疑有肠破裂,但是未见肠创伤时,就需要进行续加口服对比剂的延迟扫描。

另外,处理病人的小组相当重要,有潜在不稳定创伤的病人需要急救部门的护士和内科医生来稳定生命体征,并对位于扫描设备内的病人提供及时的治疗。

第五节　腹腔积血与积液

腹部钝性创伤病人在 CT 上仅见腹腔内积液时,测得水样密度(0~5 HU)可能表示输尿管膀胱破裂、胆囊破裂或是潜在的腹水。如测得血液密度,就需对腹部创伤的其他征象做仔细检查,以排除小的肝或脾撕裂伤。如有肠腔外积气,口服对比剂或灌肠后的复查 CT 非常重要。另外应在 12~24 h 后复查 CT,以寻找在初次 CT 扫描中没有发现的腹部创伤。

腹腔内任何部位的创伤性积血在 CT 上都可以显示。CT 还可测量出腹腔内积液的性质。创伤病人的腹腔内积液并不总是血液,少量出血还可能被稀释。腹腔积血的 CT 值总是高于 30 HU 的。相比较而言,创伤病人的腹水、尿液、胆汁或肠内溶液的 CT 值往往是 0~5 HU 或 10 HU。腹腔积血在 CT 上可以显示不同的密度,认识腹腔积血对准确评价病人状况非常重要,没有凝固的血液 CT 值通常是 40~60 HU,凝固的血液 CT 值是 50~70 HU,混有对比剂的血液 CT 值为 80~300 HU。CT 上通常可以看见邻近创伤处有高密度血栓影,位于出血处的附近。这些可以与腹腔内其他远处的低密度的无血栓的血液对比分析,愈接近创伤处的血液密度愈高。当 CT 发现创伤病人有活动性出血时,显示出静脉内含碘对比剂的血液流出并与周围低 CT 值的血肿相混合。在绝大多数病例中,血管强化 CT 值都高于 100 HU。增强 CT 检查是评价腹部创伤有无出血的最重要方法之一。对每例早期活动性出血的病人,需要紧急手术或紧急血管造影并栓塞。

第二章　钝性肠管和肠系膜创伤

第一节　腹部钝性创伤

在经手术的腹部钝伤病人中,小肠和肠系膜创伤者约占 50%。腔内血管破裂可引起致命的出血,可因为小肠破裂引起腹膜炎。腹部钝性创伤可形成肠系膜撕裂伤,继而引起严重的出血和血容量减少。CT 扫描在血腹的病人可以显示肠系膜的血肿形成。静脉注射对比剂的外漏征可以显示活动性出血的位置。撕裂能影响一段肠的血供而产生局部缺血,严重时可发生肠坏死和腹膜炎。血行阻断的小肠在 CT 上显示为水肿,此时动脉供血完好而肠系膜引流静脉回流受阻。

肠系膜的小撕裂伤起初也许没有临床征象,但不久会有局部小肠梗阻的表现。微小的肠系膜创伤在 CT 上可能仅表现为肠系膜的线征或模糊样改变,代表肠系膜的小血肿或出血。

第二节　空腔脏器损伤

一、胃肠创伤的机制及其解剖学特点

大、小肠为腹腔内的空腔器官,在腹腔中有较大的移动空间,当腹壁受钝性外力时,大、小肠具有足够的位移空间缓冲外力,故相对腹腔内位置固定的肝脏、脾脏、胰腺和肾脏等实质性器官而言,大、小肠受创伤的可能性更小。

肠管和肠系膜创伤的机制有以下 3 种情况:①当钝性外力较大并作用于腹部正中区域时,使肠管及其系膜挤向脊柱,导致挤压伤;②受快速减速外力作用时,固定段和移动段肠管之间将产生剪切力,导致该段肠管剪切伤;③外力作用可以使肠道管腔内压力突然增高,导致肠管爆裂。

研究认为,小肠常见钝性外伤的部位主要位于屈氏韧带的空肠近段、接近回盲瓣的回肠末端;这些部位是固定和活动度较大的肠管移行部,因此,更易受剪切外力的影响导致创伤。一组病例大、小肠及其系膜的创伤部位,主要位于腹部中线区域,如空肠近段、回肠末端和乙状结肠。一组病例大、小肠创伤占腹部钝性创伤的 6%(18/300),略高于文献报道的 5% 左右。肠管破裂可见肠系膜向创伤处纠集、包绕,并形成局部血肿,在手术中可见大网膜游离到病灶处将其进行包绕,打开包裹其内可见血液与肠腔内容物如粪便等。

二、病理学

空腔脏器受损后,管壁发生充血、水肿、渗出,血管破裂形成血肿,致使胃肠道管壁明显增厚。肠系膜创伤后,发生系膜水肿或斑片状出血,导致肠系膜脂肪密度增高、模糊。较严重的腹部钝挫伤可导致肠管破裂、穿孔,引起腹腔内积气、积液、甚至积血。肠管破裂漏出的消化液或肠内容物可引起腹膜炎,导致腹痛、腹腔渗出液等,腹腔内积液或积血可刺激周围肠管反射性扩张。当肠系膜大血管发生创伤时,可引起大出血、甚至休克。

研究发现,肠创伤引起的肠壁淤血、水肿,一般发生在黏膜和黏膜下层,CT 征象表现为肠壁增厚;

肠壁增厚 CT 平扫表现为均一密度，增强扫描表现为肠壁内层不强化或轻度强化；创伤性肠壁增厚多为弥漫均匀性增厚，可与恶性肿瘤所致非均匀性或偏心性增厚相鉴别。肠壁出血的 CT 表现尽管亦表现为肠壁增厚，但肠壁密度增高（CT 值为 50~60 HU）可资鉴别。

正常肠系膜 CT 扫描呈脂肪密度，根据系膜血管与扫描线相交角度不同，系膜血管可呈线状或小点状。若系膜血管创伤发生淤血、水肿或破裂，CT 表现为肠系膜呈“云雾状”改变，或系膜血管充血增粗、串珠状改变。当肠破裂发生时，肠腔内气体经肠壁破裂口溢出，气体存留于黏膜下层或浆膜下层，也可进入系膜间或游离于腹腔内，CT 扫描可显示肠壁积气、系膜间积气或膈下游离气体等；肠破裂时系膜间积液可呈“多角形”改变。

三、影像学研究

1.CT 直接征象

（1）肠破裂穿孔：肠壁增厚、中断和肠系膜血肿是小肠创伤的可靠征象。一组 CT 诊断肠破裂 2 例，手术发现肠破裂 4 例 6 处；CT 增强扫描表现为肠壁局限性缺损、伴肠壁周围少量积液。

CT 诊断肠破裂敏感性较低的主要原因，可能与诊断者对征象认识不足、肠壁破裂口较小、肠管无胀气及肠管破裂方位与 CT 扫描断面平行有关。术后对原始数据进行三维重建回顾性分析，发现了 3 例 4 处肠破裂肠壁不连续。一旦怀疑肠破裂，应行 3 mm 薄层螺旋 CT 增强扫描，以提高肠壁中断的 CT 检出率。

（2）腹腔、肠外游离气体：腹膜内或腹膜后肠腔外气体的显示被认为是小肠破裂的特殊征象，但是比较少见。一组 CT 发现腹腔或（和）系膜间积气、肠壁间或 / 和肠壁外游离气体 12 例，其中 2 例假阳性，阴性 2 例，敏感性为 12/16，特异性为 10/16，准确性 8/16；手术过程中肉眼可见腹腔内积气 7 例，敏感性为 7/16，特异性为 5/16。2 例假阳性者，手术探查未发现肠管破裂，考虑气胸所致；手术发现 2 例肠管破裂与术前 CT 定位不符，回顾分析 1 例与扫描层厚及层间距较厚有关、1 例与扫描覆盖范围不够有关。

CT 发现腹腔及肠外游离气体的敏感性高，但存在假阳性，应与机械性通气导致严重肺气肿、气管断裂、气胸和腹腔或盆腔术后引起的腹腔游离气体相鉴别。有些肠破裂，裂口炎性纤维蛋白渗出或破裂口黏膜外翻，可使破裂口很快封闭；因此，CT 未发现肠外积气不能排除肠破裂。脂肪窗对显示少量肠外积气，明显优于软组织窗和肺窗，可提高肠破裂诊断的敏感性。

（3）对比剂外渗、系膜血管中断和肠管缺血：一些学者指出，小肠破裂的特殊 CT 征象是口服阳性对比剂的外漏。CT 检查前口服阳性对比剂，有利于观察肠破裂时肠管内对比剂外漏；若肠管无扩张，此征象发生率较低。膀胱创伤时，对比剂可经创伤处进入腹腔，出现对比剂外渗假阳性。

一组研究中绝大多数为车祸病例，病情较重，一般在外伤后短时间内做急诊 CT，故均未口服对比剂，仅 2 例做 CT 增强扫描。对于病情较重的怀疑急性钝性肠创伤病例，尽管未口服阳性对比剂，但通过综合分析各种 CT 征象，可以做出准确诊断，弥补未口服对比剂的不足。

肠系膜血管创伤表现为肠系膜血管呈串球状改变、肠系膜血肿、肠系膜血管中断、血管内对比剂外渗和肠壁无强化，CT 增强扫描可提高肠系膜血管创伤的检出率。有学者认为，肠系膜血管创伤 CT 扫描具有较高的诊断敏感性和特异性，一旦 CT 提示肠系膜血管破裂等严重创伤，应行急诊手术。

2.CT 间接征象

（1）腹腔积液：CT 图像上肠系膜创伤可显示肠系膜的褶间积液（即小肠系膜间积液）。小肠和系膜创伤均可见褶间积液。伤后短时间内腹腔积液量多少，主要取决于肠系膜血管断裂情况以及肠管创伤程度。该组 CT 发现腹腔积液 17 例，敏感性 17/18，特异性 17/17，准确性 13/16。1 例合并肠管浆膜层及肌层挫伤，肠壁水肿明显，肠内容物漏出少，腹腔内积液少，术前 CT 未正确地评估。

该组术前 CT 诊断大量积液与手术评估相同，CT 诊断少量和中等量积液，手术评估量比 CT 相对较高，这可能与大量积液者病情较重手术及时，中等量以下积液者病情相对较轻，手术距外伤间隔时间较长有关。

有学者认为，排除其他实质脏器创伤，对于中等量和大量腹腔积液者，应及时行手术修补术；少量腹腔积液，一般提示单纯肠系膜创伤，若 CT 增强扫描未见继续出血，可行保守治疗。该组 2 例少量腹腔积液，考虑单纯性肠系膜创伤，行保守治疗均痊愈。

（2）肠壁增厚、肠系膜脂肪密度增高、肠管扩张、肠内疝:该组 CT 发现肠管壁增厚 14 例,其中 3 例伴肠管扩张,手术证实 12 例。肠壁增厚假阳性 2 例,其中 1 例为低血压, 1 例为肝硬化所致;该组 CT 显示肠系膜密度增高提示肠系膜创伤者 16 例 18 处,手术证实假阳性 1 例(肝硬化所致), 1 例阴性(手术中肠系膜无明显渗出),考虑与 CT 检查时距受伤时间短(受伤后 25 min)有关。

研究认为, CT 对肠系膜密度增高或云雾状改变,敏感性及特异性均较高。CT 显示肠壁增厚,应结合临床病史及其他 CT 征象综合进行分析考虑其意义,若 CT 增强扫描时肠壁无强化或明显强化者,则提示肠管和肠系膜血管合并创伤。

CT 显示肠管移位、肠管固定、肠系膜漩涡征,应考虑肠管或(和)肠系膜创伤伴肠内疝,合并肠内疝易导致肠坏死,应行急诊手术治疗。

第三章　腹、盆腔血管破裂出血

骨盆骨折常常伴发血管破裂，由于出血较难控制，死亡率较高，达到 7.6%~50%。死亡率与损伤分类、骨折严重程度、纳入标准以及伴发严重外伤病人的数量有关。一般出血量达 600 ml/d 以上称大出血，而在临床工作中，常对其出血量的估计不足。经导管出血动脉栓塞已逐渐成为治疗这类病人的标准措施。

1. 骨盆血管损伤原因　机动车辆交通事故、坠落伤、工伤事故、医源性血管损伤以及刀、枪伤等。

2. 产后出血　是分娩期严重并发症，居我国目前孕产妇死亡的首位，其发生率占分娩总数的 2%~3%。胎儿娩出后 24 h 出血量超过 500 ml 者称为产后出血。产后出血的预后因失血量、失血速度及产妇体质不同而异。对于经保守治疗无效的难治性出后出血，传统的处理方法是采用子宫动脉或髂内动脉结扎术，必要时行子宫切除术。自从 1979 年介入栓塞技术成功应用于产后出血的治疗后，因其止血迅速、彻底且创伤少，而日益受到重视。

3. 手术后出血　腹、盆部脏器损伤可以由于医源性的因素导致，如胃大部切除术后发生顽固性出血；胰头癌扩大切除术后发生出血等。这种出血再手术难度较大，甚至多次外科手术也不能止血，除此之外还增加了患者的进一步创伤。

4. 最常见的受损动脉　肠系膜上动脉与肠系膜下动脉的细小分支；臀上、下动脉；阴部内动脉；子宫动脉；闭孔动脉以及骶外侧动脉等。

采用介入方法实施出血动脉栓塞，方法简单，创伤小而且止血效果确定，逐渐受到医患双方的认可。

第十六篇
小儿腹盆部疾病（下）

第一章　腹膜外间隙

第一节　腹膜后毛细血管瘤

一般婴幼儿毛细血管瘤好发于头面部,位置比较表浅,发生于腹膜后者少见。临床表现缺乏特征性,瘤体较小时,无特殊不适,瘤体增大时,可有压迫、挤压邻近组织结构引起的相应症状。病理上主要由畸形增生的毛细血管和扩张的血窦构成,其间有薄的间隔,血窦内为血液,偶见大血管,或以静脉团为主,腔内充满新鲜血液,有时腔内可形成血栓并机化,部分可再通;血管腔外间质中有纤维结缔组织和基质,间质可黏液变,偶见钙化。

CT主要表现为密度均匀的软组织肿块,无明确边界,不规则形,可包绕邻近组织器官生长,似恶性肿瘤,但其内见多数网点状静脉石是本病诊断的特征性征象;一例亦为不规则肿块,包绕邻近器官,但未见静脉石影,可能为肿瘤处于病程的早期,未能形成静脉石。

增强扫描肿块有较明显强化,也是本病重要表现。有时因肿物内有血栓附壁,导致对比剂不易进入,可能是CT增强扫描呈不均质强化表现的原因。

一例肿块明显不均匀强化,并见条索状强化的血管影。同时该例CT检查发现大量腹水,可能与肿瘤本身的渗出以及局部侵犯腹膜腔有关。

腹膜后毛细血管瘤影像上应与神经母细胞瘤、肾母细胞瘤、腹膜后畸胎瘤、寄生胎(胎中胎)等鉴别。无症状的腹膜后肿块,内有静脉石,增强见强化的血管影,同时结合实验室检查,有助于本病的诊断。

第二节　腹膜后海绵状淋巴管瘤

海绵状淋巴管瘤由Fink(1885)首先报道。淋巴管瘤病因机制有两种观点:①先天性,胚胎时期与正常淋巴系统发生分离,异位的淋巴组织细胞增生,淋巴液逐渐积聚,最终导致淋巴管扩张而形成;②后天性,感染、肿瘤、外伤、手术或局部淋巴结变性等后天因素导致淋巴管堵塞,管径渐增大而形成。

淋巴管瘤的好发部位与胚胎期5个淋巴囊即双侧颈囊、腹膜后囊及双侧后囊分布有关,典型者沿血管轴分布。淋巴管瘤发生于纵隔、肠系膜及腹膜后者约占5%。肿瘤为单房或多房的囊性肿物,边界清楚,分隔纤细,密度低而均匀,质软,可沿器官间隙分布。

海绵状淋巴管瘤常位于颈部、腋下、纵隔内。小儿多见。一例位于腹膜后,较少见。腹膜后海绵状淋巴管瘤被覆的内皮细胞为扁平、单层、无异型性;周围间质中可见数量不等的淋巴细胞,偶可见淋巴滤泡;口径较大的管腔周围常可见不完整的平滑肌层。

腹膜后海绵状淋巴管瘤多见于女性,多位于肾附近、结肠后或胰尾处。海绵状淋巴管瘤一般为多囊腔,在一个大囊腔旁伴有许多小囊腔,亦可为单囊,该例为多囊。

腹膜后海绵状淋巴管瘤临床表现为腹部包块,肿块沿肾周间隙扩展,占位效应轻;CT值接近水密度,以致与水样密度的囊性病变鉴别困难。

CT表现为较均匀一致的水样密度病灶,囊内分隔为其主要特征,沿筋膜间隙呈浸润性生长,界限清楚。该例无论从发病年龄还是病变的影像学表现上都较符合其特征。

该病需与以下疾病鉴别。

（1）腹膜后血肿：在腹膜后血肿，急性期为高密度肿块，慢性期表现为低密度，有占位效应，通常有外伤史。

（2）胰腺假性囊肿：胰腺假性囊肿源于胰腺，可表现为多房性囊性肿块，增强后囊壁可呈不规则强化，通常有胰腺炎病史。

（3）囊性畸胎瘤：囊性畸胎瘤大多数边界清晰，囊内含有大量油脂，还可含有毛发、牙齿等组织，囊壁一般亦不光滑，CT 表现呈负值、钙化等密度不均匀。结合临床病史、见缝就钻生长的特性及无占位效应，可提示此病。

第三节　误诊病例简介：小儿腹膜后淋巴管肌瘤与腹膜后恶性占位

淋巴管肌瘤为一种罕见的淋巴器官的平滑肌细胞病态增生的疾病，目前病因不明，几乎均见于女性患者，多为生育期妇女，儿童和男性极罕见。

据文献零星报道，该病大多发生于胸腔内，因此曾称为胸腔内血管瘤样增生和淋巴管外皮瘤。局限发病者称为淋巴管肌瘤，广泛发病者称为淋巴管肌瘤病。

该病是一种由淋巴管和增生平滑肌等组成的肿瘤，一般认为属多灶性畸形或错构瘤，可能与血管平滑肌脂肪瘤密切相关。有作者认为属结节性硬化的顿挫型，Hancock 等（2002）曾报道结节性硬化患者中有 1%~3% 病例伴发此病。

该病常发生在胸、腹的淋巴管主干和肺的淋巴管，以肺、纵隔、腹膜后为好发部位，尤以肺为最好发部位，偶尔累及下肢淋巴管、肾脏和输尿管等。累及腹膜后者可出现腹腔内乳糜样渗出液，腹膜后淋巴结肿大及肿块形成，绝大多数累及肺部。

一组作者曾报道 3 例患者均有双肺内弥漫性改变，其中 1 例患者伴有腹膜后肿块，并认为肺淋巴管肌瘤病在高分辨率 CT（HRCT）表现有一定特征性：双肺内弥漫性均匀分布的囊肿，有薄壁，囊肿间为基本正常的肺组织，不伴肺内结节、小叶间增厚或肺结构变形、扭曲，部分可伴纵隔淋巴结肿大。累及腹膜后者可为腹膜后淋巴结肿大，或为腹膜后肿块，大部为囊实性，境界可清晰也可不清晰，增强扫描后实质病灶有不同程度强化。

因此，生育期女性或为结节性硬化患者出现双肺内弥漫囊性改变，有或未伴发腹膜后肿块或淋巴结肿大时需怀疑本病。单独腹膜后表现不具影像学特征，最终诊断需靠病理证实。该例患者发病年龄小，仅表现为腹膜后巨大肿块，未累及肺部，较为罕见。

本病预后不一，病变局限，可切除者预后较好；累及肺或不可切除者预后较差。

第四节　小儿腹膜后炎性肌成纤维细胞瘤

WHO（2002）将炎性肌成纤维细胞瘤（IMT）定义为由分化的肌成纤维细胞性梭形细胞组成，常伴有大量浆细胞和（或）淋巴细胞浸润的一种间叶性肿瘤，归为成纤维细胞瘤 / 肌成纤维细胞瘤类。

以前有多种名称，包括炎性假瘤、浆细胞肉芽肿、黄色瘤样假瘤、炎症性纤维组织细胞瘤、炎性纤维肉瘤等。患者多为儿童和青少年，女性略多于男性。炎性肌成纤维细胞瘤好发于软组织及内脏器官，最常见的部位为肺，其次是肠系膜、网膜。有研究认为，发生在鼻窦、鼻咽及腹膜后的炎性肌成纤维细胞瘤具有潜在恶性，可局部复发。发生在腹部的肿瘤起病较为隐匿，多数以阵发性腹部隐痛为首发症状，肿瘤大多数无包膜，镜下见纤维组织增生、炎性细胞浸润，因在炎性过程中呈动态变化使其影像学表现多样。

以往关于炎性肌成纤维细胞瘤的 CT 报道多位于肺和肝脏，而发生在腹膜后区相对少见。一例在 CT 上具有一定特征：①瘤体较大，跨中线生长，呈单发分叶状的软组织肿块，肿瘤边缘邻近腹腔内的脂肪密度增高，同时术中证实肿物与周围组织结构粘连紧密，这与病变伴有炎性浸润的病理表现相一致，可作为该类肿瘤较为特异性的 CT 征象之一；②增强后肿瘤呈不均匀强化,未见肿瘤包埋血管的征象,强化早期可看到肿瘤内部夹杂较多的细小血管分支,这与肿瘤血管异常丰富有关;③肿瘤实性部分呈持续强化,对比剂廓清较慢,这是由于病变内存在大量纤维组织所致。

另外,有报道称炎性肌成纤维细胞瘤可伴有钙化,在该例中未出现此征象。

儿童期发生在腹膜后的炎性肌成纤维细胞瘤主要需与神经源性肿瘤相鉴别,后者起源于交感神经链,具有嗜血管生长的特点,多数侵犯并包绕腹腔内大血管。而对于其他腹腔及腹膜后恶性肿瘤,单纯依靠影像学鉴别较为困难,仍需依赖组织病理学及免疫组化检查,肌源性蛋白阳性表达是诊断炎性肌成纤维细胞瘤的重要依据,该例中平滑肌肌动蛋白SMA染色呈阳性。儿童腹膜后炎性肌成纤维细胞瘤十分少见,具有局部浸润性生长和复发倾向的生物学特性,早期诊断对手术治疗方案的选择、评估患者预后具有重要意义。CT检查可提供肿瘤的发生部位、内部结构、强化特征,并可初步判断其恶性程度,后处理技术可全面显示肿瘤的生长方式及累及范围,具有一定的诊断价值。肺外炎性肌成纤维细胞瘤的影像学表现常缺乏特异性,诊断时需结合影像学、组织病理学、免疫组化及随访观察结果进行综合评估。

第五节　小儿神经母细胞瘤并腹膜后淋巴结肿大

1. 腹膜后肿瘤分类(表16-1-1)

表16-1-1　腹膜后肿瘤分类

组织来源	良性	恶性
神经组织	神经节细胞瘤,嗜铬细胞瘤,神经鞘瘤,神经纤维瘤	神经母细胞瘤,神经节母细胞瘤,恶性嗜铬细胞瘤,恶性神经鞘瘤,神经纤维肉瘤
生殖细胞源性	良性畸胎瘤	恶性畸胎瘤,卵黄囊瘤,绒毛膜上皮细胞瘤,精原细胞瘤,胚胎癌
间叶组织	脂肪瘤,淋巴管瘤,纤维瘤,血管瘤,血管外皮瘤,平滑肌瘤,横纹肌瘤	横纹肌肉瘤,脂肪肉瘤,纤维肉瘤,平滑肌肉瘤,血管内皮肉瘤,血管外皮肉瘤
淋巴组织		淋巴瘤

2. 该病例应考虑的诊断有　神经母细胞瘤、嗜铬细胞瘤、肾上腺癌、畸胎瘤及淋巴瘤。

(1)神经母细胞瘤:神经母细胞瘤是儿童最常见的颅外实质性肿瘤。其分布:约65%在腹膜后,约40%在肾上腺髓质,其余在椎旁交感神经链、主动脉旁体及盆腔等。临床诊断时年龄约90%在5岁以下,平均发病年龄为2岁。

影像学表现:① CT平扫,为大而不规则的肾外肿块,常呈分叶状,肿瘤没有包膜,边界不锐利,90%有颗粒、细点、环状钙化,不定形;② CT增强扫描:肿块呈不均匀强化,为出血坏死低密度区和肿瘤强化区域混杂所致。

(2)嗜铬细胞瘤:嗜铬细胞瘤可发生于肾上腺,也可发生于肾上腺外沿腹主动脉分布、颈部、纵隔和膀胱。它一般为功能性肿瘤,可产生阵发性高血压头痛、心动过速、排尿晕厥等。

影像学表现:肿瘤较小时密度均匀,边缘光滑,大者其直径可达100 mm,内有坏死灶,15%内有钙化;血供丰富,呈中等至明显强化;明显强化是其特征;30%~70%为双侧发病;儿童嗜铬细胞瘤大多为良性,10%为恶性,恶性征象:局部浸润、淋巴结肿大、远处转移。

(3)肾上腺癌:肾上腺癌是一种少见的肾上腺皮质高度恶性的肿瘤。发病年龄为1~17岁,平均8.1岁,绝大多数儿童病例在10岁以下;女性多见(8/10)。大多为功能性肿瘤(7/10);雄激素导致女孩男性化,男孩性早熟,皮质醇引起柯兴综合征,较为多见;少见的是雌激素引起女性化;可合并或单独存在高血压。

影像学表现:CT平扫,绝大多数肿块边缘清楚,肿瘤可以钙化;增强扫描时,可有薄层包膜强化,肿瘤不均匀强化(较小肿瘤除外),常伴中央出血坏死,形态不规则呈星形瘢痕状,下腔静脉受压、血栓形成或形成癌栓。

(4)畸胎瘤:成熟的畸胎瘤表现为囊性肿瘤,并含有脂肪、软骨、软组织以及骨和钙化,在成分复杂的肿块中识别钙化和脂肪,就可以作出明确诊断。

未成熟的组织常存在于畸胎瘤的实质性部分中;根据软组织成分的多少常可以判断畸胎瘤的良、恶性,软组织成分超过 50% 要警惕恶性的可能性;恶性畸胎瘤可能常伴有分化不良的肿瘤性脂肪组织,其密度可低于一般肿瘤软组织密度,加上肿瘤的坏死液化和钙化,常形成密度极不均匀的混杂性肿瘤,见此表现应考虑恶性畸胎瘤的可能。

(5)淋巴瘤:淋巴瘤可表现为腹膜后散在肿大淋巴结,或融合成团块状分叶状腹膜后肿块,常伴有其他部位的淋巴结和脏器的侵犯。增强扫描仅有轻度强化,往往无明显的坏死腔灶。

第二章　肾母细胞瘤及类似肿瘤

第一节　肾母细胞瘤

1. 病理学　肿瘤主要由上皮细胞、间叶细胞和胚芽细胞构成,各成分在肿瘤中的比例、细胞排列及其分化程度等存在较大差别, 3 种主要成分之一达 65% 以上者,分别定为胚芽型、上皮型及间叶型;各种成分均未达 65% 时,则定为混合型。

起源于肾原性上皮组织学分为分化良好的和分化不良的两种类型,分化良好的组织学改变中含有原始胚基、基质和上皮细胞成分,预后良好,生存率达 90%。15% 肾母细胞瘤有间质式肉瘤成分,预后不佳,生存率仅有 20%~30%。

肿瘤大体呈实性,圆形,有由纤维组织及受压的肾组织构成的包膜,边界清楚,质地软,体积和重量相差悬殊。实性肿瘤可有出血、坏死及囊性变,纤维性间隔常使肿瘤呈分叶状。

镜下示肿瘤组织主要由 3 种基本成分组成,未分化胚芽组织为大量小细胞聚集,具有圆形或卵圆形细胞核,胞浆透明或呈嗜酸性。胚芽细胞呈弥漫性、结节状、缎带状分布以及基底细胞样的形态,易与小圆形细胞肿瘤相混淆,如神经母细胞瘤等;间叶成分一般由梭形的成纤维细胞样的细胞组成,可向其他类型细胞分化,如平滑肌和横纹肌细胞;上皮成分的特点是形成胚胎期的肾小管、肾小球,很像胚胎期生后肾组织的肾小管以及肾小球样结构,上皮成分可出现不同程度的分化。

以上各型中包括上皮、间叶和胚芽成分发生间变者称为间变型。确定肿瘤细胞间变,必须具备 3 条标准:①肿瘤细胞的直径至少大于相邻同类细胞的 3 倍;②染色质明显增多;③出现多极核分裂象,此型预后很差。

2. 临床表现　肾母细胞瘤约占儿童肾脏肿瘤的 87%,发病高峰年龄 3~4 岁,80% 患者于 5 岁以前患病。本病新生儿期少见。双侧发生者为 4%~13%,可合并隐睾、偏身肥大、尿道下裂和散发性无虹膜。少部分肾母细胞瘤与位于 11 号染色体的两个位点 11p13、11p15 有关,分别被称为 WT1 基因、WT2 基因。

WT1 基因异常见于 WAGR 综合征(肾母细胞瘤、无虹膜、泌尿生殖系统畸形、精神发育落后)或 Drash 综合征(男性假两性畸形、急进性肾小球肾炎); WT2 基因异常见于 Beckwith-Wiedemann 综合征或偏身肥大患者。最常见症状为腹部包块,疼痛、血尿少见,全身症状少见,高血压可见于 25% 患者,系由于肿瘤产生肾素所致。肿瘤预后取决于组织学类型和肿瘤分期,大部分患者预后较好, 5 年生存率达 90%。

3. 影像学研究　肾母细胞瘤影像学表现为肾内实性肿块,边缘有假包膜,肾实质及集合系统受压。肿瘤通常直接侵犯或推挤周围结构,但很少包裹主动脉,这一表现可帮助与神经母细胞瘤鉴别。肿瘤可侵犯肾静脉、下腔静脉甚至右心房。远处转移最常见于肺(85%)、肝和周围淋巴结。

肾母细胞瘤 CT 平扫表现为在肾脏位置有一较大的实质性肿块,密度不均匀,偏低,肿块边界清楚,在 CT 中约 15% 有钙化。CT 增强扫描表现为强化不等,密度不均匀,有低密度坏死区的边界清晰或有假包膜的实质性肿块,明显强化的残留肾脏位于肿瘤外侧。肾母细胞瘤可局部侵犯肾周脂肪和淋巴结。在诊断时约有 20% 的病人 CT 可见已发生肺部转移。瘤栓可侵犯肾静脉和下腔静脉。肾母细胞瘤如过中线,往往推移大血管而不是包绕大血管。

肾母细胞瘤 MRI 表现与 CT 表现相似,为 T_1 低信号和 T_2 高信号,信号不均匀。MRA 有助于在术前确定受影响的血管的情况。

排泄性尿系造影是以前的常用方法,现在较少用。外科手术前肾动脉栓塞和化疗术有助于手术切除肿瘤,但由于影响术后病理观察故开展并不广泛。

影像学检查需要注意观察肾静脉、下腔静脉、肝内和周围淋巴结转移、对侧同时发生的肿瘤及可能合并的肾源性残余。肾母细胞瘤有时可呈囊性,影像学上很难与囊性肾瘤相鉴别。

第二节 肾外肾母细胞瘤

肾外肾母细胞瘤非常少见,国内外报道几乎均为个案报道,最常见的部位是腹膜后、腹股沟,此外卵巢、子宫、睾丸、纵隔及胸壁等部位也有少数报道。由于缺乏特殊的肿瘤标记物,术前诊断肾外肾母细胞瘤非常困难,通常仅能于术后诊断。肿瘤发生无性别差异,平均发生年龄 4 岁。大多数肿瘤预后良好。

Beckwith & Palmer(1978)提出肾外肾母细胞瘤的病理诊断标准:①原发肿瘤位于肾外;②原始梭形或圆形胚芽细胞;③发育不全或胚胎性肾小管或肾小球;④不含畸胎瘤或肾细胞癌成分。肿瘤起源尚存在争议,一些作者认为其来源于异位的原始生后肾组织,与肾内肾母细胞瘤来源相同。也有人根据肿瘤不同的发生部位,推测肿瘤可能起源于任何前肾、中肾及后肾起源结构发生的部位。

临床及影像学特点:本病临床表现及影像学检查均无特异性,依靠病理学诊断。实性肿瘤,特别是发生于腹膜后者,鉴别诊断需要考虑到本病发生的可能。

第三节 肾盂内肾母细胞瘤

典型肾母细胞瘤发生于肾皮质或肾柱,肿瘤主体位于肾实质内,可有小息肉样突起进入肾盂肾盏内。少数病例,肾母细胞瘤进入集合系统内类似葡萄状,称为葡萄状肾母细胞瘤。

肾母细胞瘤完全位于肾盂肾盏系统内,而不合并或仅有少部分肾实质内肿瘤者非常少见。

Poole & Viamonte(1970)最早报道本病,目前亦仅有少数个案报道。本病平均发病年龄 3.3 岁,男性略多于女性。肾盂内肾母细胞瘤被认为起源于叶内型肾源性残余。组织学检查显示肿瘤大体上虽然缺乏实质内的肿瘤,但镜下可见肿瘤蒂附于肾盏旁的肾实质。

由于肿瘤独特的生长方式,其临床表现也与典型肾母细胞瘤不同。主要临床症状为肉眼血尿,其次是腹部肿块。前者在典型肾母细胞瘤很少发生。由于肿瘤可突入肾盂和近端输尿管内生长,患肾可发生肾盂积水,进而导致肾盂肾炎而出现持续性低热、腹痛及全身乏力的症状。本病术前诊断有一定的困难,因为尿检及影像学检查常提示为炎性病变。影像学检查显示肾盂内实性包块,强化程度低于正常肾实质,延迟扫描示扩张肾盂内的充盈缺损。

第四节 囊性部分分化性肾母细胞瘤

囊性部分分化性肾母细胞瘤与肾母细胞瘤相同,来自后肾组织,属肾母细胞瘤的一种少见特殊亚型, Brown(1975)首次使用此术语。病变外观与囊性肾瘤相似,肿瘤由假纤维被膜环绕,与周围肾组织界限清楚,切面见大小不等的囊腔,间隔薄,囊壁圆形规整,无膨胀性实性结节突入。镜下示囊内衬扁平、立方及鞋钉样上皮细胞,囊内间隔是肿瘤唯一的实质部分,内含胚芽细胞及不成熟的间叶组织,混有各种不同分化程度的肾小球、肾小管及横纹肌、软骨、纤维及脂肪组织等。

本病的诊断方案:①年龄在 2 岁以下;②肿块由纤维假被膜环绕;③瘤体全部由囊及间隔构成,间隔内无膨胀性实性结节；④囊内衬扁平、立方及鞋钉样上皮细胞；⑤间隔内含有类似于肾小管的上皮结构；⑥间隔内含芽基，胚胎的间质及上皮成分。

肿瘤需要与囊性肾瘤及囊性肾母细胞瘤相鉴别，大体病理及影像学检查很难区分。组织学上，囊性肾瘤间隔由成熟纤维组织构成，可含有成熟的肾小管，但缺乏胚芽组织。囊性肾母细胞瘤可见肾母细胞瘤组织形成的实性结节。

临床及影像学特点：本病多见于2岁以内幼儿，临床上表现为无痛性腹部肿块，全身症状少见。影像学检查显示界限清晰的多房囊状肿块，囊大小不等，直径数毫米至4 cm，间隔呈不同程度强化，囊内无对比剂排泌。超声能清晰地显示多囊性结构，肿瘤可突破肾包膜。临床上呈良性经过，手术完整切除后可治愈。

第五节　不典型的成人肾母细胞瘤

肾母细胞瘤起源于后肾胚基，是婴幼儿最常见的肾脏恶性肿瘤，90%出现于6岁以前，成人发病较为罕见。

临床典型的症状是腹部肿块，部分患者还可出现高血压、血尿等症状。临床表现难与其他肾脏肿瘤鉴别，术前诊断困难，误诊率高。

影像学检查是本病的重要检查手段。超声检查操作简便，阳性率高，但定性诊断困难，可用于常规检查和术后随访。排泄性泌尿系统造影可全面了解泌尿系统功能，但特异性差。

CT对发现肿瘤、确定其与周围组织的关系及有无转移有重要作用。CT检查肿瘤表现为肾实质内的较大混杂密度肿块，圆形、类圆形或不规则形，多有清晰的包膜，但密度不均匀，内可含有脂肪、不规则出血、坏死、液化和囊变，偶可见钙化。

一些作者指出，CT可表现为肾髓质内边缘不规则的软组织肿块，肿块一般较大，肾盂、肾盏受压，呈“新月型”“半环型”“多环型”等边缘征，具有诊断价值，同时肿瘤包膜亦可强化，肿块轮廓不光整，呈分叶状，瘤体密度均匀，出血、坏死少见。

增强扫描肿块实性部分呈不均匀轻中度强化，程度明显低于正常肾实质，坏死、出血灶或囊变区不强化；周围受压肾实质呈明显环状强化，两者之间有明确的分界。瘤体周围组织、腹膜后淋巴结、肾静脉、下腔静脉受侵者少见。

成人肾母细胞瘤需与肾癌鉴别。成人肾母细胞瘤发病年龄多小于40岁，瘤体直径多超过10 cm，肾动脉造影示病灶呈少血供，无动静脉瘘，供养血管纤细、弯曲，形成“蔓藤状”血管；肾癌发病年龄多大于40岁，肿瘤直径多小于10 cm，肾动脉造影示病灶血供丰富，常有动静脉瘘。当本病CT表现不典型时，可以表现为肾包膜内含软组织密度影及低密度脂肪影的混杂密度肿块，易误诊为肾脏错构瘤。因少数不典型肾母细胞瘤可含脂肪成分，故应与肾脏错构瘤鉴别。肾错构瘤在增强扫描时其内的血管成分多迅速明显强化，而肾母细胞瘤实性部分多呈轻度强化，可根据此特点进行鉴别。本病确诊还需依靠病理结果。

第六节　成神经细胞瘤与肾母细胞瘤

请详见本书 本卷 本篇第三章第五节　成神经细胞瘤与肾母细胞瘤。

第七节　畸胎瘤样肾母细胞瘤

畸胎瘤样肾母细胞瘤，肿瘤呈圆形或椭圆形，少数为分叶状，体积较大，周围有纤维组织受压肾组织构成的假包膜，切开呈鱼肉样，内有出血坏死，囊变较常见，5%~15%肿瘤内有钙化灶，瘤内可见软骨、骨、脂肪、黏液细胞、鳞状上皮细胞、移行上皮细胞、神经上皮组织、神经元及内分泌细胞等。如混合有上述部分成熟组织的肾母细胞瘤可称为畸性肾母细胞瘤。电镜可显示间胚叶细胞肾小管及肾小球的超微结构特点。

本瘤要与肾胚胎间叶性错构瘤鉴别，肾母细胞瘤常有假包膜形成，境界清楚，镜下由间叶性和上皮性两种成分组成，而肾胚胎间叶性错构瘤生长方式为弥漫性，与肾实质无明显分界，镜下仅含间叶成分而无上皮性瘤组织，瘤细胞分化较一致，无明显异型性，瘤组织呈节段性分布与正常肾组织易混合。

第八节　肾母细胞瘤转移到不常见的部位

肾母细胞瘤常见转移处是局部淋巴结、肺与肝，转移到骨髓、骨及分泌腺非常少见。

Movassaghi 等（1974）报告 1 例 3 岁半女孩，患左侧肾母细胞瘤，肾切除时，肿瘤位于包膜内，有肾静脉与局部淋巴结的侵犯，遂行化疗与放疗。术后 6 周，疼痛发展到右髋，见右髂骨有一溶骨性病变，活检为转移。2 周后左扁桃体肿大，因其长大迅速而切除，亦为转移。全身弥散性骨痛，反复骨髓检查亦为转移。以后又转移到肺、左腮腺与肝脏，诊断后 3 个月死亡。

第九节　肾母细胞增生症

1. 流行病学　肾母细胞增生症，或称肾母细胞瘤病，是由弥漫性或多灶性肾源性残余构成。肾源性残余为后肾原基，可持续存在至胚胎 36 周时，具有转化为肾母细胞瘤的恶变倾向，偶见于 1% 的婴儿中。它是指出生后仍然持续存在的具有恶变为肾母细胞瘤可能的原始基质成分小岛。目前认为肾源性残余可导致 30%~40% 的肾母细胞瘤，并可见于 94%~99% 双侧肾母细胞瘤中。偏身肥大病儿中尤其多见。正常围产期儿尸检中肾母细胞增生症的发生率不到 1%。

肾母细胞瘤病和肾源性残余：肾母细胞瘤病是由弥漫性或多灶性肾源性残余构成。肾源性残余为后肾原基，可持续存在至胚胎 36 周时，具有转化为肾母细胞瘤的恶变倾向，偶见于 1% 的婴儿中。目前认为肾源性残余可导致 30%~40% 的肾母细胞瘤，并可见于 99% 双侧肾母细胞瘤中。

2. 病理学　肾源性残余可分为小叶周围型或叶周型、小叶内型或叶内型或者混合型。虽然这种基于病变解剖部位的分类方法对于影像学来讲更为实用，但是，病变的部位以及分型只有通过组织学分析才能确定。可以是单灶、多灶或者弥漫性分布。肾源性残余也可以根据病灶的位置和合并的综合征而分为叶周型和叶内型。

小叶周围型肾源性残余位于皮质旁或肾柱旁，为单个或多个不成熟的后肾胚芽组织形成的小结节，大小不等，可以融合成带状，或弥漫分布于肾皮质外周，与正常肾组织分界清楚。镜下示小病灶没有包膜，由不成熟的、染色很深、小的圆形胚芽组织构成，没有腺管或肾小球的分化；大的病灶周围可见少量结缔组织包绕；弥漫型病变伴有明显硬化者，被称之为硬化性后肾错构瘤。

小叶周围型病灶位于肾周皮质或肾柱内，与 Beckwith-Wiedemann 综合征、偏身肥大、Perlman 综合征（内脏大、巨人症、隐睾病、羊水过多、特殊面容）以及 18 三体有关。伴有 Beckwith-Wiedemann 综合征或偏身肥大的病儿最易恶变为肾母细胞瘤，约有 3%。

小叶内型肾源性残余是后肾胚芽组织发生在肾中央部分或肾髓质。由叶内型肾源性残余发生的肾母细胞瘤常以间叶为主，肿瘤内还可见大量横纹肌和鳞状上皮。叶内型比叶周型少见，但恶变倾向更高。此型见于 78%Drash 综合征和几乎 100% 散发性无虹膜患者中，还可见于 Wagr 综合征病人。

小叶内型明显少于小叶周围型，但与肾母细胞瘤的关系更为密切。小叶周围型的肾母细胞瘤瘤变率为 1%~2%，叶内型为 4%~5%。

组织学上，肾源性残余可进一步分为静止型或休眠型、硬化型、增生型和赘生型。静止型和硬化型病灶常常很小，通常为镜下发现，一般认为不会恶变。增生型和赘生型则呈小的黄褐色结节，周围绕以正常肾脏组织，肉眼可见。

3. 影像学研究　超声对于肾母细胞增生症不如CT和MRI敏感。受累的肾脏可增大，皮髓质分界不清。其内可含有单个的弱回声区，也可以是弥漫性的弱回声区，与病灶是单发性或弥漫性一致。在超声上，弥漫性肾母细胞增生症的鉴别诊断包括肾脏淋巴瘤、白血病以及多囊肾。CT较超声和排泄性泌尿系统造影更加敏感。在CT上，较大的肾源性残余表现为肾周低密度结节灶，与周围正常的肾实质相比，强化较差；而弥漫性肾母细胞增生症则表现为肾脏增大，肾盂、肾盏变形，外周组织增厚，可呈纹状强化。

在MRI的所有序列上，与肾皮质相比，肾母细胞增生症均呈低信号。各个组织学亚型的信号强度可有不同，含细胞较多的增生型和赘生型（与肾母细胞瘤的信号强度相同）呈高信号，而硬化型肾母细胞增生症则为低信号。增强后，病变更加明显，但对病灶的发现率并无明显提高。病灶表现为信号强度均匀的不强化灶，而肾母细胞瘤则呈不均匀强化，这一点有助于两者的鉴别。在1组12例的肾母细胞增生症的研究中，MR增强的总敏感度为57%。

弥漫性肾母细胞瘤病表现为患肾增大，皮质增厚，可呈条纹状强化；超声显示患肾增大，回声减低。肾淋巴瘤可有类似肾母细胞瘤病的表现，但其在婴儿及低龄儿中很少发生。

较大的局灶性肾源性残余的CT表现为肾皮质内低密度结节，强化程度低于周围正常肾实质。MRI显示病灶在T_1WI及T_2WI上均呈低信号。超声显示病灶呈低回声，但其敏感性低于CT和MRI。弥漫性肾母细胞瘤病表现为患肾增大，皮质增厚，可呈条纹状强化；超声显示患肾增大，回声减低。肾淋巴瘤可有类似肾母细胞瘤病的表现，但其在婴儿及低龄儿中很少发生。

第三章 儿童神经源性肿瘤

第一节 原发腹膜后节细胞神经母细胞瘤

1. 腹膜后交感神经起源的肿瘤　包括神经母细胞瘤、节细胞神经母细胞瘤及神经节细胞瘤(节神经细胞瘤),反映了一个成熟及分化的过程。神经母细胞瘤及节神经母细胞瘤呈恶性肿瘤的影像表现,无特异性,增强扫描往往有明显不规则强化。

2. 节细胞神经母细胞瘤　节细胞神经母细胞瘤,与神经母细胞瘤和神经节细胞瘤是同源性不同分化程度的肿瘤,其分化程度介于神经节细胞瘤和神经母细胞瘤之间。该肿瘤细胞源于胚胎发育的神经嵴细胞,在分化、发育过程中集聚成副神经节而分布到肾上腺、头、颈、纵隔及腹膜后等部位,分泌儿茶酚胺,尤其是前体多巴和多巴胺。故患者的血清和尿中可出现儿茶酚胺前体及其代谢产物,如多巴、香草扁桃酸及高香草酸,可用于临床辅助检查并判断预后。该瘤无论良、恶性,多表达 NSE、NF 和 CgA、S-100,可作为节细胞神经母细胞瘤的标记物。节细胞神经母细胞瘤约 70% 位于腹膜后及肾上腺区,腹部肿块是初期表现,短期内迅速增长,常伴有食欲减退、发热、贫血。位于腹膜后节细胞神经母细胞瘤的特征性表现之一是肿瘤包膜完整,多沿周围器官间隙呈嵌入性生长,邻近大血管被包绕穿行于肿物之中或受压移位。节细胞神经母细胞瘤患者多数可存活 3~5 年,常因广泛转移而死亡。年龄不足 1 岁者预后明显好于年长者,肿瘤位于肾上腺外部者好于内部。近年来采用放疗、化疗、手术等综合治疗,在对节细胞神经母细胞瘤的治疗方面取得了突破性进展。

3. 节细胞神经瘤　节细胞神经瘤,良性,多见于儿童、青少年,发生于脊柱旁交感神经链,在椎旁沟中向外突出,生长缓慢,直径常在 5 cm 以上。

节细胞神经瘤多爬行生长或沿器官间隙呈嵌入方式生长,质地软,境界清楚,密度低于肾脏,密度均匀,容易形成伪足样改变;位于脊柱旁的节细胞神经瘤,可紧贴于椎体,椎旁间隙消失。与大多数实质性肿瘤压迫血管并引起血管变形不同,节细胞神经瘤一般自身变形,部分包绕腹膜后大血管,而血管形态多正常。

节细胞神经瘤分化好, CT 平扫示密度低于肌肉,偶有钙化。增强扫描示全部或大部分肿瘤的密度仍明显低于肌肉,为特征性表现,大的肿物内可有不均匀强化,肿瘤轮廓清楚有薄的包膜,但质地较软,常楔入邻近器官结构之间,并可见血管穿行其内。

一组 1 例患者肿瘤的 8.0 cm × 5.0 cm × 10.0 cm 大小,特征性不强,肿瘤 CT 平扫呈低密度(CT 值约 23 HU),略有增强;另一组节细胞神经瘤 2 例,病灶边缘光整,境界清楚。1 例病变不规则,边缘可见伪足样改变; 1 例病灶呈梨形。病灶密度明显低于肌肉 1 例,密度略低于肌肉 1 例,钙化 1 例。动脉期和静脉期病变强化轻微,肉眼难以辨认。

节细胞神经瘤 1 例,位于左侧肾上腺区域,沿间隙生长,无法辨识正常肾上腺,左肾下移,胰尾前移,肿瘤密度较低,CT 值约 23 HU,内见斑点状、索条状钙化及散在的低密度坏死灶,略有增强,境界尚清。另一例为 5 岁女孩,位于右肾前上方呈均匀一致的低密度影,边界清楚,后壁有轻度强化,其内容物无明显强化。

还有节细胞性神经瘤(1 例)起源于交感神经链,病理上含有雪旺细胞,节细胞和神经纤维。CT 上表现为形态规则或不规则的密度均匀的软组织肿块,其内有点状钙化灶,增强扫描可有不同程度的钙化。该组资料中, 1 例节细胞性神经瘤呈囊性,肿块内可见钙化灶，增强扫描呈边缘强化。

4. 神经节瘤 神经节瘤多表现为包膜完整、边界清晰的圆形或椭圆形低密度肿块，肿瘤含大量的黏液基质，CT 平扫为均匀低密度影，且低于肌肉密度，增强扫描后肿瘤强化不明显。10%~25% 神经节瘤伴有钙化，有学者认为钙化形态与肿瘤良、恶性有关，散在点状或沙粒状为良性的特点。1 例神经节瘤平扫呈椭圆形低密度肿块，包膜完整，强化不明显，瘤内可见细点状钙化。

第二节 小儿神经母细胞瘤

神经母细胞瘤是小儿最常见的恶性肿瘤之一，占儿童肿瘤的 10%，位居小儿恶性肿瘤第 3 位，仅次于白血病和原发性颅内肿瘤。男女发病之比为 1.2:1，好发年龄为 2 岁，5 岁内占 90%。神经母细胞瘤起源于肾上腺髓质和交感神经节的神经脊细胞，可发生在肾上腺髓质、颅底、颈胸部、腹主动脉旁以及骶前交感链。约 75% 的神经母细胞瘤位于腹膜后间隙，其中有 1/2~2/3 位于肾上腺。胸部后纵隔占总病例的 15.0%，颈部占 5.0%，盆腔占 5.0%，脑部占 0.2%。

1. 病理学 大体病理标本上，神经母细胞瘤早期有包膜，形态规则。恶性程度高者和晚期肿瘤突破包膜，外形呈结节状，并可侵犯周围大血管和淋巴结等结构。交感链来源的神经母细胞瘤沿椎间孔浸润生长，形成“哑铃状肿瘤”。组织学上肿瘤质地偏硬，切面呈灰白色髓样组织，常见出血、坏死和钙化。光镜下肿瘤由许多小圆形原始未分化细胞组成。肿瘤细胞的胞质少，胞核染色质深染，核中央可见核小仁。肿瘤细胞之间由分化不良的神经纤维分割形成巢状。肿瘤细胞可呈“菊花团”状排列。

神经母细胞瘤有向相对良性的神经节母细胞瘤和节细胞瘤转化的趋势，而良性的神经节细胞瘤不会逆转为恶性的神经母细胞瘤。

2. 临床表现 神经母细胞瘤为原发于神经嵴细胞的恶性肿瘤，相当常见，通常表现为无痛性腹部肿块。多见于 2 岁以前儿童。大约 95% 的神经母细胞瘤病人尿中儿茶酚胺水平升高。神经母细胞瘤初发症状可有发热、面色苍白、贫血等非特异性表现，晚期可出现肢体疼痛和跛行。神经母细胞瘤也会伴发一些特殊症状，如柯兴综合征、腹泻和眼 - 肌阵挛综合征等。胸部后纵隔神经母细胞瘤中有 50% 的病例无临床症状。肿瘤病儿检测尿和血香草扁桃酸和 HVA 增高，有助于临床诊断，但不能提示肿瘤复发和进展。

根据 Evans 解剖分期（预后 - 存活率 %），Ⅰ期肿瘤限于原发器官（存活率 90%）；Ⅱ期肿瘤扩散在原发器官附近，但不超越中线（75%）；Ⅲ期肿瘤超越中线（30%）；Ⅳ期肿瘤远处转移（10%）。但另有Ⅳ s 期，患儿在 1 岁以内，肿瘤远处转移至皮肤、肝脏和骨髓，但患儿大多预后好，肿瘤不需治疗能自行消失，存活率接近 100%。

3. 分期 国际神经母细胞瘤分期方法将神经母细胞瘤分为Ⅰ ~ Ⅳ期。Ⅰ期：局部肿瘤可以完整切除，无淋巴结转移；Ⅱ a 期：局部肿瘤不能完整切除，无同侧或对侧淋巴结转移；Ⅱ b 期：局部肿瘤能或不能完整，仅有同侧淋巴结转移，而对侧淋巴结无转移；Ⅲ期：肿瘤浸润逾越中线，不能切除；或肿瘤局限伴对侧淋巴结转移；Ⅳ期：远处淋巴结、骨皮质、骨髓、肝脏或其他脏器转移，其中另分出Ⅳ s 期是指发生于 1 岁以内婴儿。原发肿瘤为Ⅰ期或Ⅱ期，具有肝脏、皮肤或骨髓转移，往往预后较好，有自然消退的倾向。

4. 影像学研究

（1）CT 与 MRI：根据国际神经母细胞瘤分期方法，对肿瘤分期需要正确判断肿瘤能否完整切除、是否侵犯周围淋巴结以及有无远处转移等。CT 已成为神经母细胞瘤的诊断、分期和随访监测的重要方法。神经母细胞瘤的 CT 表现为圆形或分叶状肿块，以后者居多。早期肿瘤边界清晰，晚期浸润周围结构，边界模糊。CT 平扫肿瘤密度不均匀，稍低或等于软组织密度，其内可见斑片状更低密度坏死区。增强 CT 肿瘤呈中度不均匀强化。约 75% 的肿瘤内可见散在分布的斑点状、小结节状、斑片状或环形钙化。CT 除显示肿瘤本身特征外，还显示肿瘤周围血管的推移、浸润和包埋，判断肿瘤能否完整切除。

神经母细胞瘤 CT 平扫为较大的不规则肾外肿块，可由于坏死、出血表现为肿块密度不均匀，85% 以上 CT 上可看到钙化。CT 增强扫描表现为轻度不均匀强化,肿块浸润性生长,可包绕大血管如腹腔干、肠系膜动脉和主动脉,肿块可沿神经孔蔓延侵入椎管,常常转移至肝和骨。

肾上腺来源的神经母细胞瘤容易侵犯破坏肾脏,在 CT 增强扫描时会见到类似于肾母细胞瘤的“残肾征”,容易误诊为肾母细胞瘤。右侧腹膜后神经母细胞瘤还常侵犯肝脏,造成两者分界不清。胰腺被肿瘤向前向上推移。神经母细胞瘤常转移侵犯腹膜后和膈脚后淋巴结,受侵犯淋巴结表现为增大、融合软组织密度结节伴钙化。

神经母细胞瘤 MRI 表现为 T_1 低信号和 T_2 高信号的肾外肿块,冠状位扫描可清晰显示肿块与肾脏的关系, MRI 最有利于发现肿瘤侵入椎管内情况,对肿块包绕血管也可以很好地显示。神经母细胞瘤 MRI 检查中 T_1WI 为低信号为主的混合信号, T_2WI 为高信号为主的混合信号。肿瘤内坏死、出血和钙化使肿瘤信号不均匀。Gd 对比剂增强 MRI 中肿瘤呈弥漫性不均匀中度强化。MRI 与普通 CT 相比,不需对比剂增强即可显示腹膜后血管包埋;冠状面成像有利于显示肿瘤和肾脏交界面,以及肿瘤与膈肌面关系;更易显示肿瘤椎管内、硬脑膜和软脑膜侵犯;可以辨别骨髓侵犯和骨皮质转移,以及是否有射线的损害。但 MRI 对于微小钙化检测不如 CT 敏感;对于治疗后骨髓侵犯缓解者容易有假阳性。

Elsayes 等(2004)和 Leonidas(2003)对 96 例神经母细胞瘤影像资料进行多中心队列研究并与临床和病理对照,认为对于Ⅳ期神经母细胞瘤的判断, CT 和 MRI 的敏感度分别是 43% 和 83%, CT 和 MRI 联合同位素骨扫描可提高肿瘤分期的可靠性。神经母细胞瘤的骨转移可累及骨皮质和(或)骨髓。伴有骨皮质转移被认为比单纯骨髓转移预后要差。

(2)X 线检查:X 线平片上肿瘤骨骼转移表现为虫蚀样溶骨性破坏,可累及长骨、颅骨和脊椎等。长骨破坏往往位于干骺端,呈对称性。局限性椎体和椎弓破坏多数是肿瘤邻近侵犯,椎体转移往往呈多个椎体连续性或跳跃性侵犯,造成骨质疏松和压缩性骨折。长骨破坏严重者可伴病理性骨折,伴有层状骨膜反应。颅骨破坏可以是虫蚀状板障破坏,偶尔也可以见到放射状肿瘤骨针。

(3)核素扫描:骨核素扫描对于诊断骨转移远较 X 线平片敏感。核素扫描,包括 $^{99}T^{cm}$-MDP、间碘苯甲胍、FDG PET 等已应用于肿瘤的临床诊断和随访监控。^{131}I、^{123}I 标记间碘苯甲胍能够检测到肿瘤的原发病灶和远处转移灶,有利于临床分期。原发肿瘤有 85% 摄取间碘苯甲胍;神经母细胞瘤骨皮质和骨髓转移表现为间碘苯甲胍异常摄取。

正常成人骨髓造血红髓含量少,黄骨髓多, MRI 检查中 T_1WI 和 T_2WI 均呈高信号。骨髓浸润表现为 T_1WI 信号降低, T_2WI 一般也为信号减低,也可为混杂信号。小儿由于红骨髓含量多,黄骨髓含量少,因此正常 T_1WI 信号不高,有时诊断骨髓浸润比较困难。MRI 检查结果与间碘苯甲胍也会存在不一致。对于两者诊断价值的评价目前尚存在一些争议。

(4)fMRI 研究:Uhl 等(2002)报道,神经母细胞瘤的 MR 扩散加权成像(DWI)中,肿瘤实质部分呈高信号,坏死和囊变区呈低信号;肿瘤表观扩散系数(ADC)高于正常肌肉。通过 MRI 与病理对照研究, Uhl 提示 MRI 常规 T_2WI 和 DWI 同时表现为高信号的病灶为细胞密度紧密的肿瘤组织; MRI 常规 T_2WI 为高信号而 DWI 中呈低信号的病灶为细胞密度疏松的坏死和囊变区。DWI 较常规 MRI 能更精确显示肿瘤病理特征。

Lindskog 等(2003)在 4.7 T MRI 对神经母细胞瘤异种移植动物模型上进行 ^{1}H-MRS 研究,结果表明,神经母细胞瘤 ^{1}H-MRS 波峰主要包括三甲胺胆碱类和流动脂类,流动脂类 / 胆碱类值与肿瘤大小相关,且与肿瘤细胞活性片断呈负相关。与未治疗组相比,用血管生成抑制剂 TNP-470 治疗后肿瘤流动脂类 / 胆碱类值相应增高。由此,提示通过 ^{1}H-MRS 测定流动脂类 / 胆碱类值能够在活体上准确评估肿瘤活性片断,并揭示血管生成抑制剂 TNP-470 治疗肿瘤的早期代谢变化。进一步研究对化疗敏感的 SH-SY5Y 神经母细胞瘤,结果亚甲基和多链不饱和脂肪酸波峰增高,而三甲胺胆碱类减低,亚甲基 / 胆碱类值增高;化疗不敏感的 SH-SY5Y 神经母细胞瘤无此表现。亚甲基 / 胆碱类值与细胞死亡密切相关。提示 ^{1}H-MRS 可预测神经母细胞瘤肿瘤细胞生存能力和对于化疗的敏感程度。此项研究提示 fMRI 有望用于对儿童神经母细胞瘤的临床治疗方案进行指导。

神经母细胞瘤是儿童常见恶性肿瘤之一。CT、MRI 以及核素检查对于肿瘤分期各有不同的诊断价值。肿瘤组织的病理学特性、治疗后反应及其与 fMRI 的相关性,尚有待于临床进一步研究。

第三节　成神经细胞瘤与肾母细胞瘤

成神经细胞瘤，即神经母细胞瘤，是儿童最常见的腹膜后肿瘤之一，仅次于肾母细胞瘤，居第2位。由于成神经细胞瘤恶性程度较高，发病部位隐匿，发现时多已有邻近侵犯和远处转移。当肿瘤侵犯肾脏时，与肾母细胞瘤有时难以鉴别，甚至误诊为肾母细胞瘤。

有作者报告一组13例患者，并重点分析伴有肾脏侵犯的成神经细胞瘤的各种CT征象，同时与15例肾母细胞瘤的各种CT征象进行比较，发现成神经细胞瘤的肿瘤分叶征、钙化、腹膜后淋巴结转移、膈脚后淋巴结转移、腹主动脉包埋、下腔静脉包埋和肾周包埋征象均较肾母细胞瘤常见。而且膈脚后淋巴结转移和腹膜后血管包埋对于诊断成神经细胞瘤具有较高预测价值。

1. 临床表现　成神经细胞瘤是儿童腹膜后最常见的实体性恶性肿瘤之一，多在5岁之内发病，一组13例患者中5岁内发病者占90%。成神经细胞瘤起源于交感神经节和肾上腺髓质的神经脊细胞，可以发生在肾上腺髓质和颅底、颈胸部、主动脉旁以及骶前交感链。肾上腺为成神经细胞瘤的主要发病部位，其中占腹部病例的2/3，占全部病例约半数以上。

成神经细胞瘤恶性程度较高，因此尽管肿瘤早期有包膜，但肿瘤容易突破包膜，侵犯周围结构，包括肾脏、淋巴结和腹膜后血管。远处转移常见部位包括肝脏、皮肤和骨骼等。

肾母细胞瘤，又称为Wilms瘤，是婴幼儿最常见的恶性实体性肿瘤。肿瘤起源于后肾胚基，多发生在肾实质内，周围有纤维组织和被压迫的肾实质组成的包膜。肿瘤可以突破包膜侵犯周围结构，也可转移至腹膜后淋巴结、肺、肝和脑等。偶尔可见肾外的肾母细胞瘤，可能来源于异位肾组织。

2. 影像学研究　对于儿童腹膜后最常见的两大肿瘤的诊断和鉴别诊断，传统放射学，特别是排泄性尿系造影有一定价值：成神经细胞瘤多见钙化，晚期出现骨骼转移破坏，静脉肾盂造影显示肾脏以推移改变为主；肾母细胞瘤少见钙化，罕见骨骼破坏，静脉尿系造影可见肾盂肾盏挤压、破坏，拉长、变形。

CT较传统X线相比能够提供更多信息，包括肿瘤外形、密度、钙化以及周围淋巴结转移和周围组织器官侵犯等。增强CT尚可以显示“残肾征”和大血管是否浸润包埋。这些信息可以帮助外科医生进行肿瘤分期和确定手术方式。

大部分成神经细胞瘤为肾外肿块，肾母细胞瘤为肾内肿块，通过CT检查容易鉴别。但是当成神经细胞瘤侵犯肾脏时，常常也会出现“残肾征”，这时就很难明确其为肾内还是肾外肿块。而不典型肾母细胞瘤也可以表现为不规则肿块，或表现为肾外肿块。这些都对两者的鉴别诊断造成困难。

(1)膈脚后淋巴结转移和腹膜后血管包埋：在成神经细胞瘤病例中，肿瘤不均匀强化、外形分叶状、腹膜后淋巴结转移、肿块边界不清晰、肿瘤内钙化、腹膜后血管移位、腹膜后血管包埋、肿块超过中线等各种CT征象的敏感性和阳性预测值并不一致。

其中对于诊断成神经细胞瘤阳性预测值最高的CT征象是膈脚后淋巴结转移和腹膜后血管包埋。其他从高到低排列依次是肿瘤钙化、外形分叶状、腹膜后淋巴结转移、肾周侵犯等。也就是说有些CT征象尽管在成神经细胞瘤中并非多见，但由于其罕见于肾母细胞瘤，因而对于两者鉴别诊断有重要意义。而单纯根据肿瘤侵犯导致的“残肾征”和肿块是否逾越中线等征象，不易对两者进行鉴别。

成神经细胞瘤的这些CT特征与其病理生理有着密切的关系。成神经细胞瘤具有发病年龄高峰早、病变部位隐匿、恶性程度高等病理特点。因此肿瘤易突破包膜，侵犯周围组织和器官。由于肾上腺位于肾脏上方肾筋膜内，因此肾上腺来源的成神经细胞瘤容易侵犯肾脏。这时在增强CT扫描时会见到类似于肾母细胞瘤“残肾征”的CT征象，形成肿瘤可能来源于肾脏的假象。

成神经细胞瘤发现时较多患儿已有腹膜后和膈脚后淋巴结转移。转移淋巴结数目多，形态大，多数有融合。淋巴结可见环状或斑点状钙化。而肾母细胞瘤偶尔见肾门淋巴结增大，直径1~2 cm，无明显融合倾向。该组肾母细胞瘤未见到膈脚后淋巴结转移。神经母细胞瘤沿淋巴链快速转移的特性对于二者的鉴别诊断意义很大。特别是膈脚后淋巴结肿大，有作者认为是成神经细胞瘤的特征性改变，有待进一步论证。

(2)“残肾征”:有作者对成神经细胞瘤和肾母细胞瘤“残肾征”进行比较,发现二者有所不同。成神经细胞瘤侵犯肾脏时,多起自肾门向肾脏侵犯,常包埋肾动静脉。肿瘤和肾脏交界面模糊,交界面侧缘的残肾圆钝,少见肾盏破坏、扭曲、拉长。而肾母细胞瘤肿瘤与肾脏交界面清晰,交界面侧缘的残肾锐利,呈蟹脚样,残余肾直径常大于正常肾直径,肾盏多破坏扭曲、拉长、变形。由于成神经细胞瘤侵袭性强,容易侵犯周围组织和脏器,如肾周筋膜、腹膜后血管(包括下腔静脉、腹主动脉及其分支)等。特别是成神经细胞浸润至腹主动脉后和脊柱间生长,从而包埋并向前推移腹主动脉,可能是其独特表现。而肾母细胞瘤多数向对侧推移腹主动脉。

(3)其他征象:当腹膜后成神经细胞瘤侵犯肾脏时,容易与肾母细胞瘤混淆。但成神经细胞瘤具有以下CT特征:分叶状肿块;伴较多钙化;侵犯肾脏时,肿瘤与肾脏交界面模糊,伴肾盏破坏、拉长、扭曲较肾母细胞瘤少见,常伴肾动静脉包埋;具有腹主动脉和下腔静脉等腹膜后血管包埋,膈脚后淋巴结转移以及肾周包绕侵犯等特征。

其中肿瘤分叶征、钙化、腹膜后淋巴结和腹主动脉及其分支的包埋等CT征象,对于鉴别成神经细胞瘤和肾母细胞瘤具有较高的价值。下腔静脉包埋和膈脚后淋巴结转移对于两者鉴别诊断的价值亦不容忽视。

事实上,由于儿童成神经细胞瘤复杂的影像学表现,使其一直成为儿童影像学研究和争论的热点和难点。超声、CT、MRI以及核素等不同影像技术对于肿瘤定性定量定期的价值,尚需要进一步研究。

一些作者指出,成神经细胞瘤和神经节成神经细胞瘤需与肾母细胞瘤相鉴别,肾母细胞瘤位于肾内,形态大多光滑,边界清楚,钙化少见,肿瘤的内侧很少越过中线到对侧,侵犯血管引起瘤栓较多见,少见血管包埋征象,大血管旁和膈角后淋巴结侵犯少见,且发生较晚。另一组9例成神经细胞瘤中8例淋巴结肿大,病理检查7例为肿瘤转移,绝大部分可明确诊断,该组无误诊病例。

第四节　少见部位神经母细胞瘤

少见部位神经母细胞瘤,除钙化、囊变坏死、易侵犯和包埋邻近组织器官、早期转移等腹膜后腔神经母细胞瘤常见征象外,少见部位的肿瘤还具有其他CT表现。

1. 位于肾脏　发病罕见,仅见散在报道,肿瘤位于肾内,与肾母细胞瘤很难鉴别。肾母细胞瘤很少包裹腹主动脉或使其向前移位,而这种包裹或移位是神经母细胞瘤的特征。一例术中见肿瘤位于肾内,肾上腺未见瘤体累及,但由于肿瘤巨大挤压周围结构,故CT图像患侧肾上腺显示不清。术中及CT图像均见肿瘤包绕肾门血管及腹主动脉。

2. 位于眼眶　一例为眶内球后实质性肿块并眶壁骨质破坏,累及眼外肌,视神经及眼球未见受侵。需与眼眶横纹肌肉瘤鉴别。横纹肌肉瘤见于眶内任何部位,常侵犯肌锥内外及眶周,视神经及眼球常受侵,但钙化少见。

3. 位于腹腔　一例为多发,肿瘤边缘坏死明显,未见钙化,与肝脏分界不清,被误诊为肝内恶性肿瘤,与肝母细胞瘤及儿童肝细胞癌类似,CT鉴别诊断困难,但该例因神经母细胞瘤的常见症状双下肢骨关节痛就诊,而后二者多数伴肝区疼痛、肝功异常及甲胎蛋白升高等。

4. 位于后纵隔　一例发病部位、合并钙化、似有包膜及凸向肺内等征象均与文献报道一致,但未见侵犯邻近组织及合并胸水。肿瘤应与后纵隔神经鞘瘤及神经纤维瘤鉴别,后两者钙化少见,邻近骨骼可因压迫形成边缘光滑的压迹。

5. 位于颈部　该组2例肿块体积均巨大,增强后呈不均匀轻度强化,见较多纤细血管影,包绕或推移同侧颈动脉鞘,其中1例肿瘤血管由锁骨下动脉供血,另1例肿瘤延伸至椎管内。需与血管瘤鉴别,血管瘤平扫亦见钙化影,但增强早期为结节样、条带样明显强化,延迟扫描呈均匀强化,强化形式与神经母细胞瘤不同。

第五节　小儿神经母细胞瘤并腹膜后淋巴结肿大

详见 本书 本卷 本篇第一章第五节 小儿神经母细胞瘤并腹膜后淋巴结肿大。

第四章 肾母细胞瘤以外的小儿肾脏肿瘤

第一节 肾母细胞瘤以外的小儿肾脏肿瘤

表16-4-1为部分肾脏肿瘤的好发年龄,小儿肾肿瘤分为良性和恶性两大类,良性肿瘤较为少见,主要来自肾的上皮和间叶组织,常见的有肾腺瘤、肾小球旁细胞瘤、血管平滑肌脂肪瘤和肾内畸胎瘤;肾的恶性肿瘤较为多见,由于某种原因后肾胚芽未能分化成肾组织而残存于肾内,是肾内肿瘤发生的潜在因素,肿瘤重现了肾胚胎发育过程,呈现不同分化阶段的特点。

表16-4-1 部分肾脏肿瘤的好发年龄

肾脏肿瘤	年龄范围	发病峰值年龄
肾母细胞瘤		
单侧	1~11岁	3岁6个月
双侧	2个月至2岁	15个月
肾母细胞增生症	任何年龄	6~18个月
肾细胞癌	6个月至60岁	10~20岁①
多房囊性肾肿瘤		
囊性肾瘤	3个月至4岁	1~2岁
囊性分化不良性肾母细胞瘤	成人女性	成人女性
透明细胞肉瘤	1~4岁	2岁
血管肌脂瘤	6~41岁	10岁②
肾髓样癌	10~39岁	20岁
婴儿期骨化性肾肿瘤	6天至14个月	1~3个月
后肾腺瘤	15个月至83岁	无
淋巴瘤		
何杰金淋巴瘤	>10岁	15~20岁
非何杰金淋巴瘤	儿童期	<10岁

① von Hippel-Lindau综合征
②结节性硬化,神经纤维瘤病,von Hippel-Lindau综合征

婴儿腹部肿块常常来源于肾脏。新生儿最常见的肾脏包块是发育畸形,包括肾积水和多囊性肾发育不良。仅有20%的新生儿肾脏包块是真性新生物,最常见的是先天性中胚叶肾瘤。肾母细胞瘤和肾脏杆状细胞瘤则少见。1~10岁之间,肾脏的原发性肿瘤增多。特异性的病史(如发病年龄)以及特殊的影像学特征有助于诊断这些新近发现的肿瘤。

目前超声、CT和MRI是小儿肾肿瘤术前定位、定量和定性诊断不可或缺的检查方法,此处讨论的目的是认识小儿肾肿瘤的病理特点,以便更深刻理

解肿瘤的影像学表现,从而减少误诊,提高诊断水平。

第二节　肾细胞癌

肾细胞癌是一种成人原发性肿瘤,发病高峰年龄为 50~60 岁;虽然曾有 6 个月的肾细胞癌病人的报道,但儿童病人仅占全部病例的 0.3%~1.3%,仅占 20 岁以下人群肾脏原发肿瘤的 7%,占儿童肾脏肿瘤的 2.3%~6.6%。在儿童时期,肾母细胞瘤与本病的发病率之比为 30:1,但在 10~20 岁之间,两者的发病率相当。

本病与 von Hippel-Lindau 综合征有关。患此综合征的病人较年轻,其肾细胞癌常多发。儿童肾细胞癌特别是双侧发病者应排除 von Hippel-Lindau 综合征。Keeler 在发现一患有 von Hippel-Lindau 综合征和肾细胞癌的 16 岁男孩的肾脏囊肿内壁上有恶性细胞后提出, von Hippel-Lindau 综合征病儿出现囊肿提示有恶变为实性肿块的可能,因此应对患有 von Hippel-Lindau 综合征的青少年病儿早期进行超声筛查,如果出现实性包块,推荐肿瘤局部切除,保留正常肾脏组织。

本病与结节性硬化并发亦有数例报道。与成人相比,在儿童中与结节性硬化并发的肾细胞癌恶性程度较低,所报道的病例经过平均 3.5 年的随访,均无复发。还有一些个案报道有其他高危因素的幼儿病例。1 例 3 岁幼儿患有 Beckwith-Wiedemann 综合征,并发肾细胞癌,在超声上表现为强回声包块,CT 上为高密度。还有 1 例 2 岁幼儿,神经母细胞瘤化疗后出现肾细胞癌。

肿瘤细胞来源于肾的近曲小管,多数瘤细胞分化差,因此病理表现比较特殊。肿瘤多发生在肾皮质,上极比下极多见。肿瘤外观呈结节状,浸润性生长,常侵入肾盂,形成肾盂内肿块,镜下和成人肾细胞癌相似,一般可看到透明细胞癌和颗粒细胞癌两种类型。

组织学上,儿童肾细胞癌与成人相同。肿瘤可能起于肾小管上皮。虽然肾细胞癌往往较肾母细胞瘤为小,但是两者的大体形态相似,术前无法区分。肿瘤为实性,可有出血、坏死、囊变、钙化或纤维化。肿瘤侵犯肾皮质,形成一假包膜并使肾结构变形,可蔓延至局部淋巴结和邻近的腹膜后间隙。20% 的病人在诊断时已有肺、肝、脑或骨转移。与肾母细胞瘤相比,患本病的儿童更常有骨转移,双侧发病者更多。

儿童的症状与成人相同。无痛性肉眼血尿、胁腹疼痛和触及包块最为常见。但是,成人典型的胁腹疼痛、血尿和腹部包块三联征在儿童并不常见。有作者报道病儿胁腹疼痛和腹部包块较血尿常见。偶可见高血压。血尿较肾母细胞瘤常见。

影像学研究:仅仅通过影像学,本病与肾母细胞瘤常难以鉴别。由于肾细胞癌在就诊时常常显著小于肾母细胞瘤,故在排泄性尿系造影及超声上较难发现,而在 CT 和 MRI 上则容易发现,表现为肾内实性包块,几乎无强化或轻度强化,可因出血、坏死而密度不均匀。钙化(25%)较肾母细胞瘤(9%)多见。一些病例可有环形钙化,此征象在病儿中更为常见。

预后与肿瘤的分期有关,总生存率约 64%。本病对化疗不敏感。对于是否应该采用激进的手术疗法,包括肾脏切除和淋巴结清扫,目前还存在争议。这些方法在病儿中得到提倡,因为单纯性淋巴结转移的儿童的存活率较处于同一疾病分期的成人高。

第三节　横纹肌样瘤

横纹肌样瘤是一种发生于儿童早期的少见的具有高度侵袭性的肿瘤。肿瘤组织学表现类似骨骼肌来源的肿瘤。横纹肌样瘤仅见于儿童,占儿童肾恶性肿瘤的 2%。约 80% 发生于 2 岁以前, 60% 发生于 1 岁以内,大多数肿瘤于生后 6~12 个月被诊断。诊断时平均年龄为 11 个月,男女比例为 1.5:1。

肿瘤大体表现无特异性。组织学上,肿瘤由单一形态的细胞构成,肿瘤细胞有以下 3 个特点:囊泡状染色质、嗜酸性核仁突出以及细胞浆内有玻璃样变的包含体。

临床及影像学特点:横纹肌样瘤可有血尿的症状,因其侵袭性的特点,症状多为转移灶所致。临床上,患者可因甲状旁腺激素水平升高而出现高钙血症,肿瘤切除后血清钙水平趋于正常。横纹肌样瘤合并颅内原发肿瘤或转移瘤为本病的特征性表现。脑肿瘤通常位于后颅窝中线旁区。另外,合并原始神经外胚层肿瘤、室管膜瘤、小脑和脑干星形细胞瘤也曾有报道。肿瘤呈侵袭性生长,与肾实质没有明显的分界,很少出现如肾母细胞瘤压迫肾实质形成的假包膜。残存的肾组织内常见卫星状瘤结节。与肾母细胞瘤相比,肿瘤可有一些特征性表现,如包膜下积液、肿瘤呈分叶状、内含坏死或出血灶以及肿瘤分叶边缘可见线样钙化等。血管和周围侵犯常见。

横纹肌样瘤是所有肾肿瘤中预后最差者,具有高度侵袭性和早期转移的特点。80% 肿瘤发生转移,最常见部位是肺,其他部位包括肝、脑、淋巴结和骨骼。存活率非常低,18 个月存活率仅为 20%

第四节 肾髓样癌

肾髓样癌,或称肾髓质癌,是一种高度恶性的上皮源性肿瘤,病程短,早期易发生淋巴结、血行及肝肺转移。该肿瘤几乎只见于有镰状细胞特性或者有镰状细胞血红蛋白的黑人青少年和年轻成人,但不见于纯合子镰状细胞血红蛋白的病人。称为第七镰状细胞肾病。肿瘤多发生于右肾, Blitman 等(2005)报道 6 例均为右肾发病。

发病年龄 10~39 岁,平均 20 岁。25 岁以下组,男女病人之比为 3:1, 25 岁以上组,男女比例相当。临床表现有肉眼血尿、腹痛或胁腹痛,其次有消瘦、腹部肿块或发热。

现认为肾髓样癌起于肾盂黏膜。肿瘤迅速生长填充肾盂并侵犯血管和淋巴组织,肾实质内常有卫星结节灶。组织学上,肿瘤内含有各种结构模式,镰状细胞、出血灶、坏死和显著基质结缔组织生成并发炎症是本病的特征。

影像学研究:影像学表现包括肿瘤位于肾脏中央部位并呈浸润性生长,侵犯肾窦,伴有外周肾盏扩张,肾脏增大以及小的外周卫星灶结节。在 CT 上,肿瘤不均匀强化。在超声上,肿瘤回声不均匀。鉴别诊断包括移行细胞癌和杆状细胞瘤。前者儿童少见,后者一般小于 3 岁。黑人,有镰状细胞特性和有镰状细胞血红蛋白则进一步支持诊断。

诊断时,疾病往往已进入进展期,预后极差。肿瘤对于化疗和放疗均不敏感,诊断之后的平均生存时间仅 15 周。

第五节 后肾腺瘤

后肾腺瘤,亦称为肾原性腺纤维瘤或胚胎型腺瘤,是 1992 年发现的一种极为罕见的良性肿瘤,可见于任何年龄(15 个月至 83 岁)。平均发病年龄 13 岁。女性多见,未见双侧发病的报道。临床表现包括疼痛、高血压、血肿、胁腹肿块、高钙血症和红细胞增多。肾切除后,临床症状随之消失。

镜下可见增生的梭形间质细胞,包绕胚胎上皮细胞结节。还可见大量沙样瘤瘤体。与肾母细胞瘤不同,本病无包膜,无肾母细胞瘤的活动性增生,而且,肿瘤缺乏肌动蛋白的免疫反应性和肌间线蛋白的免疫染色,因此可与表现类似的中胚叶肾瘤相鉴别。

影像学研究:后肾腺瘤在超声上表现为边界清楚的实性包块,可为弱回声、强回声甚至为囊性,具有壁结节。多普勒超声检查显示病变为乏血管性。CT 平扫显示肿块可为等密度或高密度,可有小钙化灶。病变强化较正常肾实质差。有作者报道 1 例肿瘤回声和 CT 值均明显升高。一些作者认为在影像学上,本病类似于肾母细胞瘤而无法鉴别。

在儿童肾脏肿瘤的鉴别诊断中,考虑到后肾腺瘤十分重要,因为本病为良性,仅需进行局部切除,并保留正常肾脏组织。

第六节　淋巴瘤和白血病

淋巴瘤累及肾脏常常是从腹膜后直接蔓延或者从血道转移而来。儿童非何杰金淋巴瘤(特别是Burkitt淋巴瘤)最常累及肾脏。尸检中可见62%的淋巴瘤累及肾脏,但仅有3%~8%的病人可在CT上得到显示。12%的非何杰金淋巴瘤的病人在行常规CT扫描时可发现有肾脏累及,但不一定有腹膜后淋巴结累及。

淋巴瘤累及肾脏的典型表现为双肾多发结节,但也可有弥漫性浸润。肾脏单发病灶并腹膜后淋巴结肿大者少见。由于肾实质不含淋巴组织,故肾脏不太可能有原发性淋巴瘤。然而,有极个别淋巴瘤病例仅累及肾脏。有人认为炎性浸润和包膜淋巴组织是肿瘤的来源。关于是否存在肾脏原发性淋巴瘤的问题仍然有待进一步研究。

淋巴瘤累及肾脏往往直到晚期才出现症状。胁腹或腹部疼痛、血尿、体重下降以及腹部或胸部包块,并有淋巴结肿大是最常见的临床表现。高血压少见。病人可有肾功能衰竭,在化疗开始后,由于杀死大量的肿瘤细胞从而排泄大量的尿酸,也可出现肾功能衰竭。

影像学研究:影像学表现不定,包括孤立性或者多发肿块或结节、弥漫性浸润、从邻近的腹膜后腔直接侵犯,最少见的是肾周孤立病灶。最常见的影像学表现为肾实质多发结节或肿块,偶尔可见肾脏轮廓变形和集合系统移位。

无特征性CT表现,平扫和增强常为均匀的低密度灶,可类似于多发性肾囊肿。超声表现为低回声,血管造影表现为乏血管肿块。肾脏弥漫性浸润可使肾脏增大。如果有肾外累及则肿瘤可能是转移而来。腹膜后淋巴瘤偶可包绕血管和输尿管。肾周淋巴瘤累及可源于腹膜后淋巴瘤(最常见)或者经血道转移至肾实质。肾周淋巴瘤的CT表现多种多样,包括小的曲线状低密度区,软组织密度结节,格氏筋膜增厚或者腹膜后淋巴瘤旁的小肿块。孤立的肾周淋巴瘤少见,一般表现为包绕肾脏的弱回声边缘,CT平扫时为高密度,增强后为低密度。

白血病浸润肾脏可使双肾弥漫性增大。高血压或肾功能衰竭少见。影像学上,肾脏增大,肾盏结构可有破坏,肾实质回声和肾脏密度可能有变化。

第七节　肾恶性横纹肌样瘤

肾恶性横纹肌样瘤是一种少见的高度侵袭性恶性肿瘤,主要发生在婴幼儿及青少年,约占儿童肾脏恶性肿瘤的2%。其预后差,即使接受手术及放化疗,死亡率仍高达80%以上。

对于影像学诊断倾向肾恶性横纹肌样瘤的患者,可于穿刺活检后行术前化疗,可能会提高治疗效果。因此影像学诊断在肾恶性横纹肌样瘤的诊断中有重要价值。

肾恶性横纹肌样瘤一度被当作肾母细胞瘤的肉瘤样变异。但目前认为是一种病理起源完全不同的疾病。1978年由国际肾母细胞瘤研究小组的病理学家命名。

1. 临床表现　肾恶性横纹肌样瘤绝大多数发生在儿童期,平均发病年龄13个月,男多于女。一组研究的10例患者除2例为较大儿童外,其余8例年龄均在3岁内;该组男女比例与文献报道一致。肾恶性横纹肌样瘤缺少特征性临床表现,儿童常表现为可触及的腹块、血尿、腹痛、发热等,部分患者伴高钙血症。肾恶性横纹肌样瘤常伴发脑转移瘤,或后颅窝中线区的原始神经上皮瘤以及室管膜瘤、脑干及小脑星形细胞瘤等。该组病例均行头颅CT和MRI检查,未见颅内病变。血清LDH和Ferritin含量显著增高,提示恶性肿瘤的存在。

2. 影像学研究　文献提及肾恶性横纹肌样瘤肿瘤多位于肾脏中心靠近肾门部位,该组患者4例分别位于肾脏上、下极,其余6例均近肾门并累及肾盂。曾有1例报道肾恶性横纹肌样瘤为均匀密度肿块,在该组10例肿瘤中,CT和MRI均表现为质地不均匀的肿瘤,瘤内合有液化坏死囊变、钙化、出血、脂肪变等。增强扫描后,肿瘤呈不均匀强化,MRI

增强扫描强化程度更明显。

肿瘤实性部分多位于近肾门区，其坏死囊变多靠近肾被膜区，二者间分界模糊，密度逐渐减低，称为“融冰征”；该组患者有6例可见此征象。另外，肿瘤出血也多在肿瘤周围或被膜下区，病理切片上，接近囊变区的肿瘤实质内瘤栓分布增多，推测肿瘤坏死和出血于肿瘤外周分布可能与小血管瘤栓形成有关。另一部分肿瘤内见钙化及脂肪变，是否与肿瘤发生早期退变有关，有待进一步研究。

肾被膜受累及肾周积液形成较多见，该组病例表现为肾被膜明显增厚、强化，并见结节样改变；肾周间隙的积液密度较高，CT值可达25 HU；肿瘤侵入肾周间隙并与周围器官粘连，手术切除难度大。该组中有6例术中见肿瘤突破肾被膜，其中3例出现肿瘤破裂。

肾周间隙的新月形积液可能为肿瘤侵犯肾周间隙或肿瘤破裂所致，由于肿瘤易出血，因此小儿自发的腹膜后血肿应考虑到肾恶性横纹肌样瘤自发破裂的可能，这与文献报道一致。

该组患者术后证实肾周及腹膜后淋巴结转移5例，且淋巴结较小，最大者直径约20 mm。术前检查9例发现肺、肝脏、腹膜和骨转移，且病灶较大，尤其发生于肝脏者具有明显囊变坏死。肺及腹膜等处转移多为实性结节样病灶；说明血行转移是其主要的特征。90%的患者在诊断后2年内死亡，此组病例中仅5例行术后化疗随访，临床资料有待进一步总结。

1. 肾恶性横纹肌样瘤病理学表现　大体标本肿瘤无包膜，内见多发出血、坏死，呈浸润性生长，与周围肾实质无明显分界。肾恶性横纹肌样瘤肿瘤细胞成分单一，为横纹肌样细胞，呈多边形，胞核清楚，有丰富的嗜酸性胞质但无横纹。胞质内嗜酸性包涵体是其光镜特征。免疫组化：横纹肌样细胞均表达Vim，多数表达CK、EMA、SMA，但DES和生殖细胞标记阴性。肾恶性横纹肌样瘤有INI1/SMARCB1基因缺失，用单抗INI1/hSNF5染色，肿瘤细胞阴性。

2. 鉴别诊断　肾恶性肿瘤包括肾母细胞瘤（即Wilms瘤）、透明细胞肉瘤、肾恶性横纹肌样瘤和肾细胞癌等，在影像学上表现相似。①肾细胞癌：肾细胞癌影像学可有坏死、出血、钙化等，但是罕见于小儿，20岁以后发病率较高。②透明细胞肉瘤：透明细胞肉瘤很少累及血管，早期即有骨转移，而肾母细胞瘤和肾恶性横纹肌样瘤更容易累及相邻肾血管。③肾母细胞瘤：肾母细胞瘤是儿童最常见的肾周恶性肿瘤，也可见囊变坏死及“抱球征”，很难与肾恶性横纹肌样瘤在影像学分辨开，因此肾恶性横纹肌样瘤术前常误诊为肾母细胞瘤。文献报道肾恶性横纹肌样瘤与肾母细胞瘤都容易侵犯肾动、静脉及下腔静脉。在该组肾恶性横纹肌样瘤患者中，大部分肿瘤表现为推移、挤压相邻肾动脉静脉，2例有包绕血管改变，未见大血管内瘤栓形成。肾恶性横纹肌样瘤钙化较肾母细胞瘤和透明细胞癌常见，典型的钙化表现为勾划瘤叶轮廓的弧线样高密度影。较大的神经母细胞瘤累及肾脏时，不易与肾恶性横纹肌样瘤分辨，核素成像及尿中儿茶酚胺的升高有提示意义。④中胚叶肾瘤：新生儿肾脏良性肿瘤还有中胚叶肾瘤，其影像学可与肾恶性横纹肌样瘤类似，此肿瘤为胚胎期发生，周围浸润和远隔转移少见；临床上可出现高钙血症和低磷血症，可能和肿瘤细胞分泌甲状旁腺素有关。

3. 肾恶性横纹肌样瘤的影像学特征　发生于较小儿童的肾肿瘤，肿块大，内含坏死、囊变、出血，累及肾盂、肾被膜增厚及肾周积液，出血及囊变多位于肿瘤外围，若合并肺、肝及脑转移，应该考虑到本病的可能。CT对于瘤内钙化显示更清楚，MRI较CT增强效果更显著。

肾恶性横纹肌样瘤曾被当作低分化的肾母细胞瘤，其恶性度高，早期即可转移，发病年龄越小，预后越差，尤其在小于5个月的患儿。5年生存率约22%。但是术前化疗和肿瘤体积都不能作为决定预后的因素。

第五章　小儿肾脏其他疾病

第一节　多囊性肾发育不良

多囊性肾发育不良是小儿泌尿系统中较常见的发育畸形，发病率约为1/2 500。

1. 发病机制　多囊性肾发育不良病因尚未完全明了，目前多认为系胎儿早期输尿管上段和（或）肾盂的供血血管损伤导致肾盂、输尿管闭锁致后肾退化，肾小管呈囊性扩张，输尿管阙如或粗大呈条索状。

2. 临床表现　临床多以腹部包块就诊。多囊性肾发育不良无家族性，男性多见，多为单侧发病，左侧多见，节段性受累多位于肾上极，10%~20%患儿伴有对侧肾及输尿管畸形。一组研究的11例患者中全部为单侧发病，且左侧为多，占72.7%；此外，有3例多囊性肾发育不良伴同侧输尿管畸形，1例伴对侧肾积水，1例为节段性病灶。

3. 影像学研究　多囊性肾发育不良影像表现有一定特征性，表现为患侧肾区有多个状如葡萄的囊肿样结构，囊肿间互不相通，囊肿数目不等，大小不一，单个囊肿直径1~3 cm，多无正常肾实质及肾盂结构，增强后囊肿无强化，间隔为疏松结缔组织内含岛状肾组织和软骨灶，可中度强化。

患肾的体积一般小于健侧，部分也可大于健侧肾脏。但是年龄大于2岁的患儿，其健侧肾脏常表现为代偿性增大，该组11例多囊性肾发育不良中5例年龄在3~4岁，其对侧正常肾脏均有不同程度代偿性肥大。

值得注意的是CT、B超对于多囊性肾发育不良可发生漏诊，而MRI尤其是MRI尿系成像可以明显提高病变的检出率，可清楚显示多囊性肾发育不良的细微结构、整个多囊性肾发育不良全貌及巨输尿管畸形等合并症，可较好地做出定位及定性诊断。该组1例患儿曾做B超和CT检查均漏诊，经MRI检查得以发现病变，并经手术和病理证实。临床疑似病例应进行MRI检查。

4. 鉴别诊断　儿童多囊性肾发育不良的诊断并不难，但应与肾脏其他囊性病变鉴别。

（1）肾盂肾盏重度积水：儿童肾盂肾盏积水最常见的病因系肾盂、输尿管连接处狭窄导致肾盂、肾盏极度扩张，肾实质变薄。CT或MRI平扫示扩张的肾盂、肾盏呈多个囊状结构，但各囊之间与肾盂均相通，肾盂与输尿管交界处狭窄，增强扫描延迟示对比剂进入肾盂、肾盏内。多囊性肾发育不良因肾脏完全无功能，增强扫描无对比剂进入囊内，且各囊间不相通，输尿管往往不显示，以此可资鉴别。

（2）囊性部分分化型肾母细胞瘤：系肾母细胞瘤的一种特殊类型，表现为肾区内一大的囊状包块，其内有多个房性分隔，各小囊肿间互不相通，有部分正常肾组织存在，增强扫描肿块可见包膜及周围受压的正常肾组织强化。也有文献报道多囊性肾发育不良发展为肾母细胞瘤的可能性为1/2 000。

（3）婴儿型多囊肾：是一种常染色体隐性遗传性疾病，多双侧发病，其病理特点是肾小管扩张呈管状或囊状，但都是微小囊肿。MRI T_1WI上呈低信号、T_2WI呈高信号，增强表现极有特征性，表现为双肾乳头至皮质呈放射状或车轮状排列的低信号影，与多囊性肾发育不良易鉴别。总之，多囊性肾发育不良的CT和MRI表现均有一定特征性，尤其是MR尿系成像对其检出率高，可发现细小病变，较CT和B超优越，可作为临床首选的检查方法。

第二节 儿童肾血管性高血压

1. 发病机制 肾血管性高血压是指由各种原因引起的肾动脉入口、主干或其主要分支狭窄,致肾实质缺血,激活肾素-血管紧张素-醛固酮系统而产生的继发性高血压。及时解除肾动脉狭窄或阻塞,高血压可以治愈,因此早期确诊具有重要意义。

常见病因有动脉粥样硬化和纤维肌性发育不良。儿童肾动脉狭窄以大动脉炎为主,包括皮肤黏膜淋巴结综合征大动脉炎引起的肾动脉狭窄。

2. 临床表现 儿童肾血管性高血压可无明显临床症状,常于体检或肾病常规检查时发现。

血压持续增高时,患者可出现头晕、恶心等症状。血压急剧增高,可导致高血压脑病,出现抽搐、昏迷等,血浆肾素、血管紧张素、醛固酮活性增高。

3. 影像学研究 DSA是目前确诊肾血管性高血压的金标准,在明确肾动脉狭窄部位的同时可行介入治疗。但为有创性检查,可能引起动脉粥样斑块的脱落,导致栓塞,以及出血、急性肾功能衰竭等严重并发症。

随着CT的发展,MSCT血管造影(MSCTA)诊断肾动脉狭窄的准确性有较明显提高,可清晰观察到腹主动脉与肾动脉主干及分支情况,判断狭窄的部位、程度、范围及侧支循环等情况,显示肾脏大小,解剖结构。CTA图像清晰,检查所需时间短,危险性小,可在一定程度上替代DSA。但CTA对肾内动脉显示不及DSA清晰,且不能同时进行治疗。

第三节 诊断陷阱:新生儿肾脏的超声所见

Hricak等(1983)指出新生儿肾锥体可伪似肾囊肿,肾锥体回声甚弱,皮质回声高于低回声的髓质,而后者又可呈现为囊状。有作者认为正常新生儿肾皮质回声增强,大概是由于新生儿肾皮质内的解剖结构比成人更多一些的缘故。Kirchner等(1980)报告一例新生儿排泄性尿系造影发现左腰部包块伴孤形线状钙化,提示肾盂输尿管连接处梗阻伴肾周假性囊肿,为手术病理证实。

第六章　小儿肾上腺疾病

第一节　新生儿肾上腺神经母细胞瘤

神经母细胞瘤是小儿最常见的恶性肿瘤之一，发病率仅次于白血病和神经系统肿瘤，占小儿恶性肿瘤的 8%，国内外报道 1 岁以内发病率分别为 26.4% 和 31.6%，并且半数以上在新生儿期发病。神经母细胞瘤恶性程度极高，可早期发生转移，最常累及骨、肝脏、淋巴结及皮肤等。按 ANSS 分期，新生儿神经母细胞瘤占 1 岁以下所有 Ⅰ 期病例的 62%，Ⅳ s 期病例的 64%；Ⅳ s 期具有肝脏、皮肤或骨髓转移，预后较好，有自然消退的倾向。

新生儿神经母细胞瘤Ⅳ s 期的诊断并不困难。但囊性神经母细胞瘤较为少见，Petit 等（2001）与 Richards 等（1995）总结分析了各国报道的 40 余例囊性神经母细胞瘤，提出与实性特殊Ⅳ s 期比较有以下特点：囊性神经母细胞瘤多发生在肾上腺；肿瘤可由多个小囊或单个大囊构成，钙化罕见；多为良性过程，少见转移和复发；诊断时间早，多产前经超声发现；多为无内分泌性病变，仅 9.5% 尿儿茶酚胺、3-甲氧 -4 羟苦杏仁酸（VMA）为阳性；预后较实性肿瘤好。

1. 影像学研究　超声检查肿块呈实质性、中等偏强回声，可见坏死液化；CT 像上大多表现为肾上腺区软组织肿块，边界清楚，密度不均匀，出血、坏死、囊变多见，部分可见高密度钙化灶，增强后肿块实性部分呈不同程度强化；MRI 肿瘤内信号欠均匀，T_1WI 多呈低信号，T_2WI 多呈混杂高信号，增强后不均匀强化。极少数囊性神经母细胞瘤 CT 仅表现为肾上腺区囊性占位，钙化罕见，增强后肿块囊性部分强化不明显，边缘可见受压的肾上腺组织。

有作者报告 2 例均发生于右侧肾上腺，尿 3- 甲氧 -4 羟苦杏仁酸为阴性，1 例产前超声发现肿物。CT 表现为右肾上腺区囊性占位，边缘光滑，其内可见片絮状高密度影。肿瘤内未见钙化，囊性部位强化不明显，2 例均于肿物边缘见受压推移的肾上腺皮质组织。

另有文献报告 1 例，该例患儿病变主要位于肾上腺与肝脏，左侧肾上腺区肿块比较明显，肝脏内病灶细小，呈弥漫性分布，CT 像上显示不清；MRI T_2WI 上病灶显示清晰，主要分布在肝脏外围，病灶在 T_1WI、T_2WI 上的信号特点与肾上腺肿块相仿，增强后有强化。综合临床特点，应考虑神经母细胞瘤Ⅳ s 期可能。

2. 鉴别诊断　该病主要需与肾上腺血肿鉴别。肾上腺血肿在新生儿中并不少见，早期肾上腺增大，血肿逐渐吸收囊变，2 周后可出现钙化。鉴别点为神经母细胞瘤增强扫描肿瘤有强化，而肾上腺出血无强化。肾上腺血肿发生囊变时与囊性神经母细胞瘤鉴别有一定的困难，超声可观察到病变由高回声（出血）到混杂回声再到低回声（囊变）的变化过程，对肾上腺血肿鉴别诊断和随访有意义。

第二节　新生儿肾上腺出血

新生儿肾上腺出血少见，血肿罕见。S mljanic 等（1997）指出，窒息、早产和败血症是引起新生儿肾上腺出血的重要原因，右侧多见，5%~10% 为双侧性。早期肾上腺增大，血肿逐渐吸收囊变，2 周后可出现钙化。

新生儿肾上腺出血多可自愈吸收。在出血早期及吸收钙化期,CT诊断并不困难。但当血肿呈囊状改变时, CT较难与其他肾上腺囊性病变,特别是囊性神经母细胞瘤鉴别,而超声可观察到病变由高回声(出血)到混杂回声再到低回声(囊变)的变化过程,对新生儿肾上腺出血鉴别诊断和随访有意义。一组研究的2例患儿有生后窒息、败血症等诱因,结合CT表现,以及超声随访检查,做出新生儿肾上腺出血的诊断,并分别于6个月和10个月时自行吸收。

新生儿肾上腺囊性占位性病变较复杂,新生儿肾上腺出血多为内科保守治疗,而囊性神经母细胞瘤须外科手术治疗,因此诊断和密切随访尤为重要。Petit等(2001)认为,如果有典型的CT或超声表现且随访发现病变有进展,最好早期切除,以免造成神经母细胞瘤的转移恶化。Paterson等(2002)指出,CT对于病变定位、数目大小、囊实性、钙化等方面有较好的诊断作用;超声对新生儿肾上腺出血的诊断、随访具有优势。产前超声可以为新生儿期的诊断和治疗提供良好的机会。对于不典型的病例,仅仅依靠CT较难做出诊断,必须紧密联系临床,借助超声、MRI和实验室检查,方能做出正确诊断。

第三节 小儿肾上腺假性囊肿

Levin等(1974)报告1例2个月幼婴良性肾上腺假性囊肿,表现为胸壁包块,X线照片可见肋骨破坏,而考虑为转移性病变。此假性囊肿经手术引流后消散吸收,肋骨复原。

该患儿右下后外胸壁有一3 cm×5 cm硬而固定的包块,覆盖于第10肋区域,周围无发热、红斑或肌紧张。X线胸片示软组织包块伴右第10肋骨外侧部分破坏。右上腹可见一直径6 cm边缘钙化影。排泄性尿系造影示囊样病变,推移右肾上极向下后外方。肝脾核素显像示肝右叶外在性缺损。超声示右肾上极内上一囊性包块。术中瘘道造影示胸壁包块为钙化的肾上腺假性囊肿向上扩展。假性囊肿约占肾上腺囊肿50%,常起于肾上腺内血肿或肾上腺周围血肿,或新生物内血肿。假性囊肿钙化一般呈边缘状,有助于与新生物钙化区别。实质性结节状包块钙化形状常不规则。

第四节 诊断陷阱:儿童膈上脊柱旁软组织肿块

有作者报告2例小儿脊柱旁软组织肿块,紧贴膈上,压低膈肌后部造成同侧肾脏移位,表现类似肾上腺肿瘤。

紧贴膈肌后部的胸腔内肿块可通过膈肌引起腹腔内邻近结构移位,而类似膈下肿块,一般此种情况最常出现于左侧胸腔积液,少数见于膈上实质性肿块。

一般认为,肾脏后上方一小区域紧邻横膈,但在小儿,此区的情况了解尚不多。一些作者认为,双侧肾脏虽位于膈下,但大多数右肾上极居于第11胸椎下缘与第12胸椎下缘之间,皆位于后肋膈角之上,而左肾一般比右肾位置还要高一些。

因此,脊柱旁膈上软组织包块,如果深入至后肋膈角,从水平面看,与肾上极及肾上腺平面相近,如果包块推移肾上极与肾上腺,则不仅从上方,而且从后方推移。在传统的排泄性尿系造影观察,误诊为肾上腺肿块则不足为怪了。

第五节 左肾上腺神经母细胞瘤

肾上腺神经母细胞瘤通常可为排泄性尿系造影诊断出来,乃因肾的移位或肾轮廓的改变。Haller等(1977)介绍5例儿童左肾上腺神经母细胞瘤,肿块只位于肾的前面,产生移位颇类似于胰腺体部和尾部肿瘤。本症一般可使肾影发生外侧和(或)下移位，肾轴向外倾斜和肾上极的变平，而该组5例正位照片上，肾轴、肾的位置和肾的轮廓均未见异常，5例皆无症状，4例可扪及腹部包块。

左肾上腺一般位于肾的上方，如肾上腺组织向肾的内侧和前面延伸，巨大的肾上腺包块通常推挤肾下移、外移和上极变平，又可使肾与脾脏分开，以及胃后部受压。

如肾上腺肿块起自腺体前下部分则可向前生长，类似胰体、尾肿瘤引起的移位，可影响胃肠道：①小肠，结肠脾曲和(或)十二指肠空肠连接处移位；②胃后部和下部的凹陷；③脾曲和近端降结肠的前移位。因为肿瘤在肾周筋膜内，肾前部前凸可变平坦，肾变平和后移，此时侧位X线片、超声和CT扫描均可清楚查见。

与此病例相类似，在1967年我们曾见一右肾肾癌患者，排泄性尿系造影常规前后位几次照片均未见肾轮廓和肾盂肾盏形状、大小及位置异常，而考虑为肾外包块(因触诊扪及右上腹包块)，手术发现并非肾外包块，而系右肾前部向前隆突，为右肾实质占位病变，尚未影响盂盏系统，切除肾脏病理诊断为肾透明细胞癌。

再回顾术前尿路造影片，除发现右肾上部外侧轮廓稍欠平整外，仍未发现异常，当时总结误诊教训的第一条就是如果多照一张侧位片，则可避免误诊。综上两例所述，在排泄性尿系造影常规前后位照片外，必要时可行侧位或斜位或后前位(俯卧)照片，可多收集一些信息，减少和避免误诊。

第六节　新生儿肾上腺轮廓膨隆

有作者介绍超声检查左肾上腺时，用纵切左侧向上的卧位观察，见肾周脂肪位于一囊肿的上方，酷似肾上腺包块，该囊肿为肾的向外生长的囊肿。Oppenheimer等(1983)研究正常新生儿肾上腺的超声扫描时指出，新生儿的肾上腺颇为膨隆，在每肢之中它有一中心回声线状影。出生后几个月内，肾上腺仍可保持膨隆。

第七章　小儿系膜、网膜和腹膜疾病

第一节　小儿小肠系膜异常

小肠系膜内含脂肪，动、静脉，淋巴结和神经丛等，因此儿童空肠、回肠系膜可患多种疾病。小肠系膜脂肪的密度改变常提示有小肠系膜或肠道病变，亦有作者以“肠系膜浑浊”描述肠系膜脂肪受性症细胞、液体(水、淋巴液和血液)、肿瘤浸润及纤维化的CT表现。此处讨论能引起小儿小肠系膜异常或浑浊的疾病及其鉴别诊断。

1. 小儿小肠系膜病变定位　小肠系膜的影像并没有明显的边界，因而小肠系膜异常的定位也就非常困难。成人小肠系膜含较多的脂肪，有利于确定病变的范围，脂肪的低密度使小肠系膜异常，如血管模糊及异常增高的密度等征象易于判断。小儿小肠系膜含脂肪相当少，使小肠系膜异常的发现及定位更加困难。

下列表现对小肠系膜病变的定位有一定帮助：①肠系膜上动脉或静脉被完全或部分包绕；②回肠及回肠襻向外周移位；③病变以锥形从中上部向下，向外周延伸。

小儿小肠系膜异常，以影像为基础可分类如下：小肠系膜旋转发育异常、弥漫性小肠系膜病变、局灶性小肠系膜肿块和多发性小肠系膜肿块。

2. 小肠系膜旋转异常　在发育过程中，十二指肠融合于后腹壁的腹膜而成为腹膜后器官，肠管的其他部分及其系膜疝入脐带，并围绕肠系膜上动脉进行逆时针旋转。作为这一正常旋转的结果，空肠、回肠肠系膜沿左上腹的屈氏韧带斜向右下回盲瓣方向走行。这一发育过程的任何中断均可导致旋转异常，旋转不良，可伴有异常腹膜带引起的小肠梗阻，残余的周围皱襞横过并造成十二指肠梗阻或中肠扭转。

大部分的中肠扭转发生于婴儿期，并在行胃肠道透视检查时确诊。而稍大的或十几岁的孩子可能因腹痛而先行CT检查。中肠扭转的CT特征是肠袢绕肠系膜血管旋转。在很多旋转异常的病人中，肠系膜上动脉及静脉可能易位，即肠系膜上动脉位于右侧而肠系膜上静脉位于左侧。另外，小肠系膜附着的发育缺陷还可导致内疝及小肠梗阻。

第二节　肝胃间隙囊性淋巴管瘤病例

患儿，男，5岁5个月20 d。于4年前无明显诱因出现食欲差，无腹痛、腹胀、腹泻、返酸、嗳气等不适，未予重视；1个月前食欲差加重，伴饭后呕吐，呕吐物为胃内容物，自行服用中药，上述症状无缓解，进行性加重。

手术所见：取上腹部正中切口长约10 cm逐层进腹，进腹后见肝脏未见明显异常，肝左外叶与胃小弯之间一大小约10 cm×8 cm囊性肿物，边界清楚，包膜完整，与肝脏无粘连，与胃小弯有部分粘连，肝脏、胃部分受压，胰腺、十二指肠等未见明显异常。

病理检查：腹腔囊性肿物切除标本，囊性肿物一个，大小9.5 cm×9 cm×5 cm，囊内含淡黄色清亮液体及胶冻样物质，肿物切面呈多房囊状，囊内壁光滑，壁厚0.2 cm。胃小弯侧淋巴结活检标本，灰白色组织一块，大小0.7 cm×0.6 cm×0.3 cm。常规病理诊断：腹腔囊性肿物切除标本：初步诊断囊性淋巴管瘤，囊壁可见胆固醇结晶及肉芽肿形成，待做免疫组化检测进一步证实。胃小弯侧淋巴结活检标本:检出淋巴结1枚,呈反应性增生。免疫组化检测:阳性,D2-40,CD31,F8,CD34(仅血管内皮+),Vimentin,CK(P)(散在+),CD68(组织细胞+),CD163(组织细胞+),LCA(淋巴细胞+),Ki-67(+,约5%)。免疫组化诊断:腹腔囊性肿物切除标本,免疫组化检测结果支持囊性淋巴管瘤,囊壁可见胆固醇结晶及肉芽肿形成。

影像资料见图16-7-1。

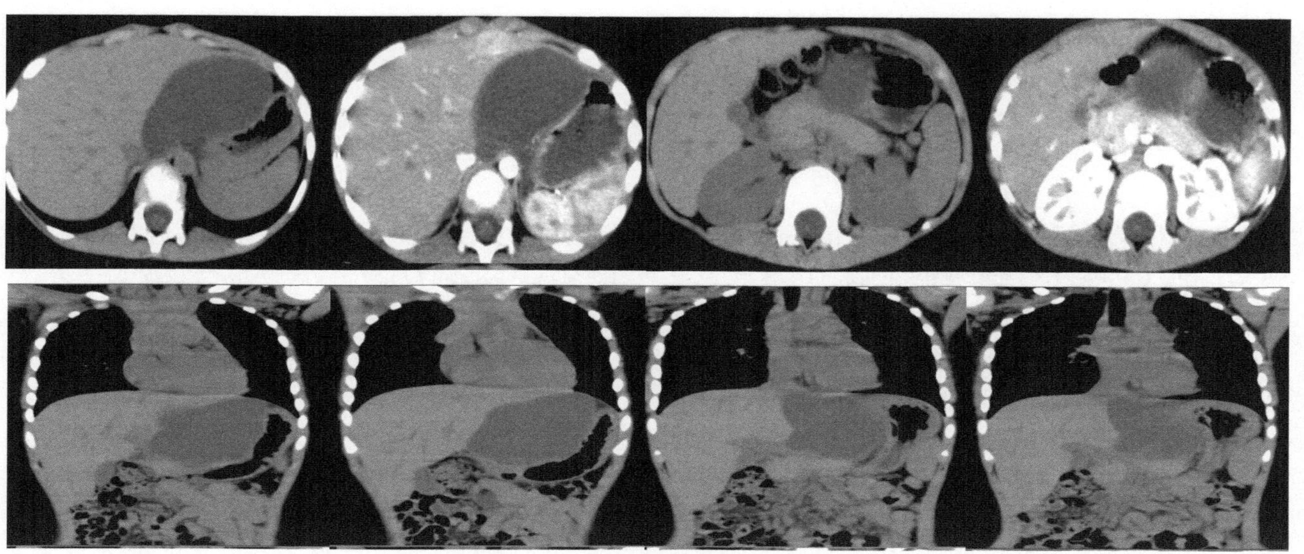

图16-7-1　肝胃间隙囊性淋巴瘤

第三节　弥漫性小肠系膜病变

使小肠系膜弥漫性受累的病变包括水肿、出血及感染。CT征象通常没有特异性,诊断依赖于相关发现及临床信息。弥漫性病变的特异性CT表现为脂肪的密度被软组织的密度所替代,导致血管的边界不清。小肠系膜水肿可由多种疾病引起,如低蛋白血症、心功能衰竭、肝硬化、肾病、布卡综合征、血管栓塞与梗阻等。

小肠系膜炎症可能继发于严重的肠管炎症,如克罗恩病、移植体与宿主病等。移植体与宿主病的CT表现包括肠黏膜强化,肠壁轻度增厚,肠襻内充满液体及从十二指肠至直肠的弥漫性肠管病变。小肠系膜弥漫性炎症也可能继发于邻近的腹膜炎,如小儿阑尾炎穿孔引起的肠襻内脓肿;也可能由胰腺炎等引起的肾旁前间隙的炎症扩展而来。

小肠系膜内出血常由外伤及凝血异常引起。小肠系膜创伤的CT表现除小肠系膜脂肪密度增高外,还包括无法解释的腹腔积液,异常的肠壁增厚及增强,局限性肠管扩张,腹腔内游离气体或气体及对比剂由肠腔外渗。肠管损伤的常见特殊表现,如游离气体及对比剂外渗通常不存在。小肠系膜脂肪密度增加可能是肠损伤的唯一CT表现。没有其他肠损伤的临床发现,仅靠这些非特异性甚至有时是细微的CT发现,并不能成为手术探查的指征,但这些发现对做出治疗决定及强化病情监测仍是有帮助的。

第四节　局灶性小肠系膜肿块

小儿小肠系膜局灶性肿块可能继发于淋巴瘤、小肠系膜囊肿、纤维瘤、畸胎瘤及脂肪瘤等。淋巴瘤累及小肠系膜可表现为多发性淋巴结肿大,少数情况下为局灶性软组织肿块。

小肠系膜囊肿，又称囊性淋巴管瘤，是由于局部淋巴管未能与中心淋巴系统连接的发育异常。大部分淋巴管瘤发生于颈部及腋窝，发生在腹部的多位于小肠系膜内。它们的表现多种多样，当发现一个低密度的肿块，壁不清晰，即可做出诊断。淋巴管瘤经常相当大且有多个分隔。硬纤维瘤可在既往有腹部手术史、外伤史及 Gardner 综合征的病人中发现。脂肪瘤可由其 CT 的低密度（典型的为负值）及 T_1WI MRI 高信号强度来识别。

其他局灶性病变还包括：炎性假瘤；由新生物引起的孤立性淋巴结肿大；炎性病变如小肠系膜腺炎，但其通常为多发结节。

第五节　多发性小肠系膜肿块

小肠系膜多发肿块最常见于淋巴腺病（淋巴结肿大）。在 CT 等影像学表现中，小肠系膜淋巴结直径大于 5 mm 则应考虑为异常。小肠系膜淋巴腺病可能是恶性肿瘤或炎性病变的表现。恶性病变包括淋巴瘤、淋巴增殖紊乱及转移瘤。最常累及小肠系膜的肿瘤是非何杰金淋巴瘤（NHL），非何杰金淋巴瘤常导致淋巴结肿大成团而呈三明治征，且通常小肠系膜及腹膜后均受累，非何杰金淋巴瘤也是边缘清楚的小肠系膜混浊的最常见病因。

而由 Epstein Barr 病毒（EB 病毒）引起的淋巴增殖紊乱与非何杰金淋巴瘤不同，较多累及结节外实质性脏器而较少引起淋巴结肿大。在淋巴增殖紊乱累及腹部的病例中，淋巴腺病的病例占 34%~52%，而肝脏受累的病人占 69%~71%。

小肠系膜淋巴腺病还可由感染性疾病引起，如结核、猫抓病或真菌感染。大多数小肠系膜淋巴腺病 CT 密度均匀并与骨骼肌密度相等。中心密度低而周边强化可有助于炎症与肿瘤鉴别。这一征象曾被认为是结核的典型表现并存在于 60% 以上的病人中。这一表现与周边富血管炎性反应、中心液化及干酪样坏死有关。但该征象并非结核所特有，因为它也存在于任何引起中心坏死的肿瘤与炎症患者中。作为结核，小肠系膜淋巴腺病常较腹膜后淋巴腺病更为突出。其他引起儿童小肠系膜淋巴腺病的感染性原因，还包括小肠系膜淋巴腺炎及结节病。小肠系膜淋巴腺炎是与小肠系膜淋巴结良性炎症有关的疾病，有时合并肠炎。病人可存在恶心、呕吐、腹泻、右下腹痛及压痛、发热、白细胞增多等症状。由于症状的重叠，仅根据临床表现鉴别小肠系膜淋巴腺炎与阑尾炎非常困难，常在剖腹探查及非治疗性阑尾切除时才能确定诊断。

CT 检查时，淋巴结肿大常呈簇状，位于小肠系膜内，右侧腰大肌前方，或在小肠系膜内。也可合并有回肠壁增厚及小肠系膜炎性改变。CT 检查在 82% 的阑尾炎病人中可发现右下腹淋巴结肿大，但是阑尾炎引起的淋巴结肿大通常是孤立的，恰在右侧腰大肌的前面，推测可能位于阑尾系膜内。

小肠系膜淋巴腺炎的病人其肿大淋巴结也常在小肠系膜内，位置更分散，数目更多。而更为弥漫分布的小肠系膜淋巴结肿大可用来作为支持淋巴腺炎诊断的依据。

在 CT 诊断中，可能最支持小肠系膜淋巴腺炎的依据是未发现阑尾炎。与淋巴结无关的小肠系膜多发性肿块包括淋巴管瘤及神经纤维瘤病的丛状神经纤维瘤等良性病变。

第六节　儿童小肠系膜恶性间质瘤

胃肠道间质瘤是消化道最常见的间叶源性肿瘤，最常发生在胃（60%~70%），以下为小肠（20%~30%），结直肠（10%）和食管（<5%），偶尔可原发于网膜、肠系膜和腹膜后。

另有作者报告，胃肠道间质瘤好发部位依次为胃（60%~70%）、小肠（20%~30%）、结直肠（5%）、网膜与肠系膜（3%~4%）。胃肠道间质瘤表现为一种不成熟的梭形细胞或上皮细胞增殖。由 Mazur & Clark（1983）首次报道。绝大多数胃肠道间质瘤存在 C-kit 前癌基因变异，表达 CD117 和 CD34。

1. 临床表现　临床上早期多无症状，随着肿瘤的生长才出现相应的症状，主要表现为消化道出血、腹部肿块、腹痛和消化道梗阻等。触诊可触及肿块。

本病多见于中年及老年，40 岁以前少见。有作者报告一例患者发病年龄轻，仅 9 岁。

2. 影像学研究　小肠系膜间质瘤的 CT 表现特点为肿瘤体积较大，边缘有分叶，肿块边界清楚，瘤体内可见大片低密度出血灶和坏死液化区，CT 增强扫描示瘤周实体部分明显强化。

3. 鉴别诊断

(1)胃肠道间质瘤：原发于小肠系膜间质瘤需与胃肠道间质瘤鉴别。胃肠道间质瘤常因肿瘤有溃疡和坏死并与胃肠道相通，瘤体内可出现积气或气 - 钡平面；患者常有消化道出血(呕血或便血)。而小肠系膜间质瘤肿瘤体积、瘤体内低密度，出血和坏死区常较胃肠道间质瘤大，临床主要表现为腹部包块。

(2)腹腔内原发性肉瘤：肠系膜间质瘤与腹腔内原发性肉瘤(如平滑肌肉瘤，纤维肉瘤，脂肪肉瘤等)CT 鉴别较困难，其不同点为前者肿块边界较清楚，较少侵犯周围组织器官，但最终定性诊断还应依据病理形态的改变和免疫组化结果。

第七节　系膜囊肿伪似腹水

网膜与系膜囊肿生长缓慢，有时显示无症状和(或)腹围不同程度的增加，这些囊肿的硬度宛如软组织。 Mortensson(1971)报告一例 1 岁幼孩 X 线腹部平片显示腹壁与腹内结构距离增加，症状一直很少，观察一年只见腹围增加，所有其他征象皆未见异常。进行肠系膜上动脉与腹腔动脉造影，显示肝、脾与肠曲移位，腹壁与肝、脾的距离均增加；在钡灌肠检查时也发现同样的现象。手术见肠系膜有一松软的囊肿，来自于肝十二指肠韧带。术前曾疑此患儿为腹水，但又有一些矛盾难以解决。

该作者强调指出，在腹水的 X 线鉴别诊断时应想到网膜与系膜囊肿，尤其在症状甚少的患者更应如此。侧位腹部 X 线照片或直立位 X 线束水平投照，超声检查与 CT、MRI 扫描均有助于鉴别诊断。

第八节　误诊病例简介：小儿腹腔巨大血管瘤 - 血小板减少综合征与弥漫性血管瘤

巨大血管瘤 - 血小板减少综合征，又称为 Kasabach-Merritt 综合征，其临床特点为巨大血管瘤、血小板减少和消耗性凝血病。巨大血管瘤 - 血小板减少综合征发生率占血管瘤患者的 1% 左右，死亡率高达 20%~30%。国内报道男性患者稍多，多在 1 岁以内发病。其发病机制尚不明确。

诊断标准：巨大海绵状血管瘤伴出血倾向，血小板计数小于 100×10^9/L，具有超声、CT、MRI 等影像学资料，有或无病理证实血管瘤存在，并除外其他原因所致的血小板减少症。

该例患者因病变范围广泛未能手术。巨大血管瘤 - 血小板减少综合征患者中血管瘤多位于肢体近端皮肤，多为单个，色泽鲜红、突出于皮面，压之不褪色、缩小；部分血管瘤可深入至皮下，质软，表面皮肤温暖，呈暗红及轻微蓝色。

此外，还可位于腹膜后、内脏及纵隔。一例患者血管瘤位于左上腹腔内，侵及多个内脏，范围广，较为罕见。

临床上内脏血管瘤型巨大血管瘤 - 血小板减少综合征诊断较为困难，尤其是皮肤无血管瘤的征象时，所以如患儿出现不能解释的血小板减少和凝血病，应考虑到巨大血管瘤 - 血小板减少综合征的可能。此时，影像学检查，特别是 CT、MRI 检查对确诊有重要意义。

第八章 儿童尿系

第一节 儿童输尿管异位开口

目前,临床上用于诊断输尿管异位开口的手段较多,但各有其优缺点:①排泄性尿系造影虽可直观地显示输尿管走行的全貌,但对合并重复肾输尿管畸形的患者往往由于肾积水、肾功能低下而不显影,易造成漏诊,其诊断率偏低,仅为60.1%。逆行性肾盂造影仅对输尿管膀胱低位开口有效,对其他部位的输尿管异位开门无效;② B超对输尿管异位开口的定位诊断价值明显高于排泄性尿系造影,其诊断符合率可达90.2%。但其容易受到肠道气体的干扰,而且对结构复杂、开口隐蔽并输尿管较细小时的输尿管异位开口部位的判断困难;③ MSCT尿系造影(MSCTU)的空间和密度分辨力均高,对比剂大部分经肾排泄可以使尿路管道显影通过容积再现或最大密度投影后处理能直观显示输尿管的走行及开口情况,对输尿管异位开口部位的准确定位具有明显的优势,但其X线辐射量大,对肾功能不全的患者应用受限。在传统排泄性尿系造影及MSCTU检查中,部分病例因对比剂过敏、患肾已无分泌功能等原因使泌尿管道系统不显影,致使部分泌尿系统疾病不能得到准确诊断。

磁共振尿系成像(MRU)拓展了泌尿系统影像检查的应用范围,具有安全、无X线辐射、无对比剂肾毒性等优点,不仅可观察肾盂、肾盏和肾实质,而且可使输尿管和膀胱同时显影,所得的图像与排泄性尿系造影相似,对输尿管异位开口部位的准确判断有明显的优势,尤其适用于儿童、妊娠者以及对碘对比剂过敏或严重肾功能损害者。

但是,MRU在提示泌尿系解剖细节方面较差,而MRI的常规FSE序列在显示解剖及病变细节方面具有更大的优势,却在总体观察泌尿系方面又存在不足。该组通过对这两个序列研究旨在探讨MRU、MRI常规FSE序列及两者综合分析是否对输尿管异位开口的诊断存在差异。

通过对一组27例患者的分析显示,独立分析MRU图像对儿童输尿管异位开口的诊断符合率仅为85.19%(23/27),独立分析MRI的FSE序列对儿童输尿管异位开口的诊断符合率比MRU稍尚,达到92.49%(25/27),但两个序列结合起来进行分析,弥补了两者的不足,诊断符合率达到了100%(27/27)。因此联合这两个序列进行综合分析在儿童输尿管异位开口中的诊断价值更大,起到取长补短的效果。

Staatz等(2001, 2002)利用MRU观察合并重复肾输尿管畸形的输尿管开口情况,均清晰地显示了重复肾及异位输尿管形态、走行、异位开口部位和合并的输尿管囊肿,他们认为MRU在观察尿路解剖情况方面明显优于B超和排泄性尿系造影。

一些作者对17例输尿管异位开口的患儿进行MRU检查全部清晰显示了重复肾及异位输尿管异位开口的部位。在独立分析MRU图像进行诊断中文献的报道高于该组的研究,分析其原因可能是由于患者的泌尿系畸形的复杂情况有关。

该组MRU图像中未能检出的5例输尿管异位开口是因为患侧中上段输尿管扩张迂曲,而其末段开口处输尿管纤细造成尿液较少未能显影,无法追踪到开口部位而漏诊;结合MRI常规FSE序列,通过对输尿管末端进行细致分析最终确定纤细的输尿管未开口于膀胱,从而做出了正确诊断。

该组通过对27例患者进行MRU、MRI常规FSE序列及两者结合对儿童输尿管异位开口情况进行研究,显示单独对MRU或MRI常规FSE序列进行分析在诊断输尿管异位开口中存在各自的不足,而两者结合起来综合分析可使诊断符合率达到100%,因而认为MRU结合MRI常规FSE序列在判断儿童异位输尿管开口部位方面具有明显的优势,可以作为输尿管异位开口手术前定位的有效方法。

第二节　诊断陷阱:小儿输尿管移位

排泄性尿系造影时,见到输尿管向外侧移位,则想到腹膜后肿瘤的可能。在小儿,常由淋巴瘤或成神经细胞瘤(神经母细胞瘤)引起。

然而,小儿腹部包块也常常由粪便堵塞所致。Haller(1976)报告2例因粪便堵塞引起腹部包块,产生输尿管外移,类似腹膜后肿瘤,灌肠后包块消失。

第三节　儿童膀胱侵袭性血管黏液瘤

膀胱侵袭性血管黏液瘤是一种罕见的发生于女性会阴、盆腔等区域的软组织肿瘤,其好发年龄段为育龄期,该例患者为儿童。

1. 病理学　大体观察,侵袭性血管黏液瘤通常较大,直径3~60 cm,有夹膜包裹,肉眼观察呈凝胶状,伴有手指样突起;组织学上,侵袭性血管黏液瘤主要由血管及黏液构成,含有纺锤形细胞、星形细胞、成纤维细胞、成肌纤维细胞,细胞间充满黏液成分。

2. 影像学研究　影像上主要表现为盆腔、会阴部占位性病变,边缘光整,不侵犯相邻结构,仅表现出占位效应。一例发生于膀胱,向腔内生长,排泄性尿系造影示膀胱内巨大不规则充盈缺损,右侧肾盂、输尿管扩张,左侧未见显影,表明对输尿管产生压迫或侵犯,并损害左肾功能。CT及MRI能直接显示肿块及相邻关系,增强后呈不均匀中度强化,与侵袭性血管黏液瘤含有大量血管成分相关;Eric等(1999)认为漩涡状强化是此病的特征性强化方式;该例强化方式较典型,推测与大量血管的层状排列有关。

CT平扫呈与肌肉等或略低密度, MR T_1WI呈与肌肉等或略低信号, T_2WI及STIR呈极高信号,均与侵袭性血管黏液瘤含有大量黏液成分相关;Siegelman & Outwater(1999)认为T_2WI(或STIR)的高信号是侵袭性血管黏液瘤的又一特征性表现;该例表现也较典型,在T_2WI及STIR上仅略低于尿液信号。

多种影像结合,对于临床诊断及术前评估具有重要作用,排泄性尿系造影除显示膀胱占位外,还能显示双肾功能情况; CT、MRI能直接显示肿瘤及相邻关系, MRI对病变定性能提供更多的信息,同时,MRU能弥补排泄性尿系造影的不足,该例左肾功能损害,排泄性尿系造影不能显示左侧输尿管的情况,MRU能清楚显示;核素显像能观察全身骨骼情况,了解有无远处转移。

组织学上侵袭性血管黏液瘤属于良性肿瘤,但是具有局部侵袭性和高复发率,要求外科彻底切除为首选治疗方案。推荐术后进行长期的CT、MRI随访。

3. 鉴别诊断　侵袭性血管黏液瘤的鉴别诊断包括黏液瘤、侵袭性血管脂肪瘤、黏液脂肪瘤等。①黏液瘤:黏液瘤常发生于老年人,且没有血管成分,增强后不强化。②侵袭性血管脂肪瘤:侵袭性血管脂肪瘤常发生于大腿区域,且好侵犯肌肉及皮下组织。③黏液脂肪瘤:黏液脂肪瘤内可见成熟的脂肪成分,MRI很容易区分。

第四节　小儿膀胱胚胎性横纹肌肉瘤

儿童膀胱横纹肌肉瘤是一种较少见的恶性肿瘤。横纹肌肉瘤起源于具有向横纹肌方向分化的间叶组织,患者发病年龄多小于15岁,尤其是婴幼儿及儿童,男性多于女性,成人少见。横纹肌肉瘤虽可以发生于任何部位，但儿童期横纹肌肉瘤以头颈部包括眼眶和鼻咽部为最好发部位，约占全部横纹肌肉瘤的40%以上，其次为泌尿生殖系统（26%）、肢体（19%）、腹膜后、躯干和胆系等（20%）。

1. 病理学　根据肿瘤生长方式分为息肉型和实质型，前者主要向膀胱腔内突出，为有蒂或无蒂的息肉样肿块，肉眼见肿瘤呈半透明的“葡萄”状或“息肉”状，故有“葡萄”状肉瘤之称，后者主要从膀胱壁向外发展，侵犯膀胱邻近器官。

按2002年国际病理学会（IAP）在WHO软组织和骨肿瘤病理中的诊断标准（2002 IAP WHO诊断标准）将横纹肌肉瘤分为3型，即胚胎性、腺泡性和多形性，并将“葡萄”状型、梭形细胞型和间变型归入胚胎性横纹肌肉瘤的亚型，儿童膀胱横纹肌肉瘤多属胚胎性。

横纹肌肉瘤诊断主要依靠病理学检查，镜下肿瘤细胞形态多样化，可为小圆细胞、胞质多少不等的中等大小卵圆细胞或梭形细胞、带状细胞等，核分裂象较多，可见横纹细胞，但未见横纹细胞也可诊断。免疫组织化学染色主要表达肌源性标志，肌球蛋白（Myogenin）、波形蛋白（Vimenin）、肌肉特异性肌动蛋白（HHF35）和结蛋白（Desmin）呈阳性反应。

2. 临床表现　膀胱横纹肌肉瘤多见于4岁以下小儿，好发于膀胱三角区、颈部及尿道内口周围，肿瘤位于黏膜下层及表浅肌层，向上或向下蔓延侵犯尿道和输尿管，临床表现可有排尿困难、尿频、尿痛、下腹部包块，若出现血尿，表明病变已到晚期，累及黏膜层。

患儿主要表现为排尿困难，虽无肉眼血尿，但尿液检查镜下可见红细胞。

3. 影像学研究　膀胱横纹肌肉瘤的排泄性尿路造影和逆行膀胱造影典型表现为膀胱三角区、颈部大小不等、边缘光滑锐利的“葡萄簇”状充盈缺损，早期病变局限，最后可蔓延至整个膀胱，若病变累及输尿管膀胱入口，可造成肾盂输尿管积水。

CT平扫肿块密度低于肌肉，息肉型表现为膀胱腔内见多发大小不等“葡萄簇”状肿块，多从膀胱下后壁隆起，膀胱壁灶性或弥漫性不均匀增厚；实质型可见膀胱壁不均匀增厚，并见壁外肿块影，增强扫描膀胱壁及肿块呈均匀轻中度强化或明显强化。

MRI T_1WI上肿瘤呈等信号，T_2WI呈高信号。肿块一般无钙化，囊变坏死亦少见。该例患儿病变位于膀胱颈、尿道内口周围，肿块呈典型“葡萄簇”状突向膀胱，CT平扫肿块密度均匀，CT值30 HU，低于腹壁肌肉，增强扫描肿块内部逐渐强化，延迟6 min肿块内部CT值达84 HU，与肌肉强化密度相仿，边缘强化明显，且呈持续性强化，增强扫描肿瘤“葡萄簇”状形态显示更清晰，肿瘤沿尿道向下侵犯前列腺，与前列腺分界不清，增强扫描尿道、前列腺均明显呈不均匀强化。

4. 鉴别诊断　膀胱横纹肌肉瘤需与膀胱阴性结石、膀胱内血凝块、膀胱乳头状移行细胞癌鉴别。①膀胱内阴性结石或血凝块：膀胱内阴性结石或血凝块可随体位改变而移动，增强扫描无强化，膀胱冲洗后血凝块可以消失。②乳头状移行细胞癌：膀胱乳头状移行细胞癌多见于中老年人，肿瘤发生于黏膜，充盈缺损形状不规则，表面一般不光滑或呈“菜花”状；而膀胱横纹肌肉瘤多见于小儿，充盈缺损常为多个，由于本病起源于黏膜下，其表面常覆盖比较完整的黏膜，故充盈缺损的轮廓一般比较光滑。当儿童出现血尿、排尿困难以及尿痛，CT扫描和膀胱造影发现有多个息肉状充盈缺损时，应考虑到横纹肌肉瘤。

第五节　女孩远端尿道狭窄

Olbing等（1970）对85例反复尿路感染女孩进行研究，她们远端尿道管腔大小正常，但远端尿道弹性减弱者占25%，弹性稍稍减弱者占21%，此组病人均无上尿路梗阻，也无神经性膀胱的征象。

该作者发现弹性减弱的病人比弹性未减弱者尿路感染多两倍，从而认为远端尿道的僵硬可能是女孩慢性反复性尿路感染的原因。

通过此组资料研究似乎说明，如果只从尿道管径大小无异常评价，可能就是阴性诊断；如以尿道弹性减弱作为诊断标准衡量尿道感染的程度，则有可能早期发现疾病的存在。

再深入一步，即是对影像诊断“阴性”或“无异常发现”者，有必要花大力气进行分析、讨论、观察，寻找早期征象，寻找蛛丝马迹，争取早期诊断，提高诊断水平。

第九章　关于儿童生殖系统

第一节　儿童睾丸及附睾肿物

在儿童，睾丸、附睾实质性肿物多见于肿瘤和炎性肉芽肿，睾丸肿瘤约占儿童实体肿瘤的2%，炎性肉芽肿多起源于附睾，影像学检查作为重要检查手段，能够显示肿物内部及周围的结构特点，有利于鉴别，对恶性肿瘤能正确分期。

1. 病理学　睾丸肿瘤确切病因迄今不明，成人睾丸肿瘤与隐睾有相关性。儿童睾丸肿瘤90%源于原始生殖细胞，其次为间质细胞肿瘤、性腺母细胞瘤、白血病、淋巴瘤等。其中80%以上属于恶性。原始生殖细胞来源者2/3为内胚窦瘤，少数为畸胎瘤。内胚窦瘤主要发生于婴幼儿，其中60%发生在2岁以下。畸胎瘤多发生在4岁前，病理学分为3型即成熟性畸胎瘤、未成熟性畸胎瘤、恶性畸胎瘤。未成熟性畸胎瘤病理组织学含有神经外胚层结构，可转化为成熟性畸胎瘤。间质细胞肿瘤、精原细胞瘤儿童期均罕见。

附睾常见病变有急性炎症、结核、寄生虫感染，睾丸淋巴管瘤、横纹肌肉瘤均罕见。淋巴管瘤往往和会阴部淋巴管瘤相连。

2. 影像学研究　睾丸肿瘤以单侧多见，睾丸肿瘤共同的二维声像特征为睾丸肿大，形态饱满，与健侧不对称，睾丸纵隔声像扭曲或消失，占位病灶多呈低回声，可生长于睾丸内、睾丸外或弥漫浸润整个睾丸。

彩色多普勒血流显像技术表现为恶性肿瘤内部及周边血流丰富，血流为条状或树枝状，频谱多普勒可检测到肿块内或周边的动脉血流频谱。良性肿瘤内部血流稀少或无血流信号，少数肿瘤频谱为静脉血流。

睾丸、附睾肿瘤的转移和并发症：睾丸恶性肿瘤多经淋巴道转移。左侧睾丸肿瘤的转移首先侵犯L_2水平的主动脉旁肾门下淋巴结，很少侵犯髂组淋巴结。右侧睾丸肿瘤的转移总是先累及肾门区淋巴结再侵犯肾门上主动脉旁淋巴结。晚期肿瘤侵入胸导管，进入血流转移到肝、脑等。该组1例左侧睾丸内胚窦瘤转移到主动脉左肾门淋巴结和血行转移至肺。

睾丸、附睾肿瘤合并扭转坏死时超声显示病灶回声减低。彩色多普勒血流显像技术显示睾丸及附睾内血流减少或无血流信号，扭转逐步解除时，内部血流又可恢复或增加：结合病史和化验检查尤为重要。该组1例术前超声诊断为睾丸扭转，术后证实为内胚窦瘤合并睾丸扭转坏死。

3. 鉴别诊断　睾丸、附睾的肿物鉴别诊断尤为重要，睾丸畸胎瘤有时需同鞘膜积液、囊肿鉴别。内胚窦瘤需同淋巴瘤、白血病浸润相鉴别，内胚窦瘤的血甲胎蛋白多增高。睾丸囊肿边界清楚，具有典型囊肿声像特征，表皮样囊肿囊壁可出现环状钙化。

睾丸肿瘤常并发鞘膜积液，有时与畸胎瘤的囊性成分相混淆，前者积液位于肿瘤之外，后者常常位于肿瘤包膜之内。淋巴瘤、白血病浸润常发生于双侧，以弥漫性浸润为主，可有鞘膜及附睾的浸润，超声可观察到其他位置淋巴结肿大。

第二节 小儿睾丸内胚窦瘤

1. 病理学 小儿睾丸肿瘤少见,约占小儿实体肿瘤的 2%,其中以内胚窦瘤最为常见。内胚窦瘤是一种罕见的生殖细胞肿瘤,在成人和儿童均有发病,在小儿较多发生于腹部的性腺外器官和组织,尤其是骶尾部软组织。

内胚窦瘤,又称为卵黄囊瘤,是原始生殖细胞或多潜能细胞向胚外的中内胚层衍化的结果,为原始中胚叶及内胚层的混合性增生,是一种病理特征性强而又丰富多样的非精源细胞性高度恶性生殖细胞肿瘤。由 Teilum(1959)首次报道。

在成人,内胚窦瘤主要发生于性腺器官,尤其是女性的卵巢;而在儿童则好发于性腺外组织,骶尾部是小儿性腺外内胚窦瘤的最好发部位,发生在睾丸者则相对少见。

发病原因可能与隐睾、遗传、外伤及感染有关,隐睾恶变的概率比正常睾丸高 30~48 倍。

2. 临床表现 Kaplan 等(1988)报告的 269 例小儿睾丸肿瘤中,内胚窦瘤占 67%,为小儿睾丸肿瘤中最常见的肿瘤,发病年龄在 4 个月到 3.5 岁之间, 2 岁以内更常见,平均年龄 17 个月;该组病例 2 岁以内 12 例,平均年龄 19 个月。

由于本病发病隐匿,且早期转移、种植等特点,发病到诊断时间一般 1~6 个月,其临床表现主要以睾丸无痛性肿块就诊,全身症状不明显。体检单侧睾丸肿大,质地硬,有坠重感,无明显触痛,透光试验阴性,阴囊无红肿,局部体温不高,若肿瘤出血坏死可表现为急性睾丸炎症状。内胚窦瘤是一种恶性程度很高的实体性肿瘤,由于肿瘤细胞可合成甲胎蛋白,故血清中甲胎蛋白含量奇高,因此血清甲胎蛋白定量测定是内胚窦瘤特异性诊断指标之一,如果血清甲胎蛋白升高,结合影像学表现可基本明确诊断,但值得注意的是,尚有 10% 的肿瘤患儿甲胎蛋白并不升高,一组研究的 16 患儿例中未发现甲胎蛋白不升高的患儿,可能是由于样本数量过少所致,因此如果血清甲胎蛋白不升高,并不能完全排除本病的可能性。

3. 影像学研究

(1)超声:有作者报告 4 例内胚窦瘤,均表现为睾丸不均质增大,内部呈强弱不均的中等回声区至高回声,肿块内可探及液性暗区,彩色多普勒血流显像显示患侧睾丸内血流信号较对侧明显增多,肿块周边及内部蜂窝状血流信号,肿块与正常睾丸组织界限不清。手术时均发现肿瘤血供丰富,正常睾丸结构消失。并有广泛坏死出血。

(2)CT:一组研究的 16 例患儿 CT 扫描均表现为睾丸软组织肿块,肿块境界不清楚,无分叶状,密度略低于肌肉组织,大部分病例的肿块呈均匀密度,少数呈不均匀密度,未见有瘤内钙化,肿瘤内的低密度区代表肿瘤组织的坏死和液化。

CT 增强扫描表现为明显不均匀强化,呈絮状或斑片状,早期以周边部强化明显,强化程度接近同层血管。延迟扫描仍可见强化,这种强化特点在睾丸其他肿瘤中较少见,推测这可能与睾丸内胚窦瘤的以下病理学特点相关。①内胚窦样结构:肿瘤细胞围绕血管呈放射样排列,外周肿瘤细胞呈圈状,与原始肾小球相似。②腺泡状或腺管状结构:由柱状上皮细胞排列成腺泡状或腺管状,细胞间质内含有丰富的毛细血管。③疏松网状结构:瘤细胞排列成疏松的网状或筛状,形成大小不等的网眼或囊性裂隙。

可以看出,睾丸内胚窦瘤结构特点以及富含血管的组成成分决定了该肿瘤的强化特点,这种 CT 增强表现对睾丸内胚窦瘤的诊断具有一定的指导意义。

另一组 4 例内胚窦瘤 CT 表现除睾丸肿大外,实质内无脂肪成分,无钙化,其边缘由于受睾丸白膜限制多光整。增强后肿瘤实质成分呈絮状、斑片状明显强化,CT 值较平扫提高 30~90 HU,相对低密度区代表坏死,分布于中心区和包膜下。内胚窦瘤增强后异常强化表明肿瘤富血供,但仍有坏死低密度区,恶性程度高。临床上发现婴幼儿睾丸出现无痛性肿块,特别是腹股沟型或腹腔型隐睾肿块,甲胎蛋白超过正常值,结合超声和 CT 表现,应考虑睾丸内胚窦瘤的可能。最终确诊有赖于病理学检查。

4. 鉴别诊断 尽管小儿睾丸内胚窦瘤的 CT 表现较为特殊,但仍需与发生在睾丸的畸胎瘤、淋巴瘤以及毛细血管瘤相鉴别。①小儿睾丸畸胎瘤:小儿睾丸畸胎瘤 CT 表现常含有钙化和脂肪成分,与内胚窦瘤鉴别较为容易,但是当一些畸胎瘤尤其是恶性畸胎瘤不含有钙化和脂肪成分时,则鉴别较为困难,常需靠病理诊断。②淋巴瘤:淋巴瘤的睾丸浸润大多表现为双侧弥漫性,常伴有身体其他部位的淋巴结肿大,CT 增强为轻到中度强化。③睾丸毛细血管瘤:睾丸毛细血管瘤也可表现为明显强化,但是淋巴瘤及毛细血管瘤的血清甲胎蛋白不升高。因此,结合血清甲胎蛋白测定有助内胚窦瘤与淋巴瘤及毛细血管瘤鉴别,但难与恶性畸胎瘤鉴别。

第三节　小儿卵巢硬化性间质瘤

卵巢硬化性间质瘤是一种少见的卵巢良性肿瘤,多发生于 20~30 岁的年轻妇女,由于肿瘤具有内分泌功能,临床上可有月经异常和不育。小儿患者罕见, Odette 等(2008)报道 1 例伴有阴道出血的 7 个月患儿,是目前有报道的年龄最小的患者。此例患儿雌激素水平升高,经期缩短。部分患者可以合并腹水,并因此易误诊为恶性肿瘤。

病理上肿瘤内富有细胞区、致密胶原纤维组织区及疏松水肿区等多种组织并存,在 CT 增强上表现为强弱相间的乳头状、梳状强化,有文献认为与肝脏海绵状血管瘤强化相似,并据此认为动态增强扫描可以与其他卵巢肿瘤鉴别。结合临床多有性激素内分泌方面的症状,术前可以做出诊断。

卵巢硬化性间质瘤属于性索 - 间质细胞肿瘤中的一个亚型,在成年女性人群中为少见病例,发生于儿童者极为罕见。影像学检查为重要的临床诊断方法,病变的部位、密度或强化形式是鉴别诊断的重要信息。超声检查多无特异性,动态 CT 增强显示动脉期肿块周边强化明显,静脉期持续强化,并向中心充填。

卵巢硬化性间质瘤为良性肿瘤,CT 平扫检查与其他卵巢囊实性肿瘤无明显差异,很难鉴别。增强检查尤其是动态增强检查具有一定特征性,可帮助鉴别。

一例患者 CT 表现为动脉期边缘强化,且持续显著强化,延迟期呈轻度的向心性强化,符合硬化性间质瘤的特征性表现。其 CT 动态增强检查的特殊表现与其病理特点密切相关,肿瘤边缘部分早期持续显著强化,与瘤组织假小叶内细胞间血管丰富有关,肿瘤内无强化区为肿瘤囊变或黏液变所致。

小儿常见的卵巢肿块包括卵巢囊腺瘤、卵巢畸胎瘤、卵巢扭转等。卵巢囊腺瘤虽可为囊实性肿块,但其仅表现为轻度强化,与硬化性间质瘤的动态增强检查表现不同,容易鉴别。卵巢畸胎瘤常含钙化和脂肪成分,容易鉴别。卵巢扭转表现为卵巢肿大,内部可见缺血坏死区,与囊实性肿瘤表现类似,但其边缘一般可见成熟增大的卵泡影像,可资鉴别。

卵巢区囊实性肿块结合动态增强检查的特征性表现,可为卵巢硬化性间质瘤的诊断提供依据。

第十章　小儿盆腔

第一节　婴幼儿骶尾部血管外皮肉瘤

血管外皮肉瘤,又称血管周细胞瘤,也称恶性血管外皮瘤,是发生于血管外皮细胞的一种罕见的恶性肿瘤,属血管源性肿瘤,约占血管肿瘤的1%。

Stout & Murray(1942)首先描述并命名为血管外皮细胞瘤。M cmaster等(1975)将血管外皮细胞瘤分为3组,即低度恶性、中度恶性和高度恶性,随后又把瘤细胞核异型大,核分裂,有灶性坏死称为血管外皮肉瘤。

1. 临床表现　血管外皮肉瘤可发生于任何年龄,但多见成年人,最多见于50~60岁年龄段,婴幼儿发病罕见,男女发病无差别,发病部位以颅内、下肢、腹膜后、骨盆等处多见。

一组研究的4例婴幼儿男女之比为1:3,与以前文献不符,可能是收集病例较少的原因,其发病年龄均为婴幼儿与文献报道亦有差别,发病部位与文献上好发于骨盆有相符之处,但该组病例年龄之小,病例之多在报道中罕见。

该组病例临床表现为二便障碍的原因是因为肿瘤侵犯马尾神经及肿瘤推压盆腔脏器所致。血管外皮肉瘤发生于婴幼儿骶尾部的原因可能与胚胎发育期脊柱两端残余组织较多等有关。因为该病的恶性程度高,手术又不易彻底清除,所以术后复发快、死亡率高。该组病例手术后不到1年均死亡。

2. 影像学研究　该组病例CT能很清楚地显示肿瘤的生长部位、大小、密度、边缘、骨质有无破坏及瘤体与周围组织结构的关系,不足之处是该组病例无增强CT扫描,因此病灶有无坏死及囊变无法显示。

血管外皮肉瘤CT不具特征表现,病变的确诊主要依靠病理检查。血管外皮肉瘤的影像学表现为:CT平扫病灶呈密度均匀的软组织密度影,边缘不规则具分叶,CT增强病灶呈高密度强化,病灶较大者有出血坏死囊变的无强化区。病灶很少见钙化。

病灶发生于骨骼者,骨质破坏呈溶骨性;瘤体多较大,约2/3的瘤体直径大于5 cm,约1/3瘤体大于10 cm,该组病例瘤体均较大。其瘤体最大径在5.2~9.0 cm之间,瘤体未见钙化。

该组病例的特点是发病年龄很小,均为婴幼儿,且病灶生长迅速,发病部位是骶尾部及盆腔,CT表现瘤体较大,密度均匀,边缘不规则具有分叶,瘤体无钙化。血管外皮肉瘤发生于婴幼儿骶尾部及盆腔的十分少见。CT对血管外皮肉瘤的表现无特征性,难以作为定性诊断依据,确诊依赖病理组织学。

但发生于婴幼儿骶尾部及盆腔的肿瘤,CT表现瘤体较大者(一般瘤体直径5 cm以上),病灶生长迅速,病灶密度均匀,无钙化,边缘不规则,应首先考虑血管来源原发性恶性肿瘤。

3. 鉴别诊断　盆腔恶性畸胎瘤:畸胎瘤恶变属于生殖细胞,好发生于盆腔,其成分复杂,有骨骼、毛发、脂肪等,CT平扫显示混杂密度影,即高密度钙化。

第二节　小儿骶尾部成熟性囊性畸胎瘤

成熟性囊性畸胎瘤,又称皮样囊肿,是最多见的良性畸胎瘤,起源于原始生殖细胞。主要发生于性腺,其次为骶尾部、腹膜后间隙和前纵隔,亦可发生于肾、胃等少见部位。发生于卵巢、睾丸及纵隔的成熟性囊性畸胎瘤以青年人多见,而发生于骶尾部的成熟性囊性畸胎瘤则以婴幼儿多见,这与肿瘤大多位于体表,易于发现有关。

婴幼儿骶尾部成熟性囊性畸胎瘤多见于女婴,90% 为良性。随年龄增长恶性率上升,临床上将其分为显露型和隐匿型。显露型向外生长,多出生时就已存在,位于骶尾中下部或一侧,有向下增大的倾向。隐匿型较少见,多位于骶尾骨前部,肿瘤往往不突出于表面,随年龄增长病变向腹腔和盆腔生长,直至出现邻近脏器压迫症状才来就诊。

成熟性囊性畸胎瘤的病因目前还不十分明了,有作者根据文献与 136 例临床资料探讨了其发生的可能途径,认为胚胎早期某些结构渗入胚胎尾的尾细胞核团可能是导致该病发生的重要因素。骶尾部成熟性囊性畸胎瘤一经确诊须早期手术,以免肿瘤生长过大造成严重压迫症状。良性成熟性囊性畸胎瘤切除后复发率为 12.3%,复发后恶变率为 71%,手术切除是减少肿瘤复发和恶变的关键。

第三节　婴儿盆腔恶性蝾螈瘤

恶性蝾螈瘤属于特殊类型的周围神经肿瘤,其影像表现缺乏特异性,一例患儿 MRI 轴面平扫示腹腔内长 T_1、长 T_2 信号肿物,其内信号强度不均匀,边界较清楚,相邻肠管受压移位。增强后肿物内部可见低信号缺血坏死区,实质成分轻度强化。

仅凭影像表现与腹腔内横纹肌肉瘤、恶性纤维组织细胞瘤、恶性周围神经源性肿瘤等难鉴别,其诊断主要依靠病理及免疫组织化学。

第四节　新生儿骶前假包块

Taybi & Patterson(1972)报告 9 例新生儿胎粪栓综合征中,5 例在侧位 X 线照片上均见骶前包块。造影检查清楚显示腔内的胎粪栓构成包块外形,前面为直肠内气体被覆。该作者指出,此类假包块应作为新生儿骶前包块鉴别诊断时考虑的一重要情况。

胎粪栓综合征通常存在于新生儿,它常伴低位肠梗阻的 X 线与临床表现。当粪栓消除后,症状通常消失。胎粪栓可见于结肠憩室病、呼吸窘迫综合征、胎粪性肠梗阻、充血性心衰、败血病或甲状腺功能减退。在糖尿病、嗜海洛因及重度镇静后的母亲所生的婴儿中也见到胎粪栓。此综合征腹部平片表现为非特异性的,常规使用仰卧水平投照侧位片,此骶前假包块通常可见到,接着造影多可显示粪栓即为包块。

第五节　盆腔横纹肌肉瘤

儿童盆腔横纹肌肉瘤并不罕见,肿瘤可原发于膀胱、阴道、宫颈、子宫、盆腔壁,前列腺和睾丸周围组织。发病高峰在 2~6 岁。临床上可表现为盆腔巨大肿瘤,伴有继发性尿路症状,如排尿困难等。儿童盆腔横纹肌肉瘤 CT 表现为盆腔不均匀的中度强化的肿块,肿瘤往往很大,可为葡萄簇状,也可为团块状或表现为膀胱壁增厚。肿瘤发展快,播散可通过局部扩散、淋巴结转移和血源性转移至肺、肝和骨。

儿童盆腔横纹肌肉瘤 MRI 表现可见肿块表现为 T_1 稍低信号和 T_2 高信号,可为混杂信号,肿块有强化。MRI 矢状位扫描对盆腔横纹肌肉瘤与周围结构的关系显示较好。

第十一章　小儿腹壁病变

第一节　梅干腹综合征

梅干腹综合征，又称 Garrod-Davies 综合征、Engle-Barret 综合征、Traid 综合征等，是一种极少见的先天性发育异常。

1. 发病机制　梅干腹综合征的特点为腹壁肌层缺陷、泌尿系畸形及睾丸未降三联征，据统计，本病约在 35 000~50 000 新生儿中有 1 例，男性发病率为女性的 18~20 倍，目前，国内文献所报道的均为男性。梅干腹综合征病因未明，有作者认为是胚胎第 6~10 周时，胎儿中胚层腹壁和泌尿系肌肉发育中止所致。也有学者认为前列腺发育不良和胎儿腹水是引起该病的主要因素。

2. 病理学　腹壁、膀胱和输尿管的肌纤维部分或全部缺失，胶原纤维增加，前列腺及小管缺少。肾发育不良多为囊性肾发育不全性发育不良及肾积水，睾丸位于腹内，精索短。本病可合并胃肠道、心血管、肌肉骨骼系统、肺发育畸形。

3. 临床表现　梅干腹综合征典型临床表现为腹部膨隆，向一侧或两侧膨出，表面皮肤有多数皱纹，形似干梅，形态十分特殊，故称为梅干腹。反复尿路和肺部感染，有肾功能不良者可致氮质血症，阴囊内无睾丸。

临床上根据该综合征腹部皮肤的特殊表现及双侧阴囊内无睾丸一般即可作出正确诊断，但通过影像检查能更好地了解患者腹壁肌层、泌尿系发育异常的范围、程度及有无伴发其他系统的发育异常。

梅干腹综合征预后不良，约 20% 在新生儿时期死亡，约 50% 在 3 个月至 2 岁死亡，仅有少数存活到成年，死亡原因与肺、肾发育不良的严重程度有关。

4. 影像学研究　CT 可见双侧腹壁大部未见肌层，仅见皮肤及皮下脂肪，部分腹壁可见菲薄肌层。双侧肾盂积水。膀胱体积增大，壁均匀增厚，其前上方可见一囊袋影与之相通。双侧阴囊及腹股沟区未见睾丸。

一例患儿 CT 检查发现膀胱壁普遍增厚，根据临床症状及实验室检查，可排除由炎症引起，考虑可能主要为胶原纤维增加所致。

第二节　小儿腹壁侵袭性纤维瘤病

病例，女，3 岁。下腹部肿物 1 个月，有剖宫产史，肿块质中，面光滑，活动度中，无明显压痛，CT 示左侧腹直肌内低密度肿块，CT 值为 24~32 HU，密度均匀，边界清楚(图 16-11-1)。

病理诊断：腹壁肿物切除标本：侵袭性纤维瘤，浸润至骨骼肌及脂肪组织，本病易复发。

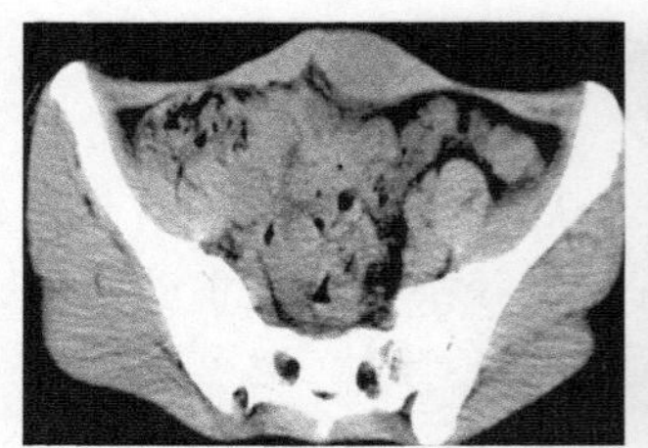
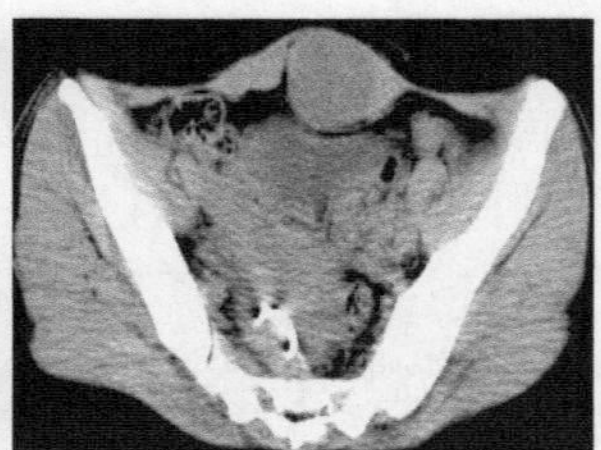

图 16-11-1　小儿腹壁侵袭性纤维瘤

第三节　Cantrell 综合征

Cantrell 综合征十分罕见，在新生儿中的发病率为 1/6.5 万，男女之比为 1.35:1。该病由 Cantrell 等（1958）首先描述而命名，其特点是脐上沿中线腹壁缺损，胸骨下部缺损或裂，横膈前部缺损，横膈心包缺损，心内畸形（室间隔缺损、法洛四联症或单纯右旋心等），具备其中 3 条即可明确诊断。

胸骨下侧裂合并膈肌缺损时，可发生胃肠疝，在胸骨缺损部位可明显触及心脏跳动。一些学者报告一例新生儿具有胸骨下段缺损、脐疝（其内容物为左心室憩室）、膈肌前部及横膈心包缺损、室间隔缺损、房间隔缺损及主动脉缩窄，符合 Cantrell 综合征的诊断标准。

此病病因尚不明确，文献报道可能是妊娠后 14 d 和 18 d 之间中胚叶一个片段发育异常而致。以前本病的诊断主要依靠体检、超声心动图、心脏造影等，但超声对该病的诊断常不够全面，容易漏诊部分畸形，心脏造影属于有创性检查，且操作复杂、价格较高。近年来 MRI 和 MSCT 的时间和空间分辨率均得到很大的提高，使得复杂先天性心脏病的诊断快速而准确。有的患者超声仅发现房间隔缺损和室间隔缺损，未能明确诊断心室憩室和憩室的来源，且不能显示胸骨下部缺损，并漏诊了主动脉缩窄，而 MSCT 准确显示了该例患者存在的所有畸形。

由于 MRI 及 MSCT 一次性大范围扫描能够评估 Cantrell 综合征可能存在的所有畸形和异常，可作为超声心动图重要的补充检查手段，能够减少病变的漏诊，为临床治疗方案的设计提供了有力的依据。

Cantrell 综合征应与孤立的脐带异位、孤立的腹壁缺如、羊膜索综合征和体蒂异常相鉴别，并发症的鉴别应考虑到脐疝或脐带异位。

第十七篇　腹盆部淋巴

第一章　腹盆部淋巴结

第一节　对宫颈癌盆腔淋巴结估价中腹腔镜超声与手术病理的比较

Yang 等(1999)对活检证实宫颈癌的 31 例病人术前作了腹腔镜超声扫描研究。年龄 21~64 岁，用 6.5 MHz 凸形超声探头，伴有 5.0~7.5 MHz 多频率性能。通过脐下 10 mm 套针放置 10 mm 探头柄，双穿刺腹腔镜检查，用 2 000 ml 生理盐水充盈盆腔。

病人取轻微头低足高位，从肾门开始对腹主动脉、腔静脉旁至主动脉分叉处和双髂总动脉至耻骨弓下口系统扫描。所有病人随访 6~24 个月，无操作前、后的并发症。

记录所见淋巴结及长和短径比(L/T)，当淋巴结呈圆形，长和短径比不足 2 或无中央门为恶性；呈卵圆形低回声或等回声结构、长和短径比超过 2 者为良性。

24 例施行整个盆腔淋巴结切除，7 例完成了腹腔镜淋巴结切除，其中 6 例冰冻切片为转移，1 例为阴性。结果见到，完成 55 个半盆腔淋巴结切除的 138 个解剖学的淋巴链共 630 个淋巴结。12 例中 8.6%(54 个)为转移，每例盆腔淋巴结数为 1~41 个，病理检查阳性的为 1~11 个，其大小为 3~40 mm。6 例中 6 个解剖淋巴结组最大为 ≤ 1.0 cm，共 13 个(24.0%)淋巴结≤ 1.0 cm。

腹腔镜超声检出 12 例 32 个转移淋巴结，占所有病理学阳性的 59%，大小为 7~42 mm。无中央回声门 87.5%(28 个)，4 例中心坏死，直径均超过 2 cm。转移的淋巴结中 62.5%(20 个)有彩色血流、主要周围分布。

3 例 3 个解剖组中 4 个淋巴结假阳性，包括低回声、无中央门、中心多血管，2 个位于髂总链，另 2 个分别位于左右髂区。

54 个转移淋巴结中 48.1%(26 个)位于髂动脉链，13 个髂内、11 个髂外、4 个在主动脉区。腹腔镜超声诊断转移的淋巴结中 16 个位于髂总区，8 个在髂内链，7 个在髂外，1 个在主动脉旁区。

14 例病理为反应性淋巴结，5~32 mm。其中腹腔镜超声上 4 例 6 个良性淋巴结，5~20 mm，长和短径比超过 2，3 个有中央回声门和中央多血管。作者指出，对宫颈癌病人检出盆腔转移淋巴结，腹腔镜超声的敏感度超过 90%，且为易操作的检查方法。

第二节　腹膜后淋巴结肿大诊断的陷阱

Kochler & Mancuso(1982)总结 4 000 例全身 CT 扫描的临床经验时，发现有 14 例表现为腹膜后淋巴结肿大，实际上并非为淋巴结结构者，该作者对其中 6 例进行了详细讨论。

诊断错误的原因包含有：正常静脉、静脉曲张、血管瘤、限局性出血、骨髓外造血以及肠粘连等。更常见的原因，如未容纳对比剂的肠襻，尚未包含于内。

尽管上述情况不多见，但如不熟悉不考虑它们，则极易造成误诊。

第三节 晚期肝硬化病人的腹部淋巴结肿大

Dodd 等(1997)为确定晚期肝硬化病人的腹部淋巴结肿大的发生率、分布、大小和原因,在 507 例因晚期肝硬化而行肝移植的病人的术前 CT 图像中观察分析腹部淋巴结肿大(短径大于 1 cm)的大小和部位。

肿大淋巴结为手术证实,切除的肝进行恶性肿瘤评估,CT 征象与组织病理学结果进行对比。发现 50% 的病人有肿大的淋巴结,在门腔间隙和肝门,最常见的淋巴结大小从 1.1 cm × 1.1 cm 到 3.0 cm × 4.5 cm。

肿大淋巴结出现率与肝硬化的类型有关:最常出现于胆汁性肝硬化(86%, 43/50),最少出现于酒精性肝硬化(37%,42/113)。

组织病理学检查发现,肿大的淋巴结有 251 例为良性增生, 2 例为恶性肿瘤所致。该作者的结论是,腹部淋巴结肿大可见于每种类型的晚期肝硬化病人。在恶性征象缺乏者,这些病人的肿大的淋巴结应该考虑为良性增生,而没有其他的原因。

第四节 血淋巴结和血淋巴窦

Cibers(1897)在人的肾动脉与肾静脉之间,发现血淋巴结,呈暗红色小体,其结构特点是在淋巴窦内充有红细胞。后来,有作者在羊、牛等动物也见到了血淋巴结。它在人体内较少,主要见于腰椎前方大血管附近、纵隔、肠系膜根、盆腔以及肾和脾的附近。

血淋巴结的大小不等,最大的可达数厘米。血淋巴结的结构类似于淋巴结,其被膜较为发达,实质内的淋巴组织有时仍可分出皮质和髓质,在皮质内常有淋巴小结,也可出现生发中心。动脉由门区进入,经小梁至淋巴组织,分成毛细血管,并与血淋巴窦相交通,血淋巴窦的结构类似于淋巴窦,不同点是无淋巴输入管与输出管,或仅有少许输入管。

血淋巴窦的内容也不尽相同,它既有血液又有淋巴液,所以血淋巴窦是一种变形的淋巴结,在病理检查中,有时可将血淋巴结误认为一种病理现象。

第五节 肾移植后的淋巴结增生

移植后的淋巴结增生,在肾移植病人发病率约为 1%,较正常人群高 20~120 倍,因常导致泌尿系梗阻而引起重视。病理上是伴随 EB 病毒感染的 B 细胞增生。

影像学表现为移植肾肾门区大血管周围结节影,超声、CT 和 MRI 均能发现,而后两者准确性更高。

第二章　腹盆部淋巴瘤

第一节　骨盆原发性弥漫性大B细胞淋巴瘤

骨淋巴瘤是一种少见的骨恶性肿瘤，约占骨恶性肿瘤的7.2%，可为原发性病变，也可为全身淋巴瘤侵犯骨的继发性改变。目前公认的诊断标准由Cooley（1950）提出。

随着免疫组织化学的发展，病理上分为何杰金淋巴瘤（HL）和非何杰金淋巴瘤（NHL），非何杰金淋巴瘤进一步分为B细胞淋巴瘤及T细胞淋巴瘤。原发性骨淋巴瘤多为B细胞系大细胞或大小细胞混合性淋巴瘤，T细胞原发性骨淋巴瘤很少见。

骨原发性淋巴瘤在10岁以下年轻患者少见，40岁左右为发病高峰年龄，男性发病率稍高，股骨和骨盆是最常见的发病部位（约占20%）。

1. 临床表现　骨盆原发性弥漫性大B细胞淋巴瘤临床病史具有一定的特征性，一般病史较长，症状较轻但反复，往往易被误诊为其他疾病。

2. 影像学研究　骨盆原发性弥漫性大B细胞淋巴瘤骨盆平片常表现为髂骨较大范围的密度减低区，骨小梁显示不清，低密度周围可伴骨质硬化；盆腔CT多表现为溶骨性骨质破坏，但骨的整体形态尚可辨别，一般不伴骨膜反应，周围软组织肿块累及范围较广泛，可累及腹壁肌肉，病变强化较均匀；盆腔MR T_2WI上病变大部分呈稍高信号，强化明显。

3. 鉴别诊断　骨盆原发性弥漫性大B细胞淋巴瘤需与以下疾病鉴别。①骨转移瘤：骨转移瘤发病年龄较大，溶骨性或成骨性骨质破坏均可，周围软组织肿块可大可小，但一般较局限，且常能找到原发病灶，可行全身骨扫描、肺部CT、腹部B超等进行排查。②骨巨细胞瘤：骨巨细胞瘤发病年龄多在20~40岁之间，可为髂骨溶骨性表现，但有膨胀性趋势，一般不伴骨质硬化，病史可较长，必要时可行局部病理活检鉴别。③多发性骨髓瘤：多发性骨髓瘤以全身扁骨溶骨性“鼠咬”状或“穿凿”样圆形骨质缺损为特征，少有周围软组织肿块，实验室检查本-周蛋白常为阳性。④骨肉瘤：骨肉瘤常发生于青少年，病程较急，病灶周围常有骨膜反应及软组织红肿表现，早期可出现广泛浸润和远处转移。

总之，骨盆原发性弥漫性大B细胞淋巴瘤好发于髂骨，临床病史较长且反复，影像学表现常为较小范围的溶骨性骨质破坏伴较广泛的软组织肿胀，一般无骨膜反应。骨盆平片可以发现骨质破坏的存在，盆腔CT及MRI可以确定病变的范围，尤其是软组织的浸润范围，并可及时发现盆腔淋巴结的肿大。该病最终确诊需依靠病理检查。

第二节　弥漫性大B细胞淋巴瘤，生发中心型

患者，男，65岁。发现左下腹肿块伴疼痛1个月余入院。

手术所见：腹腔内无明显腹水，左下腹见一大小约15 cm×15 cm肿物，质硬，固定，侵犯降结肠，与左下腹壁及腰大肌、左盆壁粘连严重，界限不清，肿瘤上缘贴近脾脏下极。左肾上腺可触及一大小约3 cm×3 cm肿物，质硬，边界尚清楚。

病理检查：腹腔巨大肿瘤根治标本（无法明确原发部位），灰红色软组织一堆，总体积20.0 cm×20.0 cm×13.0 cm，其中可见一肠管，长12.0 cm。肠管外侧壁与结节状

肿物相连,该肿物直径 12.5 cm,切面灰白,质中,偏脆。另见肾上腺组织一块,大小 5.0 cm × 3.5 cm × 2.0 cm。病理诊断:腹腔巨大肿瘤根治标本(无法明确原发部位),初步诊断小细胞恶性肿瘤,肿瘤组织累及结肠外膜。另送的游离的肾上腺实质皮髓质结构消失,可见组织学图像类似于腹膜后肿物的异型性小细胞呈弥漫性浸润,待做常规石腊切片及免疫组化检测进一步协助确定肿瘤类型。

免疫组化诊断:腹腔巨大肿瘤根治标本(无法明确原发部位),弥漫大 B 细胞淋巴瘤,生发中心型,肿瘤累及肠壁、肾上腺、腹膜及腹膜后。

影像资料见图 17-2-1。

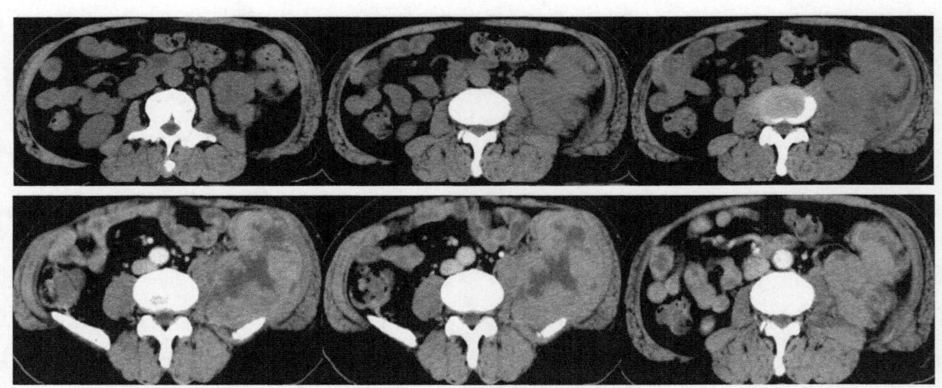

图 17-2-1 弥漫性大 B 细胞淋巴瘤,生发中心型

第三节 误诊病例分析:腹盆腔恶性淋巴瘤的少见 CT 表现

详见本书 本卷第十一篇第二章第一节 腹盆腔恶性淋巴瘤的误诊。

第四节 进展期胃癌与胃淋巴瘤鉴别

1. 进展期胃癌及胃淋巴瘤发病机制及生物学行为不同 进展期胃癌起源于胃黏膜上皮或腺体上皮,向周围浸润破坏正常胃黏膜的同时,向下浸润超过黏膜下层,胃癌血供丰富,表现为增强后正常胃壁黏膜线状强化消失,呈条状及板状强化,厚度明显超过胃黏膜,动、静脉期较平扫分别高出 15~20 HU 及 40~45 HU。

胃淋巴瘤多发生于黏膜下层,因增殖进展使胃壁增厚或皱壁增厚,早期胃黏膜多连续,中晚期出现多发间断胃黏膜线中断。胃淋巴瘤细胞密集,血管较少,动、静脉期分别较平扫 CT 值高出 8~15 HU 和 15~25 HU。

胃黏液腺癌及胃胶样癌因含黏液及胶样物质而表现为平扫密度较正常胃壁及肌肉低,属胃癌中乏血供肿瘤,强化程度明显低于腺癌及印戒细胞癌等,而与胃淋巴瘤相仿,故两者鉴别存在一定困难,平扫胃壁与肌肉 CT 值比较有一定帮助。

2. 病灶在胃腔内的表现 进展期胃癌及胃淋巴瘤大体形态基本相仿,均可以表现为蕈伞型、溃疡型、弥漫浸润型、局限性增厚、弥漫性增厚,同时由于部分病例胃部病变造成胃腔对比较充盈不佳,对胃壁厚度价值的评估造成一定的偏差,从而失去统计学意义。

胃癌(除外黏液腺癌及胶样癌)富血供,肿瘤生长到一定程度即出现肿瘤局部血供不足而发生坏死,形成溃疡,周围隆起,CT 上表现为凹陷征象。而淋巴瘤血供较差及不同部位淋巴瘤生长速度不一,常表现为多发的浅表凹陷及隆起,CT 表现为胃腔内边缘光整或浅波浪状。

(1)浆膜面:进展期胃癌浆膜面浸润常表现为浆膜面凹凸不平、脂肪间隙模糊及内见条状、结节状软组织密度影;淋巴瘤浆膜面浸润相对瘤体本身而表现较轻，浆膜面仍较光整。

（2）关于淋巴结：该组 4 例胃癌及 1 例淋巴瘤病例腹腔内淋巴结大于 2.0 cm，均表现为胃小弯、胃大弯、幽门上、幽门下、胰头周围、腹主动脉周围广泛淋巴结肿大，均可见融合征象，单纯从肿大淋巴结分布情况很难鉴别两者，但以下淋巴结表现有助于诊断胃癌：胃部病变较小而胃周及腹膜后广泛淋巴结肿大、融合；淋巴结肿大伴淋巴结内细沙状钙化；淋巴结肿大伴周围脏器转移；多发小淋巴结伴腹腔大量积液；对于小于 1.0 cm 的淋巴结，出现在远离病变部位，并且多发，往往提示胃癌可能大，而病变周围的小淋巴结对两者的鉴别诊断无明显统计学差异。

（3）胃柔韧性：进展期胃癌与胃淋巴瘤均可出现胃腔狭窄征象，胃癌常伴有结缔组织反应性增生，胃壁僵直，而胃淋巴瘤为淋巴组织在黏膜及黏膜下层浸润增殖，不伴有结缔组织反应性增生，故柔韧性较好。平扫、动脉期、静脉期狭窄胃腔变化较明显，提示胃柔韧性较好，胃淋巴瘤可能大。胃腔假性扩张，CT 上观察到的病变部位胃腔与近端胃腔相仿，常提示淋巴瘤诊断，该组淋巴瘤病例中出现 2 例。

总之，CT 可以通过对胃部病变强化程度、强化方式、病变腔内形态及病变与淋巴结分布、形态、密度相关性进行分析，对鉴别进展期胃癌与胃淋巴瘤有重要意义。

第三章 淋巴管瘤和淋巴管平滑肌瘤病

第一节 腹盆部淋巴管瘤

淋巴管瘤是淋巴管源性良性病变,多数学者认为它可能是一种淋巴畸形,而不是真正的肿瘤。它可能起源于出生前或炎症、外伤、手术及放疗等损伤后发生,以婴幼儿多见。它可以发生在人体任何包含有淋巴组织的部位,但发生在腹盆部较罕见。随着医学影像学的发展及应用,本病的报道日趋增多,鉴于此疾病罕见,且名称使用较为混乱,故有必要对此进行研究,藉以提高对本病的认识。

1. 胚胎学与发病机制 人胚第2周,血岛周边的细胞分化为扁平内皮细胞,相邻的血岛内皮细胞相互连接,形成原始毛细血管。第3周时,胚体内外毛细血管网彼此合并、扩大形成了动脉和静脉。第5周,早期的淋巴管由静脉发芽而成,毛细淋巴管扩大、合并形成6个淋巴囊,以后以此囊为中心生发出大量的周围淋巴管。腹膜后淋巴囊和乳糜池发出的淋巴管分布到肠管。

淋巴管系统的发育包括:①初级阶段,包括淋巴液从静脉衍生、分离发展而来,并汇入胸导管;②外围淋巴管生长阶段,内皮囊液抽芽,淋巴液反型为淋巴管网,它是由毛细淋巴管连接,腔内带有淋巴结衍生链的结缔组织。

在此过程中由于淋巴系统胚胎组织缺陷,淋巴管发育不全,错构,淋巴引流梗阻,管腔异常扩张,致淋巴管肿瘤样增大;或为早期淋巴管在间充质细胞出现裂隙、融合、与静脉系统交通的过程中失常、不受约束导致淋巴管瘤。

有作者通过检测42例淋巴管瘤标本,显示小儿淋巴管瘤与正常淋巴管中的PCNA、mmP2、Ⅷ Rag及CD31表达无显著差异,提示淋巴管瘤可能是一种淋巴畸形,而不是真正的肿瘤。Rieker等(2000)观察到患者在就诊前曾先后有过2次腹痛伴发热,认为其病因应归咎于感染。Balderramo等(2003)证实扩张的淋巴管壁有炎症侵入。

Gokdemir等(2003)观察到宫颈癌术后放疗数年后会阴及其以下部分出现皮肤淋巴管瘤,合并其远端淋巴水肿,病理证实,无肿瘤复发。由此推断这些淋巴管瘤的起因为外伤、感染或手术、放疗损伤,导致骨盆淋巴管闭塞,真皮连接部的淋巴管、肌肉表面的淋巴管池深入到皮下,这些池从全身淋巴系统分离产生淋巴管瘤。

2. 分类 1828年本病首先被描述,15年后命名为囊性水囊瘤。Wegner(1877)首次对其进行分类,将淋巴管瘤分为单纯型、海绵状型、囊性淋巴管型3类。这种分类一直沿用至今,但是该分类中没有包含表浅皮肤的淋巴管瘤和曲张的淋巴管瘤。

Kennedy等(1989)建议将淋巴管瘤分为4类:即海绵状淋巴管瘤,囊性淋巴管瘤(又称囊性水囊瘤),弥漫性多发性淋巴管瘤或淋巴管瘤病和表皮皮肤淋巴管瘤(包括单纯性淋巴管瘤,曲张性淋巴管瘤)4种类型,其特点如下。①单纯性淋巴管瘤:肿瘤由细小的淋巴管组成,扩张的淋巴管带有丰富细胞的结缔组织基质,它与邻近的正常淋巴系统相通。这种类型常位于表浅的皮肤、黏膜。②海绵状淋巴管瘤:肿瘤由较大的淋巴管组成,它与邻近的正常淋巴系统相通或不通。好发于舌、唇、颊部等处。③囊性淋巴管瘤(又称囊性水囊瘤):常出现在颈部、腋部等部位。由大的淋巴管腔隙组成,伴有胶原和红细胞。它与邻近的正常淋巴系统无关。④曲张性淋巴管瘤:局部出现的水疱样的病灶,其内充满无色清亮的液体。多见于淋巴引流闭塞或毁损受累的皮肤区域。⑤淋巴管瘤病:是弥漫性多发性累及软组织或实质器官的淋巴管瘤。

发生于腹部的淋巴管瘤,以囊性多见,被称之为乳糜囊肿或者乳糜管瘤。临床上常常认为肠系膜淋巴管瘤与肠系膜囊肿是一种疾病。而 Perrot 等(1998)则认为肠系膜淋巴管瘤不同于肠系膜囊肿。肠系膜囊肿起源于间皮组织,而淋巴管瘤起源于淋巴系统。

随着对本病的认识,人们观察发现有一部分淋巴管瘤,其瘤体内既有紫红色较为成熟的静脉,又有含有清亮液体的淋巴管,故将其称为血管淋巴管瘤(或脉管瘤)。也有作者建议将它称为静脉 - 淋巴管畸形性淋巴管瘤。

3. 病理学 肉眼观肿块由单个或多个边界清楚的大囊,或边界不清楚的海绵状肿块组成,或 2 型混合,切面呈蜂巢样,有大小不等的囊腔,腔内充满黄色清亮的淋巴液,当合并出血、感染等并发症时,其内液体可为暗红色血性液体、褐色液体、或咖啡样混浊液体。

镜下观瘤组织由许多扩张呈囊状的淋巴管组成,管壁衬以单层扁平内皮细胞,少数内皮细胞增生呈乳头状突入囊内,腔隙内充满蛋白样液体,并可见淋巴细胞,偶见红细胞。间质为较多纤维组织、少许平滑肌组织、脂肪以及一些淋巴细胞浸润。囊壁含有交错的淋巴组织、小的淋巴间隙、平滑肌和泡沫细胞。

在免疫组织化学检查中,可见毛细血管和淋巴管内皮细胞标记大体相同。它们都对 thrombomodulin、FVIII-AG、vimentin、CD34(人造血祖抗原)和 CD31(血小板内皮细胞黏连分子)等有不同程度的表达,并与结合。Fukunaga(2005)报道单克隆抗体 D2-40 对淋巴管内皮的损伤有很高的敏感性和特异性。

在病理学上,由于淋巴管瘤常常发生瘤内出血,使得淋巴管瘤内有或多或少的红细胞,容易使人误认为是血管腔隙,而将本病误认为海绵状血管瘤。如果在病灶间质内发现有灶状聚集的淋巴细胞,或管腔极不规则并含有蛋白样液体,或内皮细胞没有 W-P 小体时,应该考虑淋巴管瘤的诊断。

4. 临床表现 Alqahtani 等(1999)认为本病多发生在小儿,约占小儿良性肿瘤的 6%。1 岁以内发病人数占观察总人数的 45%。男女发生比为 3:1~5:3,腹部发病率 7.5%~12.5%。腹腔内,肿瘤常常位于肠系膜,内脏相当罕见,以肝、脾相对多见。

Trakiff 等(1985)测量 28 例腹部囊性病灶的大小,发现淋巴管瘤直径平均 8.8 cm,肠系膜囊肿直径平均 4.7 cm,二者的大小有显著差异。Takiff 等(1985)报道 50% 的囊性淋巴管瘤伴有腹水,肠系膜囊肿无 1 例有腹水。

腹部淋巴管瘤常常表现为无痛性巨大占位性病变,即使有症状和体征,也多是受累部位的症状,而无特异性,如数月乃至数年的腹部不适,恶心、呕吐、腹痛、便秘、腹泻,甚至急腹症。Perrot 等(1998)研究表明,儿童发病较为急剧,均表现为腹痛,所有成年患者起病隐蔽,腹部不适长达数年,症状多样。查体显示,腹部柔软,可触及肿块。腹部淋巴管瘤的实验室检查,包括血、尿、粪常规,肝、肾功能,肿瘤系列在正常范围。

5. 影像学研究 超声对确定腹部囊性肿块具有较高的特异性和敏感性。腹部淋巴管瘤表现为边界光滑,单个或多个透声良好的低张力无定型囊性肿物,囊内可见条带状回声分隔,形成典型的蜂房样结构,囊壁光整无结节突起。当肿块内出血机化或合并感染时,可以探到实质回声光团和散在的不均匀回声光团。彩色多普勒血流显像显示呈蜂窝状的暗区或粗大的管状结构,无血流信号显示。上述特点是淋巴管瘤的特征性超声表现。如果内部发现有明显的彩色血流显示,部分加压试验阳性时,则应该考虑血管淋巴管瘤。

CT 能提供病变所在部位以及与邻近组织的相互关系、病灶大小、内容物的性质等相关信息。淋巴管瘤通常很大,具有跨区域生长的趋势,形态不规则。病灶呈单房或多房性,以多房常见。单纯囊肿无并发症时,表现为均匀一致的水样密度,边界清楚锐利,囊壁菲薄。当发生出血、感染等并发症时,病灶密度不均匀,由于囊液的性质迥异,其密度可为脂肪、水样或软组织样,囊壁及其分隔增厚,甚至钙化。

增强扫描,囊液无强化,囊壁强化程度随其内血管含量或有无并发症差异很大。肠管向四周受压移位,部分肠管被肿块包绕。

MRI 对软组织具有较高的分辨能力,并可多平面成像,对显示肿瘤大小、形态及范围有独到之处。可以根据不同的信号,协助判定囊内的液体成分。

单纯淋巴管瘤的典型表现为囊袋状结构,囊液为 T_1WI 与肌肉相似或稍高的信号,T_2WI 为高于脂肪的信号。淋巴管瘤内有出血或感染时,T_1WI 高信号或等信号,T_2WI 高于脂肪信号。瘤内分隔呈低信号。若内部有血管瘤的成分,当血管比较粗大时,则血管内见流空信号影像。增强扫描时,一般囊壁清晰,有轻度强化或无强化表现。

Yuh 等(1991)认为瘤内出现分层液面时,为囊状淋巴管瘤较为特征的影像学表现。有作者认为病灶巨大、分叶、多房、薄壁囊肿,囊内含肠系膜血管是肠系膜淋巴管瘤的特征性改变。但是,由于肿瘤内部结构多样,内容物成分复杂,管腔扩张程度差异极大,不易确定病变性质。

6. 鉴别诊断　与淋巴管瘤进行鉴别的疾病包括卵巢源性囊性肿瘤、前肠重复畸形、胰腺囊肿、囊性畸胎瘤、囊性平滑肌瘤、单纯肠系膜囊肿、网膜囊肿等腹腔囊性病变。①卵巢源性囊性肿瘤:卵巢源性囊性肿瘤常使盆腔内肠管空虚,小肠向上移位。②前肠重复畸形:前肠重复畸形、囊肿多呈肠形单房厚壁囊肿,常伴脊柱畸形。

如果影像学上发现病灶巨大,相对于如此巨大的病灶,临床症状轻微或病史短暂,临床上出现"症征不符",超声见蜂窝状的暗区或粗大的管状结构,网格状回声, CT 表现为低张力无定型肿块,边界清楚、锐利,周围无索条影,可包绕部分肠管,强化不明显时应考虑本病。本病的最终诊断仍依赖病理组织学检查。

第二节　腹腔囊性淋巴管瘤病例

患者,男,47 岁。因右下腹隐痛不适 1 个月余入院。

手术所见:腹腔肿瘤位于大网膜上,呈多房囊性,范围大小约 15 cm × 12 cm,边界清楚,未侵及肠管壁及周围组织器官;腹腔无明显积血、积液及其他部位肿瘤病灶。肿瘤边界清楚,无明显周围器官浸润、侵犯。病理检查:腹腔肿瘤切除标本,囊性肿物一个,大小 15 cm × 13 cm × 6.5 cm,切面呈多囊性,个别囊腔含淡黄色胶冻样物,内含淡黄色液体,囊内壁光滑,壁厚 0.1~2.5 cm,包膜完整,境界清楚。常规病理诊断:腹腔肿瘤切除标本,初步诊断囊性淋巴管瘤。

免疫组化检测:阳性, D2-40, F8, LCA(淋巴细胞 +),CD31,MC,CD34,Actin,SMA,Ki-67(+,<1%,主要集中于淋巴细胞);阴性, Calretinin, CK(P)。免疫组化诊断:腹腔肿瘤切除标本。囊性淋巴管瘤。注:纤维脂肪间质中血管丰富。

影像资料见图 17-3-1。

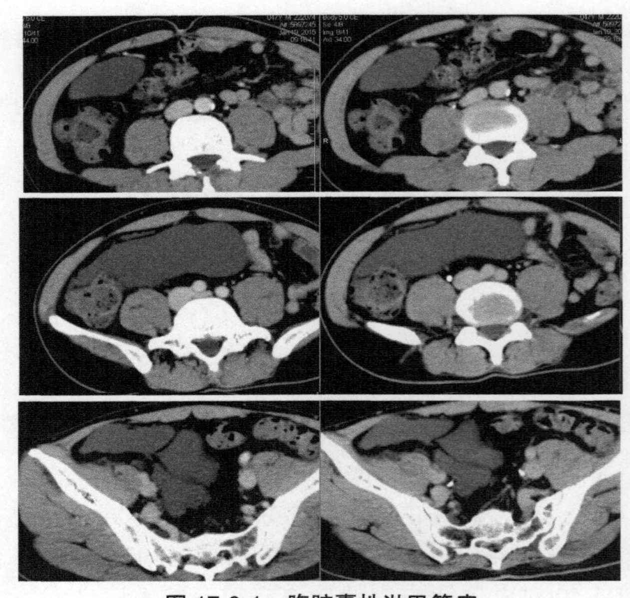

图 17-3-1　腹腔囊性淋巴管瘤

第三节　肺淋巴管平滑肌增生症的腹部表现

肺淋巴管平滑肌增生症是一种少见的自发性病变,几乎多数都发生在育龄期妇女,少见于绝经期。肺淋巴管平滑肌增生症,又称肺淋巴管平滑肌瘤病、淋巴管瘤病,至今病因不明,世界上首例由 Van Stossel(1937)报道,以肺、腹膜后淋巴管和腹膜后淋巴结的平滑肌细胞不典型增生为特征。

1. 病理学　胸部的基本病理改变是支气管与细支气管壁、肺泡间隔、肺血管、淋巴管及胸膜的平滑肌细胞不典型增生,引起小气道通气受阻以及淋巴管平滑肌增生和淋巴管扩张而造成的一系列继发性改变。

2. 临床表现　临床主要表现为乳糜性胸腔积液及反复发生的气胸、气急等。患者开始出现呼吸困难、咳嗽、胸痛等症状的平均年龄为 33 岁。肺淋巴管平滑肌增生症的发病率约为 1/100 万,但实际的发病率可能更高,因为肺淋巴管平滑肌增生症经常误诊为哮喘、慢性阻塞性肺疾病、支气管炎。

腹膜后淋巴管平滑肌不典型增生造成淋巴回流受阻，淋巴管扩张形成淋巴管肌瘤，淋巴结被平滑肌细胞代替引起淋巴结肿大，血管平滑肌不典型增生可形成肾脏或腹膜后肿块。腹部受累可有腹痛、腹胀、乳糜腹水、扪及腹部包块等症状和体征。

3. 影像学研究 腹部 CT 表现：淋巴管平滑肌增生症涉及多系统病变，除了肺部病变，常累及肾脏、后腹膜、肝脏、输尿管、胰腺等。

肾脏血管平滑肌脂肪瘤是肺淋巴管平滑肌增生症患者在腹部最常见的表现，Maziak 等（1996）报道发病率为 15%~57%，可单发或多发，直径范围在 0.2~9.0 cm。

有关肺部和腹部病变二者的相互关系研究得不多，现在一般认为是由 1 个共同的致病因素使两种不同类型病变的平滑肌细胞都对黑色素瘤特异性抗体（HMB45）有免疫活性。

薄层 CT 平扫对发现血管平滑肌脂肪瘤中的脂肪成分是必不可少的，肿瘤表现各种各样，因此尤其要重视肿瘤中的低密度脂肪区。螺旋 CT 发现直径小于 2 cm 的血管平滑肌脂肪瘤中的脂肪成分比普通 CT 更敏感。肾脏血管平滑肌脂肪瘤主要的并发症是出血，患者可出现腹痛或休克。Oesterling 等（1986）建议根据肿瘤大小与症状来处理，对于肿瘤直径小于 4 cm 的无症状患者每年用 CT 或超声检查进行随访，直径等于或大于 4 cm 者应每半年用 CT 或超声检查进行随访，如果出现肾脏部位疼痛或血尿，则应采用部分肾切除或行栓塞术。

腹部肿大的淋巴结累及后腹膜、脊柱旁和盆腔等，以腹膜后最多见，常表现为圆形或椭圆形实质性结节，部分融合呈团块状改变，肿大淋巴结大小相差较大，有的淋巴结直径达到 4.0 cm。Avila 等（2000）发现腹部淋巴结肿大与肺病变的严重性有相关性，肺病变越严重，腹部淋巴结肿大的发生率就越大；同时报道肿大淋巴结 CT 值可为 -72~50 HU，认为这些低密度区表明淋巴结中含有乳糜淋巴液或脂肪成分。

关于对肿大淋巴结增强后表现，在该组有 1 例增强后边缘仅有轻度强化。

淋巴管肌瘤的淋巴管平滑肌细胞增生，引起淋巴管的扩张和阻塞，导致乳糜液的集聚，胸导管的扩张和阻塞过程与此相同。扩张的后腹膜淋巴管壁可薄可厚，其中包含低密度物质，这可以用淋巴管阻塞和淋巴液流动不畅来解释。

淋巴管肌瘤常位于腹膜后的脉管间，表现为腹膜后管状或长条状肿块，多为囊性或囊实性，壁可薄可厚，增强后实质部分有不均匀强化。MRI 的多参数成像在病变的发现、定性诊断以及多方位体层在显示病变范围、立体的观察病变方面均有其优点。

淋巴性囊肿的过度扩张可以导致囊肿破裂产生乳糜性腹水，Peh 等（1994）曾报道 1 例肺淋巴管平滑肌增生症患者的后腹膜囊性肿块变小的同时出现了腹水。

肺淋巴管平滑肌增生症几乎都发生在育龄期妇女，用药物治疗减少患者的内源性雌激素水平能够使症状改善，Boehler 等（1996）认为类固醇激素在肺淋巴管平滑肌增生症的发病机制中起了重要作用，而子宫肌瘤与雌激素有着密切的关系，因此该组 1 例肺淋巴管平滑肌增生症伴有子宫肌瘤是否与雌激素有关，有待进一步研究。

4. 鉴别诊断 结节性硬化：肺淋巴管平滑肌增生症主要应与结节性硬化鉴别，肺淋巴管平滑肌增生症可以孤立地发生，也可以与 2.3% 的结节性硬化（或 4.6% 结节性硬化女性患者）同时发生。结节性硬化的肺部、肾脏、淋巴结病变表现与肺淋巴管平滑肌增生症极相似，Monteforte & Kohnen（1974）认为肺淋巴管平滑肌增生症属结节性硬化的顿挫型。结节性硬化的病例 40%~80% 伴有血管平滑肌脂肪瘤，常为两侧、多发性，可发生于任何年龄和性别，而其肺部囊性病变几乎只见于女性患者。

肺淋巴管平滑肌增生症与结节性硬化的鉴别诊断关键在于两者临床表现不同，结节性硬化患者常有皮质结节、室管膜下结节、面部血管纤维瘤等皮肤、脑部病变及精神发育障碍，可资鉴别。该组 7 例肺淋巴管平滑肌增生症中 2 例有肾脏血管平滑肌脂肪瘤，精神发育正常且无皮肤、脑部病变。

通过对肺淋巴管平滑肌增生症的腹部 CT 表现的研究，可以发现一些比较常见的表现，如肾血管平滑肌脂肪瘤、腹部淋巴结肿大、腹水等，这些腹部常见的表现结合肺部表现能明显提高肺淋巴管平滑肌增生症诊断的可靠性，同时在临床工作中处理肺淋巴管平滑肌增生症时，应重视对腹部病变的诊断与治疗。

第四节　腹部囊性淋巴管瘤病例

患者,男,18 岁。缘于患者 2 个月前无明显诱因出现中腹部阵发性胀痛,疼痛与进食、活动、大小便等无关。

手术所见:探查肿块位于横结肠系膜稍偏左侧,大小约 5 cm × 5 cm × 6 cm,囊性透明状,呈不规则圆形,后半部分被结肠系膜包裹,与周围肠管、脏器无粘连。

病理检查:腹腔囊肿切除标本,为横结肠系膜囊肿,半透明水泡样囊性肿物一具,总体积 10.5 cm × 7.5 cm × 6 cm,切开囊肿有淡黄色清亮液体流出,囊内成多房状,内壁光滑,囊壁厚 0.1 cm。病理诊断:腹腔囊肿切除标本,初步诊断囊性淋巴管瘤,待免疫组化检测进一步明确。

免疫组化检测:阳性,D2-40,Actin,Calponin,SMA,p53(5%),Ki-67(5%);阴性,CD34,HMB45,MelanA,CD31,Des,S-100。免疫组化诊断:腹腔囊肿切除标本,囊性淋巴管瘤。

影像资料见图 17-3-2。

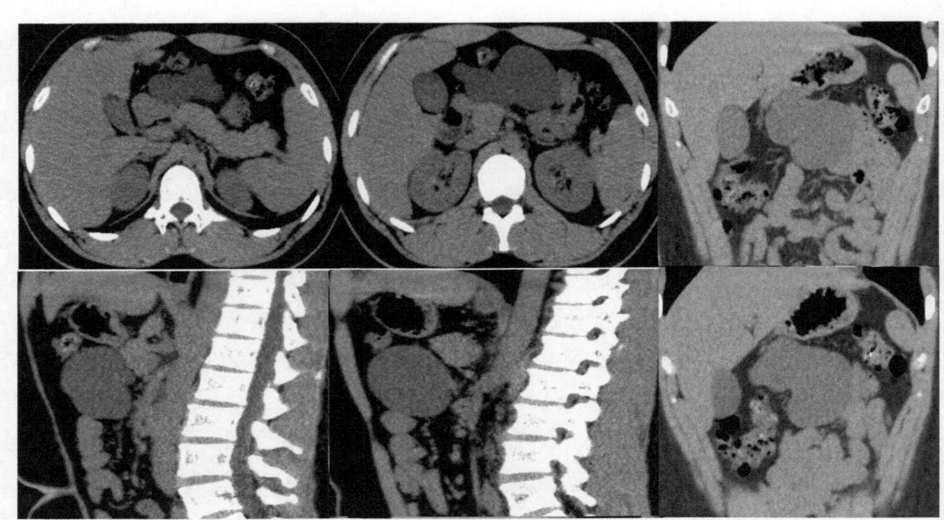

图 17-3-2　腹部囊性淋巴管瘤

第四章　腹盆部淋巴管造影和淋巴管疾病

第一节　淋巴管造影的一些误诊

1. 对比剂外渗进入腹腔　在淋巴造影时发现对比剂外渗进入腹腔，且伴存腹水及乳糜性腹膜渗出，通常皆提示乳糜池和（或）胸导管部分性或完全性梗阻。

Andersen（1971）却报告 3 例无乳糜性腹水的病例，他们也出现对比剂外渗入腹腔，或是漏出，或是从肿瘤表面外渗，或是医源性外渗。此 3 例乳糜池与胸导管均完整无损，且功能良好，统计其发病率为 0.5%。该作者考虑对比剂外渗的泉源大概不是来自淋巴管的恶性浸润，而是来自由于其道路梗阻而造成淋巴管的破裂。预后均不良。

2. 右主动脉旁淋巴管的螺旋状移位　Kikkawa & NaGle（1972）报告 1 例十分少见的右主动脉旁淋巴管的螺旋状移位，此移位源于囊状的静脉结构直接引流入下腔静脉。在此例淋巴造影的早期照片，此螺旋状的表现似提示一肿大淋巴结其内部结构为肿瘤所替换，但后期的观察排除了此种考虑。腹膜后的淋巴管歪斜可由许多疾病引起。该报告为一 3 cm × 4 cm 的囊状静脉结构，尚属首例。

主动脉旁淋巴结链向外侧或向前移位　腹膜后占位性病变，不论是恶性或是良性，或是非新生物的病变，诸如腹膜后纤维化（Bookstein 等，1960）、Whipple 病（Gold & Margolin，1971）和其他疾病均可使主动脉旁淋巴结链向外侧或向前移位。通常这些疾病反映于邻近淋巴结上，从而给正确诊断提供一定线索，它们也可改变淋巴流动的动力学，伴存或不伴存不同侧支途径的显示。而此例并未观察到淋巴动力学改变，也未看到邻近淋巴结有何异常的内部结构的改变。淋巴管的螺旋状或环状走行，其外形光滑显影清楚，均提示占位病变的良性性质，否则，淋巴管将病理性地被切断或梗阻。

4. 何杰金病病例与非何杰金病　关于何杰金病中淋巴造影诊断的正确性，Glees 等专门作了讨论。他们报告 47 例经诊断性剖腹术及切除淋巴结组织学检查证实的病人，淋巴造影阴性病例 90% 组织学也为阴性，虽然其中近 40% 病例有脾的受累，造影阴性的 10% 病例有阳性主动脉旁淋巴结活检。1 例造影阴性者，剖腹活检，亦阴性，但一年以后主动脉旁区淋巴结复发。淋巴造影阳性病例的 25% 淋巴结活检阴性，考虑主要是取样不当所致。

Castellino 等（1974）对从未治疗的何杰金病病例与非何杰金病病例的淋巴造影的正确性进行连续地前瞻性研究，共 240 例，以剖腹术及淋巴结组织学检查进行核实，发现正确率超过 90%。淋巴造影解释肿瘤阴性者正确率更高（98%）。

5. 假阳性诊断　淋巴造影的错误主要是假阳性诊断，在多数（16/18）病人，淋巴造影出现异常，究其原因为非特异性的反应性变化（含：纤维化、窦的网状内皮系统细胞增多、反应性滤泡增生、非结晶性的透明质沉积以及血管性变形等）改变了淋巴结内部的结构，从而导致误诊。此外，Bergstrom & Navin（1973）报告梅毒性淋巴腺炎的淋巴造影表现类似于淋巴瘤，Goffinet 等（1970）指出二期梅毒可误诊为淋巴瘤。

淋巴造影的假阳性之一：自体免疫性贫血或血小板减少和原发性免疫缺陷的巨大淋巴结的淋巴造影表现，有时难与淋巴瘤进行区别。由于血液系统恶性病变的发病率日趋上升，活检对于证实或排除恶性淋巴病变至关重要。

Katz 等（1975）报告自体免疫性血细胞减少及原发性免疫缺陷病人作淋巴造影 40 例，年龄在 14 岁及 14 岁以上，其中呈假阳性淋巴瘤表现者 7 例，占 18%,包括:溶血性贫血 4 例,血小板减少性紫癜 1 例,原发性免疫缺陷 2 例。

该组大部分病人在髂部及主动脉 - 腰链处可见增大的淋巴瘤样淋巴结,呈现点状、海绵状改变和不均匀的陷窝。上述 7 例淋巴造影皆诊断为恶性淋巴瘤,只有组织活检才排除了恶性的可能。

第二节　乳糜尿的少见 X 线表现

乳糜尿为淋巴系与泌尿系统某一部分发生异常解剖学交通所致,可分类为二:寄生虫性与非寄生虫性。引起乳糜尿最常见的寄生虫是丝虫。乳糜尿已有报告出现于包虫病、蛔虫病、鞭虫病、钩虫病和疟疾。

非寄生虫性的原因有:创伤、胸导管肿瘤、胸导管梗阻、胸导管栓塞以及妊娠,此外还有肾结核、主动脉 - 髂动脉分流移植、甲状腺与胃肠道肿瘤、腹膜后病变,及原因不明者。

Stams 等(1974)报告 1 例 81 岁老年黑人妇女,突然发作乳糜尿,逆行肾盂造影清楚显示出淋巴系与泌尿系统之间的病理性联系。可见对比剂连续出现于右输尿管、右肾、右腰椎旁区内淋巴管、乳糜池及胸导管下部。原因不明。

腹部 X 线片示结节病的某些 X 线表现及局限于系膜根部的淋巴结钙化,可能意味着淋巴系正常通路受阻,引起异常乳糜回流,造成淋巴 - 尿系瘘的出现。

第三节　MRI 检测椎体和腹主动脉旁的网状淋巴管

1. 比较影像学　淋巴管及淋巴在人体生理病理过程中发挥重要的作用,利用无创性技术对活体淋巴管进行成像对于加深人们对淋巴管结构和功能的认识具有一定的价值。

但由于淋巴管结构细小,受目前成像技术的制约对其进行显示仍存在一定的难度,因此相关的研究较少。足淋巴管造影是显示淋巴管较好的方法,但其操作复杂、具有辐射性和对比剂反应限制了其应用。

目前利用其他影像学技术,如 CT 或经食管超声等技术主要显示大的淋巴导管。由于淋巴不同于血液,流动缓慢,因此可以为利用 MRI 一些特殊序列对其显像提供了可能。

2. 活体的小淋巴管　Pinto 等(2004)在冠状 HASTE 图像上、Erden 等(2005)在 MRCP 图像上均发现乳糜池的下方两侧存在一些纵行排列的网状结构,与汇入乳糜池小淋巴管相通,并认为这些网状结构是走行于椎体两侧的细小的网状淋巴管。

虽然 3D MRCP 建立的最大密度投影图像可以显示网状小淋巴管,但是由于部分网状小淋巴管形态较小、位置分散,因此在最大密度投影图像上无法确定其具体的位置。

相对而言,由于冠状和轴位图像不仅可以对网状小淋巴管进行显示,还可根据周围的组织器官进行准确定位,因此有研究采用前者对网状小淋巴管进行评价。

网状小淋巴管在冠状脂肪抑制 T_2WI 表现为沿椎体或腹主动脉前侧壁分布的带状高信号,呈网状,部分信号强度较大可呈结节状高信号。

椎体和腹主动脉旁的网状淋巴管并不是分散的,事实上,它是沿椎体两侧向前延伸,经腹主动脉的两侧在动脉前方联合成一个整体,在轴位图像上呈弧形排列。

3. 与静脉丛的鉴别　值得注意的是,椎体周围的网状细小淋巴管需要跟腰椎周围的静脉丛进行鉴别,可以认为,网状淋巴管仅出现在椎体的前外侧,在 T_2WI 脂肪抑制图像和 MRCP 图像上均可显示,并与汇入乳糜池的淋巴管及主动脉周围的类似结构有直接或间接的吻合,增强后无强化,根据这些特点可以与静脉丛鉴别。

4. 不同疾病的影响　由于在冠状 T_2WI 椎体及腹主动脉旁的网状小淋巴管的显示情况并不一致,因此该研究根据其有无显示以及显示的程度进行分级,并探讨可能影响腹部淋巴引流的不同疾病对其的影响。

肝硬化时肝内小静脉的阻塞使门静脉的压力升

高，这是促使肝内淋巴流出的重要的动因，研究证实肝硬化可使胸导管扩张，而作为参与胸导管构成的网状小淋巴管也可能扩张。

研究还认为，肝外胆管的梗阻可以使肝内淋巴的生成增多，因此肝外胆管的梗阻也可能使淋巴管扩张。

此外，由于恶性肿瘤具有淋巴转移的倾向，肿瘤的微淋巴转移不能通过影像学手段显示出来，但其可能已经对于淋巴液的引流产生了影响，因此有可能通过小淋巴管的显示情况反映出来。

右侧与左侧：该研究显示在门脉高压组，腹主动脉右侧的网状淋巴管的显示率分别高于对照组和恶性肿瘤组，这说明门脉高压使腹主动脉右侧的网状小淋巴管明显扩张，但恶性肿瘤和胆管扩张对其并无影响。

另外，其他部位网状淋巴管的显示率在 4 组之间未见统计学差异，提示椎体旁及腹主动脉左侧的网状小淋巴管可能主要引流的正常淋巴，该结论还需要进一步证实。

该研究初步表明，利用脂肪抑制 T_2WI MR 技术可以对椎体和腹主动脉旁的网状淋巴管进行显示，门脉高压可影响腹主动脉右侧网状淋巴管的显示率。

利用 MRI 技术对小淋巴管进行无创显像将拓展影像学的范围以及提高人们对淋巴疾病的认识。

第五章　关于腹盆部淋巴结转移

第一节　胰腺癌胰周区域淋巴结转移

胰腺癌是预后最差的恶性肿瘤之一,根治性手术后只有3%左右可生存5年以上。然而,早期胰腺癌手术切除后5年生存率可达30%。淋巴结转移是影响预后的重要因素之一,胰腺癌发生胰周淋巴结转移的概率高达40%~65%。正确认识胰周区域淋巴结的解剖分布、淋巴流向及其影像学特征,有助于胰腺癌的术前分期及临床预后的判断,指导治疗及评价疗效。胰腺癌早期即可发生淋巴结转移,影像学检查在判断淋巴结状况方面起着重要作用。

1. 胰腺的淋巴引流　胰腺内有丰富的毛细淋巴管网,分布于胰腺的小叶间和小叶内,毛细淋巴管网形成淋巴管丛,发出集合淋巴管到达胰腺的表面,与血管伴行沿不同方向走向局部的淋巴结最终汇入腹腔淋巴主干。

解剖学研究常将胰腺分成以下几个部分来描述淋巴回流的途径。

(1)胰头前表面:胰头前表面淋巴结称胰十二指肠前淋巴结。其淋巴回流有上、下两条途径,向上沿着胃十二指肠动脉回流到肝固有动脉周围,再注入腹腔干淋巴结,向下注入肠系膜动静脉周围淋巴结。Deki & Sato(1988)认为,除了以上的2条途径外,胰头前表面中部的淋巴液在汇合于幽门下淋巴结的淋巴管后沿着胃结肠干可到达肠系膜上静脉前表面淋巴结。

(2)胰头后表面:胰头后表面淋巴结称胰十二指肠后淋巴结,解剖学研究表明,来自胰头后表面的淋巴管向左走行注入腹腔干、肠系膜上动脉根部周围淋巴结,少数可以直接注入主动脉腔静脉间淋巴结。

(3)钩突:钩突的前后表面的淋巴病经过肠系膜上动脉及其根部周围到达主动脉腔静脉间淋巴结。少数情况下,钩突后表面的淋巴管可直接注入主动脉腔静脉间淋巴结。

(4)胰颈:从胰颈和部分胰体的上半部发出的淋巴管注入肝固有动脉、胃左动脉以及脾动脉起始部周围的淋巴结,下半部则注入肠系膜上动脉周围淋巴结。

(5)胰体尾:胰体尾的淋巴回流途径有2条:一条沿着脾动静脉周围淋巴结流向腹腔干周围,另一条沿着胰体尾的下缘、胰下动脉周围淋巴结到达肠系膜动静脉周围,该处的淋巴结可与结肠中动脉、结肠系膜淋巴结相联系。胰尾的淋巴管还可以通过胰脾韧带与脾门淋巴结相联系,并沿着胃短动脉与胃的淋巴管相交通。

虽然可以按胰腺的各个部分来描述淋巴回流的途径,但需注意的是,胰腺的淋巴回流是区域性的,即某个区域可通过几条途径回流,某一条途径也可收集数个区域的淋巴,肿瘤细胞可来自不同的胰腺区域,并随淋巴液向各个方向转移。

2. 胰腺癌淋巴结转移的途径和特点　胰腺癌早期即可发生淋巴结转移,Nagai等(1986)研究了8例早期胰腺癌的尸体标本发现4例T_1期中2例已有淋巴结转移,4例T_2期均已有淋巴结转移。Mao等(1995)和Gebhardt等(2000)的研究表明,胰腺癌在肿瘤尚小、从大体观上仍局限于原发部位时,可能已经有了广泛的显微镜下淋巴结转移。

在根治性胰腺癌切除术中,胰头癌发生淋巴结转移的阳性率为56%~78.6%,胰体尾癌为47%~83%。其转移方式主要由3个因素决定:淋巴引流的正常分布、正常引流途经的变异、淋巴引流阻塞时的侧支旁路。

只要引流的淋巴管存在并且通畅,淋巴结转移主要是按照原发肿瘤的淋巴引流途径逐级发生的，即先发生在靠近肿瘤的器官旁（一级）淋巴结，而后转移到收纳该淋巴液的区域（二级）淋巴结至更远处淋巴结。但转移肿瘤填充淋巴结后及淋巴结清扫外科手术都可造成正常引流途径的中断，这时肿瘤可以沿淋巴管的侧支旁路甚至逆向扩散。主要的侧支旁路有淋巴管 - 淋巴管，淋巴管 - 淋巴管旁（如间质间隙、神经旁及血管旁间隙），淋巴 - 静脉吻合。故淋巴结的转移可发生跳跃，出现在远离原发肿瘤的部位。

进一步的研究显示了肿瘤细胞转移到各组淋巴结的情况。胰腺癌有同时向多个、多组淋巴结转移的特点。Nakao 等（1995）对 90 例胰头癌手术切除标本研究发现，胰头癌常见淋巴结转移的发生部位依次为胰头后组淋巴结（46%）、胰头前组淋巴结（39%）、腹主动脉旁淋巴结（26%）、肠系膜根部淋巴结（23%）。

Nagakawa 等（1996）报道 23 例胰体尾癌常见淋巴结转移的发生部位依次为脾动脉周围（39%）、肝固有动脉周围（22%）、腹主动脉旁（17%）、门静脉后（13%）淋巴结。

这些年来对腹主动脉旁淋巴结的转移情况研究较多，胰头癌和胰体尾癌腹主动脉旁淋巴结的转移率分别为 19%~26% 和 13%~17%，其转移率与肿瘤大小没有相关性，即使很小的肿瘤也可以出现腹主动脉旁淋巴结的转移。Kayahara 等（1992）观察到所有腹主动脉旁淋巴结为阳性的患者都有肠系膜上动脉周围淋巴结的转移，因此认为胰头癌转移到腹主动脉旁淋巴结的途径是经过肠系膜上动脉周围淋巴结。有研究指出，胰十二指肠后、肠系膜上动脉周围和腹主动脉旁淋巴结受累及的情况具有相关性，因此其主要的转移途径可能为胰头 - 胰十二指肠后 - 肠系膜上动脉周围 - 腹主动脉旁淋巴结。

对胰体尾癌的研究相对较少，初步结果显示其转移到腹主动脉旁的途径中较重要的淋巴结有脾动脉周围、腹腔干周围、肠系膜上动脉周围淋巴结。值得注意的是，胰头癌淋巴结转移还可以通过胰颈向胰体尾和脾动脉周围淋巴结转移。Nagakawa 等（1993）观察到当胰头癌通过胰颈扩展到胰体尾部时，脾动脉周围、胰体尾下缘也可以有转移，因此认为胰颈可能是胰头癌转移到这些淋巴结的门户。

不同部位的胰腺癌向邻近淋巴结转移存在着不同的优势分布。胰头癌发生淋巴结转移频率较高的部位有胰头前后、腹主动脉旁、肠系膜上动脉周围淋巴结，有时还累及胃周淋巴结。胰体尾癌淋巴结转移则常发生在脾动脉周围、腹主动脉旁及腹腔动脉周围淋巴结。

主动脉旁淋巴结被认为是胰腺癌淋巴引流的终末淋巴结，胰头癌转移至腹主动脉旁淋巴结主要通过胰头后面及肠系膜上动脉周围淋巴结两种途径，而胰体尾癌可能通过肠系膜上动脉周围、腹腔干周围及直接引流 3 种途径转移至腹主动脉旁淋巴结。

3. 影像学研究　CT 具有较高的密度分辨力，能全面观察腹部淋巴结状况，是目前应用较多的影像诊断手段。淋巴结发生转移时，CT 可发现淋巴结增大、数目增多、融合、中心坏死、边界模糊等表现。CT 主要通过观察腹部淋巴结的大小、密度、数目、轮廓特征及强化特征等指标来判断淋巴结是否有转移。

目前应用最广泛并得到普遍认同的方法是测量淋巴结的大小。横断面最大短轴径 ≥ 10 mm 是目前采用最多的诊断标准。淋巴结的大小并非影响 CT 检出率的唯一因素。正常淋巴结除体积相对较小外，密度相对较低，与周围脂肪组织间的密度对比较小。由于上述原因，可能使得正常淋巴结易受部分容积效应等因素的影响而不易被检出。当出现炎性反应或癌转移等因素使得淋巴结密度增高时，即使其体积未增大，也易被 CT 检出。

正常情况下，随淋巴结的增大，其数量相应减少，而转移淋巴结由于癌组织不断生长，其大小可不断增大。随淋巴结直径的增加，转移性改变的概率明显升高。

淋巴结直径与转移的相关性，是判定淋巴结转移的依据之一。单纯以淋巴结直径为标准，难以同时保证诊断的敏感性和特异性，若以 15 mm 为标准，虽然 CT 诊断的特异度达 99.2%，但敏感度却仅为 23%，如果以 8 mm 作为诊断标准，虽提高了 CT 诊断的敏感度（54.6%），但特异度（86.2%）却明显下降。

对胰腺癌转移淋巴结本身的螺旋 CT 表现，有如下 CT 特征：横轴面最大短轴径 ≥ 10 mm，转移淋巴结有部分或全部融合，转移淋巴结边缘欠清晰，转移淋巴结密度较低，易出现坏死；增强扫描密度可均匀可不均匀。

应当指出，CT 上淋巴结增大并不意味一定是转移，当增大淋巴结出现下述表现时，提示转移的存在:蚕蚀状、囊状、周边高密度中心低密度、相对高密度及花斑状者,呈串珠状排列、对血管产生压迫和肿块状增大的淋巴结多有转移,这主要和肿瘤细胞侵犯淋巴结、淋巴结血供减少、淋巴结坏死(均匀或不均匀)、转移淋巴结沿淋巴引流分布有关。

目前CT影像还难以发现正常大小淋巴结中存在的转移病灶,这也是CT的不足之处。提高螺旋CT对小淋巴结的检出率,可采用较薄层厚(5 mm)和适当的螺距(螺距1~2),薄层可减小部分容积效应对小淋巴结的影响;一次屏气扫描以获得完整的容积扫描数据,有利于对原始数据的重建,在有条件的情况下,淋巴结的判定应以工作站电影回放的方式进行观察;在窄间距重建图像的基础上,利用工作站电影回放功能,可有效地提高小淋巴结的检出率,即使在非增强条件下,也能较好地区分血管与淋巴结。

胰腺四周,特别是胰头附近有丰富的淋巴结组织,胰腺疾病及腹腔内其他脏器的肿瘤常转移至胰头附近的淋巴结,使淋巴结肿大,易与胰腺肿瘤混淆。

另外,对淋巴结转移诊断的能力同时受淋巴结所处部位、患者体内脂肪多少的限制。

单纯以淋巴结直径为标准,可能使得大小正常、但已有微小转移灶的淋巴结漏诊。近年来,一种利用正电子发射放射性核素及其标记化合物进入人体局部或全身体层显像的现代医学影像技术正电子发射计算机体层成像(PET)逐渐用于肿瘤的分期。最常用的是FDG(氟-18去氧葡萄糖)-PET成像,它利用肿瘤组织与正常组织间糖代谢率的不同,肿瘤组织过多的摄取FDG而显像。

肿瘤转移到淋巴结后,淋巴结内的肿瘤组织糖代谢率高于正常淋巴结,表现为局部核素浓聚区。PET可以全身显像,不仅可以显示肿瘤原发灶,还可观察淋巴结及远处其他转移灶,且特异性较高。将PET与螺旋CT影像融合,可同时了解淋巴结的代谢及形态,有望进一步提高淋巴结转移诊断的敏感性和特异性,发现正常大小淋巴结中存在的转移病灶,弥补螺旋CT检查单纯依靠形态学大小来作诊断的不足。

第二节　误诊病例简介:肺腺癌腹股沟淋巴结转移与腹股沟疝

患者,男,54岁。9个月前开始无明显诱因出现左侧腹股沟肿物,伴疼痛,肿物在站立时或者平卧时未见改变。查体:腹软,无压痛及反跳痛。左侧下腹部近腹股沟区可扪及一肿物,约10 cm×5 cm大小,活动度差,压痛,无波动感,左侧下肢活动受限。临床初步诊断:嵌顿性腹股沟疝(单侧)。

病理检查:左下腹股沟肿物切除标本,灰褐破碎组织一堆,体积7.5 cm×5.5 cm×2.5 cm,大部分似坏死样组织,切面灰白灰褐,质中,易碎。常规病理诊断:左下腹股沟肿物切除标本,为大量坏死组织伴炎性肉芽组织及纤维组织形成,局部见泡沫细胞及多核巨细胞反应。免疫组化诊断:左下腹股沟肿物切除标本,左腹股沟低分化腺癌,伴大片坏死及多核巨细胞反应。注:肿瘤组织广泛坏死,边缘残留少量肿瘤组织,免疫表型支持腺癌,间质残留少量淋巴细胞,结合既往检查,考虑肺腺癌腹股沟淋巴结转移。支气管镜检查常规病理检查:左上叶尖后段支气管见到癌细胞,鳞癌可能性大。病理检查:免疫组化检测:阳性,CK(P)、CK(L)、CEA、CK(H)(弱)、SYN(弱)、CK7;阴性,CK5/6、p63、CK20、Villin、CgA。免疫组化诊断:左肺上叶尖后段活检标本,免疫组化结果支持低分化腺癌伴神经内分泌分化。

影像资料见图17-5-1。

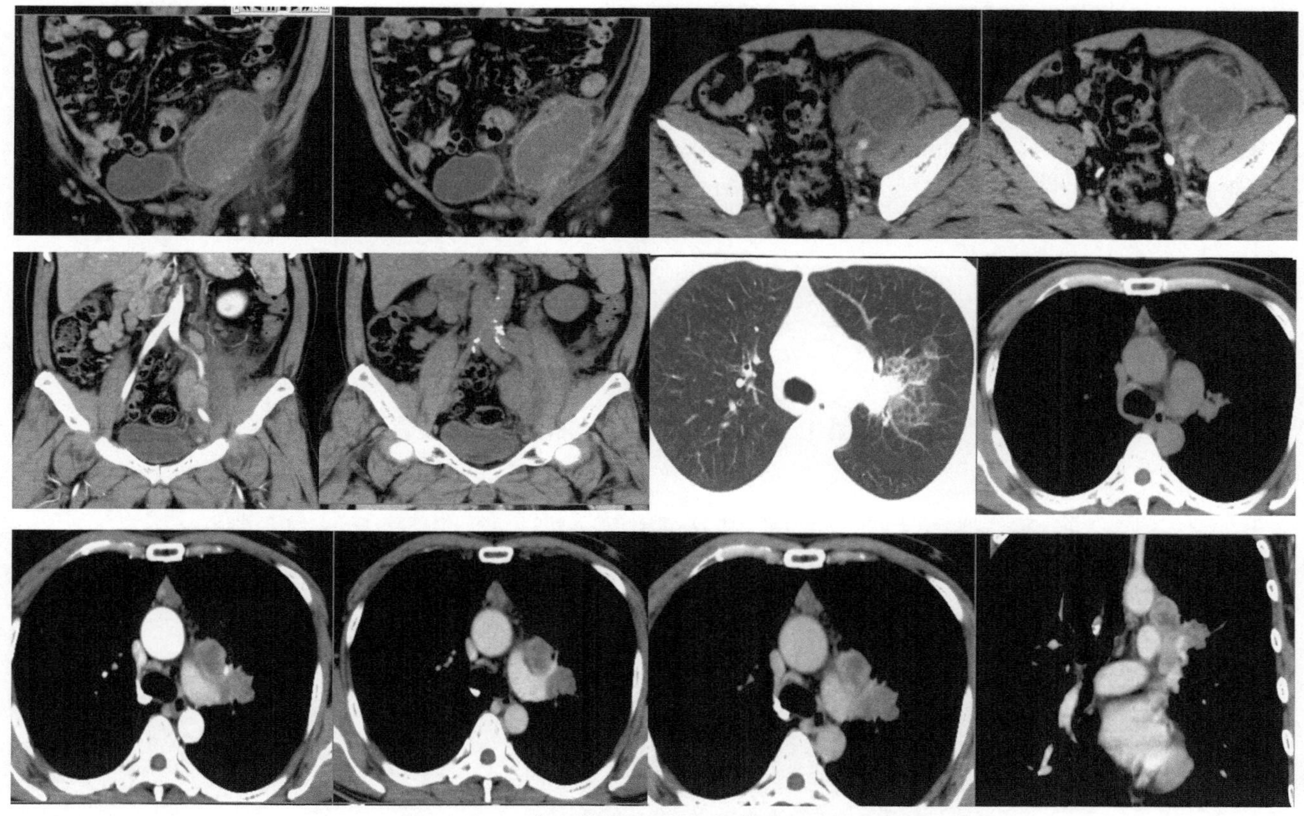

图 17-5-1　肺腺癌腹股沟淋巴结转移与腹股沟疝

第三节　关于腹部淋巴结转移判断的标准

淋巴结转移的 CT 诊断常依据淋巴结的大小来判断。Robert 等认为上腹部不同部位的正常淋巴结的直径上限不同，分别为膈脚后（6 mm）、贲门旁（8 mm）、肝胃韧带（8 mm）、主动脉上区（9 mm）、肝静脉区（10 mm）、肝门区（7 mm）、主动脉下区（11 mm）。而 CT 对不同大小的淋巴结检出率不同，5 mm 以下检出率为 5%，5~10 mm 为 11%~26%，10~20 mm 为 31%~44%，大于 14 mm 为 83%。

在以前，一般以大于 10 mm 者判断为转移淋巴结。各报道以此标准检出转移淋巴结的特异度均较高，但敏感度较低。Davis 等（1997）检出敏感度仅为 24%~46%，但特异度达到 100%；而在其他取值较小的报道中，敏感度均有不同程度提高，而特异度降低。如将淋巴结大于 8 mm 者判定为转移阳性，其检出的敏感度为 74%、特异度 65%。但因较小的淋巴结也常发生转移，且由于炎性反应等淋巴结直径亦可超过 10 mm，所以用大小判断转移显然有许多局限性。

Jung 等（1999）对 CT 所见淋巴结大小作为转移标准进行重新评估：CT 以 8 mm 为标准，N 分期的准确率为 54%；4 mm 为 50%；5 mm 为 46%；各标准间并无明显统计学差异，以大小判断淋巴结转移，不能提高准确率。

Fukuya 等（1995）应用螺旋 CT 显著提高了淋巴结检出率，直径为 5~9 mm 者为 45%、大于 9 mm 为 72%；阳性淋巴结检出率（75%）高于阴性淋巴结（42%）；小于 14 mm 的淋巴结 87% 为转移阴性，并提出小于 14 mm 的转移淋巴结的 CT 值一般大于 100 HU，短 / 长轴比大于 0.7。

不同 N 分期淋巴结转移的检出差异：靠近癌肿的淋巴结与癌肿较难区别，N_2 淋巴结能更好地在动脉期与增强血管区别，因此各报道均认为 N_2 较 N_1 更容易检出。如 Davis 等（1997）报道 N_1 的检出敏感度仅为 24%，N_2 的敏感度为 47%。且因常规胃切除术时，N_2 不被常规清除，所以 N_2 淋巴结的检出也较 N_1 更有意义。有作者应用螺旋CT诊断腹主动脉旁淋巴结的转移率为20.5%，敏感度为61.6%、特异度95.7%、准确度88.6%。假阴性7例中，6例仅1枚淋巴结转移阳性，5例病理为微灶或微结节转移。

TNM分期(1997)对淋巴结分期作了较大改动，以转移“淋巴结枚数代替距原发肿物的距离”。有作者研究了两种分期的淋巴结的CT诊断：应用此分期，N分期准确率为54.7%；应用旧分期为50.9%，两者无显著差异。

第四节 淋巴结转移是胃癌转移的主要方式

详见本书 腹盆上卷第二十二篇第十二章第一节 淋巴结转移是胃癌转移的主要方式。

第五节 右下肺周围性腺癌转移至腹膜后淋巴结

患者，男，62岁。CT：右下肺不规则结节影性质待定。纵隔淋巴结肿大。腹膜后淋巴结肿大融合成团(图17-5-2)。

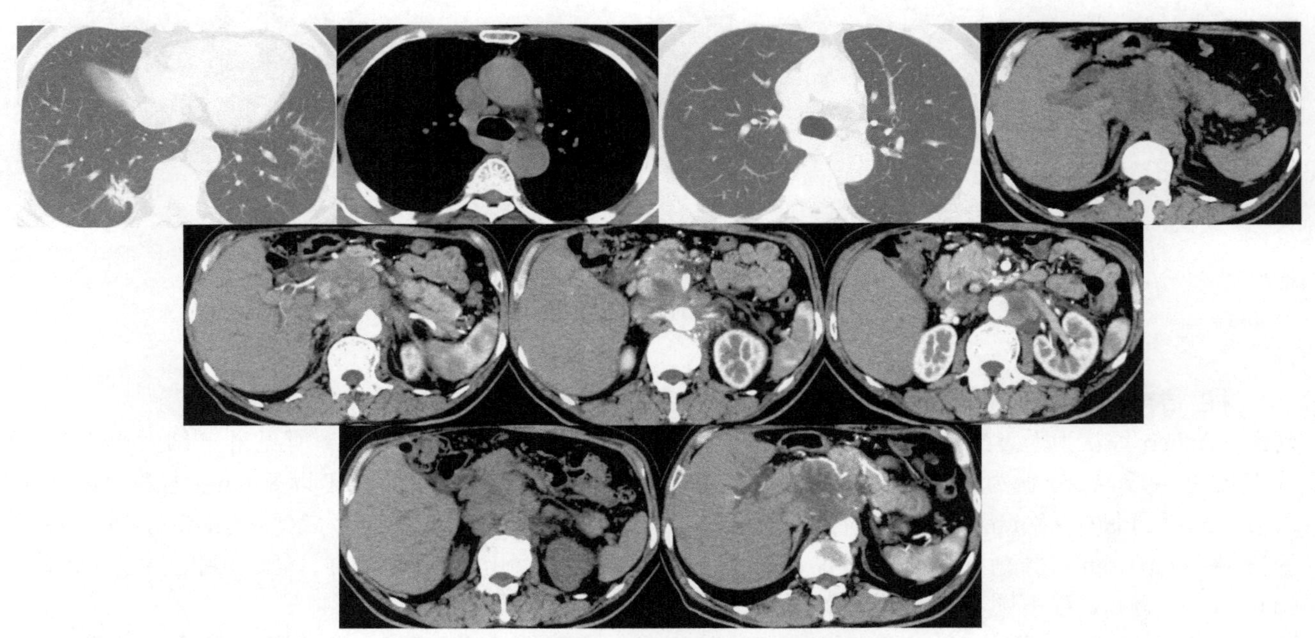

图17-5-2 右下肺周围性腺癌转移至腹膜后淋巴结

术后病理检查：病理诊断，腹膜后肿物切除标本，转移性低分化腺癌，部分呈肉瘤样变(肉瘤样癌)，部分坏死，淋巴结可见癌转移。免疫组化检测结果提示肿瘤转移源自肺部。右下肺穿刺活检标本：右下肺周围性腺癌。

第六节 肝内胆管细胞癌淋巴结转移

肝内胆管细胞癌发生隐匿，其恶性程度较高，发展迅速，临床预后较差，有作者认为，其主要原因是由于肝内胆管细胞癌常发生中上腹部淋巴结转移。淋巴结转移是影响肿瘤预后的重要因素，术前对肝内胆管细胞癌患者中上腹部淋巴结转移进行准确评价，对临床判断能否手术、手术方式的选择及估计预后具有重要意义。

影像学研究如下。

1. 肝内胆管细胞癌转移淋巴结的 CT 表现 一组 46 例肝内胆管细胞癌患者中，22 例发生淋巴结转移，淋巴结转移阳性率为 47.8%。22 例发生淋巴结转移的病例中，19 例（86%）表现为分离结节影，3 例（14%）有淋巴结融合现象。转移淋巴结基本呈等密度或略低密度，边缘多较模糊，短径 1~4.5 cm。9 例（40.9%）出现了Ⅱ级淋巴结增大（短径≥ 2.5 cm）。10 例（45.4%）有 1 个或多个淋巴结中出现坏死，主要见于Ⅱ级增大的淋巴结。增强扫描淋巴结呈均匀轻度或中度强化，坏死部分不强化。

2. 淋巴结转移判断 结合文献，设定淋巴结的短径大于 1 cm 为淋巴结阳性的影像表现。统计阳性淋巴结的出现率，并根据各区域淋巴结短径的大小分为 2 级，Ⅰ级淋巴结短径在 1.0~2.5 cm 之间，Ⅱ级淋巴结短径不小于 2.5 cm。

3. 肝内胆管细胞癌转移淋巴结的分组 该组中，以肝十二指肠韧带淋巴结组转移发生率最高，其次为贲门 - 胃小弯 - 胃左淋巴结组、胰头后方淋巴结组、腹主动脉旁组、肝总动脉组、腹腔干周围淋巴结组。转移淋巴结分布比较集中，且常为多组同时受累。该组 22 例共观察到 49 组淋巴结转移，平均每例有 2.2 组淋巴结受累。2 例肝左叶肝内胆管细胞癌患者未出现肝十二指肠韧带组淋巴结受累，仅表现为胃小弯 - 贲门 - 胃左淋巴结组及以远淋巴结转移。

4. 淋巴结分组 按解剖分布，结合淋巴引流范围将其分为以下 6 组：①肝十二指肠韧带淋巴结组（包括肝门）；②腹主动脉旁淋巴结组；③胰后淋巴结组；④肝总动脉淋巴结组；⑤腹腔干淋巴结组；⑥贲门 - 胃小弯 - 胃左淋巴结组。

和肝细胞性肝癌相比，肝内胆管细胞癌甚至在行手术切除后，临床预后仍然很差，其主要与该肿瘤局部侵犯与否和肝外转移（包括淋巴结转移）有很大的关系。因此，使用影像学的方法判断肝内胆管细胞癌的淋巴结转移对临床的分级、分期及预后的判断有十分重要的临床价值。一组 46 例肝内胆管细胞癌患者中，共有 22 例出现淋巴结转移，占 47.8%（表 17-5-1）。

表 17-5-1 肝内胆管细胞癌局部淋巴结转移分布（22/46 例）

淋巴结转移分组	例数	所占比例（%）	Ⅰ级（枚）	Ⅱ级（枚）
肝十二指肠韧带淋巴结组	20	90.9	23	8
贲门 - 胃小弯 - 胃左组	8	36.4	12	5
胰后淋巴结组	8	36.4	10	3
腹主动脉淋巴结组	6	27.3	8	1
肝总动脉淋巴结组	4	18.2	5	0
腹腔干淋巴结组	3	13.6	6	0

该组 22 例肝内胆管细胞癌患者出现淋巴结转移，短径为 1~4.5 cm，与同侧膈肌脚相比，转移淋巴结基本呈等密度或略低密度表现。该组中短径小于 2.5 cm 的淋巴结密度多较均匀，短径不小于 2.5 cm 的淋巴结中央可出现坏死，以不完全坏死为主。转移淋巴结融合较少，多表现为分离结节影，其边缘欠清晰，分析原因可能是因为转移淋巴结多呈浸润生长，侵犯被膜及周围组织，故边缘显示欠清晰。

该组淋巴结转移的病例中，以肝十二指肠韧带组淋巴结转移发生率最高，其次为贲门 - 胃小弯 - 胃左淋巴结组、胰后淋巴结组，腹主动脉旁、肝总动脉旁、腹腔干周围淋巴结组相对较少。转移淋巴结分布比较集中，且常出现多组淋巴结受累，平均每例有 2.2 个部位淋巴结肿大。之所以肝十二指肠韧带组淋巴结转移发生率最高，是因为它是肝内胆管细胞癌淋巴引流的最主要途径。肝左、右叶的淋巴引流途径有所不同，肝右叶肝内胆管细胞癌以肝十二指肠韧带组淋巴结向远处引流，左叶由于有部分淋巴管从左半肝的尾侧面引流入胃左淋巴结和贲门周围淋巴结，因此，左叶肝内胆管细胞癌是以肝十二指肠韧带组和贲门 - 胃小弯 - 胃左淋巴结组 2 种方式向远处淋巴结转移，但不管肝内胆管细胞癌的位置如何（左肝或右肝），其最主要的淋巴转移途径都是先转移到肝十二指肠韧带淋巴结组，然后向胰后、腹主动脉旁、肝总动脉以及腹腔干动脉旁等淋巴结组引流。

该研究中，各组淋巴结受累情况与一些作者的报道略有不同，可能是由于纳入样本量小、入组病例分期不同、累及部位不同等原因所致，尚需大的样本进一步研究。有作者指出，肝十二指肠韧带淋巴结可能是肝内胆管细胞癌的前哨淋巴结，防止肝十二指肠韧带组的淋巴结转移，就有可能阻断远处淋巴结的转移。事实并非如此,根据肝脏的表浅淋巴引流,肝存在迷走血管时淋巴引流可直接汇入主动脉旁右侧淋巴结组。因此,肝内胆管细胞癌淋巴结转移并不一定逐级发生,可表现为跳跃性转移。该研究发现, 36 例高至中分化癌中,有 15 例出现淋巴结转移;而 10 例低分化癌中, 7 例出现了转移,说明肿瘤的分化程度与淋巴结转移发生率有明显相关性。综上所述,肝内胆管细胞癌淋巴结转移主要沿肝脏的淋巴引流途径,CT 扫描可以准确观察淋巴结的转移情况,包括部位、大小、数目、形态等,可对术前分级、分期做出准确判断。

第六章　腹盆部巨淋巴结增生症

第一节　腹膜后局灶型巨淋巴结增生症

巨淋巴结增生症，又名 Castleman 病，由 Castleman（1956）首次报道并命名，本质上是一种以淋巴滤泡增生为特征的少见的良性淋巴组织增生性疾病。由于对其认识不足，临床命名较多，如巨大淋巴结增生症、血管淋巴滤泡增生症等。巨淋巴结增生症发病部位广泛，凡有淋巴组织存在的地方均可发生，以纵隔淋巴结最为多见，其次为颈淋巴结、腋淋巴结及腹部淋巴结，偶见于结外组织，如肺、喉、腮腺、胰腺、肌肉、肾实质及胸膜等。腹膜后局灶型巨淋巴结增生症发病率仅约占巨淋巴结增生症的2%，表现为生长缓慢的孤立性淋巴结肿大，一般无明显临床症状，少数病人可因肿块压迫而出现如食欲减退、呕吐、腹痛或腰痛等症状。

1. 病理学　巨淋巴结增生症病理组织学上分为透明血管型、浆细胞型和中间型，肿大淋巴结的共同病理学特征为淋巴结基本结构保持完整、滤泡增生明显、血管增生（浆细胞型仅见滤泡间质）。和全身其他部位一样，腹膜后局灶型巨淋巴结增生症亦分为以上 3 种病理类型，即透明血管型、浆细胞型和混合型（中间型）。透明血管型最多见，约占 90%，显微镜下可见多发小生发中心的淋巴滤泡，滤泡中心细胞呈同心圆排列，滤泡间有大量毛细血管增生，有时可见透明血管变性，毛细血管之间有数量不等的淋巴细胞、浆细胞及嗜酸性粒细胞浸润。

浆细胞型少见，占 3%~10%，其淋巴滤泡的生发中心一般较大，滤泡间有大量成片的浆细胞浸润，无明显毛细血管增生。中间型则为兼有上述两种类型的混合体。

2. 临床表现　临床按病变范围将巨淋巴结增生症分为局灶型和多中心型，腹膜后巨淋巴结增生症一般表现为局灶型，青年人多见，好发年龄为 30 岁左右，女性多于男性，90% 为透明血管型，多无明显临床症状，少数病人可因肿块压迫而出现如食欲减退、呕吐、腹痛或腰痛等症状，仅 3% 的病人可出现消瘦、乏力、血沉加快等。该型一般表现为良性病理过程，罕见浸润性生长，手术切除效果较好。

腹膜后巨淋巴结增生症也可表现为多中心型，该型较为少见，多为浆细胞型，发病年龄相对较大，多为 50 岁左右，女性多见，50% 病人可出现多发淋巴结肿大、贫血、消瘦、乏力、血沉加快及生长迟缓等全身症状，多为进行性恶性过程，多预后不良。

3. 病因及发病机制　巨淋巴结增生症的病因及发病机制至今不明，有不同的假说，包括淋巴组织错构瘤样增生、自身免疫异常及免疫缺陷等，而被广泛接受的观点是慢性炎症和病毒感染学说。Kawabata 等（2007）在研究中发现，巨淋巴结增生症淋巴结生发中心的 B 细胞可产生大量的白细胞介素 6（IL-6），当肿瘤切除后，血清中的 IL-6 水平随之下降，提示 IL-6 在巨淋巴结增生症的发生中可能起了重要作用。Kutoku 等（2009）研究发现，部分巨淋巴结增生症还可与神经系统病变并存，两者间有无内在相关性尚不明确。

就解剖结构及血流特点而言，位于肾门区的局灶型巨淋巴结增生症发生更支持炎症和病毒感染学说。首先，肾脏属于人体的排泄器官，血供丰富，受外来细菌、病毒及异物入侵的机会较大，肾门区分布的淋巴组织构成了抵御外来细菌、病毒及异物入侵的第一道防线，因此，该区淋巴结发生反应性增生的概率相对较高。其次，右肾动脉较左肾动脉稍长，且经下腔静脉后面右行入肾，从理论上讲，这将增加右肾动脉内可能携带的细菌、病毒停滞及滋生繁殖的机会，而位于肾门区的局灶型巨淋巴结增生症供血动脉又来自肾动脉,这更加印证了肾门区局灶型巨淋巴结增生症的细菌和病毒感染学说。

4. 影像学研究　局灶型巨淋巴结增生症的确诊主要靠病理组织学诊断。腹膜后通常含较多脂肪,CT 影像上表现为明显的低密度,由于此低密度的衬托,易于勾勒出病变的大体形态及范围,CT 增强扫描技术的应用一定程度上反映了肿瘤的血供情况,有利于区分透明血管型和浆细胞型,对于选择合理的治疗方案具有重要参考价值。

(1)腹膜后局灶型巨淋巴结增生症的大小及形态:腹膜后局灶型巨淋巴结增生症常表现为局灶性孤立肿块,边界清晰,大小 1~25 cm 不等,平均约 4.5 cm,左侧多见,双侧同时发生者罕见。CT 横断面影像上,位于肾门区的局灶型巨淋巴结增生症略呈“双凸透镜”形、肾形或尖端朝向腹正中线的圆锥形,该特殊外形可能与肾门区病灶所在处的特殊空间解剖结构及病灶膨胀性生长的特性有关。

透明血管型局灶型巨淋巴结增生症为富血供肿瘤,直径小于 5 cm 时,CT 平扫,其与肌肉相比呈等密度或较肾实质密度稍高的软组织块影。增强扫描动脉早期病灶强化始于周边部,随着时间推移,强化逐渐向中心扩散,直至整个病灶完全强化,但其强化幅度始终低于正常肾实质;且直径大于 5 cm 时常表现为不均一强化,该强化模式可能与病灶周围存在大量滋养血管及滤泡间大量毛细血管增生有关;亦有报道腹膜后局灶型巨淋巴结增生症的强化程度甚至可接近或达到强化后的腹主动脉水平。该种病理类型相同、发病部位不同的同一类肿瘤有着不同强化方式现象的具体发生机制不详,可能与对比剂注射方式、速率和注射总量有关。

浆细胞型局灶型巨淋巴结增生症多为乏血供,强化程度明显不及透明血管型。但也有研究者指出,巨淋巴结增生症的强化模式与 CT 表现及病理类型无关,仅与肿块大小有关。

(2)腹膜后局灶型巨淋巴结增生症的密度和/信号:透明血管型局灶型巨淋巴结增生症瘤灶内极少见出血和坏死灶,因而肿块常表现为质地均一的特点,这可能与肿瘤血供丰富、侧支循环良好以及淋巴滤泡组织本身不易出血、坏死的特性有关。浆细胞型局灶型巨淋巴结增生症虽然乏血供,但 CT 平扫所见亦为密度均匀,无明显坏死、出血的软组织肿块。除了瘤灶质地均一的特点外,5%~10% 的巨淋巴结增生症内可见钙化灶,钙化形式多样,可表现为散在粗点状或分支状。Okajima 等(2008)认为病变内部的分支状钙化是巨淋巴结增生症的特征性影像学表现,且仅见于透明血管型。除了可能存在的钙化外,瘤灶内还可见纤维化、坏死及变性等非均质区。

此外,极少数瘤灶内还可见裂隙样低密度灶,但并非坏死,而是一种类胶冻样物质,可能与增生的小血管透明变性和纤维化有关。

少数位于肾门区的局灶型巨淋巴结增生症肿块位置较深,达到肾窦水平时,外形常常变得不规则且造成周围血管受压移位、轻度肾积水等,此时肾脏的收集系统从肿块周围绕行而过,不会出现明显的肾盂梗阻征象,这同时也反映了位于该区的局灶型巨淋巴结增生症肿块质地柔软、轻度占位效应、无侵袭性的特点。

(3)CT 征象与病理组织学对照:巨淋巴结增生症的 CT 表现与病理及临床分型密切相关。透明血管型多表现为局灶型,CT 表现为单发软组织肿块,密度多较均匀,增强扫描动脉早期病灶强化始于周边部,随着时间推移,强化逐渐向中心扩散,直至整个病灶完全强化,该种强化模式可能与病灶周围存在大量的滋养血管及滤泡间大量毛细血管增生有关。瘤灶内少有坏死和出血特点可能与瘤灶供血极为丰富、内有毛细血管异常增生和扩张及周围存在大量滋养血管且淋巴滤泡组织本身不易出血、坏死的特性有关。少数情况下瘤灶内存在的类胶冻状物质在 CT 上表现为裂隙样的低密度区。该胶冻状物质的形成原因不明,可能与增生的小血管透明变性和纤维化有关。5%~10% 的巨淋巴结增生症内可见钙化灶,而且倾向于瘤灶直径越大钙化出现率越高的特点,钙化出现时瘤灶的平均大小约 15 cm,但 3.5 cm 的小病灶内亦可见钙化。

5.CT 鉴别诊断　腹膜后局灶型巨淋巴结增生症的 CT 鉴别诊断较为困难,特别是浆细胞型,主要应与转移性淋巴结肿大、淋巴瘤、淋巴结结核等进行鉴别。

(1)转移性淋巴结肿大:转移性淋巴结肿大一般发病年龄较大,肿大淋巴结密度多不均匀,内有坏死,钙化少见,多有明确的原发肿瘤病史。

(2)淋巴瘤:腹膜后恶性淋巴瘤 CT 平扫通常表现为稍低密度肿块,强化不明显,钙化少见,多合并全身多发淋巴结肿大,青壮年多见。

(3)淋巴结结核:腹膜后淋巴结结核典型征象

为单发或多发肿块，中心可见坏死，周围可见环形强化，瘤灶内亦可出现钙化灶，常表现为斑片状或块状，缺乏巨淋巴结增生症的分支状钙化特点。

（4）副神经节细胞瘤：透明血管型局灶型巨淋巴结增生症应与腹膜后富血供病变，如副神经节细胞瘤、肾上腺嗜铬细胞瘤等鉴别。副神经节细胞瘤多靠近腹部中线大血管旁，圆形或椭圆形，瘤体内囊变坏死率较高，可见分隔样结构，增强扫描后瘤体实质部分和分隔样结构均明显强化。

（5）肾上腺嗜铬细胞瘤：肾上腺嗜铬细胞瘤易发生坏死、囊变，且瘤灶与肾上腺关系密切，临床上多有阵发性高血压，化验室检查尿儿茶酚胺及代谢产物水平升高等。

总之，腹膜后局灶型巨淋巴结增生症除具有巨淋巴结增生症的共性外，还具有一些个性特征，如发病部位及形态特征等，仔细分析这些特征及 CT 表现，多可在术前即做出明确诊断，对选择合理的治疗方案、避免不必要的广泛切除具有重要指导意义。CT 增强扫描技术的应用可有效鉴别局灶型巨淋巴结增生症的两种病理类型，对于浆细胞型，术后辅以放、化疗往往可得到较为满意的治疗效果。

第二节　腹膜后血管滤泡增生性淋巴结，透明血管型

患者，男，43 岁。因体检发现腹膜后肿物 11 d 入院。昨日外院 PET/CT 示腹膜后（十二指肠水平段远端、腹主动脉左前方）肿瘤性病变（神经源性肿瘤？肠道起源间质瘤？）可能；腹膜后多发低代谢小淋巴结；左上肺磨玻璃样小结节、右中肺外侧小结节，代谢不高（图 17-6-1）。

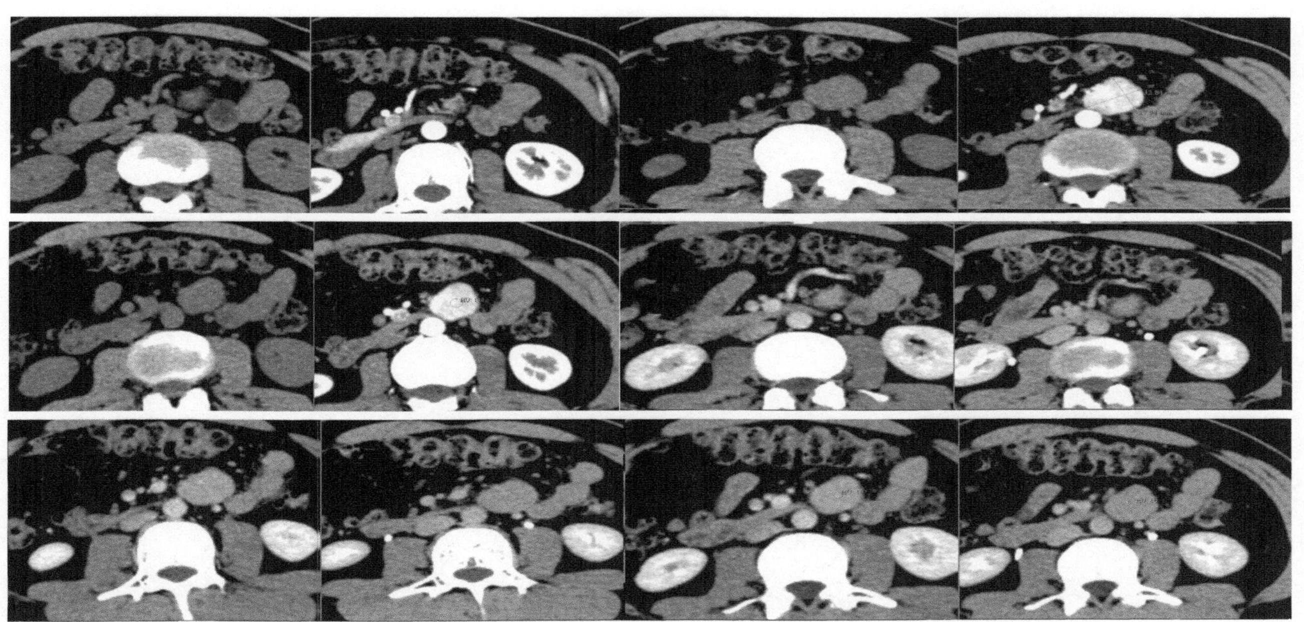

图 17-6-1　腹膜后血管滤泡增生性淋巴结，透明血管型

手术所见：十二指肠水平段下缘、腹主动脉左侧可触及一大小约 3.0 cm × 4.0 cm 大小肿物，质地较软，移动度良好，肿物周围组织脂肪较多，内可触及多个略肿大淋巴结。

病理检查：灰黄色组织 3 块，最大者大小为 4 cm × 3.5 cm × 2.5 cm，最小者大小为 2.5 cm × 1.8 cm × 1.3 cm，切面各见一结节样肿物，大小从 2.5 cm × 1 cm 到 4.2 cm × 2.8 cm，肿物切面均灰红，质中，与周围界限清楚。常规病理诊断：腹膜后肿瘤切除标本，镜下见送检为淋巴结，其中淋巴滤泡存在，淋巴细胞增生较活跃，待做免疫组化检测进一步协助诊断。

免疫组化检测：阳性，CD3（T 细胞 +），CD45RO（T 细胞 +），CD5（T 细胞 +），CD20（B 细胞 +），CD79α（B 细胞 +），Kappa 链（散在 +），Lambda 链（散在 +），CD35（树突细胞网 +），CD21（树突细胞网 +），CyclinD1（个别 +），Bcl-2，

CD34(血管内皮+), Ki-67(+,约5%);阴性, Bcl-6, CD15, CD30, CD138, CK(P)。免疫组化诊断:腹膜后肿瘤切除标本,结合组织学图像及免疫组化检测结果,诊断为血管滤泡增生性淋巴结,透明血管型(该病又称为巨淋巴结增生症, Castleman病),建议复查及随访。

第七章　腹盆部淋巴结结核

1. 病理学　腹部淋巴结结核在临床上不多见，但它是腹内脏器结核中最易受累部位之一。

随着近年来结核病的逐渐增多，腹部淋巴结结核的发病率也有所增加，55% 的腹部淋巴结结核不伴有腹部器官病变，感染途径有血行播散和非血行播散两种，以后者常见。非血行播散腹部结核主要通过消化道感染，途径主要是结核杆菌通过被污染的食物进入消化道，在十二指肠、空回肠、回盲部的肠黏膜吸收，通过 Peger 淋巴管引流到肠系膜根部，然后至腹腔动脉周围淋巴结，最终入乳糜池，故淋巴结结核累及肠系膜、小网膜、胰周区域以及第三腰椎平面以上腹主动脉周围淋巴结较多，且腹腔淋巴结受累程度明显重于腹膜后间隙淋巴结，这与主要感染途径为非血行播散感染相关。

2. 临床表现　腹部淋巴结结核多见于 20~45 岁中青年，一组研究的 10（10/14）例患者位于该年龄阶段。一般认为大多数腹腔淋巴结结核继发于肺结核，但事实上腹腔结核伴活动性肺结核仅 20% 左右。该组病例有胸部结核患者仅 2 例，故对疑似腹部淋巴结结核而胸部 X 线阴性的患者，不能轻易下否定诊断。

3. 影像学研究　腹部淋巴结结核，按其病理组织学改变，分为结核性肉芽肿性淋巴结炎、结核性淋巴结干酪样坏死、结核性淋巴结脓肿和结核性淋巴结钙化，常多种改变同时存在。

结核性肉芽肿性淋巴结炎主要表现为平扫密度均匀，无液化坏死，增强后轻中度强化（与淋巴结纤维化程度有关），该组有 2 例小儿及 1 例成人为此期。有学者认为直径小于 1.0 cm 的淋巴结强化均匀，可能与淋巴结小、干酪样物质形成少、扫描厚度大不易显示其低密度有关。但该组资料显示 2 例小儿病灶明显均匀强化，且多数淋巴结肿大直径大于 1.0 cm，内无干酪样坏死物质，此可能与淋巴结结核不同的病理分期有关，也可能与小儿的免疫系统未发育完善，机体抵抗力和对结核杆菌的变态反应与成人有差异引起病理变化不同有关。

干酪样坏死及脓肿形成期淋巴结中心为低密度，若淋巴结直径小于 1.0 cm，CT 平扫时常呈等密度，不易区分中心与周边的密度差，增强后表现为环形强化，环壁规整，由于淋巴结极易相互粘连，融合成团块状，数个融合成团淋巴结呈现多房环形强化或蜂窝状强化，这种中心低密度的环形强化是淋巴结结核比较特征性的表现，是其最常见的强化方式。

干酪性病灶大多须经钙化才能愈合，淋巴结钙化系结核后遗，表现为点片状不规则高密度，边界清晰。

腹部结外脏器受累包括结核性腹膜炎及实质脏器结核。结核性腹膜炎表现为肠系膜、腹膜、网膜普遍增厚，部分有斑片状及结节状病灶，肠管粘连聚集，肠间距增宽，腹腔局限性较高密度积液，以少量腹水多见。

腹部实质性脏器结核常累及肝、脾，胰腺、肾脏少见。该组有 10 例脾脏轻中度增大，其中 3 例增强后内有散在点状低密度灶，考虑脾结核，抗结核治疗后脾脏密度均匀；1 例脾内见花冠状钙化，腹腔、腹膜后均可见散在不规则钙化斑，手术证实脾结核；该组病例中有 3 例肝脏增大，均匀强化。

鉴别诊断：腹部淋巴结结核应与淋巴瘤、腹内淋巴结转移相鉴别。

4. 淋巴瘤　淋巴瘤病变分布广泛，常累及腰 2~3 椎体以下平面腹膜后淋巴结，何杰金病多不累及肠系膜淋巴结，且常无液化坏死，病灶轻度均匀强化。

腹内淋巴结转移：腹内淋巴结转移多见于老年人，多有原发肿瘤病史，肿大淋巴结距原发灶较近，与病灶的淋巴引流途径相关。

腹部淋巴结结核的 CT 表现具有一定的特征性，成人多数呈典型的环形强化且有较为典型临床表现（低热、盗汗、腹部胀痛等），存在一定的优势分布，因此可与常见的淋巴结病变相鉴别，但小儿与成人淋巴结结核 CT 表现从该组病例观察似有差异，可能与小儿免疫发育程度相关。

第十八篇
腹盆部其他疾病之二

第一章　影像学检查技术

一、常规成像技术

1. 超声　正确的经腹超声检查应首先充盈膀胱，从而为观察其他盆腔脏器提供一个透声窗。膀胱充盈良好的标准是恰好能够观察到子宫底部。3.5 MHz 的探头通常已足够探查到整个盆腔。子宫和附件应同时行矢状面和横断面成像。对于附件，自对侧通过充盈的膀胱斜位成像可能更理想。经阴道超声检查的探头频率可采用 4~9 MHz。探头插入阴道之前应排空膀胱，病人取仰卧位或 Trendelenburg 位。阴道探头可沿其长轴旋转 0~90° 以获取自矢状面到冠状面多方位图像，并可对兴趣区任意检查。

虽然经阴道超声检查视野有限，但比经腹超声分辨力高，结果更为可靠。不论检查原因如何，经阴道超声检查之前通常需先经腹超声检查，这样可以避免漏诊阴道超声检查视野以外的病变，如盆腔肿块。子宫充液超声造影检查提高了经阴道超声检查宫腔的能力，导管经宫颈插入子宫，灭菌生理盐水在阴道超声的监测下缓慢注入，同时进行阴道超声检查，这样可以更好地观察子宫内膜和子宫内膜下局限性或广泛性病变。

2.CT　理想的盆腔 CT 检查要求对比剂充分充盈肠管，这样可以避免将未充盈对比剂的肠管误诊为肿块、肿大淋巴结或者脓肿。通常在检查前 45~60 min 口服 750~1 000 ml 对比剂，直肠内充盈气体或阳性对比剂对于一些特殊病例，如直肠、乙状结肠病变，或将其与女性盆腔肿瘤相鉴别很有帮助。

另外，除非临床上有造影禁忌证，应采用高压注射器进行增强扫描。血管强化后易与盆腔淋巴结相区别；同时子宫肌层强化，能更好地显示内膜，可以将乏血供或低密度肿瘤与正常强化的子宫肌层和宫颈区分开来。如需要对一些重要发现进行确证或需对比剂完全充盈膀胱时，应进行延迟扫描。薄层扫描（层厚小于 5 mm）有助于避免部分容积效应的影响。一些作者提倡自下而上扫描可优化血管强化效果。

3.MRI　理想的盆腔 MRI 检查应使用专用的相控阵线圈，其与体线圈相比可提供更好的信噪比，从而得到高质量的图像。常规观察野为 20 cm，层厚 5 mm，可用胰高血糖素以减少肠管蠕动。轴面 T_1WI 对盆腔脂肪层显示良好，易于发现淋巴结。T_1WI 上出血和脂肪也具有各自的信号特征。脂肪抑制 T_1WI 可将盆腔脂肪和出血性病变区别开来，更易于确认子宫内膜异位症的出血。

T_2WI 可对子宫的解剖结构进行评价，有利于确认卵巢和改善对病变的显示。子宫的解剖及其病变在矢状面显示最好，而附件往往在轴面和冠状面显示最好。倾斜冠状面对显示子宫畸形有帮助。钆对比剂增强磁共振盆腔成像的作用有限，但对肿瘤的分期可能有用。

第二章 关于腹盆部脂肪

一、中心型肥胖腹部影像学研究

1. 代谢综合征　代谢综合征是一组复杂的代谢紊乱,包括中心型肥胖、糖耐量异常、胰岛素抵抗、血脂异常和高血压等。代谢综合征已被证明是心血管疾病和Ⅱ型糖尿病的高危因素,它的患病率正以惊人的速度增长,而且呈现年轻化的趋势,已成为目前全球重要的公共健康问题之一。肥胖包括中心型(即腹型)肥胖与周围型(即臀-大腿型)肥胖。研究表明,周围型肥胖并未对心血管健康构成主要威胁,而中心型肥胖被认为是代谢综合征的潜在致病因素。血糖、胰岛素、血脂和血压等指标均可通过临床生化检查和体检发现,中心型肥胖除了简易粗略的人体测量方法(包括体重指数、腰围及腰臀比等)之外,一直缺乏客观的评价方法。近年来各种影像学检查对中心型肥胖的研究越来越受到人们的重视,有报道提出CT和MRI可作为测量内脏脂肪含量的金标准。

现在腹部影像学技术已经可以早期定性和定量检测中心型肥胖患者腹部的脂肪含量、分布情况及脂肪细胞对腹腔脏器,尤其是肝脏浸润程度的评价。

2. 脂肪组织的定量诊断　肥胖患者代谢异常同脂肪过量关系密切,与体重本身关系并非十分密切。脂肪组织可以按其脂肪沉积的部位分为皮下脂肪和腹腔内脂肪两种,后者是指除去腹腔内游离脏器的腹膜内脂肪(包括网膜和肠脂)和腹膜外脂肪(后腹膜)。皮下脂肪按皮下脂肪内的一层浅表筋膜再分为浅层和深层。

不同部位的脂肪组织与不同的代谢紊乱因素有关:目前对脂肪组织的定量诊断方法主要有CT和MRI两种。

(1)CT:CT检查方便快速,在对腹部脂肪组织的定量诊断检查中,一般只需扫描包括$L_{4\sim5}$,或脐水平即可,其对于电压和层厚的要求都不高(电压140kV,层厚10 mm即可)。有研究表明腹腔内脂肪是心血管疾病及糖尿病的独立危险因素,而腹腔内脂肪中的腹膜内脂肪组织相对于皮下脂肪而言具有更强的脂解活性而使肝脏的脂肪沉积更多,在中心型肥胖、脂肪肝中起到更加重要的作用。CT检查结果准确可靠,除了可以计算腹部脂肪组织的体积外,还可以分别精确计算出皮下脂肪和腹腔内脂肪的体积。

Fox等(2007)发现CT测量的腹腔内脂肪体积较皮下脂肪与临床生化检查异常有更强的相关性。而Tulloch-Reid等(2004)研究发现,在胰岛素抵抗这项指标中,皮下脂肪较腹腔内脂肪相关性更大。从而说明CT扫描后精确测量皮下脂肪和腹腔内脂肪各自的体积对中心型肥胖的定量诊断有更大的价值。

(2)MRI:Fuller等(1994)将猪的脂肪组织分别在体内及体外置于MR成像并测量,其脂质、脂肪组织预测值与最终测定值之间残余标准差分别为1.9%与2.1%。Fowler等(1991)曾在一项肥胖与消瘦女性的脂肪分布研究中指出,MRI方法优于水下称重、皮肤皱褶厚度及人体电阻抗等传统方法。

文献报道MRI对皮下脂肪和腹腔内脂肪测量的结果与体重指数和腰围测量的结果高度相关,但MRI能更好、更精确地评价肥胖或超重者的严重程度、脂肪含量及分布,并可预测对众多危险因素的可能性。

3. 对非酒精性脂肪肝的定性和定量诊断　腹部脂肪沉积的另一个重要脏器就是肝脏,已有数据证明,非酒精性脂肪肝与代谢综合征有很大的相关性。非酒精性脂肪肝被习惯性视为一系列肝脏脂肪变化的总称,其组织学谱包括单纯脂肪变性和伴有肝细胞损害和炎症的脂肪变性。后者称之为非酒精性脂肪性肝炎,可进展为肝纤维化和肝硬化,最终将有发展成肝细胞癌的危险性。

随着肥胖的高发,非酒精性脂肪肝在我国现已成为常见的慢性肝病之一,严重危害人民健康,有数据表明其在肥胖者中发病率高达70%。尽管肝脏脂肪浸润程度评价的金标准是肝穿活检，但由于其有创致使患者依从性差，加上非多点穿刺及脂肪浸润的非均一性而出现穿刺结果的不准确性，且存在并发症危险等，限制了肝穿活检在临床上的广泛应用，故研究非侵袭性的影像学检查方法对于非酒精性脂肪肝的早期诊断尤为重要。

目前对非酒精性脂肪肝的腹部影像学诊断方法主要有B超、CT和MRI 3种。

（1）超声：因其简单、安全、快速、廉价等优势而被作为筛查肝脏脂肪变性的首选检查。Pacifico等（2007）发现B超检查与MRI检查之间的相关系数为0.69。虽然这种方法已被广泛用于肝脏脂肪含量的初步分级，但存在不能准确定量、敏感性随着肥胖程度等因素的增加而减低，另外对局灶性和轻度弥漫性脂肪浸润的检测效果不佳等缺点。

（2）CT：平扫CT即可准确地检测并量化患者的肝脏脂肪浸润的程度，Machann等（2006）认为同一层面肝、脾内密度（即CT值）的测定及比值与肝细胞内脂肪含量的百分比有很大的相关性，其肝脏密度越低，脂肪含量越高。Mehta等（2008）提出一般正常人，平均肝实质内密度至少高于脾4 HU，而肝脂肪变性患者，平均肝实质密度往往低于脾密度。

目前国内CT诊断标准：弥漫性肝密度降低，肝脏与脾脏的CT值之比≤1；若肝/脾CT比值≤1但>0.7者为轻度：若肝/脾CT比值≤0.7但>0.5者为中度；若肝/脾CT比值≤0.5者为重度。CT检查非酒精性脂肪肝简单、准确，Kim等（2006）研究表明，当肝内脂肪含量超过33%时，其测量的敏感性及特异性分别为82%~93%和100%。对于非酒精性脂肪肝，CT平扫即可确诊，对比剂使用后反而会对测量密度的准确性带来困难。

Kodama等（2008）对88例患者行CT及病理对照研究，最终发现使用对比剂与未使用对比剂所测出的CT值均与病理所含脂肪含量相关，且后者的相关系数较前者高，值得注意的是，肝脏平扫所测的CT值较脾标准化后所得值与病理结果关系更为密切。

Mehta等（2008）还提出如果使用对比剂来诊断肝脏脂肪浸润应注意对比剂注射时间及流率，因为前者的改变，将直接影响到肝、脾密度的测量。故其建议使用肌肉的密度作为参照将是更好的定性指标。虽然CT检查可以比较方便且直观地评价脂肪肝的程度，但是其具有放射性的缺陷限制了它应用于纵向研究和儿童中的检测。

（3）MRI：MRI无放射性，能多方位和多参数成像，与组织学检查具有良好的相关性，且其波谱及功能成像的优势日益突出，受到关注。

（4）T_1加权双回波化学位移梯度回波成像（T_1WI dual）：T_1WI dual提供了一种定量的评定肝脏脂肪浸润程度的方法，直接观察同相位及反相位图像上的组织信号有无下降，从而可推测该组织是否含有脂质。脂肪变性将导致肝脏信号强度在反相位图像上减低。当信号强度减低到与脾的信号强度相当时，可以诊断为轻度脂肪变性。当信号强度低于脾时，可诊断为中重度脂肪肝，从而可对脂肪变性进行定量诊断。

肝脏脂肪浸润的程度可用两种方式计算：

（1）HFF（Hepatic fat fraction）=（SIin-phase-Slout-of-phase）/2 Slin-Phase。

（2）RSID（relative SI decrease）=100（Lin/Sin-Lop/Sop）/（Lin/Sin）。

Qayyum等（2005）通过同相位与反相位T_1WI与快速自旋回波T_2WI结合脂肪饱和与不用脂肪饱和序列的对照分析，并结合组织病理，发现后者较前者更有相关性，尤其是对于伴有肝纤维化的非酒精性脂肪肝患者。Ma等（2007）提出一种快速自旋回波三元回波（fTED）技术，可以在T_2WI图像上有效获得单纯水饱和图像及脂肪饱和图像，这将在速度与图像质量上对非酒精性脂肪肝的检测带来更大的方便。

（5）磁共振质子波谱成像（MRS）：磁共振质子波谱成像是一种快速、安全、无创性获得活体生理及病理物质代谢的检查方法，近年来已被用于脂肪肝的脂质定量诊断。Thomas等（2005）采用^{1}H-MRS发现健康志愿者的肝内三酰甘油含量显著低于脂肪肝患者。Szczepaniak等（2005）发现重复测定的三酰甘油含量之间高度相关（r=0.99），测量值间变异系数仅8.5，说明^{1}H-MRS具有很好的可重复性，进一步证实了是定量诊断非酒精性脂肪肝的可靠方法。有学者提出^{31}P-MRS能反映脂肪肝所处的炎症状态，并可提供很多肝组织的生化信息，但目前还缺少大样本的临床研究。Cortez-Pinto等（1999）用^{31}P-MRS发现脂肪性肝炎患者在静脉内注射果糖后ATP耗竭的恢复能力降低。Van Wassenaer-van Hall等（1995）发现^{31}P-MRS相关峰值的比值与肝活检的炎症和坏死有相关性，说明^{31}P-MRS可以用于评估脂肪肝所伴发的炎症。

(6)磁共振弹性成像技术(MRE):以人体不同组织间的弹性模量为参数,观察病理组织和正常组织之间弹性差异。Rouviere 等(2006)发现健康人肝脏弹性值低于脂肪肝患者,提示磁共振弹性成像技术可以作为评估脂肪肝伴纤维化的非侵入诊断方法,但其敏感性和特异性还需进一步研究。磁共振弹性成像技术作为一种新的能直观显示和量化组织弹性的非侵入性成像方法,尽管在肝脏方面的研究尚处于起步阶段,但显示出良好的研究和应用前景。

综上所述,脂肪组织的分布及含量、非酒精性脂肪肝的程度均与中心型肥胖有着密切的关系,腹部影像学的各种技术可以早期、无创、定量地对中心型肥胖做出诊断,使人们能尽早地预防并控制代谢综合征的发生,提高生活质量。

第三章　关于腹盆壁病变

第一节　腹盆壁的一些诊断陷阱

1. 腹盆壁肌肉　腹壁由许多肌肉组成，可分为3组：前组（腹直肌）、前外侧组（腹内、外斜肌和腹横肌）、后组（竖脊肌、腰方肌和脊柱旁肌群）。

双侧腹直肌都起自第5~7肋软骨和剑突，止于耻骨，受低位胸神经支配（T_6~T_{12}）。腹直肌鞘由前外侧组肌肉的腱膜形成，其上2/3从前到后包绕肌肉；而下1/3只包绕肌肉前部，后份阙如。腹直肌通常双侧对称，自上而下逐渐变薄。不过，它们有时可不对称，或在其下份呈节段状。两侧腹直肌可被腹直肌鞘明显地分隔开。

腹内、外斜肌起自下部肋骨，延续到髂嵴，受下部胸神经（T_7~T_{12}）支配。在CT图像上，它们常常是对称的，其间以少许脂肪分隔。不过，它们的大小、结构和对称性可有变异。有时，外科术后或相应神经损伤可造成腹壁肌肉的萎缩。

腹横肌连接髂峭、胸腰筋膜以及下6对肋骨的内面，其下方附着于耻骨，形成联合腱膜，受胸腰神经根（T_7~L_1）支配。

棘旁肌、竖脊肌和腰方肌组成后组腹肌。腰方肌起自第12肋和L_1~L_4横突。连于髂腰韧带和髂嵴。废用性萎缩在这些肌肉中颇为常见，可表现为明显的不对称，肌肉萎缩常伴有脂肪浸润。这些变化常产生于下肢的单侧性病变，如髋、膝关节的骨性关节炎或下肢截断术后造成活动受限。

2. 腹直肌鞘和筋膜下血肿　腹直肌从第5肋延伸到耻骨，由腹直肌鞘包绕。在道格拉斯弓状线（半月线）上方，腹直肌鞘前壁由腹内、外斜肌腱膜组成，腹直肌鞘后壁由腹横肌和腹内斜肌腱膜组成。在弓状线下方，腹直肌鞘后壁在脐与耻骨联合之间1/2处转至腹直肌前面，仅留下腹横筋膜把腹直肌和腹膜分开。腹直肌由腹壁上动脉和腹壁下动脉供血，腹壁下动脉在弓状线水平进入腹直肌。

腹直肌鞘内出血是应用抗凝剂的一种常见并发症，并且这种治疗方法被认为是最常见的易患因素：其他病因包括继发于术后腹直肌的有力收缩而造成的血肿、不恰当的止血方法和由于腹壁缝合线切割而造成的血肿。

依据最初的临床表现，腹直肌血肿的正确诊断率不到50%，常被误认为疝、肿瘤和阑尾炎等。病人仰卧位，头抬高，就可以触诊到肿块，在这种姿势下，如果肿块变得固定和更加坚硬，就表明这是腹直肌的肿块（Fothergill征），而腹内肿块则不明显。

弓状线上方的血肿常较小，局限于中线的一侧；而弓状线下的积液能够蔓延越过中线，向下进入盆腔。膀胱前间隙积液可达2 500 ml，而常常触诊不到肿块。

超声和CT几乎能100%地正确显示这些血肿和积液。血肿的密度和回声的强弱因血肿形成的时间长短而表现多样。新鲜血肿在CT图像上呈高密度，而亚急性与慢性血肿则为水样密度。由于腹膜外的位置关系，腹直肌鞘血肿将膀胱推向后方，而腹腔内积液如腹水则将膀胱推向下方。

3. 腹直肌鞘血肿类似盆腔疾病　Benson（1982）讨论超声诊断腹部疾病时介绍腹直肌鞘血肿可伪似盆腔病变的两例病人。指出血肿的图像依赖于血肿与弓状线或Douglas半环线的关系：在此线的上方，血肿和脓肿似乎限局表现为卵圆形病变；而在此线以下，血肿扩散延伸进入腹膜外间隙，且抵达于膀胱之上，酷似盆腔病变。弄清病变与弓状线的关系，对于分析图像减少误诊十分有益。

4. 其他　腰静脉除非特意寻找，一般在常规CT扫描上很少见到，可以通过其汇入下腔静脉的后壁和走行于腰椎的两侧而予以确定。

血管解剖的医源性或手术后改变可在 CT 图像上确认。可以看到腋 - 股动脉分支沿同侧腹壁走行。移植血管可依据其走行方向和相对高密度的管壁确认。股 - 股动脉旁路分支会有相似表现,其位于前下腹壁或盆腔。在 CT 扫描上有时会看到主动脉双股动脉移植血管。

邻近肠圈如十二指肠也可造成误诊,其类似于动脉瘤或腹腔动脉的破裂。充盈不佳或未充盈的肠襻邻近动脉时,可表现为软组织肿块,酷似血栓或邻近的血肿。

第二节　误诊病例简介:盆壁血肿与结肠癌转移

盆壁静脉丛丰富,盆腔也是自发性血肿好发部位。该例左髋臼内侧血肿 MRI 信号符合急性血肿的特征,T_2WI 图象出现中心部低信号源于血肿内磁化率差异,即细胞内外铁的不均匀分布造成体素磁化率不一致,T_2 时间缩短;T_1 时间不受此影响,T_1 急性血肿呈等信号。

2 d 后再作 CT 平扫,加之 CT 模糊效应,此血肿在 CT 上变为等密度,无外伤病史或有肿瘤病史时容易误诊为软组织恶性肿瘤或转移灶,而 MRI 因血肿内血红蛋白的衍化导致磁共振信号变化可帮助对血肿的性质作推测。

附:具体病例资料:男性 76 岁。主诉:结肠癌术后 1 年复查。盆腔 MRI 见左髋臼内缘境界光整包块,T_1WI 呈均匀等信号,T_2WI 病灶呈低信号,周围伴斑片状高信号,增强后肿块边缘区域有强化。MRI 诊断左侧髋臼内侧占位,考虑结肠癌转移灶;肌源性肿瘤。2 d 后 CT 平扫:左侧髋臼内缘见一椭圆形等密度实性包块,境界光整。CT 诊断左侧髋臼内侧占位,考虑恶性。遂行手术切除,病理确诊血肿,术中见血肿张力较高,内含暗红色不凝固血液,周围有囊壁形成。

第三节　腹壁恶性外周神经鞘瘤(上皮样型)

患者,女,41 岁。发现腹部肿物 2 年入院。肿物如鸽蛋大小,无疼痛,无腹痛及腹胀不适。

影像资料见图 18-3-1。

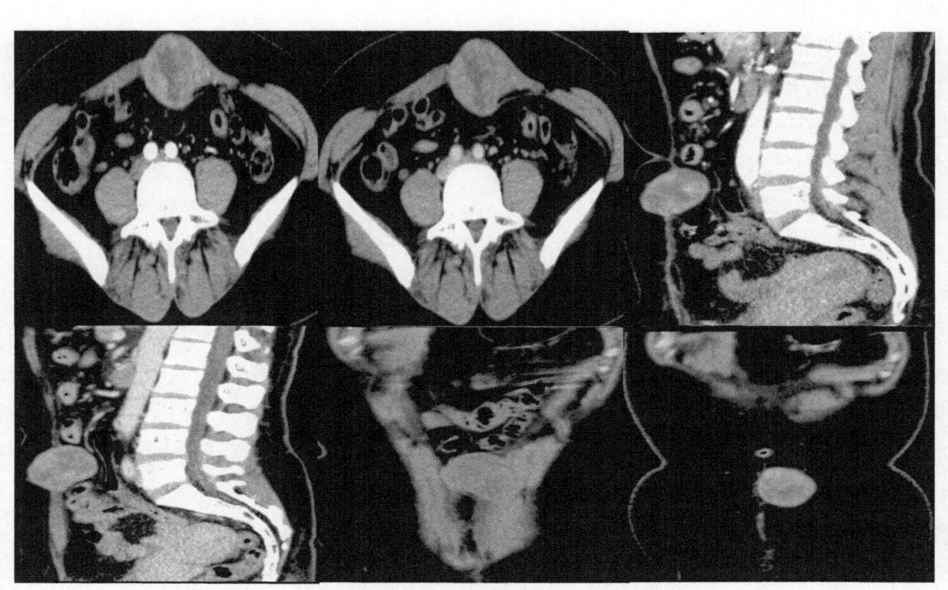

图 18-3-1　腹壁恶性外周神经鞘瘤(上皮样型)

手术所见：肿物来自腹壁肌层，边界清楚，包膜完整，与腹壁肌层及腱膜粘连紧密，约 4 cm × 5 cm 大小，剖开见肿瘤呈鱼肉状改变。

病理检查：第一次送检，腹壁肿物，灰白灰红不规则软组织一块，总体积 4.5 cm × 3 cm × 1.5 cm，肿物较破碎，表面呈细胞粒状，切面灰白灰红，质脆偏软；第二次送检：腹壁肿物，灰红色软组织一块，体积 4.5 cm × 4 cm × 2 cm，切面灰褐色伴有出血，质软。常规病理诊断：两次送检腹壁肿物切除标本，为软组织肉瘤，待做免疫组化检测进一步确定肿瘤类型。

免疫组化检测：阳性，CK（P），EMA，CK（L）（局灶），CK19（局灶），Vim，CD34（局灶），Actin，S-100（散在），PLAP（散在）；阴性，NSE，NF，GFAP，CD31，CK5/6，Calretinin，p63，HMB45，Melan-A，CD117，Desmin，SMA，Bcl-2，CD99，CD10，CK7，CK20，Villin，ER，PR，AFP，β-HCG。免疫组化诊断：腹壁肿物切除标本，恶性间叶性肿瘤，免疫组化提示恶性外周神经鞘瘤（上皮样型）。

第四节　强健者髂腰肌肥大与急腹症

右下腹疼痛或肿块的病因甚多，当临床表现不典型时，胃肠道和尿系造影常是首选的诊断方法，但是，有时亦可能有假阳性和假阴性。

Zeiss 等（1987）报道一例髂腰肌肥大病人的 X 线表现酷似急腹症的征象，患者为 25 岁男性青年，腹痛 5 d，有时较剧且限局于右下腹部。近期有服用类固醇史。查体见肌肉健壮，右下腹深压时有中等触痛。排泄性尿系造影肾盂肾盏未见异常，下段输尿管向内侧偏斜。钡剂灌肠见盲肠内缘有大约 5 cm × 7 cm 大小的外在性压迹。结肠镜检示阑尾口未见异常。小肠钡剂检查示右下腹占位性改变，小肠伴有移位。CT 扫描排除阑尾脓肿、腰肌脓肿和淋巴瘤等病理性肿块，而显示肌肉肥大，髂腰肌呈肿块状且右侧大于左侧。

该作者分析此病例右下腹痛和随后发现的肿块一致，推测系腰肌和腹肌明显肥大影响了盲肠正常移动度和膨胀度而导致疼痛；远端回肠一侧性移位和盲肠限局性压迹可能是肌肉大小或位置不对称的缘故；病人入院前曾服用类固醇可解释暂时性白细胞增多。

影像学征象与临床症状的相关性非常重要：若偶然发现腰肌肥大，也许会认为是正常发育变异；如伴存腹痛，则需进一步检查，以排除炎性肿块、脓肿或肿瘤，CT 有助于正确诊断。在此以前，Martel 已曾报道 3 例腰肌肥大致肠襻移位者，2 例为远端回肠和乙状结肠的对称性移位，1 例为乙状结肠的外在性压迹，此 3 例均无临床症状。

第五节　腹壁侵袭性纤维瘤病

患者，女，30 岁。下腹部肿物 1 个月入院。有剖腹产史，肿块质中，面光滑，活动度中，无明显压痛。

CT：左侧腹直肌内可见一大小为 3.6 cm × 4.8 cm × 6 cm 稍低密度块影，CT 值约 24~32 HU，边界尚清楚。子宫稍增大，左侧附件区可见一低密度影，大小约 3 cm × 2.3 cm，CT 值 18~29 HU，边界清楚，余扫描区未见异常。CT 诊断：左侧腹直肌内低密度肿块，怀疑子宫内膜异位症，建议进一步检查；左侧附件囊肿（图 18-3-2）。

病理检查：腹壁肿物切除标本：侵袭性纤维瘤病，浸润至骨骼肌及脂肪组织。本病易复发。（旧名为韧带样瘤）。

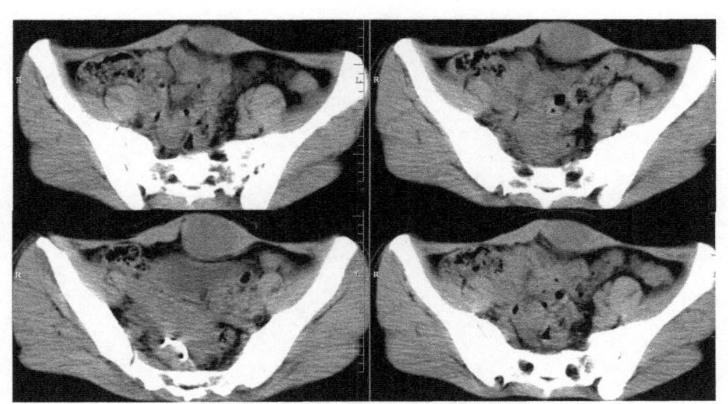

图 18-3-2　腹壁侵袭性纤维瘤病

第六节　腹股沟区

1. 腹股沟区活体形态学　腹股沟疝是常见的外科疾病，手术治疗成功与否的关键是掌握腹股沟区的局部解剖。而腹股沟区结构既精细又复杂。随着MSCT技术的发展及广泛应用，临床医师对腹股沟区结构有了更深的认识，CT也成为诊断腹股沟区病变的主要影像手段之一。因此，识别腹股沟区结构的影像学表现既有利于对疾病的诊断和鉴别诊断，又有利于疾病治疗方案的选择。

2. 正常腹股沟区　从临床角度来说，广义上的腹股沟区包括两个相邻而解剖各异的区域，即腹股沟管所在的区域（狭义的腹股沟区）和股三角区。MSCT薄层横断图像结合多平面重建能较好地显示腹股沟区的结构。

（1）腹股沟管：腹股沟区的结构要点包括腹股沟管、腹股沟韧带、腹横筋膜、肌耻骨孔及股管等。腹股沟管大体相当于腹内斜肌、腹横肌的弓状下缘与腹股沟韧带之间的潜在的管道，位于腹股沟韧带的内上方。腹股沟韧带是连接髂前上棘到耻骨结节之间的腱膜，主要由腹外斜肌的下缘向后上呈“U”形反折、增厚而成。腹股沟管深环为腹横筋膜中的卵圆形裂隙，浅环为腹外斜肌腱膜形成的裂孔。

（2）腹股沟管有4壁：前壁是腹外斜肌腱膜；后壁是腹横筋膜及其深面的腹膜壁层，后壁内、外侧分别为联合肌腱和凹间韧带；上壁为腹横腱膜弓（或联合肌腱）；下壁为腹股沟韧带和陷窝韧带。

CT能清晰直观地显示腹股沟管，尤其是冠状位重建，更有利于观察腹股沟管上壁的联合肌腱和下壁的腹股沟韧带。但是在老年患者腹壁明显变薄时，腹股沟管各壁难以区分。

CT各个平面均能较好地显示腹股沟管、腹股沟韧带、腹壁下动脉、精索或子宫圆韧带，但腹股沟韧带的显示以冠状位和矢状位更佳，而横断位和冠状位则更有利于显示腹股沟管，尤其是斜冠状位重建能清楚显示腹股沟管的整体结构。

斜冠状位CT重建显示腹股沟管位于腹股沟韧带的内侧半的上方，由外上斜向内下的肌肉筋膜裂隙构成，与腹股沟韧带平行。腹股沟管深环位于腹股沟韧带中点偏上方处，腹壁下动脉起始段的外侧，CT横断位及多平面重建可清楚显示精索或子宫圆韧带进入腹股沟管深环的位置。腹股沟管浅环位于耻骨结节的外上方。

男性腹股沟管长4~5 cm，内含精索，精索出腹股沟管浅环继续下行进入阴囊。女性腹股沟管细长，腹股沟管内的子宫圆韧带均与腹股沟管的管壁融合而显示不清。CT对耻骨结节的显示率为27/30。

第七节　腹股沟胸膜外孤立性纤维性肿瘤

患者，女，27岁。影像资料见图18-3-3。

术后病理诊断：腹股沟梭形细胞肿瘤，细胞丰富，纤维脂肪组织内异物性肉芽组织形成，并检出淋巴结4枚，均呈反应性增生；免疫组化诊断：胸膜外孤立性纤维性肿瘤。

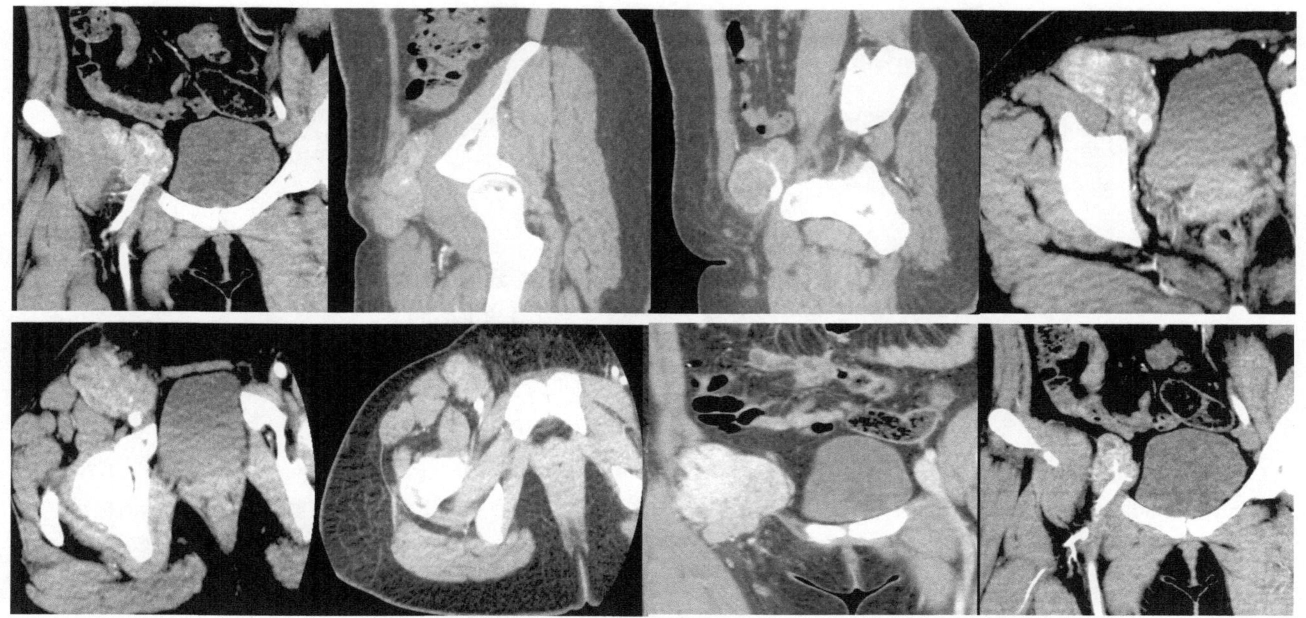

图 18-3-3　腹股沟胸膜外孤立性纤维性肿瘤

第八节　股三角区

股三角区内包括肌腔隙和血管腔隙，肌腔隙内有髂腰肌、股神经通过，血管腔隙内有股动脉、股静脉、股管及淋巴管通过。肌腔隙和血管腔隙是盆腔、腹腔与股前区之间的重要通道。CT 不仅能直观地显示股三角区及其肌腔隙和血管腔隙，而且能清晰地显示盆腔、腹腔病灶通过其腔隙向股前区延伸的途径。

CT 斜冠状位重建像更有利于对股三角区的观察和理解。股三角区呈三角形，上界为腹股沟韧带；外下界为缝匠肌内侧缘；内下界为长收肌内侧缘；后壁为一凹陷，自外向内分别为髂腰肌、耻骨肌和长收肌。

股三角区内最主要的结构为股鞘，股鞘内由外向内依次主要为股动脉、股静脉及股管，股管内为脂肪组织填充，在 CT 上与周围的脂肪组织无法区分。在 CT 横断位及矢状位重建像上显示，股鞘与腹股沟管之间仅以腹股沟韧带相隔，股鞘位于腹股沟韧带外下方，腹股沟管位于腹股沟韧带内上方。

股管上口为股环。虽然 CT 无法区分股管及其周围的脂肪组织，但根据腹股沟韧带、股静脉和大隐静脉能确定股管的位置和走行。

第九节　腹股沟生发中心 B 细胞样型淋巴瘤

患者，女，45 岁。因发现双侧腹股沟肿物 2 年入院。影像资料见图 18-3-4。

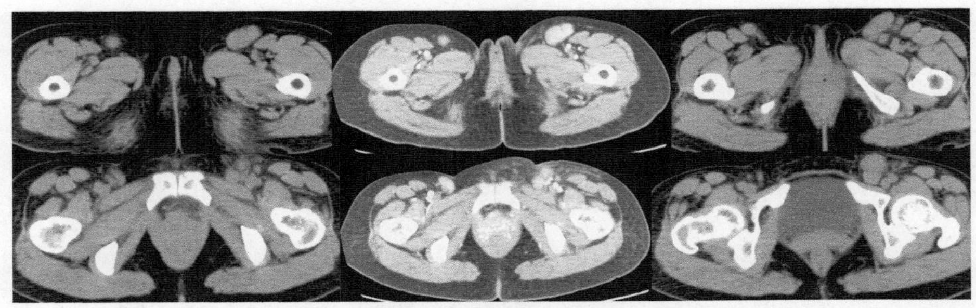

图 18-3-4 腹股沟生发中心 B 细胞样型淋巴瘤

手术所见:左侧腹股沟股静脉内侧一肿大淋巴结,大小约 4 cm×3 cm×2 cm,形状不规则,质中,边界尚清。病理检查:左侧腹股沟淋巴结活检标本,淋巴结样物一堆,其中最大者 4 cm×3 cm×2.1 cm,最小者 1.0 cm×0.8 cm×0.6 cm,切面均灰白、灰褐色,质中。左侧腹股沟淋巴结活检标本;初步考虑为恶性淋巴瘤,待做免疫组化检测进一步明确诊断。

免疫组化检测:阳性,CD20,CD79a,PAX5,CD10,Bcl-6,Bcl-2,CD3(T 细胞+),CD5(T 细胞+),CD43(T 细胞+),CD45RO(T 细胞+),CD15(散在+),MUM1(散在+),Ki-67(+,约 30%);阴性,CD21,CD35,CD30,CyclinD1,ALK,EBV。免疫组化诊断:左侧腹股沟淋巴结活检标本,符合弥漫性大 B 细胞淋巴瘤,免疫表型提示为生发中心 B 细胞样型淋巴瘤。

第十节 MSCT 与腹股沟区病变

1. 腹股沟区病变的分类 关于腹股沟区疾病的分类,一般多将其分为腹股沟区疝、先天畸形、肿瘤或肿瘤样病变、血管或感染性病变等。一些作者认为依据病变发生的位置,腹股沟区疾病可分为 3 个部分:腹股沟管内病变、管旁病变以及股三角区病变。而腹股沟区疝在三个区域均可发生,是腹股沟区最常见的病变,故此处将其单独讨论。

(1)腹股沟区疝:腹股沟区疝是腹股沟区最常见的病变,包括腹股沟疝和股疝。其中以腹股沟疝常见,根据疝环与腹壁下动脉的关系,腹股沟疝分为斜疝和直疝两种。

斜疝最常见,约占 95%,从腹壁下动脉外侧的腹股沟管深环疝出,疝囊位于腹股沟管内,可沿腹股沟管浅环突出于阴囊。直疝约占 5%,从腹壁下动脉内侧的腹股沟三角区直接由后向前疝出,疝囊位于腹股沟管旁,不经内环,也从不进入阴囊。

股疝相对较少见,股疝从股环疝入股管,疝囊位于股三角区,可沿隐静脉裂孔突出于股前区。由于股环周围均为韧带结构,不易延伸,所以股疝更易发生绞窄。

对腹股沟区疝进行分型,有利于实施疝手术的个体化方案,并有助于对不同病变使用不同手术方法的效果做出判断。CT 不仅能区分腹股沟区疝的类型,而且能清楚、直观显示疝环缺损大小,有利于对疝的分型,同时 CT 能明确疝出物的组成、有无嵌顿和感染等并发症,从而有利于临床治疗方案的选择。

由于 CT 对腹壁下动脉、腹股沟管的显示率为 100%,斜疝位于腹股沟管内,易于诊断,而直疝与股疝有时比较难鉴别。

Suzuki 等(2007)通过比较 CT 横断位像上疝囊与耻骨结节的相对位置关系,将局限于耻骨结节外侧缘的疝囊定义为局限型疝囊,而延伸至耻骨结节内侧缘的疝囊定义为扩展型疝囊,股疝均为局限型疝囊(56/56),其中约 95%(53/56)表现为股静脉受压,而腹股沟疝约 66%(65/98)为扩展型疝囊,约 34%(33/98)为局限型疝囊,其中约 10%(10/98)表现为股静脉受压,而且同时为局限型疝囊且有股静脉受压表现的腹股沟疝约占 1%(1/92),明显少于股疝(53/53)。因此通过比较疝囊与耻骨结节和股静脉的关系有利于鉴别股疝和腹股沟疝。

Delabrousse 等(2007)同样也认为耻骨结节是鉴别股疝和腹股沟疝的重要标志,在 CT 横断位像上以耻骨结节为中心点作水平和垂直坐标,股疝多位于外下象限,而腹股沟疝多位于内上或外上象限。不过,并不是所有的疝囊都能延伸至耻骨结节水平。

Kitami 等（2009）认为通过分析腹股沟韧带与疝囊的关系也有利于鉴别腹股沟疝和股疝。有作者认为，在腹股沟区疝的患者中，MSCT 对腹股沟韧带的显示率达 90% 以上，对腹壁下动脉的显示率为 100%，腹股沟疝位于腹股沟韧带上方，股疝位于腹股沟韧带以下，斜疝起源于腹壁下动脉外侧，直疝起源于腹壁下动脉内侧，因此综合观察疝囊与腹股沟韧带、腹壁下动脉、耻骨结节以及股静脉的关系可更准确诊断和鉴别斜疝、直疝和股疝。

一组研究的 24 例腹股沟区疝中，CT 均能清楚、直观地显示疝囊的位置、大小、范围、疝内容物及有无并发症等。疝出物多为小肠、系膜和乙状结肠。CT 表现充气或充盈对比剂的肠管、含脂肪或小血管的网膜或系膜组织以及腹腔积液等突出于腹壁以外。

CT 横断位结合多平面重建对腹壁下动脉、腹股沟管的显示率为 24/24，对腹股沟韧带的显示率为 20/24。19 例斜疝疝囊位于腹股沟管内，腹股沟管明显扩大，疝环口位于腹壁下动脉外侧的腹股沟管深环，1 例突入阴囊内，2 例并发肠梗阻。3 例直疝位于腹股沟管旁，疝环口位于腹壁下动脉内侧。斜疝和直疝均位于耻骨结节水平线以前，股静脉未见明显受压改变。2 例股疝位于耻骨结节水平线以后，股静脉受压变窄。

（2）腹股沟斜疝内的平滑肌瘤：原发性大网膜平滑肌瘤少见，其组织发生来源于病灶处动脉或静脉壁的平滑肌，肿瘤大小不一致。文献报道小者直径为 0.5~1.0 cm，大者直径可超过 20 cm。一些作者报告一例小的平滑肌瘤，发生在作为斜疝疝内容物的大网膜上，临床上极易和睾丸、附睾肿瘤混淆。MRI 多序列多方位扫描，清晰显示病灶与大网膜的密切关系。

（3）腹股沟区非疝疾病：腹股沟管内疾病除了斜疝以外，主要有隐睾或精原细胞瘤、精索疾病，包括精索脂肪瘤、精索囊肿、精索静脉曲张等，文献报道还有神经纤维瘤、脂肪肉瘤、转移瘤等，发病相对较少。

1）隐睾：隐睾症，亦称未降睾丸，是指睾丸未能按照正常发育过程从腹膜后下降达阴囊底部。其发生率在早产儿为 30%，新生儿 4%；1 岁时 0.66%，成年人 0.30%。单侧隐睾与双侧隐睾的发生比例为 5:1。

隐睾绝大部分位于或部分位于腹股沟管，可双侧发病，当体积增大、密度不均匀时常提示恶变为精原细胞瘤。一些作者指出，隐睾症中约 50% 位于腹股沟管内，其次位于腹腔内或异位等。有作者报告一例双侧腹股沟管内隐睾症，其年龄已接近成人，较少见，且两侧隐睾发育有差异，右侧发育尚可，左侧已萎缩。另有作者报告 4 例，其中 1 例恶变为精原细胞瘤，1 例为双侧隐睾伴左侧斜疝，疝出物为脂肪组织。

隐睾症的影像学检查多首选超声检查，超声对腹股沟部位的隐睾诊断准确率高，可评价睾丸发育状况，无创伤，无放射性，但检查部位局限。隐睾病灶均位于或部分位于腹股沟管内，CT 表现为密度均匀的类圆形软组织肿块。

CT 除了可以对腹股沟隐睾定位外，尚能直观观察隐睾的发育状况，并有助于判断是否恶变以及对恶变者进行肿瘤分期。一例即通过超声和 CT 扫描确定左侧睾丸萎缩，并在 CT 扫描时意外发现肛周脂肪瘤。超声检查之后行 CT 扫描可避免遗漏较小的病变。

发现腹股沟局部肿块时，应注意检查阴囊内有无睾丸存在，以排除肿大的腹股沟淋巴结、腹股沟斜疝等。同侧阴囊空虚时鉴别诊断应注意：①隐睾肿瘤，以精原细胞瘤最为常见，多见于成人，CT 扫描常见隐睾增大，增强后轻度强化，常可见同侧腹腔内淋巴结转移；②回缩性睾丸：指出生时或出生后睾丸曾位于阴囊内，后回缩至阴囊上方及腹股沟内，需详细询问病史，与隐睾较难鉴别。

2）精索脂肪瘤：精索脂肪瘤是腹股沟区最常见的良性肿瘤，常偶尔发现，无临床症状。

有文献认为精索脂肪瘤实为腹膜外间隙的脂肪疝入腹股沟管，可视为“斜疝”，而且在斜疝的手术治疗中，发现常常合并脂肪瘤，但也有报道认为精索脂肪瘤可不与腹膜后脂肪相连，是局部脂肪沉积所致，只是随着脂肪瘤增大，扩大的腹股沟管易导致斜疝发生。精索脂肪瘤、囊肿以及静脉曲张由于其特征性的 CT 表现，同样易于诊断。

一组 2 例精索脂肪瘤、2 例精索囊肿以及 1 例圆韧带囊肿均位于腹股沟管内，精索脂肪瘤表现为类圆形脂肪密度，囊肿表现为无强化的类圆形低密度。2 例恶性淋巴瘤均位于股三角区，CT 表现为软组织肿块，病灶包绕股动、静脉，范围从腹膜后经股三角区向股前区延伸。4 例淋巴结转移瘤中，1 例位于股三角区的股静脉旁，3 例位于腹股沟管周围，其中2例为多发,表现为软组织结节。

(4)腹股沟管旁疾病:腹股沟管旁疾病除了直疝以外最多见的是转移性淋巴结,常有明确的肿瘤病史,CT表现为腹股沟管周围多发软组织结节,可以同时伴有股三角区淋巴结转移。另外由于管外区为疏松组织,感染性病变、外伤所致的软组织挫伤血肿也容易向其蔓延,往往表现为病变范围广泛、弥漫,边界不清,有时可伴有气体存在,而感染性病变常有坏死。

2. 股三角区　股三角区由于存在肌腔隙和血管腔隙,是盆腔、腹部与股前区之间的重要通道,因此,除了股疝以外,腹膜后病变包括淋巴瘤、脓肿或腰椎结核、腹膜后血肿等以及邻近髋关节病变往往容易累及股三角区。

一组研究的4例感染性病变中,包括脓肿1例,病灶位于股三角区,范围从腹膜后经股三角区向股前区延伸,股鞘受压推移,CT表现为髂腰肌明显肿胀,髂腰肌及其周围可见大片囊状低密度坏死区,内可见散在点状气体影,增强时囊壁环形强化。3例结核病变,2例为腰椎结核延伸至股三角区,1例局限于腹股沟管周围,CT表现与脓肿相似。

(1)腹膜后病变:CT对腹膜后肿瘤定位诊断非常准确,而且结合肿瘤内部密度特征、强化特点、边缘形态和邻近组织结构关系等,有利于对腹膜后肿瘤做出定性诊断。腹膜后结核脓肿往往为椎体结核所致,而腹膜后血肿常伴有骨折,因此结合病史,CT也易于诊断。

(2)髋关节病变:髋关节病变常通过肌间隙蔓延至股三角区,包括慢性滑囊炎、结节绒毛膜性滑膜炎、骨软骨瘤或软骨肉瘤等,CT上可见病变与关节关系密切,股鞘常向前受压推移。

一组4例累及腹股沟区的髋关节病变中,包括2例慢性滑囊炎,结节绒毛膜性滑膜炎和软骨肉瘤各1例,病变累及股三角区。

(3)血管性病变:股三角区含有股动静脉及其分支以及较多的淋巴管,也是创伤性血肿和淋巴结转移的好发部位。一组5例血管性病变中,包括血肿3例,均为外伤所致,2例位于股三角区,伴有骨盆骨折及腹膜后血肿,1例位于腹股沟管周围,病灶弥漫,向下腹壁延伸,CT表现为稍高密度团块。2例静脉曲张,分别为精索静脉曲张和腹壁下、浅静脉曲张。

总之,MSCT能较好地显示腹股沟区的细微结构,包括腹股沟管、腹股沟韧带、腹壁下动脉、耻骨结节、股三角区等,识别这些关键结构有利于对疾病的诊断和治疗,具有一定的临床意义。

第十一节　侵袭性血管黏液瘤

详见于本书 本卷第十三篇第二章第三节 侵袭性血管黏液瘤。

第十二节　前腹壁恶性外周神经鞘瘤(上皮样型)

患者,女,42岁。发现脐下腹壁肿物2年,无疼痛,无增大,腹部平坦,下腹部伤口瘢痕愈合好,脐下腹壁可扪及约3 cm×4 cm大,质硬肿物,边界清楚,活动度差。

影像资料见图18-3-5。

病理检查:第一次送检,腹壁肿物,灰白灰红不规则软组织一块,总体积4.5 cm×3 cm×1.5 cm,肿物较破碎,表面呈细胞粒状,切面灰白、灰红,质脆偏软;第二次送检:腹壁肿物,灰红色软组织一块,体积4.5 cm×4 cm×2 cm,切面灰褐伴有出血,质软。病理诊断:两次送检腹壁肿物标本为软组织肉瘤,待做免疫组化检测进一步确定肿瘤类型。

免疫组化检测:阳性,CK(P),EMA,CK(L)(局灶),CK19(局灶),Vim,CD34(局灶),Action,S-100(散在),PLAP(散在);阴性,NSE,NF,GFAP,CD31,CK5/6,Calretinin,P63,HMB45,Melan-A,CD117,Desmin,SMA,Bcl-2,CD99,CD10,CK7,CK20,Villin,ER,PR,AFP,HCG-b。免疫组化诊断:腹壁肿物切除标本,恶性间叶性肿瘤,免疫组化提示恶性外周神经鞘瘤(上皮样型)。

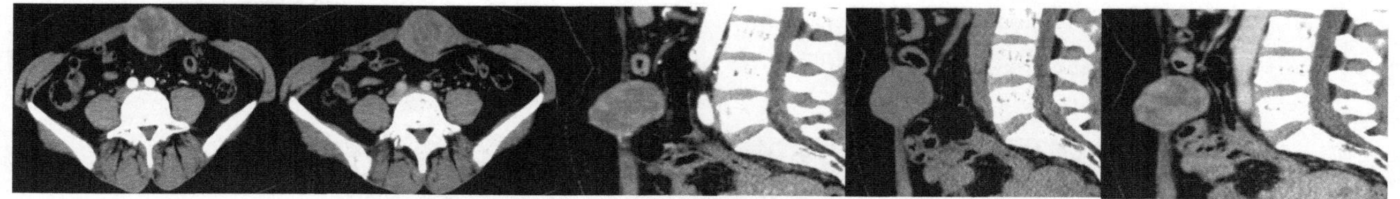

图 18-3-5　前腹壁恶性外周神经鞘瘤(上皮样型)

第十三节　脐疝并嵌顿

脐疝，是指疝囊通过脐环突出的疝，疝囊为突出的腹膜，表面有皮肤覆盖，皮肤与腹膜之间为薄层结缔组织，很少发生嵌顿。成人脐疝为腹壁疝中较为少见的一种类型。典型的腹壁疝由疝环、疝囊、疝内容物和疝外被盖物等 4 部分构成。

脐疝有小儿脐疝和成人脐疝之分，两者发病原因及处理原则不尽相同。成人脐疝为后天性疝，较为少见，多数是中年经产妇女。小儿脐疝的发病原因是脐环闭锁不全或脐部瘢痕组织不够坚强，在腹内压增加的情况下发生。小儿腹内压增高的主要原因有经常啼哭和便秘。

由于疝环狭小，成人脐疝发生嵌顿或绞窄者较多，故应采取手术疗法。孕妇或肝硬化腹水者如伴发脐疝，有时会发生自发性或外伤性穿破。小儿脐疝多属易复发性，临床上表现为啼哭时脐疝脱出，安静时肿块消失。疝囊颈一般不大，但极少发生嵌顿和绞窄。临床发现未闭锁的脐环迟至 2 岁时多能自行闭锁。随着年龄增长，腹肌逐渐发达，脐环常能狭窄缩小而闭合，故无须治疗。但年龄在 3 岁以上或脐环直径超过 2 cm 者，则应考虑手术切除疝囊，修补腹壁缺损，原则上 5 岁以上儿童的脐疝均应采取手术治疗。腹壁缺损较小时容易发生腹壁疝嵌顿，因此，CT 扫描观察到腹壁缺损区较小时要提示发生疝嵌顿。腹外疝嵌顿后由于肠管在腹壁缺损处粘连、疝囊颈部狭小等原因容易造成肠管及肠系膜血管受压。

CT 扫描如果疝囊近端肠管扩张并出现气液平面，而远端肠管管径正常、变小或萎缩可以考虑肠梗阻由嵌顿疝引起，需急诊手术解除嵌顿，避免进一步发展造成肠壁缺血、坏死等严重并发症。判断疝囊内肠管是否缺血、坏死是术前制订手术方案的关键，CT 增强扫描对判断肠壁是否缺血非常有帮助。一些作者认为 CT 增强后肠壁强化减弱、不强化或强化不均，肠系膜血管增粗、系膜水肿密度增高呈云雾状等都是肠壁缺血的征象。

腹壁疝通过临床查体及其临床特点一般无须 CT 检查就能诊断。对于已经确诊或疑有腹壁疝者，CT 扫描的作用在于临床难以检查的病例(尤其是过度肥胖者)CT 可确诊；鉴别疝与肿瘤或其他肿块性病变；术前 CT 检查可以进一步明确解剖关系，了解腹膜缺损的大小及疝内容物，帮助制订手术方案。

第十四节　前腹壁神经鞘瘤

患者，男，51 岁。左下腹部肿物 30 年入院。患者缘于 30 年前无明显诱因左下腹部可触及一肿物，大小约 4 cm，运动有牵拉感。专科情况：左下腹部腹直肌走行处可触及一大小约 5.0 cm × 4.0 cm 肿物，左右尚可活动，上下移动性差，略有压痛，无反跳痛。

手术所见：左下腹部腹直肌下方可见一包膜完整的肿物，与腹直肌、壁腹膜无粘连，大小约 7.0 cm × 5.0 cm，呈灰白色，质硬，与周围组织分界清楚。病理检查：左侧腹壁肿物切除标本，灰褐色组织一块，大小 6.5 cm × 5 cm × 3 cm，切面灰褐呈半透明，局部有出血，质中，界清。常规病理诊断：左侧腹壁肿物切除标本：梭形细胞肿瘤，待做免疫组化检测进一步明确肿瘤类型。

免疫组化检测：阳性，Vimentin，S-100，SOX-10，Calponin(灶+)，Ki-67(+，<2%)，Bcl-2；阴性，CD99，CD117，

CD34，DOG-1，CK（P），EMA，Desmin，NSE，SMA，MyoD1，CD57，Myogenin。免疫组化诊断：左侧腹壁肿物切除标本，结合免疫组化检测结果，诊断为神经鞘瘤。

影像资料见图 18-3-6。

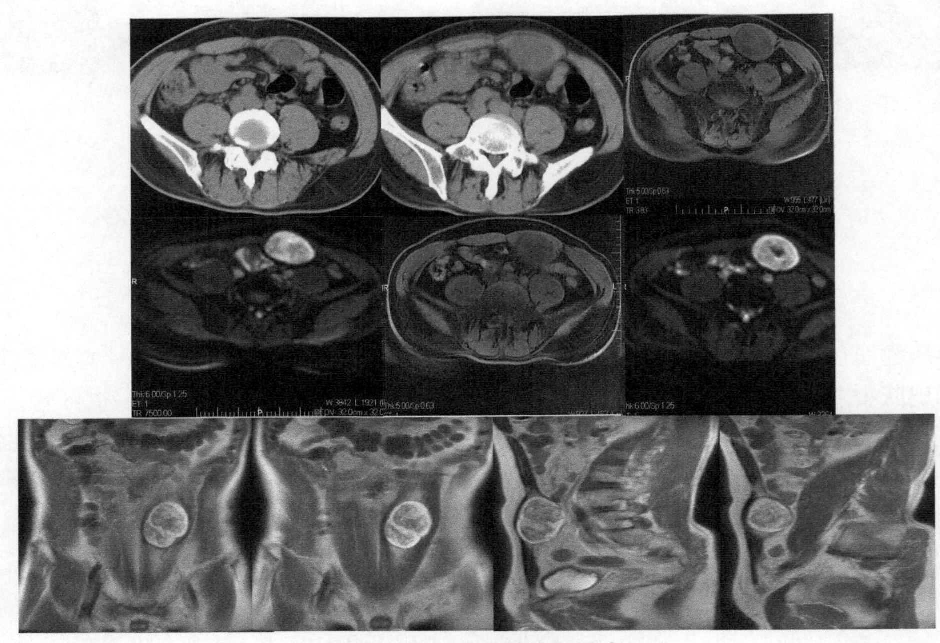

图 18-3-6　前腹壁神经鞘瘤

第十五节　戳孔部位疝

戳孔部位疝，即 Trocar 部位疝，是腹腔镜术后一种少见并发症，是由于戳孔部位腹壁存在缺损，腹腔脏器通过缺损突出至皮下间隙所致。由于临床症状和体征无明显特异性，加之发生率低，临床上常诊断不明或误诊。腹腔镜手术因其微创，在临床上得到广泛应用。随着腹腔镜手术的广泛开展，戳孔部位疝这种新出现的手术切口并发症也逐渐增多。

1. 发生率　腹腔镜术戳孔较开腹手术切口小，术后切口疝的发生率明显低于开腹手术。美国妇科腹腔镜医师联合会统计 4 385 000 例行腹腔镜手术患者，戳孔部位疝发生率为 0.021%。其他一些大宗病例的统计结果示腹腔镜手术后戳孔部位疝的发生率为 0.02%~3.6%。由于戳孔部位疝临床症状和体征无明显特异性加之发生率低，常诊断不明或误诊。一组 2 例临床均未及时考虑到戳孔部位疝的发生，仅根据临床出现的肠梗阻症状对症处理而延误了诊断。

2. 发病机制　戳孔部位疝的发生是由于腹腔镜术后，腹壁局部存在缺损，腹内脏器通过缺损突出至皮下间隙所致。戳孔部位疝多发生于 10 mm 以上的戳孔，脐部和下腹部戳孔多发，上腹部戳孔因有发达的肌肉保护，戳孔易于闭合，发生概率相对较低。Nassar 等（1997）认为患者脐周同腹壁存在着先天性缺损或手术造成的筋膜缺损是腹腔镜术后戳孔疝发生的主要原因。5 mm 戳孔疝的发生概率相对较低。

近年来，随着腹腔镜的广泛应用，国内外关于 5 mm 戳孔疝的报道也逐渐增多。Reardon 等（1999）报道 1 例因腹腔镜食管裂孔疝修补术术后戳孔疝引起的嵌顿性肠梗阻患者资料。另有作者报道了 1 例腹腔镜术后 5 mm 切口网膜疝。该组 2 例均为左下腹壁 5 mm 部位的戳孔疝。造成 5 mm 戳孔疝的原因较多，但最关键的原因应为：腹腔镜术中器械在穿刺套管内向不同方向牵拉运动及术中有多次进出套管穿刺操作引起腹膜缺损增大；术毕腹壁缺损增大的筋膜未逐层缝合。

3. 临床表现　戳孔部位疝临床表现根据疝内容物的性质及有无嵌顿，可以分为有症状型和无症状型两类，两者的 CT 影像表现也不尽相同。戳孔部位疝发生时间可从数小时至数年不等。根据戳孔部位疝发生时间及形态的不同，Tonouchi 等（2004）将其分为 3 型。早发型：术后早期（2~7 d）发生，腹直肌前、后鞘和腹膜均裂开，多表现为小肠梗阻，大部分戳孔部位疝属于此型；迟发型：多在术后 3 个月发生，腹直肌前、后鞘裂开，腹膜是连续的，突出形成疝囊；特殊型：指腹壁的全层裂开，肠道或网膜突出于腹壁，缺少疝囊，也是早发型的一种。戳孔部位疝疝内容物可有小肠、大网膜、脂肪组织等，但多为小肠、大网膜。嵌顿疝内容物以小肠为主者，多表现为机械性肠梗阻。多早期发现，以 Riteher 疝常见，部分患者可见戳孔皮下包块，不易回纳，有轻微触痛。典型表现为恶心、呕吐，腹胀、腹痛等症状。

4. 影像学研究　X 线检查：该组 1 例腹部体检：左下腹壁可见一包块，直径约 8 cm，质中，界清，光滑，活动，无压痛，无法还纳，腹肌软，无压痛、反跳痛。另 1 例体检未见明显阳性体征。X 线显示肠腔胀气或气 - 液平存在；CT 像上示腹壁的局部缺损及突出的肠管，近端小肠的扩张及气 - 液平。该组 2 例均属早发型戳孔部位疝伴小肠梗阻。疝内容物为大网膜、脂肪组织者，患者无明显临床症状或症状轻微，多就诊较晚。有症状者表现为切口皮下不适感，体检部分患者可见皮下可复性包块，多易于回纳；对于肥胖者体检阳性体征不明显。

（1）CT：X 线平片检查不能发现明显阳性征象。CT 像上可见腹壁局部缺损，缺损局部突出的内容物为网膜或脂肪组织。对于体检阴性的肥胖患者，CT 可以明确戳孔部位疝的诊断。腹腔镜术后患者如出现腹部不适应考虑戳孔疝的可能。CT 可以清晰显示腹壁各层的结构，腹壁缺损的部位、范围，腹腔镜术后的瘢痕影，戳孔部位疝的内容物性质为小肠、网膜或其他，腹部继发的其他改变（如肠管的情况）。因此，CT 检查在戳孔疝的诊断中具有重要作用。

（2）螺旋 CT：有较高的空间分辨率和时间分辨率，有利于腹部解剖细节的显示，对戳孔部位疝病变的部位、范围、程度、病因以及戳孔部位疝的继发改变如肠梗阻可以清晰显示，有利于排除腹腔镜术后其他原因引起的肠梗阻（如经腹腔腹膜外疝修补术后发生的肠梗阻、上腹部腹腔镜术后的粘连性肠梗阻、血管栓塞性肠梗阻、其他腹腔镜术后疝引起的肠梗阻等）。CT 有助于定位诊断戳孔部位疝，可提供腹腔镜术后戳孔部位疝的重要征象，为临床进一步治疗提供可靠的客观依据。

因此，临床妇科腹腔镜术后的患者，一旦出现肠梗阻的症状，应该考虑到戳孔部位疝的可能，应早行 CT 检查。临床因盆腔占位行腹腔镜手术的患者，术后短期内 CT 随访复查盆腔情况，建议检查范围包括下腹部腹腔镜的戳孔，可以观察戳孔的情况及早期发现无症状的腹壁戳孔疝。为减少腹壁戳孔疝的发生，建议临床腹腔镜术毕对脐部及左下腹部的腹壁戳孔予以逐层缝合。

第十六节　前腹壁侵袭性纤维瘤病

患者，女，38 岁。发现腹部包块 3 个月入院。

病理检查：腹壁肿物：灰红色不规则组织一块，大小 8.5 cm × 6 cm × 2 cm，切面灰白灰红，质韧。冰冻病理诊断：腹壁肿物切除标本，初步考虑梭形细胞肿瘤，侵袭性纤维瘤病为首选，待做常规石蜡切片及免疫组化检测进一步证实，并建议扩大切除。常规病理诊断：腹壁肿物切除标本，初步诊断侵袭性纤维瘤病。

影像资料见图 18-3-7。

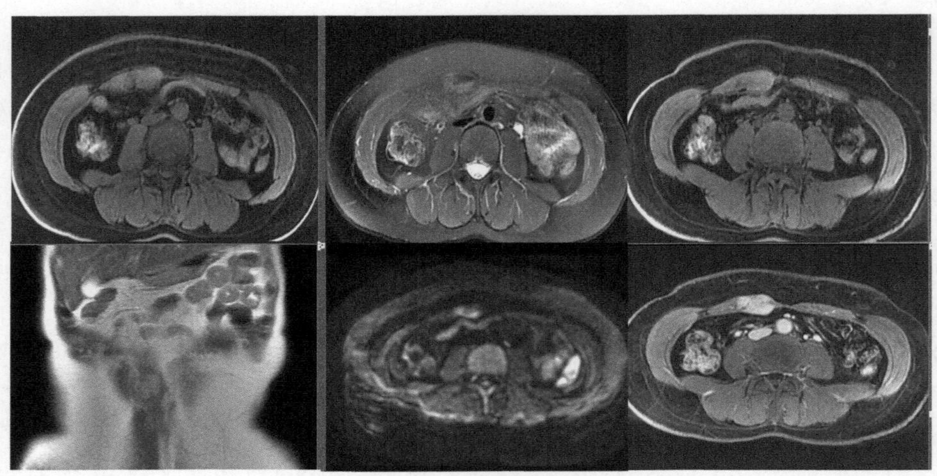

图 18-3-7 前腹壁侵袭性纤维瘤病

第十七节 腹盆部瘘管造影与复杂性多分支瘘

体部窦瘘:体部窦瘘临床并不少见,是体部任何脏器和结构之间的异常通道,部分可穿透腹壁,于皮肤表面形成外瘘口,部分位于腹腔脏器和结构之间,形成内瘘。体部窦瘘多为肠管病变所致,如憩室炎、肿瘤、克罗恩病等,其他致体部窦瘘的原因还有外伤(包括手术)、异物残留、慢性感染等,部分瘘可自愈,但合并感染的肠瘘、肿瘤、异物残留等致窦瘘难以自愈。有作者报告一组 7 例患者均有外瘘口,3 例内瘘口与肠管相连,2 例与手术有关,2 例为骨关节病变和邻近骨骼所累及,1 例为盆腔内畸胎瘤,所有患者均经长期保守治疗或反复手术治疗而未愈。因此,在术前取得详尽的影像学资料对手术治疗的成败具有重要意义。

1.X 线瘘管造影 常规 X 线瘘管造影是窦道和瘘管首选的影像学检查方法,该方法操作简单、费用低廉,可大致观察瘘管或窦道的行程、分支、起源部位等。但该方法只能获得前后重叠的平面资料,对瘘道形态、走行判断困难,对瘘道的病因及邻近组织受侵犯程度几乎不能提供任何信息,因而对外科医师术前的帮助极其有限。该组病例中的畸胎瘤患者有多次瘘管造影后手术治疗史,均因未能发现瘘的确切病因导致治疗失败。

因此,临床医师术前不仅要了解窦道或瘘管的行程、分支、起源部位等信息,而且要详细了解窦瘘附近组织或器官的侵犯程度,准确判断窦瘘与邻近组织或器官的关系、确定窦瘘的病因,以便对手术难度有足够的认识,避免盲目性。

2.CT 瘘管造影 该组 7 例患者术前根据 CT 瘘管造影所见制订详细的治疗方案,成功地为患者施行手术,取得良好的手术效果。该组 2 例肛瘘患者,虽经 CT 瘘管造影检查发现瘘管位于括约肌间,但邻近软组织病变轻微,肛周无脓肿,仅行挂线治疗瘘管愈合,且无任何并发症。该组畸胎瘤患者正是根据 CT 瘘管造影所见,采用经腹经臀双进路,才使肿瘤得以彻底切除。2 例腹壁切口疝经通畅引流、瘘管内搔刮及分层缝合治愈。1 例病变累及骶尾椎患者行尾椎摘除术加转移皮瓣覆盖,不仅消除了窦瘘,而且避免了感染沿椎管的扩散。右侧慢性化脓性骶髂关节炎并窦瘘患者行窦瘘切开引流,术后二期缝合,患者恢复良好。因此,CT 瘘管造影不仅为临床手术提供了病变的客观依据和准确的解剖部位,而且有助于临床医师制订手术计划,提高成功率。无疑,采用 CT 瘘管造影及三维重建技术是体部复杂性多分支窦瘘诊断重要的检查方法,该技术的最大优点是能提供最为全面的影像学信息供临床医师参考。通过直接扫描获得的断层 CT 图像可获得病变的确切病因诊断及判断窦瘘附近结构受侵犯的程度。通过三维重建,可以清晰地显示瘘道形态、长度、边缘及走行,通过图像后处理工作站软件提供的旋转技术,可以提供瘘道本身丰富的立体信息,在拟行外科手术治疗的病例中能提供给外科医师最直观的资料。同时该技术操作简单,没有痛苦也使得该方法具有较大的推广价值。

3.MRI 近年来,随着医学影像技术的发展,尝试将一些新的影像技术应用于窦瘘的诊断中,其中磁共振成像以其非侵入性,无辐射,多平面,多序列成像和高软组织分辨率等颇受关注,在体部常见的窦瘘——肛瘘的检查方法中,MRI 以其准确性和敏感性成为诊断的主要方法,但检查时间长,且费用昂贵,不易于基层开展。

4. 超声内镜 超声内镜也被应用于窦瘘的诊断,但因其为侵入性,不易为患者接受,且显示视野有限,距探头一定距离的结构因声波衰减而模糊,同时图像的直观性较差,不能提供立体资料,限制了临床的广泛开展。

第十八节 腹壁子宫内膜异位症

子宫内膜异位症是育龄妇女常见病,而腹壁子宫内膜异位症约占盆腔外子宫内膜异位症的 3.5%。子宫内膜异位症好发于生育年龄女性,其发病机制仍未完全明了。目前主要有内膜种植学说、淋巴血管播散学说、体腔上皮化生学说等,用于解释不同部位子宫内膜异位症的发生。本组患者均有下腹部手术史,且病灶均位于术后愈合的瘢痕组织内或周围。究其原因,可能为手术操作时将子宫或腹腔内游离的内膜碎片种植至切口所致。

1. 临床表现 由于异位子宫内膜有周期性出血及周围组织纤维化,反复多次出血和粘连形成瘢痕,聚集成大小不等的结节和包块,可在剖宫产术后数个月或数年在腹壁切口瘢痕处出现典型的子宫内膜异位病灶,表现为切口深部有硬结、不活动,经期有痛感。Jamabo & Ogu(2008)的研究中有 42.85% 的患者出现局部周期性疼痛。皮肤表面可无特殊表现,病灶位于皮下、肌肉或筋膜中,以腹直肌鞘前后最常见,多累及筋膜。腹壁子宫内膜异位症多具备以下临床特点:有剖宫产手术史;腹壁术区出现与月经周期密切相关的痛性结节。结节的大小及硬度随月经周期变化而变化,即经前、经期疼痛加重,肿块增大,经后疼痛缓解,肿块缩小;随着病情进展,肿块呈进行性增大;由于肿块位于瘢痕组织内或与之关系密切,其活动度较差。

2. 影像学研究 CT 图像上腹壁子宫内膜异位症可表现为实性或囊实性肿块,若病灶内有新鲜出血则可见片状或不规则形高密度影。病灶大多边缘光整,一组研究中,3/13 例处于月经期的患者病灶边缘模糊、呈“絮”状,考虑与病灶出血有关。由于病灶内含血供丰富的内膜腺体和乏血供的纤维组织,增强扫描可有不同程度的强化,但以轻度强化为主,多数病灶还可见延迟强化表现,可能与对比剂逐渐渗入间质有关。侵及腹直肌筋膜层、肌层或腹膜则表现为肿块与相应结构粘连,局部筋膜或腹膜增厚。腹壁子宫内膜异位症手术切除预后较好,因病灶常累及腹直肌筋膜、肌层甚或腹膜,形成致密、广泛粘连,所以术前准确显示其位置、形态、数目、大小以及对周围组织的浸润情况,对确定手术切除范围有很大帮助,CT 可在这些方面发挥重要作用。另外,在 CT 引导下进行细针穿刺(在肿块实质部分内取材)获取病理标本也可帮助确定肿块的性质。

3. 鉴别诊断 腹壁子宫内膜异位症的鉴别诊断主要包括腹壁疝、缝线肉芽肿、炎性包块、血肿、脂肪瘤、纤维瘤、肉瘤、淋巴瘤等。

(1)炎性包块:局部及全身症状明显,无周期性表现,形成脓肿后呈环形强化。

(2)纤维瘤:纤维瘤强化程度低于腹壁内膜异位症,临床症状轻或无。

(3)腹壁血肿:腹壁血肿多有外伤史。脂肪瘤:脂肪瘤呈特殊的脂肪低密度。

腹壁子宫内膜异位症与某些病变的 CT 表现相仿,鉴别诊断存在一定难度,但结合以下几点,大部分病例也可做出正确诊断。患者为年轻女性;既往有剖宫产史或盆腔手术史;典型的临床表现;肿块位于下腹壁手术切口处或边缘。

第十九节 前腹壁黏液性 / 圆细胞脂肪肉瘤

患者,女, 34 岁。腹壁肉瘤切除术后 11 年,发现腹壁包块 3 年。11 年前行腹壁包块切除术,当时肿物位于腹外斜肌腱膜上,有完整包膜,质地硬,呈实性,完整切除后病理诊断隆突性皮肤纤维肉瘤,肿瘤大小 4 cm × 2.3 cm × 1.9 cm,边界尚清,周边 0.5~1.0 cm 厚脂肪组织未见肿瘤。术后放疗。3 年前发现原腹部手术旁再出现一包块并进行性增大。

手术所见:切开皮肤及皮下组织见一大小约 6 cm × 4 cm 肿物,边界尚清,部分与腹直肌及腹膜粘连。

病理检查:腹壁肿瘤切除标本,带皮组织一块,大小 5.5 cm × 5 cm × 3.5 cm,皮表面积 4.5 cm × 2 cm,送检前已切开,切面灰白、暗褐,质中偏软,界尚清。常规病理诊断:腹壁肿瘤切除标本,初步考虑为恶性软组织肿瘤,待做免疫组化检测进一步协助诊断。

免疫组化检测:阳性, Vimentin, S-100, CD10(灶 +), CD68(灶 +), CD163(灶 +), SOX10, Ki-67(+,约 20%), b-Catenin(灶 +), PAS, AB, Masson;阴性, CD34, CK(P), EMA, H-caldesmon, CD117, CD99, Calponin, SMA, Desmin, Myogenin, MyoD1, HMB45, MelanA, WT-1, PAX-8, RCC, GATA-3。免疫组化诊断:腹壁肿瘤切除标本,黏液性 / 圆细胞脂肪肉瘤。

影像资料见图 18-3-8。

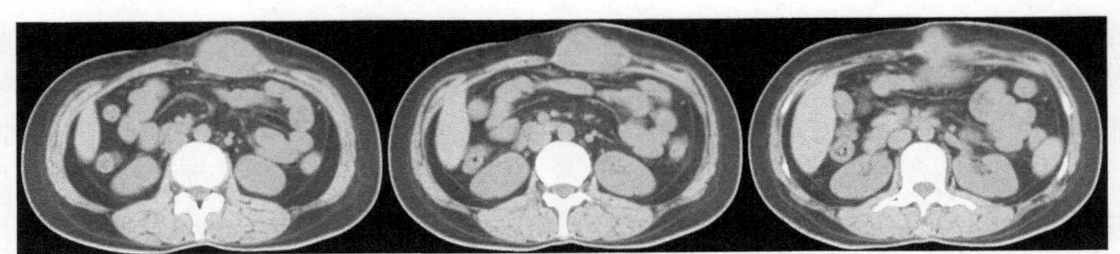

图 18-3-8 前腹壁黏液性 / 圆细胞脂肪肉瘤

第二十节 右下腹壁侵袭性纤维瘤病

病例,女, 35 岁。发现右下腹无痛性肿块半年,质硬,光滑,活动度差,右侧腹股沟上方腹壁 2.5 cm × 4.7 cm × 4.5 cm 软组织肿块影, CT 值约 47 HU,边界清楚,腹肌受推压(图 18-3-9)。

病理诊断:右下腹壁肿物切除标本,梭形细胞肿瘤,侵犯骨骼肌,初步考虑为侵袭性纤维瘤病,待做免疫组化检测进一步确定肿瘤类型。免疫组化诊断:右下腹壁肿物切除标本,免疫组化结果支持侵袭性纤维瘤病(韧带样型纤维瘤病)侵犯骨骼肌组织。

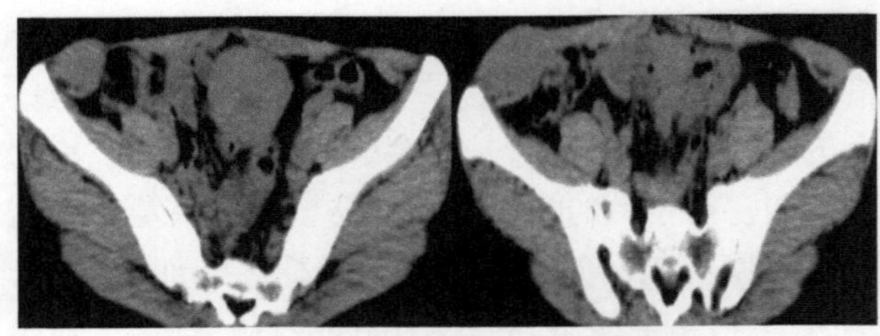

图 18-3-9 右下腹壁侵袭性纤维瘤病

第二十一节　腰肌与腹肌及其诊断陷阱

1. 腰肌　腰大肌呈梭形起自 T_{12} 和上 4 或 5 个腰椎横突，沿腰椎外侧下行，跨过骨盆入口前缘，并入髂肌后，行于腹股沟韧带下方，止于股骨小转子。腰大肌的大小与病人年龄及其运动程度有关，但在 L_5~S_1 水平肌肉最为粗大。在这些区域腰大肌的形态几近圆形（L_3~S_1），在腰大肌与其后的腰方肌或其下方的髂肌之间可形成潜在的隐窝。在大多数个体中，这些潜在的隐窝被肾后间隙的脂肪所充填。不过，在腹膜后脂肪极少的个体中，腹腔向中后部伸展，进入此间隙形成腰后隐窝，小肠能凸入其中。

髂肌起自髂窝，沿腰大肌外侧下行。它受 4 对腰神经的分支支配。腰大肌上端走行于膈肌弓状韧带的下方，这样从纵隔到臀股之间就有一条潜在的通道。在接受髋部外科手术或患有骨性关节炎的成年病人中，有时可见到腰大肌萎缩。当它彻底萎缩时，正常或萎缩的肌肉都不应该被误认为肿块。另外，腰大肌也可发生不同程度的脂肪浸润，这也是造成误诊的原因之一。

腰小肌起自 T_{12} 和 L_1 椎体外侧面，紧邻腰大肌前方。不过，它在走行过程中迅速演变为扁而长的肌腱附着于髂耻粗隆处。该肌可在大约 40% 的个体中双侧或单侧显示。偶尔在 CT 轴面像上，可在有限的几个层面上见到腰大、小肌分离，不要将其误认为腹膜后淋巴结。

梨状肌起自骶骨前面和骶结节韧带，止于股骨大转子。临床上常由于其轴面图像上的左右不对称而引起误诊，原因可能与病人的体位不正，或与单侧肌肉萎缩有关。闭孔内肌起自闭孔内面，止于股骨大转子的内侧面，通常双侧对称。有时，运动员闭孔内肌可表现为肥大。在 CT 横断图像上，有的男性青年可见到一侧腰大肌较对侧丰满，两侧呈现不对称。丰满侧腰大肌前分还可呈分叶状，同侧输尿管走行也较对侧向外移位，这是正常的发育变异，不应误作病理表现。在国人，一般皆是右侧腰大肌较左侧为大，个别的惯用左手和左脚的人，左侧反较右侧为大。在超声扫描时，强健的腰大肌偶尔被考虑为腰大肌脓肿，造成误诊，Bree（1976）就曾报告此类病例。

2. 腹肌　腹壁由许多肌肉组成，可分为 3 组：前组（腹直肌）、前外侧组（腹内、外斜肌和腹横肌）、后组（竖脊肌、腰方肌和脊柱旁肌群）。

双侧腹直肌都起自第 5~7 肋软骨和剑突，止于耻骨，受低位胸神经支配（T_6~T_{12}）。腹直肌鞘由前外侧组肌肉的腱膜形成，其上 2/3 从前向后包绕肌肉；而下 1/3 只包绕肌肉前部，后份阙如。腹直肌通常双侧对称，自上而下逐渐变薄。不过，它们有时可不对称，或在其下份呈节段状。两侧腹直肌可被腹直肌鞘明显地分隔开。

腹内、外斜肌起自下部肋骨，延续到髂嵴，受下部胸神经（T_7~T_{12}）支配。在 CT 上，它们常常是对称的，其间以少许脂肪分隔，不过，它们的大小、结构和对称性可有变异。有时，外科手术后或相应神经损伤可造成腹壁肌肉的萎缩。

腹横肌连接髂嵴、胸腰筋膜以及下 6 对肋骨的内面，其下方附着于耻骨，形成联合腱膜，受胸腰神经根（T_7~T_{11}）支配。

棘旁肌、竖脊肌和腰方肌组成后组腹肌。腰方肌起自第 12 肋和 L_1~L_4 横突。连于髂腰韧带和髂嵴。废用性萎缩在这些肌肉中颇为常见，可表现为明显的不对称，肌肉萎缩常伴有脂肪浸润。这些变化常产生于下肢的单侧性病变，如髋、膝关节的骨性关节炎或下肢截断术后造成活动受限。

第二十二节　左臀部肌肉中神经鞘瘤

患者，男，43 岁。因发现左臀部软组织包块 1 年入院。查体：左侧梨状肌中点处可见一梭形包块，质地韧，表面光滑，与周围软组织分界清晰，活动度良好，与基底部无粘连。术前诊断：左臀部软组织肿瘤性质待查，神经纤维瘤？纤维瘤？

影像资料见图 18-3-10。

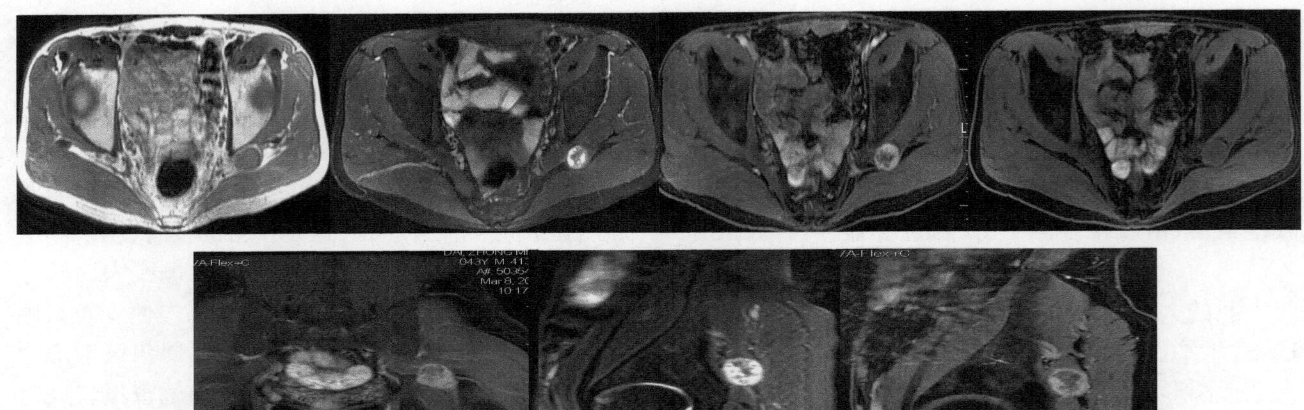

图 18-3-10 左臀部肌肉中神经鞘瘤

手术所见:左臀部肿瘤表面横切口约 4 cm。依次切开皮肤、皮下组织及深筋膜、肌膜等,按照肌纤维方向分离肌组织,进入肌肉深面。见肿瘤组织位于梨状肌深面,坐骨神经的胫侧,与周围组织组织分界清楚,肿瘤外有完整包膜;质地韧,色泽瓷白色,无明显囊性感或搏动感,深部位于骶骨表面的筋膜表面。沿肿瘤组织外缘,清晰视野下剥离纤维结缔组织,逐步将肿瘤游离。游离肿瘤后,沿肿瘤组织向深部探查,自骶骨表面筋膜上剥离。术中未见其与神经或骨组织密切粘连,未见肿瘤组织浸润至周围肌组织中。肿瘤完整摘除后,清点用物如数,依次缝合深筋膜、皮下及皮肤。切除组织送病理检查。

病理检查:左臀部肌肉中软组织肿瘤切除标本:灰褐色组织 3 块,最大者大小为 3.5 cm × 3 cm × 1.2 cm,最小者大小为 1.2 cm × 0.8 cm × 0.2 cm,切面灰褐,质中,境界清楚。常规病理诊断:左臀部肌肉中软组织肿瘤切除标本,梭形细胞肿瘤,神经鞘瘤为首选,待做免疫组化检测进一步证实。

免疫组化检测:阳性, S-100, Vimentin, CD57(灶+), Actin, CD34(血管内皮+), H-caldesmon(血管壁平滑肌+), SMA(血管壁平滑肌+), Ki-67(+,约 5%);阴性, NSE, P63, Desmin。免疫组化诊断:左臀部肌肉中软组织肿瘤切除标本,免疫组化检测结果支持神经鞘瘤。

第二十三节 脐尿管疾病

请详见本书 本卷第五篇第十三章 脐尿管疾病。

第二十四节 肠壁及腹壁腺癌转移

患者,男, 42 岁。胃癌术后 3 个月,腹痛腹胀 3 天。CT 诊断:胃癌术后改变,中量腹水;左上腹小肠局限性扩张,并见气液平面,考虑小空肠梗阻可能,肠粘连可能;胆囊炎(图 18-3-11)。手术所见:空肠粘连梗阻。术后病理诊断:肠壁及腹壁腺癌转移。

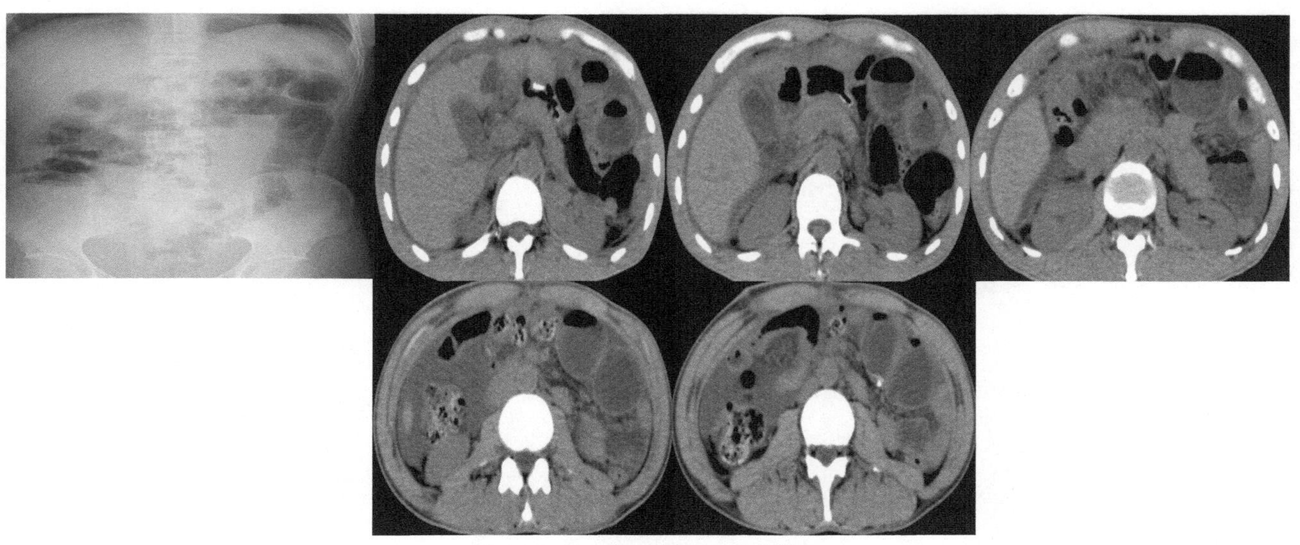

图 18-3-11　肠壁及腹壁腺癌转移

第二十五节　左髂部软骨肉瘤

患者，男，51 岁。左髂部包块术后 15 年，再发 2 年入院。患者缘于 15 年前患者无明显诱因发现左髂部有一包块，就诊于外院，予以左髂部肿物切除 + 骨盆重建术，术后伤口感染，予以抗感染治疗，并取出金属内固定物，后感染逐渐控制并痊愈出院。2 年前患者再次发现左髂部肿物，伴有左大腿酸痛、麻木，不能久站，原伤口无红、肿、热痛，无夜间疼痛等不适，起初未在意，未行任何治疗。随时间推移，包块逐渐增大，且左大腿酸痛麻木加重，影响日常生活。

影像资料见图 18-3-12。

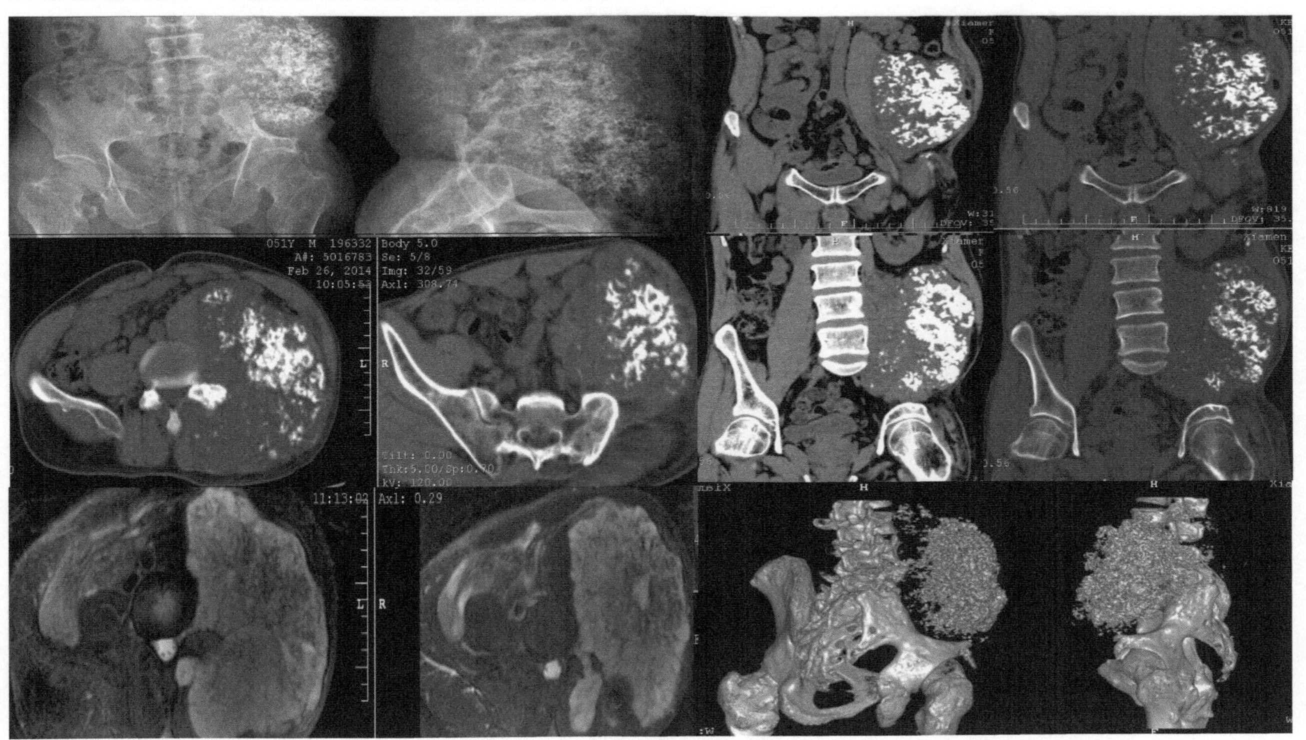

图 18-3-12　左髂部软骨肉瘤

查体:左髂部可见一长约 25 cm 的手术瘢痕,其余皮肤无破损,无窦道,皮温正常,包块质硬,边界清楚,不可推动,无压痛,无液波感,左大腿感觉减退,双足各趾感觉、运动及末梢血运好。

手术后病理诊断:软骨肉瘤。

第四章　盆底功能性疾病研究

第一节　盆底失弛缓征

盆底失弛缓征是指排便时盆底肌群不能生理性放松引起的一组功能性出口梗阻性便秘综合征。其命名随着对该综合征认识的不断深入而有所不同，先后出现的名称有耻骨直肠肌综合征、盆底痉挛综合征、盆底失弛缓综合征等，排粪造影是诊断该疾病的重要方法。

1. 肛直角的形成与维持的解剖结构　肛直角是指肛管与直肠的夹角，它的形成与维持主要依赖于会阴体、前列腺提肌（或耻骨阴道肌）及耻骨直肠肌的牵拉。

会阴体是由会阴深横肌、会阴浅横肌、球海绵体肌、前列腺提肌（或耻骨阴道肌）和肛门外括约肌前部纤维交织而成的腱状结构，肛管前壁上部的直肠纵肌和肛门内括约肌向前呈角状突起，融合于会阴体。肛管前壁上部与会阴体的这种融合关系，使得肛管前壁有一个重要的支持固定的依托，而会阴体则借助于会阴深横肌、会阴浅横肌和前列腺提肌（耻骨阴道肌）在骨盆上的附着牢固地固定于盆底中央。

耻骨直肠肌是肛提肌中最强厚部分，是形成与维持肛直角最重要的肌肉，它并非单一肌襻，而是与前列腺提肌（耻骨阴道肌）共同起于耻骨支后面和肛提肌腱弓前部，且均在耻骨尾骨肌下外方同一层次上，无论在形态上还是在功能上都应该将二者视为一个整体，它们共同作用于肛管，前列腺提肌（耻骨阴道肌）牵拉会阴中心体和肛管前壁上部向前上，耻骨直肠肌在肛直曲后方与对侧同名肌的肌束接续形成襻，牵拉肛直曲后侧向前略向上，其共同作用的结果是上提肛管的同时加曲了肛直角。

2. 肛直角与控便和排便的关系　肛直角变化反应了盆底肌群，主要是耻骨直肠肌的活动度，静态呈收缩状态，肛直角约 92°，阻止了粪便自直肠进入肛管，使肛管上皮免受粪便的刺激，排便反射得以延缓；肛直曲受耻骨直肠肌牵拉前移，使直肠壶腹内大部分粪便的重量由盆膈后部的耻骨尾骨肌和髂骨尾骨肌来承担，减轻了加在耻骨直肠肌和肛门括约肌上的压力，从而使排便得以抑制。正常人提肛时耻骨直肠肌收缩，肛管上缘上提，肛直角变小；静坐相肛直角 90° 左右，排便时耻骨直肠肌松弛，肛管上缘下移，肛直角增大便于粪便排出。Mahieu 等设计的排粪造影是让受检者在模拟排便过程中分别摄肛管直肠交界处静坐、提肛、强忍、力排侧位 X 线影像，可以通过比较静坐、提肛、力排肛直角的变化间接推断盆底肌的功能。

3. 盆底失弛缓征的组成　盆底失弛缓征包括盆底痉挛综合征、耻骨直肠肌综合征、肛门内括约肌失弛缓综合征，三者临床症状相似，排粪造影征象相似，容易混淆。不少作者认为三者是盆底失弛缓征的不同发展阶段，是盆底肌由功能性改变到盆底肌不同肌束组器质性损害逐渐发展的过程。从一项 45 例盆底失弛缓征的研究看，肛门内括约肌失弛缓综合征排粪造影提肛、力排肛直角变化虽然小于对照组，但变化是明显存在的，结合指检耻骨直肠肌有一定的活动度，可以认为前两者是盆底失弛缓征的不同发展阶段，长时间盆底痉挛综合征会演变成耻骨直肠肌综合征，耻骨直肠肌综合征是盆底痉挛综合征的进一步发展，肛门内括约肌失弛缓综合征则是一独立疾病。

4. 肛直角的变化　盆底痉挛综合征大多是功能性的，盆底肌呈持续性收缩，不松弛，肛直角减小，力排肛直角后缘可有半弧形痉挛压迹，提肛与力排肛直角变化较小，该组为 7.6° ± 1.8°，且力排肛直角小于 90º;耻骨直肠肌综合征主要是耻骨直肠肌肥厚,病理上有肌纤维增粗变性及其周围炎症及脓肿,力排、提肛肛直角变化很小,该组仅 2.8º ± 1.3º,且力排肛直角≤ 90º;肛门内括约肌失弛缓综合征是因内括约肌肥厚,肛管神经肌肉运动功能障碍,弛缓功能失常,耻骨直肠肌的功能并没有太大障碍,表现为便开始迟疑,肛直角虽增大,但肛管窄、长而难开,钡剂不能排出,或间断少量排出,力排与提肛肛直角差较大,该组为 12.6º ± 4.1º,且力排肛直角 >100º。

正常人群提肛由于耻骨直肠肌的收缩肛直角最小,力排由于耻骨直肠肌的松弛肛直角最大,静坐相肛直角介于两者之间,力排与提肛肛直角的变化大于力排与静坐相肛直角的变化。盆底失弛缓征由于排便时盆底肌群不能生理性放松,提肛、力排肛直角变化变小,静坐与力排肛直角变化更小。该项研究比较提肛、力排肛直角变化,可以捕抓到更敏感的诊断信息,提高盆底失弛缓征诊断敏感性,结合提肛、力排肛直角大小为盆底痉挛综合征、耻骨直肠肌综合征、肛门内括约肌失弛缓综合征提供重要的鉴别诊断依据,对临床治疗方法的选择重要指导价值。

第二节　盆底功能障碍性疾病

盆底功能障碍性疾病是指由于盆底支持结构缺陷、损伤及功能障碍造成的一组疾病,主要包括盆腔器官脱垂、尿失禁、尿潴留、排便失禁、梗阻性便秘、性交功能障碍及盆腔痛等症状,是中老年女性的常见病之一。有 50% 以上的经产妇女会有不同程度的盆底功能障碍。据统计,约 11.1% 的女性会因为尿失禁或盆腔器官脱垂而接受手术,其中约 30% 的病人会因复发而再次手术。

盆底肌包括会阴浅横肌、会阴深横肌、尾骨肌及肛提肌等。肛提肌是最大的盆底肌,是盆底肌中起支持作用的主要结构,肛提肌损伤是导致盆底功能障碍性疾病发生及复发的主要因素之一,了解其损伤部位及程度不仅能充分解释病人的症状,而且能为选择手术方案及判断预后提供帮助。MRI 具有较高的软组织分辨力和时间分辨力,能全面评价肛提肌的形态、运动及功能,目前已被广泛应用于肛提肌的研究。

1. 肛提肌的 MRI 解剖及生理功能　肛提肌位置深在导致临床上难以客观评价,其大部分资料来自于尸体解剖,由于解剖样本的局限性及肛提肌各组肌纤维交织的特性,其各组肌纤维的走行及起止点难以被准确辨认。随着 MRI 及三维重建软件在肛提肌研究中的广泛应用,可清晰显示其解剖细节。有研究者结合前人基于尸检的发现及 MRI 对肛提肌的研究结果,提出肛提肌由耻骨内脏肌(耻骨尾骨肌)、耻骨直肠肌及髂骨尾骨肌组成,并使用了规范化的解剖术语进行描述。

耻骨内脏肌起自耻骨内缘,根据其具有的阴道壁、会阴体及肛门内外括约肌间隙 3 个不同的附着点又可分为:耻骨阴道肌、耻骨会阴体肌及耻骨肛管肌,起着支持附着器官的作用。MRI 薄层横断面影像能清晰显示耻骨内脏肌的起点及附着点,矢状面影像上耻骨阴道肌及耻骨直肠肌呈内外平行排列,耻骨会阴体肌及耻骨肛管肌的止点分别与会阴隔膜及肛门外括约肌相毗邻。

髂骨尾骨肌从冠状面观察,起自两侧覆盖闭孔内肌的肛提肌腱弓,呈蝶翼状向后走行,与水平线呈轻度倾斜的夹角,即髂骨尾骨角,正常妇女不超过 20º;从矢状面观察,两侧髂骨尾骨肌的背侧部分相互融合成中线脊,插入尾骨尖、尾骨侧缘及肛尾韧带,形成肛提肌板,其与水平线所形成的夹角即为肛提肌板角,在正常女性中平均小于 36º,承托后部盆腔脏器,是肛提肌起支持作用的主要部分。

耻骨直肠肌起自耻骨的下外侧缘,包绕耻骨内脏肌行向背侧,两侧肌纤维束在肛直肠连接处后方汇合形成 U 形襻,收缩时向头腹侧牵拉肛直肠角,起着控制排便及闭合肛提肌裂孔的作用,在正常未经产妇中左侧耻骨直肠肌的厚度(平均 6.5 mm)大于右侧(平均 4.9 mm)。

肛提肌的前内侧缘、前方的耻骨联合及“U”形襻共同围成了人体最重要的生理性疝腔——盆膈裂孔,其内由前向后有尿道、阴道及直肠通过,在重力、体位改变及腹压增加的作用下,肛提肌进行主动收缩闭合盆膈裂孔,以保持盆腔器官始终保持位于盆膈水平之上,正常女性盆膈裂孔的前后径不超过 5.5 cm,横径不超过 4.5 cm,静息状态下盆膈裂孔面积约为 17.62 cm^2。

2. 静态 MRI

（1）静态 MRI 扫描序列：静态 MRI 扫描通常采用高分辨快速自旋回波 T_2WI（FSE-T_2WI）序列或质子密度加权序列，常规采集横断、冠状及矢状面 3 个平面影像，扫描层厚 3~4 mm，间隔 0~1 mm，以连续观察肛提肌的解剖结构，包括肛提肌各组的形态、厚度及与附着点的连续性。

（2）静态 MRI 对肛提肌损伤的评价：肛提肌损伤在横断面 MRI 上的表现包括：部分表现为信号不均匀增高，肌肉变薄及体积减小，即萎缩性改变，多由老年性、雌激素水平降低等原因引起。部分表现为单侧或双侧部分肌肉缺损，单侧缺损表现为双侧肌肉不对称，病变一侧与耻骨联合分离，阴道壁失去正常"H"形态，经缺损处向侧方膨出，接近闭孔内肌；双侧缺损表现为双侧肌肉的耻骨联合起始处断裂，阴道壁向双侧膨出，即肛提肌的撕裂性损伤，多由经阴道分娩损伤引起。冠状面 MRI 主要观察髂骨尾骨肌的损伤，表现为双侧肌肉失去正常对称性表现，肌肉变薄，其内高信号脂肪间隔增多，呈"裂隙现象"，或于闭孔内肌的附着点处撕裂。

对于盆底功能障碍性疾病病人肛提肌的评价，3D 模型重建较 2D 薄层影像能提供更多信息。Rodrigues 等（2012）利用 35 例盆底功能障碍性疾病病人的盆底薄层 2D-MR 影像进行 3D 模型重建，赋以伪彩并进行旋转可直观显示肛提肌，分别测量其体积，平均约为 38.86 cm^3，随盆底功能障碍性疾病程度的加重，肛提肌体积表现出明显减小。但也有研究表明肛提肌的体积具有明显的种族及个体间差异，利用量化的具体数值来评价肛提肌损伤，其结果并不可靠。

基于 MRI 的肛提肌评分系统，即横断面影像与冠状面影像结合进行观察来对损伤进行分级评价。单侧独立评分：各部分无缺损及起始点撕裂记为 0 分，轻度缺损记为 1 分，中度缺损记为 2 分，重度缺损或起始点撕裂记为 3 分；双侧总分为 0 分则肛提肌无损伤，1~3 分为轻度损伤，4~6 分或单侧 3 分即为重度损伤；将肛提肌损伤分为无损伤、轻度损伤及重度损伤 3 级。

但此评分系统的可重复性会受到被观察对象及观察者主观一致性的影响，对此 Morgan 等（2007）对盆腔器官脱垂病人、压力性尿失禁病人及正常对照组分别进行肛提肌评分的研究，结果显示观察者间一致性较好。La mmers 等（2013）对 262 例盆底功能障碍性疾病病人进行观察者自身及观察者间（2 名观察者，其中 1 名无影像诊断经验）评分的可重复性研究，结果显示其一致性较好，κ 值分别为 0.80~0.97 及 0.76~0.79。目前此 MRI 评分系统被广泛地应用于肛提肌损伤的评价，它可将肛提肌损伤转变为量化的等级资料。

Kearney 等（2006）研究经阴道分娩后肛提肌损伤的相关因素，提出肛提肌损伤与难产相关因素（第二产程过长、产钳助产等）及产妇年龄密切相关。La mmers 等（2013）对肛提肌损伤与盆腔器官脱垂病人症状及脱垂程度的相关性进行研究，表明盆腔器官脱垂程度与肛提肌损伤程度呈正相关，且肛提肌重度损伤的病人往往需要反复多次的手术治疗。

3. 动态 MRI

（1）动态 MRI 扫描前准备及扫描序列：动态 MRI 采用快速成像序列，常用的扫描序列主要包括：真实稳态进动快速成像（true FISP）及半傅里叶采集单次激发快速自旋回波序列（HASTE）。true FISP 序列采用很短的重复时间（TR）和回波时间（TE）及较大的激发角度，通常 TR 小于 5 ms，TE 小于 2 ms，激发角度为 40º~70º，使得单层采集时间不到 1s，可达到实时影像采集，但该序列对磁场的不均匀性敏感，尤其在高场强设备上及直肠内气体较多时易造成磁敏感伪影。

HASTE 序列的成像特点是一次激发即可完成大于 1/2κ 空间的数据采集，然后经半傅里叶转换组建影像，保留了较高的空间分辨力及软组织分辨力，便于正常解剖及病变的识别，但扫描速度略逊于 true FISP 序列。两种序列各有优势，因此可将两者结合用于动态 MRI 检查。

检查前需要病人膀胱适度充盈，尿液达 50~100 ml 为佳。扫描前训练病人做提肛（Kegel）动作及最大腹压下排空膀胱及直肠（Valsalva）的动作，以确保检查顺利。常规扫描矢状、冠状及横断 3 个平面的 true FISP 序列，扫描时嘱病人做 Kegel- 放松 -Valsalva- 放松的连续动作，实时观察盆底肌肉的连续收缩及舒张，并可重复以上动作 2~3 次，以获得最佳的动态影像。如磁敏感伪影较明显，影响影像观察及分析时，可嘱病人屏气最大用力做 Kegel 或 Valsalva 动作并保持，同时行 HASTE 序列扫描以获得满意的影像质量。

（2）动态 MRI 对肛提肌的评价：动态 MRI 常用以下指标：H 线、M 线、肛提肌板角、髂骨尾骨角及盆膈裂孔面积,通过静息、提肛及用力状态下各指标的变化,观察肛提肌的运动,用力状态下肛提肌被动负荷增加的腹压有助于准确评价肛提肌的功能。

测量指标采用的参考线是 Yang 等(1991)提出的耻骨尾骨线(PCL),即耻骨联合下缘至末节尾骨关节的连线,因其可重复性好且包括肛提肌的附着点(耻骨及尾骨),故而被广泛应用。

H 线、M 线及提肛板角分别于正中矢状面影像测量。H 线是耻骨联合下缘至肛直肠连接处的连线,即盆膈裂孔的前后径,直接反映耻骨直肠肌的收缩功能。M 线是肛直肠连接处至耻骨尾骨线的距离,反映盆膈裂孔在腹背侧的移动度,正常情况下不超过 2 cm。有研究提出盆底功能障碍性疾病病人较正常对照组 H 线、M 线明显延长,且静息状态的 H 线长度与膀胱脱垂程度呈正相关。

Halban 等(1907)首先提出肛提肌板这一概念,Ashton-Miller 等(2009)对于盆底肌力的研究表明,经阴道分娩后女性用力状态下肛提肌板的倾斜角度会发生改变。Ozasa 等(1992)首次利用盆底的动态 MRI 研究观察到正常女性静息状态下肛提肌板与耻骨尾骨线基本平行,用力状态下肛提肌板仍保持与耻骨尾骨线平行或轻度成角,其角度明显增大常常提示肛提肌后部支持力量变薄弱。Morgan 等(2007)研究也证实盆腔器官脱垂病人的肛提肌板角明显大于正常对照组,且与会阴下降程度相关。因此,肛提肌板角将成为肛提肌损伤的预测指标。

正常女性静息状态下髂骨尾骨肌呈穹隆状,髂骨尾骨角为髂骨尾骨肌与坐骨棘连线的夹角,于冠状面影像上测量可显示髂骨尾骨肌的倾斜度,用以评价髂骨尾骨肌功能的改变, Rania 等(2008)的研究表明,用力状态下盆底功能障碍性疾病病人的髂骨尾骨角较正常对照组明显增大,且以同时伴有盆腔器官脱垂及排便失禁症状的病人为著。

盆膈裂孔的面积反映耻骨内脏肌及耻骨直肠肌的括约能力。目前 MRI 最常用的测量层面为经过耻骨联合下缘平行于会阴体的层面,即最小盆膈裂孔层面,但也有研究者提出此层面不能完全显示出盆底下方及内侧的肌肉,当伴有盆底功能障碍时缺陷尤为明显,并提出经耻骨联合下缘平行于耻骨直肠肌的层面进行测量,这样能更好地显示盆底肌肉及盆膈裂孔的真实面积。另有研究表明盆膈裂孔的面积增大与盆腔器官脱垂的发生及术后复发具有明显相关性。

盆底的整体理论:Petros 等(1990)首次提出盆底的整体理论,该理论基础为结构决定功能,应恢复受破坏的结构,从而恢复全部或部分的功能。这就需要在术前对病人盆底结构进行全面而准确地评价。关于盆底结构的支持,如肌肉及韧带的作用孰轻孰重,一直是争论的焦点,直到 20 世纪 90 年代"吊床"假说及 Delancey"3 个水平"的支持结构理论的提出,代表了当今对盆底结构的最新认识,认为以肛提肌肌群及其筋膜组成的上提平台,即"吊床"是撑托盆底的主要结构,而筋膜等为牵拉盆腔器官及阴道顶端的支持结构,因此对于肛提肌损伤的评价及精确定位是盆底修复手术的关键所在。

静、动态 MRI 可明确肛提肌损伤部位及功能缺陷,以达到对特定的损伤结构进行手术修复,避免术中进行不必要的多点修补而破坏原有盆底功能结构的平衡,或是修补位点不足所造成的术后复发。虽然 MRI 检查费用昂贵限制其在临床中的常规应用,但对于症状复杂或同时存在多个部位缺陷的盆底功能障碍病人, MRI 检查能起到明确诊断,精确手术的范围及方案,进而实现术中有针对性的修补及降低术后复发率的作用。

第五章　盆腔其他疾病

第一节　特发性盆腔纤维化

本症的显著特征是局限在骨盆的纤维变性，在排泄性泌尿系统造影时可见到膀胱明显隆起，与盆腔内脂肪过多表现相类似，后尿道变长。

纤维化常严重到可用双手扪及，病人主诉多为下尿路症状，诸如尿频、排尿功能减退或排尿不畅。虽然病因尚不了解，但本症与腹膜后纤维化不同，后者疾病范围更加广泛，并且病人有更多不甚明确的主诉。

第二节　盆腔动静脉畸形

盆腔动静脉畸形（AVMs）并不常见，女性发病多于男性。常在利用CT或MRI等影像学检查评价有盆腔症状的病人时偶然发现。静脉注射对比剂增强CT扫描对鉴别盆腔动静脉畸形与盆腔淋巴结和其他肿瘤非常有帮助。

彩色多普勒可显示动静脉直接相通的彩色血流。这可以指引多普勒探头精确地放置在瘘口部位。供养动脉具有低阻力血流分布，而扩张的引流静脉具有类似于动脉的高流速血流分布。动脉造影可提供关于供养动脉和引流静脉最精确的信息。

尽管供养血管起源多样，但是该病多见于一侧盆腔。手术仅对估计能够完全切除者采用，对于其他情况，永久栓塞剂分次栓塞可获得良好的效果。

第三节　盆腔钙化

盆腔钙化常见于腹部X线片上，通常从其位置和表现不难诊断。如在盆腔见到点状细微钙化，尤其是女性，应当考虑恶性病变。10%以上的原发性或继发性卵巢乳头状囊腺癌可呈现砂质瘤状钙化，良性卵巢囊腺瘤可现类似钙化。它们均为双侧性；偶尔，子宫的弥漫性动脉钙化也可呈现砂质瘤状表现。

稍致密而更为斑驳的钙化可见于卵巢的性腺胚瘤，也多为双侧。其他盆腔肿瘤可显示模糊钙化，这包括结肠的黏液癌、膀胱癌和混合性子宫肿瘤。

第六章 腹盆部手术后

第一节 盆腔淋巴囊肿

盆腔淋巴囊肿是盆腔恶性肿瘤淋巴结清除术后的主要并发症之一,由 Kobayashi(1950)最早报道,其发生率在 2%~48.1%,多数形成于术后 5~8 d,一般在术后复查时被首次发现,在日常临床检查诊断中,经常涉及本病的诊断及鉴别诊断。

1. 发病机制 Kobayyashi 等(1950)认为淋巴囊肿是在淋巴结切除术后淋巴管切缘流出的淋巴液积聚形成的,此观点由 Averette 等(1962)通过淋巴管造影所证实。另外,淋巴系统具有丰富的联系网络和强大的再生能力,损伤后容易建立侧支循环或再通是促成淋巴囊肿形成的另一原因。Jackson 等(1968)通过淋巴造影术对淋巴结切除术后患者的髂淋巴循环系统进行研究,发现淋巴结切除后盆腔的淋巴系统会重建或者修复,但是在重建和修复之前,淋巴液可能会在盆腔积聚,从而引起淋巴襄肿。

盆腔淋巴结切除术已经成为妇科肿瘤治疗的重要组成部分,尤其是盆腔大部分恶性肿瘤均需行淋巴结清扫术,切除的淋巴结有髂总淋巴结、髂内淋巴结、髂外淋巴结、闭孔淋巴结和腹股沟淋巴结,这种淋巴结清扫术使原有的淋巴循环紊乱,淋巴液回流障碍,从下肢回流的淋巴液积聚在盆腹膜后死腔内而形成淋巴囊肿。一组研究的 19 例淋巴囊肿有 17 例(23 个)位于髂外血管旁, 3 例(4 个)位于髂内血管旁。一般认为这种髂外血管旁好发的特点主要与淋巴的引流有关,髂内血管周围的淋巴管沿髂内动脉及其分支和髂内静脉及其属支排列,引流大部分盆壁、盆腔脏器、会阴深部、臀部和大腿后部深层结构的淋巴液,而髂外血管前内侧的淋巴管沿髂外血管排列,引流腹前壁下部、膀胱、前列腺(男)或子宫颈和阴道上部(女)的淋巴液,并收纳腹股沟浅、深淋巴结的输出淋巴管。

由于盆腔淋巴结清扫,使得回流至髂内血管周围淋巴管的淋巴液减少,而髂外血管前内侧的淋巴管接收正常下肢的淋巴液回流较多,但在盆腔的淋巴系统重建或者修复之前向上一级进一步引流受阻,而且髂外血管区域的淋巴管在盆腔手术时较易受损伤,故而易在此部位形成淋巴囊肿。该组有 23 个淋巴囊肿均位于髂外血管的前内侧也证实了这一点。

由于淋巴结切除后盆腔的淋巴系统会重建或者修复,绝大多数盆腔淋巴囊肿可通过淋巴液吸收自行消失,且绝大多数于术后 2~3 个月后即可自行吸收,该组中 4 例复查病人淋巴囊肿均有缩小。但对较大引起压迫症状的淋巴囊肿,需采取干预措施,缓解症状。

2. 临床表现 盆腔淋巴囊肿是盆腔淋巴结清扫术后一种常见并发症。多发生于盆腔恶性肿瘤术后,尤其是低分化肿瘤患者,宫颈癌及卵巢癌术后的发病率分别为 20% 及 32%,一组患者 19 例中宫颈癌术后 12 例,子宫内膜癌术后 6 例,卵巢癌术后 1 例。

盆腔淋巴囊肿多形成于术后 5~8 d,最迟发生于术后 2 个月,一般在术后复查时首次发现。囊肿较小时临床上一般无症状,囊肿较大时可引起肠梗阻、下肢静脉回流障碍、下肢水肿及输尿管梗阻等一系列的压迫症状。该组淋巴囊肿均较小,均未见明显临床症状。

3. 影像学研究

CT 表现:盆腔淋巴囊肿的 CT 表现具有一定的特征性,多表现为圆形、类圆形或管状囊性水样密度灶,密度均匀,多发生于髂内、外血管走行区,尤以髂外血管旁(髂窝区)居多,边界清晰,囊壁薄,无壁结节及分隔，无分房，增强后囊壁可轻度均匀或不均匀强化、囊内无强化。熟悉其以上CT特点并结合病史对做出正确诊断具有重要意义，该组19例淋巴囊肿于穿刺或手术前均诊断正确。

4. 鉴别诊断

（1）肿瘤复发或残存：根据淋巴囊肿的囊性水样密度，可与表现为软组织密度影、不均匀强化的肿瘤复发或残存相鉴别。

（2）畸胎瘤：根据淋巴囊肿密度均匀可与表现为混杂密度、常伴有钙化或脂肪的畸胎瘤相鉴别。

（3）囊性肿瘤：根据淋巴囊肿的好发部位、囊壁薄，无壁结节及分隔，无分房及强化特点，可与发生于卵巢的、有分隔或存在壁结节、增强后壁结节强化的囊性肿瘤相鉴别。

（4）盆腔内单纯性囊肿：根据淋巴囊肿一般发生于盆腔术后，尤其是盆腔淋巴结清扫术后，而盆腔内单纯性囊肿多无此病史可予以鉴别。

（5）局限性积液：一些盆腔术前或术后存在的局限性积液，多位于肠系膜间隙或盆腔隐窝内，且一般无明显的境界，而淋巴囊肿多边界清晰、位于髂内或髂外淋巴引流区。当然，根据淋巴囊肿的这些CT特点，有时并不能完全与发生于相似部位、相似表现的一些病变进行鉴别，此时若无明显临床症状，可根据淋巴囊肿能自行吸收的特点动态观察来进行鉴别。

总之，CT能清晰显示盆腔淋巴囊肿的形态学特征、好发部位，熟悉并掌握这些特征、结合盆腔手术病史可正确诊断大部分盆腔淋巴囊肿，并能提高对相同部位、相似影像学表现的盆腔内其他病变的鉴别诊断能力。CT在对盆腔淋巴囊肿的诊断和鉴别诊断具有重要价值。

第二节　腹盆部手术后的误诊

影像科医生在给病人做CT检查时，往往得不到包括手术史在内的完整的病史资料，而病人的现病史及以往的手术史，对制订合适的检查方案及对图像做出最佳分析解释非常重要。腹部和盆腔的任何手术都可能影响横断面图像上实性和空腔脏器的正常位置。本章旨在阐释包括器官切除、器官移植或误留体内异物等手术所引起的腹部和盆腔的解剖形态变化，以避免CT误诊。术后误诊包括以下5种类型：器官切除术导致的误诊；组织或假体植入体内导致的误诊；器官移植术导致的误诊；异物导致的误诊；近期的造口术、吻合术等导致的误诊。

1. 器官切除术导致的误诊　外科手术的实质是切除实质性脏器，如肾脏、脾脏、一个肝叶，或空腔脏器如直肠等。结果，其他器官，如肠管、胰腺、胆囊或子宫可能会填充到被切除器官空缺处。由于这些脏器位置的改变，轴面腹部或盆腔CT图像常会引起误诊。行肝脏部分切除术的病人，残存肝脏组织将会逐渐再生，术区形态变得不规则，且常伴有门静脉及其他血管的移位，不要把这些变化误认为异常。

常见的盆腔器官切除术包括腹会阴切除术（APR）、盆腔脏器切除术、膀胱切除术、子宫切除术以及前列腺切除术。其中任何一种手术都会导致邻近器官移位。盆腔实质性脏器切除后，小肠常下移。如果这些肠管内没有被口服对比剂充填，因其CT表现类似1个肿块或脓肿而常常成为CT诊断的误区。

（1）肾切除术后的误诊：右肾切除术后，肠管、胆囊、肝脏或胰腺都可能占据空虚的肾窝。而左肾切除后，肠管、胰腺或脾脏等常后移至肾窝内。在腹部CT图像上，这些结可构酷似肿瘤复发或脓肿，有时会因此而采取不必要的治疗措施。伴有胰腺炎和假性囊肿而后移的胰腺很像脓肿。未充盈的肠管是填充术后空虚处的最常见结构，其CT表现可类似于肿瘤复发或脓肿。因此，这类病人给予口服对比剂延迟检查以观察肠管充填对比剂情况，对明确诊断非常重要。

（2）肝叶切除术后的误诊：根据肝动脉解剖，肝脏被分为左、右两叶。尾叶则由左、右肝动脉双重供血。每一肝叶又被分为两段：肝右叶被分为前段和后段，而肝左叶被分为内侧段（方叶）和外侧段。每一段又被分为上、下两个亚段。解剖学上，胆囊窝和下腔静脉连线平面将肝脏分为左、右两叶，肝镰状韧带和肝圆韧带构成的脐裂将肝左叶分为内、外侧段。

肝脏部分切除术往往改变了肝脏的解剖形态，多种诊断方法尤其是CT检查，都可以显示这些变化。残留肝组织通过肥大和（或）增生的方式而再生。这种再生在肝叶或肝段切除术后很快就会发生,有时甚至在术前即有肝脏再生。其再生情况取决于病变累及肝组织量的多少及残留肝组织的功能状况。如果残留肝组织功能正常,只要保留10%~15%的肝组织,人体即可存活。McDermott等(1963)在动物实验中发现,肝脏切除80%~85%的体积后,肝组织不断再生,至恢复全肝体积大约需4个多月时间。

外科手术6个月至1年后,CT图像可以显示肝脏的再生,表现为肝脏体积进行性增大以及肝实质轮廓的改变。肝叶切除后,随着残留肝组织的再生和塑形,胆囊常移位至别处而类似病变。例如,肝右叶切除术后,胆囊移至原肝右叶处导致诊断混淆;肝左叶切除术后,CT见胃窦旁出现一低密度结节影,类似于憩室或其他异常积液,因病史中无胆囊切除史,遂行超声检查证实为移位的正常胆囊。

(3)膀胱或阴道切除术后的误诊:膀胱根治切除术用于治疗侵袭性膀胱癌,术后空虚区常被肠管充填。为排除术后脓肿,术后即应行CT检查。CT随访复查则常用于排除肿瘤复发。CT检查前口服适量对比剂很重要,并应行延迟扫描以避免误诊。

回肠造口手术CT图像上可以识别,特别是当肠管内充填尿液时。然而,未充盈的肠管可能会被误认为脓肿或积液。阴道切除术后,重造的新阴道有典型表现。

(4)腹会阴切除术后的误诊:尽管对晚期直肠癌可行腹会阴切除术(APR)并辅以术后放疗,但仍有相当高的肿瘤复发率。事实上,Phil等(1981)发现,即使在行根治性的外科切除术后,因局部肿瘤复发而致治疗失败的病例,在直肠肿瘤比结肠肿瘤多见。已有人证实,57%直肠癌术后复发的病例发生在盆腔或合并其他部位转移。盆腔肿瘤复发常表现为骶前软组织肿块。但腹会阴切除术后,骶前软组织块的鉴别诊断除了肿瘤复发,还有未被对比剂充盈的肠管、移位的盆腔脏器,如精囊或子宫以及术后纤维化。

肿瘤复发常需要活检证实,如果认识了其他疾病的表现,有助于避免不必要的穿刺及影像学检查。通常情况下,男性精囊以及没有子宫切除史的女性子宫的正常形态都较易识别,但手术后纤维化很难与肿瘤鉴别,需要做其他检查或活检来区分。偶尔膀胱也会移位到术后直肠窝,如果未充填对比剂的话,就很像异常液体积聚。

2. 组织或假体植入导致的误诊 除了器官切除,肿瘤病人腹部或盆腔内植入组织或假体也会造成影像科医生的误诊。对手术后准备行盆腔放疗的病人,因小肠耐受放疗剂量低而使其受到了限制。外科医生希望能有一种可靠易行的方法将小肠置于盆腔治疗区之外,以免引起小肠并发症。外科医生在治疗妇科或结肠恶性病变而行探查或目的明确的手术时,利用网膜脂肪或可吸收的合成网眼以及偶尔用乳腺植入物等将小肠隔离在照射野之外。

网膜盖组成一个蒂状瓣,由左或右胃网膜动脉供血,它常下垂到左侧结肠旁沟遮盖被剥露的盆腔壁(网膜固定术)。这个脂肪瓣对吸收浆液的血管床以及肠管起着X线屏障的作用。影像科医生如果不了解这种手术的做法,就有可能对CT片做出误诊。

其他假体,如阴茎假体、勃起泵或血管移植物等在CT图像上常可识别。肾脏病变,如肾囊肿、充满结石的肾盏憩室或小的肾细胞癌等,行肾脏局部切除后,外科医生利用肾周脂肪堵塞肾切口以止血,然后才在皮质缺损处关闭肾包膜。这些脂肪组织可能会造成术后肾CT或超声检查时的误诊。对肝包虫囊肿病人有时也会做类似的网膜固定术。

3. 器官移植造成的诊断陷阱 腹部常见的器官移植包括肾脏、肝脏和胰腺移植等。为行放疗,卵巢也可被移植。

(1)肾移植:肾移植是常见的外科手术,移植的肾脏常位于髂窝上部,根据它的形态、部位很易识别。但若肾移植后发生肾梗死、脓肿或完全坏死和钙化等并发症而没有提供相应的病史,诊断就很困难。

(2)胰腺移植:胰岛素依赖型糖尿病人在发病20年内,超过50%的病人合并有肾脏、视网膜或神经系统疾病。为预防、控制或逆转这类并发症,外科医生选择性地对此类病人行胰腺移植术。手术过程是:从尸体取出整个或部分胰腺组织,移植到病人盆腔,移植胰腺的胰液引流入小肠或膀胱。外科医生一般偏向于全胰腺移植术,因其理论上血栓形成发生率低,而且可以获得更多的β细胞岛。在盆腔或腹部CT图像上,移植的胰腺表现为一个软组织肿块影,若没有相应的临床资料,就可能造成误诊。

(3)卵巢固定术:绝经前妇女罹患早期宫颈癌而行子宫根治切除术时,切掉或者保留大体正常的卵巢涉及几个重要因素。保留卵巢并将卵巢外移是治疗此类病人的一种方法。对于那些准备做盆腔放疗的病人,要在手术同时移植卵巢。带血管蒂的卵巢被移植到两侧结肠旁沟的腹膜旁(卵巢固定术),从而将其置于照射野之外。对影像科医生来说,了解这些资料很重要,只有这样才不致把正常卵巢误认为异常肿块。

4. 异物造成的诊断陷阱 在腹部外科手术中常广泛应用止血材料,以控制肾脏、胰腺、肠管或胆系等手术区的出血。材料多选用氧化合成纤维素,它可在局部被吸收而不引起组织反应。但在术后发热病人行 CT 复查时,它们的表现很像脓肿。只要使用不能被吸收的材料,那么对外科留置异物的诊断将始终是个问题。棉花团没有活性,不会分解或引起特异性生物学反应。

但在病理学上有两种类型的异物反应:一类是无菌性纤维蛋白反应造成粘连和包裹,从而形成异物肉芽肿;另一类是渗出反应形成脓肿,伴或不伴有继发细菌感染。后一类反应远较第一类早,多在几个月内发生;而第一类反应常在几年后行 CT 检查时被发现,可被误诊为异常团块或者脓肿。外科手术中留置的消毒海绵,通常有不透 X 线标记物,在平片或者 CT 断层图上很易识别。但前些年的手术可能没有留置标记物,如果没有相应病史,很难做出正确判断。

(1)腹内术后遗留纱布团佯似包块:有作者报告阑尾切除术后数年右下腹出现鸡蛋大包块,X 线检查见回盲部内侧一团密度增高阴影,呈卷发状,有少量钡剂进入其内并持存数日,该处肠段轮廓不清,互相粘连,不能分开,但可移动,考虑为肠粘连,肠肿瘤待除外,手术证实为纱布垫。分析纱布最初是被包围在邻近肠壁上,由于异物长期压迫肠壁以至破溃,使其进入肠腔。以后肠壁破口自愈,并与周围粘连。

(2)血管的医源性或手术后改变:血管的医源性或手术后改变可在 CT 图像上确认。可以看到腋 - 股动脉分支沿同侧腹壁走行。移植血管可依据其走行方向和相对高密度的管壁确认。股 - 股动脉旁路分支会有相似表现,其位于前下腹壁或盆腔。在 CT 扫描上有时会看到主动脉双股动脉移植血管。

5. 近期造口、吻合术等造成的误诊 外科手术如胃十二指肠吻合术(Biliroth Ⅰ)、胃空肠吻合术(Biliroth Ⅱ)、回结肠吻合术以及包括胆系在内的其他类型吻合术,一般不会造成误诊。但在 Biliroth Ⅱ式手术的病人,十二指肠如未充填对比剂,则会与胰头肿块相混淆。空肠和结肠造口术 CT 图像上很易识别,尤其是在静脉注射或口服对比剂时。但在回肠造口术后或回肠膀胱吻合术后,如肠管未充填对比剂,则可被误诊为脓肿或积液。

第七章 诊断陷阱

第一节 动脉造影诊断的陷阱:阴部内动脉远端染色伪似出血

有时在动脉造影片上,阴部内动脉末稍分支区域内,可见毛细血管期或静脉期出现模糊影,颇似出血的X线表现。Schrumpf等(1978)报告了5例此类病例。

阴部内动脉末稍供应外生殖器、肛管下部和会阴皮肤。它发自髂内动脉,通过臀部,然后在阴部管内沿坐骨直肠窝外侧壁前行,在此管后端发出下直肠支,此管前端发出会阴支。会阴支发出两横支到肛区与阴囊。在小分支到尿生殖隔以后,阴部内动脉最终变成4小支:阴茎球动脉、尿道动脉、阴茎深动脉(海绵体中心动脉)和阴茎背动脉。除了阴茎背静脉主要引流入前列腺静脉丛外,阴部内静脉的分支相当于同名动脉分支的走行。

动脉末稍染色而并非出血有下述解释:它可以在阴茎出现郁滞,继发于栓塞或盆腔血肿所引起的静脉闭塞;Wheeler & Si mmons(1973)报告1例阴茎创伤后异常勃起伴阴部内动脉末梢的对比剂池,他们认为该池系海绵体区局部的动-静脉瘘;此染色可为简单的正常毛细血管期染色或海绵体内的染色,因为未见此染色出现于女性,而却常见位于阴茎内;染色可在上方蔓延更广,虽无直肠炎病史,也提示肛管甚富血管;会阴皮肤如果感染,亦可出现此类染色;也可能是前列腺静脉丛的对比剂池。

第二节 手术用的明胶海绵和氧化纤维素

详见本书 本卷第十一篇第三章第十节 诊断陷阱:明胶海绵和氧化纤维素。

第三节 腹盆部X线正位片的诊断陷阱

1. 背部皮肤皱褶 在正位腹部平片上,老年人背部皮肤皱褶导致腹部表现异常:在脊柱两侧各呈现一条竖行的宽的透亮带影,其外侧各有一条竖行的软组织稍高密度影。偶尔,背部的软组织皱褶影重叠投影导致类似双侧腰大肌的透亮影,该征象在体位稍变化后消失。

2. 腰大肌 在正位腹部平片上,腰大肌束间的脂肪可产生线条状的透亮影,与腰大肌走行方向一致。有时在正位腹部平片上,右腰大肌影显示良好,但左腰大肌影显示不良;CT扫描显示右腰大肌较左腰大肌大,左腰大肌未显影部分可能是由肌肉本身的斜度所致。在腹部正位片上,一侧腰大肌影明显阙如,可见于正常人,无临床意义。有作者指出,腰大肌不对称非常常见,属于正常情况。

3. 韧带钙化 在盆腔正位片上,有时可见两侧骶棘韧带钙化,表现为从骶骨侧缘到两侧坐骨棘的致密条状影,形如“八”字。偶尔见到骶前韧带钙化,为骶髂关节下方的短的条带状致密影。骶结节韧带钙化为骶骨下端附近的致密影,有时重迭于两侧闭孔,清楚可见它附着于坐骨结节,在侧位片上更可见其上端位于骶骨，下端位于坐骨结节，为二者的联线的钙化。有作者报告呈现长线钙化的骶结节韧带钙化，在盆腔正位片上，表现为从骶骨侧面向髋臼附近斜行的长线条影，从内上斜向下外，尤如输尿管导管粗细。

有时可见耻骨韧带钙化，为老年人罕见的生理性钙化，表现为平行耻骨上缘的细条状钙化影，偶尔钙化较广泛，几乎满布耻骨上支的表面。在盆腔正位片上，耻骨下韧带钙化表现为耻骨下支下方的条片状致密影。

4. 血管钙化　在盆腔正位片上，多发性的大小不等的静脉石常有出现，有的较大，形如指头，有的较小，如芝麻大小。有作者报告，它可以是精索静脉石，有的是外阴部静脉石。罕见的盆腔静脉石的形态，可呈长条状，也可呈分叉状。

在盆腔正位片上，老年女性可出现子宫动脉钙化，为重叠于盆腔内的长短不一的条片状致密影。有的出现输卵管钙化，表现为长而细的弯曲的致密影，常常两侧同时出现。

有作者报告 2 岁儿童脐动脉闭塞营养不良性钙化，表现为骨盆正位片上髂、坐、耻三骨汇合点附近的点状钙化影，两侧对称，为婴儿罕见的正常表现。

盆腔正位照片上，偶尔可见髂静脉内钙化的静脉血栓。

5. 骨盆肌肉　盆腔正位照片上，有时臀部脂肪可在盆腔内形成环状透亮区。臀大肌肌束间的脂肪堆积可产生透亮条纹影。

盆腔正位照片上，提肛肌影显示在两侧耻骨上缘上方对称的梭形软组织密度影，当其收缩时有时还造成邻近膀胱影内陷。

闭孔内肌影出现于两侧骶髂关节下端的外方，竖行向下，紧贴盆壁，为软组织密度。

在老人的盆腔正位片上，有时可见到梨状肌钙化，表现为从身体中线附近到两侧髋关节走行的多条不规则致密影，它们逐渐向外下集中，尤如两个手掌的骨骼不规则重叠于盆腔内，指尖指向中线。侧位片上见其位于骶尾骨下方软组织内，从后向前走行。

6. 闭孔骨化　闭孔骨化，在盆腔正位片上，表现为闭孔及其周围散布着条片状致密影，大多从骨质边缘发出，伸向闭孔内，有的重叠于闭孔周围骨质上。

7. 精囊钙化　在盆腔正位片上，老年男性的精囊钙化表现为不规则的条片状致密影，其密度不高，常为边缘较致密的中空的条片影。

8. 其他　在盆腔正位片上，乙状结肠可伪似盆腔肿块。有时，肌肉与尿液之间密度的差异可使膀胱壁显影。液体充盈的小肠可被误认为腹腔内积液的“狗耳”征，此时几乎整个盆腔都为小肠充满，两侧缘为脏层腹膜包被，离盆壁很近。偶尔尾骨末端的小的骨化中心可伪似结石。

参考文献

[1] 中华医学会外科分会疝和腹壁外科学组. 成人腹股沟疝、股疝和腹部手术切口疝手术治疗方案(2003 年修订稿)[J]. 中华外科杂志, 2004, 42: 834-835.

[2] 中华医学会放射学分会腹部学组. 腹部 CT 扫描规范指南(试用稿)[J]. 中华放射学杂志, 2007, 41(9):999.

[3] 中华放射学杂志前列腺疾病诊疗工作组,中华放射学杂志编辑委员会. 前列腺癌 MR 检查和诊断共识 [J]. 中华放射学杂志,2014,48(7):531.

[4] 中华医学会影像技术分会,中华医学会放射学分会.MRI 检查技术专家共识 [J]. 中华放射学杂志,2016,50(10):724.

[5] 中华医学会影像技术分会,中华医学会放射学分会.CT 检查技术专家共识 [J]. 中华放射学杂志,2016,50(12):916.

[6] 中华放射学杂志前列腺疾病诊疗工作组,中华放射学杂志编辑委员会. 前列腺癌 MRI 检查和诊断共识(第二版)[J]. 中华放射学杂志,2018,52(10)743.

[7] 巫北海.224 例正常成人的肾脏 X 线测量 [J]. 中华放射学杂志,1980,14(4):281.

[8] 巫北海.X 线检查中不常见的意外死亡 [J]. 重庆医药,1983,(2):30.

[9] 巫北海.X 线检查时的意外死亡与休克 [J]. 中华放射学杂志,1985,19(5):307.

[10] 巫北海.X 线解剖图谱 正常·变异 [M]. 重庆:科学技术文献出版社重庆分社,1985.

[11] 巫北海. 肾的假性肿瘤 [J]. 中华放射学杂志,1988,22(6):372.

[12] 巫北海. 实用影像诊断手册 [M]. 重庆:科学技术文献出版社重庆分社,1988.

[13] 巫北海. 努力减少 X 线诊断的误诊与漏诊 [J]. 中级医刊,1988,23(12):41.

[14] 巫北海. 医学影像正常解剖——《X 线解剖图谱 正常·变异》续编 [M]. 重庆:科学技术文献出版社重庆分社,1989.

[15] 巫北海,戴帜. 矮身材的防治 [M]. 成都:成都科技大学出版社,1991.

[16] 游箭, 巫北海. 肾正常变异误诊为肾肿瘤 [J]. 第三军医大学学报,1991,13:286.

[17] 巫北海. 专家评述:学习实事求是,力争实事求是 [J]. 中华放射学杂志,1993,27(12):815.

[18] 巫北海. 影像诊断中的误诊 [M]. 成都:四川科学技术出版社,1995.

[19] 巫北海. 专家论坛:质量保证和质量控制与诊断医师密切相关 [J]. 中华放射学杂志, 1996, 30(5):367.

[20] 巫北海,牟玮. 专家经验谈:学习,学习,再学习——浅谈调整知识结构以促进介入医学的发展 [J]. 介入医学杂志,1997,2(4):153.

[21] 巫北海总主编. 活体形态学·腹盆下卷 [M]. 北京:科学出版社,2006.

[22] 李松年. 唐光健,蒋学祥. 关注泌尿系统影像学研究的进展 [J]. 中华放射学杂志,2004,38(8):789.

[23] 夏黎明,杨文忠,邹明丽,等. 胎儿主要器官的正常解剖及 MR 表现 [J]. 中华放射学杂志, 2005, 39:1064.

[24] 陈自谦,张碧云,肖慧,等. 外周性原始神经外胚层肿瘤的 CT、MRI 表现与病理对照分析 [J]. 中华放射学杂志,2006,40:1299.

[25] 纪建松,章士正,邵初晓,等. 螺旋 CT 对小肠内疝的诊断价值 [J]. 中华放射学杂志, 2007, 41:619.

[26] 李清海,侯君,严福华,等. 肾嗜酸细胞腺瘤的影像表现与病理对照分析 [J]. 中华放射学杂志, 2008,42:97.

[27] 周建军,王建华,曾蒙苏,等. 腹膜后恶性神经鞘瘤的影像表现 [J]. 中华放射学杂志, 2009, 43:

432.

[28] 王翠艳，王霄英，李新民，等. 以穿刺活检为金标准对前列腺 MRS 检查评价指标选择的研究 [J]. 中华放射学杂志，2010，44：282.

[29] 杨有优，戴汝平，范淼，等. 儿童心脏横纹肌瘤的 CT 诊断 [J]. 中华放射学杂志，2010，44：488.

[30] 李春媚，陈敏，李飒英，等.3.0 T MR 动态增强扫描定量分析诊断前列腺癌的初步研究 [J]. 中华放射学杂志，2011，45：50.

[31] 王红琴，杨光钊. 腹膜后完全囊性神经鞘瘤 CT 征象及病理对照分析. 中华放射学杂志 [J]，2011，45：789.

[32] 林晓珠，沈云，陈克敏.CT 能谱成像的基本原理与临床应研究进展 [J]. 中华放射学杂志，2011，45：798.

[33] 何为，刘剑羽. 肾嗜酸细胞腺瘤与透明细胞癌的多期螺旋 CT 增强特征对比研究 [J]. 中华放射学杂志，2011，45：1203.

[34] 赵书会，强金伟，张国福，等.MRI 鉴别卵巢良性与交界性黏液性囊腺瘤的价值 [J]. 中华放射学杂志，2012，46(4)：327.

[35] 白玫，刘弘毅，韩悦，等. 女性压力性尿失禁尿道中段韧带改变的 MRI 评价 [J]. 中华放射学杂志，2012，46(4)：336.

[36] 杨毅，赵文露，沈钧康. 三维氢质子 MR 波谱成像对前列腺移行带癌的诊断价值 [J]. 中华放射学杂志，2012，46：521.

[37] 曹满瑞，杜牧，黄怡，等. 胎盘植入的 MRl 征象分析 [J]. 中华放射学杂志，2012，46(7)：629.

[38] 孙雪峰，袁新宇，杨梅，等. 儿童腹膜后节细胞神经母细胞瘤与神经母细胞瘤的 CT 影像鉴别诊断 [J]. 中华放射学杂志，2012，46：907.

[39] 李春媚，陈敏，李飒英，等. 比较 MR 扩散加权成像和经直肠超声引导穿刺 Gleason 评分评估前列腺癌侵袭性的差异 [J]. 中华放射学杂志，2012，46：1088.

[40] 丁玖乐，邢伟，陈杰，等. 磁敏感加权成像定量研究正常成人水负荷前后肾脏变化的可行性 [J]. 中华放射学杂志，2013，47(5)：436.

[41] 张婷，刘爱连，孙美玉，等. 三维肝脏容积超快速采集 MR 动态增强扫描及其定量数据对子宫内膜癌的诊断价值 [J]. 中华放射学杂志，2013，47(10)：898.

[42] 吴斌，柯桂好，彭卫军，等.MR 血氧水平依赖性成像监测宫颈癌治疗前后乏氧状态的临床初步研究 [J]. 中华放射学杂志，2013，47(11)：1009.

[43] 李靖，曲金荣，黎海亮，等. 宫颈癌患者 MR 体素内不一致运动序列的成像特征 [J]. 中华放射学杂志，2013，47(11)：1019.

[44] 沈钧康，卢艳丽，杨毅，等.MR 扩散加权成像在早期前列腺癌诊断和鉴别诊断中的应用价值 [J]. 中华放射学杂志，2014，48(2)：114.

[45] 邵剑波，马慧静，郑楠楠，等.MRI 在诊断胎儿肠梗阻中的临床应用 [J]. 中华放射学杂志，2014，48：982.

[46] 沈钧康，赵文露，杨毅，等.1.5 T MRI 功能成像序列联合 T_2WI 对前列腺癌筛查的临床价值 [J]. 中华放射学杂志，2014，48：38.

[47] 王良，陈敏，沈钧康. 倡导循证，推动前列腺疾病影像学的规范化发展 [J]. 中华放射学杂志，2014，48(7)：529.

[48] 冯朝燕，王良，闵祥德，等. 分段读出扩散加权成像序列表观扩散系数在前列腺癌鉴别诊断中的价值 [J]. 中华放射学杂志，2014，48(10)：841.

[49] 崔璨，程悦，李娜，等. 动态 MRI 不同耻尾线测量方法评价前、中盆腔器官脱垂的一致性及稳定性 [J]. 中华放射学杂志，2015，49(1)：37.

[50] 杨晓霞，唐光健，南喜文，等.CT 尿路成像分泌期图像诊断泌尿系统病变的价值 [J]. 中华放射学杂志，2015，49(2)：117.

[51] 闵祥德，王良，冯朝燕，等. 高分辨率扩散加权成像表观扩散系数与前列腺癌 Gleason 评分的相关性 [J]. 中华放射学杂志，2015，49(3)：191.

[52] 李拔森，王良. 第二版前列腺影像报告和数据系统(PI-RADS)解读 [J]. 中华放射学杂志，2015，49(10)：798.

[53] 闵祥德，王良，冯朝燕，等.MR 扩散加权成像不同模型诊断前列腺癌的价值 [J]. 中华放射学杂志，2015，49(11)：838.

[54] 白玫，栗敏，韩悦. 女性尿道憩室 MRI 的特征 [J]. 中华放射学杂志，2015，49(12)：944.

[55] 李春媚，陈敏，王建业，等. 扩散加权成像的表观扩散系数诊断中、高级别前列腺癌的价值 [J]. 中华放射学杂志，2016，50(1)：18.

[56] 任涛，温成龙，陈丽华，等. 动脉自旋标记 MRI 评估早期移植肾功能的价值 [J]. 中华放射学杂

志,2016,50(3):165.

[57] 张利文,方梦捷,臧亚丽,等. 影像组学的发展与应用 [J]. 中华放射学杂志,2017,51(1):75.

[58] 孙军,邢伟,陈杰,等. 磁敏感加权成像诊断移植肾功能延迟恢复的价值 [J]. 中华放射学杂志,2016, 50(3):176.

[59] 朱庆强,朱文荣,叶靖,等. 扩散峰度成像评价肾透明细胞癌恶性程度的价值 [J]. 中华放射学杂志,2017,51(3):188.

[60] 温茹,赵文露,魏超刚,等. 动态增强 MRI 和扩散加权成像定量参数直方图与前列腺癌 Gleason 评分的相关性 [J]. 中华放射学杂志, 2017, 51(5): 355.

[61] 王希明,包婕,朱默,等. 第一版和第二版前列腺影像报告和数据系统评分对移行带前列腺癌的诊断价值 [J]. 中华放射学杂志,2017,51(6):427.

[62] 李浩杰,梁丽丽,李安琴,等. 小视野扩散加权成像表观扩散系数直方图鉴别透明细胞肾癌与非透明细胞肾癌的价值 [J]. 中华放射学杂志,2017,51(9):665.

[63] 陈杰,潘靓,孙军,等. 直方图分析磁敏感信号强度鉴别乳头状与嫌色细胞肾癌的价值 [J]. 中华放射学杂志,2017,51(9):669.

[64] 刘君凤,张煊赫,王海屹,等. 成人后肾腺瘤的 MRI 特征 [J]. 中华放射学杂志, 2017, 51(9): 673.

[65] 唐肇普,钱新初,刘三军.CT 对肠系膜损伤的评价研究 [J]. 中华创伤杂志,2004,20(12):754.

[66] 康晓莉,徐畅,钟麟,等. 儿童节细胞神经母细胞瘤的诊治分析 [J]. 中华小儿外科杂志, 2010, 31:304.

[67] 姜传武,赵德民,高晓宁. 腹内疝 CT 诊断标准和典型征象的探讨 [J]. 中华疝和腹壁外科杂志(电子版),2010,4:236.

[68] 刘彝,陈军,姜海,等. 囊性肾癌 14 例临床诊治分析 [J]. 中华医学杂志,2011,91:2861.

[69] 李汉忠,张玉石. 提高嗜铬细胞瘤 / 副神经节瘤的诊治水平 [J]. 中华内分泌外科杂志,2012,6:145.

[70] 梁健,刘晓强,王一,等. 膀胱子宫内膜异位症的诊断与治疗 [J]. 中华泌尿外科杂志, 2012, 33:922.

[71] 沈无名,张忠德,马靖,等. 小儿恶性横纹肌样瘤 33 例临床病理分析 [J]. 诊断病理学杂志, 2013,20(9):531.

[72] 王萱,刘明,陈敏,等. 盆腔磁共振 T_2 加权像前列腺外周带影像特征对 PSA<20 mg/L 前列腺癌诊断的意义 [J]. 中华泌尿外科杂志, 2013, 34(4): 292.

[73] 葛琛瑾,舒政. 多排螺旋 CT 尿路造影的研究进展 [J]. 中华泌尿外科杂志,2013.34(1):69.

[74] 徐立奇,谢立平,郑祥毅,等. 囊性肾癌 67 例临床诊治分析 [J]. 中华泌尿外科杂志, 2014, 35:245.

[75] 陈丽英,蔡爱露. 胎儿影像诊断学 [M]. 北京:人民卫生出版社,2014:160.

[76] 李林,曾玺,刘辉,等.Meigs 综合征临床病理特征分析 [J]. 中华妇幼临床医学杂志(电子版), 2014,10:576.

[77] 瞿曼,高旭,侯建国,等. 前列腺癌患者根治术后生化复发危险因素的单中心研究 [J]. 中华泌尿外科杂志,2015,36(8):573.

[78] 任庆国,南晓敏,帅欣艳,等. 双侧囊性肾癌一例报告 [J]. 中华肾脏病杂志,2016,32:543.

[79] 饶秋,夏秋媛,周晓军,等.2016 版 WHO 肾脏肿瘤新分类解读 [J]. 中华病理学杂志, 2016, 45:435.

[80] 季立标,陆志华,姚鸿欢,等. 超高 b 值扩散加权成像在前列腺癌定性诊断中的临床价值 [J]. 中华医学杂志,2017,97(27): 2107.

[81] 中华医学会放射学分会介入专委会妇儿介入学组. 子宫输卵管造影中国专家共识 [J]. 中华介入放射学电子杂志,2018,6(3):185.

[82] Ajao MO, Einarsson JI. Management of endometriosis involving the urinary tract[J]. Semin Reprod Med, 2017,35:81.

[83] Aliukonis P, Letauta T, Briediene R, et al. The role of different PI-RADS versions in prostate multiparametric magnetic resonance tomography assessment[J]. Acta Med Litu, 2017,24:44.

[84] Alkhouli M, Morad M, Narins CR, et al. Inferior vena cava thrombosis[J]. JACC Cardiovasc Interv, 2016,11:629.

[85] Auer T, Edlinger M, Bektic J, et al. Performance of PI-RADS version 1 versus version 2 regarding the relation with histopathological results[J]. World

J Urol, 2017,35:687.

[86] Avni R, Golani O, Akselrod-Ballin A, et al. MR imaging-derived oxygen-hemoglobin dissociation curves and fetal-placental oxygen-hemoglobin affinities[J].Radiology,2016,280:68.

[87] Baldari D, Capece S, Mainenti PP, et al. Comparison between computed tomography multislice and high-field magnetic resonance in the diagnostic evaluation of patients with renal masses[J]. Quant Imaging Med Surg, 2015, 5(5): 691.

[88] Barentsz JO, Weinreb JC, Verma S, et al. Synopsis of the PI-RADS V2 guidelines for multiparametric, prostate magnetic resonance imaging and recommendations for use[J]. Eur Urol,2016,69(1): 41.

[89] Barrett T, Turkbey B, Choyke PL. PI-RADS version 2: what you need to know[J]. CIin Radiol, 2015,70(11): 1165.

[90] Beaty SD, Silva AC, De Petris C. Bladder endometriosis: ultrasound and MRI findings[J]. Radiol Case Rep, 2015,1:92.

[91] Benndorf M, Hahn F, Kronig M, et al. Diagnostic performance and reproducibility of T2W based and diffusion weighted imaging(DWI) based PI-RADS v2 lexicon descriptors for prostate MRI[J]. Eur J Radiol, 2017,93:9.

[92] Boujoual M, Hakimi I, Kouach J, et al. Large twisted ovarian fibroma in menopausal women: a case report[J]. Pan Afr Med J,2015,20:322.

[93] Bourgioti C, Preza O, Panourgias E, et al. MR imaging of endometriosis: spectrum of disease[J]. Diagn Interv Imaging,2017,98:751.

[94] Bratan F, Melodelima C, Souchon R, et al. How accurate is multiparametric MR imaging in evaluation of prostate cancer volume[J]. Radiology, 2015, 275:144.

[95] Camacho JC, Kokabi N, Xing M, et al. R.E.N.A.L.(radius, exophytic/endophytic, nearness to collecting system or sinus, anteriodposterior, and location relative to polar lines)nephrometry score predicts early tumor recurrence and complications after percutaneous ablative therapies for renal cell carcinoma: a 5-year experience[J]. J Vase Interv Radiol, 2015, 26(5): 686.

[96] Cao G, Wang C, Zhang X, et al. Quantitative analysis of diffusion-weighted magnetic resonance images: differentiation between prostate cancer and normal tissue based on a computer-aided diagnosis system[J]. Sci China Life Sci, 2017,60:37.

[97] Cavalcante A, Kuwano AY, Costa-Matos A, et al. Thyroid-like follicular carcinoma of the kidney-case report[J]. Urol Case Rep,2017,15:36.

[98] Chen F, Wang Y, Wu X, et al. Clinical characteristics and pathology of thyroid-like follicular carcinoma of the kidney: report of 3 cases and a literature review[J]. Mol Clin Oncol, 2016,4:143.

[99] Chen H, Liu Y, Shen LF, et al. Ovarian thecoma-fibroma groups: clinical and sonographic features with pathological comparison[J].J Ovarian Res, 2016,9:81.

[100] Chen WQ, Zheng RS, Baade PD, et al. Cancer statistics in China, 2015[J]. CA Cancer J Clin, 2016,66(2):115.

[101] Chen Z, Han S, Wu J, et al.A systematic review: perivascular epithelioid cell tumor of gastrointestinal tract[J]. Medicine,2016,95:e3890.

[102] Choi DK, Jeon HG, Jeong CW, et al. Surgical treatment of renal cell carcmoma: can morphological features of inferior vena cava tumor thrombus on computed tomography or magnetic resonance imaging be a prognostic factor? [J] Int J Urol, 2017, 24(2): 102.

[103] Chung BM, Park SB, Lee JB, et al. Magnetic resonance imaging features of ovarian fibroma, fibrothecoma, and thecoma[J]. Abdom Imaging, 2015, 40:1263.

[104] Comford P, Bellmunt J, Bolla M, et al. EAU-ESTRO-SIOG guidelines on prostate cancer. part Ⅱ: treatment of relapsing, metastatic, and castration-resistant prostate cancer[J]. Eur Urol, 2017, 71(4):630.

[105] Cooperberg MR, Chan JM. Epidemiology of prostate cancer[J].World J Urol,2017,35(6):849.

[106] Cornelis F, Helenon O, Correas JM, et al. Tubulocystic renal cell carcinoma: a new radiological entity[J]. Eur Radiol, 2016, 26:1108.

[107] Crescenze JM, Coldman HB. Female ure-

thral diverticulum: current diagnosis and management[J]. Curr Urol Rep, 2015, 16(10):71.

[108] de Rooij M, Hamoen EHJ, Witjes JA, et al. Accuracy of magnetic resonance imaging for local staging of prostate cancer: a diagnostic meta-analysis[J]. Eur Urol, 2016,70:233.

[109] Dijk R. Diagnostic performance of semi-quantitative and quantitative stress CMR perfusion analysis, a meta-analysis[J].J Cardiovasc Magn Reson, 2017,19,92.

[110] Dong L, Huang J, Huang L, et al. Thyroid-Like follicular carcinoma of the kidney in a patient with skull and meningeal metastasis: a unique case report and review of the literature[J]. Medicine, 2016,95:e3314.

[111] Fang D, Zhao CL, Ren D, et al. could magnetic resonance imaging help to identify the presence of prostate cancer before initial biopsy? the development of nomogram predicting the outcomes of prostate biopsy in the Chinese population[J]. Ann Surg Oncol, 2016,23(13):4284.

[112] Feng ZY, Wang L, Min XD, et al. Prostate cancer detection with multiparametric magnetic resonance imaging: prostate imaging reporting and data system version 1 versus version 2[J]. Chin Med J, 2016,129:2451.

[113] Feng ZY, Min XD, Margolis DJ, et al. Evaluation of different mathematical models and different b-value ranges of diffusion weighted imaging in peripheral zone prostate cancer detection using b-value up to 4500 s/mm(2)[J]. Plos One, 2017, 12(2): e0172127.

[114] Flood TF, Pokharel SS, Patel NU, et al. Accuracy and interobserver variability in reporting of PI-RADS version 2[J].J Am Coll Radiol, 2017, 14: 1202.

[115] Fu W, Huang G. Moloo Z, et al. Multimodality imaging characteristics of the common renal cell carcinoma subtypes: an analysis of 544 pathologically proven tumors[J]. J Clin Imaging Sci, 2016, 6: 50.

[116] Gaing B, Sigmund EE. Huang WC, et al. Subtype differentiation of renal tumors using voxel-based histogram analysis of intravoxel incoherent motion parameters[J]. Invest Radiol, 2015, 50(3): 144.

[117] Girardi G.MRl-based methods to detect placental and fetal brain abnormalities in utero[J].J Reprod Immunol,2016,114:86.

[118] Greer MD, Shih JH, Lay N, et al. Validation of the dominant sequence paradigm and role of dynamic contrast-enhanced imaging in PI-RADS version 2[J]. Radiology, 2017,285:859.

[119] Grigsby PL.Animal models to study placental development and function throughout normal and dysfunctional human pregnancy[J].Semin Reprod Med, 2016,34:11.

[120] Hales PW, Olsen OE, Sebire NJ. et al.A multi-Gaussian model for apparent diffusion coefficient histogram analysis of Wilms' tumour subtype and responseto chemotherapy[J]. NMR Biomed, 2015, 28(8): 948.

[121] Hamoen EH, de Rooij M, Witjes JA, et al.Use of the prostate imaging reporting and data system (PI-RADS) for prostate cancer detection with multiparametric magnetic resonance imaging: A Diagnostic Meta-analysis[J]. Eur Urol,2015,67(6):1112.

[122] Hansford BG, Peng Y, Jiang Y, et al. Dynamic contrast-enhanced MR imaging curve-type analysis: is it helpful in the differentiation of prostate cancer from healthy peripheral zone? Radiology, 2015, 275:448.

[123] Hotker AM, Mazaheri Y.Wibmer A, et al. Differentiation of clear cell renal cell carcinoma from other nenal cortical tumors by use of a quantitatwe multiparametric nui approach[J]. AJR, 2017,208(3): W85.

[124] Humphrey PA, Moch H, Cuhilla AL, et al. The 2016 WHO Classification of Tumours of the Urinary System and Male Genital Organs-Part B: Prostate and Bladder Tumours[J]. Eur Urol, 2016,70:106.

[125] Itani M, Kielar A, Menias CO, et al. MRI of female urethra and periurethral pathologies[J]. Int Urogynecol J, 2016, 27(2):195.

[126] Jalaguier-Coudray A, Allain-Nicolai A, Thomassin-Piana J, et al.Radio-surgical and pathologic correlations of pelvic intravenous leiomyomatosis[J]. Ab-

dom Radiol, 2017,42:2927.

[127] Jun H, Han Y, Park H, et al. Clinical outcomes related to the level of clamping in inferior vena cava surgery[J]. World J Surg,2015,39:1294.

[128] Junker D, Quentin M, Nagele U, et al.Evaluation of the PI-RADS scoring system for mpMRI of the prostate: a whole-mount step-section analysis[J]. World J Urol,2015,33(7): 1023.

[129] Kasel-Seibert M, Lehmann T, Aschenbach R, et al. Assessment of PI-RADS v2 for the detection of prostate cancer[J]. Eur J Radiol, 2016,85:726.

[130] Katiyar R, Dwivedi S, Trivedi S, et al. Non-functional paraganglioma of the urinary bladder treated by transurethral resection: report of two cases[J]. J Clin Diagn Res, 2016,10:XD01.

[131] Kline-Fath BM, Bulas DI, Bahado-Singh R.Fetal Imaging[J].Amsterdam: Wolters Kluwer Health, 2015:1352.

[132] Kohestani K, Chilov M, Carlsson SV. Prostate cancer screening-when to start and how to screen[J]? Transl Androl Urol,2018,7(1):34.

[133] Kose M, Celik F, Kayman Kose S, et al, Very rare cause of hemoperitoneum: ovanan fibroma[J].J Obstet Gynaecol, 2017 ,37:125.

[134] Krishna S, Lim CS, Mclnnes MD, et al. Evaluation of MRI for diagnosis of extraprostatic extension in prostate cancer[J]. J Magn Reson Imaging, 2018,47:176.

[135] Kuhl CK, Bruhn R, Kramer N, et al. Abbreviated biparametric prostate MR imaging in men with elevated prostate-specific antigen[J]. Radiology, 2017,285:493.

[136] Li D, Wang X, Wang S, et al. Correlation between BOLD-MRI and HIF expression level in renal carcinoma[J]. Int J Clin Exp Pathol, 2015, 8(10): 13759.

[137] Li L, Wang L, Deng M, et al.Feasibility study of 3-T DWI of the prostate: readout-segmented versus single-shot echo-planar imaging[J]. Am J Roentgenol,2015,205(1):70.

[138] Li L, Margolis DJ, Deng M, et al.Correlation of gleason scores with magnetic resonance diffusion tensor imaging in peripheral zone prostate cancer[J].J Magn Reson Imaging, 2015,42(2):460.

[139] Lim C, Flood TA, Hakim SW, et al. Evaluation of apparent diffusion coefficient and MR volumetry as independent associative factors for extra-prostatic extension(EPE) in prostatic carcinoma[J]. J Magn Reson Imaging, 2016,43:726.

[140] Lin WC, Westphalen AC, Silva GE, et al. Comparison of PI-RADS 2, ADC histogram-derived parameters, and their combination for the diagnosis of peripheral zone prostate cancer[J]. Abdom Radiol, 2016,41:2209.

[141] Liu L, Tian Z, Zhang Z, et al. Computer-aided detection of prostate cancer with MRI: technology and applications[J]. Acad Radiol, 2016, 23: 1024.

[142] Loveys FW, Pushpanathan C, Jackman S. Urinary bladder paraganglioma: AIRP best cases in radiologic-pathologic correlation[J]. Radiographics, 2015, 35:1433

[143] Luo J, Abaci Turk E, Bibbo C, et al.In vivo quantification of placental insufficiency by BOLD MRI:a human study[J].Sci Rep, 2017,7:3713.

[144] Matsuoka Y, Ishioka J, Tanaka H, et al. Impact of the prostate imaging reporting and data system, version 2, on MRI diagnosis for extracapsular extension of prostate cancer[J]. Am J Roentgenol, 2017,209:W76.

[145] McPherson E, Cold C, Johnson P, et al. Neuroblastoma in a 17-week fetus: a stimulus for investigation of tumors in a series of 2786 stillbirth and late miscarriages[J].Am J Med Genet A, 2015, 167A (1):246.

[146] Menni K, Facchetti L, Cabassa P. Extragenital endometriosis: assessment with MR imaging. A pictorial review[J]. Br J Radiol,2016,89:20150672.

[147] Mnatzakanian GN, Shinagare AB, Sahni VA, et al. Early-stage clear cell tubulopapillary renal cell carcinoma: imaging features and distinction from clear cell and papillary subtypes[J]. Abdom Radiol (NY), 2016, 41:2187.

[148] Moch H, Cubilla AL, Humphrey P A, et al. The 2016 WHO Classification of Tumours of the Urinary System and Male Genital Organs-Part A: Re-

nal, Penile, and Testicular Tumours[J]. Eur Urol, 2016,70:93.

[149] Moch H, Humphrey PA, Ulbright TM, et al.WHO classification of tumours of the urinary system and male genital organs[J]. Lyon,France: International Agency for Research on Cancer, 2016.

[150] Monteagudo Cortecero J, Guirau Rubio MD, Paya Roma A. Leiomyosarcoma of the inferior vena cava: AIRP best cases in radiologic-pathologic correlation[J]. Radiographics, 2015,35:616.

[151] Muller BG, Shih JH, Sankineni S, et al. Prostate cancer: interobserver agreement and accuracy with the revised prostate imaging reporting and data system at multiparametric MR imaging[J]. Radiology, 2015,277:741.

[152] Nath V, Baliga M, Lewin J, et al. Follicular thyroid carcinoma metastatic to the kidney: report of a case with cytohistologic correlation[J]. Case Rep Pathol, 2015,2015:701413.

[153] Othman AE, Falkner F, Weiss J, et al. Effect of temporal resolution on diagnostic performance of dynamic contrast-enhanced magnetic resonance imaging of the prostate[J]. Invest Radiol, 2016,51:290.

[154] Othman AE, Falkner F, Martirosian P, et al. Optimized fast dynamic contrast-enhanced magnetic resonance imaging of the prostate: effect of sampling duration on pharmacokinetic parameters[J]. Invest Radiol, 2016,51:106.

[155] Parada Villavicencio C, Me Carthy RJ, Miller FH. Can diffusion-weighted magnetic resonance imaging of clear cell renal carcinoma predict low from high nuclear grade tumors[J].Abdom Radiol(NY), 2017, 42(4): 1241.

[156] Park JJ, Kim CK. Small(<4 cm)renal tumors with predominantly low signal intensity on t2-weighted images: differentiation of minimal-fat angiomyolipoma from renal cell carcinoma[J]. AJR, 2017, 208(1): 124.

[157] Park SY, Shin J, Jung DC, et al.PI-RADS version 2: preoperative role in the detection of normal-sized pelvic lymph node metastasis in prostate cancer[J]. Eur J Radiol,2017,91:22.

[158] Polanec S, Helbich TH, Bickel H, et al. Head-to-head comparison of PI-RADS V2 and PI-RADS V1[J]. Eur J Radiol,2016,85(6): 1125.

[159] Purysko AS, Bittencourt LK, Bullen JA, et al. Accuracy and interobserver agreement for prostate imaging reporting and data system, version 2, for the characterization of lesions identified on multiparametric MRI of the prostate[J]. Am J Roentgenol,2017, 209:339.

[160] Qian HH, Xu TS, Cai XQ, et al. Prognostic value of TTF-1 expression in patients with non-small cell lung cancer: a meta-analysis[J].Clin Chim Acta, 2015,451:208.

[161] Ream JM, Doshi AM, Dunst D, et al. Dynamic contrast-enhanced MRI of the prostate: an intraindividual assessment of the effect of temporal resolution on qualitative detection and quantitative analysis of histopathologically proven prostate cancer[J]. J Magn Reson Imaging, 2017,45:1464.

[162] Richenberg JL. PI-RADS: past, present and future[J]. Clin Radiol, 2016,71:23.

[163] Rosenkrantz AB, Cinocchio LA, Cordeld D, et al. Interobserver reproducibility of the PI-RADS version 2 lexicon: a multicenter study of six experienced prostate radiologists[J]. Radiology, 2016, 280: 793.

[164] Schabel MC, Rubend VH, Lo JO, et al. Functional imaging of the nonhuman primate placenta with endogenous blood oxygen level-dependent Contrast[J].Magn Reson Med,2016,76:1551.

[165] Seo JW, Shin SJ, Taik Oh Y, et al. PI-RADS version 2: detection of clinically significant cancer in patients with biopsy Gleason score 6 prostate cancer[J]. Am J Roentgenol, 2017,209:W1.

[166] Shah VB, Bhandare AT. A rare case of malignant paraganglioma of urinary bladder[J]. Indian J Pathol Microbiol, 2015,58:235.

[167] Shi W, Dowell JD. Etiology and treatment of acute inferior vena cava thrombosis[J]. Thromb Res, 2017,149:9.

[168] Shi Y, Ceng J, Xie H, et al. Malignant perivascular epithelioid cell tumor arising in the mesentery:a case report[J]. Oncol Lett,2015,9:2189.

[169] Siddiqui MM, Rais-Bahrami S, Turkbey B,

et al.Comparison of MR/ultrasound fusion-guided biopsy with ultrasound-guided biopsy for the diagnosis of prostate cancer[J]. JAMA,2015,313(4): 390.

[170] Skendenri F, Ulamec M, Vranic S, et al. Cystic renal oncocytoma and tubulocystic renal cell carcinoma: morphologic and immunohistochemical comparative study[J]. Appl Immunohistochem Mol Morphol, 2016, 24:112.

[171] Smillie RP, Shetty M, Boyer AC, et al. Imaging evaluation of the inferior vena cava[J]. Radiographics,2015,35:578.

[172] Solmaz A, Tokogin M, Anci S, et al. Abdominal cocooii syndrome is a rare cause of mechanical intestinal obstructions: a report of two cases[J]. Am J Case Rep, 2015,16:77.

[173] Spektor M, Mathur M, Weinreb JC. Standards for MRI reporting-the evolution to Pl-RADS v 2.0[J]. Transl Androl Urol,2017,6:355.

[174] Stanzione A.Imbriaco M, Cocozza S, et alt Biparametric 3 T magentic resonance imaging for prostatic cancer detection in a biopsy-naive patient population: a further improvement of PI-RADS v2? [J] Eur J Radiol,2016,85(12):2269.

[175] Tan CH, Hobbs BP, Wei W, et al. Dynamic contrast enhanced MRI for the detection of prostate cancer: meta-analysis[J]. Am J Roentgenol, 2015, 204:W439.

[176] Tewes S, Mokov N, Hartung D, et al. Standardized reporting of prostate MRI: comparison of the prostate imaging reporting and data system(PI-RADS) version 1 and version 2[J]. PLoS One, 2016, 11:e0162879.

[177] Ullrich T, Quentin M, Oelers C.et al.Magnetic resonance imaging of the prostate at 1.5 versus 3.0 T: a prospective comparison study of image quality[J]. Eur J Radiol,2017,90:192.

[178] Vargas HA, Hetker AM, Goldman DA, et al. Updated prostate imaging reporting and data system (PIRADS v2) recommendations for the detection of clinically significant prostate cancer using multiparametric MRI: critical evaluation using wholemount pathology as standard of reference[J]. Eur Radiol, 2016, 26:1606.

[179] Vicens RA, Patnana M, Le O, et al_Multimodality imaging of common and uncommon peritoneal diseases: a review for radiologists[J].Abdom Imaging,2015,40:436.

[180] Wang HY, Su ZH, Xu X.et al.Dynamic concrast-enhanced MR imaging in renal cell carcinoma: reproducibility of histogram analysis on pharmacokinetic parameters[J].Sci Rep. 2016,6: 29146.

[181] Wang J, Wu CJ, Bao ML, et al. Machine learning-based analysis of MR radiomics can help to improve the diagnostic pedormance of PI-RADS v2 in clinically relevant prostate cancer[J]. Eur Radiol, 2017,27:4082.

[182] Wang R, Wang H, Zhao C, et al. Evaluation of multiparametric magnetic resonance imaging in detection and prediction of prostate cancer[J]. PLoS One, 2015,10:e0130207.

[183] Wang R, Wang J, Cao C, et al. Prebiopsy mp-MRI can help to improve the predictive pedormance in prostate cancer: a prospective study in 1478 consecutive patients[J]. Clin Cancer Res, 2017, 23: 3692.

[184] Wang X, Wang JY, Li CM, et al.Evaluation of the prostate imaging reporting and data system for magnetic resonance imaging diagnosis of prostate cancer in patients with prostate-specific antigen<20 ng/ml[J]. Chin Med J(Engl),2016,129(12):1432.

[185] Wang X, Yang W, Weinreb J, et al.Searching for prostate cancer by fully automated magnetic resonance imaging classification: deep learning versus non-deep learning[J]. Sci Rep,2017,7(1):15415.

[186] Weinreb JC, Barentsz JO, Choyke PL, et al.PI-RADS prostate imaging - reporting and data system: 2015, Version 2[J]. Eur Urol,2016,69(1):16.

[187] Wejman J, Nowak K, Gielniewska L, et al. PEComa of the mesentery coexisting with colon cancer:a case report[J]. Diagn Pathol, 2015,10:31.

[188] Woo S, Cho JY, Kim SY, et al. Excracapsular extension in prostate cancer: added value of diffusion-weighted MRI in patients with equivocal findings on T_2-weighted imaging[J]. AJR, 2015, 204: W168.

[189] Woo S, Suh CH, Kim SY, et al.Diagnostic

performance of prostate imaging reporting and data system version 2 for detection of prostate cancer: a systematic review and diagnostic meta-analysis[J]. Eur Urol 2017, 72(2): 177.

[190] Wu CY, Suo ST, Lu Q, et al. The value of blood oxygenation level-dependem(BOLD)MR imaging in differentiation of renal solid mass and grading of renal cell carcinoma(RCC): analysis based on the largest cross-sectional area versus the entire whole tumour[J]. PLoS One, 2015, 10(4): e0123431.

[191] Yuan Q, Kapur P, Zhang Y, et al. Intratumor heterogeneity of perfusion and diffusion in clear-cell renal cell carcinoma: correlation with tumor cellularity[J]. Clin Genitourin Cancer, 2016, 14(6):e585.

[192] Zhang L, Wu B.Zha Z, et al.Positive surgical margin in associated with biochemical recurrence risk following radical prostatectomy: a meta-analysis from high-quality retrospeclive cohort studies[J]. World J Surg Oncol,2018,16(1):124.

[193] Zhang Y, Kapur P, Yuan Q, et al. Tumor vascularity in renal masses: correlation of arterial spin-labeled and dynamic contrast-enhanced magnetic resonance imaging assessments[J]. Clin Cenitourin Cancer, 2016, 14(1): e25.

[194] Zhang YD, Wu CJ, Bao ML, et al. MR-based prognostic nomogram for prostate cancer after radical prostatectorny[J]. J Magn Reson Imaging, 2017, 45:586.

[195] Zhang Z, Wu Y, Gao J.CT diagnosis in the thecoma-fibroma group of the ovarian stromal tumors[J]. Cell Biochem Biophys,2015,71:937.

[196] Zhao C, Gao C, Fang D, et al. The efficiency of multiparametric magnetic resonance imaging (mpMRI) using PI-RADS Version 2 in the diagnosis of clinically significant prostate cancer[J]. Clin Imaging, 2016,40:885.

本卷有关医学影像词汇

在研究误诊时，我们发现不少误诊都源自于对中文的英译原文理解和翻译错误，而同一外文词条下的中译又五花八门，一些翻译者相当随意，其中在缩略语上的随意性更是达到登峰造极，导致不少读者理解的混淆和概念的混乱。因此，我们将专业的医学影像词汇收集起来，介绍给读者，使其在临床上随时可查阅，以减少诸如此类的混淆和错误。

本书各卷书末所附的医学影像词汇，为便于读者查阅和使用，均按英文字母次序排列：有缩写词者按缩写词英文字母次序排列；无缩写词者按首位单词首位字母排列。缩写词相同者，酌情同排于一个词条或多个词条。同一英语词条，不同中译文者均排于同一词条；同一中文词条，不同英语译文者亦排于同一词条。

A

analog，A（模拟），analog image（模拟图像）

AA（花生四烯酸）

abdominal aortic aneurysms，AAA（腹主动脉瘤）

angiomyxoma（血管黏液瘤），又称之为 aggressive angiomyxoma，AA，AAM（侵袭性血管黏液瘤）；superficial angiomyxoma，SA（表浅性血管黏液瘤），deep angiomyxoma（深部血管黏液瘤）

acute aortic dissection，AAD（急性主动脉夹层）

atypical adenomatous hyperplasia，AAH（不典型腺瘤样增生），atypical adenomatous hyperplasis，AAH（非典型腺瘤样增生）

AAR（急性免疫排斥反应）

acute aortic syndrome，AAS（急性主动脉综合征），又称为急性胸痛综合征，包括一组有相似临床症状的异质性疾病：典型的 acute aortic dissection，AAD（急性主动脉夹层）、intramural hematoma，IMH（主动脉壁内血肿）和 penetrating atherosclerotic ulcer，PAU（穿透性粥样硬化性溃疡）

AASLD（美国肝病研究学会）

total abdominal adipose tissue，AAT（全腹部脂肪）

adenoid basal carcinoma，ABC（腺样基底细胞癌）

automated border detection，ABD（自动边缘识别技术）

ABI（踝 - 臂血压指数）

arterial blood pressure，ABP（动脉血压）

anabolic charge，AC（合成代谢负荷）[AC=PME/（PME+PDE）]

abdominal cocoon，AC（腹茧症），又称为 Idiopathic sclerosing peritonitis（特发性硬化腹膜炎）、小肠禁锢症、小肠纤维膜包裹症等

Ac（动脉血流加速度）

adrenocortical adenoma，ACA（肾上腺腺瘤）

adrenocortical carcinoma，ACC（肾上腺皮质癌）

adenoid cystic carcinoma，ACC（腺样囊性癌）

angiotensin converting enzyme inhibitors，ACE-I（血管紧张素转化酶抑制剂）

磁共振肾图检查时使用 ACE- Ⅰ，即所谓的 Captopril MR Renography

aorto-caval fistula，ACF（主动脉 - 下腔静脉瘘）

auto-correlation function，ACF（自相关函数）

ACG（美国胃肠病学院）

acetylcholine，Ach（乙酰胆碱）

airway centered interstitial fibrosis，ACIF（气道中心性间质纤维化）

acquired cystic kidney disease，ACKD（获得性囊性肾病），acquired cystic disease-associated RCC（获得性囊性疾病相关性肾细胞癌）

American College of Radiology，ACR（美国放射学院，美国放射学会）

acute coronary syndrome，ACS（急性冠状动脉综合征）

a-1-ACT（抗胰糜蛋白酶，免疫组织化学检查内容之一）

adrenocortical tumor，ACT（肾上腺皮质肿瘤）

Actin(肌动蛋白,免疫组织化学指标之一)
Acetazolamide,ACZ(乙酰唑胺)(商品名 diamox)
aortic dissection,AD(主动脉夹层)
3D adaptive noise filtration(3D 可调噪声滤过技术)
American Diabetes Association, ADA(美国糖尿病协会)
apparent diffusion coefficient, ADC(ADC 值,为表观扩散系数), Apparent Diffusion Coefficient Map(表观扩散系数图)
average diffusion coefficient, ADC(平均扩散系数), average fiffusion coefficient, ADCavg(平均扩散系数图)
Addsion 病(原发性肾上腺皮质功能低下,阿狄森病)
adenomatoid tumor(腺肌样瘤)
adenomyosis(子宫腺肌症)
admixture of IVC(下腔静脉对比剂混悬不均)
adnexal abscess(输卵管卵巢脓肿或附件脓肿)
ADP(二磷酸腺苷)
autosomal dominant polycystic kidney disease, ADP-KD(常染色体多囊肾)
adrenocortical oncocytoma(肾上腺皮质嗜酸细胞瘤)
automatic exposure control,AEC(自动曝光控制)
atrial fibrillation,AF(心房颤动,即房颤)
aggressive fibromatosis,AF(侵袭性纤维瘤病),又称硬纤维瘤、韧带样瘤、韧带样纤维瘤、纤维瘤病、肌腱膜纤维瘤病、韧带样纤维瘤病
autofluorescence bronchoscopy, AFB(自发荧光支气管镜)
acute focal bacterial nephritis, AFBN(急性局灶性细菌性肾炎,又称大叶性肾炎)
Alpha-fetoprotein, AFP(甲胎蛋白)
American Fertility Society,AFS(美国生育协会)
adrenal gland trauma,AGT(肾上腺损伤)
AH(急性酒精性肝炎)
ahabdomyolysis(横纹肌溶解症)
apnea hypopnea index, AHI(呼气暂停低通气指数,呼吸紊乱指数)
anisotropy index,AI(各向异性指数)
adrenal incidentalomas, AI(肾上腺意外瘤),也称 adrenal incidentaloma(肾上腺偶发瘤)
acquired immunodeficiency syndrome, AIDS(获得性免疫缺陷综合征,艾滋病)
autoimmune hepatitis, AIH(自身免疫性肝炎)
autoimmune pancreatltis,AIP(自身免疫性胰腺炎)
acute interstitial pneumonia,AIP(急性间质性肺炎)
AIP(平均密度投影)
American Joint Committee for Cancer, AJCC(美国癌症联合会,美国癌症联合委员会), AJCC/UICC(美国癌症联合会/国际抗癌联盟)
acute kidney injury,AKI(急性肾损伤)
alcoholic liver disease,ALD(酒精性肝病)
adrenoleukodystrophy, ALD(肾上腺脑白质营养不良)
acute liver failure, ALF(急性肝衰竭)
abnormal localization of immature precursor, ALIP(幼稚前体细胞异常定位)
anaplastic lymphoma kinase, ALK(间变性淋巴瘤激酶)
acute lymphoblastic leukaemia, ALL(急性淋巴细胞性白血病)
angiolipoleiomyoma, ALL(血管平滑肌脂肪瘤,肾脏血管平滑肌脂肪瘤)
alkaline phosphatase,ALP(碱性磷酸酶)
amyotrophic lateral sclerosis, ALS(肌萎缩性侧索硬化)
alanine aminotransferase, ALT(丙氨酸转氨酶,丙氨酸氨基转移酶)
alveolar archiecture(小泡状结构)
acute mesenteric ischemia,AMI(急性肠缺血)
angiomyolipoma, AML(血管平滑肌脂肪瘤,肾血管平滑肌脂肪瘤)
acute myeloid leukemia, AML(急性骨髓粒细胞性白血病,急性髓细胞白血病)
adrenal myelolipoma,AML(肾上腺髓样脂肪瘤)
AMNP(阴离子磁赤铁矿)
AMP(单磷酸腺苷)
acute mountain sickness,AMS(急性高山病)
ANA(抗核抗体)
avascular necrosis of femoral head, ANFH(股骨头缺血坏死)
angiomyolipoma(血管肌脂瘤)
artificial neural network,ANN(人工神经网络)
anterior pararenal space(肾旁前间隙), perirenal space(肾周间隙), posterior pararenal space(肾旁后间隙), infraconal space(锥下间隙), infrarenal

space（肾下间隙），prevesical space（膀胱前间隙），Retzius 间隙（膀胱前间隙）

acute obstructive urinary extravasation，AOUE（急性梗阻性尿外渗）

APA（腺瘤）

adenomatous polyposis coli，APC（腺瘤性结肠息肉病）

array processor，AP（阵列处理器）

aperture（视角）

APR（动脉期强化率）

arterio-portal shunt，APS（动脉 - 门静脉瘘，肝动脉门静脉分流）

amine precursor uptake and decarboxylation，APUD（胺前体摄取及脱羧细胞）肿瘤；脱羧基化，APUD（胺前体摄取脱羧化）；胺前体摄取脱羧细胞神经内分泌肿瘤罕见，归类于 APUD（弥散的神经内分泌细胞）肿瘤；摄取胺前体和脱羟基，胺前体摄取脱羧细胞弥散的神经内分泌细胞（APUD），Szijj 还把这类肿瘤描述为“apudoma”

absolute percentage washout，APW（绝对廓清率）

accessory renal artery，ARA（副肾动脉）

angiotensin receptor blocker，ARB（血管紧张素受体拮抗剂）

ARB（血管紧张素转换酶受体拮抗剂）

autosomalrecessive polycystic kidney disease，ARPKD（常染色体隐性遗传性多囊肾病）

arrhenoblastoma（雄性母细胞瘤）

ARR（急性排斥反应）

arterial phase relative signal increase，ARSI%（动态早期相对信号强化率，即 16s 的强化率）

arrhythmogenic right ventricular cardiomyopathy，ARVC（致心律不齐性右心室心肌病）

area strain，AS（面积应变）

arterial sequestration，AS（动脉性肺隔离症，也称 anomalous systemic arterial supply to relatively normal segments of the lung，ASANL（正常肺异常体循环供血）

anomalous systemic artery，ASA（异常体循环动脉）

achalasia sphincter ani internus，ASAI（肛门内括约肌失弛缓综合征）

ascites（腹水）

peripheral primitive neuroectodermal tumors，pPNETs（外周性原始神经外胚层肿瘤），发生在胸肺区称之谓 Askin 瘤

arterial spin labeling，ASL（动脉血流自旋标记法，动脉血质子自旋标记法），arterial spin labeling technigue，ASL（动脉自旋标记技术），分为 continuous arterial spin labeling，CASL（连续式）和 pulsed arterial spin labeling，PASL（脉冲式）。FAIR 是 PASL 的一种，分别采用选层与非选层的反转恢复脉冲对成像层面进行射频激发，将所得图像减影得到灌注图像。

arteriosclerotic occlusive disease，ASO（动脉硬化闭塞）

aspartic aminotransferase，AST（天冬氨酸转氨酶，天冬氨酸氨基转移酶）

a static magnetic field（静止固定的磁场）

adipose tissue，AT（脂肪组织）

a-1-AT（抗胰蛋白酶，免疫组织化学检查内容之一）

adipose tissue，AT（脂肪组织），subcutaneous abdominal adipose tissue，SAT（皮下脂肪）

AT Ⅱ（血管紧张素Ⅱ）

ATN（急性肾小管坏死）

atonic bladder（无张力性膀胱）

adenosine triphosphate，ATP（腺苷三磷酸，三磷酸腺苷）

atypical lipomatous tumour（非典型性脂肪瘤性肿瘤）

area under curve，AUC^{SROC}（曲线下面积），area under the curve，AUC（曲线下面积），Az 值，area under the ROC curve，AUC（ROC 曲线下面积），area under the receiver operating characteristic curves，AUROC（受试者 I 操作特征曲线下面积）

autonomous neurogenic bladder（自律性神经性膀胱）

add vessel，AV（血管生成）

aortic valve area，AVA（主动脉瓣口面积）

advanced vessel analysis，AVA（高级血管分析）

AVP（精氨酸血管加压素）

azoospermia（无精子症）

B

b（扩散梯度因子）

bacter ascite，BA（细菌性腹水）

bronchiolo-alveolar carcinoma，BAC（细支气管肺泡癌）

β- actin（β- 肌动蛋白）

blunt adrenal gland trauma，BAGT（钝性肾上腺损伤）

BAH（双侧肾上腺增生）

bronchoalveolar lavage，BAL（支气管肺泡灌洗）

bland thrombus of IVC（下腔静脉血栓形成）

Bankart 病变（前下关节盂前缘病变）

Bartholin gland（巴氏腺体）

BASING（扰相梯度频带选择反转恢复），频率选择预饱和法

blood-brain barrier，BBB（血脑屏障）

biochemical recurrence，BCR（前列腺癌生化复发）

Binsvanger disease，BD（Binsvanger 病），又称为 subcortical arterioscleratic encephalopathy，SAE（皮层下动脉硬化性脑病）

base density，BD（片基灰雾）

beak sign（喙征）

blood flow，BF（血流量）[ml/100ml/min]

bladder filling defect，BFD（膀胱充盈缺损）

basic fibroblast growth factor，bFGF（碱性成纤维生长因子，碱性成纤维细胞生长因子）

benign fibrous histiocytoma，BFH（良性纤维组织细胞瘤）

balanced fast field echo，B-FFE（快速平衡稳态梯度回波，平衡稳态快速梯度回波，小角度激发平衡式快速场回波，平衡快速场回波），balance-FFE（平衡快速梯度回波），Balance-FFE（平衡式稳态自由进动梯度回波序列）是 Philip 公司序列，Siemens 公司又称 true fast imaging with steady state procession，True FISP（真稳态进动快速成像）

biliary hemartoma（胆管性错构瘤，又称 von Meyenburg 综合征）

breast imaging-reporting and data system，BI-RADS（乳腺影像报告和数据系统）

blastemal cells（肾母细胞）

BLADE（刀锋伪影校正）

BLADE（叶片）

basal-like breast carcinoma，BLBC（基底细胞样乳腺癌）

blood-flap hemotoma（剖腹产后子宫动脉出血的血肿仅停留在子宫下段与膀胱之间）

Bloom 综合征（生长和免疫抑制、面部毛细血管扩张）

$\beta_2$microglobulin，β_2M（β_2 微球蛋白），β_2 microglobulin amyloidosis，Aβ_2M（β_2 微球蛋白淀粉样变性病）

bone mineral content，BMC（骨矿含量）

borderline mucinous cystadenoma，BMC（交界性黏液性囊腺瘤）

bone mineral density，BMD（骨密度），bone mineral density，BMD（骨矿物质密度），即骨矿含量与骨密度之比）。BMD 定量测量的方法从最初的 RA（X 线吸收法）、SPA（单光子吸收法）、DPA（双光子吸收法）发展到 DXA（双能 X 线吸收测定法）

body mass index，BMI（身体质量指数，体重指数）的计算公式：$BMI = W/S^2$

benign metastasizing leiomyoma，BML（良性转移性平滑肌瘤）

biomedical microimaging，BMMI（生物医学显微图像学）

bone morphogenetic proteins，BMPs（骨形态发生蛋白），bone morphogenetic proteins-2，BMP-2（骨形态发生蛋白 -2）

bronchiolitis obliterans，BO（闭塞性细支气管炎）

Bochdalek 孔（胸腹膜裂孔）

body stalk anomaly（胎儿体蒂异常）

bronchiolitis Obliterans interstitial pneumonia，BOIP（闭塞性细支气管炎性间质性肺炎）

bronchiolitis obliterans organizing pneumonia，BOOP（闭塞性细支气管炎性机化性肺炎）

blood oxygenation level-dependent，BOLD（血氧水平依赖，血氧合水平依赖，血氧水平依赖成像），blood oxygenation level-dependent functional magnetic resonance imaging，BOLD-fMRI（血氧水平依赖功能磁共振成像）

Back Propagation，BP（误差反向传播模型）

benign prostate hyperplasia，BPH（良性前列腺增生），以 glandular BPH，gBPH（腺体增生为主的良性前列腺增生），以 stromal BPH，sBPH（基质增生为主的良性前列腺增生）

biparametric MRI，bpMRI（双参数磁共振）

bronchopulmonary sequestration，BPS（支气管肺隔离症，肺隔离症）

Brenner 瘤（卵巢纤维上皮瘤）

blue rubber bleb nevus syndrome，BRBNS（蓝色橡皮大疱样痣综合征，又称 Bean 综合征）

bridging septum（桥隔）

idiopathic bronchiolocentric interstitial pneumonia，BrIP（特发性细支气管中心性间质性肺炎）

Behcet's syndrome，BS（白塞综合征）

body surface area，BSA（体表面积）的计算公式：成年男性 BSA ＝ 0.00607S+0.0127W-0.0698；

成年女性 BSA ＝ 0.00586S+0.0126W-0.0461。

weight-stature ratio，WSR（体重身高比）：WSR= W/S

在上述公式中，W 代表体重，S 代表身高。

balance steady state free precession，B-SSFP（平衡稳态自由进动）

balanced turbo field echo sequence-breath hold，BT-FE-BH（屏气平衡式超快速回波序列），即“白血”序列

balanced-turbo field echo，B-TFE（超快平衡稳态梯度回波）

Buck 筋膜（阴茎筋膜），Colles 筋膜（阴茎浅筋膜）

bullous edema sign（大泡状水肿征）

broadband ultrasound attenuation，BUA（振幅衰减）

blood urea nitrogen，BUN（血尿素氮）

bursting heart syndrome（心脏爆裂综合征）

blood volume，BV（血容积，血容量）[ml/100ml]

C

C- Ⅲ，type Ⅲ collagen（Ⅲ型胶原蛋白）

C- Ⅳ，type Ⅳ collagen（Ⅳ型胶原蛋白，Ⅳ型胶原）

CA（儿茶酚胺）

CA19-9（癌抗原 19-9）

cancer antigen 153，CA153（癌抗原 153）

cerebral amyloid angiopathy，CAA（脑淀粉样血管病）

computer aided diagnosis，CAD（计算机辅助诊断），computer-aided detection，CAD（计算机辅助监测系统），computer aided detection/diagnosis，CAD（计算机辅助检测和诊断）

coronary atherosclerotic heart disease，CAD（冠状动脉硬化性心脏病）

coronary angiography，CAG（冠状动脉造影），coronary artery angiography，CAG（冠状动脉血管造影）

cAMP（环磷酸腺苷酸），cGMP（环磷酸鸟苷酸）

chronic necrotizing aspergillosis，CAN（慢性坏死型曲菌病），又称为 semiinvasive aspergillosis（半侵袭性曲霉病）

Captopril（卡托普利）

carcinoma associated with neuroblastoma（肾癌合并神经母细胞瘤）

Care-DOSE 4D（在线剂量调控系统）

cell-free and concentrated ascites reinfusion therapy，CART（无细胞腹水浓缩回输）

classification and regression tree，CART（分类与回归决策树）

continuous arterial spin labeling，CASL（持续性动脉自旋标记）

caudal regressio syndrome（尾部退化综合征）

congenital bronchial atresia，CBA（先天性支气管闭锁）

cerebral blood flow，CBF（脑血流量）

cerebral blood volume，CBV（脑血容量）

conventional colonoscopy，CC（常规结肠镜）

congenital cystic adenomatoid malformation，CCAM（先天性肺囊腺瘤样畸形）

cranio-caudal view，CC（头足轴位）

CC/C 比值（[Cho（胆碱）+ Cre（肌酸）/ Cit（枸橼酸盐）] 比值）

cholangiocellular carcinoma，CCC（胆管细胞型肝癌）

charge coupled device，CCD（电子耦合原件）

criss-cross heart，CCH（十字交叉心脏）

capsule contact length，CCL（包膜接触长度）

anti-cyclic citrullinated peptide，CCP（抗环瓜氨酸肽抗体）

chromophobe cell renal carcinoma，CCRC（肾嫌色细胞癌）

Castleman disease，CD（巨淋巴结增生症，即 Castleman 病），又称为巨大淋巴结增生症、血管淋巴滤泡增生症或血管淋巴样错构瘤，localized Castleman's disease，LCD（局灶型巨淋巴增生症）

celiac disease，CD（乳糜病）

CD31（血小板内皮细胞粘连分子）

CD34（血管源性物，人造血祖抗原），（CD34）为原始造血组织分化抗原，已有的研究表明 CD34 在 GIST 有较高的表达率

CD-68（巨噬细胞，免疫组织化学指标之一）

CD117（c-kit 原癌基因的蛋白产物），为Ⅲ型酪氨酸激酶生长因子受体，属免疫球蛋白超家族成员。

collecting duct carcinoma，CDC（肾集合管癌）

color Doppler energy, CDE(彩色多普勒能量), CDF(彩色多普勒超声),彩色多普勒超声,彩色多普勒血流显像技术,彩色多普勒血流成像, color doppler flow imaging, CDFI(彩色多普勒血流显像法), CDI(彩色多普勒成像), CDPI(彩色多普勒能量图), color Doppler ultrasound, CDUS(彩色多普勒超声技术)

congenital diaphragmatic hernia, CDH(先天性膈疝)

congenital dislocation of the hip, CDH(先天性髋脱位)

cDNA microarray analysis(cDNA 微点阵分析法)

conventional digital radiography, CDR(常规数字 X 线摄影)

combined DWI, cDWI(综合 DWI)

carcinoembryanic antigen, CEA(癌胚抗原)

CEA(颈动脉内膜切除术)

3-dimensional contrast-enhanced MR angiography, 3D CE MRA(三维对比增强磁共振血管成像)

c-erbB-2(癌基因)

cerebral fat embolism syndrome, CFE(脑脂肪栓塞综合征)

congestive gastropathy, CG(充血性胃病),或 portal hypertensive gastropathy, PHG(门脉高压性胃病)

cavernosography, CG(阴茎海绵体造影)

central gland, CG(中央腺体区)

cystitis glandularis, CG(腺性膀胱炎),也称 cystitis cystic, CC(囊性膀胱炎)

chromogranin A, CgA(嗜铬素 A,嗜铬蛋白 A,免疫组织化学检查指标之一),嗜铬颗粒蛋白 A,嗜铬粒蛋白 A

chameleon(变色龙)

congenital high airway obstruction syndrome, CHAOS(先天性高位气道阻塞综合征)

chronic hepatitis B, CHB(慢性乙型肝炎)

^{11}C-HED(^{11}C- 对羟麻黄碱)

chemical shift MRI(化学位移 MRI), ChemSat(chemical shift selective presaturation)序列, CHESS(化学位移选择饱和脉冲)

Child-Pugh 肝功能分级

choline, Cho(胆碱类化合物,胆碱)

Cho(三甲胺胆碱类)

choriocarcinoma(绒毛膜癌)

cardiac index, CI(心指数)

contrast-induced acute kidney injury, CI-AKI(对比剂急性肾损伤)

contrast-induced nephropathy, CIN(对比剂肾病)

cervical intraepithelial neoplasia, CIN(宫颈上皮内瘤样病变)

cine(电影)

chronic ischemic renal disease, CIRD(慢性缺血性肾病)

动静脉畸形,在以往文献报道中曾被称为动静脉瘘、cirsoid aneurysm(静脉曲张型动脉瘤)、cavernous hemangioma(海绵状血管瘤)

carcinoma in situ, CIS(原位癌)

clinically isolated syndrome, CIS(临床孤立综合征)

Citrate, Cit(枸橼酸盐)

constructive interference in steady-state, 3D-CISS(三维稳态相长干扰)

color kinesis, CK(彩色室壁动力分析)

CK(角蛋白,细胞角蛋白,免疫组织化学检查内容之一),细胞骨架蛋白、cytokeratin, CK(细胞角蛋白 18), CK19(细胞角蛋白 19), CKPan(细胞角蛋白)

chronic kidney disease, CKD(慢性肾病)

Clear cell sarcoma of the kidney(肾脏透明细胞肉瘤),也称为 bone metastasizing renal tumor of childhood(儿童骨转移性肾肿瘤)

clear cell renal cell carcinoma(透明细胞肾细胞癌)

clear cell papillary RCC(透明细胞乳头状肾细胞癌)

cleft(睾丸裂)

centrilobular fibrosis, CLF(小叶中心性纤维化)

cross-linked iron oxide, CLIO(交联氧化铁微粒,交联化氧化铁)

contrast between renal cortex and medulla, CMC(肾皮髓质对比度), cortico-medullary contrast, CMC(皮髓质对比度)

corticomedullary differentiation, CMD(皮髓质分界)

CMD(皮、髓质分界)

^{11}C-MET(^{11}C- 蛋氨酸)

corticomedullary phase, CMP(肾皮质期或皮髓交界期,皮髓质期)

curved multiplanar reformation, CMPR(曲面多层面重建)

cardiac MR feature tracking, CMR-FT(心脏 MR 特征追踪成像), phase-contrast MRI, PC-MRI(相位

对比 MR 成像)、displacement encoding with stimulated echoes, DENSE(刺激回波的位移编码成像)、strain encoding, SENC(应变编码成像)

cytomegalovirus, CMV(巨细胞病毒)

CN(环孢素肾毒性)

cystic neuroblastoma, CNB(囊性神经母细胞瘤)

central neurocytoma, CNC(中枢神经细胞瘤)

culture negative neutrocyticascites, CNNA(腹水培养阴性的中性粒细胞增多性腹水)

chronic necrotizing pulmonary aspergillosis, CNPA(慢性坏死性肺曲霉病)

contrast noise ratio, CNR(对比度噪声比), contrast-to-noise ratio, CNR(对比 - 噪声比)

category name retrieval test, CNRT(种类名称提取测试)

cardiac output, CO(心肌每分输出量)

cobra head sign(眼镜蛇头征)

May-Thurner syndrome 或 Cockett syndrome(髂静脉压迫综合征)

Codman 瘤(成软骨细胞瘤,又称软骨母细胞瘤)

co-demise(双胎之一死亡)

collecting duct carcinoma(集合管癌),又名 Bellini 集合管癌、Bellini 管癌、肾乳头管癌

Collision tumor(碰撞瘤)

congenital mesoblastic nephroma(先天性中胚叶肾瘤),又称为 fetal renal hamartoma(胎儿肾错构瘤),或 leiomyomatous hamartoma(平滑肌瘤错构瘤)

conjoined twin(连体双胎)

Conn 综合征 [原发性醛固酮增多症(简称原醛)]

continuum(连续体)

cryptogenic organizing pneumonia, COP(隐源性机化性肺炎,原称 BOOP)

chronic obstructive pulmonary disease, COPD(慢性阻塞性肺疾病)

COPE(中心排列相位编码), ROPE(呼吸排列相位编码)

chronic periaortitis, CP(慢性主动脉周围炎)

cerebral peduncle, CP(大脑脚)

C_P(血浆对比剂浓度)

choroid plexus cysts, CPC(脉络丛囊肿)

central pontine myelinolysis, CPM(脑桥中央髓鞘溶解症)

CPM 与 extrapontine myelinolysis, EPM(脑桥外髓鞘溶解症)合称渗透性髓鞘溶解症。

cerebral perfusion pressure, CPP(脑灌注压)

curve plane reconstruction, CPR; curved planar reformation, CPR(曲面重建)

computed radiography, CR(计算机 X 线摄影术)

chromophobe renal cell carcinoma, CRCC(嫌色细胞肾细胞癌)

cystic renal cell carcinoma, CRCC(囊性肾癌)

Creatine, Cr, Cre(肌酸,代表神经元和神经胶质的能量代谢)

cerebral radiation injuries, CRI(放射性脑损伤)

C-reactive protein, CRP(C- 反应蛋白)

clinic-radiologic-pathologic diagnosis, CRP diagnosis(临床 - 影像 - 病理诊断)

cardiac rhabdomyomas, CRs(心脏横纹肌瘤)

cathode ray tube, CRT(阴极射线管), CRT(Cathode Ray Tube 显示器)

cryptorchism(隐睾症),亦称 undescended testis(未降睾丸)

CS(柯兴综合征)

CsA(环孢素 A)

chemical shift imaging, CSI [磁共振化学位移成像,(多体素的)化学位移成像,即 MR 波谱分解成像技术,化学位移成像],即 in phase imaging/opposed phase imaging, IPI/OPI(同相位 / 反相位成像)

2D chemical shift imaging, 2D CSI(二维化学位移成像), 3D CSI(多层的化学位移成像)

clinical significant prostate carcinoma, CS-PCA(有临床意义的前列腺癌)

adrenal-spleen chemical shift ratio, CSR(肾上腺肿块 - 脾化学位移成像信号比)

cortical spinal tract, CST(皮质脊髓束)

CT(计算机断层检查), HRCT(高分辨力 CT), micro-CT(显微 CT), peripheral QCT, pQCT(周围骨定量 CT), QCT(定量 CT), volumetric QCT, vQCT(容积 QCT)

computed tomography angiography, CTA(CT 血管成像), CT 血管造影,或 CT 动脉造影, CT arteriography, CTA(动脉造影 CT)

computed tomography during arterial portography, CTAP(动脉法门静脉造影 CT 扫描,动脉期 CT

门脉造影,动脉性门静脉造影 CT,动脉性门脉 CT 成像检查,经动脉门静脉造影性 CT,经肠系膜上动脉 - 门脉增强肝脏 CT 扫描,经动脉门静脉 CT 成像);spiral CT during arterial portography, SCT-AP(螺旋 CT 动脉门脉造影), three-dimensional CTAP, 3D-CTAP(动脉性门静脉造影 CT 三维重建像)

computed tomography colonography, CTC(CT 结肠成像)

connective tissue disease,CTD(结缔组织病)

CTDIvol(容积 CT 剂量指数)

CT guided-percutaneous ethanol injection(CT 引导下注射无水乙醇)

CT perfusion,CTP(多层螺旋 CT 灌注成像)

pulmonary angiography,CTPA(CT 肺血管造影 CT)

CT perfusion imaging,CTP,CTPI(CT 灌注成像)

CT portal venography,CTPV(CT 门静脉成像)

cardiothoracic ratio,CTR(心胸比率)

carpal tunnel syndrome,CTS(腕管综合征)

CTSI(CT 严重性指数,急性胰腺炎时用)

CT urograpy, CTU(CT 尿系造影), computed tomography urography,CTU(CT 尿系成像)

CT venography,CTV(CT 静脉造影)

computed tomography virtual colonoscopy, CTVC(CT 虚拟结肠镜)

CT virtual endoscopy, CTVE(CT 仿真内镜成像技术)

cerebral venous malformation, CVM(脑静脉性血管畸形),又名 cerebral venous angioma, CVA(脑静脉性血管瘤),或 developmental venons anomaly, DVA(脑发育性静脉异常)

combined CT venography and pulmonary angiography,CTVPA(CT 肺动脉造影联合间接法下肢静脉造影)

cerebrovascular reactivity,CVR(脑血管反应性)

cerebral venous sinus thrombosis,CVST(脑静脉窦血栓形成)

cerebral venous thrombosis,CVT(脑静脉血栓形成)

CW(连续波),PW(脉冲波)

cystic partially differentiated nephroblastoma; cystic poorly differentiated nephroblastoma(囊性分化不良性肾母细胞瘤)

central zone,CZ(中央带),peripheral zone,PZ(外周带),transitional zone,TZ(移行带)

D

two dimension, 2D(二维), three dimension, 3D(三维),four dimension, 4D(四维)

2D TOF MRA(心电门控二维时间飞跃 MR 血管成像), 3D TOF-MRA(三维时间飞跃法 MR 血管成像)

3D constructive inference in steady state,3D-CISS(三维稳态构成干扰序列)

3D FSPGR(无间隔三位扰相梯度回波,三维快速扰相梯度回波)

three-dimensional proton MR spectroscopic imaging, 3D MRSI(3D 氢质子磁共振波谱成像)

3D-volumetric interpolated breath-hold examination, 3D-VIBE(三维容积式内插法屏气检查)

diffuse alviolar damage,DAD(弥漫性肺泡损害)

diffuse alveolar hemorrhage,DAH(弥漫性肺泡出血)

Dandy-Walker 综合征(后颅窝异常), Dandy-Walker(丹沃畸形)

death-associated protein kinase-1, DAPK1(死亡相关蛋白激酶)

data acquisition system,DAS(数据采集系统)

average fiffusion coefficient, DCavg(平均扩散系数图)

decompensation cirrhosis,DCC(失代偿期肝硬化)

dynamic contrast enhanced, DCE(动态增强扫描), dynamic contrastenhanced MRI, DCE-MRI(动态对比增强 MR 成像)

ductal carcinoma in situ,DCIS(导管原位癌)

dilated cardiomyopathy,DCM(扩张型心肌病)

decompression sickness,DCS(潜水减压病)

developmental dysplasia of the hip, DDH(发育性髋关节发育不良)

double end gel electrophoresis,2-DE(双向凝胶电泳)

dehydroepiadrostorone sulfate(硫酸脱氢表雄酮)

denonvilliers 筋膜,Denonvillier 隔(直肠阴道隔或直肠膀胱隔)

dual energy subtraction,DES(双能减影)

Des,Desmin(结蛋白,免疫组织化学检查内容之一)

desmoids tumor(韧带样瘤),desmoid tumor,desmoid(硬纤维瘤,或称侵袭性纤维瘤)

desmoplakin(桥粒蛋白)

display field of view, DFOV（重建范围）
digital imaging and communication in medicine，DICOM [医学数字成像和传输，医学数字影像和通信（标准），医学数字成像与通信标准]
desquamative interstitial pneumonia，DIP（脱屑性间质性肺炎）
discordant lesions（不协调病变）
diffusion kurtosis imaging, DKI（扩散峰度成像）
DLBL（弥漫性大 B 淋巴细胞瘤），diffuse large B-cell lymphoma, DLBCL（弥漫大 B 细胞淋巴瘤）
direct lymphography, DLG（直接法淋巴管造影）
Data Mining, DM（数据挖掘）
dimethyl sulfoxide，DMSO（二甲亚砜）
参照 Dorfman 等（1991）分类，分别观察以下 9 个部位淋巴结大小、数目等 CT 表现：N1- 肝胃韧带（包括肝十二指肠韧带），N2- 门腔间隙，N3- 胃结肠韧带（包括部分大网膜），N4- 脾胃韧带（脾门），N5- 腹腔动脉周围，N6- 肠系膜上血管周围，N7- 膈脚后，N8- 腹主动脉周围上部（腹腔干起始处至左肾动脉起始处）及 N9- 腹主动脉周围下部（左肾动脉起始处至髂总动脉起始处）
dormant（静止型或休眠型），sclerosing（硬化型），hyperplastic（增生型），neoplastic（赘生型）
dysplastic nodules，DN（退变结节，即癌前结节或不典型腺瘤样增生结节）
difference of Gaussian, DOG（高斯差分）
diabetic osteoporosis, DOP（糖尿病性骨质疏松症）
Doppler（多普勒），Doppler effect（多普勒效应），Doppler shift（多普勒频移），Doppler tissue velocity，DTV（多普勒组织速度图），Doppler tissue acceleration，DTA（多普勒组织加速度图），Doppler tissue energy, DTE（多普勒组织能量图），Doppler tissue pulse wave，DTPW（多普勒组织频谱图），Doppler tissue M-mode，DTM-mode（多普勒组织 M 型）
Douglas 弓状线（半月线）
Douglas（道格拉斯隐窝，在女性指直肠子宫隐窝，在男性为直肠膀胱隐窝）
dual-photon absorptiometry, DPA（双能光子测量仪）
disseminated peritoneal adenomucinosis，DPAM（弥散性腹膜黏液腺瘤病，腹膜腺黏液蛋白沉积病），peritoneal mucinous carcinomatosis，PMCA（腹膜黏液蛋白癌病），peritoneal mucinous carcinomatosis with intermediate or discordant feat ures，PMCA2I/D（兼有 DPAM 和 PMCA 混合特征的中间型）
DPI（多普勒能量显像）
diagnostic peritoneal lavage, DPL（诊断性腹腔灌洗）
digital radiography，DR（数字 X 线照片检测法，数字化 X 线摄影术）
dialysis-related amyloidosis，DRA（透析相关性淀粉样变性）
Drash 综合征（男性假两性畸形、肾小球疾病和肾母细胞瘤），Drash 综合征（男性假两性畸形、急性肾小球肾炎和肾母细胞瘤），Drash 综合征（男性假两性畸形、急进性肾小球肾炎）
digital rectal examination, DRE（直肠指检）
DRESS（深部分辨表面线圈波谱分析法）
digital subtraction angiography，DSA（数字减影血管造影）
destruction spondyloarthropathy, DSA（破坏性脊柱关节病）
Dynamic Susceptibility Contrast，DSC（动态磁敏感对比成像）
dynamic susceptibility contrast-enhanced，DSC（动态磁敏感对比剂增强）
dynamic susceptibility contrast-enhanced perfusion MR imaging，DSCE-MR（动态磁敏感性对比增强 MR 灌注成像）
desmoplastic small round cell tumor, DSRCT（促纤维组织增生性小圆细胞肿瘤，促纤维组织增生性小圆细胞瘤，或称促结缔组织增生性小圆细胞瘤）；desmoplastic small cell tumor，DSCT（促纤维组织增生性小细胞瘤）
dual-source CT, DSCT（双源 CT）
dual source CT coronary angiography，DSCTCA（双源 CT 冠状动脉血管成像）
desmoid tumor, DT（韧带样纤维瘤）
doubling time, DT（倍增时间）
diffusion tensor imaging, DTI（扩散张量成像），diffusion tensor tractography, DTT（扩散张量示踪图）
dual-echo spoiled gradient recalled echo T_1WI，DUAL-SPGR T_1WI（双相位扰相梯度回波 T_1Wl）
dual TE sequence（双重回波时间序列）
diastolicv velocity, DV（舒张期末流速）
deep venous thrombosis, DVT（深静脉血栓）

diffusion weighted imaging, DWI(扩散加权成像,弥散加权成像)

diffusion weighted imaging with background body signal suppression, DWIBS(背景信号抑制扩散加权像), diffusion weighted whole body imaging with background body signal suppression, DWIBS(背景信号抑制 MR 扩散成像技术)

dual-energe X-ray absorptiometry, DXA, DEXA(双能 X 线吸收仪,双能 X 线吸收测量法)

dynamic first-pass bolus tracking of susceptibility contrast agent magnetic resonance imaging(对比剂首过灌注成像,又称为磁敏感性对比剂动态首过团注示踪磁共振成像)

dysgerminoma(卵巢无性细胞瘤)

E

epinephrine, E(肾上腺素)

E_2(血雌二醇)

enhancement amplitude, EA(强化峰值)

eADC(指数表观扩散系数)

electroanatomic mapping, EAM(电解剖标测系统)

epithelioid angiomyolipoma, EAML(上皮样血管平滑肌脂肪瘤)

European Association for the Study of the Liver, EASL(欧洲肝病学会)

enteropathy-associated T-cell lymphoma, EATL(肠病相关 T 细胞淋巴瘤)

Epstein Barr 病毒(EB 病毒)

electron beam CT, EBCT(电子束 CT)

EBRT(体外放射治疗)

endobronchial ultrasound, EBUS(支气管内超声探查)

endocardial cushion defect, ECD(心内膜垫缺损), complete endocardial cushion defect, CECD(完全型心内膜垫缺损), partial endocardial cushion defect, PECD(部分型心内膜垫缺损)

extracapsula cancer extension, ECE(包膜外侵犯)

electrocardiography, ECG(心电图)

extracellular matrix, ECM(细胞外基质)

ECS(细胞外间隙)

Emission Computed Tohography, ECT(发射型计算机体层扫描术,发射 CT)

ectopic endometrium(异位内膜), eutopic endometrium(在位内膜)

erectile dysfunction, ED(血管性勃起功能障碍)

enhancement degree, ED(强化程度), ED(相对强化程度)

exposure data recognizer, EDR(曝光数据识别)

ethylenediamine tetraacetic acid, EDTA(乙二胺四乙酸钠)

end diastolic velocity, EDV(舒张末期流速)

electroencephalography, EEG(脑电图)

external endometriosis, EEM(外围性子宫内膜异位), endometriosis, EM(子宫内膜异位);在子宫肌层内的内膜异位称为 endometriosis interna(内异位),又称 adenomyosis(腺肌病);子宫以外的内膜异位称为 endometriosis externa(外移位)

ejection fraction, EF(左室射血分数)[EF=(EDV-ESV)/EDV)=(舒张末期容积 - 收缩末期容积)/舒张末期容积]

EF(提取分数)

epidermal growth factor, EGF(表皮生长因子), EGFR(表皮生长因子受体)

extragastrointestinal stromal tumors, EGIST(胃肠外间质瘤,胃肠道外间质瘤), mesenteric gastrointestinal stromal tumors, mGIST(肠系膜的胃肠道间质瘤)

epithelioid hemangioendothelioma, EHE(上皮样血管内皮瘤,上皮样血管内皮细胞瘤病), hepatic epithelioid hemangioendothelioma, HEHE(肝上皮样血管内皮瘤), Neoplasms of the perivascular epithelioid cell, PEComas, PEC(血管周围上皮样细胞瘤), pulmlonary epithelioid hemangioendothelioma, PEH(肺上皮样血管内皮瘤),又称 IVBAT(血管内支气管肺泡肿瘤)

enhancement index, EI(增强指数)

enzymeimmunoassay, EIA(酶免疫分析法)

early lung cancer action project, ELCAP(国际早期肺癌行动计划)

electron-hole pair(电子空穴对), electronic cassette(电子暗盒), electronic linear scanner(电子线形扫描器), electronic pair effect(电子对效应), electronic phased array scanner(电子相控阵扫描器)

enzyme-linked immunosorbent assay, ELISA(酶联免疫吸附法,固相夹心法酶联免疫吸附实验)

embryonal carcinoma（胚胎癌）
embryonal stromal cells（胚胎基质细胞）
time-vavying gradient electromagnetic fields, EMF（时时变化梯度电磁场）
extramedullary plasmacytoma,EMP（髓外浆细胞瘤）
endometriosis,EMS（子宫内膜异位症）,endometriosis [子宫内膜异位症（简称内异症）]
epithelial-mesenchymal transition, EMT（上皮细胞-间充质细胞转换）
endometrial carcinoma（子宫内膜癌,又称子宫体癌）
endometrial tissue island（内膜组织岛）
endosonographic imaging of adrenal gland（肾上腺内镜超声成像）
entropy focus criterion（熵中心标准）
excretory phase,EP（分泌期）
extraprostatic extension,EPE（前列腺癌包膜外侵犯）
echo planar imaging, EPI（回波平面成像,或平面回波成像）, spin echo-echo planar imaging, SE-EPI（T_2加权）, gradient echo-echo planar imaing, GE-EPI（重T_2加权）, inversion recovery echo planar imaging, IR-EPI（T_1加权）, echo planar imaging diffusion-weighted magnetic resonance imaging, EPI-DWI（扩散加权平面回波成像）
encapsulating peritoneal sclerosis, EPS（包裹性腹膜硬化症）
estrogen receptor,ER（雌激素受体）
enhancement rate,ER（早期强化率）
endorectal coil,ERC（直肠内线圈）
endoscopic retrograde cholangiopancreatography, ERCP（经内镜逆行胆胰管造影术）
extrarenal rhabdoid tumor, ERRT（肾外恶性横纹肌样瘤）
ERS（欧洲呼吸病学会）
endovascular stenting,ES（左肾静脉内支架置入术）
endolymphatic sac,ES（内淋巴囊）
Ewing' s sarcoma,ES（尤文肉瘤）
extended-spectrum beta-lactamase, ESBL（超广谱b内酰胺酶）
extracapsular spread,ESC（包膜外受侵）
extrapleura solitary fibrous tumor, E-SFT（胸膜外孤立性纤维瘤）
erythrocyte sedimentation rate,ESR（血沉）
endometrial stromal sarcoma, ESS（子宫内膜间质肉瘤）
endodermal sinus tumor, EST（内胚窦瘤）,又称为yolk sac tumor（恶性卵黄囊瘤）
European Society of Urogenital Radiology, ESUR（欧洲泌尿生殖放射学会）
end-systo1ic volume, ESV（收缩末期容量,或收缩末期容积）
ejection time,ET（射血时间）
endothelin-1,ET-1（内皮素-1）
enhancement-time curves,ETCs（增强-时间曲线）
echo train length, ETL（回波序列（链）长度）
EUS（增强超声）,EUS（声学造影超声）,endoscopic ultrasonography, EUS（内镜超声,超声内镜）, endosonography guided fine needle aspiration, EUS-FNA（内镜超声引导下行细针穿刺活检）
extracorporeal shock-wave lithotripsy,EWSL（体外冲击波碎石术）
exophytic growth（外植体生长）
EXU（排泄性肾盂造影）

F

faceless kidney（蒙面征）
fractional anisotropy, FA（部分各向异性,部分各向异性图,各向异性分数,各向异性分量,各向异性指数,各向异性比值）
flip angle,FA（反转角）
flow-sensitive alternating inversiong recovery, FAIR（流入敏感性交替反转恢复技术,血流敏感性的交替反转恢复）
flow sensitive alternating inversion recovery with an extra radiofrequency pulse, FAIRER（外在射频脉冲的的血流敏感性交替反转恢复）
flow-sensitive alternating inversion recovery exempting separate T_1 measurement, FAIREST（流速敏感交替反转恢复免除独立T_1测量）
fast acquisition with multiple excitation, FAME（多次激发快速采集技术）
fan backprojection（扇形束反投影）
familial adenomatous polyposis, FAP（家族性腺瘤性息肉病）
Fat saturation, FATSAT（脂肪饱和序列）,又称CHEMSAT/CHESS序列）
fetal bovine serum, FBS（胎牛血清）

fibrous cortical defect，FCD（纤维骨皮质缺损）

F-18 fluorocholine，FCH（^{18}氟胆碱）

Food and Drug Administration，FDA［（美国）食品及药物管理局］

fluorodeoxyglucose，FDG（脱氧葡萄糖，氟脱氧葡萄糖），F-18 fluorodeoxy-D-glucose，FDG（^{18}氟脱氧葡萄糖），^{18}F-fluorodeoxyglucose，^{18}F-FDG（^{18}F-氟脱氧葡萄糖），fluorodeoxyglucose，

FDG（脱氧葡萄糖），

FDG（2-[fluorine-18]fluoro-2-deoxy-D-glucose）-PET成像

2-^{18}F-fluolo-2-deoxy-D-glucose，^{18}F-FDG（葡萄糖同功异质体）

finite element，FE（有限元），finite element analysis，FEA（有限元分析法）

field echo，FE（场回波）

fiberoptic endoscopy，FE（纤维内镜）

γ-Fe_2O_3（磁赤铁矿），Fe_3O_4（磁铁矿）

Feridex（菲立磁）

ferumoxides（超顺磁性氧化铁），Ferumoxides 或 SPIO（超顺磁性三氧化二铁制剂），

Ferumoxtran-10 或 US-PIOs（超小超顺磁性三氧化二铁制剂）

fat embolism syndrome，FES（脂肪栓塞综合征）

full field digital mammography，FFDM（全视野数字化乳腺摄影，全数字化乳腺摄影）

fast field echo，FFE（快速梯度回波）

^{18}F-FET（氟代乙基酪氨酸）

fast Fourier transform，FFT（快速傅里叶变换）

反映 ^{18}F-FLT（肿瘤细胞增殖能力）、^{18}F-FMISO（乏氧能力）、^{18}F-FES（受体异常表达）等新型特异性正电子显像剂

^{18}F-fluorodopamine（^{18}F-氟多番）

^{18}F-FMISO（^{18}F-氟硝基咪唑）

focal ground glass opacity，fGGO（局灶性磨玻璃密度影）

fast gradient echo，FGRE（快速梯度回波）

free induction decay，FID（自由感应衰减），free induction decay signal，FID（自由感应衰减信号）

balance steady state free precession，B-SSFP（平衡稳态自由进动），不同厂家分别称为快速平衡稳态成像，稳态采集快速成像，快速 T_2WI 序列即快速稳态进动采集序列，快速成像稳态采集，三维稳态进动快速成像，快速稳态自由进动序列，fast imaging employing steady-state acquisition，FIESTA（快速稳态进动成像）；fast imaging with steady-state precession，FISP（稳态进动快速成像）和真实稳态自由进动，真稳态进动快速序列，true fast imaging with steady-state precession，true FISP 和 three-dimensional Fourier transformation，3DFT（真实稳态自由进动序列））；平衡稳态自由进动序列在 Siemens 称为 True FISP，在 GE 称为 FIESTA，在 Philips 称为平衡快速场回波（B-FFE）

International Federation of Gynecology and Obstetrics，FIGO（国际妇产科协会，世界妇产科联合会，国际妇产科联盟）

fast inversion recovery motion insensitive，FIRM（快速反转恢复运动抑制，快速 T_1WI 即反转恢复运动抑制序列）；fast inversion recovery motion insensitive T_1WI，FIRM T_1WI（快速反转恢复运动抑制 T_1WI）；2D FIRM（二维快速反转恢复运动抑制序列）

fluorescein isothiocyanate，FITC（异硫氰酸荧光素）

finite lymphangiectasia，FL（局限性淋巴管扩张症）

Flank stripe（肋带）

fluid-attenuated inversion reeovery，FLAIR［液体衰减反转恢复成像，液体抑制的（流动衰减）反转恢复，液体衰减反转恢复序列］

fast low angle shot，FLASH（快速小角度激发）

fibrolamellar carcinoma，FLC（纤维板层肝细胞癌），纤维板层型肝细胞癌，fibrolamellar hepatocellular carcinoma，FL-HCC（肝纤维板层样肝癌）

fatty liver disease，FLD（脂肪性肝病）

floating shape（漂浮状伪影）

flythrough（漫游）

fibromuscular dysplasia，FMD（纤维肌层发育不良，肌纤维发育不良）

fast multiplanar spoiled gradient-echo，FMPSPGR（快速多层面扰相梯度回波）

false negative，FN（假阴性），false negative fraction，FNF（假阴性概率）

focal nodular hyperplasia，FNH（肝局灶性结节性增生）

functional magnetic resonance imaging，fMRI（功能磁共振成像）

FMRU（功能 MRU）

fine needle aspiration, FNA（细针穿刺活检）
Fothergill 征（腹直肌的肿块）
field of view, FOV（视野）
flat panel detector, FPD（平板探测器）
false positive，FP（假阳性），false positive fraction，FPF（假阳性概率）
free receiver operating characteristic，FROC（无条件限制性 ROC）
framingham risk score, FRS（Framingham 危险积分）（有关冠心病）
FS（脂肪抑制技术）
flow-sensitive dephasing，FSD（血流敏感散相，血流敏感梯度）
FSD-bSSFP（平衡稳态自由进动序列非增强 MRA），balance steady-state free precession，bSSFP（平衡稳态自由进动）
fast spin echo，FSE（快速自旋回波），fast spin echo sequence，FSE（快速自旋回波序列）
fast spin echo T_2 weighted imaging，FSE-T_2WI（快速自旋回波 T_2WI）
fast turbo spin echo，FSE（呼吸触发快速自旋回波）
FSH（卵泡刺激素）
FSPGR（快速损毁梯度重聚）序列
FT 图（扩散张量的示踪图），fiber tractography，FT（纤维束示踪技术图）
fast spin-echo triple-echo dixon，fTED（快速自旋回波三元回波）
5-FU/FA（5- 氟尿嘧啶 / 夫西地酸）
functional ovarian cysts（功能性卵巢囊肿，包括卵泡囊肿、黄体囊肿、部分出血性囊肿，故又称卵巢的 physiologic cysts（生理性囊肿）
Functool CSI 或 Functool Performance（前列腺波谱分析专用软件）
full width at half maximum，FWHM（全宽半高值）

G

γ-GABA（γ- 氨基丁酸）
glyceraldehyde-3-phosphate dehydrogenase，GAPDH（三磷酸甘油醛脱氢酶）
Gardner 综合征（多发结肠息肉病、腹部侵袭性纤维瘤病、骨瘤、纤维瘤、表皮样囊肿）
Gartner 管（加特纳管），Gartner' s duct cyst（加特纳管囊肿），中肾管囊肿，又名卵巢冠囊肿，或 Gartner 囊肿
gastroschisis（腹裂）
Gaussian pulse（高斯脉冲）
gastric antral vascular ectasia，GAVE（胃窦血管扩张症）
giant cell interstitial pneumonia，GCIP（巨细胞间质性肺炎）
germ cell neoplasia in situ，GCNIS（睾丸原位生殖细胞瘤）
GCS（国际妇癌协会）
Gadobcnatc；Gd-BOPTA（钆贝葡胺，贝酸二甲葡胺钆）
Gd-DOTA（钆特酸葡甲胺）
钆与 MRI 相结合（有时与 MRA 或 MRU，分别称为 Gd-MRA、Gd-MRU）
Gd-MRU（增强 -MRU），也称为 FMRU（功能 MRU）
Gadolinium diethylenetriamine pentaacetic acid，Gd-DTPA（钆喷替酸葡甲胺，钆 - 二乙烯五胺乙酸，二乙三胺五醋酸钆）
Gd-gadolinium excretory MR urography（Gd 排泄性 MRU）
Gd-PBCA-NP（Gd-DTPA 聚氰基丙烯酸正丁酯纳米微粒）
Smartprep，GE（智能跟踪增强技术）
geminoma（生殖细胞瘤）
Gerota（格罗塔）筋膜，格氏筋膜；肾前筋膜又称 Gerot 筋膜，肾后筋膜又称 Zuckerkandl 筋膜，
肾前、后筋膜统称为 Gerota 筋膜
GFAP（血管周围瘤细胞胶质纤维酸性蛋白，胶质纤维酸性蛋白，免疫组织化学检查内容之一）
glomerular filtation rate，GFR（肾小球滤过率），estimated GFR，eGFR（肾小球滤过率的估计值）
ganglioglioma，GG（神经节细胞胶质瘤，以往称为节细胞胶质瘤）
ground-glass opacity，GGO（磨玻璃密度影），simple GGO or pure GGO（单纯磨玻璃影）或者 nonsolid nodule（非实性结节）；pure GGO，pGGO（纯磨玻璃影）；complex GGO（混杂磨玻璃影）或 sub-solid nodule（亚实性结节）；mixed GGO（混合性磨玻璃影）
gamma glutamyl transferase，GGT（γ 谷氨酰转肽酶）
ghosting artifacts（幻影伪影）

gastrointestinal mesenchymal tumor, GIMT(胃肠道间叶源性肿瘤)

gastrointestinal stromal tumor, GIST(胃肠道间质瘤)

消化道以外的腹腔软组织如网膜、肠系膜、腹膜后等处亦可发生与 GIST 形态、免疫表型及分子遗传特征类似的肿瘤,称为 EGIST

gray-level co-occurrence matrix, GLCM(灰度共生矩阵)

Gleason grade(癌灶的侵袭性格里森分级), Gleason 评分(肿瘤的病理分级)

globus pallidus(苍白球)

glomus tumor(血管球瘤)

Glu/Gln(谷氨酸和谷氨酰胺,代表神经递质), glutamate, Gln(谷氨酸盐), Glutarate, Glu(谷氨酸), glutamic acid, Glu(谷氨酸), Glx(谷氨酸盐), Glx(谷氨酰胺和谷氨酸复合物)

Glyu(糖和糖元复合物)

ganglioneuroma, GN(节细胞神经瘤,神经节细胞瘤,节细胞神经纤维瘤,良性节细胞神经瘤)

ganglioneuroblastoma, GNB(节细胞神经母细胞瘤,节细胞成神经细胞瘤,包括混合型及结节型)

gonadotropin-releasing hormone, Gn-RH(促性腺激素释放激素)

gynecologic oncology group, GOG(美国妇科肿瘤学组)

gossypiboma(纱布瘤)

gastroesophageal varices, GOV(胃食管静脉曲张)

磷脂降解产物[包括 GPC(甘油磷酸胆碱)和 GPE(甘油磷酸乙醇胺)]

grading of recommendations assessment development and evaluation, GRADE(推荐分级的评估,制定与评价)

generalized autocalibrating partialy parallel acquisitions, GRAPPA(全面自动校准部分并行采集)

golden-angle radial sparse parallel, GRASP(一种新的 DCE-MRI 序列)

grating(光栅)

gradient echo, GRE(梯度回波,梯度回波序列), gradient echo, GE(梯度回波), gradient-echo plannar imaging, GRE-EPI(梯度回复回波 - 回波平面成像)

gradient and spin echo, GRASE(梯度自旋回波), gradient spin-echo, GSE(梯度自旋回波)

gradient inversal pulse(梯度翻转脉冲)

gradient magnetic field(梯度磁场)

gradient phase dispersion(梯度相位发散), gradient phase effect(梯度相位效应)

GRGCS(日本胃癌规约)

Grynfelt 疝(腰上三角疝)

Gleason Score, GS(Gleason 评分)

Grayscale standard Display Function, GSDF(灰阶标准显示函数)

gestational trophoblastic disease, GTD(妊娠滋养细胞疾病), gestational trophoblastic neoplasms, GTN(妊娠滋养细胞肿瘤)

graft versus host disease, GVHD(移植物抗宿主病)

H

haemangiopericytoma, HA(血管周细胞瘤)

hyaluronic acid, HA(透明质酸), serum hyaluronic acid, HA[血清透明质酸(肝纤维化的一种标志物)]

hepatic alveolar echinococcosis, HAE(泡性肝包虫病)

half-Fourier Imaging(半傅里叶成像), half Fourior Acquisition(半傅里叶采集)

hepatic arteriohepatic-venous shunting, HAHVS(肝动脉 - 肝静脉分流)

hepatic arterioportal-venous shunting, HAPVS(肝动脉 - 门静脉分流)

half-Fourier acquisition single-shot turbo-SE, HASTE(半傅里叶采集单次激发快速自旋回波), half-Fourier acquisition single shot turbo spin-echo, HASTE(半傅里叶采集单次激发快速自旋回波), HASTE(half-fourier single-shot turbo spin-echo), half-Fourier acquisition singl-shot turbo spin-echo sequence, HASTE(半傅里叶采集单次激发快速自旋回波序列,半傅里叶单次激发快速自旋回波)

hepatitis A virus, HAV(甲型肝炎病毒)

hepatic arteriovenous shunting, HAVS(肝动静脉分流)

抗 -HBc(乙型肝炎核心抗体),抗 -Hbe(乙型肝炎 e 抗体),抗 -HBs(乙型肝炎表面抗体)

global hepatic blood inflow, HBF(全肝血流量)

histoplasma capsularum, HC(荚膜组织胞浆菌)

hilar cholangiocarcinoma，HCCA（肝门部胆管癌）

HCFA（美国医保财政管理局）

human chorionic gonadotropin，HCG（人绒毛膜促性腺激素，绒毛膜促性腺激素）

hypertrophic cardiomyopathy，HCM（肥厚型心肌病）

HDL（高密度脂蛋白），LDL（低密度脂蛋白）

HD MR（高分辨力磁共振成像仪）

hematoxylin eosin，HE 染色（苏木素 - 伊红染色）

hemolysis，elevated liver enzymes，and low platelet count，HELLP 综合征（溶血、肝酶升高和低血小板综合征）

hemangiopericyte sarcoma（血管外皮肉瘤），也称 malignant hemangiopericytoma，MH（恶性血管外皮瘤），又称血管周细胞瘤

hematocrit effect（血球压积效应）

hemihypertrophy（偏身肥大）

hemorrhagic cyst（出血性囊肿）

heterotaxy syndrome（器官变异综合征）

high grade dysplasitic nodule，HGDN（高级别异形增生结节）

HGPIN（高度前列腺上皮内瘤），LGPIN（低度前列腺上皮内瘤）

hereditary hemorrhagic telangiectasia，HHT（遗传性出血性毛细血管扩张症），又名 Osler-Weber-Rendu 综合征

hypoxic-ischemic encephalopathy，HIE（新生儿缺氧缺血性脑病）

HIF（缺氧诱导因子）

high intensity focused ultrasound，HIFU（高强度聚焦超声）

Hill-sachs 病变（肱骨后外侧骨质病变），反 Hill-sachs 病变（肱骨头前内侧骨质病变）

hypoxic-ischemic injury，HII（缺氧缺血损伤）

hospital information system，HIS（医院信息系统）

human immunodeficiency virus，HIV（人免疫缺陷病毒，人类免疫缺陷病毒）

human leukocyte antigen，HLA（人类白细胞抗原）

hereditary leiomyomatosis and renal cell carcinoma syndrome-associated RCC，HLRCC-associated RCC（遗传性平滑肌瘤病和肾细胞癌综合征相关性肾细胞癌）

HMB45（黑色素瘤特异性抗体）

hyaline membrane disease，HMD（肺透明膜病），又称 neonatal respiratory distress syndrome，NRDS（新生儿特发性呼吸窘迫综合征）

holes or pierced surface（破口）

Homer-Wright（菊形团）

^{1}H proton magnetic resonance spectroscopy，^{1}H-MRS（氢质子磁共振波谱，质子磁共振波谱）

high-resolution magic angle spinning ^{1}H MR spectroscopy，HRMAS-^{1}H MRS（高分辨魔角旋转磁共振质子波谱）

high-resolution magic angle spinning MR spectroscopy，HRMAS MRS（高分辨魔角旋转磁共振波谱）

Homer-Wright rosettes（霍 - 赖玫瑰花团结构）

helicobacter pylori，Hp（幽门螺旋杆菌，幽门螺杆菌）

hemangiopericytoma，HPC（血管外皮细胞瘤）

histoplasmosis，HP（组织胞浆菌病）

HRA（手运动区）

high resolution CT，HRCT（高分辨率 CT）

hemodynamic response function，HRF（血流动力反应功能）

high-resolution MR，HRMR（高分辨率 MR）

horse-radish peroxidase，HRP（辣根过氧化物酶）

hepatorenal syndrome，HRS（肝肾综合征）

HSC（造血干细胞），hematopoietic stem cell transplantation，HSCT（造血干细胞移植）

HSE（Hahn 自旋回波）

hysterosalpingography，HSG（子宫输卵管造影，X 线子宫输卵管造影）

5-HT（5- 羟色胺）

human herpes simplex virus，HSV（单纯疱疹病毒）

Hounsfield unit，HU（X 线衰减系数，CT 值单位），ΔHU（增强前后组织的密度差值）

half value layer，HVL（半价层）

hydrosalpinx（输卵管积水）

I

^{123}I-GLP-1（胰高糖素样肽）

iliac artery，IA（髂动脉）

inflammatory abdominal aortic aneurysms，IAAAs（炎性腹主动脉瘤）

immunoglobulin G4-associated cholangitis，IAC（IgG4 相关性胆管炎）

internal abdominal hernia，IAH（腹内疝）

IAP（国际病理学会）

The International Association for the Study of Lung Cancer, IASLC(国际肺癌研究会,国际肺癌研究协会,国际肺癌研究联合会)

$IAUC_{60}$(注射对比剂 60 s 后曲线下面积)

inflammatory bowel disease, IBD(炎症性肠病)

International-Club of Asates, ICA(国际腹水俱乐部)

ICC(间质细胞)

intrahepatic cholangiocarcinoma, ICC(肝内胆管细胞癌)

IDCS(指突状树突细胞肉瘤)起源于淋巴组织中的IDC(指突状树突细胞),又称为IRCS(指突状网状细胞肉瘤)、ICS(指突状细胞肉瘤)

intracavernous injection test, ICI(海绵体注射试验)

idiopathic demyrlinating optic neuritis, IDON(特发性脱髓鞘性视神经炎)

incidentally detected prostate carcinoma, IDPC(前列腺偶发癌)

interictal epileptiform discharges, IEDs(发作间期痫样放电)

internal endometriosis, IEM(内在性子宫内膜异位)

IEPI(隔行扫描 EPI)

IFIR-FIESTA(流入反转恢复稳态自由进动序列)

interferon, IFN(干扰素)

interstitial fluid pressure, IFP(间质液压)

immunoglobulin, Ig(免疫球蛋白)

International germ cell consensus classification, IGC-CCC(国际生殖细胞分期法)

intrahepatic content of lipid, IHCL(肝内脂质含量)

infantile hepatic hemangioendothelioma, IHHE(婴儿型肝脏血管内皮细胞瘤)

Inverse iterative correction, IIC(逆向迭代修正法)

idiopathic interstitial pneumonia, IIP(特发性间质性肺炎)

intestinal lymphangiectasia, IL(小肠淋巴管扩张症)

interleukin, IL(白细胞介素), IL-6(白细胞介素 6)

inner medullary blood flow, IMBF(内髓血流量)

intramural hematoma, IMH(主动脉壁内血肿)

inflammatory myofibroblastic tumor, IMT(炎性肌纤维母细胞瘤),曾称为炎性假瘤、肌纤维母细胞瘤、肺外炎性假瘤、浆细胞假瘤、组织细胞瘤、假性淋巴瘤、纤维黄色瘤、炎性纤维肉瘤、浆细胞肉芽肿、炎症性肌纤维母细胞瘤、炎性成肌纤维细胞瘤和黄瘤性炎性假瘤; intestine inflamematory myofibroblastic tumor, IMT(小肠炎性肌纤维母细胞瘤)

IMT(颈总动脉内中膜厚度)

infrarenal space(肾下间隙)或 infraconal space(锥下间隙)

insufficiency fracture(微细骨折或应力性骨折)

interfascial plane(筋膜间平面), interfascial space(筋膜间间隙)

intercalated cell(暗细胞)

intratubular testicular bodies(小管内睾丸小体)

International Neuroblastoma Risk Group, INRG(国际神经母细胞瘤危险度分级)

in-phase, IP(同相位)

invasive pulmonary aspergillosis, IPA(侵袭性肺曲霉菌病)

idiopathic pulmonary fibrosis, IPF(特发性肺纤维化),亦即 UIP(usual interstitial Pneumonia, UIP)

intraductal papillary mucinous carcinoma, IPMC(导管内乳头状黏液腺癌)

idiopathic pneumonia syndrome, IPS(特发性肺炎综合征)

image quality control system, IQCS(影像质量控制系统)

insuline resistance, IR(胰岛素抵抗)

Inversion-Recovery, IR(反转恢复序列)

impulse residue function, IRF(推动剩余函数)

time of arrival, IRF To(对比剂到达时间)

idiopathic retroperitoneal fibrosis, IRF, IRPF(特发性腹膜后纤维化)

image selected in vivo spectroscopy, ISIS(图像选择活体波谱)

isolated lipodystrophy(孤立性脂肪营养不良)

isotropy(各向同性)

International Society of Urological Pathology, ISUP(国际泌尿病理学会)

IUCD(宫内节育器)

inferior vena cava reflux sign, IVCRS(下腔静脉返流征)

iliac vein compression syndrome, IVCS(髂总静脉受压综合征,髂静脉受压综合征),也称 Cockett 综合征,或 May-Thurner 综合征

intravoxel incoherent motion, IVIM(体素内不相干运动),双指数模型,又称 intravoxel incoherent motion Modeling, IVIM(体素内不相干模型)

intravenous pyelography, IVP（静脉肾盂造影）

intravenous leiomyomatosis, IVL（静脉内平滑肌瘤病）, intravenous leiomyomatosis, IVL（下腔静脉平滑肌瘤病）

intravenous urography, IVU（排泄性静脉尿系造影，静脉尿系造影）

J

jagged edges（锯齿状）

JAMA（美国医学会杂志）

juxtaglomerular cell tumor of the kidney, JGCT（肾球旁细胞瘤）, juxtaglomerular cell tumor, JGCT（肾球旁细胞瘤，球旁细胞瘤），又名肾素瘤，亦称为 hemangiopericytoma（血管外皮细胞瘤）或 reninoma（肾素瘤）

judgment of line orientation test, JLOT（直线方向判断测试）

junctional zone，JZ [结合带（子宫），联合带]

K

Kaposi（卡波西）肉瘤

Kasabach-Merritt syndrome（巨型血管瘤伴血小板减少症）

Kawasaki disease, KD（川崎病），又称皮肤黏膜淋巴结综合征

kidney disease outcome quality initiative, K/DOQI（肾脏病生存质量指导）

K_{ep}（运动速度常数）

ketamine（氯胺酮）

Kimura 病（嗜酸性淋巴肉芽肿，又称木村病）

KPS（通透性参数图）

klebsiella rhinoscleromatis，KR（克雷伯鼻硬结杆菌）

K^{trans}（容积转移常数）

Krukenberg' s tumor（卵巢转移癌，即库肯勃瘤，是指来自胃肠道癌的卵巢种植性转移癌）

Kulchisky 细胞（消化道和支气管黏膜腺体的嗜银细胞）

L

lymphangioma，LA（淋巴管瘤）

lactate，Lac（乳酸），Lacticacid，Lac（乳酸）

left anterior descending, LAD（左前降支）, left circumflex, LCX（左回旋支）, left main artery, LMA（左主干）

Ladd 带（伴发于肠旋转不良的异常腹膜带）

lymphangiomyoma（淋巴管肌瘤），曾称为 intrathoractic angiomatous hyperplasia（胸腔内血管瘤样增生）和 lymphangiopericytoma（淋巴管外皮瘤）

lymphangiomyomatosis（淋巴管肌瘤病）

lymphangioleiomyomatosis, LAM（淋巴管平滑肌瘤病，又称淋巴管平滑肌瘤、淋巴管肌瘤病、淋巴管瘤病、淋巴管平滑肌增生症、或淋巴管血管平滑肌增生症）

Landzert 隐窝（左侧十二指肠旁隐窝）

Larmor frequency（拉莫尔频率）

liver acquisition with volume acceleration, LAVA（肝脏加速容积采集技术，三维容积超快速，肝脏三维容积超快速多期动态增强成像技术，肝脏容积加速采集，肝脏加速容积采集，肝脏快速容积扫描，肝容积采集加速序列，肝脏快速容积成像序列，肝脏三维容积超快速多期动态增强成像技术，肝脏三维容积超快速采集成像）

laparoscopic ultrasonography（腹腔镜超声显像）

lateral ligament（膀胱侧韧带）

lateroconal fascia（锥侧筋膜），锥侧筋膜间的 lateroconal plane（锥侧筋膜平面）；lateroconal space（侧锥筋膜间隙）

LAVH（腹腔镜辅助的阴式子宫切除术）

Liquid Crystal Display, LCD（平面显示器）

Langerhans cell histiocytosis, LCH（朗格汉斯细胞组织细胞增生症），即 Langerhans 细胞组织细胞病，以前曾称为 HX（组织细胞增多症 X）。可分为 Letterer-Siwe disease, LSD，即勒 - 雪综合征（勒 - 雪病）、Hand-Schuller-Christian disease，韩 - 薛 - 柯病，HSCD，即韩 - 薛 - 柯综合征（黄脂瘤病）和 eosinophilic granuloma, EG，即嗜伊红细胞肉芽肿（嗜酸细胞性肉芽肿）3 型

laser capture microdissection，LCM（激光捕获显微切割技术）

low-dose CT，LDCT（低剂量 CT），low dose computed tomography，LDCT（低剂量 CT）

lactate dehydrogenase, LDH, lactic dehydrogenase, LDH（乳酸脱氢酶）

lumbar disc herniation，LDH（腰椎间盘突出）

laparoscopic ultrasonography（腹腔镜超声显像）

low density lipoprotein，LDL（低密度脂蛋白）

living donor liver transplantation, LDLT(活体肝移植)

low-dose digital radiogrophic device, LDRD(低剂量数字X线机)

low-grade endometrial stromal sarcoma, LGESS(低级别的子宫内膜间质肉瘤)

LH(黄体生成素)

lumbar intervertebral foramen, LIF(腰椎间孔)

laser imaging fluorescence endoscopemeter, LIFE(荧光支气管镜)

180ºlinear interpolation(180º线性内插法)

Lipid, Lip(脂质,脂肪)

lymphocytic interstitial pneumonia, LIP(淋巴细胞型间质性肺炎)

lipogranuloma of the mesentery(肠系膜脂肪肉芽肿)

lung-to-liver signal intensity ratio, LLSIR(肺肝信号强度比)

lupus mesenteric vasculitis, LMV(狼疮肠系膜血管炎)

LMVD(微淋巴管密度)

laminin, LN(层黏连蛋白,层黏蛋白)

lymph node micrometastase, LNMM(淋巴结微转移)

lymphotropic nanoparticle enhanced MR imaging, LN-MRI(磁共振纳米颗粒淋巴结增强成像)

lobar dysmorphism(肾叶的同质异形)

loss of heterozygosity, LOH(杂合性缺失)

Losartan, 氯沙坦(科素亚)

LP/cm(线对)

leiomyomatosis peritonealis disseminate, LPD(播散性腹膜平滑肌瘤病)

lipopolysaccharide, LPS(脂多糖)

living renal donors, LRDs(活体肾捐赠者)

L/S(最长径和最短径之比)

large vestibular aqueduct syndrome, LVAS(大前庭水管综合征)

left ventricular end diastolic volume, LVEDV(左室舒张末期容积), left ventricular end systolic volume, LVESV(左室收缩末期容积), left ventricular ejection fraction, LVEF(左室射血分数), left ventricular myocardial mass, LVMM(左室心肌质量), left ventricular single-shot volume, LVSV(左室每搏输出量)

LVI(微淋巴管浸润)

LYVE-1(淋巴管内皮细胞特异标记物,淋巴管特异抗体,淋巴管内皮透明质酸受体-1)

M

metanephric adenoma, MA(后肾腺瘤), metanephric adenofibroma, MAF(后肾腺纤维瘤)

mycobacterium avium intracellulare, MAC(鸟-细胞内分枝杆菌复合体,分枝杆菌复合体,鸟型胞内分支杆菌复合体)

mean apparent diffusion coefficient, mADC(平均表观扩散系数值)

Madelung 综合征,又称 Launois-Bensaude 病、benign symmetric lipomatosis, BSL(良性对称性脂肪瘤病)、多发性对称性脂肪瘤病、肥颈综合征等

mucosa associated lymphoid tissue, MALT(黏膜相关淋巴组织淋巴瘤)

mean arterial pressure, MAP(平均动脉压)

major aortopulmonary collateral arteries, MAPCAs(主肺动脉侧枝动脉)

macrovesicular steatosis, MaS(大泡性脂肪变性)

Matched image filter(图像匹配过滤,图像匹配过滤法)

maximum slope of decrease(最大下降斜率)

May-Thurner syndrome 或 Cockett syndrome(髂静脉压迫综合征)

myocardial bridging, MB(心肌桥), myocardial bridge, MB(心肌桥)

medulloblastoma, MB(髓母细胞瘤)

mucinous cystadenoma, MC(卵巢黏液性囊腺瘤)

mural coronary artery, MCA(壁冠状动脉)

MCAO(阻塞一侧大脑中动脉), tMCAO(短暂性大脑中动脉阻塞); pMCAO(永久性大脑中动脉阻塞)

multicystic dysplastic kidney, MCDK(多囊性肾发育不良)

mild cognitive impairment, MCI(轻度认知损害,轻度认知功能障碍)

multilocular cystic renal cell carcinoma, MCRCC(多房囊性肾癌,多房囊性肾细胞癌),又称做多房性透明细胞肾细胞癌、肾多房囊性细胞癌

multilocular cystic nephroma, MCN(多房囊性肾瘤),曾称为肾淋巴管瘤、局灶性多囊肾、囊性错构瘤、囊性部分分化性的肾母细胞瘤或囊性肾母

细胞瘤等。目前,比较统一的名称为多房囊性肾瘤或良性多房囊肿

mean diffusivity, MD(平均扩散系数,平均扩散度,平均扩散率值)

multi-slice helical CT(多层螺旋 CT), multirow detector CT,MDCT(多列探测器 CT), multidetector CT, MDCT(多探测器螺旋 CT), multidetector-row spiral CT,MDCT(多层螺旋 CT),multidetector row computed tomography, MDCT(单源多层 CT)

multi detector spiral CT angiography, MDCTA(多排螺旋 CT 血管成像)

multi-drug resistance,MDR(多重耐药)

modification of diet in renal disease, MDRD(肾脏疾病饮食修正)

myelodysplastic syndrome,MDS(骨髓异常增生综合征,骨髓增生异常综合征)

medusa head(海蛇头)

Megacystis(巨大膀胱)一词已代替旧词 megalobladder

Meigs 综合征(亦称麦格综合征,为卵巢良性肿瘤伴发胸水,卵泡膜细胞瘤合并胸、腹水)

Multiple endocrine neoplasia,MEN(多发性内分泌腺瘤病,多发性内分泌肿瘤), multiple endocrine neoplasm syndrome,MENS(多发性内分泌肿瘤综合征), multiple endocrine neoplasia type 1, MEN1(多发内分泌肿瘤 1 型),又称 Wermer 综合征; multiple endocrine neoplasia type 2, MEN2(多发内分泌肿瘤 2 型)

mesenteric lipodystrophy(肠系膜脂肪营养不良)

mixed epithelial and stromal tumor of the kidney, MEST, MESTK(肾混合性上皮间质瘤,肾脏混合性上皮间质肿瘤),又称成人中胚叶肾瘤、具有卵巢样间质的多囊性肾瘤、肾盂囊性错构瘤和成人囊性型肾母细胞瘤

methionine,MET(甲基蛋氨酸)

metanephric adenoma(后肾腺瘤,间肾腺瘤),亦称为 nephrogenic adenofibroma(肾原性腺纤维瘤)或 embryonal adenoma(胚胎型腺瘤)

Methylene(亚甲基)

metabolic syndrome,MetS(代谢综合征)

methemoglobin(正铁血红蛋白)

metanephric fibroma, MF(后肾纤维瘤)或称 metanephric stromaltumor,MST(后肾基质瘤)

metaphseal fibrous defect,MFD(干骺端纤维缺损)

malignant fibrous histiocytoma, MFH(恶性纤维组织细胞瘤)

major histocompatibility complex, MHC(主要组织复合体,主要组织相容性复合物)

micro-HCC,MHCC(微小肝癌)

myo-insitol,MI(肌醇)

MIA 综合征(营养失调 - 炎性 - 动脉硬化综合征)

^{131}I-metaiodobenzylguanidine, MIBG(间位碘代苄胍,间位碘卞胍)

micro-MRI(高分辨显微 MRI)

硬化性涎腺炎(包括 Mikuliez' s 病和 Kuttner' s 瘤)

myo-inosito1,MI(肌醇)

MION(单晶氧化铁)

mismatch artifacts(失谐伪影)

maximum inten-sity projection, MIP(最大密度投影),MIP(最大信号强度投影)

minimum intensity projection, MinIP(最小密度投影,最小信号强度投影,最小强度投影)

misty mesentery(模糊肠系膜,肠系膜浑浊)

microphthalmia transcription factor, MiT(小眼畸形转录因子)

MiT family translocation carcinomas(家族性 MiT 易位性癌)

mixed epithelial and stromal tumours, MEST(混合性上皮和间质肿瘤)

mean kurtosis,MK(平均峰度)

mycobacterium kansasii,MK(堪萨斯分支杆菌)

the maximal long-axis diameter, MLAD(淋巴结最大长轴直径), the maximal short-axis diameter, MSAD(淋巴结最大短轴直径), MSAD/MLAD=淋巴结直径比 = 淋巴结最大短轴直径 / 淋巴结最大长轴直径

medio-lateral oblique,MLO(内外侧斜位)

MLs(流动脂类)

myxoid liposarcoma, MLS(黏液性脂肪肉瘤), pleomorphic liposarcoma, PLS(多形性脂肪肉瘤), round-celled liposarcoma, RCLS(圆形细胞脂肪肉瘤), well differentiated liposarcoma, WD(高分化脂肪肉瘤), dedifferentiated liposarcoma, DL, DDLS(去分化脂肪肉瘤), lipoma-like liposarcoma, LLS(脂肪瘤样脂肪肉瘤), sclerosing liposal-

coma，SLS（硬化性脂肪肉瘤）
MM（心肌质量＝心肌的体积 × 心肌的密度）
multiple myeloma，MM（多发性骨髓瘤）
malignant myoepithelioma，MME（恶性肌上皮瘤），也称 myoepithelial carcinoma，MC（肌上皮癌）
modern medical imaging，MMI（现代医学影像学）
malignant mullerian mixed tumor，MMMT（恶性苗勒管混合瘤，恶性苗勒氏管混合瘤），又称 malignant mixed mesodermal tumor，MMMT（恶性中胚叶混合瘤），或癌肉瘤
matrix metallopotienases，MMP，MMPs（基质金属蛋白酶，金属蛋白酶）
multifocal micronodular pneumocyte hyperplasia，MMPH（多灶性微结节性肺细胞增生）
multiphase-multisection single-shot FSE，MM-SSFSE（多期多层单激励快速自旋回波技术）
mesoblastic nephroma，MN（中胚叶肾瘤）
monomicrobial nonneutrocytic bacterascites，MNB（中性粒细胞不增高单株细菌性腹水）
moments method（瞬间法）
肝周间隙后部的 Morison 陷窝，即肝肾隐窝
meconium peritonitis，MP（胎粪性腹膜炎）
mesenteric panniculitis，MP（肠系膜脂膜炎）
myocardial performance index，MPI（心肌运动指数）
multi-parametric MRI，Mp-MRI（多参数 MRI），multiparametric MRI，mpMRI（多参数磁共振）
malignant peripheral nerve sheath tumors，MPNST（恶性周围神经鞘肿瘤，恶性外周神经鞘瘤）
multiplanar volumetric reformatting，MPVR（多层面容积重建，多平面容积重组）
multiplanar reformat，MPR（多平面重建），multiplanar reformation，MPR（多平面重组），multi-plane reconstruction，MPR（多平面重建），multiplanar reconstruction，MPR（多层面重建）
magnetic resonance angiopraphy，MRA（磁共振血管成像）
time resolved 3DMRA（连续采集不同时间点的 3D MRA）
magnetic resonance cholangiopancreatography，MRCP（磁共振胆胰管成像）
MR dacryocystography，MRD（MR 泪道成像）
magnetic resonance elastography，MRE（MR 弹性成像，磁共振弹性成像技术）
magnetic resonance hysterosalpingography，MR-HSG（磁共振子宫输卵管成像）
MR hydrography（磁共振水成像）
Mayer-Rokitansky-Kuster-Hauser（MRKH）综合征（先天性子宫阴道缺如综合征）
MR myocardial perfusion imaging，MRMPI（MR 心肌灌注成像）
MR pulmonary perfusion，MRPP（磁共振肺灌注）
modified RPW，mRPW（改良相对廓清率）
magnetic resonance renoglam，MRR（磁共振肾图）
magnetic resonance spectroscopic，MRS（磁共振波谱）；多体素 MRS，又称为 magnetic resonance spectroscopic imaging，MRSI（MR 波谱成像）或 chemical shift imaging，CSI（化学位移成像），single-voxel MR spectroscopy （单体素 MRS），multi-voxel MR spectroscopy （多体素 MRS）；multi voxel spectroscopy，MVS（多体素波谱），也称为 MRSI；three-dimensional proton MR spectroscopic imaging，3D MRSI（3D 氢质子磁共振波谱成像）
malignant thabdoid tumor of kidney，MRTK（肾恶性横纹肌样瘤）
magnetic resonance urography，MRU（磁共振尿系成像）
magnetic resonance virtual cholangioscopy，MRVC（MR 胆系仿真内镜）
MR Venography，MRV（MR 静脉成像法）
MRVE（磁共振仿真内镜）
maximal slope，MS（最大坡度）
metabolic syndrome，MetS，MS（代谢综合征）
multislice helicalCT，MSCT（多层螺旋 CT）
multislice spiral computed tomography enterography，MSCTE（多层螺旋 CT 小肠造影）
MSCTVE（仿真内镜）
maple syrup urine disease，MSUD（枫糖尿病）
MSVR（容积重建）
mucinous tubular and spindle cell carcinoma（黏蛋白管状和梭形细胞癌），MTSCCa（肾黏液样小管状及梭形细胞癌）
malignant triton tumor，MTT（恶性蝾螈瘤）
mean transit time，MTT（平均通过时间）MTT=BV/BF
methotrexate，MTX（甲胺喋呤）

Müllerian duct（中肾旁管，米勒管，副中肾管，Müller管，苗勒管）；Müllerian 管系统（以后变为输卵管）；Müllerian 囊肿（苗勒囊肿）

multilocular cystic renal tumor（多房囊性肾肿瘤），multilocular cystic nephroma（多房囊性肾瘤）

multilocular cystic renal neoplasm of low malignant potential（低度恶性多房囊性肾肿瘤）

multilocular clear cell renal cell carcinomas（多房性透明细胞肾细胞癌）

multiple transitional cell carcinoma of the urinary tract（多发尿系移行细胞癌）

mural nodule（壁结节）

Musset 征（随心跳的头部震动）

mean velocity，MV（平均流速）

microvessel density，MVD；minute vessel density，MVD（微血管密度）

micro-vascular decompression，MVD（神经微血管减压术）

myocardial velocity gradient，MVG（心肌运动速度阶差）

maximal relative signal increase，MRSI%（最大相对信号强化率，即曲线峰值的强化率）

multiphase-multisection（多期多层 MRI）

myometrial cyst（腺肌性囊肿）

mesenteric venous thrombosis，MVT（肠系膜静脉血栓形成，肠系膜上静脉血栓形成），superior mesenteric venous thrombosis，SMVT（急性肠系膜上静脉血栓形成）

N

N-acetylaspartate，NAA（N- 乙酰天门冬氨酸，氮 - 乙酰天门冬氨酸）

normal-appearing brain tissue，NABT（看似正常脑组织），实际上通过进一步检查却发现与真正的正常脑组织有很多差异，说明可能是早期病理改变的表现

neoadjuvant chemotherapy，NACT（新辅助化疗方法）

nonalcohoLic fatty liver，NAFL（单纯性脂肪肝），nonalcoholic fatty liver disease，NAFLD（非酒精性脂肪性肝病，非酒精性脂肪肝）

normal appearing gray matter，NAGM（正常表现灰质，表现正常脑灰质）

neonatal adrenal hemorrhage，NAH（新生儿肾上腺出血）

Navigator（导航者）

normal-appearing white matter，NAWM（看似正常白质，正常表现白质，表现正常脑白质），实际上通过进一步检查却发现与真正的正常白质有很多差异，说明可能是早期病理改变的表现

neuroblastoma，NB（神经母细胞瘤）

nonbronchial systemic arteries，NBSA（非支气管性体动脉）

national comprehensive cancer network，NCCN（美国国立综合癌症网络，美国国家综合癌症网）

the National Council on Radiation Protection and Measurements，NCRP（辐射保护与测量委员会）

nutcracker phenomenon，NCP（胡桃夹现象），nutcracker syndrome，NCS（胡桃夹综合征），又称为左肾静脉受压综合征、胡桃夹现象、胡桃夹征

nuclear-to-cytoplasm ratio，NCR（核浆比）

the National Council on Radiation Protection and Measurements，NCRP（国际辐射保护与测量委员会）

norepinephrine，NE（去甲肾上腺素）

negative enhancement integral（负性强化积分）

nephroblastoma（肾母细胞瘤），又称 Wilms 瘤或肾胚胎瘤；nephroblastomatosis（肾母细胞增生症）

nephrogenic rests（肾源性残余）；nephroblastomatosis and nephrogenic rests（弥漫性或多灶性肾源性残余）

neuroendocrine carcinoma（神经内分泌癌）

NET（神经内分泌肿瘤），也称为 DNES（弥漫性神经内分泌系统肿瘤），或 APUD 瘤（amine precursor uptake and decarboxylation，APUD）

number of excitation，NEX（激励次数）

neurofibromatosis type 1，NF1（神经纤维瘤病 I 型）

nodular goiters，NG（结节性甲状腺肿）

National Instituition of Health，NIH（美国国家健康学会，美国卫生部，美国国立卫生研究院）

NKF（美国肾脏病基金会）

non-ossifying fibroma，NOF（非骨化性纤维瘤）

nonsyndromic familial pheochromocytoma（非综合征性家族性嗜铬细胞瘤）

nosocomial SBP（院内感染自发性细菌性腹膜炎）

nephrography phase，NP（实质期），NP（肾实质期），EP（排泄期），CMP（皮髓交界期）

^{131}I-6-beta-iodomethylnorcholesterol, NP59(^{131}I-6-甲基碘代胆固醇)
negative predictive value,NPV(阴性预测值)
neonatal respiratory distress syndrome, NRDS(新生儿特发性呼吸窘迫综合征)
又称 hyaline membrane disease,HMD(肺透明膜病)
nonsteroidal anti-inflammatory drugs, NSAIDs(非甾体类消炎药物)
non-small cell lung cancer,NSCLC(非小细胞肺癌)
neurone specific enolase, NSE(神经元特异性烯醇化酶,免疫组织化学检查内容之一)
nonseminomatous germ cell tumors, NSGCT(非精原类生殖细胞瘤)
nonspecific interstitial pneumonia, NSIP(非特异性间质性肺炎)
nontuberculous mycobacteria, NTM(非结核分枝杆菌)
NTP(核苷酸三磷酸)
Nuck 管(子宫圆韧带腹膜鞘状突)
NVB(神经血管束)
national wilms tumor tudy, NWTS(美国国家肾母细胞瘤研究组)

O

osteochondritis disease,OCD(剥脱性骨软骨炎)
oriental cholangiohepatitis, OCH(东方人胆管性肝炎)
octreotide(奥曲肽)
off-axis section(离轴断面)
ovarian granulose cell tumor, OGCT(卵巢颗粒细胞瘤)
orthotopic liver transplantation,OLT(原位肝脏移植)
osteochondral lesions of the talus, OLT(距骨骨软骨损伤)
outer medullary blood flow,OMBF(肾外髓血流量), outer medullary blood flow,OMBF(外髓血流量), inner medullary blood flow,IMBF(内髓血流量)
ovarian malignant germ cell tumor,OMGT(卵巢恶性生殖细胞肿瘤)
ominous(预兆性)
oral magnetic particles,OMP(口服磁微粒)
orthogonal multiplanar reformation, OMPR(三维正交多平面重组)
osteonectin,ON(骨连接蛋白)
oncocytic papillary RCCs(嗜酸性乳头状肾细胞癌)
opposed-phase, OP(反相位), Opposed-phase(反相位成像)
osteopontin,OPN(骨桥蛋白)
retroperitoneal fibrosis, RPF(腹膜后纤维化),又称 Ormond 病(奥蒙德病)
obstructive sleep apnea hypopnea syndrome, OSAHS(阻塞性睡眠呼吸暂停低通气综合征)
obstructive sleep apnea syndrome, OSAS(阻塞性睡眠呼吸暂停综合征)
Osler 病(遗传性出血性毛细血管扩张症)
ossifying renal tumor of infancy(婴儿期骨化性肾肿瘤)
systemic lupus erythematosus, SLE(系统性红斑狼疮)并发 obstructive uropathy,OU(尿路梗阻)

P

“4P”医疗,即 prediction(预测)、personalization(个性化)、prevention(预防)和 participation(参与)医疗
“5 P”征:pain(疼痛)、paresthesia(感觉异常)、paralysis(麻痹)、pulselessness(无脉)和 pallor(苍白)
P(孕激素)
PA(前列腺萎缩)
PACC(图像信号校正的软件)
Picture Archiving and Communication System, PACS(图像存储与传输系统,图像归档与通讯系统)
pulmonary arterial hypertension,PAH(肺动脉高压)
primary adrenal lymphoma, PAL(原发性肾上腺淋巴瘤)
pancreatic mucinous cystic neoplasm, MCN(胰腺黏液性囊腺肿瘤),包括 pancreatic mucinous cystic cystadenoma, MCA(黏液性囊腺瘤)、pancreatic mucinous cystic cystadenocacinoma,
MCC(黏液性囊腺癌)和介于二者间的 pancreatic mucinous cystic borderline cystadenoma,
MCB(交界性黏液性囊腺瘤)
Pancreaticoduodenal Space(胰十二指肠间隙)
peripheral arterial occlutive disease, PAOD(外周动脉硬化闭塞病)
PAP(酸性磷酸酶)

paper thin wall（薄纸样肠壁改变）
papillary renal cell carcinoma（乳头状肾细胞癌，又称乳头状癌，嗜色细胞癌）
paraganglioma（副神经节瘤，又称为副神经节细胞瘤，副节瘤）
paravesical space（膀胱旁间隙），perivesical space（膀胱周围间隙）
perianeurysmal retroperitoneal fibrosis，PARF（动脉瘤周围腹膜后纤维化）
pulmonary artertial systolic pressure，PASP（肺动脉收缩压）
Pulmonary acceleration time，PAT（三尖瓣返流至返流血流速度达峰值时间）
Pathway-barrier 理论（通路 - 屏障理论）
penetrating aortic ulcers，PAU（穿透性主动脉溃疡）
penetrating atherosclerotic ulcer，PAU（穿透性粥样硬化性溃疡）
Prussian blue，PB（普鲁士兰）
polybutylcyanoacrylate，PBCA（聚氰基丙烯酸正丁酯）
PBD（经皮肝穿胆管引流）
pulmonary blood flow，PBF（肺血流量）
peripheral blood monocyte，PBMC（外周血单个核细胞）
peribronchiolar metaplasia-interstitial lung disease，PBMILD（细支气管周围化生性间质性肺疾病）
prune belly syndrome，PBS（梅干腹综合征），又称 Garrod-Davies 综合征、Engle-Barret 综合征、Traid 综合征等
phosphate buffered saline，PBS（磷酸盐缓冲液）
pulmonary cryptococcosis，PC（肺隐球菌病）
PC（磷酸胆碱）
type Ⅲ procollagen，PC Ⅲ（Ⅲ型前胶原）
PC（流动补偿技术）
phase contrast，PC（相位对比法），PC MRA（相位对比 MRA）
2D PC（二维相位对比层块法），3D PC（三维相位对比法）
peritoneal carcinomatosis，PC（卵巢癌及癌性腹膜炎）
peritoneal carcinomatosis，PC（腹膜癌性转移）
prostate cancer，PCa（前列腺癌）
papillary cystadenoma of the epididymis，PCE（附睾乳头状囊腺瘤）
pubococcygeal line，PCL；pubo-coccyx line，PCLtip（耻骨尾骨线，即耻尾线，耻骨联合下缘至末节尾骨关节连线），pubosacrococcygeal joint line，PCL-jnt（耻骨联合下缘至骶尾关节间隙连线）
phase-contrast magnetic resonance imaging，PC-MR（相位对比法磁共振成像）
PC-MR-cine（电影相位对比法磁共振成像）
proliferating cell nuclear antigen，PCNA（增殖细胞核抗原）
PCNL（经皮肾镜技术）
Pneumocystis carinii pneumonia，PCP（卡氏肺囊虫肺炎，又称卡氏肺孢子虫肺炎）
polymerase chain reaction，PCR（聚合酶链反应）
pelvic congestion syndrome，PCS（盆腔静脉淤血综合征）
procalcitonin，PCT（降钙素原）
PDE（磷酸二酯）
PDI（能量多普勒显像），CDI（彩色多普勒显像）
peak value（强化峰值）
PE（磷酸乙醇胺）
pulmonary embolism，PE（肺栓塞），pulmonary embolism，PE（肺动脉栓塞），即 pulmonary thromboembolism，PTE（肺血栓栓塞症）
perivascular epithelioid cell，PEC，PECs（血管周上皮样细胞），PEC（perivascular epithelioid cell，一类血管周围上皮样细胞瘤，共同表达黑色素细胞标志物，HMB-45）家族，统称为 perivascular epithelioid cell tumors，PEComas（血管周上皮样细胞肿瘤）
polyethylene glycol，PEG（甲基纤维素水溶液或聚乙（烯）二醇）
peak enhancement image，PEI（强化峰值，强化峰值图）
Penicillium marneffei（马尔尼菲青霉菌）
peritonitis chronica fibrosa incapsulata（慢性纤维包裹性腹膜炎）
Perlman 综合征（内脏大、巨人症、隐睾病、羊水过多、特殊面容）
pelvic extraperitoneal spaces，PES（盆腔腹膜外间隙）
positron emission tomography，PET（正电子发射计算机体层成像，正电子发射体层成像）
Petit 疝（腰三角疝）

Peyronie disease(阴茎硬结症,又称佩罗尼病)
perfusion,PF(灌注)
parasitic fetus, PF(寄生胎),又名包入性寄生胎,或“胎内胎”
pelvic floor dysfunction, PFD(盆底功能障碍性疾病)
perfluorooctylbromide,PFOB(全氟溴辛烷)
primary fallopian tube carcinoma,PFTC(原发性输卵管癌)
prostacyclin, PGI(前列环素),prostacyclin,PGI_2(前列环素)
prostaglandins,PGs(前列腺素)
Pulmonary hypertension,PH(肺循环高压)
phase cancellation artifact(相位取消伪影),也称“第二类化学位移伪影”
pleomorphic hyanilizing angiectaic tumor of soft parts, PHAT(软组织多形性透明变性血管扩张性肿瘤)
pheochromocytoma,PHEO(嗜铬细胞瘤)
PHL(原发性的肝淋巴瘤)
inorganic phosphate, Pi(无机磷酸), inorganic phosphate,Pi(无机磷酸盐),Pi(无机磷)
pulsatility index,PI(搏动指数,脉动系数)
PI(灌注指数)
post-paracentesis circulatory dysfunctiori, PICD(大量放腹水后循环障碍)
prostatic intraepithelial neoplasia, PIN(前列腺上皮内瘤)
prostate imaging reporting and data system, PI-RADS(前列腺影像报告和数据系统)
PI-RADS V1(第一版 PI-RADS)和 PI-RADS V2(第二版 PI-RADS)
pixel-by-pixel anlysis(像素对像素减影分析)
peritoneal lymphomatosis,PL(腹膜淋巴瘤)
pulmonary lymphangiomyomatosis, PLAM(肺淋巴管平滑肌增生症,又称肺淋巴管平滑肌瘤病,淋巴管瘤病,肺淋巴管肌瘤病)
PLB(经皮肝组织活检)
primary liver cancer,PLC(原发性肝癌)
PLR(阳性似然比)
primary leiomyosarcoma,PLS(平滑肌肉瘤)
peritoneal mesothelioma,PM(腹膜间皮瘤)
peritoneal mucinous carcinomatosis, PMCA(恶性腹膜黏液腺瘤病,腹膜黏液蛋白癌病), disseminated peritoneal adenomucinosis, DPAM(腹膜腺黏液蛋白沉积病), peritoneal mucinous carcinomatosis with intermediate or discordant feat ures, PMCA2I/D(兼有 DPAM 和 PMCA 混合特征的中间型)
PME(磷酸单酯)
polymorph nuclear,PMN(中性粒细胞)
pseudomyxoma peritonei, PMP(腹膜假性黏液瘤),又称为腹膜假性黏液瘤综合征,或假性黏液瘤性腹水,或称胶样腹水。腹膜假性黏液瘤分为 3 型,即 disseminated peritoneal adenomucinosis, DPAM(播散性腹膜黏液腺瘤)、peritoneal mucinous carcinomatosis, PMCA(腹膜黏液癌)和 PMCA-I/D(兼有播散性腹膜黏液腺瘤和腹膜黏液癌混合特征的中间型)
primary mesentery tumor,PMT(原发性肠系膜肿瘤)
peripheral neurocetodermal tumor, PNET(外周神经外胚层瘤)
primitive neuroectodermal tumor,PNET(原始神经外胚层肿瘤,原始神经外胚层瘤,原始神经外胚叶肿瘤); peripheral primitive neuroectodermal tumors, pPNETs(外周性原始神经外胚层瘤,周围型原始神经外胚层肿瘤,外周原始神经外胚层肿瘤),发生在胸肺区称之谓 Askin 瘤; central nervous system PNET, cPNET(中枢型原始神经外胚层肿瘤), peripheral primitive neuroectodermal tumors, pPNET(外周原始神经外胚叶肿瘤)
pPNET 与形态及组织学上与其相似的尤文肉瘤家族统称为 ESFTs/pPNET(Ewing's sarcoma family tumor/peripheral PNET)
pulmonary nodule of mass,PNM(肺结节或肿块)
polyamine,Pol(多胺)
polypoid adenomyoma(息肉样腺肌瘤)
pelvic organ prolapse, POP(盆腔器官脱垂), pelvic organ prolapsed quantification, POP-Q(盆腔器官脱垂定量评价)
portacaval space(门腔间隙)
Power Doppler(能量多普勒成像)
pelvic phased array coil,PPA(盆腔阵列线圈,盆腔相控阵线圈)
parts per million, ppm(百万分之比数), ppm 表示 10^{-6}
primary pulmonary Hodgkin disease, PPHD(原发性

肺何杰金病）
portopulmonary hypertension，PPHTN（门脉性肺动脉高压）
primary pulmonary Non-Hodgkin lymphoma，PPNHL（原发性肺非何杰金淋巴瘤）
PPPD 术（保留胃和幽门的胰十二指肠切除术）
positive predictive value，PPV（阳性预测值）
progesterone receptor，PR（孕激素受体）
papillary renal cell carcinoma，PRCC（乳头状肾细胞癌）
presacral space（骶前间隙，骶骨前间隙）
point resolved selective spectroscopy，PRESS（定点分辨选择波谱法，点分辨波谱，点分辨表面线圈波谱分析法）
primary retroperitoneal endodermal sinus tumor，PREST（原发性腹膜后内胚窦瘤）
prevesical space（膀胱前间隙），又称为 retropubic space 或 Retzius space（耻骨后间隙）；perivesical space（膀胱周围间隙），paravesical space（膀胱旁间隙）
PRF（脉冲重复频率）
primary leiomyosarcoma of the inferior vena cava（原发下腔静脉平滑肌肉瘤）
primary renal lymphoma，PRL（原发性肾淋巴瘤）
PRL（泌乳素）
periodically rotated overlapping parallel lines enhanced reconstruction，PROPELLER（周期性旋转重叠平行线采集和增强后处理重建方法）
PROSE（前列腺波谱专用脉冲序列）
prospective ECG triggering（前瞻性心电门控），retrospective ECG gating（回顾性心电门控）
prostatic utricle（前列腺囊），或前列腺小囊，又称 mullerian duct cyst（苗勒管囊肿）、enlarged prostatic utricle（扩张的前列腺囊），也称之为 vagina masculinus or male vagina（男性阴道）
puborectal muscle syndrome（耻骨直肠肌痉挛综合征），盆底失弛缓征，puborectalis syndrome，
PRS（耻骨直肠肌综合征）；spastic pelvic floor syndrome，SPFS（盆底痉挛综合征），又称为盆底失弛缓综合征
primary renal synovial sarcoma，PRSS（原发性肾滑膜肉瘤）
surface permeability，PS（表面通透性），permeability surface，PS（表面通透性），permeability of capillary vessel surface，PS（毛细血管表面通透性）
peritoneal sarcomatosis，PS（腹膜肉瘤性转移）
prostatic specific antigen，PSA（前列腺血清特异性抗原，前列腺癌特异抗原，前列腺特异抗原），prostatic specific antigen density，PSAD（前列腺癌特异抗原密度）
psammoma bodies（沙样瘤瘤体）
primary sclerosing cholangitis，PSC（原发性硬化性胆管炎）
pseudolesions of IVC（下腔静脉假性病变）
pseudolipoma of IVC（下腔静脉假性脂肪瘤）
primary serous papillary carcinoma of the peritoneum，PSPCP（原发腹膜浆液性乳头状癌，原发性腹膜浆液性乳头状腺癌）
pancreatogenic segmental portal hypertension，PSPH（胰源性区域性门静脉高压症）
primary sjögren's syndrome，PSS（原发性干燥综合征）
peak time，PT（强化高峰时间）
prothrombin time，PT（凝血酶原时间），prothrombin activity，PTA（凝血酶原活动度）
PTA（经皮腔内血管成形术）
percutaneous transluminal coronary angioplasty，PTCA（经皮经腔冠状动脉血管成形术）
peripheral T-cell lymphomas，PTCLs（外周 T 细胞淋巴瘤）
post-transplantation lymphoproliferative disorders，PTLD（移植后的淋巴结增生）
percutaneous needle biopsy，PTNB（经皮针吸活检）
Percutaneous renal artery angioplasty，PTRA（经皮肾动脉血管成形术，经皮肾动脉成形）
puborectal muscle syndrome（耻骨直肠肌痉挛综合征）
pulsed（脉冲的）
papillary urothelial neoplasms of low malignant potential，PUNLMP（具有低度恶性潜能乳头状尿系上皮肿瘤）
papillary urothelial proliferation of low malignant 午 potential，PUNLMP（低度恶性潜能的乳头状上皮增生）
peak velocity，PV（峰值流速）
positive voxel ratio，PVR（阳性体素比，分区内阳性

体素占所有体素的个数比值)

perspective volume rending,PVR(容积再现)

PVR(肺循环血管阻力),PVR=(mPAP-PCWP)/CO(mPAP:肺动脉平均压;PCWP:肺毛细血管楔压;CO:心输出量)

PVS(经腹腔静脉转流)

PW(脉冲波),CW(连续波)

PWD(频谱多普勒)

perfusion weighted imaging, PWI(MR 灌注加权成像, MR 灌注成像,又称对比剂首过磁共振灌注成像)

pyramid shaped(金字塔)

peripheral zone, PZ(前列腺周围带,正常外周带), peripheral zone,PZ(外周带),transitional zone,TZ(移行带)

Q

quantitative computed tomography, QCT(定量 CT), volumetric QCT,vQCT(容积 QCT)

quantitative-magnetization transfer imaging,qMTI(定量磁化传递成像)

quantitative ultrasound,QUS(定量超声)

quantization(量化)

quantum mottle(量子斑点)

R

relative anisotropy, RA(相对各向异性), Relative Anisotropy,RA(相对各向异性值)

renal artery,RA(肾动脉)

renin angiotensin aldosterone system , RAAS(肾素-血管紧张素-醛固酮系统)

relative apparent diffusion coefficient, rADC(相对表观扩散系数,相对 ADC 值)

r-AFS(美国生育协会的修正分期法)

renal angiomyolipoma, RAML(肾血管平滑肌脂肪瘤)

rapid acquisition with relaxation enhancement, RARE(快速采集弛豫增强,重 T_2 快速采集弛豫增强技术,快速采集弛豫增强序列)

renal artery stenosis,RAS(肾动脉狭窄)

Rathke cleft cysts(Rathke 囊肿,拉克囊肿)

^{82}Rb(Rubidium-82)-PET

renal blood flow,RBF(肾血流量,肾脏皮质血流量)

respiratory bronchiolitis interstitial lung disease, RB-ILD(呼吸性细支气管炎性间质性肺疾病)

RCA(相对对比剂清除率)

RCA(右冠状动脉)

rCBF(相对脑血流速度)

relative cerebral blood volume, rCBV(相对脑血容量)

RCC(肾细胞癌)

real time interactive duplex MR(实时交互式相位对比法磁共振成像法)

real-time line scanning triggering(线性实时扫描激发 MRA 采集)

real time PC-MR(实时相位对比法磁共振成像法)

response evaluation criteria in solid tumors, RECIST(实体肿瘤疗效评价标准)

rectogenital septum(直肠膀胱隔和直肠阴道隔,统称为直肠生殖隔)

rectovesical septum(直肠膀胱隔),rectovesical space(直肠膀胱间隙), perirectal space(直肠周围间隙),pararectal space(直肠旁间隙)

relaxation(弛豫)

renal cell carcinoma,unclassified(未归类肾细胞癌)

renal medullary carcinoma(肾髓样癌),或称肾髓质癌

relatively enhancement ratio,RER(相对强化值)=肿瘤增强-肿瘤平扫/肿瘤平扫

retrorenal space(肾后筋膜间平面,又称肾后间隙)

retrocaval ureter(腔静脉后输尿管),又名 circumcaval ureter(环腔静脉的输尿管)、preureteric vena cava(输尿管前腔静脉)、postcaval ureter(腔静脉后输尿管)

肾前筋膜层间的潜在平面(肾前筋膜间平面), Retromesenteric Plane(“系膜后平面”), Retrorenal Space(肾后间隙)(肾后筋膜间平面), Lateroconal Space(侧锥间隙)(侧锥筋膜间平面)]

Retropertioneal Colonic Space(腹膜后结肠间隙)

retroperitoneal xanthogranulima(后腹膜黄色肉芽肿)

retropubic space(耻骨后间隙,耻骨后膀胱前间隙,称为 Retzius 间隙)

reverberation(多重反射),reverberation arifact(混响伪影)

rheumatoid factor,RF(类风湿因子)

plused radio-frequency fields,RF(脉冲射频)

RFI（肾血流指数，RFI= 肾血流量 / 肾体积）
rhabdoid tumor of the kidney（肾脏杆状细胞瘤）
regional hepatic blood volume，rHBV（局部肝血容量）
resistant index，RI（血流阻力指数，阻力指数），RIs[（多点的）阻力指数），肾脏（多点的）阻力指数]
radioimmunoassay，RIA（放射免疫法）
Richter 疝（肠壁疝）
ring of fire（火环征）
radiology information system，RIS（放射科信息系统，放射信息系统）
root mean square，RMS（均方根值），root-mean-square variation（变异均方根）
rhabdomyosarcoma，RMS（横纹肌肉瘤）
relative mean transit time，rMTT（相对平均通过时间）
regenerative nodules，RN（再生结节）
renal oncocytoma，RO（肾嗜酸细胞腺瘤），也称为肾嗜酸细胞瘤
receiver operating characteristic curves（受试者操作特征曲线，观测者操作特性曲线，受试者工作特性曲线，即 ROC 曲线）；Az 值（ROC 曲线下面积）
region of interest，ROI（兴趣区），regions of interest，ROIs（感兴趣区）
radio prostatectomy，RP（根治性前列腺切除术）
retrograde pyelography，RP（逆行肾盂造影）
relative pulmonary blood flow，rPBF（相对肺血流量）
△ R_2*peak（T_2* 弛豫率）
recurrent pyognic cholangitis，RPC（复发性化脓性胆管炎），或 oriental cholangiohepatitis，OCH（东方人胆管性肝炎）
retroperitoneal fibrosis，RPF（腹膜后纤维化），又称 Ormond 病（奥蒙德病）
relative percentage washout，RPW（相对廓清率）
RR（排斥反应）
Reed-Stemberg，R-S 细胞（里 - 斯细胞）
relative signal intensity，RSI（相对信号强度）
Radiological Society of North America，RSNA（北美放射学会）
road map mode（路标方式），road map test，RST（道路地图检测）
rise time，RT（CT 值上升时间）
R_{TA}（肿瘤与主动脉强化程度的比值）
RTA（肾小管酸中毒）
relative tissue blood flow，rTBF（相对组织血流量）
relative tissue blood volume，rTBV（相对组织血容量）
R_{TM}（肿瘤与正常肾实质强化程度的比值）
RTP（放射治疗计划）
reversal transcription-polymerase chain reaction，RT PCR（逆转录聚合酶链反应）
rudimentar uterus（始基子宫）
RU（逆行尿系造影）
rise value，RV（增幅，CT 值增幅）
renovascular disease，RVD（肾血管性疾病）
renovascular hypertension，RVH（肾血管性高血压）
real-time virtual sonography navigation，RVS（实时超声多影像融合导航系统）
RVSP（右室收缩压）RVSP=SBP·[1-（RC/1.03）]（SBP 代表系统收缩压，RC 表示曲率即 CIVS/CFW，其中 CIVS 表示室间隔曲度，CFW 代表左室游离室壁曲度）

S

slope，S（斜率）
superficial angiomyxoma，SA（表浅性血管黏液瘤）
serum-ascites albumin gradient，SAAG（血清 - 腹水白蛋白梯度）
Sappey 上静脉位于镰状韧带上部，接受来自胸内和膈下血管的供血；Sappey 下静脉位于镰状韧带下部，接受腹部和脐旁静脉的供血
specific absorption rates，SAR（过多热量的吸收率，特定吸收率。指生物体每单位质量所吸收的电磁辐射功率，即吸收剂量率）
severe acute respiratory syndrome，SARS（严重急性呼吸综合征）
sleep apnea syndrome，SAS（睡眠呼吸暂停综合征）
subcutaneous abdominal adipose tissue，SAT；subcutaneous adipose tissue，SAT（腹壁下脂肪，皮下脂肪，腹部皮下脂肪），
spontaneous bacterial peritonitis，SBP（自发性细菌性腹膜炎）
sarcomatoid carcinoma，SC（肉瘤样癌）
scattering（散射）
small cell 1ung cancer，SCLC（肺小细胞癌）

sclerosing mesenteritis（硬化性肠系膜炎），retractile mesentitis（收缩性肠系膜炎）
serum creatinine，SCr（血清肌酐水平）
SCS（亚临床柯兴综合征）
spiral CT angiography，SCTA（螺旋 CT 血管成像）
spiral CT during arterial portography，SCTAP（螺旋 CT 动脉门脉造影）
spiral computed tomography urography，SCTU（螺旋 CT 尿系造影）
excretory phase CT urography，SCTU（排泄性 CT 泌尿造影）
spiral CT virtual intravascular endoscopy，SCTVIE（螺旋 CT 仿真血管内镜）
SD（标准差）
succinate dehydrogenase，SDH（琥珀酸脱氢酶）
succinate dehydrogenase-deficient RCC，SDH-deficient RCC（琥珀酸脱氢酶缺陷型肾细胞癌）
spin echo，SE（自旋回波序列），spin angular momentum（自旋角动量），spin-echo planar imaging（自旋回波平面成像），spin-lattice relaxation（自旋-晶格弛豫），spin-spin relaxation（自旋-自旋弛豫），spin-echo plannar imaging，SE-EPI（自旋回波-回波平面成像）
soluble egg antigen，SEA（可溶性卵抗原）
sebaceous cyst（皮脂腺囊肿）
second opinion（第二观感）
secretagogin（促泌素）
subendometrial enhancement，SEE（内膜下强化）
sclemsing epithilioid fibrosarcoma，SEF（硬化性上皮样纤维肉瘤）
sensitivity，S（感光度，敏感性，灵敏度），sensitivity，SEN（敏感性）
sensitivity encoding，SENSE（敏感性编码，敏感（度）编码，敏感梯度编码）
sclerosing encapsulating peritonitis，SEP（硬化包裹性腹膜炎）
serum ferritin，SF（铁蛋白）
screen-film mammography，SFM（乳腺屏片系统）
solitary fibrous tumor，SFT（孤立性纤维瘤，也称局限性纤维瘤、孤立性间皮瘤）
small hepatocellular carcinoma，SHCC（小肝癌）
shine through（T_2 透过效应）
sclerosing hemangioma of lung，SHL（肺硬化性血管瘤）
short echo time projection reconstruction imaging（短回波时间投影重建成像）
small hepatic metastatic tumor，SHMT（小的肝内转移瘤）
signal intensity，SI（信号强度），signal intensity index，SII（信号强度指数），SI-T 曲线（信号强度-时间曲线）；signal intensity 2.5，SI 2.5（信号强度的 2.5 百分位数）和 signal intensity 5.0，SI 5.0（5.0 百分位数）
Side-lobe（副叶）
similar Hexheimer reaction（类赫反应），与驱梅治疗时 Hexheimer reaction（赫克斯海默反应）相似，也称作 paradoxical reaction，PR（矛盾反应）
single-shot SE-EPI-DWI（单次激发平面自旋回波序列）
single bolus（单次团注），split bolus（分次团注）
sinus histocytosis with massive lymphadenopathy，SHML（窦组织细胞增生症伴巨大淋巴结病），
又称 Rosai-Dorfman 病
SIS（宫腔声学造影检查）
spontaneous isolated superior mesenteric artery dissection，SISMAD（自发性孤立性肠系膜上动脉夹层）
simple cysts（单纯性卵巢囊肿），pathologic ovarian cysts（病理性卵巢囊肿），follicular cyst of ovary（卵巢卵泡囊肿），corpus luteum cyst of ovary（卵巢黄体囊肿），hemorrhagic cysts（卵巢出血性囊肿），ectopic endometriotic cyst of ovary（卵巢子宫内膜异位囊肿），complex cysts（复杂性囊肿），chocolate cyst of ovary（卵巢巧克力囊肿），neoplastic ovarian cysts（肿瘤性卵巢囊肿）
signal intensity-time curve，SI-T 曲线（信号强度-时间曲线），又称 magnetic resonance renoglam，
MRR（磁共振肾图）
systemic lupus erythematosus，SLE（系统性红斑狼疮）
SLIPR（滑动间隔投射重建）
superior mesenteric artery embolism，SMAE（肠系膜上动脉梗塞，肠系膜上动脉栓塞）；SMAT（肠系膜上动脉血栓形成）
SMC（初级运动皮层）
secretin-enhanced magnetic resonance cholangiopan-

creatography, S-MRCP(胰泌素刺激后 MRCP)

superior mesenteric venous thrombosis, SMVT(肠系膜上静脉血栓形成)

sinus node artery, SNA(窦房结动脉)

solitary necrotic nodule, SNN(孤立性坏死结节)

snow-storm sign(暴雪征)

signal-to-noise ratio, SNR(信噪比)

SNS(交感神经系统)

struma ovarii, SO(卵巢甲状腺肿)

soft tissue rim sign(软组织边缘征)

somatic senses(躯体感觉)

secondary osteonecrosis of the knee, SON(膝关节继发性骨坏死)

spontaneous osteonecrosis of the knee, SONK(膝关节自发性骨坏死),又命名为 idiopathic osteonecrosis(膝关节特发性骨坏死),或 primary osteonecrosis(原发性骨坏死)

solitary plasmacytoma, SP(孤立性浆细胞瘤), solitary plasmacytoma of bone, SPB(孤立性骨浆细胞瘤)

single photon absorptiometry, SPA(单光子骨矿分析仪)

Spectrally selective Attenuated Inversion Recovery, SPAIR(脂肪抑制序列), Philips 公司的(Spectral Inversion Recovery, SPIR)序列, GE Healthcare 的 SPECIAL(SPECtral Inversion At Lipids)序列, spectral saturation inverision recovery, SPIR(频谱饱和反转恢复法脂肪抑制术)

SPARS(空间分辨波谱分析法)

specificity, SPE(特异性)

single photon emission computed tomography, SPECT(单光子发射计算机体层成像,简称 ECT)

CSI(磁共振化学位移成像),一般采用 spoiled gradient recalled echo, SPGR(扰相梯度回波), spoiled gradient recalled echo T_1WI, SPGR T_1WI(扰相梯度回波 T_1WI)

spigelian herina(半月线疝,斯皮格尔疝, Spigelian 疝), epigastric herina(上腹部疝), lumbar herina(腰疝)

superparamagnetic iron oxides, SPIO(超顺磁性氧化铁颗粒)

solitary pulmonary nudole, SPN(孤立性肺结节), SPN-to-aorta ratio(SPN 与主动脉增强峰值比)

subperitoneal space, SpS(腹膜下间隙), subperitoneum 或 subperitoneal space(腹膜下间隙)

solid—psuedopapillary tumors of pancreas, SPTP(胰腺实性 - 假乳头状瘤)

strain rate, SR(心肌应变率)

summary receiver operating characteristic curve, SROC(受试者工作特征曲线)

steepest slop, SS(最大斜率)

synovial sarcoma, SS(滑膜肉瘤)

single slice spiral CT, SSCT(单层螺旋 CT)

shaded surface display, SSD(表面阴影显示), shaded surface display, SSD(表面遮盖显示法), shaded-surface display, SSD(遮蔽表面显示)

single-shot echo planar imaging, SS-EPI(单次激发自旋回波平面回波成像)

steady-state free-precession, SSFP(稳态自由进动)序列, balanced steady-state free precession, SSFP(平衡稳态自由进动)序列

SSFP(快速稳态自由进动梯度回波序列), Philips 公司称为 balanced fast field echo, balance TFE(快速平衡稳态梯度回波)序列; GE 公司称为 fast-imaging employing steady-state acquisition, FIESTA(快速平衡稳态采集)序列; Siemens 公司称为 true fast imaging with steady-state precession, True FISP(真实稳态进动快速成像)

single-shot fast spin-echo, SSFSE(单激发快速自旋回波,单次激发快速自旋回波序列,单激发 FSE),又称 single-shot rapid acquisition with relaxation enhancement, single-shot RARE(单次激发弛豫增强快速采集)、half-Flourier acquisition single-shot turbo spin-echo, HASTE(半傅里叶采集单次激发快速自旋回波)

single-shot rapid acquisition sequence with refocused echo(超快速 MRI 扫描技术)

single-shot rapid acquisition T_2-weighted imaging with refocused echo(单次激发快速 T_2 加权序列)

SSh-FSE(单次激发快速 SE)

single shot-turbo spin echo sequence, SSH-TSE(单次激发快速自旋回波序列),即"黑血"序列, single-shot turbo fast echo sequence, SSH-TFE(单次激发快速回波序列)

SSmax(最大线性斜率)

slice sensitivity profile, SSP(层面敏感分布曲线),

slice sensitivity profile, SSP(螺旋层面灵敏度), slice selection(选层),slice thickness(层厚)

sclerosing stromal tumor,SST(硬化性间质瘤)

single-shot turbo spin-echo,SSTSE(单次激发快速自旋回波,单次激发快速自旋回波序列)

static T_2-weighted fast spin-echo(静止的快速自旋回波 T_2WI)

spasmodic torticollis,ST(痉挛性斜颈)

slab thickness, ST(投影块厚度), thin-slab(薄块), thick-slab(厚块)

STC(时间 - 信号强度曲线)

stimulated echo acquisition mode,STEAM(受激回波采集方式); stimulated echo acquisition method, STEAM(激励回波法,激励回波探测法)

polycystic ovary disease (多囊卵巢病),或称 Stein-Leventhal 综合征

Short T_1 inversion recovery, STIR(短 T_1 反转恢复,短 T_1 反转恢复技术),

short time inversion recovery, STIR(短时反转恢复,短时反转恢复序列)

short inversion time inversion reeovery,STIR(短反转时间反转恢复技术)

stranding sign(缆绳征)

stress fracture (应力性骨折),俗称 march fracture (行军骨折),亦称 fatigue fracture(疲劳骨折)

Stroma(间质瘤)

sub-second(亚秒)

spontaneous urinary extravasation with acute urinary tract obstruction,SUEAO(急性梗阻性自发性尿外渗),亦称为 acute obstructive urinary extravasation,UEAO(急性梗阻性尿外渗)

stress urinary incontinence,SUI(压力性尿失禁)

standardized uptake values, SUV(标准摄取值), SUVratio(标准摄取率)

SV(每搏输出量 = EDV- ESV= 舒张末期容积 - 收缩末期容积)

super vena cava syndrome, SVCS(上腔静脉阻塞综合征,上腔静脉综合征)

seminal vesicle invasion,SVI(精囊受侵)

support vector machine, SVM(支持向量机)

single volume spectroscopy,SVS(单容积波谱分析)

single voxel spectroscopy,SVS(单体素波谱)

swiss-cheese(多孔干酪状)

Syn(乳头间瘤细胞突触素,突触素,免疫组织化学检查内容之一)

synchronous primary cancers of the endometrium and ovary(子宫内膜和卵巢同时原发癌)

T

T(睾丸酮)

time attenuation curve,TAC(时间 - 密度曲线)

transarterial chemotherapy embolization, TACE(经动脉栓塞化疗)

transcatheter arterial chemoembolization, TACE(经导管动脉化疗栓塞术)

transarterial embolization,TAE(经肝动脉栓塞)

Tagging-MRI(MRI 标记技术)

Takayasu' s 动脉炎(大动脉炎)

time averge matum,TAMAX(平均流速)

Tamoxifen(他莫昔芬)

thrombosis angiiitis obliterance, TAO(血栓闭塞性脉管炎),也称 Buerger 病

transabdominal sonography,TAS(经腹部超声)

total bilirubin, Tbil(总胆红素)

tracheobronchomegaly, TBM(气管支气管巨大症),又称 Mounier-Kuhn 综合征

transient bone marrow edema, TBME(一过性骨髓水肿)

tuberculosis peritonitis,TBP(结核性腹膜炎)

tissue blood ratio,TBR(组织血管增强比值)

total cholesterin, TC(总胆固醇)

triglyceride,TC,TG(甘油三脂,甘油三酯)

transitional cell carcinoma,TCC(移行细胞癌)

transcranial Doppler ultrasound, TCD; transcranial Doppler,TCD(经颅多普勒超声)

time-density curve, TDC (时间 - 密度曲线), time-density,T-D(时间 - 密度)曲线

tissue doppler imaging,TDI(组织多普勒成像)

tumefactive demyelinating lesion, TDL(肿胀性脱髓鞘病变)

thymus dependent region,TDR(胸腺依赖区)

echo time or last echo time, TE 或 TE last(回波时间)

transesophageal echocardiography, TEE(经食管超声心动图)

teratoma(畸胎瘤)

teratoid Wilms tumor（畸胎样肾母细胞瘤）
testosterone（血清睾丸素）
triangular fibrocartilage complex，TFCC（三角纤维软骨复合体）
tuberculosis of fallopian tube，TFT（输卵管结核）
thin film transistor，TFT（薄膜晶体管）
triglycerides，TG（甘油三酯），triglyceride，TG（血脂）
transforming growth factor，TGF（转化生长因子），transforming growth factor-α，TGF-α（黏膜转化生长因子），transforming growth factor beta，TGF b（转化生长因子 b）
三甘氨酸 - 赖氨酸 - 加压素，tGLVP（特利加压素）
transient hepatic attenuation difference，THAD（一过性肝密度差异）
transient hepatic parenchymal enhancement，THPE（一过性肝实质强化）
threshold value（有效阈值）；threshold（诊断阈值，即诊断标准）
inversion time，TI；time of inversion，TI（反转时间）
Transient Ischemic Attacks，TIA（一过性脑缺血，短暂性脑缺血发作）
time-intensity curve，TIC（时间 - 信号强度曲线）
tight posterior fossa（后颅窝紧致）
total imaging matrix，TIM（全身成像矩阵技术）
tissue inhibitor of metalloproteinase，TIMP（金属蛋白酶组织抑制因子）
transjugular intrahepatic porto-systemic shunt，TIPS（经颈静脉肝内门 - 体分流术）
thyroid-like follicular carcinoma of the kidney，TLFCK（甲状腺滤泡癌样肾细胞癌）
total liver perfusion，TLP（肝总灌流量）
total liver perfusion，TLP（全肝总灌注量，TLP=HAP+PVP）
total lung volume，TLV（胎儿肺总体积）
time of half rising，$T_{1/2max}$（半峰时间）
total mesoretal excision，TME（全直肠系膜切除术）
triple negative breast cancer，TNBC（三阴性乳腺癌）
tumor necrosis factor，TNF（肿瘤坏死因子），tumor necrosis factor，TNF-α（肿瘤坏死因子 -α）
transient osteoporosis，TO（一过性骨质疏松）
time of flight，TOF（时间飞跃法）
tubal pregnancy，TP（输卵管妊娠）
time peak，TP（对比剂达到峰值的时间）
repetition time，TR（重复时间）
translate-rotate，T-R（平移 - 旋转）
Transducer（换能器）
双胎之一无心无脑畸形，又称 twin-reversed arterial perfusion，TRAP（双胎反向动脉灌注）
trapped（滞留）
true fast imaging with steady sate procession，True FISP 或 fast imaging employing steady state acquisition，FIESTA（真实稳态进动快速成像）
transplant renal artery stenosis，TRAS（移植后肾动脉狭窄）
tree-in-bud pattern（树芽征）
time-resolved imaging of contrast kinetics，TRICKS（时间分辨对比剂动态显像技术）
triple bolus single CT 尿系造影（3 次团注技术 CT 尿系造影）
TROG（放射治疗肿瘤团体）
transrectal ultrasonography，TRUS（经直肠超声，直肠超声）
TRUS-guided seminal vesiculography，TRUS-guided SV（经直肠超声引导下精囊造影技术），transrectal ultrasonography-guided echo-enhanced semimal vesiculography，TRUS-guided EESV（经直肠超声引导下增强回波精囊造影术）
T_2 through effect（T_2 透过效应）
trans atlantic intersociety consensus，TSAC（泛大西洋国际研讨组织）
tuberous sclerosis complex，TSC（结节性硬化，结节性硬化症）
turbo spin echo，TSE（快速自旋回波）
trocar site hernia，TSH（戳孔部位疝，即 Trocar 部位疝）
thin-slab maximum intensity projection，TS-MIP（薄层块最大密度投影）
time to peak，TTP（达峰时间，达峰值时间）
transit-time US，TTUS（瞬时超声）
transcatheter uterine artery embolization，TUAE（经导管子宫动脉栓塞术）
tumorlets of carcinoid（类癌型微小瘤）或 neurendocrine tumorlets（神经内分泌性微小瘤）或肺微小瘤
TURBT（经尿道膀胱肿瘤电切术）

transurethral resection of ejaculatory ducts, TURED(经尿道射精管口电切术)

transurethral resection of the prostate, TURP(经尿道前列腺切除术)

Turner syndrome(特纳综合征)

transrectal ultrasound, TURS(直肠超声)

transvaginal sonography, TVS(经阴道超声,经阴道超声检查)

T_1-weighted dual-gradient echo chemical shift imaging, T_1WI dual(T_1 加权双回波化学位移梯度回波成像)

two-dimensional fast imaging employing steady-state acquisition cine acquisition(二维平行采集加速技术为基础的稳态快速进动电影序列)

TZ(前列腺移行带)

U

uterine artery embolization, UAE(子宫动脉栓塞治疗)

urinary congenital abnormity, UCA(泌尿系统先天性畸形)

uterus cervical cancer, UCC(子宫颈癌)

ultrasonic cardiogram, UCG(超声心动图), ultrasonic cardiograph, UCG(超声心动图仪)

UDPS(二磷酸尿苷糖)

spontaneous urinary extravasation with acute urinary tract obstruction, SUEAO(急性梗阻性自发性尿外渗),亦称为 acute obstructive urinary extravasation, UEAO(急性梗阻性尿外渗)

urinary-free cortisol, UFC(游离皮质醇)

International Union Against Cancer, UICC; union international contrele cancer, UICC(国际抗癌联盟)

usual interstitial pneumonia, UIP(普通间质性肺炎,普通型间质性肺炎,寻常型间质性肺炎,间质性肺炎,寻常性间质性肺炎)

ureteropelvic junction obstruction, UJO(肾盂输尿管移行处梗阻)

UK biobank(英国生物样本库计划)

ultrafast single-shot echoplanar technique(超快速单次激发平面回波技术)

umbilical vesical fascia(脐膀胱筋膜), umbilical prevesical fascia(脐膀胱前筋膜)

umbilical hernia(脐疝)

uninhibited(非阻止性)神经性膀胱

uninoma(尿瘤),又称假性尿瘤,或尿性囊肿,肾周尿瘤,肾周假性尿瘤、肾周尿性囊肿、慢性包裹性尿外渗、产尿性肾周假性囊肿

united nations scientific committee on the effects of atomic radiation, UNSCEAR(联合国原子辐射效应科学委员会)

uriniferous(输尿性)肾周假性囊肿(含尿囊肿),又称假性肾盂积水、hydrocele renalis(肾水囊)、perirenal cyst, perinephic cyst(肾周囊肿)、pararenal pseudocyst(肾旁假性囊肿)和 urinoma(含尿囊肿)

UPJ(输尿管肾盂连接区), pelviureteric junction anomalies, UPJA(肾盂输尿管连接区异常), ureteropelvic junction obstruction, UPJO(肾盂输尿管连接区梗阻)

undifferentiated pleomorphic sarcoma, UPS(未分化多形性肉瘤)

urachus(脐尿管), urachal cyst(脐尿管囊肿)

Urinary stones disease(泌尿系结石病)

urothelial proliferation of uncertain malignant potential(具有未知恶性潜能的尿路增生)

ultrasound imaging, USI(超声成像)

ultrasmall superparamagnetic iron oxide, USPIO(超微型超顺磁性氧化铁颗粒,超小超顺磁性氧化铁,超超顺磁性氧化铁微粒子,微超顺磁氧化铁,超微超顺磁氧化铁,超小超顺磁性氧化铁,超小型超顺磁性氧化铁颗粒),代表产品有 Combidex(AMI227),另一种 SPIO(超顺磁性氧化铁粒子)类产品为 AMI-25(菲立磁)

ultrashort echo time, UTE(超短回波时间)

uterine intravenous leiomyomatosis(子宫静脉内平滑肌瘤病)

uterine leiomyomas(子宫平滑肌瘤),简称子宫肌瘤

V

vestibular aqueduct, VA(前庭水管)

visceral adipose tissue, VAT(腹腔内脂肪)

voxel-based morphometry, VBM(基于体素的形态测定法,以单体素为基础的形态学分析法,基于体素的形态学测量)

volumetric computed tomography, VCT(容积 CT)

volume CT urography, VCTU(容积 CT 尿系造影)

voiding cystourethrography，VCUG（排泄法膀胱尿道造影）
volume doubling time，VDT（倍增时间，体积倍增时间）
virtual endoscope，VE（仿真内镜）
V_e（血管外细胞外容积分数）
vascular endothelial growth factor，VEGF（血管内皮生长因子），vascular endothelial growth factor C、D，VEGF-C、VEGF-D（血管内皮生长因子 C、D），vascular endothelial growth factor receptor 3，VEGFR-3（血管内皮生长因子受体 3），VEGFR-3（血管内皮生长因子 -3），VEGF 受体 VEGFR-1/flt-1（fmslike tyrosine kinase-1），VEGFR-2/KDR/flk-1（kinase insert domain containing receptor/fetal liver kinase-1）
Venc（速度编码），velocity encoded cine MR imaging，VEC-MRI（速度编码电影 MRI）
venetion-blind（百叶窗帘）
visual evoked potential，VEP（视觉诱发电位）
vein of Galen aneurismal malformation，VGAM（Galen 静脉动脉瘤样畸形）
von Hippel-Lindau tumor-suppressor gene（VHL 抑癌基因）
volumetric interpolated breathhold examination，VIBE（容积式内插法屏气检查，各向同性容积式插入法屏气检查，单次屏气横断面容积内插屏气检查，容积插入法屏气扫描，三维容积内插法），volume interpolated breath-hold examination，3D VIBE（三维容积插入法屏气扫描序列），three dimensional volumetric interpolated breath-hold examination，3D-VIBE（三维容积插入式屏气检查），volume interpolated body examination，VIBE（MR 三维容积内插体部检查）
volume imaging for breast assessment，VIBRANT（乳腺容积成像技术）
Vim（波形蛋白，免疫组织化学检查内容之一）
virtual reality（计算机仿真）
visible human（可视人体）
vesicoureteral junction obstruction，VJO（膀胱输尿管交界处梗阻）
Vogt-Koyanagi-Harada syndrome，VKHS（Vogt- 小柳 - 原田综合征）是一种伴有神经系统及皮肤、毛发改变的双眼内源性葡萄膜炎
VLDL-C（极低密度脂蛋白胆固醇）
VMA（3- 甲氧 -4 羟苦杏仁酸），vanillylmandelic acid，VMA（香草扁桃酸，香草基扁桃酸，香草基苦杏仁酸）
V_{max}（最大血流速度）
volume measurement error，VME（体积测量误差）
VOI（兴趣区，兴趣向量）
von Recklinghausen disease（神经纤维瘤病）
vessel probe，VP（血管探针技术）
VP（血管加压素）
V_p（静脉血浆容积）
volumetric quantitative computed tomography，vQCT（容积定量 CT）
VPR（期强化率）
volume rendering，VR（容积再现，容积再现法，容积重建），volume ratio，VR（容积比率），Volume Ratio，VR（容积比），1-VR（1- 容积比），3DVR（三维容积重建），volume rendering technique，VRT（容积再现技术）
vancomycin resistant enterococci，VRE（万古霉素耐药肠球菌）
varicella zoster virus，VZV（水痘 - 带状疱疹病毒）

W

WAGR 综合征（肾母细胞瘤、无虹膜、泌尿生殖系畸形、精神发育迟滞）
Waldeyer 隐窝（系膜壁隐窝，十二指肠下隐窝）
wash-in rate（强化率），wash-out rate（廓清率）
washout rate，wash（廓清率），absolute washout rate，Washa（绝对廓清率），relative washout rate，Washr（相对廓清率）
water selectine excitation，wats（选择性水激发脂肪抑制）
waist circumference，WC（腰围）
Wegener' s granulomatosis，WG（韦格纳肉芽肿）
World Gastroenterology Organization，WGO（世界胃肠病学组织）
Whipple 病（肠脂质营养不良，肠源性脂肪代谢障碍）
Whipple 术（胰十二指肠切除术）
World Health Organization，WHO（世界卫生组织）
whole-kidney Patlak plot（全肾 Patlak 方程）
waist to hip ratio，WHR（腰臀围比值）

window level, WL(窗水平,窗位), window technology(窗技术), window width, WW(窗宽)

white light bronchoscopy, WLB(普通纤维支气管镜)

Wolfflan duct(Wolffian 管,中肾管,沃尔夫管,肾管)

wrap-around artifact(包绕伪影)或 aliasing artifact(混叠伪影)

Wiener spectrum, WS(威纳频谱)

X

extensively drug-resistant, XDR(泛耐药)

xanthogranulomatous cholecystitis, XGC(黄色肉芽肿性胆囊炎)

xanthogranulomatous pyelonephritis, XGP(黄色肉芽肿性肾盂肾炎),又叫泡沫细胞肉芽肿、肾盂肾炎黄色瘤及肿瘤样黄色肉芽肿肾盂肾炎

Xp11 traslocation carcinomas(Xp11 易位癌),即 XP11.2 易位 TFE 基因融合相关性肾癌(XP11.2-TFE Ca)

X-ray maximum linear dose(X 线最大的线性剂量)

Y

^{99}Y-minigastrin(小胃泌素)

yoke over a bell(吊钟上的横木)

yolk sac tumor, YST(卵黄囊瘤),又称内胚窦瘤

Z

Zeeman effect(塞曼效应)

zonal anatomy(带状解剖)

ZOOM-EPI(区域放大倾斜多层 EPI)

常用文献类型及对应的标志代码: M(普通图书), C(会议录), G(汇编), N(报纸), J(期刊);常用电子文献载体及对应的标志代码: CD(光盘), OL(联机网络)。